Ferdinand Müller

Das große illustrierte Kräuter-Buch

Eine ausführliche Beschreibung aller Pflanzen mit genauer Angabe ihres Gebrauchs, Nutzens und ihrer Wirkung in der Arzneikunde

Auxo

Ferdinand Müller

Das große illustrierte Kräuter-Buch

Eine ausführliche Beschreibung aller Pflanzen mit genauer Angabe ihres Gebrauchs, Nutzens und ihrer Wirkung in der Arzneikunde

ISBN/EAN: 9783956221057

Auflage: 1

Erscheinungsjahr: 2013

Erscheinungsort: Worpswede, Deutschland

Das große illustrirte

Kräuter-Buch.

Eine ausführliche Beschreibung aller Pflanzen,

mit genauer Angabe ihres

Gebrauchs, Nutzens und ihrer Wirkung in der Arzneikunde,

ihrer Verwerthung und Verwendung

im Handel und Gewerbe.

Nebst einer deutlichen Anweisung zur

Sammlung und Bebauung derselben,

um den größtmöglichsten Nutzen daraus zu ziehen,

und einem vollständigen Verzeichniß aller Krankheiten, gegen welche sich bewährte Mittel in diesem Buche finden.

Herausgegeben

von

Dr. Ferdinand Müller.

Mit Dreihundert feinen Abbildungen.

Ulm, 1860.

Druck und Verlag der J. Ebner'schen Buchhandlung.

Vorrede.

Die vergangenen Jahrhunderte haben mehrere Kräuterbücher für das Volk gebracht, die sich der ausgedehntesten Verbreitung erfreuten, und die in unsern Tagen noch so geschätzt sind, daß sie nur zu hohen Preisen verkauft werden. Sie sind sehr selten geworden, es kann deshalb der Nachfrage weder durch Antiquare, noch viel weniger durch Buchhändler genügt werden, daher glauben wir, daß das Erscheinen dieses Kräuterbuchs nicht allein gerechtfertigt sein, sondern als Abhülfe eines dringenden Bedürfnisses angesehen werden wird. Dieß um so mehr, wenn wir darauf aufmerksam machen, daß das uralte Kräuterbuch hier in neuer, unsern Verhältnissen entsprechender Form geboten wird, d. h. mit allen Verbesserungen, mit allen Fortschritten, Entdeckungen und Erfindungen, die bis auf die neueste Zeit im Gebiete der Pflanzenkunde gemacht worden sind.

In der populären Einleitung, welche wir der besondern Beachtung der Laien empfehlen, indem das ganze Werk auf die derselben einverleibten Classification gegründet ist, wird der Leser in das schöne Gebiet der Pflanzenkunde eingeführt. — Um alle Irrungen zu vermeiden, sind sämmtliche halbwegs beachtenswerthen Pflanzengattungen in diesem Werke aufgenommen; die in der Officin, Landwirthschaft und den Gewerben beachtenswerthen Arten haben wir nach allen Theilen genau beschrieben, soweit es nöthig erschien, die Beschreibung durch Illustrationen ergänzt, bei wildwachsenden Pflanzen den Standort angegeben, und dann namentlich auf genaue Angabe ihres Nutzens einen hohen Werth gelegt..

Bei officinellen Pflanzen findet man überall angegeben, wo und zu welcher Zeit sie gesammelt, wie die Arzneien daraus bereitet und angewendet werden; dadurch wird dieses Werk zu dem **vollständigsten Volksarzneibuch**, und **bildet einen Hausschatz**, der in jeder Familie die wichtigsten Dienste leisten dürfte. Für Oekonomen dürfte das Buch gleich nützlich sein, denn es sind nicht blos alle bekannten landwirthschaftlichen Pflanzen darin nach ihrem Namen und Nutzen aufgenommen, sondern auch alle diejenigen Gewächse, welche noch nicht allgemein eingeführt sind, sich aber zum Anbau empfehlen, namhaft gemacht, und überdieß eine genaue Anleitung und ihrer rationellen Kultur beigefügt. Von Pflanzen und Hölzern, die für Künste und Gewerbe vom Ausland bezogen werden, sind die Länder und Häfen angegeben, aus welchen man sie am besten erhält; die Merkmale ächter Waare sind bei den einzelnen Arten so genau angegeben, daß auch der weniger Geübte nicht leicht getäuscht werden kann, wenn er sich an diese Vorschriften hält.

Um dieses Buch allgemein verständlich zu machen und allen Irrungen von vorn herein vorzubeugen, sind die verschiedenen Synonymen und Provinzialismen aufgenommen, wodurch noch der weitere Zweck erreicht wird, daß man nicht leicht vergebens nach einem Artikel suchen dürfte. Dabei hat der Verleger den Preis so nieder gestellt und den Bezug in Lieferungen ermöglicht, daß er auch für den gewöhnlichsten Mann kein Abhaltungsgrund zu Anschaffung dieses gemeinnützigen Werks sein kann. Es wird jedoch auch dem Mann von Fach, dem Arzt und Apotheker, ein willkommenes Nachschlagebuch sein.

Und so übergeben wir es hiemit der Oeffentlichkeit, überzeugt, daß es in keinem Kreise ohne Nutzen sein wird. Damit wollen wir natürlich nicht gesagt haben, daß es nicht mannigfacher Verbesserungen bedürfe, wenn es auf Vollständigkeit Anspruch machen will. Daher bitten wir alle Leser, die daran zu verbessern wissen, um gefällige Mittheilung ihrer Ansichten unter der Adresse des Verlegers, um sie für spätere Auflagen benützen zu können.

3. im Mai 1860.

Im Namen sämmtlicher Mitarbeiter:

Dr. F. M.

Inhalts=Uebersicht.

Erste Abtheilung.

Zweite Abtheilung.

Achtundzwanzigste Familie.

Gelenkfruchtalgen (Ceramiaceae.)

Die Keimkörner befinden sich innerhalb des Gelenks.

Neunundzwanzigste Familie.

Kernalgen (Florideae.)

Keimkörner in Kernen oder beutel- oder warzenförmigen Keimbälgen.

Dreißigste Familie.

Tangalgen (Fucoideae.)

Die Keimkörner in Kernen stehen in gallertigen oder fleischartigen Keimbälgen zwischen gegliederten Fäden.

Einunddreißigste Familie.

Plattmoose (Homallophylleae.)

Die Keimkapsel öffnet sich an der Spitze oder zweischalstückig; wedelartiges, plattes Lager.

Zweiunddreißigste Familie.

Jungermannienmoose (Jungermanniaceae.)

Viertheilig aufspringende Kapsel mit Keimkörnern und Schleuderfäden; das Lager bildet zuletzt einen beblätterten Stengel mit abgewendeten Blättern.

Dreiunddreißigste Familie.

Marchantienmoose (Marchantiaceae.)

Auf der Unterseite eines Hauptkeimbodens gehäufte Keimkapseln; die erste Spur von Staubbeuteln bilden die Blüthenstaubsäckchen.

Vierunddreißigste Familie.

Torfmoose (Sphagnaceae)

Mit einem Deckel aufspringende Keimbüchse, die Staubweghülle umgibt den Grund derselben; zahlreiche Knospen.

Fünfunddreißigste Familie.

Andreäanmoose (Andreaeaceae).

Vierschalstückig aufspringende Keimkapsel mit Säulchen; Schalstücke anfangs oben vereinigt.

Sechsunddreißigste Familie.

Haubenmoose (Calyptrobrya.)

Von der Haube bedeckte Keimbüchse auf einem Borstenstiel; 1fächeriger Staubbeutel zwischen gegliederten Nebenfäden.

Siebenunddreißigste Familie.

Flachfarrn (Sabviniaceae.)

Unten am schwimmenden Strunke hängen gestielte Keimfrüchte und gestielte Knospenbeutel; flache Blätter; bildet eine Wiederholung der Wedelmoose.

Achtunddreißigste Familie.

Wurzelfarrn (Marsileaceae.)

Die fächerigen Keimfrüchte am Grunde der Blattstiele enthalten gestielte Keimkapseln und Knospenschläuche. Die Blätter sind vor der Entfaltung gekreiselt.

Neununddreißigste Familie.

Wedelfarrn (Pteroideae.)

Die dünnen Keimkapseln sind von einem Gliederringe umgeben, und sind in verschiedenen Gruppen auf der Rückseite des Laubes oder Wedels gehäuft Keimknospen an den untern Wedelrücken in zelligen Knospenschläuchen.

Vierzigste Familie.

Traubenfarrn (Osmundaceae.)

Die Fruchtbildung will sich von den Wedeln trennen; schalenstückige, oder in bestimmten Löchern aufspringende Keimkapseln; Keimknospen am Wurzelstock in zelliger Hülle, die später Schuppen bildet.

Einunddvierzigste Familie.
Palmenfarrn (Cycadeaceae.)

Es kommen Staubbeutelgebilde in einem centrischen Zapfen dazu, Früchte aus den Rändern der Wedel. In dieser und der folgenden Familie erheben sich die Pflanzen zu einer höhern Form, indem sie Staubgefäße tragen. Wichtig als Nahrungsmittel.

Zweiunddvierzigste Familie.
Zapfenfarrn (Zamiaceae.)

Staubbeutelgebilde und Früchte stehen in einem centrischen Zapfen, daher nähern sich diese Gewächse auch den Zapfengewächsen. Die meisten Gattungen dieser und der vorigen Familie gehören der Vorwelt an. Die noch zwei übrigen Gattungen liefern Sago und Brod in Menge.

Vierte Klasse.
Scheidenpflanzen (Coleophyta.)

Die Spitzkeimer haben deutliche Keimlinge im Samen, und führen die Bildung des Oberstocks durch.

Dreiundvierzigste Familie.
Brachsenkräuter (Isoëteae.)

Vorgebildete Fruchtknoten und Staubbeutel in verschiedenen grundständigen Blüthenscheiden einer und derselben Pflanze. Von der einzigen bekannten Gattung ist kein großer Nutzen bekannt.

Vierundvierzigste Familie.
Wiergewächse (Zostereae.)

Freie Fructification; getrennte Narben. Meergewächse mit Blüthen auf einer Spindel.

Fünfundvierzigste Familie.
Arongewächse (Aroideae.)

Centrischer Staubweg, ganz vollendete Narbe und Geschlechtshülle. Die meisten Gattungen und Arten wachsen nur in den Tropenländern und enthalten namentlich viel Satzmehl und einen scharfen Stoff. Die flüchtige Schärfe verliert sich durch's Kochen, Trocknen oder Rösten, deshalb dienen die Wurzelstöcke oder Knollen als sehr nahrhafte Speisen. Der flüchtige Stoff dient in den übrigen Theilen häufig als Reizmittel, sonst werden sie auch als Gemüse benützt.

Sechsundvierzigste Familie.
Wasserlinsengewächse (Lemnaceae.)

Schwimmende Wasserpflanzen ohne merkbaren Oberstock, Blüthen in Blüthenscheiden, entwickelte Staubbeutel, einfache Staubwege, besitzen unbedeutende, etwas kühlende Heilkräfte.

Siebenundvierzigste Familie.
Wasserliesche (Alismaceae.)

Ausdauernde, endlich an's Land steigende Wasserpflanzen mit vollendeten Staubgefäßen. Oberstock und Blätter; die Blumenkrone beginnt sich zu bilden; 3blätteriger Kelch und 3blätterige Blumenkrone, 2—4—3—6—9 meist 2fächerige Staubgefäße. Die meisten Arten gehören der kalten und gemäßigten Zone an. Die Satzmehl, Schleim und etwas Harz enthaltenden Wurzelstöcke können als Nahrungsmittel benützt werden. Die flüchtige Schärfe der Blätter röthet die Haut, und zieht manchmal Blasen, weshalb sie häufig als äußerliche Reizmittel dienen.

Achtundvierzigste Familie.
Nixenkräuter (Hydrocharideae.)

Die Blumenkrone zeigt sich sammt den andern Theilen vollendet. Wasser- und Sumpfpflanzen mit knolligem Wurzelstock, schwimmenden Blättern ꝛc. Die grünen Pflanzentheile enthalten schleimige Stoffe, und dienen deshalb häufig als Gemüse. Die Wurzelstöcke sind je nach ihren Bestandtheilen*) bald adstringirend, bald harntreibend, oft auch zum Gerben und Schwarzfärben und zu Nahrungsmitteln geeignet. Die oft wohlriechenden Blüthen sind nicht selten narkotisch.

Neunundvierzigste Familie.
Gräser (Gramineae.)

Entwickelter Fruchtknoten und getheilte Griffel, röhriger, knotiger Halm, selten markig; geschlitzte Blattscheide; bandförmige Blätter, Blüthen in Spelzenblumen, die Aehren,

*) Stärkmehl, Schleim und Zucker, oft auch scharfes Harz, fette Materie, Gerbstoff und Gallussäur

Trauben, Blüthenschweife und Rispen bilden. Die Blüthenhülle besteht in der Regel aus zwei wechselständigen Klappen, worin sich eine oder mehrere Blüthen befinden, von denen jede aus einem Blüthenhüllchen (zwei wechselständigen Kläppchen) besteht, darin stehen die Befruchtungstheile. Der Nutzen dieser großen Familie ist für den Menschen sehr groß, denn sie bildet die Grundlage der Viehzucht und des Ackerbaues, indem sie dem Vieh die meiste Nahrung und dem Menschen vorzüglich das Mehl liefert. Die Früchte der Gräser enthalten vorzüglich viel Stärkmehl, etwas Kleber, Schleimzucker, Eiweißstoff, Gummi. Giftig ist nicht eine einzige Art dieser Familie.

Fünfzigste Familie.
Cypergräser (Cyperoideae.)

Die Griffel sind zu einem einzigen verschmolzen. Wurzelfaseriger, manchmal knollentragender Unterstock. Schaft meist nur unten mit scheidigen, grasartigen Blättern umgeben; Blüthen in kleinen, fast kopfförmigen Aehren; jede Blüthe ist mit 1 Deckblättchen, das oft die einzige Hülle bildet, bedeckt; meist 3 Staubgefäße, nur selten 1—2—7—10—12. Die Cypergräser umfassen die Riedgräser, die Binsengräser und die ächten Cypergräser, und wachsen vorzüglich nur an sumpfigen Orten. Sie taugen nicht zum Viehfutter, sind auf Wiesen schädlich, und haben auch in der Heilkunde eine geringe Bedeutung. Wurzel nnd Ausläufer der Riedgräser enthalten Satzmehl, gummigen Extractivstoff, etwas Weichharz, ätherische Oele, sie sind daher als einhüllend, auflösend, schweiß und harntreibend officinell. Manchmal sind die Wurzelknollen eßbar. Die ächten Cypergräser enthalten mehr ätherische Oele und kratzenden Extractivstoff, weshalb sie tonisch stimulirend wirken. Manchmal enthalten die Knollen sogar fettes Oel und sind sehr nahrhaft.

Einundfünfzigste Familie.
Liliengräser (Commeliaceae.)

Narbe centrisch, nebst Kelch. Kriechender, oft knolliger Wurzelstock; halmartiger Schaft meist scheidigumfassende, grasartige Blätter, Blüthen in Büscheln, Aehren, Doldentrauben, Köpfchen, Rispen oder Trauben; doppelte Blüthendecken; 1—6 Staubgefäße; freier Fruchtknoten; 3narbiger Griffel; Frucht eine Kapsel. Die meisten Arten gehören den Tropenländern an, und enthalten nicht viel Heilkräfte. In der knolligen Wurzel findet sich vorzüglich Schleim und Satzmehl, weshalb sie als Arznei- und Nahrungsmittel dient.

Zweiundfünfzigste Familie.
Rohrkolbengewächse (Typhaceae.)

Die Staubbeutel zeigen sich entwickelt; Schaft mit Scheidenblättern, oder baumartiger Strunk mit schraubenförmig stehenden Blättern, vielehige oder getrennt geschlechtige Blüthen, meist verwachsene Staubfäden, freier Fruchtknoten, einsamige Nußhülse oder Beere. Dienen zum Bau nnd zum Bedecken der Hütten, zu Matten, Kleidungsstücken und zur Nahrung, theilweise dienen sie auch in der Officin und als Wundmittel, sowie als Parfümerie.

Dreiundfünfzigste Familie.
Schwertelgewächse (Irideae.)

Die Staubfäden zeigen sich völlig entwickelt. Der Mittelstock besteht in einem Wurzelstock oder Zwiebelknollen; stets ausdauernd, grund- oder auch schaftständige, schwertförmige Blätter; zwitterige Blüthen in zweilappigen Blüthenhüllen; 3schalstückige Kapsel; etwas krummer, länglicher Keimling in einer fleischigen oder hornartigen Keimmasse; alle Arten finden sich namentlich in der gemäßigten Zone des Nordens und Südens. Der Mittelstock enthält besonders viel Stärkmehl, einen aromatischen, reizenden Stoff, welcher frisch Purgiren und Erbrechen erregt, und als kräftiges Heilmittel geschätzt ist.

Vierundfünfzigste Familie.
Narzissenschwertel (Narcissineae).

Die Staubgefäße sind vollendet, die Blumenkrone entwickelt. Zwiebel, oder Wurzelstock oder büschelartiger Unterstock; theils blos grund-; theils auch oberstockständige Blätter; schaft-, selten stammartiger Oberstock; Blüthen in Aehren, Rispen, Trauben, Trugdolden oder einzeln, großer Kern.

Fünfundfünfzigste Familie.
Simsenlilien (Juncaceae.)

Fruchtknoten vollendet. Der Mittelstock ist ein Wurzelstock oder Zwiebelknollen; meist zerstreute, gradnervige Blätter; meist zwitterige oder auch vielehige Blüthen in Spirren, Sträußen, Trauben oder einzeln; 6theilige oder 6blätterige Geschlechtshülle; 6 freie Staubgefäße; Schließfrucht, oder 1fächerige oder 3fächerige Kapsel.

Sechsundfünfzigste Familie.
Raukenlilien (Sarmentaceae.)

Vollendete Narbe. Knotiger oder knolliger, meist sehr mehlreicher Wurzelstock; Schaft oder Stengel bei einigen strauchartig, aufrecht oder kletternd; meist flache und nervige Blätter; zwitterig; oder getrennt geschlechtige Blüthen; Frucht eine Kapsel oder Beere. Als Heilmittel geschätzt.

Siebenundfünfzigste Familie.
Kronlilien (Coronariae.)

Staubweg und Geschlechtshülle, welche hier dem Kelche entspricht, vollendet. Krautige, selten strauch- oder baumartige Gewächse mit zwiebeligem oder knolligem Mittelstock; Oberstock meist Schaft, selten Stengel oder Stamm; scheidige, schmale Blätter; zwitterige, nur selten vielehige Blüthen in Straußdolden, Sträußen, Trauben oder einzeln; blumenkronartige, schöngefärbte Geschlechtshülle, die 6blätterig, 6theilig oder 6spaltig ist; 6 Staubgefäße, 3fächeriger Fruchtknoten. Es finden sich Arten in allen Zonen und Welttheilen. Die Zwiebeln enthalten viel Schleim, bittern, harzigen Extractivstoff, oft auch einen scharfen Stoff und ätherische Oele, weshalb sie je nach diesen Bestandtheilen bald als Nahrungsmittel, bald als Würze, bald als sehr wirksame Arznei dienen.

Achtundfünfzigste Familie.
Stendelgewächse (Orchideae.)

Mannsphäre und Weibsphäre vereint; entwickelte Staubbeutel; Unterstock mit zwei Knollen von denen jedes Jahr einer abstirbt, oder er ist büschelig, oder zwiebelknollig oder kriechend Oberstock meist krautiger, unten scheidenblätteriger oder blattloser Schaft, oft schmarotzend und mit Luftwurzeln; zwitterige Blüthen in Aehren, Rispen, Sträußen oder Trauben; sehr zahlreicher, feilstaubartiger Samen. Der Blüthenbau dieser zahlreichen, über alle Welttheile verbreiteten Familie ist sehr merkwürdig und schön. Nicht eine Art ist giftig. Die Wurzelknollen bestehen fast ganz aus Bassorin mit Satzmehl und Schleim, sind deshalb sehr nahrhaft und liefern den bekannten Salep. Frisch riechen sie durch ein ätherisches Oel unangenehm. Als Heilmittel sind sie sehr beachtenswerth.

Neunundfünfzigste Familie.
Bananengewächse (Scitamineae.)

Staubgefäße vollendet; die Mannsphäre löst sich von der Weibsphäre. Knollige, oder büschelig-wurzelfaserige, manchmal kriechende Wurzel; Oberstock ein Schaft, manchmal palmenartig; zwitterige Blüthen; Frucht eine Kapsel oder Beere. Diese schönen Gewächse gehören den Tropenländern an, und finden sich in größerer Anzahl nur im heißen Asien.

Sechzigste Familie.
Palmen (Palmae.)

Vollendete Staubgefäße und regelmäßige Blumenkrone. Wurzelfaseriger Unterstock; stammartiger, schlanker Oberstock, nach außen hornartig, nach innen weich und markig, oben einknospig, nur selten mehrknospig; halbumfassende Blattstiele; gefiederte oder fächerförmige, oder fieder- und fächerspaltige Blätter; zapfen- oder straußförmiger Blüthenstand aus einer einzigen Blüthenscheide; 3blätteriger, 3spaltiger oder 3zähniger Kelch; 3blätterige oder 3theilige Blumenkrone; Beere oder Steinfrucht. Diese höchst wichtige, prachtvolle Familie gehört der heißen Zone an, und verleihen derselben einen großartigen, erhabenen Charakter. Unter den Palmen trifft man Gewächse von 600 Fuß Höhe; die größten Arten sind: Drachenblut-Rottang, karaibische Tannenpalme, Andenwachspalme ꝛc. Sie liefern den Bewohnern der heißen Länder Speise und Trank, Wohnung und Kleidung und fast alle andern Bedürfnisse zum Leben und zur Annehmlichkeit. Das Mark gibt Mehl und Sago, aus dem Strunk fließt der Palmenwein, der frisch auch Palmenzucker gibt, die noch unentwickelten Blätter geben Palmenkohl, das Palmenhirn (Cerebrum palmae) der Römer. Die Früchte sind ein

Hauptnahrungsmittel, und zwar theils die saftige, fleischige Fruchthülle, theils der halbreife, noch milchige, theils der reife Kern. Die Benützung aller einzelnen Theile ist außerordentlich mannigfach, und auch in der Officin finden sie bei vielen Krankheiten häufige Anwendung, namentlich innerlich, aber auch äußerlich.

Fünfte Klasse.

Zweifelblumige (Synchlamydeae.)

Bei den Blattkeimen ist die Blüthendecke noch nicht in Kelch und Blumenkrone geschieden, sondern bildet eine Geschlechtshülle; der Wurzelstock hat einen Keimling mit 2 oder mehr Samenlappen, zwischen denen das Knöspchen liegt. Zwiebeln kommen gar nicht mehr vor, und auch Knollen sind bei den Blattkeimern nicht häufig. Deutliche Rindenschicht; ausdauernder, holziger Oberstock mit ringförmigen Schichten oder Jahrringen, welche von den jährlichen Ansätzen entstehen.

Einundsechszigste Familie.

Armleuchtergewächse (Characeae.)

Die Fruchtbildung hat noch Aehnlichkeit mit der Knospenbildung. Blattlose Wassergewächse; wirtelige Wurzelfasern und Aestchen; sie enthalten sehr viel kohlensauren Kalk, kohlensaures Mangan und etwas Eisen, und verbreiten einen widrigen Schwefelgeruch, welchen man früher für sehr schädlich hielt. Sie sind als Dünger zu schätzen; in der Heilkunde finden sie nur eine sehr geringe Anwendung.

Zweiundsechszigste Familie.

Hornblattgewächse (Ceratophylleae.)

Deutliche Narbe. 1- und 2häusige Wassergewächse der gemäßigten Zone; untergetauchter Oberstock; gegenständige Blätter; blattwinkelständige Blüthen; 1samige Schließfrucht. Ohne bekannte Arzneikräfte.

Dreiundsechszigste Familie.

Fadenstielgewächse (Podostemeae)

Freie und vollendete Weibsphäre. Amerika angehörige, zarte Wasserpflanzen, den Lebermoosen, Algen und Hornblattgewächsen ähnlich; zwitterige Blüthen aus einer Blüthenscheide; 2—6 und mehr Staubgefäße; 2—3 Narben; 2schalstückige und 2fächerige Kapsel; zahlreichen Samen an beiden Flächen der Scheidewand.

Vierundsechszigste Familie.

Bärlappgewächse (Lycopodiaceae).

Entwickelte Staubbeutel. (Siehe weiter unten Bärlappgewächse.)

Fünfundsechszigste Familie.

Kolbenschosser (Balanophoreae).

Vollendete Staubgefäße. Fleischig-pilzartige Gewächse, welche auf holzigen Wurzeln schmarotzen; blattloser oder schuppenblätteriger Oberstock; 1 und 2häusige Blüthen; 1—3 Staubgefäße; unterständiger, mit dem 2—4theiligen Saum gekrönter Fruchtknoten; kopfförmiger Griffel; lederartige, 1samige Schließfrucht. Wachsen namentlich in den Tropenländern, und wirken adstringirend.

Sechsundsechszigste Familie.

Hypocistgewächse (Cytineae).

Vollendet blumenkronartige Geschlechtshülle. Blattlos, fleischig-pilzartig; meist auf holzigen Wurzeln schmarotzend; 1 und 2häusige oder zwitterige Blüthen; 5—4—3 spaltige Geschlechtshülle; Beeren mit zahlreichem Samen in Brei; wachsen vorzüglich nur im Süden von Asien und Afrika; oft eßbar.

Siebenundsechszigste Familie.

Schafthalme Equisetaceae).

Fruchtknoten entwickelt. Außer dem Schafthalm gehören alle hieher gehörigen Gattungen der Vorwelt an, und finden sich als Versteinerungen. Sumpfpflanzen mit kriechendem Wurzelstock, mit Knollen an den Gelenken. Sie enthalten viel Kieselerde, Kalk und Natronsalze, etwas Mangan und Eisen, im Unterstock viel Stärkmehl und Kleber. Harntreibend (beim Vieh sollen sie gefährliches Blutharnen und Fehlgeburten bewirken), gelind adstringirend.

Achtundsechszigste Familie.
Eibengewächse Taxineae).

Deutlich werdende Narbe. Sträucher und Bäume; Aeste gegenständig; Blätter nadelartig oder lederig; blattwinkelständige, kätzchenartige Blüthen; alle Arten wachsen fast nur in den gemäßigten Zonen, haben steinfruchtähnliche Fruchthalter, und verdienen in der Heilkunde Beachtung.

Neunundsechszigste Familie.
Santelgewächse (Santalaceae).

Geschlechtshülle deutlich. Meist Sträucher und Bäume, nur wenige Kräuter; zerstreute, meist lederartige Blätter, zwitterige oder vielehige Blüthen, meist einsamige Steinfrucht.

Siebzigste Familie.
Zapfenbäume (Coniferae).

Entwickelte Staubbeutel. Harzreiche Sträucher und hohe Bäume; rindiger Stamm mit wechselständigen Aesten, Blätter meist zu 2—5 oder büschelig, Blüthen meist 1häusig und Kätzchen bildend. Die meisten Arten gehören der nördlichen Zone an, und sind theilweise sehr große Bäume, ohne deren Holz wir nicht wohl existiren könnten. Sie enthalten sehr viel Harz und ätherische Oele, sowie zusammenziehende Stoffe, durch welche sie für Gewerbe und Offizin wichtig werden. Der Same enthält fettes Oel, ebenso die beerenartigen Sammelfrüchte.

Einundsiebzigste Familie.
Proteengewächse (Proteaceae).

Gesonderte Staubgefäße. Sträucher und Bäumchen mit zerstreuten oder wirteligen Aesten, meist ausdauernde und lederartige Blätter, zwitterige Blüthen, Nußhülsen, Balgkapseln oder Steinfrüchte.

Zweiundsiebzigste Familie.
Seidelgewächse (Thymelaeaceae).

Freie, blumenkronartig vollendete Geschlechtshülle. Strauch- und baumartig, meist lederartige und ganzrandige Blätter, meist zwitterige, achsel- oder endständige Blüthen, 1samige, saftige oder trockene, nicht aufspringende Frucht. Enthalten fast durchaus ein scharfes, grünes Weichharz, ein bitteres, herbes, krystallinisches Alkaloid (Daphein) und wirken deshalb äußerlich rothmachend und blasenziehend, innerlich brechenerregend und purgirend, in großen Gaben aber giftig, indem sie durch Entzündung der innern Organe den Tod bewirken. Enthalten auch Farbstoffe.

Dreiundsiebzigste Familie.
Gagelgewächse (Myricaceae.)

Entwickelter Fruchtknoten. Entweder blattlose Sträucher und Bäume, oder solche mit wechselständigen, meist lederartigen, gesägten Blättern, 1- oder 2häusige Blüthen in Aehren oder Kätzchen, 1samige Schließfrüchte oder 2fächerige Kapseln mit mehrsamigen Fächern.

Vierundsiebzigste Familie.
Kätzchenblüthler (Amentaceae)

Enwickelte Narbe. Meist Bäume, auch Sträucher, zerstreute Zweige und Blätter, letztere ganz oder buchtig, oder fiederspaltig, 1- oder 2häusige Blüthen, männlich und weiblich in Kätzchen, nur die weiblichen sind oft einzeln oder gehäuft, meist freie, zahlreiche Staubgefäße, kernmassenloser Samen.

Fünfundsiebzigste Familie.
Nesselgewächse (Urticaceae.)

Entwickelte, dem Kelche entsprechende Geschlechtshülle. Kräuter, Sträucher oder Bäume; Blätter meist mit hinfälligen Nebenblättern, scharf und steifhaarig, oder brennborstig, manchmal auch kahl und lederartig, meist 1- oder 2häusige Blüthen, bei einigen zwitterig oder gemischt. Tragen Schließfrüchte, oder Nußhülsen, oder Steinfrüchte, oder Kapseln, zuweilen auch Sammelfrüchte.

Sechsundsiebzigste Familie.

Osterluzeigewächse (Aristochiaceae.)

Entwickelter Staubbeutel. Meist Kräuter oder Sträuche, selten Bäume, gegen-, wirtel- oder wechselständige Blätter, die manchmal auch fleischig, lappig oder lederartig sind, zwitterige, selten 2häusige Blüthen, 1samige Beeren oder 3—6fächerige Kapseln, oder 1samige, steinfruchtartige Kapseln.

Siebenundsiebzigste Familie.

Wunderblumengewächse (Nyctagineae.)

Entwickelte Staubfäden. Kräuter, Sträucher und Bäume mit knotigen Stengeln und Aesten, ganzen, gerippten, nebenblattlosen Blättern, zwitterigen oder getrenntgeschlechtigen Blüthen mit blumenkronartiger Geschlechtshülle, am Grunde derselben ist eine einzelne Schließfrucht eingeschlossen, oder es sind mehrere in die Röhre der Geschlechtshülle hagebuttenartig eingeschlossen.

Achtundsiebzigste Familie.

Lorbeergewächse (Laurineae.)

Vollendete Geschlechtshülle, auch die andern Theile der Blüthe sind vollendet, und es beginnt theilweise die Sonderung in Kelch und Blumenkrone. Kletternde, schlingende Sträucher oder Bäume mit zerstreuten oder wechselständigen Blättern, meist ganz selten handförmig oder 3 oder 5fach, ohne Nebenblätter, kleine, 1—2häusige, vielehige oder zwitterige Blüthen in Büscheln, Sträußen, Trauben oder Trugdolden; fleischige, beerige oder trockene Frucht. Samen oft nußartig.

Sechste Klasse.

Ganzblumige (Synpetalae.)

Blattkeimer, die Kelch und Blumenkrone haben, letztere ist aber noch nicht in ihre Kronenblätter aufgelöst, sondern besteht aus einem Stück.

Neunundsiebzigste Familie.

Kardengewächse (Dipsaceae.)

Entwickelter Fruchtknoten. Kraut-, endlich strauchartiger, knotig-gelenkiger Oberstock, gegenständige, ganze oder fiederspaltige, oder gefiederte Blätter, zwitterige, oder durch Fehlschlagen 2häusige Blüthen, mit dem Kelchsaum oder der Fruchtkrone gekrönte Schließfrucht. Kapsel oder Beere, verkehrte Samen mit dünner, fleischiger Kernmasse.

Achtzigste Familie.

Geisblattgewächse (Caprifoliaceae.)

Sich regelmäßig vollendende Narbe. Aufrechte, oder schlingende, oder auch kriechende Sträucher und Bäume, oft schmarotzend, meist knotig-gelenkiger Stamm, gegenständige, ganze, oft traubige Blätter, meist zwitterige Blüthen in Blüthenköpfen, Büscheln, Trauben oder Wirteln, unbeständiger Fruchtknoten, meistens 1—2—3fächerige Beere, nur selten eine Nußhülse.

Einundachtzigste Familie.

Krappgewächse (Rubiaceae.)

Vollendete Weibsphäre. Knotig gegliederte Kräuter, Sträucher und Bäume, sitzende, nebenblattlose, ganze Blätter, meist zwitterige Blüthen, Schließfrucht, Beere, Steinfrucht oder Kapsel. Alle Arten dieser Familie wachsen nur in den Tropen und enthalten in Rinde und Wurzeln adstringirende, bittere Stoffe, auch Färbestoffe, und sind daher in der Officin und Technik sehr wichtig. Viele Arten liefern auch ein sehr angenehmes und gesundes Obst.

Zweiundachtzigste Familie.

Vereinblüthler (Synanthereae.)

Staubbeutel entwickelt. Meist krautiger, selten strauchiger, und noch seltener baumartiger Oberstock, gegen- und wechselständige, selten wirtelige oder zerstreute Blätter von den verschiedensten Formen und Substanzen, Blüthen meist in einem vielblüthigen Blüthenkopf mit

Hülldecke, selten einblüthige Blüthenköpfchen in einem Blüthenkopf, meist gewölbter oder flacher Hauptfruchtboden, meistens 5, selten 4—3 Staubgefäße, Schließfrucht ohne Fruchtkrone oder mit der Fruchtkrone gekrönt, kernmassenlos, gerader Keimling. Zahlreichste Familie mit mehr als 3000 Arten, die sich über alle Welttheile und Zonen verbreitet finden. In ihrem Bau zeigen sie sehr viel Uebereinstimmung. Fast alle enthalten bittern Extractivstoff, überwiegt derselbe die übrigen Stoffe, so wirken die Pflanzen als tonische, stärkende Mittel, ist er mehr modificirt, so wirkt er mehr auf die Hautausdünstung und Harnabsonderung, ist eine Schärfe damit verbunden, so erregen die Pflanzen Purgiren und Erbrechen. In der Jugend findet man statt desselben zuckerhaltigen Pflanzenschleim, weshalb viele Arten jung als Speise dienen. Kultur verhindert oft auch die Ausbildung des Bitterstoffs. Oft findet sich auch ein Milchsaft vor, der oft narkotisch ist, und bittern Extractivstoff, Kautschuk enthält. Die Früchte enthalten meist ein fettes, gutes Oel, welches nur bei einzelnen Arten wurmwidrig, scharf und purgirend ist. Auch Gerb- und Färbestoffe finden sich bei vielen Arten, daher ist diese Familie für die Offizin, die Gewerbe und den Handel von der größten Wichtigkeit, und auch als Zierpflanzen sind manche Arten geschätzt.

Dreiundachtzigste Familie.

Kürbisgewächse (Cucurbitaceae.)

Vollendete Staubbeutel und freie Staubgefäße. Meist 1jährige Wurzel, bei einigen knollig oder rübenförmig und ausdauernd. Hie und da verholzender, strauchartiger, kletternder, steifhaariger Stengel, nur selten baumartig, Nebenblätter fehlen, Wickelranken neben dem Blattstiel, zerstreute, meist handförmig getheilte, doch auch ganze Blätter, einzelne traubige oder rispige, 1—2häusige, selten zwitterige Blüthen. Die Kürbisfrucht oder Beere ist in der Regel dickschalig, fleischig, 1—3—5fächerig. Die meisten Arten wachsen in den Tropenländern, und gehören zu den drastischen, ausleerenden, auflösenden, wurmwidrigen, harntreibenden, den Unterleib erregenden Mitteln. Manche Arten sind als Nahrungsmittel geschätzt. Der Same enthält ein vorzüglich gutes Speiseöl, das auch zu Arzneien benützt wird.

Vierundachtzigste Familie.

Glockengewächse (Campanulaceae.)

Die Mannsphäre zeigt sich frei. Wurzel häufig knollig, sonst ästig; krautartiger selten holziger Oberstock, zerstreute und wechselständige Blätter ohne Nebenblätter, die zwitterigen Blüthen einzeln oder in Aehren, Blüthenköpfen, Rispen oder Trauben, Früchte eine 1—5fächerige Kapsel, oder nuß- oder beerenartig, nicht aufspringend, sehr kleine Samen, fleischige oder fast ölige Kernmasse.

Fünfundachtzigste Familie.

Lippenblümler (Labiatae)

Die Entwicklung und Verschmelzung der Fruchtknoten zeigt sich hier. Meist Kräuter und Halb-, selten Sträucher oder Bäume, gegenständige, auch 3—4 wirtelige, meist ganze, doch auch getheilte, fiederspaltige oder gefingerte, gesägte oder gekerbte Blätter, manchmal mit Oeldrüsen und aromatisch, meist zwitterige Blüthen. Sie kommen in allen Welttheilen vor, wachsen namentlich an trockenen, sonnigen Plätzen, und gleichen einander sowohl außen, als nach ihren chemischen Bestandtheilen und Heilkräften ziemlich. Ihre Hauptbestandtheile sind: ätherisches Oel, bitterer Extractivstoff, ein bitterer, harziger Stoff, und dienen deshalb häufig als Heilmittel, als Parfüm, als Würze und in den Gewerben. Keine zu dieser Familie gehörige Pflanze ist giftig.

Sechsundachtzigste Familie.

Rauhblättler (Asperifoliaceae.)

Vollendete Narbe. Kräuter und Sträucher, manchmal auch Bäume. Das Kraut meist steifhaarig, zerstreute, wechsel- und gegenständige Blätter, die zwitterigen Blüthen in einseitigen Aehren, Rispen oder Trauben, selten einzeln und blattwinkelständig, 5, selten 4spaltiger Kelch, regelmäßige Blumenkrone, 5 Staubgefäße, 4theiliger Fruchtknoten; kapselartige Frucht, welche aus 4 Schließfrüchten besteht. Der auf der nördlichen Halbkugel wachsende Theil zeigt besonders viel Schleim, und wirkt deshalb einhüllend, erweichend, gelind antiphlogistisch, dient auch als Gemüse und Salat, einige Arten enthalten Färbestoff. Der ölige, schleimige Samen dient zu Emulsionen und zu Brod. Ein größerer Theil wächst nur in den Tropenländern, und hat theilweise eßbare Fruchthüllen.

Siebenundachtzigste Familie.
Weidengewächse (Convolvulaceae.)

Die Weibsphäre wird bei vollständiger Kapsel vollendet. Windende Kräuter und Sträucher, theilweise mit scharfem Milchsaft; ganze oder gespaltene, oder auch gefiederte Blätter ohne Nebenblätter, zwitterige Blüthen auf achsel- oder endständigen Stielen, 5theiligen Kelch, schöne trichterige Krone, welche vor dem Aufblühen gefaltet und zusammengedreht ist, 5 Staubgefäße, Frucht eine Kapsel, selten beerenartig, wachsen meist nur in wärmeren Klimaten und enthalten in ihrem Milchsafte harzige, drastisch-purgirende Stoffe, durch welche sie heilkräftig wirken. Wurzel und Kraut werden von einzelnen Arten gegessen. Blüthen nie sehr wohlriechend.

Achtundachtzigste Familie.
Kugelblumengewächse (Globulariaceae.)

Entwickelte Staubbeutel. Kräuter und Sträucher mit lederartigen Blättern, topfartigem Blüthenstand in Hüllen, oder ährenartig, doldentraubig und trugdoldig; zwitterige Blüthen, 1—2samige Nußhülse oder Steinfrucht mit 2—3—4fächerigem Stein. Wachsen fast nur im südlichen Afrika und Australien, daher sind ihre Bestandtheile und Heilkräfte weniger bekannt.

Neunundachtzigste Familie.
Larvenblümler (Personatae.)

Freie Staubgefäße. Kräuter, Sträucher und Bäume mit Blättern, welche von den ganzen bis zu den gefiedert zusammengesetzten gehen, meist zwitterige, deckblätterige Blüthen in Aehren, Büscheln, Rispen, Trauben oder einzeln in den Blattwinkeln. Kapsel oder Beere Die Pflanzen dieser Familie sind theils bitter und adstringirend, theils drastisch, theils schleimigsüß und eßbar, enthalten auch Farbestoff und gewähren Nutzen in der Landwirthschaft und den Gewerben.

Neunzigste Familie.
Nachtschattengewächse (Solanaceae.)

Vollendete Mannsphäre. Kräuter und Sträucher mit gabeltheiligen oder wechselständigen Zweigen, wechselständigen oder zerstreuten Blättern ohne Nebenblätter, meist zwitterigen, blattwinkelständigen Blüthen, einzeln, oder Doldentrauben, oder Rispen. Steinfrucht bei der Gattung **Nolana**, sonst Kapsel oder Beere. Außer den kältesten Zonen finden sich überall Arten dieser Familie, und waltet ein narkotisches Prinzip bei denselben vor, welches je nach den verschiedenen Gattungen Solanin, Atropin, Hyoscyamin, Daturin, Nicotin, Capsicin genannt wird, und meist mit einem scharfen Stoffe verbunden ist. Die meisten Arten gehören zu den narkotisch-scharfen Giften, sind aber als Heilmittel deshalb doch sehr wichtig, und bei einigen dienen die Knollen, bei andern die Blätter zur Nahrung. Auch Färbestoffe findet man bei einigen Arten, und sind dieselben überhaupt von dem größten Nutzen für die Gewerbe und den Handel.

Einundneunzigste Familie.
Bleiwurzgewächse (Plumbagineae.)

Vollendeter Fruchtknoten. Zuerst schaftige Kräuter, dann beblätterter Stengel, zuletzt holzige Sträucher, rosettige oder dicht dachziegelartige und lederige Blätter ohne Nebenblätter, zwitterige, selten einhäusige und vielehige Blüthen in Blüthenköpfen oder Aehren, oder Trauben oder trugdoldig-rispig; 1samige Schließ- oder Büchsenfrucht, oder mehrsamige Kapsel, oder Steinfrucht. Die meisten Arten wachsen mehr in den wärmern Ländern, und wirken theilweise adstringirend, theilweise tonisch und sehr adstringirend, theilweise ätzend scharf und giftartig, theilweise sind die Früchte eßbar.

Zweiundneunzigste Familie.
Primelgewächse (Primulaceae.)

Vollendete Narbe. Schaftige Kräuter mit einzelnen Blüthen oder Straußdolden, oder mit beblättertem Stengel, Achselblüthen und Rispen, oder Sträucher und Bäume von dieser Beschaffenheit, gegen- und wirtelständige, oder dachziegelige und zerstreute, krautige oder lederartige Blätter, mehrsamige Kapsel oder Steinfrucht. Wachsen vorzüglich in der gemäßigten und kalten Zone, und enthalten einen scharfen, flüchtigen Stoff, durch dessen Vorherrschen sie mehr oder weniger giftig wirken, aber auch gute Heilmittel bei Unterleibskrankheiten, nervösen Leiden, Geistesstörungen, Leiden des lymphatischen Systems ꝛc. abgeben, ferner einen adstringirenden und bittern Stoff, ätherisch ölige Stoffe (in den Blüthen), einen harzigen oder balsamischen Stoff. Mehrere Steinfrüchte sind eßbar. Für die Bienenzucht gebirgiger Gegenden wichtig.

Dreiundneunzigste Familie.

Haidegewächse (Ericaceae.)

Die weibliche Sphäre vollendet sich. Kräuter, Sträucher und Bäumchen; beginnen als schuppig blattlose Schmarotzer, haben dann zerstreute, wirtel- oder gegenständige Blätter, meist lederig und immergrün, meist zwitterige Blüthen in Aehrentrauben, Doldentrauben, Rispen, oder in den Blattwinkeln; kapselartige, 5fächerige Frucht, auch Beeren- und steinfruchtartig. Es finden sich Arten auf der ganzen Erde, und als Zierpflanzen sind sie sehr beliebt. Im Allgemeinen wirken sie bitteradstringirend und aromatisch, andere harzig balsamisch und andere scharf, und viele narkotisch, weshalb sie in der Medicin sehr mannigfache Anwendung finden. Einige dienen zum Gerben, andere zum Färben. Der von den Bienen aus den Blumen gesammelte Honig ist narkotisch.

Vierundneunzigste Familie.

Seidenpflanzengewächse (Asclepiadeae.)

Entwickelte Staubbeutel. Kräuter und Sträucher, darunter viele kletternde und milchende, bei einigen fleischiger, blattloser Stamm mit Wickelranken; gegen- und wechselständige, auch wirtelige Blätter ohne Nebenblätter; zwitterige, wechselständige Blüthen in Straußdolden, Büscheln, Trauben und einzeln, meist wechselständig. Die Frucht besteht aus 2 Balgkapseln, oder sie ist beerenartig oder 3schalstückig aufspringend; platter Samen, häufig mit Wollschopf. Wachsen namentlich in wärmern Himmelsstrichen. Erregen Erbrechen und Purgiren, wirken schweißtreibend, oft auch ätzend giftig und wurmwidrig und finden in vielen Krankheiten Anwendung. Mehrere Arten sind eßbar, und bei einigen wird der Milchsaft wie Milch benützt. Auch als Parfüm kann man mehrere brauchen, und ist ihr Nutzen in der Heilkunde, den Gewerben und der Oekonomie sehr groß.

Fünfundneunzigste Familie.

Drehblühler (Contortae.)

Vollendete Staubgefäße. Sehr bittere Kräuter, Sträucher oder Bäume mit gegenständigen, wirteligen oder zerstreuten, ganzen oder 3fingerigen Blättern ohne Nebenblätter, zwitterige, meist achsel- oder endständige Blüthen, selten in Trauben, Trugdolden oder Rispen, Kapsel oder Balgkapsel, oft auch Beere oder Steinfrucht. Man findet die Arten über alle Welttheile verbreitet, und sind sie in der Oekonomie, im Handel und den Gewerben, namentlich aber in der Heilkunde von sehr großem Nutzen. Als Nahrungsmittel sind viele Arten wichtig.

Sechsundneunzigste Familie.

Sapotillgewächse (Sapotaceae.)

Mannsphäre vollendet, fast getrenntblätterige Blumenkrone. Sträucher und Bäume mit gegenständigen und ganzen oder 3fingerigen, auch fiederspaltigen und unpaarig gefiederten, dann wechselständigen, lederartigen, ganzrandigen oder gesägten oder dornzähnigen Blättern, blattwinkelständige Blüthen einzeln oder in Büscheln, Dolden, Rispen und Trauben, und meist zwitterig; 1samige, 1flügelige Nußhülse, Kapsel oder Beere, häufig auch Steinfrucht, theilweise nußartiger Same, fleischartige Kernmasse. Die zahlreichen Arten wachsen überall, und sind als Nahrungsmittel, in den Gewerben, der Oekonomie und dem Handel von der höchsten Wichtigkeit.

Siebente Klasse.

Kelchblüthige (Calycanthae.)

Blattkeimer, welche getrenntblätterige Blumenkronen oder auch einfache Blüthenhüllen haben; sie sind gleich den Staubgefäßen dem Kelche eingefügt, theilweise befreien sie sich aber schon von dem Kelche und werden unterweibig.

Siebenundneunzigste Familie.

Doldengewächse (Umbelliferae.)

Centrische Vollendung des Fruchtknotens. Kräuter, Sträucher und Bäumchen, röhrige, knotige, hohle oder markige Stengel, zerstreute, selten gegenständige, meist zusammengesetzte Blätter, bei einzelnen Wickelranken; Blüthen meist in einer endständigen Dolde; 2theilige Spaltfrucht, oder eine saftige Steinfrucht, oder eine 2—15fächerige Beere. Die meisten Arten finden sich vorzüglich in der gemäßigten Zone der alten Welt, ein anderer Theil aber kommt in allen Welttheilen und Zonen vor. Die ganze Familie ist in der Heilkunde in vielen Beziehungen höchst wichtig, ebenso in den Gewerben, dem Handel und der Oekonomie.

Achtundneunzigste Familie.
Kreuzdorngewächse (Rhamneae.)

Stellt die Concentration von Griffel und Narbe dar. Halbsträucher, Sträucher und Bäume, theilweise dornig; gegen- oder wechselständige Blätter mit kleinen Nebenblättern, kleine, meist zwitterige Blüthen in Büscheln, Dolden, Knäueln, Rispen, Trauben oder Trugdolden, Kapsel- oder Steinfrucht. Finden sich nur in der gemäßigten und heißen Zone, und enthalten namentlich bittern Extractivstoff, verbunden mit andern scharfen, Brechen und Purgiren erregenden, färbenden oder adstringirenden Stoffen, weshalb sie verschiedene, sehr gute Heilkräfte besitzen. Die Früchte mehrerer Arten sind eßbar, während Holz und Blätter zur Farbengewinnung dienen, und der Same fettes Oel enthält. — Der Saft der westindischen Gouanie (Gouania domingensis) ist ein gutes, magenstärkendes Mittel.

Neunundneunzigste Familie.
Pistaziengewächse (Therebinthaceae.)

Weibsphäre frei und vollendet. Sträucher und Bäume mit wechselständigen Zweigen und Blättern, unpaarig- oder paarig-gefiedert, 3fingerig oder einfach, ganz, krautig oder lederartig und glänzend; einige Gattungen haben Nebenblätter, kleine, meist getrennt geschlechtige oder zwitterige Blüthen in Büscheln, Doldentrauben, Kätzchen, Knäueln, Rispen oder Trauben. Theils in der gemäßigten, theils in der heißen Zone, namentlich in Amerika, balsamisch harziger, oft gummöser Saft, oft ist er auch milchig oder flüssig scharf und ätzend, er dient als Heilmittel, in den Gewerben und der Oekonomie. Der Same enthält sehr viel fettes Oel und ist, gleich der fleischigen Fruchthülle, meist eßbar. Die Gewächse enthalten außerdem bittern Extractivstoff und eisenbläuenden Gerbstoff. — Die Samenkerne von Chailletia toxicaria gelten für giftig und dienen in Sierra Leone zum Mäuse tödten. — Zeiland, sowohl die gemeine als die bestäubte (Cneorum tricoccum et C. pulverulentum), sind als Purgir- und Fiebermittel sehr geschätzt.

Hundertste Familie.
Schmetterlingsblümler (Papilionaceae.)

Vollendete Staubbeutel. Kräuter, Sträucher und Bäume mit zerstreuten, selten gegenständigen, meist gefiederten oder gefingerten, selten einfachen Blättern; Blattstiel endet oft in eine Wickelranke, paarige Nebenblätter, zwitterige Blüthen in Aehren, Büscheln, Köpfen, Rispen, Straußdolden, Trauben oder einzeln, schmetterlingsförmige, 4blätterige Blumen, Hülse meist 1, selten 2fächerig. Die Arten dieser zahlreichen Familie finden sich in allen Zonen, und enthalten viele heilkräftige und sehr wichtige nährende Stoffe; als Futterpflanzen und zum Gewinnen von Färbestoffen sind sie gleich wichtig. Auch als Zierpflanzen sind manche Arten geschätzt.

Hundert und erste Familie.
Cassiengewächse (Cassiaceae.)

Staubgefäße frei. Sträucher und Bäume, doch auch einige Kräuter, einfache und ganze, 2lappige und gezweite, oder paarig gefiederte, oder unpaarig gefiederte und doppelt gefiederte Blätter, blattwinkelständige Blüthen, einzeln oder in Paaren, Büscheln, Rispen oder Trauben, zwitterig oder getrennt geschlechtige Hülse oder Gliedhülse. Fast alle Arten gehören den Tropenländern an, und enthalten namentlich einen adstringirenden Stoff, purgirendes Cathartin, harzigen Stoff und Färbestoff. Nahrungsmittel geben wenige.

Hundert und zweite Familie.
Sinnpflanzengewächse (Mimosaceae.)

Mannsphäre vollendet und frei, unterweibige Staubgefäße. Sträucher und Bäume mit wechselständigen oder zerstreuten, 1—2—3fach und paarig- oder unpaarig-gefiederten oder gefingerten und auch einfachen Blättern, freie, oft dornige Nebenblätter, achselständige, ährige, kopfige oder traubige Blüthen manchmal auch rispig, meist zwitterig, selten vielehig, einfächerige Hülse oder Gliedhülse. Die meisten Arten gehören den Tropenländern und Europa nicht eine einzige an, und sind sie theilweise durch die Reizbarkeit ihrer Blätter merkwürdig. Sie enthalten vorzüglich Tannin mit bitterm Extractivstoff, und wirken tonisch-adstringirend, und sind zum Gerben und Färben geeignet. Das aus den meisten Bäumen fliessende Gummi ist als Arznei und Nahrungsmittel geschätzt. Die Blätter geben einen lieblichen Thee. Das Holz ist kostbar. Hieher gehört auch die filzige Swartzie (**Swartzia tomentosa**), mit einer sehr bittern, braunen Rinde und einem trocken schwärzlichen Saft, der schweißtreibende Tisane gibt; ein Blüthenaufguß wirkt krampfstillend, auch Holz und Rinde besitzen Heilkräfte.

Hundert und dritte Familie.

Gehörntfrüchtler (Corniculatae.)

Entwickelter Fruchtknoten, welcher sich von dem Kelche zu befreien sucht. Ausdauernde Kräuter, auch Sträucher und Bäume, meist wechselständige oder zerstreute, krautartige, auch fleischige und knorpelzähnige Blätter, bei einigen auch gegenständig und lederig, bei andern fast nadelartig, Nebenblätter fehlen fast überall, 1—2—12fächerige Kapsel, welche mit dem gekrümmten Griffel gehörnt ist, oder mehrere Balgkapseln, welche bei einigen saftig und beerenartig sind. Man findet Arten fast überall, doch häufiger in den wärmern Zonen, und haben dieselben meist stark und gut riechende Blüthen, vorzügliche Heilkräfte, und sind in den Gewerben und der Oekonomie von Nutzen.

Hundert und vierte Familie.

Loasengewächse (Loasaceae).

Griffel verschmolzen. Meist steif und brennend behaarte Kräuter, dann Sträucher und Bäume, wechsel- oder gegenständige, selten büschelige, einfache oder lappig-buchtige, theilweise saftige Blätter ohne Nebenblätter, einzelne oder gehäufte, oft auch doldentraubige, ährige oder rispige Blüthen, in den Blattwinkeln oder an den Zweigspitzen; 1, selten 3fächerige Frucht, zahlreiche Samen. Mit Ausnahme einer einzigen Gattung gehören alle Arten Amerika an, und finden sich in den heißen und den gemäßigten Zonen. Sie wirken gelind zusammenziehend und schleimig, und sind wohlriechend. Die Wurzel bei einigen wirkt heftig purgirend. Einige haben Brennhaare wie Nesseln. — Hieher gehört die ulmenblätterige Turnere (**Turnera ulmifolia**), wohlriechendes Kraut, welches tonisch-aromatisch und auswurfbefördernd wirkt. **T. opifera**, ein Aufguß des schleimigen Krauts dient in Brasilien gegen Indigestionen.

Hundert und fünfte Familie.

Ribselgewächse (Ribesiaceae).

Weibsphäre mit vollkommen centrischer Frucht vollendet. Sträucher und Bäumchen, oft stachelig, dickfleischige, knotige Rinde, gliederartig wachsend, oft astlos; zerstreute oder büschelige Blätter gesägt oder lappig getheilt, oft klein und verkümmert, ohne Nebenblätter, blattwinkel- oder endständige Blüthen, einzeln oder in Trauben und Köpfen, 1fächerige, vom Kelchsaum gekrönte oder genabelte, meist vielsamige Beere, oder 2fächerige Beerenkapsel mit Samen in saftigem Brei. Die meisten Arten sind in Amerika heimisch, und sind fast durchgängig als Arzneimittel höchst wichtig, ebenso als Nahrungsmittel und für die Gewerbe und den Handel.

Hundert und sechste Familie.

Portulakgewächse (Portulacaceae.)

Staubbeutel entwickelt. Kräuter, deren Stengel knotig gegliedert sind, und Sträucher, gegenwirtel- oder wechselständige Blätter, dünnhäutige oder mit einer Gelenkscheide verwachsene Nebenblätter, meist zwitterige, auch getrenntgeschlechtige Blüthen in Blüthenschweifen, Rispen, Trauben, Trugdolden oder einzeln, 1samige Schließ- oder Steinfrucht oder klappig aufspringende Kapsel, kugeliger oder 3knotiger, oder nieren- oder linsenförmiger Samen mit meist mehlartiger Kernmasse. Finden sich in allen Welttheilen, namentlich in den Tropenländern von Asien und Amerika, und sind theilweise geschätzt als gute Gemüse, theils enthalten sie viel Salze, theils Gerbstoff, theils freie Säuren, theils Rhein oder Rharbarbarin, theils einen scharfen Stoff, Farbstoffe und Stärkmehl, und sind daher als Nahrungsmittel in der Officin und den Gewerben von großem Nutzen.

Hundert und siebente Familie.

Immergrüngewächse (Aizoideae.)

Vollendete Staubfäden. Kräuter, Sträucher und Bäume, bei den Kräutern oft gelenkig-gegliederter Stengel; gegen- oder wechselständige, oft fleischige Blätter, oft mit mehlstaubartigen Drüsen oder Zellen wie Thautröpfchen, Nebenblätter zu 2 oder fehlend, blattwinkel- oder endständige Blüthen in Aehren, Knäueln, Rispen oder Trauben, 1samige Nußhülse oder eine 1samige oder 2fächerige Büchse, oder 1fächerige Kapsel, oder steinfruchtartig, meist nieren- oder linsenförmiger Samen mit mehliger Kernmasse. Es wachsen Arten unter allen Zonen, und dienen häufig als nährendes Gemüse, oft sind Salze überwiegend vorhanden, und die Arten mit ätherischem Oel oder Harz wirken flüchtig-reizend, krampfstillend und wurmwidrig. Der Same gibt Oel. Einige Arten enthalten Farbestoff, der zwar schön aber nicht dauerhaft ist, andere eine giftige Schärfe.

Hundert und achte Familie.

Rosengewächse (Rosaceae.)

Rosenblume und die ganze Mannsphäre vollendet. Kräuter, Sträucher und Bäume, fiederspaltige, gefiederte, gefingerte, bandförmige, auch ganze, wechselständige Blätter mit Nebenblättern am Blattstiel der Zweige, Blüthen in Aehren, Köpfen, Rispen, Trauben, Trugdolden oder in den Blattwinkeln meist zwitterig, auch getrenntgeschlechtig, nußartige Schließfrüchte im Kelch, oder zahlreiche Schließfrüchte auf einem Fruchtboden, oder Steinfrüchte, oder Kapsel oder Aepfel, kernmassenloser Samen. Die meisten Arten gehören dem gemäßigten und kalten Klima an, und waltet der adstringirende und Gerbstoff darin vor, bei einigen findet sich auch Blausäure und im Samen fettes Oel, viele Arten haben eßbare und gute Früchte, und sind in der Oekonomie und Officin von großem Nutzen.

Hundert und neunte Familie.

Meerbeerengewächse (Halorgeae.)

Fruchtknoten entwickelt und verschmolzen. Wasserkräuter oder Halbsträucher, nur 1 Baumgattung, gegen-, wechsel- oder wirtelständige, ganze oder gesägte oder gefiederte Blätter, blattwinkelständige Blüthen einzeln oder in Trauben oder Aehren, meist 1 und 2häusig, selten zwitterig, steinfrucht- oder nußhülsenartige Frucht. Diese Gewächse wachsen meistens in gemäßigten Ländern aller Welttheile, und sind ihre Eigenschaften noch ziemlich unbekannt.

Hundert und zehnte Familie.

Nachtkerzengewächse (Onagraceae.)

Narbe vollendet. Kräuter, Sträucher und Bäume mit gegen- oder wechselständigen, ganzen oder buchtigen, fiedernervigen Blättern ohne Nebenblättern, zwitterige, selten getrenntgeschlechtige oder vielehige Blüthen, einzeln, ährig, traubig oder rispig in den Blattwinkeln, 1samige, nußartige Steinfrucht, oder 4fächerige Kapsel, oder beerenartig, oder Steinfrucht. Kommen in den gemäßigten und heißen Zonen aller Welttheile vor, liefern Nahrungsmittel, im Samen fettes Oel, Gerb- und Färbstoff, und besitzen vorzügliche Heilkräfte, namentlich Schwefel.

Hundert und eilfte Familie.

Weidrichgewächse (Litrarieae.)

Kelch nebst allen Theilen der Weibsphäre vollendet, Fruchtknoten frei. Kräuter, Sträucher und Bäume mit gegenständigen, oder wirteligen, oder zerstreuten, meist glatten, glänzenden, lederartigen, fiedernervigen Blättern, zwitterige Blüthen in den Blattwinkeln oder in beblätterten Aehren, Trauben und Rispen; Kapsel oder gekrönte Beere, kernmassenlos. Finden sich nur in den Ländern zwischen den Wendekreisen, namentlich in Amerika, und enthalten Gerbstoff, ätherig-ölige oder balsamische und scharfe Stoffe, freie Säuren, Zuckerstoffe, Färbestoffe zum Schwarz-, Gelb- und Rothfärben, und sind für die Gewerbe, den Handel, die Officin, theilweise auch für di: Oekonomie von dem höchsten Nutzen.

Hundert und zwölfte Familie.

Kreuzblumengewächse (Poligalaceae.)

Entwicklung der Staubbeutel bei verwachsenen Staubfäden. Kräuter, Sträucher und Bäume mit wechsel-, auch gegen- oder wirtelständigen, flaumigen oder kahlen, lederartigen, glänzenden, nervigen Blättern; Blüthen in Blattwinkeln oder endständige Trauben; Kapsel oder Steinfrucht, oder beerenartige oder flügelfruchtartige Frucht. Es finden sich Arten in den gemäßigten und heißen Klimaten der ganzen Erde, und findet sich darin namentlich ein bitterer Bestandtheil, ein kratzender, eckelerregender Stoff — Polygalin oder Senegin — deshalb wirken sie reizend-auflösend, erbrechen-erregend und purgirend. Viele haben sehr viel Gerbstoff und blauen Farbstoff. Das Fruchtfleisch ist kühlend und erfrischend, der Same oft so gut als Mandeln oder Nüsse.

Hundert und dreizehnte Familie.

Myrtengewächse (Myrtaceae.)

Staubgefäße frei und vollendet. Sträucher und Bäume mit meist gegenständigen Blättern, lederartig, theilweise schuppen- und nadelförmig, meist lanzettig, fiedernervig, durchscheinend getüpfelt; Nebenblätter nur bei einzelnen Gattungen; zwitterige Blüthen aus dem Stamm, den Zweigen oder Blattwinkeln, oft auch trugdoldig und endständig; Kapsel oder Beere; meist feilstaubartiger Same. Wachsen vorzüglich nur zwischen den Wendekreisen, und enthalten namentlich ätherisches Oel und Gerbstoff, einige freie Säuren, Schleim und Zucker. Sie wirken aromatisch-reizend, reizend-tonisch, adstringirend, die Früchte kühlend und antibiliös. Ferner dienen sie als Gewürz, als Thee und Obst, die Rinde zum Gerben und Färben, das Holz zu feinen Arbeiten.

Hundert und vierzehnte Familie.

Mandelgewächse (Amygdalaceae.)

Mannsphäre vollendet; freier Kelch. Sträucher, meist Bäume; wechselständige, fiedernervige Blätter; paarige Nebenblätter an den jungen Trieben; blattwinkelständige, einzelne büschelige oder traubige Blüthen, oder endständige Trugdolden; 1kernige Steinfrucht, oder 1fächerige Beere oder Kapsel. Die meisten Arten wachsen in Amerika und Asien. Sie enthalten namentlich Blausäure, Tannin, Gummi, Harz, Säuren, Zuckerstoff und fettes Oel. Die Früchte vieler Arten sind eßbar und zur Bereitung von Getränken dienlich; wegen der Blausäure sind sie officinell und giftig; sie enthalten auch Gerbstoff, sind fieberwidrig, Rinde und Früchte zum Färben. Holz gut.

Achte Klasse.

Stielblüthige (Thalamanthae.)

Blattkeimer mit getrenntblätteriger Blumenkrone, welche nebst den Staubgefäßen der Spitze des Blüthenstiels — dem Blüthenboden — eingefügt sind, wodurch die einzelnen Blüthenkreise unabhängig von einander sind und sich die Frucht frei entwickelt.

Hundert und fünfzehnte Familie.

Viermächtige (Tetradynamae.)

Fruchtknoten durchgebildet. Meist Kräuter, wenig Sträucher; meist kohlartige, zerstreute, fiederspaltige, leierförmige, bei einigen Sträuchern lederartige, ganzrandige Blätter ohne Nebenblätter; zwitterige Blüthen in Dolden oder Trauben, manchmal auch einzeln und blattwinkelständig; Nußhülse oder Schötchen oder Schote, oder Kapsel oder Beere. Die meisten Arten wachsen im gemäßigten Klima und enthalten vorzüglich einen eigenthümlich flüchtig scharfen, an ätherisches Oel gebundenen Stoff, Schleim, Zucker, einen bittern Stoff, theilweise auch Färbestoff und fette Oele, weshalb sie in der Officin und als Zuthat an Speisen dienen. — Hieher gehört auch die im Morgenlande, in Aegypten ꝛc. einheimische wahre Jerichorose, Rose von Jericho (Ana statica hierochuntica), bei der sich die Blätter zur Fruchtreife verlieren, die harten Aeste und Aestchen ziehen sich zu einer Kugel zusammen, sowie man sie aber mit Wasser benetzt, breiten sie sich wieder aus, ziehen sich nach dem Vertrocknen aber wieder zusammen, was zu vielen Fabeln Veranlassung gab.

Hundert und sechzehnte Familie.

Mohngewächse (Papaveraceae.)

Narbe durchgebildet und concentrirt. Kräuter, zuletzt auch Sträucher mit Wasser- oder Milchsaft; wechsel-, oben gegenständige, gefiederte, gefingerte, zusammengesetzte, zweizählige, bandförmige oder einfache Blätter; ohne oder mit hinfälligen Nebenblättern; zwitterige, regel- oder unregelmäßige Blüthen, einzeln oder in Aehren, Dolden, Rispen; 1samige

Nußhülse, oder Kapsel oder Beere; Samen mit Kernmasse. Fast alle Arten gehören dem gemäßigten Klima an, und enthalten viele derselben bittern Extractivstoff mit Schleim und Salzen, auch bittere Extractivstoffe, sowie narkotische und scharfe Stoffe, weshalb sie in der Officin sehr geschätzt sind. Der Same enthält ein vorzügliches fettes Oel. Mehrere Arten enthalten Farbestoffe.

Hundert und siebenzehnte Familie.
Kapperngewächse (Cappárideae).

Vollendeter Kelch; Weibsphäre abgeschlossen. Kräuter, auch Sträucher und Bäume; wechselständige oder zerstreute, einfache oder 3—7fingerige Blätter; dornige Nebenblätter oder sie fehlen; zwitterige oder 2häusige, end- oder blattwinkelständige Blüthen, einzeln oder in Dolden, Rispen oder Trauben; 1fächerige, zweischalstückige oder fleischige Kapsel, oder beerenartig. Wachsen namentlich in den wärmern Ländern, und besitzen vorzüglich eine bittere Schärfe, wie Senf, oft auch einen Bitterstoff, wo sie magenstärkend oder fieberwidrig sind; Früchte eßbar. Der Geruch sehr widrig.

Hundert und achtzehnte Familie.
Veilchengewächse (Violaceae.)

Entwickelte und durchgebildete Staubbeutel. Kräuter, Sträucher und Bäume mit wurzel- oder wechselständigen, zerstreuten oder gegenständigen, häutigen oder lederartigen, meist ganzen Blättern und paarigen Nebenblättern; zwitterige, regel- oder unregelmäßige Blüthen; Kapsel, selten fleischig oder beerig. Es wachsen Arten in allen Zonen und Welttheilen, und enthalten sie namentlich einen scharfen Stoff, Violin, der Erbrechen erregt und abführt, den Stoffwechsel befördert 2c. Ein Theil ist als Gemüse eßbar, ein anderer fieberwidrig. Die Früchte schmecken meist nicht angenehm.

Hundert und neunzehnte Familie.
Cistrosengewächse (Cistineae.)

Vollendete Staubgefäße. Kräuter, Halbsträucher und Sträucher; wurzel- oder stengel-, gegen- oder wirtelständige, oft drüsenhaarige, einfache oder getheilte, spatelförmige, schlauchige, kappenförmige oder flache Blätter; zwitterige, blattwinkel- oder endständige Blüthen; Kapseln selten beerenartig. Wachsen in den wärmern Ländern der alten Welt, und enthalten theilweise eine schädliche Schärfe, theilweise ein wohlriechendes Harz, Laudanum, theilweise Gerbstoff.

Hundert und zwanzigste Familie.
Orleangewächse (Bixaceae.)

Mannsphäre vollendet. Sträucher und Bäume; wechselständige, selten wirtelige, einfache, oft durchscheinend getüpfelte Blätter; hinfällige oder fehlende Nebenblätter; zwitterige, meist regelmäßige, blattwinkel- und endständige Blüthen; 1fächerige, 2—5schalstückige oder beerige Frucht; Samen meist in Brei. Wachsen namentlich in Tropenländern, enthalten Bitter- und Farbestoff, und dienen in der Officin.

Hundert und einundzwanzigste Familie.
Ranunkelgewächse (Ranunculaceae.)

Fruchtknoten in seiner Zerfällung entwickelt und durchgebildet. Kräuter, Sträucher und Bäume mit wurzel- oder stengelständigen, zerstreuten, gegenständigen oder wirteligen, linealisch bis herzförmigen, hand- und fußförmig getheilten oder 3—5zählig zusammengesetzten Blättern ohne Nebenblätter; meist zwitterige, oder vielehige und 2häusige, end- oder blattwinkelständige Blüthen einzeln oder traubig oder rispig; 1samige Schließfrüchte oder Beeren, oft zu einer Sammelfrucht verschmolzen, oder 1- — vielsamige Balgkapseln; fleischige oder hornige Kernmasse. Man findet Arten in allen Welttheilen und Zonen, und dienen sie als Arznei, zu Thee, Gemüse, Salat, zum Färben und andern technischen Zwecken.

Hundert und zweiundzwanzigste Familie.
Rautengewächse (Rutaceae.)

Fruchtknoten und Narben verschmolzen. Kräuter, Sträucher und Bäume, meist zerstreute Blätter, selten gegenständig oder wirtelig, schmal und länglich, geigen- und handförmig oder gefiedert, oder vielfach zusammengesetzt; Nebenblätter fehlen meist, getrennt geschlechtige oder zwitterige, blattwinkelständig beginnende Blüthen, welche sich dann zu Köpfchen in kelchartiger Hülldecke vereinigen und gabelspaltige Spirren, Knäuel, Aehren, Trauben oder Rispen bilden, 3knöpfige oder holzige Kapseln oder fleischige Beere; Samen meist mit fleischiger Kernmasse. Diese Pflanzen enthalten herrliche Arzneistoffe, liefern viel fette Oele, Gerb- und Färbestoffe, theilweise herrliches Holz, Obst und andere Nahrungsmittel und sind daher sehr wichtig.

Hundert und dreiundzwanzigste Familie.

Seifenbaumgewächse (Sapindaceae.)

Weibsphäre vollendet. Kräuter, Sträucher und Bäume, oft klimmend; wechsel-, selten gegenständige Aeste und Blätter; 2zählige, paarig gefiederte oder gefingerte, auch 3zählige, unpaarig gefiederte oder einfache Blätter, oft mit durchscheinenden Punkten oder Linien: Nebenblätter fehlen oft; zwitterige oder vielehige Blüthen, meist traubig oder rispig; die untern Blüthenstielchen manchmal in Wickelranken ausgewachsen; 3, selten 2—4—5fächerige, häutige, blasige oder holzige Kapsel oder Steinfrucht; der Same steht im Achselwinkel der in Fächern. Gewächse dieser Familie findet man namentlich in der heißen Zone, und enthalten die erste Gruppe vorzüglich harzige, scharfe und bittere Stoffe, der Same fettes Oel, weshalb sie in der Officin geschätzt sind; die zweite Gruppe enthält sehr giftige Gewächse, sind aber trotzdem in der Officin noch geschätzter, nur fordert ihre Anwendung größtentheil große Vorsicht. In der dritten Gruppe enthalten die meisten Früchte einen eigenthümlichen, scharfen, seifenartigen Stoff, der zum Waschen dient. Auch hier sind viele Arten in der Officin wichtig, und von allen drei Gruppen ziehen Oekonomie, Gewerbe und Handel wesentlichen Nutzen.

Hundert und vierundzwanzigste Familie.

Malvengewächse (Malvaceae.)

Entwickelte Staubbeutel. Kräuter, Sträucher (theils Halbsträucher), selten Bäume; häufig sternförmig behaart; einfache, wechselständige, genervte, ganze oder handförmig gelappte, oder eckig gekerbte, gezähnte oder gesägte Blätter mit Nebenblättern; zwitterige, selten zweihäusige, meist blattwinkelständige, oft auch endständige und einzelne, oder gehäufte oder traubige Blüthen; Theilfrüchte mit nierenförmigem Samen und geringer oder fehlender Kernmasse. Die meisten Arten wachsen zwischen den Wendekreisen, die andern im gemäßigten Klima, und enthalten einen schleimigen Stoff, der im Samen mit einem fetten Oele verbunden ist, weshalb sie als erweichende, einhüllende, reizmildernde Heilmittel geschätzt sind. Nach ihren andern Bestandtheilen werden sie auch noch anders angewendet, und dienen außerdem theilweise als Nahrungsmittel, und Viehfutter, theils zum Färben, theils zu Geweben. — Am Mittelmeer wendet man die Blüthen und Blätter von **Malope malacoides** wie bei uns die der Malven an. — **Palavia moschata** hat einen Bisamgeruch.

Hundert und fünfundzwanzigste Familie.

Storchschnabelgewächse (Geraniaceae.)

Vollendete Staubgefäße. Kräuter und Sträucher mit saftigem, knotigem Stengel, auch große Bäume; häufig sternhaarig; gegen- oder wechselständige, getheilte, gespaltene, gefiederte oder gefingerte, schildförmige oder ganze Blätter mit Nebenblättern; zwitterige oder getrenntgeschlechtige, blattwinkelständige Blüthen in Straußdolden, Büscheln, Trauben, Trugdolden oder Rispen; geschnäbelte oder ungeschnäbelte Spaltfrucht, oder Theilfrucht, oder 3flügelige Nußhülse, oder 5fächerige Kapsel. Die meisten Gewächse dieser Familie gehören der heißen, weniger der gemäßigten Zone an. Sie sind als Heilmittel in den Gewerben, der Oekonomie und im Handel (z. B. durch die Chocolade) von Wichtigkeit.

Hundert und sechsundzwanzigste Familie.

Sauerkleegewächse (Oxalideae.)

Blume und Mannsphäre vollendet. Saftig stengelige Kräuter, Sträucher und Bäume mit zerstreuten oder gegenständigen, gefiederten oder gefingerten, oder einfachen oder zusammengesetzten Blättern mit und ohne Nebenblätter; 1 bis vielblüthige zwitterige Blüthen auf blattwinkelständigen Stielen; 5, selten 10fächerige Kapsel oder Beere; Same bei einigen Arten von Wolle umgeben. Die meisten Arten wachsen nur im tropischen Klima, und nur sehr wenige in Europa und Australien. Viele Arten enthalten vorzüglich Sauerkleesäure, und wirken diese kühlend, antibiliös und antiseptisch; die knolligen Wurzeln sind eßbar. Andere Arten enthalten namentlich schleimige Stoffe, und wirken einhüllend, erweichend und zertheilend. Mehrere Arten haben süßen, sehr öligen, mandelartigen Samen. Das Fruchtmark anderer Arten ist säuerlich, erfrischend und durststillend, und wird als Heilmittel gebraucht.

Ueberhaupt sind die meisten Gewächse dieser Familie wichtig in der Offiein, Oekonomie und den Gewerben, einzelne auch für den Handel.

Hundert und siebenundzwanzigste Familie.

Nelkengewächse (Caryophyllaceae.)

Vollendeter Fruchtknoten. Kräuter, Sträucher und kleine Bäume; knotiger, oft auch kletternder und windender Stengel; gegen-, selten wirtel- oder wechselständige Blätter, meist ganz, auch buchtig oder handförmig; Nebenblätter selten; zwitterige, selten eingeschlechtliche, oft zweigestaltige Blume; 1, selten 3fächerige Kapsel, manchmal auch beeren- oder steinfruchtartig. Ein Theil der Gewächse dieser Familie gehört der gemäßigten und kalten Zone an, während andere nur in den Tropenländern wachsen. Sie werden häufig in der Offiein, in den Gewerben, in der Oekonomie und theilweise auch als Handelsartikel benützt. Die Blüthen vieler Arten wirken aromatisch und gelind reizend und sind dabei oft sehr wohlriechend.

Hundert und achtundzwanzigste Familie.

Theegewächse (Theaceae.)

Griffel verschmolzen. Sträucher und Bäume, von denen einige klettern; wechsel- oder gegen-, selten wirtelständige Blätter; ganz, oft sägerandig, manchmal durchscheinend getüpfelt; Nebenblätter selten und vorkommenden Falls hinfällig; zwitterige, auch vielehige, blattwinkel- oder endständige, einzelne oder büschelige, oder traubige, oder trugdoldige oder rispige Blüthen; 2—3—4—5—7fächerige Kapsel oder trockene Steinfrucht, oder beerenartig, oder eine geschlossene lederige Kapsel; bemantelter oft auch geflügelter Same mit meist fleischiger Kernmasse. Die meisten Arten wachsen nur in den Tropen-, andere auch in gemäßigten Ländern, und sind in medicinischer Beziehung sehr wichtig, wie bei den einzelnen Gattungen angegeben ist. In diätetischer Hinsicht ist namentlich der Theestrauch wichtig. Das aus dem Samen mehrerer Arten gewonnene Oel dient in der Haushaltung, den Gewerben und der Offiein, während viele Arten Färb- und Gerbstoff enthalten, und wegen ihrer schönen Blüthen von Blumenliebhabern geschätzt werden.

Hundert und neunundzwanzigste Familie.

Lindengewächse (Tiliaceae.)

Kelch und die ganze Weibsphäre vollendet. Sträucher und Bäume, auch einige Kräuter; wechsel-, auch gegenständige, meist einfache und herzförmige, auch handförmig gelappte Blätter mit 2 meist abfälligen Nebenblättern; zwitterige, selten getrenntgeschlechtliche Blüthen, einzeln oder in Sträußen, Knäueln, Dolden oder Rispen, in den Blattwinkeln, nur hin und wieder endständig; lederartige oder saftige, 1—5fächerige Frucht oder Steinfrucht. Der größte Theil der Gewächse dieser Familie gehört den Tropenländern, die andern dem gemäßigten Klima an. Das Holz ist zum Verarbeiten und als Brennmaterial geschätzt; der Bast mehrerer Arten gibt Gewebe und Matten; andere Bestandtheile sind bei den Gewerben und in der Offiein sehr geschätzt, z. B. der Kampher.

Hundert und dreißigste Familie.

Johanniskrautgewächse (Hypericineae.)

Vollendete Staubbeutel. Kräuter, Sträucher und Bäume mit wirteligen, gegen- und wechselständigen Blättern, ganz oder feingesägt, meist nervig und durchscheinend getüpfelt, manchmal mit schwarzen Drüsen besetzt; Nebenblätter selten und dann abfallend; zwitterige, end-, blattwinkel- und gaffelständige Blüthen, einzeln, doldig oder rispig; beeren- oder steinfruchtartige Frucht oder 1—3—5—10fächerige Kapsel. Die meisten Arten wachsen in den gemäßigten, die andern in heißen Ländern, und sind die in Europa wachsenden vorzüglich als Wundmittel geschätzt. Sie finden in der Heilkunde und auch in der Technik häufige Anwendung, und verdienen viele Arten unsere besondere Beachtung.

Hundert und einunddreißigste Familie.

Guttagewächse (Guttiferae.)

Sträucher und Bäume, von denen einige kletternd und schmarotzend sind; wechsel- oder gegenständige, ganze, lederige, meist glänzende, fiedernervige, leicht abfallende Blätter ohne Nebenblätter; zwitterige, manchmal 1—2häusige Blüthen in Dolden oder Trauben und auf gegliederten Stielen; trockene oder saftige, 1— vielfächerige Frucht; häufig bemantelter Same, meist ohne Kernmasse. Die meisten Arten dieser Familie gehören den Tropenländern an, und hat Europa nicht eine einzige Art derselben aufzuweisen. Sie enthalten namentlich einen gummiguttartigen, aus Verwundungen fließenden Saft, in welchem theils ätherige Oele, theils scharfe Harze vorherrschen. Die meisten Blüthen sind sehr wohlriechend, die Früchte wohlschmeckend. Der Same enthält viel fettes Oel. Ihre Wirkung ist reizend-tonisch, namentlich auf den Unterleib und die Schleimhäute, und adstringirend. Der balsamische Saft und das Oel findet äußerliche Anwendung. Mehrere Arten liefern Gummigutt. — Gegen Syphilis wendet man in Westindien die ganze Pflanze von **Marcgravia umbellata** an; sie soll auch diuretisch wirken.

Hundert und zweiunddreißigste Familie.

Mannsphäre vollendet, Weibsphäre auf der höchsten Einheit. Meist klimmende Sträucher und Bäume mit wechselständigen, meist lederigen, glänzenden, zusammengesetzten, einfach oder doppelt gefiederten, 3fingerigen oder einfachen, häufig durchscheinend getüpfelten Blättern ohne Nebenblätter; zwitterige oder eingeschlechtliche, blattwinkel- oder endständige Blüthen, einzeln oder in Büscheln, Dolden, Rispen oder Trauben. Beere, Kapsel oder Steinfrucht. Die meisten Arten wachsen nur innerhalb der Wendekreise, und findet sich in Europa nicht eine einzige derselben; nur die Agrumen lassen sich in allen gemäßigten Klimaten kultiviren. Sie enthalten vorzüglich bittern Extractivstoff, ätherisches Oel, aromatisches Harz, einen scharfen Stoff, im Samen fettes Oel. Viele riechen stark, oft angenehm, einige bisamartig, und wirken tonisch-adstringirend, reizend, krampfstillend, theilweise auch drastisch, ja selbst giftig und wurmwidrig. Ihre Anwendung ist in der Heilkunde sehr mannigfach. Die saftigen Früchte wirken kühlend, erfrischend und mildnährend. Einzelne Arten werden auch in der Färberei benützt, während das Holz zu den feinsten Kunstarbeiten dient.

Ueber andere Systeme der Pflanzeneintheilung.

Um die ungeheure Anzahl der bis jetzt bekannten und täglich dazu kommenden Pflanzen mit Leichtigkeit kennen zu lernen, hat man, wie wir oben angedeutet haben, schon lange Versuche gemacht, sie nach ihren Hauptkennzeichen in Klassen, Ordnungen u. s. w. zu bringen. Ein natürliches System entwarf zuerst Cäsalpin*), welcher als herrschende Kennzeichen die Frucht und die Lage des Keimes wählte. Hiernach zerfielen alle Gewächse in 15 Klassen. Dieses System findet so selten Anwendung, daß wir hier nicht näher darauf einzugehen brauchen.

Morison**) stellte ein System von 18 Klassen auf, wobei derselbe außer der Frucht auch auf die Blumenkrone und auf die äußere Gestalt der Pflanzen sah. Dasselbe ist gleichfalls außer Gebrauch, indem die Hauptkennzeichen zum leichten Erkennen nicht scharf genug ausgedrückt sind.

Rivin***) und Tournefort****) legten ihrem System allein die Blumenkrone, die Zahl und Bildung der Blätter zu Grunde, und theilten die Pflanzen gleichfalls in 18 Klassen.

Bekannter ist das System von Jussieu†), welcher bei seiner Eintheilung der Pflanzen in 7 Klassen mehr die Keime, den Eierstock und die Staubwege berücksichtigte.

Andere Naturforscher haben ihrer Eintheilung wieder andere Kennzeichen zu Grunde gelegt, einige anerkennen nur 4 Klassen, nämlich: Bäume, Sträucher und Stauden; Pflanzen und Kräuter; Gräser; Moose.

Künstlicher und practisch, daher auch allgemeiner verbreitet und bis auf den heutigen Tag anerkannt, ist das von dem schwedischen Gelehrten Linné††) aufgestellte System, nach welchem alle Pflanzen nach den offenbaren oder verborgenen Befruchtungswerkzeugen in 24 Klassen zerfallen. Nach demselben werden alle Pflanzen nach den Staubfäden klassificirt.

---

*) Starb 1603 zu Rom.
**) Starb 1683 zu London.
****) Starb 1713 in Leipzig.
***) Starb 1708 in Paris.
†) Starb 1777 in Paris.
††) Starb in Upsala 1778.

Die Fortpflanzung und Vermehrung der Pflanzen geschieht durch Wurzelsprossen, durch Zweige, Augen oder durch Samen. Einige, wie die Bäume, treiben aus den Wurzeln viele junge Schößlinge, Ausläufer, hervor, die ihre Gattung vermehren und den erlittenen Verlust wieder ersetzen. Bei andern, wie Erdbeeren, Zwiebeln ꝛc. lassen sich die Wurzeln oder junge Brut leicht zertheilen und abnehmen, und sie werden an Größe und Schönheit dem Mutterstamme gleich. — Weil bei Obstbäumen die Vermehrung durch Ausläufer noch keine edlern Früchte bewirkt, so wird das letztere durch Pfropfen, Oculiren, Kopuliren u. s. w. erreicht; auf welche Methode schon längst die Menschen wahrscheinlich durch die Beobachtung geleitet wurden, daß die Pflanzen so gut wie die Thiere eine Reproduktionskraft besitzen, und die abgerissenen oder getrennten Theile sich zwar nicht an ihrer vorigen Stelle, wohl aber an Theilen anderer ähnlicher Körper wieder ansetzen. Die Pfropfreiser müssen aber nicht von den untern Aesten, sondern im höchsten Gipfel des Baums, auf der Mittagseite, wo sie am besten und zeitigsten sind, und von frischen, saftigen Zweigen behutsam abgebrochen und im Frühlinge auf den bis auf 1 Fuß hoch abgestutzten Stamm derselben Gattung, Kernobst auf Kernobst, Steinobst auf Steinobst, Birn auf Birn u. s. w. gesetzt werden. Das Oculiren mit dem Schilde geschieht häufig bei jungen Kirschen-, Pflaumen- oder Quittenstämmen, mit dem wachenden Auge von Johannis bis Julius (das Auge treibt dann noch in demselben Sommer), mit dem schlafenden Auge hingegen vom August bis Sept. (es tritt aber dann erst im folgenden Frühlinge hervor.) Bei Johannis- und Stachelbeeren, bei Weiden u. a. werden die Zweige blos schräg im Frühlinge in Boden gesteckt, und ihr Fortkommen erfolgt ohne viel andere Behandlung.

Gewöhnlich aber geschieht die Fortpflanzung der meisten Pflanzen durch Samen, welchen die Blüthen, — Blumen, — hinterlassen, und der von unglaublicher Verschiedenheit in Ansehung seiner Größe, Bildung, Farbe ꝛc. ist. Die Blumen selbst dürfen als die eigentliche Werkstätte der Befruchtung und des künftigen Samens betrachtet werden; sie sind aber durch ihren Bau, Farbe und Geruch von allen übrigen Theilen der Pflanze merklich unterschieden. Sie gewähren als der schönste und prächtigste Theil derselben dem Menschen sowohl durch ihren lieblichen Geruch, der von den in ihnen enthaltenen Oelen herrührt, als durch ihr herrliches Farbenspiel und ihre vortreffliche Zeichnung das größte Vergnügen; sie machen einen wichtigen Gegenstand der Gärtnerei aus, und werden oft mit einem ungeheuren Kostenaufwand und einer Art von Verschwendung erzogen.

Was man im gemeinen Leben Blumen heißt, macht nur die Bedeckung der Befruchtungswerkzeuge aus. Wie bei den Thieren, trifft man auch bei den meisten Pflanzen zwei Geschlechter, männliches und weibliches, an, die bei einigen, z. B. Bohnen, Birnen u. s. w. in ein und derselben Blume beisammen, bei andern aber, wie bei Gurken, Haselnüssen ꝛc. getrennt vorkommen. Eigentlich nennt man Alles, was auf die Fortpflanzung Bezug hat und vor der Frucht erscheint, Blume, die entweder vermittelst eines Stiels oder ohne denselben (gestielt oder ungestielt) mit dem Stamme oder Stengel der Pflanze verbunden ist. Ihre Haupttheile sind der Kelch, die Krone und die Geschlechtstheile. Der Kelch ruht auf der obern Spitze eines Stengels und macht die Blüthendecke aus. Gewöhnlich ist er grün, 5lappig, häufig trocken, zuweilen schuppig, bei einigen, wie bei Tulpen, Hyacinthen ꝛc. fehlt er ganz. Die Krone, Blumenkrone, Blume besteht aus sehr feinen und verschieden gefärbten und gezeichneten Blättchen (Blumenblättchen), welche die innere Bedeckung der Geschlechtstheile ausmachen und in Ansehung ihrer Gestalt die größte Mannigfaltigkeit zeigen. Bei einigen sind die Blumenblätter in einen Sack oder Sporn verlängert, bei andern bilden sie einen Helm. — Die meisten Blumen haben auch besondere Saftbehältnisse, die entweder bloße Vertiefungen in den Blättchen sind, oder ganz kleine Körper, in denen sich ein süßer Saft absondert, der den Insecten zur Nahrung oder bei einfallender Trockenheit der Pflanze selbst zur Erhaltung dient. Ebenso sind die Blumen in Ansehung ihres Standes verschieden. Einige stehen einzeln auf einer Pflanze, andere sind gehäuft, und zwar so, daß entweder eine große Anzahl Blumen neben einander auf Einem Blumenboden stehen*), oder daß mehrere Blumen rund um den Stengel herumsitzen, Quirlblumen, wie bei der Münze, Salbei ꝛc., oder in einem Haufen beisammen und einen Kopf, wie der Klee, oder eine Aehre, wie der Weiderich, oder eine Traube, wie die Blüthe des Weinstocks, oder

*) Zusammengesetzte Blumen, Strahlenblumen, wie die Sonnenblume, Aster und ähnliche.

einen Strauß, wie der spanische Flieder, oder eine Rispe, wie beim Hafer, oder einen Kolben, wie beim Aaron, bilden; oder es theilt sich ein Stengel an seinem Ende in viele gleich große und ungefähr gleich lange Blüthenstiele, die gleich Strahlen aus einem Punkte hervorkommen und an ihrer Spitze eine Blume haben, die sodann oben eine Fläche bilden; man nennt sie alsdann Dolden, Schirmpflanzen, wie der Schierling ꝛc. — Sitzen die Blumenstiele auf verschiedenen Stellen des Stengels, bilden aber doch einige Fläche, so heißt man sie Afterdolden, wie den Hollunder; oder Doldentrauben, wenn von den einzelnen Blumenstielen die obern um so viel kürzer und die untern um so viel länger sind, daß sie eine gleiche Fläche haben; wie bei der Schafgarbe, Eberesche ꝛc. Wenn die Blumenstiele aus verschiedenen Punkten entspringen, und die vielen Blumen doch gleich hoch neben einander stehen, so machen sie einen Büschel.

Manche Blumen öffnen und schließen sich zu gewissen Zeiten und Stunden, je nachdem Luft und Sonne auf sie wirken. Die Winden z. B. bleiben bis gegen Mittag geöffnet, andere, wie die Nachtkerze, sind den Tag über geschlossen und entfalten sich erst gegen Abend. Wieder andere sind früher, sind später, so daß man aus ihnen eine Blumenuhr bildete, die aber wieder viel von Nebel, Winden ꝛc. leidet.

Die wesentlichen und wichtigsten Theile der Blumen sind die Geschlechtstheile, wovon die männlichen die Staubfäden, die weiblichen aber Staubwege heißen. Bei den meisten Blumen trifft man sie beisammen und neben einander an (Zwitterblumen); bei andern sind sie getrennt, so daß die eine Blume die männlichen*), die andern die weiblichen Befruchtungswerkzeuge**) enthält. Noch andere sind geschlechtslos, wie die gefüllten Blumen, bei welchen durch Ueberfluß der Säfte oder durch andere Umstände die Befruchtungswerkzeuge in Blätter verwandelt werden.

Innerhalb der Blumenkrone sieht man bei den Zwitterblumen die männlichen Geschlechtstheile, kleine Fäden, Staubfäden, die oben an der Spitze ein auch zwei kleine Knöpfchen oder Beutelchen***) haben, in denen der Samenstaub eingeschlossen ist, der aus lauter kleinen Bläschen mit einer unglaublich feinen Flüssigkeit besteht. Die Anzahl der Staubfäden ist verschieden; bei einigen sieht man 1—2—3, bei andern 4—10 und mehr; bei einigen sind sie gleich groß, bei andern ungleich, freistehend oder unter einander verwachsen. Zwischen diesen Staubfäden erheben sich die weiblichen Geschlechtstheile, der Staubweg, Stengel, an denen man 3 verschiedene Theile, den Fruchtknoten, den Griffel und die Narbe bemerkt. Der Fruchtknoten ist der unterste Theil des Stengels und bildet den Eierstock, die erste Anlage zur künftigen Frucht oder zum Samen. Bei einigen sitzt dieser unter der Blume, bei andern wird er von derselben umgeben. Auf dem Fruchtknoten sitzt der Griffel, der eigentliche Staubweg, eine feine Röhre, durch die der Blumenstaub zum Fruchtknoten geführt wird. Einige Blumen haben nur einen, andere mehrere Staubwege, die auch wieder nach oben zugetheilt oder gespalten sind. Auf dem Griffel, zuweilen auch an der Seite, manchmal auch unmittelbar auf dem Eierstock, ist die Narbe, welche aus einem Haufen Wärzchen besteht, und mit einem klebrigen Safte angefüllt ist, damit sich der Samenstaub leichter anhängen kann. Ihre Gestalt ist verschieden, kopf-, kugel-, keulenförmig getheilt, gefranzt, haarig u. s. w.

Das Geschäft der Befruchtung kann man am Deutlichsten bei Zwitterblumen wahrnehmen. Wenn die Blume völlig aufgeblüht ist und die Staubbeutel ihre gehörige Reife erlangt haben, so öffnen sie sich von freien Stücken, der Staub spritzt aus ihnen heraus, und hängt sich an der Narbe an, welche nur die feinste Flüssigkeit aufnimmt; diese dringt durch den Griffel in den Fruchtknoten und macht die darin verschlossenen Eier fruchtbar. Der Fruchtknoten schwillt allmälig auf und der Same wird nach und nach reif. Staubbeutel und Griffel verwelken zuerst, nachher auch die Blumenblätter.

Um sich zu überzeugen, daß der Samenstaub die wahre Ursache der Befruchtung sei, darf man bei den Zwitterblumen nur die noch ungeöffneten Staubbeutel abschneiden und die Pflanze wird unfruchtbar bleiben. Bei Glockenblumen und andern, deren Staubbeutel früher verwelken, ehe der Griffel und die Narbe sich öffnen, geschieht die Befruchtung durch Hülfe kleiner Insecten, welche in die Blumen hineinkriechen, um Nahrung zu holen und zugleich den befruchtenden Staub auf die reifen Narben der Blumen von derselben Gattung übertragen. Bei Blumen

*) Männliche Blüthe.
**) Weibliche Blüthe.
***) Staubbeutel, Aetheren.

von getrennten Geschlechtern, wie bei Gurken rc. sorgte die Natur auf andere Art. Die Geschlechtstheile neigen sich zur Zeit ihrer Reife gegen einander, und indem sich die Staubbeutel öffnen, nimmt auch die Narbe den Staub auf. Man hat sich daher bei solchen Blumen wohl vorzusehen, daß man die männlichen, die sogenannten tauben Blumen, nicht zu früh abschneidet, auch nicht berührt oder schüttelt, ehe der Staub auf die Narbe übergegangen. Sind die Gewächse ganz getrennten Geschlechts, so daß, wie bei Weiden, Hanf, Hopfen rc., der eine Stamm männliche, der andere weibliche Blumen trägt, so wird die Befruchtung durch Insecten oder auch durch einen sanften Wind, der den Samenstaub auf die Narbe hinweht, ganz sicher bewerkstelligt.

Wächst der Fruchtknoten einer Blume, so bildet sich die *Frucht*, die aus dem Samen und Samengehäuse besteht und sich in verschiedener Gestalt zeigt. Bei einigen Pflanzen ist der Same nackend, bei andern bedeckt, in ein Gehäuse eingeschlossen. Dieses ist dann hohl oder nicht. Wenn es hohl ist, sich zu einer bestimmten Zeit öffnet, und den Samen auswirft, so heißt es *Kapsel*, wie beim Mohn; ist es zweischalig, so daß die Samen auf beiden Seiten befestigt sind, wie bei der Levkoje, so ist es eine *Schoote*; sitzt der Same nur auf einer Seite an der obern breiten Naht fest, wie bei der Erbse, so nennt man es *Hülse*. Ein hohles, nur aus einer Schale bestehendes Gehäuse, wo der Same nicht an der Naht sitzt, und das der Länge nach aufspringt, nennt man einen *Fruchtbalg*; besteht er aus verhärteten Schuppen, die den Samen einschließen, so ist dieß ein *Zapfen*.

Zu den *nicht hohlen Samengehäusen* gehören: Die *Steinfrüchte*, die in einem saftigen Fleische den Kern in einer harten Schale verbergen, wie die Kirsche, Pflaume; die *Kernfrüchte*, bei welchen der Same in einer holzigen Schale unter einem schmackhaften Fleische aufbewahrt liegt, wie Apfel, Birn; *Nüsse*, wo der Samen mit einer steinharten Haut umgeben ist, und *Beeren*, welche den Samen in einem saftigen Wesen ohne ein besonderes Gehäuse einhüllen.

Ist der Same reif, so wird er in die Erde gelegt, wo er sich durch die Wärme entwickelt und die Grundlage zu einer neuen Pflanze derselben Gattung bildet. An ihm unterscheidet man die *Haut*, den *Kern* und den *Keim*. Die *Haut*, welche sich nach und nach vom Kern abschält, zeigt eine Narbe, welche die Stelle ist, wo der Same in seinem Gehäuse angewachsen war. Der *Kern* ist der mehlartige Stoff, aus welchem die junge Pflanze ihre erste Nahrung zieht; am *Keim* bemerkt man bald seine zwei Hauptheile, das *Federchen* mit zarten, schuppenförmigen Blättchen, und das *Schnäbelchen*; aus diesem wird die Wurzel, aus jenem der Stamm.

Unter günstigen Umständen, wohin guter Boden, Luft u. s. w. gehören, wachsen die Pflanzen fröhlich heran, und sie erreichen auch alle ihr bestimmtes *Alter*. Einige, wie der Schimmel, leben nur wenige Stunden, die Pilze wenige Tage; die meisten Kräuter sterben nach dem Sommer ab, in welchem sie aufgewachsen waren, geblüht und Samen getragen haben (*Sommergewächse*); andere blühen erst im zweiten Jahre und hinterlassen Samen (*zweijährige Gewächse*); wieder andere dauern einige Jahre fort und treiben aus ihrer Wurzel neue Stämme. Blätter und Blüthen, wie Mondkraut, Veilchen rc. (*perennirende Gewächse*). Die meisten Sträucher und Stauden leben mehrere Jahre, und von den Bäumen gibt es viele, die über 100 Jahre alt werden, und einige, die ein sehr hohes Alter erreichen. *Tanne* und *Fichte* werden 3—400 Jahre, die *Eiche* 5—600 Jahre, der *Affenbrodbaum* soll 3—4000 Jahre alt werden.

Gleich allen andern Körpern tragen die Pflanzen den Keim ihrer Zerstörung in sich; ihr Tod wird öfters durch nachtheilige Witterung, Mangel oder Uebermaß der Säfte, Beschädigung von Menschen und Thieren und verschiedene Krankheiten, als Krebs, Trockniß u. s. w. beschleunigt, sie werden zuletzt in Staub aufgelöst und dienen dann wieder zur Fruchtbarkeit neuer Gewächse.

Die Pflanzen sind über die ganze Erde verbreitet, und ihre Vermehrung ist außerordentlich stark. Eine einzige Mohnpflanze liefert gegen 30,000 Samenkörner, weit mehr noch die Amaranthe. Sie streuen den Samen entweder selbst aus, sobald er reif genug ist, oder er wird vom Winde fortgetrieben, oder von Thieren, durch deren Magen er zuvor wandert, in ferne Orte gebracht. Zu ihrer Vermehrung, besonders zu ihrer Veredlung trägt am meisten der Mensch bei. Der Oekonom verpflanzt bessere Sorten von Getreide und Gräsern auf Acker und Wiesen, der Gärtner bringt durch künstliche Befruchtung und sorgsame Pflege ganz andere und prächtigere Blumen hervor, und die südlichen Gewächse weiß er im Norden einheimisch zu machen. Jeder Himmelsstrich hat seine eigenen Pflanzen, und andere wachsen auf dem Lande, andere im Wasser, andere auf Bergen, andere in Thälern, in wärmern und in den kältern Gegenden, aber wenn sie dorten üppig hoch und saftig werden, so sind sie hier niedrig, trocken und verkümmert. Da Wärme und Luft einen mächtigen Einfluß auf die Entwicklung der Pflanzen haben, so findet man auch im heißen Erdgürtel eine größere Menge, und in Ansehung der Farbe an den Blumen die drei lebendigsten und brennendsten Farben, roth, gelb und blau. Je mehr man sich den gemäßigten Ländern nähert, so vermindert sich mit dem Reichthum der Pflanzen auch die Reinheit und Lebendigkeit, die nun mehr in's Orange, Grüne und Violette übergehen; und kommt man gegen die Pole, so gibt's der Pflanzen an sich schon weniger, und die Farbe der Blumen ist dann meist blaßroth, blaßblau, hellgelb, hellviolett, die sich zuletzt, wie bei den Alpenblumen, in's Weiße verliert.

Ausnehmend wichtig und groß ist der Nutzen, den die Pflanzen gewähren. Sie sind es, die die ganze Schöpfung beleben, die die kahle Erde mit dem lieblichsten Grün bekleiden, und unwirthbare Länder in lachende Gefilde verwandeln, die die Luft selbst in beständiger Bewegung erhalten, und durch Aushauchen der Lebensluft wieder zum Leben und zur Gesundheit anderer Wesen beitragen; sie sind es auch, die Menschen und Thieren die unversiegbarste Quelle eröffnen, aus der sie Alles das im Ueberfluß schöpfen, was sie zu ihrer Erhaltung, zu ihrem Vergnügen und Wohlsein bedürfen. Wenn auch gleich einige Pflanzen giftige Säfte enthalten, und unvorsichtig genossen von tödtlichen Folgen sind, so gibt es deren nur wenige, und auch diese lassen sich wieder vom Arzte mit Vortheil und zur Abwendung größerer Uebel gebrauchen. Die allermeisten hingegen weiß gegenwärtig der Mensch recht gut für sich zu benützen. Seinen Hunger stillt er mit Wurzeln, Getreide, Obst, Gemüsen u. s. w.; den Durst mit Wein, Cyder, Bier u. dgl. Zur Abwechslung trinkt er Kaffee, Thee, Chocolade u. a.; aus selbst geschaffenem Bedürfniß raucht er Tabak, kaut Betel. Den Leib bedeckt er mit Baumwolle und Leinwand; die Wolle von Disteln, Weiden ꝛc. gebraucht er zu Hüten und andern Sachen; zur Erleichterung seiner Geschäfte verfertigt er sich aus Holz eine Menge Geräthschaften und Werkzeuge, zum Schutz gegen Witterung und zu seiner Bequemlichkeit erbaut er sich allerlei Wohnungen, und daß er die weiten Meere durchschneide, die künstlichsten Schiffe. Will er sich im Winter erwärmen, die Speisen schmackhaft bereiten, oder in der Dunkelheit der Nacht seine Umgebung erleuchten, so liefern sie ihm Holz und Oel, das er aus den Samenkernen und frischen Pflanzen preßt; ätherische Oele werden durch Destillation gewonnen. Viele Pflanzen dienen ihm zum Färben, Gerben und zu tausend andern Dingen; viele zu den kräftigsten Arzneien, zu Wohlgerüchen, zur Zierde der Zimmer und Gärten, viele zu einem nahrhaften, gesunden Futter für's Vieh, viele befördern den Kunstfleiß und Handel und begründen den Reichthum ganzer Länder, den Wohlstand einzelner Menschen, — nirgends finden wir eine Pflanze, wäre sie auch noch so wenig geachtet, die nicht einigen Nutzen hätte.

Benennungen der einzelnen Pflanzentheile.

Zur Beschreibung der Pflanzen ist die Aufstellung von besondern Benennungen für wiederkehrende oder bei mehreren Gewächsen anzutreffende Eigenschaften ungemein förderlich, ja unumgänglich nothwendig; es folgt daher eine Aufzählung aller im Werke vorkommenden Ausdrücke, ohne welche zahllose Wiederholungen und Weitläufigkeiten unvermeidlich wären, nebst den dabei nöthigen Erklärungen.

Grundbestandtheile der Pflanzen sind das Zellgewebe und die Gefäße. Diese bilden die bei horizontaler Durchschneidung einer Pflanze sich zeigenden Theile die Oberhaut oder Rinde, den Bast, das Holz (mit den zu unterscheidenden Theilen: den Jahrringen und Splint) und das Mark.

Durch die Natur deutlich so unterschieden, daß ihre Verschiedenheit klar in's Auge springt, treten nun drei verschiedene Arten von Pflanzentheilen auf:

A. Unterstock. B. Mittelstock. C. Oberstock.

A. Unterstock heißt je nach seiner Beschaffenheit die Wurzelfasern oder Pfahlwurzeln, und ist rübenförmig, möhrenförmig, ästig, holzig, vielköpfig, einköpfig, knollig, und treibt außer dem Oberstocke bei vielen Wurzelausläufer, Wurzelranken, Wurzelschoße und Wurzelloden.

B. Der **Mittelstock** wird nur bei wenigen Gewächsen getroffen, und kommt zwiebelartig, knollenartig oder wurzelstockartig vor.

C. Der **Oberstock**. Zu demselben gehören alle obern Pflanzentheile, als: Pflanzenkörper, Knospen, Blätter, Blüthen, Früchte. Der **Pflanzenkörper** besteht aus dem Lager, Schaft, Halm, Strunk, Stengel, Stamm; er kann astlos, ästig (zweigabelig, dreigabelig, abstehend, ausgespreizt, hängend, ästig), aufrecht, niederliegend, krachend, anklammernd, klimmend, stielrund, zusammengedrückt, zweischneidig, sechseckig, geflügelt, gefiedert, mit Wickelranken versehen sein.

Die **Knospen** bestehen aus dem Knospenwulst, dem Mittelsäulchen, und werden zuweilen zum Dorn. Diesen ähnlich sind die Stacheln und Weichstacheln.

Die **Blätter** kommen außer der Form, die gewöhnlich als Blatt bezeichnet wird, noch als Stielblatt, Nebenblatt, Nebenblättchen, Beiblättchen, Deckblatt, Deckblättchen, Schleier, Blüthenscheide, Blüthenhülle und Hülldecke vor; sie werden in mehrfacher Weise unterschieden und sind:

a. nach ihrer Dauer: einjährig oder immergrün;

b. nach der Art ihrer Befestigung am Oberstock: sitzend, gestielt, schildförmig, mit einer Blattscheide versehen, umfassend, zusammengeheftet, umwachsen;

c. nach der Zahl der Blätter auf einem Stiele: einfach, gefiedert (paarig-, einpaarig-, abnehmend-, zunehmend-, abwechselnd-, doppelt-, dreifach-gefiedert), gefingert, (gezweit-, gedreit-, geviert-, gefünft-gefingert), fußzehig;

d. nach ihrer Stellung am Oberstocke: gegenständig, wechselständig, zerstreut, paarig-kreuzend, wirtelig (3, 4, 5, 6, 8zählig-wirtelig), gezweit, gedreit, gefünft, büschelig, dachziegelig, fiederspaltig;

e. nach ihrer Gestalt: kreisrund, oval, bandförmig, gleichbreit, eirund, herzförmig, nierenförmig, pfeilförmig, mondförmig, spießförmig, geigenförmig, rautenförmig, schwertförmig, spatelförmig, zugespitzt, spitz, degenspitzig, stachelspitzig, haarspitzig, zugerundet, ausgezwickt, abgestutzt, stumpf, eingedrückt, länglich, lanzettig;

f. nach der Beschaffenheit des Randes: ganzrandig, gesägt, (grob, fein, doppelt, dreifach gesägt) gezähnt (buchtig-, fein-, ausgeschweift-gesägt), gekerbt, ausgeschweift, wellig;

g. nach der Art und Tiefe von vorhandenen Einschnitten: gespalten (2, 3, 4, 5 u. s. w. spaltig), getheilt, gelappt (3, 5, 7lappig), buchtig, kammförmig, schwertsägeförmig, leierförmig und wenn keine Einschnitte da sind, ganz;

h. nach der Bekleidung oder Bedeckung: glatt, rauh, scharf, weichhaarig, kurzhaarig, zottig, wollenfilzig, seidenartig, langhaarig, steifhaarig, gebartet, gewimpert, drüsenhaarig, kahl, brennborstig, nadelborstig, mehlig, bereift, klebrig, schmierig, nackt.

Die **Blüthen***) werden bezeichnet: als 1. offenblüthig und 2. als verborgenblüthig.

i. Bei den **offenblüthigen** sind folgende Theile anzutreffen: a. Der Fruchtboden mit dem blüthentragenden Stiele, wenn überhaupt ein Stiel vorhanden ist; b. Befruchtungstheile; c. die Umhüllung der Befruchtungstheile.

a. Der **Fruchtboden** heißt zuweilen Hauptfruchtboden; wenn er gestielt ist, heißen die Stiele Blüthenstiele, Blüthenstielchen, Speichstiele, Speichstielchen, Spindel, Hauptblüthenstiel.

b. Zu den **Befruchtungstheilen** gehören die Staubgefäße, die Staubwege und die Geschlechtssäule.

Die Staubgefäße bestehen aus dem Staubbeutel, und wenn dieser nicht sitzend ist, aus Staubbeutel und Staubfäden; sie sind unterweibig, einweibig, überweibig.

Die Staubwege bestehen aus Fruchtknoten, Griffel und Narbe.

Je nach der Art des Vorkommens der Befruchtungstheile heißt eine Blüthe oder auch die Pflanze, auf der sie sich befindet, männlich, weiblich, zwitterig, geschlechtslos, einhäusig, zweihäusig.

---

*) Blüthen und Früchte sind den Haupttheilen nach schon oben beschrieben.

c. Die Blüthendecke heißt: Kelch, Blumenkrone, Geschlechtshülle, Staubweghülle, Beikrone.

Der Kelch ist 1, 3, 4, 5blätterig, 2lippig, gespornt, oberständig, halboberständig, unterständig.

Die Blumenkrone ist 1, 2, 4, 5, 6, vielblätterig. Die Blätter derselben heißen Kronenblätter. Die einblätterige Blumenkrone besteht aus Schlund, Saum und Röhre; sie heißt Lippenkrone, Rachenkrone, Larvenkrone, trichterförmig, tellerförmig, radförmig, gezüngelt, glockenförmig, kugelig, röhrenförmig.

Die mehrblätterige Blumenkrone wird: Schmetterlingskrone (aus Schiffchen, Stengel und Wimpel bestehend), Kreuzkrone, Nelkenkrone, Rosenkrone, Malvenkrone genannt.

Die Blüthen stehen entweder einzeln, oder zu mehreren unregelmäßig vereint, oder zu mehreren in regelmäßig wiederkehrenden Formen vereint beisammen. In letzterem Falle werden diese Formen durch die Ausdrücke: Fruchthäufchen, Korbblume, Haufenblume, Blüthenkopf, Spelzenblume, Büschel, Strauß, Dolde, Spirre, Trugdolde, Doldentraube, Wirtel, Kätzchen, Blüthenkolben, Aehre, Traube, Blüthenschweiß, Rispe bezeichnet; gemischte Blüthenstände heißen traubig-wirtelig, ährige Traube u. s. w., je nachdem sie sich den betreffenden Formen mehr oder weniger nähern.

Die **Früchte** sind Samenfrüchte oder Keimfrüchte. Sie bestehen aus der Fruchthülle (1, 2, 3, 4, 5schalstückige und 1, 2, 3, 4, 5schalstückliche, aufspringende und nicht aufspringende Fruchthülle), der Keimfruchthülle, den Scheidewänden, der Achse, den Samenträgern, dem Samen, den Keimträgern und den Keimkörnern.

Die Samenfrüchte heißen Sonderfrucht (einzelne oder gehäufte) und Gemeinfrucht, deren einzelne Theile — Theilfrüchte und nach der Art des Vorkommens Haufenfrucht, Spaltfrucht, Vereinfrucht.

Die Theile, aus denen die Frucht sich entwickelt hat, begründen die Eintheilung in Eigenfrucht, Gemischfrucht und Hüllfrucht, und die äußere Gestalt diejenige in Schließfrucht, Nußhülse, Gliedhülse, Hülse, Schotenfrucht, Balgkapsel, Büchse, Kapsel, Steinfrucht, Aepfel, Beere.

Die Keimfrüchte haben eine Keimkapsel, eine Keimbüchse und einen Körnerschlauch.

Alle Wörter und Ausdrücke, welche von der **botanischen Terminologie** einer besondern Erklärung bedürftig erscheinen, und die vorstehend, größtentheils mit gesperrter Schrift gedruckt sind, stellen wir in Folgendem alphabetisch zusammen, damit sie leicht gefunden werden können.

Abgestutzt ist ein Blatt mit scheinbar abgestutztem, oberem Ende.

Abstehend sind Aeste, die sich ziemlich weit vom Stamm abneigen, d. h. mit ihm einen starken Winkel bilden.

Abwechselnd gefiedert, Blatt mit abwechselnd großen und kleinen Seitenblättern.

Achtmännig ist eine Blüthe mit 8 Staubfäden.

Achtzählig, zu 8 in ungleicher Höhe am Stengel stehende, wirtelige Blätter.

Aehre nennt man viele sitzende Blüthen auf einer astlosen Spindel.

Aestig nennt man eine Pflanze, die sich in zwei oder mehrere Aeste theilt.

Anklammernd sind Pflanzen, die sich an einen fremden Gegenstand ohne besondere Werkzeuge anschließen.

Apfel nennt man eine mehrfächerige, fleischige, saftige, aus Theilfrüchten entstandene fremdartige Samenfrucht.

Aufrecht nennt man Pflanzen oder Pflanzentheile, die nahezu senkrecht in die Höhe gehen, wie die Pappeln rc.

Augen, s. v. a. Knospen.

Ausgerundet ist ein Blatt mit durch einen spitze Bucht in 2 Lappen getheiltem oberem Ende.

Ausgezwickt ist ein Blatt, das oben durch eine spitze Bucht in 2 stumpfe Lappen abgetheilt ist.

Balgkapsel nennt man eine 1= oder mehrsamige, aus Einem Schalenstücke bestehende, der Länge nach an einer Naht aufspringende Samenfrucht.

Bandförmig sind lange, schmale, ziemlich gleichbreite Blätter.

Bast, die innere Rindenschichte an Bäumen, Sträuchen und andern Pflanzen, welche häufig aus sehr zähen Fasern besteht.

Beere nennt man eine bald ein=, bald mehrfächerige, als Eigen= und als Gemischfrucht vorkommende Samenfrucht.

Befruchtungstheile, diejenigen Theile einer Blüthe, welche sich entweder zur Frucht ausbilden, oder die Bildung derselben veranlassen.

Beikrone, die dritte innerste Geschlechtshülle der Blüthen, welche 3 solche haben.

Bereift ist, was mit feinen Staubkörnchen bedeckt ist.

Blätter, s. oben Seite 26, wo sich eine Erklärung findet.

Blattkeimer, Keime, welche sich aus Samen mit Samenlappen entwickeln.

Blattscheide nennt man ein den Stengel röhrenförmig umfassendes Blatt.

Blüthe, Blüthenhülle, Blüthenkopf, schon oben Seite 26 erklärt.

Blüthendecke nennt man die Hülle oder Hüllen, welche die Befruchtungstheile umgeben.

Blüthenhalter, ein besonderer Träger der Staubwege, Staubgefäße, Blumenkrone, welcher dieselben über den Fruchtboden erhebt, so daß nur der Kelch auf denselben bleibt.

Blüthenkolben, hüllenlose, auf einer astlosen, fleischigen Spindel sitzende, von einer Blattscheide umgebene Blüthen.

Blüthenscheide, dutenförmiges, blüthenständiges Blatt, das die Blüthen vor der Entwicklung und noch nachher scheidenartig umschließt.

Blüthenschweif, ährenartiger Blüthenstand, bei welchem mehrere sitzende oder kurzgestielte Blüthen auf kurzen Seitenästen der Spindel sitzen.

Blüthenständig sind die der Blüthe zunächst stehenden Blätter.

Blüthenstaub nennt man den zarten, gefärbten Staub, welcher in den Staubbeuteln enthalten ist.

Blumenkrone, die zweite Geschlechtshülle von außen an; 1 bis vielblätterig.

Brennborstig sind Pflanzen oder ihre Theile, deren spitzige Haare bei Verwundungen einen scharfen, Brennen und Jucken erregenden Saft in die Wunde ergießen.

Buchtig ist ein Blatt in stumpfen Buchten, wenn es am Rande noch vorspringt.

Büchse, 1 oder mehrsamige Samenfrucht, die der Breite nach aufspringt, so daß der obere Theil abfällt.

Büschelig, Blätter und Blüthen, die auf einem Punkte unregelmäßig in verschiedener Anzahl bei einander stehen.

Deckblättchen, Blatt, das Eine Blüthe vor der Entwicklung bedeckt.

Deckblatt, blüthenständiges Blatt, das mehrere Blüthen vor ihrer Entwicklung bedeckt; es bildet oft die einzige Bedeckung der Befruchtungstheile.

Deckel, rund, hohl, die Mündung der Keimbüchse, Büchse, Kapsel 2c. verschließend.

Degenspitzig ist ein Blatt mit plötzlich langgedehnter Spitze.

Dolde besteht aus — auf Speichstielen sitzenden Speichstielchen, welche die Blüthen tragen. — Doldchen heißen auf einem Speichstiele sitzende Blüthen.

Doldentraube besteht aus — an verschiedenen Stellen des Oberstocks, der sich gleichfalls zertheilt entspringenden, in ziemlich gleicher Höhe endigenden Blüthenstielen.

Doppelt gefiedert ist ein gefiedertes Blatt mit einfacher Seitenverästelung des Blattstiels.

Dorn, holzige, spitze, blattlose, aus den Knospen entspringende Spitzen.

Dreifach gefiedert ist ein Blatt mit doppelter Seitenverästelung des Blattstiels.

Dreigabelig, wiederholt in 3 Theile (Aeste, Zweige) getheilter Oberstock.

Dreikantig ist ein Oberstock mit 3 scharfen Kanten und ebenen Seiten.

Dreiseitig ist ein Oberstock mit 3 schwach rundlichen Seiten und 3 stumpfen Kanten.

Dreiweibig ist eine Blüthe mit drei Griffeln.

Dreizählig, zu drei in gleicher Höhe stehende, wirtelige Blätter.

Drüsenhaarig ist ein Blatt, dessen Haare an der Spitze eine zähe oder gefärbte Feuchtigkeit haben.

Eigenfrucht nennt man den zur Frucht entwickelten Fruchtknoten, wenn er nicht mit andern Theilen verwachsen oder von ihnen umgeben ist.

Einbrüderig nennt man sämmtliche mit einander verwachsene Staubfäden einer Blüthe.

Eineiig, Fruchtknoten, der nur 1 Ei enthält.

Einfach ist ein Blatt, das nur allein auf einem Stiele sitzt.

Einfächerig ist ein Fruchtknoten, der nur eine einzige Höhlung bildet.

Eingedrückt nennt man 1 Blatt, dessen oberes Ende durch eine stumpfe Bucht in zwei stumpfe Lappen gespalten ist.

Einhäusig, Pflanzen, auf deren Oberstock männliche und weibliche Blüthen gefunden werden.

Einköpfig, Pfahlwurzel, die sich an ihrem obern Ende in keine weitern Theile scheidet.

Einmännig, Blüthe mit nur Einem Staubgefäße.

Einweibig, Blüthe mit einem einzigen Griffel.

Einzeln sind Sonderfrüchte, welche allein stehen.

Fehlschlagen heißt das Unterbleiben der Entwicklung eines oder mehrerer Eierchen des Fruchtknotens.

Fiederspaltig ist ein Blatt mit spitzen, geradeabstehenden oder vorwärts gerichteten Zipfeln zwischen stumpfen, gegen die Mitte des Blattes eindringenden Buchten.

Filzig nennt man, was mit unter einander verwebten Haaren bedeckt ist.

Frei sind bis zum Grunde von einander abgesonderte Staubgefäße.

Fruchtboden, derjenige Blüthentheil, auf welchem die Befruchtungstheile und Blüthendecken stehen.

Fruchthäufchen, viele, nahe bei einander stehende, kurzgestielte Früchte auf der Rückseite der Wedel, Farrnkräuter &c.

Fruchthalter, besonderer, bei manchen Blüthen sich findender Träger, welcher die Staubwege über den Fruchtboden hebt.

Fruchthülle ist der äußere, aus den Wänden des Fruchtknotens entstehende Theil, der bei den Samenfrüchten mehr oder minder deutlich auftritt, und in seinem Innern den Samen enthält.

Fruchtknoten, der untere Theil des Staubwegs.

Fruchtkrone, der mit dem Fruchtknoten des Hauptfruchtbodens verwachsene Kelch, welcher zur Zeit der Fruchtreife seine Ausbildung erlangt.

Fünfmännig, Blüthe mit fünf Staubfäden.

Fünfzählig, zu 5 in gleicher Höhe am Stengel stehende, wirtelige Blätter.

Fußzehig, Blatt mit an der Spitze in zwei Theile getheiltem Blattstiel, an dessen innern Seite Blättchen sich befinden, wie bei der Nießwurz.

Ganz ist ein Blatt, das weder gespalten, noch gezähnt, noch buchtig oder lappig ist.

Gebartet ist ein Blatt, das an einzelnen Stellen mit büschelig en Haaren bedeckt ist.

Gefäße, röhrenförmige, aus Fasern gebildete Gänge.

Gefiedert ist ein Blatt, an dessen Stiel zu beiden Seiten Blättchen stehen.

Gefingert, Blatt, an dem mehrere Blättchen der Spitze des Blattstieles angeheftet sind. Je nach der Anzahl der Blätter ist es gezweit-, gedreit-, geviert-, gefünft- &c. gefingert u. s. w.

Geflügelt nennt man einen Oberstock, dessen Seiten mit ihm paralell laufende, blattartige Fortsetzungen haben, wie die Waldplatterbse u. a.

Gefüllte Blüthen entstehen durch die Verwandlung der Staubgefäße in Kronenblätter.

Gegenständig sind Blätter, welche am Stengel stets zu 2 einander gegenüber stehen, wie bei den Nelken.

Gegliedert sind Pflanzen, die gleichsam aus einzelnen Theilen zu bestehen scheinen, an deren Berührungspunkten deutlich unterschiedene Absätze, Gelenke, sich befinden, wie beim Schachtelhalm.

Gehäuft sind Sonderfrüchte, welche mit mehreren ihres gleichen auf einem gemeinschaftlichen Boden stehen.

Gekerbt, Blatt mit abgerundeten Zähnen und dazwischen liegenden, spitzen Buchten.

Gelappt, Blätter, welche durch spitze Buchten in größere, abgerundete Lappen getheilt sind.

Gemeinfrüchte nennt man die aus dem Fruchtknoten einer mit mehreren Staubwegen versehene Blüthe entwickelten Früchte.

Gemischfrucht nennt man die aus dem Fruchtknoten und an den ihn umgebenden Theilen, z. B. an dem Kelche, entstandene und mit diesen Theilen verwachsene Frucht.

Gesägt ist ein Blatt mit spitzen Buchten und spitzen Vorsprüngen am Rande; es kann fein-, grobgesägt ꝛc. sein.

Geschlechtshalter, ein zur Blüthe mancher Pflanzen gehöriger, besonderer Träger der Staubwege und Staubgefäße, welcher dieselben über den Fruchtboden erhebt.

Geschlechtshülle, die bei den meisten Pflanzen schön gefärbten, auf einem besondern Blüthenstiele stehenden Blätter, was man Blume nennt (s. oben.)

Geschlechtlos ist eine Blume, welche keine Befruchtungstheile enthält.

Geschlechtssäule, s. v. a. Griffelsäule.

Gespornt ist eine Blüthe, deren Kelch hinterwärts in eine spornartige Verlängerung ausläuft.

Gestielt sind Blätter und Blüthen, welche sich an Blätter- und Blüthenstielen, d. h. an besondern Stielen befinden.

Gewimpert, Blatt, das am Rande mit Haaren versehen ist.

Gezähnt, Blatt mit spitzen Vorsprüngen und stumpfen Buchten am Rande.

Gezängelt, eine einblätterige Blumenkrone mit an einer Seite befindlichen, handförmigen Fortsetzung.

Glatt, Blatt, das auf seiner Oberfläche keinerlei Erhabenheiten und Unebenheiten zeigt.

Gliederring, aus zellenreichen Gängen gebildete Ringe an den Farrnkräutern.

Gliedhülse nennt man eine innen durch Querwände abgetheilte, meistens von zwei sich nicht trennenden trockenen Fruchthüllen eingeschlossene Samenfrucht.

Griffel ist der Faden oder säulenförmige, auf dem Fruchtknoten stehende Theil des Staubwegs.

Griffelsäule nennt man die Verschmelzung der Staubgefäße und Staubwege in einen Theil.

Halboberständig wird ein Kelch genannt, der mit dem untern Theile des Fruchtknotens verwachsen ist, den obern Theil desselben aber frei läßt.

Halbstielrund ist ein Oberstock, welcher so abgeplattet ist, daß eine Seite eine gerade Fläche, die andere eine halbkreisförmige bildet, wie bei der Maiblume.

Halter, knotiger, knospenähnlicher, nicht in die Dicke wachsender Oberstock (Gräser.)

Haufenblume, Vereinigung mehrerer durch eine besondere Hülle von einander unterschiedener Blüthen auf einem Hauptfruchtboden.

Haufenfrüchte nennt man die nicht mit einander verwachsenen Theilfrüchte.

Hauptfruchtboden, Bodentheil, auf dem die Blüthendecken und Befruchtungstheile mehrerer Blüthen beisammen stehen.

Hüllfrucht, mit einer Hülle ganz oder theilweise umgebene, mit dieser aber nicht verwachsene Frucht.

Hülldecke nennt man die blüthenständigen, deckblattartigen, kreisförmig gestellten, am Grunde des Blüthenstandes befindlichen Blätter (Hüllblätter.)

Hülse nennt man eine aus 2 Schalenstücken bestehende, nicht aufspringende Frucht (Erbse, Wicke ꝛc.)

Jahrringe sind die im Holz der Bäume und Sträucher sich zeigenden, ringförmigen Schichten.

Immergrün sind Pflanzentheile, namentlich Blätter, welche mehr als 1 Jahr ausdauern.

Kätzchen, schon oben erklärt.

Kahl ist ein Blatt ohne alle Behaarung.

Kammförmig, Blatt mit spitzen, der Länge nach stehenden Zipfeln mit tiefen Buchten.

Kapsel, eine 1 oder mehrsamige Frucht, welche aus ein oder mehreren Schalenstücken besteht, die meist der Länge nach aufspringen oder sich sonst öffnen.

Keimbüchse, kapselartige Steinfrucht, welche von der abgerissenen Staubweghülle haubenartig bedeckt wird.

Keimfleck, die Stelle am Samen, mit welcher er am Samenfuß oder Samenhalter befestigt war.

Keimfrucht, diejenige, deren Befruchtungstheile den Samen (die Keimkörner) nur lose an sich halten, und die daraus entstandene Frucht.

Keimkörner, samenartige, am Innern der Keimfrüchte lose befindliche Körperchen.

Keimkornträger, faden- oder flockenartige Theile, welche die Keimkörner tragen, ohne daß diese daran befestigt sind.

Keimling, weißliche oder gelbliche oder grünliche Körperchen mit Samen, welches den entwicklungsfähigen Theil bildet.

Keimpflänzchen, das reine Samenpflänzchen ohne Samenlappen.

Keimung, das Erwachen des Lebens in Samen.

Kelch, schon oben erklärt.

Kelchhülle, s. oben u. Hülldecke.

Kläppchen, die beiden Blätter, welche die Blüthenhülle bilden.

Kleberig sind solche Pflanzen und Pflanzentheile, welche auf ihrer Oberfläche eine kleb-rige Masse absondern.

Klimmend sind Pflanzen, die sich durch Ranken, Schnüre ꝛc. an andere Theile anschließen.

Knospen, bleibende äußere Entwicklungskeime, welche bei den niedern Pflanzen fehlen.

Knospenwulst ist die Erhöhung, auf welcher sich das Mittelsäubchen der Knospen befindet.

Korbblume, Vereinigung vieler nicht durch eine besondere Hülle von einander geschie-denen Blüthen auf einem mit der Kelchhülle umgebenen Hauptfruchtboden.

Körnerschlauch, aus einer häutigen, schlauchartigen Fruchthülle bestehende Keimfrucht.

Kreuzkrone, 4blätterige Blumenkrone, deren Blätter kreuzweise einander gegenüber stehen.

Kriechend nennt man Pflanzen, deren Oberstock auf der Erde liegend fortwächst.

Kronenblätter, die einzelnen Blätter der Blumenkrone.

Länglich ist ein ovales Blatt, das mehr als 2mal und weniger als 3mal so lang als breit ist.

Lager, blattloses, der Frucht unmittelbar zum Unterlager dienendes Pflanzengebilde (Flechten, Alge).

Lanzettig ist ein ovales Blatt, das mehr als drei Mal so lang als breit ist.

Larvenkrone, 1blätterige Lippenkrone mit durch eine gewölbte Hervorragung den Gau-men an die Oberlippe anschließender Umlippe.

Leierförmig ist ein kamm- oder fiederspaltiges Blatt, dessen oberes Ende ein großer, meist abgerundeter Erdlappen bildet.

Lippenkrone, 1blätterige, röhrige, am Saum die Form einer obern und untern Lippe zeigenden Krone.

Männliche Blüthen sind solche, bei welchen nur Staubgefäße gefunden werden.

Malvenkrone, 5blätterige Blumenkrone mit am Grunde zusammenhängenden, auf dem Fruchtboden stehenden Kronenblättern.

Mannsphäre, Blumenkrone mit dem Staubgefäße.

Mantel, die äußerste Samenhülle.

Mark, schon oben erklärt.

Mehlig sind Pflanzen oder Pflanzentheile, die mit einem abwischbaren Staube bedeckt sind.

Mittelstock, schon oben Seite 26 erklärt.

Mittelsäulchen, der hervorragende Theil der Knospen, der die Blätter und Blüthen noch unentwickelt enthält.

Mondförmig sind Blätter, deren Grund durch eine runde Buchte in zwei spitze Zipfel getheilt ist.

Mündung, Keimbüchsenöffnung, wo der Deckel saß. Der häutige Rand derselben heißt Mündungsbesatz.

Nacktkeimer erscheinen als hüllenlose Keimlinge aus den Keimkörnern.

Nackt oder kahl ist ein Blatt mit keinerlei Bedeckung.

Nadelborstig ist, was mit steifen Haaren bedeckt erscheint, und beim Berühren leicht in die Haut eindringt.

Nagel, der untere, stielartige Theil der Kronenblätter.

Narbe, der obere Theil des Staubwegs, der auf dem Griffel, oder wenn dieser fehlt, auf dem Fruchtknoten sitzt (sitzend ist), den Blüthenstaub aufnimmt, und von verschiedenartiger Gestalt ist.

Nebenblätter nennt man die gar häufig am Grunde des Blattstiels oder Blattes be-findlichen kleinen Blättchen.

Nebenfäden, staubgefäßähnliche, unter den Staubgefäßen stehende Theile.
Nebengriffel, veränderte Staubgefäße ohne Narbe.
Nelkenkrone, Blumenkrone, deren Staubgefäße abwechslungsweise mit dem Nagel der Kronenblätter und dem Kelche verwachsen sind.
Neunmännig, Blüthe mit 9 Staubgefäßen.
Niederliegend, Pflanzen, deren Oberstock in schiefer Richtung in die Höhe wachsend sich nicht weit vom Boden entfernt.
Nierenförmig sind Blätter, die etwas breiter als lang und am Grunde in 2 stumpfe Lappen geschieden sind.
Nußhülse, eine 1 oder mehrsamige Samenfrucht, deren Fruchthülle nicht mit dem Samen verwachsen ist und nicht von selbst aufspringt.

Oberhaut ist die äußerste, verschiedenartig erscheinende Umhüllung der Pflanzen.
Oberständig, ein Kelch, der einen oder mehrere Fruchtknoten ganz bedeckt und sich erst über demselben erweitert.
Oberstock, schon oben Seite 26 erklärt.
Offenblüthige Pflanzen mit deutlich wahrnehmbarer Blüthe.

Paarig gefiedert, Blatt, an dem sich zu beiden Seiten des Blattstiels Blättchen befinden.
Paarig kreuzend sind gegenständige Blätter, die am Stiel abwechselnd so stehen, daß sie ein Kreuz bilden.
Perigon, die innere Blumenkrone.
Pfahlwurzel, achsenförmiger, senkrecht in den Boden dringender, mit astartigen Ausläufern versehener Unterstock.
Pfeilförmig sind Blätter, deren Grund in 2 spitze Lappen getheilt ist.
Platte, der obere, breitere Theil der Kronenblätter.

Rachenkrone, vom Grund an sich erweiternde Lippenkrone.
Radförmig, Blumenkrone mit flachausgebreitetem Saum auf einer kurzen Röhre.
Rauh sind Pflanzen und Pflanzentheile, die durch Gefühl oder Gesicht wahrnehmbare Erhöhungen besitzen.
Rautenartig ist ein 4eckiges Blatt, dessen von dem Blattstiel ausgehende 2 Seiten kürzer sind als die 2 andern.
Rautenförmig ist ein ziemlich gleichseitig 4eckiges Blatt, an dessen einer Ecke der Blattstiel sich befindet, während das andere die Spitze bildet.
Riesen, Längenstreifen an einzelnen Pflanzentheilen.
Rillen, die zwischen Hauptriefen liegenden, minder vertieften Furchen.
Rinde, die unter der Oberhaut sich befindliche Umgebung der holzigen Pflanzen.
Rispe, schon oben erklärt.
Röhre, nennt man die mit einander verwachsenen Kronenblätter einer 1blätterigen Blumenkrone, soweit sie sich von einander trennen.
Rosenkrone, 5blätterige Blumenkrone mit sehr kurz genagelten Kronenblättern.

Säulchen, der in der Mitte der Keimbüchsen wachsende, schlauchartige Theil, der oben mit dem Deckel zusammenhängt.
Samenfrüchte, Früchte der höhern Pflanzengattungen, welche sich aus ausgebildeten Befruchtungswerkzeugen entwickeln und den Samen in sich befestigt tragen.
Samenhaut, Hülle des Samenkorns, welches aus Eihäuten besteht. Darüber geht eine Zellenschicht, die Deckhaut.
Samenkern, der innere, von Häuten umgebene Theil des Samens, welcher aus der Kernmasse, dem Keimhalter und Keimling besteht.
Samenträger, alle Theile, welche den Samen in der Fruchthülle befestigen.
Saum, der äußere, obere Theil der Blumenblätter, namentlich der einblätterigen.
Schaft, schon oben erklärt.
Scharf, Blatt, dessen Erhabenheiten durch das bloße Gesicht und nicht durch's Gefühl wahrnehmbar sind.
Scheinfruchtknoten, ein in männlichen Blüthen bisweilen vorkommender, fruchtknotenartiger Theil, der unentwickelt bleibt.
Schildförmige, Blätter, deren Stiel in der Mitte, nicht am Rande eingefugt ist.

Schleier, das kleine, trockene, schuppenartige Häutchen, das den Samen bedeckt, welcher sich auf der Rückseite der Wedel und Farrn befindet.

Schleuderfäden, elastische, schraubenförmig gedrehte, in den Keimkapseln befindliche Fäden, welche die zwischen ihnen befindlichen Keimkörner beim Aufspringen fortschleudern.

Schließfrucht, eine 1samige Samenfrucht, deren Fruchthülle nur eine Haut über den Samen bildet oder mit ihm verwachsen ist (Gras, Getreide, Eiche, Haselnuß).

Schlingend sind Pflanzen, deren ganzer Oberstock sich um einen fremden Körper windet.

Schlund, die Röhrenöffnung der 1blätterigen Blumenkrone, wo dieselbe sich in den Saum ausbreitet.

Schmetterlingskrone, 4blätterige Blumenkrone, welche aus dem untern Platte, dem Schiffchen, 2 Blättern an den Seiten desselben, den Stengeln und einem obern größeren Wimpel besteht.

Schmerig, s. v. a. klebrig.

Schnellring, hin und wieder am Deckelrand der Keimbüchse stehender, ringförmiger Hautstreifen.

Schopf, mehrere vereint über den Blüthen stehende Deckblätter und Blättchen.

Schotenfrucht, eine aus 2 durch Nähte verbundenen Theilen bestehende Samenfrucht.

Schrotsägeförmig, fiederspaltiges Blatt, dessen Zipfel abwärts gerichtet sind.

Schwertförmig sind lange, 2schneidige, zusammengedrückte, spitzige Blätter.

Sechsmännig ist eine Blüthe mit 6 Staubgefässen.

Sechszählig, zu 6 in derselben Höhe am Stengel stehende Blätter.

Sitzend nennt man Blätter und Blüthen, welche keinen Stiel haben, und unmittelbar auf dem Stamm oder Stengel, oder den Aesten und Zweigen stehen.

Sonderfrüchte nennt man die aus Blüthen mit nur 1 Staubweg entwickelten Früchte.

Spaltfrüchte nennt man die im Fruchtknoten verwachsenen, bei der Reife sich trennenden Theilfrüchte.

Spatelförmig ist ein oben bogenförmiges, sich nach unten schnell verschmälerndes, in die Länge gezogenes Blatt.

Speichstiele nennt man die an der Spitze eines gemeinschaftlichen Blüthenstieles hervorgehenden Blüthenstiele.

Spelzenblume besteht aus den an einem Stielhäutchen sitzenden Blüthen, die aus zwei Kläppchen bestehen und von einer Blüthenhülle umgeben sind.

Spießförmig, Blatt, an dessen Grunde auf jeder Seite ein spitzer, nach außen gerichteter Zipfel ist.

Spindel, gemeinschaftlicher Blüthenstiel, der an seinen Seiten mehrere Blüthen trägt.

Spirre, sie besteht aus einer oder mehreren auf der Spitze des Oberstocks sitzenden Blüthen, unter und um welche blüthentragende, sich weiter verzweigende Aeste entspringen.

Spitzkeimer entwickeln sich aus Samen ohne eigentliche Samenlappen, an deren Statt sich eine Kennzeichenscheide zeigt.

Splint, das was sich vom Bast in eine neue Holzlage verwandelt, das neue Holz.

Spreublätterig sind Pflanzen, deren Oberstock ganz oder an einzelnen Theilen mit kleinen, trockenen Blättchen bedeckt ist.

Stacheln, in der Rinde mancher Pflanzen befestigte Spitzen.

Stammblätter sind solche, welche unmittelbar aus dem Stamme hervorbrechen.

Staubbeutel, Staubgefäße u. s. w. schon oben erklärt.

Steifhaarig ist ein Blatt mit langen, abstehenden, borstenartigen Haaren.

Steinfrucht, schon oben erklärt.

Stiefel, blattwinkelständiges, den Stengel umfassendes Nebenblatt.

Stielrund ist eine Pflanze mit ganz rundem Oberstock.

Stielsäulchen, die zusammengesetzten Blüthenstiele der Spelzenblumen, wie sie bei den mehrblüthigen Blumen vorkommen.

Strauß nennt man aus der Spindel einzeln und unregelmäßig entspringende, blüthentragende Aeste.

Straußdolde, aus dem Oberstock entspringende, sich nicht verästelnde Speichstiele, welche an ihrer Spitze Blüthen tragen.

Tellerförmig, Blumenkrone mit flach ausgebreitetem, auf einer langen Röhre stehendem Saum.

Theilfrüchte nennt man die einzelnen Theile einer Gemeinfrucht.

Trichterförmig, 1blätterige Blumenkrone mit trichterförmigem Saum.

Traube, mehrere gestielte, an einer Spindel unregelmäßig sitzende Blüthen.

Trugdolde besteht aus an der Spitze des Oberstocks und seiner Verzweigungen entspringenden sich unregelmäßig verästelnden Blüthenstielen und den darauf sitzenden Blüthen.

Ueberweibig sind Staubgefäße, welche mit dem Fruchtknoten verwachsen sind und erst oberhalb desselben frei werden.

Umfassend sind sitzende Blätter, die mit ausgeschnittenem Grunde den Stengel umfassen.

Umschlaghülle nennt man die Samenkörner der Pilze umgebende und sie zu einem Ganzen vereinigende Hülle.

Umwachsen ist ein Blatt, das den Stengel ganz umgibt, so daß es von diesem gleichsam durchbohrt ist.

Umweibig nennt man die Staubgefäße, welche auf den Blüthendecken stehen.

Unpaarig gefiedert ist ein Blatt, an dessen Blattstielen zu beiden Seiten und an der Spitze ein Blatt steht.

Untersatz, eine Erweiterung, welche sich am Grunde der Keimbüchse häufig findet.

Unterständig wird ein Kelch genannt, der nicht mit dem Fruchtknoten verbunden ist.

Unterstock, schon oben erklärt.

Verborgen blühend sind Pflanzen, deren Blüthen nicht deutlich erkannt werden können.

Vereinfrüchte nennt man die Theilfrüchte, welche bei der Reife noch mehr oder minder mit einander verwachsen sind.

Vielbrüderig ist eine Blüthe, deren Staubgefäße in mehr als zwei Bündel verwachsen sind.

Vieleiig ist ein Fruchtknoten, der mehr als zwei Eier enthält.

Vielfächerig ist ein Fruchtknoten, dessen Höhlung durch Scheidewände in mehr als drei Abtheilungen getheilt ist.

Vielköpfig, Unterstock der am obern Ende sich in mehrere im zweiten Jahre blätter- und blüthentragende Theile sich verästelt.

Vielmännig ist eine Blüthe mit mehr als 10 Staubgefäßen.

Vielweibig ist eine Blüthe mit mehr als 4 Griffeln.

Viermännig ist eine Blüthe mit 4 Staubgefäßen.

Vierzählig, zu 4 in gleicher Höhe am Stengel stehende Wickelblätter.

Walzenförmig, eine einblüthige, röhrenförmige Blumenkrone von gleicher Weite.

Wechselständig sind Blätter nicht gegenüber an den Stengeln stehend.

Webel nennt man die auf ihrer Rückseite die Früchte tragenden Blätter der niedern Pflanzengattungen.

Weibliche Blüthen sind solche, bei denen nur Staubwege gefunden werden.

Weibsphäre wird gebildet durch Kelch und Staubweg.

Weichhaarig ist ein Blatt mit sehr kurzen, weichen Härchen.

Weichkacheln, krautartige, blattlose, an den Spitzen einiger Pflanzen befindliche Spitzen.

Wellig sind Blätter, die am Oberstock weder zu mehreren beisammen, noch in einer bestimmten Ordnung stehen.

Wickelranken sind diejenigen Theile einer Pflanze, mittelst welcher sie sich an andere Körper anklammern (Erbsen, Bohnen).

Wirtel nennt man sitzende oder gestielte Blüthen und Blätter, welche in Kreisen, Halbkreisen (Halbwirtel) die gemeinschaftliche Achse umgeben.

Wirtelig, stehen Blätter zu mehreren (3, 4, 5, 6, 7) rings um den Stengel in gleicher Höhe, so sind sie wirtelig und je nach diesem Stand 3, 4, 5, 6, 7 8zählig u. s. w.

Wurzelausläufer, ein unter der Erde fortgehender, blattloser, in Zwischenräumen neue Schößlinge treibender Ausläufer des Unterstocks (Münze, Gundelrebe 2c.)

Wurzelblätter, Blätter, welche unmittelbar aus der Wurzel herausbrechen.

Wurzelfasern, die haarigen Würzelchen, welche sich an vielen Wurzeln zeigen.

Wurzellode, oberirdische gerade aufsteigende, beblätterte Triebe der Schoße des Unterstocks (z. B. bei der Rose, Pappel 2c.)

Wurzelranke, oberirdische, blattlose, fadenförmige, an der Spitze mit einem Keime versehene und daselbst wurzelnde Ausläufer des Unterstocks (Erdbeere.)

Wurzelschoß, oberirdische, niederliegende, beblätterte, fadenförmige Fortsetzung des Unterstocks (Habichtskraut.)

Zehenmännig ist eine Blüthe mit 10 Staubfäden.

Zellgewebe, die aus verschiedenartig gestalteten Behältern gebildeten, mehr oder minder dichten Grundbestandtheile der Pflanzen.

Zellkeimer, sie treiben einfach umhüllt aus den Keimkörnern.

Zerstreut sind Blätter, die am Oberstock weder zu mehreren beisammen, noch in einer bestimmten Ordnung stehen.

Zottig ist ein Blatt mit weichen, ziemlich langen, biegsamen, nicht unter einander gewirrten Haaren.

Zugerundet ist ein Blatt mit bogenförmigem oberem Ende.

Zugespitzt ist ein Blatt mit allmälig lange gekehrter Spitze.

Zunehmend gefiedert, ein gefiedertes Blatt mit gegen die Spitze größer werdenden Nebenblättchen.

Zusammengedrückt ist ein Oberstock, der im Allgemeinen rund zusammengedrückte, zwei einander gegenüberstehende, stumpfe Kanten hat.

Zusammengeheftet sind gegenständige Blätter, die am Grunde zu verwachsen sind, so daß sie den Stengel umgeben.

Zweibrüderig ist eine Blüthe, deren Staubfäden in zwei Bündel verwachsen sind.

Zweieiig ist ein Fruchtknoten, der 2 Eier enthält.

Zweifächerig nennt man einen Fruchtknoten, welcher in zwei Fächer geschieden ist.

Zweigabelig ist ein Oberstock, der sich in 2 Theile theilt, und diese Theile wieder in zwei u. s. f., z. B. die Mistel.

Zweihäusig sind Pflanzen, auf deren Oberstock entweder nur männliche oder nur weibliche Blüthen gefunden werden.

Zweilippig wird ein einblätteriger Kelch genannt, der durch eine Bucht in zwei Theile oder Lippen getheilt ist.

Zweimännig ist eine Blüthe mit zwei Staubgefäßen.

Zweischneidig ist ein runder, zusammengedrückter Oberstock mit zwei gegenüberstehenden scharfen Kanten.

Zweiweibig ist eine Blüthe mit zwei Griffeln.

Zwerchfell, manchmal quer über die Keimbüchsenmündung gespannte, dünne Haut.

Zwiebelartig ist ein runder, sich der Kugelform nähernder Mittelstock, der aus lauter einander einschließenden Häuten besteht und am untern Ende den Zwiebelkuchen trägt.

Zwitterig sind Blüthen, bei denen Staubgefäße und Staubwege gefunden werden.

Bemerkungen

in Bezug auf die Bereitung und Anwendung der in diesem Werke aufgeführten Heilmittel.

Von dem Volk werden viele Krankheiten ohne Zuziehung eines Arztes durch sogenannte Hausmittel geheilt, welche theils richtig, theils aber auch verkehrt angewendet werden, wonach ihr Erfolg natürlich auch ein sehr verschiedener ist. In nachfolgendem Werke haben wir die Heilkräfte der Pflanzen angegeben, und zugleich gezeigt, wie sie zubereitet und angewendet werden. Der schlichte, unbefangene Naturbeobachter wird hieraus schon die richtigen Mittel zu wählen wissen, und oft leistet das einfachste, bescheidenste Mittel mehr als die zusammengesetztesten Arzneien. Dabei rathen wir aber doch dringend, bei gefährlichen Leiden, oder wenn man über den Character der Krankheit nicht einig ist, alsbald einen Arzt beizuziehen, denn durch verkehrte Anwendung von Arzneimitteln kann man, auch wenn sie noch so unschuldig sind, sehr viel Schaden anrichten, wenigstens die günstigste Zeit zum Anwenden der geeignetsten Heilmittel versäumen.

Durch Veröffentlichung dieses Buchs glauben wir der Quacksalberei einen mächtigen Hemmschuh anzulegen, da sonst die sogenannten Haus- und Volksheilmittel ohne alles System angewendet werden, während wir hier gemeinfaßliche, gehörig geordnete Anleitungen dazu geben und die Wirkungen der Arzneistoffe kennen lernen. Bei der genauen Bezeichnung und Beschreibung der leztern ist eine Verwechslung derselben kaum denkbar.

Wir hatten übrigens bei dem Abfassen dieses Buchs nicht blos den Laien im Auge, sondern auch Aerzte und Apotheker, indem wir denselben dadurch eine Quelle bieten, aus welcher sie schnell die verschiedenen Namen einer Pflanze, ihre Wirkungen und Bestandtheile entnehmen können, was ihnen gewiß viel Zeit ersparen und die Anschaffung der theuersten Werke entbehrlich machen wird.

Ueber die Diät und Pflege der Kranken.

Für einen Kranken ist es von der höchsten Wichtigkeit, wenn neben pünktlicher Anwendung der verordneten Arzneimittel eine entsprechende Pflege und Diät eingehalten wird, worüber man für die einzelnen Fälle besondere Vorschriften geben muß. Wird dieß eingehalten, so darf man auf eine glückliche Kur rechnen, denn wir wissen ja aus Erfahrung, daß diejenigen Aerzte stets Glück haben, welche streng auf Einhaltung derselben sehen. Wenn der Kranke im Augenblick auch nicht mit strengen Vorschriften einverstanden ist, so wird er später, wenn er sich von deren guten Wirkungen überzeugt hat, um so mehr Dank dafür wissen. Alle Aerzte, welche ihren Kranken stets zu Gefallen leben wollen, werden nie Glück haben, und eine solche Nachsicht am Ende bitter beklagen; denn die Arzneimittel sind nie so stark, daß sie Alles bezwingen können, sie dienen vielmehr blos dazu, die Natur auf ihrem Gange zu unterstützen*) und dieß ist nur dann auf erfolgreiche Art möglich, wenn in Folge passender Diät und Pflege keine Störung eintritt. Viele Leiden können dadurch ohne alle andere Hülfe gehoben werden, weil dann die Natur ohne Störung vorhandene Krankheitsstoffe ausscheiden kann.

Seit einer Reihe von Jahren sind gastrische Fieber, Schleimfieber, gastrisch-nervöse Fieber, Abdominaltyphus, und wie die ganze Reihe dieser Krankheitsfamilie ge-

*) Bei verkehrter Anwendung aber zu stören.

nannt wird, die herrschendsten Leiden; aber gerade sie sind es auch, welche in Bezug auf Diät und Pflege die größte Aufmerksamkeit erfordern, was Aerzte und Laien nie außer Acht lassen wollen.

Wittlinger sagt hierüber nach Dr. Weber: Was die Kost betrifft, so ist bei allen hitzigen Fieberkrankheiten, so lange Fieber vorhanden ist, einzig und allein Wassersuppe zu genießen, jeder Genuß von Fleischsuppe vor Entfernung des Fiebers verstärkt dasselbe und verlängert die Krankheit. Bei den gastrischen Fiebern, besonders beim Schleimfieber und Abdominaltyphus, wo so gerne Diarrhöe eintritt, darf man diese Wassersuppe nicht mit saurem Milchrahm schmälzen, hingegen ist der süße Milchrahm oder Butter zuträglich. Bei den gastrischen Krankheiten und den vorbenannten Fiebern ist jedes gekochte und ungekochte Obst streng zu vermeiden, da es nie ohne Schaden genossen wird. Ist das Fieber vollkommen gebrochen, so genieße der Kranke in den ersten 2—4 Tagen eine Reis- oder Gerstensuppe mit Fleischbrühe gekocht, und gehe erst dann zu leichtem Fleisch und alsdann auch zu Wein über.

Zum Getränke dient Lindenblüthenthee am Besten, entweder warm oder kühl getrunken. Ist Hustenreiz oder Reiz im Unterleib dabei vorhanden, so lasse man Eibischwurzeln abkochen, und damit die Lindenblüthen anbrühen. Wasser zu trinken erlaube man nur bei Krankheiten, wo der Darmkanal nicht leidet, und bei gastrischen Fiebern nur in den ersten Tagen, späterhin ist es schädlich. Höchst schädlich ist der Genuß von Wasser beim Schleimfieber und Adominaltyphus, wenn Neigung zur Diarrhöe vorhanden ist; hier kann der Genuß von Wasser den Tod herbeiführen; ebenso ist es bei den Durchfällen und der Ruhr. Ist großer Durst vorhanden, so sind ja bekanntlich die Mineralsäuren in Himbeer- oder Eibischsaft, unter den Lindenblüthenthee gemischt, sehr gut.

In Hinsicht der Pflege versäume man nicht, jeden Kranken darauf aufmerksam zu machen, daß er sein Bett nicht wechsle (wo der Kranke abwechslungsweise in ein anderes Bett zu liegen kommt); dieser Wechsel geschieht gewiß niemals ohne Schaden. Ich habe bestimmte Erfahrungen, daß ein Bettwechsel für die Kranken lebensgefährlich wurde, ja selbst auch dann, wenn die Kranken sich in ein solches Bett legten, welches kurz vorher eine andere Person verlassen hatte, wo also noch eine natürliche Wärme vorhanden war. Diesen Bettwechsel vermeide man aber besonders an denjenigen Tagen, wo Besserung eintritt, wo das Fieber schwindet, an den kritischen Tagen, denn wenn es geschieht, so verschlimmert sich der Zustand nach Verfluß von 6—8 Stunden ganz bestimmt. Woher es kommt, daß dieser noch so vorsichtige Bettwechsel schadet, läßt sich schwer erklären, allein es ist deßhalb doch so. Ebenso vorsichtig sei man mit dem Wechsel des Weißzeuges.

Die Fieberkranken lasse man ja niemals Abends nach drei Uhr aus dem Bette, um dasselbe zurecht zu machen; es tritt in den meisten Fällen eine unruhige Nacht ein. Die Kranken müssen Abends von 6 oder 7 Uhr durch ruhiges Liegenbleiben und durch leichtes Bedecken der Hände eine feuchte Haut zu bekommen suchen, es folgt darauf gewiß eine ruhigerige Nacht. Hier kann man nöthigenfalls dadurch nachhelfen, daß man den Kranken eine Tasse warmen Thee trinken läßt, und daß man die Hände und Vorderarme mit warmem Essig wascht oder anfeuchtet. Wenn der Kranke aber Abends spät noch das Bett verläßt, so wird die Hautthätigkeit gestört, die Haut bleibt alsdann bis in die Mitternacht hinein trocken, und so lange die Haut trocken ist, bekommt der Kranke keine Ruhe.

Ruhe bedarf der Kranke stets, man störe ihn daher nicht durch Besuche, verschone ihn ganz mit Geschäfts- oder Berufsangelegenheiten, und theile ihm noch weniger unangenehme Sachen mit, sondern halte vielmehr Alles von ihm fern, was ihn aus seiner Ruhe bringen könnte. Jede Aufregung kann gefährliche Folgen nach sich ziehen, und wird jedenfalls den regelmäßigen und guten Verlauf der Krankheit sehr stören.

Anwendung der Arzneimittel.

Wir haben bei den einzelnen Pflanzen fast durchgängig angeführt, wie die betreffenden Mittel anzuwenden, daher können wir uns hier auf die Andeutung beschränken, daß man bei häufig vorkommenden Mischungen darauf zu sehen hat, daß man nicht zu viel Arzneistoffe untereinander bringt, und daß auflösende Mittel bei allen Heilverfahren stets den andern vorangehen müssen.

Klystiere.

Wir haben in diesem Werke bei einer größern Zahl von Pflanzen angeführt, daß sie in Klystierform gegen diese oder jene Leiden gut seien, und haben deßhalb als allgemeine Bemerkung hier voraus zu schicken: Klystiere bilden eine flüssige Arzneiform, welche unmittelbar auf den Mast- und Dickdarm mittelst der Klystierspritze angewendet werden. Sie sind sehr beachtenswerth, und haben schon manches Leben gerettet, namentlich bei Gichtern und Convulsionen der Kinder, bei Krämpfen, Scheintod, gefährlichen Congestionen nach dem Kopfe und der Brust. Bei Schmerzen und Reiz im Darmkanal leisten sie herrliche Dienste.

Die Quantität eines Klystiers richtet sich nach den verschiedenen Zwecken; zur Bewirkung eines Stuhlgangs nimmt man bei Erwachsenen 6—10℥, bei Kindern 3—6℥; soll es zur Beruhigung dienen; so wird weniger eingespritzt. Bei solchen, wo das Eingespritzte zur Ernährung aufgesaugt werden soll, ist die Quantität 2—4℥. Die Temperatur der Klystiere darf nicht zu hoch sein, und muß man die gefüllte Spritze, wenn man sie an's Auge hält gut leiden können. Zu einfachen, gelind eröffnenden Klystieren dient ein Aufguß von Kamillen, eine Abkochung von Kleie, oder reines warmes Wasser, dem man etwas Oel zusetzt. Zu abführenden Klystieren setzt man dem Kamillenaufguß oder der Kleienabkochung etwas Glaubersalz, Bittersalz, Kochsalz, Manna, Seife und Oel zu, und man brüht mit den Kamillen etwas Sennesblätter ab.

Reizende Klystiere reizen den Darmkanal, vermehren die Schleimabsonderung, wirken ableitend vom Kopf, Hals und Brust rc. Hiezu dient ein Kleien- und Kamillen-Decoct, welchem man Essig beisetzt.

Einhüllende, erschlaffende, reizmildernde Klystiere leisten bei Reizzustand des Darmkanals herrliche Dienste, namentlich auch bei entzündlichen Reizungen, bei Schärfe- und Gichterstoff, Ruhr und Brechruhr, Diarrhöe, Kolik, Stamgurie rc. Hiezu dienen schleimige Abkochungen von Leinsamen, Eibischwurzeln, Salepwurzeln oder Malz, oder ein Kamillenaufguß, dem man etwas Oel und Eigelb beisetzt, oder eine Auflösung von arabischem Gummi, oder Stärkmehl.

Krampfstillende Klystiere dienen bei krampfhaften Zuständen der Brust und des Unterleibs, bei Gichtern, Keuchhusten rc. Dazu eignet sich ein Kamillen- oder Baldrian-Aufguß (ʒj—℥β).

Adstringirende Klystiere wirken nur dann, wenn sie theilweise aufgesaugt werden, also nicht zu schnell abgehen, weßhalb sie nicht zu stark sein dürfen. Kaltes Wasser ist bei Hämorrhoiden, Afterschmerz, Blutungen rc. sehr gut. Eine Rindenabkochung oder rother Wein wird bei Schlaffheit des Mastdarms angewendet.

Ernährende Klystiere müssen aufgesaugt werden, und eignen sich hiezu: Auflösungen von Stärkmehl, Salepwurzelabkochungen, Milch, gute Fleischbrühe rc.

Die wichtigsten, beim Bereiten der Arzneien vorkommenden Verfahrungsarten.

Um die in diesem Werke aufgeführten Heilmittel bereiten zu können, hat man sich Folgendes zu merken, da man sonst viele Verstöße machen wird oder selbst eine Arznei nicht bereiten kann. — Zunächst muß man mit dem

Medicinal- oder Apothekergewicht

bekannt sein und wissen, wie sich dasselbe zu dem Civilgewicht verhält, da man selten Gelegenheit hat, seine Ingredienzien von einem Apotheker wägen zu lassen.

Das Apothekergewicht zerfällt in Libra, Unzen, Drachmen, Scrupel, und Grane. 1 Libra oder Pfund hat 12 Unzen, 1 Unze ist gleich 8 Drachmen, 1 Drachme = 3 Scrupel, 1 Scrupel = 20 Grane. Das Gewicht eines Grans kommt so ziemlich dem eines Pfefferkorns gleich.

Das Apothekergewicht ist überall gleich, es verhält sich aber nicht überall gleich zum Civilgewicht, da letzteres in den verschiedenen Ländern verschieden ist. In der Regel hält ein Civilpfund 32 Loth, welche 16 Unzen ziemlich gleich kommen, nur beträgt ein Civilpfund nicht ganz dieses Gewicht; ein Quentchen ist nicht ganz eine Drachme, es fehlen dazu einige Grane; 2 Loth sind aber einer Unze fast ganz gleich. Bei der folgenden

Vergleichung des Civil- mit dem Medicinalgewicht

fallen die Brüche weg, und wird dabei angenommen, daß 1 Loth gleich sei ½ Unze, 1 Drachme = 1 Quent, wie nachstehende Zusammenstellung zeigen wird:

Civilgewicht.	Medicinalgewicht.
1 Pfund hat 16 Unzen.	1 Pfund hat 12 Unzen.
¼ " " 4 "	¼ " " 3 "
2 Loth sind = 1 "	1 Unze " 8 Drachmen.
1 Quent ist = 1 Drachme.	1 Drachme hat 3 Scrupel.
½ " " = 30 Grane.	1 Scrupel " 60 Grane.
1 Gran " = 1 Pfefferkorn.	¼ " " 15 Grane.

Flüssigkeitsmaß.

1 Schoppen (württemb.) wiegt durchschnittlich ungefähr 14 Unzen, ist somit gleich 28 Loth eines Civilpfundes. Die Flüssigkeit ist übrigens nach ihrem Inhalte verschieden schwer, und ist z. B. dieselbe Quantität Weingeist leichter, als 1 Löffel voll Eibischsaft. ½ Unze gibt einen starken Eßlöffel voll. Die einzelnen Arzneistoffe werden in Bezug auf die Quantität am sichersten nach dem Gewicht bestimmt, da man dadurch das Verhältniß zu den andern Arzneistoffen am sichersten zu bestimmen vermag.

In diesem Werke sind hin und wieder Kräuter und Blumen zur Anwendung nach ihrem Volumen angegeben, weshalb wir hier bemerken, daß 1 Handvoll gleich ist ½ Unze, während 3 Finger voll gleich sind 1 Drachme.

Ueber das Auspressen.

Bei der Bereitung der Arzneien kommt das Auspressen gar häufig vor, indem man dadurch die am meisten wirkende Kraft der Pflanzen, d. h. den Saft von Kräutern oder Blumen oder Wurzeln zu erhalten sucht. Zu diesem Zwecke muß man dieselben zunächst klein zerschneiden und zermalmen. Soll hierauf nur wenig von der Substanz ausgepreßt werden, so geschieht dieß am besten in starken Seihtüchern, welche mit den Händen möglichst fest zusammengedrückt werden. Bei größern Quantitäten, oder wo überhaupt ein stärkerer Druck erforderlich ist, sind kleine Pressen von Holz oder Eisen mit Zinnplatten nöthig.

Ueber das Auflösen.

Auflösen ist die Verwandlung eines festen Körpers in eine flüssige Masse, zu welchem Ende der erstere in irgend eine passende Flüssigkeit gebracht werden muß. Zucker z. B. löst sich in Wasser, oder Milch u. s. w. auf. Je stärker nun eine solche Auflösung werden soll, um so weniger Flüssigkeit darf zu dem aufzulösenden Gegenstande genommen werden.

Ueber das Durchseihen oder Coliren.

Zum Durchseihen hat man gehörige Seihzeuge nöthig; sind diese von Leinwand, so muß dieselbe zuvor gut ausgelaugt sein und nach diesem rein ausgewaschen werden. Wollenes Tuch, namentlich Flanell, oder Hutfilz in Spitzbeutelform, eignen sich noch besser hiezu. Das Seihtuch wird auf einen Trichter oder ein anderes passendes Gestell befestigt, darunter ein Gefäß zum Auffangen des Durchgesichenen gestellt, dann das Durchzuseihende darauf gegossen, und zuletzt Alles stark ausgedrückt, indem das Seihtuch fest zusammengepreßt wird. In der Regel ist die durchgeseihte Flüssigkeit nicht klar, sondern wird es erst durch Filtriren, oder dadurch, daß man derselben Zeit läßt, daß sich das Trübe zu Boden setzt, worauf man das Helle langsam abgießt. Einige Uebung ist hierin die beste Lehrmeisterin.

Abkochung oder Decoct, Absud.

Durch das Abkochen bezweckt man, Pflanzen oder Thierstoffe durch kürzeres oder längeres Sieden im Wasser oder einer andern Flüssigkeit mit auszuziehen. Wo nachstehend nicht angegeben ist, wie viel Flüssigkeit auf 1 Unze Pflanzenstoff gewonnen werden muß, nimmt man dazu 1/2 Schoppen Wasser, und läßt dieß kochen, bis so viel verdunstet ist, daß man etwa 1/4 Schoppen durchgeseihte Flüssigkeit erhält. Sind die Stoffe schwer löslich, so muß man mehr Flüssigkeit nehmen, damit es bei dem nöthigen längern Kochen mehr verdunsten kann.

Ueber das Destilliren.

Durch das Destilliren bezweckt man die Trennung einer flüchtigen Flüssigkeit von minder flüchtigen Materien, wobei der verflüchtigte Theil aufgefangen und benützt wird. Nach diesem ist es eigentlich das Abdampfen einer Flüssigkeit, wobei man durch irgend eine Vorrichtung den durch das Erkalten flüssig gewordenen Dampf auffängt, wie es beim Branntweinbrennen, beim Destilliren von Essig u. s. w. der Fall ist. Bei der Destillation im Kleinen, wie sie bei der Bereitung von Arzneien vorzugsweise vorkommt, hat man dazu eigene gläserne Gefäße, Retorten genannt, in welchem das Verfahren einfach und leicht ist.

Ueber das Digeriren.

Unter Digeriren versteht man die Einwirkung einer Flüssigkeit bei einer gelinden Wärme (ungefähr + 30°) auf irgend einen Körper, ein Verfahren, das vorzüglich bei der Bereitung von Essenzen und auch Tincturen zur Anwendung kommt.

Extract

nennt man solche Materien, welche im Wasser löslich sind und die man erhält, wenn man trockene Pflanzen oder Pflanzentheile einzeln oder zusammen in Wasser kocht, oder die man aus frischen Pflanzen preßt, und dann das Decoct oder den ausgepreßten Saft zur Honigconsistenz abdampft.

Filtriren

heißt man das Durchseihen einer Flüssigkeit durch Fließpapier. Hiezu ist ein eigens zu diesem Zwecke fabricirtes Papier nöthig, welches die Flüssigkeit sehr schnell durchläßt, und die darin enthaltenen Unreinigkeiten so gut zurückhält, daß sie nach dem Ablaufen ganz rein erscheint. Das Papier wird zusammengefaltet in einem gläsernen Trichter ausgebreitet und die Flüssigkeit darein gegossen.

Anbrühen oder Infundiren, Aufguß.

Viele Pflanzen oder Pflanzentheile dürfen nicht gekocht werden, sondern man übergießt sie zum Ausziehen der darin enthaltenen Heilkräfte blos mit kochend heißem Wasser oder einem andern Lösungsmittel, und gießt dieß nach dem Erkalten oder noch früher wieder als den eigentlichen Arzneistoff ab. Das Verfahren hiebei ist wie bei der Bereitung des Thees.

Latwergen

bestehen aus mehreren Arzneimitteln, welche zu einer breiigen Masse vermischt werden. Man mischt zu denselben Pulver mit irgend einem eingedickten Pflanzensaft, einem Syrup, oder einem Honig oder Pflanzenschleim recht gut durch längeres Umrühren.

Einweichen oder Maceriren.

Ein fester Körper wird bei gewöhnlicher Temperatur kürzere oder längere Zeit den Einwirkungen einer Flüssigkeit ausgesetzt, um die Heilkräfte aus denselben zu ziehen. Dieß geschieht z. B. häufig mit grob gestoßener China, welche man in Wein ansetzt.

Pfropfen von Glas oder Kork

sind zum Bereiten, vorzüglich aber zum Aufbewahren von Arzneien von der höchsten Wichtigkeit. Die Korkpfropfen können bei ihrer Elastizität sehr fest in die Oeffnungen eingedrückt werden, und verschließen deßhalb sehr gut, namentlich wenn sie aus einer weichen, gleichförmigen Masse bestehen, welche frei ist von harten Theilen und Höhlungen. Werden die damit verkorkten Gefäße an einem zu trockenen Orte aufbewahrt, so werden sie ganz trocken und verschließen nicht mehr luftdicht, welchem Uebelstande man dadurch abzuhelfen sucht, daß man sie schon vor dem Gebrauch gut austrocknet und dann fest eindrückt, oder daß man die Flasche umlegt und dadurch die Flüssigkeit in stete Berührung mit dem Pfropfen bringt, oder daß man sie versiegelt oder verharzt. Frische Korke müssen vor dem Gebrauch etwas in Wasser ausgekocht, in kaltem Wasser abgespült und dann wieder getrocknet werden. Alte Korkpfropfen taugen in der Regel nicht mehr. — Glaspfropfen sind nur dann brauchbar, wenn sie so in das betreffende Gefäß eingeschliffen sind, daß sie luftdicht verschließen; sie werden namentlich bei ätzenden, scharfen Gegenständen angewendet.

Species.

Hierunter versteht man eine Mischung verschiedener Arzneistoffe, die in der Regel in kleine Theile getheilt sind. Innerlich gebraucht dienen sie in der Regel zu Aufgüssen, wie die verschiedenen Kräuterthee, Weinaufgüsse 2c. zeigen, oder zu Absuden, wie zu Holztränken u. s. w. Sie bestehen aus einzelnen Pflanzen und den verschiedenartigsten Pflanzentheilen, und werden auch äußerlich zu Bädern, Bähungen, Breiumschlägen, Räucherungen u. s. w. benützt. Die

wichtigsten Species und ihre Anwendung

lernen wir in Folgendem näher kennen, und können wir diese Zusammensetzungen als sehr gut bezeichnen und daher bestens empfehlen, zumal sie sehr einfach und leicht herstellbar sind.

Species zu Brustthee. Hiezu nehme man Anis 3 Loth, Wollkrautblumen 3 Loth, Huflattichkraut 3 Loth, Süßholzwurzel 4 Loth, Eibischwurzel 8 Loth, alles klein zerschnitten und gut gemischt.

Species zum Gurgeln. Man nimmt gleiche Theile Eibischkraut, Malvenblumen und Fliederblumen, zerschneidet Alles und mischt es sorgfältig.

Species zu Bähungen. Es werden gleiche Theile Kamillen, Lavendelblumen, Rosmarinkraut zerschnitten und gut gemischt.

Species zu Klystieren. Eibischkraut 4 Loth, Kamillen 2 Loth, Leinsamen 1 Loth, dieses wird zerschnitten und gestoßen. — Oder man nimmt Eibischkraut, abgekochte und durchgeseihte Kleien, worin etwas Seife aufgelöst wird, und setzt diesem einige Löffel voll Oel bei.

Species zu Breiumschlägen. Kamillen, Eibischkraut, Melilotenkraut und Leinsamen zu gleichen Theilen, werden zerschnitten, gröblich gepulvert und gemischt.

Species zum Zertheilen. Kamillenblumen, Melissen oder Pfefferwurz, Lavendelblumen, Fliederblumen, von jedem gleichviel, werden zerschnitten und gemischt.

Ueber das Aufbewahren von Kräutern, Flüssigkeiten.

Fast alle Pflanzen, welche zum arzneilichen Gebrauche aufbewahrt werden sollen, muß man im Schatten, und wenn dazu eine Ofenwärme angewendet wird, nur bei sehr mäßiger Hitze trocknen, da die unmittelbare Einwirkung der Sonnenstrahlen, oder zu große Hitze hauptsächlich die aromatischen, vorzüglich wirksamen Theile verflüchtigt, somit dadurch der beabsichtigte Zweck ganz und gar verfehlt wird. Sind sie vollkommen trocken, so hängt die Erhaltung ihrer Heilkräfte vorzüglich von einer zweckmäßigen Aufbewahrungsart ab. In feuchten, moderigen Zimmern oder Kästen sind sie bald verdorben; am besten bleiben sie in luftigen, trockenen Räumen, in welchen sie in Papiersäcken eingepappt aufbewahrt werden.

Flüssigkeiten, namentlich saure, scharfe 2c., darf man in metallenen Gefäßen **weder kochen noch** aufbewahren; hiezu sind irdene, oder steingutene, oder gläserne, oder porcellanene Töpfe, oder Krüge oder Flaschen nöthig.

Tincturen

bilden eine Heilmittelsform, welche sich leicht aufbewahren läßt, ohne an Güte zu verlieren, und leisten in vielen Unterleibskrankheiten gute Dienste, weshalb wir einige Formen derselben angeben wollen.

Magenstärkende Tinctur: Tausendgüldenkraut 3 Loth, rothe Enzianwurzel 3 Loth, unreife Pomeranzenschalen 3 Loth, Zittwerwurzel 1½ Loth, zerschnitten und zerstoßen, mit 1½ Schoppen Weingeist anzusetzen, nach 3—4 Tagen auszupressen und durchzuseihen, theelöffelweis nach dem Essen zu nehmen.

Windtreibende Tinctur. Zittwerwurzel 6 Loth, Kalmus 3 Loth, Galgant 3 Loth, römische Kamillen 1½ Loth, Anis 1½ Loth, Kümmel 1½ Loth, Gewürznelken 3 Quent, Lorbeere 3 Quent, Muskatblüthen 2 Quent, Pomeranzenschalen 1 Quent; wird mit 1 Schoppen sehr starkem Weingeist und 1 Schoppen Pfeffermünzwasser angesetzt, nach einigen Tagen ausgepreßt und durchgeseiht und kaffeelöffelweis genommen. Dieses Mittel wirkt windtreibend, leistet vorzügliche Hülfe bei großer Verdauungsschwäche und Trägheit der Unterleibsorgane.

Salben und Pflaster

dienen zum Einreiben kranker Glieder oder anderer Theile, und bestehen meist aus Pflanzensäften oder Mineralien (z. B. Quecksilber) oder geistigen oder ätherischen Substanzen, welche mit Fett vermischt werden. — Pflaster haben eine dichtere Consistenz, und werden auf Leinwand, Papier oder Leder aufgestrichen, aufgelegt.

Ein vorzügliches Pflaster gegen viele Uebel erhält man, wenn 2 Hände voll frische, rothe Gartenrosenblätter mit ½ Pfund reinem Olivenöl kurze Zeit gekocht werden; nach dem Erkalten wird die Masse verschlossen aufbewahrt. Nun zermalt man 2—3 Pfund frische weiße Rüben und preßt den Saft daraus, worauf man das Olivenöl mit den Rosenblättern wieder aufkocht und den Weißrübensaft während des Kochens beimengt. Unter stetem Umrühren läßt man das Ganze ¼ Stunde lang sieden, entfernt es dann vom Feuer und läßt es wieder kühl werden. Jetzt mischt man ¼ Pfund rothe Mennige bei, und kocht das Ganze unter fortwährendem Umrühren wieder so lange, bis die Salbe braun ist und sich auf einen Teller gelegte Theile gut wegnehmen lassen. Nach dem Erkalten dieser Masse löst man 1½ Loth in Olivenöl auf, setzt ihn bei, rührt die Masse gut untereinander und bewahrt die Salbe in hölzernen Gefäßen. Zum Kochen verwende man einen innen sorgfältig glasirten irdenen Topf, der von der Masse nur zur Hälfte gefüllt sein darf, indem dieselbe beim Kochen sehr aufsteigt. — Dieses Pflaster leistet ausgezeichnete Hülfe bei Verhärtungen der Brüste säugender Frauen, zumal bei Milchstockungen, welche sich gerne nach Rothlaufen, Entwöhnen der Kinder &c. einstellen; das Pflaster bewirkt Zertheilung. Nicht weniger gut ist es bei schon aufgebrochenen Brüsten oder bei solchen, die dem Aufbrechen nahe sind, oder bei bösen Fingern oder üblen Geschwüren, welche einen schlechten Eiter absondern, oder bei frischen Wunden, welcher Art sie auch sein mögen und bei schmerzhaften Geschwulsten. In allen diesen Fällen wird mit dem Auflegen täglich 1—2 Mal gewechselt. Es wird auf Leder, Leinwand oder blaues Papier gestrichen; ist es zu hart, so muß man es zuvor etwas erwärmen.

Zertheilendes, schmerzstillendes Pflaster.

½ Pfund pulverisirte rothe Mennige, ½ Pfund Olivenöl, ½ Pfund Schweineschmalz werden in einem gut glasirten irdenen Topf auf Kohlenfeuer unter stetem Umrühren mit einem hölzernen Stab so lange gekocht, bis die Masse breiartig ist. Ist dieselbe ziemlich erkaltet, so rührt man 1 Loth feines Kampherpulver darunter. Dieses Pflaster wirkt bei allen Geschwulsten sehr gut, es macht dieselben reiner, lebendiger und besser heilend. Außerdem wirkt es zertheilend bei Geschwulsten, Verhärtungen, namentlich auch der Brüste; es wird täglich 1 Mal frisch aufgelegt und sollte in keiner Haushaltung fehlen.

Gute Salbe bei Geschwüren, Abscessen und Geschwulsten.

1 geschlagenes Eiweiß, 1 Quent Safran, 2 Löffel Baumöl und ½ Löffel voll gelbe Karrensalbe werden gut zu einer Salbe zusammengerührt und gegen vorstehende Leiden als Umschlag angewendet.

Mittel gegen Verbrennungen.

Hiezu ist Kalkwasser mit Leinöl und Eiweiß zusammengerührt vorzüglich; ebenso Oel mit Salz, namentlich wenn dieß sogleich nach der Brenn-Beschädigung aufgetragen wird.

Salbe gegen Quetschungen, Verrenkungen.

Nachstehende Salbe wird bei Quetschungen, Verrenkungen, trägen, fauligen Wunden und Geschüren mit dem besten Erfolg eingerieben: Man rührt geschlagenes Eiweiß mit Safran und Mehl gut zusammen und fügt diesem 6 Gran Kampher, in Süßmandelöl aufgelöst, bei.

Salbe gegen erfrorene Glieder.

Weiße Rüben werden zerstampft, der Saft daraus gepreßt, und dieser mit Provenzeröl, Gänseschmalz und Hammelfett etwas gekocht und dann zum Gebrauche aufbewahrt. Erfrorene Glieder werden zuerst mit Schnee oder kaltem Wasser tüchtig gerieben, worauf man sie mit dieser Salbe öfters einreibt.

Mittel gegen den Brand.

1. Kamillen 2½ Loth, Chinarinde 2½ Loth, Kampher und Myrrhe je 2 Quent, Lindenholzkohle 3 Loth, werden fein gepulvert und bei feuchtem Brand oder brandigen Geschwüren aufgestreut. 2. Lindenholzkohle 6 Quent, rothe Chinarinde 6 Quent, Weidenrinde 6 Loth, Kalmuswurzel 6 Loth; ist dieß fein gepulvert, so macht man mit rothem Wein einen Brei und trägt dieß lauwarm auf.

Vorzügliche Brustlatwerge für Schwindsüchtige.

Man nimmt nach dem Gewicht gleiche Theile von Bachbungen, Brennnesseln Apostelkraut, Brunnenkresse, Fleischkraut, Gänseblümlein, Gundelrebe, Körbelkraut, Pfaffenröhrlein, Sauerampfer, Schafgarbe, Spitzewegerich, hackt alles klein, preßt den Saft daraus und mischt diesen mit eben soviel des besten Honigs auf einem Kohlenfeuer unter stetem Umrühren in einem neuen irdenen Gefäß 2—3 Stunden lang. Dieses Mittel leistet bei Schwindsüchtigen und Brustleidenden die beste Hülfe, und muß man davon vor dem Frühstück, Mittag- und Nachtessen je einen Löffel voll nehmen.

Brustelexier.

5 Loth Süßholzsaft werden in ½ Schoppen Anis- und Candiszuckerwasser aufgelöst, und hievon täglich mehrmals theelöffelweis genommen. Dieses Mittel ist namentlich bei Kindern anwendbar.

Für Erwachsene setzt man diesem noch Sennesblätter und gereinigten Schwefel bei, wodurch das Mittel wirksamer wird.

Das Wasser.

Die Wirksamkeit der Arzneien wird bei nachstehenden Leiden in den meisten Fällen erhöht, wenn man damit den häufigen Genuß eines guten Trinkwassers verbindet, und ist dasselbe erquickend, kühlend, schleimauflösend, magenstärkend, wirkt auf den Urin, erhöht die Thätigkeit des Darmkanals und der Haut, und ist außerordentlich blutreinigend; es wird daher mit dem besten Erfolg bei Magenschwäche, Magen und Darmverschleimungen, Druck und Vollheit im Magen bei hartem, verschleimtem oder trägem Stuhl, Steinkrankheiten, Griesbildung, Schnupfen, Blutspucken, Gicht und Podagra, sowie bei Hypochondrie häufig getrunken. Es wird den Tag über nach Belieben getrunken, ohne sich dabei an eine bestimmte Zeit zu binden, doch täglich soviel, daß es die Quantität übersteigt, welche man gewöhnlich zu sich nimmt, so daß es die Wirkung der Arzneien zu unterstützen im Stande ist. Morgens nüchtern 1 oder 2 Gläser getrunken haben sich als sehr gesund bewährt. — Bei schwachem Magen kann man dem Wasser Zucker beisetzen. Täglich sollte man bei Kuren 2—4 Schoppen trinken.

Das Wasser bekommt namentlich Leuten gut, welche ein vielsitzendes Leben führen, bei welchen das Blut dick, zäh und scharf wird, das Wasser solches aber flüssiger und besser macht, und den Ausbruch von Ausschlägen, gichtischen und podagrarischen Beschwerden verhindert und, falls sie schon eingetreten sind, lindert, wo nicht ganz hebt.

Manche Gegenden haben schlechtes Trinkwasser, und in solchen muß man es zu verbessern suchen. Dieß geschieht am leichtesten dadurch, daß man es durch eine ziemlich dicke Lage von Holzkohlenpulver und feinem Flußsand filtrirt und dann in einem kühlen Keller in verkohlten Fässern aufbewahrt. Auch gutes Wasser kann in solchen lange frisch und gesund erhalten werden. — Ist ein Wasser schleimig und mit Gyps oder Kalktheilen versetzt, dann muß man es ruhig stehen lassen, bis sich das Trübe gesetzt hat und das Helle abgegossen werden kann; oder man siedet es ab und stellt es dann in einen offenen Keller, damit es den Lebensstoff der Luft wieder an sich ziehen kann. Jedes schlechte Wasser kann sehr verbessert werden, wenn man unter 1—2 Schoppen 6—10 Tropfen Haller's Sauer gießt.

Blutentziehung.

Blutentziehungen kommen bei gar vielen Krankheiten vor, oder müssen der Anwendung von vielen Heilmitteln vorangehen, weshalb wir einen kurzen Blick auf die Anwendung und Wirkung derselben werfen wollen.

Den wichtigsten Reiz auf den menschlichen Organismus bildet das Blut, — diese wahre Lebensquelle, weshalb seine Entziehung am bestimmtesten, kräftigsten und schnellsten die krampfhafte Steigerung der Vitalität herabstimmt. Wenn nun auch bei gesunden, kräftigen, jugendlichen Personen eine ziemliche Quantität Blut abgezapft werden kann, so darf man doch in Krankheitsfällen nie außer Acht lassen, daß in den meisten Krankheiten, wo auf der einen Seite Blutentziehungen geboten erscheinen, auf der andern Seite die Naturkraft Vieles ausgleichen und entscheiden muß, was nur dann möglich ist, wenn es dem Gefäß- und virritablen System nicht an der nöthigen Kraft hiezu fehlt. Sowie man denselben nun in dem Blut seinen wahren Lebensreiz in zu großer Menge entzieht, so können die Krankheitskrisen nie gehörig zusammen kommen, wodurch der Krankheitsproceß in der Regel auf die nervöse Seite zurücksinkt.

Ist es nöthig, daß schnell eine große Abspannung und Erschlaffung bewirkt wird, was namentlich bei starken und schnell gefährlich werdenden Entzündungen der Fall ist, so muß man eine große Wunde machen oder zwei Venen zugleich öffnen, indem man dadurch bei dem günstigsten Erfolg wiederholte Aderlässe erspart und die beabsichtigte Wirkung mit einer weit geringern Blutentziehung erzielt.

Durch allgemeine Blutentziehungen wird vorzüglich das Blut im Herzen und in den großen Gefäßen vermindert, daher finden sie Anwendung bei innern Entzündungen und entzündlichen Zuständen überhaupt. Wo sie jedoch angewendet werden, soll dieß nur mit großer Vorsicht geschehen, und ist der häufig damit getriebene Mißbrauch sehr verdammenswerth.

Oertliche Blutentziehungen bewirken hauptsächlich die Entleerung des Zellgewebes und der kleinen Kapillargefäße, sowie einzelner Organe, weshalb sie bei örtlichen Entzündungen mit dem besten Erfolge angewendet werden können. Blutegel wirken zugleich erregend auf die Arterienenden und hinterlassen sehr starke Nachblutungen, weshalb sie bei örtlichen Entzündungen, wo sie darauf oder doch in deren Nähe gesetzt werden, vorzügliche Dienste leisten. Dauert die Nachblutung zu lange, so streut man auf die Oeffnungen etwas Pulver von Kupfervitriol, oder arabischem Gummi, oder Kalfenium.

Das Schröpfen leitet eine Menge Blut ab und wirkt zugleich hautreizend und sehr ableitend bei Blutandrang nach innen. Es dient vorzüglich zum Wegschaffen von scharfer Lymphe und arthritischer Schärfe.

Ueber die verschiedenen Maaße und Gewichte in Deutschland.

Wir haben schon an andern Stellen angedeutet, daß wir in diesem Werke Maaße und Gewichte (wo es sehr genau darauf ankommt, haben wir uns immer an das Apothekergewicht gehalten) so angaben, wie sie für die Zollvereinsstaaten bestimmt sind. Da nun diese nicht in allen deutschen Ländern bekannt sein dürften, folgen hier Zusammenstellungen welche zeigen, wie sie sich zu denen in andern Ländern verhalten. Wir halten dieß um so mehr für nöthig, als allein dadurch Mißverständnissen und Irrungen vorgebeugt werden kann.

Für die Bruchzahlen haben wir durchaus Viertel angenommen, sind aber dabei so genau zu Werke gegangen, daß unsere Angaben nur selten und ganz unbedeutend abweichen.

Vergleichung des Zollgewichts (württemberg. und bad.) mit dem Baierischen, Oesterreichischen, Preußischen und Sächsischen.

Zollgewicht. Württemb.		Zollgewicht. Badisch.		Baierisch.		Oesterreichisch.		Preußisch.		Sächsisch.	
Pf.	Lth.	Pf.	Lth.	Pf.	Lth.	Pf.	Lth.	Pf.	Lth.	Pf.	Lth.
„	1	„	1	„	3/4	„	3/4	„	1	„	1
„	1 3/4	„	1 3/4	„	1 1/2	„	1 3/4	„	2	„	2
„	2 3/4	„	2 3/4	„	2 1/2	„	2 1/2	„	3	„	3
„	3 3/4	„	3 3/4	„	3 1/4	„	3 1/4	„	4	„	4
„	4 3/4	„	4 3/4	„	4	„	4 1/4	„	5	„	5
„	9 3/4	„	9 3/4	„	8 1/4	„	8 1/2	„	10	„	10
„	18 3/4	„	18 3/4	„	16 1/2	„	16 3/4	„	20	„	20 1/4
„	30	„	30	„	26 1/2	„	26 3/4	1	„	1	1/4
1	27 1/2	1	27 1/2	1	21 1/2	1	21 3/4	2	1/4	2	1/2

Vergleichung des württembergischen Flüssigkeitsmaaßes mit dem Badischen, Baierischen, Oesterreichischen, Preußischen und Sächsischen.

Württembergisch.			Badisch.			Baierisch.			Oesterreichisch.			Preußisch.			Sächsisch.	
Imi.	Maaß.	Schoppen.	Spitze.	Maaß.	Glas.	Eimer.	Kanne.	Maß.	Eimer.	Maß.	Seidel.	Anker.	Quart.	Ossel.	Eimer.	Kanne.
„	„	1	„	„	3	„	„	1/4	„	„	1 1/4	„	„	3/4	„	1/2
„	„	2	„	„	6	„	1	„	„	„	2 1/2	„	„	1 1/2	„	1
„	„	3	„	„	9	„	1	1/4	„	„	3 3/4	„	1	1/4	„	1 1/2
„	1	„	„	1	2 1/4	„	1	3/4	„	1	1	„	1	1	„	2
„	2	„	„	2	4 1/2	„	3	3/4	„	2	2 1/4	„	3	1/4	„	4
„	3	„	„	3	6 3/4	„	5	„	„	3	3 1/2	„	4	1 1/2	„	5 3/4
„	4	„	„	4	8 3/4	„	7	„	„	5	3/4	„	6	3/4	„	7 3/4
„	5	„	„	6	1	„	8	1/2	„	6	2	„	7	2	„	9 3/4
„	6	„	„	7	3 3/4	„	10	1/4	„	7	3	„	9	1	„	11 3/4
„	7	„	„	8	5 3/4	„	12	„	„	9	1/4	„	11	1/4	„	13 3/4
„	8	„	„	9	8	„	13	3/4	„	10	1 1/2	„	12	1 1/2	„	15 1/2
„	9	„	1	1	1/4	„	15	1/2	„	11	2 3/4	„	14	1/2	„	17 1/2
1	„	„	1	2	2 1/2	„	17	„	„	12	4	„	15	2	„	19 1/2

Kurze Beschreibung des menschlichen Körpers,

nebst einer Erklärung des Titelbildes.

Es ist für Jeden von Wichtigkeit, genau zu wissen, wo die wichtigsten Organe des menschlichen Körpers liegen, weil dadurch der Sitz und die Art einer Krankheit am ehesten und bestimmtesten ermittelt werden kann. Um dieß recht deutlich veranschaulichen zu können, haben wir auf dem Titelbilde einen geöffneten Cadaver gegeben, bei welchem folgende Haupttheile offen vor den Blicken des Lesers liegen:

1. Der Kehlkopf.
2. Die innere Drosselader.
3. Die Schlüsselbeinblutader.
4. Die herabsteigende Hohlader.
5. Das rechte Herzrohr.
6. Die rechte Herzkammer.
7. Ein Theil der linken Herzkammer.
8. Die aufsteigende Aorta.
9. Die Lungenschlagader.
10. Der rechte Lungenflügel, von dem ein Theil abgeschnitten ist, damit die großen Gefäße sichtbar werden.
11. Der linke Lungenflügel.
12. Das Zwerchfell.
13. Die Leber.
14. Das runde Band.
15. Die Gallenblase.
16. Magen, der von der Leber auf die linke Seite gedrückt wird.
17. Die dünnen Gedärme.
18. Die Milz.

Der menschliche Körper

ist eine Verbindung von Gefässen, die verschieden geordnet, Theile von mancherlei Gestalten, welche sich zu einem harmonischen Ganzen bilden und zu dem mannigfachsten Gebrauch dienen. — Mit Hülfe der Vergrößerungsgläser ist festgestellt, daß von der ersten Bildung der Frucht an schon alle Theile im Kleinen vorhanden sind, und daß ihr Wachsthum nur in der Ausdehnung und Zunahme ihrer Gefässe bestehen, kein Theil aber dem andern sein Dasein zu verdanken habe. So viel glaubte ich vorausschicken zu müssen, um den Entwicklungsprozeß begreiflich zu machen.

Die Bestandtheile des thierischen Körpers sind: Fasern, Häute, Schlagadern, Blutadern, lympheti sche Gefässe, Nerven, Drüsen, ausführende Gefässe, Muskeln, Sehnen, Bänder, Knorpel und Knochen; hiezu kommen noch Nägel und Haare.

Fasern sind für das unbewaffnete Auge einfache Fäden der kleinsten Blutgefäße, oder Nerven, oder auch beides.

Häute sind Verbindungen von Fasern, die in eine Fläche ausgedehnt sind, um andere Theile zu bedecken, oder unter einander zu verbinden.

Schlagadern sind Röhren, die aus den Herzkammern entspringen, sich von da in viele Aeste theilen und so das Blut jedem Theile des Körpers zuführen.

Blutadern sind Röhren, die das Blut aus den letzten Enden der Schlagadern wieder sammeln und zu dem Herz zurückführen.

Lymphetische Gefässe sind feine, durchsichtige Röhren, welche die Lymphe aus allen Theilen, vorzüglich den Drüsen, aufnehmen, und sie in die größern Blutadern, sowie in die Milchgefäße ausleeren.

Nerven sind Bündel cylindrischer Fasern, die aus dem verlängerten Hirnmark und dem Rückenmark entspringen und sich in allen empfindenden Theilen endigen. Sie sind die unmittelbaren Werkzeuge der Empfindung.

Eine absondernde Drüse besteht aus einer Schlagader, Blutader, lymphetischem Gefäß, ausführendem Gang und Nerve. Der Nutzen der Drüsen ist, Flüssigkeiten aus dem Blut zu verschiedenem Gebrauch abzusondern.

Ausführende Gefäße sind entweder Röhren, die aus Drüsen die abgesonderten Feuchtigkeiten an ihren bestimmten Ort führen, oder Gefässe der dünnen Gedärme, die den Chylus in die Blutgefäße führen; die letztern heißen Milchgefäße.

Muskeln sind besondere Fleischtheile, die durch Zusammenziehung die Bewegung des Körpers verrichten.

Sehnen bestehen aus denselben Fasern, aus denen die Muskeln gebildet sind, nur sind sie in ihnen dichter, damit sie weniger Raum in einem Gelenk einnehmen und an einer kleinern Stelle eines Knochens angeheftet werden können.

Bänder sind starke Membrane oder Körper von dichtverbundenen Fasern, entweder um die Sehnen nieder zu binden, oder zur Anlage der Muskeln zu dienen, oder Knochen, welche eine Bewegung haben, zu verbinden.

Knorpel sind harte, elastische, glatte, empfindliche Körper. Ihr Nutzen ist, die Enden der Knochen, welche eine Bewegung haben, zu bedecken und die Reibung zu verhindern rc.

Knochen sind feste Theile, die den Körper stützen und ihm seine Gestalt geben u. s. w.

Die freiwilligen und unfreiwilligen Bewegungen des menschlichen Körpers, durch welche die Gesundheit bedingt wird.

Die freiwilligen Bewegungen gehen vom Gehirn aus und erfolgen unmittelbar, nachdem der Gedanke, diese oder jene Bewegung zu machen, entstanden ist. Die dazu dienenden Organe sind also die willigsten Diener unseres Willens. Wir wissen, daß es für unsere Gesundheit sehr zuträglich ist, wenn die äußern Organe angemessen bewegt werden, indem dadurch die unwillkürliche Bewegung der verschiedenen Organe befördert wird. Diese Bewegung aber ist es, von welcher unser Wohlsein abhängt, denn sowie sie in der einen oder andern Weise unterbrochen ist, sind wir krank, daher müssen wir also Sorgfalt darauf verwenden, sie in der Ordnung zu erhalten.

Nicht von dem Mittelpunkte der Nerven, dem Gehirne, werden diese unwillkürlichen Bewegungen geleitet und geregelt, sondern von einem eigenthümlichen Nervenapparate, welcher am Halse, in der Brust- und Bauchhöhle seinen Sitz hat und in eigenthümlichen Knoten und Geflechten sich darstellt. Es ist dieß der sogenannte sympathische Nerv, welcher sich zunächst in dem Herzen und in dem Darmkanale ausbreitet, dort den Bewegungen und übrigen Verrichtungen vorsteht, jedoch auch durch seine innige Verbindung mit Nerven aus dem Gehirne einen wichtigen Einfluß auf Lungen und Magen, also auf das Athmen und Verdauen hat.

Da diese unwillkürlichen Bewegungen, z. B. das Athmen und der Kreislauf des Blutes — Herz- und Pulsschlag — auch fortdauern, wenn wir schlafen, wo also unser Wille mit uns schläft; so mußte die Natur Vorsorge treffen, auf daß die genannten Verrichtungen, welche so lange nicht ruhen, nicht schlafen dürfen, im Gange bleiben; deßhalb sind sie unserem Willen entzogen. Im wachen Zustande können wir zwar langsam, schnell, kurz, tief rc. athmen; hierauf hat unser Wille jeden Einfluß, ja wir können das Athmen für eine kurze Zeit ganz einstellen, wenn z. B. ein unangenehmer Geruch an uns kommt; allein nach kurzer Zeit stellt sich doch das Bedürfniß zum Athmen wieder ein und wir werden durch eine höhere Macht dazu getrieben, soll nicht das Leben unterbrochen werden und der Erstickungstod folgen. Das Athmen ist also gleichsam eine gemischte Bewegung — sie ist willkürlich und unwillkürlich.

Anders ist es mit dem Herz- und Pulsschlage, jenen Pendelschwingungen der Lebensuhr. Man hat nur höchst seltene Beispiele, daß Menschen im Stande waren, den Schlag des Herzens zu verlangsamen, wodurch also auch der Kreislauf des Blutes verlangsamt werden muß; als Regel gilt, daß es nicht in unserm Willen steht, das Herz stärker anzuspornen; wir können dieß nur mittelbar, indem wir z. B. schnell laufen, geistige Getränke nehmen u. s. f. — Das Herz ist ein hohler Muskel, im Innern mit vier Abtheilungen; zwei davon stellen gleichsam ein Saugwerk vor; zwei dagegen ein Pumpwerk. In die ersteren zwei ergießt sich das Blut, welches aus dem Körper dahin strömt; aus den zwei andern wird es es dagegen in den Körper hingetrieben. Diese Verrichtungen zusammen sind mit sehr regelmäßigen Bewegungen der einzelnen Herzabtheilungen verbunden, welche (die Bewegungen nämlich), sich auf die aus dem Herzen entspringenden, das rothe oder ernährende Blut führenden Pulsadern fortsetzen. Diese Bewegungen des Herzens nennen wir Herzschlag, die der genannten Adern Pulsschlag; der letztere erfolgt unmittelbar nach dem ersteren, wie man sich überzeugen kann, wenn man den Puls in der Nähe der Hand fühlt und zugleich die andere Hand an das Herz legt.

Wie nun überhaupt die Bewegungen des Menschen dem Arzte für den Grad der Gesundheit und Krankheit wichtige Fingerzeige geben, so vornehmlich auch die Bewegungen des Herzens und der Pulsadern. Die Aerzte entnehmen aus dem Pulse sehr viel: Häufigkeit, Seltenheit, Stärke, Schwäche, Ordnung, Unordnung — Alles das gibt, in Verbindung mit Anderem Aufschluß.

Ein großer Muskel trennt die Brust- von der Bauchhöhle; wir nennen ihn das Zwerchfell, weil er zwerch, quer, horizontal liegt; er scheidet den Körper gleichsam in eine obere und untere Hälfte. Dieser nach oben etwas gewölbte, sonst flache, fast kreisrunde Muskel liegt dicht unter dem Herzen und den Lungen und dicht über dem Magen und der Leber, und bildet zwischen diesen Organen eine sehr bestimmte Scheidewand (auf der Abbildung ist er nicht angedeutet.) — Die Bewegungen des Zwerchfells gehen in der Regel ganz gleichzeitig mit den Athmungsbewegungen vor sich, und sind für diese, so wie für die im Unterleibe vor sich gehenden unwillkürlichen Bewegungen von Wichtigkeit, vorzüglich aber für die letzteren, indem wir durch das Zwerchfell, in Verbindung mit den Bauchmuskeln, einen bedeutenden Druck auf den Magen, den Darmkanal, und die sonstigen im Unterleibe liegenden Organe auszuüben im Stande sind, wodurch die ebengenannten Organe selbst in vermehrte Bewegung gesetzt werden.

Die Bewegungen, welche mit dem Verdauen und den damit zusammenhängenden Verrichtungen verbunden sind, bieten allerhand Verschiedenheiten dar. Das Kauen ist eine Bewegung, die wir ganz in der Willkür haben; auch das Schlucken steht bis auf einen gewissen Grad in unserer Willkür; kommt aber der Bissen im Halse an eine gewisse Stelle, so wird Jeder finden, daß sich seiner eine unsichtbare Macht plötzlich bemächtigt, durch sie wird er gepackt und fortgehoben; diese letzten Schlingbewegungen sind unserer Willkür entrückt. — Vom Mund an bis dahin, wo die Speisereste den menschlichen Körper verlassen — beiläufig gesagt eine Strecke Wegs, die etwa sechsmal so lang ist, als der Mensch selber — findet Bewegung statt und dieser ganze Weg bildet einen bald weiteren, bald engeren Kanal: die Mund- und Rachenhöhle, der Schlund, die Speiseröhre, die in den Magen führt, aus welchem es in den langhin gewundenen Darmkanal geht. — Man darf sich also nicht denken, daß wenn der Bissen, wie man sagt, „hintergedrückt" ist, nun so glattweg durch die Speiseröhre nach den Gesetzen der Schwere in den Magen hinabrutscht; dieß ist nicht der Fall; die Speiseröhre, ein sehr ausdehnbarer Kanal, ist mit Muskelfasern ganz umgeben; diese sind der Ausdehnung und Zusammenziehung fähig und dadurch wird der Bissen, der wie ein jeder fremder Reiz anspornend wirkt, fortbewegt. — Auch der Magen ist kein Schlauch, der die Speisen nur so wie ein Gefäß aufnimmt; er bewegt sich auf eine eigenthümliche Weise, indem auch er mit Muskelfasern umgeben ist, wie alle Kanäle des Körpers (auch die Brustgefäße.) Sind die Speisen im Magen in einen Brei verwandelt, so entstehen besondere Bewegungen, wodurch sie in den Darmkanal fortgedrückt werden und hier wandern sie nun in den vielerlei Krümmungen fort. — Auf der Abbildung, in dem untern Theile derselben, ist ein im Bogen gekrümmtes Darmstück und ein Theil des Darmkanales die in Windungen und Schlingen bergauf bergab gehen. Diese Windungen, und ein Wandern der Speisen nach den Gesetzen der Schwere, ein blos mechanisches Sichfortschieben ist demnach nicht gedenkbar; vielmehr ist der Darmkanal, vermöge seiner Muskelfasern, bewegungsfähig. Die Art und Weise dieser Bewegung sehen wir noch am getödteten Thiere, wenn wir ihm schnell den Leib aufschneiden: der vielfach gewundene Darm bewegt sich wie eine Schlange, oder wie ein großer Wurm, weßhalb diese Bewegung auch die wurmförmige genannt wird. — Bei der Einnahme von Laxirmitteln wird diese Bewegung vermehrt, bei der Kolik wird sie uns schmerzhaft, oft empfinden wir sie als ein Gurren oder ein sogenanntes „Suchen" im Leibe.

Die Muskelfasern, welche die unwillkürlichen Bewegungen in Kanälen (Speiseröhre, Darm, Adern u. s. f.) besorgen, sind in Gestalt einer dünnen Fleischlage an dem betreffenden Organ ringsherum angebracht, sind also nicht strangartig (wie die Muskeln an den Gliedern), und haben daher auch keine Sehnen oder Flechsen.

A.

Aalbesinge, s. v. a. schwarze Johannisbeere.

Aarwaizen, s. v. a. gemeiner Waizen.

Aaspflanze (**Stapelia**). Gattung der Familie Seidenpflanzengewächse, mit 5theiligem Kelch, radförmiger Blumenkrone, fleischig und fünfspaltig, behaart oder runzelig; Geschlechtssäule hervorragend; 5 Staubgefäße, welche in einen Cylinder verwachsen sind. Die Blüthen dieser blattlosen Fleischpflanzen sind gewöhnlich ekelhaft und riechen wie Menschenkoth. — Arten: Die rauhhaarige A. (**St. hirsuta**) ist am Kap der guten Hoffnung zu Hause, und ist eine Abart davon die schwarze A., mehr bekannt. Die gegliederte A. (**St articulata**) wird von den Hottentotten wie Spinat genossen, macht aber den Europäern Uebelkeit und Kolik, was in diätetischer Hinsicht Beachtung verdient. — Die bunte A. (**St. variegata**), hat eine kleinere Blume mit schwefelgelben Runzeln, braunrothen Punkten, und schwachem Geruch; dient wie die vorangehenden.

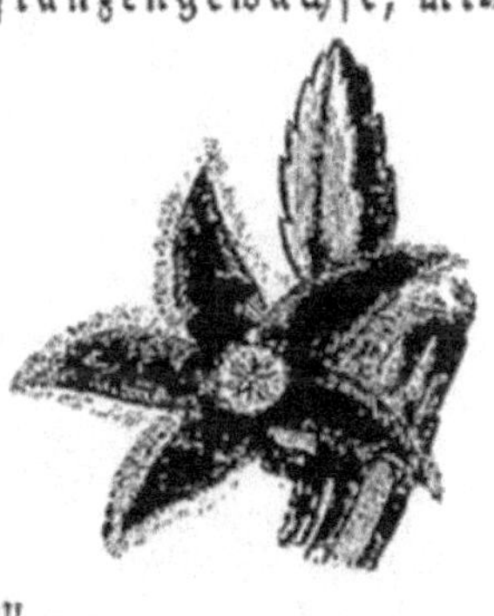

Abbißkraut (**Succisa**) Gattung der Familie Kardengewächse, mit fast zweireihigen Hüllblättchen, spreublätterigem Blüthenlager, achtfurchigem Hüllchen; der vierzähnige Saum sieht kaum über die Frucht hervor; Kelch schlüsselförmig mit 5 borstenförmigen Zähnen und 4spaltiger Blume. Arten: Teufels- oder Wiesenabbiß (**S. pratensis**). Der Name dieser Pflanze rührt daher, weil die Pfahlwurzel wie abgebissen erscheint, was von dem Teufel herrühre, der den Menschen die Kraft derselben mißgönne und deßhalb abbeiße. Die Blätter sind wie beim Wegerich, nur länger und zungenförmiger, schwarzgrün, rauh, ganzrandig oder schwachgezähnt und je weiter oben desto schmäler; Körbchen halbkugelig, die fruchttragenden kugelig. Der schwärzliche oder bräunliche Stengel ist 1—2 Fuß hoch, kahl oder feinbehaart; Blumen blaßblau, selten röthlich oder weiß. Die Borsten des Kelchs neigen sich zusammen und ragen wenig hervor; die Pflanze ist ausdauernd, blüht im August und September, hat sprießende Blüthenköpfe, so daß aus einem Blüthenkopf einer oder mehrere Blüthenköpfe hervorkommen; findet sich auf feuchten Wiesen, öden Orten, in Wäldern, zwischen Dornen ꝛc. Früher war diese Pflanze als **Herba et Radix S. s. Morsus Diaboli** in der Officin hochgeachtet; wirklich wird sie aber hauptsächlich nur noch als Gurgelwasser bei Halsübeln und äußerlich gegen Modorhöden angewendet. Der Geschmack ist bitter, etwas adstringirend, der Geruch unmerklich. — Anwendung, Form und Gabe: Wurzel und Krau

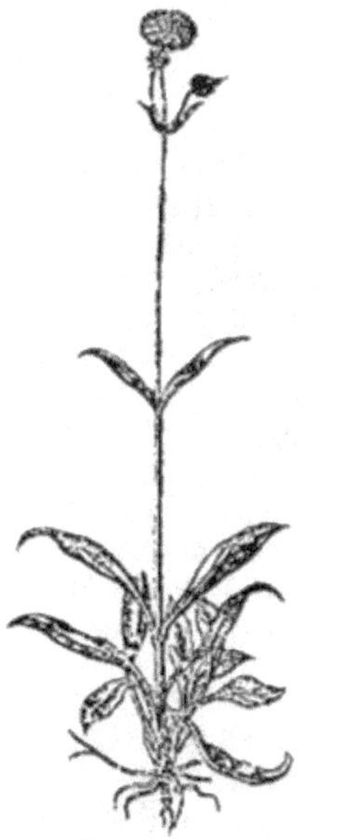

wird gestoßen, dann hebt es aufgelegt Entzündungen, zertheilt geronnen Blut, lindert die Schmerzen bei Quetschungen, stillt den fließenden Grind ꝛc. und wird zum Gebrauch während der Blüthezeit gesammelt. Die Pflanze behält ihre Kraft wohl zwei Jahre und wird, wenn sie ausgetrocknet ist, in möglichst wenig Wasser gesotten, wie in frischem Zustande zerhackt und dann aufgelegt. — Das südliche A. (**S. australis**) ist der vorigen Art ziemlich ähnlich, nur ist die Wurzel gestreckter, der Stengel kahler, reichlicher mit Blüthenästen versehen, die Blätter länger und ganzrandiger, Blüthen hellblau, blüht im August und September, ist ausdauernd und findet sich an sumpfigen Stellen des südlichen Europa's, namentlich in Reisfeldern. — Der Abbiß, dessen seine weiße Wurzeln wie abgebissen erscheinen, wurde früher häufig zur Zauberei und zum Schatzgraben benützt.

Abcdaria, Abckraut (**Spilanthes Acmella**), ein in Indien heimisches Kraut, von dem Blumenköpfe und Wurzeln häufig gekaut werden, theils allein, theils mit Palmblättern vermischt, um die Zunge geläufiger zu machen. Man bedient sich dieses Mittels, um den Negersklaven die Aussprache der arabischen Zischlaute zu erleichtern. Daher der Name des Krautes.

Abelicea, ein zur Familie der Ulmen gehöriger Baum auf der Insel Candia. Sein wohlriechendes rothes Holz wird zu feinen Tischlerarbeiten benützt. Der Baum trägt schwarzgrüne, dem Pfeffer ähnliche Beeren.

Abelken, s. Pappel.

Abelmosch, s. v. a. Bisameibisch, s. u. Eibisch.

Abendblume (**Mirabilis Congiflora**), langblüthige Wunderblume, eine ausgezeichnete Art der Gattung **Mirabilis**. Heimath Meriko.

Abgerundet, s. v. a. Zugerundet.

Abielbaum, s. v. a. Silberpappel.

Abies, s. Tanne.

Abnehmend gefiedert nennt man in der Botanik eine Pflanze, welche unten stärker und allmälig oben schwächer gefiedert ist; dasselbe gilt auch von einzelnen Blättern.

Abrahamsbaum (**Vitex agnus**), eine zum Geschlecht der Viticeen gehörige Pflanzengattung. Sie läßt sich leicht flechten und diente schon im Alterthum als festliche Begränzung.

Abrome (**Abroma**), Gattung der Familie Storchschnabelgewächse, mit 5theiligem Kelch, 5 Blumenblättern, am Grunde sackförmig erweitert, 20 zu einem zehnspaltigen Becher verwachsene Staubgefäße, 5spaltigem Griffel, 5fächeriger Kapsel und bemantelten Samen. — Arten: Prächtige A. (**A. augustum**), kleines, fast immer blühendes Sträuchlein in Ostindien, besonders zur Regenzeit schön. Die ganze Pflanze ist jung sammtartig filzig, später nur die jungen Zweige. Die Wurzelrinde dient gegen Hautausschläge, und der faserige Theil derselben wird wie Hanf benützt.

Absinth, s. v. a. Wermuth, und ein daraus gemachter magenstärkender Liquer.

Abthon, der Wedel des Frauenhaar Strichfarrns; auch s. v. a. Mauerrauten.

Abute (**Abuta**), Gattung der Familie Lorbeergewächse; Blüthen beider Geschlechter mit mehrblättriger Geschlechtshülle, Staubgefäße 6, Staubbentel zwei- bis vierfächerig, Beeren 1—6 und steinfruchtartig, meist schiefnierenförmig, einsamig. — Arten: Rothbraune A. (**A. rufescens**), zottiger Strauch, der sich an Bäumen emporschlingt, mit eirunden, spitzen, 2—3 Zoll langen, oben kahlen, rothbraungrünen, unten sammtartig aschgraulichen Blättern. Die männlichen Blüthen sind kürzer als die Blätter, blattwinkelständig, vielblüthig, außen grausammtartig, innen schwarzroth; weibliche Trauben wenigblüthig. Die Beeren stehen einzeln oder zu 2—3 auf den Blüthenstielchen und sind trocken, sammtartig, graulich. Alle Theile dieser guianesischen Pflanze sind bitter; sie kommt in der Officin als **Radix Pareirae bravae** vor, und wird als solche wie die Grieswurzel (s. d.) benützt. Außerdem dienen die jungen Zweige abgekocht gegen Leberverhärtungen. Geiger leitet die rothe Pareira von diesem Gewächse ab

Abwechselnd gefiedert ist ein Blatt, wenn größere mit kleinern Nebenblättchen abwechseln.

Abutua, Gattung der **Uricea**. Einzige Art: **A. africana**. Strauch in Ostindien. Die Wurzel und der Untertheil des Stammes sind zertheilend und auflösend und werden gegen Wechselfieber und Unterleibsstockungen gebraucht.

Acacie (**Robinia**), Gattung der Familie Sinnpflanzengewächse; Kelch 4spaltig, die obern Zipfel manchmal zweitheilig, Staubfäden 9 und verwachsen, 1 frei, oft auch anhängend; Hülse bucklig verlängert. Arten: Die Gemeine A. (**R. Pseudo-acacia**) heißt auch Robinin, weißblühende oder unächte A., und hat nackte und kahle Aestchen, unpaar gefiederte Blätter, dornige Nebenblättchen 2c. Dieser Baum, der bei uns allgemein bekannt und geschätzt ist, wurde im 16. Jahrhundert von dem französischen Naturforscher J. Robin aus den unermeßlichen Wäldern Amerikas nach Europa verpflanzt; sein Aussehen ist hübsch, er erreicht in seinem Vaterlande und bei gehöriger Pflege eine Höhe von 70—80 Fuß; die ziemlich aufrecht stehenden Aeste sind jung glatt, später aufgerissen, die Rinde ist zäh, bei ihrem Ursprung zeigen sich 2—4 starke Dornen, welche erst nach einigen Jahren völlig verschwinden. Die oben hell-, unten blaßgrünen, gefiederten Blätter stehen zu 6—7 Paaren wechselweise an den Zweigen und halten sich jeden Abend zusammen. Im Frühlinge kommen sie spät, im Herbste fallen sie bald wieder ab. Die gelblich weißen Schmetterlingsblumen erscheinen gegen den Juli und bilden herabhängende, lange Büschel, auch verbreiten sie einen angenehmen, jasminartigen Geruch. Darauf folgen 3 Zoll lange, 1½ Zoll breite Schoten, welche einen schwarzbraunen Samen enthalten. — Die Kultur rief folgende, allgemein bekannten Spielarten hervor, welche sehr verbreitet sind. Stachellose A. (**R. P. inermis**), wird durch's Propfen auf die gemeine A. fortgepflanzt, gleicht dieser vollkommen, nur ist sie dornlos. Kleinblätterige A. (**R. P. microphylla**), Blätter kleiner, Stamm niederer, blüht überaus reich, weshalb man ihn besonders gern in Anlagen pflanzt. Die Fortpflanzung geschieht durch Pfropfen auf den Urstamm. Zwerg-A. (**R. inermis**), ist durch Verkrüppelung entstanden, wird auf hochstämmige Acazien gepfropft und eignet sich in dieser Form vorzüglich zum Alleebaum, weshalb man diesen Baum fast in jeder Anlage trifft. Die A. mit gedrehten Aesten (**R. tortuosa**) ist noch verkrüppelter als die vorige und von beiden Spielarten kommt keine zur Blüthe. — Da die Acacie ein sehr schnell wachsender, gutes Nutzholz liefernder Baum ist, wollen wir einen kurzen Blick auf dessen Kultur werfen. Zur Fortpflanzung der gem. A. wird der Same Anfangs April 1—2 Tage eingeweicht, auf Gartenland in fußweite Furchen gesäet und ½ Zoll mit Erde bedeckt. Der Same geht schnell auf, und es sind die Setzlinge im ersten Jahr wie gesäete Obstpflanzungen zu behandeln, dann werden sie bis zum Herbst 2—3 Fuß hoch. Im nächsten Jahr verpflanzt man sie reihenweise in die Baumschule, zieht sie hier zu Hochstämmen heran oder pfropft andere Acacienarten darauf. Läßt man sie mehrere Jahre gehörig gelichtet im Saatbeet stehen, so können sie von da gleich an den Ort ihrer Bestimmung verpflanzt werden, indem hiezu 1—1½ Zoll dicke Stämmchen am geeignetsten sind. Zu Acacienbäumen eignen sich 3—4 Fuß hohe Setzlinge am besten. — Samen gleich in Wälder oder sonst zum Anbau der Acacie bestimmte Plätze zu säen, ist nicht rathsam, es sind vielmehr junge Pflanzen geeigneter zu diesem Zwecke. Zu Zäunen eignet sich die Acacie ebenfalls recht gut und sind zu diesem Zwecke 3—4 Fuß hohe Sämlinge am besten. Zum Versetzen der Stämme muß der Boden sehr gelockert und die schlanken Stämme jedenfalls durch Pfähle gegen Windbruch und durch Dornen gegen das Benagen der Hasen geschützt werden. Vor Häusern, in Alleen, Gärten Gehägen, an Bächen und Flüssen zur Befestigung der Ufer sind die Acacien eine wahre Zierde, und ist ihre häufige Kultur um so mehr zu empfehlen, als dieser Baum in der Jugend unbegreiflich schnell wächst. Man kann ihn nämlich alle drei Jahre köpfen, und dessen ungeachtet lassen sich aus dem Hauptstamme schon nach 10 Jahren 9—10 Zoll breite Bretter schneiden, welche, gut ausgetrocknet, von Tischlern geschätzt werden, indem das weißliche, harte und schwere Holz nicht leicht fault, daher zum Schiff- und Mühlenbau, zu Wein- und Hopfenpfählen, sowie zum Brennen besonders geeignet ist. — Schneidet man die Blätter den Sommer über in der Art mit der Scheere ab, daß sie wieder nachwachsen, so gewährt ein Acacienbaum oder ein Acaciengehäge den ganzen Sommer über einen großen Nutzen dem Viehhalter, da diese Blätter von Rindvieh, Ziegen und Schaafen sehr gerne gefressen werden. Die honigreichen Blumen werden von Bienen fleißig besucht, und der Same liefert ein Oel. — Die rothblühende A. (**R. hispida**) ist ihrer rosenrothen Blumen wegen in Gärten sehr geschätzt. Man vermehrt sie gewöhnlich durch Pfropfen auf die gemeine A. — Die wahre A. (**Acacia Tourn.**) hat poly-

1*

gamische Blüthen, 4—5 zähnigen Kelch, 4—5 verwachsene oder freie Kronenblätter, 10—200 Staubgefäße, zweiklappige, ununterbrochene Hülse. Ehrenbergs A. (A. Ehrenbergiana), 6—8 Fuß hoher Strauch in den Wüsten Lybiens, Nubiens und Dongolas, welcher viel arabisches Gummi liefert und von den Beduinen Samlo genannt wird. Seyal-A. (A. Seyal Del.), ein sehr großer Strauch mit kahlen, gedornten Aesten, der sich in Oberägypten, den Wüsten Lybiens, Nubiens und Dongolas findet, im April und Mai blüht und von den Eingeborenen Sejal genannt wird. Von diesem Strauch, sowie von dem vorangehenden und der geflügelten A. (A. alata) sammeln die Beduinen den größten Theil des arabischen Gummi, von dem man verschiedene Sorten hat, namentlich folgende: Aechtes arabisches Gummi (Gummi arabicum s. Mimosa verum), in unregelmäßigen, eckigen oder leicht abgerundeten, weißen, gelblichen, sehr brüchigen Stücken; geschmack-, oft auch geruchlos, riecht jedoch häufig auch säuerlich und löst sich in kaltem Wasser zu einem durchsichtigen Schleime auf. — Senegalgummi (Gummi Senegal s. senegalense), in größern, mehr abgerundeten, weißlichen, gelben oder röthlichen, mehr durchsichtigen und glänzenden Stücken. Besonders weiße Stücke dieser beiden Sorten heißen Gummi arabicum electum und G. Senegal el. — Der Geddahgummi (G. Geddah) kommt in rundlichen, dunkelgelben oder röthlichen Stücken zu uns, ist oft trüb, wird an der Luft zähe und bleibt beim Kauen an den Zähnen kleben, löst sich auch im Wasser nicht ganz auf. — Bassoragummi (G. Bassora s. toridonense), in unregelmäßigen, weißlichen oder gelblichen, durchscheinenden Stücken, die beim Kauen kreischen, sich im Wasser nicht ganz lösen und keinen dicken Schleim geben. Beide letztere Arten eignen sich nicht zu medizinischen Zwecken. — In seinem Vaterlande dient der Gummi als Nahrungsmittel, (Gefangene, welche ihn in der Regel sammeln müssen, bekommen sonst gar nichts), und er ist namentlich als Proviant für Wüstenreisen geschätzt. — Der Gebrauch des arabischen Gummi in der Heilkunde ist sehr häufig, und er dient namentlich als einhüllendes, schleimiges, reizmilderndes Mittel, das bei entzündlichen Krankheiten, ganz besonders bei den katarrhalischen Entzündungen, häufig in Anwendung kommt. Dieser Gummi ist überhaupt überall gut, wo die Organe gegen schädliche Einwirkungen scharfer Stoffe geschützt werden sollen. Gegen Ruhr, Durchfälle, Husten rc. kann man schwächere oder stärkere Dosen anwenden, je nachdem es das Bedürfniß erheischt, und bei Verwundungen dient er namentlich zum Blutstillen, wenn man ihn als Pulver auf die Wunde streut. — Als Auflösungsmittel solcher Substanzen, welche sich nicht mit Wasser vermischen, z. B. Balsam, Kampher, Harz, Oel rc. ist er sehr geschätzt, und wird außerdem in Seide- und Cottonfabriken, in der Färberei und Malerei, sowie von vielen andern Gewerben gar häufig gebraucht. Der Saft der A. wirkt zusammenziehend, kommt aber in unsern Tagen nur noch selten in Anwendung, weil der Schlehensaft geeigneter hiezu ist. Vgl. Mimose.

Acanthinum lignum, s. v. a. Brasilienholz.

Acaroides Resina, s. Resina lutea novi Belgii s. Gummi acaroides s. Gummi citrinum, Resina flora, Gummi Harym, Acarodium, gelbes Gummi, gelbes Harz von Neuholland, Botanybay-Gummi, — Harz. Dieses Gummi fließt aus den Stämmen von Xanthorrhöa, wovon 7 Arten bekannt sind, weshalb es auch in bedeutender Verschiedenheit vorkommt; bald nämlich in kugelrunden, tropfenförmigen Stücken, bald mehr ungestaltet oder in eckigen Stücken, die mit Eindrücken vom Stamme und mit Blattstielen vermischt sind. Das reine unvermischte Harz ist gelb wie Gummigutt oder heller, besonders bei der tropfenartigen Sorte; oft ist es auch braunröthlich geflammt. Es ist geruchlos; auf Kohlen gestreut, verbreitet es einen angenehmen, benzoëartigen Geruch und entwickelt dabei viel Rauch; gekaut hat es einen eigenthümlichen, etwas scharfen Geschmack, läßt sich zwischen den Zähnen zu Pulver reiben, hängt sich später an den Zähnen an und färbt den Speichel gelb; der Bruch ist muschelig, harzglänzend; gerieben wird es merklich electrisch; Aether, Alkohol und ätherische Oele lösen es leicht, fette Oele nur zum Theil auf. Widmann fand bei der Untersuchung Benzoësäure; Harz, welches mit Alkalien keine Verbindung eingeht; hellgelbes Harz, welches mit Alkalien und alkalischen Erden im Wasser auflösliche Verbindungen bildet; braungelbes Harz, welches mit Bittererde eine im Wasser und Alkohol auflösliche Verbindung gibt; eine weiche balsamische Substanz; Bassorin; Spuren von Gummi und

Zucker, endlich eine krystallinische Substanz, deren Beschaffenheit wegen zu geringer Menge nicht erforscht werden konnte. Von Kite wurde dieses Harz früher empfohlen und es ist neuerdings von Sieber wieder darauf aufmerksam gemacht worden. In Neuholland braucht man es häufig als Kitt, und die Eingeborenen von Neu-Süd-Wales, weil es ein angenehmes Tonicum ist, als ein Specificum gegen Ruhren. Auch hat es günstigen Erfolg bei Diarrhöen, Dyspepsie, Hysterie, Brechruhr und Bleikolik gehabt. Wo entzündlicher Zustand vorhanden ist, darf es nicht angewendet werden. Die beste Form ist die Tinctur, welche auf gewöhnliche Weise als Ansatz in absolutem Weingeist bereitet wird. Die Gaben dürfen im Anfang nicht zu stark sein und sollen allmälig steigen. Stenhouse empfiehlt dieses Harz als ergiebigste Quelle für die Gewinnung der Picrinsalpetersäure. Bei der trockenen Destillation des Harzes in eisernen oder kupfernen Retorten geht ein schweres, saures und eine geringe Menge neutrales Oel über, welches leichter als Wasser ist. Ersteres besitzt den Geruch und Geschmack des Kreosots, ist in Kalilauge löslich und besteht aus einer geringen Menge beigemengter Benzoësäure und Zimmtsäure, aus Phenyloxydhydrat; letzteres, durch Destillation über Kali von dem Phenyloxydhydrat getrennt, geht mit Wasser in die Vorlage über und ist wahrscheinlich ein Gemenge von Benzol und Cinnamol.

Acanaphora, s. v. a. **Jacea**.

Acajou, Acajouholz, s. u. Nierenbaum.

Acajou-Aepfel, s. u. Anacardien.

Acajou-Gummi, ein dem Gummi arabicum ähnlicher Gummi, welches aus alten Stämmen von **Anacardium occidentale** hervorquillt und in länglichen, gelben, gefurchten, starkglänzenden Stückchen in Handel kommt. Es enthält Bassorin und Gummi und wird in Brasilien als Arznei gebraucht. Es klebt beim Kauen stark an den Zähnen, löst sich aber schwer in Wasser; die Lösung wird weder durch Borax, noch durch schwefelsaures Eisenoxyd gefällt. Auch das aus dem Mahagoni- oder Acajoubaum ausfließende Gummi, welches unserm Kirschgummi überaus ähnlich ist, wird mit diesem Namen belegt, und endlich nennt Vieira de Mattos eine in den Elephanten-Nüssen enthaltene Substanz **Gomme d'acajou**.

Acerineen (Ahornartige Pflanzen), mit 4, 5—9theiligem Kelch, ebenso viel Blumenblättern, welche ringsum in eine drüsige Scheibe eingefügt sind, 8, selten 5—12 Staubgefäße, welche in einer unterweibigen Scheibe stehen; Fruchtknoten 2lappig, 2fächerig; Fächer 2eiig; Griffel 1; Narben 2; Frucht 2flügelig, trennt sich in zwei nicht aufspringende nußartige Früchtchen; Eiweiß fehlt; Keim gekrümmt, Keimblätter zusammengerollt. Die Blätter dieser Bäume sind gegenständig.

Aceya america. Ein aus Nordamerika zu uns kommendes Harz von unbekannter Abstammung, welches nach Wittstein aus unförmlichen, dunkelgrünen Stücken, von schwach aromatischem, etwas terpentinartigem Geruch und schwach bitterem Geschmacke besteht. Bei gewöhnlicher Temperatur zerreiblich, schon durch die Wärme der Hand erweichend, weiter erhitzt zu einer dunkelgrünen Flüssigkeit schmelzend und sich entzündend. Mit Wasser gekocht ertheilt es diesem einen bittern Geschmack, ohne sich weiter zu lösen. Weingeist, Aether und Terpentinöl lösen es vollständig mit grüner Farbe auf. Die geistige Lösung gibt mit Eisenchlorid einen schwarzblauen Niederschlag, und trübt sich durch überschüssige Aetzkalilauge.

Achaemenis, indisches Zauberkraut, welches bei Tage in Wein getrunken Verbrecher zwingen solle, ihre Schuld während der Nacht zu bekennen. — Ein anderes gleichnamiges Kraut soll den Feind zur Flucht zwingen, wenn es gegen denselben geworfen wird.

Achselmoos (**Pterogonium**), eine unbedeutende Moosgattung.

Achtmännige Blüthen sind solche, welche in Einer Blüthe acht Staubgefäße haben, z. B. die Weidenröschen.

Acicoca, peruanische Pflanze, die zuweilen statt der Paraguay-Pflanze gebraucht wird und mit ihr gleiche Eigenschaften haben soll.

Ackerbohne, s. u. Bohne.

Ackerchamille, s. u. Chamille.

Ackerkalmus, s. u. Kalmus.

Ackerklette, s. v. a. Wassernuß.

Ackerknoblauch (**Allium porrinum**), gleicht den Eigenschaften und der Gestalt nach fast vollkommen dem gewöhnlichen Knoblauch, nur sind Blätter und Stengel breiter und höher, letztere hohl, und tragen einen schwarzen Samen wie die Zwiebel.

Ackerknötterich, s. u. Knötterich.

Ackermann (**Acorus Calamus**), s. Kalmus.

Ackermannkraut, s. v. a. Ochsenzunge.

Ackermennig, s. v. a. Odermennig.

Ackernessel, s. v. a. Hanfnessel, rothe und weiße Taubnessel.

Ackerrettig, s. u. Hederich.

Ackerröschen (Teufelsauge, Frühlingsadonis, **Adonis vernalis**), kleine, niedliche Pflanze mit blaßgelben Blumen, findet sich sehr häufig auf Aeckern, wird ihres frühen Blühens wegen jedoch oft in Gärten gezogen. Die Wurzel wird häufig statt der wahren Nieswurz angewendet und das Kraut zum Färben wie Bärlapp benützt. Die Sommeradonis (**A. aestivalis**) hat feuerrothe, manchmal auch weiße und gelbliche, am Grunde schwärzlich gefleckte Blumen, und ist als Zierpflanze wie die Herbstadonis (**A. auctumnalis**) geschätzt. Von letzterer Art hat man eine prachtvolle Spielart in Gärten mit prächtigen, schwarz-purpurrothen Blumen.

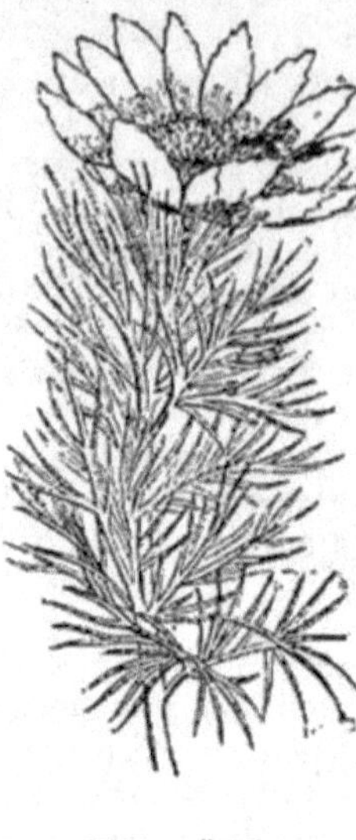

Ackerröschen.

Ackerröthe (**Sherardia**), s. v. a. Scherardskraut.

Ackersalat (Rapünzchen, Schmalzkraut, Ruschenkresse, Eierdotter, Feldsalat Mausöhrchen, Sonnenwirbel, Nüßlikraut, Weinbergssalat, **Valeriana locusta**), eine nützliche, allgemein bekannte Pflanze, die fast überall auf Aeckern, an Rainen, in Weinbergen wild wächst, und in den ersten Frühlingstagen oder spät im Herbst gesammelt, einen ebenso wohlschmeckenden als gesunden Salat gibt. Auf den Feldern und in Weinbergen bedarf er keiner Aussaat, indem er sich durch Selbstbesamung fortpflanzt. In Gärten säet man ihn von Ende Juli bis in den September breitwürfig, und bedarf er dann außer dem Reinhalten von Unkraut keiner weitern Pflege. Völlig ausgewachsen ist diese Pflanze kaum 1 Fuß hoch, mit weichem, zweitheiligen Stengel und vielen eckigen, sich scharf ausbreitenden Zweigen, lanzettförmigen Blättern, kleinen bläulichen oder röthlich-weißen Blumen. — Zur Gewinnung von Samen muß man die Samenstöcke vor gänzlich erfolgter Reife ausziehen, an einen luftigen Ort auf Leinwand oder Papier legen und da nachreifen lassen, bis der Same von selbst ausfällt. — Der Ackersalat ist als kühlendes, erfrischendes, antiskorbutisches Mittel in der Heilkunde geschätzt, und ist daher auch den Schafen im Frühjahr äußerst gesund.

Ackerschnabel, — Kraut, s. v. a. **Erodium cicutarium**.

Ackerschnalle, s. v. a. Klatschrose.

Ackerseifenkraut, s. u. Seifenkraut.

Ackersternkraut, s. u. Waldmeister und Scherardskraut.

Ackertäschelkraut, s. v. a. **Thlaspi arvense**.

Ackerveilchen, s. v. a. Stiefmütterchen.

Ackerviole, s. v. a. Frauenspiegel.

Ackerwurz, s. v. a. Kalmus, Schwertlilie und Blutwur

Ackerzwiebel, s. u. Vogelmilch.

Acmelle, s. v. a. Abcdaria oder Abcpflanze.

Adamsäpfel, s. u. Agrume. — S. v. a. Paradiesäpfel (**Pomum Adami**).

Adamsfeigen (**Sycomorus**), auch Maulbeerfeigen, Pharaofeigen genannt, weil der Baum dem Maulbeerbaum und die Frucht den Feigen gleicht. Er wächst nur in heißen Himmelsstrichen, trägt jährlich drei bis viermal und gibt einen Milchsaft, welchen man im Frühjahr dadurch gewinnt, daß man die Haut ein wenig ablöst und den hervorquellenden Saft sammelt. Die süße Frucht wächst am Stamme, da wo die Aeste stehen, oder an den Aesten, wo sich Zweige ausbreiten, also nicht wie die Frucht an andern Bäumen. — S. auch Pisang und Paradiesfeigen. — In der Heilkunde ist hauptsächlich der Saft dieses Baumes von Wichtigkeit. Nach dem Sammeln läßt man ihn in irdenen Gefäßen vertrocknen, und wenn man ihn dann vor dem Gebrauche erweicht, so heftet er Wunden zusammen, zertheilt harte Geschwüre und Beulen; innerlich dient er getrunken gegen verhärtete Milz und Beschwerden im Magenschlund.

Adamsholz, — Knochen, sehr hartes, schwarzes, ebenholzartiges Holz, das von Astrachan gebracht wird.

Adansonie, s. v. a. Affenbrodbaum.

Adelbertskraut, s. v. a. Luzerne.

Adelesche, eine Eschenart; s. Esche.

Adern nennt man in der Botanik das sehr feine Netz von Gefäßbündelchen, welche aus den Rippen der Blätter entspringen und dazu dienen, den Saft in alle Theile zu verbreiten.

Aderpilz, Aderschwamm (**Merulius**). Gattung der Familie Hutlinge, Ordnung Hüllpilze; fußloser, ausgebreiteter, dünner Hut von flockiger Substanz. Arten: Verwüstender Hausschwamm (**M. vastator**), einer der schädlichsten Schwämme von goldgelber Farbe, ohne Strunk, und ist statt der dünnen Blättchen auf der untern Seite mit etwas aufgelaufenen Adern versehen, welche gegen die Mitte gefaltet sind. In feuchten Gebäuden zeigt er sich sehr gern an Schwellen, Dielen und anderem Holzwerk, und sucht man ihn nicht alsbald nach seinem Erscheinen wieder zu vertilgen, so saugt er das Holz so sehr aus, daß es ganz mürbe wird und am Ende zerfällt. Schon sein Entstehen muß man zu verhindern suchen, was dadurch geschieht, daß man ein Haus auf recht trockene Erde und Sand aufführt, keineswegs aber auf altem Bauschutt, Wiesengrund &c. Ueberdieß soll man immer nur ganz gut ausgetrocknetes Holz verarbeiten, indem nicht gehörig ausgetrocknetes und namentlich im Saft gehauenes die Erzeugung des Schwamms sehr befördert, wenn nicht gar hervorruft. Hat sich der Schwamm einmal in einem Hause eingenistet, so ist das Abreißen, und sollte es auch noch so sorgfältig geschehen, ganz vergebens, denn er wächst schnell wieder nach. Zu seiner allmäligen Vertilgung empfiehlt man 1 Pfund Kupfervitriol, welches in 2 Maß lauem Wasser aufgelöst wird, und womit das Holzwerk fleißig bestrichen werden muß. Tropfender A. (**M. lacrymans**), breitet sich weit aus, wird mehr als spannengroß, bildet jung eine zarte, weiße Haut, welche sich nach und nach verdickt und wässerige Feuchtigkeit erzeugt, außen allmälig schwefelgelb, zuletzt aber rostfarben wird und an dem blässern Rand Wassertröpfchen von sich gibt. Nachher bilden sich mehr oder minder gezähnte Falten mit orangenfarbenen Löchern. Diese faltige Substanz besteht aus einer starkriechenden, graulichen Gallerte, wodurch der Schwamm nicht nur das Holz schnell zerstört, sondern auch die Wohnungen sehr ungesund macht. Er entsteht in feuchten Häusern und bei mangelndem Luftzug, tritt unter den Dielen des Fußbodens, den Lambrisen, Schränken, Thürgewänden &c. hervor, überzieht und zerstört das Holzwerk ganz, es ist daher auf seine schleunigste Vertilgung alsbald Bedacht zu nehmen, und es bestehen die besten Mittel gegen diesen Feind unserer Wohnungen in Kochsalz oder Alaun, scharfer Seifensiederlauge, mit Wasser verdünnter Schwefelsäure, sowie in andern mineralischen Säuren. Außerdem muß man an solchen Orten, wo er aufgetreten ist, anhaltenden Luftzug zu verschaffen suchen, damit sich die ihn begünstigenden feuchten Dünste entfernen können, sonst wird er früher oder später wieder erscheinen.

Adertang, s. u. Algen.

Adil, die in Guinea heimische Oelpalme **Eluis guineensis**.

Adiowänsamen, Ajawesamen, kleine, gelbliche, dem Petersiliensamen ähnliche Früchte von **Bunium copticum**, einem ägyptischen Doldengewächse. Sie riechen stark gewürzhaft, dem Liebstöckel ähnlich, und schmecken kümmelartig. Sie wurden früher als aromatisches Arzneimittel häufig angewandt, sind aber jetzt weniger in Gebrauch. Davon verschieden ist der indische Ajawesamen (Ajowaen, Juvanel), welcher von **Ptychotis Ajowan** kommt, in Ostindien zum Würzen der Speisen dient und nicht zu uns kommt.

Adipsos, s. v. a. ägyptischer Palmbaum und Süßholzbaum.

Adlerbaum, Adlerholz (**Aquilaria**), Gattung der Familie Seidelgewächse; zwitterig, mit gefärbter, fünfspaltiger Geschlechtshülle, abstehendem Saum; Schlund mit 5 zweitheiligen Schuppen; 10 Staubgefässe, welche unter den Einschnitten der

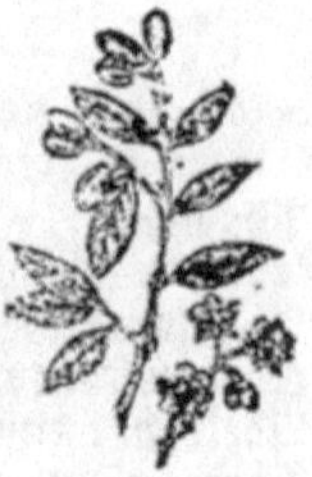

Schlundkrone stehen; 1 Staubweg; einfächeriger, verkehrt-eirunder Fruchtknoten; kleiner Narbe; holziger, zweischalstückiger Kapsel; Samen aufrecht und in schwammigem Mantel. Arten: Aechter Adlerbaum (**A. ovata**), nicht sehr hoher Baum mit schöner Krone, findet sich in den Gebirgen von China, Cochinchina und Malacca und liefert das ächte Adlerholz, Aloe Paradiesholz, Calambac, welches im Handel über Amsterdam in größern oder kleinern Stücken zu uns kommt. Die Farbe dieses Holzes ist dunkelgrau, manchmal schwärzlich und in einzelnen Fällen braunroth; es hat viele Knoten, um welche sich ein rothbraunes Harz befindet, und wenn man es auf Glas reibt, so läßt es einen harzigen Fleck zurück, der sich blos mit Weingeist wegnehmen läßt. Angezündet schwitzt es viel Feuchtigkeit aus und auf Kohlen gelegt verbreitet es stärkende Wohlgerüche. Dieses Holz wird in China so hoch wie das Gold geschätzt. Im Orient dient es bei Gastmahlen, Opfern ꝛc. zum Räuchern; ferner wird es daselbst zum Färben kostbarer Seidenzeuge, zu sehr feinen Tischlerarbeiten und in der Medizin benützt; namentlich mischen es die Türken unter den Rauchtabak, den es angenehm, stärkend und wohlriechend machen soll. — Das dunkelpurpurrothe, gelbgeflammte und schwerere Bastard-Adlerholz rührt von dem Blindbaum (**Excoccaria agallocha**) her, kommt von den molukkischen Inseln und wird ebenfalls zum Räuchern benützt. Malakka'sches Adlerholz (**A. malaccensis**), ein 60′ hoher Baum, welcher das wohlriechende Aloeholz oder Paradiesholz (**Lignum Aloes s. Agallochi**) liefert. — Diese Hölzer, welche reich an Harz sind, werden in Asien innerlich und äußerlich als tonisches, nervenstärkendes und krampfstillendes Mittel gebraucht, sowie zu Räucherungen verwendet. Auch bei uns kamen sie früher in der Offizin vor, jetzt aber gar nicht mehr, da sie sehr theuer sind und nur geringe Heilkräfte besitzen. — Aechtes Aloëholz (**Aloexylum agallochum**) wächst auf den höchsten Bergen Cochinchina's, heißt dort Calambak oder Gilam, ist älter mit einem harzigöligen, sehr wohlriechenden Safte erfüllt, weßhalb es theuer bezahlt wird.

Adlerbeere, s. v. a. Elsebeere.

Adlerblume, s. v. a. Akelei.

Adlerbohne, eine Schminkbohne mit adlerähnlicher Zeichnung.

Adlerholz, s. v. a. **Aquilaria** (holl. Agelhout, in Cochinchina Kalumbak), ein schweres, hartes, in's Grünliche fallendes, moschusartig riechendes, aromatisch schmeckendes, harziges Holz von **Excoccaria agallocha**, einem indischen Baume aus der Familie der Euphorbiaceen, das man im Orient und manchmal auch in Europa als Arzneimittel und wohlriechendes Rauchwerk benützt, und auch als geringe Sorte des Aloëholzes vorkommt.

Adlerkirsche, s. v. a. Elsebeere.

Admirabelpfirsich, eine wunderschöne, frühe und sehr geschätzte Pfirsichart.

Admiralsbirne, eine große Birnenart der Muscatellersorte.

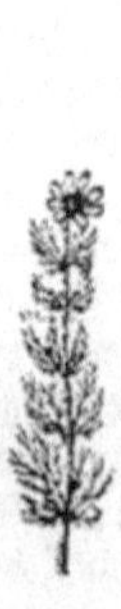

Adonisröschen (**Adonis**) Gattung der Familie Ranunkelgewächse; mit 5blätterigem Kelch, 5—20 Blumenblättern; hat am Grunde keine Honiggrube; zahlreiche, unterweibige Staubgefäße und Staubwege; 1samige, fast ährenartig gehäufte Schließfrüchte. Arten: Frühlings-A. (**A. vernalis**), schiefer, länglicher, vielköpfiger, schwarzbrauner Wurzelstock, aufrechter, $\frac{1}{3}$—$1\frac{1}{2}$′ langer, astloser oder 2—3astiger, flaumiger, starkbeblätterter Stengel; die wurzelständigen Blätter sind schuppenförmig und häutig, die stengelständigen sind sitzend, fiederartig vieltheilig und handförmig mit gleichbreiten, schmalen Zipfeln. An den Spitzen der Stengel und Aeste stehen die von den obersten Blättern umgebenen Blüthen mit 12—18 gold- oder citrongelben, länglichen Blättern. Diese Pflanze findet sich auf sonnigen Hügeln und Bergen, namentlich auf Kalkboden; sie ist ausdauernd, blüht im April und Mai, hat eine schwarz-braune (getrocknet fast schwarze), schwachriechnde, scharf bitterschmeckende Wurzel, welche einen drastisch purgirenden Extrativstoff und ein scharfes Harz enthält, weßhalb man sie in Apotheken zuweilen statt der schwarzen Nießwurz, welche jedoch kaffeebraun ist, findet. Der dunkelbraun-grünliche Aufguß der Adoniswurzel röthet Lakmuspapier nicht, und wir können die Anwendung dieser Pflanze ist der Heilkunde nicht empfehlen, da sie oft sehr gefährlich ist. In Rußland wird sie, wie die Sibirische A., häufig als Hausmittel benützt. Sommer-A. (**A. aestivalis**), dünnspindelige Wurzel, aufrechten, runden, unten schwachbehaarten Stengel, 3fach fiedertheilige, kahle, unten gestielte, oben sitzende Blätter; gestielte Blüthen am Ende der Stengel und Aeste, meist achtblättrig, manchmal mennigroth oder am Grunde gefleckt, manchmal blaßgelb. Findet sich in Saatfeldern auf Kalk- und Thonboden fast überall, ist 1jährig, blüht vom Juni bis Juli, hat scharfe Blüthen und Früchte, von welchen ein schwächerer oder stärkerer Absud gegen Verschleimungen, Harnbeschwerden und den Stein dient.

Ady, eine auf St. Thomas heimische Palmenart, mit dickem, kahlem, geradem Stamm, der sich in eine Krone von vielen Zweigen ausbreitet. Wird die Rinde der Zweige aufgeritzt, so ergießen sie eine große Menge süßen Safts, der zum Gähren gebracht die Stelle des Weines vertritt. Die Frucht, welche Abanga heißt, hat Größe und Form einer Pomeranze und wird geröstet genossen. Die unreifen Kerne werden zuweilen mit Mandiodenmehl gemischt und für herzstärkend gehalten. Auch wird aus der Frucht ein Oel bereitet, das die Butter ersetzt und bei gichtischen Zufällen mit Erfolg eingerieben wird.

Aebschbaum, s. v. a. Vogelbeerbaum.

Aecker, s. v. a. Eichel.

Aeckerbaum, s. v. a. Stieleiche.

Aegyptenkraut, s. v. a. Melilotenklee (**Melilotus vulgaris**).

Aehrchen, s. v. a. Spelzenblume.

Aehre (**Spica**), der Blüthenstand, bei dem auf den Seiten einer astlosen Spindel viele sitzende nicht im Kreise geordnete Blüthen stehen, wie z. B. bei der Gerste, dem Dinkel 2c.

Aehrenaloë, s. v. a. **Aloë spicata**.

Aelexe, s. v. a. Traubenkirsche.

Aepfel, säuerliche (**Poma avidula**). Obschon der Apfel eine Frucht ist, welche in den meisten Krankheitsfällen von den Patienten genossen werden darf, obschon der Apfelwein (Most) mit tonischen und aromatischen Mitteln häufig verbunden wird, obschon er als Hausmittel bei Brustbeschwerden, Halsleiden, Fiebern 2c. als kühlendes, erfrischendes Mittel geschätzt wird, so sind doch blos die säuerlichen Aepfel, namentlich Borsdorfer und Reinetten, officinell, indem sie zur Bereitung des apfelsauren Eisenextracts und der apfelsauren Eisentinctur dienen. Vergl. Apfelbaum.

Aërides, s. v. a. Luftblume, Luftwurzler.

Aëromel, Lufthonig, s. v. a. Manna.

Aesche, s. u. Esche.

Aescherwurz, s. v. a. weißer Diptam.

Aesculin, Schillerstoff, Polychrom, Enallechrom. Hierüber sagt die „deutsche Encyclopädie": Die Rinde der Roßkastanie (**Aesculus hippocastanum**), der Esche (**Fraxinus excelsior**), und noch mehrere Vegetabilien geben wässerige Ausz die im durchfallenden Lichte gelb, im reflectirten aber blau erscheinen, was man schillern nennt. Raab zeigte zuerst, daß dieß von einem eigenthümlichen Stoffe bewirkt werde, den er Schillerstoff nannte. Man erhält diesen am einfachsten aus der Roßkastanienrinde, wenn man sie mit Wasser auszieht, diesen Auszug mit Bleizucker fällt und aus der filtrirten Flüssigkeit das Blei durch Schwefelwasserstoff entfernt. Nach dem Filtriren und Abdampfen derselben zu Syrupsconsistenz erstarrt sie nach einigen Tagen zu einer crystallinischen Masse, die man mit etwas kaltem Wasser verdünnt und auspreßt; man wäscht nun den Rückstand noch einige Mal mit kaltem Wasser ab, und löst ihn dann kochend in einer Mischung von 1 Th. Aether und 5 Th. Weingeist, worauf das A. beim Erkalten rein und farblos crystallirt. Es stellt so ein weißes lockeres Pulver vom Ansehen der Magnesia dar, das einen schwach bitterlichen Geschmack besitzt. Man löst bei + 10° C. nur $\frac{1}{672}$ seines Gewichtes davon, kochend aber $\frac{71}{1000}$, worauf beim Erkalten die Lösung zu einer lockern Masse gerinnt. Aehnlich verhält sich Weingeist. Aether löst fast gar nichts, aber ein Gemisch von 1 Aether mit 5 Weingeist nimmt im Sieden $\frac{1}{17}$ davon auf. Die reine wässerige Lösung ist farblos und schillert sehr wenig, setzt man aber Brunnenwasser hinzu, so schillert sie schön blau.

Durch Zusatz von wenigen Tropfen einer Säure verschwindet das Schillern, kann aber durch eine geringe Menge eines Alkali's sogleich wieder zum Vorschein gebracht werden. Das A. hat eine schwach saure Reaction auf Lackmus und löst sich in alkalischen Flüssigkeiten in weit größerer Menge, als in Wasser, wird aber durch sie gelb und gefärbt. Eine solche Lösung zeigt das Schillern in so hohem Grade, daß $\frac{1}{1288888}$ A. derselben noch eine bemerkbare Bläue hervorbringt. Trocknet man eine alkalische Lösung des A. ein, so erhält man eine braune, in Wasser und Weingeist sehr lösliche Masse, welche in der geringsten Menge schon der Auflösung ein prächtiges Farbenspiel gibt, weßhalb man diese Masse auch zur Färbung von Liqueuren vorgeschlagen hat. Säuren vermindern ihr Schillern und ihre gelbe Farbe, heben es aber nicht ganz auf. Es scheint aber nicht, daß diese Verbindungen mit Alkalien in wirklichen stöchiometrischen Verhältnissen erhalten werden können, wahrscheinlich, weil die saure Eigenschaft des A. zu schwach ist. Metallsalze bringen in diesen Lösungen keine Niederschläge hervor. H. Trommsdorff hat das A. analisirt, und seine Zusammensetzung = $C_8 H_9 O_5$ im vollkommen trockenen Zustande gefunden. Beim Erhitzen schmilzt es unter Zersetzung, entwickelt einen Geruch nach gebranntem Zucker, und hinterläßt Kohle. Trübt es Goldlösung, oder gibt Eisenvitriol nach einiger Zeit einen Niederschlag, so ist es unrein.

Affarizen, s. v. a. Alpenjohannisbeeren.

Affenbaum, ostindischer (**Mimusops elengi**), sehr großer, wildwachsender Baum Ostindiens, welcher sehr dick und hoch wird, ein äußerst geschätztes Holz liefert, niederhängende Aeste, kleine blaßröthliche, wohlriechende Blumen hat, welch letztere der Form nach einem Affengesichte ziemlich gleichen. Die eßbaren Früchte sind olivenartig, haben eine röthliche Schaale, gelbes, süßliches, mehliges Fleisch. Das Holz hat eine solche Festigkeit, daß es sich nur in frischem Zustande und mit den schärfsten Instrumenten bearbeiten läßt. Hat man es einige Monate liegen lassen, so widersteht es den Axthieben und man vermag dann keinen Nagel mehr in dasselbe einzuschlagen. Dieser Baum liefert das sogenannte Eisenholz, welches zum Schiffsbau, zu Rudern, Ambosen, Ankern &c. unvergleichlich ist. — Die Eingeborenen destilliren aus den Blumen ein wohlriechendes Wasser, welches aber sonst keine besondern Kräfte besitzt.

Affenbeere, s. v. a. Moosbeere.

Affenbrodbaum (**Adansonia**) oder Baobab ist eine Gattung der Gruppe Leibabaumgewächse, Klasse **Monadelphia**, mit der einzigen Art fingerförmiger A. (**A. digitata**), und hält man diesen für den stärksten Baum der Welt, indem sein Stamm einen Umfang von 75—85′, somit einen Durchmesser von 25—30 Fuß erreicht. Die Höhe des Stammes übersteigt nur in seltenen Fällen 12 Fuß, allein auf demselben stehen ungeheuer starke Aeste, welche gewöhnlich eine Länge von 60—70 Fuß erreichen. Blätter: 7—8 Zoll lang, 3 Zoll breit, ähnlich denen der Roßkastanie; Rinde: dick, grau, weich und biegsam; Holz: weiß, leicht und zart. Bei Nacht sind die malvenähnlichen weißen Blüthen geschlossen, mit Sonnenaufgang aber öffnen sie sich. Die 18 Zoll langen Früchte, die in der Mitte einen Umfang von 20 Zoll haben, sind mit einer so starken Schaale umgeben, daß letztere polirt und zu Trinkgeschirren verarbeitet werden kann. — Der Anblick dieses in Afrika, namentlich in Aegypten und am Senegal heimischen, jetzt auch in Ost- und Westindien angepflanzten Baumes ist unvergleichlich schön, denn die Aeste hängen so herunter, daß er eine ungeheure grüne Halbkugel von 60—70 Fuß Höhe und 150 Fuß im Durchmesser bildet, der in der Nähe einem kleinen Walde gleicht. Es wird übrigens dieser unglaublich dicke Stamm leicht hohl, zumal wenn er auf irgend eine Art verletzt wird, und dient den Negern in diesem Zustande als Begräbnißplatz ihrer Todten, die darin in kurzer Zeit zu Mumien vertrocknen, sowie zu Versammlungsorten und Wohnungen. — Die von den herabhängenden Seitenästen gebildeten Laubgänge sind am Senegal von zahllosen Affen bewohnt, die sich von seinen Früchten nähren. — In der Officin seines Vaterlandes ist dieser Baum sehr geschätzt, denn die Blätter und Blüthen enthalten viel Schleim, und dienen als einhüllende, erweichende Mittel gegen Harnleiden, hitzige Fieber, Diarrhöen, Ruhr, Rothlauf &c. Aus den Blättern machen die Neger ein Pulver, Lalo oder Alo genannt, das sie mehr der Heilkräfte als des Geschmackes wegen ihren täglichen Speisen beimischen. Das durststillende, erfrischende und angenehm säuerlich schmeckende Mark der frischen Früchte wird gern gegessen und als Heilmittel gegen hitzige, gallige und faulige Fieber, Ruhr,

Scorbut und Blutflüsse gebraucht. Es ist dem Senegalgummi ziemlich ähnlich und besteht aus Zucker, Stärkemehl und Apfelsäure. Die an Alkali reiche Asche der Fruchthülle wird am Senegal mit Palmöl zur Bereitung der gewöhnlichen Seife benützt.

Affodill (**Asphodelus**), Gattung der Familie Kornlilien; zwitterig; blumenkronartige, tief sechstheilige Geschlechtshülle; 6 Staubgefässe, 1 Staubweg; ungetheilter Griffel mit dreieckiger Narbe; dreifächerige Kapsel, welche dreispaltig aufspringt; Blüthen in Trauben. Arten: Gelber A. oder Goldwurz (**A. luteus**), findet sich im südlichen Europa wild und kommt in unsern Gärten häufig als Zierpflanze vor. Aus der fleischigen, schleimigen, goldgelben Wurzel entspringt ein über 2 Fuß hoher, blätteriger Stengel, welcher eine schöne, goldgelbe Blumenähre an der Spitze trägt. Früher stand diese Pflanze bei dem Landvolk in sehr hohem Ansehen, indem sie von abergläubigen Leuten und Kindern als Schutzmittel gegen Hexerei um den Hals getragen wurde. Der ästige A. (**A. ramosus**) hat weiße Blumen, eine außen weiße oder bräunliche, innen schmutzig gelbe Wurzel, welche aus Fasern plötzlich in einen Knollen übergeht. Die zahlreichen, bandförmigen, oft 2 Fuß langen Blätter sind gekielt; auf dem runden, 2—3 Fuß hohen Schaft steht ein traubenartiger Blüthenstrauß. Diese Art findet man auf grasreichen Bergebenen und steinigen Hügeln Südeuropas, sowie am Ufer des Mittelmeeres; blüht vom März bis April, und wird von den Japanesen, wie es früher von den alten Griechen geschah, auf Gräbern gepflanzt. — Die Wurzeln sind sehr reich an Stärkemehl, daher kann man die getrockneten Knollen füglich als Nahrungsmittel benützen, was früher oft geschehen sein soll, und auch jetzt noch wird sie hin und wieder unter das Brodmehl gemengt. — Der verkannte A. und der weiße A. (**A. neglectus & A. albus**) gleichen im Aeußern der vorigen Art beinahe ganz, hinsichtlich der Eigenschaften aber unterscheiden sie sich gar nicht davon. — Diese Pflanzengattung ist in der Heilkunde geschätzt, denn die frisch unangenehm, scharf, bitter und schleimig schmeckenden Wurzelknollen (durch das Trocknen werden sie milder) enthalten einen Saft, welcher im Allgemeinen zertheilend und eröffnend wirkt, daher äußerlich gegen Geschwüre und Hautausschläge häufige Anwendung findet. — Wird ein Quint der Wurzel mit Wein getrunken, so wird die Menstruation und der Harnabgang dadurch befördert, Seitenstechen, Krampf und Husten gemildert und gehoben. Siedet man die Wurzel in Weinhefe, so reinigt und heilt sie faule, um sich greifende Geschwüre, hebt Entzündungen, namentlich an Brust und Gemächt 2c. — Zur Kühlung und Heilung hitziger Augen ist der Saft dieser Wurzel, mit Myrrhen und Safran gesotten, sehr gut. — Wird die Wurzel gebrannt und die Asche gesammelt, so hat man ein vorzügliches Mittel zur Beförderung des Haarwuchses. — Höhlt man die Wurzel aus und gießt Oel darein, so ist dieß, aufgelegt, ein vorzügliches Mittel gegen Brand, erfrorene Glieder 2c. — Der Saft, wenn man ihn in die Ohren träufeln läßt, ist gegen Schwerhörigkeit gut; läßt man ihn in Wunden laufen, so reinigt er vom Eiter; trinkt man ihn, mit Wein und Zucker vermengt, so hebt er schmerzhaften Husten, und ist gut gegen die Gelbsucht. — Geschwollene Hoden werden leicht geheilt, wenn man die Wurzel in Weinhefe siedet und darauf legt. — Der Unterleib wird erweicht, wenn man die Wurzel in Wein siedet und den Absud trinkt. — Samen und Wurzel in Wein gelegt ist gut gegen Gift und Schlangenbiß. — Pulvert man die Wurzel und vermengt sie mit gebranntem Alaun, so kann man damit das faule Fleisch herausätzen.

Affolle, Affolter, s. v. a. Mistel.

Affrusch, s. v. a. Stabwurz.

Afterkamille, s. v. a. Ackerkamille.

Aftermoose, s. v. a. Algen-, Flechten-, Platt- und Lebermoose.

Afterquendel, s. u. Quendel.

Afto, eine in Guinea einheimische Art von **Erysimum**, welche die dortigen Einwohner zu Pulver zerreiben und dasselbe gegen das Kopfweh schnupfen.

Agallochholz, s. v. a. Adlerholz.

Agathä (**Agathea**), Gattung der Familie Vereinblüthler, mit glockiger, 1 und 2reihiger Hülldecke, angedrückten Hüllblättern, weiblichen Randblüthen, einlippiger, blauer Blumenkrone. Arten: Amellenartige A. (**A. amelloides**), Stengel strauchig; Blüthenköpfe langgestielt; Randblüthen blau, Scheibenblüthen gelb; ist am Kap der guten Hoffnung zu Hause, blüht vom Februar bis September, läßt sich durch Stecklinge sehr leicht vermehren und findet sich in unsern Gärten häufig als Zierpflanze.

Agave (Agave). Gattung der Familie Narzissenschwertel; zwitterig; überweibige, röhrige, sechstheilige, blumenkronartige Geschlechtshülle; 6 Staubgefäße; fadenförmige Staubfäden; dreifächerige Kapsel; flach zusammengedrückten Samen. Arten: Amerikanische A. (**A. americana**). prächtige Pflanze, welche 1561 aus Südamerika nach Europa kam und nun in vielen Treibhäusern bei uns gefunden wird. Der sehr dicke Wurzelstock hat viele lange Wurzelfasern; die braundornig gezähnten, oft 3 Ellen langen, grundständigen Blätter sind fleischig, dick und steif; der aus der Mitte der Blätter entspringende Schaft wird 24 bis 36 Fuß hoch, endet oben in Blüthenäste, von denen jeder sich wieder in drei Aestchen theilt, an welchen die Blüthen in Büscheln stehen, so daß das Schaftende einen pyramidenförmigen, großen Strauß bildet. Im ganzen wärmern Amerika, und jetzt auch in den andern Welttheilen der wärmern Zone findet sich diese Pflanze wild, treibt jedoch nur in sehr hohem Alter einen Blüthenschaft, weßhalb unsere Gärtner ihr den Namen hundertjährige Aloe gegeben haben. Hat sie Ein Mal Blüthen und Früchte gebracht, so stirbt sie ab. — Wo die Agave im Freien gedeiht, also auch in Spanien, Südfrankreich, Italien 2c., gewährt sie einen sehr großen Nutzen. Sie wird hauptsächlich häufig zu Hecken an Gärten und auf Wiesen benützt, und in Marokko umzäunt man beinahe alle Gärten damit. Die getrockneten Blätter dienen zur Bedeckung der Häuser, die Stengel zu Sparren und Balken, die Blätterstacheln zu Pfeilen und Nägeln; das Mark der schleimigen Blätter gibt, wenn man es eine zeitlang in die Erde legt, eine erfrischende Speise, welche den Melonen gleich kommen soll. Durch das Legen der Blätter in's Wasser löst sich das Mark von den Fasern ab, so daß diese Nähzwirn geben und sich überhaupt wie Flachs behandeln lassen, somit zur Bereitung von Leinwand, Strümpfen, Handschuhen 2c. dienen. — Der süßliche Saft der Blumen, welcher übrigens aasartig riecht: erregt bei mäßigem Genuß leichtes Erbrechen. — Der Saft der Blätter, des Schaftes und des Wurzelstockes wird häufig zu einer syrupartigen Flüssigkeit eingedickt, und ist dann ein ausgezeichnetes Mittel bei Kacherien und Schwindsuchten. Außerdem kann man aus diesem Safte eine Art Zucker, und durch Gährung einen Wein oder Essig erhalten. — Der Wurzelstock kam früher in der Offizin unter dem Namen Magenwurzel (**Radix agaves**) sehr häufig als harntreibendes, antisyphilitisches Mittel vor, kommt aber jetzt selten mehr in Anwendung. — In Treibhäusern muß dieser Pflanze eine sehr große Aufmerksamkeit geschenkt werden, namentlich darf man sie nicht unter hohe Bäume stellen, damit nichts zwischen die Blätter fallen kann, indem dadurch die Pflanze entweder ganz zu Grunde ginge oder doch so Schaden litte, daß sie nie mehr einen gesunden Stengel hervortreiben könnte. — Sie verlangt einen lehmigen, mit Sand vermischten Boden, und darf im Winter nur sehr wenig begossen werden. — Die lebendig gebärende A. kommt in Nordamerika so häufig vor, daß sie oft ganze Strecken Landes bedeckt, sehr dicht steht, manchmal 30 Fuß hoch wird und die Eigenthümlichkeit hat, daß der Samen nach erlangter Reife auf dem Stocke keimt und hier so lange fortwächst, bis er dürr wird, worauf die jungen Pflanzen zur Erde fallen und da Wurzel schlagen.

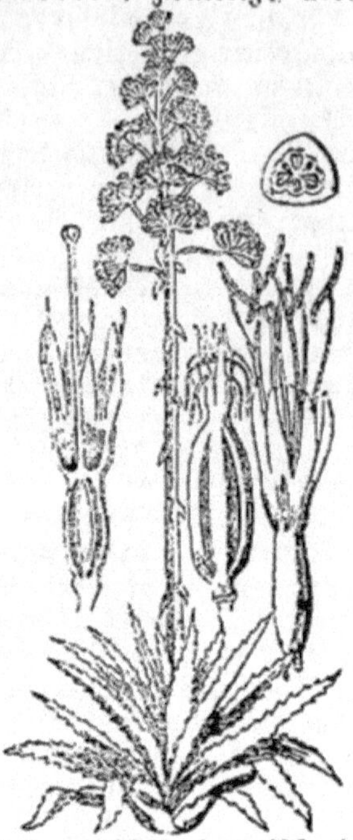

Aglio, s. v. a. Knoblauch und Schnittlauch.

Agnacat, eine in Amerika heimische Birnbaumart, die dem gemeinen Birnbaum an Größe und Form gleicht, aber das ganze Jahr belaubt ist. Die Früchte gleichen den Birnen, bleiben aber auch in reifem Zustande grün; das Mark hat dieselbe Farbe und schmeckt süß, fast wie Butter.

Agrume (Citrus), Gattung der Gruppe und Familie Orangengewächse;

kurzer, 3—5spaltiger Kelch, 5—8 sich am Grunde zusammenneigende Blumenblätter, 20 Staubgefässe, länglicher Staubbeutel; 8—12fächeriger Fruchtknoten; dickrindige, vielsamige, 6—12fächerige Beere. Arten: Limonen A. (C. medica), dieser ausgezeichnete und durch seine Früchte, die Citronen, allgemein bekannter Baum erreicht eine Höhe von 30—60 Fuß; er wächst im wärmern Asien, namentlich in Medien, Assyrien und Persien wild und wurde von da nach Griechenland, Italien, Spanien, Südfrankreich rc., später auch nach Amerika verpflanzt, so daß er jetzt in diesen, wie noch in andern Tropenländern, ganze Wälder bildet. Er erreicht die mittlere Baumgröße, hat eine stark riechende, weißlichgelbe Wurzel, einen geraden Stamm mit schwärzlicher, weißpunktirter Rinde, sperrigen Aesten, bedornten Zweigen, glatten, dicken, glänzenden Blättern, und weißen, röthlich schattirten, wohlriechenden Blumen. Die köstlichen Früchte dieses Baumes, die Citronen, sind länglich oder rund, verschieden groß und oben mit einer Warze versehen. Die äußere gelbe Schaale enthält in sehr zahlreichen kleinen Bläschen viel Oel. Innerhalb der Schaale liegt eine zähe, fleischige, unbrauchbare Masse, dann erst folgt das saftige, saure und süßliche Fleisch. Eine Frucht gibt um so mehr Saft, je dünner die Schaale ist, deßhalb wird sie auch am meisten geschätzt.— Der Citronenbaum trägt das ganze Jahr hindurch Blüthen, halbreife und reife Früchte, welch letztere jedoch in der Regel schon dann gepflückt werden, wenn sie sich zu färben anfangen, da sie sich in diesem Zustande besser halten und eine angenehmere, stärkere Säure geben. — Italien, Spanien, Griechenland, das südliche Frankreich rc. treiben einen sehr ausgedehnten Handel mit Citronen, indem diese Länder jährlich viele tausend Kisten mit Citronen, jede besonders in ein Papier eingewickelt, bepacken und nicht nur in alle Länder Europa's, sondern in sämmtliche Welttheile versenden. Ihr Gebrauch in der Oekonomie und Medizin ist sehr mannigfaltig, und sie lassen sich, bei uns angekommen, in trockenem Sande an einem kühlen Ort noch lange aufbewahren. In der Conditorei bereitet man aus den Schaalen die beliebte Citronat und durch Auspressen oder Destillation das Citronenöl oder Cederöl (Oleum de Cetro), von welchem Sicilien allein jährlich 4—5000 Pfund liefert. Dasselbe ist in kleinern oder größern Gaben ein so vorzügliches magenstärkendes Mittel, und hebt von Blähungen herrührende Beschwerden so gut, daß es in dieser Hinsicht immer größere Verbreitung finden dürfte. Der Saft kann als die beste Pflanzensäure betrachtet werden, daher wird er häufig als Gewürz an Speisen, zu erfrischenden heilsamen Getränken in hitzigen Krankheiten, Faulfiebern rc., sowie zu Punsch, Limonade rc. benützt und von Künstlern und Handwerkern mannigfach verwendet. Aus den nicht in den Handel kommenden kleinen Citronen wird der Saft gepreßt, in Bouteillen gefüllt und auf Seereisen gegen Skorbut (Scharbok) als einzig schnell wirkendes Mittel angewendet. Auch in der Färberei und zur Reinigung der Haut wird er häufig benützt, und ist als wirksames Gegengift gegen den Vipernbiß, gegen giftige Schwämme und Wolfsmilchkraut sehr geschätzt. — Von der Citronenblüthe erhalten die Kleider nicht nur einen lieblichen Geruch, sondern sie schützen dieselben auch gegen Motten. — Mit den bittern Samenkernen kann man Würmer von Menschen und Vieh treiben, während das feine, gelbliche Holz von Drechslern und Tischlern zu verschiedenen Kunstarbeiten benützt wird, und von dem aus Amerika kommenden Citronen- oder Jasminholze, welches schwer, harzig und citronengelb ist, leicht unterschieden werden kann.— Durch die sehr ausgedehnte Kultur der Citronen sind außerordentlich viel Spielarten entstanden, von welchen wir hier die wichtigsten aufzählen wollen. 1. Citronaten, mit festem, süßem und schmackhaftem Fleisch; sie werden in Italien oft 5—10 Pfund schwer und liefern das grüne Citronat, welches gewöhnlich zu Backwerk benützt wird. 2. Die Lumien gleichen in Form, Farbe und Geschmack den Pomeranzen, und es gehören hieher die sogenannten Adamsäpfel, Paradiesäpfel (Pomum Adami), welche an der Spitze eine mit einem tiefen Ringe umgebene Warze haben, die von einem Bisse herzurühren scheint. Daher rührt die Sage, daß sich Adam an dieser Frucht versündigt haben soll, und wird daher von den Juden noch jetzt als Schmuck ihrer Laubhütten gebraucht. Es gilt bei denselben als Ehre, einen schönen untadeligen A. zu besitzen. Die wahre Heimath dieser Früchte ist Riviera di Genova, Montenegro, Calabrien und Sicilien. Sie werden sorgfältig verpackt, in Kisten von 190—200 Stück versandt, und jede Kiste mit einem die richtige Art der Einsammlung verbürgenden Certificate des am Orte der Einsammlung wohnenden Oberrabiners versehen. 3. Die

Peretten sind blaßgelb, süß, eßbar und haben die Form einer Birne. 4. Die Limen sind kugelrund, klein und hellgelb. 5. Die Bergamotten sind ebenfalls rund bitter, gewürzhaft und gleichen der äußern Form nach den nach ihnen genannten Birnen. Von ihrer Schaale wird das Bergamottöl gewonnen. 6. Am kleinsten sind die Limönchen, welche fast gar kein Fleisch haben und einen grüngelben, sauren Saft liefern. — Von allen Citronenölen ist das Limettöl das beste, indem es noch feiner riecht als das Bergamottöl, brennend bitter und lange anhaltend etwas kampherartig schmeckt. — In Deutschland, sowie in allen nördlich gelegenen Himmelsstrichen werden die Citronenbäume häufig in Gewächshäusern aus Samenkernen gezogen und im 3. oder 4. Jahre oculirt oder gepfropft. Uebrigens lassen sie sich auch durch abgeschnittene Zweige leicht fortpflanzen. Am besten gedeihen sie in 3—4 Fuß hoher fetter Rasenerde, welche mit gutverfaultem Kuhdünger und $^1/_3$ Sand zu vermischen ist. Im Frühlinge müssen die Stämmchen alle zwei Jahre versetzt und die Wurzeln beschnitten werden. Gut ist es, wenn man sie während der wärmern Jahreszeit ins Freie bringt, sie dürfen aber erst dann an die freie Luft gewöhnt werden, wenn man keine Nachtfröste mehr zu befürchten hat. Den Sommer über muß man sie fleißig begießen, im Winter hingegen darf es nur selten geschehen, sonst stellen sich die Schildläuse ein und die Wurzeln faulen. — Diese Pflanze ist in der Offizin wie bei den Hausmitteln so allgemein und so geachtet, daß wir nicht umhin können, noch einen Blick auf deren Heilkräfte zu richten. Wir haben es hier hauptsächlich mit dem Citronensaft, Citronensäure, Limonade zu thun. Der Citronensaft, welcher die Citronensäure enthält, ist kühlend, erfrischend, durstlöschend, schweißtreibend, verbessert eine scharfe oder zu reichlich sich absondernde Galle, darf aber nicht in zu starken Gaben und nicht zu häufig genommen werden, weil sonst der Magen von der Citronensäure angegriffen wird. — Hinsichtlich der Anwendung, Form und Gabe ist zu bemerken, daß man sie innerlich als Limonade gibt, indem man in Zuckerwasser so viel Citronensaft aus einer Citronenschale drückt, daß dieses Getränk angenehm säuerlich schmeckt. Dieses Mittel ist gegen Blutwallungen, zu starke Gallenabsonderung, woraus Kopfweh, Appetitlosigkeit, schlechte Verdauung, unregelmäßiger Stuhlgang, Schwindel, Herzklopfen rc. entspringen, ganz besonders gut, und wird es mit einem Thee, namentlich Holderthee, verbunden, so wirkt es sehr schweißtreibend. — Der Citronensaft ist äußerlich ausgezeichnet gut gegen blutendes, schwammiges Zahnfleisch, wenn man dieses wiederholt mit demselben reibt; ferner ist er gut gegen Sommersprossen und andere Flecken im Gesicht, welche ebenfalls damit gerieben werden müssen. Das Innere der Citronenschale ist reizender, macht die Haut roth und wirkt ableitend, weshalb deren Anwendung bei Kopf- und Zahnweh, namentlich bei einseitigem Kopfweh, oft schnellwirkend und gut ist, namentlich wenn sie an die Schläfegegend aufgelegt wird. — Orangen-A. (**C. Aurantium**), 30—40 Fuß hoher Baum, dessen glatte Rinde schwärzlichgrau und dessen Krone vielästig ist. Die, wie das Ganze, vollkommen kahlen Aestchen sind fast dreieckig; die elliptischen Blätter haben oft eine ausgerandete Spitze, sind durchscheinend getüpfelt, lederartig, glatt, oben glänzend hellgrün, unten matt und blässer. Die in den obersten Blattwinkeln befindlichen Blumen stehen zu 3—8 doldenartig gehäuft an den Enden der Aestchen; sie riechen sehr angenehm und stark, haben eine weiße, manchmal eine außen purpurröthliche Farbe; 20—25 Staubgefäße, welche kürzer als die Blume sind. Die gelbrothe, fast kugelförmige Frucht wird 2—5 Zoll groß, enthält 8—12 Fach, von denen sich in jedem 2—5 Samenkörner befinden. — Auch von dieser Art haben wir durch langjährige Kultur viele Spielarten erhalten, von welchen die drei wichtigsten, welche wieder Untervarietäten haben, folgende sind: 1. bittere Pomeranze oder bittere Orange mit rundlichen Früchten und bitterem Safte; 2. süße Pomeranze oder süße Orange mit ovalen oder rundlichen Früchten und einem süßen Safte. Hieher gehört namentlich die Apfelsine und eine Spielart mit bluthrothem Fruchtbreie. 3. Bergamotte, rundliche, etwas birnförmige oder niedergedrückte Früchte mit säuerlichem Safte. — Diese Pflanze ist im südlichen Asien zu Hause und wird daselbst, sowie im nördlichen Afrika und vielen andern wärmeren Himmelsstrichen seit langer Zeit kultivirt, bei uns aber allgemein in Gewächshäusern gezogen, wo sie fast das ganze Jahr hindurch blüht, namentlich aber vom Mai bis August. Die bitter aromatischen Blätter (**Folia Aurantiorum**), die sehr angenehm riechenden Blüthen (**Flores Auran-**

tiorum s. Naphae) und die unreifen sehr bittern Früchte, sowie das Oel der reifen Fruchtschale sind in der Offizin geschätzt und als Parfüm hochgeachtet. Vgl. Pomeranze. — Pompelmus-A. (C. decumana), gleicht dem Pomeranzenbaum, hat aber etwas birnförmige, sehr große, oft 10—15 Pfund schwere Früchte; ist in Ostindien zu Hause, wird jedoch auch in vielen andern Ländern gebaut und dient vorzüglich zur Bereitung der Citronate oder Succate.

Aguaguin, Name eines afrikanischen Strauchs, den die Eingebornen für heilend und balsamisch halten. Seine Blätter gleichen denen des spanischen Flieders; sie stehen wechselsweise auf ½ Zoll langen Stengeln und zeigen, wenn man sie gegen das Licht hält, eine sehr zarte Gefäßstructur.

Agualaholz, s. v. a. Adamsholz.

Aguapa, Name des indischen Giftbaums.

Aguaraibai, ein an den Ufern des Uruguay (Südamerika) wachsender Schotenbaum, aus dessen Blättern ein Balsam gewonnen wird; seine Eigenschaften sind bei uns noch nicht näher bekannt.

Ahate, — baum, ostindische Baumart, später auf den Philippinen angebaut. Die Blätter liefern geruchloses Oel; die Früchte, von der Form kleiner Aepfel, haben einen starken Geruch, saftiges und wohlschmeckendes Fleisch.

Aheita, Pflanzenwurzel, welche den nordamerikanischen Indianern am Noutka-Sund als Nahrungsmittel dient.

Ahorn (Acer), Gattung der Familie Seifenbaumgewächse; vielehige Blüthen, gewöhnlich 5theiligen Kelch und 5 Blumenblätter, welche gelbgrün und gefärbt sind, 8 Staubgefäße, zusammengedrückten, 2lappigen und 2fächerigen Fruchtknoten; 2 Narben; kurzen Griffel. Arten: Gemeiner, Weißer oder Bergahorn (A. pseudoplatanus), ein in Deutschland, der Schweiz, Frankreich, Ungarn etc. sehr gewöhnlicher Waldbaum, welcher am besten auf schattenreichen Plätzen mit gutem, feuchtem Boden gedeiht und eine Höhe von 50—60 Fuß erreicht. Von den tief in die Erde gehenden Wurzeln erhebt sich ein dicker, gerader, schöner Stamm, dessen Aeste eine hübsche Krone bilden. Die Rinde der jungen Stämme ist braun mit weißen Punkten, die der mittelalten sieht röthlich braun und die von alten Stämmen hat eine weißgraue Farbe. Die dem Weinlaube gleichenden Blätter hängen an langen, rothen Stielen; im Mai erscheinen die blaßgelben Blüthen in großen Büscheln und hinterlassen einen geflügelten Samen, welcher im October reift. Das Holz dieses nützlichen Baumes ist weiß, oft auch maserig, dauerhaft, den Würmern nicht leicht ausgesetzt, läßt sich hübsch poliren, weshalb es von Tischlern, Instrumentenmachern, Drechslern etc. zu vielen feinen Arbeiten benützt wird, zumal es sich wie Mahagoniholz färben läßt. Zu Spindeln ist es allem andern Holze vorzuziehen, und stärkere Stämme geben ausgezeichnete Bohlen und Bretter. Die Blätter sind als Viehfutter geschätzt, und in Wein gekocht geben sie ein ausgezeichnetes Mittel zum Auflegen auf entzündete Augen. Grün gestoßen und aufgelegt mildern sie hitzige Geschwülste. — Wird im Herbst nach dem ersten Froste oder im Januar ein starker, 80—100 Jahre alter Stamm angebohrt, so erhält man in etwa 14 Tagen 100 und mehr Maß Saft davon, ohne daß dadurch der Baum litte. Dieser Saft gibt einen ausgezeichneten Essig, oder sehr viel Branntwein oder, wenn man ihn einkocht, guten Zucker, und zwar von 25 Maß Saft 1 Pfund. In vielen Ländern ist die Gewinnung des Ahornzuckers bedeutend, und in Schottland und Irland bereitet man den lieblichen Ahornwein aus dem Safte. Die Blumen enthalten viel Bienenfutter an Wachs und Honig. — Zur Fortpflanzung des Baumes säet man den Samen gewöhnlich in guten Boden aus, sollten aber Hamster in der Nähe sein, welche ihn eifrigst aufsuchen, so darf man ihn erst im Frühjahre säen und kaum 1 Zoll hoch mit Erde bedecken. Zum Versetzen wählt man 10—12jährige Stämme, welche jedoch nicht beschnitten werden dürfen. Für Alleen und Parke ist der Ahorn eine Zierde, namentlich da er gegen 400 Jahre lang ein schönes Aussehen behält. — Der Zuckerahorn (A. saccharinum) ist in Amerika zu Hause, jedoch seines reichhaltigen süßen Saftes wegen längst nach England, Deutschland, Frankreich und andern Himmelsstrichen verpflanzt, wo er sich namentlich in Lustgärten häufig findet. Am besten gedeiht dieser Baum in gebirgigen Gegenden; er erreicht die Höhe des gemeinen Ahorns, wird 2—3 Fuß dick, hat eine glatte, weißgraue Rinde, sehr spitze, handförmige, unten wollige Blätter und gelbe Blumen, welche sich schon im April vor dem Erscheinen der Blätter entwickeln. Das feste, zähe, weißliche, dem Wurmstiche nicht leicht ausgesetzte Holz wird von Tischlern und Drechslern, namentlich aber von Wagnern sehr geschätzt. Die jungen Zweige und Blätter sind im Frühlinge als Viehfutter sehr gesucht und werden von Pferden außerordentlich gern gefressen. Der größte Nutzen dieses Baumes aber besteht in dem Saft, welchen er in reichem Maße enthält und welcher viel süßer und besser als der von allen andern Ahornarten ist. Schon vor der Entdeckung Amerikas zapften die Indianer diesen Baum an und tranken den Saft frisch. Seit mehr als 60 Jahren sucht man ihn mit großer Vor- und Umsicht zu gewinnen, indem man ihn regelmäßig im Februar oder März sorgfältig anbohrt und eigens hiezu gefertigte Gefäße unterstellt, damit nichts verloren geht. Um so kühler die Nächte sind, um so mehr fließt Saft ab, und es liefert davon Ein Baum bis zum Mai gewöhnlich 20 Maß. Um diese Zeit wird das Loch wieder verwahrt, damit der Baum keinen Schaden leidet. Den Saft siedet man auf ganz einfache, gewöhnliche Weise zu Zucker, welcher, obschon er etwas grob, braun und weich ist, den Vorzug vor allem andern verdient, denn er ist weit gesünder und weit süßer. Amerika betreibt damit einen ausgedehnten Handel nach Europa und liefert überdieß noch einen guten Ahornessig. — Den Negundo-A. (A. negundo) ist ebenfalls in Nordamerika zu Hause und von da in Lustgärten nach Deutschland verpflanzt worden. Er wächst außerordentlich schnell, weshalb man ihn in jungen Anlagen besonders liebt, hat einen süßen Saft, und ein zähes gelbliches Holz, welches unsere Wagner sehr schätzen. Dieser Baum treibt in einem Jahre 6—7 Fuß lange Schößlinge, so daß er schon im 12. Jahre eine Höhe von 30—40 Fuß erreicht. Der gerade Stamm ist mit einer aschgrauen Rinde bedeckt, die hellgrünen Blätter sind lappig. — Der rothe oder Silberahorn (A. rubrum) ist gleichfalls aus Amerika zu uns gekommen, findet sich aber jetzt in Deutschland an feuchten Plätzen sehr häufig. Er wird 50—60 Fuß hoch, allein der Stamm erreicht nie eine dieser Höhe entsprechende Dicke. Das Holz ist zum Brennen und zu Kohlen sehr gut. Die Blüthen sind roth, die Blätter silberfarbig. Die Rinde gibt eine schwarze Dinte und wird in Amerika häufig zum Dunkelblau- und Schwarzfärben der Leinwand und Wolle benützt. — Der russische A. (A. tataricum) hat das Aussehen eines sehr großen Strauchs und trägt Früchte, welche gegen Wechselfieber dienen. — Die Rinde des Ahorns wurde früher in der Offizin der Ulmenrinde gleichgestellt, und auch den Saft hat man ehemals sehr geschätzt, vielleicht mit Recht, denn er ist ein sehr gutes, blutreinigendes, erfrischendes, harntreibendes, kühlendes Mittel, ebenso der daraus bereitete Wein. — Stoßt man die Wurzel und legt sie auf, so mildert sie Schmerzen der Leber und Seitenstechen.

Ahovai (corbera ahovai), gemeiner Schellenbaum.

Ailanthus, s. v. a. Götterbaum.

Akajou, s. v. a. Elephantenlausbaum.

Akelei (Aquilegia). Diese Gattung der Familie Rannunkelgewächse hat 5 blumenkronartige flache Kelchblätter, 5 trichterförmige Blumenblätter, zahlreiche unterweibige Staubgefäße, 5 Staubwege, 5 Balgkapseln und ist vielsamig. Arten: Gemeiner A., Jovisblume, U. L. Fr. Handschuh (A. vulgaris), wächst in schattigen Wäldern und Gebüschen, auf Waldwiesen, in Europa und im nördlichen Asien wild, wird aber auch häufig in Gärten gezogen (daher fehlt es nicht an Spielarten), dauert mehrere Jahre aus und treibt 2—3 Fuß hohe Stengel, welche sich oben in wechselweise stehende Zweige theilen. Die mattgrünen dreilappigen Blätter sitzen auf langen Stielen und haben Aehnlichkeit mit den Schöllkrautblättern. An den Zweigenden stehen die schönen, dunkelblauen, glockenförmig gebildeten, unten mit einem einwärtsgekrümmten Sporn versehenen Blumen, welche walzenförmig zugespitzte Kapseln mit vielen Samen enthalten. Die ganze Pflanze sieht sehr schön aus, daher wird sie in den Gärten mit Fleiß gezogen, und zwar einfach oder gefüllt,

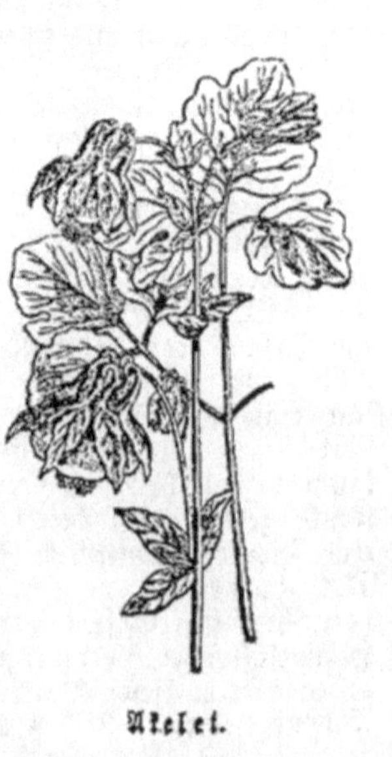

Akelei.

und in verschiedener Größe und Farbe, nämlich: braun, roth, weiß, blau, getüpfelt ꝛc. Sie pflanzt sich sowohl durch Wurzelschößlinge, als durch den ausfallenden Samen leicht fort, welch letzterer außerdem noch in der Heilkunde sehr geschätzt wird. Wenn man ein Quentchen davon stoßt, mit Butter und 20—30 Tropfen Steinöl vermischt, so hat man ein gutes Mittel gegen das oft so gefährliche Aufblähen des Viehes. Die den Bienen reichliche Nahrung darbietende Blume gibt einen Syrup, welcher häufig statt des Veilchensyrups verkauft wird. — Die dicke, tief in die Erde gehende weiße Wurzel liebt einen fetten, feuchten Boden und hat, wie das Kraut, einen unangenehmen Geruch und einen widerlich bittern Geschmack. Der Saft des gestoßenen Krauts heilt Fisteln, wenn man ihn darein tröpfelt; vermischt man ihn mit Weizenmehl und Weinsteinöl, so heilt er Grind und andere böse Ausschläge schnell. Der Same ist gut gegen Gelbsucht; auch macht er gelinde Oeffnung, deshalb gibt man ihn kleinen Kindern, wenn sie verstopft sind. — Durch Destillirung des Krauts und der Stengel zur Zeit der Blüthe erhält man das **Akeleiwasser,** welches in allen vorgenannten Uebeln sehr günstig wirkt, ferner den Magen von überflüssiger Galle befreit, Ausschläge heilt und bei Schwäche, Ohrenbrausen ꝛc. an die Schläfe gerieben wird.

Akomabaum (**Homalium racemosum**), einer der größten Waldbäume im westlichen Nordamerika, aus dessen zerrissener Rinde ein milchartiger Saft fließt, welcher in den Mund gebracht das Zahnweh wenigstens sehr mildert; an der Luft erhärtet er zu einer Gummisubstanz. Seine Früchte sind pflaumenartig, von hochgelber Farbe und bitterem Geschmack.

Alant (**Inula**). Diese krautartige Pflanzengattung gehört zur Familie der Radiaten, hat gelbe Blumenscheiben, zahlreiche und schmale Strahlenblümchen; unten an den Staubbeuteln finden sich 2 Borsten; der halbkugelförmige Kelch besteht aus vielen, dachziegelartig liegenden Blättern; der Fruchtboden ist ziemlich nackt; die Haarkrone sitzt am Samen, und es sind die Härchen derselben mit feinen Zähnchen besetzt; die einfachen Pflanzenblätter sind ungetheilt. Von den 52 Arten dieser Gattung kommen hauptsächlich folgende in Deutschland vor: 1. Deutscher A. (**In. germanica**), Stengel 1—1½ Fuß hoch; Blumen goldgelb, klein, zahlreich, doldenartig, mit eiförmig-bauchigem Kelche; Blätter länglich-eirund, rauh, ganzrandig; Geruch unangenehm; wächst in Gebüschen, jedoch ungeachtet seines Namens nicht sehr häufig, sowie an steinigen Hügeln, an Weg- und Ackerrändern, ist ausdauernd und blüht im Juli und August. 2. Bei dem Weidenblätterigen A. (**In. salicina**) ist der Stengel kahl, mit einer oder doch nur wenigen Blumen; Blätter glänzend, unbehaart, lanzettartig und feingesägt; Blüthen goldgelb; Schließfrüchte kahl. Es kommt auch eine Spielart davon mit breiten, länglich-ovalen Blättern vor; einer andern Abart fehlen die einlippigen Randblüthen. Blüht im Juli und August, ist ausdauernd und wächst auf feuchten Wiesen, an Gräben ꝛc. Die gewürzhafte Wurzel wurde früher wie die Wurzel von Virgils Sternblume gebraucht. Die Blüthen werden oft zur Verfälschung der Wohlverlei-Blüthen benützt. 3. Wiesen- oder Britanischer A. (**In. britanica**), kommt in Britanien am häufigsten vor, findet sich übrigens auch in Deutschland auf nassen Wiesen, an Gräben, Ufern und überschwemmt gewesenen Plätzen; hat eine weitkriechende Wurzel, einen 1—3 Fuß hohen zottigwolligen Stengel, lanzettförmige, ganzrandige oder gezähnelte Blätter mit einzelnen Drüsenpunkten und unten zottig-wollig; lanzettig-gleichbreite, weichhaarige Hüllblätter; 2—12 ziemlich große Blüthenknöpfe an der Spitze des Stengels; goldgelbe Blüthen; kurzhaarige Schließfrüchte. Diese Pflanze ist ausdauernd, blüht im Juli und August und hat Heilkräfte wie das Flohkraut (s. d.), nur etwas schwächer. Die Blüthen werden oft mit denen des Wohlverlei verwechselt. 4. Aechter, großer oder Garten-A. (**In Helenium**). Der Wurzelstock ist dick, ästig, außen braunroth, innen weißlich;

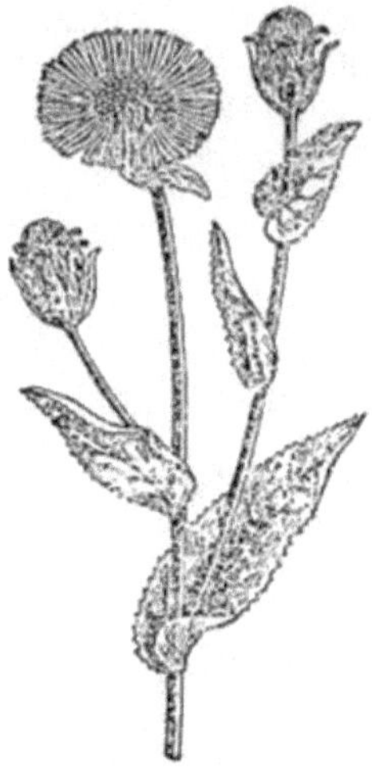
Garten-Alant.

Stengel etwas zottig, namentlich oben, aufrecht 4—6 Fuß hoch; Blätter unten und oben filzig, ungleich gezähnt, unten sehr groß und gestielt; am Ende des Stengels und der kurzen Blüthenäste große einzelne Blüthenköpfe; goldgelbe Blüthen. Finden sich auf feuchten Wiesen, an Gräben und Ufern feuchter Gebirgsgegenden des mittlern und südlichen Europas und im mittlern Asien, ist ausdauernd und blüht im Juli und August. Von dieser Pflanze haben wir die berühmte Alantwurzel, welche im Frühling oder Herbst eingesammelt werden muß, und die sehr stark eigenthümlich gewürzhaft, kampherartig riecht, bitterlich-scharf und schleimig schmeckt, in den Officinen in schweren, grauen, holzigen Stücken sich findet und in diesem Zustande einen schwach veilchenartigen Geruch und milden Geschmack hat. Diese Wurzel enthält flüchtiges krystallinisches Oel, Weichharz, Wachs, Extractivstoff, Gummi, Satzmehl, Inulin und einige Salze, daher ihre allbekannte kräftigende und auflösende Wirkung auf die Schleimhäute der Lungen rc. Anwendung, Form und Gabe: Ist besonders in Catarrhen, wo aus Schwäche der Auswurf zu stark ist, sowie in Magenverschleimung, Gelb- und Bleichsucht und schleimigten Diarrhöen sehr wirksam. In etwa $^3/_4$ Schoppen Wasser wird 1 Quent dieser Wurzel bis auf einen schwachen halben Schoppen abgekocht und dies den Tag über genommen. Die Wurzel mit weißem Wein angesetzt, ist in Gaben von je 1 Löffel voll ebenfalls sehr wirksam. Gegen einfachen Husten genügt es auch, wenn man Alant blos in frisches Wasser legt und davon trinkt. — Das Magenstärkende Alantaquavit wird durch Aufgießen über kleingeschnittene Alantwurzel bereitet. Das Alantbier ist ein bitteres würziges Magenmittel, und wird durch Versetzung mit Alantwurzel bereitet. Durch Destillation der Wurzel erhält man den Alantkampfer, welcher gelblich aussieht und gewürzhaft schmeckt. Mit Zucker und dem Safte der Wurzel macht man den gegen Verschleimungen geschätzten Alantsyrup. Am geschätztesten von all' diesen Mitteln ist der Alantwein, welcher aus Zucker, der Wurzel, abgekochtem Landwein und einem Zusatz von Süßholz und Citronenschale besteht. Der so angemachte Wein wird im Herbst in ein Fäßchen gethan, der Boden mit reifen Trauben gefüllt und dasselbe nun in den Keller gebracht. Im Februar wird er abgezogen und dann zur Stärkung des Magens, zur Beförderung des stockenden Monatsflusses und des Schleimauswurfs angewendet. Gegen Brustleiden ist die zerstoßene und mit Honig vermischte Wurzel ebenfalls sehr gut. — Die grüne Alantwurzel ist bei Geschwülsten aller Art sehr wirksam, wenn man sie pflasterartig darauf legt.

Alapuli, ein in Ostindien heimischer Baum, Art von Bilimbi; dient in Verbindung mit Senfsamen als Brech- und Purgiermittel.

Alaunbaum, s. v. a. Decadia.

Alaunholz, alaunhaltige Braunkohlen mit Holztextur; — bituminöses Holz.

Alaunwurzel (Alum root), die sehr adstringirende Wurzel von **Geranium maculatum**, welche außer einer rothfärbenden Materie Tannin, Gallussäure, Schleim, Stärkemehl, etwas Harz und einen krystallinischen Stoff enthält und in Amerika gegen Diarrhöen, Dysenterien, Augenleiden rc. häufige Anwendung findet.

Albe, s. v. a. Graupappel.

Albeere, s. v. a. gemeiner Hollunder oder schwarze Johannisbeere.

Albernbaum, s. v. a. Silberpappel.

Albkraut, s. Hirschklee.

Alchemistenkraut, s. v. a. Frauenmantel, **Achemilla vulgaris**.

Ale, s. v. a. Traubenkirsche.

Algen (Algae). Nach Linné eines der niedersten Pflanzengeschlechte, der Kryptogamen, im natürlichen Systeme dagegen die erste Familie der Acotyledonen, sowie des Pflanzenreichs im Allgemeinen, durch seine eigenthümliche Stellung im Reiche der organischen Wesen merkwürdig und durch seine weite Verbreitung und seinen vielseitigen Nutzen wichtig. Was in dem großen Haushalte der Natur die Pilze auf dem Festlande sind, das sind die Algen in der Region des Wassers, indem sie die Bestimmung haben, die letzten Abgänge des organischen Lebens aufzufangen und zu reproduciren. Jene steigen, wo es wasserfrei ist, in die äußersten, lichtlosen Tiefen der Höhlen und Schachte hinab, um auch hier, wo die Natur erstorben zu sein scheint, vegetabilisches Leben zu erwecken; diese begleiten in gleicher Weise die Gewässer der Erde, um hier die letzten

Reste pflanzlich-organischer Nahrungsstoffe aufzusammeln und abermals in den Kreis vegetabilischen Lebens zu bringen. Deshalb ist die Alge auch in dem ganzen Wasserreiche verbreitet; ihre einzelnen Arten gehen hinab bis in die tiefsten Tiefen des Meeres, und hinauf an die äußersten Landgewässer, sowie bis hinan in die Region des ewigen Eises. Als Seegräser oder Tange erfüllen sie unsere Meere, als röthlicher Teppich überziehen sie den Schnee der Polarländer und Alpengipfel, es kann daher eine auffallende Verwandtschaft dieses Pflanzengeschlechts zu den beiden andern Reichen nicht fehlen, indem bei dem Uebergang von einem ins andere bei dem Punkte der Auflösung die Alge vermittelnd eintritt und zum Nutzen der lebenden Welt das vom Tode rettet, was noch gerettet werden kann. — Alle Algen sind blatt- und blüthenlose, im Wasser wachsende Gewächse, und bestehen theils aus einzelnen mit Schleim umgebenen Bläschen, theils sind sie aus gegliederten Fäden oder laubartigen Lappen zusammengesetzt. Der Befruchtungsstoff ist oft in der ganzen Masse unverkennbar verbreitet, oft sitzt er in den Gelenkknoten der Fäden oder in eigenthümlichen Anschwellungen der laubartigen Lappen. Die Samenhäuschen befinden sich in zwei einander gegenüberstehenden Lagen. Die wichtigsten Erscheinungen dieser Pflanzenwelt sind nach Schubert folgende: 1. Schleim- oder Gallertalgen (**A. Nostochinæ**), am einfachsten und überall leicht in die Augen fallend, indem die grünliche, schleimartige Substanz dazu gehört, die an dumpfig gelegenen, schattigen, festgetretenen Stellen, an Felsen bei Wasserfällen und am Meere, an feuchten Wänden und Steinen nach jedem Regen erscheinen. Es sind entweder runde, fortlaufende, gallertartige Stoffe, wie beim gem. Nostoch, oder es liegen kleinere Zellen in der Gallerte, wie bei der Felsenpalmelle, der rothen Schneealge, oder des Schneeroths. Bei dem Vertrocknen der milchartigen Gallerte blättert sie sich ab und nun erst treten ihre Massen durch die grüne, röthliche, gelbliche oder sonstige Färbung recht augenfällig hervor, wodurch oft ein buntes Aussehen davon entsteht. Sprengel zählt diese Algen wegen ihrer fast thierisch beweglichen Natur zu dem Thierreiche, worin ihm die übrigen Naturforscher aber nicht folgen. 2. Die Gliederalgen (**Arthrodieæ**) sind meist glasartig durchscheinende, fadenförmige Röhren, deren Glieder innen zusammengesetzt und grün, roth oder gelb 2c. gefärbt sind. Ihre thierische Beweglichkeit ist auffallend, namentlich bei den die Samen vertretenden Theilen, welche Infusionsthierchen gleichen, z. B. bei den Zitteralgen, bei der Zehner-Mischalge, die in langsam fließendem Wasser vorkommen, und deren innere farbige Körner sich in Form eines **X** durchkreuzen. Auf Felsen des krystallinischen Gebirges wächst die Veilchenalge, welche den davon überzogenen Steinen einen veilchenartigen Geruch mittheilt. Die wohlriechende Alge duftet ebenfalls veilchenartig und wächst an Felsen und Baumrinden. 3. Die Charen oder Armleuchter (**Characeæ**) haben einen zusammengesetzten Bau und sind durch die auf- und niedergehende Bewegung der in dem Durchsichtigen enthaltenen Saftbläschen merkwürdig. Es gibt jedoch auch undurchsichtige Charen, die, wie die ersteren, in allen Gewässern der Welt vorkommen, jedoch beinahe immer nur auf dem Boden, ohne die Oberfläche des Wassers zu erreichen. Sie gleichen in ihrer Form häufig dem Schachtelhalm, werden spanne- bis 1½ Fuß hoch und sind wegen der von ihnen ausgeschwitzten Kalkerde sehr zerbrechlich. — Die Algenarten sind kaum zu zählen, und es haben fast alle wurmwidrige Heilkräfte. Andere, wie z. B. die Kugelfruchtalge, werden in China durch Kochen in eine Art Leim umgestaltet, während wieder andere, die vom Meere an die Küste geworfen werden, zur Bereitung einer Art Potasche dienen, die Kelp oder Varek heißt, und woraus man die Jodine darstellt. Ihres Salzgehaltes wegen eignen sie sich auch zur Düngung der Felder. Der Farbestoff der Algen ist so sehr veränderlich, daß sie in dieser Beziehung wenig Achtung verdienen; nur die scharlachrothe Delesserie ist zur Bereitung einer guten Schminke geeignet. Die Zitteralge, welche nach warmen Regen auf Triften, Feldern und in Gärten auf Sandwegen häufig erscheint, galt früher für sehr wirksam in hartnäckigen, krebsartigen Geschwüren und in der Gicht, ist aber mit Recht längst aus der Officin verbannt. Der Bachwasserfaden, welcher in stehenden Gewässern, Wasserbehältern, Gräben 2c. als schwimmender Rasen erscheint, ist als Umschlag bei Verbrennungen wirksam, nicht aber bei Wunden, wie Viele glauben. Die wurmtreibende Kugelfruchtalge, welche im Mittelmeer zu Hause ist, bildet den Hauptbestandtheil des Wurmmooses, das Würmer gut abtreibt, jedoch einen stark salzigen

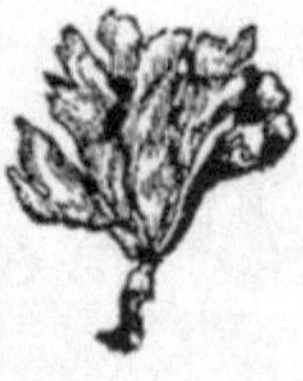

Geschmack und den widrigen Seegeruch hat. — Die Tang- oder Laubalgen (**A. phycoideæ & floridæ**) sind viel ausgebildeter als die so eben beschriebenen Algen, und diese sind es hauptsächlich, welche das Gewächsreich des Meeres bilden. Sie haben eine ziemlich feste Consistenz und sind meist dunkelgrün oder röthlich von Farbe. Auf dem Meeresgrund erscheinen sie wie schön grünende Wiesen, ja oft wie weit ausgebreitete Waldungen. Ungeachtet der mannigfaltigen Form der Tange kommen doch fast alle darin überein, daß sie einen ästigen Lagerstamm mit oder ohne laubähnliche Bildungen haben. Ihre Verästelung ist gewöhnlich gabelig, und es bekommen die Aeste im Vollenden verdickte Enden, die manchmal schotenartig gestaltet und reichlich mit Keimkörnern besetzt sind. Bei vielen Algen liegen die Sporenzellen in dem Fruchtbehältniß frei, z. B. bei den Blüthentangen; bei andern sind sie zu schnurförmigen Fäden aneinander gereiht, die büschelweise an der innern Wand sitzen und aus denen, sobald die alten abgestorben sind, wieder junge Pflanzen hervorkeimen. Die Sporen des Knotentangs liegen in den an der Seite des knotigen Stengels stehenden, rundlichen und gestielten Behältnissen. Viele Tange gehören hinsichtlich ihrer Größe und Mächtigkeit zu den Riesen des Pflanzenreichs, und schon der Seiltang (**Scytosiphon filum**) wird in der Nordsee 30—40 Fuß hoch und bildet in der Scalpa-Bay an den Orkney-Inseln so unglaublich riesenhafte Zusammenhäufungen, daß große wie kleine Schiffe nur mit Mühe hindurchkommen können. Der Hauptstamm des **Fucus fuscescens** hat einen Stamm von der Dicke eines Mannsschenkels und eine Länge von 25—30 Fuß. Der birntragende Tang (**Macrocystis pyrifera**) der südlichen Meere erreicht zwar am Stamme nur die Dicke eines Fingers und an den Zweigen nur die eines Bindfadens; dagegen steigt seine Länge von 500—1500 Fuß. Die schmalen Blätter dieser merkwürdigen Tangart haben an der Basis Luftblasen, weshalb sie sich frei auf der Oberfläche des Wassers auszubreiten vermögen. Wie bei den vorhergehenden Familien der Algen, so finden sich auch die Tange mehr in der Nähe des Landes, als in den abgelegenen Höhen des tiefern Weltmeeres, weshalb sie auch den Seefahrern für Anzeigen der Nähe desselben gelten. Wenn man nun schon in größern Tiefen des Meeres hauptsächlich blos Zoophyten u. dergl. aus dem Meeresgrund heraufzieht, so machen doch auch hierin einzelne Tangarten Ausnahmen, indem z. B. der blasenförmige Beerentang (**Sargassum bacciferum**) inmitten des atlantischen Oceans meilengroße schwimmende Wiesen bildet, welche sich hauptsächlich west- und südwestlich von den canarischen Inseln finden. Zwischen 27 bis 38 Grad nördlicher Breite mußten Seefahrer schon 15 Tage lang durch solche schwimmende Tangwüsten schiffen, welche theilweise so dicht waren, daß sie sich mit Beilen einen Weg bahnen mußten. Die eigentlichen Tange (**Fuci**) kommen hauptsächlich nur zwischen den 55 bis 44er Graden der Breite vor, und nur selten nähern sie sich dem 36. Grad der Breite. Lamouroux' Untersuchungen sind in dieser Beziehung höchst interessant, und enthalten auch Nachweise über einige Tangarten, die an den Küsten des nördlichen Englands vorkommen, nicht aber an den südlichen und umgekehrt. — Für die Bewohner aller Küstengegenden ist die Benutzung der Tange von der höchsten Bedeutung. Der handförmige Tang (**Halymenia palmata**) und der eßbare Tang (**H. edulis**) der befeuchtet einen Veilchengeruch hat, sowie der Zuckertang (**Laminaria saccharina**) sind in vielen europäischen Staaten ein Nahrungsmittel der Menschen und Thiere. Der handförmige Tang, welcher an der isländischen Küste in großer Menge wächst, ist für Schafe und Ziegen ein sehr gutes Futter, und selbst der gemeine Blasentang (**Fucus vesiculosos**) wird von den Bewohnern Islands, der schottischen Inseln ꝛc. als Winterfutter für Pferde, Rindvieh und Schafe benützt, und in Gothland werden Schweine damit gemästet. Eine gewöhnliche Stallfütterung ist in Norwegen der **Fucus serratus** und **Scytosiphon filum**. Der Pfeffertang (**Laminaria pinnatifida**) besitzt einen pfefferartigen Beigeschmack und wird in Schottland als Salat gegessen; die **Laminaria digitata** wird als Gemüse verspeist; in gleicher Weise wird die schöne **Laminaria esculenta** in weit größerem Umfange benützt, und auch an der Westküste Nordamerikas, sowie an den Küsten von

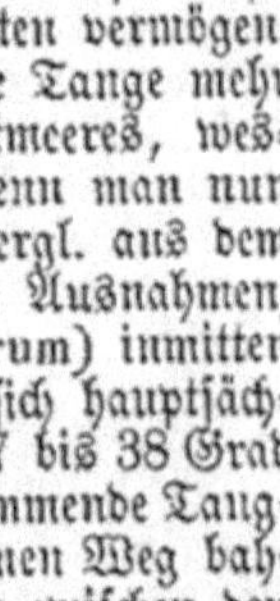

Blasentang.

Neuholland werden die Laminarien zur Speise gebraucht. Diese Stelle vertreten an den ostindischen Meeresufern mehrere Arten von **Sphaerococcus** und **Chondria**, welche den Hauptbestandtheil der so berühmten eßbaren Schwalbennester bilden. — Der **Sphaerococcus helminthochortos** hat seiner wurmtreibenden Kräfte wegen sich großen Ruf erworben, für die Volksarzneikunde hingegen sind die Algen bei uns nicht von Wichtigkeit. Außerdem wird Jodine fast in allen Tangarten gefunden und deshalb zur Gewinnung desselben benützt. Von größerer Wichtigkeit sind sie für Künste und Gewerbe, denn es werden in China von **Sphærococcus tenax** Firnisse für Papier und Seidenwaaren, Leim, sowie Stellvertreter des Fensterglases bereitet. Zu letzteren bringt man von der durchscheinenden Substanz tafelartige Stücke zwischen Bambusstäbe, dann ist das Fenster fertig. Zur Glas-, Seifen- 2c. Manufactur sind sie durch ihren Reichthum an Potasche wichtig, und es werden zur Gewinnung derselben viele Arten benützt. Als Düngungsmittel der Felder sind sie ebenfalls von großer Wichtigkeit, indem sie die Urbarmachung vieler öden Küstenstriche möglich machen. — Ein zuckerartiger Stoff wird von mehreren Tangarten ausgeschwitzte wenn sie mit Brunnenwasser gewaschen und nachher getrocknet werden. Ein so nutzbares und wichtiges Pflanzengeschlecht erregte schon im hohen Alterthum die Aufmerksamkeit der Gelehrten, welche bereits 346 Arten zählten. Sprengel stellte die Zahl von 705 auf, welche durch neuere Forschungen unterdeß bedeutend erhöht wurde.

Alhagi-Manna (**Manna persica**), der honigartige Saft, welchen der ächte Mannastrauch (s. d.) während der heißen Monate ausschwitzt und der sich in den kühlen Nächten zu gelblichen und braunröthlichen Körnern verdickt. Dieß soll der Manna sein, welchen die Israeliten in der Wüste genossen, und noch jetzt wird er im Orient als Nahrungs-, sowie als gelind purgirendes Mittel benützt.

Alhorn, s. v. a. gemeiner Hollunder.

Alicante-Wein (Tintowein), schwerer, süßer, rother, sehr haltbarer Wein, mit gewürzhafter Blume. Von den 2 Sorten kommt die bessere, **Vino tinto**, zur Ausfuhr, die zweite **Vin de table**, wird meist im Lande consumirt. Jener nimmt alt einen pikanten Geschmack an und heißt dann Fondellol. Mäßig genossen ist er der Verdauung sehr zuträglich. Der edlere Alicante-Wein kommt selten ächt zu uns, indem er gewöhnlich mit anderen rothen Weinen verfälscht wird. In Marseille und Malaga bestehen eigene Fabriken zu seiner Verfälschung, die ihr Geschäft schon am Stocke anderer Trauben beginnen und ein in der That nicht zu verachtendes Product liefern.

Alkanna (**Alcanna**), diese Gattung der Familie Rauchblätter hat trichterförmige, 5spaltige Blumenkronen, 5 Staubgefäße mit überragenden Deckklappen, 4 nüßchenartige Schließfrüchte. Arten: Färbende Alkanna (**A. tinctoria**), möhrenförmige, holzige Wurzel mit schwarzrother Rinde, mehrere aufsteigende 5—10 Zoll lange Stengel, lineal länglichte, sehr stumpfe, in die Deckblätter übergehende Stengelblätter, weißliche, oben pupurröthliche Blumenröhre mit dunkelcyanenblauem Blumensaum, gelblichbraune Schließfrüchte; wächst in Südeuropa, Ungarn 2c. an dürren sandigen Stellen, ist ausdauernd, blüht im Juni und Juli. — Die Wurzel findet sich in den Apotheken von federkiel- bis fingerdicken Stücken und hat eine schwärzliche, innen dunkelblutrothe Rinde, welche locker auf dem weißlichen, holzigen Kerne anliegt; sie hat keinen Geruch und einen faden, süßlichen, nachher leicht abstringirenden Geschmack. Die Rinde derselben enthält mit Gummi und Extractivstoff einen Färbestoff, und dient gegen Diarrhöen, Hautausschläge, Wunden und Geschwüre; am häufigsten aber wird sie zum Färben spirituöser Arzneien, von Oelen, Salben 2c. benützt und auch in der Färberei angewendet. — Einige Naturforscher, namentlich ältere, geben auch der Schminkwurzel (s. d.) den Namen Alkanna, was wir aber für falsch halten.

Alkornokbaum (**Alchornea**), Gattung der Familie Rautengewächse; zweihäusig; ährenrispige männliche Blüthen; 2—5theiligem Kelch mit fehlender Blume; 8 Staubgefäße, welche am Grunde in einen Ring verwachsen sind. Die weiblichen Blüthen stehen einzeln oder in einfachen Aehren, haben 3—5theilige Kelche, 2lappige und 2fächerige Fruchtknoten und 2theilige Griffel. Die beerige Kapsel ist 2—3knöpfig, der Samen bemantelt. Arten: Breitblätteriger A. (**A. latifolia**), ein 25 Fuß hoher Baum mit hängenden Aesten, ziemlich langgestielten, eirunden Blättern, welche unten dreinervig und durch zahlreiche Quadrate runzlig sind. Die männlichen Blüthen stehen in aufrechten, abstehend ästigen Rispen, die weiblichen in einfachen, hängenden, 6—10 Zoll langen Aehren; die schwärzlichen Früchte sind fleischig, erbsengroß und springen zweiklappig auf. Dieser auf den Bergen Jamaikas wachsende Baum soll die Alkornokrinde (**Cortex Alcornoque s. C. Chambarro**) liefern, von welcher zwei Sorten, eine aus Jamaika, eine andere aus Guiana, in den Handel kommen; jede stammt vielleicht von einem andern Baume her. Die aus Guiana kommende Sorte besteht aus 4—8 Zoll langen, 1—3 Zoll breiten und 1—5 Linien dicken, flachen, röthlich oder dunkelzimmtbraunen Stücken, an deren innerer Seite ein dünner, schmutzig gelblicher Bast sich befindet. Sie hat keinen Geruch, aber einen herben etwas bittern Geschmack und färbt einen kalten Aufguß weingelb. Die von Jamaika kommende Sorte besteht in Stücken mit festem Bruch, uneben und rissig, schmutzig rothbraun, manchmal mit schwarzen glänzenden Punkten und innen mit eben solchen Streifen; der kalte Aufguß wird rothbraun. Diese Rinde enthält neben mehreren Salzen Gerb- und bittern Extractivstoff, eine eigene, krystallisirbare Substanz, Alkorein, welche die Mitte zwischen Wachs und Harz hält. Als tonisches Mittel verdient sievolle Beachtung und erlangte deshalb schon früher einen großen Ruf in ihrer Heimath und in Amerika, von wo aus sie vor etwa 45 Jahren nach Europa kam und häufige Anwendung gegen Lungenschwindsucht, bei Schleimfluß oder Erschlaffung der Lungen &c. fand, jetzt aber viel von ihrem Ruf verloren hat.

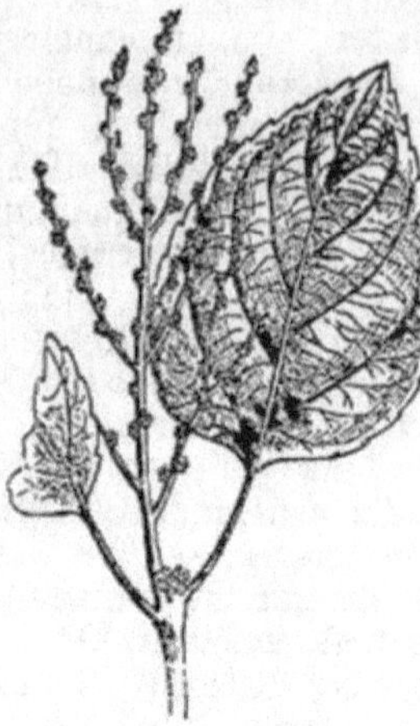

Alkornokbaum.

Allamande (Allamanda), diese Gattung der Drehblüthler hat einen fünftheiligen Kelch, trichterförmige, 5spaltige Blumenkrone, weiten, glockigen Schlund, 5 eingeschlossene Staubgefäße, einfächerigen Fruchtknoten. Die rundlich elliptische, lederartige Kapsel ist 1fächerig, 2schalstückig und vielsamig. Arten: Aublets A. (**A. Aubletti**), kletternder, milchiger Strauch mit 4—5ständigen Blättern, welche länglich zugespitzt, oben kahl, unten rostbraunflaumhaarig sind; die fast 3 Zoll langen, großen Blumen sind gelb; die Kapsel ist rund und zusammengedrückt. Findet sich in Guiana und den Ufern des Orinoko, von wo die Blätter zu uns kommen, von welchen ein Decoct als starkes Purgirmittel bekannt ist. Linne's A. (**A. Linnæi**), gleicht der Vorigen, hat einen kletternden Stamm, 4ständige, verkehrt eirunde Blätter, große gelbe Blumen, blüht vom Juni bis September und ist an den Bächen Südamerikas und Westindiens zu Hause. Ein Absud der Blätter purgirt sehr stark. Schott's A. (**A. Schottii**), gleicht der vorigen, wirkt aber auch brechenerregend und ist in Brasilien zu Hause.

Allasia payos, eine in Ostafrika einheimische Baumart mit fünftheiligem Kelch, vierblätteriger Blumenkrone, gefingerten fünfzähnigen Blättern, von denen ein Breiumschlag gemacht wird, der für ein die Geburtsarbeiten erleichterndes und beförderndes Mittel gehalten wird.

Alleeweide, s. v. a. weiße Weide.

Allerheiligenholz, von der Allerheiligenbai aus Westindien zu uns kommendes Brasilienholz.

Allerheiligenkirsche, eigenthümliche Kirschbaumart, die Truchseß für eine eigene Klasse hält. Er treibt mit Anfang des Frühlings aus den vorhandenen Fruchtaugen statt der Blüthe einen hellgrünen, mit kleinen Blättchen besetzten Fruchtzweig, welcher bis tief in den Sommer fortwächst und sich nach und nach bis zu 6 Zoll und mehr noch verlängert. In den Winkeln der ersten 2—4 Blättchen dieses Fruchtzweiges bilden sich die Fruchtaugen, welche zum Austreiben der Blüthesprossen des folgenden Jahres bestimmt sind und die, ohne weiter zu treiben, den Sommer hindurch wie andere Tragknospen ihre gehörige Dicke und Vollkommenheit erlangen. Die Augen in den folgenden Blättchen der Blüthesprossen treiben bald nach ihrem Entstehen Blüthenstiele, die bis zur Entfaltung der Blüthen fortwachsen, sich manchmal doldenartig in 2—3 Stiele theilen, und ebenso viel Blüthen hervorbringen. Da die Entstehung neuer Blättchen, Blüthenaugen und Blüthen ununterbrochen bis September fortdauert, so ist es möglich, daß man auf einem Baume Blüthen, grüne und weiße Kirschen antrifft. Die Frucht gehört zu den kleinen rothen Kirschen und sitzt das Fleisch sehr fest an dem großen Stein. Der Baum verdient mehr der Seltenheit als des Nutzens wegen Beachtung.

Allermannsharnisch, s. v. a. Siegwurzlauch, s. u. Lauch.

Allizari, s. v. a. levantischer Krapp.

Allraun (**Mandragora**), Gattung der Familie Nachtschattengewächse, mit kreiselförmigem fünfspaltigem Kelch, trichterförmiger, fünfspaltiger Blumenkrone, 5 am Grunde fadenförmig verbreitete Staubfäden, 2fächerige Fruchtknoten. Arten: Frühlings-A. (**M. vernalis**), dicke, weiße, möhrenförmige, oft 3—4 Fuß in die Erde bringende Wurzel; verkümmerter Stengel; breitovale, wurzelständige, $\frac{1}{2}$—1 Fuß lange Blätter; fast 1 Zoll lange, schmutzigweiße Blume mit etwas überragendem Kelch. Die gelbliche, widrig riechende, fleischige Beere hat die Größe einer Pomeranze, und wächst diese Pflanze an schattigen, feuchten Stellen des südlichen Europa's, blüht vom Februar bis März und ist ausdauernd. Die ganze Pflanze stinkt, ist betäubend, schmeckt scharf, bitter und eckelerregend. Die schlafmachende Wirkung des Allraun war schon bei den Alten sprichwörtlich, und hat sie die Eigenschaften der Wurzel der Tollkirsche, nur ist sie noch narkotischer. Früher wurde sie in der Regel vor schmerzhaften Operationen gegeben, um den Kranken zu betäuben, die Folgen waren aber so nachtheilig, daß man von diesem Verfahren ganz abgekommen ist. Außerdem schnitzte man aus der Wurzel in älteren Zeiten menschliche Figuren, welche Allraunen oder Allräunchen genannt wurden und im Rufe hoher Zauberkräfte standen. — Die Anwendung dieses Mittels erfordert große Vorsicht, dessen ungeachtet ist es aber oft von sehr günstiger Wirkung. — $\frac{1}{3}$ Quent des Wurzelsaftes mit Honigwasser vermischt treibt Galle und Schleim gut ab und ist deßhalb besonders bei Geisteskranken vorzüglich, zumal es auch noch erschlaffend wirkt. Der Wurzelsaft ohne Vermischung betäubt stärker als Opium. — Gestoßene Blätter des Allraun heilen, aufgelegt, den Grind. — Sehr hitzmildernd und Ruhe herbeiführend ist folgendes Mittel: die Beeren werden etwa 4 Tage in Baumöl eingeweicht, nach diesem wird das Oel gesotten, durch ein Tuch geseiht und an die Schläfe gelegt. Von erfahrenen Aerzten wird diese Wurzel noch gegen verschiedene andere Uebel angewendet, allein der Gebrauch ist so gefährlich, daß wir nur davor warnen können. — Herbst-Allraun (**M. autumnalis**), gleicht der Vorigen, nur ist die Wurzel braun, die Blätter sind lanzettförmig, die Blume Lilas, die Beere oval. Das Vaterland dieser ausdauernden Pflanze ist am Mittelmeer, und fällt ihre Blüthezeit in den Herbst und Winter.

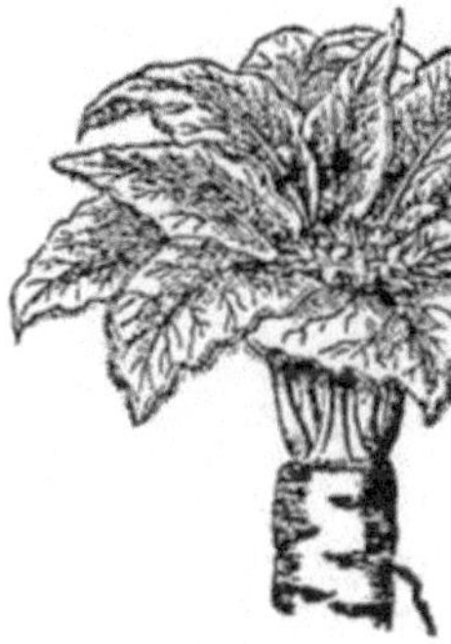

Aloë (**Aloe**), eine Gattung der Familie Kronlilien; ist zwitterig, hat röhrenförmige, sechstheilige Geschlechtshülle, 6 gerade, fruchtbodenständige Staubgefäße, 1 Fruchtknoten, fadenförmiger, stumpfnarbiger Griffel, häutige, etwas gerippte Kapsel mit eckigem oder verflachtem Samen. Arten: Gemeine A. (**A. vulgaris**), halbstrauchige Pflanze mit holzig saftigem, astlosem, erst im Alter 1—2 Fuß hoch werdenden Oberstock; die zahlreichen, eilanzettigen, dicken, blaßgrünen (oft weißlich gestreiften oder gefleckten) Blätter haben einen knorpligen Rand mit derartigen Zähnen. Der röthlich grünliche, steife Blüthenschaft steigt 2—3 Fuß hoch aus der Mitte der Blätter empor und treibt eine fußlange, weißlichgelbe Blüthentraube. Diese halbstrauchartige Pflanze blüht im Juni und Juli, und ist von Afrika aus längst nach Ost- und Westindien verpflanzt, indem der in den Blättern der Aloearten enthaltene bittere Saft seit undenklichen Zeiten die harzähnliche Aloë (**Aloe s. Gummi Aloes**) liefert, welche in der Heilkunde so hoch geschätzt wird. Zu der Gewinnung dieser Substanz macht man Einschnitte in die Blätter und fangt den ausfließenden Saft auf, welcher dann durch Kochen eingedickt wird und die beste Aloë liefert. Fließt kein Saft mehr aus den Blättern, so schneidet man sie in Stücke, reiht diese an Fäden und taucht sie in heißes Wasser; nach etwa 10 Minuten nimmt man sie heraus, taucht andere ein und fährt damit so lange fort, bis das Wasser schwarz ist. Der untere Theil der Flüssigkeit wird durch einen unten angebrachten Hahnen abgelassen, gekocht und abgedampft, wodurch ebenfalls eine feine Aloësorte erzielt wird. Die Aloegewinnung ist übrigens in den verschiedenen Ländern verschieden, wie auch die Aloëarten verschieden sind, von denen einige beliebte Gartenpflanzen sind, namentlich die durchstochene A. (A. perfoliata), welche in südlichen europäischen Ländern im Freien fortkommt, in nördlichen aber in Treibhäusern gehalten werden muß. Die zahlreichen, saftigen, schwertförmigen, sich aus der Wurzel erhebenden Blätter werden 4—6 Fuß lang, in der Mitte 6 Zoll breit, 7 Zoll dick, sind am Rande gezähnt, an der Spitze gestachelt und stehen so dicht beisammen, daß sie den bei uns im sechsten oder siebten Jahre erscheinenden, 3—5 Fuß hohen schuppigen Stengel umfassen. Die röhrenförmigen, gelben Blumen bilden oben einen schönen Strauß. Von dieser Art hat man viele Varietäten, von denen die succotrinische A. purpurrothe Blumen trägt. Die bunte A. (A. variegata) ist die schönste Art. Die Blätter erreichen nur eine Länge von 4 bis 6 Zoll und eine Breite von 3 Zoll, die Spitze derselben ist dick und abwärts gebogen. Der mehr als 1 Fuß hohe Stengel bildet mit den zinnoberrothen Blumen eine prächtige Pyramide. Die Perlalon (A. margaritiferra) hat pfriemenförmige, dicke, scharfzugespitzte, 3—5 Zoll lange Blätter, bedeckt von perlenartigen, weißen Höckern. — Alle Aloëpflanzen, welche jedoch häufig mit der amerikanischen Agave verwechselt werden, vor welchem Mißgriff wir warnen müssen, vermehrt man durch Schößlinge. Sie lieben eine leichte, sandige Erde und dürfen nur im Sommer stark begossen werden. Man pflanzt sie, wie schon oben angedeutet, hauptsächlich des Safts der Blätter wegen, welcher durchsichtig, fett, glänzend, außen braunroth und innen gelb ist. A. von dieser Art gird succotrinischer A. genannt, kommt vorzüglich aus Arabien und Ostindien und bilt für die feinste Sorte. Ihr Geschmack ist gewürzhaft und bitter, ihr Geruch gleicht wem der Myrrhen. Außerdem zeichnet sie sich noch durch große Leichtigkeit aus. — Zu geringern Sorten preßt man die Blätter aus und verdickt den Saft in Kesseln über dem Feuer; diese sind aber brüchig, hart, schwarzbraun, haben einen bittern, eckelhaften Geschmack und einen stärkern, widrigen Geruch. Sie kommen unter dem Namen Leberaloë aus Westindien und von dem Kap. Zu der Roßaloe, welche nur in der Thierheilkunde Anwendung findet, werden die schon gepreßten Blätter mit andern Pflanzentheilen vermischt, ausgepreßt und der Saft zum Verdicken an die Sonne gestellt. Ihre Farbe ist beinahe schwarz, der Geruch und Geschmack äußerst unangenehm, und zudem ist sie oft mit Sand und anderem Unrath vermengt. — Wenn man etwas Aloë unter Theer und Talg mischt, und damit die Schiffe beschmiert, so entfernt sie die gefährlichen Pholaden, welche das Holz der Schiffe schnell durchbohren und deren raschen Untergang herbeiführen. Getrocknete Pflanzen und ausgestopfte Thiere können damit gegen die Zerstörung durch Insecten gesichert werden. — Die A. dient hauptsächlich als abführendes Mittel und kommt auch unter die bekannten balsamischen und Polychrestpillen. Ihre Wirkung geht auf das ganze Gefäßsystem, namentlich auf die Blut-

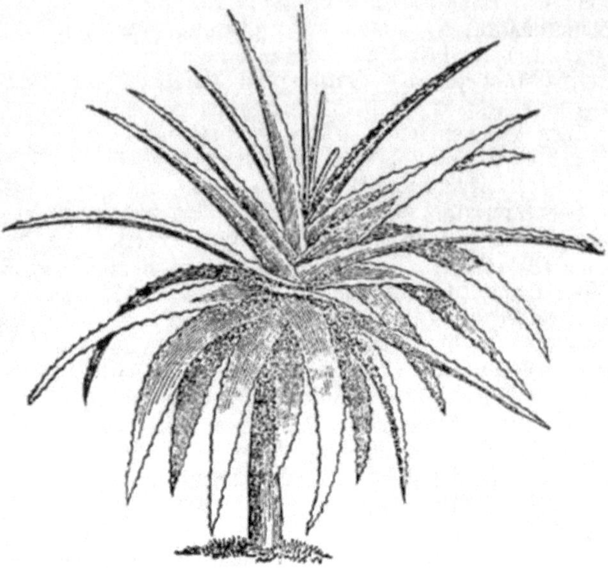

Aloë.

gefäße des Unterleibs, weßhalb man sie bei gestörten Hämorrhoiden, unterdrückter Menstruation und bei allen chronischen Krankheiten, welche ihren Grund in Stockungen des Unterleibs, gestörter Blutcirculation, Störungen im Darmkanale rc. haben, mit ungemein günstigem Erfolg anwendet. Bei träger Verdauung und Hochbetagten ist ihre Wirkung überaus wohlthätig, daher fehlt sie in keiner der lebensverlängernden Tincturen u. dgl. Uebrigens erfordert ihre Anwendung doch Vorsicht, da sie bei vollblüthigen, zu Congestionen geneigten Menschen, sowie in größerer Dosis leicht bedenkliche Zufälle herbeiführt. Die Anwendung, Form und Gabe verdient alle Beachtung, gehen wir daher näher darauf ein. Bereitung der Aloëtinctur. 1/3 Aloë wird unter 2/3 guten alten Wein oder mit Wasser verdünnten Weingeist oder mit gutem, reinen Fruchtbranntwein angesetzt, öfters gut gerüttelt und nach einigen Tagen das Helle abgegossen, welches als Tinctur bis zum Gebrauche aufbewahrt wird. — Zu einem magenstärkenden, gelinde abführenden Mittel nimmt man von dieser Tinctur täglich 1—2mal je 8—10 Tropfen unter Wasser, oder auf Zucker, oder unter etwas Zimmtwasser. Will man bei hartnäckiger Oeffnung täglichen Stuhlgang bewirken, so ist es gut, wenn man dazu gleich viel Rhabarber-Tinctur nimmt. Sind übrigens in ähnlichen Fällen die Nerven krampfhaft angegriffen, so sind Pillen von 1 Loth Aloëextract und 1/2 Loth Stinkasand besser, und muß man von denselben Abends vor Bettgehen 6—9 Stück nehmen. Man kann diese Pillen in jeder Apotheke bereiten lassen. — Als Abführungsmittel sind die Pillen ebenfalls gut, und muß man davon Abends 6—10 in Milch oder in Oblaten nehmen. Bei der Anfertigung lasse man auf jede Pille 1/2 Gran Aloëextract nehmen. Nimmt man Morgens und Abends 20—40 Tropfen der Tinctur unter Zuckerwasser, Thee, Zwetschgenbrühe rc., so bekommt man leichten Stuhl, und werden namentlich gallige und schleimige Stoffe entfernt. Es paßt jedoch die A. mehr für ruhige, phlegmatische Naturen, weniger für hitzige, leicht erregbare, weil sie das Blut schnell in Wallung bringt. — In der Gelbsucht leistet sie große Dienste, da sie die Gallenabsonderung befördert, in die Gedärme leitet und offenen Leib erhält. Gegen dieses Uebel nimmt man täglich dreimal je 2 Gran Aloëextract in Fenchel- oder Aniswasser, das mit Süßholzsaft versüßt werden kann. Gleich gut wirkend ist die A. Tinctur, von welcher man täglich 3—4mal je 9 Tropfen zu nehmen hat. — Stoßt man die A. mit Wein und Honig, und nimmt diese Mischung in den Mund, so ist es gegen Geschwüre der Zunge und des Zahnfleisches gut. — Gepulverte A. in Wunden, Eiterbeulen, kratte Stellen rc. gestreut, heilt ungemein. — A. mit Gaismolken hebt die Gelbsucht; mit Beifußwasser vermischt befördert sie die Menstruation. — Aloëpulver und Honig treibt die Eingeweidewürmer ab. — Aloë mit Mastix, welcher jene mildert, befördert die Thätigkeit der Milz und Leber. — Außer diesem vielseitigen Gebrauch gibt die Aloë auch noch eine Purpurfarbe.

Aloëholz, s. v. a. Adlerholz.

Aloexylon, s. v. a. Aloëholz.

Aloxe-Wein, ein bei Beaume und dem Dorfe Aloxe gebauter mittelmäßiger Burgunderwein, von dem der beste unter dem Namen Corton bekannt ist.

Aloysie (Aloysia citriodora), eine Art des Eisenkrautes, mit Blättern, welche einen ungemein lieblichen, citronenartigen Geruch haben und einen flüchtig reizenden Arzneistoff unter dem Namen **Folia Aloysiæ** enthalten. Dieser Strauch wird 3—4 Fuß hoch, hat kurzgestielte, hellgrüne Blätter, blüht im Juli und August und ist in Peru und Chili zu Hause. Bei uns findet seine Vermehrung durch Stecklinge statt; er wird im Zimmer oder im Keller bei einer constanten Wärme von 8 Grad überwintert, muß im Sommer feucht und sonnig gehalten werden und verliert im Herbst die Blätter.

Alpbalsam (Rhododendron), diese berühmte Gattung der Familie Heidegewächse hat einen kleinen, freien, bleibenden, 5theiligen Kelch, trichterförmige, fünfspaltige Blumenkrone, gewöhnlich 10 Staubgefäße, an der Spitze in 2 Löchern aufspringenden Staubbeutel, fadenförmigen Griffel; 5fächerige und 5schalige Kapsel (manchmal auch 10fächerig und 10schalig); Samen zusammengedrückt. Arten: Pontischer A. **(Rh. ponticum)**, Strauch mit harzig-kleberigen Aesten, lederigen, lanzettigen, bleibenden Blättern, welche unten kaum blässer oder etwas rostfarbig und leicht harzig getüpfelt sind; die endständige Doldentraube ist groß; die glockenartige Blumenkrone ist purpurviolet, oben getüpfelt, oder weiß mit scharlachrothen Flecken, manchmal auch gefüllt und

15lappig; fadenförmige, am Grunde zottige Staubfäden. Diese in Armenien, Kleinasien, Südspanien einheimische Pflanze findet sich in unsern Gärten häufig als Zierstrauch, enthält einen narkotischen Balsam und wird gegen Gicht und Rheumatismen gebraucht. Manchmal scheiden sich in den Blüthen dem reinsten Candiszucker ähnliche Zuckerkrystalle aus. *Großer* A. (**Rh. maximum**), oft baumartiger, gewöhnlich aber nur 5—10 Fuß hoher Strauch, dessen junge Triebe klebig-harzige Drüschen haben, und es sind auch die lederigen, elliptisch länglichen, am Rande leicht umgerollte, kahlen, unten blaß oder rothfarbigen Blätter, sowie deren Stiele mit Harzdrüsen bedeckt. Die endständigen Doldentrauben sind fast traubenförmig, die Kelche stark harzig, die Blumenkrone glockenförmig, blaß rosenroth oder weiß, über 1 Zoll im Durchmesser, mit einem gelben, purpurrothen oder grüngetüpfelten Lappen. In Gärten werden übrigens die Blätter schmäler und unten seegrünlich, die Blumen blaß rosenroth. Das Vaterland dieses Strauches, welcher wie der vorige sehr häufig in unsern Gärten vorkommt, ist Canada und Nordamerika, wo er an allen Gewässern wächst und vom Juni bis August blüht. Dieser Strauch ist reichlich mit einem balsamisch-adstringirenden Heilmittel, welches zugleich narkotisch wirkt, ausgestattet und leistet gegen *Gicht* und *Rheumatismen* ausgezeichnete Dienste, weshalb wir deren häufigere Anwendung bestens empfehlen. *Goldgelber Alpbalsam* (**Rh. chrysanthum, Rh. officinale**), kleines Sträuchlein mit sehr vielen braunen Aesten, welche meist unter dem Moose verborgen sind. Die länglichen, bleibenden, am Rande etwas eingerollten, oben stark netzadrigen, unten blassen, gelbgrünen oder leicht rostfarbigen Blätter sind spitzlich und am Grunde verschmälert; die doldentraubigen Blüthen haben in jedem Winkel eine braune bleibende Knospenschuppe; kleinen Kelch; glockenförmige, goldgelbe Blumenkrone; kahle Staubfäden; findet sich in den Gebirgen des mittlern und nördlichen Asiens und blüht vom Juni bis Juli. Die schwach nach Rhabarber riechenden Blätter und Zweige haben einen bittern, etwas scharfen, gelinde zusammenziehenden Geschmack, enthalten bittern Extractivstoff, eisengrünenden Gerbstoff, sowie ein ätherisches Oel, welches nach bittern Mandeln riecht, jedoch keine Blausäure enthält. — Eine Abkochung ist zur Erregung der Thätigkeit der Haut und Nieren ein fast unvergleichliches Mittel, und in größern Gaben erregt er *Durchfall*, *Erbrechen* ꝛc., ja in noch stärkeren Gaben betäubt er. In Rheumatismen und Gicht leistet er oft überraschende Dienste, daher wünschen wir diesem Mittel dieselbe häufige Anwendung, welche ihm in seinem Vaterlande zu Theil wird, und müssen wir nur noch darauf aufmerksam machen, daß bei uns häufig die Blätter der vorigen Art für diese in den Apotheken abgegeben werden, weshalb Vorsicht und Prüfung nöthig ist. — *Kaukasischer* A. (**R. caucaseum**), niederer, auf dem Boden kriechender Strauch, mit eirunden, lanzettigen, bleibenden Blättern, oben dünnadrig, unten filzig und rostfarbig; die glockige, außen rosenrothe, innen weißliche am Schlunde grüngefleckte Blumenkrone ändert in Gärten ab, indem es da strohgelbe, innen braungefleckte oder ganz rosenrothe gibt. Dieser Strauch wächst auf den Bergspitzen des Kaukasus und besitzt die Eigenschaften der ganzen Gattung. — *Dahurischer* A. (**R. dahuricum**), ästiger, aufrechter Strauch, mit länglichen, stachelspitzigen, rostfarbig schlüpferigen Blättern; an den Astenden kurzgestielte Blüthen, welche zu 1—3 aus einer Knospe brechen. Die radförmig glockige Blumenkrone ist bald hoch purpurroth, bald rosenroth, bald weiß; die bleibenden Blätter sind theils schwarzgrün und stehend, bald abfällig. Heimath: das nördliche Asien, die mongolischen Wüsten ꝛc. Wird als Thee, wie die vorigen Arten, benützt, betäubt aber auch die Fische und wird deshalb zum Fangen derselben gebraucht. — Der *rostfarbige* A. (**Rh. ferrugineum**) ist vielästig, wird gegen 3 Fuß hoch, und ist an den Blättern, jungen Zweigen, Blüthen ꝛc. mit Drüsen besetzt, welche eine schlüpferige Substanz ausstoßen; die bleibenden, lederigen, oben glänzenden, unten rostbraunen Blätter sind am Rande eingerollt; die fast straußdoldigen Blüthen bestehen aus trichterförmigen, 1 Zoll langen, purpurrothen Blumen, mit weißlichen oder gelben Harz-

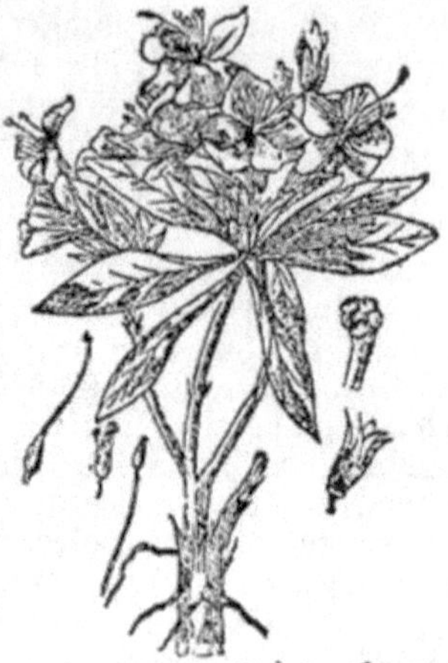

Goldgelber Alpbalsam.

flecken, und haben fast zottige Staubfäden. Wächst von der Schneegränze der europäischen Alpen bis in die Thäler herab, findet sich aber auch in Mittelasien. — Eine Abkochung von den Blättern und Zweigen ist ausgezeichnet gegen Steinbeschwerden; ein Aufguß von fettem Oel über die Knospen gibt das **Olio di Marmotta** der Savoyarden, welches bei Gliederschmerzen, noch mehr aber zur Heilung von Geschwüren wesentliche Dienste leistet. Die Blätter sind überhaupt bitter adstringirend, harn- und schweißtreibend, betäubend und können zunächst gegen Rheumatismen, Gelenksteifigkeit ꝛc. empfohlen werden. Häufig wird dieser Strauch mit der *Schnee-* oder *Alpenrose* (**Rosa alpia**), welche unter „Rose“ nachzuschlagen ist, verwechselt. — *Raucher A.* (**R. hirsutum**), gleicht der Vorigen, hat trichterförmige, rosenrothe Blumen, mit elliptischen, kleingekerbten Blättern, die in den Gärten manchmal gelbgerändert sind. Wächst ebenfalls auf den Alpen und wird daselbst wie die vorangehende Art benützt. — *Baumartiger A.* (**Rh. arboreum**), mit 8—10fächeriger Kapsel und unten flaumhaarig weißen Blättern und carminrothen Blumen, oder unten rostfarbenen Blätter und rosenrothen Blumen, oder mit ähnlichen Blättern und weißen, innen purpurroth gedüpfelten Blumen. Ist im Himalaya zu Hause, wo es, wie überhaupt in Indien, noch verschiedene Abarten gibt von denen eine auf der untern Blattseite *an dem gegen Mittag gelegenen Theile des Baumes* eine süße, zuckerartige Substanz ausschwitzt, welche oft liniendicke Krusten und herabhängende Zapfen bildet und äußerst angenehm schmeckt; sie ist als erfrischendes stärkendes Mittel so wirksam, daß sie selbst die Erschöpftesten schnell wieder kräftigt und neu belebt.

Alpenampfer (**Rume alpinus**), s. u. *Ampfer*.

Alpenehrenpreis, *enzianblätteriger*, eine sehr wirksame Ehrenpreisart, von der wir hier eine gelungene Abbildung geben.

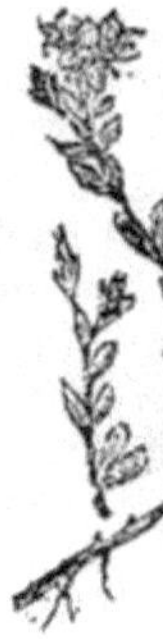

Alpen-ehrenpreis.

Alpenflora. Als der mächtigste Erreger des Pflanzenlebens zeigt sich aller Orten die Wärme; aber die Pflanzen sind von sehr verschiedener Natur: der Wärmegrad, welcher bei der einen die Lebensäußerungen hervorruft, vermag nicht, sie bei einer andern zu wecken. In der Alpenflora lernen wir diejenigen Gewächse kennen, die durch den geringsten Grad in's Leben gerufen werden, die gleichsam am ersten den Sieg über die Feinde des Pflanzenlebens, Frost und Schnee, erringen, und welche vom klimatischen Standpunkte aus Floras *Erstgeborene* mit eben dem Rechte genannt zu werden verdienen, wie jene Farrenkräuter, deren Ueberreste wir in den Steinkohlenschichten finden, es von dem Historischen aus sind. — Jene Gewächse, welche der geringste Wärmegrad hervorzurufen vermag, haben ein eigenes Gepräge, und machen zugleich eine ebenso verbreitete als eigenthümliche *Flora* aus. Wir finden sie in den Polarländern des Nordens (selbst in Ebenen und an der Küste) im, nördlichsten Lappland, den nördlichsten Theilen Sibiriens und Nordamerikas und auf den Inseln der arktischen Meere; wir finden sie in den Gegenden, wo während 8—10 Monate des Jahres Schnee die Erde bedeckt und die Seen zugefroren sind und wo mitten im Sommer die Eisberge an den Küsten umhertreiben. Aber wir finden dieselbe Flora südlicher wieder, wenn wir die Gebirge bis zu einer hinreichenden Höhe besteigen. Wenn wir vom sonnigen Gestade des mittelländischen Meeres im südlichen Frankreich eine Wanderung in die Seealpen unternehmen, so kommen wir zuerst durch Orangengärten, Olivenhaine und Gebüsche von Myrthen, an Lorbeerbäumen und immergrünen Eichen vorüber, über welche Pinien und hie und da eine einzelne Dattelpalme sich erheben. Auf einer größern Höhe verlassen wir diesen Pflanzenwuchs, wir durchwandern prächtige Wälder von Kastanien und Eichen mit abfallendem Laube; höher oben treffen wir die nordische Buche und noch höher hinauf die finstern Forsten von Tannen, Fichten und Lerchenbäumen; zuletzt verlassen uns auch diese, aller Baumwuchs hört auf, niedriges Buschwerk begleitet uns noch eine Weile, macht endlich kleineren Kräutern Platz; zuletzt setzt der ewige Schnee, der selbst in den wärmsten Sommermonaten die Höhen bedeckt, allem Pflanzenwuchse ein Ziel. So können wir dort in einem Tage Augenzeuge von allen Floren sein, die auf der weiten Ebene zwischen dem Mittelmeere und dem Nordpol verbreitet sind. Derjenige Gürtel, welcher zwischen der obern Gränze des Baumwuchses (der *Baumgränze*) und der untern Gränze des ewigen Schnees (der Schneegränze) liegt, ist derjenige Gebirgs- oder Alpengürtel, welcher das Reich der Alpenflora ausmacht. Diese Flora hat mit der Polarflora nicht nur alle Pflanzenfamilien und die allermeisten Pflanzengeschlechter, sondern selbst eine sehr bedeutende Anzahl der Arten gemein; sie bilden beide nur Ein Reich, eine Thatsache, welche um so bemerkenswerther ist, da zwischen den Alpen und den nächsten nordischen Gebirgen, wo man dieselbe Flora wieder findet, ausgedehnte Strecken von vielen Breitegraden liegen, in denen die meisten jener Pflanzen nicht fortkommen, und ein gegenseitiger Rapport zwischen den Alpen und Norwegens Gebirgen gar nicht denkbar ist. Man sieht vielmehr sich zu der Annahme genöthigt, daß dieselben Arten ursprünglich auf mehreren Orten in weiter Entfernung von einander entstanden sind, eine Voraussetzung, die noch mehr Wahrscheinlichkeit erhält, wenn man bemerkt, daß sich die Alpen- oder Polarflora nicht nur in den höhern Regionen unserer Schweizer-, Tyroler- und Piemontesergebirge, sondern überall wieder findet, wo Gebirge hervortreten, hoch genug, um in ihren obern Theilen ein diesen Gewächsen passendes Klima zu gewähren. Wir finden dieselbe Flora z. B. in den Pyrenäen, in der Sierra Nevada, in den Karpathen und auf dem Kaukasus, in den norwegischen, schottischen und isländischen Gebirgen; Spuren von ihrer Anwesenheit zeigen sich auf den höchsten Bergspitzen der Apeninnen und der griechischen Gebirgsmassen; wir sehen ihr Reich ausgebreitet auf den Höhen des Altaigebirges, den Gebirgen Thibets, wie auf den höhern Gebirgsketten des nördlichen Amerikas. Der erste Charakterzug der Alpenflora ist Mangel an Bäumen; selbst Büsche findet man nur in dem untern Theile des Alpenflora-Gürtels; und hier spielen die Alpenrosen (Rhododendra) eine Hauptrolle, indem sie an den meisten Stellen ein dichtes Gebüsch bilden. Der kurze, auf 2—3 Monate beschränkte Sommer und der Nachtfrost, welcher selbst in den wärmsten Monaten vorkommt, verhindern das Emporkommen langer Schößlinge, welche, wenn sie je aufkämen, von den gewichtigen Schneemassen und den gewaltigen Winden ohnedieß erdrückt werden müßten. — Wie aber die Bäume in der Alpenregion fehlen, so vermißt man dort auch die einjährigen Gewächse, eine zweite ebenso charakteristische als leicht erklärliche Erscheinung. Der Sommer ist allzu kurz, als daß der ganze Lebenscyclus einer Pflanze in demselben beendigt werden könnte; der Same würde nicht Zeit haben, reif zu werden, und einjährige Pflanzen müßten bald aussterben. Es sind daher nur mehrjährige Kräuter und einzelne kleine Sträucher, welche diese Flora darbietet; Gewächse, von denen entweder nur die Wurzel oder zugleich ein kurzer Stengel den Winter über erhalten wird. Je mehr aber das Wachsthum in Hinsicht auf die Höhe beschränkt ist, desto kräftiger wird die Entwickelung der Wurzelschößlinge befördert. So erzeugen manche Alpenpflanzen Büschel von kurzen, aus einer und derselben Wurzel emporsprießenden Stengeln, die oft mit ihren Blättern und Blumen eine Art kleiner Kissen bilden. — Eben darin und in der Beschaffenheit des Bodens, der, fast ganz entblößt von Dammerde, die Pflanze nöthigt, aus der Tiefe der Ritzen ihre Nahrung zu ziehen, liegt auch der natürliche Grund der großen Länge, durch welche die Wurzeln der meisten Alpenpflanzen sich auszeichnen. — Betrachten wir die kurzen Stengel der Alpenpflanzen und ihre Blätter, so fällt uns eine neue Eigenthümlichkeit auf, der Mangel an Haaren und Dornen. Die Alpenpflanzen sind glatt und unbewaffnet. Man ersieht hieraus, wie unrichtig die Meinung ist, daß die Haarbedeckung den Pflanzen zum Schutz gegen die Kälte gegeben sei: denn sollte irgend eine Art von Pflanzen desselben bedürfen, so müßte es wohl die Alpenpflanze sein. Es bestätigt sich vielmehr auch hier die anderwärts schon gemachte Beobachtung, daß ein feuchter Erdboden — dieß ist der vom schmelzenden Schnee immer durchzogene Alpenboden — glatte, ein trockener behaarte und mit Dornen versehene Gewächse nährt. Mit der Kleinheit der Stengel stehen die Blumen der Alpen im entgegengesetzten Verhältniß, diese sind oft außerordentlich groß. Kaum ist der Schnee geschmolzen, noch liegt er in der Nähe, und doch hat die Alpenpflanze schon Blumen; es ist, als ob sie sich in ihrer Entwickelung beeilte, um den kurzen Sommer zu benützen; als ob die ganze Kraft des Gewächses dazu angewendet würde, so schnell wie möglich die Blumen zu entwickeln, welche daher vermittelst des kurzen, zum Theil im Gestein verborgenen Stengels, unmittelbar aus der Erde hervorzuwachsen scheinen. Die bedeutende Größe der Blume, im Verhältniß zum Stengel, ist ein sehr auffallender Zug der Alpenflora und er tritt besonders deutlich hervor bei der Vergleichung mit den Pflanzen der Ebene, welche zu derselben Gattung gehören. — Ein anderer Charakterzug bei den Alpenpflanzen sind die schönen, reinen, unvermischten Farben, welche die Blumen darbieten: die reinste schneeweiße Farbe; die schönste himmelblaue; die schönste rosenrothe; und ist es auffallend, wie unrein, wie schmutzig die Blumen der tiefen Ebenen gegen jene, dem Himmel näher erzeugten Kinder der Alpenflora sind. Dabei finden sich gesprenkelte und vielfarbige Blumen unter diesen selten. Leider besitzen die Alpenblumen eine Tugend nicht, durch welche ihre Schwestern in der Tiefe den Menschen zu sich locken: die Blumen der Alpen sind alle ohne Geruch. — Die Schuld daran trägt das Klima, unter welchem, und der Standort, auf welchem die Alpenpflanzen wachsen. Da ein höherer Wärmegrad auch die Trockenheit des Erdbodens und der Luft, die Entwicklung von Secretionsstoffen befördert, welche von den Blumen ausdünsten, weshalb das südliche Europa z. B. weit mehr wohlriechende Pflanzen als das nördliche hat, und die Anzahl der duftenden Pflanzen im Ganzen gegen den Aequator hin zunimmt, so begreifen wir leicht, daß die Alpenpflanzen, welche bei dem möglichst niedrigen Wärmegrade in einem stets feuchten Boden wachsen, nicht sehr duftend sein können. — Doch kann man nicht behaupten, daß den Alpenpflanzen Secretionsstoffe gänzlich fehlen. Sie sind bei manchen in Wurzel und Stengel reichlich enthalten; namentlich kommen Beispiele von bittern Pflanzen vor, wie die Genzianen; auch geben die meisten ein kräftiges Futter für das Vieh. — Dagegen bringen die Alpen keine Giftpflanzen hervor. — Die Alpenflora gewinnt noch ein besonderes Interesse durch den starken Gegensatz zwischen den Gewächsen und ihrer Umgebung. An die nackten, steilen Felsen, die großen und weißen Schneefelder, an die bläulichen Gletscher schließen sich unmittelbar die kleinen zierlichen Kräuter mit Blumen von den reinsten Farben. Hier ist das Anmuthige mit der majestätischen Größe gepaart. — Das mittlere und nördliche Deutschland, mehr noch Dänemark und Schweden haben eine Flora, die der Alpenflora analog ist, nämlich die Frühlingsflora. Auch der Lenz beginnt hier mit Kräutern und schön gefärbten Blumen; einige, wie **Viola**, **Primula**, **Anemone**, **Draba**, gehören sogar zu den charakteristischen Geschlechtern der Alpenflora. Die hohe Alpe aber zeigt einen Frühling, auf den kein Sommer und kein Herbst folgt, einen Frühling, den schnell und unmittelbar der Winter verdrängt. Dieser kurze aber anmuthige Lenz macht die Alpenflora noch interessanter; er ist ein reizender Schmetterling, welcher einige Wochen lebt, nachdem die Puppe viele Monate lang in der Erde verborgen gelegen.

Alpenlauch, s. v. a. Siegwurzlauch.

Alpenrose, s. u. Rose und Alpbalsam.

Alpine (**Alpinia**), Gattung der Familie Bananengewächse, mit überweibigem, röhrenförmigem Kelch, dreitheiligem Saum, einblättriger Beikrone, 1 Staubgefäß, gleichen Staubfäden, fadenförmigem Griffel, dreiseitiger, kopfförmiger Narbe, beerenartiger, dreifächeriger, fleischiger Kapsel, bemanteltem Samen und endständigen Trauben. Arten: Galganta (**A. galanga**), holziger, knotiger Wurzelstock, welcher fast wagrecht unter der Erde lauft; dichte, 6—7 Fuß hohe Schafte, breitlanzettförmige, 1—2 Fuß lange, 4—6 Zoll breite, kahle, am Rücken weich behaarte Blätter; der am Ende stehende Blüthenstrauß ist aufrecht und wird über 1 Fuß lang, riecht nur schwach; blüht im Sommer röthlichweiß und wächst auf allen Inseln des indischen Meeres, wo sie häufig angebaut wird. Diese Pflanze liefert die Galgantwurzel (**Radix Galanga**), von welcher eine große und eine kleine Galgantsorte bekannt ist, die sich aber nur durch schwächern und stärkern Geruch, sowie durch geringere und größere Dicke unterscheiden. Die kleine G. ist fingersdick und von starkem Arom, die größere daumensdick und weniger gewürzhaft, es sind aber beide Sorten von einer und derselben Pflanze, nur im Alter sind sie verschieden. Er kommt in runden, gebogenen, ästigen, faserigen, holzigen, außen und innen rothbraunen Stücken mit gelblichen, ringförmigen Absätzen zu uns, riecht lieblich und stark gewürzhaft, wenn man daran reibt, schmeckt aromatisch, bitter, scharf und brennend, enthält ätherisches Oel, welches cajeputartig riecht, ein scharfes Weichharz, einen Extractivstoff, welcher zusammenziehend und schwach vanillenartig schmeckt, Bassorin und Gummi. Das mit Recht hochgeachtete Arzneimittel wirkt stark erhitzend, anhaltend reizend, und wird daher bei Reizlosigkeit der Verdauungsorgane, fehlerhafter

Menstruation und der Seekrankheit, sowie als Zusatz schwerverdaulicher Arzneimittel angewendet. In Ostindien wird der G. außerdem noch häufig als Gewürz benutzt. Beim Einkaufen der Wurzel sehe man, um sie gut zu erhalten, darauf, daß sie röthlichbraun und schwer sei, und beim Brechen nicht stäube. — Innerlich gebraucht ist sie gut gegen alle Krankheiten, welche von Verkältungen herrühren und Entwicklung von Wärme erheischen. Wenn man G. in Wein siedet und davon Morgens und Abends trinkt, so werden Verkältungen des Magens und Unterleibs gehoben, die Verdauung wird befördert, der verlorene Appetit stellt sich wieder ein; ebenso wenn man gleichviel G., Pfeffer und Petersiliensamen mit einander stößt, dieß Pulver mit Honig vermischt und Morgens und Abends davon nimmt. — Zittern von innen heraus, Ohnmachten und Schwindel können durch Benützung des G mit Wegerichtsaft gehoben werden. — Gegen stinkenden Athem siede G. in Wein und trinke davon, dann wird er wohlriechend und das stinkende Geblüt gereinigt, sowie zu viele Feuchtigkeit aus dem Körper entfernt. — Legt man davon 3—4 Tage in Baumöl, und reibt erkältete Glieder damit, so ist dieß sehr gut, zumal wenn man noch Wein mit der Wurzel trinkt; ähnliche Einreibungen bei Blasenerkältungen, dem Stein ꝛc. sind ebenfalls empfehlenswerth. — Schwermüthigen und Niedergeschlagenen ist der Gebrauch besonders zu empfehlen.

Alpkirsche, s. v. a. Traubenkirsche.

Alpröschen (**Rhodothamnus**), diese Gattung der Familie Haidegewächse hat einen fünftheiligen, feinen, bleibenden Kelch, radförmige, fünfspaltige Blumenkrone, 10 Staubgefäße; der Staubbeutel springt mit zwei schiefen Löchern auf; 5fächerige runde Kapsel; zusammengedrückten feilstaubartigen Samen. Arten: Kamtschatkisches A. (**K. camtschaticus**), niedlicher, kriechender Zierstrauch mit emporsteigenden Aesten, immergrünen, stark bewimperten, kahlen, ovalen Blättern, endständigen Blüthen, purpurrothen, innen schwarzroth gedüpfelten Blumen, welche nahezu ½ Zoll im Durchmesser haben. Kommt von Kamtschatka bis in's Land der Tschuktschen, sowie auf den Aleuten vor.

Alraune, s. v. a. Wolfs- oder Tollkirsche.

Althea, s. Eibisch.

Amalia, ausgezeichnete Herbstbirne.

Amaranth (**Amaranthus**), Gattung der Familie Immergrüngewächse; einhäufig 3—5theilige, grüne oder gefärbte Geschlechtshülle; die männlichen Blüthen haben 3—5, manchmal 2—4 freie Staubgefässe, bei den weiblichen ist der Griffel in 2—3 fadenförmige Narben bis zum Grunde getheilt; die einsamige Kapsel springt ringsherum auf; mantelloser Samen. Arten: Rispiger A. (**A. paniculatus**), aufrechte Stengel, flaumige Aeste; eirunde, vorn spitzige, grüne, unten rothnervige, langgestielte Blätter; dicht stehende, flaumige, ästige Rispen bildende Blüthenknäuel, von denen die einzelnen Blüthen roth und 5männig sind; 3narbig; 1jährig; ist in Amerika zu Hause und wird daselbst als erweichendes, kühlendes, leicht abführendes Mittel benützt. Findet sich als Zierpflanze häufig in unsern Gärten. — Eine andere Art, **A. Blitum**, wird in Frankreich und Spanien wie Spinat benützt und im Allgemeinen wie Gartenmelde gebraucht. — **A. viridis** wird in Südamerika, **A. spinosus & A. polygamus** in Ostindien wie Spinat gegessen und deßhalb häufig angebaut. Außerdem werden diese Arten als einhüllendes, kühlendes, abführendes, erweichendes Mittel benützt. In Mysore und Coimbatore wird **A. frumentaceus**, und im Himalaya **A. Anardhana** des Samens wegen angebaut, aus dem Mehl bereitet wird, welches einen Hauptnahrungsartikel der genannten Länder ausmacht. Auch diese Arten haben Heilkräfte die aber in der Volksarzneikunde ohne besondere Bedeutung sind, da sie nur in fernen Ländern wachsen.

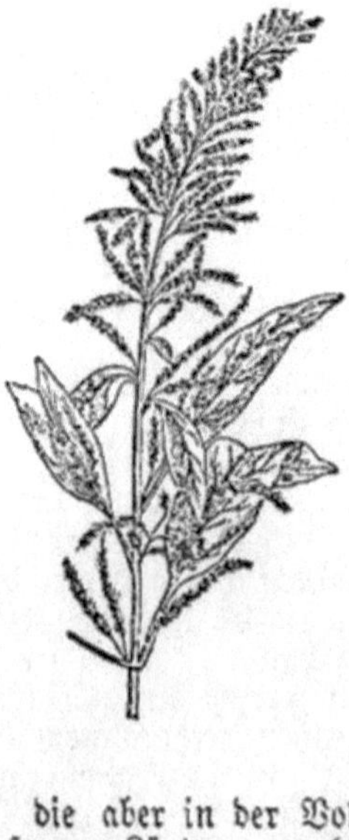

Fuchsschwanz (**A. caudatus**), wird 4 - 6 Fuß hoch, hat einen rothgestreiften, ästigen Stängel, grünlichrothe, spitzige Blätter, glänzendrothe, lange, niederhängende Blumenähren. — Dreifarbiger A. (A. tricolor), hat gelbe, rothe und grüne Blätter und graugelbliche Blumen. — Riesen A. (A. giganteus), wird 8—10 Fuß hoch, findet sich, wie die beiden vorigen Arten, sehr häufig in unsern Gärten, wo sich die Fuchsschwänze unter andern Blumen recht gut ausnehmen, jedoch oft ein lästiges Unkraut werden, da der Samen seine Keimkraft mehrere Jahre im Boden behält und ungeheuer wuchert. Die eigentlichen Fuchsschwänze stammen aus Rußland, Ost- und Westindien

Amaranth-Rinde, s. v. a. Mahagonirinde.

Amarellen, eine Kirschenart mit kleinern Blättern, sauern, hellrothen, kurzstieligen Früchten, hängenden Aesten und Ausläufer treibenden Wurzeln. Die kleine A. ist nur bei vollständiger Reife genießbar, die große A. dagegen hat einen angenehmen, säuerlichsüßen Geschmack. Beide Arten reifen Anfangs Juli.

Amarillis, schönste (Amaryllis formosissima), eine im Jahr 1593 aus Mexiko in die europäischen Gärten verpflanzte Prachtblume, welche in Töpfen mit guter Gartenerde gehalten wird. Die Wurzel besteht aus einem schwarzbraunen Zwiebel, aus welchem im Mai, ehe sich die langen, gleichbreiten Blätter entwickeln, ein kahler 1 Fuß hoher Schaft emporschießt, auf dessen Spitze sich die röthlich gestreifte Blumenscheibe befindet. Auf einem etwa 2 Zoll langen Stiele des Schaftes entwickelt sich nun die glockenförmige Blume, welche an Farbenpracht unvergleichlich ist, denn ihr sammtartiges, brennendes Purpurroth ist von solcher Reinheit und der Goldschimmer so ungewöhnlich schön, daß selbst der größte Maler weit hinter der Wirklichkeit zurückbleibt. Von der sechsblätterigen Krone hängen 3 Blätter herab. — Soll diese Pflanze jedes Jahr blühen, so muß man den Zwiebel im Herbst herausnehmen und an einem trockenen, mäßig warmen Orte überwintern. Vermehrt wird sie durch Zwiebelbrut oder durch Samen — Die bandirte A. (A. vittata) hat richterförmige Blumen, welche ebenfalls sehr schön sind, denn sie haben auf blendend weißem Grunde hellpurpurrothe Streifen. Ihre Cultur ist weniger schwierig und wird sie durch Samen leichter fortgepflanzt als durch Nebenzwiebel. Sie stammt vom Kap und verlangt eine gute, lockere Erde.

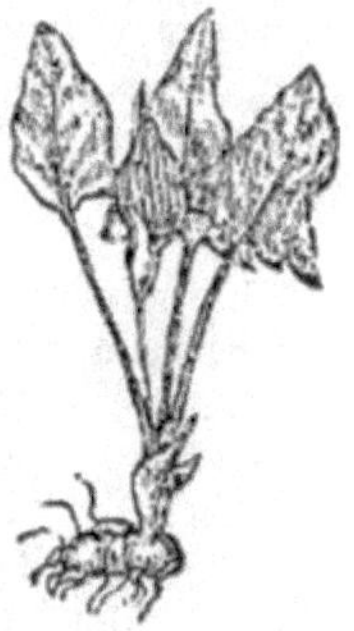

Ambeel, in Vorpommern s. v. a. Graupappel.

Amber, Ambra (Ambra), eine undurchsichtige, aschgraue, zähe Masse, welche das Mittel zwischen Wachs und Harz hält, leicht brennt und einen sehr angenehmen Geruch verbreitet, wenn man sie auf glühende Kohlen streut. Der A. wird theils auf dem Meere schwimmend, namentlich an den Küsten der philippinischen und maldivischen Inseln, sowie an den Küsten von Afrika und Amerika, theils auf dem Grunde des Meeres, wo es aufgefischt wird, theils in den Eingeweiden des Pottfisches gefunden. Die gewöhnlichen Stücke, welche gefunden werden, wiegen gewöhnlich 1 Loth, doch kommen auch solche mit 60—80 Pfund vor. Ueber den Ursprung des A. herrschen noch verschiedene Zweifel, deren Hebung bis jetzt nicht gelungen ist. Von Einigen wird er für ein Erdharz, von Andern für den eingetrockneten Saft eines Baumes der Tropenländer (der Masse nach, aus welcher der A. besteht, stimmen wir dieser Ansicht bei, und gönnen daher diesem Artikel hier eine Aufnahme), und noch von Andern für ein thierisches Product gehalten. — Früher hatte der A. als nervenstärkendes Mittel, in Ohnmachten ꝛc. großen Ruf, allein er wird jetzt weniger mehr gebraucht, obschon man im Morgenlande noch glaubt, daß sein Genuß das Leben verlängere. Bei uns schätzt man ihn hauptsächlich als vorzügliches Räucherpulver, und wird er deshalb häufig zur Bereitung feiner Parfümerien benützt. Er ist jedoch so theuer, daß man sich leicht versucht fühlt, ihn zu verfälschen, weßhalb bei dem Einkauf gewöhnlich Proben angestellt werden. Wenn man ächten, namentlich kleingeschabten A. in warmes Wasser wirft, so schwimmt oben auf bald ein Oel, was bei dem nachgemachten nicht der Fall ist.

Amber, flüssiger, ein feines, durchsichtiges Gummi, welcher aus dem wohlriechenden, fetten, gewürzhaften, gelblichrothen Safte des Amberbaums (s. d.) gewonnen wird.

Amberbaum (Liquidambar), Gattung der Gruppe Balsambäume, Familie Gagelgewächse; einhäusig; mit fast kugeligen, männlichen Kätzchen; durch Deckblättchen getrennte, zahlreiche, fast auf der Spindel sitzende Staubbeutel; die weiblichen Kätzchen sind von derselben Form, und es stehen die aus einem mehrblätterigen Hülldeckchen gebildeten Blüthen gedrängt; der zweifächerige Fruchtknoten trägt an der Scheidewand viele Eierchen; die beiden Griffel sind pfriemenförmig; die Samen flügelrandig. Arten: Amerikanischer A. (**L. styraciflua**), hübscher, 30—40 Fuß hoher Baum, dessen Heimath in den sumpfigen, niedrigen Wäldern von Mexiko, Virginien und Canada ist, der aber auch bei uns in einer geschützten Lage im Freien fortkommt. Die aschgraue Rinde ist tief gerissen; die Blätter sind denen des Ahorns gleich; das sehr feine, bräunliche Holz ist manchmal geadert, grün sehr leicht, getrocknet hingegen schwer. Von den Tischlern und Schnitzlern wird es zu vielen Kunstsachen verwendet, da es sich, obschon nicht dauerhaft, recht gut poliren läßt. Die jungen Zweige sind als Räuchermittel geschätzt, und wenn man die Blätter zwischen den Fingern reibt, so verbreiten sie einen angenehmen Geruch. Am meisten Werth hat dieser Baum aber durch seinen gelblich-röthlichen, fetten, gewürzhaften, wohlriechenden Saft, welcher in gemäßigten Himmelsstrichen, wenn er ein gewisses Alter erreicht hat, von selbst ausfließt, oder man macht zu diesem Ende entsprechende Einschnitte. Durch Kochen verdickt man diesen Saft zu einem feinen, durchsichtigen Gummi, welches in den Apotheken als flüssiger Amber verkauft wird. Eine geringere Ambersorte, welche unter dem Namen flüssiger Storax vorkömmt, wird gewonnen, wenn man Rinde, Zweige und Blätter in Wasser einweicht, kocht und mit venetianischem Terpentin verfälscht. Die erste, reine Sorte kommt bei uns in der Regel nur verfälscht vor, die zweite aber, welche weniger rein, bräunlich oder röthlich aschgrau, manchmal fast schwarz, dick, zähe, scharf aromatisch und bitterlich schmeckend ist, wird manchmal angewendet, besonders zur Bereitung des **Unguentum de Styrace**, sowie gegen Frostwunden, und wirkt dieser Amber überhaupt auflösend und stärkend. Orientalischer A. (**L. orientale**), dem vorigen sehr ähnlicher, nur kleinerer Baum, mit kleinern, kahlen Blättern und kleinen Früchten; wird wie der vorige benützt und wächst im Orient. Indischer A. (**L. altingiana**), prachtvoller, oft 200 Fuß hoher Baum, dessen rothe, dicke Wurzelrinde stark, angenehm gewürzhaft, narzissen- und benzoëartig riecht. Große Stämme haben unten einen Umfang von 30 Fuß, und auch die weißlich graue, innen bräunlich rothe Rinde derselben wird wie die Wurzelrinde benützt, nur ist sie schwächer. Das rothbraune, feste Holz ist ebenfalls wohlriechend. Die länglich eirunden, 3—5 Zoll langen Blätter stehen auf ½ Zoll langen Blattstielen und sind kahl, lederartig, glänzend. Die Kätzchen treten mit den Blättern aus den endständigen Knospen hervor und stehen zu 6—12 in einer 3 Zoll langen, abfallenden Traube; jedes besteht aus 60—100 Staubgefäßen. Die gelblich-grünen, weiblichen Kätzchen stehen in der Regel zu 2—3 an dem Traubengrunde auf 1¼ Zoll langen Stielen und enthält jedes 15—20 Blüthen. Von dem gelblichbraunen Samen findet sich in jedem Fache der hinter den Hüllblättchen kaum hervorragenden Kapsel meist nur Ein vollkommen ausgebildeter, und ist derselbe auf der innern Seite mit strahligem Kamme bedeckt. Das Vaterland dieses Riesenbaumes ist das südliche Asien, und findet er sich am häufigsten auf den ostindischen Inseln, namentlich auf Java, wo er in den Gebirgen die sogen. Rojamala-Wälder bildet, und vom April bis Juni und September bis December blüht. Man erhält von diesem Baume den orientalischen flüssigen Storax (die beste Sorte), welcher frisch dem Honig gleicht, dann heller und durchscheinender wird. Sein großer Wohlgeruch verschafft ihm in Asien allgemeine Anwendung, allein zu uns kommt er seines hohen Preises wegen nur höchst selten, weßhalb er am allerwenigsten Volksarzneimittel ist.

Amberkraut, s. v. a. Mastix-Thymian und Katzen-Gamander.

Ambra, s. v. a. Amber.

Ambrosie (Ambrosia), Traubenkraut, Traubenklisse. Gattung der Gruppe Vereinfrüchtler, Familie Vereinblüthler; mit mehrblüthigen männlichen Blüthenköpfen, röhriger, 5zähniger Blüthenhülle und 5 Staubgefäßen. Die weiblichen, mehrfach zusammengehäuften einblüthigen Blüthenköpfe sind mit gemeinschaftlicher Hülldecke umgeben, haben verlängerte Narben, eirunde Schließfrüchte. Arten: Meerstrands-A. (**A. maritima**), ganz mit graulichen Flaumhaaren bedeckt; 2—3 Fuß hoher, steifzottiger Stengel; doppelfiedertheilige Blätter; an den Astspitzen stehen die männlichen Blüthenköpfe häufig; die weiblichen befinden sich am Grunde derselben. Diese Pflanze findet sich am Strande des Mittelmeeres, ist einjährig, blüht vom Juli bis August, hat einen lieblichen Geruch, einen bittern, gewürzhaften Geschmack, und wird innerlich als reizendes, stärkendes Mittel benützt; äußerlich wirkt sie zertheilend und findet daher bei Geschwülsten 2c. Anwendung.

Amelkorn, Amer, s. v. a. weißer, zweikörniger Waizen.

Ammei (Ammi). Diese Gattung gehört zur Gruppe ächte Doldengewächse, Familie Doldengewächse; sie hat undeutliche Kelchränder; 2lappig, verkehrt herzförmige Blumenblätter, eilänglichte Spaltfrucht. Arten: Mittelländische A. (A. visnaga), glatter Stengel, mehrfach gefiederte Blätter, sehr dichte Dolden, starre, zuletzt fast holzige Strahlen, weiße Blüthen, purpurrothe Staubbeutel. Diese früher ihrer eröffnenden, harntreibenden, menstruationsbefördernden Eigenschaften wegen sehr geschätzte Pflanze ist in den am Mittelmeer gelegenen Ländern zu Hause, blüht vom Juni bis August und hat eine gewürzhaft schmeckende, zähe Doldenstrahle, welche im Morgenland, Italien, Frankreich, Spanien 2c. als Zahnstocher beliebt ist. Große A. (A. majus), der gewürzhafte Same dieser in Südeuropa, Nordafrika 2c. einheimischen Pflanze, gehörte früher unter den Namen gemeiner Ameisamen mit zu den vier kleinen erhitzenden Samen, wohin außerdem noch der Sellerie-, der Möhren- und der Sisonsamen gezählt werden. — Wenn man den Samen stoßt und ½ Quentchen in warmem Wein nimmt, so gibt sich Bauchgrimmen gewöhnlich, die Wirkung des Gifts wird gehemmt, die Gebärmutter gestärkt, Harnabgang und Menstruation befördert, zu welch letztern Zwecken, sowie Steinbeschwerden und Lindenwehe, der Rauch des Krauts und Stengels gut ist.

Ammelung, s. v. a. Stärkemehl.

Ammerle, Ammern, eine Art der Sauerkirschen, mit großen Blättern, süßlichen, rothen Früchten, welche einen hellen, nicht färbenden Saft haben. — S. v. a. Glaskirsche.

Ammi, s. v. a. Kümmelwerk.

Ammoniakgummi, Ammoniakharz (Gummi s. G.-resina Ammoniacum). Alle Theile des ächten Oschakkrautes (s. d.) enthalten einen Milchsaft, welcher namentlich am Ursprunge der Doldenstrahlen reichlich ausfließt und sich an der Luft harzartig verdickt. In der Offizin kommen zwei Sorten vor, nämlich: A. in Körnern und A. in Kuchen (Ammoniacum in granis & A. in placentis s. in massis). Erstere Sorte verdient den Vorzug. Sie besteht aus erbsen- bis wallnußgroßen, mehr oder weniger runden, einzelnen oder zusammengeklebten, kalt trockenen, spröden, warm zähen, röthlichen oder gelblichweißen Stücken, welche einen flachen, muscheligen, hellglänzenden und milchweißen Bruch haben, unangenehm und beim Schmelzen knoblauchartig riechen, widerlich, bitter und scharf schmecken, und beim Verbrennen eine leichte, große Kohle hinterlassen. Bei der zweiten Sorte sind die Stücke dunkler, gelblich, schmierig und mit Pflanzenresten aller Art, Samen 2c. vermengt, welches zusammen einen wüsten Kuchen bildet. Die Bestandtheile beider Sorten sind: Gummi, Harz und ein ätherisches Oel; sie haben theilweise die Wirkung des Stinkasands, nur ist sie weit stärker, namentlich als anhaltendes Reizmittel, indem der A. kräftig die Thätigkeit der Unterleibsorgane erregt, namentlich aber die Absonderung der Schleimhäute befördert, dagegen nur wenig auf das nervöse System wirkt. Auch äußerlich ist die Anwendung des A. sehr vortheilhaft, indem sich durch dessen Auflösung Geschwülste zertheilen, Abscesse zeitigen, Verhärtungen, Gelenksteifigkeiten 2c. erweichen.

Amome (Amomum), Gattung der Familie Bananengewächse; röhrenförmiger, überweibiger Kelch; dreitheilige Blumenkrone mit einblätteriger, honiglippenförmiger, verflachter, großer Beikrone; 1 Staubgefäß; dreifächeriger Fruchtknoten; fadenförmiger Griffel und trichterförmige Narbe. Die manchmal etwas fleischige dreifächerige und dreischalige Kapsel enthält zahlreiche, bemantelte Samen. Arten: Cardamom-A. (A. cardamomum) weißer, kriechender, knotiger Wurzelstock; 2—4 Fuß hohe, zweijährige Blätterstengel; lanzettige, 9—12 Zoll lange, 1½—2 Zoll breite, kurzgestielte, oben gewimperte Blätter. Die am Grunde der Blätterstengel zahlreich stehenden Aehren sind stumpf, ziegeldachartig und locker; der röhrenförmige, dreizähnige Kelch ist weichharig; Blumenkronenzipfel durchsichtig weiß; größer ist die dreilappige, lippenförmige Beikrone, an welcher der mittlere Lappen gelb ist und zwei rothe Streifen hat; am Staubfaden ist ein breiter, dreilappiger, fleischiger Kamm; Kapsel etwas filzig. Diese ausdauernde, im Mai blühende Pflanze ist auf Java und den Molucken zu Hause. Die Frucht ist unter dem Namen: runde Cardamome in der Heilkunde bekannt, und hat in rundlich-eiförmiger Gestalt die Größe einer Vogelkirsche; eine weiße, schmutzige, in's Braunrothe stechende Farbe und ist an vertieften Stellen etwas filzig. Die etwas eckigen, außen dunkelbraunen, innen weißen Samen riechen äußerst lieblich nach Gewürzen und Kampher; ihr Geschmack ist angenehm, stark und feurig gewürzhaft. Ihre Wirkung ist stark reizend, erhitzend, magenstärkend und schweißtreibend und findet daher Anwendung bei Verdauungsschwäche, Flatulenz, Verschleimung &c.; dient in ihrem Vaterlande als beliebtes Gewürz. — Gewürzhafte A. (**A. aromaticum**), 2—3 Fuß hohe, rasenbildende Blätterstengel; 10—12 Zoll lange, 2—4 Zoll breite, kahle, lanzettige Blätter; 1—3 Zoll lange, mit dachziegelartigen Scheiden bedeckte und in der Erde verborgene Blüthenschafte; keulenförmig abgerundete Aehre; blaßgelbe Blüthen; der zottige Kelch ist gezähnt oder ganzrandig; die Krone hat eine lange dünne Röhre; die Beikrone ist in der Mitte roth, lippenförmig und fast rundlich; dreilappige Staubfäden; ovalen Samen. Die Kapseln dieser ausdauernden, in Ostindien wachsenden Pflanze sollen die sog. langen Cardamomen geben. Sie haben eine blaßbräunliche oder gelblichgraue Farbe, sind stark, gestreift, dreiseitig, 10—15 Linien lang, 3—5 Linien breit, und enthalten starkrunzeligen, ovalen, oft auch eckigen Samen von ziemlich gelber Farbe mit ganz den guten Eigenschaften der vorangehenden Art. — Größte A. (**A. maximum**), lanzettige, unten zottige Blätter; eirunde, wagrechte Aehren; weißliche, in der Mitte gelbliche Blüthen; kugelige, siebenflügelige Kapsel; der Same riecht nicht so gut wie bei der vorigen Art und schmeckt er stechend gewürzhaft, wirkt sehr erwärmend und er ist schiefergrau, schwachglänzend und etwas eckig. Nach Einigen soll diese Pflanze die selten vorkommenden Cardamomen von Banda, welche röthlichbraun und schwachgestreift sind, liefern. — Paradies-A. (**A. granum-paradisi**), weit auf der Erde umherkriechenden, braunen, schuppigen Wurzelstock mit langen Ausläufern; 2—3 Fuß hohe Blätterstengel; zugespitzte, fußlange Blätter mit bräunlichen Scheiden. Unten ist der Blätterstengel etwas aufgetrieben, und da treten an der Erde 1—3 Blüthenschafte von 1 Zoll Länge hervor; armblüthige, eirunde Aehren; gleichsam umgekehrte, weißliche Blüthen. Die 2—3 Zoll lange, längliche Frucht ist immer pomeranzengelb und hat einen walzenförmigen Schnabel; die braunen, rundlichen, vieleckigen, runzeligen Samen sind immer weiß, schmecken pfefferartig gewürzhaft und kommen als Paradieskörner in der Offizin vor, bei uns jedoch seltener, man bedient sich ihrer mehr als Gewürz und zur Verschärfung des schlechten Essigs. — Die schmalblätterige A. (**A. angustifolium**) hat einen wagrechten Wurzelstock mit Fasern und Ausläufern; 6—10 Fuß hohe, gerade, kahle Blätterstengel; 1—2 Fuß lange, 5—6 Zoll breite, kahle Blätter, an deren Grund 6—10 Zoll lange, mit stachelspitzigen Scheiden bedeckte Blüthenschafte entspringen; die Aehre ist beinahe zolldick. An den sehr großen, gewürzhaft riechenden Blüthen ist der auf einer Seite gespaltene Kelch tief blutroth, die lippenförmige Beikrone gelb. Die kolbenförmigen, schmutzig graubraunen, etwas dreikantigen, gestreiften großen Cardamomen kommen von dieser auf Madagaskar und in Ostindien wachsenden Pflanze. Der größere, abgerundete, röthliche oder graubraune Samen ist minder gewürzhaft, schmeckt schärfer und kommt hinsichtlich seiner Eigenschaften den vorangehenden Arten ziemlich nahe.

Ampelgewächse, Modezierpflanzen, die in mehr oder weniger kostbaren Ampeln gezogen werden und eine Zierde unserer Zimmer bilden. Die schönsten davon sind: **Crassula spatulata, Cordyline vivipagora, Disandra prostrata, Hesperia procumbens, Isolepis pygmaea & prolifera, Linnaria cymbelaria, Lycopodium brasiliense & caesium, Saxifraga sarmentosa & minor, Sedum Sieboldi & denticulatum, Syptorbia europaea.**

Ampelideae, weinstockartige, rankende oder kletternde Sträucher.

Ampfer (**Rumex**), diese zur Familie Portulakgewächse gehörige Pflanzengattung hat zwitterige, vielehige oder 2häusige Blüthen; 6blätterigen Kelch, wovon die 3 innern Blätter größer sind; Blumen fehlen; 3 kurze Griffel mit großen, pinseligen Narben; 3kantige Nuß, welche von den 3 innern größern Kelchblättern ganz bedeckt ist. Kräuter mit etwas fleischigen, gestielten Blättern und rispigen Blüthen. Am Rücken der innern Kelchblätter findet sich manchmal eine angeschwollene Drüse. Arten: Gemeiner A. (**R. acetosa**), mehrköpfige, walzigspindelige, außen bräunlichgelbe, innen weißlichgelbe Wurzel; armblätteriger, gefurchter, kahler oder schwachflaumiger, 1—3 Fuß hoher Stengel; pfeilförmige, fiedernervige, saftige Blätter; endständige Blüthen. Von diesem nützlichen, überall auf Wiesen und Triften wachsenden und in Küchengärten häufig gezogenen Gewächse haben wir mehrere Abarten, von welchen der Jungfern- oder große Ampfer mit 16—18 Zoll langen und 6—7 Zoll breiten Blättern, der Wiesensauerampfer mit länglich-zugespitzten, rothgefleckten Blättern und weißen Blumen, sowie der französische oder rundblätterige Sauerampfer die wichtigsten sind. Auf Wiesen ꝛc. pflanzt sich der Ampfer von selbst fort, bei der Zucht aber säet man den Samen in einen feuchten Boden an einem schattigen Ort oder man setzt dahin in Entfernungen von 1—2 Fuß Ableger. — Die säuerlichen Blätter sind ein gutes Mittel gegen den Skorbut (Scharbock), wenn man entweder den Saft durch Einreiben und Einnehmen benützt oder die frischen Blätter kaut. — Als Zuthat an Speisen macht er einen guten Magen und befördert die Eßlust. — Ampfer und Hauswurz zusammen gestoßen und mit Essig vermischt hebt, aufgelegt, Entzündungen und mildert die Schmerzen. — Saft davon mit Baumöl auf den Kopf gerieben nimmt Hitze und Schmerzen; mit Wein getrunken wirkt er gut gegen Gelbsucht und Leberleiden, und befördert die Menstruation. — Der Same vertreibt die Spuhlwürmer und ist ein Gegengift. — Der Saft macht reine Augen, vertreibt, eingespritzt, Ohrengeschwülste, mildert die Ruhr und den Fluß der goldenen Ader. — Sauerampfer, Isop, grünen Fenchel, jene eine Handvoll, werden zur Heilung von Eitergeschwülsten gut gekocht und aufgelegt. — Die Wurzel hebt am Halse Beulen und Auswüchse. — Für Unterleibsleiden ist ein Absud des Samens in Wein gut. — Die bitter und herb schmeckende Wurzel wird auch unter dem Namen Grindwurzel (s. u.) benützt, und gibt erweicht eine rothe Farbe. — Außerdem ist diese erstmals vom Mai bis Juli und das zweite Mal nach der Heuernte blühende, ausdauernde Pflanze ein ausgezeichnetes, sehr gesundes Viehfutter. — Sie enthält namentlich sehr viel Sauerkleesalz. — Der Alpener- oder Mönchsrhabarber (**R. alpinus**) hat herzförmige, stumpfe, runzliche Blätter, findet sich im südlichen Europa und der Schweiz wild, während er bei uns aus Samen in Gärten gezogen wird. Die früher von den Mönchen sehr häufig gebrauchte Wurzel hat einen rhabarberähnlichen Geschmack, daher der zweite Namen der Pflanze. — Schildblätteriger A. (**R. scutatus**), findet sich im mittlern und südlichen Europa, hat die gleichen Eigenschaften wie der gemeine Ampfer, ist aber noch viel saftiger, wohlschmeckender und zarter. — In gleicher Weise wird am Kap die **R. luxurians** benützt, welche an den Wurzeln hängende Wurzelknollen hat. — Gartenampfer oder englischer Spinat (**R. patientia**), 1 Fuß lange und ½ Zoll breite, eirund lanzettige Blätter und einen 3—4 Fuß hohen Stengel. Diese Art wurde aus Italien nach Deutschland verpflanzt, wo sie aber nur in gutem Gartenlande fortkommt und alle 3—4 Jahre frisch gesäet werden muß. Die Blätter sind ein ausgezeichnetes Gemüse und dienen gegen Skorbut, die Wurzel enthält abführende Kräfte und der ölhaltige Samen ist gut gegen Unterleibsleiden. Mönche bauten diese Art der Wurzel wegen häufig an, rühmten sie besonders gegen Hautausschläge und gebrauchten sie als Ersatzmittel des Rhabarbers. — Der krause Ampfer oder die Grindwurzel (**R. crispus** auch **R. pratensis**) hat spitzige, lanzettige und gewellte Blätter, welche man im Frühjahr als Gemüse und getrocknet als Tabak benützen kann. Es wächst bei uns überall an sumpfigen Plätzen und enthält Gerbstoff, bittern Extractivstoff,

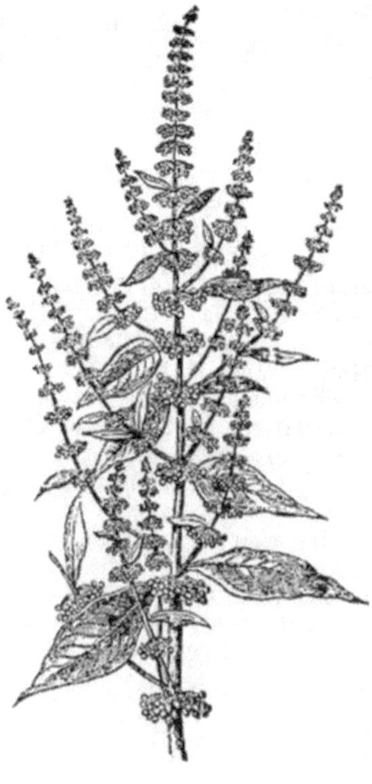

Ampfer.

Schwefel und Stärkemehl, wirkt adstringirend, erregt namentlich Darmkanal und Haut und wird deshalb besonders gegen chronische Hautausschläge benützt. Der Samen ist ein gutes und beliebtes Volksmittel gegen Abweichen und Unterleibsleiden überhaupt, und häufig wird die Wurzel gegen den Grind des Viehes angewendet. — Wasserampfer (**R. aquaticus**), ist bitter adstringirend, dient gegen giftige Geschwüre, Skorbut, Hautkrankheiten 2c., und liefert in Italien ein geschätztes Gemüse. — Der gemeine Ampfer, wilder Mangold oder Pferda. (**R. acutus**) treibt einen 2—6 Fuß hohen, oft gewundenen Stengel und findet sich an allen feuchten Orten Europas. Mit Alaun und Weinstein zersetzt gibt die Wurzel eine dauerhafte Farbe und dient äußerlich auch gegen Hautkrankheiten. — Stumpfblätteriger A. (**R. obtusifolius**), innen gelbe, vielköpfige Wurzel, 2—4 Fuß hoher, furchiger Stengel mit langen kahlen Aesten, welche, wie die untere Blattseite, etwas flaumig sind. Diese abändernde, vom Juli bis August blühende Ampferart wächst überall an feuchten, schattigen Stellen, Zäunen, Gräben 2c. in Europa, Nordasien und Nordamerika. Die Wurzel wird als vorzügliche Grindwurzel benützt — Der englische A. (**R. Britanica**) wird in Amerika wie bei uns die einheimischen Arten gebraucht.

Ampferbaum, s. v. a. Sauerbaum (s. d.), nordamerikanischer, wegen seiner sauerschmeckenden Blätter so benannt.

Ampferklee, s. v. a. gem. Sauerklee.

Amraharz, das Harz der mangoartigen Mombinpflaume, welches man durch Einschnitte in die Rinde gewinnt, aus denen sich ein gelbrother bitterer Saft ergießt, der nachher verhärtet und zu tonischen Räucherungen dient.

Amselkirsche, s. v. a. purgirender Wegdorn.

Amyris (**Amyris**), diese Gattung der Familie Pistaziengewächse ist zwitterig, hat vierzähnigen, bleibenden, freien Kelch, 4 Blumenblätter, 8 Staubgefäße; diese Steinfrucht hat eine papierartige, einsamige Steinschale und ungetheilte, fleischige Samenlappen. Arten: Balsamreiche A. (**A. balsamifera**), großer Baum mit festem, harzigem, jung weißem, später aschgrauem Holz; 2paarige Blätter; endständige, weiße Blüthensträuße mit abwechselnd kürzern Staubfäden und eilänglichen Steinfrüchten. Der ganze in Jamaika wachsende Baum ist äußerst gewürzhaft, wird daher häufig zu Bähungen benützt und kommt unter dem Namen Rosenholz zu uns. Das ätherische Oel desselben gleicht dem ächten Rosenholzöl und wird häufig an dessen Statt verkauft. Außerdem liefert dieser Baum noch einen äußerst angenehm riechenden Balsam, welcher scharf und erhitzend wirkt und in dieser Hinsicht häufige Anwendung in seinem Vaterlande findet. — Plümier's A. (**A. Plumieri**), liefert eine gute, aber selten vorkommende Sorte Elemi. — Von einer andern Art werden die innern Basttheile als Papier benützt, und die Zweige einer noch weitern, in Ostindien einheimischen sollen wie Orangeblätter riechen und benützt werden.

Anacardienbaum, s. u. Nierenbaum.

Ananas (**Ananassa**), Gattung der Familie Narcissenschwertel, Ordnung Stammscheidenpflanzen, 4. Klasse; zwitterig; überweibigen Kelch, dreiblätterige, am Grunde verschmolzene Blumenkrone; sechs auf einer Scheibe stehende Staubgefäße; fadenförmigen, dreinarbigen Griffel. Eßbare A. (**A. sativa**, nach Andern **Bromelia s.**), lange, dicke Wurzelfasern; am Grunde büschelige, 3—4 Fuß lange Blätter, die dornig-gezähnt, seegrün und steif sind. Der aus der Mitte der Blätter sich erhebende, dicke Schaft wird ungefähr 1 Fuß hoch, und um den Oberstock desselben stehen in einer dichten Aehre die violetten Blüthen, über denen sich noch ein Büschel kürzerer Blätter erhebt. Die sich aus dem Fruchtknoten entwickelnde, einfächerige, dreisamige Beere ist goldgelb oder röthlich und besteht gleichsam aus einem fleischigen Zapfen. Hinsichtlich ihrer Form muß bemerkt werden, daß die Zucht

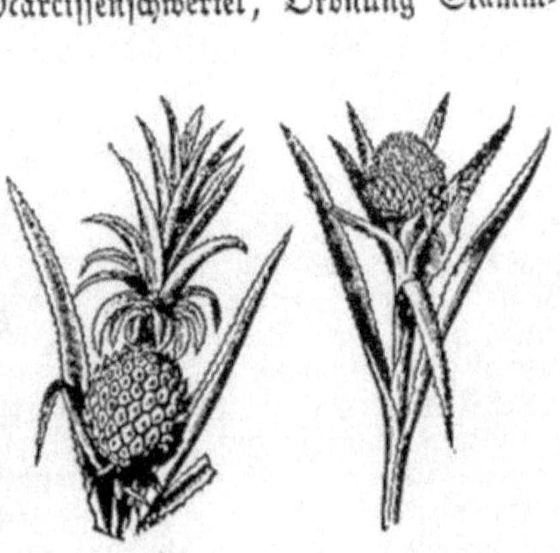

verschiedene Varietäten hervorgebracht hat, die theils weißes, theils gelbes, mehr oder weniger schmackhaftes Fleisch haben. In den europäischen Treibhäusern blüht sie im Mai und reift vom Juli bis September, wird bei uns aber trotz der sorgsämsten Pflege nicht besonders gut, ungeachtet in heißen Ländern die Ananas außerordentlich wohlriechend, aromatisch, süßsäuerlich, sehr wohlschmeckend und überhaupt von den Reisenden als die schmackhafteste Frucht gepriesen werden. — Die Kultur der Ananas ist schwierig, zeitraubend und kostspielig, würde auch den nöthigen Aufwand nie decken, wenn von den Gärtnern die warmen Ananas-Kästen nicht noch zum Treiben anderer Tropengewächse benützt werden könnten. In einem gut gelegenen Treibhaus wird zur Ananaszucht ein dick ummauertes, ungefähr 4 Fuß tiefes Lohbeet angelegt, in das man gegen den Herbst oder im Februar frischen Pferdemist mit trockenem Eichenlaube bringt und ihn Lage um Lage bis zu einer Höhe von 3 Fuß festtritt. Darauf kommt eine Schichte alter Lohe, welche die Hitze mäßigt und endlich füllt man den Kasten voll mit neuer Lohe. Ist diese ganz durchwärmt, so werden die vorher aus der reifen Frucht herausgedrehten und einige Monate trocken gehaltenen Fruchtkronen, im März oder September, in Töpfen mit guter Blumenerde, etwas Sand und Moos auf die frischumgestochene Lohe gestellt und, nachdem die erste Hitze verzogen ist, in einiger Entfernung von einander reihenweise eingestellt. Dazwischen können andere nicht zu große Tropengewächse erzogen werden. 20° R. wird als Mittel der Temperatur der Luft und des Beetes angenommen. Die Kultur der Ananas ohne Lohbeete ist viel schwieriger, erfordert eine große Einrichtung und wird deshalb von Privaten nicht leicht eingeführt werden, daher schweigen wir hier davon. — Durch Samen kann dieses Gewächs in Europa nicht fortgepflanzt werden, indem derselbe selbst in Amerika nicht ein Mal reif wird, es sind dazu vielmehr Schößlinge und Ausläufer oder noch besser die aus der Frucht herausgedrehten Kronen nöthig, die zur Vernarbung der Wunden im Sommer 10—14 Tage, im Winter 4—8 Wochen an einem trockenen Orte aufbewahrt werden. Von unten sind die Blättchen einen Daumen breit abzunehmen, damit die Wurzel sich hier bilde. — Der Saft der Frucht enthält nach Adet: Zucker, Gummi, Apfelsäure, Citronensäure, Weinsteinsäure und ätherisches Oel. — Die Ananas werden entweder roh, in Querscheiben zerschnitten, mit oder ohne Zucker, oder mit Wein, Zucker und Gewürzen eingemacht gegessen. Eine blos 4 Körner in einer Reihe übereinander enthaltende Frucht gilt für schlecht, eine mit 6 Körnern für mittelmäßig, eine mit 8—12 Körnern aber für gut. Im Uebermaß genossen werden sie durch ihren scharfen Saft schädlich für's Zahnfleisch, Lippen, Zunge und Magen, und nur die gelbfleischige, kleine, eirunde Ananas ist weniger nachtheilig. Die unreife Frucht ist harntreibend; reif behält sie nur wenige Tage ihren Wohlgeschmack; daher wird sie zum längern Aufbewahren vor der gänzlichen Zeitigung abgeschnitten und an einen kühlen Ort gebracht. Die rechte Reife verräth sich durch einen stark weinartigen Geruch, die Ueberreife durch das Abwelken der Krone. Zum Versenden werden sie vor völliger Reife sammt Stamm und Krone abgenommen, in Weizenspreu gelegt und in Papier gewickelt. Sie bleibt jedoch auch so verpackt nur wenige Tage gut. — Als weinartiges Obst wird die Ananas in entsprechenden Krankheiten angewendet, wo sie erfrischend und stärkend wirkt. Unreif schmeckt sie scharf sauer und ist, wie schon gesagt, stark harntreibend, sowie wurmwidrig, wirkt ferner zusammenziehend und verursacht leicht Abortus. — Der Ananaswein entsteht durch Gährung aus dem Safte der Ananas, und wird als Heilmittel, sowie als Zusatz zu Punschessenz, welche dadurch das angenehmste Aroma erhält, benützt. — Der syrupartige Ananasextract wird wie dieser Wein gebraucht, nur viel häufiger, und ist auf folgende Art zu bereiten: Ueber dünne Scheiben von reifen Ananas wird zu kleinen Faden gekochter Raffinade-Zucker heiß gegossen, am andern Tage gießt man den Zucker wieder davon ab, bringt die Scheiben in einen steinernen Topf, kocht den Zucker zum großen Faden ein und schüttet ihn über die Scheiben. Nach drei Tagen wird er nochmals abgegossen, zu Perlzucker eingekocht und abermals über die Scheiben geschüttet. Nach dem Erkalten wird das Gefäß mit einer nassen Blase oder mit doppeltem Papier fest zugebunden. Durch ein oder zwei Scheiben dieses Extracts wird einer Terrine Punsch, Cardinal 2c. das lieblichste Aroma mitgetheilt. — Ein sehr gefährlicher Feind der Ananaszucht ist die Ananaslaus, die marmorirt ist und sich am liebsten in den Blattachseln einnistet. Zu ihrer Vertilgung überspritzt man die Pflanze mit Wasser, das eine Wärme von 52° R. hat und hält überhaupt das Haus möglichst warm, was den Pflanzen sehr gut, den Läusen aber schädlich ist. Oft reicht schon das Auswischen der Achselwinkel mit dem Finger zur Vertilgung dieses Ungeziefers aus.

Ananas-Apfel, der gemeine oder rothgestreifte Schlotterapfel.

Anandrie (Anandria), Gattung der Familie Vereinblüthler, mit mehrreifigen dachziegeligen Hüllblättern, weiblichen Randblüthen, 2lippiger Blumenkrone, geschwänztem Staubbeutel, zweilappigem, an der Spitze gespaltenem Griffel, länglicher Schließfrucht und vielborstiger Fruchtkrone. Arten: Masliebenartige A. (**A. bellidiastrum**), wurzelständige gestielte Blätter, einblüthenköpfiger Schaft, weiße oder röthliche Blüthen, die übrigens, wie diese Pflanze überhaupt, abändern. Wächst an der Gränze von Sibirien und China, ist dort als bitterlichschleimiges, namentlich gegen Brustleiden dienendes Mittel bekannt und hat so ziemlich die Eigenschaften des Huflattichs.

Anbißkraut, s. v. a. Teufelsabbiß und Acker-Skabiose.

Andigia, bei Homburg v. d. Höhe, s. v. a. Endivie.

Andorn (**Marrubium**), Gattung der Familie Lippenblümler; 10nervigen Kelch mit 5—10 etwas gegrannten Zähnen; Fruchtkelchzähne stehen ab; 2lippige Blume; aufgerichtete, schmale, gespaltene Oberlippe; ausgerandeten Mittelzipfel an der Unterlippe; eine Haarleiste innen an der Röhre; Staubgefäße und Griffel sind in der Blumenröhre verborgen. An der Spitze erscheinen die Nüsse mit 3eckiger Fläche abgeschnitten. Der ästige Stengel und die runzeligen Blätter sind filzig; während die Blüthen in blattwinkelstieligen Quirlen stehen. Arten: Gemeiner Andorn (**A. vulgare**), weißfilziger, 1—1½ Fuß hoher, am Grunde ästiger Stengel; Blätter oval, filzig und runzelig; Kelchzähne und Deckblätter pfriemenförmig; Blumen klein und weißlich; ausdauernd; blüht vom Juli bis September und wächst auf Sandfeldern, an Wegen, Mauern ꝛc. Die ganze Pflanze riecht angenehm, fast süßlich und schmeckt bitter und scharf, namentlich die Blätter, welche frisch sehr aromatisch sind, nach Borsdorfer Aepfeln und schwach bisamartig riechen und einen harzigen Extractivstoff enthalten. Sie ist als kräftig wirkendes Arzneimittel schon sehr lange bekannt, und wirkt namentlich bei Brustverschleimungen und Verstopfungen des Unterleibs sehr auflösend. In der Gelbsucht hat man sie ebenfalls schon häufig mit gutem Erfolge angewendet. Außerdem wird sie in der Gerberei benützt und manchmal gebrauchen sie auch Bierbrauer anstatt des Hopfens. Bienenhalter schätzen diese Pflanze der honigreichen Blumen wegen. — Fremder Andorn (**M. peregrinum**), sehr ästiger Stengel, graufilzige, unten eirunde, oben länglich-lanzettige Blätter, welche vorn gekerbt sind; weiße Blumen. Wechselt ab. Ist ausdauernd, wächst im südlichen Europa an Zäunen, auf Schutthaufen ꝛc., blüht vom Juli bis August und ist zur Zeit in der Offizin wenig mehr geachtet. — Der Andorn wärmt, zertheilt und trocknet. — Ein Absud der Blätter und des Samens (oder auch des Saftes) in Wein hebt, mit Honig genommen, den Husten. — 2—3 Löffel voll des aus dem Kraut gepreßten Saftes treibt die Nachgeburten ab, reinigt die Gebärmutter und ist als Gegengift gut. Ueberhaupt leistet der Saft Brustleidenden ausgezeichnete Dienste. — Mit Honig vermischt reinigt und heilt er Wunden und Geschwüre, wie er durch Einnehmen auch innerliche Geschwüre hebt. Gegen Ohrenweh wird der Saft mit Baumöl vermischt und eingebracht. — Mit Süßholz, Fenchelsamen und Wein zu ⅓ eingesotten und mit Zucker versüßt ist er gut gegen Harnverstopfung und Grimmen. — Gegen Hautkrankheiten aller Art siedet man Andorn in Wasser und wäscht sich damit.

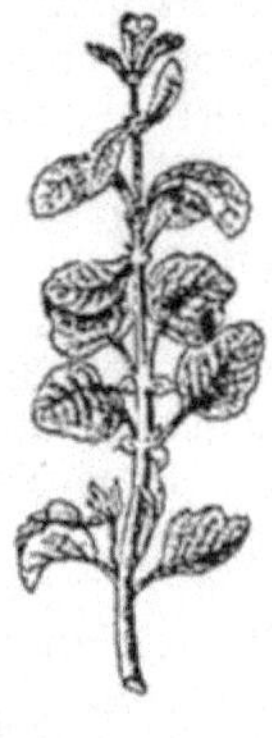

Andromede (**Andromeda**), Gattung der Familie Heidegewächse; nette, meistens nordische und großentheils immergrüne Sträucher, mit 5theiligem, kleinem, unterständigem Kelch; zurückgeschlagenem, 5zähnigem Saum; vorn zweispornigem Staubfaden und 5fächeriger, 5klappiger Kapsel. Arten: Poleyblätterige A., kleiner Post, wilder Rosmarin (**A. polifolia**), kleiner, ungefähr 2 Fuß hoher Strauch mit rosmarinartigen Blättern und röthlichen Blumen. In der Schweiz und in Deutschland findet er sich auf Moor- und Torfgrund sehr häufig, und ist da von großem Nutzen, indem er den lockern Boden zusammenhält und vielen brennbaren Stoff zum Torf liefert.

Schafe müssen fern davon gehalten werden, weil der Genuß der Blätter ihnen schadet. — Dieser Strauch sieht übrigens so zierlich aus, daß man ihn häufig in Lustgärten pflanzt. Der kleine, anliegende Kelch ist rosenroth, die Blume röthlich-weiß, innen mit zerstreuten Härchen und gleicht einer recht schönen Wachsblume, wie man sich zu ihrer Blüthezeit im Juni und Juli überzeugen kann. Die narkotisch-scharfen Blätter werden von den Apothekern bisweilen statt des Sumpfporsts benützt, welch letztere jedoch an einer rothbraun-filzigen Unterseite kenntlich sind.

Anemone (**Anemone**), Gattung der Familie Hahnenfußgewächse; blumenartiger, 5 bis vielblätteriger Kelch; kurzer, an den Früchtchen wenig veränderter Griffel, weshalb dieselben keinen Schweif haben. Diese ausdauernden Kräuter mit grundständigen Blättern haben einen 1 oder mehrblüthigen Schaft, und gleichen im Uebrigen der Küchenschelle vollkommen. Arten: Kronen- oder gemeine A. (**A. coronaria**), eine ausgezeichnet schöne Gartenblume, welche aus dem Orient, wo sie auf Feldern wild wächst, zu uns gekommen ist. Ihre Wurzelblätter sind dreifach zusammengesetzt, und die auf langen Stengeln im April erscheinenden Blumen sind einfach oder gefüllt und finden sich in verschiedenen Farben und Schattirungen. Ihre Vermehrung geschieht durch Zertheilung der ausdauernden Wurzel, welche man im Herbst oder Frühling in ein lockeres, geschütztes, ungedüngtes Erdreich bringt und vor zu viel Feuchte verwahrt. Diese prächtige 2—3 Zoll im Durchmesser haltende Blume wird wie der Hahnenfuß behandelt und darf im Winter nicht über 8 Grad Wärme haben. — Die Wald-A.; Busch-A.; Windröschen; weißes Waldhühnlein (**A. nemorosa**), hat fünffach getheilte Blätter und weiße, manchmal röthliche Blumen; gehört zu den ersten Waldblumen Deutschlands, blüht im März und April, und findet sich in Hainen und Wäldern häufig. Die Wurzelblätter sind dreizähnig; die Blättchen haben sägezähnartige Zipfel und ist das mittlere 3zipfelig gespalten, während die seitenstehenden 2theilig sind; gestielte, den Wurzelblättern ähnliche Hüllblätter; einzelne Blüthen; gewöhnlich 6 ovale, stumpfe, beiderseits kahle Kelchblätter; feinharige Früchte. Der wagrechte, stielrunde, fleischige Wurzelstock ist außen braun, innen weißlich. Der rundliche, etwas behaarte Schaft wird 4—8 Zoll hoch und hat eine dreiblätterige Hülle am Ende. Die fast kahlen Hüllblätter sind hellgrün; die Blüthen sind gewöhnlich nickend, bei heiterem Wetter aufrecht, weiß, innen röthlich, oft auch rosa bis ganz roth. Blätter und Blumen haben eine solche Schärfe, daß sie auf der Haut Blasen ziehen, und es ist ihr Genuß den Schafen, namentlich aber dem Rindvieh sehr nachtheilig, indem es davon Entzündung der Gedärme und Blutharnen bekommt. — Hasenfuchsartige A., gelber Waldhahnenfuß, Ranunkel-A., Goldhühnlein (**A. ranunculoides**), von vorangehender Art namentlich durch sehr kurzgestielte Hüllblätter mit schmälern, nicht so tief gespaltenen Blättchen unterschieden, und ist daran zu erkennen, daß auf einem Stengel meistens zwei gelbe Blumen mit rundlichen Blättchen stehen. Die Farbe der Blätter ist glänzend grün, und findet sich diese Pflanze an Wäldern, auf Wiesen und in Gärten Deutschlands allgemein. Blüht im April und Mai, ist ausdauernd und enthält einen brennend scharfen Saft, welcher manchmal so giftig sein soll, daß er, in eine Wunde gebracht, heftige, schmerzhafte Geschwulst und nicht selten gar den Tod verursacht. Dessen ungeachtet schmeckt das frische Kraut nur sehr wenig bitterlich und mehr krautartig. Die Kamtschadalen sollen mit dem Safte ihre Pfeile vergiften. — Die Garten-A. Stern-A. (**A. hortensis, A. stellata**); die Wurzel besteht aus einem mit langen Fasern besetzten Knollen; die Wurzelblätter sind 5theilig; die Lappen in 3 Zipfel gespalten, und auch die sitzenden Hüllblätter gewöhnlich zipfelig, oft auch ungetheilt; die 12 Kelchblätter sind lanzettig; die Früchtchen wollig. Im südlichen Europa und einigen Rheingegenden findet man diese Pflanze wild, sie wird aber ihrer Schönheit, sowie der Mannigfaltigkeit der Farben und Größe ihrer Blumen wegen sehr häufig in Gärten gezogen. Man vermehrt sie durch Samen, schützt sie gegen Nässe und Kälte durch Gerberlohe oder Strohmatten und verwahrt die Wurzel sorgfältigst gegen die sehr gefährlichen Mäuse. — Die Leberkraut-A., Edelleberkraut (**A. hepatica**) wächst an schattigen und steinigen Plätzen vieler Wälder Europas wild,

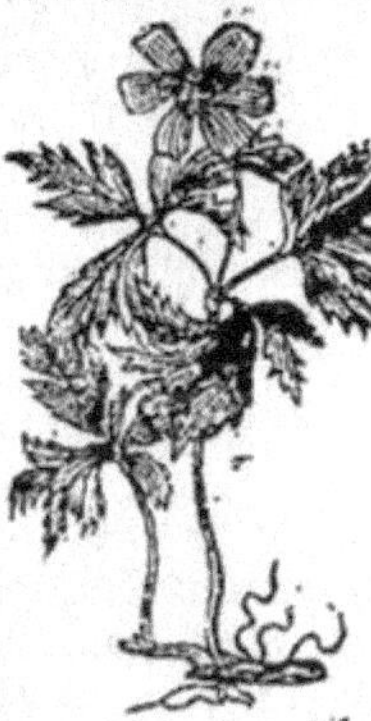

und bildet einen mehrere Zoll hohen, recht dichten Busch, dessen dreilappige Blätter erst nach dem Verblühen der in den ersten Frühlingstagen hervorbrechenden Blumen ihre völlige Ausbildung erlangen. Gewöhnlich haben die Blumen eine sehr schöne, himmelblaue Farbe, die aber in den Garten, wo man sie einfach und gefüllt hat, mit roth, roth und weiß und violet abwechselt. Weil sie sich von unten herauf so dicht bestocken und ihr Ansehen stattlich ist, bedient man sich ihrer häufig zur Einfassung der Rabatten. Sind sie der Sonne mehr ausgesetzt, so muß man sie häufig begießen, indem sie immer feucht wollen. Von Bienen wird diese Pflanze gerne besucht, und geschieht ihre Fortpflanzung am schnellsten und leichtesten durch Zertheilung der Wurzel, welche aber nicht im Herbste, sondern im Frühjahr oder August vorgenommen werden muß. — Der Saft wirkt im Allgemeinen zusammenziehend und stärkend. — Palm-A. (A. palmata), ist im östlichen Theile Südeuropas und im nördlichen Afrika zu Hause, wird aber in unsern Gärten häufig gezogen und gegen Wechselfieber, Unterleibsstockungen und Verschleimungen gebraucht. Die bei uns gewöhnlich wachsende Anemone heißt auch Küchenschelle, Hakelkraut ꝛc., kommt namentlich an sandigen, bergigen Orten, in Wäldern und Dornhecken vor, und verwandelt sich die Blume in rundwollige und rauhe Knöpfchen, welche Aehnlichkeit mit einem Igelskopf haben und vorn zugespitzt sind. Ihre Wirkung ist scharf und trocken, weßhalb sie innerlich und äußerlich gebraucht werden. — Träuft man den Saft in die Nase oder schnupft man das Pulver der dürren Wurzel, so wird dadurch das Hirn gereinigt. — Schleimige Feuchtigkeit wird durch das Kauen der Wurzel entfernt. — Der Saft reinigt stinkende Geschwüre und entfernt faules Fleisch.

Angelike (Angelica), Engelwurz, heilige Geistwurzel, Brustwurz, Gattung der Familie Doldengewächse; mit mehrfach gefiederten Blättern; bauchig scheidigen Blüthenstielen; fehlender oder armblätteriger Hülle und vielblätterigem Hüllchen. Der oberständige Kelch ist undeutlich; die ganzen Blumenblätter oval lanzettig; die Frucht ist vom Rücken her zusammengedrückt und hat eine mittelständige Fugennaht; Früchtchen mit 5 Reifen, von denen 3 rückständig, fädlig und gekielt, 2 seitenständig und sehr breit geflügelt sind. Arten: Wilde A., Wald A. (A. sylvestris), gelblichen, kurzen, geringelten, ästigen oder vielköpfigen Wurzelstock, der innen weiß, dicht und gelblich milchend ist; der schwachgedrillte, röhrige, kahle, oben an der Dolde graulich flaumhaarige Stengel wird $\frac{1}{2}$—5 Fuß hoch; die untern Blätter sehr groß, gestielt und 3fach gefiedert; Blättchen 1—3 Zoll lang, eirund oder lanzettig, spitzgesägt mit knorpeligen Stachelspitzen. Am Hauptstiel haben die Verästelungen oft Nebenblättchen; die obern Blätter sitzen auf großen, weiten, aufgeblasenen, bauchigen Scheiden und sind doppelt und einfach gefiedert. Die stark gewölbten, dichten, großen Dolden sind 15—35strahlig; die Hülldecke fehlt oder besteht aus 2—3 hinfälligen Blättern; die weißen Blüthen spielen manchmal in's Grünliche oder Röthliche. Diese ausdauernde Pflanze wächst auf den feuchten Wiesen und in Wäldern Europa's und blüht vom Juli bis August. Die Wurzel findet in der Heilkunde häufige Anwendung und ist als Hausmittel geschätzt. In Italien wird sie namentlich gegen Krätze gebraucht, und sind ihre guten Eigenschaften, wenn auch etwas schwächer, der Engelwurz gleich, statt welcher sie manchmal verkauft wird. Durch Aufstreuen des Pulvers der Früchte auf den Kopf, soll das Ungeziefer getödtet werden. — Glänzende A. (A. lucida), eine in Amerika sehr geschätzte Pflanze, deren Wurzel aromatisch scharf, sellerieartig schmeckt und gegen viele Leiden gut ist, namentlich gegen solche Unterleibsbeschwerden, welche von Blähungen u. dgl. herrühren. — Garten-, edle oder gemeine A., Brustwurz, Engelwurz (A. archangelica, s. sativa), 5—8 Fuß hohe, hübsche Schirmpflanze, welche auf den Gebirgen von Böhmen, Rußland, Norwegen, der Schweiz ꝛc. wild angetroffen wird, manchmal aber auch bis an die Ufer der Flüsse und Bäche herabsteigt und nicht selten in Gärten gezogen wird. Beim Anbau muß man ihr einen lockern, etwas fetten und feuchten, aber ja nicht thonigen Boden geben, wo sie, wenn man die Blätter abschneidet, mehrere Jahre aus-

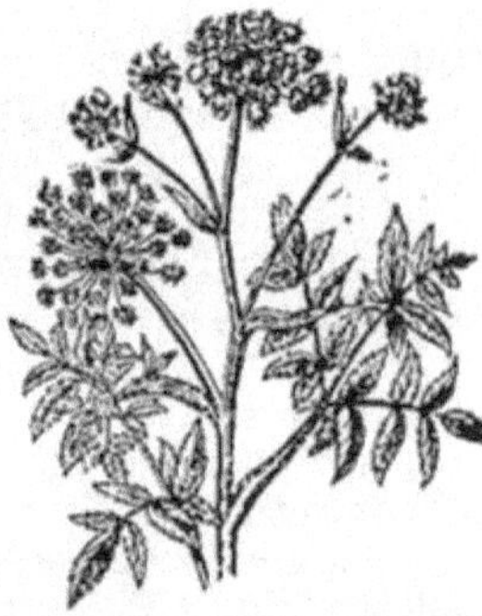

dauert. Die lange, dicke, fleischige Wurzel gleicht dem Meerrettig; der über 1 Zoll dicke Stengel ist saftreich, sehr ästig und mit doppelfiederigen Blättern besetzt; die grünlichen oder gelblichweißen Blumen brechen im Juli hervor, und haben alle Theile der Pflanze einen gewürzhaften, moschusartigen Geruch und Geschmack, welcher sich namentlich in der Wurzel und besonders stark im Winter findet, weßhalb man sie um diese Jahreszeit oder unmittelbar nach dem Schneegang ausgräbt. Im Sommer ist sie weit weniger kräftig und schwammig. Früher hielt man sie für das allerbeste Präservativ gegen Pest und alle pestartigen Krankheiten, und wirklich noch ist sie, sowie der Same, als schleimauflösendes, magenstärkendes, schweiß- und bluttreibendes Mittel sehr bekannt; außerdem wird noch ein Oel und Spiritus daraus gewonnen. Die jungen, von der Rinde befreiten Stengel können sowohl roh, als auf Spargelart zubereitet oder mit Zucker eingemacht genossen werden, und für Schafe, Ziegen und Schweine ist sie ein beliebtes und sehr kräftiges Futter; Bären ziehen sie fast Allem vor. Die Schweiz, Böhmen und Triest liefert uns gewöhnlich die getrocknete Wurzel und müssen wir uns noch etwas näher auf den Gebrauch, die Gabe und Anwendung dieser nützlichen Pflanze einlassen. Gegen Pest, hitzige Fieber und Schweißsucht nehme man ½ Quent gepulverte Wurzel mit 1 Quent Theriak in 3—4 Löffel voll Wasser, lege sich zu Bette, ohne etwas anderes zu genießen, dann wird sich ein sehr starker Schweiß einstellen und die Leiden werden sich geben. In Ermanglung von Theriak nehme man ein ganzes Quent Angelika, und man wird dieselbe Wirkung erreichen. Der Saft oder die gepulverte Wurzel der Angelita in Wein getrunken hebt Grimmen und alle Unterleibsbeschwerden, welche von Verkältungen herrühren. — Außerdem ist sie gut gegen innerliche Geschwüre und Verletzungen, Stockung der monatlichen Reinigung 2c. — Angelika mit Pech vermischt ist ein sehr gutes Pflaster gegen den Biß wüthender Hunde. Für alte, tiefe Wunden ist Wasser, Saft und Pulver, welche man vermischt darein tröpfelt, gut, indem es reinigt und das Wachsthum des Fleisches befördert. — Siedet man Angelika in Wasser und trinkt Morgens nüchtern davon, so werden Geschwüre und Drücken auf der Brust sich geben. — Das Pulver, auf welche Art man es auch gibt, ist ausgezeichnet gegen Vergiftung und pestartige Krankheiten, und stärkt der Genuß von Angelika den Magen, die Leber und das Herz.

Angerkraut, s. v. a. Wegerich.

Angerweide (Salix repens), s. u. Weide (Mattenweide).

Angolabaum, s. u. Manglebaum.

Angolaholz, Rothholz von der Küste von Angola, dem Fernambuk- und St. Marthaholz ähnlich.

Angusturarinde, ächte (Angustura vera), die seit etwa 60 Jahren bei uns eingeführte aromatisch-bittere Rinde des gebräuchlichen Galipea (s. d.). Zu uns kommt sie in 2—6 Zoll langen, 1—2 Zoll breiten und 1—2 Linien dicken, flachen oder schwachrinnigen, außen gräulich-gelben, manchmal mit bräunlichen oder grünlichen Flechten besetzten, auf der innern Seite röthlichgelben ziemlich glatten Stücken. Der Bruch ist eben und röthlichgelb, der Geruch unangenehm, der Geschmack bitter und gewürzhaft. Ein kalter wässeriger Aufguß der Rinde ist bräunlich-orangegelb, den Schwefelsäure stark trübt, kohlensaures Kali dunkelroth färbt und in Sublimat einen starken Niederschlag bildet. Der Inhalt der Rinde besteht in Bitterstoff, ätherischem Oel, Weichharz und Cusparin oder Angusturin. — Es gibt viele Familien, in welchen die geistige Tinctur dieser Rinde mit großem Vortheil benützt wird. Sie ist dunkelgelblich bis rothbraun, schmeckt etwas gewürzhaft scharf und angenehm bitter, setzt ein hellgelbliches Harz ab und wird vom Wasser stark getrübt. Die Anwendung findet hauptsächlich statt: bei allgemeiner Schwäche, also nach erschöpfenden Krankheiten 2c.; bei Magenkrankheiten, wobei die Verdauung gestört oder Verschleimung im Spiel ist; bei schleimigem Erbrechen oder Diarrhöe, wenn diese Uebel von Erschlaffung, allgemeiner Schwäche und Verschleimung herrühren. Auch bei Kinnbackenkrampf hat sich dieses Mittel schon oft sehr gut bewährt. — Die Tinctur bereitet man auf folgende Art: man setzt ein starkes Loth gröblich zerstoßene Rinde mit einem starken halben Schoppen guten weißen Rheinwein an, schüttelt diesen Ansatz öfters um und gießt nach einigen Tagen das Helle als Tinctur ab, welche nun sorgfältig zu bewahren ist. Von dieser Tinctur nun nehme man bei den angeführten

Leiden täglich mehrere Mal je einen Eßlöffel voll. — Gegen den Kinnbackenkrampf bereitet man die Tinctur aus 1 Theil Angusturarinde und 2 Theilen Weingeist und nimmt davon alle 5—10 Minuten je 15 Tropfen. — Die früher im Handel vorgekommene falsche Angusturarinde ist giftig, gleicht im Aeußern der ächten Angusturarinde vollkommen, hat aber tödtliche Wirkungen und stammt vom ächten Brechnußbaum (s. d.)

Anil, s. Indigo.

Animegummi, Animeharz (**Resina anime**), eine Sorte des Copals, welche in unebenen, unregelmäßigen, flachen oder scharfeckigen, blaß- oder röthlich-gelblichen, leicht zerbrechlichen Schichten zu uns kommt. Der Bruch ist anfangs fettglänzig, wird aber nachher weiß. Dieses Harz rührt von dem gemeinen Lokustbaum her, gleicht dem Elemiharz und Tacamahac ziemlich, ohne jedoch den bittern Geschmack des letztern zu haben, findet jetzt nur noch sehr selten Anwendung. Auf glühende Kohlen gestreut, verbreitet es einen angenehmen Geruch, welcher von einer geringen Menge ätherischen Oels herrührt. Es wird meistens zu Lackfirnissen gebraucht, doch auch zu Pflaster gegen Rheumatismus und Lähmungen.

Anis (**Pimpinella anisum**), diese ebenso bekannte als nützliche Pflanze wächst im ganzen Oriente wild, findet sich aber auch im ganzen südlichen Europa und wird in Deutschland, namentlich in Thüringen, Franken und Schwaben, häufig angebaut. Sie dauert nur Ein Jahr, hat eine weiße, zarte und lange Wurzel, auf welcher sich ein 3—5 Fuß hoher, ästiger Stengel erhebt, welcher petersilienartige Blätter und große weiße Blumendolden treibt. Bienenhalter, welche ihren Stöcken Aufmerksamkeit schenken, lieben diese Pflanze ungemein, weil die Bienen immer reich mit Honig beladen davon zurückkehren. Der Same reift im August. Er hat eine längliche Form, eine braune Farbe, einen gewürzhaften Geruch, süßen Geschmack, weßhalb er in der Küche zu verschiedenen Speisen und Backwerken, in der Conditorei zu verschiedenen Confituren und Liqueurs und in der Medizin als magenstärkendes, leicht abführendes Mittel gebraucht wird. Säugende Mütter genießen ihn zur Vermehrung der Milch; bei Kindern treibt er Würmer ab. — Gegen Blähungen dient er, wenn man ein wenig davon in Wasser absiedet und dieses zu trinken gibt. Außerdem liefert er ein ätherisches Oel (1 Pfund gibt 1 Loth), welches man unter Branntwein mischt und auf Schiffen gegen Skorbut nimmt; es wird aber auch auf die Haut gegen Läuse, Wanzen u. dgl. Ungeziefer angewendet. Gießt man Tauben davon nur einige Tropfen in den Schnabel, so sterben sie augenblicklich. — Zur Kultur des Anis ist ein tief gegrabener, nicht frisch gedüngter Mittelboden oder Neubruch nöthig, in welchen man den Samen nach einem gelinden Regen gegen Ende April säet. Er ist übrigens von allen Früchten, welche im Größern angebaut werden, dem Mißwachs am meisten ausgesetzt, weil er die Kälte nicht erträgt und von der Anismotte, welche das Mark des Samens herausfrißt, sehr leidet, auch Nebel und Gewitter den Blüthen leicht schaden. Um diesen Uebelständen so viel als möglich abzuhelfen, wählt man zur Aussaat nur 2—3jährigen Samen, welchen man mit dem Möhrensamen ausstreut. Ein fleißiges Ausjäten ist bei dieser Pflanze besonders zu empfehlen und werden im Anfang des Augusts einzelne Körner braun, so wird er sammt den Wurzeln ausgezogen und nach Hause geführt. Die Büscheln dürfen aber ja nicht lange aufeinander liegen bleiben, sonst wird der Same schwarz und nimmt einen widrigen Geruch an. Um dieß zu verhindern, breitet man das Eingeerntete auf einem luftigen Boden aus, wo es nach etwa 3 Wochen vollkommen getrocknet sein wird und bei heiterem Wetter gedroschen werden kann. — Zur Bereitung eines guten Aniswassers für den Hausgebrauch nehme man 4 Loth gestoßenen Anis, 2 Loth Fenchel, 1½ Loth Citronenschalen, werfe dieß in 1 Maas guten Branntwein und 1 Schoppen Wasser, lasse es 8 Tage lang stehen und destilliren, dann kommt noch 1¼ Pfund Zucker, 1 Maaß Wasser und ½ Maaß Branntwein dazu. — Der Anis wirkt sowohl für sich allein, als mit andern Mitteln ausgezeichnet als auflösendes und beruhigendes Mittel. Einen einfachen und sehr guten Brustthee erhält man, wenn 1 Loth Anis, 1 Loth Wollkraut oder Königskerzenblumen mit Cibeben und Candiszucker abgebrüht werden. Bei Blähungsbeschwerden, Blähkolik, Verschleimung und Auftreibung des Magens und Darmkanals leistet er gute Dienste, und ist es deßhalb gut, wenn man dem Mehlbrei und Getränk der Kinder zur Beförderung der Verdauung Anis beifügt. Zu einem Mehlbrei nimmt man eine schwache Messerspitze voll Pulver. — Zum Anisthee nimmt man auf einige Tassen 2 Quent. Wendet man das gleichwirkende, weißgelbliche Anisöl an, was besonders gegen Blähungsbeschwerden zu empfehlen ist, so nehme man 2—6 Tropfen auf Zucker und reibe bei Blähungskolik auf den Bauch ein.

Anisholz, s. Sternanis.

Aniskerbel, s. u. Kerbel.

Aniskuabenkraut, s. v. a. **Orchis moris**.

Aniskorbel, s. v. a. wohlriechende Süßdolde.

Anispilz, s. v. a. Weidenschwamm.

Aniswurzel, eine am Kap häufig vorkommende, möhrenartige Wurzel von aromatischem Geschmack, welche auf verschiedene Weise zubereitet und gegessen wird, auch als Zuthat zu verschiedenen Speisen dient.

Ankelblume, s. v. a. scharfer Hahnenfuß.

Anona, s. v. a. Flaschenbaum.

Anonis, s. v. a. Ononis.

Anthemis, s. v. a. Afterchamille.

Antisi, s. v. a. Endivie.

Antschar (**Antiaris**), Gattung der Familie Nesselgewächse; einhäusig; die männlichen Blüthen stehen auf einem runden, flachen oder gewölbten Hauptfruchtboden, der am Grunde mit vielen dachziegeligen Hüllblättern umgeben ist; Geschlechtshülle 3 oder 4blätterig; 3 oder 4 Staubgefäße; Staubfäden fehlen fast ganz. Die weiblichen Blüthen stehen einzeln in einem einblüthigen, krugförmigen, außen vielspaltigen Hauptfruchtboden und ist ohne Geschlechtshülle. Fruchtknoten einfächerig, eineiig und mit dem Hauptfruchtboden verwachsen; endständige Griffel; 2 fadenförmige Narben. Der Hauptfruchtboden wird beerig und bildet dadurch eine steinfruchtartige Hüllfrucht. Diese milchende Sträucher und Bäume wachsen auf den Molukken und in Neuholland. Arten: Giftiger A. (**A. toxicaria**), 80—100 Fuß hoher Baum, dessen Stamm unten oft einen Umfang von 60 Fuß hat. Die weiße Rinde ist rissig, das Holz weiß, leicht und voll Poren; Blattknospen endständig; Nebenblätter halb eirund; die ovalen, sehr kurz gestielten Blätter sind ganzrandig, wechselständig, fallen zur Blüthezeit ab und entwickeln sich erst wieder nach dem Abfallen der männlichen Hauptfruchtboden. Die steinfruchtartige Hüllfrucht hat die Größe einer Pflaume, ist etwas sammtartig und schwarzbraunroth; die Schließfrucht ist krustenartig hart. Findet sich in dichten Wäldern an nicht zu hohen, fruchtbaren Orten von Java, Bali, Celebes, Timor, den Philippinen, Borneo und Sumatra, blüht Anfangs Juni, und hat seines giftigen Milchsaftes wegen schon oft Veranlassung von mährchenhaften Beschreibungen gegeben. Es sollte namentlich kein Pflänzchen in dessen Nähe wachsen, kein Thierchen darauf leben können ꝛc., während er mitten unter andern Pflanzen steht und viele Vögel auf ihm nisten. Allerdings ist der gelbliche oder weiße Milchsaft, welchen er reichlich enthält, sehr giftig. Dieser schmeckt bitter, ist zuerst kleberig, erhärtet aber nachher zu einer gummiartigen Masse. An stark beschädigten Bäumen fließt der Saft so reichlich aus, daß durch seine Ausdünstung in der Nähe lebende Menschen an allen empfindlichen Theilen des Körpers schmerzhafte, empfindliche Geschwülste bekommen. Der Saft auf den Körper gebracht wirkt natürlich noch gefährlicher und raubt das Augenlicht leicht. Selbst die aus dem Baste gemachten Kleider erregen beim Naßwerden Jucken auf der Haut, bis durch das Tragen und Waschen endlich aller Giftstoff daraus entfernt ist. Mit diesem Milchsaft vergiften die Malaien ihre Pfeile, indem sie je 2 Quentchen der frischen Wurzel der Galgant-Alpinie, des Cassamunar-Ingwers, Aron, einer Zwiebel und von einem Stein mit einander stoßen, dann gießen sie 12—16 Loth des frischen Milchsaftes oder einer Auflösung, wenn er erhärtet ist, sowie 1 Loth feingepulverten schwarzen Pfeffer dazu und rühren Alles durcheinander. Nach diesem kommt noch der Same der strauchigen Beißbeere hinein, welcher ein starkes Aufbrausen verursacht, und sowie sich dieß gelegt hat, entfernt man ihn wieder, setzt statt dessen schwarzen Pfeffer und einen zweiten Samen der Beißbeere zu, worauf ein leichteres Aufbrausen erfolgt u. s. f. bis das Aufbrausen ganz aufhört, dann ist das Gift fertig, und kann man es nun in verschlossenen Gefäßen aufbewahren oder die Pfeile gleich durch Eintauchen vergiften. Dieses gefährliche Gift wird von den Einwohnern Upas, der Baum Pohon-Upas genannt, und wirkt dasselbe schnell tödtend, wenn es sich durch Verwundung ꝛc. mit dem Blute vermischen kann, während es eingenommen in der Regel nur heftiges Erbrechen verursacht. — Bei Verwundungen kann durch alsbaldiges Vergrößern und Auswaschen der Wunde Hülfe eintreten, und ist es hiezu zu spät, so hat man auch schon recht starke Brechmittel mit Erfolg angewendet. Rumpf empfiehlt eine kleine aus dem Milchsafte bereitete Pille gegen eiterige Ausschläge, indem durch die dadurch bewirkte sehr starke Entleerung der Unterleibsgefäße der Krankheitsstoff schnell entfernt werde. Dieser Milchsaft soll in Pflasterform das sicherste Gegenmittel gegen den Stich giftiger Insekten sein, allein es dürfte bei der Anwendung beider Mittel Vorsicht am Platze sein. — Unschädlicher A. (A. innoxia), 60—80 Fuß hoher Baum mit wechselständigen, kurzgestielten, am Grunde herzförmigen, am Rückgrathe beiderseits zottigen, bräunlich behaarten Blätter, welche zur Blüthezeit abfallen. Die steinfruchtartige Frucht ist purpurblutroth und birnförmig mit fleischiger Außenseite, welche innen weiß und milchig ist; die krustenartige, rauchgraugrünliche Schließfrucht ist so groß als eine Flintenkugel und ist der Saft dieses auf Timor und Celebes wachsenden Baumes, welcher im September blüht und zugleich Früchte trägt, nicht giftig.

Anyswortel, s. v. a. Aniswurzel.

Apaconchiniharz, terpentinartiger, stark und angenehm riechender, gewürzhaft schmeckender Balsam, welcher aus der Rinde des in Guiana wachsenden verschiedenblätterigen Icica (s. d.) fließt. — Er wird in der Offizin wie anderer Balsam benützt.

Apfel (**Pomum**) nennt der Botaniker eine fleischige, mehrfächerige, nicht aufspringende Frucht, in deren Mitte sich eine Kapsel (Gröps genannt) befindet.

Apfelbaum (**Pyrus malus**), dieser allgemein bekannte schöne und nützliche Baum hat eiförmige, stumpf gesägte, kurz zugespitzte, kahle oder unterseits filzige Blätter, deren Blattstiele die Hälfte ihrer Länge haben; an der Basis zusammengewachsene Griffel; wird 20—50 Fuß hoch, blüht im Mai und gibt im September und Oktober reife Früchte. Arten: Wilder Apfel (**P. malus sylvestris**), jüngere Blätter, sowie der Fruchtknoten etwas filzig und wie die dünnen Zweige meist kahl, sehr sparrig und oft dornig; findet sich wild und verwildert in allen deutschen Wäldern der Ebenen, Vorgebirge, in Zäunen und an Bergabhängen, wird aber auch in allen Obstbaumschulen als Unterstamm zur Veredlung der Apfelsorten gezogen. Obschon er in jeder Bodenart gedeiht, wird er, damit er nicht strauchartig bleibt, nur in besserem Boden gebaut, zu welchem Behufe man die Kerne von edleren Sorten im Herbst aussäet, daß sie im Frühlinge aufgehen. Wenn man zur Aussaat den vom Gröbsten gereinigten Trester benützt, so muß man diesen bis zum Gebrauche an einem luftigen Ort dünn ausgebreitet aufbewahren, sonst erhitzt sich die Masse und die Kerne leiden. Das zur Aussaat bestimmte, gute, nicht frisch gedüngte Gartenland wird in 4 Fuß breite Beetchen getheilt, in jedes macht man der Länge nach 5 etwa 1½ Zoll tiefe Gräbchen, in welche man die Kerne dicht säet und 1 Zoll hoch mit Erde bedeckt. Gegen Vögel und Mäuse muß man sie sehr sorgfältig schützen, und werden letztere oft durch zerhackte Wachholderzweige abgehalten, wenn man sie in die Gräbchen legt. Im nächsten Sommer muß man sie vom Unkraut freihalten und den Boden fleißig auflockern. Im zweiten Jahre erreichen die Stämmchen gewöhnlich die Dicke eines Federkiels oder eines kleinen Fingers, dann setzt man sie in der Baumschule in Reihen, welche 1½ Fuß von einander entfernt sind, je 2 Fuß weit. Der Boden der Baumschule soll tiefgründig, weder sandig, noch thonig sein und eine Bodenmischung haben, wie sie sich gewöhnlich am Fuße von Gebirgsabhängen findet. — Vor dem Anlegen der Baumschule ziehe man sich eine große Anzahl von Wildstämmen, damit man eine große Auswahl hat, dann wird man von dem Einsetzen der Wildlinge an in 4 Jahren Stämme haben, die an ihren Bestimmungsort verpflanzt werden können. Kernwildlinge versetzt man am zweckmäßigsten im Herbst, damit die Erde durch die Winterfeuchtigkeit sich besser an die Wurzeln anlege und das Wachsthum also schneller gehe, und muß man sie in diesem Falle etwas tiefer setzen und fester antreten, damit der Frost sie nicht aufhebt. Zum Verpflanzen nehme man möglichst gleiche Stämme, schneide die Pfahlwurzel ein, um aus dem schrägen Schnitte die Entwicklung der Faserwurzeln zu befördern, und kürze das Stämmchen auf 1½ Fuß ab. — Geht Alles gut und ist die Witterung feucht, so können die Wildstämme schon im ersten Sommer, im andern Falle aber im zweiten veredelt werden. Das Oculiren auf's schlafende Auge ist hiebei am empfehlenswerthesten, weil es am sichersten ist, indem man mehrere Augen zugleich einsetzen kann, ohne daß man den Stamm zu verstümmeln braucht und ohne daß dadurch größere Kosten erwachsen, auch weil die Stämme besser gedeihen und die Arbeit von Ende Junis bis Anfangs August vorgenommen werden kann, um welche Zeit es in der Baumschule sonst nicht viel zu thun gibt. Erwachsene Wildstämme werden durch's Propfen auf die Aeste veredelt und muß man dazu die Edelzweige im Februar schneiden und bis zum Gebrauch an einem schattigen Ort einschlagen. Das Propfen muß mit dem Beginnen des Wachsthums geschehen und sind die Obstreiser sorgfältig anzubinden, damit der Wind ihnen nicht schadet. Von den Wildästen muß man einige als Zugäste stehen lassen, welche erst im nächsten Jahre entfernt werden. — Ohne Veredlung lassen sich aus dem wilden Apfelbaum dichte Zäune bilden, welche man jedoch im Winter beschneiden muß, um die darin befindlichen zahlreichen Raupennester zu entfernen, welche sonst leicht sehr schaden dürften. In der Regel bereitet man aus den wilden Aepfeln Most, welcher zur Verbesserung des Birnmostes oder zu Essig verwendet wird. Das Holz ist seiner Härte und Zähigkeit wegen geschätzt und wird von Müllern besonders gern zu Zähnen benützt. — Johannisapfel (**P. m. praecox**), der Stamm wird nie über 15 Fuß hoch, die Wurzeln sind fein und gehen nicht tief, treiben viele Wurzelausläufer, tragen bald und reifen die Früchte früh. Diese merkwürdige, vielleicht ganz selbstständige Art ist zur Veredlung der Zwergäpfel fast unentbehrlich, daher zieht man den Stamm häufig in gutem, kräftigem Gartenboden, in welchen man die Wurzelbruten (die Zucht durch Samen ist selten) in 8—10 Zoll weiten Reihen 2 Fuß weit von einander setzt. Zur Gewinnung niederer Zwergbäume für den Gemüsegarten oculirt man feine, nicht zu stark wachsende Obstsorten auf den Johannisbaum, setzt diese Stämme nach 1 oder 2 Jahren aus und schon nach weitern 2—3 Jahren wird man Früchte ernten, welche die von Hochstämmen weit übertreffen. Bepflanzt man ein Feld mit solchen Bäumen in der Art, daß der Boden noch zum Gemüsebau benützt werden kann, so kann es zum höchsten Ertrag gebracht werden. — Edler A. (**P. m. sativa**), hiezu gehören alle nicht wilden Aepfelsorten, also diejenigen, welche sich durch Größe, Feinheit und einen angenehmen Geschmack auszeichnen, von welchen wir die wichtigsten nach Metzgers Angaben und Eintheilung aufzählen, und mit den rauhern, dauerhaften Winteräpfeln beginnen, die sich besonders zur Anpflanzung an Straßen eignen, indem die Bäume größer werden, ein rauheres Klima leicht ertragen und ein gutes Obst liefern. Hieher gehören: 1. Der Luikenapfel, welcher mittelgroß, plattrund oder kugelig ist, zuerst grünlich, dann weißlichgelb aussieht, etwas faltige Kelcheinsenkung, langen, dünnen Stiel, karmoisinroth verwaschene Streifen hat und bis zum Mai dauert. Das ausgezeichnete Obst läßt jede Benützung zu und kann deßhalb diese in Württemberg allgemein bekannte und geschätzte Obstsorte nicht genug empfohlen werden, namentlich für Gebirgsgegenden. 2. Der gemeine Mätäpfel hat eine kugelige Form, platte, gefältelte und beulige Kelcheinsenkung, eine grünlich-weißschmutzige Grundfarbe mit etwas verwaschenen rothen Streifen. Dieser gewürzreiche, violenartig riechende Apfel dauert bis Juli aus, ist namentlich in der Wetterau, an der Bergstraße ꝛc. verbreitet, sollte überall angepflanzt werden und ist mit dem Stettiner und Luiken der beste Wirthschaftsapfel. 3. Braungestreifter Mätäpfel, hat dunkelbraune, breite Streifen und einen blauduftigen Ueberzug, sonst hat er Alles mit dem vorigen gemein. 4. Brauner Mätäpfel, ist ein allgemein verbreiteter Abkömmling des gemeinen Wurzapfels, dem er ziemlich gleich kommt. 5. Der rothbackige Mätäpfel ist ein Abkömmling des gemeinen Mät-Aepfels, dessen Eigenschaften er so ziemlich hat, und gibt vorzüglichen Obstwein. Diese Mätäpfel deutscher Abkunft lassen sich durch Samen fortpflanzen, ohne daß die Frucht eine besondere Veränderung erleidet, sie brauchen also nicht veredelt zu werden, worauf wir besonders aufmerksam machen zu müssen glauben. 6. Rother Stettiner. Dieser schöne, in der Regel plattrunde (manchmal auch gerippt oder auf einer Seite niederer) Apfel dauert bis Juli, hat eine feingerippte Kelcheinsenkung, blaßgrüne, auf der Sommerseite nach allen Seiten verwaschene blutrothe Farbe, ist fein punktirt und oft mit bräunlichen Rostflecken bedeckt. Dieser in Deutschland weit verbreitete, schnell wachsende Baum wird sehr stark und alt, erträgt jede Bodenart, liefert ein gutes Obst, welches die vielseitigste Anwendung zuläßt und kann daher der Anbau dieser Sorte nur empfohlen werden. Die zweite Abtheilung, zu welcher wir nun kommen, enthält ebenfalls dauerhafte Winteräpfel, welche spät reifen, einen tiefgrundigen Boden und gemäßigteres Klima verlangen, sowie als gutes Wirthschafts- und Tafelobst benützt werden. Die Bäume werden kräftig und groß. 7. Grafensteiner A. Der große platte oder runde Apfel ist an beiden Enden abgerundet, am Baume strohweiß, auf dem Lager goldgelb mit vielen karminrothen Streifen; hat einen angenehmen Ananasgeschmack, hält sich bis Januar, gedeiht auf unbebautem Feld wie im Gartenland, liefert ausgezeichnetes Tafelobst und ist namentlich in Holstein gemein, von wo aus viel von diesem Obst nach Rußland geht. 8. Grüne Reinette. Plattrunde, ziemlich große, meist ungleiche Frucht, mit hellgrüner Schale und lockerem, sehr saftigem Fleisch. Diese köstliche Tafelfrucht hält sich oft über ein Jahr, kommt namentlich im Odenwalde vor und trägt gern. 9. Große englische Reinette, hat ebenfalls große, hochgebaute, etwas ungleichrippige Früchte, welche 1 Jahr dauern, zuerst hellgrüne, später gelbe Schalen haben und köstliches Tafelobst abgeben. Der schnell wachsende Baum kommt auf Aeckern gut fort, trägt gern und findet sich bis jetzt hauptsächlich am untern Neckar. 10. Wollschläger. Die große, plattkugelige, röthliche, duftige Frucht gleicht dem Taffetapfel, ist äußerst wohlschmeckend und weinig gewürzhaft. Der dauerhafte, fruchtbare, schnell wachsende Baum wird groß und findet sich namentlich an der Bergstraße. 11. Rother Taffetapfel. Bei tiefgründigem, kühlem Boden, in Thälern und im flachen Lande wird dieser Baum bald stark; er trägt gerne und liefert ein großes gutes Tafelobst, das sich bis Dezember hält. 12. Herrenapfel. Groß, plattkugelig, roth gestreift und von ausgezeichnetem Geschmack, dauert bis Juni und Juli, findet sich im Breisgau und Elsaß und verdient allgemeine Verbreitung. 13. Englische Goldparmäne, große, goldgelbe, rothgestreifte und getuschte Frucht von angenehmem Geschmack und kugeliger Form. Dauert bis Mai und ist für den Landwirth eine der besten Sorten, indem er rasch wächst, recht fruchtbar ist und sich auch als Zwergbaum ziehen läßt. 14. Grüner Fürstenapfel. Die ziemlich große, platte Frucht ist grüngelb mit bräunlicher Röthe, hat ein festes, säuerliches und vollsaftiges Fleisch; ist namentlich für die Küche gut und dauert bis Mai. Der Baum wächst schnell und ist fruchtbar. 15. Der ächte Winterstreifling, zu dem der Weinapfel, Rießling, Wemmingsapfel, Kaiserkrone, weißer Strömapfel und der Rosenwasserapfel gehören, ist ziemlich groß, grünlich, später gelblich mit rothen Streifen, welche häufig verwaschen sind. Das lockere, weiße, saftige Fleisch schmeckt angenehm weinsäuerlich und dauert bis Frühling. Er ist weit verbreitet, hat viele verwandte Formen, eignet sich namentlich zum Dörren und Mosten und findet sich besonders häufig im Odenwalde. 16. Rother Winterkronapfel, mittelgroße, röthlich gestreifte, duftige, kugelige Frucht, welche bis Juli dauert und außerordentlich fein schmeckt. 17. Böhmischer oder Jungfernapfel. Die mittelgroße, längliche, schön blutrothe und bläulich angelaufene Frucht schmeckt sehr angenehm, gewürzhaft und weinsäuerlich, und gehört deßhalb zum feinsten Wirthschafts- und Tafelobst, zumal er bis in den andern Sommer hält. 18. Rother Pepping, ausgezeichnete, mittelgroße, roth gestreifte Tafelfrucht, die in England allgemein verbreitet ist und von dort zu uns kam. Der fruchtbare Baum wächst sehr schnell. 19. Edler Winterborsdorfer. Kleine Frucht, regelmäßig gedrückt, kugelig, mit kurzem Stiel, weißgelber, später ganz gelber Schale, welche auf der Sommerseite geröthet ist; dauert bis Juli; ist gut für die Tafel und gibt viel Obstwein. Dieser langsam wachsende, spät tragende Baum gedeiht in Thälern mit tiefgründigem Boden besser als auf Höhen und kommt hauptsächlich nur in Thälern des Odenwaldes vor. 20. Amerikanischer Weinapfel. Ein ausgezeichnet schnell wachsender und fruchtbarer Baum, der ein Tafelobst ersten Ranges liefert. Die langgestielte, kugelige Frucht ist saftig, sehr angenehm und dauert bis Juni. 21. Prinzessin von Württemberg. Ziemlich große, zuerst grüne, dann gelbe, bis Juli dauernde, etwas rippige Frucht. Der fruchtbare, schöne Baum wächst schnell. 22. Große Kasseler Reinette. Ziemlich große, kugelige, oben abnehmende, an der Blumenwölbung leicht gefältelte, gelbe, an der Sommerseite geröthete, rothgestreifte und punktirte Frucht auf einem 1 Zoll langen Stiel. Das weißgelbliche, sehr saftige Fleisch hat einen sehr gewürzhaften, angenehmen Geschmack. Die beste Reinettenart findet sich namentlich in der Wetterau, im Lahnthale und in den Neckargegenden. 23. Der große rheinische Bohnapfel gibt einen Apfelwein auf's Lager, ist ein ausgezeichneter, gern gerathender Wirthschaftsapfel, in der Lahngegend, Wetterau und dem Niederrhein zu Hause. 24. Der Brustapfel ist mittelgroß, kugelig, karmoisinroth, gestreift, schmeckt weinsäuerlich und dauert bis Juni. Der Baum wird sehr stark und ist fruchtbar. — Nun kommen wir an Metzger's 3. Abtheilung, welche anerkannt feine Tafelsorten umfaßt, die in geschützter Lage, gutem Boden von Obst- und Gemüsegärten, welche in der Nähe von Wohnungen liegen, sowohl als Hochstämme, wie als Zwergbäume gut fortkommen, jedoch nie besonders groß werden und stets einen gebauten Boden erfordern. 26. Danziger Kantapfel oder ächter Calville. Etwas rippige, längliche, oft plattrunde Frucht von ausgezeichnetem Geschmack; dauert bis August. Der Baum wird groß, trägt bald und viel. 27. Weißer Wintercalvill, ein feines, 6—12 Monate dauerndes Tafelobst, mit großer weißer rippiger Frucht; erfordert einen sehr guten Boden und ist namentlich zu Zwergobst geeignet. 28. Englischer Wintercalvill, hat eine große, gelbe, rothgestreifte rippige Frucht mit sehr lieblichem Himbeergeschmack; ist etwas grobkörnig und dauert bis Juni. Der ziemlich unansehnliche Baum trägt fast jedes Jahr und ist geeigneter zum Zwergbaum. 29. Rother Wintercalvill. Die blutrothe, etwas gestreifte, längliche, bisweilen kugelige Frucht dauert bis zum Frühling, ist weniger gerippt und gedeiht nur in sehr geschützter Lage. 30. Große englische oder ächte Reinette. Der sehr schnell wachsende, äußerst fruchtbare Baum trägt sehr große, meist platte, mitunter aber doch auch hochgebaute, ungleiche, flachrippige, kurzgestielte Frucht, zuerst grün auf Lager aber gelb und mit sternförmigen Blumen bedeckt. Hält bis Juli und hat ein äußerst lockeres, zartes, wohlriechendes, weiniges Fleisch. 31. Reinette von Canada, mittelgroße, calvillartige, weißlichgelbe, etwas flachrippige, sehr feine bis Juli dauernde Frucht. 32. **Pomme de haute bonté.** Großer, gelber, etwas röthlich gestreifter, bis Juli dauernder Apfel. Baum sehr schön und fruchtbar. 33. **Swaar apple**, plattkugeliger, gelber, großer, feinpunktirter bis Juli dauernder, sehr lieblich und gewürzhaft schmeckender Apfel. Der schnellwachsende, frühtragende Baum kann nicht genug empfohlen werden. 34. **Kentich Codlin** aus England. Calvillartiger, rother, sehr feiner, bis Mai dauernder Apfel. 35. **Domine excellente**, mittelgroßer, fast kugeliger, grüner, rothgestreifter, sehr guter, 1 Jahr dauernder Apfel. 36. **Mamonth Sweeting**, mittelgroße, längliche, sehr gewürzreiche, gelbe, schön roth gezeichnete, bis August dauernde Frucht, welche gern gerathet. 37. **Yellew bell flower.** Große, lange, rippige, sehr feine, bis Juli dauernde Frucht. Der schnellwachsende Baum ist sehr fruchtbar. 38. Langstieler. Rippige, große, erst grüne, später gelbe, sehr feine und saftige Frucht, welche bis Juli dauert. Baum schnellwachsend und fruchtbar. 39. Such nicht weiter. Diese ausgezeichnete Sorte, welche namentlich als Zwergbaum viel und früh trägt, ist walzenförmig, dunkelroth, gestreift. 40. **Romanite.** Schöne, kugelige, ziemlich große, gelbroth getuschte, sehr feine, bis Mai dauernde Frucht, die gerne gerathet. — Die vierte Abtheilung umfaßt feine Gartenbäume, welche immer klein bleiben, früh tragen und sowohl als Hoch- und Zwergstämme nur in guten Gemüsegärten fortkommen. 41. **Michael Henry's Pepping.** Schöngeformter, kugeliger, großer, gelber, etwas gestreifter, 9 Monate dauernder, sehr guter Apfel. 42. Reinette aus der Normandie, mittelgroße, plattkugelige, sehr feine, citronengelbe, etwas geröthete Frucht, die bis Juni dauert. Der ziemlich fruchtbare Baum erreicht eine mittlere Größe. 43. Reinette von Orleans, mittelgroße, platte oder länglichtgroße, goldgelbe, karminröthliche, sehr gute und bis Juli dauernde Frucht. Der schöne Baum trägt früh und ist fruchtbar. 44. Englische, scharlachrothe Parmäne. Kugelige, feinrothgestreifte, äußerst schöne, bis April dauernde Frucht. 45. Newyorker Reinette. Plattrunde, borsdorferartige, sehr feine, gewürzreiche, bis Juni dauernde Frucht; kommt auch im Obstgarten fort. 46. Französische Edelreinette, hochgebaute, mittelgroße, oben gerippte, sehr feine Frucht, die über ein Jahr dauert, jedoch nur in gutgebauten nicht zu nassen Gemüsegärten gedeiht. 47. Deröll's Seidlitzer Goldpepping, mittelgroße, gelbe, gerippte, äußerst feine, bis Juni dauernde, kleine Frucht. Der Baum gedeiht nur in Gemüsegärten, ist aber fruchtbar und trägt früh. 48. Reinette von Sorgvliet, gelbe, mit grauem Rost überzogene, mittelgroße, sehr feine, weinsäuerliche Sorte, welche bis April dauert. Der Baum wird ziemlich groß und ist sehr fruchtbar. 49. Weiße Reinette, platte, gegen den Stiel etwas spitzige, weißgelbe, bis Juli dauernde, wohlgerathende Frucht. 50. Goldpepping, kleine, kugelige oder längliche, goldgelbe, starkpunktirte Frucht vom angenehmsten weinsäuerlichen Geschmack; dauert bis Juli. 51. Gäsdonker Goldreinette. Plattrunde, goldgelbe, etwas getuschte, sehr feine Sorte. 52. Reinette von Breda, ziemlich große, breitgedrückte, gegen den Kelch gerippte Frucht, mit forellenartigen Flecken und auf der Sommerseite roth; feine Sorte. 53. **Reinette à Cote.** Ziemlich große, platte, weiße, wachsartige, erst im Frühjahr genießbare, 1½ Jahr dauernde Frucht. 54. **Aesopus van der Vere.** Sehr fruchtbarer Zwergbaum, mit mittelgroßer, gelber, schön roth gezeichneter Frucht, welche bis Juli dauert. 55. Englische Spitalreinette, feinstes Tafelobst, das bis zum nächsten Sommer hält und in keinem Garten fehlen sollte. Die mittelgroße Frucht ist gelb und sehr gewürzhaft. 56. Franklins Goldpepping, ausgezeichnetes Tafelobst, das klein, abgerundet und citronengelb ist. Der Baum trägt sehr früh und reichlich und kann deshalb nur empfohlen werden. 57. **Bullock-Pepping.** Etwas zugespitzte, gelbe, sehr feine, langgestielte, bis Mai dauernde Frucht, welche auf einem sehr kleinen, fruchtbaren, außerordentlich frühtragenden Baume wächst. 58. Parkens grauer Goldpepping, kugelige, mittelgroße, sehr feine, bis Mai dauernde Frucht von gelber Farbe mit grünem Roste. Der Baum trägt sehr viel und früh. 59. **Princesse noble**, kugelige, schön roth gezeichnete, bis Juni dauernde Frucht. Der sehr fruchtbare Baum sollte in keinem Garten fehlen. — Die verschiedenen Aepfelspielarten werden, wie schon oben bemerkt, bei Hochstämmen in der Baumschule auf gewöhnliche Wildlinge, bei Zwergstämmen auf Johannisäpfel im Juli aufs schlafende Auge und bei ältern Stämmen in die jüngere Rinde oculirt. Vier Wochen vor der Oculation müssen solche Wildstämme aber gehörig ausgeschnitten werden, damit sie hinlänglich Saft haben; auch ist das Auge tief am Boden einzusetzen. Außerdem müssen die Reiser gehörig reif und fest sein und muß überhaupt das Einsetzen und Verbinden der Augen möglichst regelmäßig geschehen. In dem nun folgenden Herbst hat man weiter nichts zu thun, als nach dem Verbande zu sehen, und wenn das Stämmchen so schnell wächst, daß er in die Rinde einschneidet, so muß er aufgemacht und ein anderer lockerer Verband angelegt werden. Den Winter über sind die Bäume durch Einbinden mit Stroh, durch Bestreichen mit Fett oder durch Einzäunen des Baumguts gegen Hasenfraß zu schützen. In dem auf die Oculation folgenden Frühjahr werden die Stämme 1½ Zoll über dem eingesetzten Auge abgeschnitten und in der Folge muß man alle wilden Triebe sogleich beseitigen. An solchen Bäumchen, welche zu Hochstämmen bestimmt sind, muß man die sich bildenden Seitentriebe immer so einkürzen, daß sie dem Zugaste nicht zu viel Säfte entziehen und dadurch in seinem Wachsthume hindern. Zu früh darf man diese Schößlinge aber auch nicht abnehmen, sonst verkrüppelt der Stamm, wird ruthenartig und muß einen Pfahl haben, während er bei gehöriger Zucht frei aufwachsen muß. Sind Hochstämme 6—7 Fuß hoch geworden, so verpflanzt man sie an ihren Bestimmungsort, den zu starke Bäume wachsen nach dem Versetzen nicht gut. Sie sollen immer in Entfernungen von je 30 Fuß gesetzt werden, damit die Kronen nicht ineinander wachsen und den Früchten das Sonnenlicht entzogen werde. Namentlich bei rauhem, wildem Boden muß man tiefe, weite Löcher machen und diese mit guter Erde ausfüllen, damit es dem Baum in den ersten Jahren nicht an Nahrung fehle, sonst verkrüppelt er für seine ganze Dauer. Der Baum ist nur so tief zu setzen, als er in der Baumschule stand, und muß man ihm alsbald einen Pfahl geben, an welchen man ihn bindet. An Straßen und auf Feldern muß man ihm durch Einbinden mit Dornen ꝛc. noch so lange einen kräftigen Schutz geben, bis er gehörig erstarkt ist. Junge Obstgärten darf man nicht gleich mit Rasen bepflanzen, nie aber mit Luzerne und Esparsette, in alten Baumpflanzungen breche man den Grasboden von Zeit zu Zeit um, bepflanze ihn einige Jahre mit Hackfrüchten, dann werden die Bäume bald neues Leben zeigen. Hat man große Bäume, welche unfruchtbar sind oder schlechtes Obst tragen, so kann man sie an der Krone auf 2—3 Zoll dicke Aeste umpfropfen, wobei man einige Aeste stehen läßt, welche den überflüssigen, den Baum sonst erstickenden Saft ableiten. Die Hochstämme werden nicht beschnitten, sondern man nimmt nur die sich kreuzenden oder ungleichen Aeste weg. Innen ist die Krone licht und frei zu halten, damit die Früchte überall dem Lichte und der Luft ausgesetzt sind. Fangen alte Bäume an, dürres Holz zu bekommen, so schneidet man alle Zweige ein, entfernt andere ganz oder pfropft sie um. Die zu entfernenden Aeste muß man hart am Baume abnehmen und die Wunde mit Baumsalbe von Lehm, Kuhfladen und Kälberhaar gegen die Luft schützen. Sowie der Stummel vorsteht, kann sich die Rinde nicht über die Wunde herziehen, er beginnt vielmehr dürr zu werden und zu faulen, wodurch oft der schönste Baum hohl wird und zu Grunde geht. Jeden Winter muß das Abkratzen der alten Rinde und des Mooses, das beseitigen der Raupennester, das Auflockern des Bodens 2c. vorgenommen werden, wenn der Baum fruchtbar sein soll. — Zur Bereitung von gutem Obstmost nehme man gewöhnliche Aepfel, schütte sie im Herbst 8—10 Tage zum Gähren in Haufen, dann sind sie zu mahlen, das Gemahlene ist 24 Stunden im Zuber stehen zu lassen, dann gießt man etwas Wasser auf die Oberfläche und keltert das Ganze. Soll der Most haltbar werden, so setze man etwas Traubentrester, oder halbreife Trauben, Sperbelfrüchte, Spiritus oder Branntwein bei. Gegen Fastnacht, oft auch noch später, wird der Most klar, dann läßt man ihn ab und legt ihn wo möglich auf Weinhefe. In Ermanglung von solcher muß man ihn auf seiner eigenen Hefe lassen, allein er hält sich in diesem Falle nicht so lange. Das harte zähe Holz ist von allen Holzarbeitern sehr geschätzt, und in der Heilkunde gibt die Frucht sowohl roh, als namentlich gekocht ein Nahrungsmittel, welches in fieberhaften und entzündlichen Krankheiten nicht genug geschätzt werden kann. — Saure Aepfel sind gegen Magenleiden, welche von zu viel Feuchtigkeit und Hitze herrühren, gut; ferner befördern sie Absonderung des Wassers und wehren dem Erbrechen. — Ein aus dem Saft bereiteter Syrup stillt Herzklopfen, stärkt den Magen, kühlt bei hitzigen Fiebern und ist für Schwermüthige gut.

Apfelbutte, im Elsaß s. v. a. Apfelrose.

Apfelkürbis, eine Unterart des Kürbis, mit apfelförmiger, kleiner, hartschaliger Frucht; das harte Fleisch ist ungenießbar, der Same klein und länglichoval.

Apfelmoos (**Bartramia**), diese Gattung der Familie Haubenmoose hat endständige, fast kugelige Keimbüchse, der Mündungsbesatz ist doppelt und hat außen 16 freie, einwärtsgebogene Zähne; die innern 16 Zähne sind am Grunde bis auf $^2/_3$ in eine Haut verwachsen. Arten: Gemeines A. (**B. pomiformis**), aufrechter, ästiger, etwa 1 Zoll hoher Stengel; lanzettige gleichbreite, zugespitzte, gesägte, trocken etwas krause Blätter. Bildet an Felsen häufig dichte Rasen von gelbgrüner Farbe.

Apfelquitte, die ziemlich kugeligen, apfelförmigen Früchte des ächten Quittenbaums.

Apfelsine, eine Spielart der Orangenagrume, der süßen Pomeranze sehr ähnlich.

Apfelrose (**Rosa pomifera**), eine Art der Gattung Rose, mit derben, ungleichen Stacheln; 5—7 elliptischen, graugrünen, doppeltgesägten Blättern; fiederspaltigem Kelchzipfel; kugeligen, reif markigen, nickenden Früchten, welche mit einem bleibenden, zusammenschließenden Kelche gekrönt sind. Der Strauch wird 5—10 Fuß hoch, trägt im Juni Blüthen, im August reife Früchte, und findet sich wild auf den Voralpen, im Oberelsaß, kultivirt in vielen Gärten Deutschlands, welche aber einen guten Boden haben müssen; wird sowohl durch Wurzelausschläge, als durch Aussaat des Samens, welcher 2 Jahre im Boden liegen bleibt, vermehrt. Die Früchte werden viel größer, als bei der wilden Rose, deshalb werden sie denselben in der Küche, zu Latwergen und Saucen vorgezogen, es muß aber die Pflanze im Schnitte gehalten werden, sonst erreichen sie nicht die gewünschte Größe.

Apocinum, s. v. a. Hundsgift.

Apothekerschwamm, s. Badeschwamm.

Apostemenkraut, s. v. a. Scabiosen.

Aprikosenbaum (**Prunus armeniaca**), Abtheilung der Gattung Pflaumenbaum; sammtartig flaumige Steinfrüchte; 1 oder 2 seitenständige Blüthen, welche sich aus besondern Knospen vor den Blättern entwickeln; die Blätter sind in der Knospe zusammengerollt. Der A. ist in Deutschland allgemein verbreitet und stammt aus Armenien. Bei einer gegen Nordwinde geschützten Lage kommt er bei uns sehr gut im Freien fort, und ist es besser, wenn er die Morgen- als die Mittagssonne hat, indem sich in letzterem

Falle die Blüthen zu früh entwickeln und von Frühlingsfrösten wieder zerstört werden. Am besten gedeiht er in einem lockern, warmen, nicht zu feuchten Boden wo er eine Höhe von 25—30 Fuß erreicht. Der ansehnliche Stamm mit schwarzbrauner, rissiger Rinde bekommt sehr starke Aeste, aus welchen wieder viele braune, glänzende Zweige entspringen. Die dunkelgrünen Blätter sind herzförmig, die röthlichweißen Blüthen hinterlassen gelbe, an der Sonnenseite rothe, der Länge nach durch eine Nath getheilte Früchte, welche im Juli und August reifen und ein gelbes, sehr saftiges, süßlich schmeckendes und vortrefflich riechendes Fleisch haben. Die Frucht birgt einen glatten, harten Stein, welcher einen Kern enthält, der bei einigen Bäumen süß, bei andern bitter ist. Wir haben von den Aprikosen mehr als 25 Spielarten, welche man hauptsächlich nach dem Geschmacke der Kerne unterscheidet, und von denen die wichtigsten sind: Die holländische oder Ananas-Aprikose, mit rothgelbem Fleische; plattrund, ziemlich groß, reift Ende Juli und ist sehr gut. Die Provencer Aprikose hat dunkelrothes Fleisch, wenig, aber süßen Saft. Unter den Spielarten, welche einen bittern Kern haben, sind folgende am meisten geschätzt: Die Melle, Wilde oder Kernaprikose, welche rund, klein, weißgelblich, schmackhaft und voll süßen Saftes ist. Die frühe oder Muskatelleraprikose ist ebenfalls sehr saftig und schmackhaft. Die Pfirsichaprikose schmeckt lieblich gewürzhaft und zuckersüß. Die große Früh- und die Brüsseleraprikose sind ebenfalls zu schätzen. Erstere ist länglich, gelblich, ziemlich groß und reift Mitte Juni. Der fruchtbare Baum wird sehr groß und ist von allen Spielarten der dauerhafteste. — Der A. läßt sich durch Samen leicht fortpflanzen, allein dieses Verfahren ist doch unsicher, indem man nicht weiß, was für eine Frucht man erhält. Es ist immer eine Veredlung nöthig, welche am sichersten durch Oculation auf das schlafende Auge vorgenommen wird. Auf Pflaumen ist die Veredlung sicherer, als auf Mandeln oder auf sich selbst, und bekommt man auf ersteren dauerhafte Bäume, auf letzteren aber nicht, wenigstens in unserm Klima nicht. Man darf beim Oculiren namentlich nie außer Acht lassen, daß das Auge sehr erhaben steht und deshalb der Kern des Auges beim Ausbrechen des Holzes leicht mit ausbricht und dadurch unter dem Auge eine Höhle bildet, welche sich selbst beim sorgfältigsten Verbinden nicht fest an den Stamm des Wildlings anschließt. Zur Vermeidung dieses Uebelstandes setze man lieber den Schild mit dem Holze ein. Außerdem muß man die Augen stets in Sommerschosse setzen, daher muß man die am Boden zu veredelnden Wildstämme 6 Zoll von der Erde abschneiden, während die in die Krone zu veredelnden im Frühjahr auf Stammhöhe einzuschneiden sind. Sehr häufig werden die Früchte auf Hochstämmen schöner und besser, als an Spalieren, und erfordern beide Schutz gegen rauhe Winde und Frühlingsfröste, weshalb es gut ist, wenn man sie während der Blüthezeit im Nothfall bedecken kann. Die jungen Zweige sind jährlich zurückzuschneiden, sonst gehen die Aeste zu schnell auseinander, werden hinten kahl und altern schnell. Bei Beobachtung dieser Angabe wird man nicht nur alte Stämme bekommen, sondern man wird auch nie starke Aeste entfernen müssen, wodurch die Bäume häufig zu Grunde gehen, indem die dadurch verursachte starke Verwundung gewöhnlich den Harzfluß und endlich das Absterben des Baums herbeizieht. — Das wohlschmeckende Fleisch der Aprikosen wird meist roh genossen, jedoch auch häufig zum Kochen, Backen, Einmachen ꝛc. verwendet; es ist minder kühlend, als das der Pfirsiche, erregt aber auch nicht so leicht Abweichen. Die süßen und bittern Samen kann man wie Mandeln benützen und geben sie ein ausgezeichnetes Mandelöl. — Durch Verkohlen der Steine erhält man eine gute Malerfarbe. — Das aus ältern Stämmen ausfließende Gummi kann wie das von Kirsch- und Pflaumenbäumen benützt werden.

Aquifoliaceen, s. v. a. Stechpalmenartige Pflanzen.

Aracouchiniharz, s. v. a. Apacouchiniharz.

Arabisches Gummi, das Harz der Seyal-Acacie (s. Acacie) und mehrerer anderer Acacienarten. Es ist gut gegen den Husten und Lungengeschwüre, sowie gegen schwache Augen, wenn man es in Wasser auflöst und trinkt. — Unter andern Abführungsmitteln ist es sehr dienlich, und wer ein Magenübel hat, das sich in häufigem Erbrechen äußert, pulverisire arabisches Gummi, mische Zimmtröhre darunter und trinke dieß mit Wein, so wird er bald Linderung fühlen. — Gegen Blutspeien ist eine Auflösung von Gummi arabicum in Rosenwasser gut.

Arakatscha (**Aracascha**), eine äußerst nützliche Pflanze der Kordilleras in Südamerika, welche zu den Schirmpflanzen gehört und dem Aeußern nach viel Aehnlichkeit mit Sellerie und Pastinak hat. Aus dem Hauptstamme entspringen mehrere Stengel, an denen sich große rundliche Blätter befinden, welche den Feigenblättern ziemlich gleichen. Die weiße, oft auch gelbliche oder röthliche Wurzel bildet 4—5 Arme, von denen in einem guten, etwas lockern Boden und nicht zu heißen Klima jeder die Größe und Gestalt eines Stierhorns erreicht. Diese Pflanze gibt, der Kartoffel ähnlich, ein leicht verdauliches, mehliges, schmackhaftes Nahrungsmittel ab, welches namentlich schwächlichen, genesenden und solchen Personen wohl bekommt, die einen sehr schwachen Magen haben. In Santa Fe, ganz besonders aber in der Provinz Carracas, wird diese Pflanze so häufig angebaut, wie bei uns die Kartoffel, und kann man aus der Wurzel auch Brod, Stärke, Branntwein ꝛc. bereiten. Zum Behufe ihrer Fortpflanzung zerschneidet man die Wurzel in kleinere Stücke, steckt jedes derselben in ein Loch, und nach 3—4 Monaten sind sie reif und können gebraucht werden. Läßt man sie aber noch einige Monate in der Erde liegen, was ihrem Geschmacke durchaus nicht schadet, so werden sie ungemein groß. — Auch in Europa kommt diese Pflanze sehr gut fort, es wäre daher ihre größere Verbreitung wünschenswerth, zumal die Folgen der Kartoffelkrankheit immer noch sehr merklich sind.

Aralie (**Aralia**), Gattung der Familie Doldengewächse; mit sehr kurzem, ganzem oder vollzähnigem Kelchsaum, 5 ausgebreiteten Blumenblättern, 5 Staubgefäßen, 3—5 Griffel; die 5fächerige, fleischige Beere ist oft wulstig; Fächer papierartig, 1samig; Arten: Nacktstengelige A. (**A. nudicaulis**), mehrköpfige Wurzel mit langen Wurzelausläufern, sehr kurzem verkümmertem Stengel mit einem großen, dreimal dreifingerigen Blatte. An dem 3theiligen Blattstiel hat dasselbe auf jedem ein gefiedertes Blatt mit 5 scharfgesägten, spitzen, eirunden, unten schwachbehaarten Blättchen. Der kurze Schaft theilt sich oben in 3—4 Aeste, von denen jeder eine vielblüthige Straußdolde trägt. Der Kelch ist glockig, die Blumenblätter weißlich, die 3—5 Griffel verlängert; die violetten Beeren sind so groß als Heidelbeeren. Diese im Juni und Juli blühende ausdauernde Pflanze wächst in schattigen Bergwäldern Nordamerikas; sie ist schwach aromatisch-balsamisch, wirkt schweißtreibend

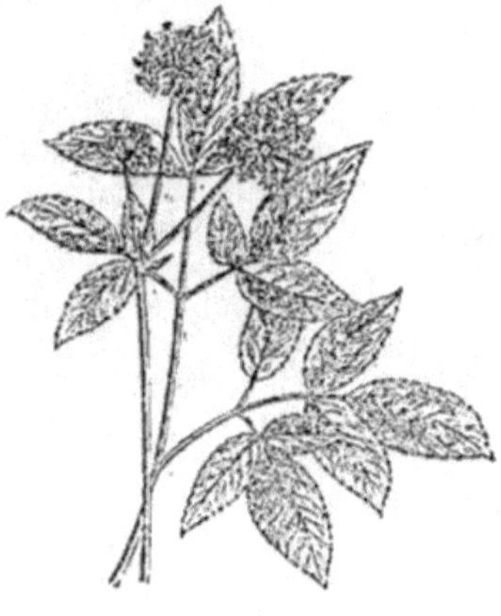

und ist gut bei Hautausschlägen, Wassersuchten, Brustkrankheiten ꝛc. Die langen, federdicken Wurzelausläufer werden als Ersatzmittel der ächten Sassaparille benützt und häufig als graue Sassaparille verkauft, obschon sie sich von der ersten durch ihre blaßgraue, innen weiße Farbe, ihre innen schwammige Beschaffenheit und ungleiche, ringförmige Absätze unterscheidet. Frisch ist die Wurzel etwas scharf, getrocknet aber möglichst fad. Traubige A. (**A. racemosa**), wohlriechend, schleimig-balsamisch; gut in Brustkrankheiten, bei schlechter Verdauung, Wunden, alten Geschwüren ꝛc. Die wohlschmeckenden eßbaren Früchte sind gut in Catarrhen, und wird überhaupt wie die vorige benützt. — Steifhaarige A. (**L. hispida**), wie die beiden vorigen Arten in Nordamerika zu Hause, wo sie **Wild-Older** — wilder Hollunder — heißt, sehr widrig riecht und eckelhaft bitter schmeckt. — Eßbare A. (**A. edulis**), eine Kulturpflanze Japans, mit gewürzhaft bitterer Wurzel, welche wie Schwarzwurz zubereitet und gegessen wird; auch die Sprossen werden als Gemüse benützt. — Achtblätterige A. (**A. octophylla**), Blätter und Rinde werden in Cochinchina als eröffnendes, harn- und schweißtreibendes Mittel benützt. — Dornige A. (**A. spinosa**), die scharfe, beißende und etwas gewürzhafte Rinde dient im südlichen Nordamerika als stark schweißtreibendes Mittel bei Rheumatismen, Syphilis, Wassersuchten, hartnäckigen Katarrhen ꝛc.

Arbaum, in der Schweiz s. v. a. Zwergkiefer.

Arbute, s. v. a. Erdbeerbaum.

Arbutenbeerbaum, s. v. a. Mehlbeerbaum.

Arekapalme (**Areca**), Gattung der Familie Palmen; einhäusige Blüthen, doppelte Blüthenscheide. Bei den männlichen Blüthen ist der Kelch dreitheilig, die Blumenkrone dreiblätterig; im Grunde der Blumenkrone stehen die 3—12 Staubgefäße und bilden den Ansatz zu einem Fruchtknoten; Staubfaden pfriemenförmig. Bei den weiblichen Blüthen ist Kelch und Blumenkrone dreiblätterig, Staubgefäße verkümmert; der dreifächerige Fruchtknoten ist eirund; die 3 sitzenden Narben stehen ab. Die steinfruchtartige Beere ist einsamig und hat eine faserige Mitteldecke. Arten: Gemeine A. (**A. catechu**), heißt auch Pinang, und ist ein sehr schöner, gerader, 30—40 Fuß hoher und ungefähr 1 Fuß dicker Palmbaum, dessen Vaterland das heiße Asien ist. Die hellgrüne Rinde umschließt ein weißes, markiges Holz. Die wundernette Krone besteht aus schöngeordneten Blättern, von welchen sich die äußern krümmen, während die innern aufrecht stehen. Ihr Ausbreitung mag etwa 8 Fuß betragen, allein sie geben deshalb doch nur wenig Schatten. Unmittelbar unter den Blättern brechen apfelgrüne Blüthensträuße aus dem Stamme hervor, auf welche nicht selten 150 Früchte in der Form und Größe der Taubeneier folgen und welche eichelnartig in einem schuppigen Kelche sitzen. Jede Frucht (Nuß) enthält einen muskatnußähnlichen Kern, welchen die Einwohner zerschneiden, zur Milderung seiner Schärfe mit etwas Muschelkalk vermischen, in Betelblätter wickeln und kauen. Dadurch wird der Athem wohlriechend, der Magen wird gestärkt, das Zahnfleisch befestigt, nur — die Zähne leiden darunter und werden schlecht. Im Oriente ist das Kauen des Oreka so sehr Gewohnheit, wie bei uns das Tabakrauchen, und es wäre eine grobe Verletzung des Anstandes, wenn man einem Gaste dieses Mittel nicht anböte. — Früher war man der Ansicht, die in den Apotheken vorräthige Catechuerde, welche in Blutflüssen, Erschlaffung des Zahnfleisches rc. als zusammenziehendes Mittel gebraucht wird, rühre vom Areka her, was aber falsch ist, indem diese, wenn sie ächt ist, von einer Sinnpflanze kommt. — Aus den Blättern und Blattstielen der A. macht man Körbchen und andere Kunstsachen, benützt sie aber viel häufiger als Brennmaterial, dessen Asche einen ausgezeichneten Dünger abgibt. Außerdem kann man aus derselben ein Salz laugen, das zum Waschen von Leinwand rc. nicht besser sein könnte. — Eine Abkochung der fleischigen Fruchthülle ist bei Harnverhaltungen gut. — Aus der Frucht macht man einen stark zusammenziehenden, trockenen Extract — eine falsche Catechusorte — zu welchem Behufe man sie mehrere Stunden in einem eisernen Kessel kocht und hernach die Flüssigkeit eindickt. Nach diesem kocht man die Früchte noch ein Mal und dampft die Flüssigkeit abermals ab, wodurch man zwei Producte erhält, von denen das erste unrein und schwarz, das zweite rein, gelblichbraun und am Bruch fein erdig ist. Dieser Extract wirkt zusammenziehend, und leistet daher gute Dienste bei Schlaffheit und Schwäche, namentlich bei Blut- und Schleimflüssen, bei Diarrhöe und Dysenterie, bei Geschwüren und Skorbut. — Die kohltragende A. (**A. oleracea**), diese Art ist in Amerika zu Hause, findet sich sehr häufig auf den canarischen Inseln, wird 30—40 Fuß hoch und hat in der Mitte auf dem Gipfel des Stammes einen Blättertrieb, welchen man wie Kohl auf verschiedene Art zubereitet, häufig auch einmacht und in letzterer Form bis nach Europa versendet. Dieser innere Blättertrieb gilt für einen Leckerbissen, weshalb man den Baum sehr häufig köpft. Die saftreichen guten Früchte erreichen die Größe der Taubeneier. Die ältern gefiederten Blätter, sowie der lederartige Ueberzug, den der Baum nebst einigen Zweigen monatlich abwirft, werden zur Bedeckung der Wohnungen, zu Matten rc. benützt, und aus dem faserigen Mark des Stammes bereitet man Zwirn und Stricke. Das Holz wird zum Bauen, zu

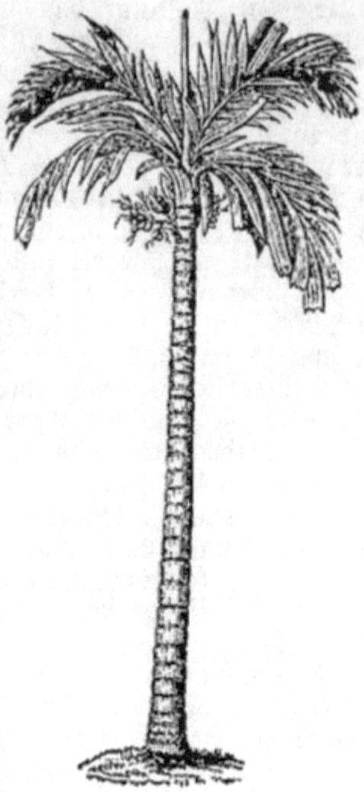

Tischlerarbeiten ꝛc. verwendet, und läßt sich auch sehr leicht zu Rinnen, Trögen ꝛc. aushöhlen. — Die Vermehrung der A. geschieht durch Früchte, welche man 5—6 Zoll tief in einen guten Boden steckt, wo sie bei freier Luft und voller Sonne nach 30 Tagen keimen. Die halbjährigen Bäumchen versetzt man an ihren Bestimmungsort, wo sie ein Alter von etwa 50 Jahren erreichen.

Argemoneröslein (Stachelmohn; Argemone), Gattung der Familie Mohngewächse, mit 3blätterigem Kelch, 6blätteriger, regelmäßiger Blume, zahlreichen Staubgefäßen, kurzem Griffel, 4—7 freistrahligen Narben, länglicher, stacheliger Kapsel mit 1 Fach; Samen kugelig. Arten: Mexikanisches A. (A. mexicana); die Pflanze enthält gelblichen Milchsaft, treibt 3 Fuß hohe, fast astlose, stachelige Stengel, hat buchtige, fiederspaltige, dornig gezähnte, oben glänzend-grüne Blätter, welche milchweiß geadert und gefleckt sind. Die hellgelben, 2—3 Zoll im Durchmesser haltenden Blüthen sind endständig, der Kelch weichstachelig, die dornige Kapsel eirund, die zahlreichen Samen schwarz. Findet sich in der heißen Zone Amerika's, ist einjährig und blüht vom Juni bis August. Das Kraut wirkt äußerlich sehr erweichend und schmerzstillend bei Geschwüren, Augenentzündungen ꝛc., namentlich aber bei Syphilis. Innerlich ist es schweißtreibend und findet deshalb bei Hautkrankheiten und nervösen Leiden Anwendung. Die ziemlich narkotischen Blüthen sind gut in Hals- und Brustentzündungen, und der scharfe Same oder das daraus gepreßte Oel gibt ein vorzügliches Brech- und Purgirmittel. — Den Milchsaft läßt man an der Luft vertrocknen und gebraucht ihn gegen Wassersuchten. — Gemeines A. (A. rosa), gleicht dem wilden Mohn, hat braunrothe Blumen, und bekommt, wie die Klapperrosen, ein Knöpflein am Stengel. Die runde Wurzel enthält einen gelben Saft, welcher bei flüssigen Augen mit Vortheil angewendet wird. — Die Blätter mildern durch Auflegen Entzündungen.

Arlsbeere, s. v. a. Elsbeerbaum.

Armleuchter (Chara), Gattung der Familie Armleuchtergewächse, mit männlichen Blüthen, welche unter den weiblichen rothen oder safranfarbenen stehen, einen nur leicht befestigten Staubbeutel haben, der sich in 3—4 dreieckige, durchscheinende Platten trennt, welche den safranfarbenen Blüthenstaub fahren lassen. Die weiblichen Blüthen bestehen aus einem Fruchtknoten, der mit 2—5 Hüllblättern umgeben ist und sich zu einer 1fächerigen, harten, schwarzen, vielsamigen Nußhülse ausbildet. Der kleine Same ist silberhell und bildet eine Masse. Arten: Biegsame A. (Ch. flexilis), durchaus grün, höchstens 1 Fuß lang; der durchscheinende, glatte, ästige Stengel ist einfachröhrig; die Aeste gegenständig. Diese einjährige Pflanze kommt auch mit nicht durchscheinendem Stengel vor, blüht vom Juni bis September und wächst in stehenden Gewässern, Teichen und Gräben. — Brüchiger A. (Ch. fragilis), bei dieser und der folgenden Art ist der Stengel zusammengesetzt röhrig; bildet 2—3 Fuß lange, schöne, dunkelgrüne Rasen und verliert das schöne Grün auch in getrocknetem Zustande nicht; ist ausdauernd, blüht im Juli und August und wächst in klaren, stehenden Gewässern und Teichen. — Gemeiner A. (Ch. vulgaris), schmutzig gelblichgrün, mit sich weit verzweigenden Aesten, einjährig, vom Juli bis August blühend und in stehenden Gewässern, Teichen und Gräben wachsend.

Armleuchtergewächse (Characeae), Familie der Reihe Najaden, Ordnung Rippenlose; knospenartige Fruchtbildung; die blattlosen Wassergewächse haben wirbelige Wurzelfasern und wirtelige Aestchen; sie gehören der gemäßigten und kalten Zone an, und enthalten viel kohlensauren Kalk, kohlensaures Mangan und etwas Eisen. Ihrer unangenehmen, schwefeligen Ausdünstung wegen hielt man sie früher für giftig und behauptete, sie verbreite ansteckende Fieberkrankheiten. Landwirthe schätzen sie sehr als Dünger, während Aerzte noch keinen Gebrauch von ihr machten.

Arnikapflanze, s. Wohlverlei.

Arnoko, s. v. a. Orlean.

Aroideen, s. v. a. Aronartige Pflanzen.

Aron (Arum), einhäusige Gattung der Familie Arongewächse, mit am Grunde zusammengerollten Blüthenscheiden, blüthenloser, fleischiger Spindel, fehlenden Blüthendecken. Die weiblichen Blüthen bestehen nur aus einem Staubweg mit Narben und bedecken den Grund der Spindel; die männlichen, in mehreren Kreisen über den Staubwegen stehenden Blüthen bestehen blos aus einem sitzenden Staubbeutel; trägt Mitte Sommers eine 1 oder wenigsamige Beere. Arten: Gemeiner oder gefleckter Aron (A. maculatum), auch Zehrwurz, deutscher Ingwer, Pfaffenhütlein, kleines Schlangenkraut; eine an feuchten, schattigen Stellen in den Vorhölzern, an Zäunen und Hecken wachsende, in Deutschland häufig vorkommende, sehr verdächtige Pflanze, welche in allen Theilen mit einer giftartigen Schärfe angefüllt ist. Die Wurzel ist saftig, fleischig und knollig, hat in der Regel 4 glänzende, spießförmige, starkgeaderte, manchmal weiße oder schwarzgefleckte Blätter und einen purpurröthlichen, keulenförmigen Blumenkolben (blüht im Mai), welcher von einer scharf zugespitzten, großen, zusammengerollten Scheide umgeben ist und im Juli erbsengroße, scharlachrothe Beeren trägt. Die frische Wurzel (Aronswurzel) wird häufig als blasenziehendes Mittel benützt und enthält, wie die jungen Blätter, einen scharfen, ätzenden Stoff, der überall, wo er hinkommt, einen brennenden Schmerz und Entzündung verursacht. Die weiße geschälte Wurzel wird unter dem Namen Aronswurzel häufig in der Heilkunde gebraucht. Gewöhnlich sammelt man die Pflanze im Herbst und trocknet sie, wodurch sie an ihrer Schärfe ungemein viel verliert. In frischem Zustande verursacht ihr Genuß einen zusammenziehenden Schmerz in Schlund und Magen, worauf Magenkrampf, heftige Kolik, Entzündung, Blutbrechen, ja selbst der Tod folgt. Bei einer solchen Vergiftung soll außer den gewöhnlichen Gegenmitteln namentlich Essig gut sein. Getrocknet kann sie innerlich gegen Verschleimung und Schwäche des Magens und der Brust, äußerlich gegen krebsartige Geschwüre gebraucht werden, ja sie wird in diesem Zustande nicht selten abgekocht und als Speise benützt. — Gegen Podagra sind Theile dieser Pflanze, wenn man sie mit Kuhmist vermengt und auflegt, ausgezeichnet gut. — Wird von der Wurzel unter Speisen gemischt, so werden Feuchtigkeiten abgeleitet, und der Mensch magert ab, macht aber auch die Brust frei, namentlich von Schleim. — Bei sehr verschleimtem Magen und daraus entspringendem Fieber ist die Wurzel in klarem Wein zu sieden, diesen läßt man erkalten, dann ist ein glühender Stahl darein zu tauchen, damit er wieder heiß werde, und nun muß man ihn so warm als möglich trinken Dieses Mittel entfernt den Schleim 2c. und hebt dadurch das Fieber, und ist auch schon vielen Melancholischen gut bekommen. — Ein Pflaster von Aronsaft, Kümmel und Oel ist gut gegen Feigwarzen. — A. mit Wollkraut in Wein und Wasser gesotten ist gegen den Afteraustritt, wenn man sich warm darein setzt. — Um ein reines, schönes Angesicht zu erhalten, pulverisire je ein Loth Aronwurzel, Fischbein. und Bleiweiß, vermische dieß mit Rosenwasser und Oel und wasche Dich damit. — Fleischauswüchse in Form von Knollen zertheilen sich, wenn man ein Pflaster von A., Zwiebeln und Bärenschmalz macht und darauf legt, oder A. mit Oel und Wein siedet und auflegt. — Käs in die Blätter gewickelt, bleibt von Maden verschont, und sollten sich schon welche darin eingenistet haben, so entfernen sie sich. — Die Beeren geben eine schöne rothe Farbe, welche auch als Schminke benützt wird. — Werden Wurzel und Blätter pulverisirt und unter die Seife gemischt, so wird sie viel kräftiger zum Waschen, weshalb Engländer und Franzosen längst diesen Gebrauch davon machen, und selbst ein einfacher Absud der Pflanze in Wasser gibt eine gute Lauge. — Für Bären bildet sie eine Lieblingsspeise. — Aegyptischer A., Colocasie (A. colocasia), auch diese Art gewährt mehrfachen Nutzen und hat fußbreite, schildförmige Blätter mit zwiebelartiger Wurzel; wächst in Aegypten, auf Creta, in Cypern und Italien wild, wird aber auch häufig der guten, haselnußartig schmeckenden Früchte wegen auf Feldern und in Gärten gebaut. Bei uns zieht man sie manchmal in Gewächshäusern und ißt sie gebraten oder als Gemüse, während die zarten Blätter einen angenehmen Salat geben. — Punktirter A. (A. dracunculus), diese Pflanze wird 2—3 Fuß hoch, unten herauf ist der Schaft mit scheidigen Blattstielen bedeckt und dieselben wie jener punktirt, manchmal wie marmorirt. Die fußzehigen, grünen, weißgefleckten Blätter

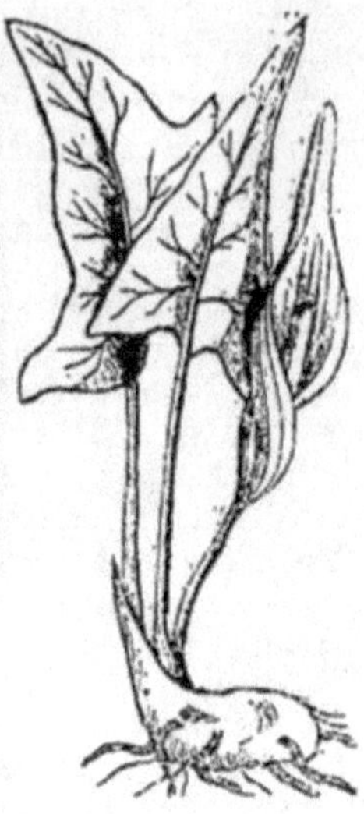

Gefleckter Aron.

haben 5—7 ganzrandige Blättchen; die eiförmige Blüthenscheide ist sehr groß, außen grünlich, innen schwarz purpurroth und stinkend. Kommt in Südeuropa vor, wird bei uns häufig in Gärten gezogen, ist ausdauernd und blüht im Juni. Der sehr dicke, knollige Wurzelstock ist viel schärfer als beim gefleckten A., und wurde früher unter dem Namen Drachenwurz oder große Schlangenwurz in der Medizin gebraucht. — Eßbarer Aron (A. esculentum), eine in Amerika und den Südinseln wie die Kartoffel benützte Pflanze, von welcher auch die immer frisch nachwachsenden Blätter als Gemüse gebraucht werden.

Arracacha (Arracacha), Gattung der Doldengewächse, mit undeutlichem Kelchrand, eilanzettigen Blumenblättern, eilänglicher, seitwärts zusammengedrückter Spaltfrucht; die Theilfrüchte haben 5 vorstehende, glatte Reife und ist die Kernmasse auf der Berührungsfläche mit einer Furche durchzogen. Arten: Eßbare A. (**A. esculenta**), dicker, knollenartiger, höckeriger Wurzelstock, der 8—9 Zoll im Durchmesser hat, gelb, weiß oder röthlich ist und oben 8—12 sehr große Knollen treibt. Der 2—3 Fuß hohe, glatte, seegrün bereifte Stengel hat kahle, grüne Blätter, von denen die untersten 3zählig gefiedert sind. Die 2—3 Zoll langen, breiteirunden Blättchen sind am Grunde fiedertheilig, die obern Blätter kürzer gestielt und nur dreitheilig. Die end- und blattgegenständigen, gestielten Dolden sind 8—12strahlig; die Blüthen schmutzig braungrünlich oder gelblichgrün. Heimath: Columbien, wo sie in kältern und höhern Gegenden gut gedeiht und wie in Westindien häufig gebaut wird. Diese ausdauernde, im November und Dezember blühende Pflanze gehört zu den nützlichsten Pflanzen Südamerikas, und geben die Wurzelknollen eine sehr gesunde, auch für Kranke leicht verdauliche, gute Speise, welche in dieser Hinsicht den Vorzug vor Kartoffeln verdient. Das Satzmehl gibt eine Art Arrowroot. — Zur Vermehrung werden die Knollen getheilt, allein der Anbau im Großen ist bis jetzt nie gelungen. — Bisamduftige A. (**A. moschata**), diese Art ist weniger bekannt, soll aber eine der vorigen ähnliche Wurzel haben.

Arrowmehl, s. v. a. westindischer Salep, wo auch Arrow-root abgehandelt ist.

Artischoke, welsche Distel (**Cynara**), Gattung der Familie Vereinblüthler; vielblüthige Blüthenköpfe, am Grunde fleischige Hüllblätter, flache Blüthenlager mit borstigen Deckblättern, fünfspaltige Blumenkrone; verwachsene Narben; verkehrt eirunde, vierseitige Schließfrüchte; federige, mehrreihige Fruchtkrone, welche auf einem abfälligen Ringe stehende Strahlen hat; Blumen violet. Arten: Aechte A. (**C. scolymus**), ein distelartiges, im Oriente einheimisches Gewächs, das aber im südlichen Europa und bei uns in Gärten häufig gezogen wird. Die ausdauernde Wurzel treibt fußlange, sehr breite, etwas dornige, graugrüne Blätter, aus deren Mitte ein 3—4 Fuß hoher, wolliger, saftiger Stengel mit vielen Nebenstengeln emporschießt,

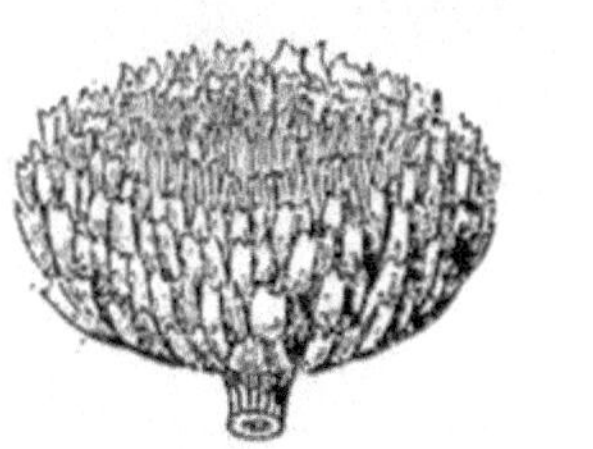

von denen jeder einen faustgroßen Kopf mit grüner, stacheliger Schale, einem Distelkopfe ähnlich, trägt, welche man zum Verspeisen abschneidet, ehe die blauen oder röthlichen Blumen hervorbrechen. Erst im 15. Jahrhundert kam die gemeine A. nach Italien, ein Jahrhundert später nach Frankreich, und im 16. Jahrhundert wird ihrer auch in Deutschland als guter Gartenpflanze unter dem Namen welsche Gartendistel gedacht. Man hat verschiedene Spielarten von ihr, von welchen die wichtigsten sind: die rothe, englische oder spanische A., welche die größten, fast runden Blumenköpfe mit dickem, fleischigen Blumenboden trägt; die grüne oder französische A. hat kleine, kegelförmige Köpfe; die kleinsten aber hat die stachelige A., welche dagegen in großer Zahl wachsen und besonders zum Einmachen sich sehr gut eignen. Bei uns werden die A. gewöhnlich durch Wurzelsprossen fortgepflanzt, welche man im April oder Mai von den alten Stöcken abnimmt, einige Stunden ins Wasser stellt und dann in die Erde setzt. Eine zweijährige, aus Samen gezogene Pflanze liefert übrigens bessere und größere Früchte, als die, welche man als Sprößling von einer alten Pflanze nimmt. In einem guten, thonigen, mit etwas Flugsand, Kies oder Teichschlamm vermischten Boden, welcher übrigens nicht frisch gedüngt sein darf, gedeiht sie am besten, während sie in Torf und Tuffsand nicht fortkommt und häufig begossen sein will. Im Winter muß man sie mit Scherben bedecken oder, was noch besser ist, im Herbste ausheben und in einem Keller oder Gewölbe so tief in die Erde setzen, wie sie im Freien stand. Auch hier kann man sie noch bedecken, es darf dieß aber nicht mit Dünger oder Stroh geschehen, indem sonst die Pflanzen leicht faulen. Im Frühjahr sind sie wieder ins Freie zu versetzen, und tragen sie bei dieser Behandlung 4—6 Jahre gute, im August reifende Früchte. Zur Beförderung ihres Wachsthums muß man im Frühjahr alle überflüssigen Sprossen bis auf die zwei untersten, kräftigsten wegnehmen. — Aus der Wurzel der A. bereitet man einen Trank, welcher gute harntreibende Kräfte hat. Am meisten Nutzen aber gewährt der dicke, fleischige Blumenboden, welcher für eine Leckerei gilt, jedoch von schwächlichen, vielsitzenden Menschen nur in Spargelbrühe genossen werden darf. Die Rippen größerer Blätter geben ebenfalls eine gute Speise. Der ausgepreßte Saft dieser Pflanze gibt, mit Madeirawein vermischt, den sog. Artischokenwein, welcher gegen Wassersucht herrliche Dienste leistet. Die Blätter geben außerdem ein gutes Viehfutter, und eine gelbe Farbe. Der nur in wärmern Ländern reif werdende Same gibt ein herrliches Oel. Die Mäuse sind der Wurzel sehr gefährlich und ist deßhalb besonderer Schutz gegen dieselben nöthig. — Cardonen A., Spanische Carde (**C. cardunculus**), hat dornige, in Querstücke gespaltene Blätter und kleine Früchte, etwa von der Größe einer welschen Nuß, daher ist ihr Ertrag in dieser Richtung gering und baut man sie mehr der fleischigen Blätterrippen und zarten Stengel wegen, welche als ausgezeichnetes Gemüse geschätzt sind. Gesotten und mit Essig und Oel angemacht, sind sie ebenfalls gut. Hat der Stengel im Herbst eine Höhe von 5—6 Fuß erreicht, so werden bei trockener Witterung alle daran befindlichen Blätter von unten bis oben mit Stroh umbunden, mit Erde behäufelt und mit Pferdemist so bedeckt, daß nur die obersten Spitzen hervorragen. Dadurch werden sie in 3—4 Wochen gebleicht und haben, wie Endivie, eine blasse Farbe, in welchem Zustande sie am besten sind. Ihr Genuß befördert den Harnabgang und vermindert übelriechenden Athem.

Arundo Phragmites, s. v. a. Schilf, Schilfrohr.

Arveln, die Zapfen der Zürbelnußkiefer.

Asa dulcis, s. v. a. Benzoëharz.

Asand, wohlriechender, s. v. a. Benzoë. — Stinkender A. (**Ferula assa foetida**), eine in Persien, namentlich aber auf den Gebirgen von Charasan und Laar wildwachsende Schirmpflanze, welche 2—3 Fuß hoch wird. Aus dem Stengel, noch mehr aber aus der rübenähnlichen Wurzel quillt, wenn man darein schneidet, ein sehr bitterer, nach Knoblauch riechender Milchsaft, welcher sich durch Eintrocknen in ein klebriges Gummiharz verwandelt, das unter dem Namen Teufelsdreck bekannt ist. Zur Gewinnung dieses Saftes sucht man im April 4—5jährige Wurzeln aus (diese haben oft eine Länge von 2 Fuß und sind armsdick), schneidet oben die Scheibe ab, dann steigt der Saft in die Höhe und sammelt sich auf der Oberfläche, nach einigen Tagen nimmt man ihn weg, schneidet eine weitere Scheibe ab u. s. f., bis kein Saft mehr hervorquillt. Der A. kommt in Stücken von verschiedener Größe und Farbe in den Handel, und hat ächt die Festigkeit des Wachses, ist etwas durchsichtig, und riecht sehr stark. Bei trüber und schwärzlicher Farbe ist er mit Mehl vermischt und riecht dann auch schwächer. Die Persier benützen ihn nicht nur in der Heilkunde, sondern auch als Gewürz an Speisen und Getränken. — In Nervenverstimmungen, bei niedergedrücktem, gereiztem Gemüth, wo man bei der geringsten Bewegung Mattigkeit und Sucht zum Schlafen empfindet, wirkt der A. ausgezeichnet günstig. Da sich diese Zufälle hauptsächlich bei Hysterie, Hypochondrie, bei Frauenzimmern ganz besonders zur Zeit ihrer Entwicklung oder bei dem Aufhören der Menstruation, sowie bei solchen zeigen, welche

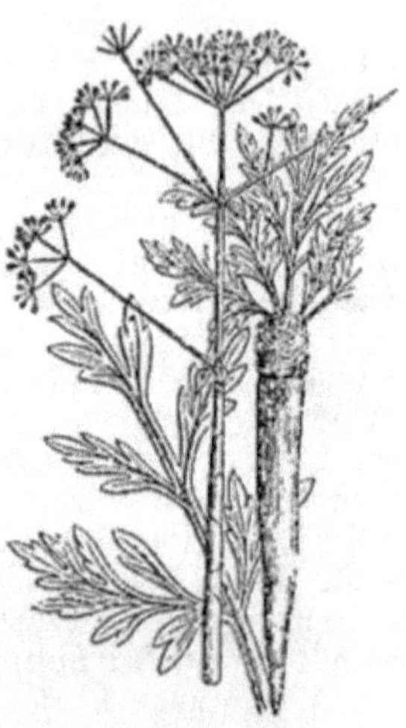

Stinkender Asand.

geschlechtlich sehr herabgestimmt sind, z. B. durch gewisse Krankheiten, Selbstbefleckung ꝛc., so wird der A. immer mit Erfolg in diesen Uebeln angewendet. — Schmerzen, welche bald in den Nerven, bald in den Knochentheilen sitzen und sich durch Druck oder Berührung mildern, weichen ebenfalls diesem Mittel. — Er wird ferner mit Erfolg angewendet bei Anschuppungen und Stockungen des Pfortadersystems (der Goldader), womit Druck und Schwere des Unterleibs, sichtbares Klopfen in der Herzgrube, Drücken im Magen ꝛc. verbunden ist. — In andauernden Leberkrankheiten befördert er die Gallenabsonderung, und erzeugt dadurch breiartige, stinkende Stuhlgänge. — Bösartige, langsam verlaufende Geschwüre zeitigen bei innerlichem Gebrauch schneller und eitern bald gehörig. — Bei Knochenauftreibungen, Knochenerweichungen, Knochenfraß ist dieses Mittel unschätzbar. — In Form eines Pflasters wirkt es zertheilend in scrophulösen und drüsenartigen Geschwulsten. — Von den Asandpillen, welche man sich in der Apotheke machen lassen muß, nimmt man zu jeder ½ Gran A. und gibt täglich 1—3 mal je 4—6 Stück. — Eine geeignete Form ist auch die Tinktur, zu der man 1 Quent A. auf 2—3 Loth Weingeist rechnet, welche man zusammen einige Tage stehen läßt, dann gießt man das Helle ab und nimmt davon täglich mehreremal 4—6 Tropfen auf Zucker. — Zur Bereitung des Asandpflasters werden 2 Theile A., 2 Theile Ammoniakgummi und 1 Theil Seife genommen.

Asche (**Cinis**) nennt man die von verbrannten Pflanzentheilen, namentlich vom Holz zurückbleibenden, weißgrauen, sehr feinen und leichten Theile. Sie reinigt, dörrt und trocknet; wenn man daher A. auf vollgesogene Blutegel streut, so geben sie das Blut wieder von sich. — A. von bitterem Holz, z. B. vom Eichbaum, ist sehr blutstillend und macht man davon eine Lauge, so ist sie gegen Lungenschwindsucht und derartige Leiden bei Menschen und Vieh gut; auch hat es guten Erfolg, wenn man damit Blatternkranke wascht. — Diese Asche mit Essig vermischt ist doppelt blutstillend und muß man damit Nase und Stirn anstreichen. — Hat sich der Fußschweiß verloren, wodurch gewöhnlich vielerlei Uebel entstehen, oder hat man Reißen in den Gliedern, so mache man eine starke Aschenlauge, setze etwas Salz zu und nehme darin mehreremal Abends vor Bettgehen Fußbäder, dann wird sich der Schweiß wieder einstellen und das Gliederreißen wird weichen.

Aschenkraut (**Cineraria**), Gattung der Familie Vereinblüthler; mit länglicher Hülle, welche nur aus einer Reihe gleichlanger Blättchen besteht; Außenhülle fehlt; gleicht im Uebrigen völlig dem Kreuzkraut. — Arten: Spatelblätteriges A. (**C. spathulaefolia**), die Blätter sind mit kurzen, gegliederten Haaren spärlich besetzt und haben zugleich oben einen spinnwebig flockigen, unten weißwolligen Ueberzug; der Stiel derselben ist keilförmig zusammengezogen; das Körbchen bildet einen einfachen, endständigen Ebenstrauß; die Hülle ist wollig; der Fruchtknoten dicht und kurzsteifhaarig. Die 2—3 Fuß hohe Pflanze hat gelbe Blüthen, die Strahlenblumen fehlen manchmal; blüht im Mai und Juni und findet sich in Bergwäldern nicht selten, namentlich am Rhein. — Rothblätteriges A. (**C. cruenta**), herzförmige, eckiggezähnte, unten purpurrothe Blätter; geflügelte, am Grunde geöhrte Stiele und ebensträußige Körbchen. Diese sehr schöne ausländische Art wird bei uns in Töpfen gezogen, der Stengel erreicht eine Höhe von 1½—2 Fuß, die wohlriechenden Blumen sind sehr schön dunkelroth und blühen im April und Mai; Heimath: canarische Inseln. Die Vermehrung geschieht entweder durch Theilung der Wurzeln oder noch besser durch Samen, welchen man sogleich nach der Reife aussäet. Nach dem Verblühen muß man die Pflanze wenigstens 6—8 Wochen ziemlich trocken halten, darauf setzt man sie um und begießt sie erst dann wieder reichlich, wenn sie wieder treibt. — Blaues A. (**C. amelloides**), der Stengel ist halbstrauchartig; die breit-eiförmigen, ganzrandigen Blätter sind gegenständig; die Scheiben gelb, der Strahl himmelblau, blüht vom Spätsommer bis Herbst, ist auf dem Kap zu Hause, wird bei uns häufig in Töpfen gehalten, verlangt aber im Winter 4—8 Grad Wärme und wird sehr leicht durch im Sommer zu machende Stecklinge vermehrt.

Ascherwurzel, s. v. a. **Dictamus albus**.

Aschlauch, s. v. a. gemeiner Porrey.

Aspalath, amerikanisches Ebenholz (**Aspalathus ebenus**), mittelgroßer

Strauch mit Schmetterlingsblumen; ist auf Jamaika und andern westindischen Inseln, sowie in Anthiopien und auf dem Kap zu Hause, hat jung ein schwarzbraunes, alt nie reines, schwarzes, sehr hartes und feines Holz, welches im Handel als grünes oder falsches Ebenholz vorkommt und bei uns häufig von Tischlern und Drechslern zu eingelegten Arbeiten und Kunstwerken benützt wird.

Aspe, s. Espe.

Astblume (**Cladanthus**), Gattung der Familie Vereinblüthler; ziemlich 1reihige Hülldecke, weibliche Randblüthen, welche aber durch Verkümmerung des Fruchtknotens unfruchtbar sind; einlippige Blumenkrone, deren Röhre ganz unter den Hüllblättern eingefügt und zusammengedrückt ist; zwitterige Scheibenblüthe; röhrenförmige Blumenkrone. Der Hauptfruchtboden hat häutige Deckblättchen und ist mit fadenförmigen Haaren bedeckt. Die zusammengedrückte, kahle Schließfrucht ist ohne Fruchtkrone. — Arten: Sprossende A. (**Cl. proliferus**), kahle, 2—3 Fuß hohe Pflanze mit eilänglichen, dicken, oben dunkelgrünen, unten blassen, glänzend punktirten Samenblättern; wechselständige, kammtheilige Blätter mit 3spaltigen Zipfeln. Auf dem 6—10 Zoll hohen Stengel entwickelt sich ein sitzender Blüthenkopf, welcher von blüthenständigen Blättern umgeben ist. Unmittelbar darunter erscheinen 5—8 Aeste, welche ähnliche Blüthenköpfe tragen und die sich auf dieselbe Weise wieder verzweigen u. s. f. bis die Pflanze mit den gelben Blüthen abstirbt. Vaterland: Berbien; blüht vom Juli bis September und ist 1jährig. Die Blüthen dieser bei uns häufig gebauten Zierpflanze sind bei uns geruchlos, während sie in ihrer Heimath wohlriechend sein sollen.

Aster, s. v. a. Sternblume.

Asterbse, s. u. Erbse.

Astmoos (**Hypnum**), Gattung der Familie Haubenmoose, mit blattwinkelständiger Keimbüchse, doppeltem Mündungsbesatz, von welchem der äußere 16 freie, feste, eingebogene Zähne hat, während der innere aus einer feinen, 16zähnigen Haut besteht. Arten: Cypressen A. (**H. cupressiforme**), ist lebhaft grasgrün, bildet dichte Rasen, hat liegende Stengel, dachziegelige Blätter, einen 1 Zoll langen, glatten, purpurrothen Borstenstiel, gekrümmte, länglich walzenförmige Keimbüchse; ändert nach dem Standort sehr ab und findet sich auf Waldboden, Felsen, alten Klötzen rc. sehr häufig und bringt im März und April reife Früchte. Fand früher gegen Keuchhusten rc. mit andern ähnlichen Arten Anwendung. — Dreiblätteriges A. (**H. triquetrum**), ist steif und hellgrün, wird 4—6 Zoll hoch und hat an der Spitze dicke Aeste. Findet sich in Wäldern, Hainen und auf Triften sehr häufig, reift im Frühjahr und wurde früher gleichfalls gegen Keuchhusten angewendet.

Astragalkaffee, s. v. a. Kaffeetraganth.

Astranzie, s. v. a. Thalstern oder falsche Meisterwurz.

Atlasbeerbaum, s. v. a. Elsebeerbaum.

Attich, s. v. a. Flieder.

Augentrost (**Euphrasia**), Gattung der Familie Larvenblümler, mit 4spaltigem, röhrigem oder 4zähnigem, glockigem Kelch, rachenförmiger Blumenkrone, gewölbter oder concaver Oberlippe, 3spaltiger Unterlippe, 4 Staubgefäßen. Der Fruchtknoten hat vieleiige Fächer, der Griffel ist eingeschlossen, die Kapsel zweifächerig, der Same spindelförmig. Arten: Gemeiner oder weißer A. (**E. officinalis**), 3—5 Zoll hohes Pflänzchen mit eirunden, auf jeder Seite 5zähnigen Blättern; weißen Blumen mit violetten Streifen, oft sind sie auch hellviolett; Oberlippe 2lappig, Unterlippe 3spaltig. Diese Art ändert übrigens

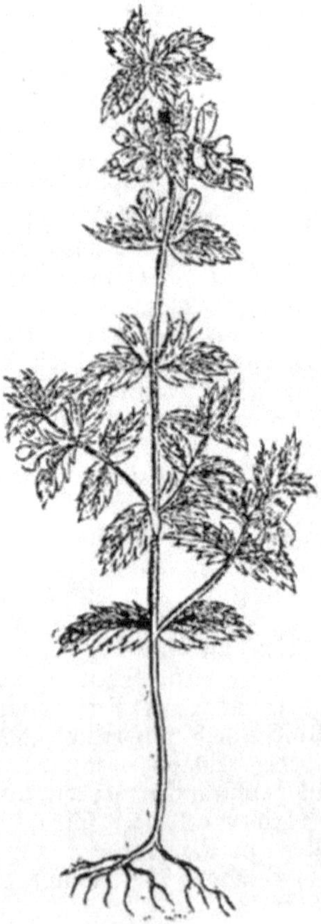

Gemeiner Augentrost.

sehr ab und wächst häufig auf trockenen Plätzen, an höher gelegenen Stellen, auf Wiesen, Voralpen und Bergen, ist einjährig, blüht im Juli und August. Die niedlichen Blumenähren sind oft auch röthlich oder gelbgestreift und werden auf Wiesen, wo sie in Menge wachsen, gern gesehen, da das Vieh sie gern frißt. Früher zog man aus dem Kraute ein Wasser ab, welches man gegen Augenschwäche gebrauchte; in neuerer Zeit hat man diesem schätzbaren Mittel wieder mehr Geltung eingeräumt, und wird die ganze, fast geruchlose Pflanze während der Blüthezeit gesammelt und das Wasser daraus abgezogen. Sie schmeckt gelind zusammenziehend und salzig-bitterlich, leistet auch in Gelbsucht, bei Magenschwäche 2c. gute Dienste. — Der braune A., Zahntrost (**C. odontites**), hat lanzettige, sägartig gezähnte Blätter und röthliche Blumen in einer einseitigen Aehre, kommt bei uns unter dem Getreide, an Wegen und auf Wiesen vor, liefert den Bienen viel Honig, wird 1 Fuß hoch und galt ehemals als Mittel gegen Zahnweh. — Durch Stoßen des Krauts der ersten Art erhält man einen Saft, der wie das daraus gebrannte Wasser das Gesicht stärkt und klare Augen macht, wenn man ihn darein streicht. — Wenn man das Kraut dörrt, zu Pulver stoßt und täglich mit Wasser ½ Quent trinkt, so wird dadurch das Gesicht ungemein gestärkt.

Augenwurzel, s. v. a. Baldrian. — A. (**Athamanta**), Gattung der Familie Doldengewächse, mit 5zähnigem Kelchrand, verkehrt eirunden, ausgerandeten Blumenblättern, runder oder länglicher Spaltfrucht; die Theilfrüchte haben 5 fadenförmige, gleiche, ungeflügelte Reifen, von welchen die seitlichen den Rand bilden. Die Hülldecke ist in- oder wenigblätterig, die Hülldeckchen sind vielblätterig, die Blüthen weiß, die Kernmasse nahezu halbstielrund und der Fruchthalter zweitheilig. — Arten: Alpen-A. (**A. cretensis**), die mehrköpfige, möhrenförmige, schwärzlichbraune Wurzel wird oft 1—1½ Fuß lang; es entspringt aus derselben ein aufrechter, runder, gestreifter, haariger Stengel mit 1—4 aufsteigenden Aesten; die drei und zweifach gefiederten Blätter sind unten mehr oder weniger zottig, am Grunde gehäuft und bedecken den Stengelgrund mit den breiten, manchmal purpurröthlichen Scheiden; die flachen Dolden sind 6—9strahlig; die 4—8 lanzettigen Hüllblättchen haben einen grünen, krautigen Rückenstriemen; die weißen Blumenblätter sind auf dem Rücken zottig und ändern sehr häufig ab. Wächst im mittlern und südlichen Europa auf felsigen Stellen der Alpen und Voralpen, ist ausdauernd und blüht vom Juli bis August. Die ganze Pflanze riecht und schmeckt angenehm gewürzhaft, namentlich die Frucht, und ist ein schätzbares reizendes, magenstärkendes Heilmittel, das auch die Menstruation befördert, in chronischem Husten gute Dienste leistet und auch zum Theriak genommen wird. — Die Fadenblätterige A. (**A. Matthioli**) und Macedonische A. (**A. macedonica**) haben dieselben Eigenschaften, wie die vorige.

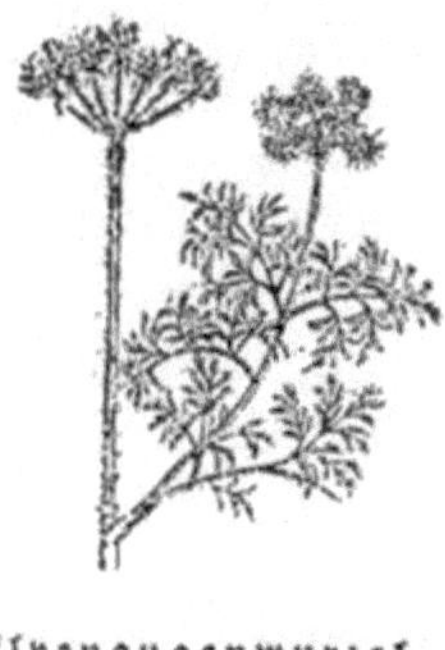

Alpenaugenwurzel.

Augenzier, s. v. a. gemeine Ochsenzunge.

Augusteiche, s. v. a. Stieleiche.

Augusthafer, s. v. a. früher, weißer, ungegrannter Hafer.

Augustlinde, s. v. a. Kleinblätterige Linde.

Aurian, s. v. a. kleines Tausendguldenkraut.

Aurikel (**Primula auricula**), die schönste Art der Gattung Primel, und eine unserer schönsten Gartenpflanzen, welche sich nicht allein durch ihr sehr gefälliges Ansehen, sondern auch durch ihren lieblichen Geruch empfiehlt. Auf den hohen Alpen der Schweiz, Oesterreichs und Tyrols wächst sie wild, blüht aber nur gelb oder weiß und wuchert sehr. In allen Gärten des mittlern und nördlichen Europa's bildet sie einen besondern sehr fruchtbaren Gegenstand aller Blumenfreunde, und wie sie in allen Farben und Schattirungen, einfach oder gefüllt, rund und sternförmig 2c. vorkommt, so findet sie sich auch in den kleinsten Gärten der Landleute, wie in den kostbaren Gärtnereien der Fürsten und Könige. Sie wird um so mehr geschätzt, je sammtartiger und glänzender die Blume ist. Die Wurzel der A. ist etwas ästig und fleischig; es entspringen aus ihr mehrere glatte, saftige Blätter, welche nicht selten mit weißlichem Staube bedeckt sind und den Ohren gleichen. Zwischen den Blättern tritt ein Blumenschaft hervor, welcher 2—4 Zoll hoch wird und eine einfache Dolde treibt, welche im April und Mai zu blühen beginnt. Bei gehöriger Behandlung kann man aber fast das ganze Jahr hindurch blühende Pflanzen haben. — Im Freien gedeiht die A. in jedem Boden und leidet von keinem Frost; allein in Kistchen oder Töpfen, welche mit guter, feiner, lockerer Gartenerde gefüllt sind, gedeiht sie doch besser, zumal wenn sie gegen die Sonnenhitze geschützt wird. Die Vermehrung geschieht am einfachsten durch Nebenschößlinge, doch kann sie auch durch Samen erfolgen, und muß derselbe im Herbst, sowie der erste Schnee fällt, in Kistchen gesäet werden, welche mit reiner Erde aus hohlen Baumstämmen gefüllt sind. Man kann ihn auch im Frühlinge in Töpfe mit Laubmoos und Dammerde ausstreuen und muß man die aufkeimenden Pflanzen täglich befeuchten, gegen die Sonne schützen und im August versetzen.

Außendecke, die mehr oder weniger gefärbte Haut oder Schale, mit welcher der Apfel umgeben ist.

Außenhaut (Ectodermis), die meist derbe und gefärbte Samenhülle, welche aus der äußern Eihaut entsteht und unmittelbar unter der Deckhaut liegt. Wo diese fehlt, bildet sie die äußerste Samenhülle.

Auszehrungskräuter, Lieber'sche, das zur Blüthezeit im Juli und August gesammelte, schwach gewürzhaft riechende, bitter-salzig schmeckende Kraut des Hohlzahns, welches gegen Lungenschwindsucht die allerbesten Dienste leistet. Wenn es die völlig ausgebildete Krankheit auch nicht heilt, so verschafft es doch sehr große Erleichterung, namentlich bei der schleimigen Lungenschwindsucht, welche durch dieses Mittel schon oft gehoben wurde. Der Lieber'sche Thee, welcher gegen Lungenschwindsucht als Geheimmittel immer noch sehr theuer verkauft wird, besteht nur aus dieser Pflanze, welche in Drogueriehandlungen weit billiger verkauft wird.

Averrhoa (Averrhoa), Gattung der Familie Sauerkleegewächse; 5 am Grunde verbundene Kelchblätter, 5 Blumenblätter, 5 oder 10 Staubgefäße, 5 bleibende Griffel, kleine, kopfige Narben; 5furchige und 5fächerige Beere. — Arten: Stumpfkantige A. (**A. bilimbi**), ein dünnstammiges, 8—10 Fuß hohes Bäumchen, dessen Aestchen, Blatt- und Blüthenstiele mit kurzen, steifen Haaren bedeckt sind; die ¾—1½ Fuß langen Blätter sind unpaarig gefiedert; die wechselständigen, eilanzettigen Blättchen stehen in 5—10 Paaren, sind ganzrandig, grün, oben glänzend, unten matt, in der Jugend flaumig; die rispigen, sehr zahlreichen Trauben entspringen aus dem Stamme und den Aesten, und riechen die 1 Zoll großen, purpurrothen Blüthen veilchenartig. Diese in Ostindien einheimische und dort wie auf den Antillen kultivirte Pflanze blüht beinahe immer, hat reizbare Blättchen, welche sich beim Berühren zusammenlegen. Die Früchte sind sehr sauer und werden für sich gekocht oder als Zuthat zu andern Speisen benützt. In Form eines Syrups wendet man sie in galligen und entzündlichen Fiebern 2c., sowie äußerlich bei vielen Hautausschlägen an. Die Blätter und sauren Blüthen geben einen erweichenden und zertheilenden Breiumschlag. — Gegenständige A. (**A. carambola**); ist in Ostindien zu Hause und wird daselbst, sowie in Westindien, häufig kultivirt. Bei wildwachsenden Bäumen sind die Früchte sehr sauer, durch die Cultur aber werden sie süßsauer und weinig. Sie werden sowohl roh, als auf verschiedene Art zubereitet, häufig genossen und in allen Theilen wie die vorangehende Art benützt.

Avogatobaum (Persea), Gattung der Familie Lorbeergewächse, mit 6theiliger, weichhaariger Geschlechtshülle; 12 Staubgefäße, von denen die 9 äußern fruchtbar sind; der einfächerige Fruchtknoten ist eineiig; der Griffel hat eine scheibenförmig verbreitete Narbe. Die einsamige Beere sitzt auf einem fleischigen Blüthenstiele, welcher zuletzt die zuerst gehabte Geschlechtshülle ganz verliert. Diese Bäume des heißen Asiens und Amerikas haben 2lappige Knospen. — Arten: Aechter A. (**P. gratissima**), ein 40—50 Fuß hoher Baum mit großer Krone, weißlichgrauer, tiefgefurchter Rinde, gestielten, ovalen, 4—6 Zoll langen und 2—3 Zoll breiten Blättern, welche oben kahl und glatt, unten netzadrig, flaumhaarig und schimmelgrün sind. Die zahlreichen, grünlich oder gelblichweißen Blüthensträuße sind viel kürzer als die Blätter; die eirunden, stark faustgroßen, grünlichen, oder gesättigt braunpurpurrothen oder schwärzlichen Beeren hängen meist einzeln, haben eine lederartige, nicht sehr dicke, leicht von der Mitteldecke trennbare Außendecke; die fleischige Mitteldecke ist weich, die Innendecke papierartig. Der weiße, wallnußgroße Samen ist oben abgeplattet. Dieser in Südamerika einheimische und daselbst, sowie in West- und Ostindien häufig angepflanzte Baum blüht vom April bis Juni. Die sehr fettschmeckende, viel süßes Oel enthaltende artischokenähnliche Frucht wird in ihrem Vaterlande täglich als Obst gegessen, und wird sie, wenn man erst daran gewöhnt ist, auch von den Europäern mit Lust verzehrt. Mit spanischem Pfeffer, Salz ꝛc. ist sie auch unreif gut. Die anfangs weiße, an der Luft röthlich werdende Milch des Samens verursacht auf der Leinwand unvertilgbare Spuren, und enthält dieselbe ein bitteres Prinzip, weshalb sie als tonisches Mittel sehr geschätzt ist. — Die Knospen dienen zur Beförderung der Menstruation und gegen syphilitische Krankheiten.

Awawurzel (**Radix awae**), die sehr kräftig schweißtreibende Wurzel des Awapfeffers (s. u. Pfeffer).

Azalea (**Azalea**), Gattung der Familie Heidegewächse, mit fünftheiligem, freiem Kelch, glockiger, regelmäßiger, 5spaltiger Blumenkrone; 5 Staubgefäße, kurzer Griffel; 4fächerige Kapsel. Die zahlreichen Samen sind eirund. — Arten: Liegende A. (**A. procumbens**), ein niederer liegender Strauch, dessen kahles ½—1½ Fuß langes Stämmchen sich in viele verwickelte, an der Erde hinlaufende Aeste theilt; die gegenständigen, gestielten Blätter sind klein, oval, lederig und bleibend. Die Blume ist rosenroth und hat kurze Staubgefäße. Diese vom Mai bis Juli blühende Pflanze wächst im nördlichen Asien und Amerika bis in die kalte Zone auf sonnigen Bergen und Felsen.

Azerolbaum (**Crataegus azarolus**), eine in Südeuropa und dem Orient wildwachsende Art Hagedorn, welche bei uns und in England auf etwas trockenem Boden häufig gezogen und gewöhnlich auf Holzbirnstämme gepropft wird. Er erreicht eine Höhe von 20 Fuß, bekommt viele mit Dornen besetzte Aeste, welche sich aber nach und nach verlieren. Die Blätter können fast dreilappig genannt werden; im Mai erscheinen die Blüthen in traubenförmigen Büscheln und bilden sich endlich säuerliche Früchte in der Größe der Mispeln, die einige Zeit ablagern müssen, ehe sie genossen werden können. Man macht sie auch häufig in Zucker ein oder brennt Branntwein daraus. Das harte Holz ist von Tischlern und Drechslern geschätzt.

B.

Bablah, Bablach, Babullah, indischer Gallus. Die Samenschoten von **Mimosa cinerea** aus Ostindien, die seit einiger Zeit in den Handel kommen und bei der Baumwollen-, Wollen- und Seidenfärberei gebraucht werden, indem sie ein vorzüglich schönes und dauerhaftes Nankingelb und mit Eisenbeizen noch verschiedene Nüancen von Braun und Schwarz geben. Sie sind 2—3 Zoll lang, breitgedrückt, zwischen den Kronen stark zusammengezogen und mit einem grauen, staubartigen Filze überzogen. Andere Sorten kommen von der **Acacia vera** am Senegal, welche heller, mehr gelblich von Farbe und ohne den staubartigen Ueberzug sind; und von **Acacia nilotica** in Aegypten, Nubien ꝛc. Zum Gerben werden sie auch empfohlen, haben aber weniger Gerbstoff als die Galläpfel.

Baccharis (**Baccharis**), diese Gattung der Familie Vereinblüthler ist 2häusig, hat ziemlich halbkugelige, mehrreihige Hülldecke, nackten Fruchtboden. Die weiblichen Blüthenköpfe haben eine abgestutzte, röhren-fadenförmige Blumenkrone; der hervorragende Griffel ist zweispaltig; die Staubbeutel fehlen, die Fruchtkrone ist haarig. Die zwitterig männlichen Blüthenköpfe haben eine röhrige, 5spaltige Blumenkrone; die Fruchtkrone ist einreihig haarig und so lang wie die Hülldecke. Arten: Klebrige B. (**B. glutinosa**), dieser klebrige, kahle Halbstrauch hat ungeflügelte Aeste, lederige, grobgesägte, lanzettige Blätter, kurzgestielte Doldentrauben, an denen die männlichen Blüthenköpfe glockig und die Hüllblätter eilanzettig, am Rande gefranzt sind. Findet sich auf öden Stellen Chile's und wird daselbst **Chilca** genannt. Eine Abkochung der Pflanze wird gegen Harnbeschwerden verschiedener Art angewendet, während das Harz, welches man durch Kochen aus ihr erhält, noch zu verschiedenen andern Zwecken dient. — Liegende B. (**B. prostrata**), niederliegender Strauch mit verkehrt eirunden, gezähnelten, ganzrandigen Blättern, blattwinkelständigen, einblüthenköpfigen Blüthenstielen; heißt in ihrer

Heimath (Peru und auf den Anden) Pachatacya, riecht citronenartig und wird in einer Abkochung mit Vortheil gegen Harnleiden angewendet.

Bachbunge, s. v. a. Wasserbunge oder Ehrenpreis.

Bachholder, s. v. a. Schwelken.

Bachmünz, s. v. a. Brunnenkresse.

Bacillaria, älteste, d. h. zuerst bekannt gewordenen Gattung aus der großen Familie der Diatomaceae; nach ihr nannte man früher alle Glieder dieser Familie auch kurzhin Bacillarien.

Bacille (Crithmum), Gattung der Familie Doldengewächse; undeutlicher Kelchrand, rundliche Blumenblätter; kleiner Griffel; querdurchschnittene Spaltfrucht; schlauchige Theilfrüchte, welche mit 5 erhabenen Reifen eingefaßt sind; die frei in der Fruchthülle liegende Kernmasse ist halbstielrund und durchaus mit Striemen bedeckt. Arten: Meerstrands-B. (C. maritimum), lange, ästige, vielköpfige Wurzel; aufrechter, ½—1½ Fuß hoher, wenigästiger, kahler, seegrüner Stengel; doppelt gefiederte, unten gestielte Blätter; halbkugelige, 12—24 strahlige, dichte Dolden; grünliche, gelbe, oft weißliche Blüthen; strohgelbe Früchte mit ziemlich dicker Fruchthülle; die Kernmasse hat 14—16 Striemen. Findet sich am atlantischen, mittelländischen und schwarzen Meere auf steinigen, felsigen Strandstellen, blüht im Juli und August und ist ausdauernd Der Geschmack des Krautes ist etwas salzig, bitterlich und schwach gewürzhaft und wird in England wie Gurken in Essig eingemacht und als Salat genossen, oder es dient als Würze zu andern Speisen. Es wirkt heilsam als reizendes, eröffnendes und harntreibendes Mittel, während der Saft sehr wurmtreibend wirkt. Wurzel und Früchte werden in der Heilkunde jetzt nicht mehr gebraucht.

Badekraut, s. v. a. Levisticum officinale.

Badeschwämme, Waschschwämme, s. v. a. Spongia.

Badian, s. v. a. Sternanis.

Bäckea (Baeckea), Gattung der Familie Myrtengewächse; 5theiligen, bleibenden Kelchsaum, mit dem Fruchtknoten verwachsene Röhre, 5 Blumenblätter, 5—15 kurze, freie Staubgefäße; der Griffel hat eine kopfige Narbe; die im Kelche eingeschlossene Kapsel ist 2—5fächerig. — Arten: Campher-B. (B. camphorata), ruthenästiger kahler Strauch mit gegenständigen Aesten, kleinen, vierreihigen, kurzgestielten, etwa ½—2 Linien langen, verkehrt eirunden, drüsiggetüpfelten, ganzrandigen Blättern; in den Blattwinkeln sitzen die kurzgestielten Blüthen einzeln oder zu 2; der grüne getüpfelte Kelch ist ganzrandig, die rundlichen Blumenblätter sind weiß; die 15 Staubgefäße einwärts gekrümmt; der Griffel hat eine kopfige Narbe. Diese in Neuholland heimische Pflanze riecht gewürzhaft und blüht im Juli. — Fruchtbare B. (B. frutescens), die Zweige riechen sehr stark und werden von Insekten gemieden, weshalb sie von den Chinesen zur Abhaltung derselben zwischen die Kleider gelegt werden.

Bärendill, Bärenfenchel, s. u. Dill und Fenchel.

Bärengerste, in einigen Gegenden s. v. a. gemeine Wintergerste.

Bärenklaue (Acanthus), diese Gattung der Familie Lippenblümler hat 4blätterigen Kelch, verschiedengeformte Kelchblätter, 1lippige, 3spaltige Blumenkrone, 4 Staubgefäße mit S förmigen Staubfäden, 1fächerige Staubbeutel; die 2fächerige Kapsel ist 4samig; die feingekörnten Samen sind eirund. — Arten: Aechte B. (A. mollis), astloser, flaumhaariger, 2—3 Fuß hoher Stengel, der gewöhnlich ohne Blätter ist und nur manchmal unter der Aehre einige kleine Blätter hat; die weitern, grundständigen, gestielten Blätter sind rosettenartig am Boden ausgebreitet, werden 1—1½ Fuß lang und sind glänzend fiederspaltig mit buchtig gezähnten Zipfeln; die Aehre wird 8—16 Zoll lang und hat große am Rande und an der Spitze gezähnte Deckblätter; das obere, helmförmige, meist purpurröthliche Kelchblatt deckt die Blumenkrone; die weißgelblichen Blumen werden 2 Zoll lang. Findet sich in ganz Südeuropa auf feuchten, grasigen Stellen und unter Gebüsch, ist ausdauernd und blüht im Mai und Juni. Der schleimige, kleberige Saft der Wurzel, des Stengels und der Blätter ist als erweichendes, einhüllendes Mittel bei Katarrhen, Blutspeien, Durchfällen gut und wird äußerlich bei Verbrennungen angewendet. Die Griechen und Römer bauten sie mit Sorgfalt in ihren Gärten und bildeten da Laub auf Capitälen der corinthischen Säulen ab. — Die lange, schleimige, rothe zähe Wurzel wirkt, zerschnitten und auf verrenkte Glieder gelegt, sehr schmerzstillend und heilt den Brand. Braucht man den Samen in Wein, so gehen Harn und Harnwinde ab und wird die Menstruation befördert. — Salben aus den Blättern erweichen Geschwülste.

Bärenklaue, unächte, deutsche, gemeines Heilkraut, Kuhpastinak (**Heracleum sphondylium**), in unsern Grasgärten, Wäldern, auf Wiesen und unangebauten Stellen häufig vorkommende 2—5 Fuß hohe Schirmpflanze, welche eine weiße, dicke, bittere Wurzel, große, rauhe, gefiederte Blätter und einen hohlen, gefurchten, rauhen Stengel hat, welch letzterer aber erst nach der Heuernte (unter dem Oehmd) aufschießt und vom Juli bis September blüht. Blätter und Stengel enthalten einen süßlichen Saft, wegen dessen sie häufig gegessen werden, so lange sie jung sind. Wie sie aber älter werden, entwickelt sich darin eine große Schärfe, welche besonders in der Rinde steckt, wenn man diese daher auf die blose Haut legt, so zieht sie Blasen oder verursacht Geschwüre. Früher war diese Pflanze in der Heilkunde sehr gebräuchlich, allein jetzt bedient man sich ihrer nur noch als Hausmittel gegen heftiges Abweichen und die Ruhr. Von den Kamtschadalen wird der Stengel, von welchem die Rinde abgezogen ist, als Leckerbissen frisch gegessen, oder er wird getrocknet und das herausschwitzende, süße, gelbe Mark zu Zucker, oder zu Wein und Branntwein benützt. Aus der Wurzel macht man in Lithauen und Polen ein bierartiges Getränk, welches Bartsch heißt und von Vielen für sehr gesund gehalten wird.

Bärenklee, s. v. a. Bärentraube.

Bärenohr (**Arctotis**), Gattung der Familie Vereinblüthler; glockige Hülldecke; freie, vielreihige, trockenhäutige Hüllblätter; weibliche Randblüthen; 1lippige Blumenkrone, 2 Narben. Von den zwitterigen Scheibenblüthen sind die innern durch Griffelverkümmerung meist männlich; die röhrenförmige Blumenkrone hat 5 Zähne und glatte Staubfäden; die Schließfrucht ist auf dem Rücken 3flügelig. — Arten: Stöchasblätteriges B. (**A. stoechadifolia**), bei dieser am Kap wachsenden Pflanze ist der Stengel am Grunde strauchig und ästig; die verlängerten Aeste sind ziemlich filzig; die Blätter lanzettig, gezähnt oder eingeschnitten, fast leierförmig, oben glatt, unten graufilzig. Eine Varietät mit buchtig fiederspaltigen Blättern und großen Blüthenköpfen wird nicht selten in unsern Gärten gezogen.

Bärentatze, röthliche, s. v. a. Traubenkeulenmorchel.

Bärentraube (**Arctostaphylos**), Gattung der Familie Haidegewächse; 5theiliger freier, bleibender Kelch; krugförmige Blumenkrone; 5zähniger, zurückgerollter Saum; 10 eingeschlossene Staubgefäße. Der Fruchtknoten ist von 3 unterweibigen Schuppen umgeben; der Griffel kurz und die Narbe stumpf; die kugelige Steinfrucht ist 5, oft auch 6—10 steinig. — Arten: Gemeine B., Sandbeerstaude, Stein- oder spanische Heidelbeere (**A. officinalis s. Arbutus uva ursi**), bei diesem immergrünen, kleinen, niedrigen Strauch, welcher bei uns überall auf sandigen, steinigen, gebirgigen, schattigen, kalten unfruchtbaren Orten wächst, treiben mehrere ½—3 Fuß lange, kahle Stämmchen aus einer Wurzel; die jüngern Aeste sind flaumig; die verkehrt eirunden Blätter lederig, dick, oben dunkel-, unten hellgrün, etwas glänzend, stehen abwechselnd und dicht und sind jung am Rande flaumig; die Blüthen stehen in kurzen, endständigen überhängenden Trauben und sind weißlich oder hell fleischfarben; am Grunde behaarte Staubfäden; schwarzrothe Staubbeutel; rothe, erbsengroße, glatte Steinfrucht. Diese im Mai und Juni blühende Pflanze findet sich auch an rauhen Stellen, sandigen Nadelwäldern 2c. von Asien und Amerika und treibt oft im Herbst zum zweiten Mal Blüthen. — Zum Gebrauche in der Heilkunde sind die Blätter, sowie die jungen, röthlichen und leichtwolligen Triebe einzusammeln; sie schmecken bitterlich zusammenziehend und enthalten eine solche Masse von Gerbstoff, daß in Rußland das Kalbleder damit gegerbt wird. — Die Wirkung der B. ist besonders stark auf die Harnwerkzeuge, daher wendet man sie mit Vortheil gegen Nieren- und Blasenvereiterungen, Harnverhaltungen,

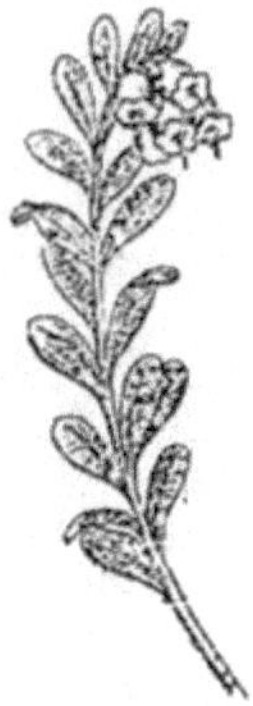

Steinbeschwerden, Bettpissen und zu häufige, sehr schwächende Samenentleerungen an. Zu diesem Behufe kocht man von den Blättern für eine erwachsene Person 2—4 Quent in 1 Schoppen Wasser bis zur Hälfte ein und nimmt dies den Tag über. Für schwächliche oder jüngere Personen nimmt man nur die Hälfte dieser Dosis. — Auch gegen atonische Diarrhöen und veraltete Leukorrhöen ist dieses Mittel sehr gut. — In den Apotheken werden statt der Blätter der ächten B. sehr häufig die Blätter der Preußelbeere, des Buxbaums und der Moorheidelbeere verkauft, weshalb Vorsicht in dieser Beziehung zu empfehlen ist.

Bärenwurzel (**Meum**), diese Gattung der Familie Doldengewächse hat einen undeutlichen Kelchrand, ganze Blumenblätter, keine oder 1 bis wenigblätterige Hülldecke, vielblätteriges Hüllblättchen und weißliche oder röthliche Blüthen. Arten: Haarblätterige B. (**M. athamanticum**), schiefe, möhrenartige, manchmal vielköpfige, braune, innen weißliche Wurzel; ½—1½ Fuß hohen, gedrillten Stengel, welcher 1—3 Blüthenäste und eben so viel Blätter treibt, welch letztere doppelt gefiedert, hengrün und langgestielt sind; die gewölbten Dolden haben 9—15 Strahlen; von den gelblichweißen, hie und da röthlichen Blüthen sind die mittlern eines jeden Döldchens unfruchtbar, und bilden sich daraus 3 Linien lange, nußbraune, gestriemte Früchte. Ist ausdauernd, blüht im Juli und August, und wächst in Europa auf Voralpen und Bergwiesen. — Die balsamisch riechende und stark gewürzhaft scharfschmeckende Pflanze wurde früher in der Medicin häufig gebraucht, findet aber jetzt nur noch als Reizmittel ꝛc. in der Thierheilkunde Anwendung. — Die Alpenbärenwurzel (**M. mutellina**) wächst nur auf höhern Gebirgen und Alpentriften und wird wie die Vorige gebraucht.

Bärenzucker, s. v. a. Lakritzensaft.

Bärlapp (**Lycopodium**), Gattung der Familie Bärlappgewächse; ist geschlechtlich getrennt und blüthendeckenlos; hat ziemlich nierenförmige, zweischalstückige Staubbeutel; die Staubkörnchen des Blüthenstaubs sind 4körnig; der Fruchtknoten fehlt oder er ist rund, 3—4 lappig und 3—4 schalstückig. — Arten: Tannen-B. (**L. selago**), der aufrechte, 3—10 Zoll hohe Stengel hat gezipfelte Gabeläste und ist vollgrün; die 8fach gezeilten, lanzettigen Blätter sind glänzend; die Staubbeutel blattwinkelständig; der Fruchtknoten fehlt. Die Fortpflanzung geschieht durch die rosettigen Brutknollen, welche an den Spitzen der Aeste wachsen und aus denen sich nach dem Abfallen neue Pflanzen entwickeln. Blüht vom Juli bis August, ist ausdauernd und wächst an feuchten Stellen in Bergwäldern und auf Voralpen. Diese Pflanze schmeckt bitterlich und zieht nach dem Genuß im Schlunde zusammen. Sie wird unter dem Namen Purgirmoos als sehr stark abführendes, brechenerregendes, wurmtreibendes Mittel gebraucht, und soll in kleinen Gaben auch bei verhaltener Menstruation sehr gut sein. Uebrigens erfordert der Gebrauch dieses Mittels große Vorsicht, indem es in zu starken Gaben Convulsionen erzeugt und giftartig wirkt. — Gemeiner oder keulenförmiger B. (**L. clavatum**), dieses Gewächs wird fast in ganz Europa in dichten, moosigen Waldungen angetroffen, und hat dasselbe dünne, schlanke, zuweilen 10 Fuß lange Stengel, welche sich mit ihren Nebenzweigen sehr weit auf der Erde ausbreiten oder an Baumstämmen emporsteigen und sich mit kleinen Wurzelfasern immer wieder anklammern. Im Frühjahr erheben sich aus den Zweigspitzen fingerslange Blumenstiele, auf denen 2 Keulen stehen. Zwischen vielen über einander liegenden Schuppen befindet sich eine Kapsel voll des feinsten gelblichen Samens, welcher, wenn dieselbe nach erlangter Reife im Herbst aufspringt, sich in Form eines Mehls weit verbreitet. Dieses Mehl benützen die Apotheker unter dem Namen Hexenmehl, Streu- oder Blitzpulver, Bärlappsamen zur Bestreuung der Pillen, und wenn Kinder wund werden, so wird es ebenfalls an die betreffenden Stellen gebracht, indem es sehr auftrocknet. Wenn man es durch ein Licht blast, entzündet es sich plötzlich mit einer schönen Flamme, weshalb es bei Feuerwerken häufige Anwendung findet. Stärkere Winde wehen den reifen, schwarzgelben Samen im Herbste bisweilen auf Blätter, Wiesen und Gewässer, was Veranlassung zu verschiedenen Fabeln von Schwefelregen u. dgl. gegeben hat. — Jahrtriebiger B. (**L. annotinum**), kriechender, fußlanger Stengel mit aufsteigenden, am Grunde mehrfach getheilten Aesten, 5fach gezeilten, vorn etwas gesägten Blättern, welche an jungen Trieben ziemlich anliegen; die Aehren sitzen einzeln an den Astspitzen; die Deckblättchen sind stachelspitzig. Blüht im Juli und August, ist ausdauernd und findet sich überall in Bergwäldern. Der Blüthenstaub wird als **Bärlapp** oder **Streupulver** gesammelt und verkauft.

Bärlappgewächse (**Lycopodiaceae**), Familie der Reihe Schuppengewächse; 1. Ordnung Rippenlose, **V.** Klasse Zweifelblumige, mit sich entwickelndem Staubbeutel. Diese ausdauernden Sumpf- und Haidepflanzen haben Gefäße und Spaltöffnungen, dichte, dachziegelige und 2fach gezeilte Blätter; einhäusige Blüthen; nierenförmige Staubbeutel, welche in 2 Schalstücke quer aufspringen und mehligen, leichtentzündbaren Blüthenstaub enthalten. Die meisten dieser Gewächse sind zwischen den Wendekreisen zu Hause und haben drastische Eigenschaften.

Bärwurz, s. v. a. **Meum**. — B., falsche, s. v. a. **Silaus pratensis**.

Bahamaholz, s. Rothholz.

Bahamaschwämme, s. u. Schwämme.

Balanites, Pflanzengattung der Familie **Olacineae**; ein Baum im mittleren Afrika und Ostindien, auch in Aegypten angebaut, dessen säuerliche Blätter wurmwidrig sind; die unreifen Früchte wirken purgirend, und aus dem Samen preßt man in Aegypten das Zachum-Oel, dessen man sich innerlich und äußerlich daselbst als Heilmittel bedient.

Baldrian, Katzenkraut (**Valeriana**), Gattung der Familie Kardengewächse, welche zwitterig oder vielehig-zweihäusig ist, einen überweibigen Kelch hat, welcher sich in eine federige Fruchtkrone ausbreitet; die trichterförmige Blumenkrone ist gewöhnlich 5spaltig; 3 Staubgefäße; unterständiger Fruchtknoten; fadenförmiger Griffel und 1 Schließfrucht, welche mit 12—18 Strahlen gekrönt ist. Arten: Gemeiner B. (**V. officinalis**), eine in ganz Europa vorkommende, sehr nützliche Pflanze, welche in Wäldern, an Gräben, Bächen, zwischen Steinen, Felsen und auf Bergen wächst, einen 2—3 Fuß hohen, ästigen Stengel mit fiederförmigen Blättern treibt und im Mai und Juni in weißröthlichen Blumenbüscheln blüht. Die faserige, braune Wurzel schmeckt sehr scharf und bitter und riecht wie das Kraut, sehr unangenehm. Dieser Geruch ist nur den Katzen äußerst behaglich, indem sie dieser Pflanze nachgehen, sich darauf herumwälzen und ihre Freude auf alle mögliche Weise zu erkennen geben. Uebrigens hat dieses stark und eigenthümlich balsamisch riechende Gewächs höchst durchdringende, auflösende Kräfte und ist daher eins der wirksamsten Mittel in Krämpfen, Nervenschwäche, der Epilepsie, bei Faulfiebern, Lähmungen, Augenkrankheiten, gegen Würmer und gegen den Biß toller Hunde. Als Klystier leistet es bei hartnäckigen Durchfällen, Ruhren, Stuhlzwang &c. sehr nützliche Dienste. Von dieser Art haben wir 2 Varietäten, von welchen die mit schmalen Blättern stärkere Heilkräfte besitzen soll als die mit breiten. — Der große oder Gartenbaldrian (**V. phu**). Der Stengel erreicht eine Höhe von 3—4 Fuß, und sind die Stengelblätter fiederförmig, die Wurzelblätter aber ungetheilt. Die weißlich-rothen Blumen riechen wie Jasmin; die knollige, fingersdicke Wurzel findet gegen Rheumatismen und Hüftweh Anwendung, während das Kraut als Salat verspeist wird. Diese Art findet sich nur auf hochgelegenen Waldwiesen und Gebirgen in Sibirien und im Oriente, seltener im Elsaß, in Schwaben, Schlesien &c., wird aber in Apothekergärten häufig angepflanzt. — Der celtische B., celtische Narde, Spicke (**V. celtica**), erreicht nur die Höhe von 1 Fuß und hat eirunde, längliche, röthliche, kleine Aehren bildende

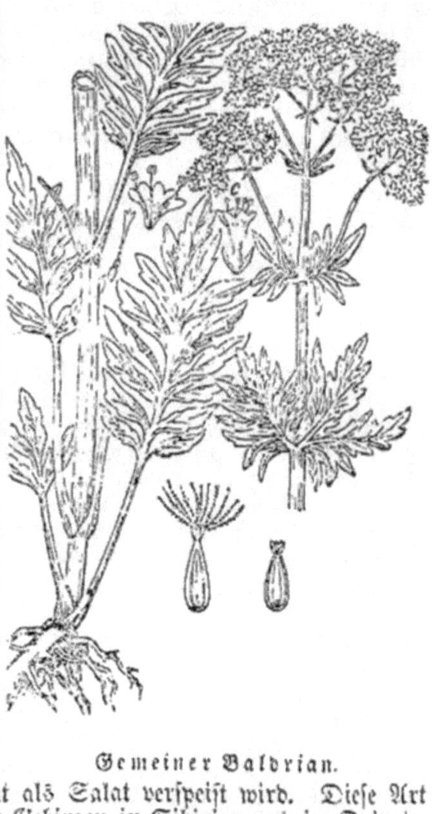

Gemeiner Baldrian.

Blätter. Diese Art findet sich häufig in der Schweiz, namentlich im Walliserlande, in Kärnthen, Steiermark, in der Gegend von Freisingen (Bayern) und andern Gebirgen des Südens, wo man die dünne braune Wurzel im Frühling häufig sammelt. Hinsichtlich des Geruchs und Geschmacks gleicht sie dem gewöhnlichen B. völlig und wird von den erwähnten Gegenden, wenn sie getrocknet ist, ein bedeutender Handel damit nach Triest und Venedig getrieben. Von diesen Handelsplätzen aus geht sie tonnenweise nach Afrika und Ostindien, wo sie zu Schönheitssalben, Räucherwerk und Bädern verwendet wird. Ihre Wirkung ist milder, als die des gewöhnlichen B., und ist diese Pflanze wohl das beste Surrogat für die Chinarinde. — Fliederblätteriger B. (V. sambucifolia), die an der Erde hinlaufenden Ausläufer verdicken sich an der Spitze und treiben da Wurzelfasern, während die Wurzeln am Grunde absterben, und vermehrt sich die Pflanze auf diese Art sehr schnell; die Stengel sind gefurcht, die Blätter 4—5jochig; die gedrängten Dolden sind straußartig; die Blüthen fleischroth; die Schließfrüchte kahl. Eine Abart davon hat höhere Stengel, wächst an sumpfigen, waldigen, bergigen Stellen in ganz Deutschland, ist ausdauernd und blüht vom Juni bis August. Die Wurzel hat nicht den Geruch des Baldrians und einen schwach ingwerartigen Geschmack. — Zweihäusiger B. (V. dioica), Ausläufer treibende Wurzel; ½—2 Fuß hohen, vierkantigen, gestreiften, an den Gliedern zottigen Stengel; die untersten Wurzelblätter sind oval, während die der nicht blühenden Blätterbüschel langgestielt und leierförmig fiedertheilig sind. Blüht im Mai und Juni fleischroth, hat kahle Schließfrüchte, wächst auf sumpfigen Waldplätzen, feuchten, moorigen Wiesen, Voralpen, ist ausdauernd und hat geringere Heilkräfte als der gemeine B. — Knolliger B. (V. tuberosa), dickfleischige, knollige Wurzel mit viel Wurzelausläufern, welche an den Enden aufwärts ein Blätterbüschel, abwärts eine weitere fleischige Wurzel erzeugen; der astlose, glatte, kahle Stengel wird ½—1½ Fuß hoch; die oval länglichen Wurzelblätter sind gestielt, die untern Stengelblätter sind leierförmig fiedertheilig, die obern 3—4jochig; die endständige Doldentraube ist halbkugelig, die Blüthe fleischroth; die Schließfrüchte haben an beiden Seiten weichhaarige Linien. Diese Art wächst auf sonnigen Hügeln, steinigen Grasplätzen, Bergwiesen ꝛc. in ganz Südeuropa; sie ist ausdauernd, treibt im Mai wohlriechende Blüthen und hat eine ächte Baldrianwurzel. — Piemontesischer B. (V. saliunca), kommt den celtischen B. ziemlich gleich und wird ganz wie derselbe benützt. — Frisch ist die Wurzel des B. weiß, wird aber durch's Trocknen braunschwärzlich und hat einen eigenthümlichen durchdringenden, etwas campherartigen Geruch, einen gewürzhaften, scharfen, zuerst süßlichen, nachher bitterlichen Geschmack. Am kräftigsten sind die kleinen Fasern, sowie die Pflanzen, welche man während der Blüthezeit vom Juni bis August sammelt. Ihre Anwendung findet hauptsächlich in hysterischen, krampfartigen Leiden, wobei der Schmerz stechend oder drückend ist, z. B. auf Scheitel oder Stirne, und sich zugleich Schwindel und Betäubung zeigt, statt. — Aeußern sich hysterische, hypochondrische Beschwerden auf der Brust und im Unterleib durch Drücken, Pressen oder Beklemmungen bald da, bald dort, so ist die Anwendung des Baldrians gut; ebenso bei Aufgereiztheit der Nerven, wo eine gewisse Lustigkeit mit Aengstlichkeit abwechselt und sich ein Gefühl von Kraftlosigkeit, oft mit Sinnentäuschungen verbindet. Dieses Mittel empfiehlt sich ferner gegen rheumatische Gliederschmerzen, gegen Reizung zum Brechen und krampfhaftes Erbrechen, gegen Gebärmutterkrämpfe, welche sich namentlich gern bei dem Eintritt der Menstruation, in

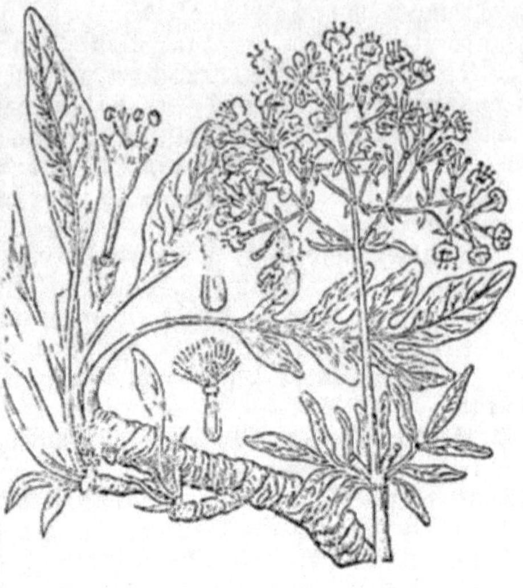

Großer Baldrian.

Schwangerschaften und im Wochenbette einstellen. — Bei Fallsucht, welche ihren Sitz nur in den Nerven hat, oder wenn sie bei den Kindern von Würmern herrührt, oder wenn sie ihren Grund in zu großem Säfteverlust hat, z. B. bei bedeutendem Blutverlust, Selbstbefleckung rc. wirkt B. gewöhnlich sehr schnell und sehr gut. — Dieses Mittel wird als Aufguß oder Thee, als Pulver und als Tinktur gegeben. Für Erwachsene nimmt man zu einem Thee von einigen Tassen 1—2 Quent. — Gegen Epilepsie ist das aus der frischen Wurzel bereitete Pulver am besten und gibt man davon täglich 3mal je 2—4 Gran. — Zur Bereitung der Tinktur nimmt man den aus der Wurzel gepreßten Saft und vermischt ihn mit gleichviel Weingeist. In Ermangelung dieses Saftes nimmt man von der getrockneten und gröblich gepulverten Wurzel, setzt 2 Theile Weingeist zu und gibt auf Zucker, oder unter reinem Wasser, oder unter Kamillenwasser 5—10 Tropfen auf ein Mal. — Gegen krampfhaftes Erbrechen macht man mit gutem Erfolg an verschiedenen Orten eine Mischung von 30 Tropfen Baldriantinktur und 3 Loth Pomeranzenelexir und nimmt davon täglich 5—10 Tropfen auf Zucker. — Bei Unterleibskrämpfen mische man unter den Baldrianthee 8—10 Tropfen Bibergeiltinktur. — Bei Mutterkrämpfen empfiehlt sich eine Mischung von 45 Tropfen Baldrian- und 15 Tropfen Stinkasandtinktur, von welcher man auf Zucker oder unter Wasser 8—10 Tropfen zu nehmen hat.

Ballblume (**Sphaeranthus**), Gattung der Familie Vereinblüthler; mehrblätteriger, knäueliger Blüthenkopf; vielblätterige, 1—3reihige Hülldecke; weibliche, mehrreihige Randblüthen; röhrenförmige, 5 oft 3zähnige Blumenkrone; 2spaltiger Griffel; ungeschwänzte Staubbeutel; deckblättchenloser Hauptfruchtboden; ungeschnäbelte Schließfrucht ohne Fruchtkrone. Arten: Wohlriechende B. (**Sph. suaveolens**), unten ästiger, 1—2 Fuß hoher Stengel mit lanzettigen, gesägten Blättern; 3kantige Blüthenstiele; der eirunde Blüthenkopf wird 6—7 Linien lang; die Blüthen sind violett-purpurroth. Diese vom August bis December blühende ausdauernde Pflanze ist in Aegypten zu Hause, kommt vielleicht auch in Ostindien vor, und wird von den Arabern **Habagbag** genannt. Ihr Geruch ist stark gewürzhaft, wie beim Ysop und Lavendel, und wird sie gegen Magenkrämpfe, Koliken, sowie als wurmtreibendes Mittel gar häufig gebraucht. Außerdem soll sie harntreibend wirken.

Ballote (**Ballota**), Gattung der Familie Lippenblümler; 5zähniger, röhriger Kelch, rachenförmige Blumenkrone mit 3spaltiger Unterlippe; 2 mächtige Staubgefäße; die Staubbeutelfächer springen mit gemeinsamem Risse auf. — Arten: Schwarze B., Schwarzer Andorn (**B. nigra**), diese Pflanze wird 2 Fuß hoch, hat herzförmige Blätter und purpurrothe Quirlblumen; findet sich sehr häufig in den meisten europäischen Ländern, in Deutschland namentlich hinter Hecken, auf Schutthaufen und andern wüsten Stellen. Ihr Geruch ist so stinkend, daß das Vieh sie kaum berührt, während die Bienen viel Honig aus den Blumen ziehen. Sie blüht vom Juni bis September und ist ausdauernd, schmeckt etwas herb und bitter und dient innerlich gegen hysterische und hypochondrische Leiden, äußerlich gegen Podagra. In Gothland und Schweden wird sie als Universalmittel in Viehkrankheiten benützt.

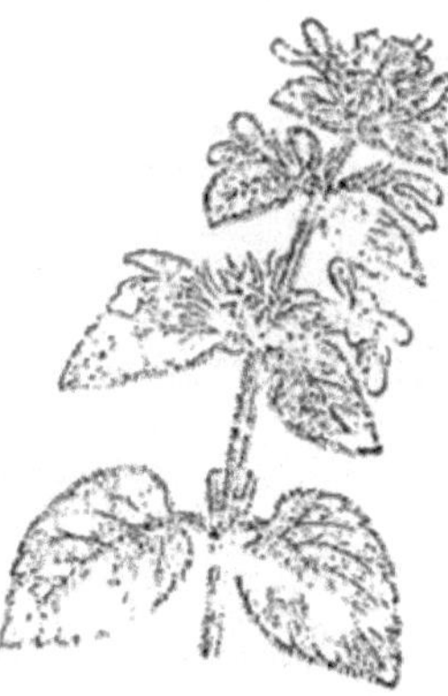

Schwarze Ballote.

Balsam, grüner, das balsamische, grüne Harz des ostindischen Schönblatts, welches äußerlich bei Wunden und Geschwüren gute Dienste leistet. — B., kandischer, die feinste, von der Balsamtanne herrührende Terpentinsorte. — B., karpathischer, eine terpentinartige, weißliche Masse, welche im Frühjahr aus den Spitzen der Zweige der Zwergkiefer fließt, sehr durchdringend riecht, sehr feurig schmeckt, die Wirkungen des Terpentins hat und bei dem ungarischen Landvolk für ein Universalmittel gilt. — S. Balsambaum.

Balsamapfel (**Momordica**), Gattung der Familie Kürbisgewächse; 1, manchmal 2häusig; 5theilige Blumenkrone. Die männliche Blüthe hat 5 Staubgefäße und geschlängelte Staubbeutel; die 3 Staubgefäße der weiblichen Blüthen sind unfruchtbar;

der Griffel ist 3spaltig; der Fruchtknoten 3fächerig; reif ist die Beere einfächerig. Die Blumen sind gelb oder weiß. Arten: Gemeiner B., Wunderapfel (**M. balsamina**), ein rankendes, den Gurken und Kürbissen ziemlich ähnliches Gewächs, welches glatte und handförmige Blätter, blaßgelbe Blüthen, saftige und länglichrunde Früchte hat, die bei völlig erlangter Reife bei der geringsten Berührung aufspringen und sich der Länge nach in mehrere Streifen theilen. Wenn man sie mit Oel übergießt, haben sie sehr schmerzstillende, heilende Eigenschaften. Vor völlig erlangter Reife werden sie zum Essen abgenommen und in Salzwasser eingemacht, während die Blätter zu Thee benützt werden. Dieses Gewächs, welches man bei uns in Mistbeeten zieht, ist in Ostindien zu Hause, dauert blos ein Jahr und blüht im Juli und August. — Eben daselbst wächst auch der große B. (**M. charantia**), welcher eine längliche, eßbare Frucht trägt. Diese Art gleicht der vorigen so ziemlich, nur ist sie überall mehr oder weniger behaart, hat 5—9lappige, gezähnte, handförmige Blätter, welche stark riechen, bitter schmecken und im südlichen Asien, sowie auch in Europa gegen Koliken, veraltete Husten und zur Reinigung des Blutflusses bei Kindbetterinnen benützt werden. Die Blätter werden ihres reichen Bitterstoffs wegen statt des Hopfens zum Bierbrauen benützt und ein Absud davon vertreibt die Würmer. Diese 1jährige Pflanze blüht zur Regenzeit im Juni und Juli. — Spring-B., Spring- oder Eselsgurke (**M. elaterium**), diese Art rankt sich in die Höhe und hat rauhe, etwas stachelige, herzförmige Blätter und walzenförmige, bittere Früchte, welche bei der leichtesten Berührung vom Stiele losgehen und den Samen mit großer Gewalt wegschnellen. Letzterer wird häufig pulverisirt und als harntreibendes Mittel benützt. Macht man einen Einschnitt in die halbreife Frucht, so schießt der — einen weißen, harzigen Bodensatz liefernde — Samen heraus, worauf er sich durchs Trocknen an der Sonne in eine grauliche, zerreibliche Masse verwandelt, die sehr brennend schmeckt, unter dem Namen Elaterium bekannt ist und schon den Alten als sehr stark ausleerendes Mittel bekannt war, welches namentlich in Wassersuchten gute Dienste leistet. Die rübenartige Wurzel besitzt gleiche Eigenschaften und wird hauptsächlich äußerlich bei Wassergeschwulsten, Podagra, Hüftweh und Gesichtsausschlag benützt. — Diese Pflanze findet sich in Frankreich, Italien und andern südlichen Ländern ziemlich häufig. — Stachelige B. (**M. muricata**), ist in Ostindien zu Hause und wird wie der große B. als Arzneimittel benützt, was auch bei dem zweihäusigen B. (**M. dioica**) der Fall ist, nur findet hier auch noch die Wurzel gegen Hämorrhoiden und andere Unterleibsbeschwerden Anwendung. — Der deckelfrüchtige B. (**M. operculata**) ist sehr bitter und eins der kräftigsten purgirenden und harntreibenden Mittel. — Der purgirende B. (**M. purgans**) wächst in Brasilien, und hat einen eckelhaft bittern, harzig-scharfen Fruchtsaft, welcher in Wassersuchten, chronischen Augenentzündungen &c. gute Dienste leistet. — Chochinchinesischer B. (**M. cochinchinesis**), leistet bei Unterleibsstockungen, Leber- und Milzverhärtungen, bösartigen Geschwüren, Verrenkungen, Beinbrüchen &c. ausgezeichnete Dienste.

Balsambaum (**Balsamodendron**); wir haben verschiedene Gewächse, welche diesen Namen im Allgemeinen führen, und zwar diejenigen, aus welchen von selbst oder aus gemachten Einschnitten eine ölige, stark und angenehm riechende Masse fließt, welche zum Unterschied von Gummi und einer ähnlichen, durch Mischung dargestellten Materie natürlicher Balsam heißt, welcher in der Wundarzneikunde zu Salben &c. ungemein gute Dienste leistet. — Hierher gehört namentlich eine Gattung der Familie Pistaziengewächse, welche getrennt geschlechtlich ist; mit 4zähnigem Kelch, 4, seltener 3 Blumenblättern; 8, manchmal nur 6 oder 7 Staubgefäße; 8kantige Stempelpolster. Der ungetheilte Fruchtknoten hat einen kurzen, stumpfen Griffel; die eirunde Beere oder Steinfrucht ist mit 4 Näthen bezeichnet und 1—2fächerig, je mit 1 Samen. — Arten: Aechter oder Gileadischer B. (**B. gileadense**), mittelgroßer Baum mit herabhängenden, glatten, aschgrauen, sparrig abstehenden Aesten und dreifach glattrandigen Blättern; kurzgestielte, kleine Blüthen, welche am Ende der Blattästchen stehen. Dieses Bäumchen kommt nur im steinigen Arabien, in der Gegend von Mekka vor und liefert den allerkostbarsten Balsam (Balsam von Gilead oder Mekkaischer Balsam). Die feinere, theuerste Sorte davon gewinnt man durch Einschnitte und ist nur selten nach Europa gekommen; die geringere Sorte gewinnt man durch Kochen der Aeste, und kommt sie in kleinen, kegelförmigen, bleiernen Flaschen in den Handel. Sie ist dünnflüssig und blaßgelb, riecht lieblich nach Citronen und Rosmarin, schmeckt bitterlich und leicht zusammenziehend. Zu uns kommt er in der Regel nur mit andern wohlfeilern Balsamen vermischt und ist zudem noch sehr theuer, deshalb findet er nur äußerst selten Anwendung, indem ein sehr feiner Terpentin so ziemlich die gleichen Dienste leistet. Die sehr gewürzhaften Früchte waren früher als Balsamkörner und das Holz als Balsamholz geschätzt. Die erste feine Sorte dieses Balsams ist flüssig, weiß, sehr fein, durchsichtig, von angenehmem, durchdringendem Geruch und scharfgewürztem, bitterlichem Geschmack. Dieser Balsam ist so geschätzt, daß selbst in Mekka oft ein Quentchen mit 1 Ducate bezahlt wird. Es liefert aber auch der beste Baum jährlich höchstens nur 10 bis 15 Quentchen. Gewöhnlich läßt der türkische Kaiser allen Balsam dieser Art aufkaufen, welcher zu haben ist, und nur durch Geschenke von ihm kommt er hie und da zu uns. — Der gemeine oder Apobalsambaum (**M. opobalsamum**) wächst ebenfalls nur in Arabien, erreicht keine große Höhe, hat gefiederte Blätter, weißliche Blüthen, aus welchen sich saftige Beeren von der Größe der Stachelbeeren entwickeln, die einen ausgezeichneten Balsam liefern, welcher gleichfalls als Mekkabalsam verkauft wird. — Elemibalsambaum (**M. elemifera**), ein ziemlich hoher, schlanker Baum mit mehreren knotigen Aesten und graubrauner Rinde. Man findet ihn namentlich in Carolina, Neuspanien und Brasilien. — Myrrhen-B. (**B. kataf**), strauchartiges Bäumchen mit sparrig abstehenden Aesten, welche in Dornen ausgehen; 3fingerige Blätter, welche einzeln oder in Büscheln stehen; kurzgestielte, erbsengroße, braune Früchte. Aus der Rinde dieses in Arabien einheimischen Bäumchens schwitzt ein öliges, blaßgelbes, später butterartiges, goldgelbes, nach dem Erhärten röthliches oder braunes Gummiharz, welches in der Heilkunde schon seit undenklichen Zeiten unter dem Namen Myrrhe gebraucht wird. Wirkt hauptsächlich tonisch, namentlich was die Verdauungs-, Respirations- und sexuellen Organe anbelangt, und findet daher bei Reizlosigkeit und Erschlaffung dieser Theile Anwendung; ebenso bei hartnäckigen Geschwüren, welche nicht eitern wollen. Wir erhalten die Myrrhen in größern oder kleinern rundlichen oder eckigen, undurchsichtigen, bestäubten, hier und da fettglänzenden Stücken, welche unangenehm balsamisch riechen, bitteraromatisch schmecken und beim Kauen an den Zähnen hängen bleiben, wobei sich der Speichel gelblich-milchig färbt. Beim Erhitzen blähen sie sich auf, ohne zu schmelzen, verbreiten einen durchdringenden Geruch, verbrennen in lichter Flamme und sind in Alkohol, theils auch in Wasser löslich. Ihre Hauptbestandtheile sind: ein Weichharz, Gummi, ätherisches Oel und Bassorin. Nicht zusammengebackene, kleinere, abgesonderte, mit Weingeist glänzend gemachte Stückchen heißen Auserlesene Myrrhe, und noch andere, tropfenartige Stückchen Myrrhe in Körnern. Ostindische Myrrhe heißt eine großstückige, schwarzbraune, bräunlich bestäubte Sorte, welche etwas minder bitter schmeckt. Die unächte M. gleicht der ächten äußerlich vollkommen, schmeckt aber fast gar nicht bitter, oder ist weich, kleberig, schmeckt sehr bitter und riecht terpentinartig. Eine Tinktur von diesen unächten Sorten färbt sich durch Salpetersäure nicht violettroth, wie es bei der ächten der Fall ist. — Ceylanischer oder Mohren-B. (**B. zeilanica**), ein in Aethiopien und Ostindien wachsendes Bäumchen oder Strauch, wovon der schätzbare, theure, grünliche morgenländische Elemibalsam kommt, welcher zu Salben ausgezeichnet ist. — Der Ambra-B. (**B. ambrosiana**) rührt von einem 30—40 Fuß hohen Baum her, welcher an dem Meeresufer von Ostindien wächst und eine regelmäßige Krone hat. Der ganze Baum riecht sehr stark, was um so mehr auffällt, wenn er an einem freien Platze steht. Früher glaubte man irrigerweise, der graue Amber komme von ihm; er liefert einen andern Balsam, welcher in der Offizin zum Räuchern benutzt wird. — Der wohlriechende B. ist auf Jamaika zu Hause und hat ein weiches Holz, welches beim Verbrennen einen sehr angenehmen Geruch verbreitet und bei uns unter dem Namen Rosenholz häufig verarbeitet wird. — Peruvianischer B. (**Myroxylon peruiferum**), ein in Peru, Mexiko und Brasilien vorkommender Baum, welcher in allen Theilen einen weißen, bitterlich schmeckenden, vanillenartig riechenden Balsam enthält. Durch Kochen der jungen Zweige erhält man einen dunkelbraunen Balsam, welcher als Wundmittel, zur Bereitung des englischen Pflasters und auch innerlich gar häufig angewendet wird. —

Tolutanischer B. (Toluifera balsamum), der Balsam dieses Baumes ist röthlichgelb und durchsichtig, und schmeckt angenehm. Oft kommt er verfälscht zu uns und zwar, wie ächt, in halben Schalen kleiner Kürbisse. Er wird innerlich häufig angewendet, namentlich in seinem Vaterlande, dem mittlern Amerika. Die Blätter dieses Baumes gleichen denen vom Johannisbrodbaum. — Der Balsam ist namentlich gut bei Wunden und allen offenen Schäden, indem er große Heilkräfte besitzt und eiterige, faule Geschwüre reinigt. — Innerlich stärkt und befördert er die Verdauung, ist harntreibend und reinigt alle Theile des Organismus. — Die Frucht in Trank genommen, leistet in denselben Fällen gute Dienste, nur muß man davon eine weit größere Dosis nehmen. — Räucherungen und Dampfbäder von Balsam sind sehr gut für Uebel an der Gebärmutter. — In die Gebärmutter gebracht soll er unfruchtbare Weiber fruchtbar machen und stillet auch den Fluß der Goldader.

Balsamespe, s. v. a. Populus balsamifera.

Balsamfichte, s. v. a. Pinus balsamea.

Balsamgurke, s. v. a. Balsamapfel.

Balsamholz, s. u. Balsambaum.

Balsamine, Springkraut, Gartenbalsamine (Impatiens balsamina), eine bei uns sehr beliebte, sowohl in Gärten als in Zimmern häufig gezogene Zierpflanze, welche aus Ostindien zu uns gekommen ist. Sie wird 1—1 ½ Fuß hoch und hat einen saftigen, vielästigen Stengel mit lanzettigen Blättern und einfachen oder gefüllten Blumen, welche zwischen den Gelenken des Stengels und der Aeste hervorbrechen, wunderschön aussehen und vom Sommer bis spät in den Herbst hinein blühen. Außerdem bieten sie den Bienen reichliche Nahrung. Nach Amerika sind sie ebenfalls verpflanzt, und werden des süßen Safts der Blumen wegen von den Kolibris beinahe allen andern Pflanzen vorgezogen. Diese Zierpflanze verdient um so mehr die größte Verbreitung, als ihr Anbau nur höchst geringe Mühe macht, indem man den Samen, welcher bei der geringsten Berührung aus der Kapsel springt, in Töpfe oder Mistbeete streut, um die jungen Pflänzchen nach einigen Wochen versetzen zu können. Fleißiges Begießen lieben sie; hat man sie aber in Töpfen, so ist ein Abzug nöthig, indem die Wurzel sonst leicht fault. Die Japanesen färben die Nägel mit dem Safte dieser Pflanze roth. In ihrem Vaterlande wird sie bei Wunden, offenen Schäden ꝛc. mit Vortheil angewendet und in Italien zur Bereitung des Wundbalsams benützt. — Die wilde B., gemeines Springkraut, Wolfskraut (I. noli me tangere), findet sich in Wäldern Deutschlands, an kalten Bächen, unter Weiden und Erlen. Sie erreicht eine Höhe von 2—4 Fuß, hat eiförmige Blätter und gelbe, innen rothpunktirte, herabhängende, im August erscheinende Blüthen. Der Geschmack der Blätter ist scharf und beißend, und werden sie innerlich als abführendes und harntreibendes Mittel benützt, äußerlich aber zum Abwaschen von Wunden und Geschwülsten gebraucht. Diese Pflanze findet sich auch in Amerika, wo man die Blumen und Blätter zum Gelbfärben der Wolle benützt.

Balsamkörner, s. u. Balsambaum.

Balsamkraut, s. v. a. Tanacetum balsamita.

Balsamtanne, s. v. a. Pinus balsamea.

Balsamotrüffel, s. u. Trüffel.

Balsampappel, s. u. Pappel.

Balsamweide, s. v. a. wilder Oelbaum.

Bambusrohr (Bambusa), Gattung der Familie Gräser, mit sehr ästigem, strauchartigem Halm; vielblüthige Spelzblumen, welche wirbelig in Aehren stehen und die Rispen bilden; die untern Blüthen sind einklappig, schuppenförmig und geschlechtlos, die andern bald zwitterig, bald getrennt; 6 Staubgefäße; der Fruchtknoten ist an der Spitze weichhaarig; der einfache Griffel hat 2zottige Narben. — Arten: Aechtes B. (B. arundinacea), das höchste und größte Gras der Erde, der Riese unter den Gräsern, zu denen es gehört, und zugleich eins der nützlichsten Gewächse der beiden Indien. Es wächst hauptsächlich auf nicht zu trockenem Boden in der Nähe von Flüssen und Teichen und wird 60—80 Fuß hoch. Der Stamm hat bis zu einer Höhe von 20 Fuß eine baumartige Dicke, dann aber theilt er sich in mehrere Aeste, welche, wie die Zweige, aus lauter Gelenken bestehen, die mit Dornen und einzelnen spannenlangen, fingerbreiten spitzen Blättern besetzt sind, innen aber einen hohlen, durch feste Scheidewände getrennten Raum haben, welcher mit einem lockern Marke angefüllt ist. Die Pflanze soll 60 Jahre alt werden, ehe sie blüht, nach der Blüthe aber alle Blätter fallen lassen und absterben. Die jungen Zweige werden zum Auffangen des Palmweins und anderer Flüssigkeiten benützt, und macht man daraus auch die bei uns allgemein bekannten Handstöcke. Aus den ältern Zweigen und Stämmen machen die Bewohner der beiden Indien Pfähle, Balken, Stangen, verschiedene Geräthschaften, Schiffe &c. Die Chinesen flechten große, bewohnbare Hütten daraus. Als Feuerzeug ist das B. für die Bewohner wilder Gegenden, für Verirrte &c. sehr wichtig, indem man zum Feuermachen blos 2 Stücke auseinander legt, ein dürres Blatt zwischen beide bringt und die erstern so lange auf einander reibt, bis sich dasselbe entzündet. Die innere Rinde des Rohrs ist zum Schreiben wie Papier geeignet; die Blätter geben Fußdecken und sind zum Einwickeln des Thees und anderer Waaren sehr bequem. Die jungen, saftigen Wurzelsprossen macht man mit Cocosessenz und Gewürzen ein, dann hat man ein kostbares magenstärkendes Confect, Achiar genannt, welches durch die Holländer zuweilen zu uns gekommen ist. Aus den Gelenkknoten schwitzt ein an der Luft verhärtender Zuckersaft, den man mit der größten Sorgfalt sammelt, indem der Bambuszucker, in seiner Heimath Tebaschir genannt, und wahrscheinlich der sog. Rohrhonig der Alten ist, schon in frühern Zeiten gesucht war und heute noch von den Arabern und Persern überaus hoch geschätzt wird. Sie gebrauchen ihn in der Ruhr, bei Wunden und äußern Geschwüren. In Europa gedeiht das B. nur in Treibhäusern, in denselben aber bei einem angemessenen Erdreich so gut, daß sie oft in wenigen Wochen eine Höhe von 20 Fuß erreichen. — Ein Decoct der Blätter ist blutreinigend, menstruationsbefördernd &c. Die in den Knoten älterer Pflanzen sich entwickelnden Concremente heißen Tabascheer, und werden dieselben als adstringirendes, krampfstillendes und tonisches Arzneimittel geschätzt, welches besonders bei Blutspeien, Dysurie, Verschleimungen &c. Anwendung findet. — Das dornige B. (**B. spinosa**), der aufrechte Halm ist mit Dornen besetzt, welche zu 2 oder 3 gestellt sind; steifhaarige Blattscheiden; endständige Rispe mit hängenden Aesten; lanzettige, an den Gelenken gedrängte Spelzblumen; unten geschlechtslose, oben männliche Blüthen; sehr große, äußere Klappe, deren innere Ränder gewimpert sind. Diese Art ist auf den Molukken, in Cochinchina und Ostindien zu Hause und stimmt in den Eigenschaften mit der vorigen überein.

Bananen, s. v. a. **Musaceae**.

Bananenpisang, s. u. Pisang.

Bandgras, eine Spielart des rohrartigen Glanzgrases (**Phalaris arundiacea**), welches weiß- und grüngestreifte, schmale, lange Blätter hat, in Gärten sehr häufig gezogen wird und allgemein bekannt ist.

Bandschmiele, s. v. a. blauer Steifhalm.

Banksie (**Banksia**), diese Art der Proteengewächse ist zwitterig und hat dichte, blüthenkopfförmige Aehren; am Grunde hat jedes Blüthenpaar ein größeres Deckblatt und 2 kleinere Deckblättchen; die unregelmäßige Geschlechtshülle ist 4theilig; am Grunde hat der Fruchtknoten 4 kleine, schuppenförmige Schurzblätter und pfriemenförmigen Griffel; die holzige Balgkapsel ist zweifächerig, der Samen schwarz und oben keilförmig geflügelt. Diese Sträucher oder kleine Bäumchen haben fast straußdoldige Aeste; die Blätter sind oben ohne Spaltöffnungen, während sie unten welche haben. — Arten: Gesägte B. (**B. serrata**), ein starkes Bäumchen mit lanzettigen, lederartigen, 6—8 Zoll langen, gesägten Blättern; sehr großen, dicken, blüthenkopfförmigen Aehren; am Grunde bestäubtweichhaarigen Griffel und walziger Narbe. Aus den Blüthen dieses in Neuholland wachsenden Baumes sammeln die Einwohner eine große Masse honigartigen Saft, welcher zu ihren Lieblingsgenüssen gehört und wie der Honigsaft des großen Proteusstrauches gebraucht wird. Das Holz ist zu allen möglichen Verwendungen geeignet.

Baobab, s. v. a. Affenbrodbaum.

Baptisie (**Baptisia**), Gattung der Familie Schmetterlingsblümler, mit 4 bis 5spaltigem Kelch, schmetterlingsförmiger Blume, 10 freien abfallenden Staubgefäßen, im Kelch gestielter, vielsamiger, bauchiger Hülse. — Arten: Färbende B. (**B. tinctoria**), fast holzige Wurzel; 2—3 Fuß hoher, aufrechter, sehr ästiger Stengel, welcher, wie die ganze Pflanze, kahl ist; die Blätter sind 3fingerig und kurzgestielt; Nebenblätter sehr klein, borstenförmig und hinfällig; 3—5blüthige, endständige, lockere Trauben und gelbe Blumen. Die aufgeriebenen, 1 Zoll langen Hülsen sind lederig; der nierenförmige Samen ist höckerig. Diese in Wäldern und auf Bergen Nordamerikas wachsende, ausdauernde Pflanze blüht im Juli und August, und hat eine scharfe, etwas unangenehm schmeckende Wurzel, welche in Amerika als fäulnißwidriges, adstringirendes Mittel gebraucht wird, das auch in Fiebern gut sein soll und in größern Gaben brechenerregend und abführend wirkt. Das Kraut besitzt gleiche Eigenschaften und liefert eine große Masse indigoartigen Färbestoff.

Barbadoskirschen, die Frucht einer in Westindien und Südamerika wachsenden Malpighieart (s. d.), welche zubereitet genossen und gegen Diarrhöen benützt wird.

Barbarakraut, St. (**Barbaraea**), Gattung der Familie Viermächtige Pflanzen mit 4blätterigem, aufrechtem Kelch, 5 gelben Blumenblättern, 4 mächtigen Staubgefäßen; die gleichbreite Schote ist etwas 4kantig; die Schalenstücke sind gewölbt und haben einen leicht vorstehenden Längsnerven und in jedem Fach 1 Reihe Samen. — Arten: Gemeines B. (**B. vulgaris**), kantiger, $1\frac{1}{2}$—2 Fuß hoher Stengel, welcher von der Mitte an abstehende Aeste hat; die etwas dicken, unten leierförmigen Blätter haben einen großen Endlappen mit 4 paar Seitenlappen; die vielen reichblüthigen Trauben sind zur Fruchtzeit verlängert; die Blüthen stehen sehr dicht; die dunkelgelben Blumenblätter haben die Länge des Kelches. Manchmal sind Stengel und Blätter mit kurzen, borstigen Härchen besetzt. Diese Pflanze findet sich in ganz Europa auf feuchten Aeckern, an Flüssen, Bächen, Gräben, in Hecken ꝛc., ist 2jährig, blüht vom April bis Juni und wird eine gefüllte Spielart davon in Gärten gezogen. — Das bitterlich schleimige, etwas kresseartig riechende und schmeckende Kraut wurde früher bei Magen- und Unterleibsleiden benützt, wird aber jetzt nur noch zum Reinigen und Trocknen der Wunden, sowie zum Wehren des faulen Fleisches gebraucht. Das St. B. gehört zu den besten Bienenpflanzen und werden die Blätter an einigen Orten zu Salat und Gemüse benützt.

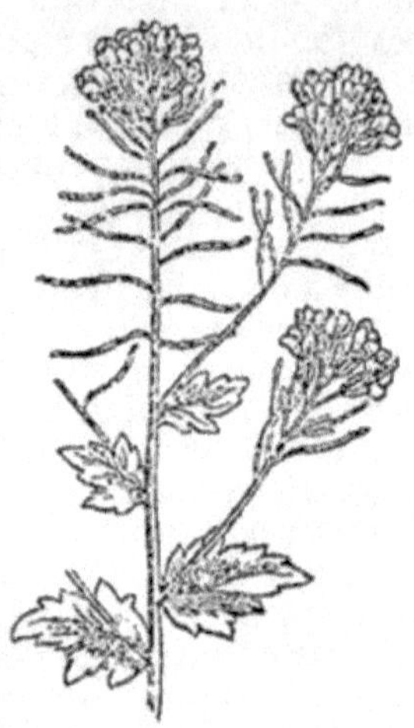

Barbatimaorinde, eine Rinde, welche sich von der zusammenziehenden brasilianischen Rinde blos dadurch unterscheidet, daß sie von der Borke befreit ist. Sie stammt von einer in Brasilien und Centralamerika wachsenden Ingaart und kommt gewöhnlich in $\frac{1}{3}$—$1\frac{1}{2}$ Fuß langen Stücken, welche gerade, breit, ziemlich dick, schmutzig rothbraun, tiefrissig, eichenrindenartig, stellenweise glänzend, geruchlos, stark adstringirend und leicht bitter sind, zu uns, und leistet in chronischen Diarrhöen, Schleimflüssen der Harn- und Unterleibsorgane wichtige Dienste und verdient um so mehr Beachtung, als sich dieses Mittel leicht verdaut, ohne Verstopfung zu bewirken. — Im Handel häufig vorkommende unächte ähnliche Rinden sind in der Regel bitterer und rühren von Akazienarten her.

Barbenkraut, in einem großen Theile von Deutschland s. v. a. gemeiner Winterkresse.

Barholz, eine Art afrikanisches Sandelholz aus Angola und Gabaon.

Barilla, eine der besten Sodasorten, welche von dem langblätterigen Salzkraut gewonnen wird. — Eine Gattung der Familie **Cruciferae**. Schote linealisch, stielrund; Klappen convex mit einem hervorragenden Längsnerven durchzogen; Narbe stumpf oder ausgerandet; Same in jedem Fache einreihig; Keim seitenwurzelig. Das Kraut der einheimischen Arten Barbelkraut, Wasserenf (**Barbarea vulgaris, B. arcuata etc.**) war früher als **Herba Barbareae** gebräuchlich; jetzt wird es nur noch hie und da in jungem Zustande als Salat gegessen.

Barkhausie (**Barkhausia**), die Gattung der Familie Vereinblüthler hat eine am Grunde mit kleinern Hüllblättchen umgebene Hülldecke; der Hauptfruchtboden ist kahl; die gleichförmigen, ungeflügelten Schließfrüchte sind vielstreifig; die weiße Fruchtkrone ist haarig. — Arten: Stinkende B. (B. foetida), ½—2 Fuß hoher, graulicher, kurzhaariger Stengel, mit ähnlichen, fiederspaltigen Blättern; vor dem Aufblühen sind die Spitzen der Blüthenstiele herabgekrümmt; die kurzhaarige Hülldecke graulich; Blüthen gelb. Diese Pflanze wächst im mittlern und südlichen Europa, sowie auf Teneriffa auf sandigen Stellen, dürren Orten, an Wegen ꝛc., blüht vom Juni bis August und ist 1jährig. Sie riecht widrig und sehr stark nach bittern Mandeln und hat sonder Zweifel Heilkräfte, welche aber bis jetzt nicht näher bekannt sind.

Barnisotte, eine kugelförmige, zusammengedrückte, 26—28 Linien dicke und 24—26 Linien hohe, dunkelviolette Feigenart, welche mit bläulichem Staub bedeckt ist und rothes Fleisch hat. Die ersten sind in der Regel nicht besonders wohlschmeckend, um so besser die zweiten, und verlangen sie zu ihrem guten Fortkommen einen etwas feuchten Boden.

Bartblume (Leucopogon), Gattung der Familie Bleiwurzgewächse, mit 5theiligem Kelch, 5spaltiger, trichterförmiger Blumenkrone, 5 Staubgefäßen, eingefügter Blumenröhre und eingeschlossenen Staubfäden; der 1—5fächerige Fruchtknoten ist mit einem unterweibigen, etwas lappigen Becher umgeben; die beerige oder saftlose Steinfrucht hat in jedem Fach 1 Samen. — Arten: Kleinblumige B. (L. parviflora), niederer, kahlästiger Strauch mit 7—9 Linien langen und 1½ Linien breiten, flachen, 3—5nervigen, nach oben 3streifigen Blättern und aufrechten, blattwinkelständigen, 4—7 Linien langen Aehren. Die Blumen sind weiß, die beerenartige Steinfrucht ist 4fächerig, und wächst diese Pflanze in Neuholland. — Riche's B. (L. Richei), ein dem vorigen sehr ähnlicher Strauch, welcher in der Jugend sehr zartfilzige Aeste hat; die breiten Blätter sind flach und am Grunde feingestreift. Dieser Strauch wächst ebenfalls in Australien, und als sich der Naturforscher Riche einst in der Van-Leuwin'schen Wüste verirrt hatte, rettete er mit den 5fächerigen, beerenartigen Steinfrüchten sein Leben.

Bartfaden (Pentstemon), Gattung der Familie Larvenblümler; 5theiliger Kelch; 2lippige Blumenkrone; 4 Staubgefäße, wovon 2 mächtig sind, ein 5tes aber ist ohne Staubbeutel; die Narbe ist undeutlich 2lappig, die 2fächerige Kapsel eirund und der flügelrandlose Samen eckig. — Arten: Der Glockenförmige B. (P. campanulata), hat einen kahlen, aufrechten, an der Spitze flaumigen Stengel mit gegenständigen, sitzenden, scharfgesägten Blättern, flaumiger Traube und flaumigen Deckblättern, kurzen, meist 2blüthigen Seitenästen an der Traube und 2lippigen, purpurrothen Kelchzipfel. Wächst in Mexiko und ist ausdauernd.

Bartflechte (Usnea), Gattung der Familie Tellerflechten; mit aufrechtem oder hängendem, oft auch feinfadigem Gestell; die Rindenschicht ist krustenartig und ziemlich von der fadigen Markschicht getrennt; die immer offene Keimplatte ist unbedeckt und ruht auf der fadigen Markschicht. — Arten: Gemeine B. (U. barbata), dieses schimmelgrüne, zuletzt ringförmig aufreißende Moos, wodurch eine Art Glieder entstehen, hat strahlig gewimperte Keimlager, und häufig 4 Köpfchen, welche zuerst eine blasse Fleischfarbe haben und dann braun werden. Es findet sich in ganz Europa sehr häufig auf Holz und Bäumen, namentlich an der Krone des Laubholzes, an Zäunen, in dichten Tannenwäldern ꝛc., und kommt in folgenden 4 Abarten vor: Blüthenschildige B. (U. b. florida), strauchartig, sehr ästig, hoch, scharf und fruchtbar; kurzhaarige B. (U. b. hirta), niedrig, manchmal warzig-staubig, sonst der vorigen gleichend und in einem Absud zur Stärkung des Haarbodens dienend; faltige B. (U. b. blicata), flach, gabelästig, herabhängend und unter dem Namen Baummoos bekannt; zottige B. (U. b. dasypoga), dickästig, herabhängend und verlängert, mit abstehenden Seitenästen; ist unter dem Namen weißes Baummoos im Gebrauch.

Bartgerste, in Mecklenburg s. v. a. Reisgerste.

Bartgras, fingerförmiges Blutgras, Flockgras (Andropogon ischaemum), ein in ganz Deutschland an Wegen, auf trockenen Hügeln und Felsenklippen wachsendes, sehr nützliches Gras, welches einen 1—2 Fuß hohen Halm mit braunrothen, dicken Aehren treibt und kriechende, sich dicht in einander flechtende Wurzeln hat, was dieses Gras zum Befestigen des Flugsandes, der Dämme und Wälle besonders empfehlenswerth macht.

Bartmoos, s. v. a. Usnea oder Bartflechte.

Barttrüffel (Rhizopogon), diese Gattung der Familie Schlauchlinge gehört zu den unterirdischen, fleischigen Pilzen, welche keine deutlich abgesonderte Umschlaghülle haben; außen flockig, innen fleischig, mit häutigen Körnerschläuchen. — Arten: Weiße B. (Rh. album), flockig, rundlich, gelblich oder weißröthlich, innen weiß und aderig, an der Luft röthlich werdend. — Kommt in sandigem, lehmigem Boden den Sommer über halb in der Erde vor und ist eßbar, schmeckt aber fade.

Bartweizen (Friticum durum), eine Gattung des gemeinen Weizens, mit dichter, meist runder, schlaffer Aehre und 3—4samigen Aehrchen. Der Balg ist lang, starkgebogen und endet in einem breiten, hakenartigen Zahne; die Länge der Grammen übersteigt die der Aehren um das 2—3fache; der 3kantige, höckerige, lange Samen ist meist hell und glasig. Der blaue B. (Sommerfrucht) hat eine violette, kahle, — der dünnährige eine dünne, weiße, oft röthliche, kahle und der rothe, sammtartige B. eine bräunliche, sammtartige Aehre. Der weiße B. ist kahl und weiß und gehört zu den Hauptspielarten.

Bartwickhaber, in einigen Gegenden Deutschlands s. v. a. weißer ungegrannter Fahnenhaber.

Basilicum, Basilie (Ocymum), Gattung der Familie Lippenblümler; die Staubgefäße liegen auf der untern Blumenkronenlippe auf; das nierenförmige Staubkölbchen ist 1fächerig und springt in ein breitrundes, flaches Blättchen auf; die obere Blumenkronenlippe ist 4spaltig, die untere ungetheilt, wogegen die obere Kelchlippe ungetheilt, die untere aber 4zähnig ist. — Arten: Gemeiner B. (O. basilicum), die gestielten Blätter sind entfernt, eiförmig oder länglich, schwach gesägt und kahl; der Kelch gewimpert; die Stengel flaumig. Diese 1—1½ Fuß hoch werdende Pflanze mit glatten Blättern und weißen oder rothen lieblichen Blumen hat neben einem sehr gefälligen Ansehen einen äußerst lieblichen Citronengeruch und stammt aus Persien und Indien. Sie dauert nur einen Sommer, blüht im Juli und August und reift im September und Oktober. Aus den jungen Blättern läßt sich ein guter Salat bereiten und getrocknet geben sie an verschiedene Speisen ein gutes Gewürz, das man namentlich gern in Würste thut. Zur Beförderung des Schleimausflusses gebraucht man sie gepulvert als Schnupftabak und früher hat man ihm in der Medizin sehr starke nervenstärkende und schweißtreibende Kräfte zugeschrieben, welche man aber zur Zeit zu gering schätzt. Der Same behält die Keimkraft 2 Jahre und Ende Aprils wird er in Töpfe oder in ein Mistbeet gestreut, wo er in 8 Tagen aufgeht und die Pflanzen bald versetzt werden können; sie verlangen dann aber ein gutes, warmes Erdreich. Noch stärker und anhaltender riecht das kleine B. (O. minimum), welches einen niedlichen, aber nur 6—8 Zoll hohen Busch bildet. Die Blätter sind thimianartig rund, die Blumen weiß, und ist diese Art aus Ceylon zu uns gebracht worden, woselbst die Blätter zum Räuchern und Bestreuen der Todtensärge benützt werden. — Die wohlriechende B. (O. gratissimum) ist in Ostindien, auf Ceylon und Java zu Hause, und werden dort die Blüthen und Blätter wie bei uns Münze und Melisse benützt. Auch das ätherische Oel und die gewürzhafte Wurzel finden in jenen Gegenden Anwendung, und das durch einen Aufguß von kaltem Wasser aus dem Samen bereitete schleimige Getränk wird, wie das von den andern Arten auf ähnliche Weise gewonnen, gegen katarrhalische Entzündungen und acute Schleimflüsse 2c. gebraucht. — Die heilige B. (O. sanctum) ist von den Indiern dem Gotte Wischnu geweiht; sie riecht gewürznelkenartig und wird in den italienischen Klöstern, wo sie aber abändert, häufig gebaut. — In Japan wird das Pulver der eingebogenen B. (O. inflexum) als göttliches Raucherwerk benützt. — Voala-B. (O. voalae), diese Art ist in Arabien zu Hause und hat so wohlriechende Wurzeln, daß die Einwohner den Geruch durch Reiben andern wohlriechenden Stoffen mittheilen und in einer Kapsel immer davon bei sich tragen. — Die Wurzeln der krausen B. (O. crispum) wird in Japan gesotten, um damit verschiedene andere Wurzeln gesättigt roth zu färben. — Die in Afrika vorkommende grünblüthige B. (O. viridiflorum) wird von den Negern als fieberwidriges Mittel sehr geschätzt, während die dünnblüthige B. (O. tenuiflorum) gegen Wechselfieber auf Ceylon allgemein geachtet wird. — In Brasilien gebraucht man die grauliche B. (O. incanescens) bei Krankheiten, welche von Erkältungen herrühren, und wirkt sehr schweiß- und harntreibend. — Der Nutzen dieser Pflanzengattung ist überhaupt sehr vielseitig, und erhält der Gartenbesitzer z. B. das billigste und beste Gewürz, wenn er die Zweige vor der Blüthe abschneidet, trocknet, zu einem Pulver reibt und wie Pfeffer benützt. — Bäder, in welchen B. gesotten wurde, sollen sehr stärkend sein. — Siedet man Basilikumblätter in Wasser oder legt man sie über Nacht in Wein, so hat man ein gutes Mittel gegen den Schwindel. — Bei Verkältungen des Magens ist das Kraut in Wein zu sieden, welcher dadurch sehr wohlriechend wird, erwärmend wirkt, die Verdauung befördert, den Schleim zertheilt ꝛc., wenn man davon Morgens und Abends trinkt. — Hartnäckige Verstopfungen weichen auf eine leichte und unschädliche Art, wenn man das Kraut in Wein und Baumöl siedet und davon nimmt. — Gegen Bräune, Schrunden an Lippen, Zunge ꝛc., Warzen an Brüsten und andere Schärfen lege man Samen über Nacht in Rosenwasser und bestreiche die betreffenden Stellen damit. — Trinkt man das Kraut in Wein, so vermehrt es die Milch säugender Frauen. — Der Same in Wein mildert Augenleiden. — Gegen Schnupfen thut man B. in die Nase.

Bassie (Bassia), Gattung der Familie Sapotillgewächse; 4—5theiliger, 2reihiger, bleibender Kelch; bauchige Blumenkrone mit fleischiger Röhre; 10—40 Staubgefäße in 2 Reihen; lange, pfriemige Griffel; fleischige Beere mit 6—8 Fächern und 1—4 nußartigen Samen. — Arten: Langblätterige B. (B. longifolia), milchender Baum mit starkem Stamme und dicken jungen Aestchen, welche mit graulichen, filzigen Flaumhaaren bedeckt sind. Die 4—7 Zoll langen, spitzen Blätter sind oben dunkel-, unten blaßgrün und stehen an schwachzottigen Stielen. Die abstehenden, sehr langen, 1blüthigen Blüthenstiele stehen unterhalb der Blätter; die weiße Blume ist 9 Linien lang und in 8 längliche Zipfel gespalten. Die gelbliche, ovale, 1—3fächerige Beere gleicht ziemlich einer recht großen Pflaume und ist behaart; der längliche Samen ist 3seitig. Dieser im Mai und Juni blühende, in Ostindien heimische und kultivirte Baum trägt Blätter, welche, sammt der jungen Rinde und dem Milchsaft der unreifen Früchte, in vielen Krankheiten ihres heißen Vaterlandes, namentlich bei Rheumatismen und chronischen Hautausschlägen, wichtige Dienste leisten. Das aus den Samen gepreßte Oel wird bei Hautkrankheiten, sowie zum Brennen, zur Seifebereitung ꝛc. benützt und macht man einen Kuchen daraus, welcher in vielen Gegenden ein Hauptnahrungsmittel bildet. Wenn die abfallenden Blüthen getrocknet werden, so haben sie einen weinbeerartigen Geschmack und geben eine kräftige Gallerte. Auch die reifen und halbreifen Früchte werden, wenn man sie geschält und die Samen herausgenommen hat, zu einer Gallerte gekocht. Sehr viele Thiere stellen den Blüthen gierig nach, während der Schakal fast toll davon werden soll. — Breitblätterige B. (B. latifolia), auch den süßaromatischen Blüthen dieser Art stellen viele Thiere nach und läßt sich aus denselben ein stark berauschender Branntwein destilliren. Vor der Entfaltung findet sich tropfenweise an der Spitze derselben ein weißliches, geschmackloses Harz. Das aus dem Samen gepreßte Oel wird wie Kokosnußöl gebraucht. — Buttergebende B. (B. butyracea), das aus dem Samen dieser ebenfalls in Ostindien einheimischen Art gepreßte Oel nimmt schnell eine butterartige Form an, und dient nicht nur wie die gewöhnlichen fettigen Oele, sondern es leistet auch gegen Rheumatismen gute Dienste. Das Fruchtfleisch schmeckt süßlich und fade. — Butterbaum-B. (B. micadania), wurde zuerst von Mungo Park beschrieben und liefert die sehr gutschmeckende, sehr lang haltende und für das innere Afrika höchst wichtige Golambutter, welche äußerst kräftig sein soll.

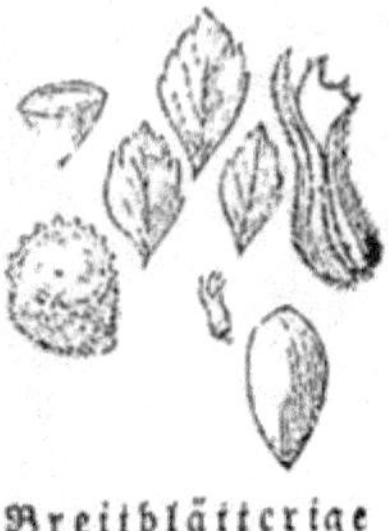

Breitblätterige Bassie.

Bassoragummi, ein von einer Acazienart abstammendes Gummi, welches aber nicht zu medizinischen Zwecken benützt wird. S. u. Acazie.

Bassorin, ein stickstofffreier, assimilirter Stoff, welcher sich in vielen Pflanzen theils in Form eines dicken Schleims in den Zellen findet, theils auch als zellenbildende Substanz; in den meisten Fällen scheint es ein Zersetzungsprodukt der Cellulose zu sein: so verwandeln sich z. B. die Holzzellen alter Bäume von außenher allmählig in Bassorinzellen; desgleichen verwandelt sich bei der sogenannten Weißfäule des Holzes das gesammte Zellengewebe allmählig in Bassorin. Ebenso bildet sich Bassorin bei der Fäulniß und Gährung verschiedener Pflanzentheile, in faulenden Aepfeln, Birnen, Pflaumen,

Möhren u. s. w. Aber es ist nicht immer als Zersetzungsprodukt der Cellulose normal. So bestehen die bekannten Hefenzellen (Gährungspilze), ferner die Zellen im Kirschgummi, die Zellen vieler schleimiger Algen und aller Pilze stets aus Bassorin, und auch in den Flechten fehlt er nirgends. Auch bildet es den größten Theil des von einer Acazie stammenden Bassora- oder Kutiragummi's, sowie des Tragants. Das Bassorin heißt auch Fungin und bildet theilweise die Pflanzengallerte Schleidens.

Bast nennt man in der Botanik die innerste Rindenlage, deren Fäden sehr dehnbar und dauerhaft sind.

Bastard, eine Pflanze, welche durch die Befruchtung zweier Individuen, zweier verschiedenen Arten, entstanden und nun die Typen dieser beiden Arten in sich vereinigt oder verschmolzen hat. Sie haben den Botanikern, ehe man sie kannte, viel zu schaffen gemacht, da sie zur Aufstellung einer großen Anzahl unbeständiger Arten Anlaß gaben. Am häufigsten finden sie sich unter Disteln und Weiden. In Kunstgärten werden sie durch Kreuzung der Geschlechter erzeugt, um von den beliebtesten Zierpflanzen immer neue Formen zu gewinnen. Meistens bringen die Bastarde keine keimfähigen Samen hervor und müssen durch Senker ꝛc. fortgepflanzt werden.

Bastardklee, eine Art des 3blätterigen Klees, welche sich besonders für nassen Boden eignet.

Batate, Batatenwinde (**Batatus**), Gattung der Familie Windengewächse; 5blätteriger Kelch; 5spaltige Blumenkrone; 5 eingeschlossene Staubfäden; 3—4fächerige Fruchtknoten mit 1eiigen Fächern; 3—4fächerige, 3—4schalstückige, 3—4samige Kapsel. — Arten: Eßbare B. (**B. edulis**), die Wurzelknollen dieser Pflanze haben mit den Kartoffeln ungemein viel Aehnlichkeit und hängen wie dieselben durch Fasern aneinander. Sie hat herzförmige, lappige Blätter und unterscheidet sich von den andern zu den Winden gehörigen Gattungen dadurch, daß sie sich nicht an andern Pflanzen oder höhern Gegenständen emporrankt, sondern auf dem Boden fortkriecht, an den Gelenken Wurzeln schlägt und da immer wieder neue Knollen bildet. Diese, sowie die Wurzelknollen gleichen so ziemlich den Steckrüben; außen sind sie roth, innen gelb oder weiß und haben einen kastanienartigen, süßlichen Geschmack. Ein einziger Stock gibt oft über 30 Knollen, weshalb sie in Ost- und Westindien, wo die Pflanze zu Hause ist, so sorgfältig angebaut wird, wie bei uns die Kartoffel. Ihres großen Nutzens wegen ist sie von da nach Spanien, Portugal, Italien und andern südliche Länder, ja selbst nach Oesterreich verpflanzt worden; allein sie kommt bei uns nur in Mistbeeten fort und eignet sich deshalb nicht zur Kultur im Großen. Das Kochen macht sie so weich, daß sie fast im Munde schmilzt; sie ist gesund und nahrhaft. Man ißt sie zu Fleisch oder Butter, wie bei uns die Kartoffeln, oder man bereitet sie als Salat zu, oder man mahlt aus ihr in getrocknetem Zustande ein Mehl, welches ein schmackhaftes Brod gibt. In Westindien wird ein geistiges Getränk, Mobby, daraus gewonnen, welches unserem Biere so ziemlich gleicht. Von Malaga aus wird ein bedeutender Handel damit in rohem und eingemachtem Zustande nach verschiedenen Seestädten, namentlich nach England, Frankreich und Hamburg betrieben. — Purgirende B. (**B. purga**), aus der rübenförmigen Wurzel entspringt ein 8—10 Fuß hoher Stengel mit tiefherzförmigen, kahlen Blättern, 1—2blüthigen Blüthenstielen, großen, granatrothen Blumen, wo Staubgefäße und Griffel aus der Röhre hervorragen. Diese ausdauernde Pflanze blüht im August und September und ist in den mexikanischen Anden zu Hause. — Jalapen-B. (**B. jalapa**), diese, sowie die vorige Art liefern die bei uns schon lang gebräuchliche Jalapenwurzel. Zum Versenden werden die größeren Wurzeln zerschnitten, die kleinen ganz in einem Netz oberhalb eines Feuerheerdes getrocknet, weshalb sie ein so rauchiges, runzliches, braungraues oder schwärzlichbraunes Ansehen haben. Innen sind sie heller und haben dunklere, harzige Streifen, riechen, besonders wenn man sie erwärmt, stoßt oder reibt, stark und unangenehm und schmecken schneidend bitter, eckelhaft. Sie purgirt außerordentlich stark, wirkt ziemlich sicher, kann nicht leicht gefährlich werden und wird daher einfach und in verschiedenen Mischungen bei zahlreichen Unterleibsleiden angewendet. Uebrigens muß man sich sehr hüten, wurmstichige Wurzeln zu Pulver zu nehmen, indem die Würmer hauptsächlich nur Gummi, Stärkemehl und Eiweiß verzehren, und dadurch die Menge des Harzes, welches 3mal stärker wirkt, in einer bedenklichen Art das Uebergewicht hat. Die im Handel vorkommende falsche Jalape ist schwammig, holzig, röthlichbraun, innen röthlich weiß, ohne harzige Streifen, schmeckt leicht adstringirend und ist namentlich viel leichter als die ächte. Es gibt Wurzeln, welche 12—20 Pfund schwer sind. — Deckelfrüchtige B. (**B. operculatus**), der geflügelt-eckige Stengel treibt 5theilige, fußförmige Blätter mit gezähnten Lappen; auf den einzelnen oder gepaarten Blüthenstielen stehen nur wenige Blüthen; die kugelige Kapsel springt rundum auf. Ist ausdauernd und in Brasilien zu Hause, hat große, knollige Wurzeln, welche wie Jalape benützt werden. Außerdem macht man aus der Wurzel ein Satzmehl, welches neben vielem Stärkemehl ein starkpurgirendes Harz enthält, als **Gomma da batata** zu uns kommt und für Kinder, sowie für schwächliche Leute ein mildes Abführungsmittel gibt.

Bathengel, s. v. a. Gamander.

Bauchpilze, Abtheilung der Pilze, die an der Luft oder unter der Erde leben; bald von geringer, bald von ansehnlicher Größe. S. Pilze.

Baueiche, in verschiedenen Gegenden Deutschlands s. v. a. Stieleiche.

Bauernsenf, s. v. a. Meerrettig.

Bauerntabak, s. v. a. Großblätteriger Veilchentabak.

Bauhinie (**Bauhenia**), Gattung der Familie Cassiengewächse; 5theiliger oder scheidenartiger Kelch, welcher an der Seite oder unten aufgespalten ist; 5 Blumenblätter; 10 oft 2brüderige Staubgefäße, von denen nur 1 fruchtbar ist; der gestielte sitzende Fruchtknoten ist 2 bis vieleiig; die Hülse 1fächerig, 2schalstückig, gewöhnlich vielsamig, manchmal aber auch 1samig. — Arten: Vorgestreckte B. (**B. porrecta**), ein etwa 15 Fuß hohes Bäumchen mit flaumigen Aesten; am Grunde herzförmigen, 3 Zoll langen, halb 2spaltigen Blättern, welche nebst den Blattstielen unten flaumig sind; die endständigen Trauben fast doldenartig; die weißen Blüthen groß; von den 10 Staubgefäßen sind 9 in ein Bündel verwachsen, nur das 10. ist frei und fruchtbar; der langgestielte Fruchtknoten ist flaumig, die braune Hülse 5—6 Zoll lang. Dieses auf Jamaika, Hayti 2c. heimische Bäumchen treibt vom Juni bis September Blüthen, welche stark purgiren, während eine Abkochung der Wurzel die Verdauung befördert und stärkt, Würmer abtreibt, den Auswurf erleichtert 2c. — Doldentraubige B. (**B corymbosa**), Strauch, welcher in den untern Blattwinkeln stielrunde, braunbehaarte Aestchen hat; die herzförmigen Blätter sind 2theilig und unten auf den Nerven, Blattstielen und Kelchen rothbraun behaart; die vielblüthige Straußdolde hat ebenfalls einen behaarten Stiel; die welligen Blumenblätter sind eirund und röthlich; die Staubgefäße am Grunde 1brüderig und 3 fruchtbar; der Fruchtknoten ist purpurroth und hat eine breite, sitzende Narbe. Heimath: China. Purpurrothe B. (**B. purpurea**), dieses Bäumchen ist in Ostindien zu Hause und hat dessen Rinde großen Ruf gegen Zahnweh, Rheumatismen, Gicht, Verschleimung der Respirationsorgane 2c. Die purgirenden Blüthen und Früchte werden äußerlich bei entzündlichen Geschwülsten 2c. mit gutem Erfolg aufgelegt. Die lange B. (**B. lingua**) wächst auf den Molukken und werden daselbst die Blätter als Gemüse benützt. Bei Einschnitten fließt ein gummiartiger Saft ab. — Zugespitzte B. (**B. acuminata**), auch von dieser Art wird die Wurzel in Ostindien gegen Zahnweh benützt und mildert eine Abkochung der Rinde die Schmerzen der Insektenstiche, während die von Blättern und Zweigen bei Geschwüren gute Dienste leistet und die Blüthen mild abführen, welche letztere Eigenschaft auch diejenigen der gescheckten B. (**B. variegata**) haben. Die schwärzlichrothe Wurzel ist bei gestörter Verdauung, Blähungen, Würmern, Lungenleiden 2c. gut. — Filzige B. (**B. tomentosa**), die Wurzelrinde leistet innerlich bei Leberkrankheiten, Verschleimungen, Würmern und Hämorrhoiden, äußerlich gegen skrofulöse Geschwüre gute Dienste. — Netzadrige B. (**B. reticulata**), ist am Senegal zu Hause und wird daselbst eine Abkochung der stark adstringirenden Rinde namentlich gegen chronische Durchfälle 2c. angewendet. Außerdem wird sie, wie die der kleinblüthigen B. (**B. parviflora**) und Adanson's-B. (**B. Adansoniana**), zu Stricken benützt.

Baum nennt man ein Gewächs, welches einen einzigen, geraden, manchmal sehr hohen und dicken Stamm hat, an welchem sich nach oben mehrere Aeste und Zweige entwickeln, und die gewöhnlich ein hohes Alter erreichen, sowie jährlich frische Blätter, Blüthen und Früchte bekommen. Bis auf Blätter und Früchte sind alle Theile holzig. Auch Gesträuche und Gebüsche, welche meistens aus Einer Wurzel schwache, niedere Stengel treiben und als Reisig oder Bündelholz benützt werden, kann man durch Kunst und Sorgfalt zu Bäumen erziehen, allein sie dauern nie so lang. Alle Bäume bringen den Menschen durch ihr Holz ungemein viel Nutzen; viele tragen aber auch noch sehr gute, unschätzbare Früchte, weshalb sie eigens in Gärten gezogen und veredelt werden. — Eine ökonomische Eintheilung der Bäume dürfte in folgenden, einfachen Angaben liegen: **I. Garten- und Obstbäume.** a) Kernobstbäume. Der Same befindet sich in einer mit lieblich schmeckendem Fleische umgebener Kapsel und gehören hieher: Aepfel-, Birn- und Quittenbäume. b) Steinobstbäume. Bei diesen liegt der Same in einer harten Schale, welche von einem wohlschmeckenden eßbaren Fleische umgeben ist, z. B. Pfirsich-, Aprikosen-, Pflaumen-, Kirschen- und Kornelbäume. c) Nußbäume. Der Same selbst ist groß, wohlschmeckend und kräftig, hat aber keine eßbare Hülle, z. B. Wallnuß-, Haselnuß-, Kastanien- und Mandelbäume. d) Beerentragende Bäume. Der Same liegt ohne Hülle in dem vollsaftigen Samengehäuse und bilden die meisten blos Sträucher oder kleine Bäumchen. Hieher gehören: Mispel- und Maulbeerbaum, der Weinstock, Johannis-, Stachel-, Himbeere, Berberis, Hambutte ꝛc. **II. Waldbäume.** Diese zerfallen: a) in Laubholz, welches auch lebendiges Holz heißt, indem es nach dem Abhauen immer wieder neues Holz aus der Wurzel treibt. Die Blätter fallen gegen den Herbst ab und erscheinen im Frühling mit erneuter Kraft und Schönheit wieder. Hieher gehören: Ahorn, Asche, Eiche, Buche, Birke, Erle, Espe, Elsenbeerbaum, Faulbaum, Hainbuche, Kreuzdorn, Linde, Pappel, welche für ein Stammholz gilt, Weide, Weißdorn ꝛc. ꝛc. b) Nadel- oder Schwarzholz, welches auch todtes Holz heißt, indem es aus dem Stocke nicht mehr ausschlägt. Mit Ausnahme des hieher gehörigen Lerchenbaums behält es auch im Winter das Laub oder vielmehr die Nadeln, z. B. Fichte, Kiefer, Tanne ꝛc.

Baumeppich, s. v. a. Eppich.

Baumfarrn, s. v. a. Eichfarrn.

Baumholder, s. v. a. gemeiner Hollunder.

Baumkohl, eine Abart des Winterkohls, mit 5—6 Fuß hohem Stengel, lauchgrünen Blättern, welche denen des Weißkohls gleichen. Diese Spielart findet sich in unsern Gärten nicht sehr häufig; sie wird im Frühling ausgesäet und im Winter ausgepflanzt. Die Blätter wachsen sehr schnell und werden bis spät in den Herbst hinein zum Füttern des Viehes immer wieder abgebrochen. Gegen den Winter haut man die ganze Pflanze ab und schneidet sie mit Stroh zu Häkerling.

Baumlungenkraut, s. v. a. Sticta pulmonacea.

Baummoos, s. u. Bartflechte.

Baumöl, s. v. a. Olivenöl.

Baumweide, in der Oberpfalz s. v. a. Weiße Weide.

Baumwolle (Gossypium), Gattung der Familie Malvengewächse, mit becherförmigem, kurzem, 5zähnigem Kelch, welcher am Grunde mit 3 gezähnten Hüllblättern umgeben ist; 5 Blumenblätter; zahlreiche, 1brüderige Staubgefäße; 1—5spaltiger Griffel; Kapsel mit 3—5 Fächern, welche viel Samen enthalten, die in der Kapsel dicht mit Wolle umhüllt sind. — Arten: Gemeine oder Krautartige B. (G. herbaceum), der Nutzen dieser Pflanze ist so groß, daß er sich nicht leicht mit Worten oder Zahlen ausdrücken läßt, indem sie vielen Millionen Menschen Beschäftigung, Kleidung, Wohlstand oder doch wenigstens Unterhalt gewährt. Der 3—4 Fuß hohe, krautartige, ästige Stengel treibt 5lappige Blätter, welche denen des Ahorns ziemlich ähnlich sind. Aus den Blattwinkeln entwickeln sich im Juli die glockenförmigen, blaßgelben, am Boden röthlichen Blumen, welche eine 3fächerige Kapsel von der Größe einer welschen Nuß bis zu der eines kleinen Apfels hinterlassen. Nach erlangter voller Reife springt diese Kapsel auf, worauf die weiche, weiße Wolle, allgemein Baumwolle genannt, zum Vorschein kommt, in welche mehrere braune Samenkörner von der Größe der Wicke eingehüllt sind. Das Vaterland dieser Pflanze ist Arabien und Persien, wo sie wild wächst, allein sie hat sich von da in alle wärmeren Himmelsstriche der bewohnten Erde verbreitet, und wird namentlich im ganzen Oriente, in Griechenland, Italien, Spanien,

Südfrankreich, Ungarn, vornehmlich aber in Amerika mit aller Sorgfalt kultivirt. Bei uns kommt sie nur in Mistbeeten fort. Sie verlangt einen etwas sandigen, trockenen und sehr kräftigen Boden, in welchen der Same im Frühjahr dünn ausgesäet und tief hinunter geackert wird. Im Sommer sind die Pflanzen möglichst frei von Unkraut zu halten und die Nebenstengel bis auf 3 abzubrechen. Im September müssen die Pflanzungen jeden Morgen von einigen Arbeitern begangen werden, welche die reifen Samenkapseln abzureißen und zu sammeln haben. Hat man auf diese Weise den ganzen Ertrag eingesammelt, so schreitet man zur Entfernung der brauen, lederartigen Schaale, wozu man am liebsten eine feuchte Witterung hat, reinigt die Wolle in eigenen Maschinen vom Samen und preßt sie in Ballen von 2—3 Centner zusammen. Nun ist sie zum Verarbeiten oder für den Handel zum Versenden in fremde Welttheile fertig, und erhalten alle Länder Europas ungeheure Quantitäten ähnlicher Baumwolle aus dem Orient. Die feinste Sorte erhalten wir aus Persien und Cypern; sie ist ungemein geschmeidig, weiß und lang. Auch Syrien, Smyrna, Macedonien ꝛc. liefern gute Sorten. Sicilien, Malta und andere Gegenden versenden die ihrige meist nur gesponnen. In zahllosen Manufakturen, welche Europa in allen Ländern und Provinzen aufzuweisen hat, werden Mousseline, Zitze, Kattune, Barchente, Manchester, Tücher, Strümpfe und andere Zeuge und Gegenstände zur Bekleidung der Menschen geliefert, und sind die Preise dieser Stoffe ungemein billig. Auch ist es den Deutschen gelungen, dem Baumwollengarn eine haltbare rothe Farbe zu geben, welche der türkischen nicht nachsteht. In Arabien war das Baumwollenpapier vom 9.—14. Jahrhundert allgemein im Schwung, allein es kam dann ganz ab, bis die neue Zeit durch Verbesserung der Fabrikation dasselbe wieder in Gebrauch gebracht hat. Bei gehöriger Behandlung wird es gut, schön weiß und empfiehlt sich hauptsächlich durch seine ungemein billigen Preise. Die Blätter kann man als Gemüse verspeisen, und aus dem Samen wird ein Oel gewonnen, welches zum Brennen ausgezeichnet ist und in der Medizin zum Vertreiben der Sommersprossen im Gesicht und an den Händen benützt wird. — Der Saft der jungen Blätter leistet bei Bauchgrimmen kleiner Kinder sehr gute Dienste. — Aeußerlich aufgelegt wirkt die Baumwolle reizend, zeitigend und zertheilend. — In Hinterindien und China ist die Religiöse B. (G. religiosum) zu Hause und wird dort häufig kultivirt. Sie erreicht eine Höhe von 6—8 Fuß, ist strauchig und liefert eine außerordentlich feine, lange, meistens gelbliche Wolle, aus welcher in China Nankins und andere kostbare Baumwollenzeuge gemacht werden. Es wird davon nur sehr wenig roh ausgeführt, und das Wenige kommt gewöhnlich nur nach England. — Der **Baumwollenbaum** (G. arboreum) unterscheidet sich durch sein Aeußeres außerordentlich von der gemeinen Baumwollenpflanze. Er findet sich auf dürrem Boden in Ostindien wild, hat sich aber von da nach Afrika, auf Cypern, nach Amerika und auf die westindischen Inseln verbreitet, wo er mit vieler Sorgfalt kultivirt wird, namentlich in der neuen Welt. Er ist sehr ertragsreich, wird bis 16 Fuß hoch, liefert aber eine Wolle, welche nach allen Theilen geringer ist. — Bessere Sorten liefern folgende Arten: Zottige B. (G. hirsutum), wird hauptsächlich in Carolina, Georgien und Louisiana gebaut und liefert mit der Barbadinischen B. (G. barbadense), welche in Südamerika, in Berbice, Essequebo ꝛc. vorkommt, unerschöpfliches Material für die europäischen Manufakturen, und hat man dasselbe bei uns zur Verfertigung feiner Waaren fast unumgänglich nöthig. — Eine starkgesättigte Abkochung der Blätter des Baumwollenbaums (G. arboreum) ist, in größerer Masse getrunken, ein leicht wirkendes Brechmittel.

Baumwollenweide, eine Weidenart mit baumwolligen Kätzchen, Salix pentandra.

Bdellium, ein balsamreiches Gummi, welches aus dem sich verdickenden Harze mehrerer Bäume der heißen Zone gewonnen und bei denselben beschrieben werden wird. (S. im Register.)

Beberesche, Beberespe, in Mecklenburg s. v. a. Zitterpappel.

Becherblume (Poterium), diese Gattung der Familie Rosengewächse hat vielehige oder 1häusige Blüthen; Geschlechtshülle, welche unten von 2—3 Deckblättern umschlossen ist; 20—30 Staubgefäße; 2—4 Fruchtknoten; 2—3 endständige, fadenförmige Griffel; pinselartige Narben. Die 2—3 Schließfrüchte sind in einer bleibenden, zuletzt harten, etwas beerenartigen Schließfrucht eingeschlossen. — Arten: Gemeine B., Schwarze oder Welsche Bibernelle (P. sanguisorba), ein sehr zu schätzendes Futterkraut, welches auf Anhöhen und trockenen Wiesen in Deutschland, sowie in allen rauhen Gegenden des südlichen Europa's wild wächst. In England wird die B. auf Aeckern so sorgfältig angebaut, wie bei uns der Klee. Die Wurzel ist sehr faserig und entwickelt sich aus derselben ein 1—1½ Fuß hoher Stengel, welcher viele gefiederte, starkriechende Blätter und im Juni florirende, röthliche Blumen in kleinen, länglichen Aehren hat. Diese hinterlassen im Herbst reifende, rundliche, 2samige Steinfrüchte. In trockenem, sandigem Boden dauert die Pflanze mehrere Jahre aus, bleibt den ganzen Winter grün, leidet selbst von der strengsten Kälte nicht, so daß während einer Pflanzung keine Zwischensaat nöthig wird. Beim regelmäßigen Anbau muß die Aussaat im Frühlinge erfolgen, und vermischt man den Samen nicht selten mit Klee, oder noch besser mit Luzerne, mit welcher die B. hinsichtlich des Wuchses völlig übereinstimmt. Man kann sie jährlich 2mal mähen, und wird von dem Vieh sowohl frisch als getrocknet sehr gern gefressen; auch vermehrt sie die Milch bei Kühen sehr. Nicht selten kommt es vor, daß sie in Gärten gezogen, als Salat und frühes Gemüse benützt wird und eine schöne Einfassung der Rabatten bildet. In der Gerberei lassen sich Wurzeln und Kraut benützen. — Das angenehm riechende Kraut schmeckt etwas scharf aromatisch und gelind zusammenziehend, weshalb es bei Verblutungen sehr gute Dienste leistet und auch bei Wunden und Geschwüren, in Steinschmerzen und der Wassersucht mit Vortheil angewendet wird. — Als Würze des Salats und der Suppen trägt es ebenfalls zur Beförderung der Gesundheit bei. — Bei dem medizinischen Gebrauch kann man die Abkochung schwächer oder stärker machen, je nachdem es die Umstände erheischen.

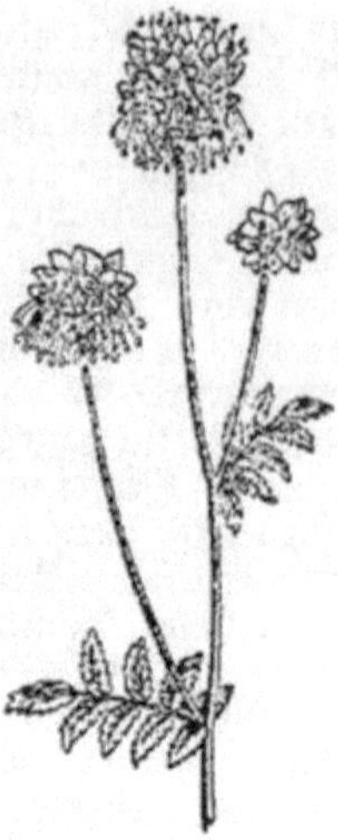

Gemeine Becherblume.

Becherflechte, s. v. a. Cladonia; s. u. Knopfflechte.

Becherhüllmoos (Metzgeria), Gattung der Familie Jungermannienmoose; kurze, becherförmige Steinhülle, walzenförmige, häutige Staubwege; die 4schalige, hornartige Keimkapsel hat einen aufrechten Borstenstiel, glatte Keimkörner und häutige, gedrehte Schleuderfäden. — Arten: Fettglänzendes B. (M. pinguis), kriechend, dunkelgrün und fettglänzend, wird in höherem Alter braunröthlich und wächst auf fettem, nassem Boden an den Ufern der Bäche und Gräben, an feuchten Waldabhängen und an Ueberschwemmungen ausgesetzten Orten. Die Früchte reifen gegen das Frühjahr hin.

Bechermoos, s. v. a. Becherkelchknopfflechte, s. u. Knopfflechte.

Bedegoar, Rosenschwamm, ist ein durch die Rosengallwespen an den Hundsrosen erzeugter krankhafter Auswuchs.

Beenöl, s. u. Behennüsse.

Beerdorn, s. v. a. Gemeiner Sauerdorn.

Beere, eine nichtaufspringende, saftige oder fleischige Frucht, die keine beinharte Innenhaut hat.

Beerwicken, s. v. a. Sinngrün.

Beerwurz, s. v. a. Hirschwurz.

Beesen, im Erzgebirge s. v. a. gemeine Pfrieme.

Befruchtungstheile der Pflanzen nennt man diejenigen Theile der Blüthen, welche die Mitte der Blüthe bilden und sich selbst zur Frucht entwickeln; sie heißen Staubwege. Staubgefäße werden diejenigen genannt, welche durch das Ausstreuen des Blüthenstaubs die Staubwege befruchten, damit sie sich zur Frucht ausbilden können.

Behennüsse, der scharfe, bittere Samen der flügelsamigen Moringe, aus welchem auch das geruch- und geschmacklose Behenöl gewonnen wird, das innerlich als Purgirmittel, äußerlich gegen Hautkrankheiten Anwendung findet, nicht leicht ranzig wird und sich ganz besonders zur Bereitung wohlriechender Salben und Oele eignet.

Behenwurzel, die bittere und scharfe Wurzel einiger Arten der Flockenblume; sie ist weiß und wirkt belebend und giftwidrig.

Beifuß, Grabe- oder Wiegenkraut (Artemisia), diese wichtige Gattung der

Familie Vereinblüthler war schon den Alten so theuer, daß die Königin Artemisia diesen Pflanzen ihren eigenen Namen beilegte und zugleich der Göttin Diana (Artemis) weihte, welche nach den griechischen Mythen gebärenden Frauen Hülfe leisten sollte. Die dachziegelige Hülldecke ist gewöhnlich oval; die weiblichen Randblüthen sind 1reihig und haben röhrenförmige, 3zähnige Blumenkronen mit langem, 2spaltigem Griffel; die zwitterigen Scheibenblüthen sind manchmal unfruchtbar; der Hauptfruchtboden ist kahl oder zottig; die verkehrt eirunde, ungeflügelte Schließfrucht hat eine kleine, überweibige Scheibe und ist ohne Fruchtkrone. — Arten: Gemeiner B., Wermuth (A. absynthium) es findet sich diese nützliche Pflanze überall auf Schutthaufen und Kirchhöfen, an Rainen, Gräben und andern unbebauten Stellen. Der 2 Fuß hohe ästige Stengel hat vielfach zertheilte, etwas wollige, graue Blätter, und fast kugelrunde Blumen. Diese Pflanze besitzt in allen Theilen sehr viel Bitterstoff, welcher sich selbst dem Fleische und der Milch solcher Thiere mittheilt, welche davon fressen; Insekten meiden ihn möglichst. In der Heilkunde gewährt der Wermuth sehr viel Nutzen, indem man ihn gegen Säure und Schwäche des Magens, in Wassersuchten, Wechselfiebern, gegen Würmer, Skorbut, Podagra rc. anwendet. Ein daraus gewonnenes ätherisches Oel wirkt schmerzstillend und schlafbringend, und bei Pferden ist diese Pflanze ein unvergleichliches Präservativ gegen Darmgicht und andere gefährliche Krankheiten, namentlich wenn sie von Würmern herrühren, indem man ihnen einfach im Frühjahr zur Zeit der Blüthe 10—14 Tage täglich unter dem Futter und mit Salz vermischt so viel giebt, als man mit 3 Fingern fassen kann. Zur Verbesserung des Biers hängt man ein Bündel blos oder in ein reines Tuch geschlagen in die Bierfässer, wodurch es einen gewürzhaften, bittern Geschmack bekommt und die schleimige Klebrigkeit desselben verbessert wird. Zudem hält es sich länger und kommt wieder zurechte, wenn es umschlagen will. Den Wermuthwein gewinnt man dadurch, daß man ihn mit Most gähren läßt. — Wird er mit klarem Wasser abgekocht, so erhält man einen blaßgelben Thee; setzt man etwas Alaun zu, so wird er citronengelb; Vitriol macht ihn olivengrün. — Einfältige Leute glauben, er bringe Kindern Schlaf, wenn sie ihn in die Wiege legen. — Römischer B. (A. pontica), die Wurzel ist kriechend; der oben strauchig ästige Stengel wird in der Regel nicht so hoch, als bei der vorigen Art; wird bei uns sehr häufig in Gärten gebaut und ist besonders wohlriechend, weshalb er in der Heilkunde noch höher geschätzt ist, zumal die Wirkungen milder sind und er besser zu nehmen ist. — Der Jährige Wermuth (A. annua), wird zum Färben des Saffians benützt. — Arabischer W., Jüdischer B. (A. judaica), strauchig, Stengel graulich und 1—1½ Fuß hoch; die kleinen Blätter sind filzig weißlichgrau; Blüthen gelb. Ist in Aegypten, Arabien, Palästina rc. zu Hause; ausdauernd, wächst an trockenen Stellen. Diese und die vorangehende Art sollen einen bittern, scharfen, starkriechenden Wurmsamen liefern. — Eberreis-B. Stabwurz, Gartenheil, Gürteln (A. abrotanum), dieser 2—4 Fuß hohe Strauch wächst an kahlen Bergen des südlichen Europa's, in Schwaben, Thüringen rc. wild, wird aber auch sehr häufig in Gärten gezogen, namentlich von Landleuten, wodurch er auffallend an Kraft gewonnen hat; die borstenförmigen und ästigen Blätter sind sehr zart und erscheinen im August gelbe Blumenähren an denselben. Die ganze Pflanze, also Wurzel, Stengel, Blätter und Blüthen, riecht sehr stark und fast betäubend; der Geschmack ist bitterlich gewürzhaft. Durch Destillation gibt diese Pflanze ein ätherisches Oel, das gegen Würmer und in Krämpfen ausgezeichnete Dienste leistet. — Gegen Brustbeschwerden und von solchen herrührenden Husten sammelt man die Blätter im Frühjahr, schneidet sie klein und kocht sie in Honig. — Gemeiner B. (A. vulgaris), an den 3—4 Fuß hohen, ästigen Stengeln stehen flacheingeschnittene, filzige Blätter, und findet sich diese Art in Deutschland auf Schutthaufen, an Hecken, Rainen rc. überall und kommt von da in die Gärten, wo er in einer rothen und in einer

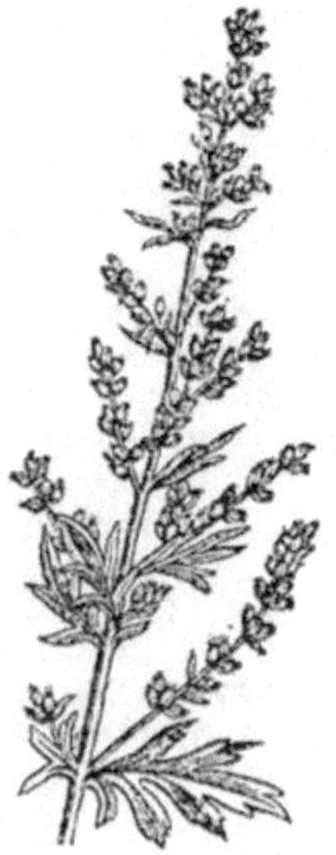

Gemeiner Beifuß.

weißen Spielart überall getroffen wird. Die Blätter sind als Gewürz an verschiedenen Speisen geschätzt, namentlich an gebratenen Gänsen und anderem Geflügel. In der Medizin werden sie als fäulnißwidriges, purgirendes und reinigendes Mittel benützt. Die Chinesen sammeln den Filz von den Blättern und machen davon kleine Kügelchen, Moxa genannt, welche sie gegen Podagra anwenden. — Durch starkes Reiben kann man aus den trockenen Blättern einen wohlriechenden Zunder bereiten. — Wilder oder Feld-Wermuth, Feldbeifuß (A. campestris), ist halbstrauchig, treibt 4—6 Fuß hohe Stengel; Blätter seidenhaarig grau oder kahl und häutig, sowie 2—3fach fiedertheilig; die Blüthen sind meist purpurröthlich und floriren vom Juli bis September; ausdauernd. — Das Rindvieh, Ziegen und Kaninchen fressen die jungen Blätter sehr gern. Sie riechen und schmecken sehr gewürzhaft und werden bei Wechselfiebern, sowie bei Verwundungen benützt. — Die Blüthenköpfe sind als wurmwidriges Mittel geschätzt. — Der persische W. oder p. B (A. persica), diese in Persien heimische Art liefert den in unsern Apotheken allgemein gebräuchlichen Wurmsamen (Semen cinae sanctonicum), welcher eine gelbgrünliche Farbe, einen widrigen Geruch und einen scharfbittern Geschmack hat, sowie klein und länglich ist. — Drague-B. (A. dragunculus), ganz kahl und grün; der krautige Stengel wird 2 bis 3 Fuß hoch und hat lanzettige Blätter, welche gewürzhaft und angenehm schmecken. Er ist in Sibirien und der Tartarei zu Hause, wurde aber von da in alle mildern Himmilsstriche verpflanzt, namentlich auch zu uns, wo er in Gärten einen mittelmäßigen, aber feuchten und schattigen Boden verlangt. Die jungen Blätter geben einen guten Salat und werden zu Gemüse gekocht; außerdem verwendet man sie noch zur Bereitung eines Essigs und sucht gewöhnlichem Essig einen guten Geschmack damit zu geben. Reibt man frisches Fleisch mit den Blättern, so werden dadurch Schmeißfliegen ferne gehalten. — Legt man die ganze Pflanze einige Tage in Wasser und begießt damit fleißig Gartenbeete, worin junge Pflänzchen stehen, so werden die Erdflöhe vertrieben. — Geknäuelter B. (A. glomerata), strauchiger, 1—2 Fuß hoher, rispig-ästiger, graubräunlicher Stengel; die übrigen Theile der Pflanze sind mit einer sich leicht abstreifenden Wolle besetzt; die wolligen, kleinen, handförmigen Blätter sind 3—4 spaltig; die sehr kleinen Blüthenköpfe stehen dichtgehäuft zu 2—3; ist in Palästina zu Hause und liefert den sog. barbar'schen Wurmsamen, welcher nach neuern Erfahrungen auch in den Fällen gut wirkt, wo bei geschwächten Verdauungsorganen nervöse Leiden sich zeigen. — Das aus dieser Pflanze gewonnene ätherische Oel ist leicht zu nehmen. — Der Hauptsache nach stimmen alle Beifußarten mit einander überein, und ist die Wurzel zum Gebrauche im Frühling oder Herbst einzusammeln. In der Regel ist sie kegelförmig, gekrümmt, gegen die Spitze in mehrere lange Aeste getheilt, außen braun, innen weiß; der Geruch ist erdig, der Geschmack süßlich, schleimig und zuletzt scharf. Für besonders wirksam werden die Fasern der Wurzeln gehalten, welche durch Abwaschen von ihrer Kraft sehr verlieren sollen, daher sucht man sie mehr durch Klopfen und Reiben zu reinigen. Soll das aus der Wurzel bereitete Pulver seine Kraft behalten, so muß man es so schnell als möglich trocknen und in Gefäßen aufbewahren, in welchen es gegen den Einfluß des Lichts und der Luft geschützt ist. Selbst bei dieser sorgfältigen Aufbewahrung soll es beim Gebrauche nicht über ½ Jahr alt sein; je frischer es ist, um so besser wirkt es. Die Tinktur wird ebenfalls häufig angewendet. Den Namen Beifuß soll diese Pflanzengattung von dem Umstande haben, daß das Kraut, in die Schuhe gesteckt, die Kraft besitze, im Gehen alle Müdigkeit zu verhüten. — Häufige Anwendung findet es in der Fallsucht, namentlich bei Kindern und Mädchen, bei denen sich die weibliche Periode zu entwickeln beginnt, somit die Nerven sehr gereizt sind. Der gleiche Fall tritt bei Frauen zur Zeit des Aufhörens der Menstruation ein, wo sie nicht selten Nervenzuckungen und eine Art Epilepsie bekommen. In der von Würmern herrührenden Fallsucht leistet der Beifuß ausgezeichnete Dienste. — Gegen Verschleimungen, in Catarrhen mit zu starker Schleimabsonderung leistet er gute Dienste; ebenso wenn der Magen so verschleimt ist, daß die Verdauung merklich darunter leidet und selbst Schleim und Galle erbrochen wird; ferner bei Diarrhöen, welche von Schwäche herrühren. — Gegen die Fallsucht ist das Pulver wohl die zweckmäßigste Form, und zwar entweder vor oder nach dem Anfall. In der Regel gibt man 2mal täglich je 1 Messerspitze voll und läßt darauf Zuckerwasser trinken. Mit diesem Mittel ist längere Zeit und selbst dann noch fortzufahren, wenn das Uebel längst verschwunden ist. Die Erfolge sind namentlich in dem Fall günstig, wenn man eine recht gesunde und frische Wurzel hat. Kindern darf man in einem Zeitraum von 24 Stunden nur 2 bis höchstens 4 Gran geben. — In andern Krankheitsfällen gibt man in der Regel die Tinktur, welche auf folgende Art bereitet wird: den aus der Wurzel gepreßten Saft vermischt man mit gleichen Theilen Weingeist und gießt nach einigen Tagen das Helle als Tinktur ab. Davon gibt man täglich einigemal 5—10 Tropfen auf Zucker. — Ein Absud in Wein und Bier leistet gute Dienste in Kindsnöthen und befördert die Menstruation, wenn man davon trinkt. — Der Dampf des B. zertheilt die verhaltene Blume, befördert den Abgang der todten Frucht und anderer Unreinigkeiten. — Zur Kräftigung geschwächter und halberlahmter Glieder siedet man ihn mit Wein, Camillen und Salbei und reibt dieselben damit ein. — Ein Fußwasser von B. zieht die Müdigkeit heraus. — Gegen das Austreten des Mastdarms siede B. und Wollkraut mit Wein und sitze warm darauf.

Beinholz (**Xylosteum**), Gattung der Familie Geisblattgewächse; zwitterig; überweibigen Kelch; 5zähnigen, kleinen Saum; 5spaltige röhrige Blumenkrone; 5 Staubgefäße; fadenförmiger Griffel; die 3fächerige Beere ist ohne Kelchkrone. Der Stamm ist in der Regel aufrecht, die Blätter sind zusammengewachsen; die Blüthen sitzen zu 2 auf der Blüthenstielspitze. — Arten: Hecken-B. (**X. dumetorum**), aufrechter, 4—8 Fuß hoher Strauch, an dem die jüngern Aestchen weichhaarig sind; die gegenständigen, gestielten Blätter sind oval, am Grunde etwas herzförmig, oben trüb-, unten graugrün; die strohgelbe oder weißliche Blumenkrone ist innen und außen weichhaarig. Die Beeren sind roth; es gibt aber auch Spielarten mit gelben und weißen; sie purgiren sehr stark, wirken harntreibend und finden in der Medizin häufig Anwendung. — Tartarisches B. (**X. tataricum**), dem Vorigen ähnlicher, 5—10 Fuß hoher Strauch, mit gestielten, herzförmig länglichen Blättern; auf der Spitze der in den obern Blattwinkeln sitzenden Blüthenstiele sitzen 2 Blüthen mit rosenrother Blumenkrone. Ist in der Tartarei zu Hause, wird aber bei uns häufig in Gärten und Anlagen gebaut, trägt ebenfalls starkpurgirende Beeren und blüht vom Mai bis Juni. — Sibirisches B. (**X. sibiricum**), ähnlicher, 5—10 Fuß hoher Strauch mit herzförmigen, länglichen Blättern. Die lebhaft purpurrothe oder weiße Blumenkrone ist größer als bei den vorigen Arten und die Beeren roth. Theilt das Vaterland der vorangehenden Art, blüht aber etwas früher, findet sich häufig in Anlagen und Gärten und wirkt purgirend und harntreibend. — S. v. a. Hartriegel.

Beinwell (**Symphytum**), Gattung der Familie Rauhblättler; mit 5theiligem Kelch, 5zähniger, walzig glockiger Blumenkrone; 5 Staubgefäße; 4 nüßchenartige, freie Schließfrüchte. Arten: Gemeiner B., Schwarzwurz (**S. officinale**), eine überaus nützliche, in ganz Europa auf feuchten Wiesen, schattigen Plätzen und an Bächen wachsende Pflanze, welche eine Höhe von 1½—2 Fuß erreicht und einen hohen, ästigen, rauhen Stengel mit lanzettigen, breiten, rauhen und herabhängenden Blättern hat. Die trichterförmigen, gelblichweißen oder röthlichen Blumen erscheinen im Juni an den Spitzen der Aeste in kleinen Büscheln. Das Vieh verschmäht diese Pflanze; in England und Irland jedoch werden die jungen Blätter wie Kohl gegessen. Eine Abkochung der frischen oder getrockneten Blumen gibt einen guten Thee gegen Husten. Von Bienen werden sie ihres reichen Honiggehaltes wegen fleißig besucht. Der schätzbarste Theil der Pflanze ist die möhrenartige, ästige, außen schwarze, innen weiße Wurzel, welche viel zähen Schleim besitzt, weshalb man sie äußerlich zu kühlenden und erweichenden Umschlägen, innerlich als linderndes, zusammenziehendes Mittel in Durchfällen, bei Ruhren ꝛc. anwendet. Wenn man den Schleim durch Kochen auszieht und verdickt, so gibt er mit Gummilack eine schöne karmoisinrothe Farbe. Das Kameelhaar erfordert eine

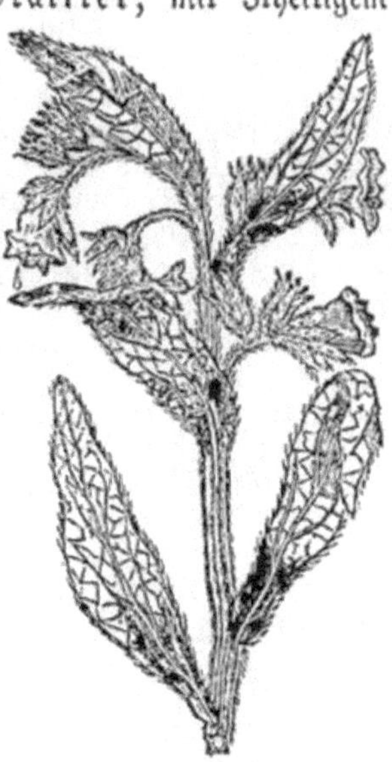

Zubereitung mit diesem Schleime, indem es sich ohne solche nicht verspinnen läßt. Durch Bestreichen mit diesem Schleime erhält das Leder Geschmeidigkeit und Dauerhaftigkeit. Im Herbst hat diese Pflanze mehr zusammenziehende Kräfte, als zu jeder andern Jahreszeit, was beim Sammeln zu berücksichtigen ist, und kann man sie dann auch zum Gerben benützen. Bei Knochenbrüchen, Hernien 2c. ist ein Breiüberschlag von außerordentlich günstigem Erfolge, weshalb wir dieses Mittel dringend empfehlen. — Abstehender B. (S. patens), im Aeußern kommt diese Art mit der vorigen so ziemlich überein und wird ganz wie dieselbe angewendet; die Blumen sind violetroth. — Für Wunden, Risse, Brüche, Eitergeschwüre 2c. ist der Schleim von den allergünstigsten Folgen und getrunken heilt er das Blutspeien. — Ein ausgezeichnetes Mittel gegen Lungenleiden erhält man, wenn man den Schleim in Wein siedet und dieß trinkt. — Jeder Wundarzt sollte immer im Besitze dieses Mittels sein, indem ein Breiumschlag auch zerknirschte Glieder schnell heilt, die Schmerzen der Geschwüre mildert und mit Wein getrunken den Fluß der Frauen stillt.

Beißbeere (Capsicum), diese Gattung der Familie Nachtschattengewächse hat einen 5—6spaltigen oder 5—6zähnigen Kelch, 5 bis 6spaltige, radförmige Blumenkrone und 5—6 Staubgefäße mit ganz kurzen Staubfäden; der keulenförmige Griffel hat eine undeutliche, 2—3lappige Narbe; die saftlose Beere ist 2—3fächerig. Arten: Lange B. (C. longum), krautige, kahle Pflanze mit 4—5eckigem Stengel, eiförmig zugespitzten Blättern, weißlicher Blume, herabgebogenen, zinnoberrothen oder gelben, 1—6 Zoll langen Beeren; ist in Westindien und Südamerika zu Hause, wird bei uns aber häufig kultivirt, blüht vom Juli bis September und ist 1jährig. — Gemeine B., indianischer oder spanischer Pfeffer (C. annuum), dieses bei uns allgemein bekannte Gewächs kommt aus Südamerika zu uns, wo es häufig angebaut wird, namentlich in Peru und Brasilien; früher wurde er auch in Spanien und Portugal im Großen kultivirt. Mit dem gemeinen Pfeffer hat er gar keine Aehnlichkeit und bekommt er einen 1—2 Fuß hohen, ästigen Stengel mit dunkelgrünen, eirund-lanzettigen Blättern und nachtschattenartigen, weißlichen Blüthen, aus welchen sich 3 Zoll lange Schoten entwickeln. Diese sind außen glatt und glänzend, haben Anfangs eine grüne Farbe, werden allmälig roth und sind zur Zeit ihrer Reife im August schön hochroth oder orangengelb; ferner sind sie dünn und trocken, und enthalten viele kleine, nierenförmige und gelbliche Samenkörner. Die ganze Pflanze der beiden vorangehenden Arten, namentlich aber die Schoten und Samen, haben eine anhaltende, nahezu unerträgliche Schärfe, weshalb letztere fast in allen heißen Ländern, vorzüglich in Amerika, Ostindien, Spanien, Portugal und auch in Rußland 2c. wie der schwarze oder gewöhnliche Pfeffer an Speisen als Gewürz genommen werden, und unter dem Namen **spanischer Pfeffer** bekannt sind. Zu diesem Ende werden sie wiederholt gebacken und gedörrt, die Schote gepulvert und der Same wie Senf gemahlen. In Jamaika benützt man letztere auch als Abführungsmittel. Der spanische Pfeffer ist mit seiner wunderschönen Frucht eine große Zierde unserer Gärten, weshalb er häufig gezogen wird. Er verlangt ein wohlgedüngtes, sonniges Erdreich und muß bei trockener Witterung häufig begossen werden. Die Schote wird zum Einmachen der Gurken auch bei uns benützt, und Branntweinbrenner, Essigsieder 2c. geben ihrer Waare eine Schärfe damit. Der span. Pf. gehört unter die schärfsten Reizmittel, namentlich in Beziehung auf Magen- und Darmkanal und erregt in stärkern Gaben Erbrechen, Durchfall, Entzündung des Magens, ja bei unvorsichtigem Gebrauch zeigen sich alle Sym-

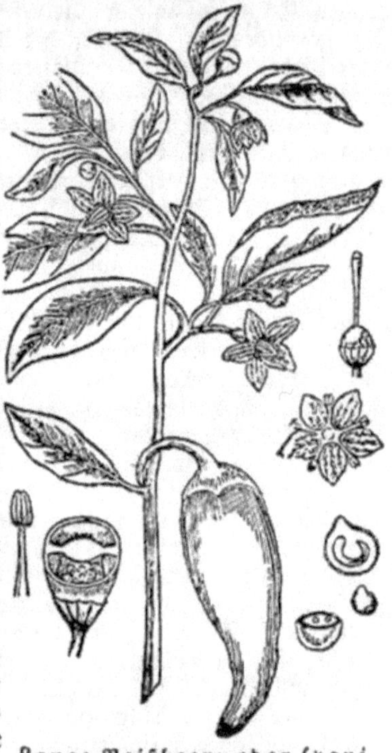
Lange Beißbeere oder spanischer Pfeffer.

tome scharfer Gifte ohne die Spur einer Narkose. — Bei Faul- und Wechselfiebern, Unthätigkeit der innern Organe, Lähmungen und überhaupt da, wo starke Reizmittel nöthig sind, leistet er oft unvergleichlich gute Dienste. — In Deutschland wird er gewöhnlich in der Form einer geistigen Tinktur genommen, welche dadurch gewonnen wird, daß man die Kapsel sammt dem Samen pulverisirt und unter 20 Gran Pulver 200 Tropfen Weingeist mischt. Diese Mischung wird öfters umgeschüttelt und das Helle nach 8 Tagen als Tinktur abgeschüttet. Davon gibt man in folgenden Leiden täglich 1—3mal je 3—6 Tropfen unter Wasser: in nächtlichen Durchfällen mit Brennen im After; bei Verdauungsstörungen, Blähungen, Lindenweh, bei rheumatisch-entzündlichen Schmerzen, kaltem oder Wechselfieber, wo man zur fieberfreien Zeit alle Stunden 3 Tropfen unter 1 Löffel Wasser gibt. — Bei bösartiger Mundfäule bepinsle man die kranken Stellen mit der Tinktur; bei rheumatischen Leiden, Gliederschwere ꝛc. sind Waschungen gut. — Beerenartige B., Kleine B., Vogelpfeffer (**C. baccatum**), der Stengel ist strauchartig und fußhoch, die kleinen Früchte gleichen den Johannisbeeren und übertreffen die vorigen weit an brennender Schärfe. In ihrem Vaterlande (Amerika), namentlich in Cayenne, werden die Beeren getrocknet, gemahlen, mit Waizenmehl und Sauerteig vermischt, gebacken, gepulvert, und als Gewürz unter dem Namen cayennischer oder Vogelpfeffer benützt. — Giftige B. (**C. toxicarium**), diese Art ist so scharf, daß sie von den Indianern mit einigen andern Pflanzen vermischt und zum Vergiften der Pfeile benützt wird.

Beißelbeere, in einigen Gegenden Deutschlands s. v. a. Sauerdorn.

Bela-aye-Rinde, Belahé-Rinde, die Rinde des zottigen Mussändebaums, welche als tonisches, fieberwidriges Mittel der Chinarinde, welcher sie ziemlich ähnlich ist, gleichgestellt wird.

Belladonna, s. v. a. Wolfskirsche.

Belle, in mehreren Gegenden Deutschlands s. v. a. Pappel.

Bellis, s. v. a. Gänseblümchen.

Benedictdistel, s. Cardobenedict.

Benedictenwurzel, Nelkenwurzel, Heil aller Welt, Märzwurzel, Igelkraut, Hasenauge (**Geum urbanum**), eine schätzbare Pflanzenart, welche in ganz Europa an Zäunen, altem Gemäuer, an schattigen Orten ꝛc. wild wächst, jedoch auch in vielen Gärten mit aller Sorgfalt gezogen wird. Sie erreicht eine Höhe von 1—2 Fuß, hat einen ästigen Stengel mit tiefgespaltenen, am Rande gekerbten Blättern und gelbe, gänserichartige Blumen. Dieses Gewächs gibt jung einen guten Salat oder ein Gemüse und wird besonders gern von Schafen gefressen. Es besitzt so viel Gerbstoff, daß es von den Gerbern gesucht und geschätzt wird. Den größten Nutzen gewährt übrigens die Wurzel, welche im Frühjahr einen lieblichen Gewürznelkengeruch hat und deshalb im April ausgegraben, von Fasern und Erde gereinigt, an einem schattigen, luftigen Orte zum Trocknen aufgehängt und zu Pulver gestoßen wird. Dieses Pulver (die Wirksamkeit wird übrigens durch das Trocknen sehr geschwächt) wird in der Medizin häufig gebraucht, doch ist die Tinktur mehr zu empfehlen, welche auf folgende Weise bereitet wird: die frische, in kleine Stücke zerschnittene Wurzel wird mit Wasser angesetzt und hat letzteres, von welchem man auf 1 Theil Wurzel 4 Theile nimmt, 24 Stunden lang ausgezogen, so wird das Helle abgegossen. Nach diesem kommen an die gleiche Wurzel noch 2 Theile starker Weingeist, schüttelt dieß mehrmals um, läßt es 8 Tage stehen und gießt dann das Helle wieder ab. Nun schüttet man beide Tinkturen zusammen und bewahrt sie zum Gebrauche auf. Täglich werden unter Wasser 2—3mal je 10—15 Tropfen gegeben. — Zu der weinigen Tinktur setzt man 4 Loth der Wurzel in 1 Schoppen guten Wein an und nimmt sie beim Gebrauch theelöffelweise. Bei Durchfällen ist eine Abkochung gut, zu welcher man auf 1/4 Schoppen Wasser 1—2 Quent Wurzel nimmt und löffelweise gebraucht. — Dieses Mittel ist in irgend einer der angegebenen Formen außerordentlich magenstärkend und verdient deshalb die allgemeinste Verbreitung. — Gleich gut ist es gegen Durchfälle, welche von Schwäche herrühren und gegen Erbrechen, welches seinen Grund in Schleim, Galle, sauren und ranzigen Stoffen hat. — Zur Ersparung des Hopfens hängen Bierbrauer diese Wurzel nicht selten in einem Säckchen in den siedenden Bierkessel, wodurch dasselbe einen angenehmen bittern Geschmack bekommt und keinenfalls gefährlich ist. — Das Wasserbenedictenkraut (G. rivale) hat herabhängende, glockenförmige, blaßrothe Blumen und findet sich überall an Bächen, auf feuchten Wiesen und in Gärten. Die herbe Wurzel wirkt zusammenziehend und findet daher bei anhaltenden Durchfällen und Blutflüssen, gegen Fieber rc. Anwendung, und durch Kauen befestigt sie, wie die vorige, das Zahnfleisch wieder. Gerber können Wurzel und Kraut benützen.

Bennußbaum, Moringabaum, Behennuß (Guilandina), Gattung der Familie Cassiengewächse, mit 5spaltigem Kelch, kurzer, urnenförmiger Röhre, 5 sitzenden Blumenblättern, 10 Staubfäden und kurzem Griffel. Die eirunde, igelstachelige Hülse ist 2schalstückig und 3, oft auch nur 2 oder 1samig. — Arten: Bonduc-B. (G. Bonduc), ein großer Strauch, dessen Aeste weit auf der Erde ausgebreitet sind, eine grünliche Rinde haben, welche sammt den Blattstielen mit vielen zerstreuten, kurzen Stacheln besetzt sind; die Blätter haben 4—8 Fieder; am Ende der Triebe stehen 4—6 Zoll lange Trauben; die abfallenden Blüthen sind gelb; die 3—4 Zoll lange, ovale Hülse ist schwärzlichbraun und dicht mit abstehenden Dornen besetzt; der runde oder ovale Samen ist aschgrau, schmutzig-gelblich oder weißlich; ändert übrigens auch ab. Dieser im Juni und Juli blühende Strauch wächst in dem östlichen Theile des heißen Asiens und in Amerika, wo die adstringirende, bittere Wurzel gegen Diarrhöen und ruhrartige Krankheiten und die Blätter gegen Verdauungskrankheiten, Milz- und Leberverhärtungen, Wassersucht, Würmer, gestörte Menstruation und Wechselfieber gebraucht wird. Der bittere Samen erregt in größern Gaben Erbrechen und wird auch gegen Wechselfieber, das darin enthaltene Oel aber gegen Lähmungen gebraucht. — Gemeine B. (G. moringa), dieser Baum ist wegen seiner Samenkerne merkwürdig und wird in ganz Ostindien, auf Ceylon, auf der Küste von Malabar, in Syrien, Arabien, Aegypten rc. angetroffen. Er wird etwa 30 Fuß hoch, der Stamm erreicht eine Dicke von 3 Fuß und hat eine glatte, schwärzliche Rinde, die Blätter sind doppelt gefiedert, die Blumen wohlriechend und stehen in lockern Büscheln an den Zweigen, an welchen sie 1—1½ Fuß lange, 3eckige Hülsen hinterlassen, die in einer markigen Masse mehrere hellgrüne Samenkerne enthalten, welche von der Größe einer Haselnuß sind und einen häutigen Ueberzug haben. Diese Bennüsse genannten Kerne haben einen bittern, unangenehmen Geschmack, verursachen heftiges Purgiren und Erbrechen und geben durch Auspressen ein fettes, gelbliches, helles und sehr dickes Oel, das sog. Bennußöl, welches geruch- und geschmacklos ist und nicht leicht verdirbt. Aus diesem Grunde verwendet man es gern zu wohlriechenden Salben, Balsamen, Pomaden rc., zumal es auch bei öfterem Bestreichen die Haut geschmeidig macht. Die Italiener wissen ihm geschickt den Geruch wohlriechender Kräuter mitzutheilen, indem sie frische Jasminblumen, Nelken, Rosmarin, Violen rc. schichtenweise in eine mit Bennußöl getränkte Baumwolle legen, Alles in ein Gefäß bringen, dieß wohl verwahren und 24 Stunden an einen temperirten Ort stellen. In dieser Zeit nimmt das Oel den Geruch der Blumen gewöhnlich an, dann wird es aus der Baumwolle gepreßt und um theures Geld als Nelken-, Rosen-, Rosmarin-, Violenöl rc. verkauft. Rinde und Wurzel gewähren ebenfalls einen besondern Nutzen. Erstere schmeckt und riecht unten am Stamme scharf und beißend, wie Meerrettig, und wird ganz wie derselbe benützt. Von der Wurzel macht man einen Absud, der gegen Gliederschmerzen, Unterleibsstockungen rc. gute Dienste leistet. — Früher hielt man das aus Amerika zu uns kommende Griesholz, welches zum Blaufärben benützt wird, für ein Holz dieser Gattung, was aber irrig ist, indem sich dieser Baum gar nicht in der neuen Welt findet.

Benzoë. Wenn man in den Benzoëgebenden Storaxbaum Einschnitte bis auf den Splint macht, so fließt daraus in nicht reichem Maße ein Balsam, welcher unter dem Namen Benzoë bekannt ist, der als ächter B., wohlriechender B. oder Asand und Mandelbenzoë bekannt ist. Zu uns kommt er als hartes, röthliches, gelbes oder weißliches, körniges und wohlriechendes Harz, welches man in der Medizin bei hartnäckigen Husten, Schwindsucht, scharfen Flüssen rc., sowie als nervenstärkendes und schmerzstillendes Mittel gebraucht. Ferner benützt man ihn zur Bereitung von Salben, Rauchpulvern, Seifenkugeln, sowie der Benzoëblumen und des Benzoëöls. — Auch die Benzoëtinktur ist offizinell, und wird überdieß in großer Menge als Schönheitsmittel zur Verfeinerung der Haut und zur Vertreibung der Sommersprossen, Flechten, Finnen ꝛc. verbraucht.

Berberideen, s. v. a. sauerdornartige Pflanzen.

Berberisstaude, s. v. a. gemeiner Sauerdorn.

Bergahorn, s. v. a. gemeiner Ahorn.

Bergamotte, eine Abart der Orangen-Agrume (s. d.), mit gerandet-geflügeltem Blattstiel, rundlicher, niedergedrückter oder etwas birnförmiger Frucht, welche einen säuerlichen Saft enthält. Das aus der Fruchtrinde derselben gepreßte Oel heißt **Bergamottöl**. — Eine ausgezeichnete Birnsorte, welche unter dem Namen Weiße Herbstbutterbirne bekannter ist.

Bergbohnenkraut, Abart des gemeinen Bohnenkrauts, dem es so ziemlich gleicht. an steilen, rauhen Orten in Krain und dem Littorale wild vorkommend und bei uns hie und da in Gärten kultivirt; wird wie das Bohnenkraut als Würze benützt.

Bergeppich, s. v. a. Grundheil.

Bergfenchel, s. v. a. wilder Fenchel.

Bergfieberwurzel, s. v. a. Enzian.

Berghaarstrang, s. v. a. Grundheil.

Bergminze (**Calamintha**), Gattung der Familie Lippenblümler; walziger, 2lippiger Kelch, 2lippige Blumenkrone; 2 mächtige Staubgefäße, welche auseinander stehen; 2spaltige Narbe. Die länglichen Schließfrüchte sind an beiden Seiten abgerundet. — Arten: Großblumige B. (**C. grandiflora**), 1—1½ Fuß hoher Stengel, welcher, wie die eirunden, spitzigen, gelblich-grünen, geaderten Blätter, behaart ist; der Wirbel besteht aus 3—5blüthigen Trugdöldchen; die rosenrothe Blumenkrone ist 9—16 Linien lang; die kohlschwarzen, glatten Schließfrüchte haben am Fruchtnabel 2 weiße Grübchen. Diese Art kommt mit großen und mit kleinen Blumen vor und wächst in Tyrol, Kärnthen, Krain, im südlichen und südöstlichen Europa, sowie im Orient auf Bergen und Voralpen, ist ausdauernd und blüht im Juli und August. Früher gebrauchte man die großblumige B. häufig in der Offizin, jetzt aber nicht mehr, obschon sie, ungeachtet des Poleygeruchs, lieblicher riecht, als die andern Minzarten. Gebräuchliche B. (**C. officinalis**), der 1—1½ Fuß hohe Stengel ist purpurbraun gefärbt, die Blätter sind eirund und wie der Stengel mit kurzen, grasgrünen Haaren bedeckt; die purpurrothe Blumenkrone hat am Grund der Unterlippe einen weißen, violetgetüpfelten Fleck. Findet sich im südlichen Europa, ist ausdauernd und blüht vom Juli bis August. Der Geruch und Geschmack dieser Pflanze gleicht dem der Melisse und Krauseminze vollkommen, und hat auch dieselben Eigenschaften.

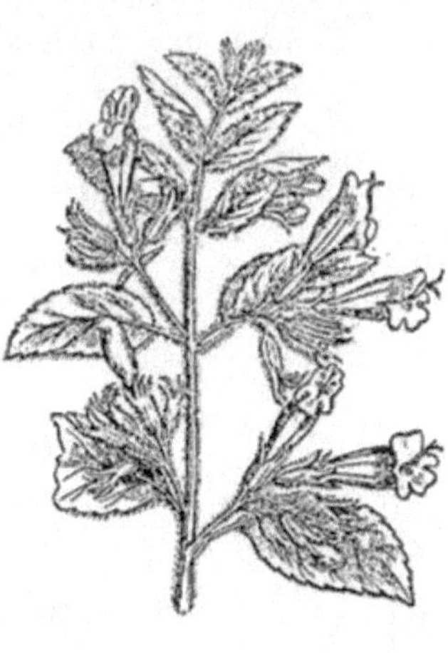

Großblumige Bergminze.

— Poleyartige B. (**B. nepeta**), wird höher als die Vorige, hat angeerückte, rundliche Blätter, und ist leichter behaart. Die lilafarbenen Blumen sind kleiner und haben auf der Unterlippe violette Tüpfchen. Findet sich im westlichen und südlichen Europa, an Abhängen, Felsen und Mauern, ist ausdauernd und blüht im Juli und August. Der Geruch ist stark poleyartig, der Geschmack feurig gewürzhaft und die Wirkung adstringirend, daher findet diese Art häufig Anwendung in der Heilkunde. — Feld-B. (**C. acinos**), aus der dünnen, einköpfigen Wurzel entspringt der am Grunde ästige, aufrechte, kurzflaumhaarige Stengel; die eirunden, gesägten Blätter sind ziemlich lang gestielt; der Wirbel ist 6blüthig und hat ungetheilte Blüthenstiele; die Blume ist hellviolet, selten weiß und florirt vom Juni bis August; einjährig. Kommt in Geruch und Geschmack ziemlich mit dem Poley überein und wird wie dieselben angewendet. — Alpen-B. (**C. alpina**), vielköpfige Wurzel, niederliegender Stengel; eiförmige, gesägte Blätter; 6blüthige Wirtel; große, violetrothe Blumen. Findet sich auf Alpen und Voralpen auf dem Kiese der Alpenbäche und geht von da bis in die Ebenen hinab. Ist ausdauernd, blüht im Juli und August, riecht sehr stark und angenehm gewürzhaft, und wird, namentlich in Gebirgen, häufig wie der Quendel benützt. — Schon den Alten war diese Pflanzengattung bekannt, welche zertheilt und Feuchtigkeiten verzehrt. — Wird das gepulverte Kraut mit Rettigwasser vermischt und Morgens nüchtern getrunken, so hebt es Linden- und Darmsucht. — Kann der Harn nicht gehalten werden, so mache man von dem Kraut ein Pflaster, lege es über Nabel und Gemächt, dann wird es besser werden. — Gegen Nasenbluten wende man den mit Essig vermischten Saft an. — Ueber die Stirne gelegt hebt ein Umschlag das Kopfweh und mildert Hitze und Entzündung überall. — Mit Salz gestoßen ist das Kraut ausgezeichnet gegen den Biß wüthender Hunde und kann in dieser Form als vorzügliches Wundmittel empfohlen werden. Alle Bergminzenarten haben diese Eigenschaften.

Bergreis, diese Abart unterscheidet sich von dem gewöhnlichen Reis dadurch, daß es fast glatte Blumenspelzen hat, kürzere Zeit zu seinem Wachsthum braucht und auf trockenem Felde gebaut werden kann.

Bermudagras, in Nordamerika und Westindien s. v. a. Fingerähriges Hundszahngras.

Bertram, s. Kamille.

Bertramswurzel (Pyrethrum), Gattung der Familie Vereinblüthler, mit ziemlich flacher, halbkugeliger Hülldecke und dachziegeligen Hüllblättern; die Randblüthen sind weiblich; die Blumenkrone 1lippig und 5zähnig; Scheibenblüthen zwitterig. Die ungeflügelten, kantigen Schließfrüchte sind gleichförmig und mit einer kronenförmigen oder gezähnten Fruchtkrone versehen. — Arten: Geruchloses B. (P. inodorum), kahle, kamillenartige Pflanze mit 1—2 Fuß hohem, ästigen Stengel und doppelt bis 3fach kammtheiligen, kahlen Blättern; die großen Blüthenköpfe stehen einzeln auf den zahlreichen Astspitzen, die abstehende Lippen habende Randblüthen sind weiß, die Scheibenblüthen gelb; die 3—4kantigen, gekrönten Schließfrüchte haben auf der Spitze 2 dunkle Drüsen und oft noch 2 kleine Löcherchen. Findet sich an Wegen, auf wüsten Plätzen und Aeckern und bekommt auf salzhaltigen Stellen fleischigere Blätter und ausgebreitetere Stengel. — Gemeine B. (P. parthenium), der aufrechte, gestreifte, ästige, 1—3 Fuß hohe Stengel ist unten kahl, oben weichhaarig; von den gestielten, kammtheiligen, etwas weichhaarigen Blättern fließen die obersten zusammen; doldentraubige Blüthenköpfe; längliche, weißrandige Hüllblätter; gelbe Scheibenblüthen; die Schließfrüchte haben eine kurze, spitzkantige Krone. Kommt an waldigen, steinigen Orten, auf Mauern, Schutthaufen und andern wüsten Plätzen in ganz Europa vor, ist ausdauernd und blüht vom Juni bis Juli. — Blühend hat die Pflanze einen kamillenartigen, starkgewürzhaften widrigen Geruch und einen bittern Geschmack. Sie wirkt sehr stark erregend, krampfstillend und tonisch, weshalb man sie bei krampfhaften Unterleibsleiden, stockender Menstruation, Wechselfieber ꝛc., und äußerlich als schmerzstillende Bähung sowie zum Zertheilen der Geschwülste anwendet. Die Wirkung ist überhaupt so stark, wie bei der römischen Kamille: allein des schlechten Geschmackes wegen findet dieses Mittel leider nur noch selten Anwendung. — Indische B. (P. indicum), strauchiger, ästiger Stengel, nach oben weich behaart; die gestielten, eirunden Blätter sind 3theilig; die Blüthenköpfe haben 1 Zoll Durchmesser und kommen häufig gefüllt vor; die Blüthen sind entweder gelb oder von verschiedenen Farben; ist in China, Japan und Ostindien zu Hause und wird bei uns als Zierpflanze gezogen. — Chinesische B. (P. sinense), gleicht der vorigen Art so ziemlich, nur sind die Blüthenköpfe 2—3mal größer, die ungleich gesägten fiederspaltigen Blätter lederartig und schimmelgrün. Die Blüthen sind in der Farbe verschieden und zwar oft schwarzpurpurroth, lila, rosenroth, weiß, gelb, orangefarben und manchmal bunt. Ist in Japan und China zu Hause und wird bei uns häufig in Gärten gebaut, gewöhnlich aber nur mit gefüllten Blüthen.

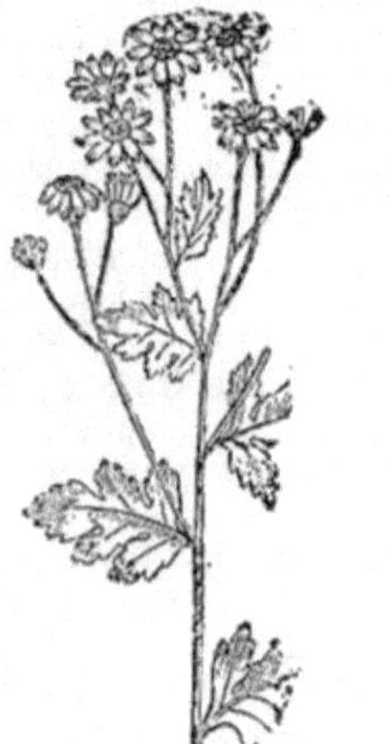

Gem. Bertramswurzel.

Berufskraut (**Erigeron**), diese Gattung der Familie Vereinblüthler hat dachziegelige Hülldecke, mehrreihige, weibliche Randblüthen, einlippige Blumenkronen, zwitterige Scheibenblüthen, röhrenförmige Blumenkrone und deckblättchenlosen Fruchtboden; die zusammengedrückten Schließfrüchte haben keinen Schnabel; die sitzende Fruchtkrone ist haarig. — Arten: Scharfes B. (**E. acris**), treibt einen oder mehrere ½—1½ Fuß hohe Stengel, welcher kurzhaarig und purpurbraunroth ist; die lanzettigen, ganzrandigen Blätter sind ebenfalls kurzrauhhaarig; die Blüthenköpfe sind doldentraubig und stehen zu 1—3 an den Aesten; die Randblüthen haben purpurröthliche, blaue oder weißliche Lippen, während die innern weiblichen Blüthen fadenförmig sind; die rothbraune oder weißliche Fruchtkrone ist doppelt so lang als die weichbehaarte Schließfrucht. Findet sich in ganz Europa, dem Kaukasus ꝛc. auf sandigen, steinigen, dürren Orten, sonnigen Hügeln und auf Haiden, blüht vom Juli bis August und ist 2jährig. Reibt man die frische Pflanze, so verbreitet sie einen eigenthümlich angenehmen Geruch, und hat einen beißenden, scharfen Geschmack, weshalb man dieses Mittel früher in Brustkrankheiten, Magensäure, verhaltener Menstruation ꝛc. gebrauchte und der Pflanze auch noch magnetische Kräfte zuschrieb.

Besenbirke, in Zürich s. v. a. weiße Birke.

Besenginster (**Sarothamnus**), Gattung der Familie Schmetterlingsblümler; Kelch 2lippig; Lippen rauschend, die obern 2=, die untern 3zähnig; Staubgefäße 1brüderig; der Griffel sehr lang, kreisförmig zusammengerollt, oberhalb verdickt, unten flach; die kleinen Narben sind endständig, klein und köpfig. — Arten: Gemeiner B. (**S. scoparius**), dieser 3—5 Fuß hohe Strauch hat kantiggestreifte, ruthige Aeste, dunkelgrüne, oben schwach=, unten stark=flaumig behaarte Blätter und goldgelbe Blüthen, welche im Mai erscheinen und im Herbst reife Samen bringen. Findet sich in ganz Europa wild, namentlich in sandigen Ebenen und nicht zu hoch gelegenen Gebirgen in allen Bodenarten; wird selten gebaut und ist in Forstkulturen ein lästiges Unkraut, das in offener Lage und bei strenger Kälte oft bis auf die Wurzel erfriert. Uebrigens würde sich der Anbau dieses Strauchs auf geringen Sandäckern gut lohnen, und dürfte der Ertrag größer sein, als bei vielen gedüngten Sandfeldern, indem sie zunächst sehr zur Bodenverbesserung beiträgt, das Aufkommen anderer Pflanzen schützt, ein gutes Streumittel und Material zu Besen für Landleute liefert. Für holzarme Gegenden ist das Reisig zur Feuerung geschätzt und gibt die davon gewonnene Asche sehr viel Pottasche. In Parkanlagen ist sie in niedern Gebüschen und am Saume der Baumgruppen wegen ihrer großen gelben Blüthen sehr geschätzt, und können die Blüthenknospen wie Kapern eingemacht werden. Die Blüthen enthalten gelbe Farbe in reichem Maße, während die Zweige zum Gerben des Kalbleders empfohlen werden können. — Die widrig bitterschmeckenden jungen Aeste, Blüthen und Samen wirken stark harntreibend und purgirend und werden in dieser Beziehung häufig als Hausmittel benützt.

Besenhaide (**Calluna**), Gattung der Familie Haidegewächse; 4blätteriger, freier, von 6 Deckblättern umgebener Kelch; 4spaltige Blumenkrone; 8 freie, unterweibige Staubgefäße; 4fächeriger Fruchtknoten mit 2eiigen Fächern; 4fächerige, 4schalstückige Kapsel. — Arten: Gemeine B. (**C. vulgaris**), sehr buschiger, 1—3 Fuß hoher Strauch mit Nebenästchen, welche später vertrocknen und mit den Aesten abfallen; die endständigen Trauben sind 1—3 Zoll lang und wachsen aus der Spitze oft wieder Aeste hervor, welche Blätter tragen. Der von Deckblättern umgebene Kelch ist lila=rosenroth, manchmal auch weiß, der Staubbeutel schwarzbraun und hat 2 flache, gezähnelte Spornen. Kommt an dürren Stellen, auf Sandboden, in Nadelwäldern, auf Torfmooren in ganz Europa bis Island vor und bedeckt nicht selten große Strecken. Früher war diese Pflanze gegen den Stein sehr gebräuchlich, und jetzt noch ist unter den Hausmitteln eine Abkochung der Blüthen gegen Leibschmerzen und der Saft der Blätter gegen Augenschwäche geschätzt. — In der Thierheilkunde leistet ein Absud in Maul= und Klauenseuche gute Dienste. Außerdem wird die Pflanze hin und wieder zum Gelbfärben und Gerben benützt, und werden die Blumen häufig von den Bienen besucht.

Besenkraut, in einigen Gegenden s. v. a. Wermuth.

Besenpfrieme, s. v. a. Besenginster.

Beta, s. v. a. Mangold.

Betel, Betelpfeffer (Piper betle), ein rankendes Gewächs, welches eine Art des Pfeffers (s. d.) bildet und in Ostindien wild wächst. Es schlängelt sich an den Stämmen der Bäume und Aeste, sowie an andern hohen Gegenständen empor, und hat eirunde, scharfzugespitzte Blätter, welche den Pomeranzenblättern gleichen und gewürzhaft zusammenziehend schmecken. Die in einer Aehre hängenden Blüthen hinterlassen schuppige, längliche Früchte, welchen man jedoch keinen oder nur einen höchst geringen Werth beilegt. Um so größern Werth aber haben die Blätter, aus welchen der Betel bereitet wird, welcher einen einträglichen Handelsartikel in Ostindien bildet, indem man ihn dort mit Gewürznelken, Arekanüssen oder auch mit bloßen Austernschalen vermischt und zum Kauen in mehr oder minder kostbaren Büchsen und Beuteln, wie bei uns den Schnupftabak, bei sich führt. Jedem eintretenden Gaste wird B. angeboten, und es darf der Geringere den Vornehmern erst dann anreden, wenn er B. gekaut hat, und ein Unterlassungsfall würde für grobe Verletzung des Anstandes gelten. Das Betelkauen hat übrigens mehrfache gute Folgen, indem es den Athem immer wohlriechend erhält, den Schleim im Kopfe auflöst, den Magen stärkt und das Zahnfleisch gegen Skorbut schützt. Der Saft der Blätter färbt Mund und Lippen roth, was bei den Eingeborenen für eine besondere Schönheit gilt; außerdem können auch Zeuge damit roth gefärbt werden. Durch unmäßiges Kauen leiden die Zähne; sie werden schwarz und angefressen.

Betelnußpalme, s. v. a. Areca.

Betonie (Betonica), Gattung der Familie Lippenblümler; mit 5zähnigem, röhrigem Kelch, 2lippiger Blumenkrone, an welcher die Oberlippe gebogen, die untere 3spaltig ist; von den 4 Staubgefäßen sind 2 mächtig und erscheinen sie nach dem Verblühen seitlich gebogen; die Schließfrüchte sind stumpf und abgerundet. — Arten: Gemeine B., Wiesenb., Zehrkraut (B. officinalis), diese Pflanze stund bei den Alten in sehr großem Ansehen und wird in ganz Europa wildwachsend auf lettigen Wiesen, in Wäldern, auf Bergen und an trockenen Plätzen gefunden. Die faserige Wurzel treibt einen 4eckigen, rauhen, 1—2 Fuß hohen Stengel mit etwas herzförmigen, rauhen, ausgezackten Blättern. Die auf langen Stielen sitzenden Wurzelblätter sind 1½ Zoll breit; die im Juni hervorbrechenden, purpurröthlichen Blumen bilden eine schöne Quirle; sie riechen angenehm und bieten den Bienen eine gute Weide. In frischem Zustande riechen die Blätter schwach melissenartig, schmecken scharf und etwas zusammenziehend. Ihrer schleimauflösenden zertheilenden Eigenschaften wegen werden sie in der Medizin benützt und ist der daraus bereitete Thee als sehr gesund zu bezeichnen, weshalb er in Haushaltungen gehalten werden sollte. Die frische Wurzel wirkt abführend und erregt in getrocknetem Zustande Erbrechen. — Die Blätter sollen ein Ersatzmittel für den chinesischen Thee bilden. — Als Zierpflanze kommt eine Abänderung mit weißen Blumen in unsern Gärten vor. — Wenn man die Blätter in wenig Wasser siedet und auf zerknirschte oder zerfallene Glieder legt, so leisten sie gute Dienste. — Bei Fallsucht trinke man Thee von dem Kraut; ebenso gegen Sodbrennen. Das mit Honig vermischte Pulver der dürren Blätter wirkt in gleicher Art. Der Saft mit Honigwasser vermischt und getrunken leistet in Wasser- und Gelbsucht gute Dienste. — B. mit Honig und Wein gesotten ist gut für Brustbeschwerden, namentlich wenn sie sich durch Blutspeien äußern. — Betoniensaft mit Rosenöl vermischt vertreibt Ohrenschmerzen, wenn man dieß in die Ohren läßt.

Betzelsbirne, eine am Rhein und in andern Gegenden Deutschlands wachsende, vorzügliche Wirthschaftsbirne, welche bis Frühling dauert, früh und viel trägt und auch in rauhen Gegenden gut gedeiht.

Beutel nennt man in der Botanik eine sackförmige Höhle des Schnabelwulstes, auf welcher der drüsenartige Staubhalter liegt.

Beutelstern (Knema), Gattung der Familie Osterluzeigewächse; zweihäusig, 3—4spaltige, 1blätterige Geschlechtshülle. Bei den männlichen Blüthen sind die Staubfäden an der Spitze in eine ausgehöhlte Säule zusammengewachsen, während bei den weiblichen der Fruchtknoten einfach oder doppelt ist und der Griffel fehlt. Die steinfruchtartige Kapsel ist einsamig; die dicke Fruchthülle springt in 2 Schalstücke auf; der bemantelte Samen ist ganz oder mehr oder minder gespalten. — Arten: Schimmelgrüner B. (K. glauca), dieser 30—50 Fuß hohe, schöne Baum hat stielrunde Aestchen, welche außen, sammt den Blatt- und Blüthenstielen, den Blüthen, der Unterseite junger Blätter, ochergelb oder rostbraun bestäubt sind. Die lanzettigen Blätter werden 6½ Zoll lang und 1—2 Zoll breit; sie sind lederig, kahl, oben dunkelgrün glänzend, unten schimmelgrün und oft ein wenig silberweiß. Die purpurröthlichen, glockigen Blüthen sind am Rande 8—10spaltig, und haben daran 8—10 geradabstehende Staubbeutel. Die einzelne, doppelte oder dreifache Kapsel wird 1⅓ Zoll lang, ist ochergelb bestäubt und 2schalstückig; der ovale Samen ist in einer harten, schwarzbraunen Schale. Die Heimath dieses Baumes ist in den Berggegenden Java's; er blüht fast das ganze Jahr, bringt namentlich im Dezember und Januar viele reife Früchte, und hat einen gewürzhaften Samenmantel, während der Samenkern sehr scharf schmeckt. — Färbender B. (**K. tingens**), aufrechtstämmiger Baum mit beiderseits zugespitzten kahlen Blättern, sehr kleinen Blüthen, fast 1 Zoll langen Kapseln, welche in ährenförmigen Trauben stehen; der Samen ist von einer harten Haut umgeben. Der Samenmantel gibt mit Kalk eine rothe Farbe, welche den Eingeborenen zum Färben der Zähne dient. Vaterland: Amboina. — Wohlriechender B. (**K. odorata**), gegen 50 Fuß hoher Baum, welcher schwarzbraune Rinde und nickende Aestchen hat, die an den Enden rothbraun-filzig sind. Die wechselständigen, 5—8 Zoll langen, 2½—3½ Zoll breiten, gestielten Blätter sind lederig, oben kahl, unten schmutzig-grün und mit ochergelben Sternhärchen bedeckt; die 3—5 Zoll langen, grünlich-gelblichen Blüthensträuße sind mit einem breiteirunden Deckblatt umgeben; der Fruchtknoten ist rostbraunfilzig; ebenso die langgestielte, ovale Kapsel. Aus der zinnoberrothen Kernhaut kann man eine Farbe bereiten, und sind die geruchlosen Samenkerne innen weiß und roth marmorirt. Dieser auf den ostindischen Inseln heimische Baum wird auf Java wegen seiner veilchenartig riechenden Blüthen häufig in Gärten gepflanzt. — Madagaskarischer B. (**K. madagascariensis**), wunderschöner Baum, welcher etwas schwächer als der vorige ist und einen weißen, an der Luft roth werdenden Saft von sich gibt. Die wechselständigen, 4—5 Zoll langen und 2—2½ Zoll breiten Blätter sind oben glatt und dunkelgrün, unten leicht bräunlich und netzadrig; die Aeste der knäuelförmigen Blüthensträuße sind filzig; ebenso die ovale Kapsel. Heimath: Madagaskar. Die angenehm und gewürzhaft riechenden Samenkerne werden wie Muskatnüsse benützt. — Talggebender B. (**K. sebifera**), dieser sehr starke Baum mit weißlichem, leichtem Holz erreicht eine Höhe von 60 Fuß, und hat herzförmige, 8 Zoll lange und 3½ Zoll breite Blätter, die unten braunfilzig und starkgerippt sind; die Blüthensträuße sind sammt den Aesten rostbraunfilzig; ebenso die lederige, kugelige Kapsel, welche in 2 Schalstücke aufspringt. Der brüchige, von einer schwärzlichen Samenhaut umgebene Kern ist innen rostbraun und weißlich marmorirt. Wächst an feuchten Plätzen in Guiana und Cayenne und trägt im Dezember, Januar und Februar Blüthen und Früchte. Aus Einschnitten in die Rinde fließt ein rother, scharfer Saft, welcher gegen Mundfäule, Schwämmchen im Munde, cariöse Zähne rc. gebraucht wird. Das talgartige Oel, welches aus den Samenkernen gewonnen wird, dient zur Bereitung von Kerzen, und verursacht, namentlich in Wunden, Entzündungen.

Bewegung in der Pflanzenwelt. Seither war man gewohnt, als sichersten Unterschied zwischen Thier und Pflanze in den niedrigsten Formen derselben die freiwillige Bewegung hinzustellen und zu behaupten, daß alle die Organismen, welche freiwillige oder autonomische, d. h. aus ihrem eigenen Organismus hervorgehende Bewegung besitzen, zu den Thieren, diejenigen aber, bei denen die an ihnen wahrzunehmenden Bewegungen nur von äußern, zufälligen Einflüssen hervorgebrachte zu betrachten seien, zu den Pflanzen zu zählen seien. Dieser Unterschied konnte aber nur so lange als gültig betrachtet werden, als man dergleichen Bewegungen noch nicht an ganz entschiedenen Pflanzen oder Pflanzentheilen betrachtet hatte. In der That nun gibt es bei den Pflanzen ganz abgesehen von jener durch äußere Einflüsse, Wind, Wellen, Licht u. s. w. hervorgebrachten Bewegung, sowohl eine autonomische Bewegung ganzer pflanzlicher Organismen, als auch einzelner pflanzlicher Theile. Sie sind räthselhaft, und zerfallen in periodische und nicht-periodische Bewegungen. Erstere sind bis jetzt blos an den Blättern einiger tropischen Hedysarum-Arten und an der Honiglippe einer tropischen Orchidee, des **Megaclinium faliatum** beobachtet worden. Die auffallendste Erscheinung findet sich an den Blättern von **Hedysarum gyrans**: seine Blätter sind 3zählig, und bestehen aus einem großen Endblatte und zwei kleinen Seitenblättchen; das Endblatt und der gemeinschaftliche Blattstiel bewegen sich am Tage fortwährend auf und nieder, bald schneller, bald langsamer, je nach der Stärke des Lichts. Diese Bewegung hängt also offenbar von dem Lichtreize ab. Die Seitenblättchen zeigen dagegen bei Tag und Nacht eine schwingende, ruckweise Bewegung in der Art, daß die Spitze eines jeden Blättchens einen kleinen Kreis beschreibt, und zwar bewegt sich oft nur ein Blättchen, während das andere ruht. Bei dieser letzteren Bewegung bleibt das Licht natürlich ohne Einfluß. Zu den nicht-periodischen Bewegungen gehören zunächst die Schwingungen der windenden oder schlingenden Achsen, welche zunächst den Zweck haben, einen Stützpunkt zu suchen; ferner die ohne alle äußeren oder fremdartigen Einwirkungen erfolgenden Bewegungen der Staubgefäße und der Narben vieler Pflanzen, um die Befruchtung möglich zu machen; endlich die Bewegungen der Oscillarien und Diatomeen, also ganzer Pflanzen. Die Oscillarien, zu den niedern Süßwasseralgen gehörend, bestehen aus einer Reihe mehr breiter als langer cylindrischer Zellen und zeigen eine dreifache Bewegung: 1) eine Krümmung des vordern, oft farblosen Endes eines jeden Fadens in spiralischer Richtung; 2) ein pendelartiges Hin- und Herschwanken der vordern Hälfte eines jeden Fadens, und 3) ein wurmartiges Ausstrecken und Vorrücken eines jeden Fadens. — Die Bewegungen der Diatomeen aber, einer ganzen, großen Pflanzenfamilie, hat so viel scheinbar freiwilliges, d. h. von eigenem Willen, also einer Seelenthätigkeit Abhängendes, daß die größten Naturforscher, z. B. Ehrenberg, sie zu den Infussionsthieren gezählt haben und theilweise noch zählen. Man sieht diese kleinen, mikroskopischen Organismen, sobald sie nämlich nicht in eine Schleimhülle eingeschlossen sind, jedoch nur unter dem Mikroskope, frei im Wasser herumrudern, sieht sie bald nach links, bald nach rechts abbiegend; stoßen sie an einem andern Gegenstand an, so weichen sie etwas zurück und versuchen dann in einer andern Richtung bei dem Gegenstande vorbei zu kommen. — Zu den von äußern Einflüssen, durch Licht u. s. w. bedingten Bewegungen der Pflanzen gehört unter andern auch der Schlaf der Blumen und Blätter. S. Blumenschlaf, Blätterschlaf rc.

Bezetten, s. v. a. Tournesol.

Bezoarwurzel, s. v. a. Giftwurzel.

Biberklee, s. v. a. Wintergrün oder Bitterklee.

Biberkraut, s. v. a. Kleines Tausendguldenkraut.

Bibernell (**Pimpinella**), Gattung der Familie Doldengewächse; undeutlicher Kelchrand; ausgerandete, verkehrt eirunde Blumenblätter; Griffel mit nahezu kopfiger Narbe; eirunde, an der Seite zusammengezogene Spaltfrucht; die auf der Berührungsfläche ziemlich flache Kernmasse ist höckerartig gewölbt; der freie Fruchthalter ist 2spaltig. Die Blüthen sind weiß, roth, hie und da gelb. — Arten: Gemeine oder Kleine B. (**P. saxifraga**), auch Steinpetersilie, Steinbibernelle genannt; diese 2—3 Fuß hohe, in ganz Europa auf feuchten Wiesen, trockenen Triften, an Wegen und in Obstgärten wildwachsende Pflanze zeichnet sich durch ihre sehr in die Augen fallenden Blumenschirme aus. Die gefiederten Blätter lassen sich jung als Salat verspeisen und sind für das Vieh ein gesundes, die Milch starkvermehrendes Futter, weshalb viele Landwirthe den Samen im Frühjahr auf ihre Wiesen streuen. In einzelnen Gegenden Deutschlands hängt man von dem Kraut kleine Büschel in die Bierfässer, damit das Bier einen angenehmen Geschmack bekommt. Säuerliche Weine sucht man ebenfalls damit zu verbessern. Uebrigens bildet die lange, weiße, fingersdicke, sehr scharfe und gewürzhafte Wurzel mit bocksartigem Geruch den wichtigsten Theil der Pflanze. Beim Kauen verursacht sie ein starkes Brennen im Munde, welches jedoch nicht anhält. In der Heilkunde braucht man sie als schleimauflösendes, schweißtreibendes und stärkendes Mittel und wendet sie hauptsächlich bei Lähmungen der Zunge, Blutflüssen, Brustleiden, Heiserkeit rc. an, wo sie gute Dienste leistet. Getrocknet ist die Wurzel, welche allgemeine Anwendung verdient, höchstens so dick wie ein kleiner Finger, gelblichgraulich, feingeringelt. Bei Lähmungen der Zunge oder der Kauwerkzeuge ist das daraus bereitete Gurgelwasser ausgezeichnet gut. Es gibt verschiedene Abarten von dieser Pflanze, von welchen die Wurzel der einen ein schönes, hellblaues Oel gibt, weshalb sie in der Liquerfabrikation häufig angewendet wird. Samen und Kraut haben dieselben Eigenschaften, wie die Wurzel, nur nicht so stark. — Die auf Wiesen, grasigen Waldplätzen von der Ebene bis zu den Voralpen wachsende, im Mai und Juni, gewöhnlich noch einmal im August und September blühende Große B. (**P. magna**) wird ganz wie die Vorige benützt, und kommt es vor, daß das Vieh die Pflanze manchmal unberührt stehen läßt. — Anis-B., s. u. Anis. — Die Wurzel in Wein gesotten und den Absud getrunken verhindert den Andrang des Bluts gegen das Herz und nimmt das Kopfweh. — In Wunden und Eitergeschwüren träufle man den Saft, namentlich in Kopfwunden, und sie heilen bald, selbst wenn sie bis auf die Hirnschale gehen. — Dieser ist auch gut bei Harnbeschwerden, Verstopfungen der Milz und Leber. — Wenn man den Saft ausdrückt und vor Eintritt eines Fieberanfalls trinkt, so sind seine Folgen äußerst günstig.

Bicksbeere, in Pommern s. v. a. Heidelbeere.

Bidens, s. v. a. Zweizahn.

Bienenklee, im Erzgebirge s. v. a. weißer Steinklee.

Bilsenkraut (Hyoscyamus), diese Gattung der Familie Nachtschattengewächse hat einen 5zähnigen, krugförmigen, trichterartigen, hier und da auf einer Seite gespaltenen Kelch, 5 Staubgefäße; der Griffel hat eine kopfförmige Narbe; die 2fächerige, häutige, am Grunde bauchige Kapsel ist in dem oft vergrößerten Kelche eingeschlossen und springt an der Spitze mit einem 1—2fächerigen Deckel auf. — Arten: Schwarzes B., Zigeuner-, Teufels- oder Tollkraut (**H. niger**), eines der giftigsten Gewächse, welches sich in Europa, namentlich aber in Deutschland findet, wo es überall an Wegen und Hecken, Schutt- und Misthaufen, sowie auf öden und fetten Plätzen jeder Art wächst. Die lange, fingersdicke, weißliche Wurzel dauert 2 Jahre und treibt einen 1½—2 Fuß hohen, ästigen, weichen, klebrigen und behaarten Stengel. Die Blätter haben eine blaßgrüne Farbe und werden gegen oben zu immer kleiner; sie sind überhaupt zart, ungestielt, haben einen scharfausgeschnittenen Rand und umfassen den Stengel von unten. Die nicht ganz blaßgelben, mit vielen feinen violetten Aederchen netzadrig durchzogenen Blumen treten im Mai und Juni oben zwischen den Blättern hervor und bilden eine lockere Aehre, in welcher sich in einer 2fächerigen, bedeckten Kapsel eine große Masse kleiner, runder, aschgrauer Samenkörner entwickeln. Das Ansehen des B. ist mit seinen blaßgrünen Blättern düster und traurig, und verbreitet es weit

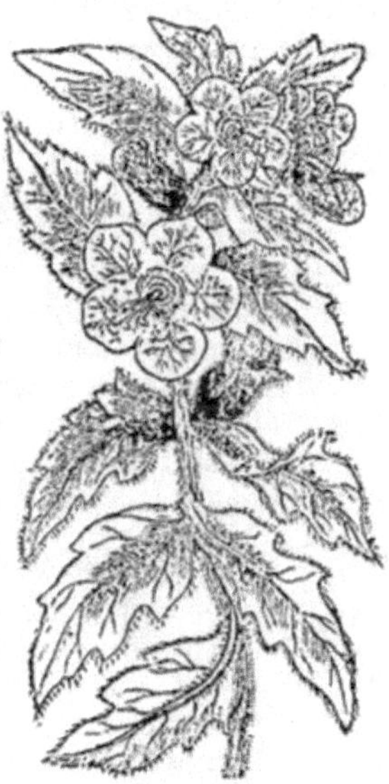

um sich her einen stinkenden, betäubenden Geruch. Die ganze Pflanze ist für den Menschen tödtlich. Durch den Genuß der Wurzel, welche der Cichorienwurzel ziemlich ähnlich ist und daher schon mit derselben vermischt wurde, entsteht zuerst heftiges Brennen im Halse, darauf folgen Verzuckungen, Raserei und endlich selbst der Tod. Die Blätter wirken in gleicher Weise, noch viel stärker als der Same. Kinder spielen gar gerne damit, man kann sie deshalb nicht genug warnen, weder die Samenkapseln zu öffnen, noch die kleinen Körnchen zu verschlucken, noch überhaupt die Pflanze zu berühren. Zahllose traurige Beispiele zeigen zur Genüge, wie gefährlich die geringste Nachlässigkeit ist, indem sich bald Schwindel, Krampf, Lähmung der Glieder und endlich der schmerzhafteste Tod einstellt, falls nicht augenblicklich die kräftigsten Gegenmittel angewendet werden, welche bis zur Ankunft eines geschickten Arztes, mit dessen Herbeirufung keinen Augenblick gezögert werden darf, im Eingeben von warmer Milch, Oel, Brechmittel &c. bestehen. Auf Federvieh und Fische wirkt der Samen gleich nachtheilig, und Schweine werden vollkommen gelähmt, wenn sie das Kraut fressen. Streut man dasselbe in einem Gebäude umher, so wandern Mäuse und Ratten aus, und nur von den Ziegen soll es ohne Nachtheil gefressen werden können, ja auch die Pferde sollen, wenn man den Samen unter den Haber mischt, fett davon werden, wovon übrigens Schreiber dieß keine Erfahrung hat und einen so gefährlichen Versuch auch nicht zu machen gewillt ist. Ungeachtet der Gefährlichkeit dieses Krautes gewährt es in der Medizin doch großen Nutzen, und darf als kräftiges Heilmittel ohne alles Bedenken angewendet werden, wenn man nur die dabei nöthige Vorsicht beobachtet und die vorgeschriebenen Gaben nicht überschreitet. Um jedoch Schaden zu verhüten, thut man immer wohl, wenn man das Mittel stets verschlossen hält und sicher aufbewahrt. Es wirkt bei allen krampfhaften Zufällen von den leichtesten Verzuckungen bis zu den heftigsten Convulsionen sehr gut, namentlich wurde es aber schon sehr häufig mit dem besten Erfolge bei Gichtern, Convulsionen, Fallsucht, in Gebärmutterkrämpfen, bei Krämpfen der Schwangern und solchen, die von Würmern herrühren, in der Melancholie und stillbrütendem Wahnsinn angewendet. Auch bei heftigem Zahnweh, bei dem ein Ziehen, Drücken und Reißen von einem hohlen Zahne ausging und der Schmerz sich über die Schläfe verbreitete, wenn man glaubte, der Zahn sei locker und länger, und der Schmerz sich in der freien Luft vermehrte, sowie das Zahnfleisch geschwollen war und sehr schmerzte, leistete das B. schon ausgezeichnete Dienste, welches auch, wie Belladonna, der Stechapfel gegen Wasserscheu gut sein soll. — Bei krampfhaftem Erbrechen, womit heftiges Leibschneiden verbunden ist und sich die Bauchmuskeln krampfhaft zusammenziehen, sowie in krampfhaften Verschließungen der Augenlieder, ist das B. ein hilfreiches Mittel. Bei schmerzhaften Stuhlausleerungen, wobei die Excremente entweder schmerzhaft ausgetrieben oder zurückgehalten werden, hat man es schon vielfach mit Nutzen angewendet. — Bei krampfhaftem, trockenem Husten, der sich namentlich gern bei Nacht einstellt und sich gibt, sowie man sich aufrichtet, verdient dieses Mittel ebenfalls Anwendung, und wird es in folgender Form gegeben: der Saft wird aus dem frischen Kraut gepreßt und mit gleichen Theilen rectificirtem Weingeist vermischt; nach ein paar Tagen wird das Helle als Tinctur abgegossen, und davon auf Einmal nur 1—2 Tropfen unter 1 Löffel Wasser genommen. In einem Zeitraum von 24 Stunden darf diese Gabe nur 2mal wiederholt werden, und oft genügt täglich 1 Gabe. — Bei einer Vergiftung von Bilsenkraut entsteht bei größern Gaben zuerst rauschartiger Schwindel, Täuschung im Sehen, Flimmern, Doppeltsehen, Toben, darauf Lähmung, Brüten, trockener Mund, heftiger Durst, Lähmung der Zunge, Krämpfe, Zittern, Zuckungen und endlich schlagartiger Tod. — Hat man bei einer solchen Vergiftung die schon oben angegebenen Mittel nicht augenblicklich zur Hand, so suche man Erbrechen dadurch zu erregen, daß man den Schlund mit einer Feder kitzelt, laues Wasser zu trinken gibt, worauf Säuren folgen können, namentlich Weinessig, Citronensaft, auch schwarzer Kaffee, Klystire, namentlich von Citronensaft ꝛc. Die augenblickliche Herbeirufung eines Arztes darf übrigens nie versäumt werden. — Das weiße B. (**H. albus**) wächst namentlich im südlichen Europa; wird bei uns in medizinischen Gärten häufig gezogen und hat dieselben Eigenschaften, wie das vorige, nur ist es etwas schwächer und daher zur Anwendung noch mehr zu empfehlen. Es wird ansehnlich hoch, und hat mehr stumpfe, hellgrüne Blätter, sowie weißliche Blumen und Samen. — Die Franzosen haben diese Pflanze auch schon mit günstigem Erfolg gegen den grauen Staar angewendet. — Schluttenartiges B. (**H. physaloides**), wächst hauptsächlich in Sibirien und wird daselbst die ganze Pflanze als Berauschungsmittel gleich dem Opium benützt; doch wendet man sie auch als schmerzstillendes Mittel, gegen Schlaflosigkeit ꝛc. an. Die dortigen Aerzte behaupten, es leiste gegen Fieber, womit Wahnsinn und Raserei verbunden ist, veraltete Syphilis, Knochenschmerzen, verschiedene Brustleiden und Diarrhöen gute Dienste. — Bei schmerzhaften Hämorrhoiden und Blutharnen soll die Wurzel ausgezeichnet gut sein.

Bimasholz, s. v. a. Rothholz.

Bindlorbeer (**Nectandra**), diese Gattung der Familie Lorbeergewächse ist zwitterig, hat 6theilige, radförmige Geschlechtshülle, 12 Staubgefäße in zwei Reihen, wovon 3 innere unfruchtbar sind; die Beere ist einsamig. — Arten: Großer Puchury-B. (**N. puchury major**), dieser Baum hat rechtabstehende, steife, kahle Aeste, mit eilänglichen, 4—6 Zoll langen, 1½—2 Zoll breiten, kahlen, lederig-papierigen, glänzenden Blättern; die Frucht ist überhängend, das Fruchtnäpfchen sehr groß und fallen die 1¾ Zoll langen Beeren endlich davon ab. Dieser am Rio Negro in Brasilien einheimische Baum liefert in seinen von der Samenhaut befreiten Früchten die großen Pichurimbohnen, welche eine Länge von 1½—2 Zoll haben; sie sind fest, außen schwarzbraun, innen rothbraun und auf einer Seite stark gewölbt, auf der andern flach oder etwas vertieft; sie riechen stark und angenehm gewürzhaft nach Sasafras und schmecken bitterlich gewürzhaft. Das daraus gepreßte, gewürzhafte, feste, ätherische Oel ist doppelt fett und wird bei Erschlaffung des Darmkanals, hartnäckigen Diarrhöen, Dysenterien, Strangurie ꝛc. angewendet. Unter dem Namen Pichurimrinde kommt die Rinde dieses Baumes zu uns; ihr Geruch ist nach Fenchel und Gewürznelken, der Geschmack gewürzhaft und nicht scharf, weshalb sie als Magenmittel geschätzt ist. Die Fruchtnäpfchen riechen und schmecken wie die Rinde, nur etwas stärker. — Kleiner Puchury=B. (N. puchury minor), dieser Baum hat dicke, abstehende Aeste, wovon die jüngsten, kleinen, dünn graufilzig sind, was unterseits auch bei den 7—10 Zoll langen und 2½—3 Zoll breiten Blättern der Fall ist. Die unfruchtbaren Staubgefäße sind drüsenlos; die ovale Beere ist ¾—1 Zoll lang. Dieser in Brasilien wachsende Baum hat eine Rinde, welche frisch wie Sassafras riecht, getrocknet aber geruchslos und geschmacklos ist; die Beeren haben einen widerlichen Fettgeruch; die ölig=scharfen Samenlappen werden wie Peruanischer Balsam benützt, und in den von der Samenhaut befreiten Samen erhalten wir die kleinen Pichurimbohnen, welche höchstens 1 Zoll lang und 6—8 Linien breit sind; sie werden wie die großen angewendet.

Bindrotting, s. v. a. Spanisches Rohr.

Binetsch, s. v. a. Spinat.

Bingelkraut (**Mercurialis**), Gattung der Familie Rautengewächse, welche 1= mehr aber noch 2häusig ist; die männlichen Blüthen sind geknäuelt ährig, haben einen 3—4theiligen Kelch und freie, 8—16 Staubgefäße. Bei den weiblichen ährigen Blüthen ist der Kelch auch 3—4theilig, während die 2—3 Staubgefäße unfruchtbar sind. Die 2—3köpfige Spaltfrucht ist filzig oder weichstachelig; die Knöpfe sind nahezu rund und 2schalstückig. — Arten: Jähriges B., Merkurkraut, Schweißmelte (**M. annua**), diese 1½—2 Fuß hohe Pflanze hat eilanzettige Blätter und grünliche Blumenähren; sie findet sich als beschwerliches Unkraut in Weinbergen, auf Kraut= und Kartoffelfeldern, in Gärten und an schattigen Plätzen und wirkt betäubend. Als erweichendes und kühlendes Mittel wird sie äußerlich gar häufig angewendet, und gibt sie ein blaues, indigoartiges Satzmehl, welches sich recht gut zum Blaufärben eignet. Den gleichen Blaustoff enthält auch die Wurzel des beständigen Bingel= oder Hundskrauts (**M. perennis**), wenn man sie klein schneidet, trocknet und mit kaltem Wasser übergießt. Der Stengel dieser Art ist ganz einfach, mit behaarten Blättern, schlanken, lockern Aehren, 9 Staubgefäßen und weichstacheliger Spaltfrucht. Wächst an schattigen Stellen auf Aeckern und in Gärten, namentlich aber in Bergwäldern in ganz Europa, ist ausdauernd und blüht vom April bis Mai. Man kann diese Pflanze mit zu den Giftpflanzen zählen, indem ihr Genuß Betäubung, heftiges Kopfweh, Zittern in den Gliedern, Erbrechen und wohl auch den Tod erregt. Auch auf Schafe wirkt sie nicht selten tödtlich, während Ziegen sie ohne Gefahr fressen können. — In kleiner Gabe kann man es als Abführungsmittel benützen, und leistet der Saft des Krautes bei geschwollenem Bauch, wenn man ihn darauf reibt, gute Dienste. — Stuhlgänge treten ein, wenn man das gesottene Kraut auf den Bauch legt. — Wenn man die Blätter auf triefende Augen legt, so werden sie besser.

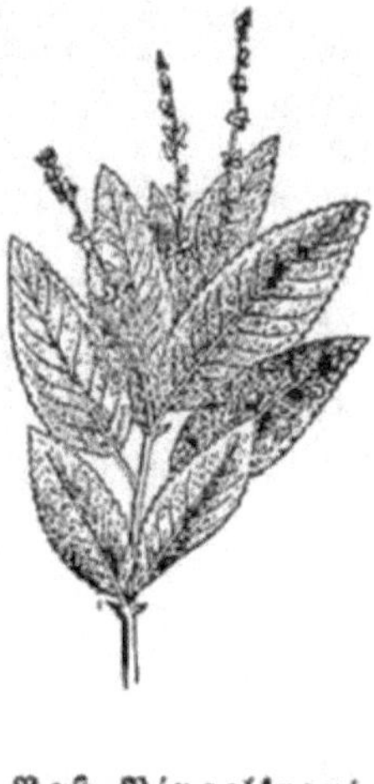

Best. Bingelkraut.

Binse (**Scirpus**), diese Gattung der Familie Cypergräser ist zwitterig und hat Blüthen in kopfförmigen Aehren, von welch erstern jede einzelne aus 1 Deckblättchen, 6 borstenförmigen, kleinen Geschlechtshüllblättern, 3 Staubgefäßen, 1 Fruchtknoten, 1 Griffel und 3 fadenförmigen Narben besteht; die Schließfrüchte sind 3seitig. Diese grasartigen Gewächse finden sich bei uns überall auf feuchten, sumpfigen Plätzen, werden jedoch manchmal auch in großen Büschen auf trocknenen Orten gefunden. Arten: Seebinse (**S. lacustris**), die daumendicke, braune, gegliederte Wurzel hat starke, weißliche Wurzelfasern; der mehrere Fuß hohe Halm ist unten daumensdick, oben mit Aehren oder rispenförmigen Blüthen besetzt. Diese Pflanze wächst bei uns hauptsächlich in stehenden und langsam fließenden Gewässern, und ist zum Anbinden rankender Gewächse, zum Flechten von Körben und zur Bedeckung der Häuser besonders geeignet. Von Pferden, Schweinen und dem Rindvieh wird sie jung gefressen. Ausdauernd und im Juni und Juli blühend. Die unter dem Namen große Binsenwurz bekannte Wurzel dieser Art ist harntreibend und gelind zusammenziehend; das schwammige Mark dient gegen Brandwunden. Aus dem Halme läßt sich auch Papier bereiten. — Die Sumpfbinse (**S. palustris**), welche nur 1—2 Fuß hoch wird, wird jung ebenfalls von dem Vieh gefressen. — Auch die Waldb. (**S. silvaticus**) ist jung als gutes Viehfutter geschätzt; sie wächst hauptsächlich in Wäldern, auf feuchten Wiesen und Grasplätzen, an Flüssen und Gräben, blüht im Juni und Juli und ist ausdauernd. Nach und nach verbessert sie den Boden sehr, aus welchem Grunde diese Pflanze besonders nützlich ist. — Die Meerb. (**S. maritimus**) hat einen weitkriechenden Wurzelstock, welcher bei ältern Pflanzen in haselnußgroße Knollen aufgetrieben ist; der 3kantige, beblätterte Schaft wird 1—3 Fuß hoch und hat schmale, grasartige Blätter. Ist ausdauernd, blüht vom Juli bis August und wächst namentlich auf feuchten Grasplätzen in der Nähe von Salinen, in Gräben, an Seeküsten 2c. — Eine andere Gattung ist unter dem Namen Simse (**Juncus**) bekannter, welche auch auf mehr trockenen Plätzen wächst, von dem Vieh aber weniger gern gefressen wird. Hieher gehören namentlich die Knopfbinse (**J. conglomeratus**), welche zu Lampendochten benützt wird, und die Flatterb. (**J. effusus**), welche zu Flechtwerken, Fußteppichen, Fischreußen 2c. dient. — In der Medizin werden die **Juncus**-Arten gegen vieljährigen Nierenstein, Goldader, Strangurie 2c. angewendet, und schneidet man zu diesem Behufe die röthlichen, zaserigen Wurzeln unter der Krone ab, reinigt sie in kaltem, nachher noch in warmem Wasser. Von den getrockneten, kleingeschnittenen Wurzeln werden 4 Loth in $1^1/_4$ Schoppen Wasser in einem bedeckten Gefäße langsam $1^1/_4$ Stunde mit 1 Kaffeelöffel voll reiner Kreide gesotten, worauf man das Ganze verdeckt abkühlen läßt und dann durch ein Sieb seiht. Davon werden eine Stunde nach dem Frühstück und Abends je $^1/_2$ Schoppen getrunken, und ist 2—3 Monate damit fortgefahren, worauf man einige Wochen aussetzen und dann wieder so beginnen kann. Bei dem Abgang der Steine kann man zur Linderung der Schmerzen einige weitere Gläser trinken. Erhitzende Getränke und Käs sind zu meiden.

Birke (**Betula**), Gattung der Familie Kätzchenblüthler; 1häusig; die männlichen Kätzchen haben auf 1 Stiele 3 Deckblättchen und darunter 3 Blüthen, welche letztere je aus einem einseitigen Geschlechtshüllblatte gebildet sind und 4 Staubgefäße mit 1fächerigem Staubbeutel haben; die weiblichen Kätzchen haben ein 3lappiges Deckblatt und 3 hüllenlose Blüthen am Grunde. Die Frucht besteht in einem Zapfen; die dünnhäutige, beiderseits geflügelte Schließfrucht ist 1fächerig und 1samig. — Arten: Gemeine, Weiße oder Maibirke (**B. alba**), einer der schönsten Waldbäume Europa's und namentlich Deutschlands, welcher durch seine weiße Rinde, seinen schlanken Wuchs, seine herabhängenden Zweige überall eine Zierde bildet, und sich namentlich unter Nadelholz sehr gut ausnimmt. In kältern Gegenden gedeiht er besser als in wärmern, in nassem Boden aber kommt er gar nicht fort. Die Höhe und Stärke der Eiche oder Buche erreicht nun zwar die Birke nicht, doch wird sie in gutem Boden immer 70—90 Fuß hoch und 1—$1^1/_2$ Fuß dick. Gewöhnlich wächst er in 50 Jahren aus, und hat er eine Wurzel, welche in der Erde sehr weit fortkriecht. An jungen Stämmen ist die Rinde glatt, an alten hingegen rissig; das weiße Holz zeichnet sich durch Härte, Dichte und Zähigkeit aus und gehen die Stämme anfangs mehr in die Höhe, wogegen sie sich im Alter biegen und herabhängen, weßhalb sie auch Hängebirke heißt. Die auf langen Stielen sitzenden Blätter sind hellgrün, glänzend, eiförmig, zugespitzt und kleberig. Dieser ausgezeichnet nützliche Baum wird gewöhnlich im 25. bis 30. Jahre gefällt und werden alle Theile davon benützt. Die Wurzel gibt einen sehr schönen, zu Pfeifenköpfen und eingelegten Arbeiten geeigneten Maser, welcher sich erforderlichen Falls auch durch Kunst hervorbringen läßt, indem man einfach die Rinde einige Zoll breit vom Stamme abzulösen braucht. Von der aus mehreren Schichten bestehenden Rinde ist die äußere fast unverweslich, während die innere früher als Papier benützt wurde, jetzt noch in der Gerberei dient und zur Verfertigung kleiner Geräthschaften, z. B. zu Schachteln, zu Ueberzügen von Flaschen 2c. benützt wird. In dem armen Lappland und Kamtschatka wird sie häufig mit dem Getreide zu Mehl gemahlen und Brod daraus gebacken. Arme Leute in Schweden und Norwegen benützen sie zum Bedecken der Häuser, während die

Schweizer sie statt des Kiens brennen und die Russen den Birkentheer (Birkenöl) daraus gewinnen, mit welchem sie dem Juchtenleder seine Geschmeidigkeit und seinen eigenthümlichen Geruch geben. Das Holz ist nicht nur als Brennmaterial sehr geschätzt, sondern es ist auch ein von Wagnern, Radmachern, Böttchern und Drechslern geschätztes Arbeitsholz. Die daraus gebrannten Köhlen sind in Schmelzhütten fast unentbehrlich und werden auch zum Schießpulver und Zeichnen benützt, während man aus dem Ruß Malerfarbe und Buchdruckerschwärze bereitet und die Asche beim Pottaschensieden, Bleichen und Reinigen des Glases geschätzt ist. Die zarten, ruthigen Reiser geben gute Besen; die Blätter sind ein von den Schafen gerngefressenes Futter, und kann man aus ihnen ein Schüttgelb gewinnen, wenn man sie in Alaun mit Wasser kocht und in den durchgeseihten Absud etwas Kreide mischt. Vermischt man dieses Gelb mit Indigo, so erhält man eine schöne grüne Farbe. Der angenehm süßlich-säuerlich schmeckende Birkensaft ist ein kräftiges Mittel gegen Kolik, Stein- und Nierenschmerzen, und ein sehr erfrischender, blutreinigender Trank. Verdickt man ihn über dem Feuer, so gibt er eine Art Syrup; wenn man ihn mit Wein und Zucker gähren läßt, so gewinnt man daraus ein champagnerartiges Getränk. Dieser köstliche Saft der Birke wird im Frühlinge, so gegen Mitte März hin, noch vor dem Ausschlagen der Bäume abgezogen, indem man den Baum an heitern Tagen zur Mittagszeit mit einem dünnen Bohrer anbohrt, weil um diese Zeit der Saft am meisten in Bewegung ist, und zwar schief nach oben, nicht zu weit über der Erde und mit einem 1—2 Zoll tiefen Loche. In dieses Loch steckt man eine Federspule, durch welche der Saft in ein untergesetztes Gefäß abfließt, wobei jedoch darauf zu sehen ist, daß man nicht zu viel Saft abzapft, weil sonst der Baum absterben würde. Die gemachte Oeffnung ist mit einem Pflöckchen zu verschließen und mit Harz oder Thon zu verschmieren. Wenn man blos die großen Zweige anbohrt, so erhält man einen noch viel schmackhaftern Saft. Aus den jungen Knospen erhält man durch Destillation mit Wasser ein Oel, während die Blumenkätzchen eine gute Weide für die Bienen sind und von dem Birkhahne sehr gern gefressen werden. — Das Birkenöl wird in Rußland allgemein innerlich gegen Wechselfieber, Samenfluß und Tripper, äußerlich gegen Rheumatismen, böse Geschwüre ꝛc. angewendet. — Die herb und bitter schmeckende Rinde ist gut gegen Wechselfieber und skorbutische Leiden, während ein aus den Blättern bereiteter Thee harntreibend und wurmwidrig ist, und gegen Gicht und Hautausschläge gute Dienste leistet. — Außerdem dienen die Blätter noch zur Herstellung unterdrückten Fußschweißes. — Die Schließfrüchte geben ein vorzügliches Futter für Zeisige. — Die wohlriechende B. (**B. odorata**) gleicht der vorigen so ziemlich, nur sind die Aeste stärker, die Blätter wohlriechender, größer, tiefer eingeschnitten, weniger zugespitzt und etwas wolliger. — Das weichere Holz ist viel weißer, der Maser viel schöner und deshalb weit geschätzter. — Die Zwergb. (**B. nana**) ist nur zum Brennen geeignet und wird selten über 3—4 Fuß hoch. Aus ihren kleinen, kelterförmigen Blättern, welche als Viehfutter sehr geschätzt sind, wird eine gute gelbe Farbe bereitet und gibt der Same ein von den Birkhühnern sehr beliebtes Futter. Die zarten, haarähnlichen Wurzeln dienen zur Bereitung guter Decken. Bei uns findet sich diese Art nur auf dem Brocken und Riesengebirge, in Rußland und Schweden aber ist sie sehr häufig und eine große Wohlthat für die unwirthlichen Länder bis in den hohen Norden hinauf. — Die Schwarzbirke (**B. nigra**) ist in Amerika zu Hause und zeichnet sich durch ungemein schnelles Wachsthum aus. Sie hat eine schwärzliche Rinde und eirunde, zugespitzte Blätter, welche denen der Hainbuche gleichen. Das weißliche Holz hat eine mittlere Härte und wird von Tischlern gern zu eingelegten Arbeiten genommen. Die Stämme dienen zur Bereitung leichter Kähne, und aus dem Safte wird ein Zucker gewonnen, welcher durch Gährung den vorzüglichsten Essig gibt. Dieser auch bei uns in leichtem Boden gut fortkommende Baum verdient zur Kultur alle Beachtung. — Weichhaarige B. (**B. pubescens**), diese Art kommt oft als 60—80 Fuß hoher Baum, oft nur als Strauch vor und ist an den jüngsten Aesten mit weichen Haaren besetzt. Die eirunden oder etwas rautenförmigen, degenspitzigen, doppeltgesägten Blätter sind sammt den Stielen weichhaarig; wächst auf feuchten, schwammig-sumpfigen Stellen, Torfboden, manchmal auch auf Sandboden, blüht im April und Mai und kommt bis in die Voralpen vor.

Birkwurz, s. v. a. Tormentill.

Birnbaum (Pyrus), eine am Grunde nur selten genabelte, kreiselförmige oder kugelige, 2—5fächerige Apfelfrucht; Blätter eiförmig mit ebensolangen Stielen und kleingesägt; 30—60 Fuß hoher Baum, welcher im April und Mai blüht und vom Juli bis Oktober reife Früchte bringt. — Die wilde Birne hat meist dornige Aeste und filzige oder kahle Blätter. Sie findet sich wild oder verwildert in den Wäldern der Ebenen und Vorgebirge, in Zäunen und auf Gebirgsfeldern und wird in der Baumschule, bei dem Veredeln, Verpflanzen 2c. wie die wilden Aepfel (s. d.) behandelt. Das Holz der wilden Birnbäume ist sehr hart, sehr fein und gleichmäßig dicht, deshalb wird es in der Bildhauerei, namentlich aber zu Formen für Färber und Conditoren, sowie zu Holzschnitten verwendet, und ist von Tischlern, Drechslern 2c. sehr geschätzt. Die Früchte geben einen sehr dauerhaften, auf's Lager geeigneten Obstwein, daher vermischt man wilde Birnen gerne mit edlerem Obst, um den Birnmost geeigneter zum Aufbewahren zu machen. — Edle Birnen. Hiezu werden alle in Kultur befindlichen, edlen Birnsorten gezählt. Die erste Abtheilung derselben bilden die Straßenbäume, welche dauerhaft sind, auch in rauhen Gegenden gut fortkommen; Früchte und Bäume werden sehr groß. 1. Die Pfaffenbirne ist rauh, braunroth, zusammenziehend, reift anfangs November, eignet sich zum Essen, Mosten und Schnitzen sehr gut und verdient namentlich als großer Straßenbaum Empfehlung. 2. Bratbirne. Die kugelige, kleine, langgestielte Frucht ist platt abgestumpft, grünlichgelb, reift anfangs Oktober; dauert nur 8 Tage und gibt vorzüglichen Obstwein. Der langsam wachsende, aber deshalb doch sehr groß werdende Baum verlangt eine hohe Lage und gebauten Grund. 3. Die Rommelderbirne ist rauh, rund, muß gleich gekeltert werden und liefert einen Most vom reinsten Weingeschmack. 4. Betzelsbirne. Diese ausgezeichnete Wirthschaftsbirne dauert bis zum Frühling, ist mehr zum Mosten als zum Dörren geeignet und wächst auf einem schnellwüchsigen, fruchtbaren Baum, der hoch und alt wird und deshalb besonders zum Bau an Straßen, auf Aeckern und für rauhe Gegenden sich eignet. 5. Die Frankfurter B. ist ebenfalls in der Wirthschaft und zum Mosten nützlich. Der schnellwachsende Baum bekommt eine schöne Krone. 6. Die Hausemerbirne ist mittelgroß, röthlich, zu jedem Gebrauch geeignet, gedeiht selbst in etwas rauhen Gegenden und dauert bis Januar. 7. Die Rockeneierbirne hat einen mittelstarken, reichtragenden Baum, ist rundlich, mittelgroß, zum Dörren und Mosten vorzüglich, dauert bis Mitte Oktober, wird dann kernweich und gedeiht auch in rauhen Gegenden. 8. Der Rattenschwanz ist der vorigen ähnlich. 9. Die grüne Mostbirne liefert vorzüglichen Obstwein und dauert bis November. Der sehr fruchtbare Baum erreicht ein hohes Alter, kommt selbst in den höchsten Gegenden fort, und ist über den ganzen Odenwald, Schwaben 2c. verbreitet. 10. Die Bogenäckerin ist mittelgroß, gut zu Most und dauert bis Dezember. Der klein bleibende Baum ist außerordentlich fruchtbar und kommt auch in rauhen Gegenden fort. 11. Die rauhe, kleine Haarigelsbirne dauert bis November und kann nur den rauhesten Gegenden empfohlen werden. 12. Zum Mosten ist die kleine, breitrunde, bis Oktober dauernde Wolfsbirne vorzüglich, und eignet sich der große Baum für rauhe Gegenden. 13. Die Brühlbirne dauert bis Oktober, gibt guten Most und gedeiht auch in rauhen Gegenden. 14. Die Senfbirne hat eine kleine, rauhe, bis November dauernde Frucht, ist zum Mosten, Dörren und Latwerge gut geeignet und gedeiht fast überall. 15. Die Brandbirne geräth gut, ist zu allen Wirthschaftszwecken geeignet und gedeiht in jedem Boden. 16. Die Weinbirne gibt einen guten Obstmost und kann für rauhe Gegenden empfohlen werden. 17. Die Langstielerin ist in der Wirthschaft und zum Mosten gut zu gebrauchen und kommt in jeder Bodenart fort. 18. Palmischbirne, ausgezeichnete württembergische Mostbirne, die bis anfangs Oktober hält und auf einem starken Baume wächst, welcher jeden Boden und Standort erträgt. 19. Die Plattbirne dauert bis anfangs November, eignet sich für die Wirthschaft und zum Mosten und empfiehlt sich zu Straßenpflanzungen in niedern Gebirgsgegenden. — Die 2. Abtheilung umfaßt die Feldbäume, welche dauerhafte Birnen liefern, einen tiefgründigen Boden und gemäßigteres Klima verlangen und als Wirthschafts- und Tafelobst geschätzt sind. 20. Die deutsche Muskatellerbirne ist groß, abgestumpft, grün, später gelb, darf erst spät abgenommen werden und hat ein schmelzendes, angenehmes Fleisch. Der schnellwachsende Baum wird sehr groß und kommt in Gärten wie auf Feldern fort. 21. Sarasinbirne, mittelgroß, abgerundet, erreicht erst auf dem Lager gegen den Frühling hin ihre Reife, hält sich in einem guten Keller den ganzen Sommer über, ist als Tafelobst geschätzt und muß so spät als möglich abgenommen werden. Der pyramidenförmige, schnellwachsende Baum ist äußerst fruchtbar. 22. Die grau-braunrothe, mittelgroße, stumpfe, süße, zartfleischige Graubirne ist zu allen Zwecken gut und gedeiht gern. 23. Geishirtlesbirne, diese Tafelsorte ersten Ranges hat eine rothbraune Farbe, mittlere Größe, gedeiht gern, reift im August und September und hält sich nur 8 Tage. 24. Die weiße Herbstbutterbirne ist eirund, ziemlich groß, citronengelb, manchmal geröthet, reift im Oktober, gedeiht nur in gebautem Boden und ist ein köstliches Tafelobst. 25. Die Olandsbirne dauert bis Neujahr. Sie ist zu allen Zwecken gut und nützlich, wächst auf einem starken Stamm, der sich an Straßen und für Felder eignet. 26. Veldenzer, diese große, lange, rothe Wirthschaftsbirne gedeiht gern und ist namentlich zum Schnitzen gut. 27. Offiziersbirne, gut für die Wirthschaft und bis anfangs Oktober dauernd. — Die 3. Abtheilung umfaßt Gartenbäume, welche sehr feines Tafelobst liefern, nur in gutgebautem Boden und etwas geschützter Lage gedeihen und zu Hoch- und Zwergbäumen sich eignen. — 28. Grüne **St. Germaine** oder Hermannsbirne, große, lange, kegelförmige, bis Dezember oder Januar dauernde, kostbare Frucht mit schmelzendem, gewürzigem Fleisch; gedeiht gern, aber nur in gutbebautem Boden und geschützter Lage. 29. Gelbe **St. Germaine**, ist noch besser, gelber und größer als die vorige und dauert bis Januar. 30. Panaschirte **St. Germaine**, von der grünen durch gelbe, sich längs der Frucht und den Zweigen hinziehenden Streifen unterschieden; gedeiht als Zwerg- und Hochstamm sehr gut. 31. Gute Louise, unterscheidet sich von der grünen **St. G.** durch eine weißlich-grüne, minder gute Frucht, welche bis Dezember dauert. Der Baum kann in Obstgärten und auf Feldern gezogen werden. 32. Williams Christenbirne, große, bauchige, Mitte September reifende Frucht, welche 14 Tage dauert und auf einem schönen Baume wächst. 33. Die Winterchristenbirne ist groß, bauchig, abgestumpft, grüngelb, schmeckt süß und angenehm, gedeiht gern, namentlich in Zwergform. 34. Herbstbutterbirne, eiförmig zugespitzte, hellcitronengelbe Frucht von goldartiger Zimmtfarbe und sehr feinem, kostbarem, schmelzendem Fleische; dauert bis November. Der niedere Baum eignet sich namentlich zur Zwergform. 35. Winterbutterbirne, gelbe, rostige, große, bauchige Winterfrucht, die ausgezeichnet schmeckt und bis Februar dauert. Eignet sich sowohl zum Hochstamm als namentlich zum Spalier. 36. Graue Butterbirne, die Frucht ist groß, uneben, grau und hat ein schmelzendes, angenehmes, gewürzhaftes Fleisch; reift anfangs Oktober und hält sich 4 Wochen. Der mittelgroße Baum mit etwas gebogenen Aesten eignet sich nur für den Garten. 37. Graf Canals von Malabailla, grüne, sehr große, lange, schmelzende, etwas körnige Frucht, die bis Januar dauert und namentlich auf Zwergstämmen gut gedeiht. 38. Marie Louise, der grünen **St. Germaine** ähnlich, nur größer, dauert bis Oktober und ist namentlich zur Zwergzucht geeignet. 39. **Virgouleuse**, unterscheidet sich von der grünen **St. Germaine** durch eine rauhe Schale und gegen den Stiel abgestumpfte Spitze. Die bis Januar dauernde Frucht hat das feinste Fleisch, das von Saft überfließt. Zu Hochstämmen und Pyramiden besonders geeignet. 40. **Crasanne**, gelbgrüne, rostige, abgestumpft-kreiselförmige, langgestielte Frucht, welche auf einem großen Baume wächst, im Oktober reift und bis November dauert. 41. Winterbergamotte, schöne, bergamottförmige, hellgrüne Frucht, welche in warmem, gutem Boden fast bitterschmelzend wird; mittelgroßer, fruchtbarer Baum. 42. **Delice d'Hartenpont**, eckige, hellgelbe, große Frucht, deren Fleisch von Saft überströmt, bis September dauert und auf Quitten fruchtbar ist. 43. Winterkönigsbirne, große, kreiselförmige, abgestumpfte, sehr feinsaftige Frucht, welche bis Februar dauert. Der kleine, fruchtbare Baum gedeiht nur in einem guten Boden. 44. **Verte longue**, grasgrüne, feinmuskirte, beinahe kegelförmige, saftvolle, gewürzhafte Frucht, welche bis November dauert. Der fruchtbare Baum wird ziemlich hoch. 45. **Neil d'hiver**, mittelgroße, runde, punktirte, vorzügliche, bis Frühjahr dauernde Frucht; Baum stark. 46. **Bishop's Thumb**, eine der **St. Germaine** ähnliche, schöne, gelbe, fast schmelzende, bis Dezember dauernde, gerngerathende Frucht. 47. Wildling von Chaumontel, Frucht bauchig, beulig, sehr groß und kostbar; dauert bis Ende Dezember und geräth gern. 48. **Bezy de la Motte**, grüne, gefleckte, große, kugelige Frucht, welche bis Oktober dauert, schmelzendes Fleisch hat und nur im Garten gedeiht. 49. Die Engelsbirne ist gelb, groß, sehr lang und dauert bis Mitte Dezember. 50. Prinzessin von Württemberg, kostbare Tafelfrucht, welche bis zum Frühling dauert. — Im Allgemeinen verlangt der Birnbaum einen kühlen, tiefen Boden, kommt aber auch in schwerer, lettiger Erde, sowie in hitzigem, ja sogar kiesigem Boden fort und gedeiht viel eher selbst in den rauhesten Gegenden, als der Apfelbaum. Vermehrung, Pflanzung und Pflege sind ganz wie beim Apfelbaum. Alljährlich ist das Beschneiden nöthig und richtet sich dasselbe nach der Form, welche man dem Baume zu geben hat. Bei der Zwergzucht gedeiht er nur in Gemüsegärten und wird dabei überhaupt mehr zu Pyramiden als zu Spalieren gezogen. Die Benützung gleicht der der Aepfel vollkommen und geben rauhe, herbe Birnen den besten Most, welcher leicht zum Mousiren gebracht werden kann. Um einen guten Obstwein zu erhalten, vermischt man auch edlere Birnen mit wilden, und wird derselbe noch sehr dadurch verbessert, wenn man etwas von den Früchten der zahmen Eberesche damit zerquetscht. 24 Pfund Kerne geben 3 Pfund ausgezeichnetes Oel. — Zur Benützung des Holzes werden die Stämme vor dem Safteintritt gehauen, frisch gespalten oder geschnitten und an einem luftigen Ort aufbewahrt, sonst kommt der Wurm darein. Schwarz gebeizt gleicht es dem Ebenholze, weshalb es zu feinen Schreiner- und Drechslerarbeiten sehr geschätzt wird; ebenso zur Anfertigung mathematischer Instrumente, zu Uhren, Druckformen für Färber, Radkämmen, ja selbst zu Holzschnitten 2c. — Die meisten Birnbäume sind sowohl zur Zeit der Blüthe, als nachher, wo sie Frucht tragen, eine Zierde an Straßen, in Gärten 2c. und gewähren außerdem sehr großen Nutzen. — Aus jungen Sämlingen wilder Birnen lassen sich sehr dichte Hecken zur Einfriedigung bilden. — Die Benützung der Früchte des Birnbaums ist so vielfach und so allgemein bekannt, daß wir über diesen Punkt nur folgendes Wenige zu sagen glauben müssen: Die Winterbirnen dauern sehr lang, wenn man sie einzeln in einer trockenen Kammer so lange auf Stroh liegen läßt, bis sich Fröste einstellen, wo sie dann im Keller auf trockenes Laub von Birn- und Kirschbäumen zu legen sind. — Die Herbstbirnen werden entweder alsbald verspeist, oder gedörrt, oder zu Obstmost verwendet, oder auf folgende Art eingemacht: Die schönsten, makellosen Birnen werden ausgesucht, schichtenweise in ein reines Faß zwischen grünen Fenchel, Anis und Dill in der Art Birn an Birn gelegt, daß bei einer Schichte der Stiel aufwärts, bei der andern abwärts sieht. Das so gefüllte Faß wird nun zugeschlagen und im Keller durch das Spundloch mit reinem Brunnenwasser angefüllt. In den ersten 14 Tagen muß man immer etwas Wasser nachgießen, dann erst wird es zugespundet und verpicht. Auf diese Art behandelt, halten sich die Birnen bis zum Frühling. — Die Sommerbirnen werden meist frisch gegessen, oder gedörrt, oder sonst in der Haushaltung verbraucht. Außerdem geben sie ein vortreffliches Mus, welches noch besser als das Zwetschgenmus ist. Wenn man den Birnsaft zu Syrup einkocht, so kann man ihn an Speisen wie Zucker oder zur Verbesserung der Weine benützen. Die Benützung zu Obstmost, Essig und Branntwein ist zu bekannt, als daß sie hier näher aufgeführt werden sollte. — Die Birnbaumblüthe liefert den Bienen viel Stoff zu Honig und Wachs, während die Blätter eine gelbe Farbe geben. — Die wilden oder sog. Holzbirnen sind ihrer adstringirenden Eigenschaften wegen ein geschätztes und empfehlenswerthes Hausmittel gegen Diarrhöen, zu welchem Behufe man sie kocht.

Birnfeige, eine Feigenart, bei welcher die Früchte länger als breit sind. Am untern Theile verlängern sie sich zu einer grünen Spitze, während sie sonst überall dunkelviolet oder rothbraun sind, sowie kleine, hellgrüne Flecken und sehr deutliche Rippen haben; das Fleisch ist röthlichfalb. Ihre Länge beträgt 26—32 Linien, ihre Breite 15—22 Linien. Diese Art verlangt etwas feuchten Boden und liefert im zweiten Saft bessere Früchte als im ersten.

Birngris, in einigen Theilen Deutschlands s. v. a. Graue Butterbirne.

Birnkraut (**Pyrola**), diese Gattung der Familie Heidegewächse hat 5theiligen Kelch, 5blätterige Blumenkrone, 10 Staubgefäße, welche am Grunde verdickt und 3seitig sind; die Narbe ist in 5 Knötchen gespalten, die Kapsel 5fächerig und in 5 Risse aufspringend. — Arten: Rundblätteriges B. (**P. rotundifolia**), aus dem langen, dünnen, kriechenden Wurzelstock entspringen 1—3 Wurzelköpfe oder kurze Stämmchen, von denen jedes 4—9 gehäufte Blätter hat, welche eiförmig rund, glänzend und etwas lederig sind; der bleiche, grüne Schaft ist 3—4kantig, die lange, weiße Traube locker und 15—24blüthig; kommt auch mit fleischrothen Blüthen vor. Wächst in Europa, im nördlichen Asien und Amerika in Laub=, selten in Nadelhölzern, ist ausdauernd und blüht im Juni und Juli. Die geruchlosen Blätter sind bitter adstringirend und sind zerquetscht und aufgelegt oder der Saft davon benützt, eines der besten Wundmittel bei allen offenen Schäden, während die Indianer Nordamerikas die Pflanze auch als Brechmittel benützen. — Grünblumiges B. (**P. chlorantha**), gleicht der vorigen Art ziemlich, nur sind die Blätter dunkler, kleiner und haben rothe Blattstiele, der Schaft ist niedriger und röthlich, die Traube höchstens 10blüthig. Wächst in Nadelwäldern von ganz Europa und Nordamerika, blüht im Juni und Juli, ist ausdauernd und hat dieselben Kräfte, wie die vorige. — Kleineres B. (**P. minor**), merklich kleiner als die erste Art mit weißlichem, röthlichem oder braunrothem Schaft, 10—12blüthiger Traube und hellrosenrothen oder weißen Blumen. Findet sich in Europa, dem nördlichen Asien und Amerika in lichten Wäldern, blüht im Juni und Juli und ist ausdauernd. Als Wundmittel wie die vorigen Arten geschätzt. — Einseitsblüthiges B. (**P. secunda**), hat ein beblättertes, 4—8 Zoll hohes Stämmchen mit Blattstielen, welche so lang als die Blätter selbst sind; die Blume ist grünlich weiß. In europäischen, asiatischen und nordamerikanischen Wäldern häufig, ist ausdauernd, blüht im Juni und Juli und ist nicht mehr als Wundmittel im Gebrauch. — Einblüthiges B. (**P. uniflora**), wird nur 2—5 Zoll hoch und hat genäherte, in den Blattstiel zugespitzte Blätter; der Schaft ist 1blüthig, die ganz flache, weiße Blume aber hat 9 Linien im Durchmesser und einen Geruch, welcher dem der Maiblume ziemlich gleich kommt. In Schweden und Norwegen benützt man einen Aufguß dieser Pflanze gegen das Triefen der Augen, Augenentzündungen ꝛc.; die Nordamerikaner aber benützen es als Brechmittel.

Birnkürbis, eine Unterart der Kürbisse, mit birnförmiger, sehr kleiner, hartschaliger Frucht, hartem, ungenießbarem Fleisch und kleinen, länglichrunden Samen. Hievon gibt es wieder verschiedene Spielarten, von denen die wichtigsten sind: 1. kleiner, gelber Birnkürbis; 2. Großer, gelber B.; 3. Gelbgestreifter B.; 4. Grüner B.; 5. Zweifarbiger B.

Birnmispel, s. v. a. Gemeine Mispel.

Birnquitte, eine Abart der ächten Quitte; die Frucht ist birnförmig, verkehrt eirund und länglich.

Bisamkörner, die sehr stark nach Bisam riechenden, bitterlich schmeckenden Samen vom ächten Abelmosch, welche krampfstillend wirken und zu Parfümerien benützt werden.

Bisamkraut, gemeines (**Adoxa moschatellina**), ein kleines, zu den Araliengewächsen gehöriges, 4—6 Zoll hohes Pflänzchen, welches fast in allen Wäldern von Deutschland, namentlich unter Eichstämmen und auf feuchten, schattigen Stellen sich findet. Die Blätter sind zertheilt und haben gleich den gelblichgrünen Blumen, welche im März und April blühen, einen Bisamgeruch. Die reifen Beeren haben das Aussehen und den Geschmack der Erdbeere, und wird dieses Pflänzchen seines lieblichen Geruches wegen häufig in Gärten gezogen. Der weiße Wurzelstock oder dessen Saft leistet bei Verwundungen gute Dienste.

Bisamtrüffel, eine Trüffelart, welche in Frankreich wie der eßbare Trüffel benützt wird.

Bischofsmütze, eine Kürbisart, welche die Form einer Glocke oder einer Bischofsmütze hat, 3 Zoll hoch und 2½ Zoll breit wird.

Bitteresche (**Picranena**), Gattung der Familie Rautengewächse; vielehige Blüthen; 5spaltigen, sehr kurzen Kelch; 5 abstehende, längere Blumenblätter; 5 Staubgefäße mit zottigen Staubfäden; 3 Fruchtknoten, 1 dreispaltigen Griffel; 3 steinfruchtartige, kugelige Früchtchen, welche 1fächerig sind und zuletzt in 2 Schalstücken aufspringen. — Arten: Hohe B. (**P. excelsa**), dieser oft über 100 Fuß hohe Baum hat einen im Umfang 10 Fuß dicken Stamm, und gleicht der gemeinen Esche so ziemlich. Die innen weißlichblaßgelbe Rinde ist rissig, aschgrau und zäh; die Blätter sind unpaarig gefiedert und über 1 Fuß lang, jung flaumig, später kahl; die kurzen, ästigen Rispen haben viel männliche und zwitterige Blüthen mit flaumigen Stielen. Dieser vom Oktober bis

November blühende Baum wächst in den Wäldern auf Jamaika und den Caraiben. Seine Rinde ist wie das Holz sehr bitter und wird deshalb in der Offizin als jamaikanisches oder dickes Quassiaholz (s. d.) gebraucht, welches in 4—6 Fuß langen, großen, dunkelgelben oder graugestreiften Stücken zu uns kommt, an denen die Rinde gewöhnlich nicht fest anliegt; ist weniger zäh als das ächte Quassiaholz, dagegen eben so wirksam.

Bitterholz, s. v. a. bitteres Quassiaholz.

Bitterklee, s. v. a. Zottenblume.

Bitterkraut, s. v. a. Tausendguldenkraut.

Bitterkresse, s. v. a. Löffelkraut.

Bitterlattich (**Nabalus**), diese Gattung der Familie Vereinblüthler hat eine 8 bis 10blätterige Hülldecke und ist 5—20blüthig. Die bittere Wurzel ist oft knollig. — Arten: Schlangenwidriger B. (**N. serpentarius**), 2—3 Fuß hoher, gefleckter Stengel, welcher wie die ganze Pflanze kahl ist; die gezähnten, rauhen Blätter sind an der Wurzel handförmig, am Stengel langgestielt und 3lappig; die endständigen, doldigen Trauben haben 12 purpurrothe Blüthen. Findet sich auf Bergen des mittlern und südlichen Nordamerika's, blüht vom August bis Oktober, ist ausdauernd und gilt für ein ausgezeichnetes Mittel gegen den Schlangenbiß. — Weißlicher B. (**N. fraseri**), aufrechter, ästiger, etwas weichhaariger Stengel mit 3spaltigen, gezähnelten Stengelblättern und Trauben, welche einen dichten Blüthenstrauß bilden; 8 gelblichweiße Blüthen und strohgelbe Fruchtkronen. Ist ausdauernd, findet sich in Carolina und hat eine ungemein bittere Knolle, welche gleichfalls gegen den Biß giftiger Schlangen gerühmt wird.

Bitterpilz, deutscher Name für **Boletus pachypus**.

Bitterrinde, s. v. a. Quassia.

Bitterstrauch (**Picramnia**), Gattung der Familie Pistaziengewächse; 2häusig; 3—5theiliger Kelch; 3—5 längliche Blumenblätter; 3—5 vorragende Staubgefäße; der Steinkern dieser Steinfrucht ist 2fächerig und 2samig. — Arten: Kurztraubiger A. (**P. pentandra**), dieses Bäumchen hat unpaarig gefiederte Blätter, kurze, langgestielte Trauben, 5theiligen Kelch, 5 Blumenblätter, 5 Staubgefäße, 5 corallenrothe Früchte; wächst auf den Antillen. Der scharfe Saft wird an der Luft schwarz und macht unvertilgbare Flecken; die adstringirende Rinde ist sehr bitter und wird als tonisches Mittel gebraucht. — Langtraubiger B. (**P. antidesma**), wächst auf Jamaika und Haity und wird daselbst gegen alle syphilitischen Krankheitsformen gebraucht. Ein Aufguß ist gegen Koliken gut und wird diese Pflanze wie Quassia benützt.

Bittersüß, Alfranken, kletternder, rother oder Wald-Nachtschatten, Hirschkraut, Mäuseholz (**Solanum dulcamara**), ein in ganz Deutschland an feuchten, sumpfigen Orten, Gebüschen, schattigen Ufern, Teichen, Gräben, Hecken ꝛc. wachsender Strauch, dessen Stengel rebenartig kletternd oder biegend, glatt und holzigmarkig ist. Bei ältern Stengeln ist die Rinde bräunlichgrün, rissig und runzelig, bei jüngern Zweigen blaßgelb oder grünlich; die auf beiden Seiten glatten Blätter sind gestielt; die gegen das Ende der Zweige stehenden, doldenartigen Blumen haben eine violetblaue Farbe; die rothen, saftigen Beeren führen stark ab und sollen zu etwa 30 Stücken einen Hund innerhalb $\frac{1}{4}$ Stunde tödten; blüht vom Juni bis August. Wenn man Wurzel, Stengel und Zweige frisch reibt, so verbreiten sie einen betäubenden Geruch, welcher sich aber durch's Trocknen verliert. Der anfangs bittere Geschmack wird hintennach süßlich. Zum Gebrauche sammelt man die auf trockenen Plätzen wachsenden Pflanzen am liebsten, und zwar bei trockener Witterung vor Eintritt der Blüthe. Sie dient hauptsächlich gegen flechtenartige Ausschläge, welche eiternd oder nässend sind, sowie gegen rheumatischen Ohrenzwang (Ohrenentzündung), womit Reißen, Stechen und Sausen

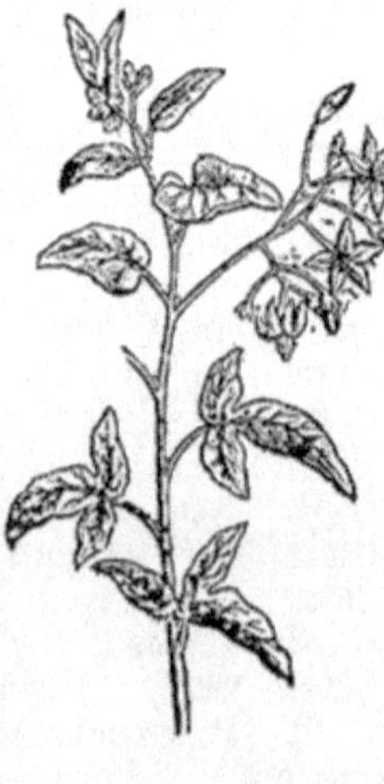

verbunden ist; gegen Entzündung und Verlängerung des Zäpfchens, wobei übrigens das Entzündliche durch einige Blutegel oder ein kühlendes Abführungsmittel möglichst gehoben werden muß. Gegen geschwollene Leisten-, Hals- und Nackendrüsen, Diarrhöen, welche von Erkältungen herrühren, kolikartige Durchfälle im Sommer, namentlich aber gegen Diarrhöen, welche Nachts ausbrechen, sowie gegen Brennen in der Harnröhre während des Urinirens ist dieses Mittel ausgezeichnet zu nennen; ebenso bei Catarrhe, mit dem ein Gefühl von Druck, Stechen, Beklemmung unter dem Brustbein ꝛc. verbunden ist. Bei der Anwendung dieses Mittels vergingen in mehrfachen Fällen auch die Warzen, und dürfte es deshalb in dieser Beziehung leicht sehr wirksam sein. — Zum Gebrauche werden solche junge Zweige genommen, welche die Dicke eines Gänsekiels haben und schon mit dem schwammigen Marke angefüllt sind. Man schneidet sie klein, trocknet sie im Schatten und bewahrt sie nachher in einem gut verschließbaren Gefäße sorgfältig auf. Mit der Zeit verlieren sie alle Kraft und können nur ½ Jahr mit Sicherheit und Erfolg benützt werden. Von dieser Wurzel siedet man für den Tag 2—3 Loth in so viel Wasser, daß man nach dem Abkochen ¾ Schoppen hat. Besser und sicherer aber ist die Tinktur, zu welcher man den aus den frischen Stengeln und Blättern gepreßten Saft mit gleichen Theilen Weingeist ansetzt, das Helle nach einigen Tagen abgießt und zum Gebrauche aufbewahrt. Von dieser sich Jahre lang haltenden Tinktur gibt man täglich 1—2mal je 10—15 Tropfen unter Wasser.

Bitterwurz, s. v. a. Enzian.

Bitterzimmt, s. v. a. Culilawanrinde.

Bituminöses Harz, s. v. a. Braunkohle.

Bixa, s. v. a. Orleanbaum.

Bizarden, nach der Eintheilung der Nelken von den Gärtnern werden diejenigen Nelken so genannt, welche breite Striemen und 2 Zeichnungsfarben haben.

Blackwood, schwarzes Botanybaiholz, sehr festes Holz von unbekannter Abstammung, kommt von der Insel Mauritius, soll aber auf Madagascar wachsen. Es ist frisch blauschwarz von Farbe, wird aber später kohlschwarz und dient zu feinen Drechslerarbeiten ꝛc.

Blandowie (**Blandowia**), Gattung der Familie Fadenstielgewächse; röhrenförmige, sitzende Blüthenscheide; ohne Geschlechtshülle und Staubfäden; auf einem hornartigen Stiele erhebt sich aus der Blüthenscheidenspitze die gestreifte, hornartige, 2fächerige und 2schalstückige Kapsel; die braunen Samen haben einen kurzen Samenfuß, und gleicht die ganze Gattung dem Lebermoose. — Arten: Gestreifte B. (**B. striata**), ist in Amerika zu Hause und ohne wesentlichen Nutzen für uns.

Blankenheimer Kräuter und Thee, s. **Glaleopsis ochroleuca.**

Blasengrün, s. v. a. Saftgrün.

Blasenmoos (**Splachnum**), Gattung der Haubenmoose, mit endständiger Keimbüchse auf blasen- oder uhrglasförmigem Auffatze. Arten: Flaschenförmiges B. (**S. ampullaceum**), wächst auf Torfmooren in dichten Rasen und bringt im Sommer reife Früchte. — Rothgeschirmtes B. (**S. rubrum**), aufrechter Stengel mit eirunden Blättern, während der uhrglasförmige Untersatz schön roth ist; in den nördlichen Polarländern zu Hause.

Blasenschnurtang (**Cystoseira**), eine Gattung der Tangalgen, mit stengelartigem Lager und perlschnurförmigen Schwimmblasen.

Blasenschotte, Blasensenne, Blasenstrauch, Linsenbaum (**Colutea**), Gattung der Familie Schmetterlingsblümler; mit 5zähnigem Kelch, schmetterlingsartiger Blume; 10 zweibrüderige Staubgefäße, fadenförmige Staubfäden; durch einen Fruchthalter gestielte, trockenhäutige, blasenförmige Hülse. — Arten: Grauer B. (**C. frutescens**), die Aestchen dieses Strauches sind grauseidenhaarig, die Blätter unpaarig gefiedert, die Trauben blattwinkelständig, die Blume roth. Die Hülse öffnet sich am Grunde der Bauchnath. Ist am Kap der Hoffnung zu Hause, findet sich bei uns aber nicht selten als Zierstrauch. — Gemeiner B. (**C. arborescens**), wird in Mittel- und Südeuropa so häufig angepflanzt, daß er nicht selten verwildert vorkommt. Die unangenehm bitter schmeckenden Blätter können die Sennesblätter wenigstens theilweise ersetzen. Das rothe, gelbgestreifte Holz dient zum Einlegen. Bei uns verlangt dieser Strauch einen guten, trockenen Boden, in welchem der Stamm oft armsdick wird. Die Fortpflanzung geschieht sowohl durch Ableger als durch Samen, welcher linsenförmig und schwarz ist.

Blätterschlaf, darunter versteht man die Eigenschaft vieler zusammengesetzter Blätter, namentlich der dreizähligen und gefiederten, bei trübem Himmel, im Schatten oder während der Nacht eine andere Stellung anzunehmen. Sie pflegen dann meist ihren gemeinschaftlichen Blattstiel zu krümmen und ihre Blättchen in verschiedener Weise aneinander zu legen. Einfache Blätter zeigen die Erscheinung des Einschlafens und Erwachens oder des sogenannten Blätterschlafes weniger deutlich.

Blätterschwamm, Goldfarbiger, Herrenpilz, Kaiserling (**Agaricus caesareus**), einer der unschädlichsten, im August und September in Fichtenwäldern und auf Triften von ganz Deutschland, Italien und Frankreich sich findender Schwamm, welcher 6—8 Zoll hoch wird und einen gewölbten, goldgelben, an der untern Seite mit Blättchen besetzten Hut hat, welche strahlenartig von dem Mittelpunkte auslaufen. Der Stiel ist nach oben mit einem breiten Rand versehen; das weißgelbliche Fleisch hat einen sehr angenehmen Geruch und Geschmack. Hieher gehören: Der Brätling, Breitling (**A. lactifluus**), dessen süßes, angenehm riechendes und schmeckendes Fleisch viel Milchsaft enthält. Die wichtigsten 3 Abarten dieses Schwammes sind: Der Gold=, der Silber= und der rothbraune Breitling, welche in allen europäischen Wäldern vorkommen und gern gegessen werden. Weitere 3 Abarten haben einen sehr widrigen Geruch, ätzenden Milchsaft, scharfes Fleisch und überhaupt giftige Eigenschaften. — Ungetheilter Blätterschwamm, Täubling (**A. integer**), ein sich gegen den Herbst in ganz Deutschland in Eichen=, Birken= und Buchenwäldern findender Schwamm, welcher einen 2—3 Zoll breiten, anfangs gewölbten, nachher flachen und zuletzt trichterförmigen, oben schleimigen Hut hat. Auch von dieser Art gibt es verschiedene Varietäten, von welchen die eine eine rothe Farbe hat, schwach, aber angenehm riecht, sowie süß und zart schmeckt; er heißt Honigtäubling und kann ohne Gefahr genossen werden. — Der Staubling ist roth, hat einen widerlichen Geruch und scharfen Geschmack; ungenießbar. Der blaue Täubling hat einen violetblauen Hut; der Grünling hat einen gelb= und grünlich gefleckten Hut. Letztere 3 Spielarten sind giftig, und ist, wenn sie unglücklicherweise genossen werden, als kräftiges Gegenmittel eiskaltes Brunnenwasser fleißig zu trinken und ein mit Wermuth gefülltes und in Wein gesottenes Kissen auf den Magen zu legen. — Der Fliegenschwamm (**A. muscarius**) hat einen 8—10 Zoll breiten, blutrothen Hut, welcher oben mit weißen Steinchen besetzt ist. Er ist sehr giftig und findet sich in Europa und Nordasien häufig auf trockenen Waldwiesen. Er wird sehr häufig als Fliegengift benützt und zu diesem Ende in kleine Stückchen geschnitten, über welche man Milch und Wasser gießt und den Fliegen hinstellt, auf welche der geringste Genuß augenblicklich tödtlich wirkt. Auch Wanzen können damit vertrieben werden, wenn man einen Brei daraus macht und diesen mittelst eines Pinsels in die Fugen streicht.

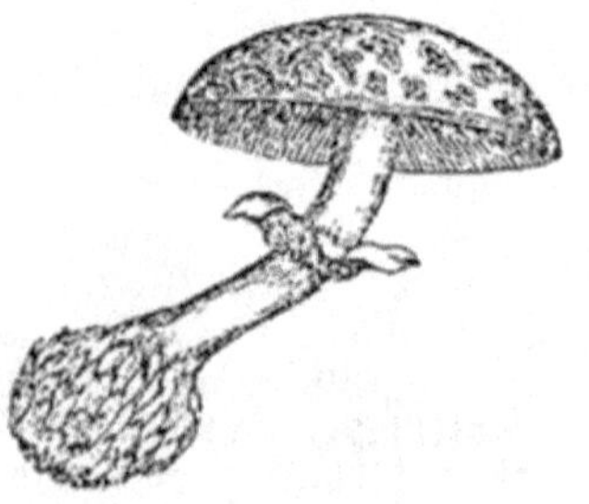

Fliegenschwamm.

Blattblume (**Phyllanthus**), Gattung der Familie Rautengewächse, mit 1=, selten 2häusigen Blüthen, 5—6theiligem, tiefem Kelch, 3 Staubgefäßen 2c. Die Spaltfrüchte sind 3knöpfig, die Köpfe derselben 2schalstückig und 2samig. — Arten: Sichelförmige B. (**Ph. falcatus**), 1 blattloser, 5—6 Fuß hoher Strauch mit aufrechtem, geradem Stamme; die blutrothen, kurzgestielten, in den Kerben der Blüthenäste gehäuft stehenden Blüthen sind vermischt und floriren vom Juli bis Dezember. Von den Bahamasinseln ist er auch auf die Antillen und auf Maskarenhas verpflanzt worden, wo alle Theile für sehr harntreibend gelten. — Die vielblühende B. (**Ph. multiflorus**) wird in Ostindien mit dem besten Erfolg gegen Blasenleiden angewendet. — Betäubende B. (**Ph. conami**), dient in Brasilien und Westindien zum Fangen der Fische, welche davon betäubt werden. — Die schuppige B. (**Ph. squamifolius**) hat Blätter, Blüthen und Früchte, welche ihrer erweichenden und zertheilenden Eigenschaften wegen sehr geschätzt sind, schmerzstillend wirken und auch bei Leiden der Brustorgane, Nieren und Harnblase gute Dienste leisten. — Dornige B. (**Ph. rhamnoides**), die Blätter geben gute, zertheilende Umschläge, welche entzündliche Geschwülste sehr mildern. — Kleine B. (**Ph. microphyllus**), ein Decoct von Blättern und Samen ist ausgezeichnet gut gegen Harnruhr. — Einfache B. (**Ph. simplex**), aus den frischen Blättern, Blüthen und Früchten, zu welchen Zucker genommen wird, macht man Latwerge gegen Genorrhöe, während man die Blätter als Waschmittel bei Hautkrankheiten der Kinder benützt. — Die gelbe B. (**Ph. niruri**) hat eine bittere, adstringirende Wurzel, welche bei Krankheiten der Nieren und Gelbsucht vorzügliche Dienste leisten soll. Die bittern Blätter sind harntreibend und werden auch bei Koliken und andern Unterleibsleiden mit Vortheil angewendet. — Harntreibende B. (**Ph. urinaria**), diese Pflanze ist eines der besten harntreibenden Mittel, das auch bei andern Krankheiten der Harnorgane mit Vortheil benützt wird, sowie bei Koliken, Convulsionen der Kinder 2c. gute Dienste leistet.

Blattkohl, Blattkraut, s. v. a. Winterkohl.

Blaugras, s. v. a. Steifhals.

Blauholz, s. v. a. Bluthölz.

Bleiwurz (**Plumbago**), Gattung der Familie Bleiwurzgewächse; röhriger, 5kantiger und 5zähniger Kelch; trichterförmige Blumenkrone mit 5theiligem Saum; 5 Staubgefäße; 5narbiger Griffel; die 5seitige, 1samige Kapsel ist im Kelch eingeschlossen. — Arten: Europäische B. (**P. europaea**), senkrechte, walzige, dicke, fleischige Wurzel, welche außen gelb oder bräunlich, innen weißlich ist, und aus der ein krautiger, ruthenförmiger, 1½ bis 4 Fuß hoher Stengel entspringt, welcher durchaus sparrige Aeste hat; die länglich-lanzettigen Blätter umfassen den Stengel und sind am Rande scharf gezähnt. Die purpurviolette Blume wird 1 Zoll und darüber lang und entwickelt sich vom August bis September; ausdauernd; im südlichen Europa zu Hause, findet sich aber auch bei uns auf trockenem Boden nicht selten. Der Geruch dieser Pflanze ist kaum merklich, dagegen hat sie einen süßlich-scharfen, beißenden Geschmack, so daß der Genuß der Blätter oder Wurzel den Speichelfluß erregt; ferner ziehen sie Blasen, und werden gegen Zahnweh auf die Hände oder an die Schläfe gebunden. Gegen Krätze und Kopfweh werden Blätter und Wurzeln in Oel gesotten und dann aufgelegt. — Sind Pferde von dem Sattel oder andern Theilen des Geschirres gedrückt, so wirkt ein solcher Ueberschlag ebenfalls sehr vortheilhaft. — Durch Auflegen der Wurzel ziehen Bettler in Italien Geschwüre herbei, um dadurch das Mitleiden zu erregen. — Ceylanische B. (**P. zeylanica**), die frische Wurzel ist noch viel schärfer und ätzender, als bei voriger Art und wirkt, wie die Blätter, sehr stark auf alle Absonderungen; erregt Erbrechen und wird innerlich und äußerlich gegen Giftwunden gebraucht; gegen Ausschläge und Wunden aller Art gut. — Klimmende B. (**P. scandens**) ist in Südamerika zu Hause und hat die Eigenschaften der Vorigen. — Noch schärfer als die ceylanische B. ist die in Ostindien einheimische rosenrothe B. (**P. rosea**), welche wie dieselbe gebraucht wird.

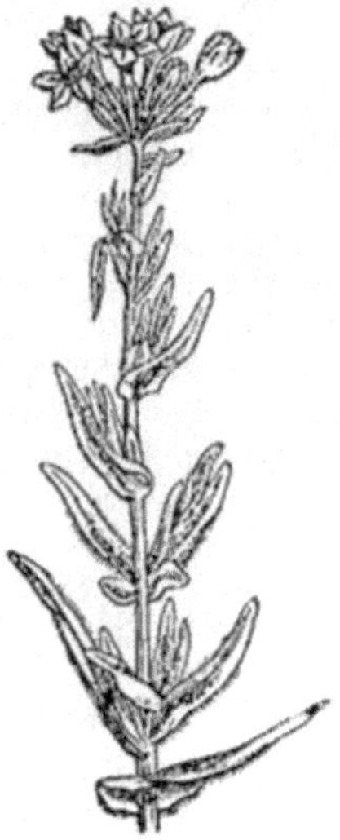

Europ. Bleiwurz.

Bleiwurzgewächse, Familie der Reihe Becherblüthler, Ordnung **Limbiflorae**, anfangs Kräuter mit Schaft, nachher beblätterter und endlich holziger Stengel. Bei diesen Sträuchern sind die Blätter rosettig, meist sehr einfach und ganzrandig, selten fiederspaltig und fiedertheilig. Die Blüthen sind zwitterig; 4—5 Staubgefäße; 1 bis mehrfächerigem, freiem Fruchtknoten; 1samige Schließ- oder Büchsenfrucht, oder eine Kapsel mit vielsamigen Fächern oder eine 1 bis mehrsamige Schließfrucht. — Aechte B. Eine Gruppe dieser Familie, deren Gattungen und Arten zum Theil tonisch und sehr adstringirend, zum Theil ätzend-scharf und giftartig wirken.

Blendbaum, Agallochbaum (**Excoecaria Agallocha**), ein in Ostindien wachsender Baum, der einen weißlichen, dicklichen, fast eckelhaft riechenden, sehr scharfen Milchsaft enthält, welcher, wenn er in die Augen gespritzt wird, eine sehr starke, oft mit Blindheit endigende Entzündung erzeugt. Der Geschmack ist zuerst ziemlich fade, brennt nachher mäßig und verursacht beim innerlichen Gebrauch starkes Purgiren, womit nicht selten Erbrechen verbunden ist. Der Milchsaft und die Rinde werden auf den Molukken als Brech- und Purgirmittel angewendet und aus ersterem noch eine Art Kautschuk gezogen. In der Wurzel und dem Splinte findet man öfters eine fettige, leicht brennbare Masse, welche frisch angenehm nach Benzoë riecht und als harziges Oel gegen Hautausschläge eingerieben wird. Davon durchdrungene Holzstücke werden bei uns als eine Sorte Aloëholz verkauft. Die aus den Aestchen und Wurzeln gefertigten Zahnstocher darf man nur bei Zahnweh anwenden, indem sie ihrer Schärfe wegen eine Reizung des Zahnfleisches und eine stärkere Absonderung im Munde verursachen.

Blicken, s. v. a. Einkorn.

Blockzittwer, der Wurzelstock des Cassumunar-Ingwers.

Blühstrauch (**Anthodendron**), Gattung der Familie Haidegewächse; 5theiliger, kleiner Kelch, 5 Staubgefäße, 5fächerige Kapsel; vielsamig. — Arten: Pontischer B. (**A. ponticum**), ein oft über 5 Fuß hoher Strauch, dessen jüngste Aestchen behaart sind; die kurzgestielten, verkehrt eirunden Blätter sind behaart und hellgrün; Blüthen beinahe doldensträußig; außen klebrig behaarte Blumen, welche meist goldgelb, oft aber auch blaßgelb, orangefarben, kupferroth, oder gelb und weiß gemischt sind. Dringt von den Ländern des schwarzen Meeres bis nach Podolien vor, blüht im Mai und Juni, riecht durchaus stark balsamisch, wirkt narkotisch-giftig, weshalb im Kaukasus viele Ziegen von den Blättern getödtet werden. Der von den Bienen daraus gesammelte Honig wirkt betäubend und bringt oft Raserei hervor.

Blüthenstaub, in den Staubwegen (**Pistilla**) befindliche, mehlartige Masse, welche durch ihr Ausstreuen die andere Blüthen oder Theile ihre eigenen Blüthen befruchtet.

Blumenbachie (**Blumenbachia**), diese Gattung der Familie Loasengewächse hat eine spiralförmig-gestreifte, mit dem Fruchtknoten verwachsene Kelchröhre, 5theiligen Saum, 1 Griffel mit einfacher Narbe; schwammige, 5schalstückige Kapsel; kantige Samen. — Arten: Ziegelrothe B. (**B. lateritia**), 10—20 Fuß hoher, klimmender, stechendsteifhaariger Stengel mit gegenständigen, gestielten, fiedertheiligen Blättern; die am Grunde breitern Blätter sind lebhaft orangegelb; 2—3 Zoll lange, walzenförmige Kapsel; ist in Chili zu Hause.

Blumenbinsenwurzel, der Wurzelstock der doldigen Wasserviole, welcher im nördlichen Asien geröstet und gegessen wird und in der Heilkunde für kühlend, erweichend und auflösend gilt.

Blumenesche (**Ornus**), Gattung der Familie Sapotillgewächse; 5spaltiger Kelch; 4blätterige Blumenkrone; 2 Staubgefäße; 2fächeriger Fruchtknoten. Die längliche Nußhülse ist flach zusammengedrückt und 1samig. — Arten: Gemeine oder europäische B. (**O. europaea**), Baum, der etwa 30 Fuß hoch wird, braune, bepuderte Knospen und unpaarig gefiederte Blätter hat; die endständigen Rispen sind groß; blüht im April und Mai weiß. Die Nußhülse ist etwas kleiner und schmäler als bei der gemeinen Esche; ist im ganzen südlichen Europa zu Hause. Diese Esche wird in vielen Gegenden auch Mannaesche genannt, und fließt aus deren Stamm von selbst, jedoch nur in wärmern Gegenden, und aus in die Rinde gemachten Einschnitten in viel reichlicherem Maße die Manna, welche als mildes Purgirmittel sehr geschätzt ist. In frischem Zustande purgirt sie nicht, und ist ein schleimig-zuckeriges Nahrungsmittel. Die beste Sorte schwitzt in den heißen Monaten von selbst aus der Rinde und heißt Tropfenmanna; sie findet sich in kleinern und größern, trockenen, ganz weißen Körnern. — Die Röhrenmanna fließt aus Einschnitten, welche man im Juli und August in die Rinde macht und aufwärts bis an die Aeste täglich um einige Zoll erweitert. Der schnell vertrocknende Saft wird auf Reisern und Stroh aufgefangen und kommt in rinnenförmigen oder tropfenartigen, blaßgelblichen, süßen Stücken in den Handel. — Die gemeine Manna strömt im September und Oktober vom Stamm herab, trocknet langsam und kommt in größern und kleinern, gelblichen oder schmutzigbräunlichen weichen Klumpen vor. Der Geruch ist schwach honigartig, der Geschmack eigenthümlich süß. Die darunter vorkommenden und ausgelesenen Stücke heißen Körnermanna. Fette oder dicke Manna strömt im November und Dezember aus; weich, schmierig, unrein.

Blumenholz, ein schönes Holz von noch unbekannter Abstammung, mit blumenähnlichen Zeichnungen, welches zuweilen von den Molukken nach England kommt und zu feinen Tischlerarbeiten benützt wird.

Blumenkohl, s. u. Kohl.

Blumenohr (Canna), Gattung der Familie Bananengewächse; überweibiger, 3theiliger Kelch, 3theilige Blumenkrone, 2lappige, fast drachenförmige Blumenkrone; die häutige, 3fächerige und mehrsamige Kapsel ist blatterig-weichstachelig; der kugelige, mantellose Samen hat eine lederige Samenhaut. — Arten: Indisches B., Paternosterkraut (C. indica), diese ausgezeichnete, aus beiden Indien stammende Zierpflanze kommt im Sommer auch bei uns im Freien in einer feuchten Erde gut fort. Der rohrartige, glatte, 2—4 Fuß hohe Stengel hat an den Stellen, wo sich die eiförmigen, an beiden Seiten zugespitzten Blätter ansetzen, Knoten. Die scharlachrothen oder gelben Blumen bilden eine Aehre, während die sehr harten, glänzendschwarzen Samenkörner zur Anfertigung von Rosenkränzen gebraucht werden. Außerdem werden diese Samen als Kaffeesurrogat empfohlen, und läßt sich daraus eine schön-purpurrothe Farbe bereiten, welche aber nicht dauerhaft ist.

Blumenschlaf. Darunter versteht man die Eigenthümlichkeit vieler Pflanzen, ihre Blüthen während einer bestimmten Zeit zu schließen; jedoch erfolgt dieses Schließen und Einschlafen, sowie das damit zusammenhängende spätere Erwachen nicht plötzlich, sondern die Blumenblätter sind genau betrachtet stets in einer gewissen Bewegung, entweder um sich zu schließen oder um sich zu öffnen, so daß also nur von einem Maximum des Geschlossenseins oder des Geöffnetseins, die Rede sein kann, nicht aber von einer Dauer dieser Zustände. Da aber freilich diese periodische Bewegung sich in die Zeit von 24 Stunden theilt, so glauben wir sowohl beim Schlafen als beim Wachen ein Verharren in diesen Zuständen zu bemerken, da die stets sich verändernden Verhältnisse für unser Auge nicht wahrnehmbar sind. Bei einigen Pflanzen fällt die Zeit der vollständigen oder weitesten Oeffnung in die Zeit des Morgens, in die Vormittags- oder Nachmittagsstunden, auf den Abend, und noch andere öffnen sich wohl gar blos während der Nacht, und man unterscheidet demnach Morgen-, Mittag-, Abend- und Nachtblumen. Unter den weißgefärbten Blumen finden sich die meisten Abend- und Nachtblumen, unter den gelbgefärbten die meisten Morgen- und Mittagblumen; die meisten aber blühen am Morgen auf und schließen sich erst am Abend. Dieser Blumenschlaf hängt nicht allein vom Lichte ab, sondern auch von der Temperatur der Luft, sowie von dem Drucke und Feuchtigkeitszustande der Atmosphäre. Eine ähnliche Erscheinung ist der Blätterschlaf. Auf dem Umstande, daß viele Blumen zu verschiedenen Tageszeiten sich öffnen und schließen, daß man also eine Reihe von Pflanzen zusammenstellen kann, bei denen eine jede ihre Blumen zu einer andern Stunde des Tages geöffnet und geschlossen zeigt, beruht die Möglichkeit der sogenannten

Blumenuhr, wie schon Linné eine aufgestellt hat.

Blutapfel, s. v. a. Johannisapfel, s. u. Apfel.

Blutauge (Camarum), Gattung der Familie Rosengewächse; 10spaltiger Kelch, an dem die Zipfel 2reihig sind, 5 Blumenblätter; 20 und mehr Staubgefäße; die Fruchthalter vergrößern sich nach dem Verblühen und bilden eine Beere, welche fleischigschwammig ist. — Arten: Sumpf-B. (C. palustre), langer, kriechender, gefiederter Wurzelstock, mit 1—2 Fuß hohem, braunrothem, aufsteigendem Stengel, dessen Blätter unpaarig gefiedert sind; die endständigen, zu 2—5 gehäuften Blüthen sind dunkelroth. Findet sich auf sumpfigem, torfigem Boden, in Gräben und an Teichen in ganz Europa, blüht vom Juni bis Juli und ist ausdauernd. Wurzel und Kraut werden wegen ihren adstringirenden Eigenschaften gegen Durchfälle, Blutflüsse und Wechselfieber gebraucht.

Blutbuche, eine Spielart der gemeinen Buche, welche blutrothe Blätter hat, im Thüringer Wald wild vorkommt und durch Propfen von dort in alle deutschen Gärten verpflanzt worden ist.

Blutholz (Haematoxilon), Gattung der Familie Cassiengewächse; 5theiliger Kelch mit kurzer, bleibender Röhre; 5 fast gleiche Blumenblätter; 10 freie Staubgefäße; drüsenloser Staubbeutel und haardünner Griffel; die flach zusammengedrückte, 1fächerige, 2—3samige Hülse springt nicht an den Näthen, sondern in der Mitte der Schalenstücke auf und hat querlängliche Samen. — Westindisches B. (H. campechianum), der Stamm dieses 30—50 Fuß hohen Baumes ist gewöhnlich krumm, die Rinde runzelig und schwarzbraun, die Aeste gekrümmt und unter den Blättern häufig dornig; die Blätter sind 3—4paarig gefiedert. In der Regel stehen die blattwinkelständigen Trauben einzeln sind länger als die Blätter und vielblüthig; vor dem Aufblühen ist der Kelch purpurroth, dann gelb. Die 1½ Zoll lange, an beiden Enden verschmälerte Hülse flach, dünn und braun und der Same auch von dieser Farbe. Findet sich in Mexiko und Westindien und blüht im Februar und März. Der Splint des Baums ist gelblich, das Kernholz dunkelroth, fest und dicht, vielbekannt unter dem Namen Campeche-, Blau- oder Blutholz; die zu uns kommenden, grobfaserigen oder geraspelten Splinte sind groß, schwärzlich oder dunkelbraunroth, riechen veilchenartig, schmecken süßlich und zusammenziehend, werden in der Färberei häufig gebraucht und auch gegen Diarrhöen, Ruhren, Schleim- und Blutflüsse ꝛc. benützt. Rinde und Bast sind in Amerika als schweißtreibendes Mittel geschätzt, während die Früchte als Umschläge bei rheumatischen Leiden gute Dienste leisten. Aus dem Stamme fließt viel Saft, welcher sehr hart, spröde, dunkelroth und durchsichtig wird, süßlich schmeckt und wie das arabische Gummi benützt werden kann.

Blutkraut (**Sanguinaria**), diese Gattung der Mohngewächse hat einen 2blätterigen Kelch; 8—12 Blumenblätter, von denen die innern schmäler sind; 24 Staubgefäße; 2lappige, bleibende Narbe; die 2schalstückige, längliche Kapsel ist vielsamig. — Arten: Kanadisches B. (**S. canadensis**), knolliger, fleischiger, außen dunkelbrauner, innen blutrother, sehr saftiger Wurzelstock, aus dem oben 2 Blätter und 1 Schaft treiben. Die erstern, 3—4 Zoll langen, stehen auf röthlichen Stielen und sind in 7—9 kurze, gezähnte Lappen gespalten, haben oben eine blaßgrüne, bereifte, unten eine grünlichweiße, röthlich geaderte Farbe. Der 4—6 Zoll lange, blaßröthliche und blattlose Schaft trägt eine einzige weiße Blume, aus der sich die 1½—2 Zoll lange, häutige, beiderseits spitzige Kapsel bildet; der leicht glänzende, braunrothe Samen ist etwas nabelwulstig; wächst von Canada bis Florida in trockenen Wäldern, ist ausdauernd, blüht im März und April, und hat eine bittere, scharfschmeckende Wurzel, welche den Speichel beim Kauen roth färbt, in kleinern Gaben reizend und schweißtreibend wirkt, sowie den Auswurf befördert. In größern Gaben ist die Wirkung sehr stark, es erfolgt purgiren nach oben und unten, sowie Betäubung. Die Wirkung soll überhaupt dem Stechapfel ähnlich sein.

Blutnuß, in der Gegend von Darmstadt s. v. a. Lamberthaselnuß.

Blutschwamm, rothe Hirschzunge, Fleischschwamm (**Boletus hepaticus, s. sanguineus**), dieser Löcherschwamm hat zuerst eine hellbraune, dann eine purpurrothe und zuletzt eine schwärzliche Haut. Wird der Schwamm durchschnitten, so überrascht einen das schönste Farbenspiel von rosenrothen Binden, Lilastreifen und violetten Flammen auf blendendweißem Grunde. Im August findet er sich an den Wurzeln oder Stämmen alter Eichen nicht selten und wird, obschon er sehr verdächtig ist, jung gegessen, indem er nach dem Fleisch von Schildkröten oder nach Froschschenkeln schmecken soll.

Boabab, s. v. a. Affenbrodbaum.

Bocksbart (**Tragopogon**), diese Gattung der Familie Vereinblüthler hat eine einfache, 8—16blätterige Hülldecke, deckblättchenlosen Hauptfruchtboden, ungestielte, geschnäbelte Schließfrüchte, gleichförmige, federige Fruchtkrone. — Arten: Lauchartiger B. (**T. parrifolius**), aus der langen, fleischigen Wurzel treibt sich die kahle 3—4 Fuß hohe Pflanze; die Blätter sind lanzettig und gleichbreit; die Blüthenstiele werden nach oben immer dicker, erlangen Keulengestalt und sind hohl; die purpur-violetten Blumen haben oben einen ganz flachen Blüthenkopf. Findet sich im südlichen Europa auf Wiesen und Hügeln, dauert 2 Jahre und blüht im Juni und Juli. Die der Schwarzwurz ziemlich gleichkommende Pflanze verdient als Gemüse Beachtung. — Wiesen-B. (**T. pratensis**), die fleischige, möhrenförmige, braune, innen weiße Wurzel enthält viel Milchsaft; der ½—3 Fuß hohe, kahle Stengel hat ganzrandige Blätter. Die gelben Blüthen erscheinen vom Mai bis Juli, und ist diese Pflanze, welche 2 Jahre dauert, in Europa und dem Oriente überall auf Wiesen, Triften und Grasplätzen zu finden. Die süßlich schleimige Wurzel schmeckt etwas bitterlich und ist als eröffnendes und gelind auflösendes Mittel zu schätzen. Die jungen Stengeltriebe geben eine gute Speise. — Großer B. (**T. major**), der kahle Stengel erreicht die Höhe der vorigen Art, die 12blätterige Hülldecke ist länger als die gelben Blüthen; 2jährig, im Juni und Juli blühend und auf trockenen Wiesen, namentlich auf Kalkboden in Europa wachsend. Die bittere Wurzel wirkt kräftiger, als die der vorigen Arten.

Bocksbeutel, Bocksaugen, Bockshoden, s. v. a. blauer Trollinger, s. u. Weintrauben.

Bocksdorn (**Lycium**), diese Gattung der Nachtschattengewächse hat einen krugförmigen, 5zähnigen oder 5spaltigen Kelch, trichterförmige Blumenkrone mit 5—10spaltigem Saum; 5 Staubgefäße; die 2fächerige, am Grunde mit dem Kelch versehene Beere ist vielsamig. — Arten: Gemeiner B. (**L. barbarum**), kahler Strauch, mit schlanken, kantigen, überhängenden, schwachdornigen Zweigen, gestielten, dicken, länglichen Blättern, 2—3spaltigem Kelch und lilafarbenen Blumen; die eiförmige Beere ist mennigroth. In Südeuropa, Asien und Afrika zu Hause, wird bei uns zu Hecken, Luftgebüschen und Lauben angebaut, blüht vom Juni bis September. Die Blätter sind gut gegen Rothlauf. — Chinesischer B. (**L. chinense**), dem Vorigen sehr ähnlich Die Chinesen sollen aus den Blättern einen Thee sieden, welcher in vielen Krankheiten gute Dienste leistet. — Afrikanischer B. (**L. afrum**), wächst in Afrika, im Orient, in Spanien und Portugal, wo früher aus den Aesten und Blättern ein Extract gemacht wurde, der unter dem Namen **Lycium** allgemein bekannt war, jetzt aber ganz außer Gebrauch ist. Blätter und junge Triebe werden in Spanien als Salat benützt. — Europäischer B. (**L. europaeum**), wirkt eröffnend und harntreibend. — Doldiger und Gehäufter B. (**L. umbellatum**), diese Arten stimmen darin ganz miteinander überein, daß das Holz beim Brennen Explosionen verursacht.

Bocksdorngummi, s. v. a. Tragant.

Bockshornklee, s. v. a. Hornklee.

Bockspetersilie, s. v. a. Petersilie.

Bockswurzel, die starkriechenden Knollen der Bocks-Zügelorche; s. Zügelorche.

Bodenholde, Bodenstete, Bodevage Pflanzen. Da die verschiedenen Pflanzen verschiedene chemische Stoffe enthalten, so müssen sie auch ganz natürlich verschiedene Stoffe in sich aufnehmen; da aber diese verschiedenen Stoffe bald in allen, bald nur in bestimmten Bodenarten vorhanden sind, so ist es einleuchtend, daß auch nicht alle Pflanzen auf jedem Boden leben können; eine Salzpflanze wird nur auf salzhaltigem Boden, eine Kalkpflanze nur auf Kalkboden zu leben im Stande sein. Hiernach theilt man sämmtliche Pflanzen nach dem Boden, welchen sie zu ihrem Leben verlangen, in obige drei Klassen ein, und bezeichnet mit dem Namen der Bodensteten Pflanzen alle diejenigen, welche lediglich blos in einer bestimmten Bodenmischung gedeihen (z. B. nur auf Gyps-, Kalkboden u. s. w.); Bodenholde Pflanzen sind aber diejenigen, welche eine bestimmte Bodenart vorzugsweise lieben und auf ihr am zahlreichsten und üppigsten wuchern, sich aber außerdem auch vereinzelt und meist weniger kräftig auf anderem Boden finden; die Bodenvagen Pflanzen endlich sind diejenigen, deren Vorkommen durchaus von keiner bestimmten chemischen Mischung des Bodens abhängig ist, und auf allen möglichen Bodenarten wachsen.

Bodenkohlrabe, in Württemberg s. v. a. Steckrübe.

Bodenseerettig, im Breisgau s. v. a. Gelblichgrüner runder Sommerrettig.

Boerhaavie (**Boerhaavia**), Gattung der Wunderblumengewächse; zwitterig; kleine, trugdoldige Blüthen; trichterförmige Geschlechtshülle; 1—4 Staubgefäße; ovaler Fruchtknoten mit fadenförmigem Griffel. Der Oberstock ist krautig oder strauchig; von den gegenständigen Blättern ist das eine kleiner. — Arten: Aufrechte B. (**B. erecta**), kriechende, dünne Wurzel; aufrechter, 4seitiger, 1—2 Fuß hoher, aufwärts weichhaariger Stengel mit klebrigem Gelenke; die eirunden, wellig-eckigen, $1\frac{1}{2}$ Zoll langen und 1 Zoll breiten Blätter sind unten weißlich, braunherzig getüpfelt und gewimpert. Die trugdoldig-rispigen, weißen Blüthen spielen ins Bräunliche; 2 Staubgefäße; die abgestutzte Hüllfrucht ist verkehrt kegelförmig und kahl. Diese ausdauernde, vom Juli bis September blühende Pflanze ist in Südamerika und Westindien zu Hause und hat in der Wurzel brechenerregende Eigenschaften, welche sich in größern Gaben auch auf's Purgiren ausdehnen. — Veränderliche B. (**B. mutabilis**), sehr weichhaarigen oder kahlen, niederliegenden und stielrunden Stengel; ist in Australien zu Hause und hat eine dem Bocksbart ähnliche Wurzel. — Kletternde B. (**B. scandens**), strauchiger, kletternder, 5—6 Fuß hoher Oberstock; herzeirunde, dicke, grüne Blätter; grünlichgelbe, fast doldige Blüthen. Blüht in Südamerika und Westindien vom April bis September, und wird die Wurzel daselbst als Brechmittel und gegen Samenflüsse und Tripper gebraucht.

Börstenkraut-Blüthen, s. Saflor.

Bogenäckerin, eine gute Mostbirne, s. u. Birne.

Bohne (Phaseolus), Gattung der Familie Schmetterlingsblümler; 2lippiger Kelch, die obere Lippe daran 2, die untere 3zähnig; der oberhalb bärtige Griffel ist mit dem Staubgefäß und Kiele schraubenförmig gewunden; an der Basis ist der Fruchtknoten mit einer kleinen Scheibe umzogen; die 2klappige Hülse ist durch locker-zellige Dämmchen etwas querfächerig. Der Nabel wird von einem linealischen Mantel bedeckt. Diese allbekannte, sehr nützliche Hülsenfrucht stammt aus Ostindien ab und wird seit langer Zeit im Großen bei uns gebaut. — Arten: Gemeine türkische Bohne, Veits-, Stangen-, Steckenbohne (Ph. vulgaris), aus den Winkeln der herzförmigen Blätter kommen die Blüthentrauben hervor, welche verschieden große und verschieden geformte Hülsen hinterlassen. Der von der Rechten zur Linken sich windende Stengel steigt oft über 15 Fuß empor und sind von dieser Art folgende Varietäten bekannt: die weiße türkische Bohne; Schminkbohne; Schwertbohne, welche fußlange, 1—1½ Zoll breite, sichelförmige, gebogene Hülsen hat. Feuerbohne mit hochrothen Blüthen; bunte oder schwarzgefleckte, türkische oder arabische Bohne; die Perl- oder Zuckerbohne; die Erbsen- oder Eierbohne. — Die Zwerg-, Busch-, Krup-, Kriech-, Franzbohne (Ph. nanus), die Hülsen sind runzelig und zusammengedrückt, die Stengel sind ästig und windet sich diese Pflanze nicht; wird nur 1, höchstens 2 Fuß hoch. Spielarten hievon sind: die breite Schwertkriechbohne und die kleine frühe Kriechbohne. Diese beiden Hauptarten der Bohnen, welche neben den angeführten in noch zahllose andere Unterarten zerfallen, wollen zu ihrem Gedeihen einen sonnigen, mittelfetten und recht lockern Boden. In frischgedüngtem oder zu fettem Boden treiben sie sehr viel Stengel und Blätter, aber wenig Früchte. Gegen Nachtfröste sind sie sehr empfindlich, deshalb darf man den Samen erst anfangs Mai und so alle 14 Tage bis in den Juni hinein legen, und meist gehen da noch die erst gesteckten zu Grunde. Die Löcher, in welche die einzelnen Bohnen kommen, macht man in Entfernungen von je 1 Fuß, 1 Zoll tief. Von der Kriechbohne thut man nur 1—2, von den Steckbohnen aber 6—8 in ein Loch. Letzteren muß man entweder bald nach dem Legen oder doch sogleich, wenn sie aufgegangen sind, 10—12 Fuß lange Stecken geben, wodurch sie zugleich Schutz gegen Nachtfröste erhalten. Auch verlieren die Bohnen sehr an Güte, wenn man sie 2 Jahr nach einander in das nämliche Land pflanzt; wogegen die fernere Behandlung äußerst wenig Mühe macht. Die Erde wird von Zeit zu Zeit aufgelockert und vom Unkraut gereinigt. Sind sie 8—10 Fuß hoch geworden, so werden zur Zeit der Blüthe die Spitzen von denen abgebrochen, welche nicht zu Samen bestimmt sind, indem dieß die Fruchtbarkeit sehr vermehrt und auch gegen die Blattläuse schützt, welche sich sehr gern daran setzen. In der Hauswirthschaft gewähren die Bohnen sehr viel Nutzen. Sie werden entweder grün als Gemüse verspeist, oder für den Gebrauch im Winter in Salzwasser eingemacht oder zum spätern Gebrauche gedörrt. Zum Einmachen eignen sich die Schwertbohnen am besten. In Ermanglung derselben werden von den andern Arten diejenigen ausgesucht, deren Kerne noch nicht so groß geworden sind. Zunächst werden sie in kaltem Wasser gewaschen und dann in einem Kessel oder einer großen messingnen Pfanne leicht gesotten, wodurch sie ihre grüne Farbe behalten. Nach diesem läßt man sie über Nacht etwas auf einem Brette abtrocknen, den Tag darauf aber werden sie schichtenweise in ein gutverpichtes Fäßchen von Eichen- oder Tannenholz gelegt, dazwischen wird Weinlaub, Fenchel, Lorbeerblätter, Saturey, Thymian rc. gelegt, Salzwasser darauf gegossen (zu 12 Metzen Bohnen werden 9 Pfd. Salz, welche in 6 Maß Wasser über Nacht aufzulösen sind, genommen) und endlich ein reines, leinenes, weisses Tuch darauf gelegt, worauf ein passender tannener Deckel kommt, welcher mit einigen großen Steinen beschwert wird. Nun kann man das Fäßchen bis zum Gebrauche ruhig im Keller stehen lossen, nur muß man sie im Anfang, wie das Sauerkraut, alle 8 Tage reinigen, dann sind sie zum Gebrauche für den ganzen Winter geeignet. Zum Verspeisen werden sie 2 Stunden lang gekocht, das Wasser, in welchem sie gekocht wurden, wird abgegossen und dagegen anderes, siedendes Wasser daran geschüttet. — Zum Dörren werden ebenfalls nur süße, zarte Bohnen genommen, welche man ein wenig in ein nicht zu starkes Salzwasser legt, dann darin kocht, dieß abgießt und nach dem Erkalten auf reine Bretter dünn ausstreut, auf welchen man sie nun bei mäßiger Ofenhitze, an der Sonne oder an der Luft trocknet. Wenn sie vollkommen gedörrt sind, so lassen sie sich in Schachteln oder leinenen Säckchen an luftigen Orten sehr lange aufbewahren. — Die frischen Blätter der Bohnen, sowie das dürre Stroh und die leeren Hülsen geben ein gutes Viehfutter, das auch den Schafen gut bekommt. — Das Bohnenmehl gibt erweichende, schmerzstillende Umschläge, die Bohnen selbst aber sind für den Menschen ein kräftiges, gesundes Nahrungsmittel, während sie nur von wenig Thieren gefressen werden und für viele ein Gift sind, namentlich für Ratten und Mäuse, daher besteht das von den sog. Kammerjägern verkaufte Ratten- und Mäusegift größtentheils aus Bohnenmehl. — Zur Fortpflanzung muß man die Samen gehörig reif werden lassen und immer die schönsten Sorten auswählen.

Bohnenapfel, großer, rheinischer, s. u. Apfel.

Bohnenbaum (**Citisus**), Gattung der Familie Schmetterlingsblümler; 2lippiger Kelch; 1brüderige Staubgefäße; pfriemiger, aufstrebender Griffel; schiefe, aufwärts abschüssige Narbe; stumpfer Kiel. — Arten: Gemeiner oder breitblättriger B., Linsenbaum (**C. laburnum**), dieser mittelgroße, in der Schweiz und im südlichen Europa, ja selbst auch in einigen Theilen von Deutschland, namentlich an der Weser und in Oesterreich wild wachsende Baum wächst außerordentlich schnell, weshalb er zum Anbau in Lustgärten besonders empfohlen werden kann, zumal er sehr schön aussieht und prächtige Schmetterlingsblumen hat. Er gedeiht auch im schlechtesten Boden und erreicht schon in 3 Jahren eine Höhe von 12 Fuß. Der mit einer aschgrauen Rinde bedeckte Stamm hat von unten auf grüne, schlanke Zweige und eiförmig längliche Blätter. Aus den gelben Blumentrauben entwickeln sich fingerslange, herabhängende, den Bohnen gleichende Hülsen, welche schwärzliche, linsenförmige Samenkerne enthalten. Der Genuß derselben verursacht dem Menschen Erbrechen, von den Vögeln aber werden sie ohne Nachtheil gefressen und bilden eine Lieblingsnahrung der Fasanen, Birk- und Rebhühnern, weshalb man diesen Baum namentlich an solchen Stellen pflanzt, wo sich diese Hühnerarten aufzuhalten pflegen, damit es ihnen nicht am Winterfutter fehlt. Das sehr harte Holz des Bohnenbaums ist außen gelb, innen schwarzbraun und wird von Tischlern, Drechslern rc. als unächtes Ebenholz verarbeitet. — Durch die Zucht hat man verschiedene Spielarten erlangt. — Die Blätter schmecken krautig-salzig, schleimig-bitterlich, nachher etwas scharf, die Samen ekelhaft scharf, und purgiren letztere mit Betäubung, erstere aber wirken zertheilend und auflösend. — Schwärzlicher B. (**C. nigricans**), dieser in der Gegend von Regensburg und Tübingen häufig vorkommende Strauch wird nur 4—6 Fuß hoch und gleicht hinsichtlich seiner Eigenschaften dem Vorigen. — Der purpurrothe B. (**C. purpureus**), wird seiner wunderschönen Blumen wegen besonders geschätzt und namentlich in Kärnten und Krain gefunden. Wird gewöhnlich aus Samen gezogen.

Bohnenkraut, s. Saturey.

Bohnerbse, s. v. a. Gelbe Lupinenerbse.

Bollbaum, in einigen Theilen Deutschlands s. v. a. Silberpappel.

Bolletricholz oder Pferdefleischholz, ein aus Surinam kommendes, sehr festes und schweres Holz, das frisch wie rohes Fleisch aussieht, an der Luft aber blässer wird; man benützt es besonders gern zu Walzen u. dgl.

Bollweide, s. v. a. Graupappel.

Bombax, s. Ceibabaum.

Bome, in einigen Gegenden Deutschlands s. v. a. Brombeere.

Borasch, Boraken, s. v. a. Gemeiner Borretsch.

Bornwurz, s. v. a. Cardobenedict.

Boronie (**Boronia**), Gattung der Familie Rautengewächse; 4theiliger oder 4spaltiger Kelch; 4 Blumenblätter, 8 fruchtbare Staubgefäße; herzförmige Staubbeutel; 4 Fruchtknoten; 4furchige oder kopfige Narbe; 4 Kapseln. — Arten: Gezähnelte B. (**B. denticulata**), aufrechter Stengel, stielrunde Aeste, gegenständige, lanzettige Blätter, doldentraubige, lila-purpurrothe Blüthen.

Borretsch (**Borrago**), Gattung der Familie Rauhblüthler; 4 freie, an der Basis ausgehöhlte und mit einem gedunsenen, faltig gereiften Rande umgebenen Nüsse; radförmige Blumenkrone; kurze, stumpfe, ausgerandete Deckklappen; 2spaltige Staubfäden;

von denen der innere Schenkel das Staubkölbchen trägt. — Arten: Gemeiner oder gebräuchlicher B. (**B. officinalis**), ein prächtig blühendes Sommergewächs, welches im 15. Jahrhundert aus der Levante zu uns kam und sich seither förmlich bei uns einheimisch gemacht hat. Der saftige, 1½—2 Fuß hohe, ästige und hohle Stengel hat eiförmige, behaarte Blätter, himmelblaue, manchmal auch röthliche und weiße Blumen, welche endständig in kleinen Büscheln erscheinen. Der B. wird in unsern Gärten häufig gebaut, indem man den 2 Jahre dauernden Samen im April in ein gutes Gartenland dünn ausstreut. In 8 Tagen schon erscheinen die Sämlinge, und kommt es überhaupt sehr häufig vor, daß sich dieses Gewächs durch ausfallenden Samen von selbst fortpflanzt. Der B. gehört zu den gesündesten Küchengewächsen; die jungen Blätter mischt man gern unter Salat, um demselben einen guten, gurkenartigen Geschmack und Geruch zu geben; mit den Blumen geben sie einen lieblichen Thee. Die bis spät in den Herbst hinein blühenden Blumen dienen auch zum Blaufärben des Essigs und werden von den Bienen fleißig besucht. Die frische, sehr saftige Pflanze riecht eigenthümlich nach Gurken und schmeckt etwas salzig; sie wird als schleimig-kühlendes, erweichendes, entzündungswidriges Mittel gebraucht, und leistet der ausgepreßte Saft namentlich gute Dienste in Seitenstechen und allen mit Hitze verbundenen Krankheiten, sowie in der Hypochondrie und Melancholie. — Wenn man das Kraut zu Asche brennt und mit Honigwasser vermischt, so hat man ein gutes Mittel gegen Bräune, Verletzung des Halses, der Zunge und des Zahnfleisches, wenn man diese Theile damit wascht. — Kräftigend und blutreinigend wird das Kraut, wenn man es in Wein siedet und dieß trinkt. — Eine andere weniger wirksame Art zeigt folgende Abbildung, mit der die erste häufig verwechselt wird.

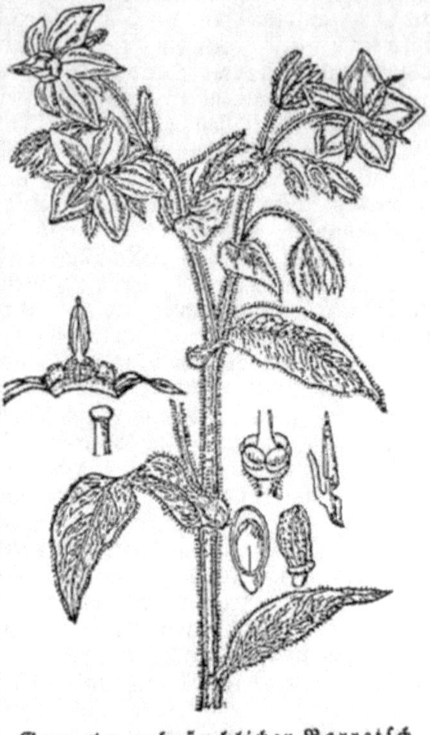

Gem. oder gebräuchlicher Borretsch.

Borsdörfer, s. u. Apfel.

Borstengras, s. v. a. **Nardus stricta.**

Borstenhirse, s. v. a. **Setana.**

Boswellie (**Boswellia**), diese Gattung der Familie Kreuzdorngewächse ist zwitterig, hat einen kleinen, 5zähnigen, bleibenden Kelch; 5 Blumenblätter; 10 Staubgefäße; 1 länglichen Fruchtknoten; 1 Griffel mit kopfiger oder 3lappiger Narbe; 3eckige Kapsel; 3 Samen, welche mit einem breiten, häutigen Flügel umgeben sind. — Arten: Gesägte B. (**B. serrata**), großer Baum, welcher an den Enden der Aestchen ziemlich dichte Blätter hat, mit denen sich die Blüthen zugleich entwickeln; die außen flaumigen Blumenblätter sind schwach fleischroth. Blüht vom Februar bis Mai und findet sich auf den ostindischen Bergen. Aus Einschnitten, welche in die Rinde gemacht werden, fließt der indische Weihrauch, dessen Geruch balsamisch-harzig und in erwärmtem Zustande viel stärker ist. Am Feuer oder beim Entzünden wird er wohl weich, schmilzt aber nicht, und hat einen bitterlichen, scharf-gewürzhaften Geschmack. Der Weihrauch kommt in 2 Sorten aus Ostindien zu uns, und zwar: 1. Weihrauch in Körner und 2. gemeiner W. Ersterer besteht aus rundlichen oder länglich tropfenförmigen, blaßgelblichen oder

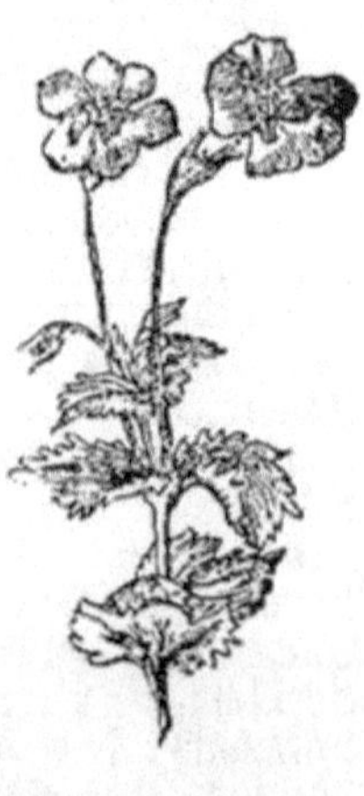

Borretsch, zweite Art.

schwachröthlichen, undurchsichtigen, leicht zerbrechlichen Stücken, welche weiß bestäubt sind. Der zweite ist in größern, unregelmäßigen, häufig zusammengebackenen, mehr röthlichen oder bräunlichen Stücken, welche nicht selten mit Rinden und Holztheilchen vermischt sind. — Der Weihrauch leistet innerlich gegen langwierige Schleimflüsse Dienste, wird aber meist nur äußerlich zu Pflastern und Räucherungen angewendet. Früher erhielten wir nur Weihrauch aus Arabien (arabischer W.), ohne daß dessen Abstammung genau bekannt geworden wäre, obschon anzunehmen ist, daß er auch von der B. abstammt.

Botanik oder Kräuterlehre ist diejenige Wissenschaft, welche Beschaffenheit und Natur der Pflanzen sowohl im Allgemeinen als im Einzelnen kennen lehrt, indem sie in ersterer Beziehung mit dem Bau, der Entstehung, dem Wachsthum, dem gesunden und kranken Zustande derselben, sowie mit ihrer Lebensdauer bekannt macht und sie nach natürlichen, augenfälligen Grundsätzen in Familien eintheilt oder in künstliche Systeme bringt. In der zweiten Beziehung macht sie mit der Blüthezeit, der Fruchtreife, dem Standorte, Nutzen und Schaden der Gewächse, sowie mit ihren Feinden bekannt, und wird letztere auch angewandte B. genannt. — Die sog. ökonomische B. befaßt sich mit solchen Pflanzen, welche in der Landwirthschaft im Gebrauch sind und lehrt deren vortheilhaftesten Bau und geeignetste Behandlungsart. — Die Forstbotanik beschäftigt sich mit den im Freien ohne besondere Pflege fortkommenden Hölzern, Bäumen und Gesträuchen, und lehrt deren beste Benützung.

Botanybaigummi, Botanybaiharz, das Harz des hohen Gelbharzbaums (s. d.).

Botanybaiholz, Paraportholz (in England Lookes oder Beefwood, Ochsenholz, weil es in Farbe und Zeichnung dem Ochsenfleisch gleicht); stammt von einer Eichenart in Neuholland; hat viel Aehnlichkeit mit dem Mahagoni, nur sind die Flammen und Flecke auf mahagoniartigem Grunde viel dunkler. Man unterscheidet braunes, olivenfarbiges, orangegelbes und fleischrothes. Es kommt theils in runden, 10—14 Zoll dicken und 3—8 Fuß langen Stämmen mit starker, rauher Rinde, theils in Brettern in den Handel und dient zu Tischlerarbeiten. — Siehe auch Blackwood.

Botanybaikino, die von der harzigen Schönhaube (s. d.) gewonnene Kinoart.

Botrytis Bassiana, ein Schimmelpilz, die auf lebenden Seidenraupen entsteht, und deshalb sehr gefürchtet ist. Es ist ein in Frankreich unter dem Namen Muscardine bekannter Schimmel, befällt die Raupen meist erst vor ihrer Verpuppung; diese sterben sehr bald davon und sind dann mit einer weißen, zuckerigen Efflorescenz bedeckt.

Bottersamen, bei Greifswalde ꝛc. s. v. a. Gewöhnlicher Leindotter.

Bovist (Lycoperdon), eine Gattung der Familie Streulinge, mit sitzender Umschlaghülle, deren Haargeflecht innen sehr zart, dicht und mit eingestreuten, gelbgrünen Keimkörnern versehen ist. — Arten: Gemeiner B. (L. bovista), ein beinahe kugelrunder Schwamm, welcher auf trockenen, unfruchtbaren Feldern, Wiesen ꝛc. wächst, einen fast nicht bemerklichen Stiel hat, zuerst weiß, dann dunkelaschgrau ist, gewöhnlich kleiner als eine welsche Nuß bleibt und die Größe eines Hühnerei's nie übersteigt. Von dem ziemlich ähnliche Champignon unterscheidet sich diese Art durch eine rauhe, lederige Oberfläche. Wenn man auf sie drückt, so zerplatzt sie mit einem Knalle und spritzt einen schwarzen Staub von sich. Dieser den Samen bildender Staub besteht nach genauer Beobachtung aus lauter geschwänzten, mit zahllosen kleinen Widerhäkchen besetzten Kügelchen, welche in den Augen oder durch Einathmen in den Lungen oft sehr gefährliche Entzündungen erregen. — Durch Räucherungen damit kann man die schwärmenden Bienen wieder zu dem schwachen Mutterstock zurücktreiben und die Königin tödten. — Der angeführte, am unrechten Orte sehr schädliche Staub kann in der Heilkunde mit großem Vortheil angewendet werden, namentlich bei gewissen Harnbeschwerden, die sich durch häufigen Drang zum Uriniren, Brennen und Stechen in der Harnröhre und Entzündung der Harnröhrenmündung äußern. — Bei dem weißen Fluß, welcher so scharf ist, daß die naheliegenden Theile davon angefressen werden, leistet er ebenfalls gute Dienste; ebenso bei krampfhaften Brust- und Athmungsbeschwerden, mit denen Stechen in der Brust und Herzklopfen verbunden ist. Gegen diese Uebel vermischt man 6 Gran Bovistpulver möglichst sorgfältig mit 1 Quent weißem Zucker, theilt dieß in 6 gleiche Theile und nimmt es den Tag über. Damit wird täglich so lange fortgefahren, bis die Besserung eingetreten ist. — Außerdem benützt man den Staub auch zum Austrocknen alter fliessender Schäden und zum Blutstillen.

Bovistsreuling (**Bovista**), bei dieser Gattung der Streulinge ist die kugelige Umschlaghülle doppelt und stiellos; die äußere weiße Haut löst sich unregelmäßig ab, während die innere endlich an der Spitze zerreißt. Das innere, zarte Haargeflecht ist mit gestielten Keimkörnern versehen. — Arten: Schwärzlicher B. (**B. nigrescens**), jung ist der Pilz eiförmig, bis sich die äußere weiße Haut in Schuppen abgelöst hat und die innere, gelblich-graue, später schwärzlich-umbrabraune erscheint. Findet sich auf Aeckern, Triften und in waldigen Gegenden; wird wie die vorangehende Pilzart benützt. — Der bleigraue B. (**B. plumbea**) ist ebenfalls kugelig; die innere Hülldecke bleigrau; wird stark so groß wie eine Haselnuß und hat vor der Reife der Keimkörner ein röthliches Fleisch. Findet sich im Sommer und Herbst in Ebenen.

Brachdistel, in einigen Gegenden s. v. a. Mannstreu.

Brachsenkräuter (**Isoëteae**), Familie der Reihe Tauchergewächse, Ordnung Wurzelscheidenpflanzen, Klasse Scheidenpflanzen, mit vorgebildetem Fruchtknoten und Staubbeutel, welch beide sich in verschiedenen, grundständigen Blüthenscheiden in ein und derselben Pflanze befinden. — Von der einzigen Gattung dieser Familie ist in den nördlichen und gemäßigten Klimaten kein besonderer Nutzen bekannt.

Brand, s. Körnerbrand.

Brasilianische Rinde, die Rinde einer Jugaart, welche sich von der Barbatimaorinde (s. d.) nur dadurch unterscheidet, daß sie noch die Borke hat, aber alle Eigenschaften derselben besitzt.

Brasilienholz (**Caesalpina echinata**), ein sehr großer, dicker Baum, welche eine Art der Gattung Cäsalpinie bildet und in den Wäldern Brasiliens häufig wächst. Der Stamm ist gewöhnlich mehr oder weniger krumm, die Zweige sind mit Stacheln besetzt; die gefiederten Blätter haben eine eirunde Form; die weißen, eine einfache Traube bildenden Blumen riechen so lieblich, als unsere Maiblumen. Das unter dem Namen Brasilienholz bekannte Holz ist sehr hart und schwer, hat außen eine dunkelrothe, angeschnitten eine hellrothe Farbe und läßt sich sehr schön poliren. Von der Stadt Fernambuk aus wird damit ein sehr ansehnlicher Handel getrieben, daher kommt es gewöhnlich unter dem Namen Fernambukholz nach Europa. In Straf- und Arbeitsanstalten wird es gewöhnlich geraspelt und dann in der Färberei als unächter Carmoisin verwendet. Tischler und Instrumentenmacher benützen es auch zu sehr feinen Arbeiten. Wenn man Alaun, Weinkrystalle und arabisches Gummi zusetzt, so erhält man eine schöne rothe Dinte. — Eine andere, geringere Sorte liefert die Sapancäsalpine (**C. sapan**), welche nur eine Höhe von 12—15 Fuß erreicht, auf der Küste von Koromandel und andern Theilen Ostindiens häufig wächst. Das außen schwarze Holz ist innen hochroth und kommt als ostindisches B., Sapanholz oder rothes Sandelholz in den Handel. Es wird ebenfalls von Färbern und Tischlern benützt. — Ferner kommt noch das Lamoner-B. oder Allerheiligenholz vor, welches auf Jamaika und andern ostindischen Inseln wächst und namentlich von der Allerheiligenbai ausgeführt wird. Die geringsten Sorten sind: das B. von St. Martha und das von den brasilianischen Inseln. Alle diese Hölzer werden zum Rothfärben benützt, und läßt sich daraus eine schöne rothe Pastellfarbe, ein Kugellack und eine blaue Saftfarbe bereiten.

Brasilienpfeffer, s. v. a. Beißbeere und Piment.

Brasilienrinde (**cort adstr. bras.**), ächte adstringirende Rinde, ächte Gerbstoffrinde, stammt aus Südamerika, wurde als stärkendes Mittel gegen Blutungen angewendet, wird jetzt aber ihres hohen Preises wegen und weil sie häufig verfälscht wird, selten angewendet. Sie ist rothbraun, rissig, faserig und hat einen zusammenziehenden, säuerlich kratzenden Geschmack. Stammt von einer Acazienart in Brasilien.

Brasilin, s. v. a. Rothholz.

Bratbirne, s. u. Birne.

Braunbeere, s. v. a. Brombeere.

Braunelle, s. Prunelle.

Braunkohl, s. u. Kohl.

Braunwurz (**Scrofularia**), Gattung der Familie Larvenblümler; 5theiliger Kelch;

glockige Blumenkrone; Saum mit 2 Lippen, wovon der obere längere 2-, der untere 3lappig ist; 4 Staubgefäße; 1fächeriger Staubbeutel. Die eirunde Kapsel ist 2schalstückig. — Arten: Knollige B. (**S. nodosa**), diese 3—4 Fuß hohe Pflanze ist unter dem Namen Wurmkraut, Sauerwurz bekannt, und wächst bei uns an feuchten Orten, auf Wiesen und in Wäldern, hinter Hecken und Zäunen sehr häufig. Der eckige, vielästige Stengel hat herzförmige Blätter und dunkelbraune, etwas grünliche Blumen. — Mit einem Absud der Blätter werden räudige Schweine gewaschen und gewöhnlich dadurch hergestellt. — Der Geruch der zerquetschten Pflanze ist stark und widrig, der Geschmack unangenehm, bitter und scharf, welche Eigenschaften sich durch's Trocknen jedoch ganz verlieren. — Der Same ist gut gegen Würmer, und wurde früher die ganze Pflanze häufig in der Heilkunde gebraucht. — Wenn man ein Quentchen zerstoßenen Samen nimmt, so gehen die Würmer sicher ab. Mit Pfeffer und Myrrhen unter Wein gemischt und getrunken, vertreibt er Hüftweh. — Gegen Grind, Krätze und ähnliche bösartige Ausschläge presse man im Mai den Saft aus Wurzel und Kraut und mache daraus mit Wachs und Baumöl eine Salbe, welche gegen erwähnte Leiden ausgezeichnete Dienste leistet. — Die Wasserbraunwurz (**Sc. aquatica**) findet man an Wassergestaden, in Gräben und Sümpfen häufig; sie hat braunrothe Blumentrauben und ist namentlich in frischem Zustande ein sehr gutes Wundmittel. Auch diese Art ist ausdauernd, blüht im Juli und August und hat alle Eigenschaften der vorigen. — Wenn man den Samen zerstoßt, mit Honig vermischt und pflasterartig über die Stirne legt, so gibt sich das Augentriefen. — Gegen Drüsen am Hals 2c. pulvert man die Wurzel, vermischt sie mit Honig und nimmt Morgens und Abends 2 Stunden vor und nach dem Essen hievon.

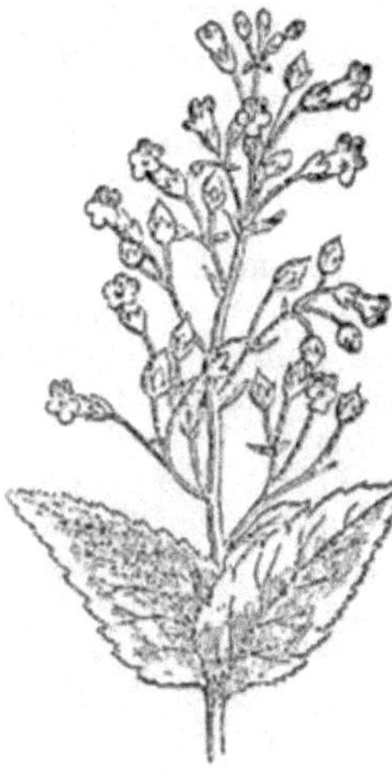

Knollige Braunwurz.

Brechbohne, in verschiedenen Gegenden Deutschlands s. v. a. Zwergbohne.

Brechhülsen, Brechhülsenbaum, s. u. Hülsen.

Brechkörner, s. v. a. die Samen von **Bicinus communis**.

Brechkraut, s. u. Brechstrauch.

Brechnuß, s. v. v. Krähenaugen — Schwarze B., Purgirnuß (**Jatropha curcas**), vielästiger, 12—15 Fuß hoher Strauch mit herzförmigen Blättern und grünlichen Blumen; wächst im südlichen Amerika, namentlich in Brasilien und Guiana, und ist durch seine Samenkerne, die bekannten Purgirnüsse oder Höllenfeigen, welche die Größe der Bohnen haben, mit einem weißen Häutchen überzogen sind, merkwürdig; sie stehen einzeln in 3fächerigen Kapseln, die etwa so groß wie eine welsche Nuß sind. Die süßlich nach Mandeln schmeckenden Kerne verursachen, wenn man sie sammt dem Häutchen ißt, Brennen im Halse, heftiges Erbrechen und Purgiren, wogegen sie ohne Nachtheil genossen werden können, wenn man das Häutchen abzieht. Auch wird das Ricinusöl daraus gepreßt, welches unschmackhaft ist, innerlich gegen Wassersucht, Kolik und Würmer, äußerlich gegen Hautkrankheiten und bei gelähmten Gliedern 2c. gebraucht wird. — Der Manihot oder Cassabi (**J. manihot**) ist ein 6—8 Fuß hoher Strauch, welcher handförmige, lappige Blätter und blaßgelbe Blumen hat. Seine weiße Wurzel wird 1 Fuß lang und 2—4 Zoll dick, gleicht einer Rübe und enthält einen Milchsaft, der Geschwülste erregt und oft tödtlich wirkt. Hat man diesen durch Kochen ausgezogen, so kann die Wurzel, aus welcher das westindische Brod bereitet wird, ohne allen Nachtheil genossen werden. Außerdem erhält man von ihr ein sehr starkes, berauschendes Getränk. Findet sich auf den westindischen Inseln wild, wird aber auch häufig daselbst gebaut.

Brechnußbaum (**Strychnos**), Gattung der Familie Drehblüthler; 4—5spaltiger Kelch; trichterförmige, 4—5spaltige Blumenkrone; 4—5 Staubgefäße; 2fächeriger Fruchtknoten, bei dem die Fächer wieder mehrere Fächer haben; dickschalige Beere, in welcher der Same im Breie nistet. — Arten: Aechter B. (**St. nux-vomica**), ziemlich hoher, winkelrankenloser Baum mit meist krummem Stamme und glatter, schwärzlich-aschgrauer Rinde; die kurzgestielten, ovalen, 3—5 nervigen Blätter sind kahl und glänzend; die grünlichweißen, 6 Linien langen Blüthen riechen angenehm; die kugelige Beere hat 2 bis 3 Zoll im Durchmesser und ist von einer glatten, harten, orangefarbenen Schaale umgeben; der weißliche Brei ist gallertartig; 5—8 kreisrunde, aschgraue oder bräunliche Samen. Das Holz der Aestchen hat einen bittern Geschmack; noch bitterer ist die Wurzel, welche sammt dem Holze der mittlern Stämme und Aeste den größten Theil des nach Europa kommenden **Lignum colubrinum officinale** bildet. Es wird gegen Wechselfieber, den Biß giftiger Thiere und toller Hunde, lähmungsgleicher Schwäche der untern Extremitäten, Schleimfieber, Hysterie, Hypochondrie, Milz- und Lebergeschwülste, Schleimflüsse, Honigharnruhr, Koliken, Durchfälle &c. gebraucht. Aeußerlich wird das Holz, sowie die sehr bittern Blätter gegen gichtisch-rheumatische Schmerzen angewendet. Die giftige Rinde kam früher als falsche Angusturarinde in den Handel. Der sehr bittere, geruchlose Same gehört zu den stärksten Pflanzengiften und ist bei uns unter dem Namen Krähenaugen oder Brechnüsse bekannt. Ihre Wirkung ist namentlich sehr stark auf das Rückenmark und dessen Nerven und bilden sie deshalb bei vielfachen Lähmungskrankheiten, namentlich der untern Extremitäten, ein wichtiges Heilmittel. Außerdem leisten sie bei Wechselfiebern, Ruhren, Würmern, Keuchhusten, Asthmas oft gute Dienste. — Schlangenwidriges B. (**St. colubrima**), der kletternde Stamm hat einfache, seitenständige, holzige Winkelranken, elliptische, 3nervige Blätter, endständige, armblüthige Trugdolden; die Blätter und Blüthen haben flaumige Stiele, die kugeligen Beeren sind 2—12samig. Auf der Küste von Malabar und Ceylon zu Hause; blüht im April und Mai, schmeckt durchaus bitter, ist so giftig wie die vorige Art und wird wie dieselbe benützt. — Ligusterartiger B. (**St. ligustrina**), 12—15 Fuß hoher, geradästiger Baum, mit eirunden, beiderseits 3nervigen Aesten, endständigen, flaumigen Trugdolden, 4—5spaltigem Kelch und einer außen flaumigen, $^3/_4$ Zoll langer Blume; die 2—8samige, zuerst grünlich-gelbe, endlich röthliche Beere ist so groß, wie eine **Reine Claude**; Samen silberweiß-glänzend und seidenhaarig; blüht vom Oktober bis Dezember und ist auf den ostindischen Inseln Timor, Rotty, Pulu-Kambing &c. zu Hause. Hat die Eigenschaften der vorigen Arten. — Javanischer B. (**St. tieute**), der armsdicke Stamm klettert bis in die höchsten Bäume hinauf und ist oft bis auf 120 Fuß astlos; das Holz ist porös, blaß strohgelb; Blätter elliptisch, plötzlich zugespitzt und 3 Zoll lang; grünlichweiße Blumen, welche angenehm jasminartig riechen; Samen oval, seidenhaarig und bräunlich; die braungelbe, zuletzt rothe, glänzende Beere ist vielsamig und hat 3—4 Zoll im Durchmesser. Wächst in den unzugänglichsten Wäldern Java's, blüht vom Juni bis Juli und bringt im September und Oktober reife Früchte. Der übelriechende Saft der Wurzelrinde ist unter dem Namen **Upas Tjettek** oder **Upas Radja** als ein furchtbares Gift bekannt, welches von den Wilden hauptsächlich auch zum Vergiften der Pfeile benützt wird, welche bei der geringsten Verwundung schnell sehr schwächen und den Tod unter heftigen Convulsionen herbeiführen. Dieser erfolgt selbst bei größeren Thieren oft schon nach wenigen Minuten, längstens aber innerhalb $^1/_4$ Stunde. Innerlich wirkt es ebenso verderblich, nur weniger schnell. Bei Verwundungen muß man die Wunde augenblicklich erweitern, damit das herausströmende Blut das Gift ausspült; darauf ist sie so schnell als möglich auszubrennen oder auszuätzen. Zeigt das Gift schon Wirkung auf das Nervensystem, so sind reichliche Aderlässe, kalte Umschläge um den Kopf, Einreibungen von Quecksilberoxydulsalbe und ätherisch-kampferigem Oele, sowie innerlich Opium anzuwenden, damit der Blutandrang von dem Gehirne abgeleitet wird.

Brechstrauch (**Psychodria**), diese Gattung der Familie Krappgewächse ist zwitterig, hat einen überweibigen Kelch, 5 oder 15zähnigen Saum, 5—4 Staubgefäße, unterständigen Fruchtknoten, einfachen Griffel, 2spaltige Narbe; steinfruchtartige, fleischige Beere; papierartig lederige Steinkerne. Meist Bäumchen und Sträucher, selten ausdauernde Kräuter. — Arten: Aechter B. (**Ps. emetica**), schiefaufsteigende, durch Quereinschnitte gegliederte Wurzel, welche außen graulich-gelb oder bräunlich, innen weiß ist, viel mehr Rinde als Holzkörper hat. Das astlose aufrechte Stämmchen ist 1—1½ Fuß hoch und mit bräunlichen Filzhaaren bedeckt; die gestielten, beiderseits zugespitzten gegenständigen Blätter sind 3—4 Zoll lang und 9—12 Linien breit, gewimpert und unten weichhaarig;

die blaue, genabelte Beere hat eine kugelig-ovale Form. Wächst in den südamerikanischen Wäldern, blüht im Mai und liefert uns die schwarze Brechwurzel (gestreifte oder peruanische Ipecacuanha), welche kratzend-bitter schmeckt und Brechen erregt. — Schmarotzender B. (**Ps. parasitica**), rankender, kahler Strauch, dessen hängende Aestchen an der Spitze 4seitig sind; gestielte, eirunde Blätter; kleine, weiße Blüthen; 5zähniger Kelch; eingeschlossene Staubbeutel; scharlachrothe, kugelige Beeren; wächst auf alten Baumstämmen in den Bergwäldern Westindiens. — Die brechenerregende Wurzel wird in vielen Gegenden wie die schwarze Brechwurzel benützt.

Brechtanne, in einigen Gegenden Deutschlands s. v. a. Lerche.

Brechviole (**Jonidium**), Gattung der Familie Veilchengewächse; 5theiliger, tiefer Kelch; 5 ungleiche Blumenblätter; 5 Staubgefäße; freie oder verbundene, oft sehr kurze Staubfäden; einfacher Griffel, verdickte Narbe; 1fächerige, 3schalstückige Kapsel. — Arten: Aechte B. (**J. ipecacuanha**), 4—6 Zoll lange, leichtgeschlängelte, kleinfingersdicke Wurzel, welche außen weißlichgrau, im Alter blaßgrau, innen weißlich ist und mehrere Stengel trägt, die zottig, halbstrauchig, astlos sind und ½—2 Fuß hoch werden. Die wechselständigen, sehr kurzgestielten, gesägten, beiderseits spitzigen Blätter werden 7—12 Linien lang; fast sitzende, ebenfalls kurzgestielte, weiße Blüthen; am Grunde behaarte Staubfäden; zottiger Fruchtknoten; flaumige, 9—12samige Kapsel. Blüht vom Juni bis September und wächst auf felsigem, sandigem Boden in Brasilien. Frisch riecht die bittere, scharfe Wurzel unangenehm und wird unter dem Namen weiße Brechwurzel oder weiße Ipekakuanha wie die ächte Wurzel dieses Namens gebraucht, ist jedoch nicht in allen Fällen so wirksam, und hat mit der Seifenwurzel sehr viel Aehnlichkeit. — Zum Erbrechen schneiden die Brasilianer die Wurzelrinde in Stücke, gießen Wasser daran und lassen dieß 12 Stunden stehen, dann nehmen sie von dem Abguß ½—1 Drachme. — Rauchhaarige B. (**J. poaya**), senkrechte, weißliche, federkieldicke, geschlängelte, 2—3 Zoll lange Wurzel, die einen halbstrauchigen, ½—1½ Fuß hohen Stengel treibt, rauchhaarige, wechselständige, fast sitzende und herzeirunde Blätter hat; Blumen weiß, oben zottig; Staubfäden frei und flach; Griffel **S**förmig. Blüht vom April bis August und wächst auf den Triften Brasiliens. Die blaßerdfarbiggraue Wurzel hat eine fest an dem gelben Holzkerne sitzende, weiße, hornartige Rinde, welche schwach, etwas kratzend scharf schmeckt und wie die vorige gebraucht wird. — Aehnliche andere Arten, welche ebenfalls im heißen Amerika und Ostindien wachsen, besitzen die gleichen Eigenschaften.

Brechweide, in Sachsen s. v. a. Bruchweide.

Brechwurzel, s. Ipecacuanha.

Breiapfel, gemeiner (**Achras sapota**), ein mittelgroßer Baum Südamerika's, welcher äpfelartige Früchte trägt, die sehr schmackhaft sind und den Ananas noch vorgezogen werden, wenn sie wie die Mispeln weich zu werden beginnen. Dieser Baum wird in vielen Gärten Amerika's mit Sorgfalt gezogen, indem man außer den Früchten auch noch die Rinde als Fieberrinde benützen kann. Die schwarzglänzenden Samenkerne sind ein vorzügliches harntreibendes Mittel. — Der brustförmige B. (**A. mammosa**), ein 30—40 Fuß hoher Baum, welcher länglichrunde Aepfel und ein eßbares, musartiges Fleisch hat.

Breitling, eine gute Aepfelsorte, s. u. Aepfel.

Brennkraut, s. v. a. Wollkraut und Hahnenfuß.

Brennessel (**Urtica**), die Blüthen dieser unter dem Artikel Nessel besonders abgehandelten Pflanze gibt einen Thee, welcher gegen kolikartige Schmerzen ausgezeichnete Dienste leistet. — Wenn man aus den äußern Blättern und Stielen dieser Pflanze ein Süppchen bereitet, so leistet dieß ausgezeichnete Dienste in ruhrartigen Fällen. — Gegen den weißen Fluß sind die Blüthen der weißlichblühenden Nessel schon oft mit Erfolg angewendet worden.

Brillenschote (**Tetradynamae Siliculosae**), europäische Pflanzengattung der Cruciferen; die Schötchen gleichen einer Brille.

Broch nennt man in Ungarn den Krapp, besonders den aus dem Banat.

Brodbaum (**Artocarpus**), diese Gattung der Familie Nesselgewächse ist 1häusig, mit männlichen Blüthen, welche auf einem keulen- und kätzchenförmigen Hauptfruchtboden dicht stehen; 2—3theilige Geschlechtshülle; 1 Staubgefäß. Die dicht blüthenköpfig gehäuften, weiblichen Blüthen stehen verschmelzend auf einem kugeligen Hauptfruchtboden; der pyramidenförmige Saum hat an der Spitze eine Oeffnung zur Durchlassung des Griffels; der freie Fruchtknoten ist einfächerig und eineiig; der seitenständige Griffel ragt fadenförmig verlängert hervor; 1—2 Narben; aus den verschmolzenen Geschlechtshüllen bildet sich eine beerenartige Sammelfrucht; die häutigen Nußhülsen bersten der Länge nach und enthalten einen eirunden Samen. Milchende Bäume mit meist sehr großen lederartigen Nebenblättern. — Arten: Wahrer oder eingeschnittener B. (**A. incisa**), ein für die Bewohner der heißen Länder von Asien und Südindien sehr wichtiger Baum, indem dort wegen der allzugroßen Hitze unsere Getreidearten nicht leicht fortkommen, und durch dieses ausgezeichnete Geschenk der Natur ersetzt werden. Der Baum erreicht die Größe einer mittlern Eiche und bildet mit seinen Aesten und Zweigen eine schöne, pyramidenförmige Krone. Die 1—1½ Fuß langen und 8—10 Zoll breiten, eiförmigen Blätter sind mit Einschnitten versehen; die 7—8 Zoll langen, gelben Blätter gleichen den Melonen vollkommen, und nach erlangter vollkommener Reife enthalten sie einen widerlichen Brei, welcher nicht die gesündesten Eigenschaften besitzen soll. Aus diesem Grunde werden sie vor der Reife abgenommen, in 3—4 Stücke zerschnitten, in Blätter gewickelt und auf heißen Steinen geröstet. Durch dieses Verfahren erhalten sie den Geschmack des Weizenbrodes und bilden, mit etwas Kartoffelmehl vermischt, den größten Theil der Nahrungsmittel von den Bewohnern jener Länder. Nicht selten läßt man auch die nicht ganz reifen Früchte auf einem trockenen Boden nachreifen, dann wirft man sie in gepflästerte Gruben und bedeckt sie da mit Blättern und Steinen. Hier kommen sie nach einiger Zeit in Gährung und werden in einen Teig verwandelt, aus welchem ein Brod gebacken wird, das sich über einen Monat hält. Es wird angenommen, daß von 3 Brodbäumen eine Person, und von 10 eine nicht zu starke Familie leben kann. Aus diesem Grunde hat man der Kultur dieses Baumes besondere Aufmerksamkeit gewidmet und dadurch mehrere Spielarten mit und ohne Samen erzielt. Die Fortpflanzung geschieht durch Samen oder durch Ableger und abgeschnittene Zweige, und wächst dieser Baum ungefähr 70 Jahre, dann fängt er an, allmälig abzusterben. Außer den Früchten wird auch noch das gelbe Holz zum Verbrennen, sowie zu verschiedenen Kunstsachen benützt, während man aus dem Splint Zeuge verfertigt. Die Blätter dienen zum Einwickeln beim Backen der Frucht, zu Teppichen, Segeln ꝛc. Der aus Einschnitten in die Rinde ausströmende Saft wird mit Kokusmilch eingekocht und gibt dann einen guten Vogelleim; vermischt man ihn mit Sagomehl, Zucker und Eiweiß, so gibt er einen vorzüglichen Kitt. Aus den trockenen Blumenkolben läßt sich ein guter Zunder bereiten. Die Samen können gleichfalls als Nahrung zubereitet werden. — Die Wurzel wildwachsender Bäume wird gegen Ruhren angewendet, während eine Abkochung des gespänten Holzes mit dem des stinkenden Mangobaumes blutreinigend ist und den Geburtsblutfluß befördert. — Die Asche der Blätter gibt mit Kokosöl eine vorzügliche Einreibung gegen flechtenartige Krankheiten. — Jakabrodbaum (**A. integrifolia**), dieser ebenfalls große Baum hat ungetheilte Blätter und recht schmackhafte Früchte, welche so groß wie Kürbisse werden und an der Wurzel, dem Stamme und den Aesten sitzen. Er wächst auf Ceylon, sowie an den Küsten von Malabar und Koromandel. Die Früchte dieses im Juni und Juli blühenden Baums werden sowohl roh als auf verschiedene Art zubereitet genossen, und bei einer Spielart davon schmeckt das Fleisch wie Weintrauben und Erdbeeren, weshalb ankommende Europäer sich fast nicht satt daran essen können. Der zuweilen aus der Wurzel tretende Milchsaft sammelt sich in der Erde zu knollenartigen, weichen, innen gelblichen Körpern und leistet gegen Diarrhöen ausgezeichnete Dienste. Eine Wurzelabkochung ist in denselben Leiden, sowie, gleich den Früchten, äußerlich gegen bösartige Flechten zu gebrauchen. — Das Holz ist zu Gurgelwasser bei Erschlaffung des Zäpfchens und der Mandeln, die Früchte gegen Blödsichtigkeit gut.

Brodfarrn (**Arthrozamia**), diese Gattung der Familie Zapfenfarrn hat männliche Zapfen wie der Palmenfarrn und weibliche, wie der Zapfenfarrn.

Brodnuß (**Brosimum**), diese Gattung der Familie Nesselgewächse ist zweihäusig; die männlichen Blüthen sitzen dicht blüthenköpfig auf einem kugeligen Hauptfruchtboden; runder, schildförmiger Staubbeutel; die weiblichen Blüthen stehen in einem krugförmigen Hauptfruchtboden, welcher mit schildförmigen Schuppen oder borstenartigen Weichstacheln besetzt ist, damit ist der 2fächerige Fruchtknoten verwachsen; endständiger Griffel, 2 Narben. Die beerenartige Hüllfrucht ist einsamig, ziemlich trocken und aus dem vergrößerten Hauptfruchtboden gebildet; kugeliger, kernmassenloser Same. Milchende, nur im heißen Amerika gedeihende Bäume. — Arten: Rindige B. (**B. alicastrum**), großer Baum mit schlaffen Aesten, gestielten, wechselständigen, kahlen, unten geaderten Blättern; die männlichen Blüthenköpfe sind etwa erbsengroß; die weiblichen Hauptfruchtböden gestielt und stehen einzeln oder gezweit in den Blattwinkeln; die braune Hüllfrucht hat ungefähr die Größe einer Muskatnuß. Findet sich auf Hügeln und in Feldern Jamaika's, blüht vom Mai bis August, und bilden dort die jungen, einen dicken, klebrigen Milchsaft enthaltenden Blätter die Hauptnahrung aller grasfressenden Thiere, wogegen die Milch der ältern Aestchen und Blätter ätzend ist und diese deshalb nicht mehr zur Fütterung taugen. Den fast wie Haselnüsse oder Kastanien schmeckenden Samen ißt man in Jamaika roh oder als Brod zubereitet. — Milchender B. (**B galactodendron**), hoher, auf Felsen wachsender Baum, dessen Stamm oft 7 Fuß im Durchmesser hat, die Aeste erscheinen wie abgestorben; endständige, weichhaarige Knospen; wechselständige, 9—10 Zoll lange Blätter auf dicken, kahlen Stielen; sie sind etwas lederig, kahl, oben grün, unten gelbbraun; etwas fleischige, kugelige, wallnußartige Hüllfrüchte; wächst in Südamerika. — Der reichliche Saft des Stammes ist süß, wohlschmeckend, klebrig, weiß, und steht der Kuhmilch nicht nach, hat einen balsamischen Geruch und wird getrunken oder mit Maisbrod, Maniok ꝛc. gegessen. Durch Kochen desselben am Feuer oder durch Trocknen an der Luft scheidet sich ein gelblich-weißer, wachsartiger Stoff aus, welcher gute Kerzen gibt.

Brohmkapern, Geisterkapern heißen die, besonders in den Rheingegenden in Essig eingelegten und wie Kapern verbrauchten und versendeten Blüthenknospen vom gemeinen Besenginster.

Brokkoli, s. u. Kohl.

Brombeere, Brombeerstrauch (**Rubus**), diese Gattung der Familie Rosengewächse ist zwitterig, manchmal auch 2häusig, hat einen 5spaltigen, ziemlich flachen Kelch, 5 Blumenblätter, bald mehr bald weniger Staubgefäße; zahlreiche Fruchtknoten; fast seitenständige Griffel; einfache Narbe; steinfruchtartige Früchtchen; maulbeerähnliche Beere. — Arten: Gewöhnliche B. (**R. fructicosus**), 4—6 Fuß hoher, stacheliger, ansehnlicher Strauch, der an Bächen und in Hecken, namentlich aber in Waldungen mit jungem Auflug wächst und häufig in Gärten gezogen wird. Die einfachen Blätter sind manchmal 3—5fach zusammengesetzt und unten filzig; die Blüthen haben eine weiße oder röthliche Farbe und sind hier und da gefüllt; die runden, etwas harten, grünrothen und schwarzen Beeren sind geruchlos, haben viele kleine Erhöhungen und enthalten einen rothen, säuerlichen Saft. Sie werden sowohl roh gegessen, als zur Färbung des Weins und zur Bereitung eines Syrups gebraucht. Die Schweizer brennen einen vorzüglichen Branntwein aus ihnen, welcher sogar dem berühmten Kirschenwasser auf der Allmannskette vorgezogen wird. Wenn man sie unreif trocknet und pulverisirt, dienen sie zur Bereitung eines vorzüglichen Essigs aus Wein. Das Holz gibt ausgezeichnete Pulverkohlen, während die Blätter von den Weidmännern als Winternahrung für's Wild geschätzt sind und auch zum Gerben benützt werden. — Ackerbrombeere, Bocks-, Kratzbeerstrauch (**B. caesius**), diese Art hat einen schwachen, kriechenden, bedornten Stengel und weniger schmackhafte, schwarzblaue Beeren, welche roh genießbar sind und zur Verbesserung des Weins benützt werden; wird oft ein sehr lästiges Unkraut auf Getreidefeldern. In unreifem und getrocknetem Zustande wirken die Beeren gegen Durchfälle; die Stengeltriebe, Blätter und Blüthen sind gelind adstringirend und werden zu Gurgelwasser, gegen Diarrhöen und Blutflüsse gebraucht; die Wurzel soll in Diarrhöen besonders gut sein. — Steinbrombeere (**B saxatilis**), der kaum 1 Fuß hohe Strauch bringt erbsengroße, rothe Beeren, welche einen angenehmen, säuerlichen Geschmack haben. Bei uns finden sie sich in Bergwäldern, an Felsen und steinigen Orten, und werden die Beeren sehr häufig eingemacht und zu Fleisch gegessen. Die Russen bereiten daraus mit einem Zusatz von Honig ein gutes Getränk. — Der hieher gehörige Himbeerstrauch ist unter Himbeere zu sehen. — Laub, Blumen, junge Schößlinge und Frucht des Brombeerstrauchs sind äußerlich und innerlich zu gebrauchen, indem sie, in Wasser gesotten und getrunken, sowie als Ueberschläge, die Hitze sehr mildern. — Wenn man die äußersten Schößlinge und dürren Blätter in Wein siedet und trinkt, so wird dadurch der rothe Bauchfluß gestillt und die übermäßige rothe Blume gemildert. — Wenn man das Laub in Lauge siedet, so kann man damit die Haare schwarz färben. — Reibe den Saft der Brombeere in einem Bad auf die Haut, so wird sie rein, selbst wenn sie mit einem ausschlagartigen Schorf bedeckt ist.

Brome, in Sachsen s. v. a. Brombeere.

Bromel, auf dem Hundsrück s. v. a. Brombeere.

Broussonetie (**Broussonetia**), diese Gattung der Familie Nesselgewächse ist zweihäusig; die männlichen Blüthen stehen in dichten Aehren, haben eine 4theilige Geschlechtshülle und 4 Staubgefäße; die weiblichen Blüthen sind auf einem kugeligen Hauptfruchtboden dicht blüthenköpfig gehäuft und haben dazwischen zottige Deckblättchen; die krugförmige Geschlechtshülle ist 3—4zähnig; eirunder, 1fächeriger und 1eiiger Fruchtknoten, welcher schief auf einem keulenförmigen Fruchthalter steht; fadenförmiger Griffel; etwas fleischig-gallertartige Nußhülse, welche von dem vorragenden Fruchthalter emporgehoben und von ungleich verlängerten Rändern eingeschlossen ist. — Arten: Papiergebende B. (**B. papyrifera**), milchender Baum mit eirunden, ganzen oder lappigen, 3—5theiligen Blättern, welche unten, nebst den Blattstielen, kurzhaarig sind. Ist in Japan und auf den Inseln des indischen Oceans zu Hause, und hat eine sehr zähe Rinde, welche zu verschiedenen Geweben, hauptsächlich aber zur Papierbereitung dient.

Brucea (**Brucea**), Gattung der Familie Rautengewächse, mit zweihäusigen, zum Theil zwitterigen Blüthen, 4theiligem Kelch; 4 Blumenblätter, 4 Staubgefäße, welche in männlichen Blüthen in ein 4lappiges Polster eingefügt und in den weiblichen unfruchtbar sind; 4 Fruchtknoten; spitzen Griffel; 4 einsamige Steinfrüchte. — Arten: Ruhrwidrige B. (**B. antidysenterica**), aufrechter Strauch, welcher mit einem kleinen Wallnußbaume Aehnlichkeit hat; fast rissige, rehfarbige, später gelbliche Rinde; an den Enden der Aestchen dichtstehende Blätter, die eine Länge von 1—1½ Fuß haben und unpaarig gefiedert sind; die dünnen, einfachen, ährenförmigen Trauben sind blattwinkelständig; die Blüthen unansehnlich, der Kelch außen rostbraun zottig, die Blume dem Kelch beinahe gleich; pfriemenförmiger Griffel. Ist in Abyssinien zu Hause, blüht vom April bis Mai, und hat eine innen, bittere Rinde, welche sammt den Blättern gegen Fieber, namentlich aber gegen Ruhr gebraucht wird. — Sumatrasische B. (**B. sumatrana**), alle Theile sind bitter, namentlich aber die Blätter, welche unangenehm riechen und gegen Ruhren, Fieber und Würmer ausgezeichnete Dienste leisten.

Bruchhafer, in einigen Gegenden Deutschlands s. v. a. Flughaber.

Bruchkraut (**Herniaria**), Gattung der Familie Portulakgewächse; 5theilige Geschlechtshülle; 10 Staubgefäße; kugeliger Fruchtknoten; sehr kurzer oder fehlender Griffel; 2 stumpfe Narben; häutige, einsamige, nichtaufspringende, deckellose Nußhülse; die äußere Samenhaut ist knorpelig und hart. — Arten: Kahles B. (**H. glabra**), aus der dünnen Wurzel entspringen zahlreiche Stengel, welche sich liegend im Kreise ausbreiten, 3—8 Zoll lang werden und wie die ganze Pflanze gelbgrün sind; die kahlen oder etwas gewimperten, oval-elliptischen Blätter werden 1½—3 Linien lang; die sehr kleinen, gelbgrünen Blüthen stehen in 7—10blüthigen, blattwinkelständigen Knäueln und erscheinen vom Juli bis Herbst. Das geruchlose Kraut schmeckt schwach salzig und herb, ist unter dem Namen Tausendkorn bekannt, wirkt auflösend, harntreibend und wundheilend, wird jedoch mit Recht selten mehr gebraucht, soll jedoch gegen Schwindsucht gut sein und manchmal an der Wurzel die polnische Schildlaus nähren. — Von andern hieher gehörigen Arten gilt dasselbe.

Bruchmoos (**Meesia**), diese Gattung der Haubenmoose hat eine untersatzlose, endständige Keimbüchse, doppelten Mündungsbesatz, wovon der äußere 16 kurze, stumpfe, der innere 16 durch eine Netzhaut verbundene Zähne hat. — Arten: Gemeines B. (**M. uliginosa**), aufrechter, sehr kurzer Stengel; zungenförmige, ganzrandige Blätter; aufrechten, 2 Zoll langen Borstenstiel; birnförmige Keimbüchse; etwas gewölbten Deckel ohne Schnellring. Findet sich auf Torfboden, in Brüchen und Sümpfen und ist unter dem Namen Goldhaar gebräuchlich.

Bruchweide (**Salix fragilis**), 2männige Art der Weiden, mit gestielten Kätzchen und beblättertem Stiel, gleichfarbigen, abfälligen Schuppen, eiförmigbasirten, gestielten Kapseln, mittelmäßigem Griffel, dicker, 2spaltiger Narbe, lanzettigen, kahlen (jung etwas seidig), gesägten Blättern und halbherzförmigen Nebenblättern. Der 40—50 Fuß hohe

Baum blüht im April und Mai, reift im Juli und hat eine Menge Spielarten, von welchen folgende die wichtigsten sind: 1. Russel'sche B., die jüngern Blätter sind seidig behaart und haben meist kleine Sägezähne. 2. Täuschende B., die Aestchen haben eine ledergelbe Rinde, die Knospen sind schwarzbraun, die untersten Blätter der Aestchen sind sehr stumpf und breit, verkehrt-eiförmig. — Gemeine B., (S. vulg.) rothbraune Aestchen, an denen die untersten Blätter länglich verkehrt eiförmig sind. Die B. findet sich auf feuchtem, mehr leichtem als thonigem Boden und kommt namentlich auf Flußinseln, die manchmal überschwemmt werden, vor. Auf Knospenausschlag behandelt wächst sie sehr schnell und liefert besseres Holz, als die weiße Weide. — Eins der besten Chinasurrogate erhält man, wenn man die Rinde im Frühjahr von 2—3jährigen Zweigen abzieht und zum Gebrauche trocknet. — Zum Gerben ist sie ebenfalls geeignet.

Bruchwurz, s. v. a. Knabenkraut und Odermennig.

Brugmansie (**Brugmansia**), diese Gattung der Familie Nachtschattengewächse hat einen sich der Länge nach spaltenden, erst später abfallenden Kelch, zusammengeleimten Staubbeutel, undeutlich 3seitigen Samen in eirunder oder beinahe kugeliger, weichstacheliger, 4fächeriger Kapsel. — Arten: Blutrothe B. (**B. sanguinea**), 10—25 Fuß hoher, baumwollenartiger Strauch mit büscheligen Blättern am Ende der Triebe, welche unten flaumhaarig, oben kahl und glänzend sind; die 7—8 Zoll lange Blume mit 15streifiger, vom Grunde bis zur Mitte gelben, oben gelbrother Blume und orangerothem Saum; 4—5 Zoll lange Kapsel. Wächst in Peru und Columbien an wüsten und hohen Stellen, blüht vom Juni bis August, und bringt Früchte, aus welchen in jenen Ländern ein Trank, **Tonga** genannt, bereitet wird, der verdünnt Schlaf macht, ohne Verdünnung aber leicht Raserei erzeugt. — Aus den Blättern bereitete Umschläge befördern die Eiterung. — Die Priester im Sonnentempel zu Sagamoza und die Priesterinnen zu Delphi kaueten den Samen dieser Pflanze, um sich zu begeistern und zu weissagen. — Weiße B. (**B. candida**), ist in Peru und Columbien zu Hause und wird daselbst, wie in Europa, häufig in Gärten gezogen, weil die herrlichen weißen, 9—12 Zoll langen Blüthen namentlich Abends und bei Nacht den herrlichsten Geruch verbreiten. — Die Blätter geben eine erweichende, zertheilende, schmerzstillende Salbe, welche, wie die Blätter selbst, häufige Anwendung findet.

Brunelle, s. Prunelle.

Brunnenkresse (**Nasturtium**), Gattung der Familie Viermächtige; 4blätteriger, abstehender Kelch, 4 weiße oder gelbe Blumenblätter, 4 mächtige Staubgefäße; gleichbreite, längliche, kugelige oder ovale Schote; gewölbte oder fast flache Schalenstücke; die Samen stehen in jedem Fach unregelmäßig in 2 Reihen. — Arten: Gebräuchlicher B. (**N officinale**), eine sehr bekannte Pflanze mit einem kriechenden, dann aufwärts steigenden Stengel, welcher viel Aeste und gefiederte, saftige, glatte Blätter hat; die Seitenblättchen sind eirund herzförmig; auf die kleinen weißen Blumen folgen niedergebogene Schoten mit gelblichen Samenkörnern. Der Brunnenkresse wächst in ganz Europa, Nordamerika und im Oriente an Quellen, Bächen und in Wassergräben wild, und wird in Thüringen, bei Erfurt, Weimar und an andern Orten, in besondern Wasserbehältern, Kreßlinge genannt, so häufig gezogen, daß der jährliche Absatz gegen 2500 fl. beträgt. Der scharfe, bitterliche Geschmack des Krautes wird durch die Kultur sehr gemildert und angenehmer, und wird er in Apotheken häufig zur Bereitung von Kräutersäften, in den Küchen aber im Winter und Frühjahr als Salat benützt. — Dieser ist namentlich (gleich dem Saft) ausgezeichnet gut gegen Skorbut. — Ein Aufguß des Krautes ist gegen Lungenfäule des Viehes gut. — Der Same kann auch statt des Senfes gebraucht werden. — Als harntreibendes Mittel und bei Verstopfungen leistet er ebenfalls gute Dienste. — Die Vermehrung des B. geschieht durch Zertheilung der Pflanze, welche man aus den Bächen nimmt und einfach in einen Wasserbehälter wirft. Gegen Winterfröste ist sie dadurch zu schützen, daß man sie unter das Wasser drückt. — Außer den angegebenen Eigenschaften besitzt er auch die des Löffelkrauts. — Indischer B. (**N. indicum**), findet sich im südlichen Asien, ist wohlschmeckender als der gewöhnliche B. und fängt als skorbutwidriges Mittel an, auch in Europa beliebt zu werden.

Brunnenleberkraut, s. v. a. Steinleberkraut oder Strahlenkopf.

Brust-Alant, s. v. a. **Inula helenium**.

Brustbeere, die Frucht des gemeinen Judendorns (s. d.).

Brustbeeren, schwarze, s. v. a. Cordie, schwarze.

Brustwurzel, s. v. a. Angelik.

Brutknollen, die außer den gewöhnlichen Knollen sich manchmal am Unterstocke findenden kleinen, knospenartigen, fleischigen Körperchen, welche sich nach völlig erlangter Ausbildung von der Mutterpflanze trennen, neue Wurzeln treiben und somit neue Pflanzen bilden. Manchmal erscheinen sie auch an andern Theilen der Pflanze, namentlich in den Blattwinkeln, z. B. bei der bruttragenden Lilie, oder zwischen den Blüthen, z. B. beim Gemüselauch.

Brya (Brya), diese Gattung der Familie Schmetterlingsblümler hat einen 5zähnigen, etwas 2lippigen Kelch, schmetterlingsförmige Blume, 10 Staubgefäße, 2lappige Hülsen, 2 Samen. — Arten: Ebenholzartige B. (**B. ebenus**), ein oft nur strauchiger, oft gegen 45 Fuß hoher Baum, welcher eine graue oder braune rissig runzelige Rinde und abstehende, schlanke, dornige Aeste hat; zahlreiche, einfache, sehr kurzgestielte Blätter, von denen 2—3 aus einer Knospe brechen. Von den 2—3 beisammenstehenden Blüthenstielen ist jeder 1—2blüthig; die Blumen sind gelb, die Hülsen eirund nierenförmig, braun, flaumig und papierartig, die Samen braun und nierenförmig. Blüht vom März bis April und wächst in Hecken, an dürren Stellen 2c. auf den Antillen. — Das grünlich-braune Holz nimmt eine schöne Politur an und bildet eine Sorte des im Handel vorkommenden Ebenholzes. — Die Blätter leisten gute Dienste bei Geschwüren, während die schleimig-süßen Blüthen und Früchte wie der Same als Purgirmittel benützt werden, und auch im ersten Stadium des Keuchhustens gute Dienste leisten.

Bubenkraut, s. v. a. Hahnenfuß.

Bubon (Bubon), Gattung der Familie Doldengewächse, mit undeutlichem Kelchrand, verkehrt-eirunden, ganzen Blumenblättern, linsenförmiger Spaltfrucht; 2theilige, freie Fruchthalter. Halbsträucher, deren Hülldecke und Hülldeckchen vielblätterig, die Blüthen aber gelblich-grünlich sind. — Arten: Galban-B. (**B. galbanum**), Halbstrauch von 5—6 Fuß Höhe, mit stielrundem, unten holzigem, kahlem, schön seegrün bereiftem Stengel; auf den kurzen, steifen Scheiden stehen die Blätter fast sitzend, und sind nur die untersten gestielt, 3fach gefiedert, während die obern 2fach 3fingerig sind; die Dolden sind groß und flach, die lineal-pfriemigen Hüllblätter zurückgeschlagen; ovale, 3 Linien lange Spaltfrucht. Blüht im August und wächst auf Hügeln am Kap. Früher glaubte man, das Galbanharz stamme von dieser Pflanze, was aber irrig ist, indem der weiße, starkriechende Milchsaft dieser Pflanze einen ganz andern Geruch und Geschmack hat.

Bucco-, Buccublätter, s. Bukkostrauch.

Buchäster, in einigen Gegenden Deutschlands s. v. a. gemeine Hainbuche.

Buchampfer, s. v. a. gemeiner Sauerklee.

Buche (Fagus), Gattung der Familie Kätzchenblüthler; Männchen: Kätzchen fast kugelig; Schuppen klein und abfällig; 5spaltiger Kelch; 10—15 Staubgefäße. Weibchen: einzeln; 4spaltige und 2blüthige Hülle; mit einem kleinen Kelche gekrönten Fruchtknoten; 3 Narben; 3fächeriges, unreifes Fruchtgehäuse, bei dem die Fächer 2eiig sind; die reifen Nüsse enthalten 1—2 Samen, welche in verhärtete Hüllen eingeschlossen sind. — Arten: Gemeine B. (**Fagus sylvatica**), eiförmige, kahle, schwachgezähnte, am Rande gewimperte Blätter. Dieser Baum wird über 100 Fuß hoch, blüht im Mai und bringt im Oktober reife Früchte und zählt folgende Spielarten: 1. Blutbuche. Die Blätter blutroth; hat sich durch Propfen durch ganz Deutschland verbreitet. 2. Kransblätterige B., findet sich selten in Gärten und wird durch's Pfropfen vermehrt. 3. Rostfarbige B., die Blätter sind rostfarben, kommt nur in Gärten vor und wird durch's Pfropfen vermehrt. 4. Hängende B., hängende Aeste; Vermehrung durch's Propfen. 5. Buntblätterige B. Wird wie die obigen durch Pfropfen vermehrt und findet sich nur in Gärten. Die gemeine B. findet sich in den Ebenen und auf den Gebirgen von ganz Europa bis zum 60. Grade, und bildet in Deutschland, der Schweiz 2c. bis 4000 Fuß über der Meeresfläche meist große Waldungen, indem sie in verschiedenen Bodenarten gedeiht, jedoch am besten in tiefgründigem, gutem Boden, geschützter Lage, in Thälern und an nördlichen Abhängen. Bechstein sagt von der Buche: „Sie ist ein sehr nützlicher Baum und die Fortpflanzung erfordert daher alle Aufmerksamkeit. Als

Hochwald erzogen gewährt sie ihren größten Nutzen, und man muß daher beim Abtriebe derselben so verfahren, daß sie sich immer wieder in ihrer Art verjüngt, welches um so nöthiger ist, da sie unter die schwer fortzupflanzenden Hochgewächse gehört; denn sie verlangt in der Jugend Schatten und Schutz, weil sie weder Hitze noch Frost ertragen kann. Bei der natürlichen Art, sie fortzupflanzen, muß daher ein dunkler Besämungsschlag, in welchem sich die Samenbäume ganz oder beinahe mit den äußersten Zweigen berühren, veranstaltet werden, in welchem die jungen Pflanzen beschützt und beschattet bis zu 1 oder 1½ Fuß Höhe erwachsen; alsdann erhalten sie durch den Lichtschlag mehr Luft, und wenn sie endlich in mildem Klima 2—3, und in rauhem 4—5 Fuß hoch angewachsen sind, so geschieht der Abtriebsschlag, wo alles alte Holz weggenommen wird. — Bei Buchenschlaghölzern muß der Wald auf eben diese Art verjüngt werden, indem man bei einem Samenjahre viel Oberholz, damit die Schläge besäet werden, und so lange stehen läßt, bis der junge Aufflug keines Schattens mehr bedarf. Ist dieß nicht möglich, so muß man zur künstlichen Fortpflanzung seine Zuflucht nehmen und die Buchenniederwaldungen durch Besamung aus der Hand wieder herzustellen suchen. Man hackt in dieser Absicht die leeren Stellen und säet im Herbste oder Frühjahre die Buchenkerne ein; noch besser thut man aber, solche öde Stellen mit 4—6jährigen Pflanzen zu besetzen. — Die zum Säen bestimmten Bucheln muß man bei trockener Witterung auflesen, auf einen luftigen Boden schütten, öfters wenden und den Winter über mit Spreu oder Häkerling vermischt an einem trockenen Orte aufbewahren. Wo die jungen Pflanzen gehörig Schatten und Schutz finden, kann man sie gleich im Herbste aussäen, an freien Plätzen aber leiden sie sehr von Frühlingsfrösten, weßhalb man sie lieber erst im April aussäet. Vorher aber wird der Platz ganz oder streifen- und platzweise gehackt oder gar gepflügt und auf den Morgen bei der Breitsaat 100—120 Pfd. gerechnet. Der Samen wird etwa 1 Zoll hoch mit Reisig bedeckt und mit einem Schatten gebenden Haber eingesäet. Besser jedoch als die Saat gedeiht die Pflanzung auf einem ganz öden Platz, wenn Stämmchen eingesetzt werden, die 1—1½ Zoll im Durchmesser haben und 6—10 Fuß hoch sind. Die Einpflanzung kann Ende Oktobers oder Anfangs November oder im Frühjahr Ende März oder Anfangs April vorgenommen werden. Beim Baumholz, auf welche wieder eine frische Einpflanzung folgt, geschieht die Hauung vom November bis April, beim Schlagholz zu der Zeit, wenn der Saft steigt, also blos im April, damit die Stöcke um so besser wieder ausschlagen. — Die Buche gibt das beste Brennholz und unterhält die Hitze in der Kohle unter allen Holzarten am stärksten und längsten, wogegen sie sich zu Bauholz nicht wohl eignet, indem sie sehr brüchig und dem Wurmfraß leicht ausgesetzt und nur beim Schiff- und Wasserbau, wo sie immer unter Wasser ist, findet sie Anwendung. Von Wagnern, Schreinern und Drechslern wird es zur Anfertigung verschiedener Arbeiten benützt und nimmt es eine sehr hübsche Politur an. Die daraus gebrannten Kohlen werden von den Feuerarbeitern für die besten erklärt; die Asche enthält die vorzüglichste Pottasche und ist zum Waschen und Bleichen, sowie zum Düngen am meisten geschätzt. — Sehr großen Nutzen leistet das Oel vom Samen in der Oekonomie, indem es sowohl zum Brennen als zum Schmälzen geeignet ist. Um zu letzterem Gebrauche viel gutes Oel zu erhalten, dürfen die Bucheln nicht abgeschlagen werden, wie es leider so häufig geschieht, sondern sie müssen so lange stehen bleiben, bis sie von selbst abfallen, was nach dem ersten Froste der Fall sein wird. Nach dem Einsammeln sind sie rein zu lesen, zu trocknen, 2—3 Monate an einem trockenen Orte aufzubewahren, dann auf einem Gerbgange von der äußern Schale zu befreien, in einen Sack zu thun und durch Schütteln auch die innere Haut abzulösen. Wenn man die gereinigten Kerne mit einem Zusatz von Wasser in reinen Tüchern auspreßt, so erhält man mehr und besseres Oel, als wenn man sie erwärmt und zermalmt. Nach diesem kommen sie noch ein Mal auf die Presse, müssen aber jetzt erwärmt werden und ist diese zweite Sorte nur zum Brennen geeignet. 100 Pfund reine Bucheln geben bei 2maligem Pressen 12 Pfd. gutes und 4 Pfd. trübes Oel, welch ersteres im Geschmacke dem Provenceröl nicht nachsteht, namentlich wenn es recht hell abklärt, was man in Gläsern thut, indem man reines Brunnenwasser zugießt, umschüttelt und so lange ruhig stehen läßt, bis sich das Unreine gesetzt hat. Ist dieß geschehen, so kann man das helle Oel abgießen und Jahrelang aufbewahren. — Die Oelkuchen sind zur Schweinefütterung gut, wogegen sie dem andern Vieh nicht dienlich sein sollen. — Von den Buchnüssen (Bucheln, Bucheckern) wird das Wild sehr fett, und soll die äußere Haut derselben betäubende Eigenschaften besitzen, namentlich in frischem Zustande, weshalb ihr Genuß Kopfweh macht und betäubt. — Das junge Buchenlaub und die frischen Triebe machen dem Vieh Blutharnen, wenn es davon frißt, weshalb man es nie in junge Buchholzschläge treiben sollte. — Rinde und Fruchtkapseln lassen sich wie Eichenlohe zum Gerben verwenden. — Die geraspelten Buchenspäne werden zur Läuterung und Färbung des Weines benützt.

Buchenpilz, s. v. a. Plättchenpilz.

Buchenschwamm, s. v. a. Löcherpilz.

Buchklee, s. v. a. Guckauchklee.

Buchs, Buchsbaum (**Buxus**), diese bekannte Gattung der Familie Rautengewächse hat 1häusige Blüthen; bei der männlichen Blüthe ist der Kelch 3theilig, und hat sie 2 Blumenblätter, 4 Staubgefäße und einen Ansatz zu einem Fruchtknoten. Bei der weiblichen Blüthe ist der Kelch 4theilig; 3 Blumenblätter, 3schnäbelige Kapsel, 3fächerig, mit 2samigen Fächern. — Arten: Gemeiner B. (**B. sempervirens**), von diesem bekannten Gewächse hat man durch die Kultur verschiedene Spielarten erzielt, von denen folgende die wichtigsten sind: 1. Baumartiger B.; 2. Schmalblätteriger B.; 3. Buntblätteriger B.; 4. Strauchartiger oder Zwergb. Der B. ist im Orient und dem südlichen Europa zu Hause, wurde aber von da schon vor langer Zeit durch Ableger in andern Gegenden, namentlich auch nach Deutschland verpflanzt. Der Baumartige B. (**B. semp. arborescens**) wird in südlichen Ländern oft 25 Fuß hoch, wogegen er in nördlichen nur eine Höhe von 3—4 Fuß erreicht. Von jenen gibt es Stämme, welche 1½ Fuß im Durchmesser haben, letztere werden höchstens 5 Zoll dick. Der Stamm ist mit einer bräunlich-grauen Rinde bedeckt und theilt sich oben in mehrere Aeste mit länglichrunden, glänzenden Blättern, zwischen welchen sich die röthlichen Beeren ansetzen. Bei uns wird er gar nicht selten zur Zierde in Gärten, namentlich zur Einfassung der Rabatten gehalten. Das schwere, harte, gelbe, feinfaserige Holz nimmt eine prächtige Politur an, sinkt im Wasser unter und wird nicht leicht von Würmern angefressen. Es dient zur Verfertigung von Flöten, Klarinetten, Hautbois, Dosen, Pfeifenröhren, Kämmen, zu eingelegten Arbeiten und ist überhaupt von Drechslern und Instrumentenmachern wie kein anderes Holz geschätzt. Ganz vorzüglich aber dient es zur Anfertigung von Holzschnitten, zu welchen es überhirnt genommen wird. Nur auf dieses Holz lassen sich Arbeiten zu feinen Drucken gut ausführen, daher gewinnt das Buxholz täglich mehr an Ansehen und Werth und bildet einen wichtigen Handelsartikel in Korsika und Italien. Aus der geaderten, maserigen Wurzel fertigt man schöne Dosen, Pfeifenköpfe, Büchsen &c. und aus dem geraspelten Holze wird ein Oel gewonnen, welches gegen Zahnweh ausgezeichnete Dienste leisten soll. — Sonst ist das Holz nicht mehr offizinell. — Die unangenehm bitter schmeckenden Blätter wirken purgirend, und soll ein Absud davon den Haarwuchs befördern. — In Frankreich benützt man sie häufig statt des Hopfens zum Biere. — Zwergbuchs (**B. suffruticosa**), diese bei uns in Gärten sehr häufige Art wird 1—2 Fuß hoch, hat kleine, rundliche Blätter und trägt nie Früchte. Dieser Buchs wird gar häufig zur Einfassung der Gartenbeete benützt, wozu er, obschon er nicht selten ein den Gartengewächsen sehr gefährliches Schneckennest wird, sich gut eignet, indem er nicht allein ein stattliches Ansehen hat, sondern auch das Erdreich fest zusammenhält und die Abschlemmung des Bodens verhindert. Als Nachtheil ist ferner noch anzuführen, daß er den in der Nähe stehenden Pflanzen viel gute Nahrung entzieht. Er erfordert fleißiges Begießen, bis er vollkommen eingewachsen ist, dann aber wächst er ohne besondere Pflege sehr stark und muß alle 3—4 Jahre beschnitten werden. — Die Wirkung des B. ist im Allgemeinen zusammenziehend. — Wenn man die Blätter dörrt, pulvert und mit Lavendelwasser einnimmt, so hat man ein gutes Mittel gegen Kopfweh mit Verwirrung. — Siedet man die Späne in Lauge und kämmt damit die Haare, so werden sie gelb.

Buchweizen (**Polygonum Fagopyrum**), eine zum Knöterich gehörige Art, welche blattwinkelständige, einfache Trauben hat, von denen die endständigen ebensträußig sind; zugespitzte, 3kantige Nüsse; ganzrandige Kanten; aufrechten, wehrlosen Stengel; pfeilherzförmige, zugespitzte Blätter; rosenrothe oder weiße, an der Basis grüne Blüthen. Der B. ist in Asien zu Hause und kam von da zu den Zeiten der Kreuzzüge zu uns. Seither wird er in Deutschland, Frankreich und andern Staaten Europa's häufig angebaut, namentlich in Gebirgsgegenden und es sagt Thaer davon: „Der Buchweizen nimmt mit Bodenarten vorlieb, die für jede andere Sommerfrucht zu dürftig sind. Er wächst auf dürrem Sandboden in Jahren, wo es zur rechten Zeit an Regen nicht fehlt, und gibt dann einen so reichlichen Ertrag darauf, wie keine andere Frucht; hat aber der Boden eine feuchtere Lage, so ist der Ertrag um so sicherer. Dann liebt er den Haideboden und hat daher seinen Namen erhalten, sowie auch abgetrockneten Moorboden. Er wird auf solchen Neubrüchen mit großem Vortheile gebaut und bereitet sie für andere Früchte besonders vor. In sandigen Gegenden ist er die einzige Zwischenfrucht zwischen den Roggensaaten, und vertritt die Stelle aller andern Brodfrüchte, woselbst er also in der Roggenstoppel gebaut wird. Sicherer und besser gedeiht sie aber, wenn der Acker eine Reihe von Jahren zur Winde gelegen hat, im aufgebrochenen Dreisch an die Stelle der Brache. Kräftiger und stärker wächst die Pflanze freilich auf besserem Boden, aber nur im Kraute, und setzt hier selten viele Körner an. Eine schwache Düngung bekommt ihr gut, eine kräftigere treibt sie zu sehr in's Kraut. Wenn der Acker gedüngt werden soll, so bringt man gewöhnlich nur die Hälfte der Düngung vor der Aussaat, die andere Hälfte nach der Aberntung auf die Stoppel. Der Heidepaltendünger, welcher in den Buchweizengegenden viel gemacht wird, ist dem Buchweizen besonders angemessen. — Es wird auch der loseste Boden zweimal dazu im Frühjahre gepflügt, besonders wohl um des Unkrautes willen. — Dieses aus dem Oriente in den Zeiten der Kreuzzüge zu uns gebrachte Korn hat seine Empfindlichkeit gegen den Frost noch nicht abgelegt und wird durch den geringsten Morgenreif zerstört. Deshalb wagt man nie, es früher zu säen, als bis alle Gefahr der Maifröste vorüber zu sein scheint. Jedoch hat man wahrgenommen, daß es noch um Johanni erfror. Man säet es also nie vor der Mitte des Mai und dann bis zur Mitte des Juni. Später gesäet können ihm wieder die frühen Reifen vor seiner Zeitigung nachtheilig werden und überhaupt setzt es dann wenig Körner an. Es wird halb so stark wie das Getreide eingesäet und eine dichtere Saat wird ihm nachtheilig. In den Buchweizengegenden läßt man dieses Korn sprechen: „Gieb mir Platz, so komme ist!“ — Der Samen darf nur untergeeggt werden, das Unterpflügen verträgt er nicht; auch habe ich gefunden, daß ihm das Walzen nicht gut bekommt. — Die Reife der Körner ist sehr verschieden, da der Buchweizen fast immerfort blüht und ansetzt. Bei der Ernte muß man sich fast immer nach der Mehrheit der Körner richten. Zuweilen haben die ersten Blüthen gar keine oder taube, mehllose Körner angesetzt, die späteren dagegen bessere. Es reifen aber seine Körner noch nach, ja es setzen sogar seine Blüthen noch an, wenn er in Schwaden liegt, besonders wenn ihn da zuweilen Regen trifft, den man deshalb für gut hält. — Für viele Gegenden ist diese Frucht ein wichtiges Nahrungsmittel und wird auch zum Viehmästen benützt; ebenso das nahrhafte und gesunde Stroh, welches aber nach Weihnachten nicht mehr so gut sein soll. Dessen ungeachtet aber kann der Bau im Allgemeinen seiner Mißlichkeit wegen nur solchen Gegenden empfohlen werden, wo er unentbehrlich ist. Zum Düngen ist er, zur Zeit der Blüthe untergeackert, sehr gut. Das frische Kraut ist ein für die Kühe sehr nahrhaftes und milchgebendes Futter. — Tartarischer oder Sibirischer B. (**P. tartaricum**), dieser hat einen höhern Stengel, büschelige, grünliche Blüthen und nahezu gezähnelte Samen. Dem gemeinen B. ist er jedenfalls vorzuziehen, indem er weniger fehlschlägt, fast noch einmal so viel Samen gibt, weniger von der Kälte leidet, 3—4 Jahre auf demselben Acker dauert und sich von selbst durch ausfallenden Samen fortpflanzt. Seine saftigen und nahrhaften Blätter lassen sich wie Spinat zubereiten. In Schweden ist seine Kultur allgemein und auch bei uns verschafft er sich mehr und mehr Eingang. Der Same wird wie der von voriger benützt, aus den frischen Stengeln aber kann man eine schöne gelbe Farbe bereiten. — Der geflügelte B. (**P. emarginatum**), diese in China einheimische Art blüht im Juni, reift im August und wird bei uns nur in botanischen Gärten gebaut. — Das Mehl des B. gibt sehr erweichende Umschläge.

Bucke, s. v. a. Beifuß.

Buddleje (**Buddleia**), Gattung der Familie Larvenblümler; kurzer, glockiger, 4zähniger oder 4spaltiger Kelch; röhrige oder glockenförmige Blumenkrone mit 4spaltigem Saum; 4 eingeschlossene, gleiche Staubgefäße; die Staubfäden fehlen fast ganz; verdickte Narbe; 2fächerige und 2schalstückige Kapsel; kleine Samen. — Verbundenblätterige

B. (B. connata), Halbstrauch, etwa 6 Fuß hoch, mit 4seitigen, etwas wolligen Aesten, gegenständigen, lanzettigen, unten filzigen, am Grunde verwachsenen Blättern; safrangelbe Blüthen in kugeligen Köpfchen. Blüht vom Dezember bis Februar und ist in Südamerika zu Hause. — Blätter und Blüthen wirken erweichend und gelinde zusammenziehend, deshalb werden sie in Brasilien wie bei uns die Königskerze benützt. — Amerikanische B. (B. americana), diese ebenfalls in Südamerika und Westindien einheimische Art wird wie die vorige benützt und ist namentlich zu erweichenden Bähungen und Bädern geschätzt. — Die kugelige B. (B. globosa) wächst häufig in Chili und wird bei uns nicht selten als Zierpflanze gezogen. Sie theilt die Eigenschaften der Vorigen und wird gepulvert zur Heilung von Geschwüren benützt, in welcher Beziehung sie alle Achtung verdient.

Buffbohne, s. v. a. Bohnenwicke, s. u. Wicke.

Büffelhorn, s. v. a. Burchellie.

Bügel, in Sachsen s. v. a. gemeiner Portulak.

Bürgelkraut, in der Volkssprache s. v. a. gemeiner Portulak.

Bürstenkraut, s. v. a. Saflor.

Büschelbohne, in Steiermark s. v. a. Zwergbohne.

Büschelerbse (Pisum umbellatum), eine Spielart der gemeinen Erbse; 2—5blüthig, am Ende des Stengels anfangs doldig gehäuft; gerade, endlich walzige Hülse mit genäherten Samen.

Büschelkiefer, s. v. a. Weymuthskiefer.

Büschelkirsche, s. v. a. Traubenkirsche.

Büschelkraut (Desmodium), diese Gattung der Familie Schmetterlingsblümler hat einen Kelch mit 2 Deckblättchen, 2 Lippen, von denen die obere 2, die untere 3theilig ist; schmetterlingsförmige Blume; 10 zweibrüderige Staubgefäße; mehreiiger Fruchtknoten; fadenförmiger Griffel; zusammengedrückte, mehrgliederige Hülse. — Arten: Kanadisches B. (D. canadense), oben kurzhaariger, gestreist eckiger, aufrechter, $1\frac{1}{2}$ bis 2 Fuß hoher Stengel; dreizählige, kurzgestielte Blätter; fadenförmige, gleichbreite Nebenblätter; endständige Trauben; behaarter Kelch; purpurrothe Blume, deren Fahne am Grunde einen dunkelroth geaderten gelben Fleck hat; die ungefähr $1\frac{1}{2}$ Zoll lange Hülse ist 4—5gliederig. Blüht vom Juni bis Juli und ist in Nordamerika zu Hause, wo es früher officinell war. — Drehendes B. (D gyrans), ästigen, etwa 3 Fuß hohen, stielrunden, kahlen Stengel; gestielte, 3zählige Blätter; endständige, aus abstehenden Trauben bestehende Rispe; rothe, am äußern Rande bläuliche Fahne; $1\frac{1}{2}$ Zoll lange, hängende Hülse; 2jährig; in Bengalen zu Hause, und durch die Seitenblättchen merkwürdig, welche sich Tag und Nacht auf ihren Stielen in krummer Linie drehen, während das große Endblättchen sich blos aufrichtet und wieder sinkt. — Korallenbaumblätteriges B. (D. erythrinaefolium), in Südamerika zu Hause, wo diese Art gegen Ruhr und Blutflüsse mit Erfolg angewendet wird. — Das auf den Antillen und in Columbien einheimische Gewundene B. (D. tortuosum) wirkt stark purgirend, während andere Arten als Gemüse und Viehfutter geschätzt sind.

Büschelrohr, in verschiedenen Gegenden Deutschlands s. v. a. gemeines Rohrschilf.

Bugulae herba, das Kraut von Ajuga genevensis; war früher als Gänsel-, Guldengänsel- oder Guldenmundkraut gegen Ruhren und Schwindsucht u. s. w. im Gebrauch.

Bukkostrauch (Barosma), Gattung der Familie Rautengewächse; 5theiliger oder 5spaltiger Kelch; 5 bartlose Blumenblätter; 5 fruchtbare Staubgefäße; sitzender, 5fächeriger Fruchtknoten, bei dem die Fächer 2eiig sind und übereinander gestellte Eierchen haben; verdünnte Griffel; sehr kleine, 5lappige Narbe; 5knöpfige Kapsel. — Arten: Kerbiger B. (B. crenata), ein oft über 5 Fuß hoher, kahler, aufrechter Strauch, mit gegenständigen, ganz kurz gestielten Blättern, welche länglich oval, stumpf gesägt, und zwischen den Drüsen unten drüsig, oben dunkelgrün, unten blässer sind; der bis zum Grunde 5theilige Kelch hat weißgerandete Zipfel; die Blumenblätter sind weiß oder etwas lilaröthlich; die Staubfäden sind unten weiß behaart; der Fruchtknoten hat an der Spitze 5 flache, starkbehaarte Anhängsel. Blüht vom Oktober bis November, wächst am Kap, und besitzt in allen Theilen einen eigenthümlichen, starken Geruch und Geschmack. Die Blätter sind bei uns als **Bukkoblätter** bekannt und werden gegen Erkältungen, Gliederreißen, Krämpfe, Leiden der Harnorgane, ja selbst gegen die Cholera mit Erfolg angewendet. — Andere Arten des B. besitzen dieselben Eigenschaften und kommen theilweise als lange Bukkoblätter in den Handel.

Bulbenzwiebeln, eine Abart der gewöhnlichen Zwiebel, bei welcher die Dolde statt der Blüthen kleine Zwiebelchen hervorbringt. Hieher gehören: 1. Die rothe B., amerikanische, ägyptische oder zwiebeltragende B., im Boden klein, rundlich, werthlos, die 8—10 Doldenzwiebelchen aber sind klein, hart, rund und gut, werden jedoch mehr der Curiosität als der Güte halber gezogen.

Bullenpeesk, in Mecklenburg s. v. a. breitblätteriger Lieschkolben.

Bulperabben, in Mecklenburg s. v. a. Brombeere.

Bungen (**Samolus**), Gattung der Familie Primelgewächse; fast glockiger, 5spaltiger Kelch; 10 Staubgefäße, wovon 5 fruchtbar sind; kurzer Griffel; halbunterständige, 1fächerige Kapsel, welche an der freihervorragenden Spitze in 5 Schalstücke aufspringt. — Arten: Salz-B. (**S. valerandi**), $\frac{1}{2}$—1 Fuß hoher, kahler, glatter Stengel; verkehrt eirunde Blätter; anfangs stehen die weißen Blüthen in straußdoldenförmigen, nachher sehr verlängerten Trauben. Findet sich am Meeresstrande, an Quellen, Gräben und Sümpfen, auf salzigem Boden von Asien, Europa und Amerika, blüht vom Juli bis August, ist ausdauernd, schmeckt bitterlich und hat die Heilkräfte des Bachbungen Ehrenpreis (s. d. unter Ehrenpreis).

Buphthalmi, das Kraut und die Blumen der Färberkamille; s. u. Kamille.

Burchellie (**Burchellia**), diese Gattung der Familie Krappgewächse ist zwitterig, hat einen überweibigen Kelch, verkehrt eirunde Röhre, 5theiligen Saum, 5 Staubgefäße, unterständigen Fruchtknoten, fadenförmigen Griffel. Die vom Kelchsaume gekrönte, 2fächerige Beere ist ziemlich kugelig; die kantigen Samen sind zahlreich. — Arten: Kapische B. (**B. capensis**), weichhaariger Strauch mit starken Aestchen, gegenständigen, eirund-ovalen, etwas herzförmigen, 3—5 Zoll langen Blättern, welche fast lederig und kurzsteifhaarig sind; die feurig scharlachrothe Blumenkrone ist außen behaart und 1 Zoll lang. Am Kap zu Hause und wird daselbst von den Einwohnern des außerordentlich harten Holzes wegen Büffelhorn genannt.

Buretsch, auf dem Hundsrücken und im Breisgau s. v. a. Borretsch.

Burgunder, eine Weintraubensorte, im Breisgrau, Elsaß, in Württemberg rc. s. v. a. blauer Klävner.

Burgunderrübe, in einem großen Theil von Württemberg und Bayern s. v. a. Runkelrübe.

Burre, in Mecklenburg s. v. a. gemeiner Lauch.

Bursere (**Bursera**), Gattung der Familie Pistaziengewächse; vielehig; 3—5theiliger Kelch; 3—5 in der Knospenlage klappige Blumenblätter; 6—8 Staubgefäße; 3fächeriger Fruchtknoten; kurzer, vorn 3spaltiger Griffel; diese ovale Steinfrucht hat eine saftige Rinde, welche in 3 Schalenstücke aufspringt, und enthält der Kern 1 bemantelten Samen. — Arten: Harzreiche B. (**B. gummifera**), großer Baum mit bläulicher oder röthlicher, glatter, sich in dünnen Lappen ablösender Rinde; unpaarig gefiederte, meist 2—4paarige Blätter; blattwinkelständige Trauben mit kleinen, weißlichen Blüthen; die eirunden, haselnußgroßen, 3kantigen Früchte sind grünlich-purpurroth; der herzförmige, rothbemantelte Samen ist zusammengedrückt. Blüht in Südamerika und Westindien vom März bis Mai, und ist seiner Rinde wegen sehr geschätzt, indem sich dieselbe durch einen balsamischen, dem cyperischen Terpentin ähnlichen, süßlich-gewürzhaft schmeckenden Saft auszeichnet, welcher innerlich gegen Ruhren, Nieren- und Lungenkrankheiten, äußerlich aber zu Salben und Pflastern verwendet wird, und unter dem Namen Chitonharz oder Gomartgummi in den Handel kommt, bei uns jedoch selten Anwendung findet. Vor dem Versenden wird der Saft getrocknet und in die Blätter einer Maranta eingewickelt. — Die frischen Blätter sind ein gutes Wundmittel; während man die Knospen wie den Balsam braucht. — Gegen Samenfluß und Tripper dient die Stammrinde, welche auch zu anthelimatischen Aufgüssen benützt wird. — Die Wurzelrinde wirkt wie die Simarubarinde. — Aus dem Samen wird ein dickes, schmutziggelbes, balsamisch riechendes Oel gepreßt, welches gegen Schleimfluß der Lunge ausgezeichnete Dienste leistet. — Andere Arten haben dieselben Eigenschaften und das gleiche Vaterland.

Burzeldorn (**Tribulus**), diese Gattung der Familie Selfenbaumgewächse ist zwitterig; 5blätteriger oder 5theiliger Kelch; 5 Blumenblätter; 10 Staubgefäße; 5fächeriger Fruchtknoten; der Griffel fehlt oder bildet nur ein kurzes Schnäbelchen der Theilfrüchte; 5strahlige, halbkugelige, große Narbe; nußhülsenartige Theilfrüchte, welche in 2—4 übereinanderstehende, 1samige Fächer getheilt sind. — Arten: Gemeiner B. (**T. terrestris**), die Wurzel treibt mehrere, nach allen Seiten auslaufende, zottige, ½—2 Fuß lange Stengel; paarig gefiederte gegenständige Blätter, von denen das eine kleiner ist oder ganz fehlt; die eirunden Blättchen stehen in 6 Paaren und sind behaart; 1blüthig mit gelben Blumenblättern; kurzborstigen Fruchtknoten, der von 5 Drüsen umgeben ist; länglich 3seitige, kahle, auf dem Rücken mit 2 langen und 2 kürzern Dornen besetzt. Wächst im südlichen Europa, im Oriente und im nördlichen Afrika auf unfruchtbaren Plätzen, ist 1jährig und blüht vom Juni bis Herbst. Früher galt diese Pflanze als tonisch-adstringirendes Mittel und fand namentlich Anwendung bei Augen- und Halsleiden, Diarrhöen, Blutflüssen und Harnbeschwerden, ist aber jetzt außer Gebrauch. — Eine in Ostindien einheimische Art (**T. lanuginosus**) ist noch jetzt als harntreibendes Mittel sehr geschätzt.

Buschakazie, eine Abart der kleinblätterigen Akazie; zwergig und durch Verkrüppelung entstanden; wird durch Pfropfen auf die hochstämmige A. fortgepflanzt und findet sich fast in jeder Anlage.

Buschbaum, in Mecklenburg s. v. a. Buchsbaum.

Buschbohne, in Sachsen und bei Ulm s. v. a. Zwergbohne.

Buscherdbeere, s. v. a. Rankenlose Erdbeere.

Buschweide, s. v. a. Mandelweide.

Butea (**Butea**), Gattung der Familie Schmetterlingsblümler; glockiger, 2lippiger Kelch; schmetterlingsförmige Blume, eirunde Fahne; 10 zweibrüderige Staubgefäße; aufsteigender Griffel mit kleiner, drüsiger Narbe; gestielte, dünne, häutige Hülse; der große, zusammengedrückte Samen liegt in der Spitze der Hülse. — Arten: Dichtbelaubte B. (**B. frondosa**), ein oft über 25 Fuß hoher Baum, dessen mannsdicker Stamm meist krumm ist. Die schwammige, aschgraue Rinde enthält einen blutrothen Saft; die Aestchen sind flaumhaarig; die 3zähligen, großen Blätter abfallend; am Ende und zur Seite der entblätterten Triebe stehen die steifen, 1—1½ Fuß langen Trauben, welche dicht mit weichen, schwarzgrün-purpurrothen Haaren bedeckt sind; die scharlachrothe Blume hat einen orangegelben und silbergrauen, flaumigen Ueberzug; filzigen Fruchtknoten; hängende, 6—8 Zoll lange, 2 Zoll breite, flaumige Hülse. Wächst in Ostindien auf Hügeln und Bergen, blüht vom März bis April und werden die Samen als Wurmmittel sehr daselbst geschätzt. Der entweder von selbst oder an verletzten Stellen aus der Rinde fließende Saft ist roth, stark adstringirend, und erhärtet an der Luft zu einem brockeligen, rubinrothen Gummi, welche Farbe es aber verliert, wenn es der Sonne längere Zeit ausgesetzt ist. Dieses bildet das asiatische oder ostindische Kinogummi, welches übrigens selten zu uns kommt und wie Catechu benützt wird. Lackschildläuse bedecken oft Aestchen, Blattstiele und Blätter, weshalb man auch Gummilack von diesem Baume sammelt.

Buttelkolbe, in Sachsen s. v. a. Lieschkolben.

Butten, im Elsaß und einem Theil von Württemberg s. v. a. Hundsrose.

Butterbaum, ein von Mungo Parks im innern Afrika entdeckter und **Shea Micadania** genannter Baum, welcher eine berühmte, äußerst wohlschmeckende, sich lange haltende und für Afrika äußerst wichtige Butter (Golambutter) liefert. Wahrscheinlich gehört dieser Baum zur Gattung Bassie.

Butterbirne, eine gute Birnsorte, s. u. Birne.

Butterpilz, s. v. a. Röhrenpilz.

Bux, Buxsbaum, s. Buchs.

Buxsdorn, s. v. a. Bocksdorn.

Byrsonime (**Birsonime**), Gattung der Familie Nelkengewächse, mit 5theiligem, am Grunde meist 8—10drüsigem Kelch, 5 Blumenblättern, 10 Staubgefäßen, 3 Griffeln ꝛc. Die Steinfrucht hat eine 3fächerige, beinharte Innenhaut. — Arten: Aehrige B. (**B. spicata**), ein mehr als 40 Fuß hoher Baum mit aschgrauer Rinde (bei jüngern Aestchen ist sie rostbraun); die kurzgestielten, lanzettigen, 2½—3½ Zoll langen Blätter sind kahl, jung unten rostbraun und nahezu seidenfilzig; die sammtartigen, ährenförmigen Trauben sind endständig und 2—3 Zoll lang, die Blüthen gelb und wohlriechend, die Früchte ebenfalls gelb und kugelig. Ihr Geschmack ist säuerlich und unangenehm, und geben sie für mehrere Halsübel ein gutes Gurgelwasser. — Ein daraus bereitetes Mus soll gegen Ruhren ausgezeichnete Dienste leisten. — In der Rinde und dem röthlichen Holz findet sich viel Tannin, weßhalb beide zum Gerben benützt werden. Ist im heißen Amerika zu Hause und blüht vom Mai bis Oktober. — Andere, ebenfalls nur in heißen Himmelsstrichen heimische Arten haben dieselben Eigenschaften, werden hauptsächlich äußerlich angewendet und auch zum Rothfärben benützt. — Gegen Wechselfieber, das gelbe Fieber, Blut- und Schleimflüsse ꝛc. wird die adstringirende Rinde des in Guiana und Cayenne wachsenden **B. crassifolia** sehr gerühmt.

C.

Cacaobaum (**Theobroma**), Gattung der Familie Storchschnabelgewächse; 5blätteriger Kelch, 5 Blumenblätter; 10 Staubgefäße, welche in einen 10spaltigen Becher verwachsen sind; 1fädiger Griffel; 5theilige Narbe. Die 5fächerige, vielsamige und dickrindige Kapsel springt nicht auf. — Arten: Aechter C. (**Th. cacao**), ein sehr nützlicher, in Südamerika und auf den Antillen wildwachsender Baum mit vielen schlanken Aesten, länglichen, eirunden, $^2/_3$—$1^1/_2$ Fuß langen, in der Jugend röthlichen Blättern. Er wird nicht allein in seinem ursprünglichen Vaterlande, sondern auch in Brasilien, Mexiko, auf den philippinischen Inseln, im südlichen Nordamerika ꝛc. in solcher Menge cultivirt, daß man dort Pflanzungen findet, welche großen Wäldern gleichen. In wildem Zustand wird er oft gegen 20 Fuß hoch, in Pflanzungen jedoch durch das Beschneiden etwas niedriger gehalten. Am meisten Aehnlichkeit hat er mit dem Citronenbaum, und ist der ziemlich dicke Stamm rissig und uneben, die Rinde zimmtfarbig. Aus den blaßgelben, zu kleinen Büscheln stehenden Blumen bilden sich Früchte, welche ihrer Gestalt nach den Gurken oder Melonen gleichen, etwa 6 Zoll lang und 3 Zoll dick werden, zuerst grün, dann roth aussehen und in ihrem süßsäuerlichen Fleische 20 bis 80 ölige, grauliche oder dunkelviolette Samenkerne haben, welche hinsichtlich der Größe den Mandelkernen gleichkommen, jedoch etwas dicker und mit einer dünnen, silberfarbig bestaubten, zerbrechlichen Haut überzogen sind. Diese unter dem Namen Cacaonüsse oder Cacaobohnen bekannten Kerne schmecken angenehm bitterlich, und haben je nach der Gegend, in welcher sie wachsen, einen größern oder geringern Werth. Die besten Sorten sind die von Carracas und Berbica, weniger geschätzt sind die von Martinique, Cayenne und von den canar. Inseln. Der Baum trägt das ganze Jahr hindurch Blätter, Blüthen und Früchte; zur Beförderung des Wachsthums und der Fruchtbarkeit aber wird jungen 4—8 Jahre alte Bäumchen die Blüthe angenommen, von dieser Zeit aber werden die Früchte jährlich zweimal, nämlich im Juni und Dezember, eingeerntet, und gewinnt man bei jeder Ernte von einem Baume 1—2 Pfund, jährlich also 2—4 Pfund Kerne. Die abgenommenen Früchte werden der Länge nach aufgeschnitten, die Kerne herausgenommen und dann 4—5 Tage lang in ein Faß gelegt, damit sie in Gährung kommen und eine dunkle Farbe erhalten. Ist dieß geschehen, so werden sie an der Sonne auf Schilfmatten getrocknet, in Häute (Suronen), Gebinde oder Ballen zum Verkaufe eingepackt und in ungeheurer Menge nach Europa verführt. Die dem Baume seinen Werth verleihenden Cacaonüsse lassen die mannigfachste Benützung zu. In ihrem Vaterlande werden sie zerstoßen und unter Zusetzung von Milch und Wasser zur Bereitung verschiedener Speisen benützt. Am häufigsten werden sie übrigens zu einem eben so nahrhaften als stärkenden Getränk, zur Chokolade, verwendet, welches die Europäer von den Mexikanern kennen lernten. Zu diesem Zwecke werden sie geröstet, geschält, gestoßen, mit Zucker, Zimmt, Vanille und andern Gewürzen vermischt und in blechernen oder zinnernen Formen zu festen Tafeln gebildet, welche man zu beliebigem Gebrauche verwendet. Durch Pressen und Auskochen erhält man ein fettes Oel (Cacaobutter), welches sehr angenehm schmeckt und sich über 10 Jahre hält, zum Bestreien der Metalle vorzüglich geeignet ist, indem es gegen Rost schützt. Zur Schminke und in der Medizin wird es wie jedes andere Oel gebraucht, und kann man außerdem auch Seife, ja sogar Kerzen, daraus verfertigen. In Martinique macht man die Kerne der noch nicht reifen Früchte ein und verspeist sie. Auch das Mark der Frucht ist eßbar oder wird daraus, sowie aus den Schalen, ein weinsäuerliches Getränk destillirt. Die Amerikaner benützen die Schalen auch zur Anfertigung von Gefäßen und die Blätter zur Bedeckung der Häuser. Der C. wird durch Samenkerne vermehrt und verlangt dieser Baum einen guten, fetten Boden und schattigen Standort; auch muß er gleich so gepflanzt werden, daß er stehen bleiben kann, indem er das Versetzen nicht leicht erträgt. Bis zum 30. Jahr ist er sehr kräftig, dann aber läßt seine Fruchtbarkeit nach. — Die gewürzhafte Chocolade verträgt mancher Magen ihrer erhitzenden Eigenschaften wegen nicht, und darf sie in solchen Krankheiten nie gegeben werden, wo man Erhitzendes und Aufreizendes vermeiden muß, namentlich bei Fiebern. Dagegen ist reiner Cacao, welcher geröstet und wie Caffee mit Milch gegeben wird, sehr gut, indem ein solcher Caffee nicht nur angenehm schmeckt, sondern auch leicht verdaulich und nahrhaft ist und von jedem Magen gut ertragen wird. — Gerstenchocolade wird aus gleichen Theilen Cacao und präparirtem Gerstenmehl bereitet, und bildet die sogenannte Gesundheitschocolade, wozu auch noch die Sorten gehören, welche aus Cacao allein oder aus Cacao und Zucker bereitet werden. Wo man stärken will, sind diese Gesundheitschocoladen ungemein empfehlenswerth, namentlich wenn bei großem oder fortwährendem Verlust an Kraft und Stoff gehöriger Ersatz geboten werden muß, wie bei Schwindsuchten, Zehrkrankheiten, sehr starken, anhaltenden Eiterungen ꝛc., sowie bei Magenleiden, wo der Magen nur leicht verdauliche Speisen erträgt, alles Erhitzende und Stärkere aber erbrochen wird, so daß wegen Mangel an Ernährung Abmagerung entsteht. — Zweifarbiger C. (**Th. bicolor**), dieser hat fußlange, herzförmige Blätter und längliche Kerne. — Gujanischer C. (**Th. gujanensis**), diese Art hat spitzige, unten filzige Blätter und runde Kerne. Jener findet sich in Neugranada, dieser in Gujana's Wäldern an sumpfigen, feuchten Plätzen und werden beide Arten zu Chocolade gebraucht.

Cactus (**Cactus**), Gattung der Familie Ribselgewächse; meist röhrige, an der Mündung gerade Blüthen, welche an den Seiten der Stachelbüscheln oder an den Kantenbuchten der Kerbzähne hervortreten und sich nur einmal öffnen; die dachziegeligen Kelchblätter sind zu einer Röhre verschmolzen und gehen innen in die Blumenblätter über; zahlreiche, an die Kelchröhre gewachsene, niedergebogene Staubfäden; längliche Staubgefässe; röhrigfädiger, vorn vielspaltiger Griffel; eirunde, narbige oder schuppige Beere; in Brei aufgelöste Samenhalter. Der Stamm hat eine holzige Achse und ist kugelig oder verlängert, steif oder kriechend, hat Glieder oder keine und trägt schöne Blüthen. Von diesem aus Amerika zu uns gekommenen Pflanzengeschlecht haben wir über 30 Arten, welche alle einen saftigen, meist mit Stacheln besetzten Stengel haben und zweig- und blätterlos sind. Bei einigen ist dieser Stengel rundlich, bei andern eckig und bei noch andern besteht er aus kugelförmigen Gliedern. — Arten: Warzen- oder kleine Melonendistel (**C. mammillaris**), wird in Deutschland nicht selten in Glashäusern und Zimmern angetroffen, erfordert aber eine sorgfältige Pflege, und hat einen kugelförmigen, stacheligen, warzigen Körper, welcher manchmal 6 Zoll im Durchmesser hat. Erst nach mehreren Jahren treten aus demselben ähnliche runde Körper, aus welchen sich Blumen und eßbare rothe Früchte bilden. — Bei den eigentlichen Fackeldisteln ist der Stengel verlängert, und gehört hieher namentlich die Dreieckige Fackeldistel (**C. triangularis**), 3kantiger wurzelnder Stamm, welcher hoch an Felsen und Bäume hinaufsteigt, aus 3kantigen, durch starke Einschnitte getrennten Gliederstücken besteht und kleine Stachelbüschel an den Kerben der Kanten hat. Die etwa 10 Zoll langen und 8 Zoll breiten Blüthen dauern nur eine Nacht, und sind daran die äußern Zipfel gelbgrün, die innern weiß. Die außen und innen scharlachrothe Frucht hat die Größe eines Gänseeis und schmeckt säuerlich süß, weshalb man sie häufig als Obst genießt und als kühlendes Mittel benützt. Aeste und Stengel werden zerquetscht und zu zertheilenden und erweichenden Breiumschlägen benützt. Blüht vom Juli bis September und ist in Westindien zu Hause. — Sechseckige Fackeldistel (**C. hexagonus**), der Stamm gleicht einer 6—8 Ellen hohen, aufrechten Säule und wird derselbe in Amerika getrocknet, in Oel getaucht und angezündet. — Peitschenförmige F. (**C. flagelliformis**), findet sich bei uns häufig in Gärten und Zimmern, treibt viele ästige fingersdicke, 2—4 Ellen lange Stengel, welche man an ein Geländer festbinden muß, wenn sie nicht über den Topf herabhängen sollen. — Der säuerliche Saft dieser Pflanze wird mit Erfolg gegen Würmer angewendet. Großblumige F. (C. grandiflorus), blos auf den Caraiben einheimische, in Südamerika aber häufig zur Zierde gezogene Pflanze, welche auch bei uns nicht selten kultivirt wird, indem sie sehr große, gelbe und weiße, äußerst wohlriechende Blüthen treibt, die übrigens nur eine einzige Nacht dauern. Der scharfe Saft wird in ihrem Vaterlande innerlich gegen Wassersuchten und Würmer, äußerlich aber als blasenziehendes Mittel, sowie zu reizenden Einreibungen bei Gliederreißen 2c. gebraucht. Die säuerlichen Früchte sind als Obst geschätzt. — Rispige F. (C. paniculatus), die Früchte werden in ihrem Vaterlande (Westindien) nicht allein gegessen, sondern auch gegen fieberhafte und gallige Krankheiten benützt. Das Gleiche gilt von dem C. jamacaru. — Peruanische F. (C. peruvianus), die Früchte werden wie bei den vorigen Arten benützt. — Gefranzte F. (C. fimbriatus), der Saft dieser auf Hayti einheimischen Art ist brennend scharf und wirkt dem Safte der Euphorbien gleich, er wird daher innerlich gegen Verhärtungen der Unterleibsorgane, Wassersucht 2c., äußerlich als Zugmittel, gegen Warzen, Grind und ähnliche Hautkrankheiten angewendet. Die angenehm säuerlich schmeckenden Früchte sind als kühlendes, erfrischendes und antibiliöses Mittel geschätzt. — Die goldgelben, süßen Früchte von C. divaricatus sind als Obst geschätzt, und wird der scharfe Saft der Pflanze wie der von voriger Art benützt. — Auf den Antillen wächst der C. moniliformis, der als erweichendes Mittel zu Breiumschlägen und zu Bähungen bei Entzündungen der Haut, rheumatischem Gliederreißen, Augenentzündungen 2c. gute Dienste leistet. — C. opuntia oder indische Feige, s. Feigendistel.

Cäsalpinie (Caesalpinia), Gattung der Familie Cassiengewächse; ungleich 5theiliger, am Grunde fast gewölbartiger Kelch; 5 ungleiche Blumenblätter; 10 aufsteigende, freie Staubgefässe, welche am Grunde zottig und kaum länger als die Blumenblätter sind; 2schalige, zwischen den Samen meist mit zelligen Querwänden versehene Hülse. — Arten: Bahamische C. (C. bahamensis), Strauch oder kleiner Baum, welcher an Aesten und Blattstielen stachelig, sonst aber ganz kahl ist; die Blätter sind doppelt und paarig gefiedert; die rispigen Blüthen weißlich und wohlriechend; die leicht gestielten, abgeplatteten Hülsen enthalten mehrere rundliche ovale Samen. Blüht vom Mai bis Juni, wächst auf den Bahamainseln, und enthält in der sehr scharfen Rinde ein blasen- und eiterziehendes Mittel, während das Kernholz das gelbe Brasilienholz gibt. — Vielstachelige C. (C. crista), der vorigen Art nahezu ganz gleich; die Blüthe sind weißlich; die kahle Hülse ist 7—8samig. Auf Jamaika zu Hause und liefert in dem gelben Kernholz eine Sorte des Brasilienholzes. Die Rinde hat ebenfalls blasenziehende Eigenschaften und wird bei torpiden Geschwüren zur Beförderung der Eiterung benützt. — Sinnpflanzenartige C. (C. mimosoides), die Blätter zeichnen sich durch Reizbarkeit aus. — Regnerische C. (C. pluviosa), aus allen jungen Aestchen scheidet sich ein klares Wasser, welches wie Regen herabfällt. — Fernambuc-C. (C. echinata), von dem Kernholz kommt das Fernambuc- oder rothe Brasilienholz, welches einen wichtigen Handelsartikel bildet und in armsdicken, rothbraunen oder fast blauschwarzen Stücken zu uns kommt, die jedoch an frischen Schnitten gelblichroth sind. Es kommt übrigens auch geraspelt in den Handel, ist geruchlos, schmeckt süßlich zusammenziehend, und ist hauptsächlich seines rothen Färbestoffs wegen geschätzt, obschon derselbe nicht sehr dauerhaft ist. Die daraus mit Säuren oder Alkalien bereitete rothe Dinte ist gut. Außerdem wird es in Brasilien, von welchem Lande es seinen Namen hat, häufig als Arzneimittel gebraucht und auch bei uns manchmal gegen Wechselfieber angewendet. — Brasilianische C. (C. brasiliensis), liefert mit mehreren andern hieher gehörigen Arten Fernambuc, welcher zu uns kommt. — Schiefblätterige C. (C. sappan), diese in Ostindien einheimische Art liefert das Sappanholz, ostindisches Farbholz oder falsches Santelholz, welches dem Fernambucholz ziemlich gleicht und in seinem Vaterlande häufig als Heilmittel benützt wird. — Gerber-C. (C. coriaria), in Südamerika und Westindien zu Hause, hat sehr adstringirende Früchte, welche als Libidibibohnen oder Libidibischoten bekannt sind, zum Gerben gebraucht werden und in ihrem Vaterlande auch als Heilmittel dienen. — Molukkische C. (C. nuga), die

Wurzel ist in ihrem Vaterlande, der Molukken, als harntreibendes Mittel sehr geschätzt und wird gegen Nieren- und Blasensteine gebraucht. Aus Einschnitten in die Rinde fließt ein Gummi. — Oelhaltige C. (C. digyna), das aus dem Samen gepreßte Oel wird in Ostindien gewöhnlich zum Brennen verwendet. — Andere hieher gehörige Arten werden auf dieselbe Weise benützt.

Caffee, s. Kaffee.

Cajaustrauch (**Cajanus**), Gattung der Familie Schmetterlingsblümler; glockiger, 5spaltiger Kelch; schmetterlingsförmige Blume; 10 zweibrüderige, kürzere und längere Staubgefässe; nach unten behaarten, oben kahlen, schildförmig benarbten Griffel; längliche, an beiden Seiten ausgedehnte Hülse, in welcher 3—5 Samen schief und eingeschnürt stehen. — Arten: Gelber C. (**C. flavus**), reich beasteter, behaarter Strauch; gestielte, 3zählige Blätter; filzige sammtartige, oben graulich-grüne, unten weißliche Blätter; blattwinkelständige, aufrechte Trauben; gelbe Blumen, bei denen die Fahne auch außen gelb ist; 2—3samige Hülse. Ist in Afrika zu Hause und kam von da nach Westindien und Südamerika, wo er häufig zu Gemüse gebaut wird. — Die jungen, gelind adstringirenden Triebe leisten bei Augen- und Brustkrankheiten, die Blätter bei Hämorrhoiden, Hautausschlägen, Wunden und Geschwüren, die Blüthen bei Katarrhen und die Samen als erweichende Breiumschläge gute Dienste. — Zweifarbige C. (**C. bicolor**), dieser in Ostindien einheimische Strauch wird fast in allen Troppenländern gebaut, indem der Same eine sehr beliebte Speise bildet. In Ostindien werden die Blätter gegen starken Hämorrhoidalblutfluß, in Cochinchina die Wurzeln gegen Bauchflüsse, Bleichsucht, den Biß giftiger Thiere, Zahnschmerzen etc. gebraucht.

Cajeputbaum (**Melaleuca**), diese Gattung der Familie Myrtengewächse hat einen 5theiligen Kelchsaum; halbkugelige, an den Kelch gewachsene Röhre; 5 Blumenblätter; zahlreiche Staubgefässe; aufliegenden Staubbeutel; fadenförmigen Griffel. Die Kapsel ist mit der verdickten Kelchröhre verwachsen und verschmilzt dadurch mit der Astrinde; sie ist 3fächerig und vielsamig. — Arten: Aechter C. (**C. leucadendron**), mittelgroßer, in Ostindien, namentlich aber auf den molukkischen Inseln einheimischer Baum, dessen immer etwas gekrümmter Stamm 1—2 Fuß dick wird, und unten eine schwarze, oben und an den Aesten hingegen eine weiße Farbe hat. Die Blätter sind lanzetförmig, und stehen die Blumen in langen weißen Aehren. Aus den Blättern wird durch Destillation ein ausgezeichnetes Oel, das sogenannte Cajaputöl, gewonnen, welches auf der Insel Banda im Großen bereitet und von da über Batavien in den Handel kommt. Bei uns ist es, wie in seinem Vaterlande, sehr geschätzt, indem es bei Krämpfen, Gicht, Zahnweh, Lähmungen, Magenschwäche, Hypochondrie, Wassersucht, Asthma, unterdrückten Blutflüssen, gegen Würmer etc. ausgezeichnete Dienste leistet, und auch gegen Motten und andere Insekten häufige Anwendung findet. Wenn das Cajaputöl ächt ist, so hat es eine gelblichweiße Farbe; es wird aber, weil es ziemlich theuer ist, mit feinem Rosmarinöl, dem etwas Campher zugesetzt ist, verfälscht. — Das Holz des Baumes ist zum Schiffbau, die schwammige Rinde zum Ausstopfen der Kähne vorzüglich. — Aechter C. (**M. cajaputi**), ein dem vorigen ziemlich ähnlicher Baum, welcher sich auf den Molukken, auf Celebes und Borneo findet, fast immer blüht, durchaus, namentlich aber in den Blättern und Früchten, einen sehr gewürzhaften, cardamomenartigen Geschmack und Geruch hat, weshalb sie auf den Inseln im indischen Meere innerlich und äußerlich als Heilmittel und Räucherwerk benützt werden. Das daraus destillirte Oel kommt unter dem Namen Cajaputöl zu uns; es ist blaßgrün oder grünlichgelb, sehr dünnflüssig, schwimmt auf Wasser, verbrennt ganz, riecht stark gewürzhaft, schmeckt leicht kampherartig und dann kühlend. Auch diese Sorte wird nicht selten mit Rosmarinöl und Campher oder Cardamomen verfälscht, welches falsche Oel beim Verbrennen jedoch einen kohligen Rückstand hinterläßt. Seine Heilkräfte kommen denen des vorigen gleich und hat es überhaupt alle Eigenschaften der ätherischen Oele. — Feuriger C. (**M. fulgens**), aufrechtes Bäumchen, dessen braune Rinde sich in Längstreifen ablöst; die paarig sich kreuzenden Blätter sind unten grün und dunkel getüpfelt, oben seegrün; die netten Blüthen stehen in einer ovalen Aehre unter den jungen Blättertrieben; Kelch grün; scharlachrothe Staubfädenbündel. Blüht den Sommer über und findet sich auf der Südküste von Neuholland. — Weißer

Theebaum (M. genistifolia), ist in Neuholland zu Hause und gilt für das beste Theesurrogat.

Calambak, s. v. a. Aloëholz, oder vielmehr diejenige Sorte desselben, welche von der ächten Aloë abstammt.

Calandrinie (Calandrinia), Gattung der Familie Portulakgewächse, mit 2blättrigem, bleibenden, hüllenlosen Kelch; 3—5 gleichen Blumenblättern; 1—50 Staubgefässe, welche oft mit den Blumenblättern wechseln; vorn 3spalligen Griffel; länglich elliptische, 3schalstückige, 1fächerige, vielsamige Kapsel; linsenförmige, glänzende Samen. — Arten: Verschiedenfarbige C. (C. discolor), halbstrauchiger, oft über 2 Fuß hoher Stengel; fleischige, spatelförmige, oben seegrüne, unten purpurrothe Blätter; endständige Trauben mit großen, rosenrothen Blumen; 25 bis 30 Staubgefässe mit rothen Staubfäden; röthlicher Griffel mit gelber Narbe. — Diese und mehrere andere Arten werden in Chili, Nordamerika und Nordasien als Gemüse benützt.

Calebassenbaum, s. Kürbisbaum.

Caliaturholz, s. Flügelfruchtbaum.

Calisaya-China, s. v. a. gelbe oder Königschinarinde.

Calmus, s. Kalmus.

Camellie, (Camellia), Gattung der Familie Theegewächse; 5—9blätterigen Kelch mit Kelchblättern in 3 Reihen; 5—9 am Grunde verbundene Blumenblätter; zahlreiche Staubgefässe; 3—5fächerigen Fruchtknoten, bei dem jedes Fach 5 bis vieleiig ist; 3—5spaltiger Griffel; holzige oder lederige, nicht aufspringende Kapsel. — Arten: Japanische C. (C. japonica), kahlästiger Strauch oder Bäumchen, mit eirunden, 2—4 Zoll langen, lederigen, glänzenden Blättern; blattwinkelständigen, meist einzelnen Blüthen an den Astenden; Blüthen schön roth, bald mehr, bald weniger hell, auch weiß, gelblich oder bunt; 3—5fächerige, kahle Kapsel. Ist seit uralter Zeit in China und Japan als Zierstrauch geschätzt, und kommt mit gefüllten Blüthen auch bei uns in zahllosen Varietäten vor; blüht vom December bis Mai. In Japan wird aus den Samen ein fettes Oel gewonnen, welches sowohl in der Haushaltung als in der Heilkunde gute Dienste leistet. — Gewürz-C. (C. sasanqua), die angenehm riechenden Blätter werden in China und Japan unter den Thee gemischt, um demselben einen angenehmen Geruch zu geben und werden auch für sich als Thee benützt. Aus dem Samen wird ein Olivenöl gepreßt, welches in der Haushaltung und Offizin geschätzt ist. — Aus der C. Kissi wird in Nepaul ebenfalls ein heilbares Oel gewonnen, während ein Aufguß über die starkriechenden Blätter ein dem chinesischen Thee ähnliches Getränk gibt. — Oelige C. (C. oleifera), das fette Oel des Samens findet in der Heilkunde in China häufige Anwendung.

Campechebaum, Campecheholz, s. Blutholz.

Campher ꝛc. s. Kampher u. f.

Canarienbaum (Canarium commune), zu den Burseren gehöriger Baum, welcher äußerst nützlich ist, auf den molukkischen Inseln und auf Amboina wild wächst, jedoch in einem fetten, mit etwas Sand vermischtem Boden häufig auch angebaut wird. Er erreicht eine beträchtliche Höhe und hat einen geraden Stamm mit weißlicher Rinde. Die Krone ist schön regelmäßig und dicht belaubt; die Blätter sind gefiedert; auf die Blumen folgen mit einer schwammigen Masse umgebene Nüsse, die einen Kern enthalten, welcher in reifem Zustande mit einem feuerrothen, schwärzlich gestreiften Häutchen überzogen ist und einen mandel- oder kastanienartigen Geschmack hat. Von kultivirten Bäumen werden die Kerne mit Salz gegessen, oder man stoßt sie, mischt etwas Mehl darunter und backt eine Art Mandelbrod daraus. Außerdem wird ein zum Verspeisen und Brennen geeignetes Oel daraus gepreßt. Aus allen Stämmen fließt eine Art Terpentin, welcher gelb, zähe und wohlriechend ist, sich wie Unschlitt zu Lichtern eignet, zu Pflastern, zum Lakiren und zum Kalfatern der Schiffe gebraucht wird. Das Holz gibt schöne Hausgeräthe, welche jedoch nicht dauerhaft sind. — Muritischer C. (C. mauritianum), aus diesem auf der Mauritiusinsel einheimischen Baum fließt ein weißliches, stechend terpentinartig riechendes Harz, welches sich zur Consistenz des Butters verdickt und dem Ansehen nach dem Kampher gleicht. — Bengalischer C. (C. Bengalense), aus der Rinde dieses in Silhet einheimischen Baums fließt ein bernsteinfarbiges, bald hart und brüchig werdendes Harz, welches als Copal nach Calcutta kommt und von da wahrscheinlich als ostindischer Copal weiter versendet wird. — Weißer C. (C. album), ist in China und Cochinchina zu Hause und werden die Samen roh und zubereitet gegessen, die ganzen Früchte aber wie Oliven eingelegt.

Canarienginster (Genista canariensis), dieser zum Ginster gehörige, immergrüne Baum ist auf den canarischen Inseln zu Hause und kam von da nach Spanien, in die Levante und auf die Insel Rhodus. Die grünliche, oft runzelige Rinde birgt ein schönes, weißes, oft mit gelben und rothen Adern durchzogenes Holz, welches einen harzigen und beim Reiben einen Rosengeruch verbreitet, weshalb es bei uns als Rosen- oder Rhodiserholz bekannt ist, und von Tischlern zu feinen Arbeiten geschätzt wird. Das von diesem Baume gewonnene Oel ist sehr wohlriechend und wird statt des Rosenöls häufig verkauft.

Canarienglanzgras, Canariensamen (Phalaris canariensis), dieses 2—3 Fuß hohe Halmgewächs hat eine 1 Zoll lange, weißlichgrüne Aehre, welche schwarze oder weiße, dem Lein ähnliche Kerne enthält. Es findet sich außer den canarischen Inseln auch noch auf Malta und Sicilien wild, und wird in England, Frankreich, Italien, ja selbst auch in Deutschland gebaut, indem man es im Frühjahr in gut zubereitetes Land säet und dann wie anderes Getreide behandelt. Die Canarienvögel fressen den Samen sehr gern; auch kann man ihn mahlen, mit Weizenmehl vermischen und Brod daraus backen, oder zur Appretur seidener Stoffe und baumwollener Zeuge verwenden. Ueberdieß läßt sich aus dem Samen ein Oel pressen, welches nicht allein zum Essen, sondern auch in der Heilkunde als eröffnendes Mittel geschätzt ist. — Das rohrartige Glanzgras (Ph. arundiacea), gehört ebenfalls hieher, wird 4—5 Fuß hoch, wächst an den Ufern der Flüsse und Teiche, ist jung ein gutes Futter für Pferde, Schafe und Ziegen. — Eine Spielart hievon ist das allbekannte, in unsern Gärten überall sich findende spanische oder Bandgras, dessen Samen ebenfalls gern von den Canarienvögeln gefressen wird.

Canarsaat, bei Greifswalde ꝛc., s. v. a. kanarisches Glanzgras.

Canavalie (Canavalia), Gattung der Familie Schmetterlingsblümler; röhriger, 2lippiger Kelch; schmetterlingsförmige, großfahnige Blume; 10 einbrüderige Staubgefässe; unten mit einem Scheidchen versehener Fruchtknoten; schiefe, kahle Narbe; zusammengedrückte Hülse. — Arten: Stumpfblätterige C. (C. obtusifolia), halbstrauchiger, unten dicker, schwammigholziger Stengel, mit dünnen, langen Aesten, mittelst welchen er die höchsten Bäume erklettert; 3zählige Blätter mit am Grunde etwas behaarten Stielen; große, röthlich-violette, außen weißliche Blumen in Trauben; 3—5 Zoll lange und halb so breite, am Rücken dicke, an der Bauchnath fast schneidende Hülse, 3—5 braunrothe Samen. Ist in Ostindien zu Hause und blüht zur Regenzeit. Es soll sich in dieser Pflanze sehr viel Cathartin finden und der Genuß des bittern Samens gefährlich sein. — Ein Breiumschlag der Blätter dient zum Zertheilen von Drüsengeschwülsten; geröstet und mit Senf vermengt sind sie äußerlich gut gegen Leibschmerzen, sowie zu antiarthritischen Räucherungen. — Schwertförmige C. (C. ensiformis), halbstrauchig und gleichfalls hoch an Bäumen emporkletternd; lang gestielte 3zählige Blätter, lange Trauben; große, purpurrothe oder fast violette Blüthen; 1—1½ Fuß lange, 1—2 Zoll breite Hülse mit steifgekrümmter Spitze; 6—12 länglich-ovale, oft über 1 Zoll breite Samen mit rothem Nabel. — Ist in Westindien zu Hause und wird daselbst, sowie in Ostindien angebaut; blüht zur Regenzeit. In Malabar werden die Früchte äußerlich gegen gichtische und andere ähnliche Leiden angewendet und können jung gegessen werden. — Säbelförmige C. (C. gladiata), eine im heißen Asien kultivirte Pflanze, von welcher die jungen Hülsen gegessen werden. Die Malaien schätzen den Samen als Heilmittel.

Canellbaum (Canella), Gattung der Familie Guttagewächse; 3theiliger Kelch; 5 Blumenblätter; 10—20 Staubgefässe mit Staubfäden, welche an der Spitze mit einer abgestumpften, ganzen Röhre verwachsen sind; freie, 3fächerige Fruchtknoten; säulenförmiger Griffel; 3fächerige Beere, jedes Fach 2—3samig. Arten: Weißer C. (C. alba), ein auf den westindischen Inseln, Domingo, Jamaika ꝛc. wachsender Baum, welcher 20—30 Fuß hoch wird, einen geraden 6—10 Zoll dicken Stamm, länglich stumpfe, glänzende Blätter und an den Spitzen derselben Blumenblätter hat, aus denen sich runde Beeren bilden, die, grün eingesammelt, noch hitziger und schärfer als Pfeffer sind. Der

Baum ist nach allen Theilen gewürzhaft und in dieser Richtung brauchbar; namentlich wird die innen weiße, außen röthlich-gestreifte Rinde gar häufig benützt, indem man die innere Lage behutsam absondert, zusammenrollt, trocknet und dann unter dem Namen Zimmtrinde in den Handel bringt, als welche sie bei uns ziemlich bekannt ist. Ihr Geruch ist schwach, dagegen schmeckt sie um so stärker und gewürzhafter. Sie gilt als ein sehr magenstärkendes, der Fäulniß widerstehendes Mittel, und ist daher ein nicht zu verachtendes Gewürz. Den Indianern ist der Baum heilig, indem sie Zweige davon bei Festen aufstecken und bei Friedensunterhandlungen in den Händen tragen. Am meisten Kraft hat die weiße Rinde der Aeste, welche als weißer Zimmt, weiße Canellrinde oder falsche Wintersrinde in der Offizin bekannt ist und in 1—3 Fuß langen Röhren oder 3—5 Zoll langen, dünnen, rinnenförmigen Stücken zu uns kommt. Die Wirkung der Rinde ist namentlich sehr stärkend, besonders auf die Verdauungsorgane. — Andere Arten dieser Gattung haben dieselben Eigenschaften, werden jedoch weniger bei uns angewendet, z. B. die Paratudorinde, welche manchmal in 4—6 Zoll langen, 1—3 Zoll breiten, mit tiefen Längs- und seichten Querrissen versehenen, graubraunen Stücken zu uns kommt. — Die Rinde von C. laurifolia ist etwas dunkler gefärbt, als die gewöhnliche Zimmtrinde, welch letztere ihre guten Eigenschaften 10 Jahre lang behält. — Trinkt man sie mit Wasser, so wird außer den schon angedeuteten Vortheilen die Menstruation und Nachgeburt befördert, innere Feuchtigkeit verzehrt, den Magen erwärmt rc. — Gepulvert und mit Honig vermengt, damit Abends und Morgens Gesicht und andere Theile des Körpers bestrichen und mit Rosenwasser abgewaschen, benimmt alle Flecken und Unreinigkeiten der Haut.

Canna, Schilf, Rohr. — Die amerikanische Pflanzengattung Blumenrohr.

Cannabineen, hanfartige Pflanzen, Unterabtheilung der Urticeen. Frucht 1eiig, ohne Eiweiß; Eichen hängend; Keim gekrönt oder schraubenförmig, mit aufeinander liegenden Keimblättchen. Eine wahre Frucht, oder auch eine falsche trockene, aus einer Aehre in Gestalt eines Kätzchens gebildet.

Cannabis, s. v. a. Hanf.

Cantalupe, s. v. a. Rippenmelone.

Caobaholz, s. v. a. Zuckerkistenholz.

Caoutchouc, s. v. a. Federharz.

Capachymanna, eine in Calabrien gewonnene geringere Sorte der dicken oder fetten Manna.

Cape, in Pennsylvanien die langbeerige Art des amerikanischen Weinstocks.

Caper, s. Kapernstrauch.

Capis, s. v. a. Weißkraut, weißer Kopfkohl.

Capita papaveris, l., Mohnköpfe.

Cappflanzen, auf dem Cap der guten Hoffnung wachsende Pflanzen.

Capriata, ein auf Capri aus Muskateller- und andern süßen Trauben gewonnener Wein.

Caprification, ein in der Levante und Italien übliches, uraltes Verfahren, die Reife der Feigen zu befördern und dieselben in größter Menge zu gewinnen. Man hängt nämlich über den allein cultivirten weiblichen Feigenbaum die mit einem Theil der Zweige abgeschnittenen sogenannten Früchte des wilden Feigenbaums, in welche häufig die Feigengallwespe ihre Eier legt, aus denen dann die Gallwespen hervorkommen und nun auch die unreifen Früchte des cultivirten Baumes angreifen. Man nimmt an, daß ein Feigenbaum, der ohne C. 5 Pfund Feigen bringt, nach geschehener C. deren 20 liefert. Feigen, mit denen diese Operation nicht vorgenommen ist, haben indeß einen bessern Geschmack und halten sich länger. Den Erfolg der Operation erklärt man dadurch, daß das Insect Samenstaub aus den männlichen Feigen zu den weiblichen Blüthen bringe. Einen gleichen Erfolg erlangt man aber, wenn man alle 4—5 Tage einen Tropfen Oel in die Oeffnung der weiblichen Feigen bringt. Siehe Feige, Feigenbaum. — Dieses Verfahren heißt Caprificiren.

Cap'sche Bohne, s. v. a. Spargelbohne.

Capus, in Westphalen s. v. a. weißer Kopfkohl.

Capweine, vortreffliche, theils rothe, theils weiße, am Cap der guten Hoffnung gezogene Weine. Am bekanntesten sind: der Cap-Constantin, ein feiner, geistreicher, würziger Liqueurwein, aus Beeren gewonnen, die man am Stocke welken läßt; der an der Falso- oder Tafelbai gebaute Muskatwein, der dem Graves ähnliche Steinwein, der Peterswein und der Portawein.

Caraghaën, Caragahen (**Muscus s. fucus Caraghen**), die getrocknete Pflanze **Chondrus (Sphaerococcas) crispus**; gelblich-weiß (frisch violet oder roth), 2—3 Zoll lang, vielfach verästelt, knorpelig, biegsam, fast hornartig; beim Kochen reichlich eine dickliche Gallerte gebend. Von den Irländern schon längst als Nahrungsmittel benützt, bei uns seit einigen Jahren in Abkochung bei Zehrkrankheiten angewandt.

Caramatarinde, aus dem wärmern Amerika kommende, ihrer Abstammung nach unbekannte, gegen bösartige Fieber empfohlene Rinde.

Carapa, (**Carapa**), Baumgattung mit lederigen, ganzrandigen, paarig gefiederten Blättern, Orangengewächse. — Arten: Chinesische C. (**C. guianensis**), 60—80 Fuß hoher Baum Guiana's und Brasiliens, dessen bittere Rinde (**Caraparinde**) gegen das Wechselfieber, als Magenmittel und gegen die Spulwürmer gebraucht wird. Aus den Früchten wird ein bitteres, für giftig gehaltenes Oel gewonnen, **Carapaöl,** das innerlich gegen die Würmer, äußerlich zu Einreibungen benützt wird, um sich gegen die Stiche von Insecten zu schützen; auch gebraucht man es bei Wunden und Geschwüren der Hausthiere, bestreicht damit Möbel und Fahrzeuge, um Beschädigungen von Würmern, stählerne Instrumente, um den Rost abzuhalten. Schweine und andere Thiere fressen die Samen ohne Nachtheil, doch wird ihr Fleisch davon bitter und ungenießbar. Das Carapaöl ist nicht zu verwechseln mit dem Karapatöl (Ricinusöl) und dem Carabaöl, das aus Acajousamen bereitet wird. — **C. guineensis,** ähnlicher Baum in Guiana, aus dessen Samen gleichfalls ein bitteres Oel gewonnen wird, das man wie das vorige benützt. — **C. moluccensis,** Baum am Meeresufer und an Flußmündungen in Ostindien. Wurzel und Rinde sind bitter, und werden im Absud gegen Ruhr, Magenschwäche, Hautausschläge gebraucht. — **C. provera,** liefert ein schönes, geflammtes Holz, das aber nicht mit dem **Bois de Carapa** zu verwechseln ist, welches von einem am Senegal wachsenden Baume kommt.

Carapatöl, das aus den Samen des gemeinen Zedrach gewonnene Oel, welches innerlich gegen Würmer äußerlich zu Einreibungen gegen den Stich von Insekten, gegen Wunden und Geschwüre der Hausthiere ꝛc. angewendet wird.

Carapin, in vielen Gegenden Flanderns u. s. w. so viel als Buchweizen.

Caraway, englische Benennung des Kümmels.

Cardamine, s. v. a. Bergkresse, Gauchblume, Schaumkraut.

Cardamome, (**Amomum cardamomum**), eine in Ostindien, besonders auf Malabar, Java und Ceylon in schattigen Waldgegenden häufig wachsende Gewürzpflanze. Der 6—8 Fuß hohe, rohrähnliche Stengel entspringt zu mehreren aus einer dicken, faserigen und gewundenen Wurzel, und hat sehr lange, zugespitzte Blätter mit ährenförmigen Blumen. Die daraus sich bildenden Samenkapseln sind 3eckig, lederartig und enthalten kleine, eckige oder runde, gelbrothe oder schwärzliche, sehr gewürzhafte Samenkörner, welche im Handel unter dem Namen Cardamomen bekannt sind, in der Medizin und Küche aber als eines der besten Gewürze geschätzt werden. Ihr Geruch ist äußerst lieblich und ihr starker Geschmack kampherartig. Bei Schwindel, Krämpfen, Magenschwäche und andern Zufällen leisten sie die besten Dienste, und wird aus ihnen ein starkriechendes Oel bereitet, welches dem Cajaputöl ziemlich nahe kommt und häufig statt desselben verkauft wird. Von den Cardamomen sind 3 Sorten bekannt, nämlich große C., runde C. und kleine C. Die 1—2 Zoll langen Samenkapseln haben eine blaßgraue Farbe, sind dreieckig und dünn. Die Körner der großen C. haben die Größe der Corianderkörner, riechen schwächer, kommen unter dem Namen Paradies- oder Guineakörner in den Handel und werden ihres scharfen Geschmackes wegen wie Pfeffer gebraucht. Wir erhalten sie von Ceylon. — Bei der runden C. sind die Samenkapseln rund und von der Größe einer Haselnuß; die Körner riechen stark und sind weit stärker als die der vorigen Art. Sie kommen aus Java. — Die kleine C. hat kaum ½ Zoll lange Samenkapseln, welche gestreift sind und eine blaßgelbe Grundfarbe haben. Die dunkelbraunen Körner riechen angenehm und schmecken sehr stark. Sie kommen in den geruchlosen Kapseln aus Malabar zu uns und werden am theuersten bezahlt. — Bei Schwindel trinke man darüber oder genieße das Pulver in einer Brühe; es wird dadurch auch der Magen gestärkt und die Verdauung befördert. —

Gegen häufiges, krankhaftes Aufstoßen und Erbrechen pulveresire man die Kerne, mische gleich viel Paradiesholz darunter und trinke dieß mit Wein. Dadurch wird auch Appetit erregt, namentlich wenn man statt des Paradiesholzes Anis zusetzt. — Die C. sind überhaupt in allen Leiden gut, welche von Erkältungen herrühren, zumal beim weiblichen Geschlecht.

Cardinalsapfel, mehrere Apfelsorten aus der Familie der Ramboure.

Cardinalsblume (**Lobelia cardinalis**), eine wundervolle, aus Virginien zu uns gekommene Gartenblume, welche jedoch in Europa nur in wärmeren Gegenden im Freien aushält. Der mit breiten, lanzettförmigen Blättern versehene Stengel wird etwa 2 Fuß hoch und treibt am Ende in einer einseitigen Aehre brennendrothe Blumen. Diese Pflanze gedeiht jedoch nur in einem leichten, lockern Boden.

Cardinalskirsche, eine Süßweichsel.

Cardobenedictenkraut, Benedictdistel, Aechte Heildistel (**Cnicus**), diese Gattung der Vereinblüthler hat eine dachziegelige Hülle, unfruchtbare Blüthen, 3spaltige Blumenkrone, zwitterige Scheibenblüthen, stielrunde, gestreifte Schließfrüchte und seitlichen Keimfleck. — Arten: Aechte C. (**C. benedictus, Centaurea benedicta, Carduus benedictus**), diese etwa 2 Fuß hohe, im südlichen Europa wild wachsende Pflanze wird bei uns häufig in Gärten angebaut. An dem ästigen Stengel stehen gezähnte, stachelige und etwas herabhängende Blätter; die Blumen sind gelblich; die Samenkörner länglich und gekrümmt, und enthalten letztere etwas Oel, welches sehr schweißtreibend sein soll. Für die Kultur dieser nützlichen Pflanze müssen wir bemerken, daß sie auf sandigem, magerem, der Sonnenhitze sehr ausgesetztem Boden am besten gedeiht und am kräftigsten wird. In der Heilkunde ist hauptsächlich das Kraut geschätzt, welches abgeschnitten wird, sowie sich die Blüthen öffnen wollen. Das C. wirkt namentlich sehr magenstärkend und verdient besonders bei Schwäche und Verschleimung des Magens und der Gedärme, sowie bei Lungenverschleimung alle Beachtung. — Wenn man es zur Zeit braucht, leistet es bei langwierigen Leberleiden die ausgezeichnetsten Dienste, und wirkt es überhaupt kräftigend auf die ganze Constitution des Menschen, wie es auch einzelne Theile stärkt und für ihre Verrichtungen fähiger macht. — Von Schwäche herrührende Diarrhöen werden auf unglaublich schnelle Art davon gehoben. — Gegen Würmer angewendet treibt es dieselben nicht allein ab, sondern es tritt der Wurmerzeugung kräftig entgegen, indem die Schleimbildung im Darmkanal gehoben wird. — Zum Gebrauche werden in einigen Tassen Wasser 1—2 Quent abgekocht, mit Süßholzsaft versüßt und den Tag über getrunken. Mehr noch empfiehlt sich dieß Mittel in Form einer Tinctur, welche mit verdünntem Weingeist oder gutem Rheinwein bereitet wird. In 4 Theile Weingeist oder Wein kommt 1 Theil Kraut, welches man darin ausziehen läßt und nachher auspreßt. Von der Weingeist-Tinctur nimmt man täglich 2—3mal je 8—10 Tropfen auf Zucker; von der weinigen Tinctur kann man täglich 2—3mal je 1 Theelöffel voll nehen; Kinder erhalten immer nur etwa stark die Hälfte. — Gegen Würmer ist eine Abkochung besser. — Die Pulverform war früher sehr beliebt, allein in neuerer Zeit ist man davon abgekommen. — Bei Wechselfiebern, in der Gelbsucht und bei krebsartigen Geschwüren leistet das Kraut ebenfalls gute Dienste, und kann man in der Apotheke davon haben: eine Essenz, einen Extract, einen Syrup und ein Salz, welche gegen die schon angeführten Uebel und auch gegen Reißen im Unterleib Anwendung finden.

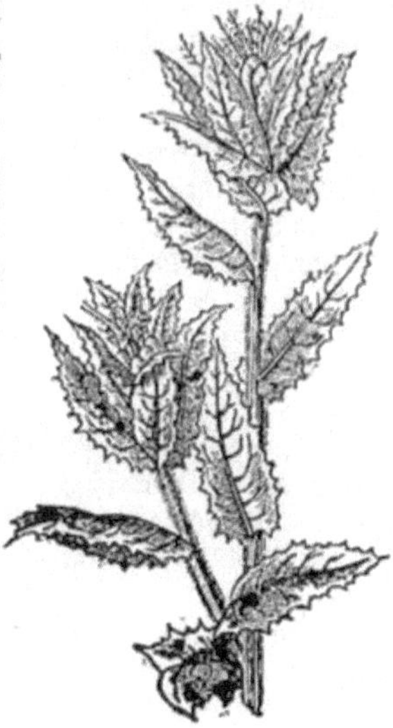

Cardone, Cardne, s. v. a. Artischoke.

Carfiol, s. v. a. Blumenkohl.

Carica, s. v. a. Melonenbaum; karische Feige; jede getrocknete Feige.

Carlisle, s. v. a. Butterbirne.

Carminatkraut, s. v. a. geschlitzt blätteriges Weißkraut.

Caroba, Caraiba, die Blätter des in Brasilien und Guiana wachsenden Baumes **Jacaranda procera**; bis 2 Zoll breit und 4 Zoll lang, von schmutzig graubrauner Farbe, dumpfigem Geruch, bitterem und etwas schleimigem Geschmack; dienen in Brasilien innerlich und äußerlich gegen syphilitische Hautkrankheiten.

Carobe di Giudea, durch Insectenstiche an den Zweigen der **Pistacia Terebinthus** entstandene, ziemlich große, dem Johannisbrode an Form ähnliche, sehr harzreiche Auswüchse, die man in Italien bei asthmatischen Zuständen wie Tabak raucht.

Carobenbaum, s. v. a. Johannisbrodbaum.

Carote, s. v. a. Möhre.

Carpentin, eine Graureinette.

Carpobalsam, s. v. a. Balsamkörner.

Carrobis, s. v. a. Johannisbrod.

Carthagena=China, die von der weichhaarigen China herrührende Chinarinde, von welcher man 3 Sorten unterscheidet, nämlich gelbe, harte und holzige Ch.

Carthamin, ein aus Saflor gewonnener rother Farbstoff, welcher durch Luft und Licht verbleicht.

Carve, s. v. a. Kümmel.

Carviol, s. v. a. Blumenkohl.

Caryocar (**Caryocar**), Gattung der Familie Sauerkleegewächse; 5—6theiliger oder 3—6spaltiger Kelch; 5—8 dickliche Blumenblätter; zahlreiche Staubgefäße; 4—6=fächeriger Fruchtknoten mit 1eiigen Fächern; 4—6pfriemige Griffel; die Steinfrucht hat 4—6 einsamige Nüsse, bei denen die Außenhaut locker, die Innenhaut holzig und beinhart ist und nierenförmige Samen enthält. — Arten: Nußtragender C. (**C. nuciferum**), hoher Baum mit gegenständigen, 3fingerigen Blättern, endständigen, großen, purpurbraunen Blüthen, sehr zahlreichen, gelben Staubgefäßen, 4fächerigen rothen Fruchtknoten, 4fadenförmigen Griffeln. Die 5—6 Zoll im Durchmesser haltenden Früchte sind außen röthlichbraun und stark gefleckt und haben ein dickes, gelbes Fleisch. Die von einem weißen Breie, welcher adstringirend wirkt, umgebenen, rundliche nierenförmige Steinkerne sind höckerig, braun und enthalten sehr ölige Samen, welche wie Mandeln schmecken und in ihrem Vaterlande — Guiana — sehr beliebt sind. — Butter=C. (**C. butgrosum**), diese in Guiana und Brasilien einheimische Art hat ein gelbliches butterartiges Fruchtmark, welches wie Butter an Speisen gethan wird. Die öligen, wohlschmeckenden Samen werden wie die alle hieher gehörigen Arten benützt, und geben sie ein dem Mandelöl ähnliches Oel.

Casca d'Anta, Rinde von **Vintera granadensis.**

Casca per tudo, Rinde von **Canella axillaris**, dem weißen Zimmt ähnlich und in Brasilien in Gebrauch.

Casca pretiosa, bräunliche, im Bruch faserige, eigenthümlich aromatisch riechende, gewürzhaft und etwas scharf schmeckende Rinde von **Mespilodaphne pretiosa.**

Cascalvos, der weiße, sammtartige Bartweizen in Spanien.

Cascarillrinde, die Rinde des wohlriechenden Croton. (s. d.)

Cascarillzimmt, Rinde von **Cinnamomum Kiamis.**

Caschunüsse, die Nüsse des westindischen Nierenbaums (s. d.), von welchem namentlich die Hülse offizinell ist.

Cassave, das aus dem Mehl des Maniok bereitete Brod.

Cassie (**Cassia**), Gattung der Familie Cassiengewächse; 5 unten verwachsene Kelchblätter, 5 Blumenblätter; gewöhnlich 10 freie Staubgefäße; meist gestielte Fruchtknoten; fädiger Griffel; endständige, einfache Narbe; stielrunde oder zusammengedrückte, 1 oder mehrfächerige, wenig= oder vielsamige Kapsel, welche mit einem Breie angefüllt ist. — Arten: Aegyptische C. (**C. absus**), aufrechter, krautiger, 1—1½ Fuß hoher, astloser, oben drüsenhaariger Stengel; paarig=gefiederte, 1½—2 Zoll lange Blätter; zottige Nebenblätter; blutrothe, blaß= oder orangegelbe und blutrothgeaderte Blumen; 5—7 Staubgefäße; zottigen Fruchtknoten; schwartig=längliche, 1½—2 Zoll lange Hülse; glänzenden, eirunden, bräunlich=schwarzen Samen. Diese 1jährige, im Juni und Juli blühende Pflanze ist in Ostindien und Mittelafrika zu Hause, hat einen aromatischriechenden und sehr bitter und schleimig schmeckenden Samen, welcher als einzig sicheres Heilmittel gegen die sog. ägyptische Augenentzündung gebraucht wird. Auch bei uns hat er sich in vielen Fällen als wirksam bewährt. — Niedrige C. (C. chamaecrista), ist auf den Antillen und dem südlichen Nordamerika zu Hause, wo sie wie Senna benützt wird und bei Vergiftungen durch Hundsgiftgewächse gute Dienste leistet. — Maryländische C. (C. marylandica), krautige, 4—6 Fuß hohe, hin und wieder mit Haaren besetzte Stengel; paarig gefiederte, 5—9 Zoll lange Blätter, deren Stiele etwas behaart sind; in den obern Blattwinkeln stehen Trauben, welche vielblüthig und kürzer als die Blätter sind; blüht vom August bis September, ist ausdauernd und findet sich im südlichen Nordamerika. Die purgirenden Blätter werden wie Sennesblätter benützt, nur muß man größere Gaben davon nehmen. Auf dieselbe Weise werden auf Jamaika die Blätter der Ausgerandeten C. (C. emarginata), und in Brasilien die der Purgirenden C. (C. Cathartica), benützt. — Lanzettblättrige C. (C. lanceolata), aufrechter, strauchiger, 1—1½ Fuß hoher, vieläſtiger Stengel, mit schwachen, flaumigen Aesten, paarig gefiederten, 2—4 Zoll langen Blättern; blattwinkelständigen, 8—12 blüthigen, langgestielten Trauben und blaßgelben Blumen. Die etwas sichelig ovalen Hülsen sind 1—1½ Zoll lang und haben mehrere Querfächer und 4—7 verkehrt herzförmige gelblichgrüne oder bräunliche Samen. Blüht im Januar und Februar, ist in Oberägypten und Nubien zu Hause und liefert mit den folgenden Arten die in der Heilkunde so hochgeschätzten Sennesblätter und Sennesbälge, welche einen eigenthümlichen süßlichen Geruch haben, widerlich bitter und schleimig schmecken und sehr purgirend wirken. Es kommen von diesen Blättern folgende 4 Sorten im Handel vor, von welchen die erste die beste, die letzte die schlechteste und nur in der Thierheilkunde gebräuchliche ist: 1. Alexandrinische S., unter welche in Aegypten Blätter des purgirenden Arghel gemischt werden; 2. Tripolitanische S., mehr zerstückelt und ohne fremde Beimischung; 3. Breit- oder stumpfblätterige Senna; 4. Ostindische S., bei welchen unter den zerstückelten Blättern sich Stiele, Früchte und Unrath befinden. Nicht selten wird die Senna mit zerstückelten Blättern von Buchsbaum, Lorbeer, den gemeinen Hülsen und vom Blasenstrauche verfälscht. — Spitzblätterige C., (C. acutifolia), der rundlich eckige Stengel wird 2—3 Fuß hoch, die 5—9paarigen, doppelten Blätter liefern die ostindische, arabische oder mokkaische Senna, wozu auch die Früchte kommen. — Verkehrteiförmige C. (C. obovata), die strauchigen, aufrechten, 1—1½ Fuß langen Stengel sind wie die Aeste stielrund; die paarig gefiederten, 3—4 Zoll langen Blätter liefern die breitblätterige, stumpfblätterige, aleppische oder italienische Senna; in Aegypten und Arabien einheimisch und in einer Abart in Italien kultivirt. — Viereckigfrüchtige C. (C. tora), diese im südlichen Asien einheimische Art riecht in allen Theilen stark und unangenehm, schmeckt schleimig und wird innerlich als gelind abführendes Mittel, äußerlich gegen Hautkrankheiten, namentlich gegen Flechten, Geschwüre, Bienen- und Wespenstiche ꝛc. angewendet. Die zarten Blätter werden als Gemüse geschätzt. Schwefelgelbe C. (C. sulfurea), die Wurzel dient in Ostindien gegen Gicht, die übrigen Theile, namentlich auch die Rinde, werden gegen Samenflüsse und Tripper, sowie gegen Harnruhr angewendet. — Die geöhrte C. (C. auriculata) hat eine sehr adstringirende Rinde, welche in Ostindien als Medizin und zum Gerben und Färben des Leders angewendet wird. — Giftige C. (C. venenifera), die Wurzel dient in Guiana zum Fischfange und die Chilische C. (C. stipulacea) zum Tödten des Ungeziefers. — Westindische C. (C. occidentalis), in Ostindien und im heißen Amerika wachsend, wo die Wurzel gegen Stockungen im Unterleib, Wassersucht und Vergiftung gebraucht wird. Die Blätter sind ein gutes purgirendes Mittel, gegen Flechten und Hysterie gut und gelten für einen sehr erweichenden und zertheilenden Umschlag. Die Brechen erregenden Samen sind gut gegen Hautausschläge und werden manchmal wie Caffee geröstet und benützt. — Rauhhaarige C. (C. hirsuta), der Saft wird in Südamerika zum Betäuben und Fangen der Fische benützt. — Geisrautenblätterige C. (C. sophora), alle Theile dieser in Ostindien und Aegypten einheimischen Art verbreiten einen unangenehmen Geruch, und werden Wurzel und Blätter gegen Flechten, Leberkrankheiten, Gelbsucht ꝛc. angewendet. — Klapperhülsige C. (C. crotalarioides), die Blätter sind als vorzügliches Abführmittel geschätzt. — Die geflügelte C. (C. alata), wird in Südamerika und Westindien gegen Flechten und andern Hautausschlägen sehr geschätzt. In gleicher Weise werden im heißen

Asien die Blätter von Rumphs C. (C. rumphiana), benützt, welche auch gegen Bisse giftiger Thiere gut sein und wie Sennesblätter wirken sollen. — Röhrenfrüchtige C. (C. fistula), dieser bis gegen 40 Fuß hohe Baum hat eine glatte, aschgraue Rinde, paarig gefiederte, 1—1½ Fuß lange, abfallende Blätter auf etwas flaumigen Stielen; die großen, goldgelben Blumen haben dunklere Adern; der Fruchtknoten ist etwas flaumig; die stielrunde, hängende Hülse ist glatt, schwarzbraun, 1—2 Fuß lang, hat zwei breite Streifen an der Stelle der Näthe, ist durch feste Querwände vielfächerig und mit einem schwarzbraunen Breie angefüllt; Samen röthlichbraun oder gelb. In Ostindien zu Hause, jetzt aber auch in Aegypten und dem heißen Amerika angebaut. Unter dem Namen Röhrencassie wird der süße, schwarzbraune, zähe und nachher säuerliche Fruchtbrei oder das Cassienmark als gelindes Purgirmittel benützt; ebenso die wohlriechenden Blüthen und Samen, welch letztere auch zu erweichenden Umschlägen gut sind. In Ostindien macht man die grünen Hülsen mit Zucker ein und benützt sie in diesem Zustande ebenfalls als Purgirmittel, während die adstringirende Rinde zum Gerben gut ist. — Weichhaarige C. (C. brasiliana), kommt im Handel manchmal unter der Röhrenc. vor, ist aber weit weniger gut als dieselbe, und werden die Blätter gegen Wunden und Geschwüre angewendet. — Bei der stockfrüchtigen C. (C. bacillaris), welche in Surinam zu Hause ist, endet die Frucht, welche ein braungelbes, herbe und süß schmeckendes Mark enthält, in eine feine Spitze. Im Handel kommt sie als kleine amerikaniche Röhrenc. vor.

Der Geschmack der ächten Sennesblätter ist etwas bitter, schärflich und widerlich, und führen sie ziemlich stark ab, ohne besondere Beschwerde zu erregen. Zum Gebrauch dürfen sie aber blos angebrüht werden, denn sowie man sie kochen läßt, verursacht sie Leibschmerzen, indem durch das Kochen der wirksame Sennastoff sich in ein Grimmen machendes Harz verwandelt. Zu dem Thee, welcher einen süßlichen Geruch und bittern Geschmack hat, nimmt man auf 1—2 Tassen 1—2 Quent. Außerdem gibt man sie auch noch in Pulver- und in Latwergform, wovon man 15—20 und 20—30 Gran unter Honig nimmt. — Von dem sehr milde abführenden Wienertränkchen nimmt man alle 3—4 Stunden 1 Löffel voll und werden zur Bereitung desselben dem Sennathee natronhaltiger Weinstein, Manna und etwas Citronenölzucker beigesetzt.

Cassienbaum, Cassienlorbeer (Laurus cassia), ein auf Ceylon, Java, Sumatra und auf der malabraischen Küste wachsender Baum, dessen Wurzel einen Camphergeruch hat. Die Rinde ist aschgrau, das Holz weiß, die Blätter sind lanzettförmig; die den Eicheln gleichenden Früchte enthalten eine längliche Nuß. Im Handel kommt der Splint des Baumes als Mutter- oder wilder Zimmet, Cassienrinde vor, und ist gleich der ächten Zimmtrinde gerollt, in seiner Beschaffenheit jedoch härter, dicker, dunkler, theilt sich auch nicht in Fasern, sondern brockelt leicht in kleine Stückchen, riecht und schmeckt schwächer, wird aber seiner Wohlfeilheit wegen häufig statt des rechten Zimmts angewendet.

Cassienblumen, s. v. a. Zimmtblüthen.

Cassiengewächse (Cassiaceae), Familie der Reihe hülsenfrüchtige Pflanzen (Leguminosae), mit frei werdenden Staubgefäßen; enthält nur wenige Kräuter, dagegen viel Sträucher und Bäume; einfache, ganze, zweilappige oder gefiederte Blätter, blattwinkelständige Blüthen in Trauben und Rispen, schmetterlingsförmige Blumen. Nur wenige Arten geben ein wirkliches Nahrungsmittel, indem meist nur das Mark der Hülse eßbar ist, dagegen sind sie in medizinischer und technischer Hinsicht wichtig.

Cassienrinde, s. v. a. Zimmtrinde. — Mutterzimmt, Rinde von Cinnamomum malabathrum, an Geschmack und Geruch dem Zimmt ähnlich, doch beißender, härter, dicker und auf dem Bruche nicht faserig, sondern glatt.

Cassiope (Cassiope), Gattung der Familie Haidegewächse; bleibender, freier, 5theiliger Kelch; glockige, 5lappige Blumenkrone; 10 kahle, eingeschlossene Staubfäden; 5fächeriger, vielsamiger Fruchtknoten; kegelförmiger Griffel; 5fächerige Kapsel; länglicher, glänzender Samen. — Arten: Astmoosartige C. (C. hypnoides), ein sich auf der Erde ausbreitendes, dem Astmoose ähnliches Kraut, welches nadelartige, dichte Blätter und endständige Blüthen hat; die 5spaltige, glockige Blumenkrone ist weiß oder fleischroth. Findet sich in Sibirien, Lappland, Norwegen, Island, Grönland und den weißen Bergen (in Amerika) auf Felsen.

Cassiphone (Cassiphone), diese Gattung der Familie Haidegewächse hat einen

5lappigen Kelch, eirunde oder walzige, 5zähnige Blumenkrone, 10 eingeschlossene Staubgefässe und meist zottige Staubfäden. Der Griffel ist fadenförmig, die Narbe einfach und kopfig, die Kapsel 5fächerig und niedergedrückt-kugelig, der Samen eckig-eirund. — Die Gattung ist auch unter dem Namen **Leucothoë** bekannt, welchen wir aber nicht gebrauchen zu dürfen glauben, indem denselben schon eine Thiergattung führt. — Arten: Maryländische C. (**C. marylandica**), $1\frac{1}{2}$—3 Fuß hoher Strauch, mit hin- und hergebogenen Aesten, von welchen die blüthentragenden blattlos sind; 2—3 Zoll lange, oval-längliche Blätter, die etwas lederig, unten blaß und schwach getüpfelt sind; an den blattlosen Aesten stehen die büschelig gehäuften Blüthen; zottige Staubfäden; kugelig-niedergedrückte Kapsel; eckige, kleine Samen. Die narkotisch scharfen Eigenschaften dieser Pflanze gebieten Vorsicht bei irgend einem Gebrauch, und ist auch der von den Bienen aus den Blumen gesammelte Honig sehr gefährlich. — Buchsbaumblätterige C. (**C. buxifolia**), lederig-kahle, sehr kurz gestellte, oben glänzende, unten schimmelgrüne und zuletzt rostfarbige Blätter; kahle oder etwas haarige, endständige Trauben; eirund-kugelige, hochrothe Blumenkrone; zottige Staubfäden; auf Bourbon, Mauritius und Madagaskar zu Hause.

Cassonade, s. v. a. Roh- oder Farinzucker.

Cassumunarwurzel, die früher gegen Epilepsie gebräuchliche kampherartig riechende, bitterlich gewürzhaft schmeckende Wurzel von **Zingiber purpureum**.

Castagno, italienische Benennung der Castanie.

Castellanes, in weißen Schachteln getrocknet in den Handel kommende Prunellen aus der Provence.

Castello, ein toskanischer Wein.

Castiloa elastica, amerikanischer Baum, der Kautschuk liefern soll, von dem aber nur der Name bekannt ist.

Catalpabaum (**Catalpa**), Gattung der Familie Larvenblümler; nahezu 2lippig-2theiligen Kelch; bauchig-glockige Röhre; 5 Staubgefässe, wovon aber nur 2 fruchtbar sind; schotenförmige, fast walzige, 2fächerige Kapsel, in welcher die Samen an jeder Seite der Scheidewand einreihig stehen. — Arten: Lilakblätteriger C. (**C. syringifolia**), ein oft über 50 Fuß hoher, schöner Baum mit 2—3 Fuß dickem, geradem Stamme; langgestielte, herzförmig-eirunde, oben kahle, unten dicht flaumhaarige Blätter; große Rispen; 1 Zoll lange, weiße, innen gelb- und purpurgefleckte und gestreifte Blumen; 15—18 Zoll lange, fingersdicke, hängende Kapsel. Wächst im südlichen Nordamerika und in Japan, wird aber auch bei uns manchmal in Gärten gezogen, blüht vom Juni bis August und gibt in einer Abkochung der Früchte ein gutes Mittel gegen krankhafte Asthma, während die Wurzel giftige Eigenschaften haben soll. Langfrüchtiger C. (**C. longissima**), Rinde, Blätter und Blüthen werden in Westindien mit Erfolg gegen Wechselfieber, Schwäche der Verdauungsorgane rc. gebraucht.

Catappenbaum, (**Terminalia**), Gattung der Familie Nachtkerzengewächse; meist vielehige Blüthen; glockige, 5spaltige Geschlechtshülle; 10 in zwei Reihen vorragende Staubgefässe; am Grunde von einem 5lappigen Ringe umgebener Griffel; spitzige Narbe; oft saftlose, nicht aufspringende, 1samige Steinfrucht. — Arten: Wahrer C. (**C. catappa**), stattlicher Baum, dessen Rinde innen röthlich ist, die Aeste gerade abstehen und eine pyramidenförmige Krone bilden: $\frac{1}{2}$—1 Fuß lange, kurzgestielte Blätter, welche oben kahl, unten gelblich oder graugrün, flaumig und am Grunde zur Seite des Mittelnerven mit 2 Drüsen versehen sind; die zahlreichen, 2—3 Zoll langen Trauben bestehen aus grünlichweißen Blüthen; die Staubgefässe sind am Grunde behaart; die ovale, zusammengedrückte Steinfrucht ist über 2 Zoll lang, gelblich oder röthlichbraun; die Kernschale ist sehr hart und rauh, der Same länglich und weiß. Blüht fast immer, ist in Ostindien zu Hause und wird daselbst, sowie in Westindien, häufig angebaut, indem die adstringirende Rinde zum Schwarzfärben, die Blätter innerlich bei gastrischen und galligten Leiden, äußerlich als erweichende Umschläge und gegen Hautkrankheiten gebraucht werden. Die Samenkerne gleichen den Mandeln und werden ganz wie dieselben benützt. Das daraus gepreßte Oel gleicht dem Olivenöl nicht nur vollkommen, sondern wird auch nicht sobald ranzig. — Der in Ostindien einheimische **T. Augustifolia**, sowie der auf den Maskarenhas wachsende **T. mauritiana** geben ein Harz, das dem Benzoë gleicht und besonders zum Räuchern verwendet wird. — Auf den Freundschafts- und Gesellschaftsinseln wird die Mandel durch die Samenkerne von T. **glabrata** ersetzt. — Der in Senegambien einheimische T. **macroptera** hat statt der Früchte öfters durch Insectenstiche taubeneiergroße Auswüchse, welche mit einem dicken, sauern Safte angefüllt und als adstringirendes Mittel geschätzt sind. — T. **alata** hat eine gegen Wechselfieber, Aphthen, Skorbut rc. geschätzte, adstringirende Rinde. — T. **bellerica** ist in Ostindien einheimisch und hat viel Gerbstoff und etwas Schärfe enthaltende Fruchthüllen, welche adstringirend und purgirend wirken. Die haselnußartigen Samen erregen in Menge genossen leicht sehr bedenkliche Zufälle, und fließt aus Einschnitten des Stammes ein Gummi, welches dem arabischen gleicht und sich an der Flamme leicht entzündet. — T. **chebula** liefert sehr stark purgirende Früchte. — Alle hieher gehörigen Arten haben mehr oder weniger adstringirende Eigenschaften; die meisten wirken auch purgirend.

Catechu, s. Arekapalme und Sinnpflanze.

Catesbye (Catesbaea), diese Gattung der Familie Krappgewächse ist zwitterig, hat einen überweibigen Kelch; verkehrt eirunde Röhre; 4zähnigen oder 4theiligen Saum, trichterförmige Blumenkrone; 4 Staubgefäße; fadenförmige Staubfäden und Griffel; unterständigen Fruchtknoten. Die kugelige oder ovale, vom Kelchsaume gekrönte Beere ist 2fächerig und enthält viel schuppenförmige Samen. — Arten: Langblumige C. (**C. spinosa**), ein oft gegen 20 Fuß hoher, dorniger Strauch, dessen Stamm oft 5 Zoll dick wird; die gegenständigen Blätter gleichen denen des Buchsbaums; die 4—5 Zoll lange Blume ist ockergelb; die ovalen Beeren haben die Größe eines Hühnereies, sind gelb und fleischig. Die Rinde dieses auf der Bahamainsel wachsenden Strauchs ist als fieberwidriges und tonisches Mittel sehr geschätzt und gleich dem Loxachina ziemlich.

Cathartin, ein von Laissaigne und Feneulle 1820 in den Sennesblättern gefundener besonderer Stoff.

Catta, in der Officin s. v. a. Kautschuk.

Cayenneharz, s. v. a. elastisches Harz.

Cayennepfeffer, das von der Frucht der beerenartigen Beißbeere herrührende Gewürz.

Ceder, C. vom Libanon, (Pinus cedrus), ein zu den Nadelhölzern (s. Fichte) gehöriger Baum, der sich durch seinen majestätischen Wuchs auszeichnet, in Asien, und auch da fast nur auf dem Berge Libanon wachsender Baum, welcher 1½ Zoll lange Nadeln hat, die zu 20 in Büscheln bei einander stehen. Am meisten Aehnlichkeit hat sie hinsichtlich der Rinde und der Früchte mit der Tanne. Der Stamm dieses Baums wird 6—9 Fuß dick; bis zu einer Höhe von 20 Fuß ist er astlos, dann theilt er sich in 4—5 Aeste, welche 50—60 Fuß lang werden und sich nach außen gegen die Erde neigen, wodurch sie einen großen, dichten Schatten verbreiten. Nur der Affenbrodbaum soll ein höheres Alter als die Ceder erreichen, und kennt man Bäume, welche weit über 1000 Jahre alt sind. Sie wächst aber ungeachtet dieser langen Dauer sehr schnell und kommt selbst in dem schlechtesten, steinigen und sandigen Boden fort, weshalb sie auch schon längst nach Europa verpflanzt wurde, und in Frankreich und England gut fortkommt. Im Jahr 1685 wurden in den botanischen Garten Chelsea bei London zwei Cedern vom Libanon verpflanzt, welche damals 3 Fuß hohe Reiser waren, während sie jetzt über 80 Fuß hoch sind und oberhalb der Erde etwa 15 Fuß im Umfange haben. Im nördlichen Deutschland kann man sie nur im Glashaus halten und bleiben da winzige Bäumchen, während sie im südlichen Theile unseres Vaterlandes doch einige Jahre im Freien aushält, dann aber abstirbt. Der völlig reife Samen wird im Frühjahr in Töpfe gesäet, welche mit guter lockerer Erde gefüllt sind und im Anfange feucht gehalten werden muß. Den ersten Sommer bleiben die Pflänzchen sehr schwach und müssen sie den Winter über mit Laub gegen Frost geschützt werden, worauf man sie vertheilt, einzeln in kleine Kistchen verpflanzt und nach 3 Jahren aus dem Gewächshause ins Freie bringt. An der Ceder duftet Alles; das von dem Baum und den Zapfen herabfließende Harz ist weich und riecht ebenso angenehm, als der Balsam von Mekka. Am meisten geschätzt und am kostbarsten davon ist jedoch das feine, feste, wohlriechende, braunrothe Holz, welches der Verwesung und dem Wurmfraße lange Zeit widersteht und zu verschiedenen Kunstarbeiten verwendet wird. Mit diesem Holz wurde der berühmte salomonische Tempel zu Jerusalem gebaut. — Das Cedernharz war früher in der Heilkunde üblich und wurde zum Einbalsamiren der Leichname gebraucht, was aber nicht mehr der Fall ist. — Aus den Blättern fließt das süße Cedermanna und läßt sich aus dem Holz ein Oel, das Cedernöl bereiten, mit welchem die Alten ihre Bücher bestrichen, um sie vor dem Verderben zu verwahren. — S. Wachholder, Zirbelnußkiefer und Cypresse.

Cedernäpfel, schwammige Auswüchse, welche sich am Stamme des virginischen Wachholders bilden und ein vorzügliches Wurmmittel sein sollen.

Cedrate, s. v. a. ächte Citrone.

Cedratfrüchte, s. v. a. Citronenfrüchte.

Cedrobaum, Wohlriechender (**Cedrela odorata**), ein 70—80 Fuß hoher, in Amerika einheimischer Baum, dessen Holz eine rothbraune Farbe, einen starken, angenehmen Geruch und einen bittern Geschmack hat. Es dient zum Bauen, zur Bereitung verschiedener Geräthe, und werden sehr starke Stämme von den Wilden besonders geschätzt, indem sie oft 40 Fuß lange und 6 Fuß breite Kähne davon aushöhlen.

Cedroessenz, Cedroöl, s. v. a. Citronenöl.

Celaster (**Celastrus**), eine Untergattung der Familie Larvenblüthler, Gattung Spindelbaum. — Arten: Steigender C. (**C. scandens**), prächtiger, kletternder Strauch mit breiten, spitzigen Blättern und weißen oder grünlichgelben Blumen in Büscheln, aus welch letztern sich rothe, zackige Samenkapseln bilden. Steht der Strauch in der Nähe von Bäumen, so umschlingt er dieselben so fest, daß sie in ihrem Wachsthum gestört sind, weshalb man ihn nur an Mauern pflanzt, welche er schön bekleidet und namentlich im Herbst mit den schönen rothen Kapseln einen wundervollen Anblick gewährt. Er ist in Amerika zu Hause, kommt aber auch bei uns recht gut fort. Die Rinde macht Erbrechen. — Senegalischer C. (**C. senegalensis**), die bitteradstringirend schmeckende Wurzelrinde purgirt leicht und wird mit Erfolg gegen Ruhren gebraucht. — Die Blätter des in Peru wachsenden **C. macrocarpa** schmecken sauer, während der Samen ein brauchbares Oel gibt.

Celosie (**Celosia**), Gattung der Familie Immergrüngewächse; zwitterig; 5blätterige Geschlechtshülle; 5 Staubgefässe; fadenförmige Staubfäden; 2fächerigen Staubeutel; die Kapsel springt rings umschnitten auf. — Arten: Hahnenkammartige C. (**C. cristata**), diese in China und Japan wachsende Pflanze hat scharlach- oder purpurrothe, selten blaßgelbe, zusammengedrückte Aehren und wird bei uns in mehreren Spielarten gezogen. Die adstringirenden Blüthen werden gegen Diarrhöen, Schleimflüsse, zu starke Menstruation, Blutspeien 2c. angewendet. — Von einer andern, in Ostindien einheimischen Art, **C. argentea**, sind die Blätter als zertheilendes Mittel bei Entzündungen, Geschwülsten, Hautausschlägen, Eitergeschwüren 2c. geschätzt. — Der Same wird gegen Augenkrankheiten in gleicher Weise gebraucht.

Cembrafichte, s. v. a. **Pinus Cembra**, s. Zirbelkiefer.

Centifolie, die große wohlriechendste Rose.

Centnerkraut, bei Straßburg s. v. a. das große Weißkraut, das bei Bern Centnercabus heißt.

Centnerkürbis, bis 100 Pfd. schwere Abart des Feldkürbis; es gibt eine gelbe und eine grüne Art.

Cerasin, Prunin, ein im Gummi der Kirsch- und Pflaumenbäume enthaltener, geschmack- und geruchloser, spröder, in Aether, Alkohol und Wasser unauflöslicher Stoff. Wasser mit etwas Salpeter- oder Schwefelsäure löst ihn auf. Er entspricht dem Bassragummi.

Cerealien, Gewächse, welche mehlige, zum Brodbacken geeignete Samen tragen.

Cerinthe, s. v. a. Wachsblume.

Ceroxylin, ein im Palmwachs gefundenes, weißes, krystallinisches Harz.

Cerreiche, Cerriseiche, s. u. Eiche.

Chalons, ein geschätzter Burgunderwein.

Chalotten, s. v. a. Schalotten.

Chamille, s. Kamille.

Champagner, Benennung verschiedener Traubensorten, z. B. des frühen Klävner und des rothen Klävner, der Möhrchen u. s. w. — Im engern Sinne führt der in der französischen Provinz Champagne wachsende, im weitern Sinne überhaupt der moussirende Wein diesen Namen; indem man im letztern Falle auch wohl den Ursprung noch besonders bezeichnet, z. B. Rheinischer Champagner, Neuenburger Ch., Eßlinger Ch. u. s. w. Wir sprechen hier nur von dem Wein der Champagne, welcher meist auf Kalk- und Kreideboden, mehr in der Ebene als auf Bergen wächst, und von welchem den besten das Dep. der Marne, weniger gut die Dep. der Obermarne und Aube, geringere das Dep. der Aisne und Ardennen liefern. Während man bei uns unter Ch. schlechthin moussirenden Wein versteht, unterscheidet man in der Champagne selbst a. nicht moussirenden (**Vin de Champagne non mousseux**), der gewöhnlichem ausgegohrenem Weine gleicht und zu welchem die feinsten Weine der Champagne genommen werden. Aus den geringeren Sorten wird durch künstliche Behandlung b. der Schaumwein (**Vin de Champagne mousseux**) bereitet, welcher weit theurer ist, als der vorige, weil nicht nur seine Bereitung mehr Mühe macht, sondern auch bei derselben durch das Zerspringen der Flaschen viel Verlust herbeigeführt wird. Der Schaumwein wird wieder unterschieden in 1. halbmoussirenden Ch. (**Vin de Ch. demi mousseux** oder **cremans**), der weniger schäumt, aber mehr Weingeist enthält, als 2. der vollmoussirende Ch. (**Vin de Ch. grand mousseux**), der in einem Mittelzustande von Most und Wein ist, und dessen schäumende Kraft noch durch Zusatz von Candiszucker vermehrt wird. Da der moussirende Wein nur ein Kunstproduct ist, zu welchem man Weine nimmt, die an und für sich höchst schlecht sind, so beruht es lediglich auf Einbildung, wenn man den ächten Ch., d. h. aus der Champagne stammende Schaumweine den in Deutschland bereiteten vorzieht, welch' letztere übrigens häufig genug selbst von Kennern für ächten Ch. getrunken werden.

Champagner-Reinette, eine geschätzte Reinettenart.

Champagner-Birne wird zu Hohenheim eine Sommerbirne genannt, die anderwärts als Bratbirne aufgeführt wird, und welche einen moussirenden Obstwein gibt.

Champignon, Feldblätterschwamm (**Agaricus campestris**), von allen eßbaren Schwämmen ist dieß der bekannteste, und zeichnet er sich durch einen kurzen, jedoch starken, weißlichen Stiel, einen glatten, leicht gewölbten, manchmal auch schuppigen, weißen Hut aus. Er wächst den ganzen Sommer über häufig auf Wiesen, Weiden und in Gärten, namentlich aber auf Mistbeeten. Eine einzige Nacht nach einem warmen Regen kann ihn zu tausenden aus der Erde hervorlocken und hat er anfangs die Größe und Kugelform einer welschen Nuß, in welcher Form er, in Essig eingemacht, auch am besten ist. Beim Einsammeln ist jedoch Vorsicht nöthig, indem man ihn schon gar häufig mit dem gefährlichen Boviste verwechselt hat, indem dieser ebenfalls in Kugelform hervorschießt. Uebrigens hat der Bovist keinen Stiel, ist auf der Oberfläche rauh und innen mehlig, wogegen der Ch. einen Stiel, eine glatte Haut, und nach dem Aufreißen derselben weißliche und rothbräunliche Blättchen hat, welche nach einigen Tagen schwarz werden. Zum Essen ist er eigentlich nur dann recht gut, wenn sich das Kügelchen kaum entwickelt hat; sind die Blättchen einmal schwarz, oder ist er so lange in einem Geschirr gestanden, daß er völlig erkaltet ist, so ist er zum Genuß untauglich. Seine Zubereitung ist verschiedenartig. Entweder nimmt man die weiße Haut ab und thut die Blättchen heraus, oder man trocknet ihn zum Gebrauche für den Winter. In Italien, Frankreich und China baut man ihn eigens auf Mistbeeten und treibt einigen Handel damit. — Sollte man aus Versehen giftige Schwämme unter dem Ch. genossen haben, so trinke man reichlich guten Weinessig, dieß ist das sicherste Gegengift.

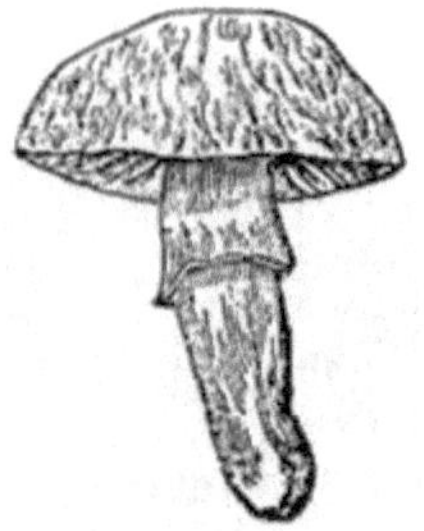

Eßbarer Feldblätterschwamm.

Champs, ein guter Burgunderwein.

Chandama, ostindischer Name des weißen Sandelholzes.

Chanturgue, ein Wein aus der Auvergne.

Chapelle-Guinchey, eine mittelmäßige Burgunderweinsorte.

Chardon à bonnetiers, französische Benennung der Weberkarde.

Chavenay, ein Wein der Auvergne.

Chayawurzel (**Radia Chaya**), 5—6 Zoll lange, gewundene Wurzel, angeblich von **Achyranthes Canata**, kommt bisweilen statt der ächten weißen Ipecacuanha in den Handel.

Chaye, Che, Chaya-root, Chayarer, Wurzel der **Oldenlandia umbellata**, auf der Küste Coromandel zum dauerhaften und schönen Rothfärben des Baumwollenzeugs gebraucht, und in neuerer Zeit auch von Bengalen nach England ausgeführt.

Chibougummi, Chibouharz, Granatgummi (**Resina Chibou s. Cachibou**), gummiharzige Substanz von der **Bursera gummifera** in Südamerika und Westindien gewonnen, von terpentinartigem Geruch; gilt im Lande als ein treffliches Wundmittel, kommt aber selten zu uns, und wird dann für Elemie-, Anme- oder Tacamachaegummi verkauft.

Chibouharz, das selten nach Europa kommende, in die Blätter einer Maranta eingewickelte Harz der harzreichen Bursere (s. d.); unwirksam.

Chica, ziegelrother Farbstoff, der sich durch Maceriren der Blätter von **Bignonia Chica** in Wasser absondert und ein wichtiger Handelsartikel ist. Die Indianer färben damit ihre Haut, und die Spanier wenden die Chica in Wasser gerührt als ein treffliches diuretisches Mittel an.

Chicha, angenehmes, aber starkes Getränk, das aus dem Samen der in den Wäldern Chili's wachsenden **Duvana dependens** bereitet wird.

Chichim, Chichin, die Namen der **Cassia Absus**, welche in Aegypten am Senegal

Chigny, eine gute Champagnersorte.

Chilierdbeere, die größte bis jetzt bekannte Erdbeerart, welche in Chili wild wächst, bei uns aber hin und wieder in Gärten gezogen wird.

und in der Türkei als specifisches Mittel gegen die ägyptische Augenentzündung gebraucht werden.

Chicle, der an der Luft verdickte Milchsaft eines noch wenig bekannten Baumes, dem Kautschuk bis auf den Mangel an Elasticität ähnlich, ganz geschmacklos und durchaus nicht harzig, aber dennoch leidenschaftlich gekaut und auch zu plastischen Arbeiten benützt.

China, neue oder surinamische, eine unächte Chinarinde, welche in Röhren oder halbgeröhrten, außen glatten, von vielen Querrissen durchzogenen matt und röthlichbraunen Stücken zu uns kommt. Diese starkadstringirende Rinde schmeckt lohähnlich, unangenehm bitter, ist zum Arzneigebrauch nicht geeignet und stammt von einem bis jetzt nicht bekannten Baume. — Weiße Ch., diese besteht in aufgerollten, oder fast flachen, dünnen, zerreiblichen, außen graulichen, innen weißlichen Stücken von unangenehmem, bitter-zusammenziehendem Geschmacke; bei uns nicht in Gebrauch. — Ch. von Rio Janeiro, die Rinde der brasilianischen Cosmibuena, welche in 15—20 Zoll langen, dicken, zusammengerollten, außen graulich- oder gelblichweißen, rissigen, kastanienbraunen, am Bruche feinkörnigen Stücken zu uns kommen und bitter zusammenziehend schmecken. In Brasilien ist sie der ächten Chinarinde gleichgeschätzt.

Chinabaum (**Cinchona**), diese in der Heilkunde so wichtige Gattung der Familie Krappgewächse ist zwitterig, hat einen überweibigen Kelch, 5spaltigen Saum, 5spaltige Blumenkrone; 5 mitten in der walzigen Röhre angeheftete Staubgefäße; kurze Staubfäden; unterständige Fruchtknoten, eirunde oder längliche Kapsel, welche vom Kelchsaume gekrönt und 2fächerig ist. — Arten: Peruvianischer Ch. (**C. officinalis**), dieser in großer Anzahl in Südamerika, namentlich in der Gegend von Lora in Peru wachsende Baum leistet durch seine seit 1638 in Anwendung befindliche Rinde die wichtigsten Dienste für die leidende Menschheit, indem sie das beste Mittel gegen Fieber und andere Krankheiten ist. Der Baum wird, wenn man ihm die Rinde läßt, gegen 50 Fuß hoch und $1\frac{1}{2}$ Fuß dick; seine Blätter sind eirund, zugespitzt und unten haarig; die weißen oder rosenrothen Blumen stehen in Büscheln und folgen darauf längliche, plattgedrückte Samen. Das Holz wird von den Amerikanern auf verschiedene Weise benützt, doch ist es im Verhältniß zur Rinde nur Nebensache. Diese schält man jährlich vom September bis November von dem Baume ab, um sie in den Handel zu bringen. Der dadurch absterbende Baum schlägt an der Wurzel wieder aus und treibt schnell neue Stangen. Die Beschaffenheit der Rinde ist harzig, zusammenziehend, bitter, der Geschmack gewürzhaft und dumpf. Die Ureinwohner von Amerika sollen die Eigenschaften dieser Rinde schon sehr lang kennen, und durch Zufall auf ihre Wirksamkeit gekommen sein, indem ein Fieberkranker das bittere Wasser eines Teiches aus Durst getrunken haben und nun gegen alles Vermuthen genesen sein soll. Bei ähnlichen Krankheiten habe er nun das gleiche Mittel empfohlen und dadurch der Menschheit den wichtigsten Dienst geleistet. Die Europäer wurden von den Spaniern mit dieser Rinde bekannt gemacht, und zwar von der Gemahlin des Vicekönigs Cinchon zu Lima in Peru, welcher sie von dem Stadtrichter zu Loxa gegen Wechselfieber empfohlen wurde und die davon genas. Nun verschaffte sie sich einen großen Vorrath dieser Rinde aus Loxa und theilte sie in Form eines Pulvers unter Arme aus, wovon dasselbe den Namen Gräfinpulver erhielt. In der Folge übertrug sie die Austheilung desselben den Jesuiten, weshalb man es später Jesuitenpulver nannte. Nachher kam eine große Partie davon nach Rom, von wo aus es ein Cardinal von Lugo über ganz Italien verbreitete, so daß man es hier Cardinalspulver nannte. Von dieser Zeit an machte diese in ihrem Vaterlande Quinquina, d. i. Rinde aller Rinden, genannte peruvianische Rinde einen wichtigen Handelsartikel aus, welche bis heute als das beste Mittel in Fiebern, sowie gegen alle Krankheiten, welche von Schwäche der Nerven, der Lungen, der Gedärme &c., herrühren, gilt. Auch beim Brand, bösartigen Blattern, der Ruhr, Skorbut, Stickhusten &c. &c. leistet es gute Dienste. Amerika führt von dieser Rinde jährlich mehrere hundert Centner aus, und erhält sie das Festland gewöhnlich über England. — Man unterscheidet hauptsächlich 4 Sorten China, nämlich eine weiße, gelbe, rothe und runzliche. Wenn die Chinarinde gut ist, so muß sie zusammengerollt sein und darf in der Dicke 2—3 Linien nicht übersteigen. Ferner darf sie nicht hart, faserig und schwammig sein, sondern muß sich leicht zerbrechen und verreiben lassen, der Bruch muß Glanz haben, darf nicht splitterig sein, und ist ihre Farbe außen gräulich oder bräunlich, innen gelbroth oder zimmtfarben. — Diese Gattung ist reich an wichtigen Arten, die aber alle nur in Tropenländern, namentlich in Amerika, gedeihen und hinsichtlich ihrer Eigenschaften der angeführten Art wenigstens den Hauptsachen nach gleich kommen. Die wichtigsten davon sind: der caraibische Fieberrindenbaum (**C. carabaea**), welcher sich auch auf Jamaika findet, und der neugranadische oder die orangenfarbene Quinquina (**C. lanceifolia**), welche beide wie die ächte Fieberrinde geschätzt werden

Die Anwendung der China gegen Fieber sollte immer dem Arzte ausschließlich überlassen bleiben, indem diese Krankheit die größte Aufmerksamkeit und besondere Kenntniß erfordert. Dagegen kann man sie (sie ist in jeder Apotheke zu haben) in folgenden Fällen anwenden: Bei wirklicher, von Säfteverlust herrührender Schwäche, also nach erschöpfenden Krankheiten, Abmagerung, Reizbarkeit der Nerven, Neigung zu Schweißen &c.; ferner bei Magenschwäche, welche sich dadurch äußert, daß die Speisen nach dem Essen längere Zeit Beschwerde machen, drücken, ein Gefühl des Vollseins, Mattigkeit und Schläfrigkeit erregen, endlich selbst Schmerzen im Unterleib verursachen und zuletzt unverdaut abgehen. Aehnliche Empfindungen treten auf's Trinken ein. — Ist die Verdauung durch Kraftlosigkeit gestört, so leistet Ch. vorzügliche Dienste; ebenso wenn sich Blähungen oder Durchfälle aus Schwäche in den Gedärmen einstellen, oder wenn Gebärmutterflüsse ihren Grund in Schwäche haben. Sehr gute Dienste leistet sie bei zu häufigen Samenergießungen, besonders aber bei bösen Folgen der so schädlichen Onanie, bei feuchtem Brand, bei Vereiterung der Lungen und bei Wechselfiebern. Auch hat sich China bei mehreren Milzleiden bewährt, namentlich bei solchen, die sich durch ein unerträgliches Stechen äußern, sowie in einer schmerzhaften Anschwellung des Knies, welche sich bei der Berührung dieses Theils merklich steigert. — Bei wirklicher allgemeiner Schwäche, Magenschwäche, schlechter Verdauung, Blähungen, Durchfällen, Gebärmutterblutflüssen, allzuhäufige Samenentleerungen und gegen die Folgen der Onanie ist die Form folgenden Trankes am geeignetsten: man macht einen Ansatz von 2—3 Loth gröblich gestoßener Chinarinde und 1 Schoppen Rheinwein, schüttelt dieß öfters auf und nimmt von dem klaren Auszug täglich mehrere Mal je 1 Theelöffel voll. Wenn man nur kleine Portionen, dagegen um so öfter nimmt, so ist das Mittel um so wirksamer. — Gegen Lungeneiterung und feuchten Brand ist folgende Form empfehlenswerth: 1 Loth Chinapulver ist mit heißem Anisthee anzubrühen, dieß öfters umzuschütteln und hievon unter Beilassung des Pulvers selbst je 1 Theelöffel voll zu nehmen. — Beim Brand sind auch noch äußerliche Umschläge davon gut. — Beim Wechselfieber ist das Pulver zu nehmen, und zwar zur fieberfreien Zeit jede Stunde 1 Messerspitze voll. Man kann es auch mit Milch oder Wasser vermischen und die Gaben nach Umständen verstärken. Zur Fieberzeit sagt es dem Magen nicht zu, und auch in fieberfreiem Zustande ertragen es Manche nicht, weshalb man das Ganze in concentrirte Form zu bringen suchte, welche weniger stark auf den Magen wirkte, z. B. Chinatinctur, welche aber zur Heilung von Wechselfiebern nicht hinreichend ist. Besser ist der Extract, welchen man dadurch erhält, daß man das Pulver kocht und bis zur gehörigen Dicke verdunsten läßt. — Zu einem Chinaabsud läßt man 1 Unze Chinapulver zehn Minuten lang in ½ Pinte oder ½ Maß Wasser einkochen, dann seiht man das Decoct durch; hievon gibt man 1—2 Unzen. — Einen Aufguß von China erträgt beinahe jeder Magen, und gießt man zur Bereitung desselben 1 Pfund Wasser über 1 Unze Chinapulver, welches man 24 Stunden stehen läßt. Hievon werden 3—4 Unzen gegeben. — Um die Kräfte der Chinarinde in concentrirter Form darzustellen, ist schon ein Chemiker nöthig, es ist dieses Verfahren aber ausgezeichnet nützlich für die Heilkunde, indem das Mittel dadurch an seiner ursprünglichen Kraft nicht nur nichts verliert, sondern eine viel ausgedehntere Anwendung gestattet und auch in Kinderkrankheiten benützt werden kann. — Bei gewissen Constitutionen führt die Rinde auch ab; um dieß zu verhüten, gebe man mit jeder Gabe ungefähr 6 Tropfen Laudanum oder ¼—½ Gran festes Opium.

Aus der gelben Chinarinde wird ein vegetabilisches Alkaloid, Chinin genannt, dargestellt, welches in ganz kleinen Gaben allen Zwecken der Chinarinde entspricht, ohne die widrigen Eindrücke des Chinapulvers oder des Chinaaufgusses zu haben, und sind davon 8 Gran so wirksam, als 1 Unze Pulver.

Für Surrogate der Chinarinde, welche bei uns immer noch sehr hoch zu stehen kommt gilt die rindenartige Schale des Granatapfels, die bittern Mandeln, kleine Gaben von Arsenik, die Wandflechten (**Lichen parietinus**), die Rinde des Perückenbaums (**Rhus cotinus**), die celtische Narde (**Valeriana celtica**) und noch viele andere, welche aber weniger Beachtung verdienen.

Chinawurzel, westindische (**Radix Pseudo-Chinae**), der große Wurzelstock des westindischen Smilax, welche viel häufiger als die ächte Chinawurzel zu uns kommt, jedoch ganz wie dieselbe angewendet wird.

Chincapin, die Zwergkastanie und deren Frucht.

Chinchina, s. v. a. Chinarinde.

Chinese rubarb, s. v. a. handblätteriger Rhabarber.

Chinesisches Holz, s. v. a. Veilchenholz.

Chingert, in einigen Gegenden Deutschlands s. v. a. Hartriegel.

Chininga, Chinininga, Strauch in Peru, dessen Wurzel dort der besten China gleichgeachtet wird, von dem man in Europa jedoch kaum mehr, als den ihn von seinem Entdecker Pavon gegebenen systemat. Namen **Unanunea** (vielleicht **Unona?**) **febrifuga** kennt.

Chinlenwurzel (**Radix chinlen**), die von einem **Thalictrum** abstammende Wurzel, welche in China als magenstärkendes Mittel sehr geschätzt wird, in größern Gaben aber Erbrechen verursacht.

Chironie (**Chironia**), Gattung der Familie Drehblüthler; 5spaltiger Kelch; 5theiliger, etwas glockiger Röhrensaum; 5 am Schlunde eingefügte Staubgefässe mit kurzen Staubfäden, anscheinend 4fächerigen Staubbeutel; der Griffel hat zwei sich zusammenneigende Narben; die Kapsel ist ein- oder unvollständig zweifächerig. — Arten: Jasminartige Ch. (**Ch. jasminoides**), halbstrauchige, immergrüne, klebrigglänzende, 1—2 Fuß hohe Pflanze, mit ziemlich 4seitigen Aesten, welche an der Spitze 1blüthig sind; ½—¾ Zoll lange, verkehrteirunde, gegenständige Blätter, auf welchen durch das Vergrößerungsglas weiße Punkte sichtbar sind; die wohlriechenden, über 1 Zoll langen, weißlichen Blüthen sind gestielt und kleberig. Blüht vom Februar bis März und ist am Kap zu Hause.

Chocoladenbaum, s. v. a. Caccaobaum.

Chocoladenwurzel, s. v. a. Erdeichel.

Chou, franz. Name für Kohle.

Chonankörner, Carminkörner, der gräuliche, zur Carminbereitung taugliche Same von Trigonella foenum graecum.

Christdorn, in mehreren Gegenden Deutschlands s. v. a. gemeine Stechpalme.

Christensaft, s. v. a. Liquiritensaft.

Christhand, große (Palma Christi major), die Knollen der fliegenartigen Nacktorche, welcher man früher sehr beruhigende Kräfte in Nervenkrankheiten und gegen Manie zuschrieb, auch gegen Quartanfieber gebrauchte, und einen weinigen Aufguß der Samen gegen Epilepsie verwandte. Sie sind jetzt weniger mehr im Gebrauch, ob mit Recht oder Unrecht, hatten wir bis jetzt keine Gelegenheit zu prüfen, und kann man sie auch zu Salep benützen. Die wohlriechende Nacktorche war früher unter dem Namen kleine Christhand bekannt.

Christianwurz, s. v. a. Traganth.

Christkindlestraube, rothe Traminerweintraube, die bis Weihnachten hält.

Christophskraut (Artaea), Gattung der Familie Ranunkelgewächse; 4—5 blumenartige, abfallende Kelchblätter ohne Blume; unfruchtbare Staubgefässe, welche Blumenblättern gleichen, dann auch zahlreiche, fruchtbare Staubgefässe; 1 Staubweg, mehrsamige, beerenartige Balgkapseln; zusammengedrückten Samen in 2 Reihen. — Arten: Gemeines Ch., Aehrenförmiges Schwarzkraut (A. spicata), eine 1—2 Fuß hohe, scharfe Pflanze mit großen, glänzenden, getheilten Blättern und weißlichen Blumen, die auf einem eigenen Stiel an der Seite des Stengels im Mai erscheinen und eine Aehre bilden. Aus demselben entwickeln sich schwärzliche, ovale, trockene Beeren, welche eine gute schwarze Dinte geben, wenn man sie mit Alaun kocht. Die Wurzel und das Kraut wirken ätzend und blasenziehend, weshalb man erstere häufig zu Haarseilen für das Vieh benützt und nicht selten statt der schwarzen Nießwurz verkauft. Diese Pflanze findet sich häufig in ganz Europa, namentlich in Thüringen am Fuße der Gebirge, sowie auf schattigen Stellen der Wälder. Ferner wirkt die geruchlose Wurzel brechenerregend und wurde früher gegen Kröpfe, Asthma ꝛc. angewendet. — Das traubentragende Ch. (A. racemosa) wird 4—5 Fuß hoch und kommt in unsern Gärten nicht selten als Zierpflanze vor, wo

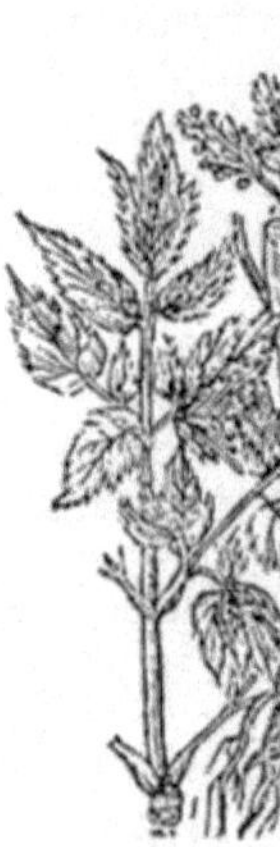

sie einen fetten, leichten Boden und schattigen Standort verlangt. In Nordamerika, wo sie wild wächst, ist die Wurzel als Gegengift gegen den Biß der Schlangen sehr geschätzt. — Die ganze Pflanze riecht widrig und stark, namentlich die Wurzel, welche auch unangenehm zusammenziehend, bitter und endlich schleimig schmeckt. Gegen Wassersucht, Lungenschwindsucht und andere Brustkrankheiten wird sie wie der Fingerhut gebraucht.

Christpalme, s. v. a. Ricinus communis.

Christpalmenöl, s. v. a. Ricinusöl.

Christrose, Christwurz s. v. a. Helleborus hiemalis.

Christusthränen, s. v. a. Coix lacryma.

Churumaya-Pfeffer, die in den Wäldern Peru's heimische Peperomia Churumaya, deren aromatische Blätter in ihrem Vaterlande als Thee zur Beförderung der Verdauung getrunken werden.

Cibeben, eine Gattung der Weintrauben, welche lange Traubenstiele, große lockere Trauben, große, dickhäutige, fleischige Beere hat. In südlichen Ländern, wo sie außerordentlich viel Zuckerstoff enthalten, werden sie getrocknet und so im Großen in den Handel gebracht.

Cichorie (Cichorium), Gattung der Familie Vereinblüthler; doppelte Hülldecke, wovon die äußere kurz und etwa 5blätterig, die innere 9—10blätterig ist; der Hauptfruchtboden ist nackt oder kleinwabig; die kahlen Schließfrüchte sind verkehrt eirund; die Fruchtkrone besteht aus vielen ganz kurzen Spreublättchen. Blüthen blau, nur selten und zufällig weiß. — Arten: Gemeine C. (C. intybus), das sitzende und gestielte Köpfchen ist gezweiert oder aus mehreren zusammengesetzt; die blüthenständigen Blätter entspringen aus breiterer Basis, welche die Stengel fast umfaßt. Diese ausdauernde Pflanze blüht anfangs Juli und reift im August. Sie zerfällt in folgende Spielarten:

1. Wilde C., welche eine ästige, dünne, selten einfache, lange Wurzel hat; 2. Kultivirte C., diese hat eine lange, fleischige Wurzel; 3. Weißblühende C., Blüthen weiß und nur selten erscheinend; 4. Buntblätterige C., die grünen Blätter haben viele rothe Flecken. — Die erste und dritte Spielart kommt fast in ganz Europa an unkultivirten Orten, auf trockenen Triften, an Wegen 2c. als Unkraut vor, während die andern zwei, manchmal auch die dritte, gebaut werden. Zu ihrem guten Gedeihen verlangt sie einen kräftigen Boden, welcher gut vorbereitet werden und eine freie Lage haben muß. Der Same wird im Frühjahr zeitig ausgesäet, und bilden sich dann den Sommer über dicke Wurzeln, welche man im Herbst zum Gebrauch in der Küche oder zur Fabrikation des Cichorienkaffee's verwendet. — Der Samen reift erst im zweiten Jahr, und wird er beim Aussäen mit etwas Sand vermischt, damit man ihn gleich herum bringt, indem er so klein ist, daß man auf 1 Morgen nur 1½ Pfund Samen braucht; er muß nämlich so weit gesäet werden, daß die Pflanzen 6 Zoll weit von einander stehen. Haben die Blätter eine Länge von 1½ Zoll erreicht, so muß man den Acker vom Unkraut reinigen, was den Sommer über noch mehr nebst Behacken zu geschehen hat. Was Samen geben soll, wird im Herbst in guten Boden versetzt oder in einen trockenen Keller gebracht und erst im Frühjahr wieder verpflanzt; die übrigen für die Küche bestimmten Wurzeln legt man in den Keller und hält sie so frisch. Im Großen wird sie in mehreren Gegenden Deutschlands zur Bereitung des Cichorienkaffee's angebaut, und läßt man sie zu diesem Zwecke den Winter über im Boden stehen, bis der März wieder schöne Tage bringt, nachher gräbt man sie aus, wäscht und schabt sie rein, schneidet und trocknet sie an der Luft, dann werden sie gelinde — gleich dem arabischen Kaffee — geröstet und darauf, so lange sie noch etwas warm sind, zu Pulver gemahlen. Der Anbau dieses allerbesten Kaffeesurrogats, das, mit dem ächten Kaffee vermischt, denselben klärt, ihm eine schöne Farbe und einen zarten Geschmack gibt, bis jetzt bei weitem das beste ist, ist für den Landmann sehr lohnend, indem er den Sommer über in den Blättern, von denen man die untersten immer wieder abnimmt, sowie sie sich auszubreiten anfangen, eine reiche Quelle an Viehfutter hat. Im October ist die Wurzel ausgewachsen, dann wird sie herausgenommen, nach dem Abschneiden des Krauts leicht abgewaschen und an den Cichorienfabrikanten verkauft. Ein Morgen gibt 100—120 Centner und wird für den Centner 1 fl. bis 1 fl. 12 kr. bezahlt. Die Cichorienkaffeefabrikation beschäftigt eine große Anzahl von Menschen, in Lahr im Breisgau z. B. allein über 300. Freiburg, Braunschweig, Meppen, Magdeburg, Nürnberg, Fürth und noch viele andere Städte Deutschlands haben bedeutende Cichorienfabrikation.

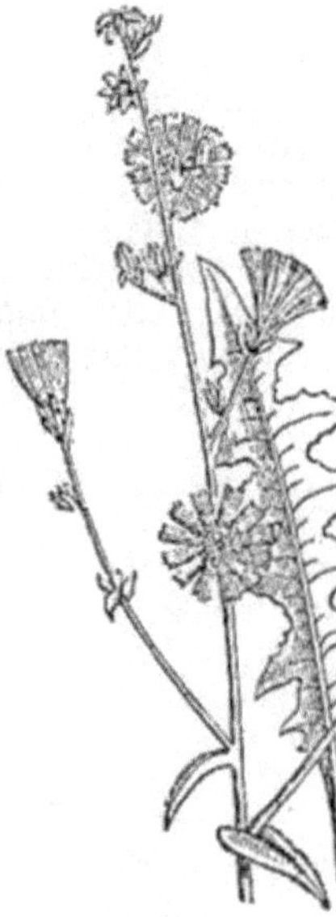

Cichorie.

Die Wurzel besitzt stärkende und auflösende Eigenschaften und leistet daher als Salat bei Leberverstopfungen, verschleimtem Geblüte gute Dienste. Mit Zucker überzogen wendet man sie gegen Würmer der Kinder an, und ist sie auch in Gelb-, Milz- und Bleichsucht ein nicht zu verachtendes Mittel. Die Blätter sind als gesunder Salat und Gemüse geschätzt und als Viehfutter namentlich dem Rindvieh zuträglich, da es fette Milch und sehr wohlschmeckende Butter erzeugt. — Conditoren machen sie häufig in Zucker ein und verkaufen sie unter dem Namen Hindläufte. — Wirksamer als die kultivirte Wurzel ist die spindelförmige, oben ästige, fast fingersdicke, faserige Wurzel der wildwachsenden C., welche außen bräunlich gelb, innen weiß und fleischig ist. Die ganze Pflanze schmeckt sehr bitter und etwas zusammenziehend und wird zu medicinischem Gebrauche im März und April gesammelt. Als auflösendes und verflüssigendes Mittel braucht man sie namentlich bei Anschoppungen, Stockungen und Verschleimungen im Unterleib, besonders wenn die Goldader oder langwierige Leber- und Gallenleiden (Gelbsucht) mit im Spiele sind. — Zum Gebrauche legt man 2—3 Loth der Wurzel in 1 Schoppen Wasser, kocht dieß bis zu Hälfte ein und nimmt das Mittel löffelweise. — Zu einer Frühlings- und Blutreinigungskur presse man den Milchsaft aus der frischen Wurzel und mische davon unter 1 Tasse Milch oder schwache Fleischbrühe 3—4 Löffel. Bei längerer Fortsetzung wird sich das Blut nicht nur reinigen, sondern es werden sich auch Leberleiden, Hämorrhoiden ꝛc. schnell geben. — Der ausgepreßte Saft der Pflanze wirkt wie die Wurzel. — Endivien-Cichorie (**C. Endivia**), die Köpfchen sind gezweit oder in mehreren zusammengestellt, sitzend und gestielt; die stängelumfassenden, blüthenständigen Blätter haben eine breiteiförmige Form mit herzförmiger Basis; blüht im Juli und August, reift im September und kommt in folgenden Spielarten vor: 1. Schmalblätteriger oder Schnittendivie, mit etwas gezähnten, oft eingeschnittenen, noch oben breitern Blättern; 2. Breitblätteriger E., breite, abgerundete, enge und mehr in einer Rose beisammen stehende Blätter; 3. krausblätteriger, grüner E., tiefeingeschnittene, geschlitzte und sehr krause Blätter; 4. krausblätteriger, gelber E., unterscheidet sich von vorangehender Art nur durch gelbe Blätter. — Die im Jahr 1548 aus China und Japan nach England gekommene Pflanze wird schon lange in fast ganz Europa häufig angebaut, indem sie theils zu Gemüse, theils zu Salat sehr geschätzt ist. Die erste Spielart wird im Frühjahr in Reihen gesäet und als Gemüse abgeschnitten, die andere werden als Salat benützt. Zu seinem guten Gedeihen erfordert er ein lockeres, gutes, feines Erdreich, in welches man den Samen erstmals in der Mitte Mai's säet und mit dem Säen von 4 zu 4 Wochen bis in die Mitte August fortfährt. Wenn die jungen Pflänzchen 6 Blätter haben, werden sie 1 Fuß weit von einander versetzt, Blätter und Wurzeln aber vorher eingestutzt. Erwachsener E. wird durch Zusammenbinden des ganzen Stocks oder durch das Darüberstürzen eines Blumenscherbens gebleicht, oder man setzt sie sammt der Wurzel ganz dicht in einen kleinen Kübel. Späten E. behandelt man anders, indem man ihn bei trockener Witterung aushebt, sowie starke Fröste zu befürchten sind, und sammt der Wurzel in Sand in den Keller verpflanzt. — Die schönsten, zur Samenzucht bestimmten Stöcke werden im Sand im Keller überwintert, dürfen des Faulens wegen nur selten begossen werden und kommen, wenn keine zu starken Fröste mehr zu befürchten sind, im Frühjahr auf eine sonnige Rabatte, wo sie 1½—2 Fuß von einander gepflanzt werden müssen. Manchmal wird E. auch erst im Sept. oder Oct. gesäet, im Freien überwintert und zur Samenzucht benützt. Der Samen behält 6 Jahre Keimkraft. — Die Wirkung ist schwächer als bei der vorigen Art.

Cicori, in einigen Gegenden Deutschlands s. v. a. Cichorie.

Cider, s. v. a. Apfelwein.

Ciser, Cisererbse, s. v. a. gemeine Kicher.

Cistenmanna, mannaartige Absonderung auf den Blättern mehrerer Cistusarten.

Cistensaft, s. v. a. Hypocistensaft.

Cistrose, (**Cistus**), Sonnenröschen, Gattung der Familie Cistrosengewächse; Kelch mit 5 Blättern, von denen die zwei äußern kleiner oder verkümmert sind, während die drei innern vor dem Aufblühen zusammengedreht erscheinen; 5 hinfällige Blumenblätter; zahlreiche, unterweibige Staubgefäße; 1 sehr kurzer Griffel; 5—10fächerige und schalstückige Kapsel. — Arten: Cretische C. (**C. creticus**), sehr ästiger, klebriger, 3—10 Fuß hoher Strauch, dessen jüngere Aeste kurz behaart sind; eirund-ovale, filzigkurzhaarige, wollige Blätter; etwa 1½ Zoll im Durchmesser haltende, purpurrothe Blumen; feinzottige, eirunde, 5fächerige Kapsel mit röthlichbraunen Samen. Findet sich im südlichen Europa und im Orient an dürren steinigten Orten, blüht vom Juni bis Juli, und sondert in den Aesten und Blättern ein zähes, hartes, wohlriechendes Harz ab, welches als Ladanumharz (**Gummi ladanum**) bekannt ist und angezündet einen starken, angenehmen Geruch verbreitet. Dieses Harz schwitzt während der heißen Sommermonate von selbst aus und wird sorgfältig gesammelt. Es kommt im Handel jedoch selten ganz rein vor, sondern ist mit Sand und Asche verfälscht. Man unterscheidet hauptsächlich folgende 3 Sorten: 1. Gemeines Ladanum, welches in platten, trockenen, spröden, schwärzlichen Stücken zu uns kommt und zu ¼ mit eisenhaltigem, schwarzem Sande verfälscht ist. 2. Cyprisches Ladanum. Dieses hat einen sehr angenehmen, storaxartigen Geruch und balsamischen Geschmack, ist jedoch selten und kommt als poröse Masse in großen Blasen zu uns. 3. Ladanum in Stangen, diese feine Sorte gleicht im Ansehen sehr dem Lakrizensafte. — Auch die Cyprische C. (**C. cyprius**) und die Ladanum C. (**C. ladaniferus**) liefern Ladanum, welches zu heilenden Pflastern, namentlich aber zu Räucherungen sehr geschätzt ist, in der Heilkunde jedoch selten mehr Anwendung findet; wurde früher hauptsächlich gegen Bauch- und Blutflüsse angewendet.

Citronate, eingemachte Citronenschalen und von Citronen bereitete Backwerke; s. Agrume.

Citrone, Citronenbaum, s. Agrume.

Citronelle, s. v. a. Stubwurzbeifuß; ebenso Citronenbeifuß, Citronenkampher.

Citronenkraut, Citronenmelisse, s. Melisse.

Citronenmünze, s. u. Münze.

Citronenöl, das durch Auspressen oder Destillation gewonnene Oel der Citronenschalen.

Citronensaft, Citronensäure, Limonade, ein die Citronensäure enthaltender Citronensaft ist ein äußerst kühlendes, erfrischendes, durstlöschendes und schweißtreibendes Mittel, welches namentlich die zu starke oder scharfe Gallenabsonderung bessert. Uebrigens darf man das Mittel weder zu häufig anwenden, noch zu starke Gaben nehmen, sonst wird der Magen von der Säure angegriffen. — Innerlich wird dieses Mittel gewöhnlich als Limonade gegeben, wozu man aus einer Citronenschale so viel Saft unter Zuckerwasser preßt, daß es angenehm säuerlich schmeckt. Bei heißem Wetter sich häufig einstellende Blutwallungen, zu starke Gallenabsonderung, woraus Kopfweh, Schwindel, Appetitlosigkeit, gestörte Verdauung und ungeregelter Stuhl entspringen, wirkt Limonade kräftig entgegen, und unter Fliederthee u. dgl. gemischt wirkt sie sehr schweißtreibend. — Aeußerlich ist er das beste Mittel gegen blutendes, schwammiges Zahnfleisch (Skorbut), sowie gegen Sommersprossen und andern Flecken im Gesicht, welche verschwinden, wenn man sie damit reibt. Das Innere der Schale ist reizend, ableitend, die Haut roth machend, weshalb man es namentlich in der Schläfegegend mit dem besten Erfolg gegen einseitiges Kopfweh, Zahnschmerzen rc. anwendet.

Citronenthymian, Citronenquendel, eine Abart von **Thymus serpyllum**.

Cleome (**Cleome**), Pillenbaum, Gattung der Familie Kapperngewächse; 4 abstehende Kelchblätter; 4 fast aufsteigende Blumenblätter; 6, selten nur 4 Staubgefässe; kurzer Griffel; kopfige Narbe; schotenförmige, 2 schalstückige Kapsel. — Arten: Prächtige C. (**C. speciosissima**), krautiger Stengel, 5—7 fingerige, gestielte Blätter; traubige, purpurrosenrothe Blüthen, langgestielter Fruchtknoten; ist in Mexiko zu Hause und dauert nur 1 Jahr. — Große C. (**C. gigantea**), diese widrig riechende und brennend scharf schmeckende Pflanze wird in Westindien und Brasilien wie bei uns der Senf als Reizmittel benützt, während das Kraut der **Cleome heptaphylla** auf den Antillen als balsamisches, wundheilendes und zertheilendes Mittel sehr geschätzt ist, und innerlich gegen schlechte Verdauung, Blähungen rc. gut sein soll. — Die in einem größern Kreise wachsende **Cl. polygama** wird in derselben Weise benützt.

Clethrides, versteinertes Holz, dem Erlenholz ähnlich.

Clitorie, (**Clitoria**), Schamblume, Gattung der Familie Schmetterlingsblümler; 5spaltiger Kelch; schmetterlingsförmige Blume; große, spornlose Fahne; 10 Staubgefässe, nach oben verbreiteter Griffel; sitzende, gleich breite, vielsamige Hülse. — Arten: Gewöhnliche C. (**C. ternatea**), halbstrauchige Pflanze, deren Stengel sich wendet und viele lange, dünne, flaumige Aeste hat, welche an andern Gegenständen emporsteigen; gestielte, emporgefiederte Blätter; 2 Zoll große, schöne, blaue, innen gelblichweiße Blumen; fast kahle, 3—5 Zoll lange Hülsen mit 8—12 grauen, schwarz punktirten oder gestreiften Samen. Wächst im südlichen Asien theils wild, theils wird sie dort, sowie in andern heißen Ländern kultivirt, weil sie fast immer blüht. Die Eckel und Erbrechen erregende Wurzel wird gegen Croup und andere derartige Leiden gebraucht, wogegen man die ebenfalls brechenerregenden Blätter und Samen nicht oder nur selten anwendet. Aeußerlich wird sie gegen Hautkrankheiten, Geschwüre rc. gebraucht, und geben die zarten Blättchen ein gutes Gemüse. Die blauen Blumen dienen zum Färben der Speisen und Getränke.

Clock wheat, Benennung des rothen, sammtartigen englischen Weizens.

Clusie, (**Clusia**), Gattung der Familie Guttagewächse; vielehrige Blüthen, 6 bleibende Kelchblätter; 4—9 in der Knospenlage zusammengerollte Blumenblätter; sehr zahlreiche, am Grunde einbrüderig verwachsene Staubgefässe; 5—15fächerigen Fruchtknoten; fast sitzende, schildförmigstrahlige Narbe; lederige, 5—12fächerige Kapsel, der stielrunde Samen ist ohne Kernmasse. — Arten: Ansehnliche C. (**C. insignis**), ein über 20 Fuß hoher, ½—1 Fuß dicker Baum, welcher als Schmarotzer auf andern Bäumen wächst und diese endlich tödtet; die sich paarig kreuzenden Blätter sind verkehrt eirund und 4—7 Zoll lang; die sehr großen Blüthen haben alle 4 Zoll im Durchmesser und stehen gewöhnlich zu zwei bei einander. Ist in Brasilien zu Hause, wird von den Eingebornen Apui genannt, blüht vom Oktober bis November und sondert durch die Blüthen so viel Harz ab, daß es v. Martins möglich war, aus 2 Blüthen 2 Loth zu sammeln. Durch das Trocknen wird es dunkelbraun, glänzend und hart; gepulvert nimmt es eine ocherartige Farbe an. In eine gläserne Röhre eingeschlossen und zu Pulver gebrannt, verbreitet es einen lieblichen Geruch. — Rosen-C. (**C. rosea**), ist durchaus mit einem klebrigen, balsamischen, sehr bittern und zähen Safte angefüllt, welcher nach dem Ausfließen an der Luft schwärzlich wird. Er fließt freiwillig aus und wird von den Negern auf den Antillen gleich dem Gummigutt und Scammonium benützt; außerdem verwendet man ihn noch wie Pech oder Theer und braucht die Blätter zu Bädern oder Waschungen. — Wohlriechende C. (**C. flava**), der Saft ist auf Jamaika unter dem Namen **Hoggummi** (Schweinsgummi) bekannt, indem verwundete wilde Schweine sich instinktmäßig an dem Stamme reiben sollen, bis er ausfließt. Er ist als Wundmittel, zur Heilung des Hüftwehs 2c. sehr geschätzt. Die Rinde dient häufig zur Verfälschung der Chinarinde, sie ist aber dünner und weniger holzig.

Cobäe (**Cobaea**), diese Gattung der Familie Windengewächse hat einen 5theiligen, bleibenden, glockigen Kelch; weite, 5lappige Blumenkrone; 5 Staubgefässe; 3, selten 5fächerigen Fruchtknoten; 1fachen Griffel mit 3—5spaltiger Narbe; etwas fleischige, birnförmige, 3—5fächerige Kapsel mit zusammengedrücktem Samen. — Arten: Blaue C. (**C. scandens**), hoch kletternder Strauch mit paarig gefiederten, kahlen Blättern; die großen Blumen sind anfangs grün, bis sie allmälig violet werden; ist in Mexiko zu Hause und dort unter dem Namen **fedra morada** bekannt.

Cochenillbeeren, s. v. a. Kermes.

Cochenillcactus, s. v. a. **Opuntia**.

Cochenillen-Feigendistel, s. u. Feigendistel.

Cocosbaum, s. Kokospalme.

Codihostrauch (**Codiaeum**), Gattung der Rautengewächse. — Arten: Gescheckter C. (**C. chrysostictum**), 4—8 Fuß hoher Strauch in Hinterindien und auf den Molukken, mit spannenlangen, 2 Zoll breiten, grün- und gold-, bisweilen auch roth- und schwarzgefleckten Blättern. **C. sylvestre**, ähnlicher Strauch auf den Molukken, mit purgirender Rinde.

Cola, am Senegal und in Guiana, Name des Samens von **Sterculia tomentosa** und von **St. acuminata**, welche von den Negern nach jeder Mahlzeit gekaut werden, indem alles nachher Genossene einen angenehmen Geschmack erhalten und namentlich das so häufig faulige Wasser genießbar werden soll.

Coleonema, (**Coleonema**), Gattung der Familie Rautengewächse; zwitterig; 5theiliger Kelch; 5 Blumenblätter; 5 fruchtbare, kahle Staubgefässe; mit einer kleinen, sitzenden Drüse bekrönter Staubbeutel; 5fächeriger Fruchtknoten, der in jedem Fach zwei Eier hat; an der Spitze verbreiteter Griffel; 5köpfige Kapsel. — Arten: Schönes C. (**C. pulchrum**), 4—6 Fuß hoher, aufrechter Strauch mit dünnen, ruthenförmigen Zweigen und 1—1½ Zoll langen, fadenförmigen Blättern; die kurzen Blüthen stehen einzeln in den Blattwinkeln und haben rosenrothe Blumenblätter. Diese im April und Mai blühende Pflanze wächst am Kap.

Coleus, (**Coleus**), diese Gattung der Familie Lippenblümler hat einen 2lippigen, eirundglockigen Kelch; 2lippige Blumenkrone, aus welcher die Röhre herausragt; 2 mächtige Staubgefässe mit Staubfäden, welche am Grunde in eine den Griffel umgebende Scheibe verwachsen sind. — Arten: Bärtiger C. (**C. barbatus**), ästiger, 2—3 Fuß hoher Halbstrauch mit filzig-steifhaarigem Stengel und dicklichen, flaumig-filzigen Blättern; an der violetten Blume ist die Röhre herabgeknickt. Diese in Ostindien, Nepal, dem glücklichen Arabien 2c. einheimische Pflanze blüht im Oktober und November. Sie ist sehr gewürzhaft und wird gegen Husten, Dyspare, Harnbeschwerden und zur Beförderung der Menstruation benützt. — Helmkrautartiger C. (C. scutellarioides), die auf den indischen Inseln und in Australien einheimische Art riecht citronenartig und wie Muskatellersalbei, und leistet gegen Diarrhöen und Koliken gute Dienste. Die Blätter wirken wie alle andern gewürzhaften Mittel. — Gewürzhafter C. (C. aromaticus), der Geruch ist in allen Theilen stark gewürzhaft, etwas citronenartig, der Geschmack erhitzend. Gut gegen Asthma, veralteten Husten, Wechselfieber, Epilepsie, Convulsionen 2c. Das von den Maskarenhas kommende, erst seit einigen Jahren bekannte gewürzhafte Kraut **Patchoully** soll von einer Art dieser Gattung herrühren.

Colheririnde, selten angewandte, angeblich von einer **Acacie** stammende Rinde.

Coliander, im badischen Oberland s. v. a. Coriander.

Colletigerholz, s. v. a. Tigerholz.

Collomie (**Collomia**), Gattung der Familie Weidengewächse; glockig-röhriger, 5theiliger oder 5spaltiger Kelch; tellerförmige Blumenkrone; 5 eingeschlossene Staubgefässe; 1eiige Fruchtfächerknoten; einfachen Griffel mit 3 Narben; verkehrtherzförmige, 3lappige und 3fächerige Kapsel, bei der sich in jedem Fach 1 Samen mit bauchständigem Nabel befindet. — Arten: Cavanille's C. (**C. Cavanillesii**), aufrechter, 1 Fuß hoher, behaarter Stengel mit zerstreuten, lanzettigen, an der Spitze eingeschnittenen, 3—4zähnigen Blättern; bis zur Hälfte 5spaltiger Kelch; eingeschlossene Staubgefässe; 1samige Kapselfächer. Diese einjährige, in Chili wachsende Pflanze blüht im Juni.

Colmarkraut, s. v. a. Gauchheil.

Colocasie, s. v. a. Aegyptischer Aron.

Coloquinte, s. v. a. Coloquinten-Wassermelone, s. u. Wassermelone.

Colubrinum lignum, s. v. a. Schlangenholz.

Columbinfarbe, s. v. a. Orseillefarbe.

Columbowurzel (**Colombae radia**), die knollenartigen Wurzeläste des handförmigen Kokkel (s. d.)

Colza, in Frankreich s. v. a. Winterkohlreps.

Comodgewürz, s. Nelkenpfeffer.

Concordien, eine Abart der Gartennelken, bei der die Zeichnungsfarbe und die Grundfarbe gleich sind, nur ist die erstere entweder heller oder dunkler.

Congothee, eine Sorte des schwarzen Thees; s. Thee.

Copaivabaum (**Copaifera**), Gattung der Familien Cassiengewächse; 4theiliger, abstehender Kelch; fehlende Blumen; 10 Staubgefässe; länglicher Staubbeutel, fadenförmiger Griffel; gestielte, holzige verkehrt-eirunde Hülse, welche 1, höchst selten 2samig ist. — Arten: Jaquin's C. (**C. Jaquini s. C. officinalis**), ein schöner großer Baum mit grünlich-aschgrauen, höckerigen Aestchen, meist paarig gefiederten Blättern; sparrige Rispen; am Rande zottig-flaumige Fruchtknoten und 1 Zoll lange, röthlich-braune, stachelspitzige Kapsel, welche braune, längliche Samen mit weißem Mantel enthält. Dieser in Wäldern Südamerika's wachsende Baum liefert einen weißgelblichen durchsichtigen Balsam, den man in der Oelmalerei und zu Firnissen sehr schätzt. Das mennigroth gefärbte Holz gibt ausgezeichnet schöne Tischlerarbeiten. — Der **Copaiva-Balsam** (**Balsamum copaivae**) fließt aus Einschnitten, welche man in den Stamm macht, und unterscheidet man davon 2 Sorten, nämlich: a. Brasilianischen C., welcher in einer dünnen, klaren, blaß reingelben, öligen Masse zu uns kommt, die angenehm aromatisch riecht und bitterlich scharf schmeckt, und b. Westindischer C. Dieser ist dickflüssig, goldgelb und undurchsichtig und riecht weniger angenehm, ist auch weniger wirksam. Auf die Schleimhäute und Harnwerkzeuge hat er eine sehr reizende Wirkung, weshalb man ihn häufig bei Schleimflüssen der Harn- und Sexualorgane gebraucht, namentlich gegen Tripper u. dgl. — Lederigblätteriger C. (**C. coriacea**), Baum mit glatter, manchmal auch mit schwachen Rissen durchzogener, schwärzlich aschgrauer Rinde; paarig gefiederten, 2—3paarigen Blättern; wächst in Brasilien und Bahia, blüht im März und liefert viel Copaivabalsam. — Südamerika hat noch mehrere Arten dieser Gattung, welche in gleicher Weise geschätzt sind.

Copal, Copalbaum, ein dem Bernstein ähnliches, elektrisches, jedoch leichteres, blaßgelbes und mehr rissiges, durchsichtiges Baumharz, welches von Südamerika und der

Levante aus in den Handel kommt, für sich wenig Geruch hat, jedoch auf Kohlen geworfen sehr angenehm riecht. Man unterscheidet hauptsächlich 6 Sorten, von der die beste und feinste ganz wasserhell aussieht und in Stücken vorkommt, welche die Größe eines Taubeneies haben. Wie beim Bernstein finden sich in einigen bisweilen Ameisen, Fliegen, Spinnen und andere Insekten. Die den Copal liefernden Bäume kennt man bei uns noch nicht ganz genau, es ist aber gewiß, daß man die feinste Sorte, den orientalischen Copal, Pancopal, Gummicopal, vom copaltragenden Ganiterbaum (**Elaeocarpus copalliferus**) erhält, welcher Baum eine sehr große Höhe und Dicke hat, und namentlich auf Ceylon und Madagaskar wild wächst. Der ostindische oder afrikanische C., auch **Copal tender**, kommt vom gemeinen Canarienbaum. — Eine geringere Sorte, der occidentalische C., stammt von einer Art Sumach, dem Copalsumach, Copalbaum, her, ein in Amerika wild wachsender, jedoch auch bei uns gedeihender, baumartiger, 10 Fuß hoher Strauch. Dieselbe Sorte liefert noch ein anderer, pappelähnlicher Baum, welcher auf den Antillen und in Meriko auf Bergen wild wächst. — Den Amerikanischen, westindischen und brasilianischen C. erhält man von verschiedenen Arten des Lokustbaums (s. d.) Obschon der Copal nichts als ein aus der Rinde des Baums geflossener verhärteter Saft ist, so kann er doch wie Bernstein verwendet werden, nur nimmt er nicht die schöne Politur an. Außerdem wird er häufig als Räucherpulver, vor Allem aber zur Bereitung prachtvoller Lackfirnisse verwendet. — Durch Destillation kann ein balsamisches Oel aus ihm gezogen werden.

Copalbäume, Bäume, welche Copal liefern, s. Copal.

Coptis, (**Coptis**), Gattung der Familie Ranunkelgewächse; 5—6blumenkronartige, abfällige Kelchblätter; kleine, kappenförmige Blumenblätter; 20—25 unterweibige Staubgefässe; 6—10 langgestielte Balgkapseln mit 4—6 Samen. — Arten Dreiblätterige C. (**C. trifolia**), senkrechte, schlanke Wurzel; dreifingerige, wurzelständige, Blätter; der Schaft trägt an der Spitze eine aufrechte, blaßgelblichgrüne ½ Zoll breite, fast sternförmige, häutige Blüthe. Wächst im nördlichen Sibirien und in Kamtschatka, von Grönland bis Virginien herab in Wäldern und a feuchten Stellen, ist ausdauernd, blüht im April und Mai. Die ganze Pflanze dient zum Gelbfärben und ist in Amerika als treffliches Magenmittel sehr geschätzt, vorzüglich die bittere Wurzel. — Eine in Ostindien einheimische Art, **C. tete**, wird ganz auf dieselbe Weise benützt.

Corallenbaum (**Erythrina**), Gattung der Familie Schmetterlingsblümler; abgestutzter, röhriger Kelch; schmetterlingsförmige Blume; 10 Staubgefässe, wovon das zehnte oft an die anderen angewachsen ist; pfriemiger, kahler Griffel; gestielte, vielsamige Hülse. — Arten: Aechter C. (**C. corallodendron**), mittelgroßer Baum, der kurze, zerstreute Stacheln an den jungen Trieben hat; 3zählige Blätter; abgestutzter, 5zähniger Kelch; 2 Zoll lange, brennend scharlachrothe Blume; 2brüderige Staubgefässe; 5—6 Zoll lange, röthlich-grüne Hülse mit glänzend rothem ovalen Samen. Blüht vom Februar bis März, ist auf den Antillen zu Hause und hat in der Rinde und den Blättern Auswurf befördernde Kräfte, deshalb sind sie gut gegen Asthma, wirken abführend und harntreibend, leisten in gastrischen Krankheiten, gegen Würmer und Hautausschläge rc. gute Dienste, und besitzt auch in den Blüthen gute Kräfte gegen Brustkrankheiten. — Indischer C. (**C. indica**), das weiche, saftige Holz dieses in Indien und China einheimischen Baums wird von den Elephanten sehr gern gefressen, und wird es auch häufig als Stütze bei der Kultur des schwarzen Pfeffers benützt.; Der Rinde werden fieberwidrige und antiseptische Heilkräfte zugeschrieben; man wendet sie namentlich gegen Ruhren und die Blätter gegen Leibschmerzen an. Letztere leisten auch bei verstockter Menstruation, sowie als Salbe gegen syphylitische Knochenschmerzen, Bubonen, Geschwüre und Hautkrankheiten gute Dienste. Der bunte C. (**C. picta**), ist ebenfalls in Indien zu Hause und hat ein bockartig riechendes Holz. Die ähnlich riechenden Blätter geben jung ein Gemüse, älter sind sie gut gegen Geschwüre und vermehren die Milch sehr — Braunrother C. (**C. fusca**), das Holz dieses auf den Molukken und Sundainseln, in Cochinchina einheimischen Baums ist geschätzt gegen Nieren- und Blasenkrankheiten, die Wurzel gegen rheumatische Lähmungen; Rinde und Blätter sind gut zur Heilung von Geschwüren und Wunden. Die jungen Blätter und Blüthen geben ein gutes Gemüse.

Corallenweizen, s. v. a., weißer, gegrannter Dinkelweizen.

Cordie, (Cordia), Gattung der Familie Rauhblättler; röhriger, 5zähniger, glatter oder zehnstreifiger Kelch; trichterförmige, 5spaltige Blumenkrone; 5 eingeschlossene Staubgefässe; 4fächeriger Fruchtknoten; 2gabelig gespaltener Griffel; die vom Kelche umgebene Steinfrucht hat 1 Kern mit 4 einsamigen Fächern. — Arten: Schwarze (C. myxa), dieser auch Pflaumencordie genannte Baum erreicht die Grösze unseres Pflaumenbaums, und ist in Aegypten, Syrien und auf Malabar zu Hause. Die immergrünen Blätter sind eirund; die weiszen, wohlriechenden Blumen erscheinen im Frühling an den Seiten der Zweige in Büscheln und hinterlassen länglich-runde Steinfrüchte, welche sehr viel Aehnlichkeit mit den Pflaumen haben. Diese reifen im August, sind schleimig und werden frisch eingemacht und getrocknet wie die Jujuben gegen Husten, Hals- und Brustbeschwerden gebraucht; sie sind überhaupt gut gegen alle leicht entzündlichen Krankheiten der Respirationsorgane. In ihrem Vaterlande gebraucht man sie auch als Obst, und ist daselbst die Wurzel zu Stuhlentleerungen, die Rinde als adstringirendes Gurgelwasser geschätzt. Die Blätter führen ab und werden äuszerlich gegen Augenflecken gebraucht. — Sebesten-C. (C. sebestena), ein 8—10 Fusz hohes, in Ost- und Westindien wildwachsendes, bei uns manchmal in Treibhäusern gezogenes Bäumchen, das länglich-eirunde, jung leicht sägenförmige, alt aber kaum merklich ausgeschweifte Blätter hat. Aus den gelblich-rothen Blumen, welche an den Enden der Aeste hervorbrechen, bilden sich Steinfrüchte, welche ein weiszes, saftiges, säuerlich schmeckendes Fleisch haben, das eine 4fächerige Nusz umschlieszt. Sie sind in der Heilkunde unter dem Namen Brustbeeren bekannt und dienen gegen verschiedene Brustkrankheiten. Das Holz ist als Aloëholz bekannt und hat eine schwärzliche, auch braune, rothe und geaderte Farbe. Es enthält viele wohlriechende Harztheile, welche sich namentlich dann entwickeln, wenn man es auf glühende Kohlen wirft, daher bildet es einen Hauptbestandtheil unserer Räucherpulver. Das Bäumchen wird durch Nüsse fortgepflanzt, welche bald aufgehen und sich so schnell entwickeln, dasz die jungen Bäumchen oft schon im ersten Jahr blühen. — Breitblätterige C. (C. latifolia), wird in Ostindien wie die vorige Art benützt, und hat eine süszschleimige Frucht, welche sich sehr leicht vom Kerne ablöst. — Die gekerbte C. (C. crenata), gibt Früchte, aus welchen in Aegypten viel Vogelleim bereitet wird. — Rumph's C. (C. Rumphii), das schöne, grauschwarze Holz riecht schon in gewöhnlichem Zustande sehr lieblich, noch mehr aber, wenn man es auf glühende Kohlen streut. — Rundblättrige C. (C. rotundifolia), in Peru gegen Gelbsucht und Augenkrankheiten sehr geschätzt. — Chinesische C. (C. chinensis), das zusammenziehende Fruchtfleisch wird gegen Krankheiten der Nieren und Harnwege mit Vortheil angewendet. — Guiana'sche C. (C. guiarensis), die Blätter sind gut gegen Geschwülste, Anschwellungen, Gliederschmerzen 2c., ganz besonders aber zu Bädern und Bähungen. — Kugelige C. (C. globosa), die Blätter sind zu Bädern gegen Wassersuchten, Hautkrankheiten, und zu Bähungen sehr geschätzt.

Coriander, Gattung der Familie Doldengewächse; ungleich 5zähniger Kelchrand; verkehrt eirunde, tief 2spaltige Blumenblätter; kugelige Spaltfrucht; striemenlose Rillen: an der Berührungsfläche concave Kernmasse; 2spaltigen, in der Mitte freien Fruchthalter. — Arten: Gemeiner C. (C. sativum), schlanke Pfahlwurzel; 1—2½ Fusz hoher, stielrunder Stengel, lebhaft grüne, 3lappige und gefiederte Blätter; langgestielte, flache, 3—5strahlige Dolden; 1blätterige Hülldecke, die oft auch ganz fehlt; die weiszen Blumen sind vor dem Entfalten rosenroth; die 1½—2 Linien lange Spaltfrucht ist blaszbräunlichgelb. Diese allgemein bekannte Schirmpflanze wächst im südlichen Europa und im Oriente wild unter Saaten, ist 1jährig, blüht vom Juni bis Juli, und wird ihres gewürzhaften Samens wegen häufig in Gärten und auf Feldern bei uns gebaut, namentlich in Franken und Thüringen. Sie hat sehr viel Aehnlichkeit mit dem Anis und verlangt so ziemlich dieselbe Behandlung. — Die Samenkörner sind gelblich gestreift und haben, gleich der ganzen Pflanze, frisch einen stinkenden Wanzengeruch, welchen der Maulwurf so haszt, dasz man ihn vertreiben kann, wenn man einige Blätter davon in sein Loch steckt. Durch das Trocknen verlieren die Körner diesen Geruch und sind dann ein gutes Gewürz, welches man nicht nur gern an Speisen nimmt, sondern auch unter Brod und Käse mischt und zu Bier und Branntwein verwendet. Jenes erhält dadurch eine brausende Kraft, dieser einen besseren Geschmack und eine scheinbare Stärke. — In der Conditorei werden sie häufig mit Zucker überzogen und zum Nachtheil der Gesundheit gelb oder roth gefärbt und unter dem falschen Namen Aniskörner oder Aniskügelchen verkauft. Morgens nüchtern einige Körner genommen machen einen guten Magen, in größerer Menge aber verursachen sie Schwindel und Kopfweh. Das durch Destillation daraus gewonnene Oel ist als windtreibendes und magenstärkendes Mittel bekannt. Die Spanier und Aegypter essen das Kraut an Speisen, wie wir die Petersilie, und verlieren sich die betäubenden Kräfte wahrscheinlich durch das Kochen. Wir erhalten den größten und besten Coriandersamen aus Italien, doch wird auch bei uns viel gebaut und Erfurt allein versendet jährlich mehrere Centner. In der Offizin werden sie Coriandersamen oder Schwindelkörner genannt und wie Anis oder Kümmel gebraucht. — Das Kraut wird äußerlich gegen Entzündungen, Karfunkeln, Geschwüre u. s. w. gebraucht. — Wenn man den Samen in Wein oder Essig beizt, so ist er für den Magen sehr gut. — In süßem Wein getrunken treibt er Würmer ab und befördert die Menstruation. — Ungebeizt und unbereitet darf man ihn übrigens nur in den kleinsten Gaben anwenden, sonst wirkt er giftartig und muß man dagegen Salzwasser trinken. — Einen wohlriechenden Mund erhält man, wenn man ihn dörrt, dann einbeizt oder mit Zucker einmacht und nimmt. — Gegen Geschwüre am Gemächt stoßt man den C., vermischt ihn mit Honig oder Rosenöl und bestreicht sie damit. — Den Frauen vermindert er die Lust und wirkt bei Männern der Samenerzeugung entgegen.

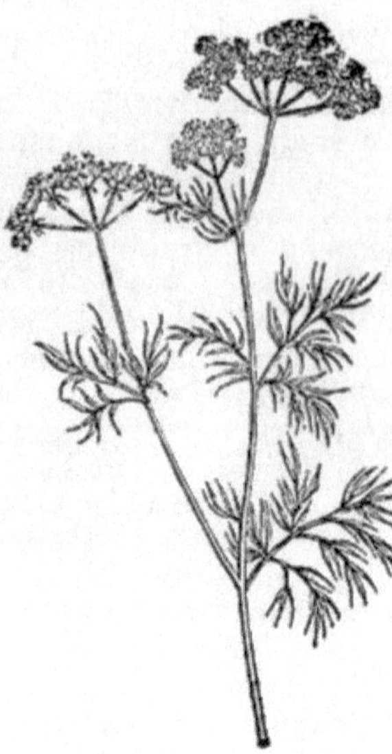

Gemeiner Coriander.

Coriandole, Strahlende (**Biforis radians**) und Strahlenlose C. (**B. testiculata**), diese am Mittelmeer einheimischen Pflanzenarten gleichen dem Coriander im Aeußern vollkommen, und ist der Geruch der Pflanze beinahe noch stärker, dagegen sind die Früchte fast geruch- und geschmacklos.

Corin, s. v. a. Erdkiefer.

Corinde, in einigen Gegenden Deutschlands s. v. a. Gemeiner Flieder.

Corinthen, eine mittelgroße, lockere, meist astlose Traubenart mit sehr kleinen, dünnhäutigen, oft kernlosen Beeren, welche zur gewöhnlichen Zeit reifen, und gedörrt als kleine Rosinen in den Handel kommen.

Cornas, ein rother Franzwein.

Correa (**Correa**), Gattung der Familie Rautengewächse; 4zähnigen oder nahezu ganz randigen Kelch; 4 nur am Grunde verwachsene Blumenblätter; 8 Staubgefäße; 4 dichtsternhaarige Fruchtknoten; der Griffel hat eine 4lappige Narbe; 4 Kapseln. — Arten: Prächtige C. (**C. speciosa**), dieser Strauch hat sternartig-filzige Aestchen; Blätter unten ebenso, oben dunkelgrün und eilänglich; aufrechte Blüthen; sternhaarig-filzige, rostbräunliche, schalenförmige Kelche; walzige, 4spaltige, flaumige, 1—1½ Zoll lange, rothe, vorn grüne Blumen. Diese in Neu-Süd-Wales einheimische Pflanze kommt bei uns bisweilen als Zierstrauch vor. — Weiße C. (**C. alba**), die Blätter dieser ebenfalls in Neuholland einheimischen Art kommen häufig statt des grünen Thees in den Handel.

Corsikaweine, süße und feurige, theils weiße, theils rothe Weine. Die von Muriana, Campoloro und Capo Corso sind die besten. Die weißen werden zum Verschneiden junger und schwacher Franzweine gebraucht.

Cortuse (**Cortusa**), Gattung der Familie Primelgewächse; 5spaltigen Kelch; beinahe radförmig-trichterige Blumenkrone; 5 Staubgefäße; vieleiigen Fruchtknoten; fadenförmiger Griffel mit kopfiger Narbe; 1fächerige, 2 schalstückige, vielsamige Kapsel. — Arten: Matthiol's C. (**C. Matthioli**) 3—4 wurzelständige, langgestielte, 9—11 lappige Blätter; ½—1 Fuß hoher Schaft; 4—12—20blüthige Straußdolde; hängende, wohlriechende Blüthen; lanzettige, vorn gezähnte Hüllblätter; spitzer, 3zähniger Kelchzipfel; purpurrothe, lange Blätter, deren Röhre innen und ein Theil des Saums grünlichgelb ist; grüne Staubfäden; bleichgelbe, oben violette Staubbeutel; findet sich an triefenden Felswänden und schattigen Waldbächen der Alpen bis zu einer Höhe von 5700 Fuß, steigt aber auch bis in die Voralpen herab und findet sich namentlich in Oesterreich, Ungarn, Steiermark, Tyrol und Oberitalien, ist ausdauernd und blüht vom Mai bis Juni. Diese Pflanze ist von jeher bei Gliederschwäche, Krankheiten der Gelenke, Nieren- und Blasensteinen rc. geschätzt.

Cosmelie, (Cosmelia), Gattung der Bleiwurzgewächse; blattartiger Kelch; röhrige, 5spaltige Blumenkrone; 5 an die Blumenkrone gewachsene Staubgefässe; Fruchtknoten mit 5 vieleiigen Fächern; 5fächerige Kapsel. — Arten: Rothe C. (**C. rubra**), aufrechter Strauch mit halbumfassenden, kapuzenförmigen, leichtgewimperten Blättern, schönen, rothen, gegen 1 Zoll langen, vorn verengten Blumen. Ist in Neuholland auf Torfgrund zu Hause.

Cosmibuene (Cosmibuena), diese Gattung der Familie Krappgewächse ist zwitterig, der Kelch überweibig, der Saum glockig und 5—6zähnig, die trichterförmige Blumenkrone 5—6spaltig; 5—6 Staubgefässe; unterständiger Fruchtknoten; 1facher Griffel, 2 theilige Narbe; längliche, 2 fächerige Kapsel; schildförmige Samen, welche mit häutigem Flügel umgeben sind. — Arten: Brasilianische C. (**C. hexandra**), stattlicher Baum mit 1—2 Fuß dickem Stamme, dünner, rissiger, innen blutrother Rinde, filzigen, schwärzlich-braunen Aestchen, ovalen, 6—10 Zoll langen und 4—6 Zoll breiten, oben kahlen und glänzenden, unten rostbraunen, zottigen, starkgerippten, 1jährigen Blättern auf 1—1½ Zoll langen Stielen; 3gabelige, große, filzige Rispen; lederige, filzige, schmutzig ochergelbe Blumenkrone; 6 Staubgefäße; behaarte Staubfäden; walzig-keulenförmige, braune, gestreifte, 2—3 Zoll lange Kapsel mit sehr dünnen, braungelben, flügelrandigen Samen. Ist in den Gebirgswäldern Brasiliens zu Hause, und kommt die Rinde als China von Rio Janeiro in den Handel. Die zu uns kommenden Stücke sind dick, stark zusammengerollt, 15—20 Zoll lang, außen graulich oder gelblich-weiß und rissig, innen kastanienbraun, am Bruche feinkörnig. Der Geschmack ist bitter und abstringirend und soll diese Rinde wie die ächte Chinarinde wirksam sein.

Costwurz (Costus), Gattung der Familie Bananengewächse; überweibiger, 3spaltiger, röhrenförmiger Kelch, 3theilige Blumenkrone; trichterförmige Röhre; 1 Staubgefäß; 3fächeriger Fruchtknoten; fadenförmige, zwischen den Staubbeutelfächern durchgehender Griffel; 3fächerige Kapsel mit zahlreichen, bemantelten, eckigen Samen. — Arten: Schöne C. ((**C. speciosus**), wagrechter, innen weißer, aus vielen Knoten bestehender Wurzelstock, aus welchem sich ein 4—6 Fuß hoher Schaft erhebt, der ganz von blassen, weichhaarigen Blattscheiden umgeben ist; die zapfenartige Aehre wird faustgroß; die großen, rothen Blumen sind wohlriechend; die 3seitige, harte Kapsel hat eine dunkelrothe Farbe und enthält schwarzen, glänzenden Samen; blüht vom Juli bis Aug., ist ausdauernd und wächst in Ostindien. Von dieser Pflanze erhalten wir die arabische oder bittere Costwurz, und zwar in 2—3 Zoll langen, dünnen bis 1½ Zoll dicken, außen grauen, innen blässern oder weißen Stücken, welche am Bruch strahlige, mit einer rothen Masse durchzogene Zellen zeigen. Andere bittere Rinden werden jedoch nicht selten statt dieser verkauft, und ist sie als tonisches, flüchtig reizendes Heilmittel geschätzt. — Die sogen. süße Costwurz ist die Rinde des weißen Canellbaums (s. d.)

Coteauxwein, eine geschätzte Gattung Franzwein.

Cotewein, Weine, die in der Cote d'or zu Cote in Neuschatel und überhaupt an nicht zu hohen kalkigen Hügeln im südöstlichen Frankreich wachsen. Selbst ein Bordeauxwein heißt so. Starke feurige Weine von viel Körper.

Couconrelle, weiße, eine Feigenart bei der die Frucht erhabene Adern hat, 14 Linien dick und 16—18 Linien hoch ist. Sie verlangt zu ihrer frühen Zeitigung durchaus einen trockenen Boden. — Die braune C. reift früh, ist fruchtbar, verlangt ebenfalls einen trockenen Boden, und hat bei der zweiten Ernte weniger lange Früchte, als bei der ersten.

Coumierharz, eine von der Guiana'schen Icica gewonnene Weihrauchart, welche namentlich gegen langwierige Schleimflüsse sehr wirksam sein soll. Sie fließt aus Verwundungen der Rinde, riecht wie Citronen, wird auch als Räuchermittel und zu Firniß gebraucht.

Courbaril, s. v. a. Animebaum und Animeharz.

Cowdeeharz, neuseeländisches Dammarharz, milchweiß, gelb oder braun, weder in

Weingeist, noch in Terpentin- oder Leinöl lösbar und daher zu Lackfirnißen wenig geeignet. Kommt von **Agathis australis.**

Crabeholz, s. v. a. Nelkenholz.

Cratäve (**Crataeva**), Gattung der Familie Kapperngewächse, mit 4 hinfälligen Kelchblättern, 4 Blumenblättern, 8—24 Staubgefässen, langgestielten Fruchtknoten; eiförmige, 1fächerige, innen markige, vielsamige Beere. — Arten: Duftige C. (**C. fragrans**), 10—20 Fuß langer, sich in die Höhe windender Stengel mit 3fingerigen, wechselständigen Blättern, endständiger Doldentraube. Diese in Sierra Leona wachsende Pflanze hat angenehm ananasartig riechende Blumen. — Westindische C. (**C. tapia**), die adstringirde Rinde dieser auch in Südamerika wachsenden Art ist in der neuen Welt gegen Wechselfieber, Schwäche und Erschlaffung des Darmkanals sehr geschätzt. Die lauchartig riechenden, süßlichen, etwas weinartig schmeckenden Früchte werden häufig gegessen. — Die scharfe C. (**C. gynandra**), wächst auf Jamaika, wo die Wurzel äußerlich als Reizmittel benützt wird, wie bei uns der Senf, während die Stammrinde und die Früchte wie bei der vorangehenden Art dienen. — Trauer-C. (**C. religiosa**), wird auf einzelnen der Südseeinseln auf Gräber gepflanzt. — Die weinartig riechenden und schmeckenden Früchte der auf Malabar wachsenden **C. nurvala** sind sammt den säuerlichen Blättern als harntreibendes Mittel bekannt; Rinde und Samen werden äußerlich zur Erweichung und Zeitigung von Abscessen verwendet.

Crocus, s. v. a. Safran.

Cronwitbaum, in mehreren Gegenden Deutschlands s. v. a. gemeiner Wachholder.

Croton, (**Croton**), diese Gattung der Familie Rautengewächse hat 1, selten 2häusige Blüthen, von denen die männlichen einen 5theiligen Kelch, 5 Blumenblätter, 5 Staubgefässe haben, wogegen bei den weiblichen der Kelch 10theilig ist und Blumen und Drüsen fehlen. — Arten: Gemeiner oder wohlriechender C. (**C. eluteria**), baumartiger Strauch, dessen Rinde außen weiß, innen braun ist; gestielte, eirunde, 2—3 Zoll lange, durchscheinend getüpfelte Blätter; zusammengesetzte, sparrige Trauben; zahlreiche, kleine, grünlichweiße Blüthen; 10—12 Staubgefässe; rostbraun getüpfelter Fruchtknoten und erbsengroße Spaltfrucht; blüht vom August bis September und ist auf Jamaika zu Hause. — Der größere Theil der im Handel vorkommenden Cascarill- oder Schakarillrinde kommt von diesem Strauche, und erhalten wir dieselbe in 3—4 Zoll langen, gewöhnlich gerollten, schweren, brüchigen Stücken, die außen runzelig und mit krustigen, weißen Flecken (manchmal sind sie auch schwärzlich) bedeckt sind, während die innere Oberfläche glatt, gelblich oder röthlichbraun ist. Der braunrothe Bruch glänzt schwach, und verbreitet die Rinde gerieben oder angezündet einen sehr lieblichen Geruch, weshalb man feinern Feuerschwamm auch in eine Abkochung der Rinde taucht, um ihm einen lieblichen Geruch zu geben. Sie gehört zu den kräftigsten, reizendstärkenden Heilmitteln. — Färber- oder Lackmuscroton, Krebsblume (**C. tinctorum**); diese sehr nützliche Pflanze hat einen krautartigen, 1 Fuß hohen, ästigen Stengel mit rautenförmigen Blättern und runden, dunkelgrünen, mit weißen Wärzchen besetzten Früchten. Der Färber wächst im Orient, in der Levante und im südlichen Europa wild, in der Gegend von Montpellier (Frankreich) aber wird er im Großen auf den Feldern gebaut. Aus den Blättern und Stengeln gewinnt man diejenige blaue Farbe, welche im Handel unter dem Namen Lackmus vorkommt. Am meisten Farbe erhält man, wenn sie gegen Ende des Juli's in ihrer Blüthe oberhalb der Wurzel abgeschnitten und in frischem Zustande zwischen zwei Steinen (einer Mühle ähnlich) zermalmt wird, damit man den dunkelgrünen Saft auspressen kann. Unter diesen Saft wird etwas Urin, ungelöschter Kalk und Pottasche gemischt und in ganz reine Stückchen Leinwand getaucht, welche man möglichst schnell an der Sonne trocknet, abermals eintaucht, wieder trocknet u. s. f. bis sie ganz dunkelblau aussehen. Nach dem vollkommenen Austrocknen werden sie in Ballen verpackt und an Fabriken versendet, namentlich nach Holland, wo man den Farbstoff wieder aus der Leinwand zieht, in lange, viereckige Stückchen formt und als Lackmus oder Holländischblau in den Handel bringt. Maler und Färber schätzen diese Farbe gleich sehr. Aus den Leinwandstückchen (Färberläppchen, Tournesols) wird die Farbe nicht mehr ganz rein herausgebracht, weshalb man sie zum Färben der Weine, Käse, Liqueurs und Syrupe verwendet, ein höchst tadelnswerthes Verfahren, indem der Lackmus eine sehr starke Schärfe besitzt. — Mit dem frischen Saft sollen sich

Warzen vertreiben lassen. — Lackroten (C. lacciferum), dieser in Ostindien wachsende Baum ist in allen Theilen sehr gewürzhaft und enthalten namentlich Wurzel und Blätter scharfe, purgirende Stoffe. Auf ihm lebt eine Art der Schildläuse, von welchen der feine Gummilack herrührt, der zum Färben seidener Zeuge &c., sowie zur Bereitung von Firnißen sehr geschätzt ist. — Purgirer. (C. tiglium), strauchartiger Baum, welcher auf den molukkischen Inseln und in mehreren Provinzen Ostindiens wild wächst. Die unter dem Namen Purgirkörner bekannten Samenkörner werden als schweißtreibendes Mittel, in Fiebern, in der Wassersucht gebraucht, und erregen sie sehr heftiges Purgiren. — Fische werden so sehr von ihnen betäubt, daß man sie leicht fangen kann. — Auch das blasse, geruchlose Holz (Purgirholz, welches eckelhaft schmeckt, sowie das aus den Körnern gewonnene Oel, erregen, wenn man von letzterem nur einige Tropfen nimmt, oder äußerlich auf den Bauch in der Nabelgegend einreibt, Purgiren. — China-C. (C. Pseudo-china), kleiner Baum mit aschgrauen, abstehenden Aesten, eirunden, $2\frac{1}{2}$—4 Zoll langen, oben grünen, unten silberweiß-schlüpferigen Blättern, 1—$1\frac{1}{2}$ Zoll langen, vielblüthigen, rostbraun-schülferigen Trauben; 20 Staubgefässe; ovale, schwarz und gelb gefleckte Samen. Blüht im Juli und ist in Mexiko zu Hause. Die gewürzhaft bittere Rinde gleicht sehr der Cascarille und kommt meist in fußlangen, 1 Zoll breiten, rinnenförmigen oder gerollten Stücken zu uns, welche manchmal mit einer weißlichen Borke versehen sind, anderemal sind sie ohne Borke und haben dann eine gelblichgraue oder blaß röthlichbraune, innen schmutzig-rothbraune Farbe. — Westindische C. (C. micans), die Rinde dieses in Westindien einheimischen Strauchs gleicht der Copalbaumrinde; Blätter und junge Triebe geben gute aromatische Bäder und Bähungen. — Ausgezeichnet gut gegen syphilitische Krankheiten ist die Wurzel von C. campestris. — Der in Westindien wachsende C. nivens enthält einen harzig-balsamischen Saft und ist als Wundmittel geschätzt. — Balsamischer C. (C. balsamifer), alle Theile enthalten einen gelblichen oder bräunlich-gelben, sehr wohlriechenden, harzigen Saft, welcher wie alle andere Balsame verwendet wird. Aus Zweigen und Blättern gewinnt man einen sehr guten Liqueur, **Eau de Mantes** genannt. — Eine dem Weihrauch ähnliche, und wie derselbe zu benützende Substanz fließt aus der Rinde des C. adipatus; ebenso aus C. thurifer. — Prächtiger C. (C. origanifolius), ist in Westindien zu Hause und gibt aus Einschnitten einen gelben, dicken, balsamischen Saft, der wie Copaivabalsam dient. Ein schweißtreibendes und krampfwidriges Mittel erhält man durch einen Aufguß über Rinde und Blätter, aus welchen sich auch ein Liqueur destilliren läßt. — Wohlriechender C. (C. aromaticus), der balsamische Saft des Stammes und der Aeste ist in Ostindien, Cochinchina und auf den Molukken zur Heilung von Wunden und Geschwüren sehr geschätzt. — Gewürzhafter C. (C. corylifolius), Aeste, Blätter und Blüthen sind in Ostindien gegen Schwäche der Verdauungsorgane, Kolik, Krämpfe, Blähungen, Menostasie &c. sehr geschätzt; wirkt mit Behenöl übergossen ausgezeichnet bei Wunden und Geschwüren. — Drachen-C. (C. draco), diese in Mexiko einheimische Art enthält einen blutrothen Saft, welcher später verhärtet und eine der besten Sorten des Drachenblutes gibt. Dieses ist ein sandartiges, bräunlich-schwarzes Pulver, welches aus ungleichen, undurchsichtigen, glänzenden, eckigen Körnchen besteht und bitterlich zusammenziehend schmeckt. — Andere Arten dieser Gattung wirken in gleicher Weise.

Crotonöl, s. u. Croton.

Cubeben, Cubebenpfeffer (Piper cubeba), runzliche, kleine, schwarzgraue, langgestielte, innen weiße Körner, welche an einem zu der Gattung Pfeffer gehörigen Strauche wachsen, der sich in den Wäldern von Java, Malabar und auf der Insel Bour findet, einen gegliederten Stamm hat, mit dem er sich an den Bäumen in die Höhe windet. Die Früchte haben ungeachtet ihrer Schärfe einen angenehmen und gewürzhaften Geschmack und sind meist so groß wie Erbsen. In der Heilkunde sind sie als eins der besten nerven- und magenstärkenden Mittel bekannt, weshalb sie auch die Conditorei in ihren Bereich gezogen hat und überzuckert, sowie in andern Formen, gegen Schwindel &c. verkauft. — Außerdem sind sie harntreibend, werden mit Vortheil beim Stein der Nieren, bei Hauptflüssen, Verhärtung der Därme &c. angewendet. — Gegen Epilepsie kocht man sie mit Rosmarin in

Wein und trinkt diese Flüssigkeit. — Man macht auch Gebrauch von C. bei acuten und chron. Trippern, und bei venerischem Fluor albus. Man gibt das Pulver der C. zu ʒj—jß 2—3 Mal täglich.

Cuichunchulli-Wurzel (Radix Cuichunchulli, Ch. de Cuenca), diese von einer Brechviole (Jonidium microphyllum) abstammende Wurzel wird gegen Elephantiasis tuberculata in Amerika sehr geschätzt.

Culilawan-Rinde, s. v. a. bitterer Zimmt, s. u. Zimmtblume.

Cummandeurbalsam, Balsam des Commandeurs von Perne, eine Art von Benzoëtinctur.

Cummeline (Commelina), Gattung der Familie Liliengräser; zwitterig; büschelige Blüthen in scheidenartigen Deckblättern; 3theiliger Kelch; 3theilige Blumenkrone; 3 Staubgefässe und 3 Staubfäden; die Kapsel ist von einem kappenförmigen oder zusammengefalteten Deckblatte umhüllt. — Arten: Knollentragende C. (C. tuberosa), der Unterstock hat büschelige, längliche Knollen; die sitzenden Blätter sind eirund-länglich und weichhaarig; 3 schöne, himmelblaue Blumenblätter; diese ausdauernde Pflanze ist in Mexico zu Hause, wird bei uns hin und wieder in Gärten gezogen und liefert in den fleischigen Knollen eine wohlschmeckende Speise.

Curassaäpfel, (Curassarica aurantia), die kleinen, unreifen, erbsen- oder kirschengroßen, grünen (getrocknet braungrünen), würzigen, bittern Früchte der auf Curassar wachsenden Curassar-Pomeranze (Citrus Aurantium curssaiensis, Malus aurantia major); werden als Magenstärkung oder auch statt der Erbsen in Fontanellen gebraucht. Die Schale der Curassarpomeranze wird, weil dünner und weniger markig, als die der gewöhnlichen Pomeranze, dieser letztern vorgezogen.

Curcume, (Curcuma) Gattung der Familie Bananengewächse; überweibigen, 3jährigen oder 3spaltigen, röhrenförmigen Kelch; 1 Staubgefäß mit 2 weitern Ansätzen zu solchen; 3fächeriger Fruchtknoten; fadenförmiger Griffel; kopfförmige Narbe; 3fächerige Kapsel mit zahlreichen, bemantelten Samen. Bei uns wird diese fußhohe, in China, Japan, Ostindien und auf Ceylon wild wachsende Pflanze häufig in Gärten gezogen und auch Gelbgilbwurz, Erdsafran, indischer Safran genannt. — Arten: Runde C. (C. rotunda), diese Art hat eirund-lanzettförmige Blätter, und 1 Zoll Dicke, knollige, außen hochstämmige gelbe Wurzeln. — Lange C. (C. longa), schilfähnliche Blätter und lange, knotige, fingersdicke, außen dunkelgelbe Wurzeln, welche, gleich denen der ersten Art, in den Handel kommen. Sie sind gewürzhaft, scharf, gelinde brennend und riechen wie Safran und Ingwer. In Ostindien werden sie als gewöhnliches Gewürz an Speisen gethan und als harntreibendes und schleimauflösendes Mittel gebraucht. Für wollene und leinene Zeuge kann man eine schöne gelbe Farbe daraus bereiten, welche jedoch nicht dauerhaft ist. Metalle erhalten davon eine schöne goldgelbe Farbe, weshalb man Spiegelrahmen, Bilder und andere Gegenstände, die vergoldet werden sollen, vorher mit dieser Farbe überzieht. — Gewürzhafte C. (C. aromatica), die handförmigen Wurzelknollen sind innen gelb und schmecken scharf, gewürzhaft brennend, wogegen die weißlichen, eiförmigen Knollen an der Spitze der Wurzelfasern fast geschmacklos sind; Blätterstengel über 3 Fuß hoch; 4—6 doppelte gezeilte, 1—2 Fuß lange, unten seidenhaarige Blätter. Neben dem Blätterstengel steht ein 5—6 Zoll langer Blüthenschaft, der mit lockern, scheidigen Schuppenblättern umgeben ist. Wächst in Ostindien, blüht im April und Mai und liefert die runde Zittwerwurzel. — Zittwer-C. (C. zedoaria), hat ebenfalls handförmige, verlängerte Knollen, die innen viel blässer gelb und als lange Zittwerwurzel bekannt sind, und sich von der vorigen nur der Form nach unterscheidet. Wir erhalten sie in halbirt eirunden, 3eckigen und scheibenförmigen, dichten, holzigen, schweren, schmutzigweißen oder röthlichen, innen grauen oder bräunlichen Stücken, die stark gewürzhaft, kampherartig riechen, scharf-bitter und gewürzhaft schmecken und deshalb früher bei den Aerzten hochgeachtet waren, jetzt aber fast ganz von der Calmuswurzel verdrängt sind. — Aus den an den Spitzen der Wurzelfasern aller dieser Arten stehenden ovalen Knollen wird ein feines Stärkemehl bereitet, das unter dem Namen Tikhur, oder Tikor, auch Koa bekannt ist und die Eigenschaften des Pfeilwurzmehls hat. — Wenn man die Wurzel stoßt und auf den Kopf streicht, so fallen die Haare aus. — Leistet bei Nieren- und Blasenkrankheiten gute Dienste und treibt den Harn ab.

Curupita (**Couroupita**), diese Gattung der Familie Kreuzblumengewächse hat eine an den Fruchtboden gewachsene Kelchröhre, 6theiligen Saum, 6 Blumenblätter; sehr zahlreiche, 1brüderige Staubgefässe; 6fächeriger, mit der Spitze frei vorragender Fruchtknoten; sitzende, sternförmig 6eckige Narbe; kugelige Kapsel; zahlreiche, lappige, blattartige Samen. — Arten: Guiana'sche C. (**C. guianensis**), oft über 60 Fuß hoher Baum, dessen Stamm 2 Fuß im Durchmesser hat und mit einer dicken, stark rissigen Rinde bedeckt ist; keilförmige, 8—12 Zoll lange Blätter; an vorjährigen Trieben 1—3 Fuß lange Trauben mit 50—100 hochrothen, wohlriechenden Blüthen, welche die Größe der Pfingstrosen haben, und sich am Morgen zu 2—3 öffnen, Abends aber schon wieder abfallen. Die kugeligen Früchte, von denen in der Traube nur 1—2 reifen, erreichen 4—8 Zoll im Durchmesser, sind außen rauh und röthlichbraun, und enthalten ein grünlich-weißes Mark, das an der Luft blau wird. Ist von Guiana auch auf die Antillen verpflanzt worden, blüht das ganze Jahr, und liefert in dem Marke ein ausgezeichnetes Getränk, welches da vorzüglich wirkt, wo kühlende, säuerliche und erfrischende Mittel anzuwenden sind. — Bei hartnäckigen Diarrhöen und chronischen Entzündungen des Darmkanals ist eine Abkochung desselben zu Klystieren ausgezeichnet. — Beim Verwesen verbreitet die Pflanze einen unerträglichen Gestank.

Cutta-Camboo, s. v. a. Gutta-Gambeer.

Cyanen, s. v. a. Kornblumen.

Cymbelblume, s. v. a. **Epipactis latifolia.**

Cymbelkraut, s. v. a. **Linaria Cymbalaria.**

Cypergras, (**Cyperus**), diese Gattung der Familie Cypergräser ist zwitterig, hat 2zeilige, spirrige oder büschelige Aehren; die Blüthen sind in 2 Längereihen dachziegelig gelegt und aus 1 Deckblatt; 2 oder 3 Staubgefässe und 1 Fruchtknoten mit 3 narbigen Griffeln gebildet. — Arten: Rundes C. (**C. rotundus**), an den Wurzelfasern des Unterstocks stehen eiförmige, gegürtelte, außen braune, innen weißliche Knollen von Haselnußgröße; der 3kantige Schaft wird 1—2 Fuß hoch und ist von grundständigen, schmalen, schöngrünen Blättern umgeben. Wächst in ganz Südasien und Neuholland, ist ausdauernd und liefert mit der folgenden Art der unter dem Namen runde Cyperwurz bekannte Heilmittel, welches schwach-aromatisch riecht und bitterlich schmeckt; alle Knollen sind übrigens geruch- und geschmacklos. In Ostindien sind sie noch immer geschätzt, und auch bei uns hat man sie früher häufig bei Magenleiden, Lungenverschleimungen, Harnwinden, fehlender Menstruation ꝛc. angewendet. — Gebräuchliches C. (**C. officinalis**), diese der vorigen ziemlich gleichende Pflanze ist in Südeuropa, Nordafrika, Arabien zu Hause, blüht vom Juni bis Juli und ist ausdauernd. — Langes C. (**C. longus**), schief unter der Erde kriechender, holziger, dicker, dunkelbrauner Wurzelstock aus dem sich ein 3kantiger, unten beblätterter, 1½—3 Fuß hoher Schaft erhebt; gekielte, oben scharfe, breite Blätter. Findet sich im südlichen Europa ꝛc. in Gräben, an Sümpfen, auf feuchten Wiesen ꝛc., ist ausdauernd, blüht vom Juli bis Aug. und hat eine wohlriechende, gewürzhafte, bitterliche, nahezu ingwerähnlich schmeckende Wurzel, welche als lange Cyperwurz oder wilder Galgant offizinell war und namentlich zur Stärkung des Magens, sowie bei mangelhafter Menstruation angewendet wurde. — Eßbares C. (**C. esculentas**), auch bei dieser Art hängen an den Wurzelfasern bisweilen Knollen, welche mehlig sind; der 3kantige Schaft wird ½—1 Fuß hoch und hat am Grunde Blätter, welche noch länger werden. — Findet sich in Südeuropa und Nordafrika, wird in mehreren Gegenden angebaut, z. B. in Oesterreich, Baden, Württemberg ꝛc. ist ausdauernd, blüht vom Juli bis August, und hat oft an einer Pflanze 100—150 fleischige, angenehme und süß schmeckende Knollen, welche eine nahrhafte Speise abgeben und als Erdmandeln bekannt sind. Sie enthalten außerordentlich viel fettes Oel, welches sehr rein und wohlschmeckend ist. Mit Wasser und Zucker, wozu man noch Mandelmilch nehmen kann, geben sie ein sehr kühlendes Getränk. Als Kaffeesurrogat sind sie sehr geschätzt, und wird der daraus bereitete Caffee Mandelkaffee genannt.

Cypernholz, zu feinen Tischlerarbeiten gebraucht, kommt von Jamaika und den Caraiben, von **Cordia Geraschanthus.**

Cyperwein, sehr hitziger, süßer, dicker, besonders in Italien beliebter, auf Cypern gewonnener Wein. Man unterscheidet Komthurey- (Commanderie-) Wein, auf

Bergen wachsend, die sonst den Templern gehörten, Muskateller und ordinären C. Die beiden ersten sind roth, der letztgenannte in der Jugend weiß, im Alter aber sehr dunkel.

Cypresse, (**Cypressus**), diese Gattung der Familie Zapfenbäume ist 1häusig; die männlichen Blüthen bilden kleine Kätzchen, und haben 4einfächerige Staubbeutel am untern Rande des Deckblättchens; die weiblichen Kätzchen sind noch kleiner und stehen dabei 8 oder noch mehr Blüthen am Grunde des schuppenförmigen Fruchthalters. Ein aus holzigen, schildförmigen, eckigen Früchtehaltern bestehender Zapfen bildet die Frucht; 2lappiger Samen. — Arten: Gemeine, immergrüne C. (**C. sempervirens**), ziemlich hoher, im Oriente, namentlich auf der Insel Candia wildwachsender Baum, welcher jedoch nicht nur im südlichen Europa häufig vorkommt, sondern selbst in Deutschland sich nicht selten in Lustgärten findet. Der Stamm ist gerade und dick, die Rinde zimmtbraun oder röthlich, das Holz gelblich; Aeste und Zweige sind mit vielen, wie Schuppen übereinander liegenden, spitzigen, bläulich grünen Blättern besetzt, was dem Baume ein wunderschönes Ansehen verleiht, indem er dadurch eine nette Pyramidengestalt erhält. Die herabhängenden Früchte bestehen aus kleinen Zapfen mit bittern Nüssen, und erhöhen den lieblichen Anblick des ganzen Baums. In ihrem Vaterlande strömt nicht selten ein Harz aus der Cypresse, welches sehr gut riecht und die Eigenschaften des Terpentins hat. Ueberhaupt hat der ganze Baum eine so gewürzhafte Ausdünstung, daß vor Zeiten die Aerzte im Orient glaubten, Lungenkrankheiten können allein von dem Einathmen derselben geheilt werden. Früher wandte man auch Früchte und Rinde gegen Lungenkrankheiten, Wechselfieber und bei Geschwüren an. Das wohlriechende Holz widersteht nicht nur sehr lange der Fäulniß, sondern wird nie von Würmern angefressen, daher verwendet man es zu kostbaren Bauten und läßt Bretter davon schneiden, welche von Tischlern und Drechslern gleich hoch geschätzt sind. — Lebensbaum-C., weiße Ceder (**C. thyoides**), diese Art wächst an sumpfigen Stellen Nordamerika's in ungeheurer Menge; der Stamm wird oft über 100 Fuß hoch und 2 Fuß dick. Die Blätter liegen ebenfalls wie Schuppen übereinander, die Früchte hingegen sind wachholderartig. Das weiße Holz ist leicht, dabei aber sehr dauerhaft und deshalb zum Schiffsbau, zu Zimmerholz, Brettern und Hausgeräthschaften sehr geschätzt. Die jungen Zweige sind zu Faßreifen geeignet, und geben die feinen Späne einen guten Thee. Dieser Baum kommt auch bei uns im Freien fort. — Virginische, zweizeilige C. (**C. disticha**), dieser in seinem Vaterlande am Wasser wachsende Baum wird 70—80 Fuß hoch, der Stamm erreicht eine Dicke von 8—10 Fuß, die Blätter gleichen denen des Taxus und bilden an den Zweigen 2 Reihen, welche im Winter abfallen. Die glatte Rinde ist braunröthlich, daß zarte, dauerhafte Holz weißgelb und feinharzig; es ist namentlich gut zu Brettern, und wird zum Verbauen, sowie zu allerlei Geräthschaften verwendet. Aus dem untern Theile des Stammes machen die Amerikaner ihre Kanots (eine Art kleiner Boote aus Einem Stück), der obere Theil gibt immer noch gute Masten. Diese C. wächst in Europa sehr langsam, und auch dieß nur in einer ganz geschützten Lage. — Wagrechte C. (**C. horicontalis**), ein häufig in den Wäldern des Orients wachsender Baum, wo er selbst in dem schlechtesten Boden gedeiht und die Größe einer Eiche erlangt. Die Zweige breiten sich ganz wagrecht aus, daher ihr Name. — Das sehr dauerhafte Holz ist namentlich zu Zimmerarbeiten unvergleichlich gut und soll von den alten Aegyptiern zu den Särgen für ihre Mumien verwendet worden sein. — Die Cypresse war im Oriente früher den Göttern geweiht und gilt daselbst heute noch für ein Sinnbild der Trauer, welches sich auf allen Gräbern findet. — Die adstringirenden Cypressenzapfen sind gut gegen Fieber, Blut- und Schleimflüsse. — Wenn man die Blätter der gemeinen C. stoßt und mit Essig vermischt, so ätzt dieß faules Fleisch von Wunden und reinigt sie. — Die frischen Nüsse gestoßen und mit Wein vermischt sind ein gutes Mittel gegen das Blutspeien. — Die Blätter mit Wein getrunken, stärken die Harnwerkzeuge sehr. — Die gestoßene Rinde gibt, mit Attichwasser eingenommen, ein gutes Mittel gegen Lenden- und Blasenstein.

Cypresseneuphorbie, s. v. a. **Euphorbia**.

Cypressengarbe, s. u. Garbe.

Cypressenkraut, s. v. a. **Santolina Chamaecyparissus**.

Cypressenmoos, s. v. a. **Hypnum cupressiforme.**
Cypressensantoline, C.=Stabwurz; s. u. Stabwurz.
Cypressenwolfsmilch, s. v. a. **Euphorbia Cyparissias.**
Cyprische Birn, s. v. a. Frührousselet.
Cyprische Pflaume, s. v. a. Eierpflaume.
Cypris faba, s. v. a. Meerbohnen.

D.

Dachskohl, der kleine krausblätterige Braunkohl.
Dachwurzel, s. v. a. **Sempervivum tectorum.**
Dahlie, s. v. a. Georgine.
Damascener Pflaume, s. u. Pflaume.
Damascener Rose, s. u. Rose.
Damenfeige, grüne Feige, eine Feigensorte mit grüner, bläulicher, innen rother Frucht von 18—20 Linien Dicke, 24—26 Linien Höhe, mit sehr langem Stiele.
Damenmandel, eine Sorte weichschalige Mandeln.
Dammarbaum, (Agathis), diese Gattung der Araucariengewächse ist 2häusig; die männlichen Blüthen sind mit gedrängt stehenden Deckblättchen umhüllte Kätzchen, wogegen die weiblichen ohne Deckblättchen sind. — Arten: Molukkischer D. (**A. dammara**), ein oft gegen 10 Fuß dicker, sehr hoher Baum, welcher am untern Theile kopfgroße Knoten (Auswüchse) hat; zerstreute, lederartige, 2—3 Zoll lange und ½ Zoll breite Blätter, welche sich vorn in eine stumpfe Spitze verschmälern und eine schimmelgrüne, feingestreifte Farbe haben. Findet sich auf Gebiegen der molukkischen Inseln, und gibt aus dem Stamme ein weiches, durchsichtiges, schnell erhärtendes (dadurch wird es weiß) krystallartiges Harz von sich, welches eiszapfenartig an den Bäumen herabhängt. Von ältern Bäumen wird das Harz goldgelb und bernsteinartig. Macht man Einschnitte in die Knoten des Stammes, so gewinnt man theils weißes, theils braunrothes, theils nahezu schwarzes Harz in großen Stücken, welches als Dammarharz oder ostindischer Copal in den Handel kommt. In weichem Zustande riecht er stark, trocknet gar nicht mehr, und auf glühende Kohlen gestreut gleicht sein Geruch dem Fichtenharz und Mastix; sein Geschmack ist ebenso. Es löst sich sehr leicht in Terpentinöl und wird deshalb häufig zu Lacken verwendet, welche sehr schön glänzen; jedoch nie fest werden. Sonst kann man es wie alle andern Harze verwenden. — Das sogenannte schwarze Dammarharz kommt von der **Marignia acutifolia.** — Neuseeländischer Dammar, s. Cowdeeharz.
Damar Puti, malayische Benennung des Dammarharzes.
Dammer, s. v. a. Dammarharz.
Dammweide, s. u. Weide.
Daphne, s. v. a. Seidelbast.
Darmbeerbaum, s. v. a. Elsebeerbaum.
Dattelbaum, Dattelpalme, (Phönix), diese Gattung der Familie Palmen ist 2häusig, hat einen napfförmigen, 3zähnigen Kelch, 3blätterige Blumenkrone. Die männlichen Blüthen haben 6 Staubgefässe mit sehr kurzen Staubfäden, die weiblichen 3 Fruchtknoten mit verkümmerten Staubgefässen, zwischen denen 3hackenförmige Narben stehen; steinfruchtartige Beere mit einem walzenförmigen, sehr harten Samen. — Arten: Gemeiner D. (**Ch. dactylifera**), der Strunck wird bei einem Umfang von 9 Fuß oft über 60 Fuß hoch, hat eine braune Farbe und Höcker, welche von Ueberresten der Blattstiele herrühren; an der Spitze stehen 40—80 Blätter, welche 8—10 Fuß lang, sehr stark gerippt und gefiedert sind. Dazwischen stehen die männlichen und weiblichen Blüthen, jedoch auf verschiedenen Stämmen, und hängen in großen Büscheln herab. An 6—10 der weiblichen Trauben bilden sich oft über 100 länglich=runde Steinfrüchte, Datteln genannt, welche hinsichtlich der Form den Eicheln, der Größe nach aber den Pflaumen gleichkommen. In reifem Zustande haben sie eine rothgelbe Farbe; ihr Fleisch ist saftig und süß und enthält einen harten, länglichen Kern. Für Afrika und Asien ist dieser Baum die größte Wohlthat, und sieht man in den dürren Sandwüsten oft

ganze Wälder von Dattelpalmen, namentlich in der Barbarei, Aegypten, Arabien, Sirien und Persien. Uebrigens kommt dieser Baum auch im südlichen Europa fort und findet sich nicht selten in Portugal, Spanien, Italien und Griechenland, wo er aber nie so groß wie in seiner Heimath wird und nie so gute Früchte treibt. Von diesem Baume sind alle Theile brauchbar. Das Holz ist gut zum Bauen; das Mark junger Stämme ist eßbar; ein Sinnbild des Friedens und der Freude bilden die Zweige bei den Morgenländern, weshalb sie bei Feierlichkeiten ihre Häuser und öffentlichen Plätze damit verzieren; aus den Blättern lassen sich Matten und Körbe flechten und kann man sie auch als Papier benützen; die Blattstiele werden zu Verzäunungen der Gärten, zu Latten, Gittern ꝛc. verwendet und die Fasern der Blumenstengel zu Seilen und Stricken benützt; die jungen Blätter geben gekocht ein gutes Gemüse, der Palmkohl; eingemacht sind sie als Palmkäse bekannt. Aus Einschnitten in den Stamm fließt ein Saft, der Palmwein, welcher 24 Stunden lang sehr gut sich hält, dann aber sauer wird. Den größten Nutzen gewähren jedoch die Datteln, indem sie oft die einzige Nahrung in jenen heißen Ländern bilden. Nach dem Reifen und Abnehmen läßt man sie einige Tage liegen und ißt sie roh oder bereitet sie auf verschiedene Art zu, auch so, daß man sie längere Zeit aufbewahren kann. Der aus ihnen gepreßte süße Saft wird wie Butter auf's Brod gestrichen, mit Zucker bestreut und von den Reichen unter dem Namen Cariot gegessen. Getrocknet schmecken sie wie Feigen und kommen in dieser Form häufig in den Handel, indem Vornehme sie für ihre Tafeln kaufen und ein guter Brusttrank daraus bereitet wird. — Die besten erhalten wir über Marseille, Venedig und Genua aus Tunis. Aus den frischen Datteln wissen die Türken ein Getränk zu bereiten, das mit Wein oder Gewürzen vermischt eine ausgezeichnete Arznei gegen Colik und Magenkrämpfe abgibt. Die zu Mehl gemahlenen Dattelkerne, sowie die unreifen Datteln geben ein vorzügliches Futter für Kameele, Rindvieh und andere Hausthiere. Der Baum wird durch Kerne und noch schneller durch Wurzelschößlinge fortgepflanzt. — In frischem Zustande sind die Datteln ein sehr einhüllendes, reizmilderndes Mittel, das namentlich bei entzündlichen Brustkrankheiten gute Dienste leistet. — Die unreifen Früchte sind adstringirend und werden gegen Diarrhöen, Schleimflüsse, profuse Katamenien angewendet; ebenso die Blüthenscheiden und der Blüthenstaub.

Dattelpflaume, (**Diospyros**), diese Gattung der Familie Sapotillgewächse ist vielehig-2häusig, zwitterig; 4theiliger Kelch; 3—6spaltige Blumenkrone; 8—10 Staubgefäße am Grunde der Blumen, wobei die der männlichen Blüthen doppelt sind; 8—12 fächeriger Fruchtknoten; 3 oder 4theiliger Griffel; ganze oder 2spaltige Narbe; 8—12 fächerige Beere mit sehr harten, nußartigen Samen. — Arten: Italienische D. (**D. lotus**), großer, schöner Baum, dessen dünne, runzliche, braune Rinde ein grünliches oder bläulichgraues Holz birgt; länglich zugespitzte, oben dunkelgrüne und glänzende, unten weißlich-seegrüne, flaumige Blätter; gehäufte, blattwinkelständige, purpurröthliche Blüthen; kirschengroße, schwärzlichtblaue Beeren. Ist in Afrika, im Oriente und im südlichen Europa zu Hause; blüht vom Mai bis Juni, und stand früher in dem Rufe, als habe das Holz die Kräfte des Guajak. Aus den eßbaren Beeren wird ein Syrup und eine Art Wein bereitet. — Virginische D. (**D. virginiana**), diese im nördlichen Amerika einheimische Art gleicht der vorigen so ziemlich und hat eine Rinde, welche stark adstringirend schmeckt und gegen Diarrhöen, Ruhren, Wechselfieber, Blutflüsse ꝛc. gute Dienste leistet. Aus dem Stamme schwitzt ein dem Kirschen- und Zwetschgenbaumgummi ähnliches Harz; eine Abkochung der Blätter wirkt adstringirend und wird wie die Rinde gebraucht. — 2—3 Fröste machen die sonst sehr herben, rothen Beeren wohlschmeckend, so daß man sie nicht allein roh ißt, sondern auch auf Kuchen verbackt. Außerdem sind sie zur Branntwein- und Ciderbereitung geeignet. — Ebenholz-D. (**D. Ebenum**), ein gegen 50 Fuß hoher Baum, der eine schwarze, und nur an jungen Aesten eine graue oder weißliche Rinde hat; längliche, 1—2 Zoll lange, oben dunkelgrüne, unten helle, fast weißliche und netzadrige Blätter; 3—15 sitzende Blüthen in jedem Blattwinkel; die olivenartigen braunen oder grauen Beeren sind zu ¾ von dem vergrößerten, hartgewordenen Kelche umhüllt und haben 2—8 bläulichweiße Samen. Blüht während der heißen Jahreszeit, wächst in Ostindien und Madagaskar wild und wird auf den Maskarenhas häufig kultivirt. Das Kernholz dieser und einiger anderer Arten bildet eins der schwärzesten, schwersten der vorkommenden Ebenhölzer und hat einen weißlichen Splint. Man hielt es früher für blutreinigend und wandte es deshalb gegen Augenkrankheiten, Hautausschläge, Syphilis, und als Holztrank an, jetzt aber wird es nur noch zu feinen und kostbaren Tischler- und Drechslerarbeiten geschätzt. — Schwarzholzige D. (D. melanoxylon), unter allen in Ostindien vorkommenden Ebenhölzern ist dieß das geschätzteste, und wird die stark zusammenziehende Rinde gegen Ruhren, Blut- und Schleimflüsse gebraucht. Die Früchte schmecken nicht besonders gut, werden aber doch gegessen. — Von der filzigen D. (D. tomentosa) erhalten wir ebenfalls ein Ebenholz und Beeren von der Größe eines Taubeneies. — Klebrige D. (D. glutinosa), dieser immergrüne, mittelgroße Baum hat eine glatte, schwärzlich-rostfarbige Rinde, wechselständige, 2reihige, lanzettige, 6 Zoll lange Blätter, welche unten seegrün sind; in den Blattwinkeln stehen weißliche Blüthen. Die kugeligen, gelben Beeren gleichen einem mittlern Apfel und sind mit einem rostbraunen Staube bedeckt. Blüht vom März bis April, wächst im nördlichen Theile Ostindiens, und enthält in den wohlschmeckenden Beeren einen adstringirenden, klebrigen Schleim, der bei Wunden sehr heilsam ist und in Bengalen als Tischlerleim, sowie als Schiffstheer benützt wird. In den unreifen Beeren ist sehr viel Tannin enthalten, deshalb werden sie in dieser Richtung häufig angewendet. — Japanische D. (D. kaki), dieser in China und Japan wachsende Baum wird daselbst häufig kultivirt, indem er kleine Orangen ähnliche, safrangelbe, wohlschmeckende Früchte trägt, welche jedoch bei zu häufigem Genuß Diarrhöen und Ruhren verursachen und besonders Fremden gefährlich sind. In Zucker und Mehl eingemacht bilden sie einen bedeutenden Ausfuhrartikel.

Dauphiné-Weine, gute rothe, um Vienne, und weiße, um Seissel, Chateau-Goillet, in Auvergne und Limoisin wachsende Weine.

Dechantsbirn, Benennung verschiedener Birnsorten; s. u. Birn.

Deeringie (Deeringia), diese Gattung der Familie Immergrüngewächse ist zwitterig, hat eine 5blätterige Geschlechtshülle, 5 unfruchtbare Staubgefässe; fadenförmige Staubfäden; 2fächerige Staubbeutel; sehr kurzen Griffel; aufgeblasene vielsamige Hülse; der Same ist von einer lederartigen Schale umgeben. Arten: Celosienartige D. (D. celosioides), aus der knotigen, dicken Wurzel erhebt sich ein 10—20 Fuß hoher Stamm, der 2—3 Finger dick wird und sich mit den Aesten auf benachbarte Bäume und Sträucher stützt; die eirundzugespitzten, 4—6 Zoll langen Blätter sind langgestielt, die Aehren 1—2 Fuß lang, überhängend und schlank; blüht zur Regenzeit, ist auf den Molukken und in Australien zu Hause, und enthält in den bitterlich schmeckenden Blättern ein den Blätterausbruch beförderndes Mittel, das auch äußerlich bei entzündlichen Geschwüren gebraucht wird. Für die Schleimhaut der Nase ist die Wurzel ein starkes Reizmittel.

Degenknopf, s. v. a. Sparganium ramosum.

Degenkraut, (Xyris), diese Gattung der Familie Liliengräser ist zwitterig und blüht in kopfförmigen Aehren; 3 Staubgefässe; 3spaltigen Griffel; 1fächerige, 3klappige, vielsamige Kapsel. — Arten: Amerikanisches D. (X. americana), grundständige, grasartige Blätter, zwischen denen sich der 6—15 Zoll hohe Schaft erhebt, auf welchem im November und Dezember blaue Blüthen erscheinen; ausdauernd. Ist in Südamerika zu Hause, und wird der Saft daselbst gegen chronische Hautausschläge gebraucht, während man in Ostindien die Wurzel einer andern Art zum gleichen Zwecke benützt.

Degenöl, s. v. a. Birkentheer.

Deggut, s. v. a. Birkentheer.

De la Marque, ein Schweizerwein.

Delice d'Hartenpont, Birnsorte. Frucht groß, eckig, hellgelb. Fleisch überschießend in Saft. Vorzügliche Frucht, die bis Dezember dauert. Baum auf Quitten fruchtbar.

Demuth, in einigen Gegenden Deutschlands s. v. a. Thymian.

Dentariae majoris radix Wurzel von Lathraea squamaria.

Dentellariae radix, Wurzel von Plumbago europaea.

Derlitzen, in der Pfalz s. v. a. Gelber Hornstrauch, oder Cornelkirschen.

Deutsche Cochenille, s. v. a. Kermes.

Deutsche Kappern, allerhand Knospen, wie z. B. die der Dotterblume und von Genista officinalis, welche als Surrogate der Kappern gebraucht werden.

Deutscher Ingwer, s. v. a. Aronswurzel.

Deutscher Kaffee, s. v. a. Cichorienkaffee.

Deutscher Safran, s. v. a. Saflor.

Deutscher Sandarach, eine Art Wachholdergummi; s. Wachholder.

Deutscher Weihrauch, s. v. a. Sandarach.

Deuzie, (Deutzia), Gattung der Familie Gehörntfrüchtler; kreiselförmige, mit dem Fruchtknoten verwachsene Kelchröhre; 5—6spaltiger Saum; 5—7 Blumenblätter; 10, selten 12—14 kürzere und längere Staubgefäße; 3—5 bleibende, fadenförmige Griffel; papierartige, 3—5fächerige Kapsel, bei der jedes Fach vielsamig ist. — Arten: Scharfe D. (D. scabra), schlanker, kastanienbrauner, etwa 5 Fuß hoher Strauch, mit eirunden, gegenständigen, oben und unten mit Sternchen besetzten, dunkelgrünen Blättern, endständigen, dichtfilzigen, weißen Trauben; ist in Japan zu Hause, wo man die innere Rinde zu verschiedenen Pflastern und die scharfen Blätter zum Poliren benützt.

Dibs, s. v. a. Dattelhonig.

Dickhülse (Macrolobium), Gattung der Familie Cassiengewächse; 4—5spaltiger Kelch, der am Grunde 2 Deckelblättchen hat; 4 kleine und ein fünftes großes Blumenblatt; 3 oder 4 freie, lange Staubgefäße; gestielter Fruchtknoten; fädiger Griffel; 1samige, zusammengedrückte Hülse. — Arten: Bohnenförmige D. (M. phaselocarpum), Baum mit glatten, kahlen Aestchen, 2fingerigen Blättern, 4spaltigem Kelch, 1 Blumenblatt; 5/4 Zoll lange, braune, lederig-korkige, am Rande rinnige, ganz vom Samen ausgefüllte Hülse, welch letztere dunkelbraun und bohnenförmig ist. Wir erhalten von ihm den brasilianischen Copal. — Zweiblätterige D. (M. bifolium), aus Einschnitten fließt ein harzig-öliger Saft; das Holz gibt gute Fackeln; ist in Guiana zu Hause.

Dickkörbchen (Emilia), Gattung der Familie Vereinblüthler; vielblüthige Blüthenköpfe, 1reihige, deckblätterlose Hülldecke; flaches Blüthenlager; röhrige, 5zipfelige Blumenkrone; Narbe mit steifhaariger, kegelförmiger Spitze; längliche, 5seitige Schließfrüchte; haarige mehrreihige Fruchtkrone. — Arten: Distelsalatblätteriges D. (C. sonchifolia), diese zerstreut flaumhaarige oder kahle, schimmelgrüne Pflanze hat einen 1—2 Fuß hohen Stengel, unten leierförmige oder verkehrt-eirunde, gezähnte kahle oder flaumhaarige Blätter; wenigköpfige Doldentraube, wogegen jeder Kopf 30—50blüthig ist; purpurrothe Blumen; einjährig, blüht fast immer und ist im südlichen Asien zu Hause. In Ostindien wird das Kraut gegen Fieber, Asthma, Unterleibsleiden, der Saft gegen Augenentzündungen, die Blätter gegen Geschwülste, Verstauchungen &c. angewendet. — Pfeilblätteriges D. (C. sagittata), größer als die vorige Art, mit endständiger, 5—7köpfiger Doldentraube, wobei jeder Blüthenkopf etwa 50blüthig ist; schön rothe Blume; 1jährig, in Ostindien zu Hause, bei uns beliebte Zierpflanzen, theilt die Eigenschaften der Vorigen.

Dickrübe, s. v. a. Runkelrübe.

Dicksamen (Clibadium), Gattung der Familie Vereinblüthler; eirunde Hülldecke, ähnliche Hüllblätter; weibliche Randblüthen; fädigröhrige, 5spaltige Blumenkrone; 2spaltiger Griffel; bei den Randblüthen dicke, zottige Schließfrüchte. — Arten: Terpentinartiger D. (C. terebinthinaceum), ein über 5 Fuß hoher Halbstrauch mit behaarten Aestchen und Blattstielen, gegenständigen, etwa 4 Zoll langen Blättern, doldentraubiger Rispe; weißliche Blüthenköpfe; blüht im Mai, ist auf den caraibischen Inseln und Jamaika zu Hause, riecht stark gewürzhaft, schmeckt erhitzend scharf; beim Reiben verbreiten die Blüthen einen angenehmen, terpentinartigen Geruch. Wird innerlich und äußerlich wie andere aromatische Heilmittel angewendet. — Rauhe D. (C. asperum), der sellerieartige Geruch und bittere Geschmack dieser Pflanze betäubt Fische und wird deshalb zum Fischfang angewendet.

Dickwurzel, s. v. a. Runkelrüben.

Didier, ein geschätzter Burgunderwein.

Dienkel, Dierlitzen, s. v. a. Hornstrauch.

Dierling, s. v. a. Cornelkirsche.

Dierville (Diervilla), diese Gattung der Familie Geisblattgewächse ist zwitterig, die Röhre eilänglich, der Saum 5theilig, die trichterige Blumenkrone 5spaltig; 5 Staubgefässe; 4fächeriger Fruchtknolen; die nußhülsenartige, längliche Kapsel enthält viele kleine Samen. — Arten: Canadische D. (**D. canadensis**), ein höchstens 5 Fuß hoher Strauch mit braunen, 4seitigen Aesten, kurzgestielten, in der Jugend gewimperten, dann kahlen Blättern, schmutzig-gelben Blüthen. Findet sich von Canada bis Carolina, blüht vom Juni bis Juli und enthält in den Aesten sehr blutreinigende und harntreibende Kräfte, welche namentlich bei Samenfluß, Tripper und Syphilis vorzügliche Dienste leisten.

Digitalis, s. v. a. Fingerhut.

Dill (Anethum), Gattung der Familie Doldengewächse; undeutlicher Kelchrand, rundliche Blumenblätter; linsenförmige Spaltfrucht; mit 5 Reifen umgebene Theilfrüchte; am Rücken gewölbte Kernmasse; 2theiliger Fruchthalter; gelbe Blüthen. — Arten: Gemeiner D. (**A. graveolens**), diese bekannte Schirmpflanze wächst im südlichen Europa unter Getreide wild, wird aber bei uns häufig in Gärten gezogen, erreicht eine Höhe von 1½—3 Fuß, hat doppelt gefiederte Blätter, welche jedoch so schmal sind, daß sie feinen Fäden gleichen. Die im Juni erscheinenden Blumen werden, wie Blätter und Samen, ihres lieblichen, aromatischen Geruches wegen als Gewürze zum Einmachen der Gurken und des Sauerkrauts genommen. Die als Dillsamen bekannten Früchte haben die Heilkräfte des Kümmels und Fenchels, und wird auch ein hellgelbes Oel daraus gewonnen, welches erwärmende und krampfstillende Eigenschaften hat und gegen Blähungen, Koliken &c. ausgezeichnete Dienste leistet. Wo der D. einmal angebaut ist, pflanzt er sich durch ausfallenden Samen von selbst fort; wo man ihn anzubauen gedenkt, wird er im April in gutes Gartenland gestreut, ohne einer weitern Pflege zu bedürfen. Mehrere Vögel tödtet er. — Gegen Ohrenweh ist der Saft des Dills oder das Oel gut. — Das Kraut und der Samen vermehrt die Milch säugender Frauen sehr. — Wird D. gesotten und getrunken, so stillet dieß Unterleibsbeschwerden, macht aber leicht Erbrechen; dieser Trank befördert auch das Harnen. — Mit Zucker gesotten, Oel und Wein vermischt, befördert er die Menstruation, erleichtert die Geburt &c. — Dill- und Nesselsamen in gleichen Theilen mit Jungfernhonig zu einem Pflaster gemacht, auf Feigwarzen und dgl. gelegt, heilet solche sehr schnell. — Für hitzige Augen stoßt man die Wurzel und legt sie darauf. — Gesotten und mit Mastix vermischt stillt er Erbrechen. — Sowa-D. (**A. Sowa**), wächst in Ostindien und wird daselbst wie der gemeine Dill gebraucht.

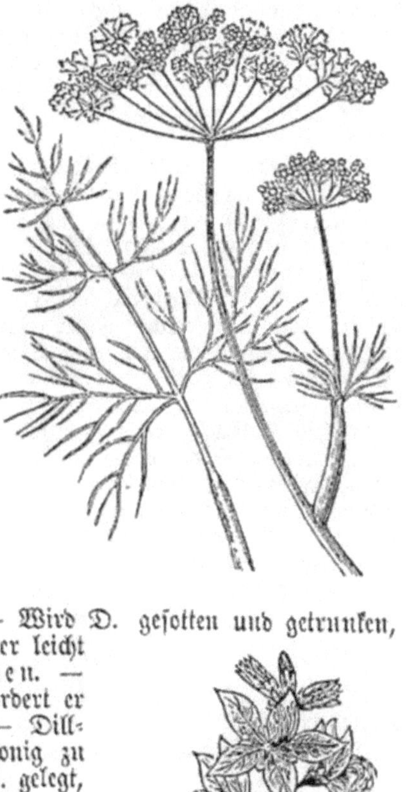

Dinkel, s. v. a. Spelz; s. u. Weizen.

Dintenbeer, im Breisgau s. v. a. gemeiner Hartriegel.

Diptam, (Dictamnus), diese Gattung der Familie Rautengewächse ist zwitterig und hat einen 5theiligen, ungleichen Kelch, 5 ungleiche Blumenblätter, von denen das fünfte abwärts gekehrt ist, 10 drüsige Staubgefässe; 5fächerigen Griffel; 5 Kapseln, welche 1—3samig sind. — Arten: Gemeiner oder weißer D. (**D. albus**), weißliche, dicke, tiefgehende Wurzel, aus der sich ein aufrechter, 1½—3 Fuß hoher, astloser Stengel erhebt, welcher mehr oder weniger

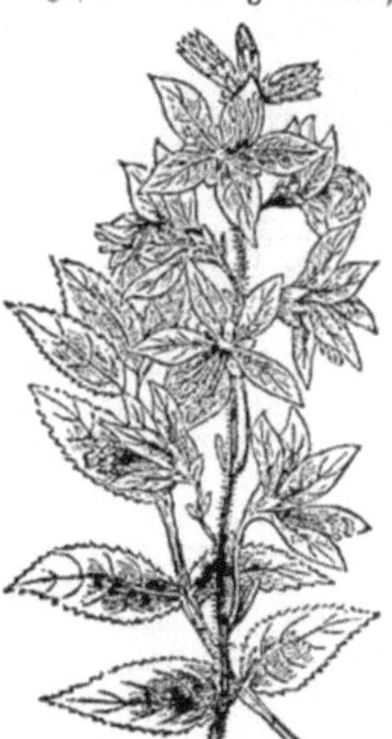

Diptam.

flammig und oben mit purpurrothen Drüsen besetzt ist; unpaarig gefiederte Blätter; endständige, 10—20 blüthige, stark riechende, große Trauben; steifhaarige, drüsige Kapsel. Findet sich im südlichen und mittlern Europa an sonnigen Bergen und Felsen, sowie in trockenen Bergwäldern, namentlich auf Kalkboden, ist ausdauernd, blüht im Mai und Juni. Die ganze Pflanze enthält so viel ätherisches Oel, daß es von den Blüthen in solchem Maße ausgeschieden wird, daß man, wo viele bei einander stehen, an trockenen Abenden die ganze Atmosphäre entzünden kann. Die starkriechende Wurzelrinde ist als Diptamrinde bekannt und als kräftig tonisch-reizendes Mittel im Gebrauch, namentlich gegen Würmer, Wechselfieber ꝛc. Die Bienen besuchen diese Pflanze sehr gern, und wird sie durch Samen oder Wurzelzertheilung fortgepflanzt.

Diptamdosten (**Amaracus**), Gattung der Familie Lippenblümler; am Grunde röhrigen Kelch, mit 2lippigem, ganz randigem Saum, ganz den Dosten ähnlich. — Arten: Cretischer D. (**A. dictamnus**), ¾—1½ Fuß hoher, strauchiger, bräunlicher, oder röthlicher, oben wollig filziger Stengel, mit kurzgestielten, weißfilzigen Blättern, end- und blattwinkelständigen, überhängenden, oben purpurrothen Aehren; purpurröthliche Blumenkrone. Im Oriente und auf Candia zu Hause, wird übrigens bei uns häufig kultivirt und blüht vom Juni bis September. Diese gewürzhafte Pflanze hat alle Heilkräfte des Majorans (s. d.)

Dirleinbaum, s. v. a. (**Primus Padus.**)

Dirlipsen, im Elsaß s. v. a. Runkelrübe.

Distel (**Carduus**), alle zu den Disteln gehörigen Gattungen haben stachelige Blumenköpfe und sind am Stengel und an den Blättern mehr oder weniger mit Stacheln besetzt. Meist werden sie nur als Unkraut betrachtet, das man in Gärten am besten dadurch vertilgt, daß man den Stengel unmittelbar nach der Blüthe abschneidet, wodurch die Wurzel den Winter über sicher abstirbt. Uebrigens sind die Disteln so ganz nutzlos nicht, als man gewöhnlich anzunehmen geneigt ist, und es gäbe z. B. die Bisamdistel (**C. natans**) ein recht gutes Futter für Schweine und Gänse. Sie hat stachelige, am Stengel herablaufende Blätter und röthliche Blumen, welche Nachts einen Bisamgeruch verbreiten. Wächst in ganz Europa auf trockenen Triften, an Wegen und auf Schutthaufen, und wird der obere Theil des Stengels in Sicilien geschält und als Speise benützt, zu welchem Zwecke auch das Blüthenlager geeignet ist. — Für Esel gibt die Sperrdistel (**C. lanceolatus**) mit ihren fiederförmigen, stacheligen Blättern ein gutes Futter. — Ein gutes Vogelfutter gibt der Same der Ackerweg- oder krausen D. (**C. crispus**). — Breitblätterige D. (**C. heterophyllus**), aus dem frischen Kraut wird eine schöne gelbe Farbe gewonnen. — Mariendistel (**C. marianus**), der spießförmige, stachelige Stengel wird 4—6 Fuß hoch und hat umfassende Blätter und purpurrothe Blumen, weshalb man ihn zuweilen als Zierpflanze in Gärten hat und als Gemüse verspeist. Der ölige Same, Stechkörner genannt, wurde früher gegen Seitenstechen gebraucht. — Alle Distelarten zusammen vereinigen den Vortheil, daß man aus ihrer Asche das feinste, weißeste Glas bereiten kann und daß ihr Samen ein für die Malerei sehr wichtiges Oel enthält. S. Kraz-, Krebsdistel ꝛc.

Distelkarde, s. v. a. Kardengewächse.

Distelsalat (**Sonchus**), Gattung der Familie Vereinblüthler; vielblüthige, dachziegelige Hülldecke; gestreifte, vorn abgestutzte Schließfrüchte; haarige, weiche, ganz weiße Fruchtkrone. — Arten: Gemüseartiger D. (**S. oleraceus**), aufrechter, krautiger, 1—3 Fuß hoher Stengel, sägenförmig-fiederspaltige Blätter; gelbe Blüthen. Findet sich fast in allen Ländern auf bebautem Boden, in Gärten und auf Schutthaufen, ist 1jährig und blüht vom Juni bis November. Die ganze Pflanze enthält einen bittern Milchsaft, welcher dem des Pfaffenröhrleins gleichkommt. Die jungen Blätter, welche früher auch in der Medizin gebraucht wurden, werden in einigen Gegenden wie Salat und Cichorie benützt und gibt das Kraut ein Futter für Canarienvögel. — Stacheliger D. (**S. asper**), aus der senkrechten Wurzel erhebt sich ein aufrechter, krautiger, oben drüsig-steifhaariger Stengel mit ovalen, starkgezähnten, meist glänzenden Blättern; kahle Hülldecke und gelbe Blüthen; wächst fast auf der ganzen Erde auf bebautem Boden, sowie an öden Stellen, ist 1jährig, blüht vom Juni bis November und wurde früher wie die vorige Art benützt.

Dividivi, die schotenartige Frucht von **Acacia americana** (nordamerikanischer Schotendorn), welche in der Färberei als Ersatz der Galläpfel dient, denselben aber nachsteht.

Dobraer Wein, eine gesuchte Sorte des Ungarweins.

Doctorgum, Doctorgummi, aus dem Stamme von **Rhus Metopiam** schwitzendes Harz, das man äußerlich gegen Wunden und Geschwüre, aber auch innerlich gegen Stockungen im Unterleibe anwendet.

Dörreiche, s. v. a. Klebeiche.

Dörschen, s. v. a. Steckrübe.

Dohnenbeere, s. v. a. gemeine Eberesche.

Dolde heißt man den Blüthestand, bei welchem aus der Oberstockspitze oder dessen Verzweigungen Speichstiele hervortreten, auf deren Spitze wieder Speichstielchen erscheinen, auf welchen die Blüthen stehen, wie z. B. beim Dill, Fenchel, Kerbel ꝛc. Kleine Dolden bilden die Speichelstielchen, welche **Dölchen** heißen und aus denen die Dolde zusammengesetzt ist.

Doldengewächse, Kräuter, selten Sträucher, mit hohlen, gefurchten Stengeln und meist vielfach getheilten oder gefiederten Blättern und doldenförmigem Blüthenstande.

Doldenpilz, Eichhase (**Robetus ambellatus**), in der Jugend kugelrund, später flach, über 1 Zoll breit, hellrußbraun, mit weißem Röhrenlager und blaßgelbem Stiel. Oft sind 30 und mehrere zu einem gemeinschaftlichen Stiel verwachsen, der dann vielästig wird. Er wächst im August in Gebirgswäldern und ist unschädlich.

Doldenspurre, s. v. a. **Holosteum umbellatum.**

Doldentraube heißt man denjenigen Blüthenstand, bei dem mehrere in verschiedener Höhe stehende Blüthenstiele fast in der gleichen Höhe endigen und der Oberstock sich in die Blüthen auflöst, ohne sich als Speidel bis zur Spitze fortzusetzen. Hieher gehört die Garbe, die doldentraubenblüthige Bertramswurzel ꝛc.

Dollapfel, s. v. a. Eiernachtschatten.

Dombeia (**Dombeya**), Gattung der Familie Storchschnabelgewächse; die Blüthe hat 2—3 einseitige Deckblättchen; 5theiligen Kelch; 5 Blumenblätter; 15—20 Staubgefässe; 5fächerigen Fruchtknoten; 1 an der Spitze 5spaltigen Griffel; 5fächerige, 10 schalstückige Kapsel, bei der jedes Fach 1— mehrsamig ist. — Arten: Hanfgebende D. (**D. cannabina**), baumartiger Stamm mit langgestielten, herzförmigen, 3lappigen Blättern, Blüthen in Doldentrauben, von denen jede 5 weiße Blumenblätter hat. Ist auf Madagaskar zu Hause und hat für uns bis jetzt wenig Nutzen.

Donnerbart, Donnerbohnen, s. v. a. **Sedum Telephium.**

Donnerblatt, Donnerkraut, s. v. a. **Sempervivum tectorum.**

Donnerbusch, s. v. a. Alpruthe.

Donnerdistel, s. v. a. **Cryngium campestum.**

Donnernelke, s. v. a. **Dianthus Carthusianorum.**

Donnerrebe, s. v. a. **Glechoma hederaceum.**

Doppelblatt (**Jygophyllum**), diese Gattung der Familie Seidenbaumgewächse ist zwitterig, hat einen 5blätterigen Kelch, 5 Blumenblätter, 10 Staubgefässe, 5seitigen Fruchtknoten, 5seitige oder 5flügelige Kapsel mit 5 Fächern. — Arten: Stinkendes D. (**I. insuavae**), kahler, aufrechter, strauchartiger Stengel mit gestielten, doppelten Blättern, großen gelben Blüthen, die am Grunde einen violetten Fleck haben. Riecht sehr unangenehm, wird von keinem Thiere gefressen, blüht vom Juli bis September und wächst am Cap. — Gemeines D. (**Z. fabago**), diese im Orient und Nordafrika wachsende Pflanze verbreitet beim Reiben einen unangenehmen Geruch und schmeckt scharf und bitter, weshalb es im Oriente gegen Würmer und syphilitische Krankheiten häufige Anwendung findet. Die Blüthenknospen werden wie Kappern benützt. — Einfaches D. (**Z. simplex**), von den Arabern der Wüste gegen Hornhautflecke sehr geschätzt. Hieher gehört auch ein in Peru und Chili wachsender Strauch (**Porliera hygrometrica**), der gutes Wetter anzeigt, wenn sich die Blättchen der gefiederten Blätter ausbreiten, wogegen sie sich bei bevorstehendem Regen zusammenlegen.

Doppelweizen, s. v. a. Polnischer Weizen.

Dorant, s. v. a. **Marrubium album.** — D., großer, ist **Antirrhinum majus.** — D., kleiner, ist **Antirrh. Orontium.** — D., weißer, ist **Achillea ptarmica.**

Dorlen, in einigen Gegenden Deutschlands s. v. a. Gelber Hornstrauch.

Dorschen, in mehreren Gegenden Deutschlands s. v. a. Steckrübe oder Erdkohlrabe.

Dorstenie (Dorstenia), diese Gattung der Familie Nesselgewächse ist 1häusig und hat einen fleischigen, wabenförmigen Fruchtboden, auf dem männliche und weibliche Blüthen unter einander stehen; er trägt Früchte, ist etwas saftig und umschließt umschnitten-aufspringende Büchsen. Diese stengellosen Kräuter haben mittelstockständige Blätter. — Arten: Giftwidrige D. (**D. contrayerva**), aus der möhrenförmigen, gelbbräunlichen, fingersdicken Wurzel erheben sich gestielte, herzförmig-fiederspaltige, 3—7 zipfelige Blätter; der 2—6 Zoll hohe Schaft ist schwach behaart, der 4eckige Hauptfruchtboden flach ausgehöhlt, blaßgrün und hält über 1 Zoll im Durchmesser; blüht vom Mai bis August, ist ausdauernd und wächst in Ostindien. Die Wurzel dieser und der andern hieher gehörigen Arten schmecken frisch brennend scharf, trocken nur etwas scharf und bitter, dabei aber sehr gewürzhaft. In der Heilkunde ist sie als Gift- oder Bezoarwurzel bekannt, und wirkt auf alle Absonderungsorgane sehr kräftig und stimulirend, befördert namentlich die Hautausdünstung und ist in Amerika gegen den Biß giftiger Schlangen sehr geschätzt. Da sie durch das Liegen sehr verliert, wird sie bei uns nur sehr selten angewendet. — Drake's D. (**D. Drakena**), die nußgroße, rundlich ovale Pfahlwurzel hat langgestielte, herzförmige Blätter, welche in 5—7 Lappen handförmig fiedertheilig sind. Ist ausdauernd, blüht in Mexiko vom Mai bis Aug., und wurde von dem Admiral Franz Drake als Giftwurzel zuerst nach Europa gebracht. — Trompetenförmige D. (**D. tubicina**), verkehrt eirunde, 1—2 Zoll lange, knotige, gelbliche oder rothbraune Pfahlwurzel, aus der sich viel 3—4 Zoll lange, herzförmig längliche, auf der Erde ausgebreitete, unten kurzbehaarte Blätter erheben; der Schaft ist 3—4 Zoll hoch, der Hauptfruchtboden violet, zuletzt weißlich. Findet sich auf Bergen in Peru und Westindien, blüht vom Juni bis September und ist ebenfalls als Giftwurzel geschätzt. — Brasilianische D. (**D. brasiliensis**), ist im Ganzen kleiner als die vorige Art und ist die Pfahlwurzel außen graubraun. Blüht im März und April, ist ausdauernd und enthält in der Wurzel ausgezeichnete Heilkräfte gegen vergiftete Wunden. Innerlich angewendet, erregt sie in größeren Gaben Erbrechen.

Dort, s. v. a. Roggentrespe.

Dosenbaum, s. Lackholz.

Dosenbaum, s. v. a. Krummholzkiefer.

Dosten, (**Origanum**), Gattung der Familie Lippenblümler; röhriger, 5zähniger, im Grunde zottiger Kelch; 2lippige Blumenkrone; 4 Staubgefässe; getrennte Staubbeutelfächer. — Arten: Gemeiner D., Wohlgemuth, wilder Majoran (**O. vulgare**), eine in Deutschland nicht selten in Wäldern, an Rainen, in Hecken ꝛc. wachsende Pflanze, welche 1 röthlichen, 1—2 Fuß hohen Stengel hat; die eirunden Blätter sind etwas behaart; die Blumen bilden eine fleischröthliche, runde Aehre, und riecht die ganze Pflanze angenehm gewürzhaft, wogegen der Geschmack scharf ist. In der Heilkunde ist sie als auflösendes, zertheilendes, fäulnißwidriges Mittel geschätzt, und wird sie zum Verhüten des Sauerwerdens vom Bier in dasselbe gehängt, welches dann auch berauschend wirkt. Einen ausgezeichneten Thee geben die Blätter, wenn man sie jung, noch vor dem Blühen der Pflanze, abnimmt, zusammenrollt und trocknet; er ist besonders in Schweden sehr geschätzt. Aus den Blumen sammeln die Bienen sehr viel Honig und wenn man die ganze Pflanze abkocht, so läßt sich damit Wolle hellroth oder röthlich-braun färben. — Cretischer D. (**O. creticum**), 1—1½ Fuß hoher, mit weißen, steifen Haaren bedeckter Stengel, breiteirunden Blättern, von denen die obersten nebst den Kelchen mit feuerfarbigen, glänzenden Drüsen bedeckt sind; drüsig getüpfelte Aehren; weiße, drüsige Blumen. Die ganze Pflanze, namentlich aber die Blüthenähre riecht und schmeckt stark gewürzhaft, dem Majoran nicht unähnlich, dessen Heilkräfte er auch hat. Aus den Blüthenröhren wird das spanische Hopfenöl gewonnen. — Wenn man Dosten in Wein siedet und überschlägt, so mildert er die Hitze

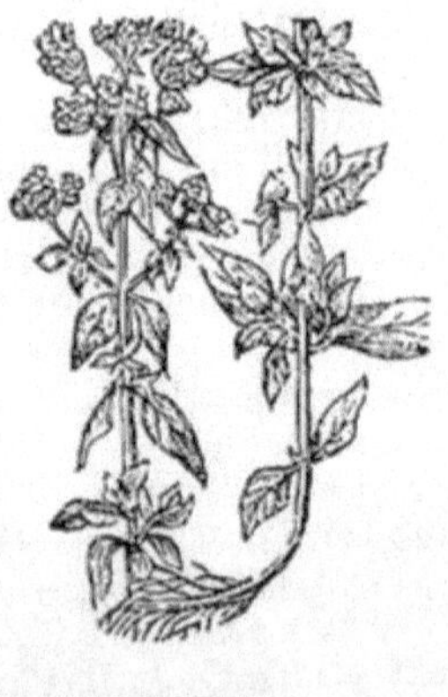

sehr. — Ohrenbrausen wird dadurch gehoben, daß man den Dampf in die Ohren läßt. — Gegen Lungensucht, Brustkrankheiten, bösartigen Husten, Reißen im Kopf, Würmer ꝛc. siede man D. mit Feigen, Rauten, Honig und Wein und trinke davon Morgens und Abends. — Gegen Kopfweh ꝛc. fülle Blumen und Blätter in ein Säckchen, erwärme dieses in Wein, lege es dann auf den Kopf und decke den Kranken so zu, daß er schwitzt, so wird es besser werden und auch Keuchende werden Linderung fühlen. In ähnlicher Art auf den Bauch angewendet, befördert es das Harnen und lindert Unterleibsleiden. — Mit Feigen gesotten gibt es ein vorzügliches Gurgelwasser gegen Halsweh. — Bei verstocktem Leib mache man Pulver aus Dosten, streue es auf den After, so wird gelinder Stuhlgang eintreten. — Kaltes oder tropfenweises Harnen wird durch warme Anwendung des Mittels gehoben. — Zur Erweichung und Reinigung der Mutter siede man D. in Wein, mische Baumöl darunter und lege es auf die Schamtheile.

Dotter, s. v. a. Leindotter.

Dotterblume, (Caltha), Gattung der Familie Ranunkelgewächse; blumenkronartiger, 5blätteriger Kelch; fehlende Blume; zahlreiche, unterweibige Staubgefässe; 5—10 vielsamige Balgkapseln; nabelwulstige Samen. — Arten: Gemeine D. (**C. palustris**), auch Schmalzbutterblume genannt, eine unserer ersten Frühlingsblumen, welche sich an Wassergräben, auf feuchten Wiesen ꝛc. findet. Aus der Wurzel entspringen viele saftige, große, nierenförmige, glänzendglatte Blätter, zwischen denen ein Fuß hoher, saftiger Stengel steht, welcher mit mehreren kleinen, herzförmigen Blättern besetzt ist und von dessen Spitze mehrere große, goldgelbe, glänzende Blumen niederhängen, welche in Gärten auch gefüllt vorkommen. Ungeachtet die ganze Pflanze bitter und scharf ist, wird sie doch von Ziegen und Schafen gerne gefressen, und wenn sie Kühe unter anderem Futter erhalten, so machen sie der Butter eine schöne gelbe Farbe. Die noch grünen Blumenknospen kann man als Kappern einmachen und essen. Wenn man den Saft der Blumen mit Alaun kocht, so erhält man eine schöne gelbe Farbe, welche sich sowohl zur Dinte als zum Färben gut eignet. — Siedet man Kraut und Blumen in Wein, und trinkt dieses Mittel mehrere Tage lang,

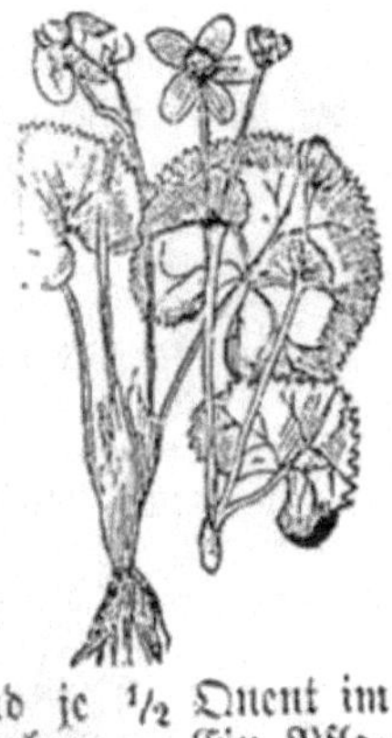

so hebt es Gelbsucht; ebenso wenn man den Samen zerstoßt und je ½ Quent im Wein nimmt, doch soll man vor der Anwendung stark zu schwitzen suchen. — Ein Pflaster, welches alle Beulen und Auswüchse, die der gesunden Haut gleich sehen, schmerzlos heilt, erhält man, wenn Blumen und Blätter zerstoßen und unter zerlassenes Wachs gemischt werden. — Das daraus destillirte Wasser ist weiß und hat bei hitzigen Augengeschwüren ausgezeichnete Heilkräfte. — Bittere D. (**O. bishma**), Indische D. (**C. nirbisha**), beide Arten wachsen auf nördlichen Gebirgen Indiens und sollen ein ausgezeichnetes fieberwidriges Mittel sein. — **C. cadua** wächst in Nepaul und gilt für höchst giftig.

Dotterkraut, s. v. a. **Myagrumm sativum**.

Dotterweide, eine Spielart der Weiden, mit dottergelben oder feurig-mennigrothen Aestchen ändert nach dem jeweiligen Standort sehr ab.

Doura, bei den Negern s. v. a. **Parkia africana**.

Trachant, in der Pfalz, Schweiz ꝛc. s. v. a. Dragunbeifuß.

Drachenbaum (Dracaena), diese Gattung der Familie Kornlilien ist zwitterig und hat eine blumenkronartige, 6theilige Geschlechtshülle, 6 Staubgefässe mit in der Mitte verdickten Staubgefässen, kugelige, 6 furchige, 3fächerige Beere. — Arten: Gemeiner D. (**D. draco**), ein hinsichtlich seines Wuchses palmartiger, 30—60 Fuß hoher Baum, welcher in Ostindien, auf dem Cap, den canarischen Inseln ꝛc. zu Hause ist und von dort in's südliche Europa verpflanzt wurde, wo er noch im Freien gedeiht. In seinem Vaterlande erreicht er ein Alter von 3—400 Jahren. Die Blätter sind lang, fleischig und stachelig, die Blumen weiß, und bilden sich daraus gelbe, säuerliche Früchte von der Größe der Kirschen. Wenn man im Frühling Einschnitte in die Knoten des sehr harten Stammes macht, so fließt daraus ein blutrothes Harz, welches unter dem Namen **Drachenblut** bekannt ist, in trockenem Zustande leicht zerrieben werden kann und über dem Feuer einen angenehmen Geruch verbreitet. Von diesem Harze kommen im Handel dreierlei Sorten vor, von denen die beste aus Körnern oder Tropfen, die mittlere aus Stücken von der Größe einer welschen Nuß, welche mit Schilfblättern umwunden sind, und die geringere aus Kuchen besteht, welche die Dicke von 1 Zoll haben. — In Blutstürzen und der Ruhr wirkt das Drachenblut sehr stärkend und zusammenziehend, und auch äußerlich wird es bei Wunden, Geschwüren, und zur Befestigung der Zähne angewendet. — Von den Juden wird es unter das Beschneidungspulver gemischt. — Für Maler und Lakirer gibt es eine sehr schöne rothe Farbe. Vom Flügelfruchtbaum, Rotang ꝛc. erhält man ebenfalls Drachenblut.

Drachen-Katang, s. v. a. **Calamus Draco**.

Drachenkopf, (**Dracocephalum**), Gattung der Familie Lippenblümler; röhriger, 2lippiger Kelch; rachenförmige Blumenkrone, wobei die Oberlippe gewölbt, die untere 3spaltig ist; 2 mächtige, mit der Spitze vorwärts gekrümmte Staubgefäße; längliche Schließfrüchte. — Arten: Türkischer D. (**D. moldavica**), 1—3 Fuß hoher, feingeflammter Stengel mit grasgrünen, unten drüsig getüpfelten, langgestielten Blättern; die gestielten, vom Juli bis August erscheinenden Blüthen stehen zu 4—6 wirtelig in den Blattwinkeln, und wird die hellviolette oder auch weiße Blume 1 Zoll lang; 1jährig. Ist in Mittelasien und dem südöstlichen Europa zu Hause und wird bei uns häufig in Gärten gezogen. Die sehr stark und melissenartig riechenden Blätier enthalten sehr viel ätherisches Oel und finden in dieser Richtung Anwendung in der Heilkunde. An vielen Orten wird die Pflanze gezogen und als Gewürz benützt. — Canarischer D. (**D. canariense**), früher waren die Blätter, welche sehr stark gewürzhaft und durchdringend kampher- und terpentinartig riechen, in der Heilkunde sehr geschätzt.

Drachenkraut, s. v. a. Odermennig; — **Draconium**; — **Rumex sanguinea**; — **Cupatoriam cannabinum**.

Drachenwurz, der Wurzelstock des punktirten Arons (s. d.) — Aethiopische D. (**Calla aethiopica**), eine prächtige, in Afrika wildwachsende, bei uns aber nur im Zimmer fortkommende Pflanze; die dicke und knollige Wurzel lauft in mehrere Fasern aus. Auf den daraus entspringenden dicken, saftigen Stielen, welche über 2 Fuß hoch werden, stehen glatte, 8—12 Zoll lange, 6—8 Zoll breite Blätter, welche unten scheidenartig sind und das Eigenthümliche haben, daß ein älteres Blatt abstirbt, so oft ein jüngeres hervorbrechen will. Dadurch bleibt die Pflanze das ganze Jahr hindurch frisch und grün. Nach 2 oder 3 Jahren erscheint ein etwa 3 Fuß hoher Blumenschaft zwischen den Blättern und darauf steht eine blendend weiße, 3—4 Zoll lange Blume, welche gewunden ist, vollkommen einer Düte gleicht und oft über 14 Tage den herrlichsten Anblick gewährt, worauf sie allmälig abzusterben beginnt. Bei sehr guter Behandlung, zu der ich einen Standort am Fenster, wo sie einige frische Luft genießen kann, fleißiges Begießen, Auflockern der Erde um die Wurzel und Auffüllen mit frischer, guter Erde zähle, kommt es häufig vor, daß eine neue Blume erscheint, sowie die alte abstirbt. Diese Pflanze bildet auf alle Fälle eine prächtige Zierde der Zimmer, und wird durch Wurzelsproßen vermehrt, welche sie im dritten Jahre treibt und die man ohne alle Gefahr ablösen kann. Sollte sie durch irgend einen Zufall, als: Kälte, Mangel an Luft, allzugroße Stubenhitze ꝛc. absterben, so schneide man alsbald die Blätter bis auf ein paar Zoll über der Wurzel ab, dann wird sie auf's Neue Blätter treiben und bald wieder Blumen tragen. — Sumpfdrachwurz (**C. palustris**), s. u. Schlangenkraut. — Kommt in den Wirkungen mit dem Aron überein.

Drachen-Yucca, s. v. a. **Yucca draconis**.

Dragant, Dragonell, Dragun, Dragunbeifuß, s. v. a. Beifuß.

Dragon, s. v. a. Esdragon oder Estragon.

Drecksack, in einigen Gegenden Deutschlands s. v. a. Wispel.

Drehhals, s. Wendehals.

Drehkraut, s. v. a. **Tordylium**.

Drehmoos, s. v. a. **Funaria**.

Drehorche (**Spiranthes**), Gattung der Familie Stendelgewächse; sitzende Blüthen; rachenförmige Kelchzipfel und Kronenblätter; freie bleibende Staubbeutel; aus je 1 Körnchen zusammengesetzte Staubkörner; ungedrehter Fruchtknoten. — Arten: Herbstdr. (**Sp. autumnalis**), aus den länglich-walzigen Knollen erhebt sich ein 6—10 Zoll hoher Schaft, welcher einige Blattscheiden trägt; die grundständigen Blätter bilden ein Büschel neben dem Schaft; die Aehre ist gedreht, die weißen Blüthen verbreiten einen angenehmen Hyacinthengeruch. Wächst auf Hügeln und feuchten Bergtriften Europa's, blüht vom Sept. bis Oct. und ist ausdauernd. Die Wurzelknollen hielt man früher für ein Reizmittel zur Wollust, und wirken sie harntreibend, sowie sie auch die Thätigkeit der Unterleibsorgane befördern.

Dreiblume, s. v. a. Trianthema.

Dreibüschelblume, s. Tridesmis.

Dreifaltigkeitsblümchen, s. v. a. Je länger je lieber; s. u. Veilchen.

Dreizack (Triglochin), Gattung der Familie Wasserliesche; zwitterig, mit grünlichen Blüthen; 3blätterigen Kelch; und Blumenkrone; 6 Staubgefässe, bei denen die Staubbeutel fast sitzen, 1 Staubweg, welcher aus 3 oder 6 zusammengewachsen ist; 3 oder 6 weichhaarige Narben; die Spaltfrucht theilt sich bei der Reife in 3 oder 6 einsamige Balgkapseln. — Arten: Sumpf-D. (T. palustre), diese oft über 1 Fuß hoch werdende Pflanze hat nur mittelstockständige, schmale, 2reihige Blätter, einen astlosen, aufrechten Schaft mit endständiger Traube, 3sitzende Narben. Wächst sehr häufig auf feuchten, sumpfigen Wiesen, blüht vom Juni bis Juli und ist ausdauernd. Alles Vieh, namentlich aber die Schafe, fressen sie wegen ihres salzigen Geschmackes sehr gern, und ist sie zur Sodabereitung gut geeignet. — Meerstrands-D. (T. maritimum), diese dem Aeußern nach der vorigen sehr ähnliche Art erscheint am Grunde durch die bleibenden Scheiden der vorjährigen Blätter zwiebelartig, blüht vom Juli bis August, ist ausdauernd und wächst auf salzigen, feuchten Triften, an Salinen und am Meeresstrande. Der Geschmack dieser Pflanze ist salzig, weshalb die Asche zur Sodabereitung benützt wird.

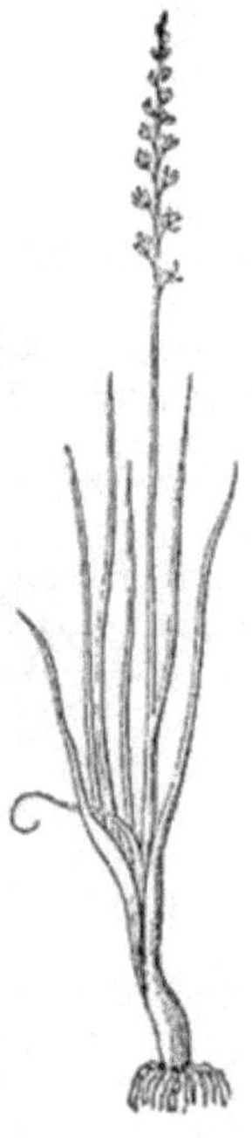

Dreizack.

Dreschbohne, s. v. a. kleine weiße Bohne.

Druidenbaum, in mehreren Gegenden Deutschlands s. v. a. Stieleiche.

Drüsengriffel (Adenostyles), Gattung der Familie Vereinblüthler; walzige, einreihige, wenig blätterige und wenigblüthige Hülldecke; kleines Blüthenlager; röhrige Blumenkrone mit 5zähnigem Saum; gestreifte, stielrunde Schließfrüchte. — Arten: Alpend. (A. alpina) 1—3 Fuß hoher, armblätteriger, einfacher Stengel, dessen 3—6 Zoll lange und 5—8 Zoll breite Blätter in der Jugend flockig-flaumhaarig, später kahl sind; gedrängte Doldentraube; 3—6blüthige Blüthenköpfe; rosenrothe Blumen. Wächst im mittleren Europa auf Alpen und Voralpen der Kalkgebirge an Bergströmen und Quellen, ist ausdauernd, blüht im Juli und August, und werden die geruchlosen, schleimigen, bitterlichen Blätter von den Bergbewohnern wie der gemeine Huflattich, namentlich gegen chronischen Husten gebraucht.

Drüsenklee, (Psoralea), Gattung der Familie Schmetterlingsblümler, mit bleibendem, halb 5spaltigem Kelch, schmetterlingsförmiger Blume, 10 Staubgefässen, 1fächeriger und 1samiger Hülse. — Arten: Haselblätteriger D. (Ps. corylifolia), weißlicher, fast 4seitiger Stengel; schwach herzförmige, starkdrüsige Blätter; langgestielte, blattwinkelständige Blüthenköpfe, weißlich violette, kleine Blumen; 1—2jährig; in Arabien und Ostindien einheimisch. Diese Pflanze schmeckt bitterlich und ist aromatisch harzig, weshalb man sie als magenstärkendes Mittel, sowie bei Unterleibsstockungen und gegen chronische Hautkrankheiten anwendet. — Harzduftiger D. (Ps bituminosa), die ganze Pflanze verbreitet einen starken, angenehmen, erdharzigen Geruch, und werden die Blätter gegen Blähungen, Hysterie, Wechselfieber, Epilepsie, den Biß giftiger Schlangen und gegen Zahnschmerzen angewendet; wächst im südlichen Europa. — Chilischer D. (Ps. glandulosa), riecht, namentlich beim Reiben, sehr stark, aber nicht angenehm, sondern rautenartig; die Blätter sind magenstärkend, wurmwidrig und geben ein gutes Wundmittel. Aeußerlich werden sie auch zu Breiumschlägen benützt, während ein Aufguß ihrer Asche als Purgir- und die Wurzel als Brechmittel geschätzt ist.

Drüsenkrone (Adenostemma), Gattung der Familie Vereinblüthler; glockige,

1reihige, vielblüthige Hülldecke; 5zähnige Blumenkrone; lange, gefärbte Narben; etwas kantige, verkehrt-eirunde Schließfrüchte. — Arten: Färbende D. (A. tinctorium), kriechende Wurzel mit liegendem, ausgebreitetem Stengel, gegenständigen, nervenlosen Blättern, straußig doldentraubigen Blüthenköpfen, weißen Blüthen. Ist in China und Cochinchina zu Hause, heißt dort cham-lonla und wird angebaut, indem die zerstoßenen Blätter eine gute blaue Farbe geben.

Drüsenstrauch (Jatropha), Gattung der Familie Rautengewächse; 1häusige oder vielehig-1häusige doldentraubige Blüthen; 5theiliger Kelch, 5 Blumenblätter; 8—10 unten verwachsene Staubgefäße; einwärts gekehrte Staubbeutel; 3 Griffel; 3köpfige Spaltfrucht. — Arten: Baumwollenblätteriger D. (J. gossypifolia), ein graurindiger, 3—6 Fuß hoher Strauch, dessen jüngste Aeste flaumig und an ihrem Ursprunge mit steifen, ästigen Drüsenhaaren besetzt sind; 5lappige, 4—5 Zoll lange Blätter; endständige Doldentrauben; flaumiger Kelch; rothe Blume; 8—12 bis zur Mitte verwachsene Staubgefäße; oval-6seitige, dunkelbraune, runzelige Frucht; schwarz und graugescheckter Samen; kommt an sonnigen Stellen in Westindien und Südamerika vor, blüht vom Mai bis Aug., und werden die purgirenden Blätter gegen krampfhafte Kolik, sowie da angewendet, wo stärkere Darmausleerungen nöthig sind. Das aus dem Samen gepreßte Oel purgirt ebenfalls. Von Insekten herrührende Auswüchse am Stengel werden nicht nur als Purgir- sondern auch als Niesmittel benützt. — Gebräuchliche D. (J. officinalis), dieser in Brasilien heimische Strauch führt dort den Namen Raiz de Tihu, und ist als emetisch purgirendes Mittel gegen Tertianfieber, Wassersucht, Syphilis und den Biß giftiger Schlangen sehr geschätzt. — Die in Arabien wachsende Jatropha glauca hat Blätter, welche bei Abscessen und Furunkeln als erweichendes, zeitigendes und schmerzmilderndes Mittel sehr geschätzt sind. Das scharfe und reizende Samenöl leistet bei chronischen Rheumatismen und Lähmungen gute Dienste. Unter dem Namen Purgirnüsse kamen früher die Samen von J. multifida zu uns. Das daraus bereitete, ebenfalls purgirende Oel ist als Pinhoöl bekannt. Wenn man 10—12 Blätter in Fleischbrühe kocht, so erhält man ein angenehmes, gelindes, sicherwirkendes Purgirmittel.

Drüswurz, s. v. a. Ranunculus bulbosus et Oenanthe fistulosa.

Druthenblüthe, s. v. a. Pinus Padus.

Dryade (Dryas), Gattung der Familie Rosengewächse; 8—9spaltiger, flacher Kelch; 8—9 Blumenblätter; zahlreiche, in den Kelch gefügte Staubgefäße mit vielen Staubwegen; die Schließfrüchte sind von dem faderigen Griffel gekrönt. — Arten: Achtblätterige D. (D. octopetala), dieses rosenartige Sträuchchen wird nur 3—6 Zoll hoch, und hat längliche, oben glänzendgrüne, unten weißfilzige, ausdauernde Blätter; endständige, große, weiße Blüthen; wächst in Europa, Asien und Nordamerika auf den Alpen, blüht vom Juli bis Aug., wirkt zusammenziehend und wird von den Bergbewohnern gegen heftige Diarrhöen angewendet.

Dschagarazucker, in Ostindien durch Einkochung des Palmensafts gewonnen; sieht röthlich-braun aus, kann aber auch raffinirt werden.

Dschindsche, berauschendes Getränk der Neger auf der Westküste Afrika's; aus der kartoffelähnlichen Wurzel gleichen Namens bereitet.

Ducatenbohne, s. v. a. Spargelbohne.

Dürenstaude, in einigen Gegenden Deutschlands s. v. a. Gemeiner Wachholder.

Dürlitzenbaum, Dürlein, s. Cornelbaum.

Dürrwurz (Conyza), Gattung der Familie Vereinblüthler; dachziegelige Hülldecke; vielreihige, weibliche Randblüthen, fadenförmige, 2—3zähnige Blumenkrone; geschwänzte Staubbeutel. — Arten: Quitoc-D. (C. Quitoc), krautige Pflanze mit sitzenden Blättern, welche in langen Flügeln am Stengel herunterlaufen; die zahlreichen Randblüthen sind blaßgelb, die innern violet; kommt kahl und flaumig vor, ist 1jährig und wächst auf feuchten, sandigen Feldern Brasiliens. Diese Pflanze heißt in ihrem Vaterlande Quitoc, Quitoqun oder Quitoco, und riecht angenehm gewürzhaft, schmeckt bitter und etwas kampherartig. — Sparrige D. (C. squarrosa), dicker Wurzelstock; 2—3 Fuß hoher, aufrechter, doldentraubiger, weichhaariger Stengel; schmutziggrüne, oben weichhaarige, unten dünnfilzige Blätter; gelbe Blumenkronen; kahler Hauptfruchtboden; gefurchte Schließfrüchte. Findet sich an Zäunen, auf trockenen Wiesen, an

Hügeln, an Waldsäumen, namentlich wenn der Grund kalkig ist, von ganz Europa, in Persien, ist ausdauernd und blüht vom Juli bis August. Gerieben verbreiten die Blätter einen unangenehmen, gewürzhaften Geruch, und haben einen bittern, aromatischen Geschmack, weshalb man sie gegen Magenschwäche, Blähungen, Krätze, sowie als harn- und schweißtreibendes Mittel anwendet. — Alles Ungeziefer soll ein Rauch davon vertreiben. — Man hüte sich übrigens wohl, sie nicht mit den Blättern des rothen Fingerhuts zu verwechseln. — Balsamische D. (**C. balsamifera**), unten halbstrauchige Stengel mit stielrunden, zottigen Aesten, leierförmigen, oben zottigen, unten feinwolligen Blättern und fast rispiger Doldentraube; braunröthliche Fruchtkrone. Blüht im ganzen südöstlichen Asien fast das ganze Jahr, und wird dort auch häufig kultivirt, indem sie balsamisch-salbeiartig riecht, bitterlich schmeckt und daher als sehr gewürzhaftes, stimulirendes, krampfstillendes, schweißtreibendes, auswurfbeförderndes Mittel sowohl innerlich als äußerlich angewendet wird.

Dumpalme, (**Hyphaene**), Gattung der Familie Palmen; 2häusige Blüthen, von denen die männlichen einen 3spaltigen oder 3theiligen Kelch, eine 3blätterige Blumenkrone, 6 Staubgefässe, freie Staubfäden, die weiblichen aber 3blätterigen Kelch und Blumenkrone, 6 verkümmerte Staubgefässe und einen 3fächerigen Fruchtknoten mit 3 sitzenden Narben haben, hornige, hohle Kernmasse. — Arten: Aegyptische D. (**H. thebaica**), ein oft über 30 Fuß hoher und 3 Fuß dicker, mit narbigen Ringen umgebener Strunck, welcher sich zuletzt oben in 2 Aeste theilt, aus denen wieder weitere Aeste entspringen. An der Spitze der Aeste stehen 25—30 Blätter fächerförmig getheilt beisamen; die sehr ästigen Blüthensträuße sind hängend und blaßgelb; die gelbbraunen, bereiften Früchte haben die Größe der Birnen und schmecken angenehm süß und gewürzhaft. Diese von den Arabern **Dum** genannte Palme ist in Oberägypten zu Hause und liefert das ägyptische Bdellium, ein Gummiharz, welches in rundlichen, graulichgelben, grünlichen oder röthlichen Stücken mit wachsartig glänzendem Bruche zu uns kommt. Dessen Geruch ist myrthenartig, der Geschmack bitter und scharf. Aehnliche Substanzen erhalten wir von der spanischen Möhre und andern Pflanzen. — Die Früchte der D. sind als Nahrungs- und Heilmittel wie die Datteln geschätzt und kommen deshalb häufig auf den Markt in Cairo. Der Kern ist ebenfalls eßbar und wird in der Offizin gebraucht.

Dungras, s. Wiesenwolle.

Durante, (**Duranta**), Gattung der Familie Lippenblümler; 5zähniger, glockiger Kelch; tellerförmige, 5spaltige Blumenkrone; 4 Staubgefässe; endständiger Griffel; 4beerige, 4kernige Frucht, wobei jeder Kern 1fächerig und 1samig ist. — Arten: Plumier's D. (**D. Plumieri**), dieser manchmal dornige Strauch hat herabhängende, 4kantige Aeste, gegenständige oder 3zähnige, fast häutige Blätter, sehr lange, ährige Trauben, und violet-blaue Blumen; ist in Südamerika zu Hause. — Elbische D. (**D. ellisia**), die eßbaren Früchte schmecken säuerlich-süß.

Durchbrech, s. v. a. **Bupleurum rotundifolium**.

Durchwachs, rundblätteriger, Hasenohr (**Bupleurum rotundifolium**), eine in Deutschland auf Aeckern, an Wegen und Hecken sich nicht selten findende, 1—2 Fuß hohe Pflanze, welche rundliche, den Stengel ganz umgebende Blätter hat. Früher hat man sie für das allerbeste Wundmittel gehalten, und auch jetzt noch verdient sie in dieser Hinsicht Beachtung, zumal der Same ein fettes Oel für Pflaster liefert. — Haben Kinder Brüche, so gibt man ihnen den Samen zu essen und legt das Kraut auf den Bauch und Bruch. — Steht bei denselben der Nabel zu sehr heraus, so kann man ihn durch Aufbinden des Krautes und Samens wieder hineintreiben. — Bei Brüchen, welche nicht über 1 Jahr alt sind, mache man von D., Fünffingerkraut, Kamillen und Vergißmeinnicht (von jedem 1—2 Hände voll) ein Bad, in welchem man 3 Tage nach einander je 3 Stunden badet, dabei wird jedesmal ½ Loth von dem Samen eingenommen und nachher ist folgende Salbe einzureiben. ½ Loth Kamillenöl und 2 Loth von dem pulverisirten Samen werden mit etwas Wachs vermischt; damit wird wenigstens 8 Tage fortgefahren, dann aber tritt in den meisten Fällen Linderung ein.

E.

Early-Horn-Carrot, Benennung der frühen rothen Carrotte in England.

Early-maudau-corn, eine weiße, spitzkörnige Maissorte, die aus Illinois zu uns kam.

Eben, Provinzialname des Eibenbaums (**Pasus baccata**), s. d. w. u.

Ebenbaum, deutscher, s. v. a. **Cytisus Laburnum**.

Ebenholz-Dattel (**Dyospyros Ebenum**), oder das eigentliche Ebenholz, kommt in Ostindien, namentlich auf Ceylon und Madagaskar häufig vor; ist ein schöner 30—40 Fuß hoher Baum mit weißlichter, im Alter schwarzer Rinde, länglichen, oben dunkelgrünen, unten helleren, lederartigen Blättern, blattwinkelständigen, zu 3—15 bei einander sitzenden, männlichen und weiblichen Blüthen; olivenartiger, brauner oder grauer Beere. Nur das schöne schwarze Kernholz der Ebenholzdattel, nicht aber der weißliche Splint, wird von Tischlern, Drechslern 2c. zu feineren Arbeiten häufig verwendet. In der Heilkunde wird das Ebenholz nicht mehr angewendet; früher galt es für hülfreich gegen Augenübel, Syphilis und wurde zu sogenannten Holztränken gebraucht. — Der in der Schweiz, Italien und Frankreich wachsende Bohnenbaum (**Cytisus Laburnum**), liefert das falsche Ebenholz, das wie das ächte gebraucht wird und den Vortheil der Wohlfeilheit vor dem weitherkommenden ächten E. hat. — Das portugiesische E. kommt von einem unbekannten Baum aus Brasilien und ist schwarz und roth geadert. — Amerikanisches E. kommt von dem in Westindien und auf der Insel St. Mauritius wachsenden Baume **Asphalatus Ebenus**. — Aethiopisches oder grünes E. erhalten wir gleichfalls aus Westindien und von Madagaskar; es ist olivengrün, oft mit gelben Adern oder schwarz und rührt von der amerikanischen Palmenart Ayri her. — Rothes E. stammt von **Ebenus cretica**, in Westindien wachsend, ab; es ist sehr hart und braunroth, und versteht man oft auch das Grenadillaholz darunter. — — Künstliches E. läßt sich aus harten Holzarten durch verschiedene Beizmethoden bereiten. Zu diesem Zwecke wird es recht glatt gehobelt, mit Bimsstein oder Schachtelhalm abgerieben, und die Beize von Campecheholzabsud, schwarzen Galläpfeln, gebranntem Eisenvitriol, Grünspankrystallen, arabischen Gummi 2c. aufgetragen, nach dem Trocknen mit Wachsleinwand oder Zwiebelschaalen polirt oder lakirt. Sehr gut ist es, das Holz mehrere Tage in der Beize liegen zu lassen. — Im Allgemeinen belegt man alle schweren, im Handel vorkommenden Hölzer, die eine schwarze oder irgend eine andere dunkle Farbe haben, mit diesem Namen.

Ebenreis, s. v. a. **Artemisa abrotanum**.

Ebenus, Pflanzengattung der Familie **Hedysareae**. Arten: **E. cretica**, zierlicher Strauch, welcher auf Creta wächst, die Blätter sind silberweiß und behaart.

Eberesche, (**Sorbus**), Gattung der Familie Rosengewächse, ein schlanker, mittelgroßer, in den Wäldern von ganz Europa vorkommender Baum, mit unpaarig gefiederten, unten, wie die jungen Zweige, filzigen Blättern; 6—8 lang-lanzettigen, spitzgesägten Blättchen, starkriechenden, weißen Blüthen; 3—4 Griffeln, erbsengroßen, scharlachrothen Früchten; blüht im Mai und Juni. Die Blätter können als Viehfutter gebraucht werden; das weißliche, harte, zuweilen braungemaserte Holz läßt sich schön poliren und wird von Tischlern, Drechslern 2c. mit Vortheil verwendet. Die Beeren geben einen guten Essig, auch Branntwein. Gewöhnlich dienen sie nur als Vogelfutter, doch werden sie im Norden auch zu menschlicher Nahrung und zu Brod benützt. Sie wirken auf die Harnorgane und werden deshalb als harntreibend, sowie gegen Durchfall angewendet, hauptsächlich in Form eines Syrups. In Alleen nimmt sich dieser Baum unter Linden sehr gut aus. — Die filzige E. (**Pyrus Aria**), kommt meist strauch- und nur zuweilen baumartig vor, hat eirunde, doppelt gesägte, oder kleingelappte Blätter; im Uebrigen der vorangehenden Art ähnlich. Findet sich in den Bergwäldern Europas; die Beeren sind, nachdem Fröste darüber gegangen sind, eßbar. Das Holz wird in der Technik häufig verwendet. Von der ersten Art sind die Beeren unter dem Namen Vogel-, von der zweiten unter dem Mehlbeeren bekannt. — Die zahme E., zahmer Vogelbeerbaum oder Spierling (**Sorbus domestica**), hat gefiederte, sägezähnige, unten filzige Blätter, birnförmige, teigige, eßbare Früchte, welche mit Erfolg gegen Durchfall angewendet werden, und zwar durch den einfachen Genuß derselben frisch oder gedörrt.

Eberraute, Eberreis (**Artemisia Abrotanum**), s. a. v. Stabwurzbeifuß.

Eberwurzel, Silberdistel, (**Carlina**), Gattung der Familie Vereinblüthler, mit vielblüthigen Blüthenköpfen, röhriger Blumenkrone, länglich-walzigen Schließfrüchten. Arten: Die stengellose E. (**C. aucalis**), hat keinen oder einen nur handhoch werdenden Stengel, fiederspaltig gestielte, kahle, unten wollige, gezähnte Blätter, bläulichte Blumen; wächst an steinigen, besonders kalkigen Orten, blüht im Juli und August. Die Wurzel wird 1 Fuß lang, und 1 Zoll dick; sie ist ölig, riecht frisch nicht unangenehm, schmeckt scharf gewürzhaft, und bildet den Hauptbestandtheil des Roßpulvers. Als Hausmittel dient diese Wurzel ferner als auflösend im Catarrhe, überhaupt gegen Verschleimung und als magenstärkend, in der Form eines Thees, 1—2 Loth auf eine Tasse, oder mit gutem Wein 3—4 Loth auf 1 Schoppen angesetzt und in kleinen Portionen genommen. Das Blüthenlager ist eßbar. — Bei Viehseuchen, Schweinskrankheiten und andern Epidemien unter dem Vieh leistet der Gebrauch der gepulverten Eberwurz vorzügliche Dienste. Die Wurzel gewährt bei der Schweinezucht wesentlichen Nutzen. — Die Tauben werden davon angezogen, wenn man von gebranntem Backofenlehm, Honig, Harn, Häringlack und der E. einen Teig macht und in das Taubenhaus legt. — Siedet man die E. in Essig, so vertreibt sie als Waschwasser die Raude und andere Unreinigkeiten der Haut, ist auch gut gegen Zahnweh. — Die gemeine E. (**C. vulgaris**), hat einen aufrechten, 14—15 Zoll hohen Stengel, viele Blüthenköpfe oder Doldentrauben; dornig-gezähnte, buchtige, länglich-lanzettige, unten filzige Blätter, blüht im Juli und August gelblich, wächst an dürren, wüsten Orten. Die gemeine E. wird manchmal wie die stengellose E. verwendet. — Die gummigebende E. (**C. gummifera**), mit kurzem Stengel, großen Blüthenköpfen, die in der Mitte der Blätterrosette einzeln oder zu mehreren sitzen; Blumen purpurroth; wächst an unbebauten Orten, blüht im Juli und August. Das aus der Hülldecke fließende Harz wurde früher gegen den Bandwurm angewendet, und thut so ziemlich dieselben Dienste wie Mastix.

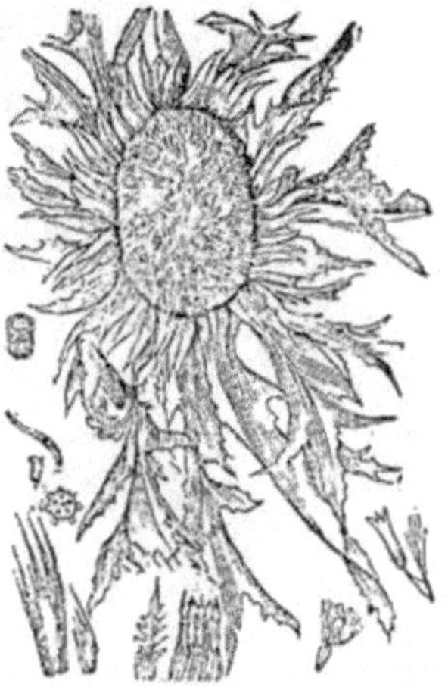

Echalotte, s. v. a. Schalotte.

Eckenhagner Apfel, eine gute Reinettenart.

Ecker, Frucht der Eiche.

Eckerbaum, s. v. a. Stieleiche.

Eckerbuche, s. v. a. gemeine Buche.

Eckerdoppen, innen wollige Kelche von Eicheln, von **Quercus Aegilops**, aus der Levante und Spanien kommend und von Gerbern gebraucht.

Eckererbse, s. u. Erbse.

Edelfichte, s. v. a. Weißtanne.

Edelpilz, s. v. a. Steinpilz.

Edelweiß, s. v. a. rosettenblüthiges Katzenpfötchen.

Effenbaum, s. v. a. gemeine Rüster.

Egelkraut, s. v. a. Pfennigkraut.

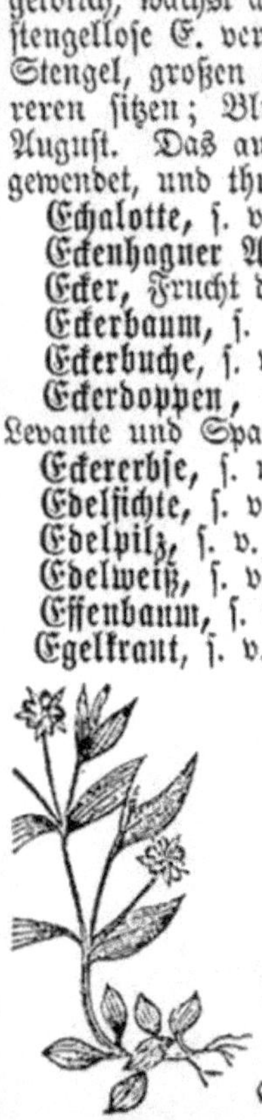

Ehrenpreis, (**Veronica**), Grundheil, Wundheil, Köhlerkraut, Gattung der Larvenblüthler, mit unterständigem 4—5theiligen Kelche; radförmiger Blüthe, 2fächeriger Kapsel. Arten: Gebräuchlicher E. (**V. officinalis**), hat einen behaarten, ungefähr fußhohen, am Grunde kriechenden, mit den Spitzen aufsteigenden Stengel; gegenständige, kurzgestielte, längliche oder verkehrt eirund-elliptische, gesägte, behaarte Blätter; vielblüthige, blattwinkelständige Trauben; 4theiligen Kelch; blaßblaue, dunkelgeaderte oder weiße, rosenfarbgeaderte Blumen; wächst an trockenen Orten, in

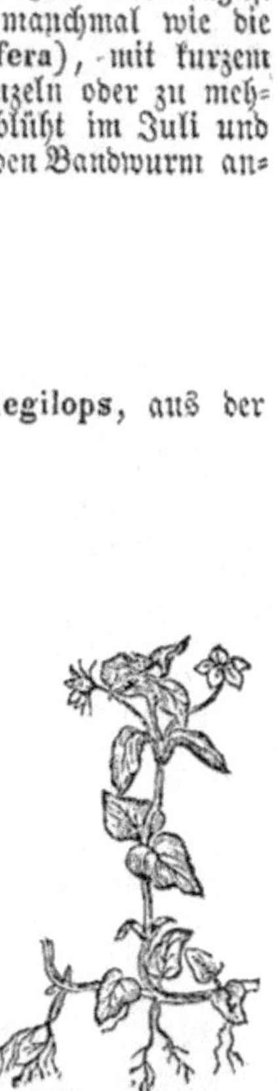

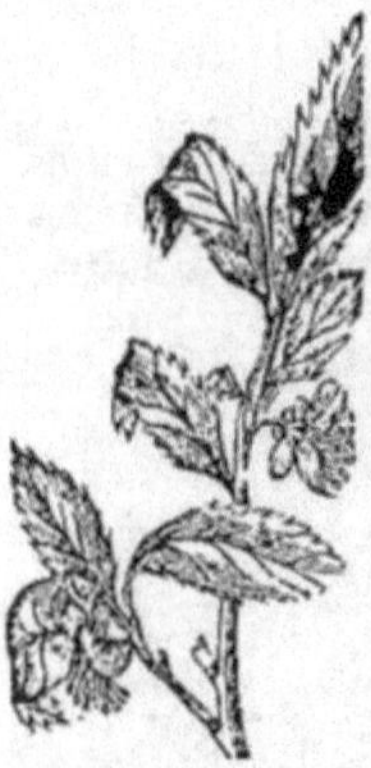

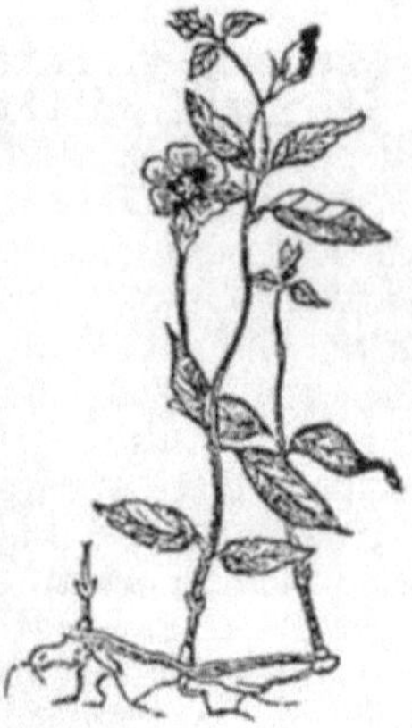

Wälder u. s. w., blüht im Juni und Juli. Die Pflanze hat frisch einen angenehmen Geruch, im Frühjahr gesammelt und schnell getrocknet, dient sie innerlich gegen *Brustkrankheiten*, alte *Catarrhe* mit viel Schleimauswurf, überhaupt gegen Verschleimung der Brustorgane, als Thee zu 2 Loth auf 3—4 Tassen, die täglich zu nehmen sind. Vorzuziehen ist übrigens der frische ausgepreßte Saft zu 2 Löffel voll unter Geismilch Morgens nüchtern getrunken; äußerlich bei *frischen Wunden*, *leichten Verbrennungen* in nachbezeichnetem Ansatze, mit dem mittelst Charpie und Bäustchen Umschläge gemacht werden; der frisch ausgepreßte Saft (ungefähr ½ Schoppen), wird mit ebenso viel gutem Kornbranntwein gemischt, häufig geschüttelt, nach einigen Tagen das Helle abgegossen und dieser Abguß dann mit einer Composition aus ½ Pfund venetianischer Seife, 1 Pfund rectificirtem Weingeist und ¾ Pfund Rosenwasser, welche bei gelinder Wärme und wiederholtem Schütteln aufgelöst und sodann durch Durchseihen klar gemacht worden sind, gemischt. Wird das Kraut gepulvert und dem Vieh mit Salz gegeben, so hilft es vorzüglich gegen den *Husten*, ist bei *Leberfäule* und *Lebersucht* vorzüglich. — ½ Pfund Alaun in Ehrenpreiswasser, welches man durch Beizen des Krautes in Wasser und Wein erhält, vertreibt alle *Schaben*. Dasselbe leistet als *Gurgelwasser* bei *Hals-* und *Mundgeschwüren* vorzügliche Dienste. Trinkt man davon Morgens und Abends je zwei Loth, so *stärkt* es den *Magen*, *reinigt das Blut*, vertreibt den Schwindel. Siehe auch *Wasserpunge*. Zu Tinte kocht man dieses Kraut mit Eisenvitriol. Außer dem *gebräuchl.* E. findet man noch ungefähr 20 Arten des E. in Gärten als Zierpflanze, z. B. den *Enzianblättrigen* E. (**V. gentianoides**), auf Bergen, in Wäldern, auf Aeckern, an Bächen, Quellen, stehenden Wassern, bei verschiedenen Gattungen, bald sitzenden, bald kurz-, bald langgestielten behaarten oder kahlen Blättern, mehr oder minder hohen Stengeln und röthlicher, weißlichter oder bläulichter Blüthe; sie werden in der Heilkunde selten mehr angewendet, zum Theil aber eben so hoch geschätzt wie der gebr. E. Wir stellen die verschiedenen Ehrenpreisarten in 4 Abbildungen dar. Siehe auch *Alpenehrenpreis*.

Eiben (Taxus), Gattung der Familie *Eibengewächse*; immergrüne, 2häusige Bäume mit kleinen Kätzchen, steinfruchtartiger Hüllfrucht. — *Arten*: *Gemeiner Eiben* (**T. baccata**), Strauch oder Baum, als solcher langsam 30—40 Fuß hoch wachsend, mit kurzgestielten, gedrängten Nadelblättern; rothbrauner, an den jüngsten Zweigen grüner Rinde; blattwinkelständigen Kätzchen; (die männlichen bräunlich, die weiblichen grün), schwarzbrauner Schließfrucht. Ist im mittleren und südlicheren Europa einheimisch, blüht im März und April, soll bis 500 Jahre alt werden. Das sehr harte, schön rothe geaderte Holz ist sehr geschätzt und wurde gegen Wasserscheu gebraucht. Wirkliches Gift scheint der E. nicht zu enthalten, doch wirken seine Theile stark betäubend, weshalb sie nur mit äußerster Vorsicht in der Heilkunde angewendet werden können. Ein aus den Früchten bereiteter Syrup dient gegen *Brustkrankheiten*, die jungen grünen Zweige gegen *Unterleibsübel*. Auf Thiere, welche das Laub des E. fraßen, hat es entschieden tödtlich gewirkt. Die Fortpflanzung geschieht durch Samen, noch leichter aber durch Stecklinge. Ist als Zierpflanze zu empfehlen.

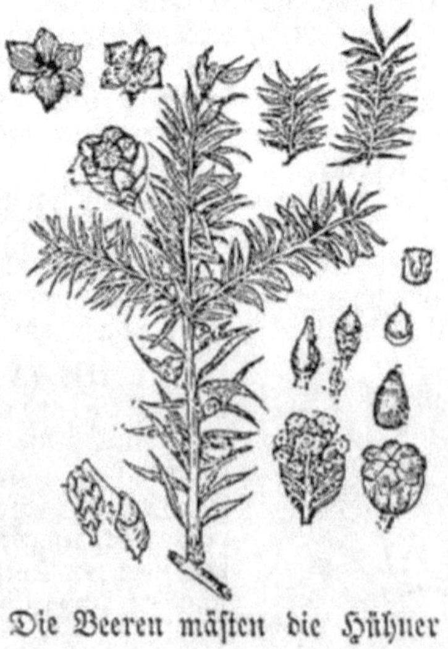

Die Beeren mästen die Hühner gut, während der Rauch des Holzes die Mäuse tödtet

Eibisch, (**Althaea**), Gattung der Familie *Malvengewächse*; auch Althee, Ibisch,

Eibschen genannt, 5spaltiger Kelch; mit 5 bis vielspaltiger Hülle, 5 Blumenblättern; Spaltfrucht. — Arten: gebräuchlicher E. (**A. officinalis**), mit starker, fleischiger Wurzel; aufrechtem, ungefähr 3 Fuß hohem, filzigem, mit fingerdicken Aesten versehenen Stengel; trübgrünen, filzigen, herzförmig-rundlichen und eirunden, gekerbten Blättern; Nebenblättern; blattwinkelständigen, vielblüthigen Blüthenstielen; weißen, seidenartigen Blumenblättern; meist 10 Theilfrüchte enthaltende Spaltfrucht. Gedeiht im mittlern und südlichen Europa an feuchten Orten, besonders auf salzhaltigen Stellen, blüht im Juli bis Sept., ist ausdauernd. In Gärten oder auf dem Felde wird der gebräuchl. E. häufig der heilkräftigen Wurzel wegen gebaut und zwar durch Zertheilung der Wurzel, besser aber durch Samen. Innerlich wird die Wurzel gegen Husten mit viel Reiz, gegen Durchfall, Kolik und Ruhr, bei schmerzendem Uriniren mit Harnzwang angewendet, meistens gleichzeitig als Thee und als Einspritzung, wo es thunlich ist; sie wirkt lindernd, einhüllend; äußerlich braucht man sie zu Mund- und Gurgelwasser bei Geschwüren und Entzündungen in der Mundhöhle. Man will ferner entdeckt haben, daß die Vorzüglichkeit des chinesischen Papiers zu Abdrücken von Kupferstichen durch den Saft der Eibischwurzel bewirkt werden könne, es wäre demnach dieselbe auch in der Papierfabrikation von großem Nutzen. Wird die Wurzel sammt dem Kraut gesotten, auf harte Geschwüre gelegt, so werden dieselben erweicht. Auch der Same erweicht und heilt hitzige Geschwüre. — Der Same in Wasser und Wein gesotten, nimmt den von Hitze herrührenden Husten; wird er in Wein gesotten und mit Baumöl vermischt, so ist er als Augenwasser vorzüglich und vertreibt alle Flecken, indem es die Hitze nimmt und auch bei Brandwunden gut ist. Innerlich treibt dasselbe Mittel ohne Oel Harnsteine ab.

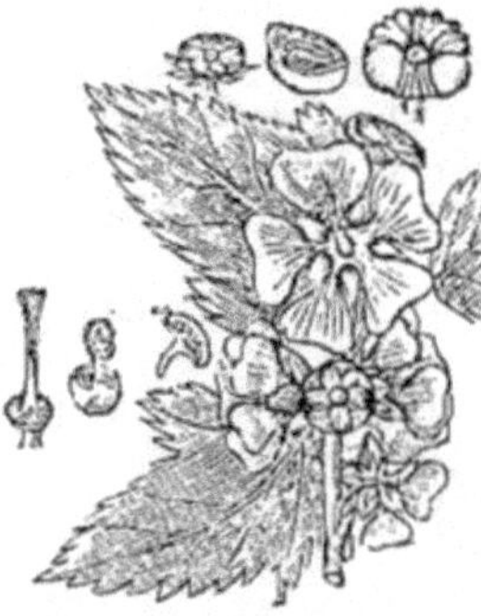

Zu Eibischwasser wird die Wurzel im Sommer gestoßen und mit Wasser und etwas Weingeist destillirt; mit Wein getrunken ist es gut gegen Ruhr und Blutflüsse, Blasensteine und erschwertes Harnen. — Eibischabsud (**Decoctum Althaeae**), wird mit Wasser gemacht und dazu auch zuweilen Rosinen oder Süßholz genommen. **Pasta althaeae**, Eibischpaste, Althäen, Lederzucker, weiße Raglise, aus einem concentrirten Absude der Wurzel, arabischem Gummi, Zucker und Eiweiß mit Pomeranzenblüthenwasser; gegen Catarrhe, Husten, Heiserkeit 2c. Althäentäfelchen unterscheiden sich davon blos durch festere Consistenz. — Der Roseneibisch (**A. rosea**), mit 5—9 Fuß hohen Stengel, großen gekerbten, 3—7 lappigen, rauhhaarigen Blättern; 2—3spaltigen Nebenblättern, blattwinkelständigen Blüthenstielen; großen schönen, rothen, orangefarbenen, gelblichen oder weißen Blüthen. Blüht beinahe das ganze Jahr, wird bei uns als Topfpflanze durch Stecklinge vermehrt und verlangt einen sehr guten Boden. Bekannt sind viele Spielarten.

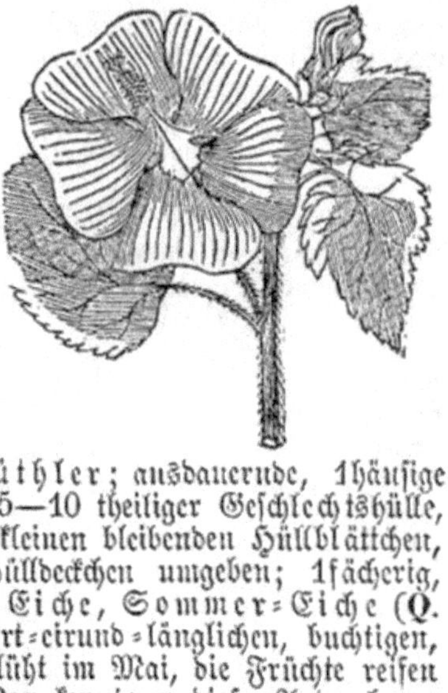

Eiche (**Quercus**), Gattung der Familie Kätzchenblüthler; ausdauernde, 1häusige Bäume, die männlichen Blüthen in Kätzchen mit sitzender 5—10 theiliger Geschlechtshülle, die weiblichen im Winkel eines Deckblättchens mit vielen kleinen bleibenden Hüllblättchen, die Nußhülse am Grunde mit einem napfförmigen Hülldeckchen umgeben; 1fächerig, 1samig. — Arten: Stiel-Eiche, Stielblüthige Eiche, Sommer-Eiche (**Q. pedunculata**), mit kurzgestielten, fast sitzenden, verkehrt-eirund-länglichen, buchtigen, rundgelappten, kahlen Blättern, langem Blüthenstiele. Blüht im Mai, die Früchte reifen im Oktober. Wird 100—160 Fuß hoch und sehr alt. Man kennt von dieser Art mehrere Spielarten, die jedoch nicht wesentlich von einander verschieden sind. Sie wächst mehr im Süden als im Norden und meistens in Thälern, in gutem tiefgrundigem Boden. Die Bestockung von Waldstrecken mit Stieleichen, geschieht entweder durch Setzlinge, die in der Schule gezogen worden sind und beim Versetzen nicht über 3—4 Fuß hoch sein sollten, oder durch unmittelbare Aussaat der Früchte, die nach dem Abfallen gesammelt, und wo möglich gleich in den umgebrochenen Boden locker untergeegt werden. Jedenfalls erfordert die Aussaat und auch die jungen Setzlinge Schutz gegen rauhe Witterung, der bei der ersteren am besten durch gleichzeitiges Aussäen von Wintergetreide, welches beim Aufwachsen die jungen Eichen schützt, aber nicht unterdrückt oder durch Bedeckung mit Reißern, bei der zweiten durch Beimischung von Birken oder andern schnellwüchsigen Holzarten, die bei der ersten Ausläuterung bereits etwas vertragen, gewährt wird. Das Holz der Eiche und der Stieleiche insbesondere, wird auf die mannigfachste Weise benützt, zu allen Arten von Zimmerholz, zum Kriegs- und Schiffsbauwesen, zu Schreiner- und Wagnerarbeiten; es wird im Wasser und Sumpf beinahe steinhart, taugt aber wegen seiner Schwere weniger zu Trägern bei Gebäuden und wirft sich bei abwechselnder Feuchtigkeit und Trockenheit; auch als Brennholz kommt es mehreren andern Holzarten nicht gleich, da es nicht gerne brennt und einen scharfen starken Rauch gibt. Die Rinde, sowohl der alten als der jungen Stämme und Aeste, dient nach gehöriger Zubereitung durch Schälen, Reinigen, Schneiden und Mahlen zum Gerben, und wird in der Heilkunde, als sehr zusammenziehend wirkend, äußerlich als Mund- und Gurgelwasser bei Geschwüren in der Mundhöhle, bei leicht blutendem, aufgelockertem Zahnfleische, auch zu Umschlägen um zu heilen, in der Form einer Abkochung gebraucht. Eichenblätter auf hitzige Blattern gelegt, zieht die Hitze heraus. — Wird Eichenholz gesotten und der Absud mit Wein vermischt, so hat man einen guten Trank gegen Blutspeien, Kopfweh und Blutflüsse. Der Genuß der Eicheln, z. B. als Kaffee, ist gut, wenn die Menstruation zu stark ist, namentlich wenn man dabei noch das Holz und die Mittelrinde siedet und von unten aufbäht. — Gepulverte Eicheln sind gut gegen Diarrhöe, erschwertes Harnen, Blasensteine. Gegen Sodbrennen lege man ein Eichenblatt auf die Zunge und schlinge die dadurch hervortretende Feuchtigkeit hinunter. — Gestossene Eichenblätter auf frische Wunden gelegt ziehen dieselben zusammen. — Zu Eichelwasser destillire man das Laub im Mai. Dasselbe ist als Trank gut gegen Diarrhöe, Leberleiden, Lungenschwindsucht, Seitenstechen, Blutflüsse, Steinbeschwerden. Als Umschlag kühlt es sehr. Das Holz gibt kleingeschnitten eine schwarze Farbe. Zur Bereitung von Tinte dienen die Galläpfel, rundliche kirschengroße Auswüchse, welche durch den Stich der Gallwespe auf den Eichenblättern entstehen: sie geben auch eine schwarze Farbe. Die Blätter der E. dienten ehedem in der Heilkunde gegen Blut- und Schleimflüsse, jetzt werden sie noch zuweilen, und zwar mit Unrecht, weil zu schnell trocknend, gegen das Aufliegen und Wundsein der Kinder angewendet. Die Früchte der E. sind das beste Schweinefutter; sie geben in Stücke zerschnitten, leicht geröstet und gemahlen einen stärkenden, die Verdauung befördernden, dem Durchfall aus Schwäche abhelfenden Kaffee, jedenfalls einen anzurathenden Beisatz zu dem eigentlichen Kaffee. — Die Sitzblüthige E. (**Q. sessiliflora**), Winter-Steineiche, etwas kleiner als die vorige, aber dicker und ästiger, mit langgestielten Blättern, gedeiht mehr im Norden und auf Gebirgen und treibt später Blätter als die Stiel-E., deren Holz sie auch in Beziehung auf Härte noch übertrifft. Im Uebrigen gilt von ihr, was von der Stiel-E. gesagt ist. — Weichhaarige E. (**Q. pubescens**), kleiner als beide vorigen Arten, mit gestielten, verkehrt-eirunden, am Grunde keilförmigen Blättern, die im Alter unten weichhaarig werden; oval-länglichen Früchten, hat viele Aehnlichkeit mit der Steineiche, mit der sie auch in Bezug auf Standort, Blüthezeit, Reife der Früchte und Gebrauch der einzelnen Theile übereinkommt. — Die Färber-E. (**Q. tinctoria**), Schwarzeiche, Quercitroneiche, 60—80 Fuß hoch, mit kurzgestielten, unten weichhaarigen, stachelspitzig-gelappten Blättern; fast kugeligen Früchten, ist in Nordamerika zu Hause, blüht im Mai. Die Früchte reifen im zweiten Jahre. Die Rinde, die zum Gerben jeder anderen vorgezogen wird, enthält einen dauerhaft färbenden gelben Farbestoff und kommt als Quercitronholz zu uns. Diese und einige andere amerikanische Eichenarten trifft man bei uns blos in Parkanlagen, dürfte aber, wenn erst Versuche angestellt werden, wohl weitere Verbreitung finden. — Die Galläpfel-E. (**Q. infectoria**), strauchartig, nur etwa 6 Fuß hoch, mit sehr kurz gestielten, eirund-ovalen, grobgesägten, kahlen Blättern; ist in den Berggegenden des Orients einheimisch; von ihr stammen die eigentlichen Galläpfel, die als türkische Galläpfel in den Handel kommen. — Die Zerr-E. (**Q. Cerris**), österreichische E., an Größe der Stiel-E. beinahe gleichkommend, mit weichhaarigen, jüngeren Zweigen; seicht buchtigen oder fiederspaltigen, unten graufilzigen Blättern; im zweiten Jahre reifenden Früchten; wächst in waldigen Berggegenden Oesterreichs, Ungarns und Südeuropas. Die von ihr kommenden Galläpfel nennt man französische, sie sind weniger gut als die sogenannten türkischen. Im Uebrigen wie die stielblüthige E. — Die Ziegenbart-E. (**Q. Aegilops**), mit langgestielten, unten weichhaarigen Blättern, wird ziemlich groß, wächst im Süden Europas. Sie schwitzt eine Art Manna aus. — Die Kermes-E. (**Q. coccifera**), wird meist strauchartig getroffen, mit filzigen Aestchen, an Größe sehr verschiedenen, immergrünen Blättern, wächst in Südeuropa und im Oriente. Auf ihr findet man die Kermesschildlaus, deren trächtige rothe Weibchen, früher für Auswüchse der Kermes-E. gehalten und deshalb Kermeskörner genannt wurden. Sie enthalten eine rothe Farbe, die nicht so schön als Carmin aber dauerhafter ist. Auch von dieser E. kommt durch Ausschwitzen eine Art Manna. — Die korkartige E. (**Q. Pseudosuber**), mit immergrünen Blättern, liefert eine Art Kork, aber von geringerer Qualität als der, der eigentlichen Kork-E. — Die Kork-E. (**Q. Suber**), sowohl strauch- als baumartig vorkommend, mit an jüngern Bäumen glatter, an älteren rissiger, dicker und schwammiger Rinde, immergrünen, ovalen, stachelspitzigen, unten filzigen Blättern, gedeiht in Südeuropa und Nordafrika. Die Rinde alle 6—8 Jahre abschälbar, ohne dem Baume zu schaden, liefert den bekannten Kork, sie kann von einem Baume 15—18mal abgeschält werden. — Die Hülsen-E. (**Q. Jex**), hat viel Aehnlichkeit mit der Kork-E., nur ist die Rinde nicht so schwammig und rissig, wird in Südeuropa, ihrer Heimath, ebenso verwendet wie bei uns die Stiel-E.

Eicheldoppon, Eichelnäpfchen, die von Morea kommen und von den Gerbern benützt werden.

Eichelhaber, s. v. a. schwarzer Rispenhaber.

Eichen-Manna s. v. a. Ziegenbart- und Kermes-Eiche.

Eichenmistel, s. v. a. Riemenblume.

Eichenrose, rosenartige Mißbildung, welche dadurch entsteht, daß eine Gallwespe in die Blüthenknospen der Eichen sticht.

Eichentraube, Auswuchs von vielen an einander hängenden herzförmigen, von außen rothen, innen weißen Körpern, an den Wurzeln der Eichen unter der Erde, im Frühjahr. Wahrscheinlich durch den Stich eines Insects entstehend.

Eichfarn, s. v. a. Steinfarn.

Eienbaum, Bezeichnung des Taxusbaums (**Taxus baccata**), in der Gegend von Zürich.

Eierdotter wird auf dem Hundsrücken der Feldsalat, Ackersalat genannt.

Eierkürbis, s. Kürbis.

Eierpflanze, s. v. a. Nachtschatten, eßbarer.

Eierschwamm, s. v. a. Faltenpilz, eßbarer.

Eife, s. v. a. gemeiner Eibenbaum.

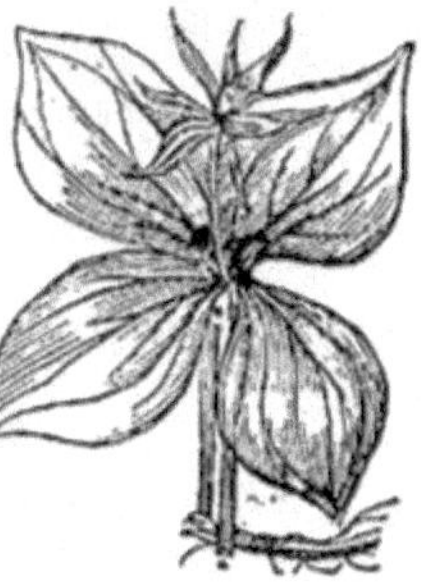

Einbeere, (**Paris**), Gattung der Familie Zaukenlilien, mit horizontal ausgebreitetem, vier- oder fünfblätterigem Kelche, eben solcher Blumenkrone; vier- oder fünffächeriger Beere mit 4—8samigen Fächern. — Arten: Die vierblätterige E. (**P. quadrifolia**), Wolfsbeere, mit 4, 3 oder 6 verkehrteiförmigen, oder ovalen, am Ende des 5—10 Zoll hohen Stengels sitzenden, wirteligen Blättern. Aus ihrer Mitte erhebt sich der 1—2 Zoll lange Blüthenstiel, der die gelblich-grüne Blüthe und später die schwarzblaue Beere trägt. Blüht im Mai — Juni. Die ganze Pflanze enthält ein narkotisch-scharfes Gift. Verschiedene ihrer Theile wurden in der Arzneikunde angewendet, jetzt nur noch der Wurzelstock, dessen Anwendung immerhin bedenklich ist, weshalb wir so viel als möglich davon abrathen.

Einblatt (**Parnassia**), Gattung der Familie Drehblüthler, mit 5blätterigem Kelche und Blumenkrone; 1fächeriger Kapsel. — Arten: Das Sumpf-E. (**P. palustris**), mit mehreren 5—10 Zoll hohen, 1blüthigen Stengeln, langgestielten, ganzrandigen, herzförmig-eirunden Wurzelblättern, einem umfassenden Stengelblatte, weißer Blume; wächst an feuchten Orten in Europa und Nordasien, blüht im Juli und August, ist ausdauernd. Wurde früher gegen Augenübel angewendet, jetzt nur noch als Hausmittel gegen Sodbrennen, Magenschmerzen. Das zerquetschte Kraut ist zu alten und frischen Wunden ganz vorzüglich.

Einkorn, s. Weizen, einkörniger. (**Triticum monococcum.**)

Eisbeifuß, s. v. a. **Artemisia mutellina.**

Eischbeer, s. v. a. Vogelbeere.

Eisenbaum, s. v. a. Eibenbaum.

Eisenbeere, s. v. a. Elsebeere.

Eisenholz, s. u. Sternapfel.

Eisenhut (**Aconitum**), Gattung der Familie Rannunkelgewächse, mit 5 Kelchblättern; (das obere haubenförmig gewölbt), 5 Blumenblättern, unterweibigen Staubgefässen; vielsamigen Balgkapseln. — Arten: Stoerks-E. (**A. Stoerkianum** oder **napellus**), mit 2—5 Fuß hohem, rundlichem, fast kahlen Stengel; zahlreichen, dunkelgrünen, glänzenden, 7theiligen Blättern, deren rautenförmige Zipfel 3zählig zerschlitzt sind; Wurzelknollen nußgroß, auch kleiner, braun, rundlich, jährlich 1—2 neue bildend; Traube vielblüthig, mit violetten, bunten oder auch weißen Blüthen. Blüht im Juni — August an trockenen Orten, auf Gebirgen u. s. w., aber auch als Zierpflanze in Gärten. Die Blätter werden im Beginn der Blüthenzeit gesammelt und gegen Gicht, Drüsengeschwülste und Lähmungen angewendet; die Wurzel ist kräftiger als die Blätter, wird aber nicht gebraucht. Die Blätter des wildwachsenden E. werden denen des in Gärten gepflanzten vorgezogen. In größerer Gabe wirkt namentlich die Wurzel des E. giftig, dieß gilt jedoch mehr von dem Wolfs-E. (**A. Lycoctonum**), auch gelber Sturmhut, mit schwarzbrauner Wurzel, kahlen oder leichtbehaarten, handförmigen, gezähnten Blättern, dichten Trauben, meistens gelben, auch violetten, röthlichen Blüthen, schwarzem Samen, der in den Bergwäldern Europa's und Nordasien's im Juni bis Juli blüht und dessen Saft zum Tödten von Wölfen, Hunden, Katzen, auch zum Vertreiben des Ungeziefers in Wohnungen und bei Hausthieren gebraucht wird.

Eisenkraut, (**Verbena**), Gattung der Familie Lippenblüthler, mit röhrigem, 5zähnigem Kelche, tellerförmiger Blumenkrone, Schließfrüchten. — Arten: Gemeines E. (**V. officinalis**), mit aufrechtem, rauhem, ungefähr 2 Fuß hohem, 4kantigen Stengel; gegenständigen, rautenartigen, geschlitzten, gekerbten Blättern; fadenartigen Aehren; kleinen, röthlich- oder bläulich-weißen Blüthen. Blüht im Juni auf Schutthaufen u. s. w., ist in Amerika einheimisch, wo es, wie noch einige andere Eisenkrautarten, mehrfach in der Heilkunde angewendet wird. Bei uns werden sie nicht gebraucht. Die Wurzel mit Wein ausgezogen, ist gut gegen Gelbsucht. — Das Kraut in Wein gesotten, hilft gegen verstopfte Leber-, Milz-, und Nierenleiden, schweren Athem, Fieber. — Läßt man die Blätter vier Tage in Wein stehen und nimmt die Flüssigkeit in den Mund, so heilen die Geschwüre davon. — In Wasser gesottenes Eisenkraut befördert die Menstruation der Frauen. — Der Brand weicht, wenn man das E. in Essig taucht, stoßt und darauf legt. — E. sammt der Wurzel gestoßen und getrunken oder letztere pulverisirt, vertreibt die Harnsteine. — Wenn man das ganze E. um Johanni sammt Allem hackt und brennt, so erhält man das Eisenkrautwasser, welches Morgens und Abends löffelvollweise genommen, die Gelbsucht, das Fieber, die Lungensucht, Grimmen, Blutharnen und Kopfweh vertreibt.

Eisschimmel (**Oidium**), Gattung der Familie Faserpilze, mit gegliederten Flocken. — Der Frucht-E. (**O. frutigenum**), bildet dichte, flockige Häufchen auf faulem Obste.

Elaterium, s. Spritzgurke.

Elbweide, s. v. a. Gertweide, Korbweide.

Elemi, s. v. a. **Icica.**

Elephantenfuß (**Elephantopus**), mit 3, 4 oder 5blüthigen Blüthenköpfen; handförmiger Blumenkrone; 5spaltigem Saume; Schließfrucht. — Der scharfe E. (**E. scaber**), mit ungefähr 2 Fuß hohem, zweiggabelig ästigem Stengel; dreierlei verschieden gestalteten, entweder lang verschmälerten, oder halbumfassenden, lanzettigen oder herzeirundlichen, degenspitzigen, behaarten Blättern; violetten Blumen; wächst in Ostindien; blüht das ganze Jahr. Die bitteren Blätter und Wurzeln dienen gegen Unterleibskrankheiten, Leber- und Milzleiden. — Der carolianische E. (**E. carolinianus**), ist dem vorigen ähnlich, wird wie bei uns die Heildistel angewendet, die Wurzel in Brasilien gegen Wechselfieber.

Elephantenläuse, s. Nierenbaum und Herzfrucht.

Elephantenreis, auf Java wachsende, kleine, weiß gegrannte Reisart.

Elettarie (**Elettaria**), Gattung der Familie Bananengewächse, mit dreijährigem, röhrenförmigem, überweibigem Kelche; 3theiliger Blumenkrone; 3fächerigem Fruchtknoten. — Arten: Cardamom-E. (**E. Cardamomum**), mit 3—4 wagrechten, am Grunde des Blätterstempels entspringenden, in aufrechte Blüthentrauben getheilten Blüthenschaften; bis 9 Fuß hohen Blätterstengel; 1—2 Fuß langen, auf weichhaarigen Blattscheiden sitzenden, lanzettigen, weichhaarigen Blättern; ovaler dreiseitiger Kapsel; zahlreichen, eckigen Samen. Die Früchte sind als kleine Cardamomen bei uns bekannt, gelten für magenstärkend, erhitzend, schweißtreibend und werden gegen Verdauungsschwäche, Verschleimung und als beliebtes Gewürz gebraucht. — Mittlere E. (**E. Cardamomum medium**) aus 2—3 Fuß langen, handbreiten, gestielten, unten zottigen Blättern, ährenförmigen, mittelstockständigen Trauben, großer, rother, wohlriechender Blüthe, wächst wie die vorige Gattung in Ostindien. Ihre Früchte sind die mittleren Cardamomen.

Eller, s. Erle.

Ellorn, s. v. a. gemeiner Hollunder.

Elritzen, s. v. a. Elsbeeren.

Elsasser Weine, leichte rothe und weiße Weine von angenehmem Geschmack aus dem Elsaß, die über Straßburg in die Schweiz und nach Deutschland gehen. Die besten wachsen in Oberelsaß und heißen in Frankreich **Gentils**. Zu ihnen gehört der Strohwein. Die besten Sorten liefern Bischofsheim, Echenheim, Sulz, Turingheim, Weißenburg 2c.

Else, in einigen Gegenden Deutschlands. s. v. a. Wermuth.

Elsebeerbaum, s. v. a. **Crataegus torminalis.**

Elsen, s. v. a. Beerenpflaumen.

Emmer, rother und weißer, s. Waizen, zweikörniger.

Endivien, s. u. Cichorien.

Engelbrod, s. v. a. Manna.

Engelsblümchen, s. v. a. **Gnavalium dioicum.**

Engelsüß, s. Tüpfelfarren, gemeiner.

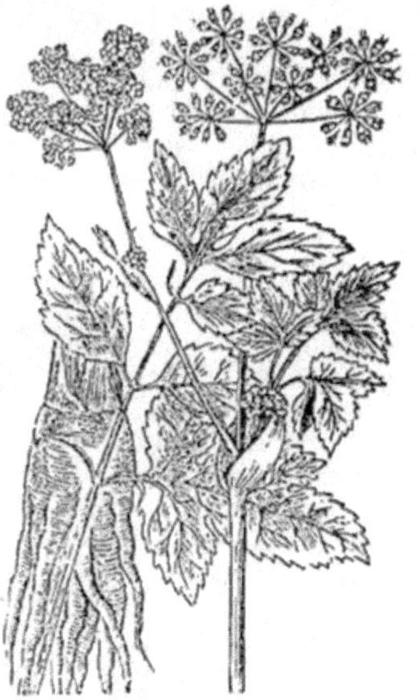

Engelwurz, (**Archangelica**), Gattung der Familie Doldengewächse, mit 5zähnigem Kelchrande; Spaltfrucht. — Arten: Gebräuchliche E. (**A. officinalis**), mit hellbrauner, innen weißlicher, milchiger Wurzel; ungefähr 4 Fuß hohem Stengel, doppelgefiederten, langgestielten Blättern; 4—6 Zoll langen, eirunden, gesägten Blättchen; großen, dichten, fast kugeligen Dolden; grünlichen Blüthchen; strohgelber 3—4 Linien langer Spaltfrucht. Wächst an feuchten Stellen in den Gebirgen Europa's. Blüht im Juli und August. Die bittere, gewürzhafte Wurzel wirkt belebend und anregend auf die Nerven, auch auf den Magen, Darmkanal und die Oberhaut; sie wird von den Lappländern wie Tabak gekaut, und ist der Hauptbestandtheil eines im Norden häufig vorkommenden geistigen Getränkes. Die Stengel werden in Zucker eingemacht und gegessen. Die Wurzel der schwarzrothen Engelwurz (**A. atropurpurea**), dient in Nordamerika, ihrer Heimath, wie bei uns die gebräuchl. E. Die Russen nennen die in Kamtschatka einheimische Gmelin's-E. (**A. Gmelini**), Petersilge und gebrauchen sie zum Kochen.

Englischer Klee, s. u. Klee.

Englischer Pepin, s. u. Gewürzpepin.

Englische Rüben, s. v. a. Turnips.

Englisches Gewürz, s. v. a. Amomen.

Entengras, s. Süßgraß.

Entengrüze, s. v. a. Meerlinsen.

Enzian (**Gentiana**), Gattung der Familie Drehblüthler, mit 4—10spaltigem

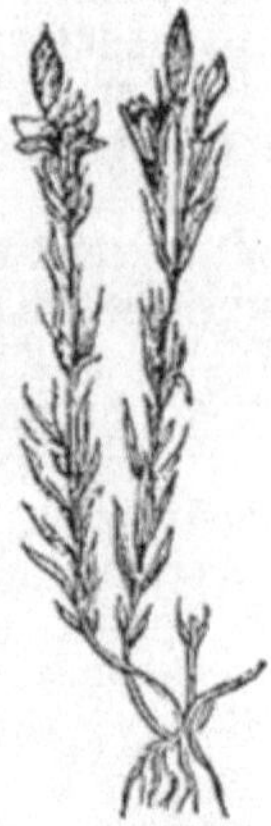

Gelber E.

Kelche; glocken- oder radförmiger, röhriger Blumenkrone; 4—10spaltigem Saume; 4—9 Staubgefässen; 1 oder 2 Griffeln; 1fächeriger Kapsel. — Arten: gelber E. (**G. lutea**), mit dicker, bis 3 Fuß langer, außen bräunlicher, innen gelber Wurzel; dickem hohlem, aufrechtem Stengel; die unteren Blätter gestielt, die oberen sitzend, oval, gegen oben an Größe abnehmend; büscheligen, an der oberen Hälfte des Stengels blattwinkelständigen Blüthen; ungleich 5zähnigem Kelche; goldgelber Blume; blüht im Juli — August, ist ausdauernd. Wächst wild auf Triften, hauptsächlich gerne in den schweizer Alpen, in den Gärten als Zier- und Apothekerpflanze, wegen der ausgezeichnete Dienste leistenden Wurzel. Die gewöhnlichste Anwendung findet statt als Thee, 1—2 Quent auf mehrere Tassen, die den Tag über getrunken werden; mit Weingeist angesetzt täglich 2—3 mal 10 Tropfen auf Zucker oder mit Wasser genommen; mit gutem Weine angesetzt Morgens und Abends 1 Löffel voll zu nehmen und ist hülfereich gegen Magenschwäche mit Durchfall, schlechte Verdauung, Muskelschwäche, Bleichsucht, überhaupt stärkend. Die Wurzel wird auch mit Pomeranzenschaale und Wein oder heißem Wasser angesetzt und täglich einige Löffel voll genommen. Mit Wasser ist es hauptsächlich bei Bleichsucht räthlich. Die getrocknete Wurzel ist im Handel am besten an den ringförmigen Runzeln und der gelben oder bräunlichen innern Farbe kenntlich und ist vorzüglich in der Medicin gebräuchlich; sie behält, im Mai gesammelt, ihre Kraft auf fünf Jahre lang bei. Der Enzian wirkt zertheilend, die Feuchtigkeit verzehrend, daher legt man die Wurzel auf Geschwulsten, Eiterwunden, Schlangenbisse. — Purpurrother E. (**G. purpurea**), mit 1—2 Fuß hohem, astlosem Stengel, an der Spitze desselben sitzenden, rothen, glockigen Blumen; scheidenartigem Kelche, lanzettig-länglichen Blättern; gedeiht auf den Bergen der Schweiz, Deutschlands bis Norwegen. Die Wurzel ist innen weiß, dient zur Bereitung eines Branntweins (wie die

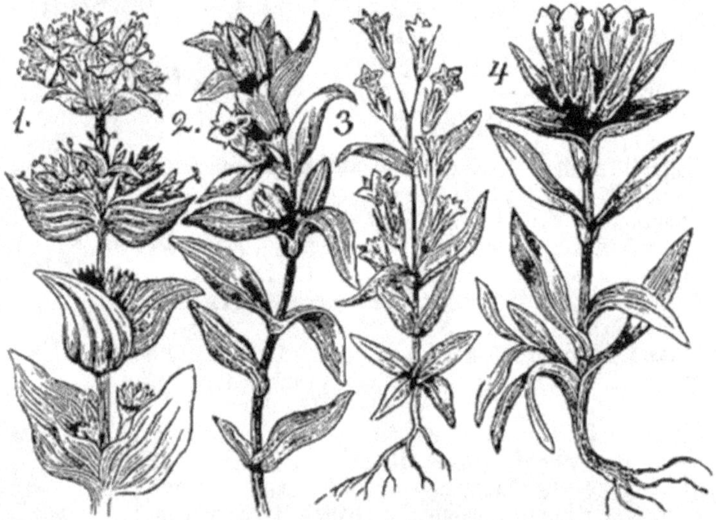

des gelben E.) und wird ebenfalls in der Heilkunde angewendet. — Der ungarische E. (**G. pannonica, Fig. 1**), wird in Gegenden, wo der gelbe E. nicht gefunden wird, z. B. Ungarn, Oesterreich, der Wurzel wegen, welche die gleichen Heilkräfte besitzt, wie die des gelben E., wie dieser geschätzt. Die Wurzel ist stark braun, mit starken Längsrunzeln und kommt als rothe Enzianwurz in den Handel. Der Stengel ist astlos, die unteren Blätter gestielt, die oberen sitzend; die Blüthen wirtelig mit 1 Endblüthenkopf, kurz gestielt; der glockige Kelch 6—7spaltig. — Getüpfelter E. (**G. punctata**), mit strohgelben, schwarzroth punktirten Blüthen, hat viele Aehnlichkeit mit dem gelben E. auch in Beziehung auf Standort, Blüthezeit und Wirkung, die letztere ist aber weniger kräftig. Kreuzförmiger E. (**G. cruciata, Fig. 2**), mit fingersdicker, weißlicher Wurzel; ungefähr Fuß hohem Stengel; paarig kreuzenden, länglichen, am Grunde in eine Scheide verwachsenen Blättern; außen grünlicher und dunkelvioletter, innen azurblauer, röhriger Blumenkrone; 4spaltigem Saume; wächst an sonnigen Orten, in lichten Bergwäldern von Mitteleuropa bis Sibirien. Die Wurzel wird zuweilen gegen Wechselfieber und

Würmer angewendet, das Kraut als Wundmittel. Auch soll die Wurzel gegen Wasserscheu Dienste leisten, was jedoch noch zu bezweifeln ist. — Schwalbenwurzartiger E. (**G. asclepiadea**), mit astiger, gelblicher Wurzel; astlosem Stengel; gegenständigen, sitzenden Blättern; blattwinkelständigen, sitzenden oder kurz gestielten, außen violetten, innen azurblauen, auch hellbläulichen oder weißen, 5spaltigen Blüthen. Wächst an schattigen und feuchten Gebirgsorten, durch ganz Europa; die Wurzel wird in der Heilkunde angewendet. — Wiesen-E. (**G. Pneumonanthe**), wächst auf feuchten Wiesen, hat viele Aehnlichkeit mit der eben beschriebenen Art; die Wurzel ist weniger, aber angenehmer bitter als die des gelben E., wird als Hausmittel gegen Wunden und bei Brustkrankheiten angewendet, wo der gelbe E. nicht zu haben ist. — Kleinster E. (**G. nana**), nur 1—2 Zoll hoch, mit 4eckigem ästigem Stengel; niederliegenden Aesten; rosettigen 4—5theiligen Wurzelblättern; weißlicher, rothgestriemter Blume; gedeiht an der Eisregion der Schneeberge. Die übrigen Enzianarten, als: der niederliegende E. (**G. decumbens**), der seifenkrautblättrige E. (**G. Saponaria**), der durchscheinende E. (**G. frigida, Fig.** 4), der stengellose E. (**G. acaulis**), ohne oder mit kaum fingerslangem Stengel, der niedrige E. (**G. humilis**), der bärtige E. (**G. barbata**), der bittere E. (**G. Amarella, Fig.** 3), der geöhrte E. (**G. auriculata**), haben alle wesentliche Aehnlichkeit, hauptsächlich in Beziehung auf ihre Heilkräfte, mit den beschriebenen Arten, und werden in ihrer Heimath, da sie beinahe über die ganze Erde verbreitet vorkommen, mehr oder minder gegen verschiedene Krankheiten angewendet, so daß der Enzian als Gattung mit Recht für eine der nützlichsten Pflanzen gilt.

Epenholz, s. v. a. Rüste, gemeine.

Epheu (**Hedera**), Gattung der Familie Doldengewächse, mit oberständigem, 5zähnigem Kelche; 5—10 Blumenblättern; 4—10fächeriger Beere. — Gemeiner E. (**H. Helix**), ein immergrüner, kletternder Strauch, wird 6—10 Zoll dick und klimmt an Mauern, Bäumen mittelst kleinen Würzelchen, 40—50 Fuß hoch. Die Blätter sind lederig, kahl, glänzend, eiförmig, zugespitzt; die Blüthen grünlich-weiße Dolden; die schwarzen Beeren 5fächerig; sie reifen erst im zweiten Jahre. Die Beeren verursachen Durchfall, die Blätter werden zum Verbinden von Fontanellen und bei Geschwüren äußerlich gebraucht, sollen auch in Essig geweicht und auf Hühneraugen gelegt, diese vertreiben. Das Holz dient in der Gestalt kleiner Kügelchen statt der Erbsen bei Fontanellen, als Becher zum Durchseihen von Flüssigkeiten. Der Genuß der Blätter soll bei Schafen und Ziegen unmittelbar vor dem Lammen solches hülfreich befördern. Die in Ostindien vorkommenden baumartigen Epheuarten zeichnen sich durch den Wohlgeruch ihrer Theile aus, diese werden deshalb, insbesondere das Harz, zu Räucherungen theilweise auch als Heilmittel gebraucht.

Eppich, s. v. a. Sellerie.

Erbse (**Pisum**), Gattung der Familie Schmetterlingsblümler, mit 5spaltigem Kelche; schmetterlingsförmiger Blume; großer Fahne; 1fächeriger vielsamiger Kapsel, gefiederten, kahlen, ganzrandigen Blättern; niederliegendem oder klimmendem Stengel. Es gibt viele Unter- und Spielarten, die in nachstehendem Verzeichnisse zusammengestellt sind:

I. Wilde Erbse mit 4blätterigem Blattstiele, kleinen Hülsen, gefleckten eingedrückten Samen.

II. Brockelerbse, harte Hülse, nur die Samen eßbar, mit folgenden Spielarten:

a) Zwergbrockelerbse 1—3 Fuß hoher Stengel; kleine runde Samen, hieher gehören:

1. Die weiße niedere Zwergerbse, Samen klein, rundgrünlich-weiß, wird nur fußhoch, der Stengel ist ziemlich aufrecht.
2. Weiße Zwergbrockelerbse, weiße Blüthe, fleischige Hülse, weißer runder Samen.
3. Graue Zwergbrockelerbse, mit hellgrauem Samen.

b) Gewöhnliche Brockelerbsen mit 6—8 Fuß hohem Stengel, runden, mittelgroßen Samen.

4. Kleine weiße frühe Brockelerbse, ist sehr früh.
5. Kleine weiße späte Brockelerbse, reift später als die letztangeführte Art.
6. Mittelgroße weiße Brockelerbse, mittlere Größe, weiße Blüthe.
7. Große weiße Brockelerbse, 6 Fuß hoher Stengel, große und gute Früchte.
8. Graue Brockelerbse, mannshoher Stengel, großer grauer Samen.

9. Gelbe schwarzaugige Brockelerbse, hoher Stengel, zum Anbau nicht zu empfehlen.

10. Rothgefleckte Brockelerbse mit rothgefleckten Samen.

11. Schwarze Brockelerbse, mit schwarzen Samen.

c) Doldenerbsen, doldenförmiger Blüthenstand an der Spitze des Stengels.

12. Weiße Doldenerbse, runder weißer Samen, hoher Stengel.

13. Lupinenerbsen, hoher Stengel; große viereckige Samen, sind sämmtlich zum Anbau nicht anzurathen; es werden zu dieser Spielart gezählt: die weiße, die gelbe; die graue, blaublühende, die graue weißblühende; die graue schwarzaugige, die roth gefleckte; die schwarze Lupinenerbse.

III. Zuckererbse mit breiten, krummgebogenen, fleischigen, eßbaren Hülsen, eckigen Samen, hieher gehören:

14. Die frühe Zwergzuckererbse, mit niederem, keiner Unterstützung bedürftigen Stengel; ist sehr frühe.

15. Die weißblühende Zuckererbse, mit 4—5 Fuß hohem Stengel, weißen, runden Samen. Ist früh.

16. Die blaublühende Zuckererbse, von der eben angeführten Art nur durch die Farbe der Blüthe unterschieden.

17. Große graue Zuckererbse, wird sehr hoch, hat große graue Samen.

Die Erbsen werden im Frühlinge als sehr geschätztes Frühgemüse in Mistbeeten, an sommerigen Mauern, den ganzen Sommer-über im freien Garten als Gemüse und der Samen wegen, und endlich auf Aeckern, der Samen wegen, und als Viehfutter gepflanzt. Im Allgemeinen verlangen sie einen guten, nicht frisch gedüngten Boden und bei früher Aussaat in Gärten Schutz gegen ungünstige Witterung.

Die Aussaat der frühesten Sorten kann in Mistbeeten schon im Januar bis März von den Arten 2., 3., 4., 15., 16. geschehen, die Arten 5. u. 7 werden später gesäet; aufs Feld und zum dürren Gebrauche eignen sich vornehmlich die Arten 5., 6., 7. u. 8.

In gut verstopften Flaschen lassen sich die grünen Zuckererbsen-Samen lange aufbewahren.

Als Futterpflanze wird die E. mit Linsen oder Wicken vermischt gesäet.

Wenn man den ganzen Erbsenstock sammt den Schotten nimmt, zerstoßt und auf ein entzündetes Glied legt, so weichen die Schmerzen sehr schnell. — Die Frucht macht viel Blähungen, Magendrücken rc., deshalb sagt der Genuß der Erbsen schwachen Naturen nicht zu, die Brühe davon ist aber sehr kräftig und gesund. — Zu Wunden, offener Geschwulsten rc. siede man Erbsen in Wasser und wasche dieselben damit aus, dann heilen sie bald. — Erbsenbrühen sind gut für Kindbetterinnen, Gelb- und Wassersüchtige, überhaupt für Alle, welche der Stärkung bedürfen. — Der Kopfgrind wird geheilt, wenn man Erbsen mit Wasser und Lauge siedet und damit die angegriffenen Stellen wäscht; mischt man dazu noch Honig und Gerstenmehl, so hat man ein vorzügliches Mittel gegen alle Eiterbeulen.

Erbsenbaum, s. u. Robinie.

Erbsenstrauch (**Caragana**), Gattung der Familie Schmetterlingsblümler, mit krugförmigem, 5zähnigem Kelche; schmetterlingsförmiger Blume; stachelspitziger, mehrsamiger Hülse. — Der baumartige E. (**C. arborescens**), bis 16 Fuß hoher Strauch, mit flaumigen, paarig gefiederten Blättern; büscheligen, langgestielten, gelben Blumen; stammt aus Sibirien, findet sich zuweilen auch bei uns, blüht im Mai, hat eßbare, erbsenähnliche Früchte.

Erbsich, s. v. a. Persich.

Erdäpfel, s. v. a. Nachtschatten, knolliger; Erdbirne und Kartoffel.

Erdapfel, Erdartischocke, Art der Gattung Sonnenblume (**Helianthus**).

Erdartischocken, s. v. a. Erdbirnen.

Erdbeerapfel, mehrere Sorten des Calvil; s. v. a. Blutapfel.

Erdbeerbaum, (**Arbutus**), Gattung der Familie Haidengewächse, mit kugeliger oder glockiger Blüthe; 5fächeriger, meist höckiger, 5—10steiniger Beere. — Arten: Gemeiner E. (**A. Unedo**), mit 4—5 Fuß hohem Stamme, runzeliger Rinde; immergrünen, länglich-lanzettigen, stumpfgesägten, glänzenden Blättern; vielblüthigen Rispen, weißer, oben grünlicher oder röthlicher, einfacher oder gefüllter Blume; rothen, körnigen, sehr süßen Beeren von der Größe einer Erdbeere. Gedeiht im südlichen Europa an steinigten Orten. Die Beeren liefern einen Wein und sehr guten Alkohol; die Rinde und die Blätter dienen gegen Durchfall. Der orientalische E. (**A. Andrachne**), baumartiger Strauch mit röthlicher glatter Rinde; langgestielten, kahlen, ganzrandigen Blättern; aufrechter Rispe; glatten, rothen, eßbaren Beeren; wächst auf Cypern und in Kleinasien, zuweilen in Griechenland.

Erdbeerbirne, Frucht des **Cereus triangularis**, welche auf Jamaika als Erfrischung genossen wird.

Erdbeere, (**Fragaria**), Gattung der Familie Rosengewächse, mit 10spaltigem Kelche; 5 Blumenblättern, 20 oder mehr Staubgefässen, nach dem Verblühen größer werdendem und die fleischige, saftige Schließfrucht bildendem Fruchthalter (Blumenboden), schiefem, faserigem, mit Wurzelausläufern besetzten Wurzelstock; langgestielten, gefingerten, gezähnten Blättern; weißer Blüthe. — Arten: Die gemeine E. (**F. vesca**), mit wagrecht abstehenden Blattstielen, behaarten Blüthestielen, 1—2 Fuß langen Wurzelranken; 3—6 fingerigen, graugrünen, unten leichtbehaarten Blättern; 3—8 Zoll langem einzeln oder zu mehreren aus einer Wurzel sproßendem, verästeltem, dicht behaarten Stengel; rothen, zuweilen weißen Beeren, blüht im Mai und Juni in Wäldern, auf Hügeln, durch fast ganz Europa, reift im Juni und Juli. Die Beeren sollen gegen Unterleibsstockungen, Gicht, Schwindsucht, Steinkrankheiten sich hülfreich erweisen, die Blätter sind Bestandtheile eines bekannten Maitrankes, und die jüngeren im Schatten getrocknet, hat man als Ersatzmittel des chinesischen Thees empfohlen. — Die Unterarten: gemeine Walderdbeere, weißfrüchtige E., rankenlose E., immerblühende E., gefülltblühende E., einblätterige E. außer der gem. Wald-E. nur in Gärten gepflanzt, zeichnen sich durch die in ihrem Namen ausgedrückten, besondern Eigenheiten von einander aus. — Die hochstengelige E. Zimmt-E. (**F. elatior**), der vorigen Art ähnlich, weit verbreitet in Gärten gezogen und wild wachsend, ist im allgemeinen größer und stärker, trägt häufig Blüthen, welche keine Frucht bilden. — Der Hügel-E. (**G. collina**), auch harte E., mit beiderseits behaarten Blättern; an die Frucht dicht umschließendem Kelche; blüht im Mai und Juni, reift im Juni bis Juli an sonnigen Orten, wird in Gärten selten gezogen. — Großblumige E., Ananas-E., (**G. grandiflora**), mit oben ziemlich kahlen, dunkelgrünen, grobgesägten Blättern; großen Blüthen und Früchten, blüht im Mai und Juni, reift im Juli. Sie stammt aus Ostindien, wird aber der sehr guten Früchte wegen bei uns häufig in Gärten gezogen, und zwar durch die nächst an den älteren Pflanzen stehenden, an den Wurzelranken sprossenden, jungen Pflänzchen, welche Ende August oder Anfangs September abgeschnitten, fußweit von einander in guten, lockeren, aber nicht frisch gedüngten Boden, (der von Unkraut sauber gehalten werden muß) gesetzt, bei trockenem Wetter begossen, bei großer Hitze beschattet werden müssen. Alle 3 bis 4 Jahre ist eine neue Anpflanzung nöthig. Weitere Arten als: Die Chili-E. (**F. chilensis**), die Scharlach oder virginische E. (**F. virginiana**), die indische Erdbeere, wachsen wild in den Ländern, welche ihnen den Namen gegeben haben, besitzen aber weder ausgezeichnet schmackhafte Früchte, noch Heilkräfte, und werden bei uns nur sehr selten in Gärten gezogen. Zu der Anpflanzung von E. in Gärten gehört viele Sorgfalt. Im Allgemeinen werden die von den Wurzelausläufern gewonnenen, jungen Pflänzchen Ende August oder Anfang's September gesetzt und behandelt wie es oben bei der Ananas-E. angegeben ist; nur könnte noch beigefügt werden, daß bei Pflanzen, von welchen nur die Früchte genommen werden wollen, die Ausläufer gleich bei dem Erscheinen abzuschneiden sind, daß der Boden der Beete im Herbste zollhoch mit gutem verfaultem Dünger, der im Frühling untergehackt wird, bedeckt werden sollte, und daß es rathsam ist, bei manchen Arten, deren Früchte abfallen, den Boden mit Stroh oder Schiefer zu bedecken, um die Früchte rein zu erhalten. — Die Frucht wirkt sanft abführend und kühlend, muß aber von schwachen, zur Säure geneigten Magen vermieden werden; in Menge genossen, sind sie vorzüglich gegen Podagra und Gicht; zerquetscht heilen sie die Frostbeulen. — Das Kraut gibt einen guten Thee, der wie die Wurzel adstringirend wirkt. — Bei heftigem Lendenweh siede man 4 Hände voll Erdbeerkraut, in Wasser, und bähe sich damit von unten auf.

Erdbeerkartoffel, eine geschätzte Kartoffelart; s. u. Kartoffel.

Erdbeerklee, s. u. Klee.

Erdbeerspinat, (**Blitum**), Gattung der Familie Immergrüngewächse; zwitterige

Pflanze mit krautiger Geschlechtshülle, welche bei der Fruchtreife beerenartig wird und die Nußhülse umschließt. — Seitenblüthiger E. (**B. virgatum**), mit etwa 2 Fuß hohem, ästigem, beblätterten Stengel; tiefgezähnten, länglich-3eckigen Blättern, blattwinkelständigen, grünen, bei der Reife dunkelrothen, erdbeerförmigen Blüthenknäueln; schwarzem Samen; ist einjährig; blüht im südlichen Europa im Juni — August an Wegen, auch auf angebautem Boden. Der Samen ist eßbar.

Erdbirne, s. v. a. Kartoffel.

Erdbrod (Cyclamen), Gattung der Familie Primelgewächse; mit 5theiligem Kelche; kurzer glockiger Blumenröhre; 5theiligem Saume; 5fächeriger, in 5 Theile zerspringender Kapsel; kantigem, kugeligem Samen. — Arten: Das gemeine E. (**C. europaeum**), mit dicker, knollenartiger Wurzel; wurzelständigen, gestielten, rundlichen, herzförmigen, oben dunkelgrünen, unten rothen Blättern; 1 — 3 Zoll langen, 1blüthigen, aufrechten, bei der Fruchtreife niederliegenden Blüthenschäften; rosenrothen, zuweilen weißen, wohlriechenden Blumen; wächst in Mittel- und Südeuropa an schattigen, trockenen Stellen der Bergwälder, blüht von Aug. — Okt., ist ausdauernd. Die im frischen Zustande ein scharfes Gift enthaltenden Wurzelknollen, bewirken beim Genusse Erbrechen, auch Abortus; sie werden gegen Unthätigkeit des Darmkanals, häufiger aber zu Zertheilung von Drüsenanschwellungen, gegen Kropf angewendet; auch wenn das Gift durch Rösten verflüchtigt ist, gegessen. Einige weitere Arten wirken in derselben Weise. Die Wurzel, welche im Herbste zu sammeln, zu zerschneiden, an Faden zu reihen und zu trocknen ist, führt, mit Wasser getrunken, gelinde ab, vertreibt aufgetriebenen Bauch, ist gut bei Wassersucht und Verschleimungen, und reinigt die Gebärmutter, namentlich wenn man die Wurzel siedet und in einem Tüchlein auf das Gemächt legt. — Schnupfen und Unreinigkeiten des Kopfes werden vertrieben, wenn man den Saft in die Nase läßt. — Das aus der Wurzel bereitete Pulver nimmt das faule Fleisch in allen Wunden, den Krebs in der Nase ꝛc. — Die daraus bereitete Salbe **Unguentum de Artanita** vertreibt beim Einreiben des Bauches die Würmer, die Wassersucht, und führt ab.

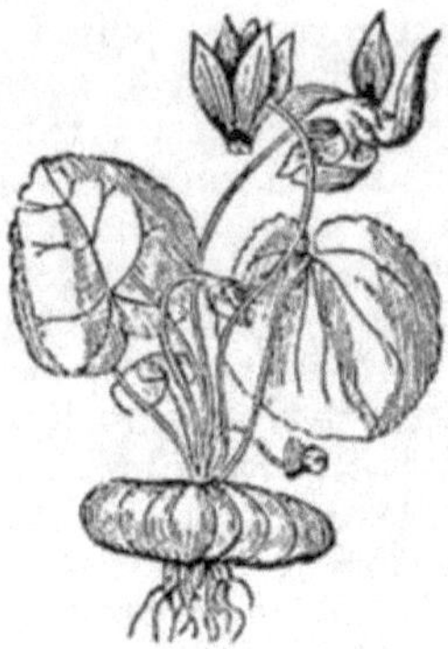

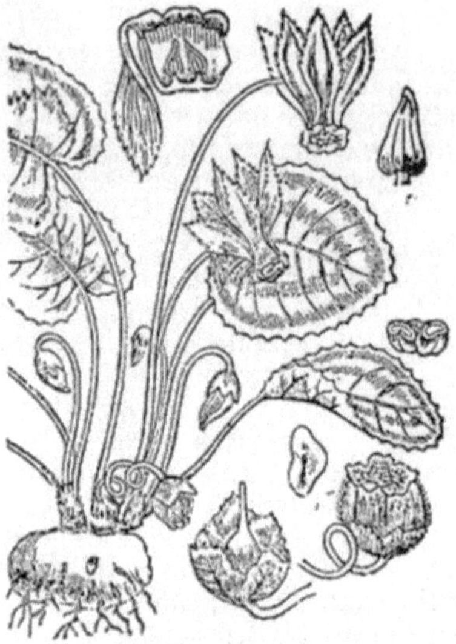

Erdeichel, (Arachis), Gattung der Familie Schmetterlingsblümler; mit sehr langröhrigem Kelche; in der Kelchröhre verborgenem Fruchtknoten, länglicher, langgestielter, 2—4samiger, 1fächeriger, nicht aufspringender Hülse. — Arten: Unterirdische E. (**A subterranea**) mit faseriger Wurzel; krautigem, vom Grunde an in ausgebreitete, bis 4 Fuß lange Aeste getheiltem Stengel; paariggefiederten Blättern; mit ganzrandigen, ovalen, meist kahlen Blättchen; blattstielständigen Nebenblättern; gelben zu 2—6 beisammen stehenden, blattwinkelständigen Blüthen; in die Erde dringenden und dort reifenden Fruchtknoten; stark nußgroßer Hülse; bräunlich rothen, innen weißen, haselnußgroßen Samen. Ist in allen heißen Gegenden, zuweilen auch in Südeuropa angebaut; die Samen werden roh und zubereitet gegessen, sie dienen auch zu Bereitung einer Chokolade und liefern ein Oel, das dem Oliven- und Mandelöl an Güte und Brauchbarkeit gleichkommt. Die Wurzel wirkt wie Süßholz.

Erdeichel, s. v. a. Steinbrech, rother.

Erdephen, s. v. a. Gundelrebe.

Erdfarn, s. v. a. Steinfarn.

Erdfeige, s. v. a. Erdnuß, Wurzel von **Carum bulbocastanum**.
Erdflöhkraut, s. v. a **Polygonum amphibium**.
Erdgall, s. v. a. Tausendguldenkraut.
Erdkastanie, Erdnuß, s. v. a. Erdfeige.
Erdkiefer, (**Coris**), Gattung der Familie Primelgewächse, mit glockigem Kelche, spaltigem, die weiße Frucht mit den Zipfeln umschließendem Saum; unterweibiger Blumenkrone; 1fächeriger Kapsel. — Die violette E. (**C. monspeliensis**), ein 3—8 Zoll hoher Halbstrauch, mit aufsteigendem, filzigem, vom Grunde an mit dichtbeblätterten Aesten besetztem, flaumigem Stengel, kahlen, ledrigen, schmalen, gleichbreiten, zerstreut sitzenden Blättern; kurzer, dichter, endständiger Aehre; röthlich violetter, fast sitzender Blume, blüht im April bis Juni an den Küsten des mittelländischen Meeres. Soll gegen syphylitische Uebel sehr gute Dienste leisten. — Bereitet man aus der Frucht einen Trank, so ist derselbe sehr harntreibend und befördert die Menstruation; thut man Pfeffer darunter, so werden die Fieberschauer gemildert. — Siedet man die Wurzel in Wein, so erhält man ein vorzügliches stärkendes und schweißtreibendes Mittel.
Erdkohlrübe, s. unter Kohl.
Erdkränzlein, s. v. a. Gundelrebe.
Erdleberkraut, s. v. a. **Peltidea canina**.
Erdmandeln, s. v. a. Erdnuß. — Siehe u. Cypergras.
Erdmoos, s. v. a. Bärlappe und isländisches Moos.
Erdmorcheln, s. v. a. Trüffeln.
Erdmorcheln, s. v. a. Erdäpfel.
Erdnuß (**Panis porcinus**), eine wickenartige Pflanze, die gern in Waizen- und Gerstenfeldern wächst, im Brachmonat rosenfarben blüht, und eine erdfarbige, innen weiße, rübenartige Wurzel hat. Die 3—4 Nüßlein hängen an einem dünnen Faden im Boden an der Wurzel, und wirken erwärmend, sowie sonst purgirend nach unten und oben.
Erdorseille, s. Pockenflechte.
Erdrauch (**Fumaria**), Gattung der Familie Mohngewächse, mit 2blätterigem Kelche; 4blätteriger Blume; nicht aufspringender, kugeliger Nußhülse; jährige, ästige Kräuter. — Arten: Der gemeine E. (**F. officinalis**), mit gefiederten, wechselständigen, seegrünen, oben sitzenden, unten gestielten Blättern, 3theiligen Blättchen, fußhohem, oben ästigem, oder auch vom Grunde an zertheiltem und ausgebreitetem, kahlen Stengel; spindeliger Wurzel; vielblüthigen, gestielten, blattgegenständigen oder endständigen Blüthentrauben, rosenrother, nach hinten an einen Sporn endender Blume; runder, runzlichter Nußhülse, 1jährig, blüht vom Mai bis September auf Aeckern und in Gemüsegärten. Das Kraut enthält einen dauerhaften, gelben Farbestoff, der Saft wird gegen Stockungen im Unterleibe und gegen Hautausschläge angewendet, ist aber zu fortgesetztem Gebrauche nicht anzurathen. — Vaillants E. (**F. Vaillantii**), ist dem vorigen sehr ähnlich. Die Blätter sind schmäler, die Blüthen kleiner und blasser, die Früchte kreisrund und vorn abgestumpft. — Kleinblüthiger E. (**F. parviflora**), ist in allen Theilen feiner und zarter als der gemeine Erdrauch, im übrigen mit diesem und der letzt beschriebenen Art, vollkommen übereinstimmend. Der Erdrauch hat die besten Heilkräfte, wenn er am grünsten ist; dann nimm zwei Loth davon, stoß es mit Zucker, trinke die Brühe, und die Krätze wird davon verschwinden. — Der Aussatz weicht, wenn man neben diesem Trank, in den Saft Nußöl und etwas Essig mischt, und den Körper damit einreibt; das Einreiben ist auch gut bei Krätze. — Zwei Quent Erdrauchstoff, $\frac{1}{6}$ Quent von der Wolfsmilch, wiederholt genommen, treibt ungesunde Feuchtigkeit, namentlich auch die Wassersucht, durch den Schweiß ab. Siedet man das Kraut und ißt es sammt dem Wasser, so gehen viel Unreinigkeiten durch den Harn ab.
Erdrübe, s. u. Kohl.
Erdscheibe, s. v. a. Erdbrod.
Erdschocke, s. v. a. Artischocke.
Erdschwamm, s. v. a. Trüffel.
Erdschwefel, s. v. a. Bärlappensamen.
Erdsternstreuling, (**Geaster**), Gattung der Familie Streulinge, mit doppelter Umschlaghülle, die äußere spaltet sich sternförmig in regelmäßige Abschnitte, die innere

öffnet sich unregelmäßig, oder in einer besondern Mündung. — Der wetterzeigende E. (G. hygrometricus), wird im Herbste in Nadelhölzern auf der Erde gefunden; die Zipfel der äußeren dicken Umschlaghülle breiten sich bei feuchter Witterung aus und neigen sich bei Trockenheit wieder zusammen.

Erdtoffeln, s. v. a. Kartoffeln.

Erdweide s. v. a. Salix triandra.

Erle (Alnus), Gattung der Familie Kätzchenblüthler; einhäusige Bäume, auch strauchartig vorkommend, männliche Kätzchen mit schildförmig gestielten Deckblättern, deren jedes 4 Deckblättchen und darunter 3 sitzende Blüthen trägt; weibliche Kätzchen mit eirunden Deckblättern, die am Grunde 2 mit einer Blüthe versehene und 2 blüthenlose Deckblättchen tragen. Die holzig gewordenen Deckblätter bilden zur Zeit der Fruchtreife einen Zapfen. — Die gemeine E., Eller, Schwarz-E., Kleb-E. (A. glutinosa), 30—60 Fuß hoch, mit schmutzig-röthlichen, getüpfelten, jungen Aestchen; fast runden, ungleich gesägten, kahlen, in der Jugend sehr klebrigen Blättern; gedeiht in der gemäßigten Zone an feuchten Stellen in Sümpfen, an den Ufern der Gewässer, blüht vom Februar bis März. Das rothe braune Holz, in dem zuweilen sehr schöne Maser gefunden werden, ist im Wasser fast unzerstörbar, deßwegen bei Wasserbauten häufig angewendet, ferner zu Schnitzarbeiten der verschiedensten Arten, zu Drechslerarbeiten und gebeizt zu Möbeln. Die Rinde dient zum Gerben und Färben. Die Blätter als Viehfutter und als Volksmittel zur Vertreibung der Milch bei nicht stillenden Wöchnerinnen, gegen Geschwüre, Hüftweh, Lähmungen, und zur Herstellung unterdrückter Fußschweiße. Die Rinde soll ferner bei Wechselfiebern ähnliche Dienste thun wie China. Die Zäpfchen können bei Tintebereitung die Galläpfel ersetzen. Gebrannten Steinen gibt in den Brennofen geworfenes, grünes Erlenreis eine graue Farbe. — Die graue E. (A. incana), mit grauer Rinde am Stamm und Aesten; eirunden, doppeltgesägten, unten weißgrünen, weichhaarigen, nicht klebrigen Blättern; größeren Zapfen als bei der vorigen Art. Kann ganz so gebraucht werden, wie die vorige Art, doch taugt sie nicht zum Anpflanzen auf Wiesen, weil die Wurzeln sich sehr weit verbreiten und dem Grase Nahrung entziehen. — Die grüne E. (A. viridis), strauchartiger Baum, kommt meistens auf Alpen und Voralpen vor. Unterscheidet sich nicht wesentlich von den beschriebenen Arten. Wird das dicke, klebrige und zähe Blatt der Erle mit heißem Wasser auf Geschwulsten, Beulen rc. gelegt, so geben sich dieselben alsbald. — Die Hitze der Füße wird ausgezogen, wenn man das grüne Blatt in die Schuhe legt. — Die Rinde wird zu einer schwarzen Farbe benützt; legen Schuster sie mit altem Eisen in Wasser, so haben sie in wenigen Wochen eine scharfe Schwärze für Lederwerk.

Erlenbeerwein, ein aus gegohrenen Beeren der Erle und Rosinen bereiteter Wein, der kühlend ist, aber nur wenig mehr in der Medicin beachtet wird.

Erliotenbom, in Mecklenburg, s. v. a. Elsebeerbaum.

Ernteapfel, eine gute Spitzapfelsorte.

Erve (Ervum), Gattung der Familie Schmetterlingsblümler, mit 5spaltigem Kelche; 1fächeriger, 2 schaalstückiger Hülse; kugeligen, oder zusammengedrückten, oder eckigen Samen. — Arten: Knotenfrüchtige E. (E. Ervilia), mit fußhohem, aufrechtem, meist kahlem Stengel; paarig-gefiederten, stachelspitzigen Blättern; 1—3blüthigen, blattwinkelständigen Blüthenstielen; weißlicher und fleischrother Blume. Der Genuß der 3eckigen Samen soll schädlich sein, doch wurde er früher bei Harnbeschwerden, Verschleimung der Lungen, auch äußerlich gegen Ausschläge, Drüsenanschwellungen angewendet. Die E. gedeiht auf Aeckern des mittleren, doch mehr des südlichen Europas, blüht im Juni — Juli, ist einjährig. Aus den Kernen der Schoten macht man ein Mehl, welches mit Honig vermischt, auf Geschwüren, Flechten rc. sehr lindernd wirkt. — Gebrannte Erven heilen erfrorene Stellen, Jucken des Leibs rc.

Erzengelwurzel, s. v. a. Angelicawurzel.

Escallonie (Escallonia), Gattung der Familie Loasengewächse, mit 5zähnigem Kelche; 5 überweibigen Blumenblättern; häutiger oder beerenartiger, vielsamiger und schalstückiger, aufspringender Kapsel; länglichen Samen. — Die rothe E. (E. rubra), bis 12 Fuß hoher, ästiger Strauch mit flaumigen, klebrigen Aestchen; verkehrt-eirund-länglichen; kerbig-gesägten, spitzen, in einen Blattstiel verschmälerten Blättern; blattwinkelständigen und endständigen Blüthenstielen; rother, walzig-röhrenartiger Blume.

Wächst in den Felsgebirgen Süd-Amerikas. Die jungen Aeste werden dort wie die der harzigen E. (**E. resinosa**), die in Peru einheimisch ist, innerlich und äußerlich als Heilmittel angewendet.

Esche (**Fraxinus**), Gattung der Familie Sapotillgewächse, 2häusiger Baum, männliche und weibliche Blüthen auf einem oder verschiedenen Stämmen, mit fehlender Blüthenhülle; 2fächerigem Fruchtknoten, eineiigen Fächern; 1samiger, länglicher Nußhülse. — Arten: Die gemeine E. (**F. excelsior**), wird bis 150 Fuß hoch und 150 Jahre alt, mit geradem Stamme; glatter, bräunlicher, im Alter runzlichter Rinde; unpaarig-gefiederten, gestielten Blättern; gesägten, länglichen, am Grunde keilförmigen Blättchen, schlaffen, vielblüthigen Rispen; mit mehreren Unterarten, als Hängesche, mit stark abwärts geneigten Aesten; Gold-E., deren junge Zweige gelb sind; krause E., mit kurzen, dicken Aesten, gekrauseten Blättern; warzige E., mit warzigem Stamme und Aesten; gestreifte E., mit gestreiften Aesten; Zwerg-E., sehr klein, fast verkrüppelt; einblättrige E., mit nicht gefiederten Blättern. Die Esche gedeiht im mittleren und südlichen Europa am liebsten in Thälern, auf Ebenen, auch auf Bergen, dort aber weniger vollkommen; blüht im April — Mai. Die Fortpflanzung der E., die keine Schwierigkeiten hat, geschieht durch den Samen, der im Herbste gesammelt, sorgfältig aufbewahrt, (am besten durch tiefes Eingraben, schichtenweise mit Erde gemengt) und im Frühlinge rinnenweise nur wenig mit Erde bedeckt, ausgesäet wird. Die jungen Pflänzchen erscheinen erst im Mai des nächsten Frühjahrs, worauf sie, wenn sie zuerst in besonderen Beeten gepflanzt wurden, nach 1—2 Jahren fußweit von einander versetzt und etwa nach 4—6 Jahren an die Stelle, die sie einnehmen sollen, gebracht werden können. Die E. verlangt besonders in der Jugend viel Licht und ziemlich guten, weder zu magern, noch zu nassen und festen Boden, auch Graswuchs ist ihrem Gedeihen hinderlich; das Versetzen und Beschneiden aber verträgt sich sehr gut mit der Esche, welche in 70—80 Jahren eine Höhe von 100 und eine Dicke von 2—3 Fuß erreichen kann. Das Holz ist zähe und fest, zu Bau-, Tischler-, Wagner- und Drechslerarbeit gleich geeignet, hat auch als Brenn- und Kohlholz Werth. Das Laub dient in manchen Gegenden als Schaffutter. Die Rinde gibt Farben, enthält auch etwas Gerbestoff. Als Zierbaum wird die E. häufig in Parkanlagen gepflanzt, wo sie jedoch gerne von den spanischen Fliegen besucht und ihr Laub von diesen abgefressen wird. In der Heilkunde wird jetzt kein Theil der E. mehr gebraucht. Die Schlangen meiden die E. sorgfältig.

Escherrösle, s. v. a. eßbare Eberesche.
Escherwurzel, s. v. a. **Dictamnus albus**.
Eschlauch, s. v. a. Porrey oder Schalotten.
Eschpel, s. v. a. Wispel.
Eschröschen, s. v. a. Eberesche und Elsbeerbaum.
Eselsbohne, s. v. a. Ackerbohne.
Eselsfenchel, s. u. Fenchel.
Eselsgurke, s. v. a. Spritzgurke.
Eselshuf, s. v. a. Huflattich.

Esenbeckie (**Esenbeckia**), Gattung der Familie Rautengewächse; zwitteriger Baum, mit 5theiligem Kelche; 5 Blumenblättern, weichstacheliger, 5fächeriger Frucht. — Die fieberwidrige E. (**E. febrifuga**), 30—40 Fuß hoch, mit glatter, gelblich-grauer, an den jungen Aesten flaumiger Rinde, gestielten, ziemlich gegenständigen, 3fingerigen Blättern; gestielten, lanzettigen, getüpfelten, in der Jugend flaumigen Blättchen; endständigen, vielblüthigen Rispen; braunem Samen; ist in Brasilien einheimisch, blüht im Februar bis März. Die im Handel in meistens schmutzig braunen Stücken vorkommende Rinde der E. wird von dem Stamme und den Aesten gesammelt und bildet sowohl in der Heimath des Baumes als bei uns, wo sie schon länger unter dem Namen brasilianische China bekannt ist, ein geschätztes Ersatzmittel für China.

Esparsette, (**Onobrychis**), Gattung der Familie Schmetterlingsblümler, mit 5zähnigem Kelche; 1samiger, zusammengedrückter Nußhülse. — Gemeiner E., (**O. sativa**), mit starker, tief in die Erde dringender, mehrere Stengel treibender Wurzel, aufrechtem, bis 3 Fuß hohem, meist kahlen Stengel; zerstreuten, unpaarig gefiederten, dunkelgrünen, etwas flaumhaarigen Blättern; Nebenblättern; blattwinkelständigen Trauben; rosenrothen, in's Bläuliche schimmernden Blumen. Blüthenzeit: Juni; Reife im August. Gedeiht in ganz Europa und wird in Deutschland als geschätzte Futterpflanze gebaut, am besten auf steinigem, kalkhaltigem Boden an Bergen; in anderer Lage geräth die E. weit weniger gut. Sowohl wegen ihres Gehaltes an Nahrungsstoff, als hauptsächlich, weil sie auf dem unfruchtbarsten Boden, wo beinahe keine andere Pflanze gedeiht, sich anpflanzen läßt, kommt die E. immer mehr in Aufnahme. Sie kann eben sowohl grün verfüttert, als zu Heu gedörrt werden. Als Arzneipflanze ist sie durchaus unwichtig.

Esparto, Espartogras, (Stipa tenacissima), in den spanischen Gebirgen wildwachsende Pflanze, aus der man im südlichen Frankreich, namentlich in Marseille, Körbe, Fußteppiche, Matratzen und Schnüre verfertigt.

Espe, s. Pappel, Art Zitterpappel.

Espeletie, (Espeletia), Gattung der Familie Vereinsblüthler, mit vielblättriger, glockiger Hülldecke, zahlreichen Randblüthen; 5zähniger, röhrenförmiger Blumenkranz. Schließfrucht. — Die großblüthige E. (E. grandiflora), krautige Pflanze, mit wolligen Blättern und Stengeln; gelben, endständigen, eine Doldentraube bildenden Blüthenköpfen; ist in Südamerika zu Hause; das von ihr genommene Harz (Trementhina) ist für Buchdrucker sehr zu empfehlen.

Espeln, s. v. a. Weißdorn.

Esper, s. v. a. Esparsette.

Esperzeh, im Breisgau s. v. a. Lambert-Haselnuß.

Essigdorn, s. v. a. Sauerdorn.

Essigrose, s. v. a. Damascener Rose.

Estragon, s. Dragun, Beifuß.

Euböische Nüsse, s. v. a. Kastanien.

Eugenie (Eugenia), Gattung der Familie Myrthengewächse, mit kugelartiger, an den Fruchtknoten angewachsener Kelchröhre; 4—5 Blumenblättern; gewöhnlich 1fächeriger, ziemlich große runde Samen enthaltende Beere. — Arten: Michelis E. (E. Michelii), ein nicht unansehnlicher Baum mit ungefähr 15 Fuß hohem Stamme; sehr ästiger Krone; gegenständigen, kurz gestielten, ungefähr 2 Zoll langen, eirunden, in der Jugend bräunlichen Blättern; blattwinkelständigen Blumenstielen; weißer Blüthe; kirschengroßen, durchaus rothen Beeren. Ist in Westindien einheimisch, wo die eßbaren Früchte zur Bereitung von Syrup, eines Essigs und in der Heilkunde angewendet werden. Von mehreren anderen in Westindien und Südamerika einheimischen Arten werden Wurzeln, Blätter und Früchte, theils gegen verschiedenartige Krankheiten angewendet, theils mit wechselnder Zubereitung auch roh gegessen. — Die gewürzhafte E. (E. Pimenta), ziemlich starker hoher Baum, mit vielen im Alter runden, in der Jugend zusammengedrückt-viereckigen und dann flaumigen Aesten; gestellten, kahlen, lederigen, länglichen oder ovalen, glänzenden, getüpfelten Blättern; doldentraubig-rispig stehenden, gestielten, kleinen weißen Blüthen; erbsengroßer, schwarzbrauner, 2fächeriger, 1—2samiger Beere, blüht in Westindien im Juli — August, riecht in allen Theilen, vorzüglich aber die Blätter und unreifen Früchte, gewürzhaft. Die bei uns unter den Namen: Neugewürz, Modegewürz, Jamaikapfeffer, Nelkenpfeffer, Piment, am häufigsten in der Haushaltung, zuweilen auch in der Heilkunde angewendet werdenden, scharf gewürzhaft schmeckenden Beeren, enthalten Oel, Gerbestoff, Harz, Gummi und Zucker. Das Kron-Piment, eine etwas größere und schärfere Sorte des Neugewürzes, soll von der in Westindien einheimischen E. acris abstammen.

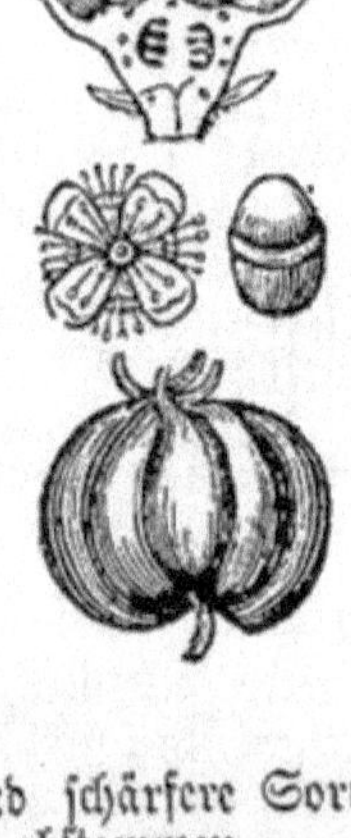

Euphorbienharz, s. u. Wolfsmilch, gebräuchliche.

Euphorbienstaubpilz (Aecidium euphorbiae), kleines Schwämmchen an den oberen Blättern von Euphorbia Cyparissias, durch welche dieselben so verändert werden, daß man sie als besondere Art betrachtete und E. degener nannte.

Eve, Evenbaum, s. v. a. Eibenbaum.

Everraute, s. v. a. Stabwurzbeifuß.

Eybe, s. v. a. Eibenbaum.

Eyburger, eine gute Sorte Neckarwein.

F.

Faba, s. v. a. Bohne.
Faba de Tonka, s. v. a. Tonkabohne.
Faba Ignatii, s. v. a. Ignatiusbohne.
Faba inversa, die Frucht von **Anagyris foetida**.
Faba Libidibi, Schoten von **Caesalpina coriaria**.
Faba marina, Früchte von **Entada gigalobium**.
Faba Pichurim, Pichurimbohne.

Fackeldistel (**Cactus**), Gattung der Familie Ribselgewächse; fleischige, mehr oder minder stachelige oder auch blattartig gekerbt-randige, wild auf dem dürrsten Boden Südamerika's gedeihende Pflanzen von verschiedenartigster äußerer Gestalt und Größe, mit meist schönen Blüthen. Sie werden bei uns häufig in Gewächshäusern und Zimmern gezogen und durch Ableger vermehrt, als welche die jungen Schoße verwendet werden, die man, nachdem der, behufs des Abnehmens gemachte Schnitt, etwas vertrocknet ist, in gute Baumerde oder auch in leichte sandige Erde steckt. Wasser verlangen die F. sehr wenig, dagegen lieben sie die Wärme. — Arten: Sechseckiges F. (**C. pentagonus**), deren zuweilen armdicker, sehr hoch aufwachsender, unten 5 oben 10kantiger, astloser Stamm mit braunen zu 8—10 beisammen stehenden Stacheln besetzt ist, und im Juli bis August weiße, außen röthliche Blüthen trägt. — Die viereckige F. (**C. tetragonus**), unterscheidet sich blos durch die Anzahl der Kanten von der vorigen Art. — Schlangen-F. (**C. flagelliformis**), mit niederliegendem oder kletterndem, fingersdickem, vielborstig-höckerigem, ästigem Stengel; zahlreichen, fingerslangen, röthlichen, beinahe den ganzen Sommer vorhandenen Blüthen. — Großblumig, F., Königin der Nacht (**C. grandiflorus**), mit fingersdickem, schlangenförmigeme kurzborstigem, 5—6eckigem Stengel; großer, schneeweißer, sehr wohlriechender, aber nur eine Nacht andauernder Blüthe. — Prächtige F. (**C. speciosus**), mit ästigem, ziemlich aufrechtem, 3—5kantigem, höckerig-stacheligem Stengel; großer, sehr schöner, hochrother Blume. — Dreieckige F. (**C. triangularis**), mit 3kantigem, gegliedertem, kurzstacheligem, ästigem Stengel; sehr schöner, außen grüner, innen weißer Blume; blüht im August — September. — Geflügelte F. (**C. alatus**), mit aufrechtem, erst gekerbt blattförmigem, dann rundem, holzigem, blattförmige Aeste tragendem, stachellosem Stengel, zahlreichen, rosenrothen, den Tag über geöffneten, geruchlosen Blüthen; verlangt ziemlich viel Feuchtigkeit. — Der blattförmige F. (**C. Phyllanthus**), unterscheidet sich von der vorigen blos durch die weiße, wohlriechende, des Nachts offene Blüthe.

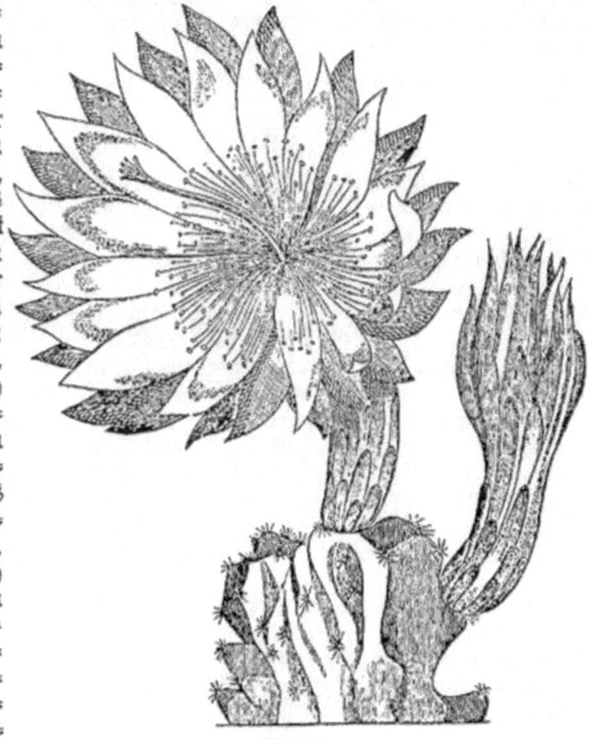

Fackelföhre, s. v. a. gemeine Kiefer.

Fadenkraut (**Filago**), Gattung der Familie Vereinblüthler, mit weiblichen Randblüthen; zwitterigen innern Blüthen; röhriger Blumenkrone. Schließfrüchte. — Deutsches F. (**F. germanica**), auf astlosem, oder mehr oder minder ästigem, filzig-wolligem, aufrechtem oder ausgebreitetem Stengel; graugrünen, filzigen Blättern; endständigen, dicht-geknäuelten Blüthenköpfen, wächst durch ganz Europa an Wegen und auf Aeckern, blüht im Juli bis August. — Acker-F. (T. arvensis), wächst auf Feldern, an Waldrändern, auf Heiden, in gleichem Klima wie die vorige, ist dieser überhaupt sehr ähnlich und wurde ehedem auch wie sie in der Heilkunde gebraucht, jetzt sind aber beide in dieser Beziehung unwichtig.

Fadentang (Scytosiphon), Gattung der Familie Tangalgen, mit grünem, fadenförmigem, röhrigem, lederigem Lager, von dem birnförmigen Keimbalge bedeckt. — Gemeiner F. (S. Filum), 2—10 Fuß lang, von der Dicke einer Stricknadel, röhrig, bräunlich-grün, zähe und trocken, wächst in dem weißen Meere und wird zu Bereitung von Tangsoda benützt; in Norwegen soll er auch als Viehfutter dienen.

Fächergerste, s. v. a. Reisgerste.

Fächerkopf (Calycera), Gattung der Familie Vereinblüthler, mit zahlreichen Blüthen, am Grunde verwachsenen Füllblättern; nach dem Verblühen dornförmig-erhärtenden 5 Kelchzipfeln. — Burzeldornartiger F. (C. tribuloides), mit kantigem, kahlem, aufrechtem Stengel; buchtig-gezähnten, länglichen stumpfen, unten spatelförmigen, oben umfassenden Blättern; blattgegenständigen Blüthenköpfen.

Fächer-Palme (Borassus), Gattung der Familien Palmen, mit 2häusiger Blüthe; mehrblättriger Hülldecke, walzenförmig-ährigen, einen ästigen Blüthenstrauß bildenden, männlichen Blüthen; vereinzelten, zwischen den Deckblättern der Aehren sitzenden, weiblichen Blüthen; 3blättrigem Kelche; dreisteinkerniger Steinfrucht. — Die gemeine F. (B. flabelliformis), mit astlosem, rauhem, zuweilen 100 Fuß hohem und unten 2 Fuß dickem Stamme; 4—5 langen, dornig-geränderten Blattstielen; großen, fächerförmigen, in 70—80 spitze Zipfel gespaltenen, die Form einer Kappe bildenden Blättern; wohlriechenden, zu 2—3 auf einer Palme befindlichen, braunen männlichen Blüthenröhren; fast astlosen, weiblichen Blüthensträußen zu 2—3, höchstens bis 8 auf einem Stamme; ovalen, mehr oder minder dunkelbraunen Früchten, von der Größe eines Kinderkopfes; ist am häufigsten im südlichen Asien, kommt auch in anderen Welttheilen vor und blüht vom zwanzigsten Jahre an bis sie zuweilen 200 Jahre alt wird. Der durch Abschneiden der noch nicht ganz entwickelten Blüthensträuße gewonnene Saft, ist unter dem Namen Palmenwein, ein angenehmes Getränke bekannt, wird auch zu Syrup eingedickt, und zu einem schönen und guten Zucker abgedampft. Der Saft der weiblichen Blüthen dient ferner als heilkräftig gegen Blutspeien, Abzehrungskrankheiten. Die Früchte sind roh und zubereitet ein Hauptnahrungsmittel für die Bewohner der Heimath der F. Das ziemlich harte Holz wird zu verschiedenen Geräthen verarbeitet; das Mark des Strunkes gibt Sago.

Fälber, Fälbringer, s. v. a. Weiße Weide.

Färberbaum, s. v. a. Perücken-Sumach.

Färberbeer, s. v. a. Wegdorn.

Färberblume, s. v. a. Genista tinctoria. s. u. Ginster.

Färbercroton, s. u. Croton.

Färberdistel, s. v. a. Scharte.

Färbereiche, s. v. a. Schwarzeiche.

Färberginster, s. u. Ginster.

Färberkamille, s. v. a. Anthemis tinctoria.

Färberknöterig, s. u. Knöterig.

Färberkraut, s. v. a. Reseda luteola; — Anchusa tinctoria et Rubia tinct.

Färbermoos, s. v. a. Orseille.

Färberpfrieme, s. v. a. Genista tinctoria.

Färberreseda, s. v. a. Reseda luteola.

Färberröthe, s. v. a. Krapp.

Färberscharte, s. v. a. Scharte.

Färberwaid, s. u. Waid.

Fahanblätter, Folia Fahan, Faam, Thea de Insula Bourbon, tonkoartig riechende Blätter von Angraecum fragans, als Thee in neuerer Zeit in den Handel gekommen.

Fahanin oder **Fohanin** s. Heiligenkraut, Wohlriechendstes.

Fahnenhafer, s. u. Hafer.

Fallkraut, s. v. a. Wohlverlei.

Faltenmorchel (Helvella), Gattung der Familie Hutlinge, auch Stumpfmorchel, Breitmorchel, Stockmorchel, Hasenmorchel, gemeine Morchel, mützenförmiges, aufgeblasenes, hautig-wachsartiges Gebilde, auf einem hohlen oder flockig-markigen Fuße. — Gemeine F. (H. esculenta), zu mehreren beisammen im Frühlinge in Wäldern, an mosigen Orten, besonders an den Rändern sandiger Wege gefunden, wird 1—3 Zoll hoch, mit weißlichem, weichem, leicht zerbrechendem Fuße, 1—3 Zoll breitem, braunem, runzlichten, unförmlich aufgeblasenem Hute, ist eßbar, doch sind alte, wurmstichige, schlecht getrocknete Morcheln schädlich. — Grubige F. (H. lacunosa), entweder größer mit weißem, oder kleiner mit schwärzlichem Fuße, schwarzgrauem, lappigen, aufgeblasenen Hute, wächst im Frühlinge und Herbste auf der Erde und an faulen Bäumen; ist eßbar.

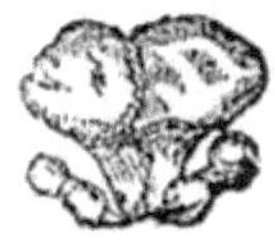

Faltenpilz, (Cantharellus), Gattung der Familie Pileati; Hut fleischig, horizontal oder kantig; Schlauchlager mit parallelen, ästigen Falten, Strunk in den Hut übergehend oder fehlend. — Arten: Gemeine F., Eierschwamm, Pfefferling, Dottergelb (C. cibarius), Strunk central, innen dicht, am Grunde dünner, Hut flach und eingedrückt, am Rande verbogen, kahl; Falten schmal, dick, ästig, weitläuftig. Riecht frisch angenehm, schmeckt etwas stechend pfefferartig. In Wäldern. Der ihm ähnliche, aber giftige C. aurantiacus ist orangegelb, filzig, kaum fleischig, wenig eingedrückt, Falten dicht, zweispaltig, unten kraus; Strunk später hohl.

Famensen, s. Nelken.

Farbenknöterig, s. u. Knöterig.

Farbenwinde, (Pharbitis), Gattung der Familie Wiedengewächse, mit 5blätterigem Kelche, glockiger oder trichterförmiger Blumenkrone; 3—4fächerigem Fruchtknoten, aufspringender 3 - 4fächeriger Kapsel. — Blaue F. (Ph. coerulea), mit mannshohem, windendem, stielrundem Stengel; herzförmigen, spitz-dreilappigen Blättern; blattwinkelständigen Blüthenstielen; bläulichen, trichterförmigen Blumen; 2samiger Kapsel. Der Same wird in Ostindien, der Heimath der F., als heilkräftig verkauft Die Wurzeln und Blätter einer in China einheimischen Art des Silberblattes, werden dort zu erweichenden Umschlägen gebraucht.

Farbholz, ostindisches, s. v. a. Caesalpinie.

Farn, Farnkraut (Filices), dritte Ordnung der zweiten Stufe Stockpflanzen; Gewächse, die auf der Rückseite der ohne Stengel aus dem Wurzelstock kommenden, fast durchgängig gefiederten Blätternkapseln mit gegliederten Ringen umgeben tragen, und deren junge Triebe bei dem Aufschießen spiralförmig zusammengerollt sind. Je nachdem die Oberhaut als Hülle der Kapselhäufchen stehen bleibt und ein Schleierchen bildet oder nicht, ergeben sich zwei Ordnungen, nämlich: **Ungeschleierte** und **Geschleierte**. Sie lieben schattige, feuchte Orte, und sind in Waldungen, weil sie dort junges Holz ersticken und schwer auszurotten sind, schädlich. In Amerika bilden sie, in baumhoch aufschießenden Gattungen und Arten ganze Waldungen. Eingeäschert geben sie reichhaltig Kali. In nördlichen Gegenden dienen mehrere Arten zur Viehfütterung.

Farnkrautwurzel (Radix polypodii maris), auch Farnkrautmännchen, (Aspidium filix mas), die gegen 6 Zoll lange, 2—3 Zoll dicke, aus vielen eirundlichen, dicht auf einander liegenden, harten, schwärzlichen Wurzelknollen der Wurmfarn (s. d.) ist eines der kräftigsten Mittel gegen den Bandwurm.

Ueber den officinellen Gebrauch des Farnkrauts siehe die einzelnen Arten, wie Lebermoosfarn, Pillenfarn, Wurmfarn 2c. 2c.

Farnkrautwurzel-Extract ist ätherisch, und wird durch Ausziehung der gereinigten, etwas abgetrockneten Wurzel mittelst Aether und Verdunstung des letzteren bereitet, seine Consistenz ist öl- oder syrupartig und kann als das wirksamste der bis jetzt bekannten Mittel gegen den Bandwurm betrachtet werden.

Farnwurzel, s. Wurmfarn.

Fasanenkraut, s. v. a. Orobus vernus.

Fasanenstrauch, s. v. a. Coluta arborescens.

Fasel (Dolichos), Gattung der Familie Schmetterlingsblümler, mit 5zähnigem, glockigem Kelche, schmetterlingsförmiger Blume; 2— vielsamiger Hülse. — Arten: Chinesische F. (**D. chinensis**), mit windendem, rundlich gestreiftem Stengel; 3zähligen Blättern; blattwinkelständigen, vielblüthigen Blüthentrauben, hängender, walzichter, gebogener Hülse; rothbraunem oder weißen Samen, der in China und Ostindien ein allgemeines Nahrungsmittel ist und wegen dem die F. dort häufig gebaut wird. Mehrere andere Arten der F. werden im südlichen Asien, theils der Früchte, theils des Krauts wegen häufig gepflanzt und als Nahrungsmittel und Arzneipflanze benützt. Ueberhaupt wird sie für diese Gegenden, was für uns die Bohne ist, und fast noch allgemeiner gebraucht. Als Nahrungsmittel ist der Kern nicht leicht verdaulich, und kommen in dieser Richtung so ziemlich mit unsern Bohnen überein. — Grün genossen erregen sie Erbrechen und Unterleibsbeschwerden.

Faserfrucht (**Inocarpus edulis**), auf den Molukken und Südseeinseln zu Hause; wird verschieden zum Essen zubereitet. Eine Abkochung der adstringirenden Rinde ist vorzüglich bei chronischen Diarrhöen und Dysenterien.

Faulbaum, (**Frangula**), Gattung der Familie Kreuzdorngewächse; zwitterblüthiger Strauch mit 5spaltigem Kelche, 5 Blumenblättern; 2—4kerniger Steinfrucht. — Gemeiner F. (**F. vulgaris**), strauch- oder baumartig, bis 20 Fuß hoch werdend, kahl mit wechselständigen Aesten; ganzrandigen, ovalen, kahlen wechselständigen Blättern; in den Blattwinkeln geschärften, gestielten weißen Blüthen, erbsengroßen, erst rothen, dann schwarzen Steinfrüchten. Blüht im Mai — Juni in Wäldern und Gebüschen. Das Holz wird von Drechslern gerne verwendet, und gibt die beste Kohle zu Schießpulver. Die Rinde, Blätter und Beeren werden zum Färben gebraucht und die innere Rinde gepulvert und mit Essig und Butter gekocht, als Waschmittel gegen die Krätze, auch gegen die Raude bei Thieren angewendet. Wird die mittelste, gelbe Rinde des Baums mit Essig begossen und auf Grind gelegt, so heilt derselbe; siedet man dieselbe mit Essig und gurgelt sich mit der erhaltenen Flüssigkeit, so heilt dieß das faule Zahnfleisch, stillt Zahnschmerzen ꝛc.

Federharz, s. Trompetenbaum, schildförmiger, ferner Krummröhre, Kautschuk und Maniok, nutzbarster.

Federharzbaum, s. v. a. Gummibaum.

Federnelke, s. v. a. kleine Gartennelke.

Federrüben, s. u. Rüben.

Fedie (**Fedia**), Gattung der Familie Kardengewächse, mit überweibigem, 4zipfeligem Kelche, einblätteriger Blumenkrone; schwammiger, 3fächeriger Nußhülse. — Füllhorn-F. (**F. Cornucopia**), mit eirunden, ganzen sitzenden Blättern; röthlichen Blüthen; gedeiht an den Küsten des mittelländischen Meeres, blüht im Mai — Juni, ist einjährig.

Feigbohne, s. v. a. weiße Wolfsbohne.

Feigenbaum (**Ficus**), Gattung der Familie Nesselgewächse; ein oder 2häusig; die Blüthen von dem fleischigen, birnförmigen Fruchtknoten umschlossen, die sehr kleine Schließfrüchte in der aus dem vergrößerten Hauptfruchtboden entstandenen Hüllfrucht enthalten. — Arten: Gemeiner F. (**J. Carica**), im wilden Zustande sehr klein, kultivirt aber bis 30 Fuß hoch werdend. Das Holz ist weiß, weich und schwammig, wird deshalb zum Poliren von Metallen gebraucht; auch Dosen, Büchsen und ähnliche Geräthe werden daraus verfertigt. Die Blattstiele sind rund, weichhaarig, die Blätter herzförmig, entweder ganz oder handförmig, 4—5lappig gespalten, unten weichhaarig; die Geschlechtshülle weiß oder röthlich. Im Freien gedeiht der Gemeine F. blos in Süd-Europa, im Oriente, im nördlichen Theile Afrikas; das Klima Mittel-Europa's ist im Winter schon zu hart, weßwegen die Feigen dort in Gewächshäusern oder in Kellern überwintert werden müssen. Wo die Früchte in Menge zu haben sind, bilden sie ein Hauptnahrungsmittel der Einwohner, sind auch getrocknet ein bedeutender Handelsartikel. Die in Gewächshäusern gezogenen Feigen werden bei uns noch ebenso wie die getrockneten fremden zum Nachtisch gegessen. Gute Feigen müssen getrocknet weich, klebrig und durchscheinend sein; als solche werden sie innerlich als Brustthee, etwa mit Gerste und Rosinen abgekocht, gebraucht und in Form dieses Absuds tassenweise getrunken. In heißer Milch oder Wasser erweichte getrocknete Feigen sind als milderndes Mittel gegen Zahngeschwüre zu empfehlen. Den Vorzug in jeder Beziehung gibt man den griechischen Feigen. Die alten Griechen brauchten sie auch als Umschlag bei Entzündungen, Scorpionstichen, Bissen wüthender Hunde. — Die Maulbeer-F. (**S. Sycomorus**), mit sehr starkem und hohem Stamme, gestielten, ungefähr 4 Zoll langen, kahlen, herzförmig-eirunden Blättern; blattlosen, am Stamme und den stärkeren Aesten entspringenden Doldentraubenblüthen; birnförmigem schmutzig-weißem, grünlich-gestreiftem Hauptfruchtboden; wird in Aegypten und dem Oriente mehrere hundert Jahre alt. Die Früchte werden wie die des gemeinen F. gebraucht; das sich sehr lange erhaltende Holz wurde von den Aegyptern in früherer Zeit zu Mumiensärgen verarbeitet. — Rosenblättriger F. (**F. nymphaeifolia**), ungefähr 20 Fuß hoch, mit langgestielten, mehr als 1 Fuß langen und breiten, herzförmig-rundlichen, unten weißgrünen, schwachwolligen Blättern; weichhaarigen, gezweit-sitzenden Früchten; gedeiht in Westindien und Südamerika. Sein Milchsaft wird mit andern Pflanzensäften vermischt und ist so ein Bestandtheil des Kautschuks (Federharzes, Gummielasticum), doch kann auch der Saft anderer Feigenbaumarten ebenso verwendet werden. — Der heilige F. (**F. religiosa**), hoch und stark mit langgestielten, durch den schwächsten Luftzug beweglichen, herzförmig-rund-ovalen, degenspitzigen, hellgrünen, glänzenden Blättern; blattwinkelständigen, einzeln oder zu zwei beisammen sitzenden kugeligen, kirschengroßen, grünen, in der Reife röthlichen Früchten, ist in Ostindien (seiner Heimath) der Gottheit (Mischau) heilig, daher sein Name. Seine Blätter sind der Aufenthaltsort der Lack-Schildlaus, welche in unzähliger Menge darauf lebt, von dem austretenden Milchsaft überzogen wird und mit diesem als Gummilak in den Handel kommt und zwar als Stoklak mit den Zweigen, an denen er festsitzt oder als Körnerlak in den von den Zweigen abgelösten Stückchen; oder als Klumpenlak, wenn viele Körner zu einem Kuchen zusammengeschmolzen worden sind, und endlich als Schellak ausgekocht und von dem Farbenstoff gereinigt werden. Die 3 ersten Sorten werden als Ersatzmittel der Cochenille, der Schellak zu Firnißen und Kitt verwendet. Der indische F. (**F. indica**), ist die stärkste Feigenbaumart; von seinen Aesten laufen lange Wurzelfasern aus, die in die Erde dringend, neue Stämme bilden, und so einen Baum in kurzer Zeit zu einem kleinen Wäldchen umschaffen. Die Blätter sind herzförmig, breit-rund, sehr dick, gallig; die Früchte gezweit, blattwinkelständig, kugelig, nußgroß, roth, behaart. Der Genuß der Feigen ist für Alle sehr gesund, die an Husten, Lungenkrankheiten &c. leiden. Ihre Kraft wird erhöht, wenn man sie mit Wasser und Isop siedet und auch die Flüssigkeit davon trinkt. — Die Gebärmutter wird wieder in die richtige Lage gebracht, wenn man Feigen mit Siebenzeitsamen und Gerstenwasser siedet und damit von unten auf bäht. — Alle Geschwulsten, namentlich die von Wassersucht herrührenden, werden durch Auflagen sehr schnell gemildert. — Der Saft des Feigenbaums bewirkt, wenn man ihn unter süße Milch mischt, ein schnelles Gerinnen derselben; gestandene Milch löst er hingegen wieder auf.

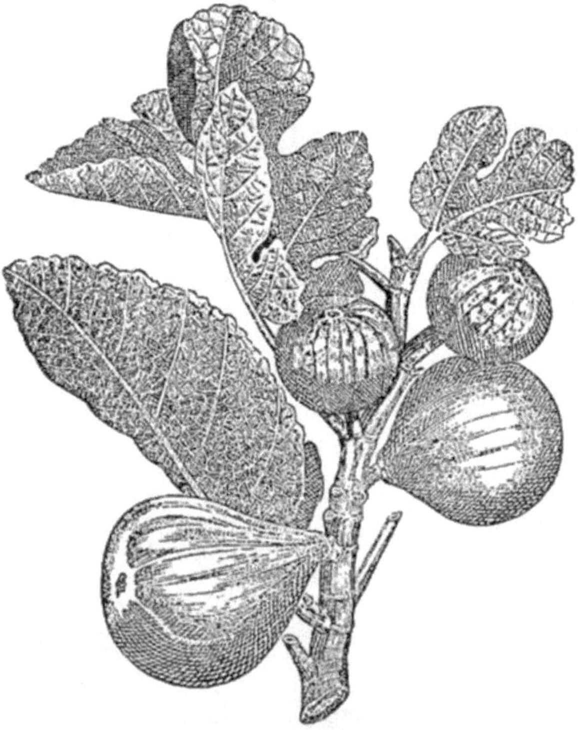

Gem. Feigenbaum.

Feigenbirn, eine geschätzte, feigenförmige Sommerbirne.

Feigendistel (Opuntia), Gattung der Familie Rübselgewächse, mit radförmigen, aus besonderen Büscheln oder dem Rande des Stengels hervorbrechenden Blüthen; höckeriger, zuweilen stacheliger, kugeliger Beere. — Arten: gemeine F. (O. vulgaris), mit kriechendem, bis 8 Fuß langem, stark verästeltem, gegliedertem Stamme; eirunden, dicken, fleischigen, kurz und büschelig stacheligen Gliedern; blaßgelben Blüthen; rothen, stacheligen Beeren; ist in Ostindien einheimisch. Die Beeren werden nach Abnahme der Schaale gegessen, sind aber nicht schmackhaft; die Glieder als erweichend in der Heilkunde verwendet. — Cochenille-F. (O. Cochinillifera), mit aufrechtem, mehr als mannshohem Stengel, stachellosen, gegliederten Aesten, rosenrothen Blüthen; rother Beere, ist in Südamerika zu Hause, wo die jungen Triebe gegessen, die Samen zu Mehl gemacht werden. Hauptsächlich ist aber diese Art nützlich, weil auf ihr die Cochenille-Schildlaus lebt, welche die bekannte Carminfarbe liefert.

Feigenwarzenkraut, s. v. a. Braunwurz und Schellwurz.

Feigwurz, s. v. a. Tormentillwurzel.

Felbe, Felber, Felbinger, s. v. a. weiße Weide.

Feldahorn, eine Art der Gattung Ahorn, welche unter dem Namen Maßholder bekannt ist.

Feldampfer, s. v. a. Rumex acetosella.

Feldbeifuß, s. u. Beifuß.

Feldblätterschwamm, s. v. a. Champignon.

Feldkerzen, s. v. a. Wullkraut.

Feldröslein, s. v. a. Feldanemone, s. Anemone.

Feldsalat, s. v. a. Ackersalat oder Rapünzchen.

Feld-Thymian, s. Quendel.

Fellriß, s. v. a. Löwenzahn.

Felsbusch, (Epacris), Gattung der Familie Bleiwurzgewächse, mit 5theiligem Kelche, röhriger, 5spaltiger Blumenkrone, 5fächerigen Fruchtknoten; vieleiigen Fächern; 5fächeriger Kapsel. — Arten: Grübiger F. (E. impressa), Strauch mit flaumigen Aesten; sitzenden, lanzettigen, stachelspitzigen Blättern; endständigen, blattwinkelständigen, traubiggehäuften, hängenden, rosenrothen Blüthen; ist in Australien einheimisch, wird bei uns in Gewächshäusern getroffen.

Felsenstrauch, s. v. a. Azelea procumbens.

Fenchel (Foeniculum), Gattung der Familie Doldengewächse, mit undeutlichem Kelchrande, länglicher Spaltfrucht. — Arten: Gebräuchlicher F. (F. officinale), mit starker, rübenartiger, gelblicher Wurzel; 3—6 Fuß hohem, ästigem, dunkelgrünem, bereiftem, markigem Stengel; 2-, 3- und mehrfach gefiederten, oben auf langen Scheiden sitzenden Blättern; endständigen und blattgegenständigen, großen Blüthendolden; goldgelben Blumen. Ist in Süd-Europa zu Hause, wird dort und auch bei uns in Gärten häufig gebaut, blüht im Juli — Aug., ist zweijährig. Zum Anpflanzen des F. wird gewöhnlich tiefes, fettes Land gewählt, doch kommt er beinahe überall fort und besamt sich häufig von selbst. In Gärten wird der einjährige Samen im April gesäet, die Pflänzchen später versetzt, das Land rein erhalten und die Stengel im Herbste am Boden abgeschnitten. Die Wurzelsprossen, insbesondere aber die jungen Stengel, wenn sie mit Erde gehäufelt worden und dadurch zart geblieben sind, werden als Salat gegessen; die unreifen Dolden legt man zu eingemachten Gurken, hauptsächlich ist es aber der Same des Fs., welcher benützt wird. Er befördert die Verdauung, ist deßwegen gegen verschiedene Magenübel anwendbar; auch gegen Brustkrankheiten, z. B. Brustwassersucht, Catarrhe, wird er mit Erfolg gebraucht. Als Thee werden 1—2 Quent auf einige Tassen genommen, auch unter Milch, und befördern in dieser Form ungemein die Milchabsonderung säugender Mütter. In letzterem Falle kann auch nachstehende Mischung angerathen werden: Fenchelsamen, weißer Zucker, Gelbes von Pomeranzenschalen, von jedem ½ Quent, weiße Magnesia, 2 Quent, in Pulverform täglich 3mal einen Theelöffel voll zu nehmen. Das aus dem Samen des Fs. bereitete Oel wird in gleicher Weise verwendet. Der italienische Fenchelsamen ist dem deutschen vorzuziehen. In Südeuropa werden mehrere, von der Hauptart jedoch nur unwesentlich verschiedene Spielarten angebaut, als: der süße F., der Esels-F., mit sehr scharf aromatischen Früchten. Der indische F. und der capische F. sind in den durch ihren Namen bezeichneten Gegenden zu Hause. Die Früchte des in Südeuropa wildwachsenden gedrehten Sesels (**Seseli sortuosum**), mit gewürzhaftem Geruch und Geschmack, gelten in ihrer Heimath für heilkräftig, namentlich als Gegengift gegen Schierlingsgift, sie haben jedoch nichts vor andern Früchten der verwandten Gattungen voraus. In Nordamerika wird die Wurzel der schwarzrothen Thaspie (**Thaspium atropurpureum**), als antisyphilitisches Mittel angewendet. Zu Hitze geneigte Personen sieden Fenchel mit dem Kraut oder den Samen allein und trinken das Wasser, dann werden sie immer wohl bleiben. — Säugenden Frauen ist der Genuß des Fenchels in allen Formen sehr gut, indem er die Milch vermehrt. Die Gebär- und Harnorgane reinigt, Milz und Leber öffnet ꝛc. Fenchel wirkt sehr magenstärkend. — Bei geschwollenen und entzündeten Brüsten siede man die Wurzel ganz weich und lege sie lauwarm darauf, dann werden sie besser. — Der Saft der Fenchelwurzel, der in zinnernen Gefässen aufzubewahren ist, leistet vorzügliche Dienste bei entzündeten und schwachen Augen. Auch der grüne und der gepulverte Same ist gut für die Augen. — Die Ohrwürmer werden getödtet, wenn man Fenchelkrautsaft mit Honig vermischt und in die Ohren läßt. — F. in Essig gesotten und auf Wunden und andere offene Schäden gelegt, heilt dieselben.

Fencheldill, bei Eisenach, s. v. a. gemeiner Fenchel.

Fenchelholz, s. v. a. Sassafrasholz.

Fenchelwortel, am Cap, s. v. a. Eselsfenchel.

Fenugrec, s. v. a. Bockshorn.

Fennich (**Panicum**), Gattung der Familie Gräser, mit 2blüthiger Spelzenblume; Rispe; stachelspitzigen Kläppchen; freier Schließfrucht. — Arten: Der Hirsen-F., (**P. mileaceum**), mit 1—4 Fuß hohem, großentheils behaartem Stengel, lanzettigen; behaarten Scheidenblättern; lockerer, meist überhängender Rispe. Blüth im Juni und Juli; Reife: im Aug. auch Sept. Unterarten: grauer Rispenhirse (Hirsch, Hirse), mit grauen Samen, lockerer, einseitiger Rispe; mag wohl die ursprüngliche Art sein, welche aus Ostindien zu uns gekommen ist, und aus der durch Cultur die übrigen Unterarten sich entwickelt haben. Er gedeiht so weit als Mais- und Weinstock, und ist die am häufigsten angebaute Art, weil der Samen an Güte alle übrigen übertrifft. Schwarze Rispenhirse mit schwarzen Samen, kommt sehr selten vor, ist niederer und reift später als die vorige Unterart. Gelbe Klumphirse, mit zusammengezogener Rispe, strohgelben Samen, wird hauptsächlich in Oestreich häufig angebaut. Weiße Klumphirse, Rispe wie bei voriger Art, Samen weiß, sehr selten angebaut. Blutrothe Klumpenhirse, mit blutrothen Samen, sehr selten. Der Hirsen-F. braucht zum Gedeihen ein mildes Clima und warmen lockeren, etwas sandigen Boden. Trockenheit und Hitze schadet ihm nicht leicht. Dagegen Nachtfröste bei zu früher Aussaat; diese kann noch im Mai und sogar später stattfinden, am zweckmäßigsten in Neubrüchen, ausgetrockneten Sümpfen. Der Samen gibt nahrhafte Suppen und Brei, zu Brodbereitung taugt er weniger. Die Stengel sind grün abgemäht in trockenen Jahrgängen, wo andere Futterpflanzen nicht gerathen, ein gutes Ersatzmittel für diese; dürr taugen sie nicht viel.

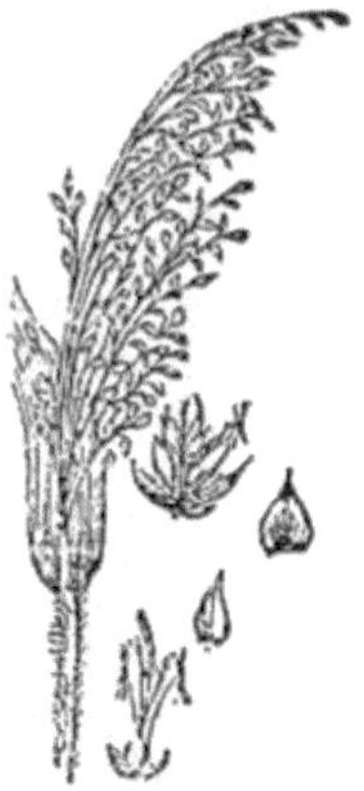

Ferkeleiche, s. v. a. Sommereiche.

Ferkelkraut (**Hypochaeris**), Gattung der Familie Vereinblüthler mit dachziegeliger Hülldecke; kahlen Schließfrüchten; federiger Fruchtkrone. — Arten: Kahles F. (**H glabra**), mit ästigem, zuweilen auch astlosen, kahlen Stengel; wurzelständigen, kahlen oder kurzhaarigen Blättern; blüht gelb im August, besonders auf sandigen Aeckern Mittel-Europa's. — Aestiges F. (**H. radicata**), mit langer, walziger, fleischiger Wurzel; sehr niederem oder auch bis 3 Fuß hohem, gewöhnlich ästigem, doch auch astlosem, kahlen Schafte; wurzelständigem, kurzhaarige, fiederspaltigen, gezähnten oder schrotsägeförmigen Blättern; gelben, im Juli und August erscheinenden Blüthen; langgeschnabelten Schließfrüchten. Wächst in Europa auf Wiesen und ähnlichen Orten; die Blüthen und Blätter dienen zuweilen gegen Unterleibsstockungen und einige Brustkrankheiten. — Geflecktes F. (**H. maculata**), mit steifhaarigem 1—3 blüthenköpfigem, zuweilen 1—2 Blätter tragendem Schafte; wurzelständigen, breiten, vorn zugerundeten, rauhhaarigen, meist braun gefleckten, gezähnten Blättern; geschnäbelten Schließfrüchten. Blüht im Juli — August, an steinigten Orten auf Waldtriften, ist ausdauernd.

Fernambuc=Holz, s. Cäsalpinie (vielstachelige.)

Ferresbeeren, s. v. a. gemeine Berberbeere.

Fettbausch, s. v. a. Feldsalat.

Fettblume (**Piaranthus**), Gattung der Familie Seidenpflanzengewächse, mit glockiger, fleischiger, 5spaltiger Blume; einfacher Beikrone, glatten, walzigen Balgkapseln. — Arten: Braune F. (**P. pullus**), mit blattlosem, fleischigem Stamme; wulstigen, stachelgezähnten, aufrechten Aesten; gehäuften, fast sitzenden, zwischen den Zähnen stehenden, dunkelbraunen Blüthen, findet sich am Vorgebirge der guten Hoffnung auf sandigen Stellen. Fleischfarb. F. (**P. incarnatus**), ebendaselbst vorkommend, dient den Hottentotten als Speise.

Fetthenne (**Sedum**), Gattung der Familie Gehörntfrüchtler, mit 5theiligem, blätterigem Kelche, 5 Blumenblättern; 5 vielsamigen, geschnäbelten Balgkapseln. — Arten: Scharfe F. (**S. acre**), Mauerpfeffer, Steinpfeffer, in allen Theilen brennend scharf schmeckend, mit dünner, faseriger Wurzel; viele, theils blühende, theils blüthenlose, 2—3 Zoll hohe Stengel treibendem Wurzelstocke, dicken, fleischigen, kahlen, eirunden, gedrängt sitzenden, schön grünen Blättern; kahler 4—5blüthiger Trugdolde; gelben Blüthen. An trockenen, sandigen Stellen im Juni bis Juli blühend. Innerlich genommen bewirkt das frische Kraut Erbrechen und Durchfall, wurde schon gegen Wassersucht und Scorbut angewendet, auch gegen Fallsucht empfohlen, doch möchte sein Hauptnutzen darin bestehen, daß Glas und ähnliche Gegenstände sich sehr gut damit von Fett reinigen lassen. Die jungen Blätter der zurückgekrümmten F. (**S. reflexum**) und einer Abart davon, des **S. rupestre**, welche beide unter den Namen große oder gelbe Trippmadam bekannter sind, werden als Suppe oder Salat genossen. Das

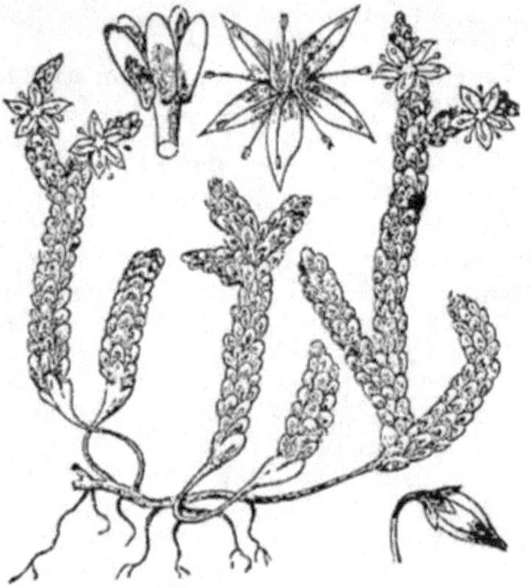

ganze Kraut von der vorigen Art, nur durch die zuweilen blau oder graugrüne Blüthe wesentlich unterschieden, dient auch äußerlich gegen Geschwüre, innerlich gegen Scorbut. Die knollige F. (**S. Telephium**), gemeine F., mit stark knolliger Wurzel; aufrechtem, kahlem, astlosem, am Ende zuweilen auch auf einem oder einigen Aestchen die dicht doldentraubetragendem Stengel, fleischigen, oval länglichen, stumpfgesägten, unten kurzgestielten, oben sitzenden, gegenständigen oder wirteligen Blättern; gelblichweißen oder purpurrothen, wohlriechenden Blüthen. Im Juli — Aug. an steinigen Orten und Hecken blühend. Ist ein schmerzstillendes, kühlendes, wundheilendes Hausmittel. Die große Fetthenne (**S. maximum**), von voriger Art nur durch die stengelumfassenden oberen Blätter verschieden, hat sonst Alles mit ihr gemein. — Wenn man das Kraut zerstoßt und auf Wunden legt, so wirkt es sehr heilsam auf dieselben und stillt zugleich das Blut. Die Schmerzen weichen sehr schnell bei der Anwendung dieses Mittels.

Fettkraut (**Pinguicula**), Gattung der Familie Kugelblumengewächse, mit 5theiligem Kelche; 2lappiger, gespornter, kurzröhriger Blumenkrone, eirunder, 2schaliger, vielsamiger Kapsel. — Art.: Gemeines F. (**P. vulgaris**), mit rosettigen, oval=länglichen Blättern; feinbehaarten, 1blüthigen, einige Zoll hohen Stengel, wurzelständige, violetten Blüthen. Ist ausdauernd, blüht an torfigen Orten im Mai bis Juni. Das Vieh verschmäht das F. als Futter, den Schafen soll es sehr schädlich sein. Um der Milch einen guten Ge=

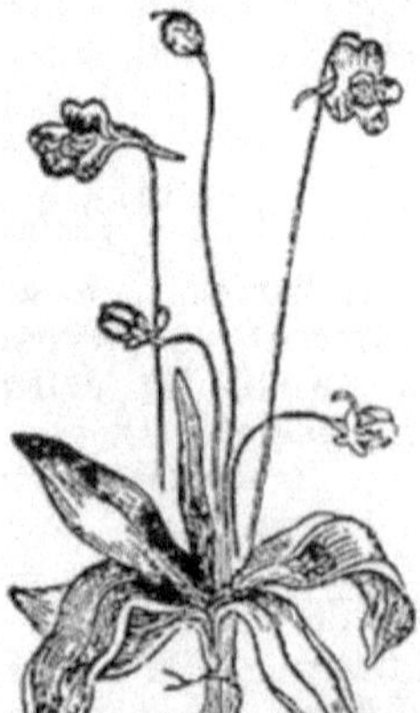

Gem. Fettkraut.

schmack zu geben und sie dick zu machen, wird dieselbe im nördlichen Europa frischgemolken durch Blätter der F. geseiht; im Uebrigen wie gewöhnlich behandelt. Als Heilmittel bei Wunden und Geschwüren wird das F. jetzt ebenso wenig als gegen Lungensucht angewendet. Die in Südamerika einheimische Art: getüpfelte Wannenblume (**Jovellana punctata**), dient dort als Purgirmittel und gegen Lustseuche.

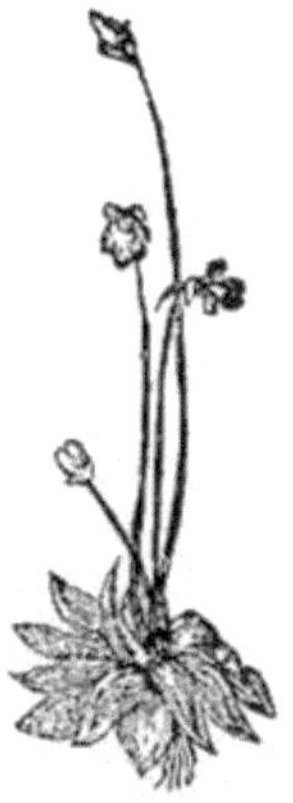

Getüpfelte Wannenblume.

Fettpflanzen, Pflanzen mit dicken, saftigen Blättern.

Fettstrauch, (**Cotyledon**), Gattung der Gehörntfrüchtler; 5theiliger Kelch, walzig-röhrige Blume; 5 Balgkapseln. Paarig-kreuzender Fettstrauch, mit sitzenden, paarig kreuzenden, fleischigen, walzenartigen, stachelspitzigen Blättern; endständiger, langgestielter Trugdolde; blaßrothen, hängenden, gestielten Blumen. Blüht am Vorgebirge der guten Hoffnung im Juni. Die Blätter der in Europa vorkommenden Art: hängendes Nabelkraut (**Umbellicus pendulinus**), sind ein kühlendes, erfrischendes Heilmittel.

Feuchte, s. v. a. Föhre.

Feuerbohne, s. v. a. türkische Bohne.

Feuerkraut, s. Knopfflechte, Art: Scharlach-Knopfflechte.

Feuerlilie, s. u. Lilie.

Feuernelke, s. u. Nelke.

Feuerröschen, s. v. a. **Adonis autumnalis.**

Feuerschwamm, s. Löcherpilz, Art: Zunder-Löcherpilz.

Fichte (**Picea**), Gattung der Familie Zapfenbäume. Einhäusiger Baum. Die männlichen Blüthen in Kätzchen mit braunen Schuppen, welche je 1 einfächerigen, aufspringenden Staubbeutel bedecken und mit demselben verwachsen sind, weibliche Blüthen in Kätzchen, deren Deckblätter 2 weibliche Blüthen enthalten. Nach der Reife fallen die geflügelten Samen aus und die holzig werdenden, an der Spitze verflachten Fruchthalter bilden den Zapfen. — Arten: Die gemeine F. (**Picea excelsa**), Rothtanne, Schwarztanne, 120—180 Fuß hoch, mit rothbrauner Rinde; geradabstehenden Aesten; zusammengedrückten, dunkelgrünen, zerstreuten Blättern; bis 7 Zoll langen, im zweiten Jahre reifenden Zapfen, geflügelten Schließfrüchten. Blüht im Mai — Juni in Europa und Nordasien, am liebsten auf Gebirgen, wo sie bis zu einer Höhe von 5000 Fuß über der Meeresfläche gedeiht. Die Rothtanne verlangt zu ihrem Gedeihen nur einen mittelmäßig guten, nicht zu trockenen, sandigen und nicht zu festen und nassen Boden. Gedeiht an Bergen fast in jeder Lage, weder zu eng noch zu weit stehend, gibt so das festeste Holz und unterdrückt den Graswuchs, der ihr in der Jugend schadet. Der im Herbste oder Frühlinge von den, noch nicht ganz reif gebrochenen Zapfen durch Dörren an der Sonne, oder mit besonderen Vorrichtungen gewonnene Samen wird, um dem Schaden durch Vögel, der bei früher Saat beträchtlich ist, vorzubeugen, im April oder Mai in Boden gesäet, der im Herbst zubereitet und nicht zu locker ist. Die Bedeckung darf nicht zu stark sein. Die gemeine F. läßt sich auch recht wohl versetzen, doch muß sorgfältig dabei verfahren, ganz niedere Pflanzen ausgewählt, höhere aber, sogar bis 10 Fuß hohe, außen durch einen Pfahl gestützt werden. Sie wächst in der Jugend langsam, später aber immer rascher, und erreicht ihre Vollendung in etwa 100 Jahren. Die Wurzeln liegen flach und gehen nicht sehr tief. Das Holz der Rothtanne ist ein vortreffliches Bauholz, wird deßwegen zum Schiff- und Hochbauwesen, zu Masten und Tragbalken häufig angewendet, die Tischler und Böttger (Kübler) verarbeiten es gerne, ebenso die Dreher das fein geaderte, die Orgelbauer und Instrumentenmacher das astlose zu Blasbälgen und Resonanzböden. Auch zu Latten und Bretter läßt es sich zweckmäßig verarbeiten. Dem buchenen Holze kommt es als Brennholz nicht gleich. Durch Aufritzen der Rinde und des Bastes an noch stehenden Bäumen, das jedoch nachtheilig auf die Qualität des Holzes als Brenn- und Bauholz wirkt, wird das Harz und auch Terpentin gewonnen, doch weniger als von der Kiefer. Die reinsten Stücke dieses Harzes sind der gemeine Weihrauch. Das Harz wird zu Pech und Theer verarbeitet, und von Schustern, Sailern und andern Handwerkern als Theer, insbesondere beim Schiffsbau verwendet. Ueber die verschiedene Arten und die Anwendung des Terpentins möge das Nähere unter Kiefer, gemeine, nachgeschlagen werden. Die jungen Sprossen, welche mit rothbräunlichen Schuppen bedeckt sind, sich harzig anfühlen und bitter schmecken, werden im Frühlinge gesammelt, klein zerschnitten, zu 3—4 Loth mit ungefähr 3 Schoppen Wasser abgekocht und dieser Absud tassenweise getrunken. Sie geben insbesondere bei längerer Fortsetzung dieser Kur ein sehr zu empfehlendes Mittel bei Verschleimung der Lungen, unreinen Säften, Ausschlägen, Flechten, auch gegen rheumatische Uebel. Die Zapfen der Schwarztanne sind ein, wenn auch nicht ausgezeichnetes, doch brauchbares und ärmern Leuten willkommenes Brennmaterial. Die Blätter (Nadeln), werden als Streu benützt; von den unreifen Zapfen ein Oel gewonnen, das zu Firnißbereitung gebraucht wird. Als Zaunpflanze wird die Rothtanne namentlich in Gebirgsgegenden nicht selten gebraucht; sie erträgt den Schnitt ziemlich gut. Zu Lohe gemahlen ist die Rinde, insbesondere mit Eichenrinde vermischt, zum Gerben ziemlich tauglich. — Die schwarze F. (P. nigra), in Nordamerika einheimisch, bis 80 Fuß hoch, mit schwärzlicher Rinde, wagrechten Aesten, weichhaarigen Aestchen, zerstreuten, dunkelgrünen Blättern; kleinen ovalen Zapfen; blüht im Mai. Eine Abkochung der jungen Aestchen bildet mit Melasse oder Ahornzucker vermischt das in Nordamerika gebräuchliche Tannenbier, das als Getränk und als Heilmittel gegen Mundfäule gebraucht wird. — Weiße F. (P. alba), mit weißlichter Rinde, aufsteigenden Aesten, zerstreuten, seegrünen, leicht gekrümmten Blättern; ovalen, halbfingerlangen Zapfen; geflügelten Schließfrüchten. Ist ebenfalls in Nordamerika zu Hause, und wird dort wie die vorige Art zu Tannenbierbereitung benützt. — Orientalische F., (P. orientalis), im Oriente einheimisch, der gemeinen F. ähnlich, nur kleiner. Das Harz tropft aus den Spitzen der jungen Aestchen und ist bei uns unter dem Namen Sapindusthränen bekannt. — Die Lärchen-F., Lärchenbaum, Lerche (P. Larix), mit grauer, rissiger Rinde, ausgespreizten Aesten, büscheligen, blaßgrünen, einjährigen Blättern; kleinen, männlichen und purpurrothen weiblichen Kätzchen; aufrechten, zollhohen Zapfen; ist in Nordasien und Südeuropa einheimisch, ihre Cultur kommt aber neuerer Zeit auch in Mitteleuropa immer mehr in Aufnahme. Die Vermehrung geschieht am zweckmäßigsten durch im Frühlinge vorzunehmende Versetzung in Beeten gezogener junger Bäumchen. Die Aussaat geschieht im März, das Einsammeln der Zapfen, behufs der Samengewinnung im Februar und März. Am besten gedeiht die L. in Gebirgsgegenden, in ziemlich kalter Lage, und etwas sandigem Boden, wo sie zuweilen schon in 30—40 Jahren eine Höhe von 60 und eine Dicke von 2 Fuß besitzt. Das Holz kommt dem Eichenholze beim Schiffsbaue an Werth gleich, übertrifft aber dieses und sogar das Erlenholz an Brauchbarkeit bei Wasserbauten. Zimmerleute, Schreiner, Kübler, Dreher, verarbeiten es auf verschiedene Weise. Als Brenn- und Kohlholz kommt es dem der Rothtanne gleich, ebenso die Rinde zum Gerben. Der gebräuchliche Löcherpilz wird hauptsächlich an Lärchenstämmen gefunden. Von der Lerchen-F. gewonnener Terpentin, der weißlich oder blaßgelb ist, wird venetianischer T. genannt. Ueber dessen Anwendung in der Heilkunde s. Kiefer, gemeine. Außerdem dient er noch als Kitt zu feineren Gegenständen, überhaupt als Bindemittel. Die Lärchenmanna, Manna von Briançon, die ebenso, doch schwächer wirkt, wie die gemeine Manna, ist das Harz der L., das in südlicher gelegenen Gegenden von selbst aus den Blättern tropft. Durch Ausbrennen der Stämme erhält man in Sibirien ein dem arabischen Gummi ähnliches Harz, das als Gummi von Orenburg bekannt ist, und als Speise, als Mittel gegen Mundfäule und als Bindemittel benützt wird. — Die kleinfrüchtige F. (P. microcarpa), von der vorigen Art nicht wesentlich unterschieden, ist in Nordamerika einheimisch, der von ihr gewonnene Terpentin soll den der bei uns vorkommenden Lärche noch an Güte übertreffen, wird aber nicht ausgeführt. — Die Cedern-F. (P. cedrus), wo nicht die höchste, doch die am dicksten werdende Fichtenart, mit ausgebreiteten Aesten, aufsteigenden Nebenästen, ausdauernden, dunkelgrünen, büscheligen und gedrängt zerstreuten Blättern; großen ovalen Zapfen; geflügelten Schließfrüchten. Diese Art wird sehr alt, nach einigen über 1000 Jahre; das Holz ist äußerst dauerhaft, und war als solches schon im Alterthum berühmt, und vom Libanon (ein Gebirge in Kleinasien) aus weithin auch zu dem Tempelbau nach Jerusalem verführt. Jetzt ist die Ceder beinahe ein seltener Baum geworden. Das Cedernharz diente in frühesten Zeiten zum Einbalsamiren der Leichname. Das Einathmen der Luft in Fichtenwäldern ist ungemein gesund, und hat schon viele Lungensüchtige wieder hergestellt, zumal wenn man innerlich noch der Gebrauch der Zürbelnüsse damit verbindet. Letztere befördern auch, mit süßem gesottenen Wein eingenommen, den Harnabgang und lindern die Hitze der Nieren und der Blase. Werden die Nüßlein mit Burgelsaft gesotten, so stärken sie den Magen und entziehen ihm alle Hitze. Wenn man die mittelste Rinde des Pinbaums zerstoßt und den dadurch erhaltenen Saft nimmt, so führt dieß gelinde ab und befördert das Harnen. Die zerquetschten Nadeln treten jeder Entzündung störend entgegen.

Fichtenapfel, s. v. a. Fichtenzapfen und Ananas.

Fichtennuß, s. v. a. Zirbelnuß.

Fieberklee, s. Zottenblume, dreiblätterige, oder Bitterklee.

Fieberkraut, s. v. a. Tausendguldenkraut.

Fiebernuß, s. v. a. Ignatiusbohne.

Fieberrinde, s. v. a. Chinabaum, Condamine's.

Fieberweide, s. v. a. Bruchweide.

Fieberwurzel, s. v. a. Gentiana lutea.

Filipendel, s. v. a. Steinbrech, rother.

Fingersennich, s. Hundszahngras, fingerähriges.

Fingergras (Digitaria), Gattung der Familie Gräser, mit ährenförmiger, einseitiger Traube; kurz oder auch länger gestielter, einblüthiger Spelzenblume; 2klappiger Blüthenhülle; Schließfrucht. — Arten: Blut-F. (**D. sanguinalis**), mit 1—2 Fuß hohen Halmen; dünn behaarten Blättern, abstehend-zottigen untern Blattscheiden, endständiger Doldentraube; kommt am häufigsten auf angebautem, sandigem Boden Europa's und Südamerika's vor, blüht im Juli — Aug. und wird in sandigen Gegenden, z. B. in Böhmen, als Wieswachs angebaut; die kleinen, enthülsten Früchte, Bluthirse, werden als Nahrungsmittel und in der Heilkunde wie die Hirse gegen Durchfall und zu Umschlägen gebraucht. — Kahles F. (**D. glabra**), der vorigen Art sehr ähnlich, nur kleiner, die Stengel ganz niederliegend, die ganze Pflanze kahl.

Fingerhut (Digitalis), Gattung der Familie Kugelblumengewächse, mit 5theiligem Kelche; glockenförmiger Blumenkrone; unregelmäßigem Saume; 2fächeriger, 2schalstückiger Kapsel. — Arten: Rother F. (**Digitalis purpurea**), mit aufrechtem, bis 4 Fuß hohem, flaumigem Stengel; eilanzettigen, gekerbten, unten flaumigen Blättern; endständigen Trauben; außen rother oder weißer, innen getüpfelter Blüthe. Wird der schönen Blumen wegen häufig in Gärten gezogen, wächst wild an waldigen und sonnigen Orten des südlichen, auch mittleren Europa's, ist 2jährig; blüht im Juni bis Aug. Die ganze Pflanze wirkt betäubend-giftig und bewirkt in größerer Gabe Erbrechen, Durchfall, Schwindel, Verdunkelung der Augen, Zittern, Ohnmacht und Schlagfluß. Demungeachtet ist der rothe F., der übrigens an Wirksamkeit von dem geglätteten F. (**D. laevigata**), noch übertreffen werden soll, eine sehr wichtige und häufig verwendete Arzneipflanze, und zwar innerlich bei anfangender Schwindsucht, Brustwassersucht, Gelbsucht, Herzkrankheiten; die Gelbsucht muß gleich beim Beginne damit behandelt werden. Die gebräuchlichste Art der Anwendung ist täglich 1—2 Tropfen der Tinctur 2mal unter einem Löffel voll Wasser zu nehmen. Die Tinctur wird durch Auspressen des Saftes aus der, beim Beginne der Blüthe gesammelten Pflanze und Vermischung desselben mit ebenso viel Weingeist, von welcher Mischung nach 2—3 Tagen das Helle zum Gebrauche abgegossen und aufbewahrt wird, bereitet. Der Genuß von Essig ist bei Anwendung dieser Tinctur zu vermeiden. Aeußerlich dienen die Blätter des rothen F. sowohl frisch, als nachdem sie getrocknet und wieder erweicht worden sind, zum Auflegen bei Gesichtsschmerzen, Hodengeschwulst, Gichtknoten. Die Blätter müssen bei längerer Aufbewahrung wohl verschlossen und vor dem Sonnenlichte geschützt werden

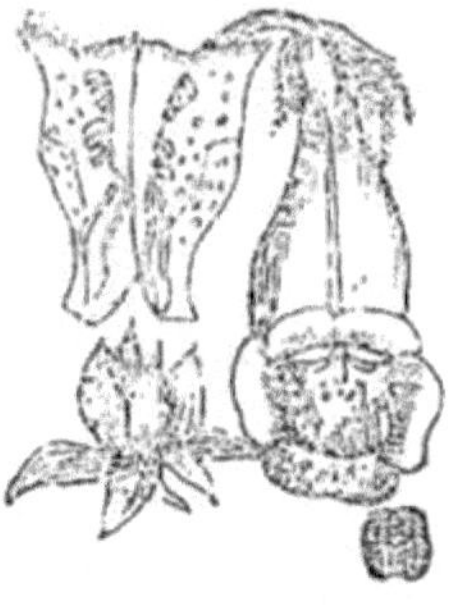

— Rostfarbiger F. (**D. ferruginea**), mit 2—4 Fuß hohem, kahlen Stengel; gezähnten, lanzettigen, kahlen Blättern, glockiger, gelber, innen geaderter Blume, in Beziehung auf Vorkommen, Standort, Blüthezeit und Wirkung wie vorige Art.

Fingerkraut (**Potentilla**), Gattung der Familie Rosengewächse, mit 8 oder 10spaltigem Kelche, 5blätteriger Blume, kleinen, nußartigen Schließfrüchten. — Arten:

Das Gänsefingerkraut (**P. anserina**), mit holziger, vielköpfiger Wurzel; kriechendem, bis 2 Fuß langem Stengel; zunehmend unpaarig-gefiederten, vielpaarigen Blättern; länglichen, gesägten Blättchen; vielspaltigen, scheidigen Nebenblättern; gelben Blumenblättern; ist ausdauernd, blüht im Mai bis Juli, zum zweitenmale im Herbste an sandigen Orten, an Wegen in der Nähe der Wohnungen in dem gemäßigten Theile der nördlichen Halbkugel. Der Absud des gestoßenen F. soll als Umschlag von den Indianern in Nordamerika gegen Schlangenbisse mit Erfolg verwendet werden. Innerlich wird das F. bei uns gegen Wassersucht in Folge von Leberleiden auf folgende Weise gebraucht: 2 Tränke, der eine bestehend aus ½ Loth Mannstreuwurzel (**Eryngium campestre**), ⅙ Loth Wegwartenwurzel mit 3 Schoppen Wasser auf die Hälfte eingesotten und mit 1 Löffel voll gutem Honig vermischt; der andere aus ½ Loth F. und ⅙ Loth macedonischem Körbel mit ebenso viel Honig auf dieselbe Weise bereitet, wie der erste, werden abwechslungsweise den einen Tag der eine, den andern Tag der andere, eine Stunde nach dem Nachtessen nach Durst getrunken. Es dürfen nie beide Tränke gleichzeitig genommen und keine andere Arznei dann beigebracht werden; auch rohe Speisen, Salat, Gemüse u. s. w. sind zu vermeiden. Weißer Wein mit gesottenem Wasser vermischt, kann genossen werden. Mit dem Gebrauch der beiden Tränke wird so lange fortgefahren, bis Besserung eintritt, welche beinahe unausbleiblich erfolgt, wenn die Leber überhaupt noch heilbar ist. — Schwarzrothes F. (**P. atrosang.**), mit fußhohem, ästigem, aufsteigendem, flaumigem Stengel; 3fingerigen Blättern; verkehrt-eirunden, gesägten, unten weißfilzigen Blättchen; bei uns in Gärten als Zierpflanze vorkommend, ist in Mittelasien einheimisch. — Tormentill-F. (**P. Tormentilla**), mit vielköpfigem, walzigem, schwarzbraunem Wurzelstocke, zahlreichen, niederliegenden oder aufsteigenden, nach oben ästigen, fußlangen Stengeln; 3—5fingerigen, kurzgestielten oder sitzenden Blättern; kahlen oder schwach behaarten, länglichen, gesägten, am Grunde ganzrandigen Blättern; kleinen, gelben Blüthen; runzeligen Schließfrüchten. Blüht im Juni bis Juli in Wäldern, auf Haiden, durch ganz Europa, ist ausdauernd. Der herbe, schmutzig-braune, innen röthliche Wurzelstock ist ein vorzügliches, zusammenziehendes Mittel und kann zum Gerben und auch zum Färben benützt werden. — Das strauchartige F. (**P. fruticosa**), im Norden Europas und Asiens vorkommend, ist ein sehr dauerhafter Zierstrauch; die Blätter sollen von den Kalmuken als Thee benützt werden. Die Blätter in Essig gesotten nehmen den Rothlauf überall; werden sie in Wein gesotten und dieser getrunken, so vertreibt er das viertägige Fieber. — Wird das Kraut mit altem Schmeer gestoßen, so heilen davon auch die bösartigsten Wunden. — Gegen Gelbsucht mache man Küchlein vom Fünffingerblatt, Mehl und Wasser, esse diese neun Tage und das Uebel wird weichen.

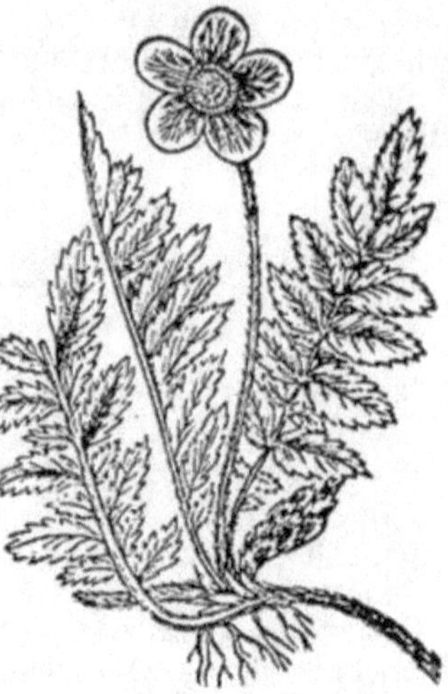
Gänse-Fingerkraut.

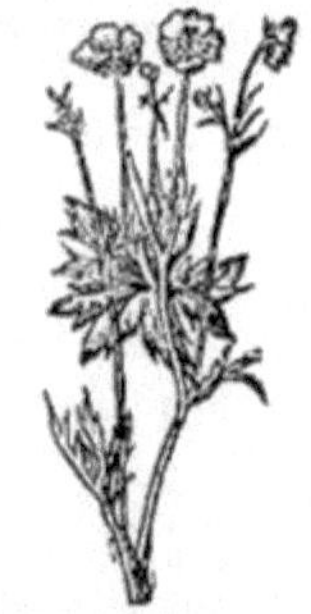
Strauchart. Fingerkraut.

Finkensamen, s. v. a. Leindotter.

Fioringras, eine Art des Windhalms; beliebtes Wiesengras, welches unter dem Namen kriechende Schmelle bekannter ist.

Fischkörner, s. Kokkel.

Fischleimstrauch (**Sarcocalla**), Gattung der Familie Santelgewächse; zwitterig, mit glockiger Geschlechtshülle, 4seitiger Kapsel. — Gebräuchlicher F. (**S. officinalis**), 1—2 Fuß hoch, mit wechselständigen Aesten, zahlreichen, eirund-rautenförmigen, kahlen Blättern; gelber, endständiger Blüthe; röhriger Geschlechtshülle; ist in Südafrika einheimisch. Der Saft dieses Strauches war früher als **Fischleimgummi**, oder **Fleischleimgummi** in der Heilkunde gebräuchlich, wird aber jetzt nicht mehr angewendet.

Fischmünze, im Elsaß s. v. a. Pfeffermünze.

Fischweide, s. u. Weide.

Fisetholz, s. v. a. Sumach; Perücken-Sumach.

Flachs, s. Lein.

Flachs, neuseeländischer, s. Flachslilie.

Flachsbaum, s. v. a. **Antidesma alexiteria**; Pflanzengattung in Ostindien; eine Abkochung der Blätter dient als Gegengift gegen den Biß der malabarischen Natter; der Bast des Baums zu Stricken und Garn, das verwoben wird.

Flachsgras, s. Wollriet.

Flachslilie (Phormium), Gattung der Familie Kronlilien; zwitterig, mit röhriger, vieltheiliger Geschlechtshülle, länglicher, dreiseitiger, gedrehter, dreifächeriger Kapsel. Arten: Die zähe F. (**Ph. tenax**), mit fleischig-knolligem Unterstocke; mittelstockständigen, großen, bandförmigen, 2—5 Fuß langen, bis gegen 4 Zoll breiten, kahlen, zähen, lebhaft grünen, am Rande rothen Blättern; bis 7 Fuß hohem und am Grunde 3 Zoll im Umfang messenden, in der Mitte der Blätter entspringendem, braungeschupptem Schafte; am Ende des Schaftes stehendem, 10—15blüthigem Blüthenstrauße; gelben, am Grunde grünen Blüthen; 3 Zoll langer, anfangs gelblich-grüner, später dunkelbrauner Kapsel. Ist in Neuseeland einheimisch; die Fasern der Blätter an Feinheit und Zähigkeit beinahe unübertrefflich, sind der sogenannte neuseeländische Flachs. In der Heimath der Pflanze werden Matten, Decken u. s. w. davon verfertigt.

Flachsseide (Cuscuta), Gattung der Familie Immergrüngewächse; mit 4—5theiligem Kelche, glockiger Blumenkrone. Arten: Gemeine F. (**C. europaea**), mit fadenförmigem, ästigem, blattlosem, an andere Pflanze durch Saugwärzchen sich anklammerndem Stengel; 10—15blüthigen, zahlreichen Blüthenknäueln; röhrig-glockiger, röthlicher oder weißer Blume; wächst in Hecken und auf angebautem Felde und ist auf diesem häufig ein lästiges Unkraut. Sie blüht im Juli — Aug., ist einjährig. Als auflösend und gelind purgirend, war sie früher in der Heilkunde gegen Leber- und Milzkrankheiten gebräuchlich, wird aber jetzt nicht mehr angewendet. Mehrere in Südamerika, Ost- und Westindien einheimische Arten dieser Gattung werden in ihrer Heimath als Arzneimittel oder auch zur Speise benützt.

Flacurtie (Flacurtia), Gattung der Familie Kapperngewächse; zuweilen 2häusig, mit 5—7theiligem Kelche; kugeliger, mehrfächeriger Beere. Art: Die Zaum-F. (**F. sepiaria**), sehr ästiger, beinahe immer blühender, 4—5 Fuß hoher Strauch mit verkehrteirunden, kurzgestielten, kerbig-gesägten Blättern; blattwinkelständigen und endständigen Blüthenstielen; wohlriechenden, grünlichen Blüthen; erbsengroßen, schwärzlichen, glänzenden Beeren, ist in Ostindien einheimisch; die Rinde wird dort gegen Gicht, die Blätter gegen Schlangenbisse und die Beere als Obst benützt. Andere noch weniger bekannte, ebenfalls in Ostindien und den Inseln des indischen Oceans einheimischen Arten werden in verschiedener Weise als Arznei- und Nahrungsmittel benützt, sind aber für unsere Gegenden ganz unwichtig, daher gar nicht vorkommend.

Fladerbaum, s. v. a. gemeines Ahorn.

Flamentinerkirsche, eine geschätzte Herzkirsche.

Flammenblume, s. u. Phlox.

Flaschenbaum (Anona), Gattung der Familie Ranunkelgewächse, mit 3theiligem Kelche; 6 Blumenblättern; sitzender, weichstacheliger, schuppiger Beere. — Arten: Schuppiger F. (**A. squamosa**), bis 20 Fuß hoher Baum, mit schwärzlicher Rinde, länglich-lanzettigen Blättern; blattgegenständigen, grünlich-gelben, sehr wohlriechenden Blüthen, eirunder, grüner, bereifter, schuppenartig-bedeckter Beere. Ursprünglich stammt der schuppige F. aus Amerika, ist aber jetzt in allen heißen Gegenden der Beeren wegen angebaut, welche ein nicht blos angenehmes, sondern auch gesundes, insbesondere gegen Durchfall und Fieber heilsames Obst sind. Auch die Rinde wird in der Heilkunde als reizend-zusammenziehendes Mittel gebraucht, ferner die Wurzelrinde gegen die Folgen des Genusses giftiger Fische, die Blätter gegen Würmer, die Knospen und Blüthen gegen Mundfäule u. s. w. — Der Tschirimajabaum (**A. Cherimolia**), in Südamerika und auf Java häufig vorkommend, trägt die wohlschmeckendsten Früchte dieser Gattung, welche übrigens nebst den andern Theilen des Baumes auf die bereits angegebene Weise benützt werden. Sein Anbau ist auch schon in Südeuropa aber ohne Erfolg versucht worden. Alle übrigen, mehr oder weniger bekannten Arten sind einander in sofern ähnlich, als sie in heißen Gegenden gedeihen, durch ihre Früchte beliebtes Obst liefern, und daß diese, sowie die Rinde, Blätter, Wurzeln, Blüthen und Samen gegen verschiedene Uebel als heilkräftig angewendet werden.

Flaschenbirne, eine geschätzte grüne Sommerbirne. — Kicks-Fl., eine Herbstbirne. — Boses Fl., ebenfalls eine Herbstbirne. Alle haben die Flaschenform.

Flaschenkürbis (Cucurpita), Gattung der Familie Kürbisgewächse, einhäusig; mit glockigem, 5spaltigem Kelche; 5theiliger Blumenkrone; dickschaliger, kürbisartiger, mehrsamiger, nicht aufspringender Beere; weißen Blumen. — Gemeiner F. (C. lagenaria), mit langem, kletterndem, flaumhaarigem Stengel; langgestielten, herzförmig oder am Grunde nierenförmigen, abgerundet stumpfen, entfernt-feingezähnten, weichhaarig-graulichen Blättern; langen Blüthenstielen; ziemlich großen, sternförmigen, weißen Blumen; keilenförmigen, erst feinbehaarten, dann kahl werdenden und schmutzig gelben Früchten. Ist aus Ostindien zu uns gekommen und wird jetzt als Zierpflanze in Gärten gezogen bei uns von Juni — Sept. Das Fleisch der Früchte von einigen Unterarten wird gegessen. Allgemein waren früher die Samen in der Heilkunde gegen Krankheiten der Harnorgane benützt, die Blätter werden als Absud noch heute in Ostindien gegen Gelbsucht gebraucht. Im Morgenlande werden die ausgehöhlten Schalen der Früchte zu verschiedenen Gefäßen verwendet. Die Samen einer in Westindien einheimischen Art sollen gegen den Bandwurm treffliche Dienste leisten.

Flaschenkürbisbirne, eine gute Herbstbirne, die gut gedeiht.

Flaschenmoos (Blasia), Gattung der Familie Jungenmanienmoose; die fruchttragenden und die knospentragenden Pflanzen sind gesondert. — Hookers F. (B. Hookerii), die einzelnen Theile des Lagers stehen ziemlich nahe, sind saftig, grün, am Rande wellig und enthalten in der 4schalstückigen Kapsel die mit einer durchsichtigen Haut umgebenen Keimkörner. Wächst auf feuchter und fetter Walderde.

Flatterrüster, eine Ulmenart.

Flechte, isländische, s. v. a. isländisches Moos.

Flechten (Lichenes), zweite Klasse der Faserpflanzen; Pflanzen, die auf einer sehr niedern Stufe stehen, erzeugen in einer rinden-, oder laub-, oder strauchförmigen Ausbreitung Keimpulver oder Keimkörner, auch den Früchten ähnliche Körner, in welchen scheinbare Samen, meist in eigenen Schläuchen, wie bei Schwämmen und Keimschwämmen, vorkommen. Sie zerfallen in eigene Familien, wachsen hauptsächlich da, wo sonst keine andern Pflanzen fortkommen, und überziehen kahle Felsen, Baumstämme, altes Mauer- und Holzwerk, öde Stellen ꝛc. Ihre Nahrung ziehen sie aus Regen, Nebel und der Luft, welche jene Gegenstände befeuchtet. Häufig scheinen sie bloße graue, braune, gelbe oder weißliche Flecken zu sein; doch ähneln andere F. Pflanzentheilen, besonders Blättern. Meist ist ihr eigentliches Leben im Winter, wogegen sie im Sommer vertrocknen und zugleich für andere Gewächse, z. B. Moose, den Boden bilden, indem sie auch dem kahlsten Flecken, wenn sie abgestorben sind und faulen, einige Dammerde geben. Jungen Wald- und Fruchtbäumen werden sie als Schmarotzerpflanzen schädlich, sind jedoch meist mehr ein Produkt der Verderbniß der Pflanze, als ihre Ursache. Aus diesem Grunde heißen auch einzelne Arten Baumkrätze. Sonst erhalten sie auch ihrer Form oder Consistenz nach noch besondere Benennungen, als Staub-, Warzen-, Schild-, Schuppen-, Blätter-, Leder-, nabelförmige, Becher-, Strauch-, Haar-Flechten, oder nach dem gewöhnlichen Standort: Baum-, Stein-, Wand-F. u. s. w. Einige, wie die Rennthier-F., dienen Thieren zur Nahrung, im Norden z. B. dem Rennthiere, bei uns Hirschen, Rehen, Schafen ꝛc.; andere z. B. die isländische F. (isl. Moos) werden von den Menschen gegessen und sehr häufig in der Medizin benützt. — Mehrere Arten enthalten Farbstoffe. — Ueber ihre Wirkungen und ihren Gebrauch siehe die einzelnen Gattungen.

Flechtenmoos (Riccia), Gattung der Familie Plattmoose, mit gewölbter Stielhülle, welche den mit Keimknospen angefüllten Knospenschlauch umschließt. — Gewimpertes F. (R. ciliata), mit sternförmig ausgebreitetem, in Lappen abgetheiltem, graugrünem Lager; hohler, kugeliger Stielhülle; grünen, später braunen Knospenschläuchen, gedeiht an überschwemmt gewesenen Plätzen durch ganz Europa.

Flechtenroth, s. v. a. Orseille.

Fleckblume (Spilanthes), Gattung der Familie Vereinblüthler, mit zweireihiger, angedrückter Hülldecke; röhriger, 4—5zähniger Blumenkrone; eirunden oder kegelförmigen Blüthenköpfen. — Arten: Wahre F. (Sp. Acmella), mit 2—3 Fuß hohem, aufrechtem oder aufsteigendem Stengel, gegenständigen, gestielten, ziemlich kahlen, meist ganzrandigen oder auch gesägten Blättern; langen Blüthenstielen; gelben Blüthen; gewimperten Schließfrüchten. Ist in Ostindien einheimisch und blüht dort das ganze Jahr. Sie schmeckt erst balsamisch-bitter, dann stechend scharf, und wurde früher gegen Mundfäule, als schweiß- und harntreibend, besonders auch gegen Nierenstein angewendet. In Ostindien glaubt man durch Kauen dieser Pflanze, bei Kindern, deren Zunge geläufig machen zu können. — Kressenartige F. (Sp. oleracea), mit zuweilen mehr als mannshohem, ästigem Stengel; gegenständigen, gestielten, breiteirunden, am Grunde stumpfen oder herzförmigen Blättern, endständigen Blüthenstielen; 15—16 Hüllblättern; gelben, in der Mitte des Blüthenkopfes zuweilen braunrothen Blüthen. Ist in Südamerika zu Hause, einjährig, und blüht das ganze Jahr. Ihr Geschmack ist wie der der vorigen Art, sie riecht aber etwas unangenehm, dessen ungeachtet wird sie in ihrer Heimath wie Kresse als Salat gegessen, daher ihr Name Kresse von Para. — Die ringelblumartige Wedelie (Wedelia calendulacea), ebenfalls hieher gehörig, ist in Ostindien einheimisch, und wird dort gegen Magenleiden und Unterleibskrankheiten, auch gegen Wassersucht und äußerlich als zertheilend gebraucht. — Das kampherduftige Riechkraut (Unxia camphorata), in Surinam zu Hause, mit starkem, kampherartigem Geruche, ist dort ein gesuchtes Heilmittel.

Fleischblume, s. v. a. Wiesenklee.

Fleischkraut, im Elsaß, s. v. a. Meerrettig.

Fleischkrone, s. u. Philibertie.

Flieder (Sambucus), Gattung der Familie Häufelblüthler, mit 5zähnigem Kelche; radförmiger, kurzröhriger Blumenkrone; 3 bis 5samiger Beere; zwitterig. — Guter Attich-F. (S. Ebulus), Zwergholunder, mit ziemlich starker und langer, kriechender Wurzel, krautigem, bis 5 Fuß hohem, rauhem Stengel; gegenständigen, unpaarig gefiederten, aus 5—13 eilanzettigen, kahlen, kleingesägten Blättchen bestehenden Blättern, großer, endständiger Trugdolde; weißer, außen röthlicher Blumenkrone; schwarzen Beeren. Blüht im Juni bis Juli an Waldrändern, in Hecken u. s. w., ist ausdauernd. Die ganze Pflanze riecht unangenehm, schmeckt unangenehm bitter, ziemlich scharf. Die Beeren säuerlichsüß und schleimig; aus ihnen wird das Attichmus, ein Purgirmittel, bereitet — Der schwarze F. (S. nigra), schwarzer Hollunder, Holder, Elborn; strauchartig als Baum bis 30 Fuß hoch werdend, mit großer, ganz mit weißem Marke angefüllter Markröhre; gegenständigen, gestielten, unpaarig gefiederten, aus 3—7 gestielten Blättchen bestehenden Blättern; eirunden, eirund-ovalen, spitzen, dicht gesägten, kahlen Blättchen; großer endständiger Trugdolde; gelblich-weißen Blumenkronen; schwarzen Beeren an der zur Zeit der Reife violett-gefärbten, überhängenden Trugdolde. Wächst wild in Hecken, Zäunen, in Europa und Nordasien, blüht im Juni bis Juli. Die Blüthen des schwarzen F., bekannter unter dem Namen Hollunder- oder Holderblüthe, geben einen allgemein gekannten und gebrauchten Thee, der hauptsächlich bei Leiden, die von Erkältung oder zurückgetretenem Schweiße herrühren, vortreffliche Dienste thut, also bei Ohren-, Zahn-, Kopfschmerzen, Seitenstechen, Beklemmung auf der Brust; in einzelnen Fällen hat dieser Thee aus 2—3 Loth Blüthen auf einige Tassen bestehend, auch schon bei Keuchhusten, in Gichtern und Fallsucht bei Kindern sich hülfreich erwiesen, die Blüthen sollen nach dem Pflücken möglichst schnell getrocknet und bei dem Einsammeln eine Verwechslung derselben mit andern Fliederblüthen sorgfältig vermieden werden. Sie können auch zu schmerzlindernden und zertheilenden Umschläger bei Geschwulsten angewendet werden. Auf die Brust wirkt das Hollundermus auflösend und beruhigend, stärker als der Thee, kann auch insbesondere Kindern sehr leicht beigebracht werden. Die Bereitung geschieht durch Auspressen des Saftes aus reifen Beeren und Eindicken desselben zu Mus. Das letztere sollte wo möglich nicht in kupfernen Gefäßen geschehen, welche dem Muse sehr leicht Kupfertheile mittheilen und beim Genusse desselben sehr schädlich werden können. Ist das jedoch geschehen, so erkennt man das Dasein von Kupfer im Muse daran, daß ein in dasselbe gestecktes polirtes Messer einen kupfrigen Anflug bekommt. Die Reinigung von dieser schädlichen Beimischung ist möglich durch Verdünnung des Muses mit Wasser, anhaltendes Kochen desselben und dabei stattfindendes stetiges Umrühren mit einer eisernen Klinge, Löffel oder ähnlichem Werkzeuge, das jedoch öfters gewechselt werden muß. Wenn sich an ihm nach längerem Umrühren keine Kupfertheile mehr ansetzen, kann das Mus unbedenklich wieder eingedickt und gebraucht werden. Es dient auch äußerlich wie die Blüthen zum Aufziehen und Zertheilen von Geschwulsten. Die innere Seite der Rinde wird als Pulver oder als Tinctur, zu gleichen Theilen Rinde und weißen Wein (dem Gewichte nach) angesetzt, gegen Gichter, Convulsionen, Fallsucht gebraucht und von dem Pulver täglich einige Messerspitzen voll, von der Tinctur einige Theelöffel voll genommen. Es muß jedoch vor zu schneller Anwendung des Hollunders in irgend einer Weise und vor zu großen Gaben gewarnt werden, da der Hollunder sehr leicht Durchfall verursacht. Die Beeren können noch ferner zum Rothfärben des Weines, der Saft der Blätter zum Gelbfärben des Sattlerleders gebraucht werden. — Der traubige F. (**S. racemosa**), meist strauchartig, in den Wäldern, auf Ebenen und Bergen Mittel- und Süd-Europa's vorkommend und im April — Mai blühend, unterscheidet sich von der vorigen Art hauptsächlich durch das braune Mark und die rothen Beeren; im Uebrigen kann er wie der schwarze F. gebraucht werden, was jedoch sehr selten vorzukommen scheint. — Die grünen Blätter und Blumen des Fs. kühlen, ebenso das daraus destillirte Wasser, mögen sie nun innerlich oder äußerlich gebraucht werden. — Die Wurzeln in Wein gesotten und getrunken, sind vorzüglich gegen Wassersucht. Fliederblätter in Gaisunschlitt geröstet, stillen beim Auflegen die Schmerzen des Podagras. — Die grün zerstoßenen und auf Grind gelegten Blätter wirken sehr heilsam; ebenso beim Wurm am Finger. — Geschwollene Füße geben sich sehr schnell, wenn man Blätter oder Frucht in Salzwasser siedet und dieselben damit wäscht. — Die aus den Beeren bereitete Latwerge wirkt kräftig schweißtreibend. — Die Attichwurzel in Wasser gesotten und getrunken, ist vorzüglich für Wassersüchtige, und leistet auch bei Husten gute Dienste. — Die verhärtete Gebärmutter wird sehr leicht erweicht, wenn man die Wurzel in Wein siedet und die Kranke damit bäht. — Gegen das eintägige Fieber vermische man Attichsaft mit dem Pulver von Wolfsmilchwurzel und Zucker, und gebe dieß dem Kranken. — Das Holderblätterwasser wird im Mai aus den Gipfeln, Dolden und Blättern gebrannt, und leistet in all den vorangeführten Fällen vorzügliche Dienste.

Fliegenbaum, s. v. a. Rüster, gemeine.

Fliegenklappe (**Dionaea**), Gattung der Familie Cistrosengewächse, mit 5blättrigem Kelche; 5 Blumenblättern, 1fächeriger, 5schalstückiger Kapsel. Art: Amerikanische F. (**D. muscipula**), mit wurzelständigen, steif gewimperten, 2lappigen, oben kurzstacheligen Blättern; flachen, spatelförmigen Blattstielen; aufrechtem, blattlosem Schafte; weißer, am Ende des Schaftes stehender Doldentraube. Wächst auf Torf- und Moorboden in Nordamerika, ist ausdauernd. Das Merkwürdigste an dieser Pflanze ist die Eigenschaft ihrer Blätter, die sich durch Zusammenbiegen der Ränder zuschließen, sobald ein Insekt sich darauf setzt, und dieses so lange gefangen zu halten, bis es sich nicht mehr rührt. Fig. 1 Kelch, Staubgefäße 2c. Fig. 2 blühende Pflanze; Fig. 3 durchschnittene Kapsel.

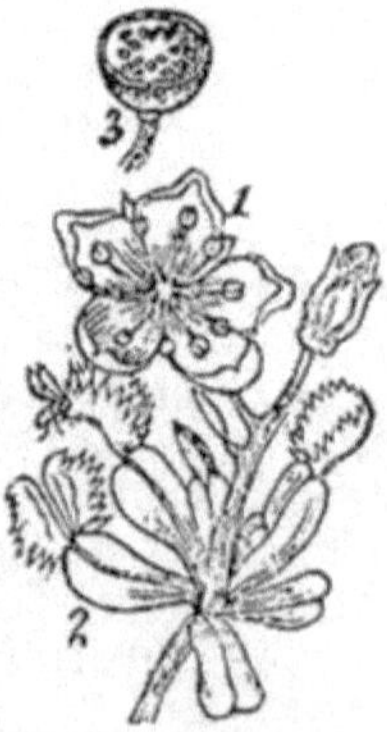

Fliegenklappe.

Fliegenpilz, Fliegenschwamm, s. v. a. Blättchenpilz, s. Blätterschwamm.

Flockenblume, (**Centaurea**), Gattung der Familie Vereinblüthler, mit dachziegeliger Hülldecke; trichterförmiger Blumenkrone; zwittrigen Scheibenblüthen; zusammengedrückten Schließfrüchten; borstiger, meist mehrreihig spreublätteriger Fruchtkrone. — Arten: Die große F. (**C. centaurium**), mit dicker Wurzel; bis 5 Fuß hohem, aufrechtem, ästigem, kahlem Stengel; fiedertheiligen, kahlen, lederartigen, gesägten Blättern; großen, langgestielten, endständigen Blüthenköpfen, purpurrothen Blüthen; kahlen Schließfrüchten. Blüht auf den Alpen Südeuropas im Juli — Aug., ist ausdauernd. Die Wurzel wirkt zusammenziehend, schmeckt bitter und wurde früher als magenstärkend nicht selten angewendet. — Behen-F. (**C. Behen**), mit aufrechtem, ästigem, weichhaarigem Stengel; lederförmigen oder fiederspaltigen untern Blättern; eirunden, ganzrandigen, herablaufenden, stengelständigen

Blättern; fast sitzenden Blüthenköpfen; gelben Blüthen; kahlen Früchten. Ist in Persien einheimisch und wird dort die Wurzel, wie früher auch bei uns, als belebendes Mittel angewendet. — Wachsblumenblättriges F. (C. cerinthefolia), auf dem Libanon, überhaupt aber im Morgenlande vorkommend, ist der vorigen ganz ähnlich, nur kahl. Ihre Wurzel ist wie die der Behen-F. als weiße Behenwurz bekannt. — Korn-F. (C. Cyanus), mit aufrechtem, ästigem, flockig-filzigem Stengel, sitzenden, ganzrandigen oder gezähnten filzigen Blättern; langgestielten, einzeln-endständigen Blüthenköpfen; schwarzgeränderten Hüllblättern; himmelblauen, auch weißen, purpurrothen und fleischrothen Blüthen; blüht im Juni bis August gemeiniglich auf Aeckern unter dem Getreide. Die Blumenblätter wurden früher als harntreibend und zu Augenwasser benützt, jetzt dienen sie blos noch als verschönernder Zusatz von Räucherpulver und Morsellen; den Malern liefern sie mit Alaun eine blaue Farbe. — Berg-F. (C. montana), mit aufrechtem, astlosem oder wenig ästigem Stengel; herablaufenden, länglich-lanzettigen, ganzrandigen oder gezähnelten Blättern: ziemlich großen Blüthenköpfen; himmelblauen Randblüthen, die Scheibenblüthen roth violett. Blüht im Juli und August in Bergwäldern, auf Alpen in Europa und dem Oriente, ist ausdauernd und wird zuweilen auch in Gärten gezogen. Die ganz wirkungslosen Blumenblätter werden gar nicht mehr in der Heilkunde gebraucht. — Scabiosen-F. (C. Scabiosa), mit aufrechtem oder aufstrebendem Stengel; lederartigen, wolligen, fiedertheiligen Blättern; purpurrother, selten weißer Blüthe; blüht im Juli — Sept. an trockenen, dürren Plätzen, auf Hügeln und an Wegen, ist ausdauernd. Die Wurzel ist gegen Hautausschläge, besonders Flechten empfohlen worden. Die ganze Pflanze liefert eine gelbe Farbe. — Sommer-F. (C. solstitialis), mit aufrechtem oder ausgebreitetem ästigem, graulich-filzigem, schmalgeflügeltem Stengel; lanzettigen, gleichbreiten, herablaufenden, ganzrandigen Blättern; leierförmig-fiederspaltigen Wurzelblättern, einzeln-endständigen, eirunden Blüthenköpfen; citronengelben Blüthen. Ist in Südeuropa und dem Oriente einheimisch, zweijährig, blüht im Juli — August. In Oberitalien wird die Wurzel gegen Wechselfieber angewendet.

Flockenkraut, in Sachsen s. v. a. Geisklee, gemeiner.

Flockenstreuling, s. Bovist.

Flöttgras, s. v. a. Mannagras.

Flohkraut (Pulicaria), Gattung der Familie Vereinblüthler, mit meist dachziegeligen Hüllblättern; weiblichen Randblüthen; zwitterigen, röhrenförmigen Scheibenblüthen; stielrundlichen Schließfrüchten. — Arten: Gemeines F. (P. vulgaris), mit niederem, abstehend-ästigem, zottigem Stengel; sitzenden, länglich-lanzettigen, welligen Blättern; spirrenartiger Doldentraube; kleinen seiten- und endständigen Blüthenköpfen, borstiger Fruchtkrone. Blüht im Juli und Aug. an feuchten, überschwemmt gewesenen Stellen in Europa und Mittelasien, ist einjährig. Die ganze Pflanze riecht unangenehm, und soll dadurch Insekten vertreiben, woher wohl ihr Namen stammen könnte; sie wirkt auch gegen Durchfall. Ruhrwidriges F. (P. dysenterica), höher als vorige Art, bis 2 Fuß hoch, artzottig-wolligem Stengel, länglichen, dickstehenden, umfassenden, leicht-gezähnelten, unten filzigen Blättern, dicht-spirriger Trugdolde; gelben Blüthen. Blüht im Juli — Aug. an feuchten Stellen, auf Wiesen u. s. w. Das ganze Kraut riecht stark gewürzhaft, aber eben nicht angenehm; die Wurzel ist bei Dysenterien und Hämorrhoiden anwendbar, wird zuweilen mit der Wohlverlei-Wurzel verwechselt, diese auch damit verfälscht, hat aber in ihrer Wirkung durchaus keine Aehnlichkeit mit jener, und unterscheidet sich durch schwächern Geruch und Geschmack, sowie durch die größere Anzahl von Wurzelfasern. — Klebriges F. (P. viscosa), höher als vorige Art, mit weichhaarigem, klebrigem Stengel; eben solchen gesägten, lanzettigen Blättern; pyramidenförmiger, am Grunde ästiger Traubenblüthe; blüht im Juli bis Aug. an den Ufern des mittelländischen und adriatischen Meeres, ist ausdauernd, riecht durchdringend stark, schmeckt gewürzhaft bitter und wird innerlich gegen Kolik und Fallsucht, äußerlich gegen Schlangenbisse und zur Vertheilung von Geschwülsten angewendet. Der Saft des gestoßenen F. ist ausgezeichnet bei faulen Wunden von Menschen und Vieh, indem dieselben dadurch sehr gereinigt werden und heilen. — Streut man das Kraut Morgens mit dem Thau in ein Zimmer, und kehrt es nachher hinaus, so verschwinden auch die Flöhe. — Die Dürrwurz wird hin und wieder auch F. genannt.

Flohsamen, s. Wegerich. — Arten: Flohsamen-W. und einige weitere Arten.

Floramor, eine Art der rothen Amaranthen.

Florestine (**Florestina**), Gattung der Familie Vereinblüthler mit 1reihiger Hülldecke; kurzröhriger, 5spaltiger Blumenkrone; länglichen, behaarten Schließfrüchten. Art: Die fußzehige F. (**F. pedata**), mit aufrechtem, ästigem Stengel; wechselständigen, gestielten, fußzehig-getheilten Blättern, blüthenstraußartigem Rand der weißen Blüthen; ist in Mexico einheimisch.

Flügelfrucht (**Pterocarpus**), Gattung der Familie Schmetterlingsblümler, mit 5spaltigem Kelche; schmetterlingsförmiger Blume; gestieltem Fruchtknoten; unregelmäßiger, nußhülsenartiger, geflügelter Hülse; nierenförmigen Samen. — Arten: Korkartige F. (**Pt. suberosus**), ein bis 50 Fuß hoch werdender Baum, mit zunehmend-unpaarig gefiederten Blättern; kurzgestielten, eirunden, wechselständigen, kahlen, glänzenden Blättchen; eirunden Nebenblättern; blattwinkelständigen, traubenförmigen Blüthensträußen; gelber, purpurroth-gestriemter Blüthe; gekrümmter, einsamiger, verkehrt-eirundlicher Hülse; liefert ohne Zweifel auch Drachenblut, wie die in Westindien einheimische rothsaftige F. (**Pt. Draco**), aus dessen Rinde nach gemachten Einschnitten ein hellblutrother Saft fließt, der an der Sonne bald vertrocknet, und in Körnern oder Stangen als amerikanisches Drachenblut zu uns kommt; wird in der Heilkunde als sehr zusammenziehend und stärkend bei Blutstürzen, Ruhr, äußerlich bei Wunden und Geschwüren, auch zur Befestigung der Zähne gebraucht. Die Maler und Lakirer brauchen das Drachenblut gerne als rothe Farbe. — Die dunkelrothe F. (**Pt. santalinus**), liefert das bekannte rothe Santelholz, das bei uns in schweren und großen Stücken im Handel vorkommt, eine blutrothe, oder durch den Einfluß der Luft außen schwärzliche Farbe hat, schwach gewürzhaft riecht und zusammenziehend schmeckt, und zu Räncherungen und Zahnpulver, hauptsächlich aber zum Färben benützt wird. In China wächst eine Art dieses Baumes, die gelbe Flügelfrucht (**Pt. flavus**), deren gelbe und bittere Rinde dort gegen mehrere Krankheiten. insbesondere auch zur Heilung von Geschwüren verwendet wird

Flügelkern, (**Pterospermum**), Gattung der Familie Storchschnabelgewächse, mit nacktem, 5theiligem, etwas röhrigem Kelche; 5 sehr kurzen Blumenblättern; 5fächeriger, 5schalstückiger, holziger Kapsel. — Heyne's F. (**Pt. Heyneanum**), mittelgroßer Baum, mit rostbraun-filzigen jüngern Aesten und Kelchen; eben solchen kurz gestielten, länglichen, 3—5 Zoll langen, ganzrandigen Blättern; linealischen Nebenblättern; wohlriechenden, großen, weißen Blüthen; blüht in Ostindien beim Eintritt der heißen Jahreszeit, führt dort den Namen Musukunda. Wie Schnupftabak gebraucht wird die Wirkung der gepulverten Blätter gegen nervöses Kopfweh gerühmt. Mehrere weitere im südlichen Asien und den umliegenden Inseln einheimische Arten werden dort gegen verschiedene Uebel, als Kopfweh, Diarrhöe, Dysenterie, äußerlich bei Geschwulsten, Brüchen, gebraucht, doch ist ihre Heilkraft nicht so bedeutend, daß sie ausgeführt und zu uns gebracht werden konnten.

Flügelklee, s. v. a. purpurblüthige Spargelerbse.

Flugbrand, s. Rußbrand.

Flußharz, s. Lokustbaum.

Föhre, s. Kiefer.

Fohanin, s. Heiligenkraut, wohlriechendstes.

Forche, s. v. a. Kiefer.

Forster, pfälzer Weine, die um das Dorf Forst im Canton Dürkheim der bayerischen Pfalz gewonnen werden.

Foßtikbaum, (**Maclura**), Gattung der Familie Nesselgewächse; zweihäusig, mit traubigem Blüthenstand; bei den männlichen, blüthenkopfigen bei den weiblichen Blüthen; vierblättriger Geschlechtshülle, brombeerähnlicher Sammelfrucht. Art: Färber-F. (**M. tinctoria**), bis 60 Fuß hoch werdender Baum mit etwas rissiger Rinde, blattwinkelständigen Dornen an den Aesten; gestielten, eilänglichen-zugespitzten, ganzen oder buchtigen, unten weichhaarigen Blättern; kugeliger, gelber Sammelfrucht. Blüht im Juli. Ist in Westindien und Südamerika einheimisch, kommt aber als gelbes Brasilienholz, Gelbholz, Foßtikholz, zu uns, wegen der schön gelben Farbe, die es enthält. Die Früchte sollen nicht unangenehm schmecken, sowohl roh als zubereitet gegessen werden, und auf Jamaika gegen Halsentzündung Anwendung finden.

Fotzwang, s. v. a. Knabenkraut.

Fraisamkerkraut, s. v. a. Freisamkraut.

Franche Comté-Weine, liebliche, süße, dem Champagner ähnliche Weine, theils roth, theils weiß. Am beliebtesten sind die weißen von Arbois.

Franciscea (**Franciscea**), Gattung der Familie Kugelblumengewächse, mit glockigem, 5zähnigem Kelche; tellerförmiger Blumenkrone, lederartiger, fast kugeliger, 2fächeriger, 2schalstückiger, zerreißender Kapsel; kantigen Samen. — Arten: Einblüthige F. (**P. uniflora**), mannshoher, biegsamer, kahler Strauch mit weitschweifig abstehenden Aesten; eliptischen, ganzrandigen Blättern; gestielten, einzeln stehenden, weißen, violett-gesäumten Blüthen; blüht in Brasilien, ihrer Heimath, im Sept. bis Oct. Sie leistet in Brasilien ausgezeichnete Dienste gegen veraltete Lustseuche, Knochenschmerzen, Hautausschläge, auch gegen Schlangenbisse.

Francoa (**Francoa**), Gattung der Familie Gehörutfrüchtler, mit 4theiligem, bleibendem Kelche; 4 gleichen Blumenblättern; 4fächeriger, 4schalstückiger, aufspringender Kapsel. Art: Gänsedistelblättrige F. (**F. sonchifolia**), mit aufrechtem, ungefähr 2 Fuß hohem, saftigem, nach oben flaumigem Stengel; wechselständigen, leierförmig-buchtigen, halbstengelumfassenden, flaumigen, welligen, gezähnelten Blättern; end- und blattwinkelständigen, ährenförmigen Trauben; gestielten Blüthen, rothen, spatelförmig-länglichen Blumenblättern. Ist in Chili einheimisch, blüht im Juli — Aug. Die Wurzel dient zum Schwarzfärben, der Saft des Krautes ist ein schmerzstillendes, linderndes Mittel, insbesondere bei Goldaderflüssen, bei welchen es äußerlich aufgelegt wird, jedoch nur in seiner Heimath, bei uns wird es weder frisch noch getrocknet gebraucht.

Frankenweine, die meist weißen, in Franken wachsenden Weine, deren gute Sorten den besten Rheinweinen gleichkommen. Die feinsten sind: a. **Würzburger**, nämlich heil. Geistwein, (Leistenwein, Steinwein, Harfenwein), Schalksberger und Krelmuth. b. **Werthheimer**, nämlich Haslacher, Distelhäuser, Klingenberger, Remberger, Wetterburger, Kaffelsteiner. Außerdem kommen gute Frankenweine von: Sommerach, Rödelsee, Eibelstadt, Heidingsfest, Frickenhofen, Iphofen, Mühlbach, Nordheim, Mainstockheim, Schweinfurt, Mainbernheim, Sommerhausen, Ziel, Ochsenfurt, Altenburg, Bäringsfeld, Volkach &c.

Franschholz, s. v a. Franzosenholz.

Franzbäume nennt man diejenigen Obstbäume, welche durch die Natur ihrer mit einer Zaserwurzel versehenen Unterlage (Grundstamm), in dem Wuchse ihres Untertheils beschränkt, einen kleinen Raum einnehmen und frühzeitig tragen. Sie gestatten den Bau des edelsten Obstes in Rabatten und Gemüsegärten.

Franzbohne, s. v. a. Zwergbohne.

Französische Beeren (**Graines d'Avignon**), Beeren von **Rhamnus infectorius**, zum Gelbfärben dienend.

Franzosenholz, s. Pockenholz, gebräuchliches.

Franzweine, die weißen französischen Weine.

Franzweizen, s. v. a. Buchweizen.

Frauenbiß, s. v. a. Vergißmeinnicht.

Frauendistel, s. v. a. Wegdistel.

Frauenflachs, (**Linaria**), Gattung der Familie Kugelblumengewächse, mit 5theiligem Kelche, gespornter Blumenkrone, deren Unterlippen 3spaltig, die Oberlippe 2theilig. Art: Gemeiner F. (**L. vulgaris**), mit kahlem, dicht beblättertem, 2—3 Fuß hohem Stengel, zerstreuten, gleichbreit-lanzettigen, gedrängt stehenden, kahlen Blättern; flaumhaariger Blüthenspindel und Blüthenstielchen, schwefelgelber Blume; blüht im Juli bis Sept. an Wegen, Ackerrainen, Dämmen in bebauten Plätzen in Europa und Nordamerika, ist ausdauernd. Diese scharfschmeckende Pflanze wird zwar jetzt nicht mehr wie früher gegen Wassersucht, Gelbsucht u. s. w., wohl aber zu Umschlägen und als Salbe, namentlich gegen Hämorrhoidalknoten und zu Bädern für schwächliche und an Drüsen leidende Kinder gebraucht. — Alpen-F. (**L. alpina**), mit handhohem, liegendem Stengel; wirteligen, zu 4 beisammen stehenden, gleichbreit-länglichen Blättern; endständigen, eiförmigen, kurzen Trauben; röthlichblauer, 5 Linien langer Blume; blüht im Juli bis Aug. auf Alpen; ist einjährig. — Spießblätteriger F. (**L. elatine**), mit niederliegendem, schon am Grunde verästetem, zottigem Stengel; zerstreuten, gestielten, spießförmigen, flaumig-zottigen Blättern; einzeln in den Blattwinkel stehenden, weißlichen, innen violet und schwefelgelben, auf dünnen Blüthenstielen stehenden Blüthen. Blüht im Juli bis Herbst; auf thonhaltigen Plätzen, namentlich an den Ufern der Alpengewässer.

Frauenhaar, s. v. a. Widerthon, Strichfarrn, Krullfarrn.

Frauenmantel, (**Alchemilla**), Gattung der Familie Rosengewächse, mit 8spaltiger Geschlechtshülle; glockiger Röhre; nußartiger Schließfrucht. — Gemeiner F. (**A. vulgaris**), mit schiefer, vielköpfiger Wurzel; aufsteigendem, fußhohem, nach oben ästigem Stengel; nierenförmig rundlichen, 7—9lappigen Wurzelblättern; großen, eingeschnitten-gesägten Nebenblättern; Doldentrauben; kurzgestielten, grünlichen, innen gelblichen Blüthen. Blüht vom Mai — Juli, auf Wiesen und in Wäldern durch beinahe ganz Europa, ist ausdauernd. Wurzel und Kraut sind geruchlos, bitter, zusammenziehend und hülfreich gegen Blutflüsse, Diarrhöen, Harnruhr, auch äußerlich heilend bei Wunden und Geschwüren. — Acker-F. (**A. arvensis**), auf Aeckern häufig vorkommend, wird gegen Krankheiten der Harnorgane gerühmt, die jungen Blätter davon können auch als Salat gegessen werden.

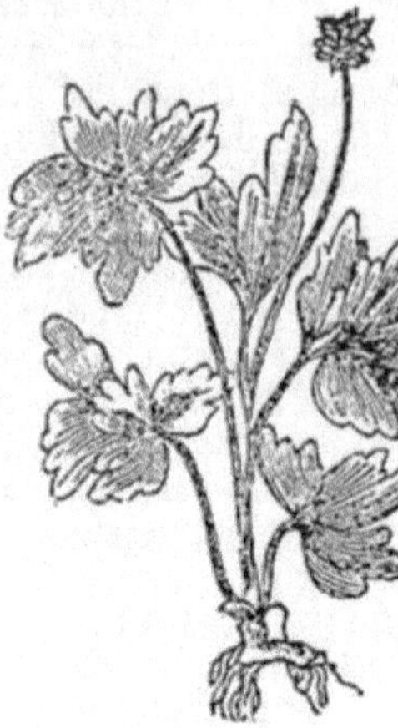

Frauenmantel.

Frauenmünz, Frauenkraut, (**Mentha saracenica**), Pflanzen mit langen, spitzigen Blättern, die münzartig riechen und scharf schmecken. Die Gipfel des Stengels sind gelbe, offene, runde Köpfe. — In Wein gesotten und getrunken, ist diese Pflanze vorzüglich, wenn ein erschlaffter Körper der Erregung bedarf. — Wird das Kraut gestoßen und als Pflaster aufgelegt, so bringt es Eiterbeulen schnell zum Aufgehen, indem es sehr erweichend wirkt.

Frauenschuh (**Cypripedium**), Gattung der Familie Stendelgewächse, mit gestielten Blüthen; weit abstehenden Kelchzipfeln; deren 2 untere zusammengewachsen; großer Honiglippe. — Gemeiner F., (**C. Calceolus**), mit blättrigem, fußhohem Schafte, oval-länglichen Blättern; 1—2 sehr großen, hellgelben, purpurroth-punktirten Blättchen. Blüht im Mai bis Juni in schattigen Wäldern, am liebsten an Bergen, ist ausdauernd. Die Wurzel möchte wohl krampfstillende Wirkung haben, ist aber noch nicht erprobt.

Frauenveilchen, s. v. a. **Hesperis matronalis**.

Freisamkraut, eine Art der Violen (s. d.), welche in der Medicin gebraucht wird.

Freisamrosen, s. v. a. Pöonienrosen.

Freischlichwurzel, s. v. a Schuppenwurzel.

Froschbiß, (**Hydrocharis**), Gattung der Familie Nixenkräuter; zweihäusig, mit 3blätteriger Blumenkrone; fleischiger Beere. Art: Gemeiner F. (**H. Morsus-Ranae**), wurzelrankige Wasserpflanze, mit handlangen Blüthen und Blattstielen; blattwinkelständigen, gestielten Knospen und schwimmenden, nierenartig-runden Blättern; weißer Blumenkrone; kugelig-eirunder Beere. Blüht im Juli bis August in stehenden Gewässern, ist ausdauernd. Durch Verwechslung mit einer Art kleiner Seerosen wird das Froschabbiskraut zuweilen für ein kühlendes, gelinde zusammenziehendes Heilmittel gehalten, das es jedoch keineswegs ist.

Froschlöffel, (**Alisma**), Gattung der Familie Wasserliesche, zwitterig, mit tiefdreitheiligem, bleibendem Kelche; trockenen, einsamigen Schließfrüchten. — Gemeiner F. (**A. Plantago**), mit dicker, fleischiger Wurzel; langgestielten, mittelstockständigen Blättern; dreiseitigem, aufrechtem, ungefähr 2 Fuß hohem Schafte; pyramidenförmiger Rispe; langgestielten Blüthen. Kommt in mehreren Abarten vor, blüht im Juni — Aug. in Sümpfen, Gräben, stehenden Gewässern; ist ausdauernd. Die Wurzel und Blätter waren früher unter dem Namen Wasserwegerich, wegen ihrer Schärfe als blasenziehendes, rothmachendes Mittel gebräuchlich. Die Anwendung der Wurzel unterbleibt aber, weil sie in bezeichneter Weise sich beinahe unwirksam erwiesen hat und auch gegen den Biß toller Hunde, wo sie als hülfreich gerühmt wurde, sie leider unkräftig erfunden worden ist. Den Pferden und dem Rindvieh, auch den Schafen, ist sie nachtheilig, wird deshalb nicht leicht von ihnen gefressen; in größerer

Gabe würde sie auch für den Menschen ein Gift sein; dessen ungeachtet essen die Kalmüken die Wurzel, nachdem durch Trocknen die Schärfe verflüchtigt ist.

Fruchtblattmoos (**Targionia**), Gattung der Familie Plattmoose, mit 2schalstückiger Stielhülse; 2blättriger Staubweghülle; kugeliger, hornartiger, sich an der Spitze öffnender Keimkapsel; eingescheideten Schleuderfäden; linsenförmigen Keimkörnern. Art: Michelli's-F. (**J. Michelii**), rasenartig, mit einfachen, länglichen, fleischigen, oben grünen, unten purpurrothen Stielblättern; innen und außen purpurrother Stielhülle; eiförmiger, brauner, hornartiger Keimkapsel; linsenförmigen, braunen Keimkörnern; ist in Mittel- und Südeuropa einheimisch. — Deutsches F. (**J. hypophylla**), rasenartig, mit verkehrt-eiförmigem, grünem, ausgezwicktem, oben mit löcherigen Wärzchen besäetem Stielblatte; carmoisinrother, 2schalstückiger Stielhülle; findet sich in Deutschland auf feuchter und lockerer Erde auf der Nordseite von Felsen, in Gebüschen, riecht beim Zerreiben unangenehm.

Frühgerste, s. Gerste.

Frühhafer, s. Hafer. Siehe bei allen Zusammensetzungen mit Früh- unter dem betreffenden Schlagwort.

Fuchsie, (**Fuchsia**), Gattung der Familie Nachtkerzengewächse, mit gefärbtem Kelche; 4theiligem Saume; 4 Blumenblättern; vielsamiger, beerartiger Frucht. Art: Kugelblumige F. (**J. globosa**), aufrechter, kahler Strauch mit 3wirteligen, auch gegenständigen, kurzgestielten, eirund-ovalen, gezähnten Blättern; blattwinkelständigen, 1blüthigen, überhängenden, kurzen Blüthenstielen; rothem Kelche, länglich-spitzen Kelchzipfeln; blauen, verkehrt-eirunden, zusammengerollten Blumenblättern; ovaler, dunkelrother Beere. Ist in Mexiko einheimisch, und wird bei uns in Gewächshäusern und Zimmern häufig als Zierpflanze gezogen, wo die Vermehrung durch Samen und Ableger geschehen kann. Von einer in Südamerika einheimischen Art der **Fuchsia macrostemma**, wird ein Aufguß gegen entzündliche Krankheiten, das Holz zur Bereitung einer schwarzen Farbe benützt.

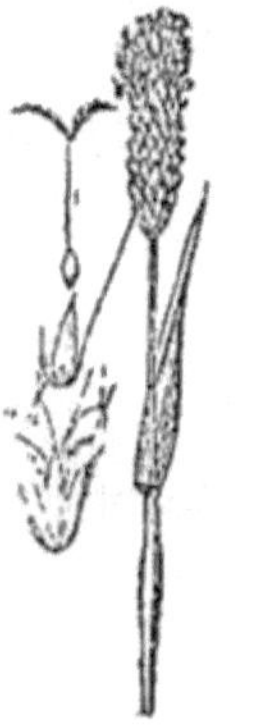

Fuchsschwanz, (**Alopecurus**), Gattung der Familie Gräser, mit einblüthigen, stark zusammengedrückten Spelzenblumen; 2klappiger Blüthenhülle; kahlen Fruchtknoten; freier Schließfrucht. Art: Wiesen-F. (**A. pratensis**), mit aufrechtem, kahlen, 2—4 Fuß hohem Halme; 1—3 Zoll langem Blüthenschweife; gestielten eirund-länglichen Spelzenblumen; begrannten Kläppchen. Kommt in verschiedenen Formen vor, grün oder bereift, mit kürzeren oder längeren Blüthenscharten; einem oder mehreren solchen an einer Pflanze. Blüht auf Wiesen im Mai — Juni nach dem Abmähen derselben zum zweitenmale, wächst sehr schnell und wird von dem Vieh wegen seiner Weichheit und Saftigkeit gerne gefressen.

Fuchsschwanz, s. v. a. Amaranth.

Fuchsweizen, im Nassauischen, s. v. a. Bartwaizen.

Fühlboom, in Mecklenburg, s. v. a. Wegdorn.

Fünffingerkraut, s. Fingerkraut.

Füssetholz, s. v. a. Perücken-Sumach.

Futterbohne, s. v. a. Saubohne.

G.

Gabelzahn, s. v. a. Zweizahn.

Gagel, (**Myrica**), Gattung der Familie Gagelgewächse; zweihäusig, die männlichen und die weiblichen Blüthen mit dachziegelartig gelegten Deckblättchen; einsamiger Schließfrucht. — Arten: Gemeiner Gagel (**M. Gale**), sehr ästiger, bis 3 Fuß hoher Strauch mit kurzgestielten, verkehrt-eirunden, lederartigen, oben dunkelgrünen, unten weichbehaarten Blättern; zolllangen, männlichen Kätzchen; gelber, kugeliger Gemischfrucht. Blüht im April — Mai auf nassem Moor- und Torfboden in Nordeuropa und Amerika. Riecht sehr stark gewürzhaft, beinahe betäubend und wird deshalb zum Vertreiben von Insekten gebraucht. Die Blätter waren früher unter dem Namen Brabanter Myrthenblätter gegen Hautausschläge, namentlich Raude gebräuchlich. Die Früchte enthalten etwas Wachs. — Wachsgebender G. (**M. cerifera**), strauch- oder baumartig, mehr als mannshoch, mit fingerslangen, länglich-lanzettigen, meist ganzrandigen Blättern; erbsengroßer Gemischfrucht. Blüht im Mai an sumpfigen Stellen in Nordamerika. Aus den Früchten wird durch Auskochen und Abschöpfen des dadurch oben schwimmenden Fettes eine Art Wachs bereitet, das zu Kerzen und Pflastern verwendet wird; außerdem dienen sie noch als Abführungs- und Brechmittel. Der karolinische und der pensylvanische G. liefern Wachs. Die Hottentotten essen das aus den an der Südspitze Afrika's wachsenden Gagelarten gewonnene Wachs.

Gaisbaum, s. v. a. Esche.

Gaister, s. v. a. Ginster.

Galambutter, Bambukbutter, Bambarrabutter, ein butterartiges, schmackhaftes Pflanzenfett, das aus den Früchten der in Afrika wachsenden **Bassia longifolia butyracea** gewonnen wird.

Galbandolde, } s. Zirmet.
Galbanharz, }

Galganga radix, s. v. a. Galgantwurzel.

Galgant, großer und kleiner, s. v. a. **Alpinie** — G., wilder, s. v. a. Cypergras.

Galinsoga, (**Galinsoga**), Gattung der Familie Vereinblüthler, mit halbkugeliger Hülldecke; einlippiger Blumenkrone. Art: Kleinblüthige G. (**G. parviflora**), mit aufstrebendem, bis 3 Fuß hohem, dreigabelig-ästigem, oben weichhaarigem Stengel; gegenständigen, gestielten, eirunden, stumpfgesägten Blättern; kleinen, gestielten Blüthenköpfen; weißer Blüthe. Ist in Mittel- und Südamerika einheimisch, blüht dort das ganze Jahr, bei uns in einigen Gegenden verwildert von Juni — Oktober.

Galipea (**Galipea**), Gattung der Familie Rautengewächse, mit kurzem, 5spaltigem Kelche; etwas ungleichen, 5 oder 4 Blumenblättern; fast glockige Kapsel. Arten: Fieberwidrige G. (**G. febrifuga**), hoher Baum mit langgestielten, 3fingerigen Blättern; elliptischen zugespitzten, oben kahl und glänzenden, unten weißflaumigen Blättchen; gestielten, traubenförmigen, weißen Rispenblüthen; bildet in Südamerika ausgedehnte Waldungen. Die Rinde dieses Baumes ist heller als die ächte Angusturarinde, ist weniger wirksam als dieselbe und schmeckt unangenehm bitter, wird aber trotzdem oft anstatt derselben nach Europa gebracht. — Gebräuchliche G. (**G. officinalis**), ein 12—20 Fuß hoher Baum, mit 3—5 Fuß dickem Stamme, grauer, glatter Rinde, 3fingerigen Blättern auf langen Stielen; traubenförmige, gestielte, achsel- und endständige Rispen; fünfzähniger, behaarter Kelch; weiße, 1 Zoll lange Blumenblätter, welche am Grunde in eine Röhre verwachsen sind, zwei derselben sind etwas länger und breiter; 7 Staubgefässe; kopfige Narbe; rauhhaarige, 1—2samige Kapsel. Wächst auf Bergen in Columbien, blüht vom August bis Sepember, und liefert die in der Officin bekannte Angusturarinde (s. d.).

Galläpfel, (**Gallae**), kugelförmige, meist höckerige Auswüchse, die an den Blättern und andern zarten Theilen mehrerer Eichenarten durch den Stich der Eichengallwespe entstehen. Man muß sie einsammeln, ehe sich das Insect durchbohrt, und sind die vorzüglichen mit einer dichten Substanz erfüllt. Sie enthalten hauptsächlich Galläpfelsäure und Gerbestoff, weshalb sie in der Offizin, zur Färberei und verschiedenen technischen Zwecken, besonders zur Bereitung der schwarzen Dinte, benützt werden. Die besten schwarzen oder dunkelblauen, sehr höckerigen und stacheligen kommen von Aleppo; sie enthalten besonders viel Gallussäure und Gerbestoff; hieher gehören auch die cyprischen G., die aber in Karamanien und nicht auf Cypern wachsen; die höckerigen und stacheligen sind die besten davon. Nun folgen die von Tripolis in Syrien, dann die schwärzlichen, grünen oder gelblichen von Smyrna und Acre. Die sorianer G. sind eine geringere Sorte der aus Syrien kommenden; man heißt sie auch G. aus Surinam. Noch geringere kommen aus den Abbruzzen und andern Gegenden Italiens, aus Istrien und der Provence. Abermals geringer sind die ungarischen und böhmischen G., die schlechtesten aber erhalten wir von unsern eigenen Eichen; sie haben eine rothe Farbe und schrumpfen beim Trocknen sehr ein. — Die chinesischen G. sollen ausgezeichnet sein, kommen aber äußerst selten im Handel vor. — Das Pulver von G. frißt das faule (wilde) Fleisch von Wunden und offenen Schäden. — Gegen anhaltendes Abweichen vermische man G. mit Eiweiß und lege dieses Pflaster auf den Bauch. — Gegen heftiges Erbrechen siede man G. in Essig und Regenwasser, netze Tücher darin und lege diese auf den Magen. — Gegen zu starke Blutflüsse der Frauen siede G. in Regenwasser, mische Wegerichsaft darunter, befeuchte damit einen Zapfen von Baumwolle und schiebe ihn in die Scheide, so lassen diese bestimmt nach. Das Nasenbluten weicht demselben Mittel, wenn man den Zapfen in die Nase schiebt. Ueberhaupt kann das Blut auf diese Art überall gestillt werden. — Zum Schwarzfärben der Haare siede gute, schwere Galläpfel im Oel, lasse letzteres durch ein Tuch ablaufen, trockne die G. an der Sonne, zerstoße sie zu einem Pulver, siede sie nochmals mit Regenwasser, wasche damit die Haare und den Bart, so werden sie bestimmt schwarz.

Galleiche, s. v. a. Burgundische Eiche.

Gallertalgen (**Nostochinea**), 25. Familie des Reichenbach'schen Systems. Die hieher gehörigen Gewächse bilden schleimiges oder gallertartiges Knospenlager von verschiedener Gestalt.

Gallertflechte (**Collema**): Gattung der Familie Gallertflechten, mit verschieden gestaltetem, entweder flach ausgebreitetem, oder ästig-blattartigem, gallertartigem Lager; flachem, sitzendem Keimlager. Art: Krause G. (**C. crispum**), mit rundlichem, faltiglappigem Lager, zerstreuten, rothbraunen Keimlagern. — Unterarten: Die kammförmige, die undeutliche, die körnige G. kommen häufig auf Bergen, am Boden zwischen Moosen vor. — Schwarze G. (**C. melaenum**), mit sternartigem, kreisrundem, dachziegeligem Lager, zerschlitzten Lappen, welligen Rändern. — Unterarten: Die geschlängelte und die kreuzkrautblätterige G. Ist dunkelgrün, findet sich am häufigsten auf Steinen an Gewässern.

Gallertpilze (**Tremelloideae**), gallertartig, schleimig, mehr oder weniger erhärtet und zum Theil geästelt; in der Masse liegt der Schlauch mit den nicht hervorbrechenden Keimkörnern. Diese Gewächse bilden den Uebergang von den Pilzen zu den folgenden höhern Pflanzen und werden in die Familien Warzenpilze, Schwammgallerte und Algengallerte getheilt.

Gal-Wörtel, Gale-Rüben, s. v. a. Möhren.

Gamander (**Teucrium**), Gattung der Familie Lippenblüthler, mit 5zähnigem Kelche; fehlender Oberlippe und 5lappiger Unterlippe der Blumenkrone; Schließfrucht. — Arten: Lauchduftender G. (**T. scordium**), mit ungefähr fußhohem Stengel; sitzenden, länglichen, gesägten, mattgrünen Blättern; 4blüthigen Wirteln; purpurrothen Blumen. Ist ausdauernd und blüht im Juli — August an feuchten Stellen, auf Wiesengräben und ähnlichen Orten. Sein Geschmack ist bitter, der Geruch knoblauchartig, seine Wirkung als Heilmittel reizend, schweißtreibend, auch wurmwidrig. — Trauben-G. (**T. Botrys**), die ganze Pflanze feinbehaart, mit bis Fußhoch werdendem Stengel; doppeltfiederspaltig geschlitzten Blättern; 2—6blüthigen Blüthenwirteln; blaßrothen Blumen; in Mittel- und Südeuropa an steinigten Orten, von Juli bis Herbst blühend, einjährig, riecht sehr stark, war früher als Heilmittel gegen Fieber gebräuchlich. — Gemeiner G. (**T. chamaedrys**), mit niedergestrecktem Stengel; aufsteigenden, flaumhaarigen Aesten; gestielten, eirunden, gekerbten Blättern; 6blüthigen Wirteln, purpurrothen Blumen; an sonnigen, steinigen Orten im Juli — Sept. blühend, ist ausdauernd. Von gewürzhaftbitterem Geschmack, wirkt sie ziemlich stärkend und kann zweckdienlich gegen Wechselfieber, Gicht gebraucht werden. — Katzen-G. (**T. Marum**), fußhoch, halbstrauchartig, mit sehr ästigem Stengel; filzigen Aestchen; gestielten, eirund-ovalen, ganzrandigen, filzigen Blättern; rosenrothen Blumen. An unfruchtbaren aber sonnigen Orten

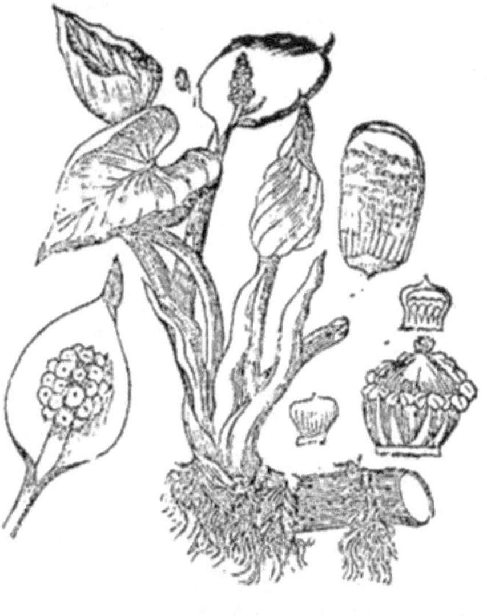

an den Ufern des mittelländischen Meeres wildwachsend, wird er bei uns auch zuweilen in Gärten oder Töpfen gezogen. Sein Geruch ist äußerst scharf und durchdringend-gewürzhaft; die Katzen lieben ihn sehr, zerbeißen die ganze Pflanze und wälzen sich darauf, daher ihr Name. In der Medicin ist sie außer Gebrauch gekommen, leistet aber gute Dienste bei krampfhaften Nervenleiden und Zehrfiebern. — Gelber G. (**T. flavum**), mit aufstrebendem, strauchartigem Stengel; gestielten, 3eckig-rundlichen, gekerbten Blättern; weißgelblichen Blumen. Blüht im Juli — August an steinigen Orten in Südeuropa. In Südeuropa, Nordafrika und Nordamerika sind noch einige Arten einheimisch, die jedoch in Ansehung des davon zu machenden Gebrauchs mit den aufgeführten zusammenfallen, und bei uns nicht vorkommen. — Der Berg-G. (**P. montanum**), dem gelben G. ähnlich, nur der Stengel niedergestreckt, die Blätter ganzrandig. — Der Poley-G. (**T Polium**), mit vielen Unterarten, die jedoch alle mehr oder minder filzig und behaart sind, halbstrauchige, aufsteigende Stengel, sitzende, gekerbte Blätter, weiße, gelbliche oder purpurrothe Blumen haben. — Wird G. gestoßen, mit Baumöl vermischt, und der Körper oder einzelne Theile damit eingerieben, so vertreibt er ein widriges, frostiges Gefühl und macht eine angenehme Wärme.

Gambirstrauch (**Uncaria**), Gattung der Familie Krappgewächse; zwitterig, mit überweibigem, röhrenförmigem, 5spaltigem Kelche; gestielten, keulenförmigen Kapseln. — Aechter G. (**U. Gambir**), dorniger, hochklimmender; kahler Strauch mit kurzgestielten, eirunden Blättern; Straußdolde; ist in Hinterindien einheimisch und liefert eine Sorte Catechu. Vergl. Areka-Palme.

Gandelbeere, s. v. a. Heidelbeere.

Ganiterbaum (**Elaeocarpus**), die Ganiterbaumgewächse bilden die erste Gruppe der Familie Lindengewächse nnd haben zerschlitzte oder gespaltene Blumenblätter, drei- oder viermal mehr Staubgefäße als Blumenblätter; die Staubbeutel springen an der Spitze mit zwei Löchern auf. — Die Gattung G. hat einen 5blätterigen, abfallenden Kelch, 5 Blumenblätter; 1 Griffel; eine 1- bis 5fächerige Steinfrucht. — Arten: Netzadriger G. (**C. reticulatus**), großer Strauch mit lanzettigen, auf beiden Seiten zugespitzten, 3—4 Zoll langen, gesägten Blättern; die ziemlich dichtblüthigen Trauben sind kürzer als die Blätter; die Blüthen weiß; die erbsengroße, blaue Frucht ist kugelig und hat einen ziemlich glatten Steinkern. Wächst in Neuholland.

Die Früchte dieser und einiger anderer Arten werden in Ostindien gegessen, und die sehr harten Steine zu Schmuckwaaren verarbeitet. — Die Früchte von **C. Porim-Kara** schmecken angenehm säuerlich-süß, und werden auf Malabar roh, oder in Zucker, Salz oder Essig eingelegt genossen; sie sollen dann sehr magenstärkend und die Verdauung befördernd sein. — **C. lanceolatus** hat eine tonisch-diuretische Rinde, welche auf Java als Heilmittel geschätzt ist. — **C. resinosus** ist reich an balsamischen Stoffen. Die meisten Samen dieser Pflanzengattung sind ölreich. — **Vallea cordifolia** hat Blätter, welche in Peru zum Gelbfärben dienen. — In Cochinchina werden die Blätter von **Decadia aluminosa** beim Färben zum Fixiren der Farben benützt, wie bei uns der Alaun. — In Chili sind die Beeren von **Aristotelia Macqui** beliebt, und bereitet man auch einen angenehmen Wein daraus; die Rinde gibt Stricke, das Holz gute musikalische Instrumente; die Blätter sind als reinigendes und heilendes Mittel bei Geschwüren aller Art und gegen Mundkrankheiten geschätzt.

Gänsblume, s. v. a. Johannisblume; (**Chrysanthemum leucanthemum.**) s. auch unter Camillen.

Gänsdistel, s. v. a. Hasenköhl (**Sonchus arvensis.**)

Gänseblümchen, s. v. a. **Bellis perennis.**

Gänsefuß (**Chenopodium**), Gattung der Familie Immergrüngewächse, zwittrig, mit krautiger, 5spaltiger Geschlechtshülle; in dieser enthaltener, 1samiger Nußhülse. — Arten: Stinkender G. (**Ch. olidum**), mit fußlangem, hingestrecktem, in vom Grunde an sich ausbreitende Aeste getheilter Stengel; gestielten, rautenförmig-eirunden, ganzrandigen, mehligen Blättern; blattwinkel- und endständigen, blattlosen Blüthenähren, glänzend-schwarzen Samen. Blüht im Juli — Aug. an Wegen, Schutt- und Dunghaufen; ist einjährig. Schmeckt und riecht widrig und eckelhaft, getrocknet aber nicht mehr und wird so gegen Krämpfe, neuerer Zeit auch gegen Menostasie gebraucht. — Traubiger G. (**Ch Botrys**), mit fußhohem, aufrechtem, kurzbehaartem, ästigem

Stengel; büchtig-fiederspaltigen und stumpfgezähnten, länglichen, behaarten Blättern; kurzen Blüthenähren; schwarzbraunen, glatten Samen. Blüht im Juli und Aug. an sandigen Stellen in Süd-Europa, Mittelasien und Nordamerika, ist einjährig. Riecht und schmeckt gewürzhaft, wirkt krampfstillend, und zwischen Kleider gelegt die Motten vertreibend. — Weißer G. (Ch. album), wirkt kühlend, gelind abführend, wird auch als Gemüse genossen; die Samen sind schon zur Bereitung von Grütze benützt worden. — Der Bastard-G. (Ch. hybridum), Sautod, Saumelde, am häufigsten auf bebautem Boden im Juli — Aug. blühend; soll den Schweinen ein tödtliches Gift sein, kann aber ohne Nachtheil als Gemüse gegessen werden.

Gänsekraut, in einigen Gegenden s. v. a. Beifuß.

Gänsepappel, s. v. a. **Malva rotundifolia.**

Ganserkraut, s. v. a. Stabwurz.

Gänsfuß (**Pes anserius**), ein giftiges Nachtschattenkraut, welches in unbebauten Gärten ellenhoch wird, den Mistdisteln gleicht, und ringsum in spitzen Kerfen ausgeschnittene Blätter hat, wodurch dieselben Aehnlichkeit mit einem Gänsfuß erhalten.

Gänsgarbe, s. v. a. **Potentilla anserina.**

Gänskraut, s. v. a. **Potentilla anserina et Comarum, et Chrysanthomum leucanthemum et Alsine media.**

Gänskresse, s. v. a. Täschelkraut.

Ganster, s. v. a. Ginster.

Garaffelwurz, s. v. a. Nelkenwurz.

Garbe, s. v. a. Kümmel.

Garcinie (**Garcinia**), Gattung der Familie Guttagewächse; nach dem Engländer Lawrence Garcin, der im 18. Jahrhundert große Reisen in Indien machte und uns mit vielen damals unbekannten Pflanzengattungen bekannt machte, benannt; 1 oder 2häusig; 4 bleibende Kelchblätter; 4 bleibende Blumenblätter; 12—20 Staubfäden; 4—10fächerigen Fruchtknoten; fleischigsaftige Beere. — Arten: Wohlschmeckende G. (**G. mangostana**), schöner Baum in Ostindien, mit rosenrothen Blüthen, wohlschmeckenden, säuerlich-gewürzhaften, sehr gesunden Früchten, welche in eine harte, den Granatäpfelschalen ähnliche Schale eingeschlossen sind. Die Früchte gehören mit zu den besten Ostindiens, und sind so gesund, daß sie bei gallichten und fauligen Fiebern als Heilmittel benützt werden. Die Schale ist bitter und sehr zusammenziehend, und wird, wie die Rinde des Stammes und die Blätter, gegen Dysenterien und bei Mund- und Halsgeschwüren als Gurgelwasser benützt; in der Technik dienen sie zum Schwarzfärben. Aus Verletzungen an den Aesten quillt ein gelblicher Saft, der später zu einer weichen Masse verdichtet. — **G. celebica**, wird auf den Molukken wie die vorige Art geschätzt und nun auch auf Maskarenhas und den Antillen cultivirt. Aus Verletzungen der Rinde fließt ein fast farbloser, gummöser Saft. Das einige Jahre im Sumpf vergrabene Holz wird hart wie Stein. — Gelbsaftige G. (**G. Cambogia**), ein starker Baum mit außen schwärzlicher, innen weißlichgelber Rinde, röthlich-gelben Blüthen, fast kugeliger, gelber, 8—10furchiger, 1samiger Beere, von der Größe einer Pomeranze. Blüht im Februar und März, wächst in Malabar und Travancore und heißt auch unächter Gummiguttbaum. Aus Einschnitten fließt ein citrongelber, gummöser Saft, der frisch terpentinartig riecht und langsam vertrocknet und sich dann elastisch anfühlt. Die guten Früchte werden gegen Leukorrhöe, zur Beförderung der Verdauung und zur Vermehrung der Milch säugender Frauen gebraucht. — **G. zeylonica** gibt aus Einschnitten das ceylonische Gummigutt; eine schlechtere Sorte davon erhält man von **G. Cowa.** — **G. Kydia** (auf den Andamans-Inseln und in Hinterindien), liefert angenehm sauer schmeckende Früchte, welche gegessen und wie Citronen als Heilmittel benützt werden. Der Saft des Baums liefert eine geringe Sorte Gummigutt. — **G. lanceolata, G. paniculata**, wird in Silhet der guten Früchte wegen cultivirt; ebenso **G. purpurea** in Ostindien; die wohlschmeckenden Früchte sind durch und durch roth. — **G. pedunculata**, die Früchte werden in Bengalen, wie die Citronen, als Zuthat an Speisen gethan und liefern auch ein kühlendes Getränk; getrocknet sind sie für Seereisen vorzüglich. — Die beste Sorte des Gummigutts soll von **G. cochinchinensis** (**Oxicarpus cochinchinensis**) in Siam,

Cochinchina und auf den Molukken herrühren, nämlich das ächte siamesische Gummigutt.

Garcinieae, s. a. v. Guttagewächse. Bäume und Sträucher mit und ohne Dornen, fleischigen Früchten und meist schönen Blüthen; kommen vorzüglich nur in der heißen Zone vor.

Gardenie (Gardenia), Gattung der Familie Krappgewächse, nach einem Dr. Garden aus Carolina benannt; die fleischige Beere ist unvollständig 2—5fächerig. — Arten: Jasminartige G. (G. florida), unbewehrter, aufrechter Strauch mit gegenständigen Blättern, weißen, wohlriechenden, leicht gefüllten Blumen; wächst in Ostindien und am Cap. Die verkehrt eirunden Beeren werden so groß wie ein Taubenei, pomeranzenfarbig. Wird auch in unsern Gewächshäusern gebaut und blüht fast das ganze Jahr. Der pomeranzengelbe Saft der Beeren wird in China zum Färben von Seidenzeug benützt. Die Beeren wirken kühlend, erweichend, und leisten bei Fiebern, Schwindsuchten, Dysurie, gegen Augenentzündungen und Hautausschläge vorzügliche Dienste. — G. Thunbergia wächst am Cap; G. gummifera in Ceylon; und hat große, trichterförmige, weißgelbliche, wohlriechende Blüthen; und gibt, wie G. arborea und lucida, ein dem Elemi ähnliches Harz. G. radicans ist ein liegender, wurzelnder Strauch in Japan, mit weißen, wohlriechenden Blüthen von der Größe der Rosen; das rothgelbe Fleisch der Frucht dient in der Färberei. — G. Rothmania kommt am Kap vor, und hat ein sehr schwarzes, dunkles Holz, unter dem Namen schwarzes Eisenholz bekannt; schönblühende, nette Sträucher oder Bäume der heißen Zone.

Gartenampfer, s. u. Ampfer.
Gartenampher, der gemeine Spinat.
Gartenbaldrian, der große Baldrian.
Gartenbohne, s. u. Bohnen.
Gartencypresse, s. u. Cypresse.
Gartendistel, gemeine Artischocke.
Gartenendivie, der gewöhnliche Endivie.
Garteneppich, gemeine Petersilie.
Gartengurke, gemeine Gurke.
Gartenhaberwurzel, die spanische Scorzonere.
Gartenkerbel, s. v. a. Klettenkerbel.
Gartenmelisse, die gebräuchliche Melisse.
Gartenmistel, s. Mistel.
Gartenmohn, gefüllter Mohn.*)
Gartensaturei, s. v. a. Bohnenkraut.
Gartenwurz, s. v. a. Beifuß.
Garthagen, s. v. a. Beifuß.
Gasten, s. v. a. Gerste.

Gatta Camboo, Gatta Gambeer, Gatta Gambir, der adstringirende Extract aus dem ausgepreßten und ausgekochten Safte der Blätter und Zweige des Gambirstrauchs; wird auch zu einer falschen Sorte des Katechu benützt, welche im Handel in würfelförmigen Stücken vorkommt.

Gauchhafer, s. Hafer. Art: Flughafer.

Gauchheil (Anagallis), Gattung der Familie Primelgewächse, mit 5theiligem Kelche; radförmiger, kurzröhriger, 5theiliger Blumenkrone; 1fächeriger Kapsel. Art: Acker-G. (A. arvensis), mit niederliegendem, 4kantigem, ausgebreitetem, ästigem Stengel, gegenständigen oder 3wirteligen, sitzenden, eirunden Blättern; blattwinkelständigen, langgestielten, weißen und rothen, feingekerbten Blumen; ist einjährig, blüht im Juli — August auf Aeckern, in Gärten und Weinbergen. Ihr Geschmack ist schleimig-fade, dann bitterscharf, der Extract soll auf Thiere tödtlich wirken, ebenso der Samen auf kleine Vögel; früher wurde diese Pflanze gegen Unterleibsstockungen, Leber-

---

*) Was sich unter der Bezeichnung Garten- u. s. w. hier nicht findet, siehe unter dem betreffenden Artikel, z. B. Melisse, Primel, Salat von Gartenmelisse 2c.

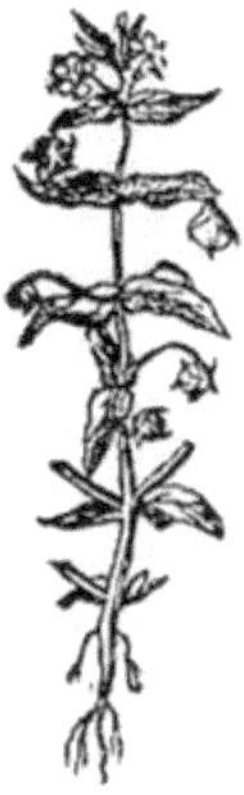

Gauchheil.

verhärtung, Wassersucht, sogar gegen Fallsucht angewendet, ist aber jetzt nicht mehr gebräuchlich, obschon er, in Wein gesotten und Wunden damit gewaschen, sehr heilsam ist. Der Saft ist gut gegen Wassersucht, Leber- und Nierenverstopfungen, Harnsteine. Der ausgetretene After tritt zurück, wenn man G. auflegt. — Blauer G. (A. coerulea), von voriger Art nur durch die gewöhnlich blauen, auch weißen Blumen wesentlich unterschieden, ist in ihrer Wirkung weniger kräftig. In Mittelamerika wird der dort einheimische wechselblättrige G. bei Gonorhöe, der myrtenblättrige G. zur Beförderung der Nachgeburt bei Frauen benützt.

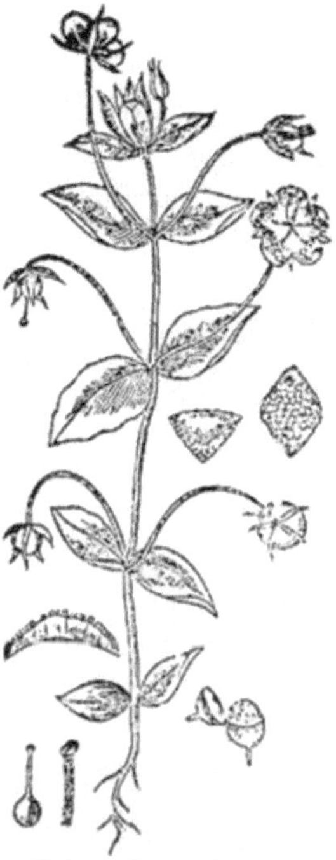

Acker-Gauchheil.

Gauklerblume, s. v. a. **Mimulus.**

Gaultherie, (**Gaultheria**), Gattung der Familie Haidegewächse, mit 5spaltigem, sich vergrößerndem und dann die Kapsel einschließendem Kelche; 5zähniger, eirunder Blumenkrone. — Arten: Niederliegender G. (**G. procumbens**), niedriger, immergrüner, kahler Strauch mit aufsteigenden Aesten, verkehrt-eirunden, lederigen, gesägten Blättern; röthlich-weißer Blume. Blüht in Nordamerika im Juni — Sept. an sandigen Orten. Die Blätter werden als Thee benützt, die Früchte gegessen. Die in Mittelasien einheimische, wohlriechendste G. zeichnet sich, wie dieß schon ihr Name besagt, durch ihren Geruch aus. — Eßbare G. (**G. Schallon**), aufrechte, mit steifhaarigen Aesten, kurz gestielten, bleibenden, spitzen, gesägten Blättern; blattwinkel- und endständigen Blüthentrauben; weißer oder fleischrother Blume. Im Westen von Nordamerika häufig vorkommend. Die Früchte sind dort eine beliebte Speise.

Geddah-Gummi, wenig durchsichtige, dunkelgelbe oder röthliche Sorte des arabischen Gummi's, in rundlichen Stücken; klebt beim Kauen in den Zähnen und löst sich in Wasser nicht völlig auf.

Gedenkemein (**Omphalodes**), Gattung der Familie Rauchblätter, mit 5theiligem Kelche, tellerförmiger, 5spaltiger Blumenkrone. Art: Frühlings-G. (**O. verna**), mit braunem, schiefem oder wagrechtem Wurzelstocke; 2erlei Stengeln; (nämlich längeren, unfruchtbaren, niederliegenden, wieder wurzelnden und aufrechten oder aufsteigenden, blüthentragenden), gestielten, fast kahlen, herzeirunden und eirund-lanzettigen Blättern; schön hellblauen, armblüthigen Blumentrauben; glatten Schließfrüchten. Ist ausdauernd, blüht im April wild in waldigen Berggegenden, am häufigsten aber in Gärten als Zierpflanze.

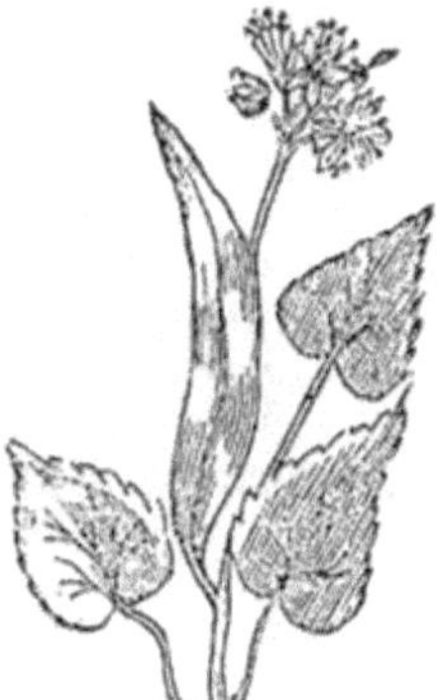

Gaultherie.

Geduldampfer und Geduldkraut, s. v. a. **Rumex patientia.**

Gefüllte Blumen sind solche, deren sämmtliche Staubgefäße, auch wohl Griffel und Nektarien, sich in Blumenblätter, oder bei zusammengesetztem Bau, deren Scheibenblümchen sich in Strahlenblumen verwandelt haben.

Gehlwied, in Mecklenburg s. v. a. Dotterweide.

Geigenharz, das Harz von der Zwergkiefer, s. u. Kiefer.

Geigenholz, s. v. a. **Citheroxylon.**

Geisbart, s. Keulenmorchel. — Im Elsaß s. v. a. gemeine Pfrieme oder Bocks[redacted]rt.

Geisblatt (**Caprifolium**), Gattung der Familie Geisblattgewächse, zwitterig, mit überweibigem Kelche; kleinem, fünfzähnigem, bleibendem Saume; röhriger Blumenkrone; gekrönter Beere. Arten: Italisches G. (**C. italicum**), ziemlich hoher Strauch, mit schlingenden Aesten; gegenständigen, ovalen, ganzrandigen, unten gestielten, gegen oben immer mehr im Grunde verwachsenen Blättern; wirteligem Blüthenkopfe; weißlicher oder purpurrother, innen gelber, wohlriechender Blume, scharlachrothen, ovalen Beeren. Blüht im südlichen Europa, seiner Heimath, im Mai — Juni in Gebüschen, bei uns häufig als Zierpflanze in Gärten. Für die Heilkunde ist sie nicht mehr von besonderer Bedeutung. Gegen Krankheiten der Milz brauche man 6 Wochen lang alle Morgen 1 Quentchen von den zerstoßenen Samenkörnern mit etwas Wein. — Das ganze Kraut mit dem Samen und der Wurzel gestoßen und mit Süßholzsaft zur Syrupdicke eingestoßen, leistet die gleiche Dienste, und kann auch bei äußern Verletzungen angewendet werden. — Schmalblättriges G. (**C. implexum**), dem Vorigen sehr ähnlich, mit immergrünen, gegenständigen, ziemlich schmalen Blättern; wirteligem Blüthenstande; ist in Südeuropa einheimisch und blüht im Mai bis Juni. -- Etruskisches G. (**C. etruscum**), den beiden vorigen ähnlich, aber niederer, mit abfallenden Blättern, außen purpurrothen, innen weißer, dann gelber Blume. Ist in Südeuropa zu Hause und blüht im Juli — Aug. Für die Heilkunde ganz unwichtig.

Geißfuß (Aegopodium), Gattung der Familie Doldengewächse, mit ausgerandeten, verkehrt-eirunden Blumenblättern; Spaltfrucht. Arten: Gemeiner G. (**A. podagraria**), mit stark riechender Wurzel; bis 3 Fuß hohem, kahlen Stengel, gestielten, 2mal 3fingerigen Wurzelblättern; 3fingerigen oder 3theiligen oberen Stengelblättern; eirund-ovalen, gesägten Blättchen; flachen Dolden; weißen Blüthen; blüht durch ganz Europa an schattigen Orten im Juni — August, ist ausdauernd. Unter dem Namen Giersch, ist diese Pflanze ein Heilmittel gegen Podagra. Die jungen Triebe sind eßbar.

Geisklee, s. v. a. Geisraute.

Geisraute (Galega), Gattung der Schmetterlingsblüthler, mit 5zähnigem, glockigem Kelche; schmetterlingsförmiger Blume; 2schalstückiger, gleichbreiter, gestreifter Hülse. Art: Gemeine G. (**G. officinalis**), mit mehrköpfiger Wurzel; kahlem, ästigem, aufrechtem, bis 4 Fuß hohem Stengel; unpaarig-gefiederten Blättern; kahlen, lanzettigen, stachelspitzigen Blättchen, pfeilförmigen Nebenblättern; langgestielten Trauben; violetten oder weißen Blumen; gegen 2 Zoll langen Hülsen. Gedeiht in Mittel- und Südeuropa an feuchten, sumpfigen Stellen; blüht im Juli bis August, ist ausdauernd. Für die Heilkunde von keiner Bedeutung. Täglich 1 starken Löffel voll von dem Saft des Krautes genommen, soll vorzüglich gegen die fallende Sucht sein.

Geisrute, s. v. a. Geisraute.

Geisstaude, s. v. a. gemeiner Bohnenbaum.

Gelbbeeren, s. Wegedorn, gemeiner.

Gelbe Bandweide, s. v. a. Goldweide.

Gelbe Rüben, s. v. a. Möhren.

Gelbe Viole, s. v. a. Goldlack.

Gelber Ingwer, s. v. a. indischer Safran. s. u. **Curcume**.

Gelbharzbaum (Xanthorrhoea), Gattung der Familie Liliengräser; zwitterig, mit 6theiliger Geschlechtshülle; 3kantiger, 3fächeriger, aufspringender Kapsel; schwarzen, eirunden Samen. Art: Hoher G. (**X. arborea**), mit hohem, baumartigem Stamme; langen, schlanken, hängenden, in der Mitte dreikantigen Blättern; langer Aehre; kahlen Deckblättchen und Blüthen. Ist in Neuholland einheimisch. Das aus dem Stamme schwitzende, als gelbes Harz von Neuholland, Botanybaygummi, bekannte, hellgelbe, beim Verbrennen wohlriechende Harz, wird von manchen Aerzten gegen Magenruhr und bei Brustkrankheiten angewendet. — Niedriger G. (**R. Hastile**), mit sehr kurzem Stamme; zahlreichen, langen, zweischneidigen Blättern; ist an gleichem Orte zu Hause wie die vorige Art, und liefert ebenfalls Harz.

Gelbholz, s. v. a. Foßtikbaum und Wegdorn.

Gelbholz-Sumach, s. Reseda.

Gelbkraut, s. v. a. Wau.

Gelbwurz, s. v. a. großes Schöllkraut.

Gelster, s. v. a. Ginster.

Gemswurz (Doronicum), Gattung de Familie Vereinblüthler, mit 2—3reihiger, ziemlich flacher, halbkugeliger Hülldecke; einlippiger Blumenkrone; Schließfrucht. Art: Gemeine G. (**D. Pardalianches**), mit zahlreichen, unterirdischen Wurzelranken; bis 4 Fuß hohem, röhrigem, behaartem Stengel; eirunden, gezähnelten, behaarten Blättern;

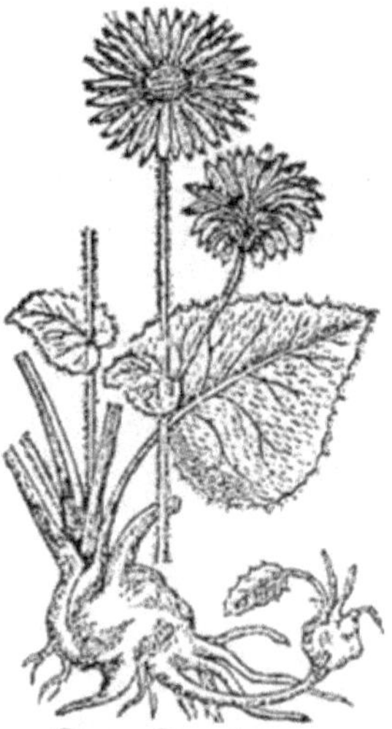

Gem. Gemswurz.

(die wurzelständigen langgestielt, die mittleren Stengelblätter auf einem geflügelten Blattstiele, die oberen Stengelblätter umfassend); gelben Blüthen. Blüht im Mai bis Juni in den Bergwäldern des mittleren und südlichen Deutschlands, ist ausdauernd. Sie wirkt ähnlich wie der Wohlverlei, aber schwächer, wurde früher sogar für giftig gehalten.

Gemswurz, römische, s. v. a. Wohlverlei.

Genester, s. v. a. Ginster.

Genipe (**Genipa**), Gattung der Familie Krappgewächse; zwitterig, auf überweibigem, glattröhrigem Kelche; tellerförmiger Blumenkrone; dickschaliger Beere. Art: Amerikanischer G. (**G. americana**), mit starkem, geraden Stamme, aschgrauer Rinde, fast sitzenden, verkehrt-eirund-lanzettigen, fußlangen und stark handbreiten Blättern; weißen, ziemlich großen, wohlriechenden Blüthen; pomeranzengroßen, weißlichgrünen Beeren, deren Mark gegessen wird, bei Durchfall als Gegenmittel Anwendung findet und zu Bereitung eines Weines dient. Ist in Westindien und Südamerika einheimisch, blüht im April — Juni.

Genippi, s. v. a. Schafgarbe, bisamduftige.

Gentian, s. v. a. Enzian.

Genueserwein, geringer und wenig haltbarer Wein aus Genua.

Georgine (**Georgina**), Dahlie, Gattung der Familie Vereinblüthler, mit doppelter Hülldecke, (die äußere aus 5, die innere aus 12—16 Hüllblättern bestehend), einlippiger, röhriger, 5zähniger Blumenkrone; länglichen Schließfrüchten. — Arten: Veränderliche (**G. variabilis**), vielfarbige G. mit büschelig-knolliger Wurzel; 4—6 Fuß hohem Stengel; gegenständigen, fiedertheiligen oder gefiederten Blättern; sägezähnigen Blättchen, gegenständigen Aesten; dunkeln, langgestielten, einzelnen Blüthenköpfen; verschiedenfarbigen Blumen von allen Schattirungen von Roth bis Weiß. Ist in Mexico einheimisch und kam ums Jahr 1790 nach Europa. Jetzt ist sie weit und breit in Gärten als Zierpflanze angebaut und fast in unendlich vielen Spielarten vorhanden. Sie blüht vom Ende Juli bis Herbst, wenn die ersten Fröste eintreten, die sie unausbleiblich zerstören. Die Fortpflanzung geschieht am besten durch Zertheilen der Wurzelknollen, wenn aber neue Spielarten erzielt werden wollen, durch den Samen. Im Frühlinge, wenn keine Fröste mehr zu befürchten sind, werden die Wurzeln, welche zur Anpflanzung, beziehungsweise zur Zertheilung bestimmt sind, einige Tage ins warme Zimmer gelegt, (damit die Augen, durch das dort erfolgende Anschwellen erkennbar werden), hierauf so getheilt, daß an jedem Theile ein Theil des Wurzelhalses mit einigen Augen bleibt und das Auspflanzen in gut umgearbeitetes Land in sonniger Lage vorgenommen. Tritt dennoch Kälte ein, so ist Schutz durch Anhäufeln, und wenn die Pflanzen bereits aufgeschossen sind, durch umgestürzte Blumentöpfe anzuempfehlen. Fleißiges Begießen, auch mit Jauche, ist dem Gedeihen und dem frühen Eintreten der Blüthe sehr förderlich. Ueberwintert werden die Knollen, nachdem sie im Herbste ausgenommen und ohne Anwendung von Wasser gereinigt worden sind, an einem trockenen, nicht zu kalten Platze. Ob die Wurzeln der G. eßbar sind oder nicht, darüber sind die Meinungen noch etwas getheilt; so viel aber ist gewiß, daß sie wenigstens keine angenehme Speise abgeben.

Geracy-Manna, der Wirksamkeit nach die dritte Sorte vom Manna, welche von der europäischen Blumenesche herrührt.

Geranium, s. v. a. Storchschnabel.

Gerberbaum, Gerberstrauch, Gerber-Sumach (**Coriaria**), Gattung der Familie Ranunkelgewächse, mit glockigem, 10theiligem Kelche; fehlender Blume. — Myrtenblättriger G. (**C. myrtifolia**), 3—6 Fuß hoher, kahler Strauch mit weit ausgebreiteten Aesten (die jüngeren 4kantig), sehr kurzgestielten, ei-ovalen, zugespitzten Blättern; lockeren, 9—12blüthigen Trauben; gegenständigen Blüthen. Blüht im Mai bis August in den Hecken und Gebüschen Südeuropa's und Nordafrika's. Die Blätter können zum Gerben verwendet werden, enthalten aber einen narkotisch-giftigen Stoff, der bei

Menschen und Thieren Schwindel, Ohnmacht, Convulsionen und den Tod herbeiführt. Einige Aehnlichkeit mit den Sennesblättern hat schon zu deren Verfälschung mit den Blättern des G. Anlaß gegeben, die von den nachtheiligsten Folgen begleitet war. Die Früchte einer in Neuseeland einheimischen Art, werden dort nach Entfernung der giftigen Samen ohne Gefahr gegessen.

Gerbermyrte, s. v. a. gemeine Myrte.

Gerberweide, s. v. a. weiße Weide.

Gerhardskraut, s. v. a. **Aegopodium podagraria.**

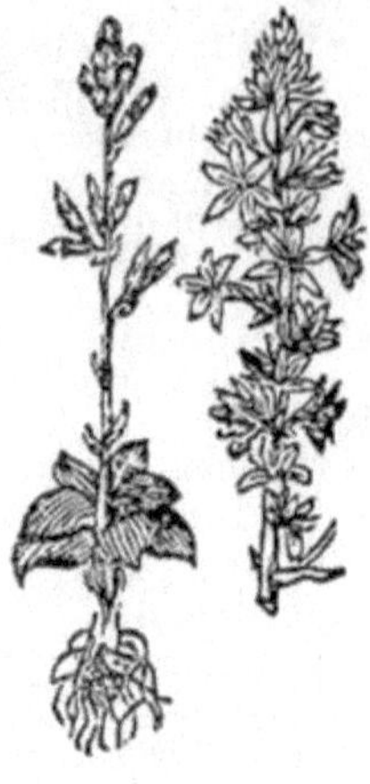

Germer (**Veratrum**), Gattung der Familie Simsenlilien, mit sechsblättriger, blumenkronartiger Geschlechtshülle; in Kapseln gesonderte Spaltfrucht. — Arten: Weißer G. (**V. album**), mit schiefem, außen braunem, innen weißlichem Wurzelstocke, schmalzigem, bis 4 Fuß hohem Schafte, ovalen, gefalteten, unten weichhaarigen Blättern; einem Deckblatte an jeder Traube. Blüht im Juli — August auf Alpen und Voralpen Europas, ist ausdauernd. Die Wurzel ist unter dem Namen weiße Nießwurz ein bekanntes Heilmittel, doch in größerer Gabe gefährlich, und bewirkt so Speichelfluß, Entzündung des Magens, Krämpfe, und sofort den Tod. Die gepulverte Wurzel ist ein Beisatz zu Läusesalbe und Nießpulver. — Lobels G. (**V. Lobelianum**), der vorigen Art ähnlich blüht an gleichen Orten, gleichzeitig mit ihr auch wird die Wurzel unter demselben Namen gebraucht. — Sabadill-G. (**V. Sabadilla**), mit am Grunde gehäuften, ovalen, kahlen Blättern; fast blattlosem Stengel; schwarzrothen Blüthen. Ist in Mexico einheimisch und blüht dort in feuchten Wäldern, ebenso auf den Antillen. Die Samen mit der Kapsel sind der sogenannte Sabadillsamen, der jedoch von folgender Art mehr gebraucht und wie nachstehend verwendet wird. — Gebräuchlicher A. (**V. officinale**), auf schalhäutiger Zwiebel; blattlosen, 3—6 Fuß hohem Schafte; mittelstockständigen, bis 4 Fuß langen, bandförmigen, kahlen Blättern; gelblicher Geschlechtshülle; ist wie die vorige Art in Mexico einheimisch. Seine Samen und die des Sabadill-G., die scharf, unangenehm, bitter schmecken, geruchlos sind, wirken stark wurmwidrig, weil sie aber leicht Kolik und Darmentzündung hervorrufen, werden sie innerlich selten mehr angewendet, und auch äußerlich als Streupulver gegen Ungeziefer bei Geschwüren auf der Kopfhaut nur mit Beschränkung wegen der zu befürchtenden nachtheiligen Folgen.

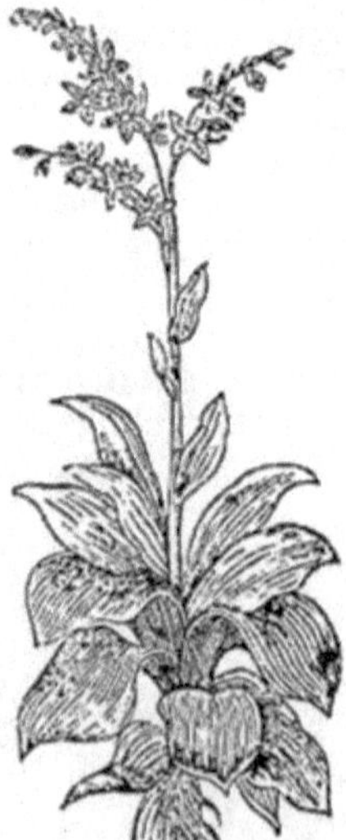

In Bezug auf den weißen Germer sagt **Dr.** Friedrich: Dieses Mittel ist da und dort im Gebrauche und wird in gewissen Fällen sehr angerühmt. Es wird übrigens bemerkt, daß die weiße Nießwurz ein heftig wirkendes Gift ist, daher das Mittel nur mit äußerster Vorsicht und genau nach der Vorschrift angewendet werden darf. Angewendet wird die Wurzel, welche entweder zur Zeit der beginnenden Blüthe oder im Herbste eingesammelt wird. Sie ist cylindrisch, 2—3 Zoll lang, bis 1 Zoll dick, holzig, hat viele weiße Fasern, ist außen schwarzbraun, innen beim Querdurchschnitt weiß. Getrocknet riecht sie nur wenig; der Geschmack ist scharf, brennend, kratzend, bitter und widerlich. — Anwendung, Form und Gabe: in Geistesverwirrungen, Wahnsinn; von der Tinctur täglich 2—4 Tropfen auf 2mal. In heftigen, sehr schwächenden Durchfällen, Ruhren, Brechruhren; von der Tinctur bringt man in 1 Quart Wasser 6—8—10 Tropfen, gibt davon alle 1/4—1/2—1 Stunde einen Löffel voll, läßt damit aber sogleich nach, wenn die Zufälle sich bessern. Eintretender Schlaf ist ein günstiges Zeichen. Zur Bereitung der Tinctur setzt man 20 Gran der frischen oder doch noch guten, klein zerschnittenen Wurzel mit 3 Loth rectificirtem Weingeist an, gießt nach 3—4 Tagen das Helle ab und bewahrt es wohl verschlossen zum Gebrauche auf.

Germser, s. v. a. Knoblauchskraut.

Gerschen, in einigen Gegenden Deutschlands s. v. a. gemeine Esche.

Gerste (Hordeum), Gattung der Familie Gräser und Halmfrüchte; mit einblüthigen Aehrchen, oft auch einblüthig mit einem grannenförmigen Ansatze zu einer zweiten Blüthe, sitzen zu 2, 3 und 4 auf den Ausschnitten der Spindel; Balg zweiklappig vor die Blüthen gestellt; die Klappen der zu 3 gestellten Aehrchen stellen eine 6blätterige Hülle vor. Häufig verkümmert die oberste Blüthe; zweispälziges Bälglein.

Gerste Vielzeilige, (H. polysticha), Aehren rund, fruchtbar und in mehr oder minder regelmäßigen Reihen. 1. Lange sechszeilige G. Der Halm wird $2^1/_2$—3 Fuß hoch, die Aehre ist 3—4 Zoll lang, aufrecht und oben meist abgestumpft. Ihre Verbreitung beschränkt sich auf Versuchsfelder, indem diese Sommerfrucht keinen besondern ökonomischen Werth hat. 2. Die kurze sechszeilige G. hat kurze, dichte, pyramidenförmig gebaute Aehren mit stark abstehenden Grannen, ist schon etwas weiter verbreitet als die Vorige, verlangt aber einen sehr kräftigen Boden und mildes Klima, wo sie sich stark bestockt, Ende Juni bis Anfang Juli reift, kräftiges, weiches Stroh liefert, auf schlechtem Boden und in Gebirgen den Anbau aber nicht lohnt. Der schöne Wuchs dieser Gerste ist übrigens sehr täuschend, indem beim Dreschen der Ertrag an Körnern sich der dicken Spelzüberzüge wegen als sehr klein herausstellt. Als Winterfrucht ist sie noch weniger zu empfehlen.

Gerste Gemeine, (H. vulgare), unregelmäßig sechsreihige Aehre, die meist stark gebogen ist; die Grannen übertreffen der Länge nach die Aehre fast ums Doppelte; ist von der sechszeiligen Gerste hauptsächlich durch eine schlaffe Aehre unterschieden. 1. Gemeine Wintergerste (**H. v. hybernum**). Halm gegliedert, gelblich, 2—3 Fuß hoch; Aehrchen zu 3 beisammen und 12—15 in der Reihe. Früher in Deutschland sehr verbreitet, wird aber jetzt der frühen Reife wegen nur noch von ärmern Landwirthen im Kleinen angebaut, wogegen sie in dem niederländischen Marschboden einen sehr hohen Ertrag gewährt. Es herrschen überhaupt die verschiedensten Urtheile über diese Frucht, welche auf fettem Marschboden am besten gedeiht, man bringt sie daher besonders da an, wo sich der Weizen leicht lagert. Nach einer passenden Vorfrucht lohnt sich ihr Anbau übrigens auch in feuchtem, kräftigem Mittelboden, der jedoch nicht ganz frisch gemergelt sein darf. Wo der Dung gespart werden muß, oder wo es zu kalt und trocken wird, taugt diese Gerste nicht. Als Vorfrucht eignen sich: Bohnen, Brache, Klee, besonders aber Reps, und im fetten Boden jede Getreideart. Ihrer frühen Reife wegen kann füglich Roggen, Mengkorn ꝛc. darauf folgen. Um sich vor Eintritt des Winters gehörig bestocken zu können, muß die Wintergerste vor jedem andern Getreide gesäet werden, worauf sie nur leicht zu eggen ist, damit kleine Klötte bleiben, welche die Saat vor dem leichten Auswintern und den Boden vor dem Verschlämmen sichern. Nach Erfahrungen der Nordländer taugt sie ebenso gut zum Bier, wie die Sommergerste, was im südlichen Deutschland auch hiegegen behauptet werden mag, denn das Bier derselben ist fast aus lauter Wintergerste gebraut. — Um im Frühjahr bald süßes, markiges und nährendes Grünfutter zu erhalten, wird die Wintergerste 14 Tage vor der gewöhnlichen Saat eingebracht, dann entspricht sie diesem Zwecke vollkommen. 2. Gemeine Sommergerste (**H. v. aestivum**). Es ist dies dieselbe Gerste, wie die gemeine Wintergerste, nur hat sie längere Kultur zur Sommerfrucht gemacht, von der sie aber auch wieder zur Winterfrucht zurückgeführt werden kann. Früher war sie in ganz Deutschland allgemein, jetzt aber kommt sie nur noch im nördlichen und in höhern Gegenden des südlichen Deutschlands häufig vor, wo sie wegen der kürzeren Vegetationszeit und des Gedeihens auf leichtem Boden den Vorzug verdient. Für bessere Gegenden ist die zweizeilige Gerste besser. Wichtig ist 1., ihr schnelles, in 9—10 Wochen vollendetes Wachsthum, so daß sie selbst im Juni noch ausgesäet werden kann und 2., ihr Gedeihen auch auf leichtem, minder gutem Boden mit schwacher Düngung. Weil sie eckig ist, wird sie häufig vierzeilige G. genannt, was aber falsch ist, indem sie 6 Zeilen hat 3. Die große gemeine Gerste (**H. v. coerulescente**), ist eine Winterfrucht, die sich von der schon oben beschriebenen durch kräftige Bestockung, kurze, dicke, mehr aufrechte Aehre und größere, etwas bläuliche Samen unterscheidet. Sie ist bis jetzt nur wenig verbreitet, erfordert einen milden, nahrhaften Boden und mildes Klima, wintert aber außerordentlich leicht aus. Die schwarze gemeine G. (**H. v. nigrum**) ist ebenfalls Winterfrucht, hat schwarze Aehren und Grannen, reift sehr früh, eignet sich aber nur für ein mildes, warmes Klima, da sie leicht auswintert. 4. Gemeine nackte G. (H. v. nudum), eine Sommerfrucht mit nackten Samen und gelblicher Aehre. Bestockt sich stark, artet leicht in die gemeine G. aus, wird auf dem Himalayagebirge mit gutem Erfolg gebaut, erfordert einen nahrhaften, trockenen, reinen Boden, geschützte Lage und frühe Aussaat, wo sie dann viel und gutes Stroh und einen reichen Körnerertrag abwirft. Für geringe Felder eignet sie sich nicht.

Gerste Zweizeilige, (Hordea disticha), Aehre flach; zwei fruchtbare Aehrchen in zwei regelmäßigen Reihen, unfruchtbare Aehrchen klein und schuppenähnlich an die Spindel gedrückt. 1. Reisgerste (H. zeocriton). Bekleideten Samen, dicht übereinander liegende Aehrchen; die Grannen bilden einen Fächer. Halm gegliedert, hohl, aufrecht und $2\frac{1}{2}$ — 3 Fuß lang. Findet sich unter dem Namen deutscher Reis schon seit drei Jahrhunderten in Deutschland, wird jedoch erst in der Neuzeit wieder mehr angebaut; verlangt einen kräftigen, gutbearbeiteten Boden und wegen der starken Bestockung eine dünne Aussaat. Auf schlechtem Boden schlägt sie gegen jede andere Gerstenart zurück. Zum Bierbrauen ist sie ganz besonders geeignet. 2. Die lange zweizeilige Gerste (H. distichon nutans) ist in ganz Europa allgemein bekannt, und hat in bessern Gegenden die gemeine G. beinahe verdrängt, indem sie einen reichern Ertrag gewährt, sowie zur Bierbrauerei und Bäckerei geeigneter ist. Am besten sagt ihr ein mit Thon und Sand gleichmäßig gemengter, gut bearbeiteter Boden zu, hat daher gern Hackfrüchte vor sich. Frühlingsfröste schaden ihr nicht leicht, deshalb kann sie schon im Februar und Anfangs März gesäet werden, wenn anders das Wetter um diese Zeit günstig ist. Das Stroh ist zur Fütterung vorzüglich; als Winterfrucht hingegen schlägt sie in diesem sowohl, als in dem Körnerertrag sehr bedeutend zurück. Was Schwerz vom Gerstenboden in Folgendem sagt, gilt vornehmlich dieser Art: „Weit mehr für den Boden, als für das Klima, ist die Gerste empfindlich. Sie ist darin weit heikeler, als Weizen und Roggen sind. Eine zähe Erdkrumme vermag sie mit ihren weichlichen Blattspitzen nicht zu durchbohren; ein dürrer, loser Boden ist ihr zuwider; auf einem magern Boden hat sie kein Gedeihen. Säure verträgt sie nicht, daher sie auf Boden, der manchmal unter Wasser steht, oder Torf- oder Haidehumus enthält, schlecht angebracht ist. Hat der Sandboden auch nur eine moorige Unterlage, so kömmt sie darauf nicht fort." — Als Vorfrucht empfiehlt sich Roggen und ähnliche Getreidearten, zwischen denen und der Gerste aber keine Stoppelrüben gebaut werden dürfen, indem sie diese nicht verträgt. 3. Kurze zweizeilige Gerste (H. distichon erectum), Sommerfrucht mit dichten, aufrechten Aehren und bekleideten Samen. Sie weicht von der vorigen Art durch abgestumpfte, breitgedrückte und aufrechtstehende Aehren ab, hat überdieß meist anliegende Grannen und einen höhern Halm. Ihre Verbreitung beschränkt sich auf Versuchsfelder, wo sie bei gehöriger Behandlung in schwerem, feuchtem Boden längeres Stroh und einen sehr guten Ertrag gewährt, daher dürften Anbauversuche zu empfehlen sein. 4 Nackte zweizeilige Gerste (H. distichon nudum), hängende, verlängerte Aehre und nackten Samen. Kommt bis jetzt nur in Versuchsfeldern vor, gedeiht auf fruchtbarem Boden, namentlich Gartenboden, außerordentlich gut, auf geringerem Boden aber ist ihr Ertrag so gering, daß sie sich nie einer großen Verbreitung zu erfreuen haben wird.

Die Anwendung und der Nutzen aller dieser Gerstenarten ist sehr mannigfach, indem die Gerste zur Bereitung von Graupen, Brod, Bier, Branntwein, Essig und zur Mastung besonders geeignet ist. Das Brod von Gerstenmehl ist erfrischend, etwas süßlich, aber schwerer und weniger nahrhaft als Roggen- und Weizenbrod; auch trocknet es leichter aus.

In der Heilkunde wird die Gerste in folgender Anwendung, Form und Gabe gebraucht: Enthülst wird sie abgekocht, und gibt dann ein kühlendes, einhüllendes und leicht nährendes Fiebergetränk. In der Mitte zwischen mehligen und zuckerartigen Arzneimitteln steht das Gerstenmalz, welches nährend, reizmildernd, auflösend, die Secretionen besonders der Nieren befördernd wirkt, und vorzüglich bei kachektischen, skrophulösen Krankheiten, insbesondere bei Skorbut, auch bei chronischen Hautkrankheiten u. s. w. angewendet wird. Dasselbe ist in einer Abkochung zu trinken und, wo dies immer möglich ist, auch als Bad anzuwenden. Bäder dieser Art sind sehr stärkend, und vorzüglich für atrophische Kinder von großem Nutzen.

Der Hauptbestandtheil des Gerstenmehls besteht aus Hordein oder Cavadin, das unter dem Namen präparirtes Gerstenmehl häufig vorkommt, und bei den Aerzten als leicht verdauliches, kräftig-nährendes Mittel in hohem Ansehen mit Recht steht. — Für Brustkranke ist folgender einfache Trank sehr gut: Eine Hand voll roher Gerste wird mit 2 Schoppen Wasser so lange abgekocht, bis die Körner stark anschwellen, dann gießt man das Wasser durch einen Seiher ab und trinkt es tassenweise. Noch besser ist es, wenn man damit zugleich 4 Loth Rosinen und 4 Loth Candiszucker abkocht, wodurch das Mittel noch mehr beruhigend und auflösend auf die Brustorgane wirkt. Die gemälzte Gerste der Bierbrauer ist der rohen Gerste noch vorzuziehen. — Zum Vermehren der Milch säugender Frauen ist ein Absud von Gerste mit Fenchel gut, indem dieser Trank, wie die Gerste im Allgemeinen, sehr kühlend und nährend ist. Gegen aufgesprungene, hitzige Geschwüre, sowie gegen Podagra und Ausschläge, die von der Hitze herrühren, ist ein aus Gerstenmehl, Quittenkernen und Essig bereitetes Pflaster sehr gut. Gerstenmehl allein lindert schon die Schmerzen hitziger Geschwüre bedeutend, wenn man es als Pflaster auflegt. — Abweichen wird durch das Essen von in Butter geröstetem Gerstenmehl gestillt. Blattern und Geschwüre werden auch geheilt, wenn man Gerstenmehl und frischgemolkene, gewässerte Milch zu einer Salbe macht, und darüber legt. Schärfe an den Anglidern und andern Stellen wird dadurch, sowie durch Wasser, in dem Gerste abgesotten wurde, ebenfalls geheilt, indem es kühlt und die Haut sanft und weich macht. Gegen Seitenstechen und dergl., zur Linderung der Schmerzen und zum Zertheilen von Geschwüren dient das Auflegen eines Pflasters von Gerstenmehl, Steinklee, Wegsamen- (Mohn-) Kolben und Rauten, die zu gleichen Theilen mit einander gesotten werden.

Eins der besten Getränke in Fiebern und allen hitzigen, sowie in den meisten andern Krankheiten ist das Gerstenwasser, welches auf folgende Weise bereitet wird: In etwa ein Glas siedendes Wasser werden 1—2 Unzen (12 Unzen auf 1 Pfund) Perlgraupen gethan, darin 5 Minuten lang gesotten, das Wasser abgegossen, und 1½ Maß (2 Quart) siedendes Wasser dazu gefügt, bis zur Hälfte eingekocht und dann geseiht. Dieses einfache Gerstenwasser kann wesentlich dadurch verbessert werden, wenn man zu einem Quart noch 2 Unzen aufgeschnittene Feigen, 2 Unzen aufgeschnittene, ausgekörnte und gestoßene Rosinen und 1 Kanne Wasser nimmt, dieses bis zur Hälfte einkocht und dann seiht. Dieses Getränk ist ebenso angenehm als kühlend und durststillend in hitzigen Fiebern und entzündlichen Krankheiten, bei denen milde, verdünnende Flüssigkeiten, in großer Menge genossen, zu den Hauptheilmitteln gehören, welche die Natur selbst in zu deutlicher Sprache fordert.

Gegen den Strengel der Pferde ist gesottene Gerste ausgezeichnet. Sie wird in einen Sack gethan, den man dem Pferd an den Kopf bindet, damit der Dampf durch Nase und Maul desselben dringt. Meist frißt es auch die Gerste nach dem Erkalten, und dann ist die Wirkung um so besser. Ueberhaupt wirkt Gerste und Gerstenwasser eben so kühlend und nährend bei Thieren jeder Art, als bei Menschen.

Gerstenbirn, s. v. a. Frühbirne.

Gerstentrespe, s. u. Trespe.

Gertenkraut, s. v. a. Stabwurzbeifuß und **Ferula communis** oder Steckenkraut.

Gertwurz, s. v. a. Stabwurzbeifuß oder Stabwurz.

Gester, s. v. a. Ginster.

Getreide (**Frumentum**) ist in der weitesten Bedeutung der Name aller Feldfrüchte, die zur Nahrung für Menschen und Vieh dienen, als Weizen, Roggen, Hafer, Gerste, Dinkel, Haidekorn, Mais, Erbsen, Bohnen, Linsen, Wicken, Hirse 2c.; im engern Sinne versteht man darunter nur diejenigen Feldfrüchte, welche in Aehren und Rispen wachsen, als Weizen, Roggen, Dinkel, Gerste und Hafer.

Getreidehaber, s. u. Haber.

Gewürz, Gewürze (**Aromata**), nennt man im Allgemeinen die Körper, welche sich durch einen starken, nicht gerade unangenehmen Geruch auszeichnen, genießbar sind und einen pikanten Geschmack haben. Im engern Sinne sind es nur diejenigen Körper, welche wir zu unsern Speisen und Getränken anwenden, um sie wohlschmeckender zu machen. Inländische Gewürze sind: Majoran, Thymian, Fenchel, Anis, Kümmel, Saturei, Coriander, Safran, Pfefferkraut, Wachholderbeeren, die verschiedenen Laucharten, Petersilie, Dill,

Senf, Zwiebeln, Schalotten, Salbei ꝛc. Ausländische Gewürze: Zimmt, Gewürznelken, Muskatnüsse, Muskatblumen, Cardamomen, Ingwer, Pfeffer, Vanille, Cayenne-Pfeffer oder Piement ꝛc.

Gewürz, englisches: s. v. a. Amomen.

Gewürz, großes, s. v. a. Tabascopfeffer.

Gewürzbeere (**Monodora**), Gattung der Familie Ranunkelgewächse, mit 3blättrigem Kelche; 6 ungleichen Blumenblättern; glatter, dickrindiger, fast kugeliger Beere. Art: Muskatnußartige G. (**M. myristica**), mittelgroßer Baum, mit kahlen Aestchen, kurz gestielten, länglichen, handgroßen, ledernen, kahlen Blättern; fingerslangen Blüthenstielen; großen, gelben, rothgetüpfelten Blumen; kugeliger Beere. Von den Antillen, wo sie sehr häufig angepflanzt ist, kommen die Früchte als Mukatnüsse von Jamaika, amerikanische Muskatnüsse zu uns, sie gleichen den ächten Muskatnüssen und werden auch wie diese gebraucht, s. Muskatnußbaum. Fig. 1 ist eine ganze, Fig. 2 eine durchschnittene Nuß.

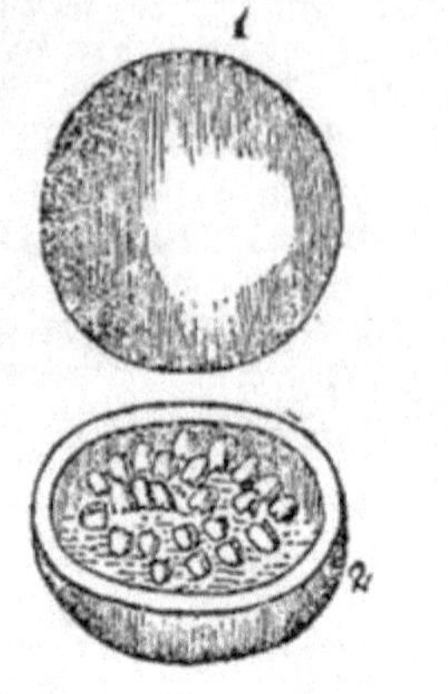

Gewürzkümmel, s. u. Schwarzkümmel.

Gewürznelkenbaum (**Caryophyllus**), Gattung der Familie Myrtengewächse, mit walziger, ziemlich langer Kelchröhre; 4theiligem Saume; 4 Blumenblättern. Arten: Aechter G. (**C. aromaticus**), mittelgroßer Baum mit verhältnißmäßig sehr kurzem Stamme; grauer, durchaus kahler Rinde; gestielten, paarig-kreuzenden, lanzettigen, kahlen, getüpfelten, in der Jugend bräunlich-rothen, dann oben dunkel-, unten gelblich-grünen Blättern; reichblüthigen Trugdolden; kurzen, gegliederten Blüthenstielen und Blüthenstielchen; röthlichem oder blutrothem Kelche. Ist ursprünglich auf den Gewürzinseln einheimisch, sein Anbau hat sich aber wegen der sehr gesuchten Blüthen beinahe über ganz Südamerika und Westindien verbreitet. Die Blüthezeit ist im Sept. — Okt. Die vor der Entfaltung gesammelten Blüthen sind von sehr angenehmem Geruch und gewürzhaft scharfem Geschmacke, kommen in großer Menge zu uns, werden großentheils als Gewürz, aber auch in der Heilkunde, sowohl in ursprünglicher Form, als auch in der Gestalt des Nelkenöls gebraucht. Ein Ansatz von 1 Theil Gewürznelken auf 2 Theile Weingeist (dem Gewichte nach) leistet, täglich 1—2mal zu 5—6 Tropfen auf Zucker oder unter Wasser genommen, gute Dienste bei Magen- und Unterleibsschwäche, Blähungen, schleimigtem Erbrechen, Durchfall. Wegen der reizenden und erhitzenden Eigenschaften dieser Tinktur ist aber längere Fortsetzung ihres Gebrauchs, sowie zu starke Gabe, besonders für vollblütige Personen, nicht anzurathen. Aeußerlich dienen die Gewürznelken gekaut gegen Zungenlähmung; das Oel bei Knochenfraß in Zähnen als schmerzstillend und als Einreibung am Unterleibe und an gelähmten Gliedern, bei Kolik und Paralysis. Die Früchte besitzen zwar nur in geringem Grade die Eigenschaften der Blüthen, werden aber in China noch häufig verbraucht. Der Genuß der Nägelein als Würze befördert die Verdauung, erwärmt den Unterleib, benimmt den übeln Geruch des Mundes; ist gut für die Leber, treibt den Harn ab ꝛc.

Gewürzrindenbaum (**Drimys**), Gattung der Familie Ranunkelgewächse, mit 2—3blättrigem Kelche; 6 Blumenblättern; 4—8samigen Beeren. Art: Winter's G. (**D. Winterii**), Baum von verschiedener Größe, mit aschgrauer, narbiger Rinde; kurzgestielten, länglichen, glänzend-grünen Blättern; kleinen, weißen, gestielten Blüthen; Haufenfrucht. Blüht in seiner Heimath, der Südspitze Amerika's im Dezemb. — Jan. Alle seine Theile, besonders aber die Rinde, sind sehr gewürzhaft; die letztere kommt in zusammengerollten, 2—5 Linien dicken Stücken von verschiedener Größe und gelblicher oder bräunlicher Farbe zu uns, und wird nur wegen ihrer Seltenheit nicht öfter in der Heilkunde als anhaltend reizendes Mittel angewendet. In Brasilien ist eine Art einheimisch, deren Rinde dort häufig angewendet wird, sich von der Rinde der vorigen Art nur durch größere Bitterkeit unterscheidet und unter dem Namen Melamborinde nach Europa ausgeführt wird. Ein Aufguß der Blätter einer auf den Inseln des indischen Oceans einheimischen Art soll gegen Cholera mit Erfolg wirken.

Ghorkabaum (**Stalagmites**), Gattung der Familie Johanniskrautgewächse; mit 4—5 bleibenden Kelchblättern; 5 Blumenblättern; 3—5fächeriger Beere. Art: Süßer G. (**St. dulcis**), mit glatter, olivengrüner Rinde; gegenständigen, eilänglichen, 6 Zoll langen, kurzgestielten, kahlen Blättern; an den 2jährigen Aesten, deren Blätter abgefallen sind, stehen die büscheligen Blüthen; apfelgroße, hellgelbe, eßbare Beeren. Ist auf den Gewürzinseln einheimisch und blüht dort im Juni bis Juli. Von einer in Ostindien und auf Ceylon vorkommenden Art wird ein zum Malen sehr brauchbares Gummigutt gewonnen.

Gichtbeere, Gichtbeerstrauch, in einigen Gegenden Deutschlands s. v. a. schwarze Johannisbeere.

Gichtkraut, in einigen Gegenden s. v. a. Schlüsselblumen.

Gichtmorchel (**Phallus**), **Gichtschwamm**, Gattung der Familie Hutlinge, mit doppelter Wulsthülle; mützenförmigem, auf einem Fuße stehenden, schleimigen Hauptfruchtboden. Art: Stinkende G. (**Ph. impudicus**), nach dem Aufschießen einem Hühnerei ähnlich, bis nach dem Zerreißen der Wulsthülle der daumengroße, hohle Fuß wächst, auf dem der runzelige, mit einem olivengrünen Schleime bedeckte, und nach dessen Abschließen weiße Hut steht. Dieser Pilz besitzt die ihm beigelegten Heilkräfte gegen Gicht nicht, ist aber giftig. (S. Gitterpilz.) Im Sommer in Wälder und Gärten, auch in Weinbergen zu finden, wo er einen starken Aasgeruch verbreitet.

Gichtrose, s. v. a. **Rhododendron chrysanthemum** und **Paeonia communis**.

Gichtrübe, a. s. v. **Bryonia alba**.

Gierlein, s. v. a. Zuckerwurzel.

Giersch, s. Geisfuß.

Giftbaum, s. v. a. Upas.

Giftdistel (**Cardopatium**), Gattung der Familie Vereinblüthler, mit 8—15blüthigen Blüthenköpfen; dachziegeligen, lederigen, am Rande dornigen Hüllblättern; handförmig-5spaltigen Blumenkronen; zottigen Schließfrüchten. — Doldentraubige G., (**C. corymb.**), mit 6—9 Fuß hohem Stengel, sehr dornigen, rosettig-ausgebreiteten, fiedertheiligen Wurzelblättern; ebenfalls dornigen, umfassenden, kahlen Stengelblättern; kleinen Blüthenköpfen; hellblauen Blumen. Ist ausdauernd, in Südeuropa einheimisch und blüht im Juni — Juli. Die früher für giftig gehaltene Wurzel dient äußerlich angewendet gegen Hautausschläge, auch gegen Zahnschmerzen.

Giftlattich, s. v. a. **Lactuca vicosa**.

Giftrebe, s. v. a. **Rhus radicans**.

Giftsumach, s. v. a. **Rhus toxicodendron**.

Giftwurzel, s. Dorstenie; auch s. v. a. die Wurzel von **Crinum asiaticum**.

Gilbe, Gilbkraut, s. v. a. Färberginster und gelbe Färberkräuter, namentlich Scharte.

Gilam, s. Schotie.

Gilbnessel (**Galeobdolon**), Gattung der Familie Lippenblümler, mit flacher Unterlippe; röhrig-glockigem, 5zähnigem Kelche. Art: Gemeine G. (**G. luteum**), mit fußlangen, theils aufrechten, theils niedergestreckten Stengeln; gestielten, eirunden, doppelt-gesägt, gekerbten Blättern; 6blüthigen Wirteln; hellgelber Blume. Blüht im Mai bis Juni in Hecken und Laubwäldern.

Gilbstern (**Gagea**), Gattung der Familie Simsenlilien, zwitterig, mit 6blättriger Geschlechtshülle; 3fächeriger Kapsel. Art: Schmalblättriger G. (**G. stenopetala**), mit aus 3 abgesonderten Zwiebelknollen bestehendem Mittelstocke; einem oder zwei lanzettig-bandförmigen, flachen Blättern, einem die Straußdolde tragenden Schafte. Ist auf Aeckern durch beinahe ganz Europa zu finden. Blüht im April bis Mai und ist ausdauernd. Die süßlich-schleimig schmeckenden Wurzelknollen wurden zuweilen unter dem Namen Vogelmilchwurzel, hauptsächlich äußerlich, gegen fressende Geschwüre angewendet. Wald-G. (**G. lutea**), mit nur 1 Zwiebelknollen; 1blättrig; sonst wie vorige Art; wächst in Wäldern, blüht im April bis Mai.

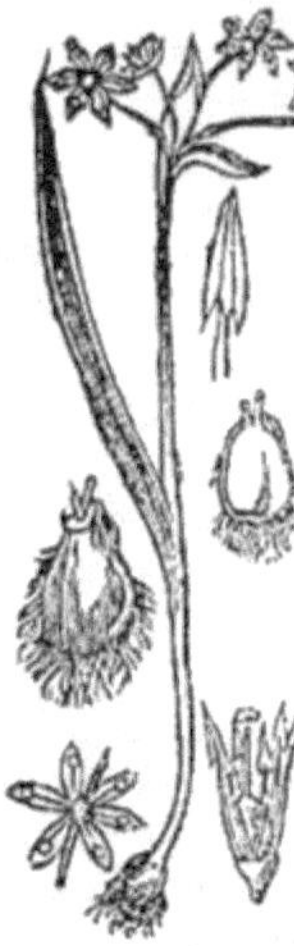

Gilbstern

Gilbweiderich (**Lysimachia**), Gattung der Familie Primelgewächse, mit 5theiligem Kelche; radförmiger Blumenkrone; kurzer Röhre; 1fächeriger Kapsel. Art: Gemeiner G. (L. vulgaris), mit ziemlich langer Wurzel und Wurzelausläufern, aufrechtem, 1—4 Fuß hohem, flaumhaarigen Stengel; gegenständigen oder wirteligen, kurz gestielten, länglich-lanzettigen, unten flaumhaarigen, schwarz-getüpfelten Blättern, endständigen, rispigen Trauben, goldgelben Blumen. Wächst in Europa und Asien an feuchten Stellen, in Wassergräben, auf Wiesen u. s. w. Blüht im Juni bis Sept., ist ausdauernd. Dient noch als Hausmittel wie die folgende Art. — Rundblättriger G. (L. nummularia), mit kriechendem, 1—2 Fuß langem, kahlem Stengel; gegenständigen, herzförmig-rundlichen, fein-getüpfelten Blättern; blattwinkelständiger, gestielter, citronengelber Blume. Ist an feuchten Stellen gemein, wo er im Juni — Aug. blüht. Der Saft und das zerquetschte Kraut wird bei Wunden und Geschwüren angewendet.

Gilbwurz, eine Curcumenart.

Gileadbalsam, s. v. a. Meccabalsam; fälschlich auch das Harz der Balsamtanne.

Gilie (**Gilia**), Gattung der Familie Weidengewächse, mit röhrigem, 5spaltigem Kelche; trichteriger Blumenkrone; 3fächeriger Kapsel. Arten: Dichtblättrige G. (**G. densiflora**), mit aufrechtem, kahlen, gegenständig-ästigem Stengel; gegenständigen, sitzenden, 7—9theiligen Blättern; kopfiggehäuften, tellerförmigen, weißen, lila- oder rosenroth-gesäumte Blumen. Ist einjährig, ihre Heimath ist Californien. — Dreifarbige G. (**G. tricolor**), mit aufrechtem, kahlem, fußhohem, beblättertem, ästigem Stengel, wechselständigen, doppelt-fiedertheiligen, unten gestielten, oben sitzenden Blättern; 3—6-blüthigen, rispigen Doldentrauben; glockenförmig-trichteriger Blume, gelber Röhre, brauner Schlund, weißen oder röthlichen Saum. Hat gleiche Heimath mit der vorigen Art; ist einjährig. — Die ligusterblättrige G. (**Cantua ligustrifolia**), dient in ihrer Heimath Chili als Arzneimittel und zum Gelbfärben. Bei uns ist diese Gattung weder angepflanzt noch benützt.

Gillblume, s. v. a. **Anthemis tinctoria**.

Gillenie, s. Spiere, dreiblättrige.

Gimpelbeerstaude, s. v. a. Hartriegel.

Ginsing, s. Kraftwurz.

Ginster (**Genista**), Gattung der Familie Schmetterlingsblümler, mit glockigem, krautartigem Kelche; schmetterlingsförmiger Blume; zusammengedrückter Hülse. Arten: Färbender G., Färberginster (**G. tinctoria**), mit halbstrauchartigem, bis 3 Fuß hohem, kahlem oben etwas flaumigem, erhöht gestreiftem Stengel; kleinen Nebenblättern; zerstreuten, lanzettigen oder elliptischen, kurzgestielten, am Rande flaumigen Blättern; gelben Blumen. Wächst wild auf trockenen Wiesen, in lichten Wäldern durch Mitteleuropa; kultivirt in englischen Anlagen. Ist ausdauernd und blüht im Mai. Die Blüthen und jungen Aeste liefern eine dauerhafte, gelbe und grüne Farbe mit Alaun abgekocht, nennt man die Farbe Schüttgelb. Früher wurde der G. gegen Leber- und Milzkrankheiten, auch schon gegen Wasserschen, wiewohl leider erfolglos angewendet. Einige weitere Arten unterscheiden sich nur unbedeutend von dem F.-G. und werden ebenso gebraucht. — Die Blumen oder der Same mit Honigwasser genommen, wirkt schweißtreibend. — Die Blumen und der Samen können in den verschiedensten Formen gegeben werden, und wirken stets gut auf Nieren und Blase, so daß sie weder Verhärtungen noch Steine aufkommen lassen. Auch bei Menstruationsstockungen leisten sie gute Dienste.

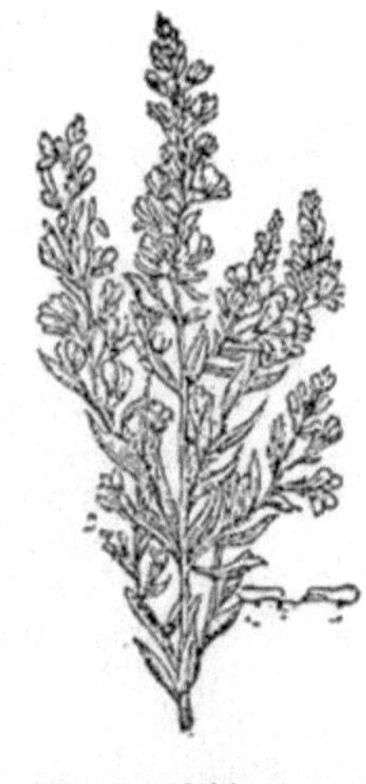

Glo[illegible]na rigida, ein in neuerer Zeit aus Aegypten nach Deutschland gekommenes Sommerölgewächs; scheint keinen Beifall gefunden zu haben, und aus dem Anbau wieder verschwunden zu sein.

Giraumontsame (**Semen Giromont**), die in Frankreich gegen den Bandwurm angewendeten Samen einiger Kürbisarten.

Girlein, s. v. a. Zuckerrübe.

Girofle, s. v. a. Gewürznelke.

Girtwurz, s. v. a. Beifuß.

Gitterpilz (**Clathrus**), Gattung der Familie Hutlinge, mit sitzender, kugeliger, zerreißender Wulsthülle; gitterigem Hauptfruchtboden. Art: Gemeiner G. (**A. cancellatus**), mit blasser, aufspringender Wulsthülle; ist gewöhnlich roth, aber auch gelblichweiß und sehr giftig. Sein Genuß bewirkt oft erst mehrere Stunden nachher heftigen Schmerz im Magen und den Gedärmen, Erbrechen, Geschwulst, Brand des Darmkanals und den Tod. Schnelle ärztliche Hülfe ist dabei unbedingt nöthig, wo solche nicht gleich zu haben ist, müssen Brech- und Abführungsmittel, namentlich auch Klystiere einer starken Tabaksabkochung angewendet werden, um den giftigen Stoff schnell zu entfernen. Die weitere Behandlung ist nur von einem Arzte zu unternehmen, da je nach den sich äußernden Zeichen ganz verschiedenartige Mittel angewendet werden müssen. Das hier Gesagte gilt übrigens nicht blos von dem in Südeuropa einheimischen G., sondern im Allgemeinen von allen giftigen Pilzen.

Glane, s. v. a. Hornstrauch.

Glaskraut, s. v. a. **Parietaria**.

Glasschmalz (**Salicornia**), Gattung der Familie Immergrüngewächse, mit zwittrigen Blüthen, fleischiger Geschlechtshülle; 1samiger, schlauchiger Nußhülse. Arten: Krautiges G. (**S. herbacea**), kahl, mit krautigem, aufrechtem oder niederliegendem ästigen, gegliederten Stengel. Gedeiht blos an salzhaltigen Stellen, fast in allen Welttheilen. Die fleischigen Aehren können gegessen werden. Die Asche liefert gute Soda.

Glasschwarz, in einigen Orten s. v. a. Möhrchen.

Glattblume (**Leianthus**), Gattung der Familie Seidenpflanzengewächse, mit fast glockigem, 5theiligem Kelche, trichterförmiger Blumenkrone; 2fächeriger Kapsel. — Arten: Langblättrige G. (**G. longifolius**), halbstrauchig, mit ästigem, 2 Fuß hohem, behaarten Stengel, gegenständigen, gestielten, flaumhaarigen Blättern, endständigen, trichterigen, blaßgelben Blumen; eirunder Kapsel. Wächst auf Jamaica. Diese, sowie einige weitere Arten werden bei uns weder gezogen, noch auf irgend eine Weise benützt.

Glatthafer (**Arrhenatherum**), Gattung der Familie Gräser, mit Rispe; zweiblüthigen Spelzenblumen; häutigen Klappen; Schließfrucht. Art: Hoher G. (**A. elatius**), mit 2—4 Fuß hohem Halme, flachen, bandförmig-lanzettigen, scharfen Blättern; länglicher Rispe; blüht im Juni — Juli, reift im August und Sept. Unter dem Namen französisches Raygras allgemein und häufiger auf Wiesen gebaut, und wild an Waldrändern, an Rainen u. s. w. zu finden. Auch auf nur mittelmäßigem, sogar schlechtem Boden liefert es noch einen Heuertrag, der zwar nicht an Qualität, aber an Quantität dem der meisten Wiesengräser gleichkommt, oder ihn übersteigt, und ist deshalb seiner Verbreitung vollkommen würdig. Samen ist sehr leicht zu bekommen, da überall Raygras getroffen wird; die Aussaat geschieht im September.

Gleditschie (**Gleditschia**), Gattung der Familie Cassiengewächse, mit 4—5spaltigem Kelche; 3—5 Blumenblättern; zusammengedrückter, vielsamiger Hülse. Art: Dreidornige G. (**G. triacanthos**), bis 80 Fuß hoher Baum mit zahlreichen, starken Aesten; am Stamme und an den Aesten stehenden, langen, braunen Dornen; büscheligen, paarig gefiederten Blättern; wechselständigen, länglichen, schwachgekerbten Blättern. Ist in den Vereinigten Staaten von Nordamerika einheimisch, bei uns in Gartenanlagen häufig gepflanzt. Die Fortpflanzung geschieht durch den Samen, der entweder in Beete oder auch gleich an Ort und Stelle (wo die jungen Pflanzen Schutz haben) in guten, tiefes Erdreich, am besten in der Nähe von Gewässern, ausgesäet wird. Doch können auch Ableger und Wurzelausschläge gepflanzt werden. Ein guter Boden und fleißiges Bearbeiten und Reinhalten desselben ist für das Gedeihen der jungen Pflanzen insbesondere, wenn daraus Hecken gebildet werden wollen, (was sehr zweckmäßig ist), unumgänglich nothwendig. Das Holz wird wegen seiner Zähe und Festigkeit von Drechslern und Wagnern sehr gesucht. Die Samen sollen ein brauchbares Mehl geben. Durch Cultur hat man auch eine Spielart ohne Dornen erhalten.

Gleisse (**Aethusa**), Gattung der Familie Doldengewächse, mit undeutlichem Kelchrande, verkehrt-eirunden Blumenblättern. Art: Garten-G. (**Ae. Cynapium**), mit möhrenartiger, ästiger, weißlicher Wurzel; bald nur einige Zoll, bald beinahe mannshohem, aufrechtem, ästigem Stengel; 2—3fach gefiederten, glänzenden Blättern; langgestielten, blattgegenständigen und endständigen Dolden; weißen Blüthen; gestriemter Spalt-

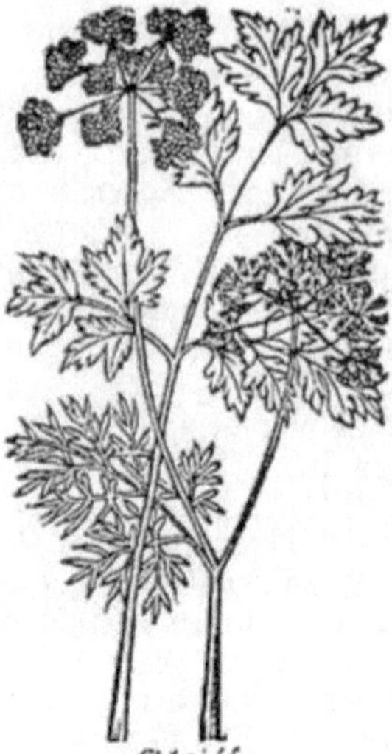

Gleisse.

frucht. Wächst gerne in Gemüsegärten u. s. w., ist einjährig und blüht im Juni — Herbst. Die G. wirkt ähnlich wie Schierling, nur weniger stark und hat schon manchmal gefährliche Zufälle, ja selbst den Tod dadurch herbeigeführt, daß sie mit Petersilie, der sie sehr gleicht, verwechselt und allein oder mit dieser vermischt gegessen wurde.

Gleiß, an einigen Orten s. v. a. Peterling.

Gletscherweide, eine an Abhängen wachsende Weidenart.

Gliederkraut, s. v. a. **Stachys excelsa et Sideritis.**

Gliederzunge, s. v. a. gemeiner Waldmeister.

Gliedkraut (**Sideritis**), Gattung der Familie Lippenblüthler, mit röhrigem, 5zähnigem Kelche; walzig-röhriger, 2lippiger Blumenkrone, Schließfrüchten. (a Blüthe; b—e Blumenkrone; f—h Kelch; g Pistill; i und k Nüßchen; l Blatt). Art: Rauhhaariges G. (**S. hirsuta**), halbstrauchartig, rauhhaarig, mit niederliegenden Aesten länglichen, gezähnten Blättern, kugeligen Wirteln; blaßgelber Blume. Ist in Südeuropa an sonnigen Stellen häufig, riecht besonders zur Blüthezeit im Juli — August stark und angenehm. Sie wirkt wie der gerade Ziest (s. d.) und wird ebenso angewendet. — Das Kraut gestoßen und auf Wunden gelegt, wirkt sehr heilsam und blutstillend.

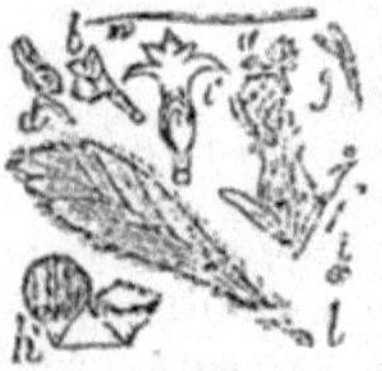

Gliedweich, s. v. a. Lichtnelke.

Glockenblume (**Campanula**), Gattung der Familie Glockengewächse, mit 3spaltigem Kelche; glockenförmiger, 5lappiger Blumenkrone; 3—5fächeriger, aufspringender Kapsel. Arten: Großblumige G. (**C. Medium**), steif behaart, mit aufrechtem Stengel; gekerbten Blättern; weißen oder blauen, glockenförmigen, gestielten Blumen. Wächst wild auf den Bergen Südeuropas, angebaut als Zierpflanze in Gärten bei uns, blüht im Juni — Juli, ist 2jährig. Wald-G. (**C. Trachelium**), mit aufrechtem, kantigem, steifhaarigem Stengel; doppeltgesägten, steifbehaarten, unten langgestielten, oben sitzenden Blättern; blattwinkelständigen, gestielten, blauen oder weißen, am Ende des Stengels eine lockere Traube bildenden Blumen. Wächst weit verbreitet in Hecken, Wäldern u. s. w., blüht im Juli — Aug. Die Blätter geben ein Mittel gegen Halsentzündung; die Wurzel kann gegessen werden. Kriechende G. (**C. rapunculoides**), mit Wurzelausläufern; aufrechtem, kantigem Stengel; gesägten, behaarten Blättern; einseitiger, aus hellvioletten Blumen bestehender Traube. Hat mehrere Spielarten, wächst in Mitteleuropa auf bebauten Stellen und in Wäldern; blüht im Juli — Aug., ist zweijährig. Rapunzel-G. (**C. rapunculus**), mit ziemlich starker, fleischiger Wurzel; aufrechtem Stengel; gekerbten Blättern; trichterig-glockiger Blumenkrone. Blüht im Mai — Aug. an waldigen Stellen Mittel- und Südeuropa's. Die eßbare Wurzel wird im Frühlinge in Frankreich und England nicht selten verspeist, und soll bei Müttern die Milchabsonderung befördern. Weithaarige G. (**C. patula**), soll in Rußland gegen Wasserscheu angewendet, aber wenig bewährt erfunden werden. Sie hat sehr viele Aehnlichkeit mit der Rapunzel-G. Knäuelblüthige G. (**C. glomerata**), kahl oder behaart, mit bald kaum fingerslangem, bald bis 3 Fuß hohem Stengel; gekerbten, unten gestielten, oben umfassenden Blättern; sitzenden, veilchenblauen Blumen; 3fächeriger, aufspringender Kapsel; blüht im Mai — Juni auf Wiesen u. s. w. Die Blätter können wie die der Wald-G. gebraucht werden. Gegen Wasserscheu sind die Wurzeln ebenfalls ohne Erfolg angewendet worden. Natternkopfblättrige G, sehr steifhaarig, die Blätter und Blüthen wie bei voriger Art, kommt mehr gegen Norden als im Süden Europa's vor, ist 2häusig. In einigen Gegenden Asien's und Afrika's werden die Wurzeln mehrerer Glockenblumenarten gegessen und diese, wie z. B. in Japan die schimmelgrüne G. häufig angebaut.

Glockenmoos (**Encalypta**), Gattung der Familie Haubenmoose, mit endständiger Keimbüchse; glockenförmiger Haube. Art: Gemeines G. (**E. vulgaris**), mit kurzem, nicht zollhohem Stengel; abstehenden, eirunden, hellgrünen Blättern; hellgelber Haube, grüner, dann röthlicher Keimbüchse. Kommt an Mauern, auf Steinen und Kiesplätzen nicht selten vor.

Glockenpappel, s. v. a. Althea rosea.

Glockenpfeffer, großer, rother, spanischer Pfeffer.

Glockenschimmel (Ascophora), Gattung der Familie Schimmelpilze, mit aus einem flockigen Lager entspringenden, die kugelige Umschlaghülle, (welche die Keimkörner enthält) tragenden Flocken. Art: Der gemeine G. (A. Mucedo), graulichgrün, ist am häufigsten auf Obst.

Gloxinie (Gloxinia), Gattung der Familie Kugelblumengewächse, mit 5theiligem Kelche, trichterig- oder glockig-rachenförmiger Blumenkrone; 1fächeriger Kapsel. Art: Prächtige G., mit ganz beblättertem, äußerst kurzem Stengel; elliptischen, gekerbten, rauhhaarigen Blättern; zahlreichen, gestielten, blattwinkelständigen, violetten Blumen. In Südamerika wild, bei uns in Gewächshäusern oder in Töpfen als Zimmerzierde zu finden. Getüpfelte G. (G. guttata), mit starkem, filzig behaartem, beblättertem Stengel; gegenständigen, gesägten, filzigen Blättern; blattwinkelständigen, blassen, roth-getüpfelten Blüthen; Heimath und Verbreitung wie bei voriger Art. Um Verhärtungen der Oberhaut zu erweichen, z. B. Schwielen, Hühneraugen, werden in Chili die Blätter der dort einheimischen kriechenden Sarmienta gequetscht aufgelegt.

Glysblume, s. v. a. Ranunkel.

Gmeline, s. u. Tekbaum.

Gnadenkraut (Gratiola), Gattung der Familie Kugelblumengewächse, mit 5theiligem Kelche; 2lippiger Blumenkrone; 2fächeriger, zerreißender Kapsel. Art: Gebräuchliches G. (G. officinalis), mit gegliedertem, kriechendem Wurzelstocke; aufrechten, fußhohen Stengeln; sitzenden, paarig-kreuzenden, lanzettigen, feingesägten Blättern; blattwinkelständigen, gestielten, zollangen, weißen oder röthlichen, gestreiften Blumen. Wächst an feuchten Stellen in Südeuropa, ist ausdauernd. Die Wurzel und das Kraut sind ohne Geruch, von sehr bitterem Geschmacke, und werden häufig gegen Uebel, die durch Unthätigkeit der Verdauungsorgane hervorgerufen sind, angewendet, als z. B. Trübsinn, Niedergeschlagenheit, Geistesverwirrung, bei starker Verschleimung, äußerlich gegen Geschwüre und Beinfraß. Durch Verwechslung wird manchmal das gemeine Helmkraut oder auch der schildfrüchtige Ehrenpreis statt des G. gesammelt und gebraucht; beide haben auch in ihrer Wirkung Aehnlichkeit mit mit demselben, kommen ihm aber an Kraft und Nachhaltigkeit nicht gleich. Mehrere weitere in Südamerika einheimische Arten werden dort gegen verschiedene Uebel innerlich und äußerlich, zum Theil auch als Ersatzmittel des chinesischen Thees benützt.

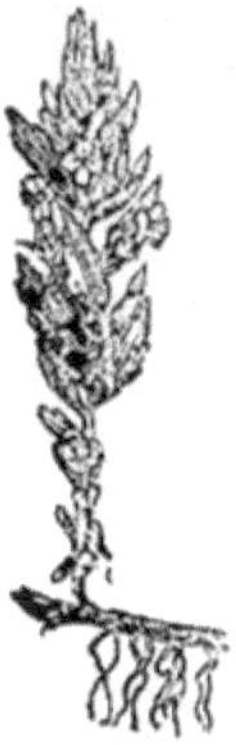

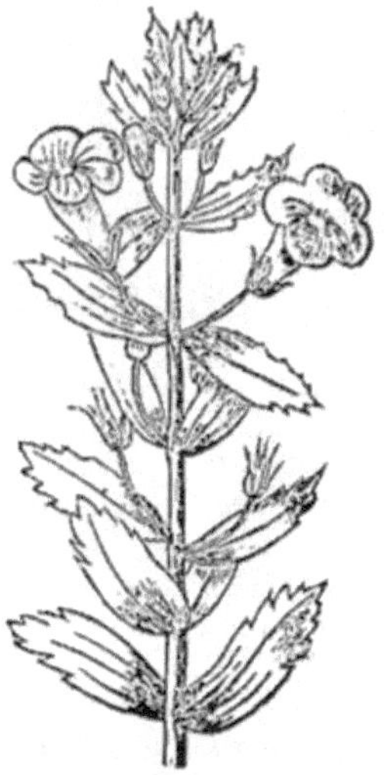

Gnemonbaum, länglich-blättriger, (Gnetum Gnemon), und ovalblättriger, (G. ovalifolium), beide auf den Molukken einheimisch; vertritt die Stelle des Hanfs. Die Blätter des erstern werden fast täglich als Gemüse gegessen. Ein noch viel schmackhafteres Gericht sollen die Blüthen abgeben. Die eichelförmigen Früchte werden gleichsam genossen. Unter der Fruchtschale des erstern, der auch Maninjobaum heißt, befinden sich kurze, steife Haare, die gern in die Haut eindringen und Schmerzen verursachen.

Gnidia grana, die höchst drastisch wirkenden, jetzt nicht mehr gebräuchlichen Beeren von Daphne gnidium.

Götterbaum (Ailanthus), Pflanzengattung mit 5theiligem Kelch, 5blätteriger Krone, 10 Staubfäden, 3—5 Fruchtknoten, 1samige Flügelfrucht. Arten: A. glandulosa, mit ungepaart gefiederten, 6 Fuß langen Blättern; Baum in China, der Aesche ähnlich. A. excelsa, mit abgerissen gefiederten Blättern und gesägten Blättchen. Vaterland: die Gebirge Bengalens. Die Rinde schmeckt angenehm aromatisch bitter und wird in Ostindien bei Schwäche der Verdaunngsorgane und Wechselfieber gebraucht. **A. malabarica**, Baum in Ostindien, dessen Rinde und der aus ihr schwitzende Saft gegen Blähungen und Unterleibskrankheiten, und dessen Früchte gegen Kopfweh und Augenkrankheiten angewendet werden.

Götterblume (**Dodecatheon**), Gattung der Familie Primelgewächse, mit 5theiligem Kelche; 5theiliger, kurzröhriger Blumenkrone; 1fächeriger, aufspringender Kapsel. Arten: Ganzrandiger G. (**D. integrifolium**), mit wurzelständigen, lanzettigen, spitzenkahlen Blättern; fußhohem, kahlem Schafte; vielblüthiger Straußdolde; rosenrothen Blumen. Ist in Nordamerika einheimisch und ausdauernd. Hieher gehört das Meerstrands-Milchkraut, das an salzigen Stellen durch ganz Europa wächst und bei säugenden Müttern die Milchabsonderung begünstigt.

Götzenholz, s. v. a. Silberpappel.

Gofelgummi, aus Arabien stammend; angeblich der eingedickte Saft von **Calotropis gigantea** oder **C. procera**.

Golambutter, der Saft des Butterbaums, eine Art der Pflanzengattung **Bassia**, welcher höchst wohlschmeckend, gesund und lange haltbar ist.

Goldblume (**Chrysanthemum**), Gattung der Familie Vereinblüthler, mit dachziegeliger Hülldecke; einlippiger Blumenkrone; Schließfrüchten. Arten: Kronenförmige G. (**Ch. coronarium**), mit krautigem, kahlem, bis 3 Fuß hohem, ästigem Stengel; umfassenden, doppeltfiedertheiligen, gesägten Blättern; gestielten, einzelnen Blüthenköpfen; weißlichen oder gelblichen Blumenblättern. Ist in Südeuropa und Nordafrika zu Hause, wird bei uns in Gärten nicht selten, zuweilen gefüllt oder halbgefüllt, als Zierpflanze getroffen. Wird die Blume in Wein gesotten und davon einige Tage getrunken, so ist dieß gut gegen Gelbsucht; ebenso wenn man den Samen zerstoßt und mit Wein nimmt. Zuvor soll man aber schwitzen. — Blumen und Blätter zerstoßen und mit warmem Wachs zu einem Pflaster gemacht zertheilt Beulen und Geschwülste. Die kleine Schmalzblume ist am besten hiezu.

Golddistel (**Scolymus**), Gattung der Familie Vereinblüthler, mit dachziegeliger Hülldecke; röhriger, behaarter Blumenkrone; Schließfrucht. Arten: Gefleckte G. (**S. maculatus**), mit bis 4 Fuß hohem, kahlem, ästigem, geflügeltem Stengel; buchtigen, dornigen, fiederspaltigen, glänzenden, weißgefleckten, herablaufenden Blättern; endständigen, gelben, von dornigen Blättern umgebenen Blüthenknöpfen. Wächst durch Südeuropa an Ackerrändern und ähnlichen Orten. Die jungen Triebe sind eßbar. — Spanische G. (**S. hispanicus**), mit ästigem, bis 4 Fuß hohem, weichbehaartem, geflügeltem Stengel; herablaufenden, fast kahlen Blättern; blattwinkelständigen Blüthenköpfen. Blüht im Juli — Sept. an den Ufern des mittelländischen Meeres, ist zweijährig. Die jungen Pflanzen werden wie Spargeln gegessen, mit den Blüthen zuweilen der Safran verfälscht.

Golderwurzel, s. v. a. Ipecacuanha.

Goldgras, s. v. a. **Antoxanthium odoratum**.

Goldhaar Benennung für Widerthon auch für Wettermoos; ferner

Goldhaar (**Chrysocoma**), Gattung der Familie Vereinblüthler, mit vielblüthiger, dachziegeliger Hülldecke; geschnäbelten Schließfrüchten. Art: Feinblättriges G. (**Ch. Lynosyris**), mit ½ — 1½ Fuß hohem, kahlem, aufrechtem Stengel; gleich breiten, kahlen Blättern; goldgelben Blüthen. Blüht im Juli bis Sept. an sonnigen Stellen in Südeuropa; ist ausdauernd.

Goldkirsche, s. v. a. gelbe Herzkirsche.

Goldkraut, s. v. a. **Lysimachia mimmularia et Senecio vulgaris**.

Goldlack, s. v. a. gelbe Viole.

Goldlilie, s. v. a. Feuerlilie.

Goldmalve, s. u. Althäa.

Goldregen, im Elsaß s. v. a. gemeiner Bohnenbaum.

Goldröslein, s. v. a. **Helianthemum vulgare**.

Goldruthe (**Solidago**), Gattung der Familie Vereinblüthler, mit vielblättriger, oft länglicher, dachziegeliger Hülldecke; einlippiger, röhrenförmiger Blumenkrone; stielrundlicher Schließfrucht. Arten: Gemeine G. (**S. virga-aurea**), mit blos einige Zoll oder auch bis 3 Fuß hohem, aufrechtem Stengel; eirunden, degenspitzigen Blättern, aufrechten, gelben Blüthenknöpfen; aus Blüthentrauben bestehendem Blüthenstrauße. Mit vielen Unterarten. Die scharfschmeckende, speichelerregende Wurzel und das Kraut werden als harntreibend bei Steinbeschwerden, auch innerlich und äußerlich bei Wunden angewendet. Aus der in Nordamerika einheimischen wohlriechenden G. (S. odora), wird ein flüssiges Oel und eine stimulirende Tinctur gewonnen; dieselbe wird auch als Thee benützt.

Goldstrauch, eine wirksame Art der Brechstrauchgewächse.

Goldveilchen, s. v. a. Chrysosplenium alternifolium.

Goldweide, s. v. a. Salix vitellina.

Goldwurz, s. v. a. Taglilie.

Gomartgummi, kommt nur selten nach Europa, und rührt von der harzreichen Bursere her.

Tombakaffee, s. v. a. Hibiscus esculentus.

Tommartharz, s. v. a. Chibouharz.

Tommer, s. v a. Polnischer Weizen.

Gondelbohnen, die bitter und herb schmeckenden Samen von Heritiera littoralis, werden in Ostindien gegen Diarrhöen und Dysenterien angewendet, wie auch als Zuthat an einige Speisen benützt; die übrigen Theile dieses Baumes wirken ebenfalls adstringirend.

Gonsac, gute Sorte weißen oberländischen Bordeauxweins.

Goodenie (Goodenia), Gattung der Familie Glockengewächse, mit 5theiligem Kelchsaume; unregelmäßiger, 2- oder 1lippiger Blumenkrone; zerreißender, 2fächeriger Kapsel. Art: Einblättrige G. (G. ovata), halbstrauchig-aufrecht, kahl, mit eirunden, gezähnt-gesägten Blättern; blattwinkelständigen, gabeligen Blüthenstielen, lappiger, gelber Blumenkrone. Ist in Australien einheimisch.

Gorsperich, s. v. a. Gauchhaber.

Gottesgnad, hin und wieder werden einzelne Arten des Storchenschnabels so benannt.

Gottheil, s. v. a. Prunella.

Gouron, s. Stinkbaum.

Gouron-Nuß, s. Parkie, afrikanische.

Gräfenberger, von Gräfenberg, einem Weinberg, der sonst dem Kloster Eibach gehörte; ein trefflicher Rheinwein, der zwischen dem Hochheimer und Steinsberger, mitten inne steht.

Gräser, 49. Pflanzenfamilie, mit knotigem Halm, flachen oder ringelförmigen, umfassenden Blättern, kriechenden Wurzeln, weiße Aehren oder Rispen. Diese Familie ist für uns höchst wichtig, denn zu ihr gehören unsere Getreidearten, Wiesengräser 2c.

Graminis radix, s. v. a. Queckenwurzel.

Granatbaum, (Punica), Gattung der Familie Weiderichgewächse, mit lederigem Kelche; 5—7 Blumenblättern; mehrfächerigen, vieleiigen Früchteknoten; gekrönter Beere. Arten: Aechter G. (P. Granatum), baumartig, bis 20 Fuß hoch werdend, mit vielen Aesten; kurz gestielten, gegenständigen, länglich-lanzettigen, kahlen, glänzenden, ganzrandigen, abfallenden Blättern; endständigen, kurzgestielten Blüthen; glänzendem, scharlachrothem Kelche; 5—8 wie zerknitterten, scharlachrothen, zuweilen blaßgelben oder auch gesprengelten oder wieder kelchgelben Blumenblättern; kugeliger, gekrönter, sammtlederiger, rother, bei einer Abart weiß-grüner Beere. Ursprünglich im nördlichen Afrika einheimisch, jetzt aber in Südeuropa, dem Oriente und Ostindien eben so häufig, wird der G. bei uns in Gewächshäusern und Gärten, meistens mit gefüllten Blüthen, nicht selten gezogen und blüht vom Juli bis September. Die Vermehrung geschieht bei uns durch Ableger oder Stecklinge, welche in gute Mistbeeterde gebracht werden. Ueberwintert wird der G. an frostfreien Orten, auch in Kellern. Die Wurzelrinde, nach Einigen auch die Rinde des Stammes und der Aeste, ist ein schätzenswerthes Mittel gegen den Bandwurm; diejenige des Sauerdorns und des Buchsbaumes soll in dieser Beziehung Aehnlichkeit mit ihr haben, was aber sehr zu bezweifeln ist. Die saftige, süße oder angenehm-säuerliche Samenhülle wird in wärmeren Gegenden als Obst von Kranken, auch als kühlendes und durststillendes Mittel genossen. Von einigen in Südamerika, Ostund Westindien einheimischen Arten werden dort die Beeren oder die Blätter zur Speise und als Heilmittel gebraucht, in Europa kommen sie aber nicht vor. — Die **Granatäpfel** wirken adstringirend und werden von schwachen Mägen nicht ertragen.

Granatbirn, s. v. a. Blutbirn.

Grangea (Grangea), Gattung der Familie Vereinblüthler, mit zweireihiger Hülldecke, fädig-röhriger Blumenkrone, halbkugeligem Hauptfruchtboden; gekrönter Schließfrucht. Arten: Indische G. (G. maderaspatana), mit kurzem, niederliegendem, ästigem, weichhaarigem Stengel; fiederspaltigen, wechselständigen, halbumfassenden Blättern; gelben, einzelnen Blüthenköpfen; blüht in Ostindien, ihrer Heimath, beinahe immer, ist einjährig, von gewürzhaftem Geruch und Geschmack und wird in ihrer Heimath zu auflösenden, krampfstillenden, auch magenstärkenden Mitteln, sowie gegen Wassersucht angewendet.

Grannenweizen, s. Weizen.

Gras, das gewöhnliche, wirkt purgirend, wie wir bei den Hunden sehen. Die verschiedenen Grassamen mit Wein gesotten, wirken bei Unterleibsleiden kräftig und stärken den Kranken, treiben den Harn ab und reinigen die Verdauungsorgane.

Grasblumen, s. v. a. Nägeleinblumen.

Grashirse, s. Süßgras.

Grasnelke, (Armeria), Gattung der Familie Bleiwurzgewächse, mit dachziegeligen Hüllblättern am Blüthenkopfe; röhrigem, 5zähnigem Kelche; 5blätteriger Blume; Schließfrucht. Arten: Gemeine G. (A. vulgaris), mit brauner, mehrköpfiger Wurzel; wurzelständigen, gleichbreit verlängerten, kurzgewimperten Blättern; fußhohem, kahlem Schafte; rosenroth-, zuweilen weiß-blüthigen, gestielten Blüthenköpfen. Blüht den ganzen Sommer über an trockenen, sonnigen, nicht angebauten Stellen, in ganz Europa, ist ausdauernd; die zusammenziehend wirkenden Blätter und die noch stärker wirkende Wurzel wird zuweilen bei Durchfall, zu starker Menstruation, äußerlich als Gurgelwasser, bei Verschleimung der Mundhöhle angewendet. Meerstrands-G. (A. maritima), der vorigen ähnlich, mit niederem, flaumhaarigen Schafte; viel kürzerer Blüthezeit, kommt wild an den Küsten von ganz Europa, angebaut als Zierpflanze in den Gärten bei uns vor. Ihre Wirkung ist wie die der vorigen Art.

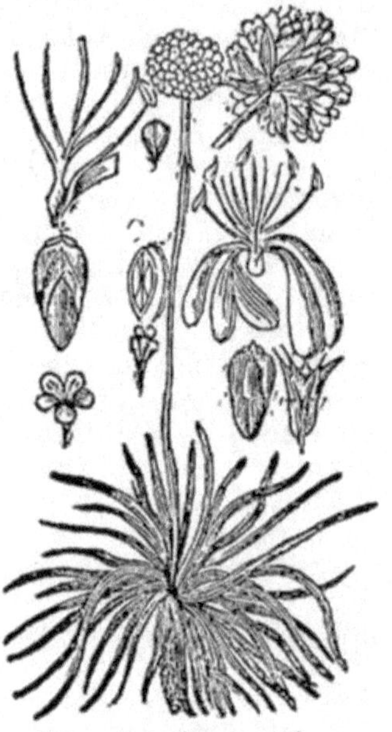

Gemeine Grasnelke.

Gravesweine, bei Bordeaux bis 3 Stunden südlich auf einem kiesigen Boden wachsende Weine. Der beste ist der von Haut-Brion. In Deutschland ist Graves-W. oft überhaupt Bezeichnung für Bordeaux-Weine.

Graswurzel, s. Queckengras.

Green, gewöhnlicher Meerrettig.

Gregoriusholz, s. Pflaumenbaum.

Grenadillholz, schönes, hartes, schwarzes und rothgeadertes Holz, zu Tischlerarbeiten brauchbar; kommt von Madagaskar, Mauritius und St. Helena.

Grensing, s. v. a. Schafgarbe.

Gretchen im Busch, Gretchen in der Staude, s. v. a. Nigella damascena und N. sativa.

Griechisches Pech, s. v. a. Colophonium.

Griechische Weine, die Malvasiersorten von den Inseln des Archipelagus; so auch die süßen Liqueurweine von dort und aus dem Neapolitanischen.

Griesholz, (Lignum nephriticum), blaues Sandelholz, sonst officinell, kommt aus Mejico und Nordamerika; Mutterpflanze unbekannt.

Grieswurzel (Cissampelos), Gattung der Familie Lorbeergewächse; zweihäusig, bei den männlichen Blüthen mit 4blättrigem Kelche; glockenförmiger, 4spaltiger Blumenkrone; bei den weiblichen mit einblättrigem Kelche; einblättriger Blumenkrone; einsamiger, steinfruchtartiger Beere. Arten: Gebräuchlicher G. (C. Pareira), mit sehr starker, holziger Wurzel; langem, schlingendem, halbstrauchartigem, nach oben weichhaarigem Oberstocke; gestielten, nierenförmig-runden, unten graulich-gelben und weichbehaarten Blättern; kleinen, blattwinkelständigen, sparrig-trugdoldigen männlichen, und blattwinkelständigen, kleinen, traubigen, weiblichen Blüthen; feingekörnter, stark erbsengroßer, scharlachrother, weißlich-behaarter Beere. Blüht im Mittel-Amerika im Juli — August. Unter dem Namen Grieswurzel oder Pareirawurzel wird der Unterstock zu uns gebracht und gegen Harnbeschwerden, Gries, Nierenstein und Wassersuchten, wiewohl nicht mehr häufig, angewendet. Er ist geruchlos, schmeckt erst süßlich, dann unangenehm bitter; im Handel wird die Grieswurzel mit andern derselben Gattung vermischt, getroffen. Caapeba-G. (C. **Caapeba**), blüht im Juli — August in Westindien, und kam wie die vorige Art, von der sie sich überhaupt nur unbedeutend unterscheidet, gebraucht werden.

Grimpel, s. v. a. Elritze.

Grindholz, s. v. a. **Rhamnus frangula**.

Grindkraut, s. **Scabiose**.

Grindmagen, s. v. a, Klapperrosen.

Grindwurzel, s. Ampfer.

Grinitsch, s. v. a. gemeine Pfrieme.

Grinsing, s. v. a. Grensin'g oder Schafgarbe.

Grosselbeere, s. v. a. Stachelbeere.

Grubenflechte (**Sticta**), Gattung der Familie Schüsselflechten, auf blattartigem-vom Mitelpunkte ausgebreitetem Lager; schalenförmigem Keimlager. Arten: Lungen-G. (**St. pulmonacea**), mit schlaffem, lederigem, großem, grünem, lappig-zipfeligem Lager, rothbraunen, rissigen, randständigen Keimlagern; ist besonders häufig an alten Eichen und Buchen und als Thee (1 Händchen voll auf 1 Tasse) ein geschätztes Hausmittel gegen Lungenkrankheiten, daher ihr Name Lungenmoos.

Grundbirne, s. v. a. Kartoffel.

Grundeichel, s. v. a. Erdnuß.

Grundheil, s. Haarstrang. — Auch s. v. a. Ehrenpreis und Gauchheil.

Grünselbaum, s. v. a. **Ligustrum vulgare**.

Guaggoala, s. v. a. **Iciea**.

Guajakholz, s. Pockenholz.

Guajavenbaum (**Psidium**), Gattung der Familie Myrtengewächse, mit urnenförmigem Kelche; 4—5 Blumenblättern; gekrönter, mehrfächeriger, vielsamiger Beere. Arten: Birnförmiger G. (**Ps. pyriferum**), baumartig, bis 25 Fuß hoch; mit wenigen langen, in der Jugend 4kantigen Aesten; elliptischen, fingerslangen, kurzgestielten Blättern; kurzgestielten, blattwinkelständigen, 4- bis 5blättrigen, weißen Blüthen; an Größe und Gestalt einer mittelgroßen Birne gleichenden, gelblichen Beeren. Ursprünglich in einem Theile Südamerika's und in Westindien einheimisch, wird der G. jetzt in allen heißen Ländern getroffen, wo seine Früchte eine angenehme und der Gesundheit zuträgliche Speise, sowohl roh als unter verschiedener Zubereitung abgeben, wohl auch im unreifen Zustande, wie die Wurzel und Rinde, auf ähnliche Weise wie bei uns die Quitten zur Stärkung des Magens und Darmkanals verwendet werden. Gegen Hautkrankheiten werden Bäder mit den Blättern gebraucht. In gleicher Weise sind noch einige weiteren Arten dieser Gattung gebräuchlich, und in Ansehung ihrer Verbreitung ebenfalls dem birnförmigen G. gleich.

Guanuco-China, rührt von dem drüsentragenden Chinabaum her, und kommt in röhrenförmigen, 8—10 Zoll langen Stücken zu uns. Außen sehen sie schwarzgrau, aber durch zahlreiche Flechten ganz weißlich und von Furchen durchzogen. Der Geruch ist thonartig, der Geschmack stark bitter-zusammenziehend, weßhalb diese Sorte von den grauen Chinaarten den Vorzug verdient.

Guarana, s. u. Paullinie.

Guatterie, (**Guatteria**), Gattung der Familie Ranunkelgewächse, mit 3theiligem, abfälligem Kelche; 6 Blumenblättern; Haufenfrucht. Arten: Rothbraune G. (**G. rufa**), mit fingerlangen, zugespitzten, am Grunde herzförmigen, unten braunfilzigen Blättern; seitenständigen, kurzgestielten, purpurrothen, außen etwas filzigen Blumen; eirunden, gestielten Beeren. Alle Arten dieser Gattung sind unter verschiedenen Namen in allen heißen Gegenden verbreitet, werden hauptsächlich und beinahe überall gegen Wechselfieber, Magenleiden und Verschleimung, zum Theil auch als Gewürz, und der Bast zuweilen zur Fertigung von Stricken und Matten benützt. Von der Benützung der

Früchte als Gewürz, die hauptsächlich in Afrika stattfindet, hat eine Art den Namen Negerpfeffer erhalten.

Guggul, s. Icica.

Guilandine, s. v. a. Bennußbaum.

Guineaholz, dichtes Holz, zum Färben dienend.

Guineapfeffer, gewürzige Samen verschiedener Pflanzen, besonders von Unona concolor

Guineischer Kürbis, die Frucht des Kalebassenbaums.

Gujavabaum, s. v. a. Psidium.

Gul, Algul, Dornstaude in Arabien, auf deren Blätter sich das Manna findet.

Guldenklee, bei Zürich und an andern Orten s. v. a. purpurblüthige Spargelerbse.

Gummi (Gummi), aus der Oberfläche mancher Pflanze schwitzende und dort zu Klumppen gerinnende Substanz, welche fest, glänzend, von glattem Bruch, in Wasser löslich, in Weingeist unlöslich ist; stellt sich im arabischen Gummi am reinsten dar. Es enthält 98 Prozent Gummistoff, und schwitzt im farblosen, weißlichen oder schwachgelben, halbdurchsichtigen, rundlichen, auf dem Bruche glänzenden, geruch- und geschmacklosen Stücken aus der Rinde mehrerer Akazien der wärmeren Zone. Das am wenigsten gefärbte, in weißen oder blaßgelben, kleinen und gewundenen Stücken ist das beste. Man unterscheidet das ächte, das Bassora, das Gedda und das Sennegalgummi. Es wird als ein schleimiges, nährendes, einhüllendes, erschlaffendes Mittel gegen Durchfälle, Ruhren, Krankheiten der Brust und Harnwerkzeuge, meist in Verbindung mit andern Mitteln, äußerlich in Klystieren, ferner gegen Excoriationen, Entzündungen der Augen und des Halses gebraucht, und dient, im Wasser unauflösliche Körper in demselben zertheilbar zu machen. Die Araber essen G. mit Milch sehr häufig, während Künstler und Handwerker es zu vielerlei technischen Zwecken benützen. — In Pulver aufgestreut, wirkt Gummi sehr blutstillend.

Gummi æsa dulcis, s. Benzoin.

Gummi æsa fötidæ, s. Stinkasand.

Gummibaum, 1. Acacia vera, A. senegal und die andern das arabische Gummi liefernde Bäume; 2. Bussera gummifera, der das Chibougummi liefernde Baum; 3. Croton lacciferum.

Gummi cerasorum, Kirschgummi.

Gummi elasticum, Kautschuck.

Gummi galda, s. Takamahak.

Gummi gambiense. s. Kino.

Gummigutt, Gummiguttbaum. Es gibt in Ost- und Westindien mehrere Bäume, von welchen man das Gummigutt, ein gelbglänzendes, geruchloses,' aber widrig und bitter schmeckendes, harziges Wesen erhält, das in Kuchen, Rollen oder glatten Stücken zu uns gebracht, und von Malern zur gelben Farbe, auch in der Medicin zum Purgiren gebraucht wird. Es gibt drei Hauptsorten von Gummi guttae, nämlich 1. zeyloner G.; 2. ächtes G.; 3. amerikanisches G.

Gummi hederae, s. v. a. als Epheuharz.

Gummi juniperi, s. Sanderach.

Gummilack, Gummilackbaum (Lacca.) Gummilack ist eine harzige Substanz, welche von der Gummischildlaus zur Bildung ihres Verwandlungsgehäuses ausgeschwitzt wird und an den Zweigen des Gummilackbaums (Croton lacciferum), sowie an einigen Feigenbäumen hängen bleibt. Im Handel kommen vor: Stocklack, welcher sich noch an den Reisern befindet; Körnerlack, welcher schon davon abgelöst ist; Klumpen- oder Plattlack, Lack in Knollen, welcher durch Schmelzen der vorigen Sorte am Feuer bereitet und in Kuchen geformt wird; Schell- oder Tafellack, welchen man erhält, wenn man der ersten Sorte ihre Farbtheile durch das Auskochen entzieht, durch Schmelzen über Kohlenfeuer, durch Pressen durch leinene Beutel reinigt und durch Pressen zwischen Marmorplatten in dunkelbraune, halbdurchsichtige, dünne Tafeln formt. Ist in Alkohol löslich, und dient deshalb zur Bereitung von Lackfirnissen, namentlich auch zu Siegellack 2c.

Gummi mastigis, s. Mastix.

Gummi Olibani, ächter Weihrauch.

Gummi sanguinis draconis, Drachenblut.
Gummi serapinum, Sagapengummi.

Gummitraganth (Gummi traganthae), aus mehreren Arten von Astragalus ausschwitzende, geruch- und geschmacklose, arzneiisch und technisch gebrauchte Gummisorte.

Gun, in einigen Gegenden Deutschlands s. v. a. gemeine Quitte.

Gundelkraut, s. v. a. Thymus zygis.

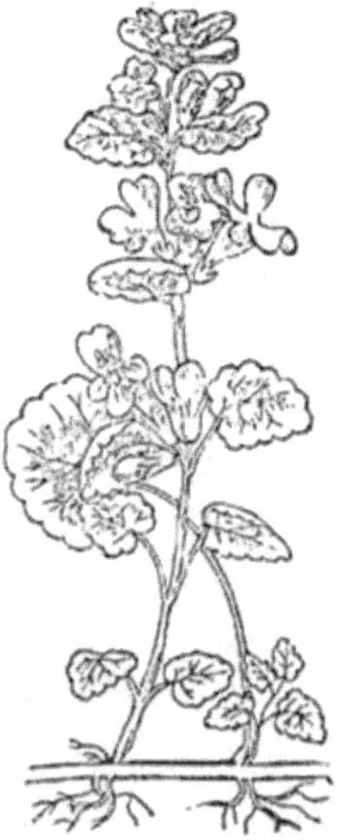

Gundelrebe, (Glechoma), Gattung der Familie Lippenblümler, mit röhrigem, 5zähnigem Kelche; 2lappiger Blumenkrone; ovalen Schließfrüchten. Arten: Epheuartige G. (G. hederaceum), ein- oder zweihäusig, mit aus Wurzelausläufern entspringenden, ungefähr fußhohen Stengeln; gegenständigen, langgestielten, gekerbten, dunkelgrünen, unten röthlichen Blättern; einseitswandigen, gestielten, 3blüthigen Trugdöldchen; hellvioletter Blume. Blüht im April — Mai an feuchten Orten in Wäldern, an Hecken u. s. w. durch beinahe ganz Europa, ist ausdauernd. Ihr Geruch ist stark aber nicht unangenehm, ihr Geschmack bitterlich-scharf. Als Thee eine handvoll des getrockneten Krautes auf 5—6 Tassen kochendes Wasser genommen, wirkt die G. sehr wohlthätig auf leidende Brustorgane, und wird auch häufig so benützt, ebenso zu Kräutersuppen, von denen sie einen Hauptbestandtheil bildet. Ein sehr wohlschmeckender Maitränk kann aus Gundelrebenblättern, Melissenzweigen, schwarzen Johannisbeerblättern und Waldmeister bereitet werden, wenn diese Bestandtheile mit wohl versüßtem alten Weine übergossen und mit demselben zehn Minuten in einem wohlverschlossenen Gefässe gelassen werden. Die G. ist bei Nierensteinen und Podagra ein vorzügliches Badkraut. — Bringt man den Saft der G. in die Ohren, so bringt er das verlorene Gehör wieder und stillt das Zahnweh. Wird Gundelrebenwasser getrunken, so öffnet es Leber und Milz, befördert den Harnabgang ꝛc.; fließende Augen damit gewaschen, macht dieselben wieder trocken.

Gundermann, s. v. a. Gundelrebe.

Gunnere (Gunnera), Gattung der Familie Nesselgewächse; zwittrig, mit 4theiligem Saume; einsamiger Schließfrucht. Art: Scharfe G. (G. scabra), mit starker Wurzel; herzförmigen, beinahe 1 Fuß langen, 5lappigen Blättern auf purpurrothen, weichstacheligen Stielen; weichstacheligen, kurzen Schäften; zolllangen Aehren; kleinen, röthlichgelben Früchten. Blüht den Sommer über in Südamerika, ist ausdauernd. Der in ansehnlicher Menge vorhandene, an der Luft sich schwarzfärbende Saft dieser Pflanze wird als kühlendes Getränke; die Blattstiele als Gemüse, die Wurzel aber zum Gerben und Schwarzfärben verwendet.

Gurke (Cucumis), Gattung der Familie Kürbisgewächse; einhäusig, mit röhrigglockigem, 5zähnigem Kelche; 5theilige Blumenkrone, dickschaliger, nicht aufspringender Beere; verkehrt-eiförmigen, zusammengedrückten, scharfkantigen Samen. Arten: Gemeine Gurke (C. sativus), mit kletterndem, steifhaarigem Stengel; langgestielten, herzförmigen, 5eckigen Blättern; kurzgestielten, blattwinkelständigen Blüthen, die männlichen zu 3—5 gehäuft, die weiblichen einzeln, längliche; warzige Früchte. Blüht im Juli — Aug., die Früchte reifen im Aug. — Sept. Ihre Heimath ist Ostindien; sie kam gegen das Ende des 16. Jahrhunderts nach Europa, wo sie jetzt weiter verbreitet und häufig in Mistbeeten, Gärtenländern und auf freiem Felde angebaut wird. Zum guten Gedeihen der Gurken gehört vor allem gutes, fettes, lockeres Land, Feuchtigkeit und Wärme. Pferdedünger anzuwenden ist zweckmäßiger, als jeder andere Dünger. Die Anpflanzung geschieht auf verschiedene Weise, je nachdem man früher oder später Früchte haben will, oder die Oertlichkeiten günstig sind oder nicht. Die früheste Aussaat kann im März in Mistbeete oder Töpfe geschehen, welche mit Gerberlohe oder Sägespänen und 3 fingerbreit hoch mit guter Erde (in welche die Samen ½ Zoll tief gesteckt werden), gefüllt sind. Werden solche Töpfe in warme Zimmer oder gar auf einen Ofen gestellt, so wird das frühzeitige Keimen der jungen Pflänzchen noch mehr befördert, welche, nachdem sie das dritte Blatt getrieben haben, ausgehoben und an einen frostfreien Ort verpflanzt werden können. Die unmittelbare Aussaat der Samen in die zum Anbaue bestimmten Länder kann wegen der Nachtfröste nicht wohl vor Ende Aprils oder Anfangs Mai geschehen und es ist da noch durch Aufstreuen einer starken Schichte Pferdedünger Schutz zu geben. Was die Art des Aussteckens betrifft, so kann dieselbe auf dreierlei Arten vorgenommen werden, entweder in Furchen, jeden Kern einzeln und 5—6 Zoll entfernt von einander, oder in Grübchen zu 10—15 Kerne, ungefähr 3 Fuß von einander oder in kreisförmige, einander einschließende Ringe, so daß in die Mitte ein Grübchen mit mehreren Kernen gemacht wird, und, dieses umgebend, mehrere Ringe folgen, die am besten nicht auf einmal, sondern in Zwischenräumen von 5—8 Tagen besäet werden, um bei etwaigem Erfrieren der erst keimenden Pflänzchen doch die später Gesäeten zu retten. Im Mistbeete können, in Töpfen am Ofen den Winter hindurch getriebene Gurkenpflänzchen schon im Februar versetzt werden, wenn dieselben gehörig angelegt sind. Die Samen werden von gut ausgewachsenen, ganz reifen Gurken, welchen man einige Wochen Zeit zur Nachreife gegeben hat, genommen, sorgfältig abgewaschen und trocken aufbewahrt, sie bleiben so mehrere Jahre keimfähig, man will sogar 2- oder 3jährigem Samen den Vorzug vor vorjährigem geben. Die bekanntesten Spielarten, die jedoch gewöhnlich nicht so scharf von einander unterschieden sind, und durch Boden, und größeren oder geringeren, auf ihren Anbau verwendeten Fleiß, einfache Abänderungen erleiden, sind die Traubengurke, mit sehr kleinen aber frühen Früchten; kann sogar im Zimmer in großen Töpfen gezogen werden; die kleine und die große weiße G., welche fast nur in Mistbeeten gezogen werden können; die kleine und die große grüne G., welche am häufigsten vorkommen, und deren erste namentlich zum Einmachen mit Essig benützt wird, und die Schlangen-G., mit großen, spätreifenden Früchten. Außer dem bekannten Gebrauche der G. als Salat, zum Einmachen und gekocht, soll auch ihr Saft bei Lungenkrankheiten erkleckliche Dienste leisten. — Wird der Samen gesotten, und die Haut damit gewaschen so reinigt er dieselbe sehr und nimmt die Hitze. Auch bei Hitze im Magen ist dieser Trank gut. — Der Genuß der G. selbst sagt Leuten mit schwachem Magen nicht zu und erfordert eine starke Verdauungskraft. Der Same wird in verschiedenen Formen auch gegen Lenden- und Blasenkrankheiten gegeben. Melonen-G. (C. Melo), mit steifhaarigem, klimmendem Stengel; herzförmigen, 5eckigen, gezähnten Blättern; in den Blattwinkeln gehäuften, kleinen Blüthen; kugeligen oder ovalen, glatten oder knotigen, netzigen oder rippigen Früchten. Die Heimath der Melone ist Asien, doch wird sie eben so häufig oder fast noch mehr in Südeuropa angebaut; sie blüht im Juli — Aug. Die Früchte reifen im Aug. — Sept. In Mittel-Europa ist die Melone kaum anders als in Mistbeeten oder im Gewächshause fortzubringen; in Nachstehendem geben wir in Kürze ein erprobtes Verfahren hiezu an: Die jungen, in einem mit Erde (aus 2 Theilen guter Gartenerde, 1 Theil Schafmist und 1 Theil Flußsand bestehend), gefüllten Mistbeete gezogenen Pflänzchen werden, wenn das 3te Blatt gewachsen ist, mit Sorgfalt, nebst der nächstliegenden Erde, ausgehoben und in ein anderes warmes Mistbeet in größere Entfernung verpflanzt, wenn die Ranken spannenlang sind, das Herz abgekneipt, um Nebenranken zu erhalten. Es dürfen jedoch am 1. Stock nur höchstens 7—8 Ranken bleiben, welche in gehöriger Entfernung von einander gehalten werden müssen, um einander nicht Licht und Luft zu entziehen. Es sind demnach alle überflüssigen Ranken ganz, und auch diejenigen, an welchen eine Frucht angesetzt hat, spannenlang über dieser abzukneipen. Mäßiges Begießen und Schutz vor großer Hitze und vor Frost, ist ja nicht außer Acht zu lassen. Wer die in Mistbeeten etwas schwierige Befruchtung der weiblichen Blüthen künstlich befördern will, der schneide eine männliche Blüthe ab, deren Samengefässe geöffnet sind, entferne sanft die Blumenblätter und streiche die männlichen Staubfäden leicht über die Staubgefässe, bis der Samenstaub sich dort angehängt hat. In sehr sonnigen und geschützten Lagen und in guten Jahrgängen sind auch schon im südlichen Deutschland Melonen im Freien erzielt worden, es ist aber dazu eine ausgezeichnet gute Erde und darunter eine starke Schichte Pferdemist, Gerberlohe oder Laub erforderlich, und ein Erfolg zweifelhaft. Samen von im freien gezogenen Melonen und anfänglich Schutz durch Glasglocken ist förderlich. Unterarten sind: die glatte Melone, die Netzmelone und die Rippenmelone (Cantalupe), deren jede eine beträchtliche Anzahl Spielarten aufzuweisen hat, und von denen namentlich die dritte häufig angepflanzt ist und nebst ihren Spielarten sich durch Wohlschmack, Feinheit und Saftigkeit ihrer Früchte auszeichnet.

Gurkenkraut, bei Weimar s. v. a. Borretsch.

Guter Heinrich, s. v. a. Atriplex canina.

Guttabaum, s. v. a. Garcinia et Xanthochymus.

Gutta gambia, s. v. a. Gummi=Guttä.

Gy l'Eveque, ein geringer Burgunderwein.

Gynandro psis (Gynandropsis), Gattung der Familie Kapperngewächse, mit 4 Kelchblättern, 4 Blumenblättern, schotenförmiger Kapsel. Art: Fünfblättrige G. (G. pentaphylla), mit aufrechtem, krautigem, ästigem, flaumigem, bis 2 Fuß hohem Stengel; gestielten, 3= oder 5fingerigen Blättern; langgestielten, weißen oder blaß=fleischrothen Blumen. Ihre Heimath ist Ostindien und Mittelafrika, wo sie im Juni — Aug. blüht. Sie riecht unangenehm, ist sehr scharf und bewirkt auf der Haut Entzündung und Blasen, weshalb sie wie Senf gebraucht wird. Die Blätter werden gekocht und als Gemüse verspeist. In beiden Indien und Südamerika kommen noch mehrere Arten der G. vor, sie werden meistens auch für wurmwidrig gehalten und in dieser Beziehung, sowie auch gegen andere Uebel angewendet. Keine Art wird aber in Europa oder in unsern Gegenden gebaut oder gebraucht, weshalb wir deren Aufzählung, zumal da sie im Allgemeinen der beschriebenen Art ähnlich sind, unterlassen.

Gyenbaum, s. v. a. Eibenbaum.

Gypskraut (Gypsophilla), mit glockigem, 5zähnigem Kelche; 5 Blumenblättern; fächeriger, aufspringender Kapsel. Arten: Doldentraubiges G. (G. fastigiata), mit spindeliger, langer und zäher, weißlicher Wurzel; holzigen, hingestreckten, ästigen Stämmchen; vielen, meist dichtbeblätterten Stengeln; linealischen, etwas fleischigen, kahlen Blättern; vielblüthigen Doldentrauben; kleinen, weißen oder rosenrothen Blüthen; farbigem Kelche. Blüht in Mittel= und Süd=Europa im Juni — Aug. an steinigten Orten, ist ausdauernd. Die Wurzel kann beim Waschen einigermaßen die Seife ersetzen. In Südamerika ist noch eine weitere Art einheimisch, die wie vorige zum Waschen benützt werden kann, die aber insbesondere als Arzneipflanze Werth hat und deren Wurzel als spanische, levantische oder ägyptische Seifenwurzel in den Handel kommt. Sie ist getrocknet grau oder hellbraun, runzlicht, riecht schwach gewürzhaft; schmeckt süßmehlig und wird hauptsächlich bei Stockungen der Unterleibsorgane, Lebergeschwulst, Schleimschwindsucht angewendet.

H.

Haagein, s. v. a. Eibenbaum.

Haar, in Steiermark s. v. a. gewöhnlicher Flachs.

Haarbeeren, s. v. a. Brombeeren und Himbeeren.

Haarblume (Trichosanthes), Gattung der Familie Kürbisgewächse, einhäusig, mit 5theiligem Kelche; 5theiliger Blumenkrone; 3—9fächeriger Beere. Arten: Schlangenfrüchtige H. (T. anguina), mit 5kantigem, kurzhaarigem, klimmendem Stengel; langgestielten, nierenförmigen, gezähnten, flaumhaarigen, gelappten Blättern; doldentraubig stehenden, männlichen, — einzeln stehenden, weiblichen Blüthen; weißen Blumenblättern; walzigen, geschnabelten, hochrothen, bis 3 Fuß langen Samen; blüht im südlichen Asien im Mai bis Aug., ist einjährig, riecht stark und unangenehm, schmeckt bitter. Nachdem die unreifen Früchte gekocht und das bittere Wasser abgegossen worden ist, sind sie eßbar; gereift wirken sie stark abführend und sollen zum Abtreiben des Bandwurms dienlich sein. Die spitzfrüchtige H., in Ostindien zu Hause, wird als auflösendes Mittel auch gegen Koliken und Würmer angewendet.

Haardolde (Ptychotis), Gattung der Familie Doldengewächse, mit 5zähnigem Kelche; verkehrt=eirunden Blumenblättern; Spaltfrucht. Art: Koptische H. (Pt. coptica), mit aufrechtem, bis 2 Fuß hohem, ästigem Stengel; gestielten, 3fach gefiederten Blättern (die oberen auf Scheiden sitzend;) weißen Blüthen; graubrauner Spaltfrucht. Ist auf der Insel Candia und in Aegypten einheimisch, blüht im Juli — Aug., ist einjährig. Die Samen wurden früher unter den Namen Ammeisamen häufig zur Belebung der Verdauungsorgane, zur Beförderung der Wehen und der Milchabsonderung bei Frauen benützt, jetzt kommen sie wohl nur noch als Bestandtheil des Wurmsamens vor. Die indische G. (P. Ajowan), der vorigen sehr ähnlich, wird in ihrer Heimath Ostindien von den Eingeborenen und den ansäßigen Europäern als Gewürz und als Heilmittel in den oben bei dem Koptischen H. angegebenen Fällen gebraucht, kam früher auch nach Europa. Eine weitere Art: die Nivius-Sicheldolde, kommt auch in unserm Klima an Wegen und andern Orten vor, und wirkt reizend, eröffnend und harntreibend.

Haardtwein, Pfälzer Wein, nach dem Dorfe Haardt, bei Speier so benannt.

Haarflechte, eine Flechtenart ohne große Bedeutung.

Haargras (Elymus), Gattung der Familie Gräser, mit 2—4blüthigen Aehrchen, die zu 3 auf der Aehrenspindel sitzen. Art: Sand-H. (E. arenaria), mit weit umher kriechender Wurzel; zusammengerollten Blättern; grau-grünem, steifem, bis 3 Fuß hohem Halme. Ist ausdauernd, blüht im Juli und August an sandigen Stellen und eignet sich durch seine langen Wurzeln sehr gut zum Befestigen von Ufern, Dämmen u. s. w.

Haarholz, der Traubenkirschenbaum.

Haarschar, s. v. a. Sevenbaum.

Haarstrang (Peucedanum), Gattung der Familie Doldengewächse, mit 5zähnigem Kelche, verkehrt-eirunden Blumenblättern; Theilfrüchten. Arten: Gebräuchlicher H. (P. officinale), mit starker, rübenartiger Wurzel; bis mannshohem, nackigem Stengel; 5mal 3fingerigen Blättern; gleichbreiten Blättchen; großen Dolden; blaßgelben Blüthen, oval-länglicher Spaltfrucht. Blüht im Juli — Aug. in Mittel- und Südeuropa auf Wiesen, ist ausdauernd. Die widerlich-riechende Wurzel diente ehedem bei Verschleimungen der Brust- und Unterleibsorgane; der im Frühlinge durch Aufritzen der Wurzel erhaltene Saft als nachhaltiges Reizmittel, das mehr auf die Schleimhäute als die Nerven wirkt. Starrer H. (P. Cervaria), ebenfalls mit starker Wurzel, bis 4 Fuß hohem, meist astlosem Stengel; 3fach oder doppelt gefiederten Blättern; lederigen, gesägten Blättchen; auf Scheiden sitzenden, oberen Stengelblättern; weißen Blüthen; linsenförmigen Früchten. Blüht im Juli — Aug. in Mittel-Europa an Hügeln und Bergen, auf Wiesen, ist ausdauernd. Die Wurzel ist unter dem Namen Hirschwurz ein Hausmittel gegen Wechselfieber. Berg-H. (P. oreoselinum), mit etwas kleinerer Wurzel, bis 3 Fuß hohem Stengel; gestielten 3- und 2fach gefiederten Blättern; eirunden, gezähnten Blättchen; großen Dolden, weißen, zuweilen röthlichen Blüthen; verkehrt-eirunder Spaltfrucht. Blüht im Juli bis Aug. in Mitteleuropa bis Asien, auf Wiesen, in Wäldern, ist ausdauernd. Die außen gelbliche, innen weiße, milchende Wurzel ist unter dem Namen Grundheil ein bekanntes Volksheilmittel, das zugleich stärkt, die Absonderung und die Ausdünstung befördert. Wird die Wurzel in Wein gesotten, so reinigt dieser Trank die Brust, zieht den zähen kalten Schleim aus derselben, nimmt alte Husten, befördert und erleichtert Geburten, sowie Blutflüsse, wirkt gut auf den Harnabgang und leistet daher auch bei Wassersuchten gute Dienste. Bild: Fig. 1 Blüthe; Fig. 2 Blatt- und Blüthenstengel.

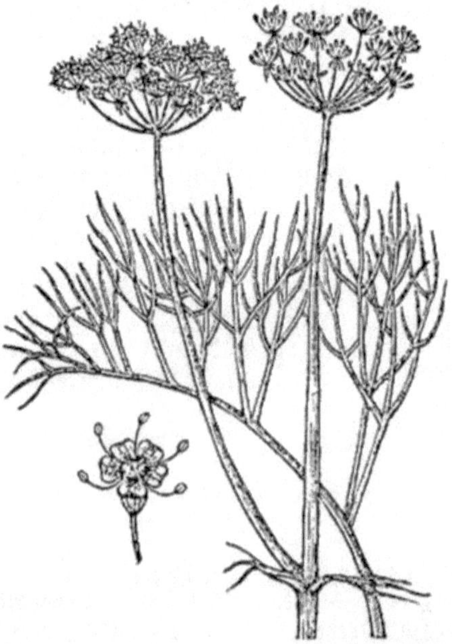

Haarweide, s. v. a. Korbweide.

Haarwurz, s. v. a. Seeblumen.

Haber, s. Hafer.

Haberdistel, s. v. a. Cirsium.

Habichtskraut (Hieracium), Gattung der Familie Vereinblüthler, mit dachziegelartiger, eirundlicher Hülldecke; Hauptfruchtboden ohne Deckblättchen; Schließfrüchten.

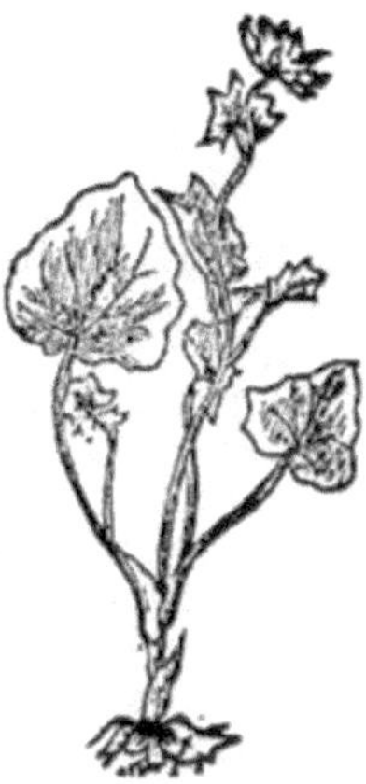

Arten: Mäuseohr-H. (H. Pilosella), mit nicht fußhohem, blattlosem, einblüthenköpfigem Schafte, zahlreichen, rauhbehaarten Wurzelsprossen; rauhhaarigen, unten graufilzigen, verkehrt-eirunden, ganzrandigen oder gezähnelten Blättern; schwefelgelben, theilweise rothgestreiften Blumen. Mehrere Unterarten sind bekannt, die sich jedoch kaum unterscheiden. Die Blätter und Blüthen schmecken bitter-zusammenziehend, und werden zwar nicht mehr wie früher gegen Blutflüsse und gegen Brustübel, aber doch von Thierärzten angewendet. Mauer-H. mit fußhohem, meist einblättrigem, oben doldentraubigen Stengel; rauhhaarigen, gezähnten, gestielten, herzförmig-eirunden Blättern. Blüht im Juni — Aug. in Wäldern u. s. w. durch Mitteleuropa; ist ausdauernd. Das beinahe geschmacklose nur wenig bittere Kraut gilt für wundheilend. Gronov's H (H. Gronovii), mit aufrechtem, nur unten beblättertem, doldentraubigem Stengel; rauhhaarigen, verkehrt-eirunden, ganzrandigen Blättern; kleinen Blüthenköpfen. Ist in Nordamerika einheimisch, wo die zerquetschten Blätter zur Vertreibung von Wanzen, die gekaute Wurzel gegen Zahnschmerzen gebraucht werden. — Siedet man das H. in Wasser, und nimmt alle 1–2 Stunden 3—4 Löffel voll, so mildert dieß das Stechen auf der Brust und den Seiten, wenn es von Entzündung herrührt, wirkt bei Fiebern und andern hitzigen Krankheiten sehr kühlend. Der Saft ist noch wirksamer, und ist auch bei entzündeten Wunden mit dem größten Vortheil anzuwenden.

Habichtspilz, s. v. a. Hydrum imbricatum.

Haden, s. v. a. Buchweizen.

Häderich, s. v. a. Sisymbrium officinale.

Häetern, s. v. a. Hornstrauch, rother.

Hämbern, s. v. a. Himbeere.

Händleinwurz, s. v. a. Orchis maculata.

Händlinkraut, s. v. a. Saxifraga tridactylides.

Hängblume (Posoqueria), Gattung der Familie Krappgewächse; zwitterig, mit überweibigem Kelche; fünfzähnigem Saume; trichterförmiger Blume; eirunder, 2fächeriger, saftiger, gekrönter Beere. Arten: Langblumige H. (P. longiflora), baumartig, mannshoch, mit glatter, grüner Rinde, schlanken Aesten, gegenständigen, länglichen, ganzrandigen Blättern; endständiger Trugdolde; gestielten, überhängenden, weißen Blüthen; gelben, eßbaren Beeren. Wächst in Guiana.

Hängebirke, s. u. Birke.

Hängetanne, s. v. a. Pinus viminalis.

Hafer (Avena), Gattung der Familie Gräser; mit 2 vielblüthigen Spelzenblumen; zwitterigen Blüthen; 2 Kläppchen (deren unteres begrannt ist) an jeder Blüthe; Schließfrucht. Arten: Kurzer H. (A. brevis), Sperlingsschnabel, mit 2—3 Fuß hohem Halme; einseitiger, ästiger Rispe; kahler, grauer Schließfrucht; blüht im Juli, reift im Aug., ist einjährig. Wegen der sehr kurzen Aehrchen und dem dünnen Halme liefert dieser H. nur einen kümmerlichen Ertrag, wird deßhalb fast nirgends angebaut. Gemeiner H. (A. sativa), Rispenhafer, mit mehreren Unterarten als: a) weißer, gegrannter Rispenh. mit weißen, begrannten Kläppchen; 8—10 Zoll langer Rispe; kahlen, dunkelgrünen, 8—10 Zoll langen Blättern; graulich-weißen, sehr mehligen Samen. Ist mit Recht sehr häufig angebaut, da er sowohl wegen der Qualität als der Quantität des Ertrags an Körnern und Stroh mit den weiter unten angeführten Arten: weißer, ungegrannter R., schwarzer, gegrannter R., weißer, ungegrannter Fahnenhafer und weißer gegrannter Fahnenhafer, die zum Anbau am meisten zu empfehlenden Haferarten ausmacht. b) weißer, ungegrannter R. Alles wie bei erstbeschriebener Unterart, nur grannenlose Bälgchen. Wird sogar dem gegrannten Rispenhafer von manchen Landwirthen noch vorgezogen, besonders eine sehr frühe reifende Spielart. Der Frühhafer, auch Augusthafer, der hauptsächlich in Gebirgsgegenden wegen der frühen Reife beliebt ist. c) Schwarzer gegrannter R., das untere Bälgchen ist schwarz und trennt sich nicht vom Samen, wird selten rein, aber zuweilen mit anderen Haferarten vermischt angebaut; über seinen Werth als Futter herrschen verschiedene Meinungen, doch scheint seine geringe Verbreitung wenig zu seinen Gunsten zu sprechen. d) Schwarzer ungegrannter R., mit schwarzbraunen, begrannten Bälgchen; über seine Verbreitung und Werth als Futterkorn läßt sich das gleiche sagen, wie von voriger Unterart. **Fahnenhafer** (A. orientalis), türkischer H. mit einseitiger, traubiger, ästiger Rispe; 2—3blüthigen Spelzenblumen; feinhaariger, an der Spitze zottiger Schließfrucht. Unterarten: weißer gegrannter F., mit weißen, gegrannten Bälgchen, mit bis 4 Fuß hohem, hohlen, gelben Halme; kleineren Blättern und gleichgroßer Aehre wie der Rispenh. Soll aus dem Oriente stammen, wird mit andern Haferarten vermischt angebaut, reift zwar etwas später als diese, erträgt aber Frühfröste ohne allen Nachtheil und kann deshalb sehr frühe gesäet werden. b) weißer, ungegrannter F., mit grannenlosen Bälgchen, sonst wie vorige Unterart. c) schwarzer gegrannter F., mit schwarzen, gegrannten Samen, reift später als die meisten übrigen Haferarten, liefert geringeren Ertrag und wird wohl nur da, wo er unter dem Samen sich eingenistet hat, unfreiwillig mit angebaut. d) schwarzer ungegrannter F., mit schwarzen, ungegrannten Bälgchen, ist kaum als Unterart aufzuzählen, da die Bälgchen häufig mehr oder weniger begrannt auftreten, und sogar keinen Unterschied von voriger Art begründen. **Chinesischer H.** (A. chinensis), mit bis 4 Fuß hohem Halme; über fußlangen, zollbreiten Blättern; 4—6blüthigen, 3—4früchtigen, hängenden, sehr lockeren Spelzenblumen; feinbehaarter, weißlicher, freier, ausfallender Schließfrucht. Stammt aus China, ist bei uns nur wenig verbreitet, wird jedoch mit der Zeit mehr in Aufnahme kommen, da er sich ungemein stark bestockt, starke Halme und große, vielblüthige Aehren hat, und die Samen nicht erst enthülst zu werden brauchen, wenn sie zur Nahrung für Menschen bestimmt sind. Natter-H. (A. nuda), mit bis 3 Fuß hohem Halme; fußlangen, fingerbreiten Blättern; einseitiger Rispe; 3—4blüthigen, 2früchtigen Spelzenblumen; kleiner, freier, leicht ausfallender Schließfrucht. In England wird aus den Samen vorzügliche Grütze bereitet, auch soll dort, sowie in Schottland und Schweden Mehl daraus gewonnen und sie zur Bereitung von Bier benützt werden. Doch wäre der chinesische Hafer in jeder Beziehung vorzuziehen. Sandhafer (A. strigosa), Getreidehafer, Rauhhafer, Purrhafer, als Unkraut unter dem Getreide in beinahe ganz Europa wildwachsend. Weil er auch in schlechtem Boden noch fortkommt, soll er in einigen Gegenden als Grünfutter gebaut werden, die Esparsette dürfte ihn jedoch mehr als zur Genüge ersetzen. **Flughafer** (A. fatua), Gauchhafer, Gorsperich, mit bis 4 Fuß hohem Halme; ausgebreiteter Spelze; 2—3blüthiger Rispe; ist wie die vorige Art ein weit verbreitetes und schwer zu vertilgendes Unkraut, dessen immer wiederkehrendes Vorkommen in Feldern, die man davon gereinigt zu haben glaubt, sich wohl nur dadurch erklären lassen wird, daß der Wind den leichten Samen mit sich führt. Fleißiges Ausjäten oder Anbau des Feldes mit Esparsette, Klee u. s. w. sind die wirksamsten Mittel zu seiner Vertilgung.

Was nun den Anbau der verschiedenen Haferarten, deren empfehlenswertheste oben beim Rispenhafer aufgeführt sind, betrifft, so kann derselbe in allen Bodenarten, ausgenommen dürrer Sand oder Kalk, statthaben, und wird derselbe auch mit verschiedener, mehr oder minder zweckdienlicher Behandlung, unter verschiedenen Fruchtfolgen angebaut. Die Anwendbarkeit einer Methode ist durch Klima, Boden, Witterung, Vorfrucht und auf den Hafer folgende Frucht, theilweise auch durch vorhandene oder fehlende Arbeitskraft bedingt. Als allgemein gültig und anwendbar glauben wir ungefähr Nachstehendes bezeichnen zu können. Der Hafer kann sowohl untergeackert als untergeeggt werden. Das Unterackern ist bei leichtem, das Untereggen bei schwererem Boden vorzuziehen. Wenn der Hafer auf Kartoffeln u. dergl. folgt, so ist einmaliges Umpflügen und sofortiges Untereggen hinreichend; ist aber dem Hafer, Klee, oder Getreide vorangegangen, so ist bei 2maligem Umpflügen im Herbste oder Winter und im Frühlinge mehr Aussicht auf angemessenen Ertrag. Bei der Frage, ob 1mal oder 2mal Pflügen, sollte besonders darauf Rücksicht genommen werden, ob der Acker mehr zu Quecken oder Hederich (Kriebel-Rettig) und ähnlichem Unkraute geneigt ist; bei Quecken ist 2maliges, bei anderem Unkraute 1maliges Pflügen anerkannt räthlicher, 2maliges Eggen und Walzen, um dem Boden den für den Hafer nöthigen Schluß zu geben, nach der Saat, auch wenn dieselbe schon aufgegangen ist, fördert das Gedeihen des H. sehr; ebenso das Begießen mit Jauche, wo der Boden nicht ohnehin allzukräftig ist, und deswegen bei weiterer Düngung ein

Lagern des H. zu befürchten wäre. Der Hafer soll so frühe als möglich in den Boden gebracht werden. Mergel ist ihm zuträglich. Der Hafer kann auf alle Getreidearten ohne besondere Düngung folgen, sogar 2 und 3mal auf sich selbst, ohne am Ertrag merklichen Ausfall zu haben, nach Klee oder in Neubruch wird er jedoch vorzüglich schön und ergiebig. Auf den Hafer mag jede Frucht, sogar Weizen, folgen, sofern der Boden nicht durch Entbehren von Dung zu sehr entkräftet ist. Das Einbinden sollte wo möglich unmittelbar auf das Schneiden oder Mähen folgen, da sowohl durch Mäusefraß und Ausfallen von Körnern, als auch an der Qualität des Strohes und des Samens bei längerem Liegen des H. auf Schwaden Verlust entsteht. Außer dem bekannten allgemeinen Gebrauche des Hafers als Pferdefutter und als Grütze, dient derselbe auch in der Heilkunde als Abkochung der Grütze zu einem einhüllenden, auflösenden, auch nährenden Getränke und zu Klystieren. Unter Beimischung von zerschnittener Wegwarte und etwas Zucker ist eine Abkochung von Hafergrütze, nachdem sie durch ein Tuch gepreßt und erkaltet ist, ein sehr blutreinigender Trank, wenn sie je einige Zeit vor dem Essen getrunken wird. — Wird Habermehl als Pflaster auf Geschwüre gelegt, so wirkt es sehr erweichend und zertheilend, und soll daher namentlich auch bei Fisteln Anwendung finden.

Haferdistel, s. v. a. **Carduus sylvestris**, s. u. Distel.

Hafergras, s. v. a. Wiesengras, kurzhaariges.

Haferschlehen, s. v. a. Kriechenpflaume.

Haferwurzel, s. v. a. **Tragopogon porifolius et T. pratensis**.

Hagäpfel, die Früchte des Hagedorns.

Hagdorn, } s. v. a. Hundsrose, s. u. Rose.
Hagebutten, }

Hagebuche, s. v. a. Hainbuche.

Hagenweide, s. v. a. **Salix monandra**.

Hagseilrebe, s. v. a. **Clematis vitalba**.

Hahnbutter, s. v. a. Hundsrose.

Hahnenfuß (**Ranunculus**), Gattung der Familie Ranunkelgewächse, mit 3—5 blättrigem Kelche; 5 Blumenblättern; Schließfrüchten. Arten: Großer H. (**R. Lingua**), mit zuweilen über 4 Fuß hohem, aufrechtem, röhrigem, ästigem, kahlem oder feinbehaartem Stengel; lanzettigen, gezähnelten, gewöhnlich nur unten, selten beiderseits flaumhaarigen, bis spannenlangen Blättern; großen, glänzend-gelben, gestielten Blumen; zusammengedrückten Schließfrüchten. Blüht im Juli — Aug. an feuchten Stellen der gemäßigten Gegenden, ist ausdauernd. Er wirkt blasenziehend. Blasenziehender H. (**R. sceleratus**), mit faseriger Wurzel; ½—2 Fuß hohem, aufrechtem, saftigem, röhrigem, meist etwas flaumigem Stengel; handförmig-getheilten, eingeschnitten-gekerbten, kahlen Blättern; kleinen, blaßgelben Blüthen; kleinen Schließfrüchten. Blüht im Juli — Herbst an nassen Stellen und ist einjahrig. Wirkt sehr scharf und giftig, verliert aber durch Kochen diese Eigenschaft ebenso, wie die übrigen Hahnenfußarten, und soll sogar als Gemüse gegessen werden. Feigwarzen-H. (**R. Ficaria**), mit knolliger Wurzel; ausgebreiteten, mit den Enden aufstrebenden, fußlangen, kahlen, beblätterten Stengeln; glänzenden, herzförmigen Blättern; meistens 3, zuweilen bis 7 eirunden Kelchblättern; glänzendgelben Blumen; glatten Schließfrüchten. Blüht im April bis Mai überall, wo Gras wächst; ist ausdauernd. Vor der Blüthezeit besitzt die ganze Pflanze viel Schärfe, die sich aber verliert, so daß die Blätter als Salat

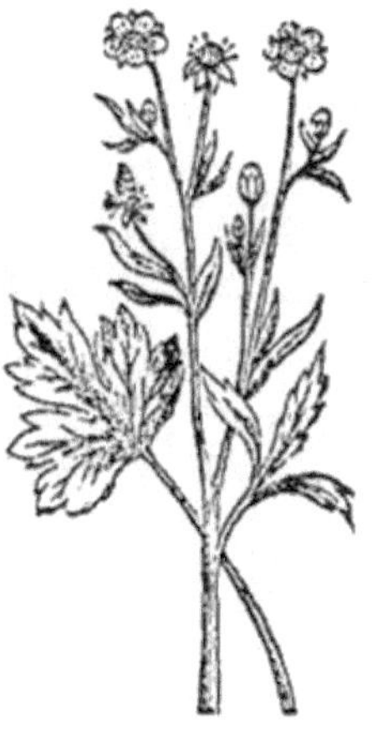

und Gemüse gegessen werden können. Das Kraut stirbt sehr bald ab, so daß nur noch die Knöllchen, welche sich an dem untern Theile des Stengels ansetzen, auf der Erde liegen bleiben und an Orten, wo die Pflanze häufig wächst, in so großer Menge gefunden werden, daß sie Veranlassung zu der Sage vom Getreide-Regen gegeben haben. Die Wurzel und das Kraut wirken schleimauflösend, und wurden deßhalb und werden zuweilen noch jetzt bei Brustkrankheiten angewendet. Scharfer H. (**R. acris**), mit faseriger Wurzel; bis 3 Fuß hohem, flaumigem, aufrechtem, ästigen Stengel;

behaarten, gefleckten, unten handförmig getheilten und spitzgezähnten, oben 3theiligen und ganzrandigen Blättern; schöngelben, gestielten Blüthen; behaarten Kelchblättern. Blüht im Mai bis Juli auf Wiesen u. s. w., ist ausdauernd. In Gärten wird er auch mit gefüllten Blüthen angetroffen. Grün verfüttert ist er dem Vieh, insbesondere den Schafen, sehr nachtheilig, dürr aber verliert er die Schärfe und kann ohne Anstand verfüttert werden. Der knollige H. (**R. bulbosus**), mit am Grunde knollig verdicktem, ½—1½ Fuß hohem, ästigem, feinbehaarten Stengel; langgestielten, zahlreichen, 3zähligen Wurzelblättern; goldgelben Blüthen. Blüht auf Waiden, an Ackerrändern und ähnlichen Orten im Mai — Juli, ist ausdauernd. Besitzt sehr viel Schärfe. Gegen Flechten wird eine Abkochung von dem Kraut und den Wurzeln des knolligen H. theelöffelvollweise unter einer Tasse Fleischbrühe Morgens und Abends genommen, und diese gleichzeitig mit dem Safte gewaschen. Kriechender H. (**R. repens**), mit kriechenden Ausläufern; fußhohem, aufsteigendem oder aufrechtem, ästigem Stengel; 3zähligen oder doppelt 3zähligen Blättern; ziemlich großen, goldgelben (in Gärten) gefüllten Blüthen. Blüht im Mai — Juli auf etwas feuchten Wiesen, in Wäldern, als Zierschlange in Gärten. Da er keine Schärfe besitzt, kann er ohne Nachtheil gegessen werden. Der Acker-H. (**R. arvensis**), unterscheidet sich von voriger Art durch die kleinen, blaßgelben Blüthen und dadurch, daß er einjährig ist, und sehr viel Schärfe besitzt. Er blüht im Mai — Juli auf Aeckern, wo er ein lästiges, kaum auszurottendes Unkraut ist. Der asiatische H. (**R. asiaticus**), mit aufrechtem, einfachem oder unten ästigem, ungefähr fußhohem, feinbehaartem Stengel; gestielten, 3lappigen oder 3zähligen, gezähnten Blättern; endständigen Blumen, rothen, weißen, auch bunten Blüthen. Ist im Oriente und in Griechenland einheimisch, blüht im Mai — Juni, ist ausdauernd. Wird bei uns in Gärten als Zierpflanze gefüllt oder halbgefüllt getroffen. Die Fortpflanzung geschieht mittelst der braunen, knolligen Wurzel zur Gewinnung neuer Spielarten auch mittelst der Samen, welche von den schönsten halbgefüllten Exemplaren genommen werden. Der asiatische H. liebt im Garten einen schattigen, luftigen Standort, lehmigen, mit Mistbeet oder Torferde gemischten Boden,. in den die Wurzelknollen im November 3 Zoll tief und 4—5 Zoll von einander entfernt gesteckt und den Winter über mit Stroh oder Pferdemist bedeckt werden. An einem trockenen, frostfreien Orte können die Knollen auch außer der Erde überwintert werden, doch ist es räthlich, sie auch da mit Erde zu bedecken; auspepflanzt werden sie dann im März. Wenn nach dem Verblühen die Blätter zu welken beginnen und gelb werden, ist es Zeit, die Wurzeln aus den Beeten zu nehmen, die Stengel und die Blätter davon zu entfernen, sie zu reinigen, und nachdem sie an einem schattigen, luftigen Orte getrocknet worden sind, an den Ort der Aufbewahrung zu bringen. Um Winters blühende Pflanzen dieser Art im Zimmer zu haben, werden die im Juli ausgehobenen Knollen bis August oder September aufbewahrt, dann in Töpfe, welche bis zum Eintritt der Kälte im Freien bleiben, ½ Zoll tief gesetzt; sie blühen sehr gerne. Einige weitere Arten gedeihen theils an nassen Stellen auf Wiesen u. s. w., theils in Bächen und Flüssen, es zeichnet sich jedoch keine durch besondere Eigenschaften aus, weshalb ihre Aufzählung hier unterbleiben mag. — Thut man die Wurzel vom brennenden Hahnenfuß in einen hohlen Zahn, so läßt das Zahnweh bald nach; über Kröpfe und Beulen gelegt, vertreibt sie dieselben. Wenn man das Kraut zerstößt und auf wüste, ungeformte, krankhafte Nägel bindet, so werden dieselben gesund und schön; auch Warzen und Krähenaugen weichen diesem Mittel. — Wo ein Reiz nach außen nöthig ist, kann das Auflegen von Hahnenfußkräutern empfohlen werden.

Hahnenhoden, s. v. a. Cornelinkirschen, und Hagebutten; die Samenkapseln von **Evonymus europaeus**.

Hahnenhütchen, die Samenkapseln von **Evonymus europaeus**.

Hahnenkamm, s. v. a. **Rhinanthus ivista galli**.

Hahnenkammklee, s. v. a. Esparsette.

Hahnenkopf, s. v. a. Esparsette und **Hedysarum (Onobrychis) caput galli**.

Hahnenkopf, türkischer, s. v. a. **Alhagi maurorum**.

Hahnensporn, s. v. a. **Ranunculus bulbosus, et Plectranthus graveolens**.

Haidekorn, s. v. a. Buchweizen.

Haidelbeere (Vaccinium), Gattung der Familie Haidegewächse, mit 4—5zähnigem

Kelche, glockiger Blumenkrone; kugeliger Beere. Arten: Gemeine H. (**V. Myrtillus**), strauchartig, ungefähr fußhoch, ästig und ganz kahl, mit kantigen, grünen Aestchen, abfallenden, kahlen, feingesägten Blättern; blattwinkelständigen Blüthenstielen; kugeliger, blaßröthlicher, 4—5zähniger Blumenkrone; erbsengroßer, kugeliger, bläulich-schwarzer, blau-bereifter Beere. Blüht im Mai — Juni in Wäldern, auf Haiden u. s. w. in Nord- und Mitteleuropa bis an die höchsten Gebirge. Das Kraut kann zum Gerben gebraucht werden. Die sauersüßen, etwas herben Beeren dienen gegen Durchfall, Ruhren, schleimiges, saures Erbrechen und Magenkrämpfe; außerdem sind sie ein beliebtes Obst, das auch zu Branntweinbereitung, zum Färben des Weins, überhaupt als Färbemittel benützt wird. Die gemeine Haidelbeere sollte in keiner Haushaltung fehlen, denn sie ist sowohl frisch als gedörrt ein vorzügliches gesundes Mittel gegen Diarrhöe. Zum Aufbewahren wird sie an der Sonne oder auf einem warmen Ofen gedörrt, und wenn sie gebraucht werden soll, so siedet man sie leicht in warmer Milch, und ißt sie dann sammt derselben, worauf das Abweichen sammt dem Grimmen nachläßt. Sie wird gedörrt sehr gern von Kindern gegessen, und sollten denselben namentlich im Frühjahr gegeben werden. — Läßt man Wein an Kraut und Beeren stehen, so erhält man einen Trank, der den Harn- und Blutabgang befördert und Blasensteine abtreibt. — Der Saft der Blätter ist als Mundwasser scorbutwidrig; für entzündete Augen ist er ebenfalls gut; mit Zucker getrunken, ist er gut gegen das Blutspeien. — Der Saft der H. gibt mit Alaun und Galläpfeln eine recht schöne blaue Farbe zum Malen auf Papier. — Will man Leinwand oder Garn blau färben, so nehme man etwa 2 Maaß des ausgepreßten Heidelbeersaftes, mische darunter ½ Schoppen Weinessig, 2 Loth gestossenen Alaun, ½ Loth gestoßenen Kupferschlag, lasse es mit einander sieden, und tauche die zu färbenden Gegenstände hinein, wenn die Farbe noch lauwarm ist; nach erfolgtem Trocknen an der Luft sind sie in kaltem Wasser auszuwaschen, dann ist die Farbe schön, gut und dauerhaft. Die jungen Blätter geben einen angenehmen Thee. — Die ganze Pflanze hat zusammenziehende Eigenschaften und kann deßhalb in der Gerberei benützt werden. Rasenartiges H. (**V. caespitosum**), etwas kleiner als die vorige Art, sonst ihr ganz ähnlich, ist in Nordamerika zu Hause, wo die Beeren ebenfalls gegessen werden. Moor-H. (**V. uliginosum**), 2—3 Fuß hoch, aufrecht, mit runden Aesten, abfallenden, ganzrandigen, kurzgestielten Blättern; beinahe endständigen, 1blüthigen Blüthenstielen; 5spaltiger, weißer Blume; schwarzblauen, bereiften Beeren. Sie ist noch weiter verbreitet als die gemeine H., gedeiht am häufigsten in Nadelwäldern auf etwas sumpfigem Boden. Die Beeren, obgleich wenig schmackhaft, sind eßbar, sollen in größerer Menge genossen, berauschend wirken, und werden im Norden Europas zur Bereitung eines starken Branntweins benützt. Die rothe H. (**V. Vitis-idaea**), mit kriechender, in Zwischenräumen, aufrechter, 3 Zoll bis fußhohe Stämmchen treibender Wurzel; lederigen, immergrünen, verkehrt-eirunden, ganzrandigen oder leicht gesägten Blättern; endständigen, gedrungenen Trauben; walzig-glockiger, weißer oder röthlicher Blumenkrone; scharlachrothen Beeren. Blüht vom Mai bis Juli und noch länger in sandigen Nadelwäldern und auf Haiden in beinahe ganz Europa, Nordasien und Nordamerika. Die Beeren sind die sogenannten Preusselbeeren, die sowohl frisch als eingesülzt genossen und von Kranken als erfrischend und kühlend gerne benützt werden. Die Blätter sind ein Hausmittel gegen Husten, werden zuweilen auch statt der Blätter der Bärentraube gebraucht, scheinen aber dieselben Heilkräfte nicht zu besitzen. Die Doldentraubige H. (**V. corymbosum**), ist in Nordamerika zu Hause, die Beeren werden dort so benützt, wie bei uns die gemeinen Heidelbeeren. Bräunliche H. (**V. fuscatum**), klein, mit fast blattlosen Aestchen; abfallenden, kahlen, feingesägten Blättern, gehäuften, endständigen Trauben; braunem Kelche; walziger, weißer oder rother Blumenkrone; eßbaren Beeren; ist ebenfalls in Nordamerika einheimisch. In Südamerika gibt es eine wohlriechende Art H., aus denen ein Mittel gegen Zahnweh bereitet wird.

Haideflachs, in einigen Gegenden eine feine Flachssorte mit schönen lichtblauen Blüthen.

Haiden, s. v. a. Haidestrauch.

Haidestrauch (**Erica**), Gattung der Familie Haidengewächse; mit 4theiligem, freiem Kelche; röhriger, teller-glockenförmiger Blumenkrone; 4spaltigem Saume; 8fächeriger, fachzerreißender Kapsel. Arten: Banksischer H. (**E. Banksii**), niedergedrückter Strauch mit starren, ausgespreizten, kurzen Aesten; 3wirteligen, gleichbreiten, glänzenden

Blättern; fast sitzenden, endständigen Blüthen; dachziegeligen Deckblättern; röhriger, kahler Blumenkrone. Ist am Vorgebirge der guten Hoffnung einheimisch. Großblumiger H. (E. grandiflora), mit langen, 6zähligen, gleichbreiten Blättern; blattwinkelständigen, wirteligen Blüthen; sonst Alles wie bei voriger Art. Am gleichen Orte kommen noch vor: der aufgetriebene H. (E. tumida), der nassauische H. (E. Massoni), der flaschenblumige H. (E. ampullacea), der herabgekrümmte H. (E recurvata), die sich durch Gestalt und Farbe der Blätter und Blumen einigermaßen, doch nicht bedeutend, von einander unterscheiden, und für uns von keiner Bedeutung sind. Der Moor-H. (E. Tetralix), 1—1½ Fuß hoch, mit flaumhaarigen Aestchen, zu 3—4 wirteligen, abstehenden, gleichbreiten Blättern; endständigen, straußdoldigen Blüthen; 4zähniger, krugförmiger, fleischrother, auch weißer Blumenkrone; 8kantiger, zottiger Kapsel. Blüht im Juli—Sept. auf Torfmooren in Westindien und Nordamerika, wo er hauptsächlich zur Bildung des Torfes beiträgt, jedoch auch zu guten Kohlen benützt wird. Blätter und Zweige sollen bei der Bierbereitung den Hopfen einigermaßen ersetzen können. Gegen Lendenweh ziehe die Blumen in Wasser aus und bestreiche damit Lenden und Bauch nach einem Bad. — Die Blumen mit Zucker zerrieben und davon Morgens und Abends genommen, ist vorzüglich gegen das viertägige Fieber.

Hainbuche (Carpinus), Gattung der Familie Kätzchenblüthler; einhäusiger Baum, die männlichen Kätzchen mit eiförmigen Schuppen, die weiblichen sehr locker. Die Nußhülse gekrönt, einfächerig, hart. Arten: Die gemeine H. (C. Betulus), Weißbuche, Haubuche, Steinbuche, 60—80 Fuß hoch, mit weißgrauer Rinde; wechselständigen, eirund-ovalen, degenspitzigen, dreifach gesägten Blättern. Sie blüht im April bis Mai in den Wäldern und Parkanlagen Europa's, doch nicht weit gegen Norden. Die H. gedeiht am liebsten auf der Ebene, in feuchtem, tiefem Boden, seltener an Abhängen, fast nie auf oder an Gebirgen. Sie ist fast immer mit andern Laubholzarten untermischt und mehr Nieder- und Mittelwald als Hochwald, liefert auch so höhern Ertrag. Der Same wird im Oktober gesammelt, sogleich entweder in Baumschulen oder unmittelbar an Ort und Stelle gesäet und leicht bedeckt. Die Verpflanzung der in Baumschulen gezogenen Stämmchen wird vorgenommen, wenn sie eine Höhe von 2—3 Fuß erreicht haben. Das weiße und sehr harte Holz der H. ist ausgezeichnetes Werkholz, zu Räderwerk, Pressen, Schrauben u. s. w. und übertrifft als Brennholz die Rothbuche an Güte und liefert viel Pottasche. Die Rinde, Blätter und Zweige besitzen einigen Gerbstoff, die innere Rinde färbt gelb. Zweckmäßig wird die H. auch zu Hecken und Lauben gepflanzt, wo sie ohne Anwendung von vieler Mühe vollkommen entsprechend gedeiht. Eine Spielart: die geschlitztblättrige H., kann nicht durch Samen vermehrt werden und wird auch nur in Parkanlagen gefunden.

Hainbutten, s. v. a. Hagenbutten.

Hainrüster, eine Ulmenart; s. u. Ulme.

Hainschönchen (Nemophila), Gattung der Familie Rauhblättler, mit 5theiligem Kelche; glockenartiger, röhriger Blumenkrone; 1fächeriger, 2schalstückiger, 4samiger Kapsel. Art: Prächtiges H. (N. insignis), mit niederliegendem oder aufstrebendem, behaartem Stengel; fiederspaltigen, gegen- oder wechselständigen, meist ganzrandigen Blättern; behaartem Kelche; radförmig-glockiger, blau-weißer Blume. Blüht im Juli — Aug., ist in Californien zu Hause, bei uns zuweilen in Gärten als Zierpflanze zu finden; einjährig.

Hainsimse (Luzula), Gattung der Familie Simsenlilien; zwitterig, mit 6 spelzenartigen, krautigen Geschlechtshüllblättern; 1fächeriger, 3schalstückiger Kapsel. Arten: Behaarte H. (L. pilosa), mit schiefem, mehrere Fuß hohem, beblättertem Schafte und Blätterbüschel treibendem Wurzelstocke; behaarten Blättern, (die wurzelstockständigen lanzettig, die stengelständigen kleiner als diese); einfacher Spirre; einzelnen Blüthen; eiförmiger Kapsel. Blüht im April — Mai in Wäldern. Vom Volke schon längere Zeit, jetzt zuweilen auch von Aerzten wird der Wurzelstock mit Erfolg gegen Steinbeschwerden angewendet. Die gemeine H. (L. campestris), mit kurzen Wurzelausläufern; 4—8 Zoll hohem Schafte; flachen am Rande behaarten Blättern; fast sitzenden, kopfigährigen, spirrenförmig-stehenden Blüthen; braunen Geschlechtshüllblättern; rundlicher, stachelspitziger Kapsel. Blüht auf Waiden, Wiesen und Haiden im März — Mai, ist ausdauernd. Unter dem Namen Hasenbrod werden die süßlichen Blüthenröhren und Samen, namentlich von Kindern, gerne gegessen.

Hainweide, s. v. a. Mandelweide.

Hakengriffel (Chorozema), Gattung der Familie Schmetterlingsblümler, mit 2lippigem Kelche; schmetterlingsförmiger Blume; 1fächeriger Hülse. Arten: Bunter H. (Ch. varium), strauchartig, mit fast sitzenden, herzförmigen, dornig-gezähnten, flaumigen Blättern; orangegelber Fahne; rothen Flügeln; kleinem Samen. Blüht in Neuholland während der Sommermonate.

Hakenlilie, s. v. a Crinum.

Hakenstrauch, s. v. a. Uncaria.

Halanebaum, s. v. a. Tethranthera glabraria.

Halmfrüchte, s. v. a. Getreide.

Halskraut, s. v. a. Trachelium et Campanula cervicaria.

Halsrose, s. v. a. Althaea rosea.

Hamelie (Hamelia), Gattung der Familie Krappgewächse; zwitterig, mit überweibigem, eirund-röhrigem, fünfzähnigem Kelche; röhriger, fünfseitiger Blumenkrone; ovaler, gekrönter, fünffächeriger Beere. Arten: Gelbblumiger H. (H. lutea), strauchartig, kahl, mit gegenständigen, oval-länglichen, gestielten Blättern; gelben Blüthen in endständigen Trugdolden. Ist in Südamerika einheimisch.

Hammerstrauch (Cestrum), Gattung der Familie Nachtschattengewächse, mit glockigem, 5zähnigem Kelche; trichterförmiger Blumenkrone; 5theiligem Saume; vom Kelche umhüllter Beere. Arten: Ruthenförmiger H. (C. Parqui), mannshoher Strauch mit zahlreichen Aesten; kurzgestielten, lanzettigen, kahlen Blättern; blattwinkelständigen, büscheligen Doldentrauben; grüngelben, Nachts sehr wohlriechenden Blumen. Blüht in Amerika, seiner Heimath, im Februar und März, — bei uns cultivirt im Juli — Oktober. Die Blätter besitzen einen eigenthümlichen Geruch, welcher diesem Strauche den Namen Schweinebraten verschafft hat; man mißt ihnen den Hausthieren schädliche Eigenschaften bei. Andere Arten dieser Gattung theilen mit der beschriebenen die Heimath und werden dort als Hausmittel gebraucht, sind aber bei uns nicht zu treffen.

Hamp, in einigen Gegenden Deutschland's s. v. a. Hanf.

Hanchinol, mexikanischer Name von Heimia syphilitica.

Handblume (Cheirostemon), Gattung der Familie Sauerkleegewächse, mit glockigem, 5theiligem, abfälligem Kelche; holziger, 5fächeriger, 5kantiger, 5schalstückiger Kapsel; ohne Blume. Arten: Platanenblättrige H. (Ch. platanoides), baumartig, ungefähr 15 Fuß hoch, immergrün mit rostfarbenen, filzigen Aesten; herzförmig-eirunden, 5—7lappigen, schwachgezähnten, unten filzigen Blättern; fleischigem, außen braunrothem, innen rothem Kelche; fingerslanger, schwärzlich-filziger, aufspringender Kapsel. Blüht im Nov. — Jan. in Mexico. Die Blüthen werden dort gegen Fallsucht angewendet. Zu dieser Gattung gehört noch die westindische Bleichwolle, deren Theile entweder wie Kork oder zum Ausstopfen von Matratzen und dergleichen gebraucht werden.

Handbohnen, s. v. a. Erbsbohnen s. u. Bohnen.

Handelsgewächse, die nicht unmittelbar zur Ernährung der Menschen und Thiere angebauten Pflanzen; zerfallen in Oel-, Fabrik-, Gewürz-, Farb- und Arzneigewächse.

Handkraut, s. v. a. Potentilla.

Hanf (Cannabis), Gattung der Familie Nesselgewächse; zweihäusig, die männliche Blüthe mit 5theiliger Geschlechtshülle, die weiblichen mit einblättriger, auf einer Seite der Länge nach gespaltener Geschlechtshülle; Schließfrucht. Arten: Gemeiner H. (C. Sativa), mit möhrenförmiger Wurzel; aufrechtem, kurzhaarigem, gewöhnlich 4—6 aber auch 10 und sogar 20 Fuß hohen Stengel; gefingerten, unten gegen- oben wechselständigen, 5—7 oder 9blättrigen, grobgesägten, kurzhaarigen Blättern; rispenförmigen, blattwinkelständigen, gelblich-grünen, männlichen, geknäuelten, grünen, weiblichen Blüthen; grünlich- oder weißlich-grauer Schließfrucht. Die Heimath des Hanfes ist Süd-Asien, er wird aber schon lange und allgemein in Europa angebaut. Zu seinem Gedeihen verlangt der Hanf fetten, sehr gut und tief bearbeiteten Boden, warmes Klima und geschützte Lage; wo diese Bedingungen nicht oder nur unvollständig gegeben sind, wird auch nur ein kümmerlicher Hanfertrag erzielt werden, man spare also weder Dung noch 3—4maliges Pflügen, so daß ein Hanfacker vor der Saat einem Garten ähnlich ist, wenn Aussicht auf einen lohnenden Ertrag vorhanden sein soll. Einen guten Samen erhält man von Stöcken, die einzeln und entfernt von einander stehend gezogen worden sind, weil so die Hanfpflanze größerer Entwicklung fähig ist; doch ist immerhin häufiger Samenwechsel anzurathen. Der Hanf sollte nie gesäet werden, wenn der Boden nicht gehörig abgetrocknet ist, indem zu viel Feuchtigkeit ebensowohl als Trockenheit ihm schadet. Gypsen wird sehr empfohlen, wenn der Hanf einige Zoll hoch ist. Je nachdem die Saat dicht oder dünn gemacht worden ist, wird feinerer oder gröberer Hanf gewonnen, es kann also schon bei der Saat auf die Bestimmung des Produkts Rücksicht genommen werden. Die männlichen Pflanzen, welche früher reifen und feineren Bast haben, werden meistens ausgezogen, wenn die weiblichen noch einige Wochen zu stehen haben. Die Landleute nennen dieses Geschäft femeln (von Femel, mit welchem Namen sie irriger Weise die männlichen Pflanzen bezeichnen) und unterlassen es, wenn sie die männlichen und weiblichen Stöcke gleichzeitig, die letzteren dann etwas früher ausziehen wollen. Das weitere Verfahren mit dem Hanf, bis er zum Spinnen tauglich ist, zu beschreiben, unterlassen wir, da es hinlänglich bekannt ist; auch das Verfahren bei der Bereitung des Hanfsamenöls und die Verwendung desselben als Brenn- und schnell trocknendes Maleröl, bedarf keiner längern Erörterung. Dagegen dürfte die Aufführung des Gebrauchs des H. in der Heilkunde willkommen sein. Er findet statt innerlich als Tinctur, welche aus den ausgepreßten, eben ins Blühen gekommenen Spitzen der Hanfpflanzen mit gleichen Theilen Weingeist gemischt, gewonnen wird, oder auch als Hanfsamenmilch, d. h den, in einem Mörser fein zerriebenen und nach und nach mit 1 Schoppen Wasser versetzten Hanfsamen. Von der Tinctur werden täglich ein- oder 2mal 5—6 Tropfen genommen, die Milch, soviel angesetzt ist (ungefähr 1 Schoppen) in einem Tage nach und nach getrunken, und zwar bei schmerzendem Uriniren, bei anfangendem Tripper; es sind dann diese beiden Gaben radical heilend; auch bei Brustkrämpfen erleichtern sie sehr. Aeußerlich wird die Tinctur bei Augenschwäche mit Wasser vermischt an die Augenlieder gebracht, bei Hornhautflecken, diese mit der reinen Tinctur betupft. Bei schmerzenden Hoden hilft Auflegen von frischen oder erweichten Hanfblättern; das erwärmt aufgelegte Abwerg zertheilt die Milch in den Brüsten säugender Frauen. Ein Brei von Hanfsamen auf schmerzende Stellen gelegt, wirkt sehr erleichternd und schmerzstillend. Der H. riecht frisch und sogar noch dürr stark und betäubend, innerlich genommen wirkt ein Aufguß der Blätter beinahe wie Opium, sie werden deshalb im Oriente zur Bereitung eines berauschenden Getränks verwendet; übrigens scheint der dortige H. betäubende oder berauschende Eigenschaften in höherem Grade zu besitzen, als der bei uns gebaute. — Hanfsamen in Milch gesotten und getrunken vertreibt den Husten, macht den Urin und Harnabgang mild. — Hanfsamen zerstoßen und auf Rothlauf gelegt, hebt denselben bald. — Bei flüssigen Ohren spritze man häufig Hanfsamenöl ein.

Hanfkraut, s. v. a. **Bidens tripartita et Linaria.**

Hanfnessel, s. v. a. **Galeopsis.**

Hanfpappel, s. v. a. **Malva sylvestris.**

Hanfweide, s. v. a. **Salix viminalis.**

Harfenwein, ein geschätzter Frankenwein.

Harlsken, s. v. a. Hornstrauch oder Cornelkirschenbaum.

Harmeln, s. v. a. Feldkamillen.

Harmelraute (**Peganum**), Gattung der Familie Rautengewächse, zwittrig, mit 5theiligem Kelche; 5blättriger Blumenkrone; 3fächeriger Kapsel. — Arten: Gemeine H. (**P. Harmala**), mit krautigem, aufsteigendem, ästigem, kahlen Stengel; 5theiligen und fiedertheiligen, wechselständigen, sitzenden Blättern; gestielten, einzelnen, end- oder blattgegenständigen, weißen Blumen. Blüht auf sandigem Boden in Süd-Europa und Kleinasien, im Juli — Aug., ist ausdauernd. Sie riecht stark, unangenehm, schmeckt harzig, bitter, beißend und wirkt reizend-scharf. Bei geschwollenen Füßen soll ein Umschlag von dem Kraute gute Dienste leisten und die Samen als Gewürz benützt werden können. Mit Schwefelsäure geben die letztern die unter dem Namen türkisch Roth bekannte Farbe.

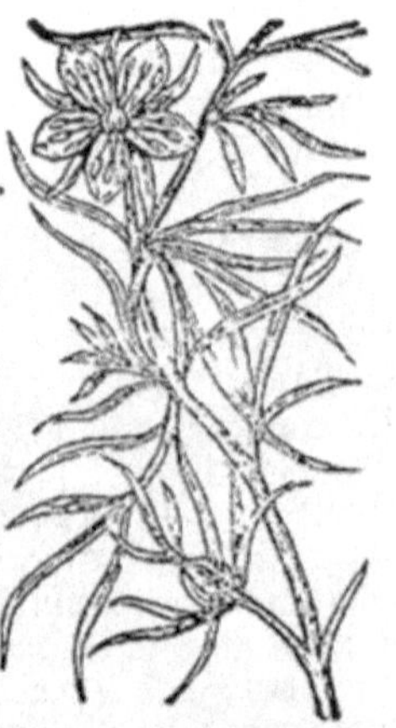

Harmelraute.

Harmelstaude, s. v. a. Harmelraute.

Harnkraut, s. v. a. Reseda und Herniaria.

Harnreschbaum, s. v. a. Sorbus aucuparia.

Hartbaum, s. v. a. Hornstrauch.

Hartgras, s. v. a. Schafschwingel.

Hartheide, s. v. a. Ledum palustre.

Hartheu, s. v. a. St. Johanniskraut.

Harthengewächse (Hypericineae), 130. Familie des Reichenbach'schen Systems. Kräuter und Sträucher mit gegenständigen, quirlartigen oder wechselnden Zweigen und Blättern, stielrunden und 4kantigen oder geflügelten Zweigen; Blätter meist sitzend und ganzrandig, oft mit durchscheinenden Punkten, so wie auch andere Theile der Pflanzen mit punkt- und strichförmigen Oeldrüsen versehen sind. Blüthen zwitterig, Blüthenstand verschieden. Fruchtknoten 3—10fächerig, durch Verkümmerung der Scheidewände selbst einfächerig, meist aber 5fächerig; 1—5 und mehr Griffel; Kelch meist 5blätterig, aber auch anders.

Hartpilz, s. v. a. Sclerotium.

Hartriegel (Ligustrum), Gattung der Familie Sapotillgewächse, mit 4zähnigem, abfälligem Kelche; trichteriger Blumenkrone; 4theiligem Saume; 2fächeriger Beere. Arten: Gemeiner H. (L. vulgare), strauchartig, bis 10 Fuß hoch, mit gegenständigen, kurzgestielten, länglich-lanzettigen, kahlen Blättern; endständigen Rispen; weißen, süßlich-riechenden Blumen; erbsengroßen, meist schwarzen, bei einer Spielart gelben Beeren. Blüht im Juni in Wäldern, an Hecken, in Anlagen, in Mittel- und Süd-Europa, und kommt beinahe in jedem Boden fort und wird durch Samen, Ausläufer und Stecklingen fortgepflanzt. Zur Einhegung von Gärten eignet sich der H. sehr gut, läßt sich beliebig mit der Scheere behandeln und wird sehr dicht. Das Holz ist weiß, sehr fein und hart, wird deshalb insbesondere zu feineren Dreherarbeiten gern benützt. Die Beeren geben mit Glaubersalz und Salmiakgeist eine rothe, mit Urin eine purpurne, mit scharfen Säuren eine schwarze, mit Pottasche eine grüne, mit Soda eine braune, mit Eisenvitriol und Alaun oder Kupfervitriol eine blaue Farbe. Gegen Mundgeschwüre, Scorbut u. s. w. werden sie nicht mehr oder selten wie früher als Gurgelwasser gebraucht.

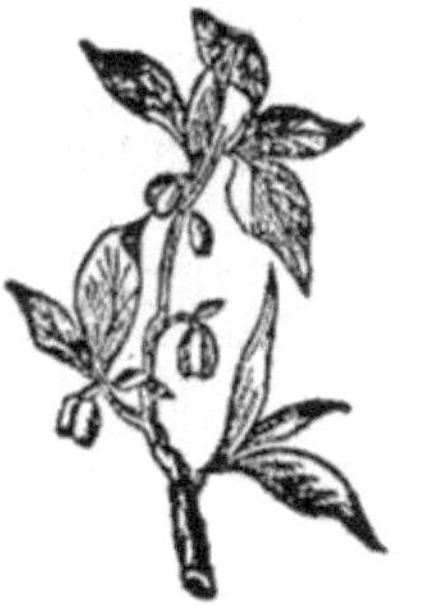

Hartschwamm (Tragium), Gattung der Seeschwämme; aus faserigen, ästigen, doldigen Bündeln bestehend.

Harz, gelbes, s. v. a. Botanybaigummi und Kautschuk.

Harzbäume, alle harzgebenden Nadelholzbäume, wie Fichte, Kiefer, Tanne rc.

Harzbaum, an einigen Orten s. a. a. Fichte.

Harze (Resinae) nennt man die in den Wurzeln, Rinden, dem Holze, den Blättern und Samenbehältern vieler Pflanzen, namentlich der ausdauernden, vorkommende, an der Luft erhärtende, in mäßiger Wärme schmelzende, nicht in Wasser, wohl aber in Weingeist, Aether, ätherischen und fetten Oelen lösliche, an der Flamme leicht entzündbare Substanz, welche mit ätzenden Alkalien seifenartige Verbindungen eingeht und mehr oder weniger Geruch und Geschmack besitzt. Sie ist theils farblos, theils gelb oder braun gefärbt; durchsichtig oder durchscheinend, hat ein specifisches Gewicht von $0,_{93}$—$1,_{20}$, ist theils hart und brüchig, theils elastisch, theils weich und schmierig, wenn sie viele fremde Beimischungen enthält. Ist sie rein, so erhält man von ihr durch trockene Destillation außer den gewöhnlichen Producten Brandsäuren, auch Odorin. Zu den harten Harzen, welche leicht im Alkohol löslich sind, gehören: das Fichtenharz, ein Produkt mehrerer Pinusarten, aus welchen das Harz mit ätherischem Oele in Verbindung als Terpentin ausfließt, welches geschmolzen und mit kaltem Wasser übergossen das Geigenharz (Colophonium) liefert; ferner das Mastix, Sanderach, Animä, Elemi, Benzoë, Storax, Pfefferharz, Jalappenharz, Takamahak, Guajac rc. Zu denen, welche nur schwierig sich in Weingeist lösen, gehören: Copal, Bernstein, Erd- und Judenpech, Resinit, Masticin u. a. Eigenthümliche Verbindungen von Harz, Gummi und ätherischem Oele nennt man Steinharze (Gummi-resinae); zu ihnen gehört: das Euphorbium, Stinkasant, Gutti, Scammoneum, Ammoniak, Opoponax, Myrrhe, Weihrauch rc. Die Gewinnung der Harze durch Verletzung an den Bäumen nennt man Harzen, Harzreißen, Harzscharren, und die dazu dienenden Waldstrecken Harzreißereien.

Harzeiche, s. v. a. Klebeiche (Quercus sessiliflora.)

Harzklee, s. v. a. Psoralea.

Harzkohle, s. v. a. Glanzkohle.

Harzkraut, s. v. a. Cressa.

Harztanne, s. v. a. Fichte.

Haselapfel, s. v. a. Borsdorfer.

Haselbusch, s. v. a. Haselnußstaude.

Haseleiche, s. v. a. Sommereiche.

Haselkraut, s. v. a. Asarum europaeum.

Haselnuß (Corylus), Gattung der Familie Kätzchenblüthler; einhäusig, mit verkehrt-eirunden Deckblättchen an den männlichen Kätzchen; dachziegeligen Schuppen an den weiblichen Knospen; mit dem Fruchtknoten verwachsene Geschlechtshülle; beinharter, 1—2samiger Nußhülse. Arten: Gemeine H. (C. Avellana), strauchartig, selten baumartig, bis 25 Fuß hoch und höher werdend, mit herzförmigen, gesägten, degenspitzigen Blättern; gelblichbraunen, männlichen Kätzchen; bräunlichen weiblichen Kätzchen; rostbraunen, jungen Aestchen; von der Hülldecke umgebene Nußhülse. Mit mehreren Unterarten. Blüht im Februar bis März in Waldungen, Anlagen u. s. w. Die Früchte reifen im September. Die Haselnuß gedeiht im Allgemeinen am besten in etwas geschützten Lagen an Abhängen; sie ist, jedoch nicht sehr empfindlich. Wenn man der Früchte willen Anpflanzungen vornimmt, so geschieht es am sichersten durch Stockausschläge und Ableger, da bei der Aussaat von Samen die Pflanzen leicht aus der Art schlagen; wo aber blos das Holz der Zweck der Anpflanzung ist, mag dieselbe im Herbste mit den Samen geschehen, die sofort im Frühlinge aufgehen. Der Hauptnutzen der Haselnußstaude besteht unstreitig in der großen Brauchbarkeit der jungen Ruthen zu Stöcken, Gitterwerken, Blumenstöcken, Bohnenstecken, und namentlich zu Reifen für Kübler und Küfer. Eine Haselnußwaldung ist deshalb sehr einträglich, da alle 5—6 Jahre gehauen werden kann, die Stangen zu dem angeführten Gebrauche, die Spähne zum Klarmachen von trübem Wein und Bier, die in ein mit diesen Spähnen gefülltes Faße gegossen und nach ein Paar Stunden völlig klar, jedoch mit Verlust an Güte, abgelassen werden können; die Früchte sind nicht blos ein beliebtes Obst, sondern dienen auch zu Bereitung eines angenehmen Salatöls, das auch für Maler taugt. Es wird ferner die Kohle des Holzes, das übrigens als Brennholz nicht viel Werth hat, von Malern als Reiskohle und zur Bereitung des Schießpulvers benützt. Die Lamberts-H. (C. tubulosa), strauch- oder baumartig, bis 20 Fuß hoch, mit länglichen, stumpfen Nebenblättern; herzförmigen, doppeltgesägten, degenspitzigen Blättern; rostbraunen, jungen Aestchen. Blüht im Februar — März in den Wäldern des südlichen und südöstlichen Europas. Die Anwendung seiner Theile ist ganz die der vorigen Art. Türkische H. (C. Colurna), baumartig, bis 40 Fuß hoch, mit herzförmig-rundlichen, gesägten Blättern; lanzettigen Nebenblättern; eirunder Nußhülse. Blüht im Februar bis März in den gleichen Gegenden wie vorige Art. Das Holz ist sehr geschätzt und wird zu den feinsten Möbeln verarbeitet; die Früchte sind die schmackhaftesten aller Haselnußarten. In Gärten wird die Haselstaude zu Hecken gezogen, und theils durch Ableger, theils durch Nüsse fortgepflanzt, zu welchem Ende letztere den Winter über in Moos oder Laub im Keller aufbewahrt und im Frühlinge in zwei Zoll tiefe Furchen gelegt werden. — In Sicilien, Spanien und der Türkei machen sie einen wichtigen Handelsartikel aus, indem jährlich tausende von Säcke nach allen Gegenden ausgeführt werden, wo man sie mit Zucker einmacht, oder aus ihnen einen der Chocolade ähnlichen Trank bereitet. Der Genuß der H. macht fett. — Gestoßen und mit Honigwasser getrunken, vertreiben die H. den Husten. — Ihr häufiger Genuß ist nicht gesund, denn sie verursachen Kopfweh, starke Blähungen im Magen und erfordern eine kräftige Verdauung.

Haselnußmandel, s. v. a. Orangenaprikose.

Haselstaude, s. Haselnuß.

Haselwurz (Asarum), Gattung der Familie Osterluzeigewächse; zwittrig, mit gefärbter, glockenförmiger, 3—4spaltiger Geschlechtshülle, lederiger, 6fächeriger Kapsel. Arten: Gemeine H. (A. europaeum), mit wagrechtem, aufgesperrt ästigem Wurzelstocke; 1 Zoll langen, mit 3 Schuppen besetzten Stengeln; 2 langgestielten, gezweiten, tief nierenförmig-rundlichen, lederigen Blättern an jedem Stengel; einer außen braunen,

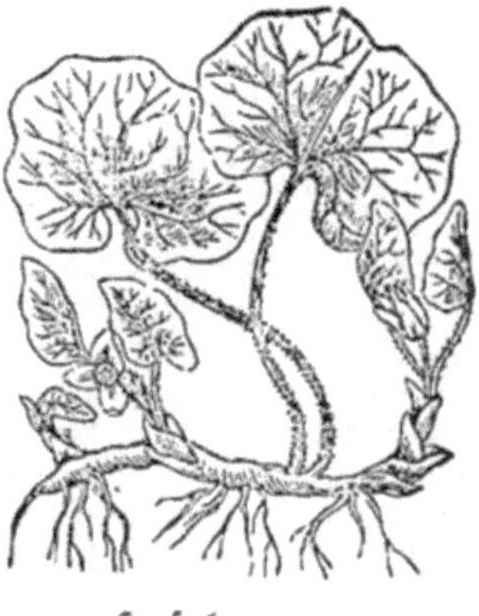

Haselwurz.

innen dunkelrothen Blüthe in der Mitte der Blätter. Blüht im März bis April in trockenen Wäldern an schattigen Orten, ist einjährig. Der Geruch der H. ist stark kampherartig oder baldrianartig, ihr Geschmack gewürzhaft, bitter, beides verliert sich einigermaßen beim Trocknen. Die H., vornehmlich aber der Wurzelstock, wirken stark auf Magen und Darmkanal, erregen Erbrechen und Durchfall und waren vor Einführung der Ipecacuanha das gebräuchlichste Brechmittel. Es soll auch die weibliche Blume befördern und Krämpfe stillen, wird aber jetzt meistens von Thierärzten bei Rindvieh und Schafen gegen Fäulniß, und bei Pferden gegen die Würmer gebraucht, doch auch noch gegen Trübsinn und abwechselnde unnatürliche Lustigkeit gebraucht, und zwar in der Form der Tinctur, welche aus dem Saft der Wurzel und Blätter besteht, wenn er zu gleichen Theilen mit Weingeist vermischt, angesetzt und nachdem beides einige Tage mit einander gestanden, und das Helle zum Gebrauche abgegossen worden ist und wohl verschlossen aufbewahrt wird. Daß die H. die ihr zugeschriebenen und namentlich von Soldaten und Jägern gesuchten Zauberkräfte nicht besitzt, dürfte anzuführen beinahe überflüssig sein. Die Wurzel wird auch in Wechselfiebern, in der Wassersucht und Ruhr angewendet, um den Schleim aufzulösen. Ein Absud der Blätter dient zum Färben der Wolle; frisch sollen sie als Gift auf die Thiere wirken.

Hasenampfer, s. v. a. **Oxalis acetosella**.

Hasenbrod, Hasengras, s. Hainsimse.

Hasendistel, s. v. a. Saudistel.

Hasengeil, s. v. a. schwarzer Ginster.

Hasenklee, s. v. a. **Alleluja**.

Hasenkohl, Ackerkohl, Rainkohl, Milchen (**Lapsana communis**), milchgebende Pflanze, die in Kohlgärten, Feldbüschen, auf Aeckern, an Hecken und Wegen in ganz Europa wächst. Sie hat ästige, 2—4 Fuß hohe Stengel, eirund-lanzettförmige Blätter, und kleine, blaßgelbe Blumen. Das Vieh frißt sie ungemein gern, die Blätter kann man als Salat und gekocht wie anderes Gemüse benützen. Innerlich gebraucht hat die Pflanze abführende, und äußerlich frisch und zerquetscht, besonders auf wunde Brustwarzen gelegt, erweichende und kühlende Eigenschaften.

Hasenkraut, s. v. a. **Hypericum perforatum**.

Hasenlattich, s. v. a. **Prenanthes**.

Hasenmorchel, s. v. a. Faltenmorchel.

Hasenohr (**Bupleurum**), Gattung der Familie Doldengewächse, mit undeutlichem Kelchrande; rundlichen Blumenblättern; Spaltfrucht. Arten: Rundblättriges H. (**B. rotundifolium**), mit möhrenartiger Wurzel; 1—2 Fuß hohem, aufrechtem, oben ästigem Stengel; stengelumfassenden, bereiften Blättern; gelben, doldenförmig sitzenden Blüthen; schwarzbrauner, eilänglicher Spaltfrucht. Blüht im Juni — Juli auf Aeckern in Südeuropa und ist einjährig. Bei Wunden soll das Kraut heilsam wirken. Das strauchartige H. (**B. fructicosum**) diente ehedem gegen verhaltene Menstruation, erschwertes Harnen u. s. w. Das weiter gegen Norden vorkommende sichelblättrige H. (**B. faclatum**), dient wie die erst angeführte Art.

Hasenpappel, s. v. a. gemeine Pappel.

Hasenpfötchen, s. v. a. **Trifolium arvense**.

Hasensalat, s. v. a. **Sonchus oleraceus**.

Hasenstrauch, Hasenlattich, s. v. a. **Prenanthes muralis**.

Haubenmyrthe (**Syzygium**), Gattung der Familie Myrtengewächse, mit verkehrteirunder Kelchröhre; 4—5lappigem Saume, 1fächeriger Beere. Arten: Gewürzhafte H. (**S. caryophyllaeum**), mittelgroßer Baum mit pyramidenförmiger Krone, kurzgestielten, verkehrt-eirunden, lederigen, glänzenden Blättern; endständigen, doldentraubigen Trugdolden, röthlich-weißen, kleinen Blüthen, 2samiger Beere. Ist auf Ceylon einheimisch. Die Rinde riecht und schmeckt nelkenartig, und kam früher als Nelkenrinde oder Nelken zimmt zu uns, ist aber neuerer Zeit durch eine andere kräftigere Rinde ersetzt oder verdrängt worden.

Haubuche, s. v. a. Hainbuche.

Hauckenblatt, s. v. a. Zapfenkraut.

Hauhechel (Ononis), Gattung der Familie Schmetterlingsblümler, mit glockigem, 5spaltigem Kelche; schmetterlingsförmiger Blume; aufgetriebener Hülse. Arten: Dornige H. (O. spinosa), mit langer, holziger, mehrköpfiger, ästiger Wurzel; aufstrebenden oder aufrechten, harten, zerstreut-behaarten, bis zur Mitte in ruthenförmige Aeste getheilten Stengeln; kurzen, blattwinkelständigen, an der obern Hälfte des Stengels befindlichen, theilweise in einen Dorn auslaufenden Aestchen; kurzgestielten, 3zähligen oder einfachen, gezähnelten, fast kahlen Blättern; zusammengewachsenen Nebenblättern; kurzgestielten, blattwinkelständigen, rosenrothen, zuweilen weißen Blüthen; eiförmigen, aufrechten Hülsen. Blüht im Juni — Aug. an etwas feuchten Stellen, Triften u. s. w. Die geruchlose Wurzel schmeckt erst schleimig-süß, dann bitterlich-herb, wirkt stark auf die Absonderungsorgane, insbesondere auf die Nieren, und wird zur Beförderung der Harnabsonderung, gegen Blasenstein, Hodengeschwulst, und gegen Drüsenverhärtungen gebraucht. Die kriechende H. (O. repens), der vorigen sehr ähnlich, nur mit niedergestrecktem Stengel und aufstrebenden Aestchen, ist noch weiter verbreitet und häufiger zu finden als die vorige Art, wird übrigens ebenso gebraucht. Die gelbe H. (O. Natrix) ist namentlich in Südeuropa häufig, ihre Wurzel ersetzt dort die selteneren der oben angeführten Arten. — Die H. ist eines der kräftigsten Harn- und Steinabtreibenden Mittel, zu welchem Zwecke man Wurzel und Rinde in Wein siedet, oder längere Zeit in den Wein legt und dann trinkt. In den Mund genommen, stillt er das Zahnweh. — In Wasser gesotten und den Pferden eingegeben, macht, daß sie alsbald stallen. — Mit dem Kraut kann man auch gelb färben.

Haukenblatt, s. v. a. Streptopus.

Hauslilie, s. v. a. Zaunpilz.

Hauswurz (Sempervivum), Gattung der Familie Gehörntfrüchtler, mit 6—20 zähnigem Kelche; 6—20 am Grund verbundenen Blumenblättern; Balgkapseln. Arten: Gemeine H. (S. tectorum), mit zahlreichen, fleischigen, eine Rosette bildenden Blättern; aus der Mitte der Blätterrosette entspringendem, dickem, beblättertem, drüsig behaartem Stengel; beinahe sitzenden, ziemlich einseitsrandigen, eine Trugdolde bildenden, radförmigen, meist 12blättrigen, rosenrothen Blüthen. Blüht im Juli — Aug. auf Alpen, Voralpen, angepflanzt auf Dächern, Mauern u. s. w., ist mehrjährig, blüht und trägt aber nur einmal Früchte. Die Blätter sind sehr saftig, schmecken säuerlich-herbe, wirken kühlend und besänftigend und werden deshalb bei Fiebern, Ruhren, Blutflüssen und Mundfäulen gebraucht. Aeußerlich dienen sie zur Vertreibung von Sommersprossen, zur Heilung von Wunden und namentlich gegen Hühneraugen, zu welchem Zwecke die Oberhaut auf einer Seite des Blattes abgezogen, die abgelöste Seite oder ein zerquetschtes Blatt Morgens und Abends auf das Hühnerauge gelegt und damit fortgefahren wird, bis nach einigen Tagen die Operation des Ausschneidens ohne Schmerzen und gründlich vorgenommen werden kann. — Ein Absud des Krauts stillt die rothe Ruhr und zu reichliche Menstruation. — Ein im Entstehen begriffener Kropf vergeht wieder, wenn man H., Schafunschlitt und Salz mit einander stößt und die dadurch erhaltene Salbe auf den Kropf legt. — Die Hauswurz wirkt unter allen Formen kühlend, und soll daher bei innerlichen und äußerlichen Entzündungen Anwendung finden.

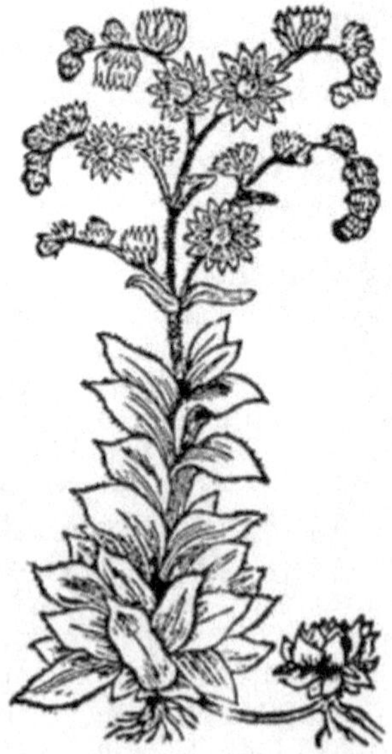

Hautalge (Halymenia), Gattung der Familie Kernalgen; mit flachem oder röhrigem Lager; sehr kleinen rothen Keimkörnern. Art: Handförmige H. (H. palmata), mit handförmig-getheiltem, flachem, häutigem Lager; 3 Zoll bis 1 Fuß langen Zipfeln;

beinahe oben auf dem Lager in Häufchen liegenden Früchten. Sie ist besonders in der Nordsee sehr häufig, riecht, wenn sie benetzt wird, veilchenartig, ist für Schafe und Ziegen ein angenehmes Futter und wird in einigen Theilen Schottlands auch von Menschen gegessen.

Hautbarsac, ein geschätzter Franzwein mittlerer Qualität.

Hautbrand (**Sphacelia**), Gattung der Familie Urpilze; klebrige, an der Spitze des Fruchtknotens der Gräser befindliche Masse, welche die Veränderung desselben zum Mutterkorn erzeugt. Art: Gemeiner H. (**Sph. segetum**), ist besonders in feuchten Jahren sehr häufig, namentlich am Roggen und veranlaßt dort die Bildung des Mutterkorns (**secale cornutum**). Dieses ist ungefähr zollang, meistens gekrümmt und auf einer Seite gefurcht, dunkelbraun, violet, und trägt wie ein Käppchen auf der Spitze den eigentlichen Pilz. Als die Wehen beförderndes Mittel wird das Mutterkorn zuweilen in der Heilkunde angewendet; es soll auch Abortus bewirken.

Hautfarn, s. v. a. **Hymenophyllum**.

Hautflechte, s. v. a. **Leptogonium**.

Hayja=Palme (**Lodoicea**), Gattung der Familie Palmen; zweihäusig, die männlichen Blüthen walzenförmig=ährig, die weiblichen einzeln in Blüthenscheiden, mit 3blättrigem Kelche; 3blättriger Blumenkrone; großer Sternfrucht. Art: Kokosartige H. (**L. sechellarum**), mit 30—60 Fuß hohem, astlosem, geringeltem Strunke. 15—20 großen, an der Spitze des Strunkes sitzenden, langgestielten, gespaltenen, fächerförmigen, ovalen Blättern; großen Blüthenbüschel; ungemein großen, mehr als fußlangen, ovalen, glatten, grünlichen Früchten. Diese Palme ist besonders häufig auf den Sechellen=Inseln, von wo die Früchte in großer Menge ausgeführt werden. Sie gelten für heilkräftig gegen Mundfäule, Lustseuche und mit andern Ingredienzien gemischt gegen Cholera. In Europa sind sie zwar nicht allgemein im Gebrauch, aber keineswegs mehr so selten wie früher, wo Kaiser Rudolph für einen aus dem Steinkerne geschnitzten Becher 4000 Thaler bezahlt haben soll.

Haysanthee, die beste Sorte des chinesischen Thees s. d.

Hebenstreitie, gezähnte (**Hebenstr. dentata**), soll Morgens gar nicht, Mittags widrig und Abends sehr gut riechen; eine Unterart der Kugelblume.

Hechtkraut, v. a. **Potamogeton lucens et Myriophyllum**.

Heckdorn, s. v. a. Schlehendorn und Weißdorn.

Heckenbaum, s. v. a. **Cornus sanguinea**.

Heckenbeere, die glatte Stachelbeere.

Heckenkirsche, mehrere Arten der Gattung **Lonicera**, s. v. a. Bouquetkirsche.

Heckenrose, die verschiedenen Arten der wilden Rosen.

Heckenwicke, s. v. a. **Viciadumetorum**.

Heckenwinde, s. v. a. **Convolvulus sepium**.

Heckholz, s. v. a. **Ligustrum vulgare**.

Heckrosenweide, s. v. a. **Salix monandra**.

Hederae gummi, s. v. a. Epheuharz.

Hederich, s. v. a. Kriebelrettig, s. Rettig; s. v. a. Wegsenf und Ackerrettig.

Hegerweide, s. v. a. Mandelweide und **Salix triandra**.

Heide,*) s. v. a. **Erica**.

Heidekorn, s. Buchweizen.

Heiligengeistwurz, s. v. a. Angelikawurzel.

Heiligenharz, s. v. a. Guajakharz.

Heiligenholz, s. v. a. Fokenholz, oder Franzosenholz, oder Guajakholz.

Heiligenkraut (**Santolina**), Gattung der Familie Vereinblüthler, mit vielblüthigen Blüthenköpfen; röhrigen Blüthen; glockiger Hülldecke; gewölbtem Blüthenlager, länglichen Schließfrüchten. Arten: Cypressenartiges H. (**S. chamaecyparissus**), halbstrauchartig, bis 3 Fuß hoch, mit dünnfilzigen, blattlosen, 1blüthenköpfigen Aesten, flaumhaarigen, gezähnten, gleichbreiten Blättern. Blüht im Juni — Juli an sonnigen Orten in Südeuropa; riecht stark gewürzhaft und wird als wurmwidrig, krampfstillend, reizend und zertheilend in der Heilkunde angewendet. Grünes H. (**S. viridis**), halbstrauchartig, mit aufrechtem, ästigem, kahlen Stengel; an der Spitze blattlosen Aesten.

---

*) Was sich unter Heide- nicht findet, suche unter „Haide.“

kommt bei uns in Gärten in Südeuropa wild vor und wird wie vorige Art gebraucht. Wohlriechendstes H. (**S. fragrantissima**), halbstrauchartig, mit vielen doldentraubigen, an der Spitze filzigen Stengeln, sitzenden, eirunden oder länglichen, gesägten Blättern; vielköpfiger Doldentraube; gelben Blumen. In Vorderasien und Arabien, seiner Heimath, ist es allgemein als Heilmittel gebraucht und auch bei uns unter dem Namen Fahanin oder Fohanin bekannt.

Heilighen, s. v. a. Esparsette.

Heilkraut (**Heracleum**), Bärenklaue; Gattung der Familie Doldengewächse; mit 5zähnigem Kelche; verkehrt-herzförmigen Blumenblättern; flach zusammengedrückter Frucht. Arten: Gemeines H. (**H. Sphondylium**), mit möhrenartiger, fußlanger, geringelter, außen bräunlichgelber, innen weißer Wurzel; kantigem, kurzbehaarten, ungefähr 3 Fuß hohem Stengel; rauhhaarigen, fiederspaltigen Blättern; starken Blattstielen; großen Blattstielscheiden, gekerbt-gesägten, lappig-fiederspaltig oder handförmig-getheilten Blättchen; großen Dolden; weißen, hellgrünen oder röthlichen Blumenblättern; ovaler, kahler Spaltfrucht. Man kennt davon einige Spielarten. Blüht im Juni — Herbst auf Wiesen, in Gebüschen und auf Alpen fast in ganz Europa und wird auf mannigfache Weise gebraucht. Die von der Rinde befreiten Stengel und Blattstiele überzuckern ähnlich wie die Zwetschgen und werden in Rußland und einem Theil von Asien, sowie auch die jungen Blätter, nicht selten gegessen, und zu Bereitung eines geistigen Getränkes benützt. Die Rinde schmeckt beißend scharf, verursacht Brennen im Munde, und röthet äußerlich aufgelegt die Haut, sie wird in der Heilkunde nicht gebraucht, dagegen die süßliche, gewürzhafte Wurzel, welche bei Verdauungsbeschwerden, Stockungen im Unterleibe, nervösen Leiden, auch Fallsucht, gute Dienste leistet, ebenso die Samen die gegen hysterische Krämpfe mehrfach empfohlen werden.

Heilsamen, s. v. a. Wasserfenchel.

Heilwurz (**Pastipacea opoponax**), eine der schönsten pastinakenartigen Schirmpflanzen mit vorwärts eingeschnittenen Blättern. Man findet diese Pflanzen in Frankreich, Italien, Sicilien und der Levante wild; von dorther erhalten wir von derselben das Panax-Gummi (Opoponax). Es ist dieß der gelbe Milchsaft der Pflanzen, welcher aus den untern Theilen des Stengels und der Wurzel durch angebrachte Einschnitte herausläuft, an der Luft vertrocknet, von außen gelb und braun, von innen aber blaß, im Anfühlen ziemlich fett und spröde ist. einen eckelhaften, bittern, dem Liebstöckel ähnlichen Geschmack und einen angenehmen Geruch hat. Wir erhalten dieses Harz in wallnußgroßen, kuchenförmigen Stücken, selten in Körner, und dient es zu Wund- und Heilpflastern, Pillen &c. Siehe auch Eibisch und Tormentill.

Heinrichskraut (**Agathophytum**), Gänsefuß. Gattung der Familie Immergrüngewächse, mit 2—3spaltiger Geschlechtshülle; schlauchartiger, von der beerenartigen Geschlechtshülse eingeschlossener Nußhülse. Arten: Gemeines H. (**A. Bonus Henricus**), guter Heinrich, Schmergel, Hundsmelde, mit aufrechtem oder aufsteigendem, 1—3 Fuß hohem, am Grunde ästigem, gefurchtem, mehligen Stengel; ganzrandigen, 3eckig-spießförmigen, gegen oben an Größe abnehmenden Blättern; 5spaltigen Blüthen; glatten, schwärzlichen, aufrechten Samen. Blüht im Mai — August auf Schutt, Misthaufen und ähnlichen Orten in der Nähe der Dörfer, auch in Gärten im größten Theile Europa's, ist ausdauernd. Die jungen Triebe können wie Spargeln, die Blätter wie Spinat gegessen werden. Wurzel und Kraut, erstere aber am stärksten, wirken erweichend, reinigend, wundheilend und zertheilend, und dienen in der Form von Umschlägen bei Entzündungen, Hautausschlägen, innerlich auch gegen Lungenschwindsucht. Wohlriechendstes H., (**A. ambrosioides**), Traubenkraut, Ungarischer Thee, Stengel und Blätter wie bei voriger Art, die letzteren aber lanzettig, gezähnt; mit blattwinkelständigen, kleinen, geknäuelten, zahlreiche, starkbeblätterte, einfache Aehren bildenden Blüthen; kleinen, schwarzbraunen, glänzenden, glatten Samen. Blüht im Juli bis August in Westindien und Südamerika, selten wild aber ziemlich häufig in Gärten cultivirt in Europa. Gegen Nervenleiden enthält es ein kräftiges Heilmittel und leistet namentlich in der Form eines Thees, der aus ein

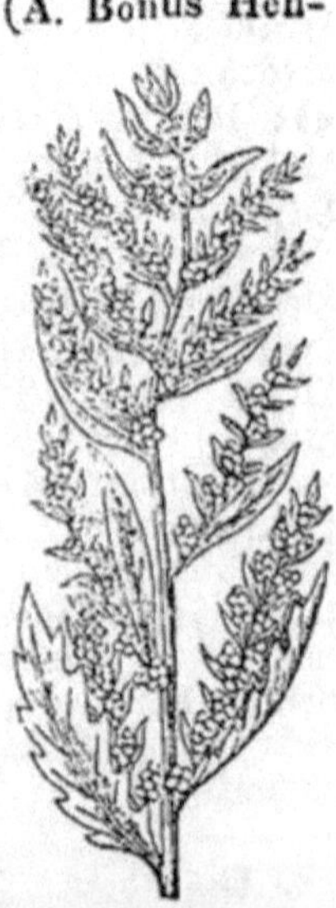

Quent der getrockneten Blätter auf 1 Tasse heißes Wasser besteht und von dem alle Stunden ein Löffel voll genommen wird, ersprießliche Dienste bei catarrhalischen Beschwerden und Brustkrämpfen, auch bei Lähmungen und bei Schlaganfällen.

Helenenkraut, Helenie (Helenium), Gattung der Familie Vereinblüthler, mit 2reihiger Hülldecke; aus zahlreichen, verlängerten, lanzettigen, gleich breiten Blättern bestehender, äußerer und aus weniger und kürzeren, degenspitzigen Blättern bestehender innerer Reihe der Hülldecke; einlippiger, zuweilen röhrenförmiger Blumenkrone; zwitterigen Scheibenblüthen; verkehrt-kegelförmigen, zottigen Schließfrüchten. Arten: Herbst-H. (H. autumnale), mit dickem Wurzelstocke, mehreren, 3—6 Fuß hohen, kahlen, ästigen, mehrblüthenköpfigen Stengeln; wechselständigen, lanzettigen, fingerslangen, herablaufenden, entfernt-gesägten Blättern; blüht in den Vereinigten Staaten von Nordamerika an Bächen u. s. w. von Aug. — Oktober, ist ausdauernd. Sie schmeckt sehr bitter und wird gegen Wechselfieber und als Nießmittel angewendet.

Helft, an einigen Orten s. v. a. Vergißmeinnicht.

Hellebeeren, bei Hamburg s. v. a. Heidelbeere.

Hellerkraut, s. v. a. Obolaria.

Helmbusch, s. v. a. Bulbocapnus.

Helmgras, s. v. a. Arundo arenaria et Elymus arenarius.

Helmkraut (Scutellaria) Gattung der Familie Lippenblüthler, mit kurzem glockigem, 2lippigem Kelche; 2lippiger Blumenkrone. Arten: Gemeines H. (S. galericulata), mit ½—2 Fuß hohem, astlosem oder ästigem Stengel; gegenständigen, kurzgestielten, herzförmig-länglich-lanzettigen, stumpfgekerbten Blättern; blattwinkelständigen, einzelnen kahlen, hellviolettblauen, röhrigen Blumen; bekrönten Schließfrüchten. Blüht im Juli — Sept. auf allen Stellen in Gebüschen Europas und Asiens; ist ausdauernd. Sein Geruch ist knoblauchartig, sein Geschmack salzig, bitter, seine Wirkung auflösend, magenstärkend, wurmwidrig, was es gegen Wechselfieber und Halsentzündung mit Erfolg anwenden läßt. Mit dem in Nordamerika einheimischen seitenblüthigen H. sind Versuche zur Heilung der Hundswuth gemacht worden, aber leider nicht befriedigend ausgefallen. Das Alpenhelmkraut gleicht dem gemeinen H., und wird ebenso gebraucht, findet sich hauptsächlich auf den Alpen des südlichen Europa's. Das höchste Helmkraut (Sc. altissima), kommt nur in China vor, soll aber dort gegen Beinbrüche äußerlich, und innerlich zur Beförderung der Menstruation gebraucht werden.

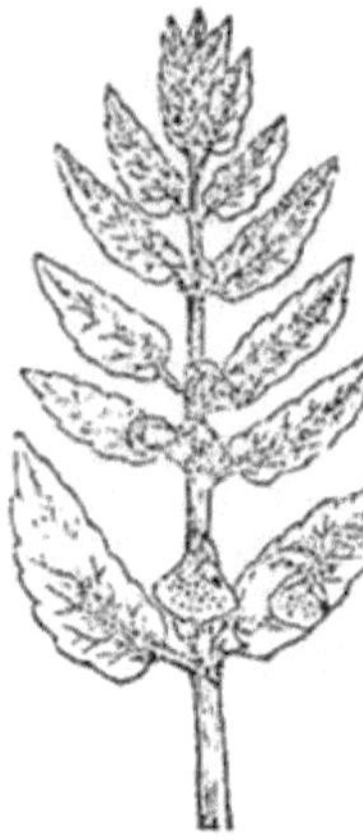
Helmkraut.

Hembeere, s. v. a. Himbeere.

Hemlockstanne, s. v. a. kanadische Tanne.

Hengelkirsche, s. v. a. Straußweichsel.

Henkelbeerstande, s. v. a. Hagedorn.

Henneberre, s. v. a. Hartriegel.

Herba, lat., Kraut, Pflanze.

Herbstbirnen, Birnen, die im Herbst zeitigen, aber auch nicht über denselben hinaus dauern.

Herbstblume (Callistephus), Gattung der Familie Vereinblüthler, mit 3—4reihiger Hülldecke; stumpfen, gewimperten Hüllblättern; einlippiger, röhrenförmiger Blumenkrone; verkehrt-eirunden, zusammengedrückten Schließfrüchten. Arten: Die chinesische H. (C. chinensis), mit kurzbehaartem, bräunlichen Stengel; einblüthenköpfigen Aesten; gezähnt-gesägten Blättern; sehr großen äußeren Hüllblättern; mannigfaltig-gefärbten Randblüthen; gelben Scheibenblüthen. Blüht in ihrer Heimath Japan und China, und jetzt bei uns zuweilen als Zierpflanze gezogen, im August bis Oktober; ist einjährig.

Herbstblumen, erst spät im Jahr blühende Blumen.

Herbstenzian, s. v. a. Gentiana amarella.

Herbstrose, s. v. a. Althaea rosea.

Herbstzeitlose, s. Zeitlose.

Herkuleswurz, s. v. a. Seeblume.

Herlizenbaum, s. v. a. Hornstrauch.

Hermel, s. v. a. Feldkamille.

Hermodatteln, nennt man die Wurzelknollen des knollentragenden Schwertels s. d.

Herrenkümmel, s. v. a. Ammei.

Herrenpilz, s. v. a. eßbarer Röhrenpilz oder Kaiserling.

Herrgottsbärtlein, s. v. a. Bibernelle.

Herrgottsblatt, s. v. a. **Chelidonium vulgare.**

Herzfreud, s. v. a. Sternleberkraut.

Herzfrucht (**Semecarpus**), Gattung der Familie Pistaziengewächse; vielehig, 2häusig, mit 5spaltigem Kelche; 5 Blumenblättern; herzförmiger Nußhülse; hängenden Samen. Arten: Ostindische H. (**S. Anacardium**), ziemlich hoher Baum mit grauer Rinde; gestielten, zerstreuten, verkehrt-eirunden, ganzrandigen, unten flaumigen Blättern; endständigen Blüthensträußen; grünlichgelben Blüthen; glockigem Kelche, schwarzer, 1 Zoll langer, auf den verdickten, gelben Blumenboden sitzender Nußhülse. Blüht im Mai — Aug. in den Gebirgen Südasiens. Die grünen Früchte geben einen Firniß und Vogelleim, die Fruchthülle einen äzenden, gegen Rheumatismen, Lustseuche, Hautausschläge, Hüftwehe und Geschwüre anwendbaren, sowie auch zum Zeichnen der Leinwand dienlichen Saft. Die Samen wurden sonst als ostindische Elephantenläuse in der Heilkunde wie die westindischen angewendet, worüber das Nähere bei Nierenfrucht nachgelesen werden kann; jetzt werden sie wie jene, fast nur noch roh oder zubereitet als gewöhnliche Kost gegessen, ebenso auch der Blüthenboden.

Herzgespann (**Cardiaca**), das wilde Mutterkraut, mit hohen Stengeln, Blätter wie die große Nessel, rothe Blümchen; starker, widriger Geruch; wächst auf öden Plätzen, an Straßen, Zäunen und alten Mauern. Das Kraut reinigt, unter Gemüse gekocht, den Unterleib und befördert die Verdauung. Der Saft, mit Zucker vermischt und eingenommen, stärkt das Herz und vertreibt Bangigkeiten.

Herzgras, s. v. a. **Plantago cornuti.**

Herzkirschen. Mehr oder weniger herzförmig gestaltete Süßkirschen, nach der geringern oder größern Härte des Fleisches in Knorpelkirschen und eigentliche H., nach der Farbe in schwarze und weiße H. getheilt. Zu den schwarzen H. gehören: die Mai-H. und zwar die süße, die große süße, und die große frühe; die frühe schwarze H., die große schwarze frühe H., die Kronberger Kirsche (Wildling von Kronberg), die Vogel- (Wald-) Kirsche (und zwar die kleine schwarze runde, und die kleine schwarze lange), die spanische Kirsche (und zwar die spanische braune Kirsche und die spanische späte schwarze), die Ochsenkirsche, die Maulbeerkirsche und die englische Kronherzkirsche. — Zu den weißen H. gehören: der Amaranth, der Flamentiner, die Bernsteinkirsche (Fleischkirsche, kleine weiße Frühkirsche), die weiße und rothe große Herzkirsche, die frühe, lange, weiße H., die rothe Molkenkirsche, die Perlkirsche, die kleine, runde, rothe Vogel- (Wald-) Kirsche, die längliche Vogelkirsche, die Türkin, die Vier auf ein Pfund, die Prinzessin.

Herzklee, s. v. a. **Oxalis acetosella.**

Herzkohl, Braunkohl, dessen Mittelblätter sich herzförmig schließen.

Herzkraut, s. v. a. gebräuchliche Melisse.

Herzmünze, s. v. a. **Mentha arvensis sativa.**

Herzsame (**Cardospermum**), Gattung der Familie Seifenbaumgewächse; zwitterig, mit 4blätterigem Kelche, 4 Blumenblättern; aufgeblasen-häutiger, 3fächeriger Kapsel. Arten: Gemeiner H. (**C. Halicacabum**), mit krautigem, 3—5 Fuß hohem, kletterndem, dünnem, ästigem Stengel; doppelt-dreifingerigen, kahlen, etwas flaumigen Blättern; gesägten, kurzgestielten Blättchen; blattwinkelständigen, kleinen, weißlichen Blüthen; erbsengroßen, schwarzen Samen; birnförmiger Kapsel. Ihre Heimath ist Ostindien und die umliegenden Inseln, sie blüht dort beinahe das ganze Jahr und ist einjährig. Die Wurzel schmeckt schleimig-eckelhaft und wird als eröffnend und schweißtreibend gegen Blasenkrankheiten und Gicht angewendet. Die Blätter sollen zuweilen als Gemüse gegessen werden. Eine in Brasilien einheimische Art dieser Gattung soll dem giftigen Honig der Lechequána-Wespe diese Eigenschaft mittheilen und wird ähnlich wie die Kokkelkörner zum Betäuben der Fische verwendet. Andere Arten werden in Südamerika, gegen veraltete Syphilis, auch gegen Gicht angewendet.

Herztrost, s. v. a. gebräuchliche Melisse.
Herzwurzel, die Pfahl- oder Hauptwurzel.
Heschabetisch, in Steiermark s. v. a. Apfelrose.
Hespel, s. v. a. Mispel.
Heste, s. v. a. Elster.
Hetzer, ein starker Ungarwein.
Heu (foenum) nennt man die zum ersten Male gehauenen und getrockneten, zum Futter für das Vieh dienenden Kräuter und Gräser der Wiesen und Kleefelder. Gutes Heu muß aus gesunden, wohlschmeckenden und nahrhaften Pflanzen bestehen, und darf weder harte, giftige, noch stachelige Gewächse führen. Man sucht dieß mittelst eingestreuten guten Samens zu befördern. Das Abmähen der Futterkräuter geschieht zu der Zeit, wenn die Mehrzahl der Pflanzen in der Blüthe steht oder den ersten reifen Samen bekommt, weil nach dieser Zeit die Blätter schon anfangen, welk zu werden und die reifen Pflanzenstengel viel an Nährkraft verlieren. Die einschurigen Wiesen, welche der Hutweide bis in den Mai unterworfen sind, werden gemeiniglich um Jakobi gehauen, weshalb sie auch den Namen Jakobswiesen führen. Bei den zweischurigen Wiesen geschieht der Schnitt, welcher vorzugsweise Heu genannt wird, zu Ende des Juni oder Anfangs Juli, und der zweite zu Ende des August oder Anfangs Sept. Dreischurige Wiesen, deren es nicht viele gibt, werden das letzte Mal im Oktober abgemäht. Trockene Wiesen liefern ein süßes, nasse und sumpfige dagegen ein saures und schilfiges Gras, das ein schlechtes Futter gibt und nur den Pferden und dem Mastvieh gefüttert werden kann. Gutes Wiesenheu muß einen eigenthümlichen angenehmen Geruch und eine schöne grüne Farbe haben. Durch Regenwetter, wiederholt mit Sonnenschein wechselnd, geräth das abgehauene und ausgebreitete Heu leicht in Fäulniß, und das in Haufen gebrachte erhitzt sich, kommt in Gährung, verliert Kraft und Farbe und wird oftmals dem Vieh sehr schädlich. Das getrocknete und eingebrachte Heu wird meistens in eigens dazu erbauten und bestimmten Scheuern und Böden aufbewahrt, nur muß man dasselbe, zumal wenn es noch etwas feucht war, vor der Selbsterhitzung bewahren, was am besten durch Zwischenschichten von altem reinen Stroh geschieht.
Heu, griechisches, s. v. a. **Trigonella foenum.**
Heu, tibetanisches, s. v. a. **Prangos pabularia.**
Heublumen, das Kurze, welches auf den Heuböden liegen bleibt und zarte Blätter, Blüthen und Samen vom Heu enthält. Wenn man davon einen Korb voll in einem Bad für einen Erwachsenen siedet, das Bad durch ein Tuch laufen läßt und möglichst warm nimmt, so wirken sie nicht allein stärkend auf geschwächte Glieder, sondern auch belebend bei Lähmungen; sie sind gut gegen Flüsse und Gliederreißen, befördern die Thätigkeit der Haut, und sind überhaupt in allen Leiden gut, wo nicht jede Erregung vermieden werden muß.
Heuchere (Haechera), Gattung der Familie Gehörntfrüchtler; mit eiförmigem, 5spaltigem Kelche; 5 Blumenblättern; 1fächeriger Kapsel. Arten: Gemeine H. (**H americana**), mit vielköpfiger, brauner Wurzel; langgestielten, wurzelständigen, rundlich-herzförmigen, 5—7lappigen, gezähnten, steifbehaarten Blättern; blattlosen, 1—2 Fuß hohem, dichtbehaartem Schafte; Rispe; glockigem Kelche; lanzettigen, röthlichen Blumenblättern. Blüht im Mai — Juli in beinahe ganz Nordamerika und ist ausdauernd. Sie wirkt zusammenziehend und wird als Heilmittel gegen Blennorrhöen und Hämorrhagien, auch äußerlich bei Geschwüren, sehr häufig in den Apotheken Nordamerika's angetroffen.
Heuhechel, s. v. a. **Oxonis spinosa.**
Heuschreckenbaum, s. v. a. Animebaum.
Heuschreckenbaum, s. v. a. dreidornige Gleditschie.
Hexenbaum, s. v. a. **Prunus padus.**
Hexenholz, s. v. a. Traubenkirsche.
Hexenkraut (Circaea), Gattung der Familie Nachtkerzengewächse; nußhülsenartige Frucht. Arten: Gemeines H. (**C. lutetiana**), eine 1 Fuß hohe Pflanze mit eirunden Blättern und mehreren weißen Blüthentrauben. Sie wächst in der Schweiz und in Schwaben in feuchten und in schattigen Waldgegenden, wird von den Schafen gerne gefressen und von den Bienen fleißig besucht. Ihre Wurzel dient zum Gelb-

färben. Die Blätter wirken erweichend und zertheilend und waren früher häufig in Anwendung gegen Condylomen.

Hexenmehl, s. v. a. Bärlapppulver, der Blüthenstaub des Bärlapps.

Hexenpilz, s. v. a. Hexenröhrenpilz, s. u. Pilz.

Hibisch (**Hibiscus**), Gattung der Familie Malvengewächse, mit 5spaltigem Kelche; 5 bis mehrblättriger Hülldecke; 5 Blumenblättern; von dem Kelche und der Hülle umgebener 5fächeriger, fachzerreißender Kapsel. Arten: Rosenartiger H. (**H. rosa sinensis**), chinesische Rose, strauch- oder baumartig, mit abstehenden oder etwas herabhängenden Aesten; eiförmigen, am Grunde ganzen, nach vornen gesägten, kahlen, glänzenden Blättern; schmalen Nebenblättern; gestielten, großen, purpur- oder scharlachrothen, orangefarbenen, gelben, oder auch weißen Blüthen; rundlicher Kapsel. Blüht in China und Ostindien, seiner Heimath, sehr lange, und wird dort als beliebte Zierpflanze gezogen, bei uns in Töpfen. Er verlangt eine gute lehmige Erde voll Wärme und etwas Feuchtigkeit. Im Sommer liebt er die Sonne, im Winter sind ihm 10—15 Grad Wärme nöthig. Die Fortpflanzung geschieht durch Stecklinge, und es werden von diesen bei gehöriger Behandlung frühzeitig Blüthen erzielt. Bei uns gilt der H. blos als Zierpflanze, in seiner Heimath wird er ähnlich, wie Eibisch, angewendet, die Blüthen ferner zu dem, den dortigen Begriffen von Schönheit angemessenen Schwarzfärben der Kopfhaare und Augenbraunen, und mit Essig zur Beförderung der Menstruation gebraucht. Schwefelfarbener H. (**H. Manihot**), s. v. a. Bisam-Eibisch, s. u. Eibisch. Der veränderl. H. (**H. mutabilis**), dem rosenartigen H. in Beziehung auf Heimath, Blüthezeit und Gebrauch ähnlich, wird wie diese bei uns in Gewächshäusern gezogen, wo die Blüthen erst weiß sind, dann blaßröthlich, und endlich vor dem Verblühen dunkelroth werden. Diese Veränderung der Blüthen von weiß in dunkelroth, geht in der Heimath des H. in einem Tage vor sich. Einige andere Spielarten gelten wie die beschriebenen für einhüllende, erweichende Heilmittel, werden auch in einzelnen ihrer Theile zu andern Zwecken, z. B. zur Anfertigung von Decken, Watten u. s. w. benützt, kommen jedoch bei uns weder in Anwendung, noch sind sie überhaupt zu treffen, weshalb wir uns mit dem Gesagten begnügen. Der stachelige H. (**H. surattensis**), mit krautigem, scharfem, aufrechtem oder schlaffem Stengel; langgestielten, handförmig 3—5lappigen, gesägten Blättern; großen Nebenblättern, 9—10strahlenförmig abstehenden Hüllblättern, gelben, am Grunde purpurrothen und glockig-zusammenneigenden Blumenblättern. Blüht in ihrer Heimath Ostindien fast das ganze Jahr, ist einjährig. Die Blätter geben ein angenehm schmeckendes Gemüse. Gefingerter H. (**H. digitatus**), mit aufrechtem, kahlem, am Grunde ästigem Stengel; 3—5lappigen, gesägten, kahlen Blättern; blattwinkelständigen, sehr kurzgestielten Blüthen; oben weißen, gegen unten rothen Blumenblättern; kugelig zugespitzter Kapsel; kahlen Samen. Ursprünglich in Afrika einheimisch, wird er jetzt beinahe überall zwischen den Wendekreisen, sowohl wild als meistens angebaut gefunden, und gibt ein beliebtes Gemüse, wird auch zu Consituren, Gelees und zu einem weinartigen Getränke gebraucht. In seiner Heimath ist er als weißer Sauerampfer bekannt, zum Unterschied von dem rothen Sauerampfer, der sich übrigens in Beziehung auf Eigenschaften und Benützung keineswegs von ihm unterscheidet.

Hiefrose, s. v. a. Hundsrose.

Hiften, s. v. a. Hagebutten.

Himalayagerste, s. u. Gerste.

Himbeere (**Rubus idaeus**), eine Art des Brombeerstrauchs; 4—5 Fuß hoher Strauch, der in steinigen und schattigen Wäldern, an Zäunen und ungebauten Plätzen wild wächst und auch in Gärten gezogen wird. Sein Stengel ist nicht wie der des Brombeerstrauchs liegend, sondern ziemlich aufrecht, dünn und stachelig. Die Blätter sind 3—5fingerig, oben hellgrün, unten weißlich; die weißen Blumen erscheinen im Mai in kleinen Büscheln, hinterlassen rothe, weiße und auch gelbe Beeren (Himbeeren, Hohlbeeren), welche einen eigenen, angenehmen Geruch haben und lieblich-weinartig schmecken. In ihrer Höhlung halten sich gerne kleine Maden auf. Die Himbeeren werden als vorzügliches Abkühlungsmittel roh gegessen, auch mit Honig oder Zucker (auf 1 Pfund Himbeeren wird 1 Pfund Zucker genommen), eingemacht und zu allerlei Backwerken verwendet. Außerdem erhält man von ihnen einen guten Essig, Wein und Syrup, der in Hitzkrankheiten unter das Getränk gethan, von vorzüglicher Wirkung ist. Der Himbeerstrauch vermehrt sich durch seine Wurzelschößlinge unglaublich schnell und wird zuletzt als Unkraut den Wäldern und Gärten nachtheilig. Die jungen, einjährigen Schößlinge werden erst im dritten Jahre tragbar, und liefern alsdann 2—3 Jahre lang eine reichliche Ernte. — Die gelind abstringirenden Blätter fanden früher häufig Anwendung gegen Diarrhöe, Blutungen, zu Gurgelwasser. — Wohlriechende H. (**R. odoratus**), stammt aus Amerika ab und wird nun häufig in Europa in Gärten gezogen, hat einen nicht Fuß hohen, von einem wohlriechenden Harz wie mit Fett überzogenen Stengel und rosenrothe, prächtige Blumen, auf welche, jedoch sehr selten, halbrothe, gute und weinsäuerliche Beeren folgen.

Himber, s. v. a. Ingwer.

Himmelbeeren, s. v. a. Himbeeren.

Himmelsbrod, s. v. a. Milch mehrerer tropischer Pflanzen.

Himmelsgerste, die nackte gemeine Gerste.

Himmelsschwaden, s. v. a. Hundszahngras.

Himmelsthau, s. v. a. Lichtgras oder Schwingel.

Hindläufte, die in Zucker eingemachte Wurzel der Cichorie.

Hintschkraut, s. v. a. **Tolanum dulcamara.**

Hirnschädelmoos, s. v. a. Steinschüsselflechte.

Hirschstreuling (**Elaphomyces**), Gattung der Familie Streulinge; unterirdische, wurzellose Pilze mit korkartiger, kugeliger Umschlaghülle, welche die dunkelfarbigen, kleinen, zwischen dem spinnenartigen Haargeflecht liegenden Keimkörner umschließt. Arten: Der bekörnte H. (**E. granulatus**), 1—2 Zoll lang, oval oder kugelig, mit brauner, warzig-rauher Oberfläche; dicker, innen weißlicher Umschlaghülle; schwarzen Keimkörnern. Zuerst ist dieser Pilz weich und stinkend, verhärtet sich aber nach und nach und wird fast brühig; am liebsten gedeiht er in Nadelwäldern. Früher hielt man diesen Pilz für stimulirend, man ist jedoch von dieser Meinung zurückgekommen und wendet ihn höchstens noch in der Thierheilkunde an. Er heißt auch Hirschtriffel, Hirschbrunst, und wird von vielen Hirten zu einem geilmachenden Mittel für's Vieh benützt.

Hirschwurz, s. Haarstrang, starrer.

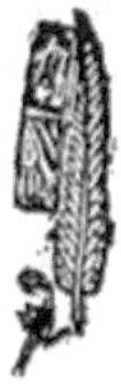

Hirschzunge (**Scolopendrium**), Gattung der Familie Wedelfarren; mit längs der Rippen in 2 Linien schief quer-laufenden Fruchthäufchen; häutigem Schleier. Art: Gebräuchliche H. (**S. officinarum**), mit kurzem, spreublättrigem Laubstiele; 1—1½ Fuß langen, 1—2 Zoll breiten, lederigen, zungenförmigen, am Grunde nierenförmigen Wedeln, in zu zwei bei einander stehenden Fruchthäufchen, die, nachdem die Schleier sich in der Mitte losgemacht und an die Ränder sich zurückgezogen haben, einem einzigen, von 2 Schleiern eingefaßten Fruchthäufchen gleichen. Wächst an Felsen und steinigten Orten in Mittel- und Süd-Europa und wird gegen Verstopfung der Unterleibsorgane, Diarrhöe, und auch äußerlich als Wundmittel gebraucht. Diente aber früher häufiger als Wundmittel und gegen Nierensteine.

Hirse, s. u. Fennich.

Hirtentäschel (**Capsella**), Gattung der Familie Viermächtige; mit 4blättrigem, abstehendem Kelche, 4 Blumenblättern; 3eckigen oder länglich-ovalen Schötchen. Arten: Gemeines H. (**C. Bursa pastoris**), mit bis 2 Fuß hohem, fast astlosem oder von unten abstehendem, ästigem Stengel; länglich-lanzettigen, fiederspaltigen, rosettigen Wurzelblättern; sitzenden, pfeilförmig-umfassenden Stengelblättern; weißen Blüthen; langgestielten, abstehenden Schötchen. Blüht von April — Oct. an Wegen u. s. w. fast in allen Welttheilen. Ein Aufguß auf das Ende Mai's gesammelte, zerhakte Kraut und die Wurzel ist ein Hausmittel äußerlich gegen Blutungen aus Wunden oder auch aus der Nase, und innerlich gegen Ruhr und übermäßig starke Menstruation.

Hocheſche, s. v. a. gemeine Esche.

Höckerblume (**Columnea**), Gattung der Familie Kugelblumengewächse, mit 5theiligem Kelche, röhriger, rachenförmiger Blumenkrone; gewölbter Oberlippe; 3spaltiger Unterlippe; 1fächeriger, mehrsamiger, breiiger Beere. Arten: Rauchhaarige H. (**C. hursuta**), halbstrauchig, mit klimmendem Stengel; vierkantigen, flaumig-scharfen Aesten; gestielten, gegenständigen, gekerbt-gesägten, spitzlichen Blättern; blattwinkelständigen, rauchhaarigen, fingerslangen Blüthen. Ihre Heimath ist Jamaika. Die sehr vielen honigabsondernden Blüthen der in Westindien einheimischen, klimmenden Höckerblume, haben dieser Pflanze in ihrer Heimath den Namen Syrupliane (liane de sirop) verschafft.

Höckerwurz (**Anoplanthus**), Gattung der Familie Kugelblumengewächse; mit glockigem, 4—5spaltigem Kelche; 2lippiger Blume; 2schalstückiger Kapsel. Arten: Einblüthige H., mit knotigem Wurzelstocke; schlanken, schuppigen, einblüthigen, gelblich-weißen Schaften; 5spaltigem Kelche. Ist in Nordamerika einheimisch, wo die Wurzel gegen bösartige Geschwüre gebraucht wird.

Höllenfeigen, s. Brechnuß.

Höllenöl, das Oel aus dem Samen von **Jatropha curcas**.

Hörnerblatt (**Ceratophyllum**), Gattung der Familie Armleuchtergewächse; einhäusig, die männlichen, wie die weiblichen Blüthen mit krautiger Geschlechtshülle, gleich breiten, abgestutzten Hüllblättern; gekrönter Schließfrucht. Art.: Langdorniges H. (**C. demersum**), mit wirteligen Blättern; ovalen, am Ende mit einem und am Grunde mit 2 ziemlich langen Stacheln versehenen Früchten. Blüht im Juli und Aug. in stehenden Gewässern, ist ausdauernd. Kurzdorniges H. (**C. submersum**), mit 3—4 fach zweizinkigen Blättern; ovalen, blos an der Spitze mit einem kurzen Stachel versehenen Früchten. Blüht im Juni — Juli an den gleichen Orten, wie die vorige Art; ist ausdauernd. Breitdorniges H. (**C. platyacanthum**), den beiden beschriebenen Arten ganz ähnlich, mit sehr langem Stachel am Ende, 2 plattgedrückten Stacheln am Grunde der Frucht und zwischen diesen mit einem gezähnten Flügel.

Hörnerklee, s. v. a. Schneckenklee.

Hörnerschorf (**Anthoceros**), Gattung der Familie Plattmoose, mit häutiger, schotenförmiger, bis zur Hälfte aufspringender Kapsel; häutigen, gedrehten Schleuderfäden; 3eckigen Keimkörnern. Arten: Glatter H. (**A. laevis**), mit ziemlich großem, dünnhäutigem, glattem, gekerbt-lappigem, oben hellgrünem Lager, röthlichen, ovalen Knospenschläuchen in den Bechern; schwarzen Keimkörnern. Ist an sandigen feuchten Stellen in der Nähe von Wäldern u. s. w. nicht selten. Getüpfelter H. (**A. punctatus**), mit wellig-gekräuseltem, grünem, rothgetüpfeltem Laube, sonst wie vorige Art.

Hohlbeere, s. v. a. Himbeere und Brombeere.

Hohlkirschen, die Früchte von **Prunus padus**.

Hohlzahn (**Galeopsis**), Gattung der Familie Lippenblümler; mit röhrigem, 5zähnigem Kelche; rachenförmiger Blumenkrone; abgerundet-stumpfen, unten stumpf 3kantigen Schließfrüchten. Arten: Gelblichweißer H. (**G. ochroleuca**), mit 1—2 Fuß hohem, flaumhaarigem Stengel; flaumhaarigen, gesägten, eiförmigen oder eilanzettigen Blättern; gelblich-weißer Blumenkrone. Blüht im Juli — Aug. auf mageren Feldern in Mittel-Europa, ist einjährig. Frisch gepflückt riecht er etwas gewürzhaft, getrocknet ist er geruchlos und von bittersalzigem Geschmack. Zur Blüthezeit gesammelt, ist die ganze Pflanze ein Hauptmittel gegen Lungenschwindsucht, das schon häufig gänzliche Heilung, jedenfalls aber Erleichterung der an diesem Uebel Leidenden bewirkt hat. Die berühmten und theuer bezahlten Lieber'schen Auszehrungskräuter bestehen blos aus dem Kraute des H. ohne alle andere Beimischung. Zum Gebrauche wird ein Aufguß von beliebiger Stärke gemacht und nach Belieben, doch ohne Uebermaß und auch nicht in zu geringer Menge getrunken. Acker-H. (**G. Ladanum**), voriger Art ähnlich, mit hellpurpurrother Blume. Wirkt ebenso wie diese, und ist deshalb geeignet, den Gegenden, wo jene fehlt, dafür als Ersatz zu dienen. Gemeiner H. (**G. Tetrahit**), mit 1—3 Fuß hohem, steifhaarigem, unter den Gelenken verdicktem Stengel; eilänglichen, grobgesägten Blättern; purpurrothen Blüthen. Blüht im Juli — Aug. unter dem Getreide an Wegen u. s. w. in ganz Europa, ist einjährig. Ihre Wirkung scheint der der beiden vorigen Arten ähnlich, jedoch schwächer zu sein, weshalb sie gewöhnlich nur bei Schleimflüssen, nicht aber wie jene bei Lungenschwindsucht angewendet wird. Ausgerandetes H. (**G. bifida**), wie vorige Art, die Blumenkrone aber sehr klein. Flaumhaariger H.

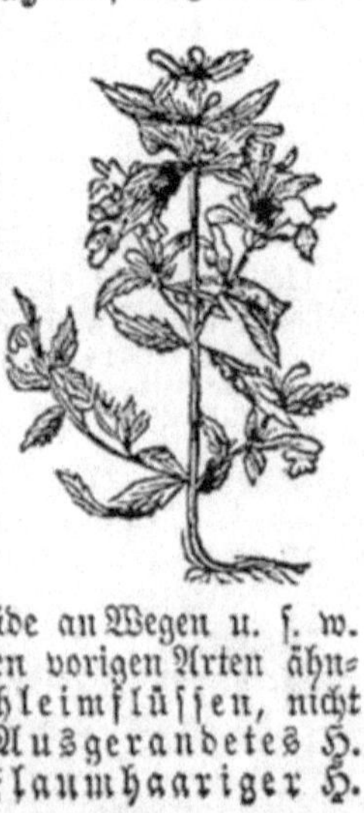

(G. pubescens), mit angedrückt-flaumhaarigem, unter den Gelenken verdicktem Stengel; eirund-ovalen, degenspitzigen, grobgesägten Blättern; meistens purpurrother Blumenkrone. Blüht im Juli — Aug. an Wegen, auf Schutthaufen u. s. w. in fast ganz Europa, und kommt in seinen Eigenschaften mit dem gemeinen Hohlzahn überein. Bunter H. (G. versicolor), mit 4—6 Fuß hohem Stengel, großer, schwefelgelber, an der Unterlippe violetter Blüthe; blüht im Juli — Aug. an etwas feuchten Stellen, ist einjährig. Sonst wie der gemeine H.

Holländisches Kraut, s. v. a. Rothkraut.

Hollunder, Holder, s. v. a. Flieder.

Hollunderschwamm, s. v. a. Judas-Ohrpilz, s. Ohrpilz.

Holmskioldie (Holmskioldia), Gattung der Familie Lippenblümler; mit großem, abstehendem Kelchsaume; ganzblättriger Blumenkrone; verlängerter Röhre; fleischigen Schließfrüchten. Arten: Blutrothe H. (H. sanguinea), strauchartig, kahl, mit 4seitigen Aesten; gegenständigen, gestielten, herzförmigen, feingezähnten Blättern; wenigblüthigen Wirteln, in kurzen, blattwinkelständigen Träubchen, rothem Kelche und eben solcher Blumenkrone; ist in Ostindien einheimisch.

Holz nennt man den härtesten Theil eines Baumes oder eines Gesträuchs zwischen der Rinde und dem Marke; es besteht aus unzählig vielen Fasern, die sich in Ringen jährlich um das Holz ansetzen, welche deshalb Jahrringe genannt werden.

Holzbirnbaum, s. v. a. wilder Birnbaum.

Holzkirschen, s. v. a. Vogelkirschen.

Honigblume (Melianthus), Gattung der Familie Seifenbaumgewächse; zwitterig, mit 5theiligem, gefärbtem, ungleich zipfeligem Kelche; 5 Blumenblättern; aufgeblasener, häutiger Kapsel. Arten: Große H. (M. major), strauchartig, bis 7 Fuß hoch, mit braunem Stengel, wechselständigen, unpaarig-gefiederten, kahlen, bisweilen fußlangen Blättern; 5—9lanzettigen, gesägten Blättchen; am Grunde je zu einem verwachsenen Nebenblättern; endständiger Traube; grünlichrothen Deckblättern; bräunlich-rothem Kelche; 4 etwas filzigen Blumenblättern und einem kleineren 3ten schwarzen, eirunden Samen. Blüht an sumpfigen Stellen am Vorgebirge der guten Hoffnung im Mai bis Juli. Die Blüthen sondern einen sehr wohlschmeckenden Honigsaft in so großer Menge ab, daß sie davon wie von Regen benetzt sind, und derselbe sich auf unter den Strauch gebreitete Blätter leicht abschütteln läßt. Dieser Honig ist allgemein im Gebrauche, wo er gesammelt wird.

☞ **Honigdorn**, **Honigerbsenbaum**, } s. v. a. Gleditschia triacantha.

Honiggras, wolliges Roßgras, Mehlhalm (Holcus lanatus), ein sehr nützliches, saftiges Futterkraut, das zum Anbau bestens empfohlen werden kann. Die feine, faserige Wurzel breitet sich sehr aus und treibt nicht selten 30—40 graugrüne, blätterreiche Halme, die 2—3 Fuß hoch werden und mit 4—5 Zoll langen ausgesperrten Rispen besetzt sind. Es kommt in jedem trockenen und feuchten Boden fort, dient vorzüglich den Flugsand und die Flugerde zu befestigen und schlechte Weideplätze zu verbessern. Die Aussaat geschieht im Frühling, wenn der Frost aus dem Boden ist, und rechnet man auf den württemb. Morgen 5—6 Pfund Samen. Damit soll noch eine andere Grasart, z. B. gelbes Ruchgras, ausgesäet werden. Im ersten Jahre dürfen die Schafe, denen es am liebsten ist, nicht darauf getrieben werden, sonst ziehen sie die zarten Pflanzen aus. Es dauert mehrere Jahre und gehörig bestockt, kann man es in einem Jahre 2—3mal abmähen. Im dritten Jahre ist es für Lämmer sehr gut.

Honigklee, s. v. a. weißer Klee und Lotus corniculatus.

Hopfen (Humulus), Gattung der Familie Nesselgewächse; zweihäusig, mit rispigen, traubenähnlichen, aus bis zum Grunde 5theiligen Geschlechtshüllen bestehenden männlichen und zapfenförmig-ährigen, aus 2blattartigen Deckblättern bestehenden weiblichen Blüthen; gelblich-harziger Schließfrucht. Arten: Gemeiner H. (H. Lupulus), mit senkrechter, ästiger Pfahlwurzel; mehreren aus einer Wurzel entspringenden, bis 15 Fuß und darüber langen, kantigen, sehr rauhen, schlingenden Stengeln; gestielten, gegenständigen, herzeirunden, fünf 3spaltigen und ganzen, grobgesägten, oben sehr scharfen, unten gelbdrüßig-getüpfelten Blättern; zusammengewachsenen Nebenblättern; gegenständigen, männlichen Rispen, gelblich-grüner Geschlechtshülle; anfangs erbsengroßen in den Blattwinkeln traubenartig-stehenden, weiblichen Blüthen, braunlich-gelber, 1—1½ Zoll langer, aus sehr vergrößerten Deckblättern und Deckblättchen zusammengesetzten Fruchtähren, kugeliger Schließfrucht. Blüht wild im Juni — Aug. an Hecken und Gebüschen durch fast ganz Europa, meistens aber cultivirt in den Hopfengärten, doch hier nur die weibliche Pflanze, die zur Bierbereitung bisher unersetzlich nothwendig ist. Von mehreren Spielarten zählen wir hier nebst der ursprünglichen Form nur diejenigen auf, die Behufs der Benützung der Blüthen zur Bierbereitung angepflanzt werden, da die übrigen und namentlich die Spielarten mit rothen Stengeln, als zu der bezeichneten Verwendung untauglich, ganz unwichtig sind.

1) Wilder Hopfen, mit rundlich-länglichen, grünen, zapfenartigen, ziemlich kleinen Aehren.

2) Kleiner runder Hopfen, mit weißen, zapfenähnlich-rundlichen, dichten, kleinen, traubenförmig-endständigen Aehren.

3) Länglicher, mittelgroßer Hopfen, mit an den Nebenzweigen in lockeren Trauben sitzenden Aehren.

4) Großer langer Hopfen (Spalter-Hopfen), mit großen, zapfenähnlichen, lockeren, vierkantigen, ziemlich einzeln an den Nebenzweigen stehenden Aehren.

Am besten gedeiht der H. in sandigen Ebenen, auch an sandigen Abhängen; zuweilen liefert er auch in Kalk- oder Sandsteingebirg befriedigenden Ertrag; der in vollkommen gutem Boden erzeugte Hopfen, obgleich an Menge den im Sandboden erzeugten übertreffend, steht doch diesem an Güte nach. Eine geschützte Lage gegen Sturm ist sehr vorzuziehen, weil da nicht blos die Stangen weniger durch den Wind ausgerissen werden, sondern die Reife auch frühzeitiger eintritt. Die Fortpflanzung geschieht durch Wurzelanschläge am besten von jungen Pflanzen, die im April bei guter Witterung in 2—3 Fuß tief umgegrabenen Boden, in 1 Fuß tiefe Gruben (die in geringerem Boden mit guter Erde ausgefüllt werden) 4—5 Fuß weit von einander gepflanzt werden. Nachdem die Pflanzen eine Höhe von ungefähr 6 Fuß erreicht, werden die Stangen ½—1 Fuß weit von ihnen entfernt gegen den Wind gestellt und die Ranken an sie mit Stroh angebunden, worauf sie sich in der Regel von selbst weiter hinaufwinden; einige Nachhülfe durch Anbinden der herumflatternden Zweige ist räthlich. In der Regel wird dann schon im ersten Jahre eine kleine Ernte gemacht werden können. Im zweiten Jahre sind sodann die Pflanzen im März — April (je nach der Witterung) aufzuräumen, die Wurzelsprossen und Stengel vom vorigen Jahre bis auf 2—3 Augen abzuschneiden und diese mit Erde und gut vergohrenem Dünger leicht zu bedecken. Nach dem Ausschlagen werden die Stangen in der angegebenen Entfernung gesetzt und 2—3 der stärksten Ausschläge daran befestigt, nachdem die übrigen entfernt worden sind. Nachdem sodann später, soweit es nöthig erfunden wird, für Befestigung der Zweige gesorgt worden ist, bedarf es nur noch sorgfältiger Reinhaltung des Bodens durch Felgen und Aufrichtens umgerissener Stangen, um bei Beobachtung des beschriebenen Verfahrens ein befriedigendes Resultat zu erlangen. Die Ernte findet Ende Augusts oder Anfangs September, wenn der Hopfen gehörig, doch nicht überreif ist, statt. Die rechte Zeit ist an dem Weiß- oder Gelbwerden der Hopfenähren und dem Dürrwerden der Spitzen der einzelnen Blüthenblättchen erkenntlich. Zum Ausziehen der Stangen und Abschneiden der Stöcke ist trockenes Wetter zu wählen. Die Blüthen, nach dem im Freien oder zu Hause stattgefundenen Abpflücken, auf einen luftigen Speicher, unter mehrmaligem, täglichem Umkehren zu trocknen und dieselben, nachdem sie ganz trocken sind, in Säcke, welche zugenäht werden, so fest als möglich zu stopfen. Die gewöhnlich als Mehlthau bezeichnete Ursache des Mißrathens des Hopfens sind die Blattläuse, welche die untere Seite der Blätter mit ihrem Unrathe überziehen und dadurch verdorren machen; wenn ihr Vorhandensein zeitig genug bemerkt wird, ist durch mehrmaliges Bespritzen der Blätter mit Seifenwasser oder in Wasser aufgelösten Chlorkalk noch Rettung möglich.

Wie bereits bemerkt, besteht der Hauptnutzen des H. in seiner Anwendung zur Bierbereitung, welchem er Würze und Haltbarkeit, keineswegs aber eigentlichen Gehalt, der blos vom Malze herrührt, verleiht. Außerdem wird er noch in der Heilkunde bei Verdauungsschwäche, Wassersucht und Quetschungen angewendet, die jungen Sprossen im Frühlinge als Gemüse oder als Salat gegessen. Die Sprossen als Gemüse gegessen, reinigen das Geblüt und machen eine gelinde Oeffnung. — Hopfen in

Wein gesotten ist gut gegen die Gelbsucht; in dieser Form auf die Milz gelegt, weichen die Schmerzen alsbald. Der Dampf der Hopfenblumen erweicht die verhärtete Mutter und Harnsteine. — Surrogate des H. sind: Bitterklee, Cardobenedict, weißer Andorn, Tausendguldenkraut, Reinfarrn; Frauenmünze, Melisse, gemeine Doste, Alant 2c.

Hopfen, spanischer, s. v. a. **Origanum hirtum**.

Hopfenbuche (Ostrya), Gattung der Familie Kätzchenblüthler; einhäusig, mit eirunden Deckblättchen; aus den vergrößerten, aufgeblasenen, kapselförmigen Hülldeckchen entstandene Zapfen, welche die einsamige Schließfrucht enthalten. Art: Gemeine H. (**O carpinifolia**), strauch- oder baumartig, mit brauner Rinde; eirund-ovalen, degenspitzigen, gesägten Blättern; langen, den Hopfenähren ähnlichen Kätzchen. Blüht im April — Mai im südlichen Europa, wächst schneller als die gemeine Buche, das Holz ist aber von geringerer Qualität.

Hopfenklee, s. v. a. **Trifolium agrarium**.

Hopfenklee, s. v. a. **Medicago lupulina**.

Hopfenöl, spanisches, nennt man das aus den Blüthenöhrchen der cretischen Dosten (s. Dosten) gewonnene Oel.

Hopfenseide, s. v. a. Flachsseide.

Hopfenwurzeln, **radices Jupuli**, Surrogat von Sassaparille.

Hornbaum, s. v. a. Hagebuche.

Hornkirschen, s. v. a. Cornelkirschen.

Hornklee (Trigonella), Gattung der Familie Schmetterlingsblümler; mit 5spaltigem Kelche; schmetterlingsförmiger, am Grunde nicht verwachsener Blume; 6 bis vielsamiger, gleichbreiter oder länglicher, zugespitzter, zusammengedrückter, oder auch walziger Hülse. Arten: Gemeiner H. (**T. Foenum graecum**), mit 1—1½ Fuß hohem, beinahe astlosem Stengel; 3fingerigen Blättern; keilförmigen, vorn gezähnelten Blättchen, kleinen, eirund-spitzen Nebenblättern; blattwinkelständigen, einzelnen oder gepaarten, kurzgestielten, weißlich-gelben Blühen; annähernd-sichelartigen, gestreiften, gleichbreiten, kahlen, 3—4 Zoll langen, meist 20eiigen Hülsen. Blüht wild unter dem Getreide an Ackerrändern u. s. w., und angebaut auf den Feldern Südeuropa's, auch noch des südlichen Deutschlands im Juni — Aug, die Samen reifen im September. Zu seinem Gedeihen ist dem H. ein guter, doch nicht allzu fetter Boden nöthig, der im Herbste gedüngt und umgebrochen, und im Frühlinge mit der Egge angesäet wird. Auf 1 Morgen sind ungefähr 20 Pfund Samen erforderlich. Bei gehörigem, auf die Reinhaltung des Feldes verwendetem Fleiße, ist ein lohnender Ertrag an Samen zu erwarten, der zu der Zeit eingeheimst wird, wenn die Mehrzahl der Hülsen reif ist, da nie alle gleichzeitig reifen. Besondere Sorgfalt erfordert noch das Trocknen des Samens, der sehr leicht, statt schwefelgelb, schwarz wird und an seinem Werthe verliert. Am besten werden die mit der Sichel geschnittenen Pflanzen auf Trockengestellen mit Strohbedeckung getrocknet und das Ausdreschen und Reinigen der Samen vorgenommen. Der Geruch des Krautes ist besonders im getrockneten Zustande süßlich, der Samen unangenehm, ihr Geschmack schleimig-bitter. Als Futterpflanze hat der H. nur sehr geringen Werth, die Samen aber finden sowohl in der Färberei zum Gelbfärben und als schleimigmachender Zusatz zu Farben, als auch in der Heilkunde zu erweichenden, zeitigenden Umschlägen bei Geschwüren Anwendung, und werden von Thierärzten gegen den Rotz der Pferde gebraucht. Um die in der Türkei zur Schönheit gezählte Fettigkeit zu erlangen, sollen die dortigen Frauen in den Harems den mit Milch abgekochten Samen des H. als ein zum Ziele führendes Mittel genießen.

Hornkraut (Cerastium vulgatum), kleines Pflänzchen mit eirunden und schneeweißen Blümchen, das in den ersten Frühlingstagen blüht, daher auch in Gärten gefunden wird; Schafe und Rindvieh fressen das Pflänzchen sehr gerne.

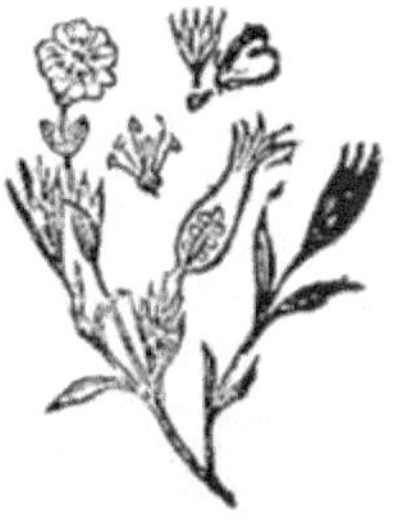

Hornkümmel, s. v. a. **Delphinium Consolida**.

Hornmohn (Glaucium), Gattung der Familie Mohngewächse; mit 2blättrigem Kelche, 4blättriger Blumenkrone; schotenförmiger, 2schalstückiger, 2fächeriger, vielsamiger Kapsel. Arten: Gelber H. (**G. luteum**), mit braunrother, gelbmilchender Wurzel; aufrechtem oder aufsteigendem, bis 3 Fuß hohem, ästigem, kahlen Stengel; gestielten, fiedertheiligen, behaarten Wurzeln und stengelumfassenden, lappig-fiederspaltigen Stengelblättern; blattwinkel- oder blattgegenständigen, einzelnen, citronengelben Blüthen; 6—10 Zoll langen Kapseln; braunen Samen. Blüht im Juni — Juli an sandigen Stellen, gewöhnlich an Seeufern; ist 2jährig. Das ganze Kraut, wie die Blätter, enthält einen gelblichen Milchsaft und wird, da es in seinen Eigenschaften dem Schöllkraute ziemlich gleichkommt, wie dieses angewendet.

Hornstrauch (**Cornus**), Gattung der Familie Doldengewächse; mit kleinem, 4zähnigen Kelchsaume; 4 länglichen, sitzenden Blumenblättern; Steinfrucht. Arten Gelber H. (**C. muscula**), strauch-, zuweilen auch baumartig, mit aufrechten, gegenständigen, kahlen Aesten, eiförmigen, kurzgestielten, etwas behaarten Blättern; vor den Blättern erscheinen 15—30blüthige Straußdolden; gelben Blumenblättern, zolllanger, elliptischer Steinfrucht. Blüht im März; die Früchte reifen im Juli an trockenen, sonnigen Bergen Mittel- und Süd-Europa's, cultivirt in Gärten und Anlagen. An letzt bezeichnete Orten eignet er sich sehr gut, da er sich beliebig schneiden und in verschiedenen Formen ziehen läßt, sowohl in größerer Anzahl beisammen, als auch einzeln wohl geräth, und obendrein den Vortheil des Früchtetragens gewährt, der bei Ziersträuchern außerdem selten oder nie in Rechnung genommen werden darf. Die Fortpflanzung geschieht durch den Samen, der gleich nach der Reife in die Erde gelegt werden muß und der erst im zweiten Jahre aufgeht, ebenso gut aber durch Ableger oder Propfen. Daß der H. sich sehr gut zur Bildung von Lauben, Hecken u. s. w. eigne, ist schon oben gesagt; das Holz ist sehr hart und zu den feinsten Dreherarbeiten, mathematischen Instrumenten u. s. w. verwendbar, bekannt sind die daraus gefertigten Stöcke unter dem Namen Ziegenhainer, welchen Namen sie von dem Orte Ziegenhain, wo sie in großer Menge verfertigt wurden, erhalten haben. Die süßlich-säuerlich schmeckenden Früchte werden sowohl roh als mit Zucker oder Essig eingemacht gegessen; bekannt sind sie unter dem Namen Kornelkirschen und sollen bei hitzigen Fiebern und auch bei Durchfällen ersprießliche Dienste leisten. Die gerösteten Früchte sind auch schon als Ersatzmittel des Kaffees, die Blätter zur Verwendung als Thee vorgeschlagen worden. Schönblüthiger H. (**C. florida**), mit grau-grünen, glänzenden Aesten; vor den Blüthen entwickelten, eiförmigen, angedrückt-behaarten Blättern; blüthenkopfiger Straußdolde; großer, weißröthlicher Hülldecke; kleinen grünlich-gelben Blüthen; kleinen, scharlachrothen, bittern Früchten. Blüht in den Wäldern Nordamerika's im Mai. Die Rinde wirkt ähnlich wie Chinarinde und ersetzt diese häufig in den Apotheken Nordamerika's. Das schöne braune Holz ist sehr geschätzt.

Hornungsblume, s. v. a. **Leucojum vernum**.

Hornweide, s. v. a. **Salix caprea**.

Hoster, s. v. a. Hainbuche.

Hottentottenfeigen nennt man die eßbaren und angenehm schmeckenden Früchte der Zaserblume.

Hovenie (**Hovenia**), Gattung der Familie Kreuzdorngewächse; zwitterig, mit fast flachem, 4, selten 5spaltigem Kelche; 5 oder 4 Blumenblättern, 3knöpfiger Frucht. Arten: Süße H. (**H. dulcis**), baumartig, mit wechselständigen, gestielten, gesägten Blättern; kleinen grünen Blüthen. Ist in Japan zu Hause, wo die fleischig werdenden Blüthenstiele als beliebtes Obst gegessen werden.

Hoya, s. v. a. Wachspflanze.

Huamalies-China, brauner, von dem purpurfarbigen Chinabaum herstammende China, welche in röhrenartigen, 15—20 Zoll langen Stücken zu uns kommt. Sie enthält unverfälscht in einem Pfunde 28 Gran Chinin, und bis 132 Gr. Chinchinin.

Hühneraugenbeeren, s. v. a. Traubenkirschen.

Hühnerbeere, s. v. a. **Sedum album**.

Hühnerdarm, s. v. a. gemeine Sternmiere.

Hühnerklee, }
Hühnerkohl, } s. v. a. **Thymus Serpyllum**.

Hüllwinde (**Calystegia**), Gattung der Familie Windengewächse, mit 5blättrigem Kelche; trichterig-glockiger Blumenkrone; 1fächeriger Kapsel. Art: Zaunhüllwinde (**C. sepium**), mit kahlem windendem, ziemlich hohem Stengel; pfeilförmigen Blättern; 1blüthigen, 4kantigen, ziemlich langen Blüthenstielen, 2 herzförmigen, großen Deckblättern, schneeweißer Blume. Blüht im Juli bis Sept. an nassen Stellen fast in allen

Welttheilen, ausgenommen in kalten und heißen Gegenden; ist ausdauernd. Der eingedickte Saft soll stark purgirend wirken und die an den Küsten des mittelländischen Meeres zu findende Meerstrands-Hüllrinde gegen Wassersucht gute Dienste leisten.

Hülsen (Ilex), Gattung der Familie Sapotillgewächse, mit 4—5zähnigem Kelche; radförmiger, 4—5theiliger Blumenkrone; 4—5kerniger, genabelter, einsamiger Steinfrucht. Arten: Gemeiner H. (I. Aquifolium), Stechpalme, Stechlaub, strauch-, zuweilen auch baumartig und dann bis 40 Fuß hoch, gewöhnlich aber nur 10—12 mit grüner, glänzender Rinde an den Aesten; wechselständigen, eirunden oder elliptisch-länglichen, kahlen, glänzenden, dornig-gezähnten oder ganzrandigen und mit einem Dorne endigenden Blättern; doldentraubenförmigen, weißen Blüthen; scharlachrother, selten gelber oder weißer Steinfrucht. Man hat mehrere Spielarten, die meistens durch die Cultur entstanden sind, als: der gemeine H., mit dornspitzigen, unebenen Blättern; der verschiedenblättrige H. mit dornspitzig-gezähnten und ganzrandigen Blättern; der dickblättrige H. mit gleichförmig-gesägten, dicken, ebenen Blättern; der vielstachelige H. mit am Rande und auf der Oberfläche stacheligen Blättern; der buntblättrige H., mit stacheligen, gelb oder weißgefleckten Blättern. Blüht wild in den Gebirgswaldungen im Südwesten und Nordwesten Europa's, kultivirt in Anlagen und Gärten. Am besten gedeiht der H. auf steinigem, schwerem Boden und in Gebüschen, weniger gut allein stehend, ohne Schutz und Schatten durch Gebäude oder Baumgruppen. Der Samen wird im Herbst in Rinnen gesäet und fest eingetreten, worauf er im zweiten oder auch erst im dritten Jahre keimt. So frühe als möglich werden die jungen Pflanzen aus den Beeten in die Baumschule, und wenn sie 3—4 Fuß hoch sind, an den Ort ihrer Bestimmung verpflanzt. Dieses zweimalige Versetzen gewährt einige Garantie gegen das spätere Ausgehen einzelner Stämmchen, das sonst nichts seltenes ist. Die Spielarten werden gewöhnlich durch Oculation oder Copulation vermehrt. Das Erziehen der Pflanzen in Töpfen, erleichtert das Versetzen, das mit möglichster Schonung der Stämmchen, und so, daß die Erde an den Wurzeln bleibt, zu geschehen hat, sehr, sowie auch das Versenden. In Deutschland leidet der H. häufig durch Frost, ersetzt aber dann die absterbenden Stämmchen durch Stockausschläge. Diese Empfindlichkeit des H. für den Frost macht ihn zu Hecken, Einfriedigungen u. s. w. weniger empfehlenswerth, doch ist er als Zierbaum unter Zusammenstellung mit andern Hölzern und auch einzeln von ausnehmender Schönheit und gewährt durch sein feines, hartes, weißes und sehr schweres Holz, das sich verschieden beizen läßt, mannigfachen Nutzen, da es zu feinen Tischler- oder Drechsarbeiten, Peitschen und Spazierstöcken, die zuweilen mit schöner Schnitzarbeit verziert werden, sehr gesucht ist. Früher waren die Früchte, welche stark abführend wirken, die Rinde und die Wurzeln, die als erweichend und zertheilend angesehen waren, in Gebrauch, jetzt nur noch die Blätter, die häufig bei rheumatisch-gichtischen Beschwerden mit Erfolg angewendet werden. Ein guter Vogelleim wird auf folgende Weise bereitet: die abgeschälte Rinde des H. wird, nachdem sie bis zur Ablösung der grünen Oberhaut im Wasser gekocht worden ist, im Keller mit krautartigen Pflanzen bedeckt 20—30 Tage der Gährung ausgesetzt. Die dann in eine schleimige Masse zerflossene Rinde wird bis zur gänzlichen Auflösung der Rindenfasern zu Teig gestoßen, mit Wasser ausgewaschen, nach einigen Tagen, wenn die Gährung vorüber ist, abgeschäumt und aufbewahrt. Zum Gebrauch jetzt man noch etwa $1/_4$ Nußöl mit etwas Steinöl vermischt zu. In Nordamerika einheimische Arten werden dort in der Heilkunde ebenso gebraucht, wie bei uns die einheimische Art. Zu bemerken ist noch, daß der sogenannte Paraquay-Thee, der in neuerer Zeit auch in Europa Mode wird, von einer H.-Art, die in Südamerika vorkommt, stammt. Es gehören ferner noch hieher die in Nordamerika gedeihenden Winterbeerenarten, die in ihrer Heimath allgemein als Heilmittel Anwendung finden.

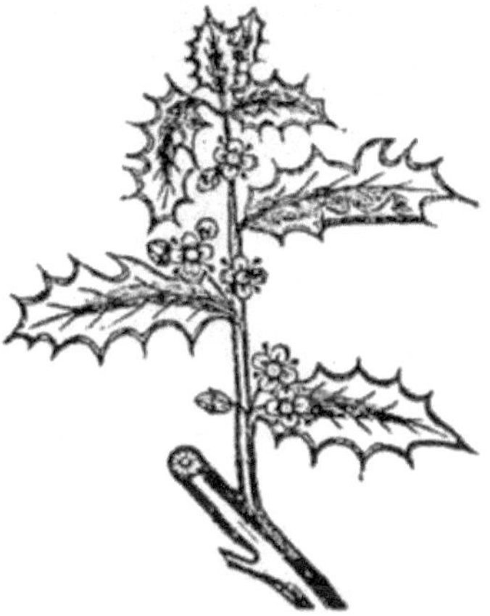

Hülsenbaum, s. v. a. Animebaum.

Hülsenfrüchte, alle Ackerfrüchte, die in Hülsen eingeschlossen sind, wie Linsen, Erbsen, Bohnen, Wicken, Lupinen.

Huenacen-China, vom drüsentragenden Chinabaum herrührende Chinasorte; kommt in 8—10 Zoll langen Röhren zu uns; außen schwarzgrau, durch zahlreiche Flechten weißlich und gefurcht; siehe Guanuco-China.

Hufeisenklee (**Hippocrepis**), Gattung der Familie Schmetterlingsblümler; mit kurzem, glockigem, 5zähnigem Kelche, schmetterlingsförmiger Blume, gegliederter, zusammengedrückter Hülse. Arten: Vielfrüchtiger H. (**H. multisiliquosa**), mit mehreren krautigen Stengeln und paarig-gefiederten Blättern; verkehrt-eirunden Blättchen; blattwinkelständigen und endständigen, an der Spitze die 2—5 blüthige Straußdolde, tragenden Blüthenstielen; kleinen, gelben Blumen. Blüht im Mai — Juni in Südeuropa; ist einjährig.

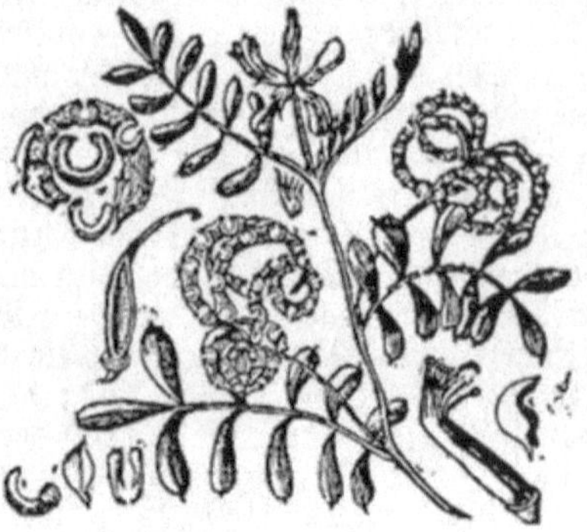

Huflattich (**Tussilago**), Gattung der Familie Vereinblüthler, mit einreihiger Hülldecke; einlippiger, ganzer Blumenkrone an den zwitterigen Scheibenblüthen; stielrunden Schließfrüchten. Arten: Gemeiner H. (**T. Farfara**), mit einblüthenkopfigen, schuppigen, vor den Blättern erscheinenden Schaften; hellgelben Hüllblättern; wurzelständigen, erst nach der Blüthezeit erscheinenden, langgestielten, herzförmig-eirunden, gezähnten Blättern. Blüht im März — April auf etwas feuchtem Thon- oder Lettenboden; ist ausdauernd. Die fast geruchlosen Blätter werden im Mai — Juni gesammelt und geben ein empfehlenswerthes Mittel bei Lungenleiden, Catarrhen mit viel Schleimauswurf, Verschleimung der Lungen und der Halsader, Luftröhrenschwindsucht. Der frisch ausgepreßte Saft der Blätter wird täglich 3—4mal je 1 Löffel voll unter einer Tasse Fleischbrühe oder warmer Milch genommen, welche Kur zwar im Frühlinge am erfolgreichsten zu sein pflegt, jedoch auch den ganzen Sommer fortgesetzt werden kann. Winters wird von den im Schatten gut getrockneten und sorgfältig aufbewahrten Blättern ein Thee mit Milch und Candiszucker bereitet, der nach Belieben getrunken werden kann und dessen Genuß meistens von der erwarteten Wirkung begleitet ist. Im Zweibrückischen raucht man die Blätter statt des Tabaks.

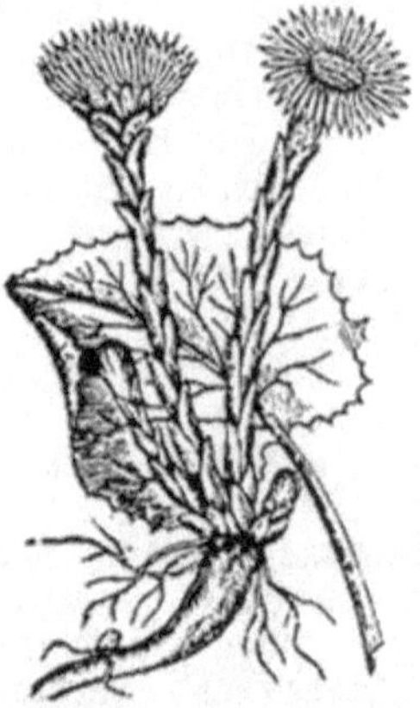

Huichunchilliwurzel, Wurzel von **Jonidium microphyllum**.

Humiribaum (**Humirium**), Gattung der Familie Orangengewächse, mit schalenförmigem, 5spaltigem Kelche; 5 Blumenblättern; Steinfrucht. Arten: Vielblüthiger H. (**H. floribundum**), baumartig, 20—30 Fuß hoch und 1 Fuß dick, mit rissiger, graubrauner, innen rothbrauner Rinde; sehr zusammengedrückten Aesten und Blüthenstielen; an einem kurzen Stiel befindliche, ovale, ganzrandige, stumpfe Blätter; blattwinkel- und endständige Doldentrauben; länglich-lanzettigen Blumenblättern; ovaler, schwärzliche Steinfrucht. Blüht in Brasilien seiner Heimath im Aug. — Sept. Durch Einschnitte in den Stamm wird der Humiri-Balsam gewonnen, der dem Copaiva-Balsam an Heilkräften gleichkommen, ihn sogar noch übertreffen soll.

Hundeweizen, s. v. a. **Triticum caninum**.

Hundhafer, s. v. a. Forsthafer.

Hundläufte, s. v. a. **Cichorium intybus**.

Hundsbaum, s. v. a. **Rhamnus frangula**, **R. catharticus**; **Prunus padus**; **Eronymus europaeus**; **Lonicera xylosteum**.

Hundsbeere, s. v. a. gemeiner Hartriegel.

Hundsblume, s. v. a. **Taraxacum dens leonis**.

Hundshom, in Mecklenburg s. v. a. gemeiner Wegdorn.

Hundsdorn, s. v. a. **Rosa arvensis**.

Hundsdürlitze, s. v. a. **Cornus sanguinea**.

Hundsflechte, s. v. a. **Peltidea canina.**

Hundsgift (Apocynum), Gattung der Familie Drehblüthler; mit 5spaltigem Kelche; glockiger, 5spaltiger Blumenkrone; 2 Balgkapseln. Arten: Fliegenfangendes H. (**A. androsaemifolium**), mit langen Wurzelfasern und Ausläufern; aufrechtem, ästigem, 3 Fuß hohem Stengel; eirundlichen, spitzen, oben kahlen, unten flaumig-grauen, Blättern; blattwinkel- und endständiger Trugdolde; wohlriechenden, weißen, rothgesäumten Blüthen; hängenden Balgkapseln. Blüht in Nordamerika, seiner Heimath, im Juli — Sept.; ist ausdauernd. Der hanfartige Bast wird zu Stricken, Matten u. s. w. verarbeitet; die Wolle, welche den Samen einhüllt, mit Schafwolle oder Seide vermengt, und so wie diese verwendet. Die Wurzel, die wie die ganze Pflanze einen weißen Milchsaft enthält, wirkt wie Ipecacuanha und wird in starken Gaben (bis zu 30 Gran) als Brechmittel, in geringeren zur Beförderung der Verdauung gegeben. Von den Eingebornen Nordamerika's soll sie auch gegen Lustseuche angewendet werden. Auch in einigen Gegenden Süd-Europa's ist eine Art dieser Gattung: das venetianische Hundsgift, einheimisch, das eben so wirkt, wie die vorige Art, und zeichnen sich beide durch die Eigenschaft der Blüthen aus, kleine Insekten, die hineinkriechen, festzuhalten, ob dadurch, daß dieselben festgeklemmt werden, oder daß sie ankleben, ist noch nicht hinlänglich ermittelt. Die der Wurzel des jugendgebenden H., das in China einheimisch ist, dort zugeschriebenen verjüngenden Kräfte haben ihm den Namen verschafft. — S. v. a. Wolfswurz.

Hundsgras, s. Knaulgras.

Hundskamille, s. u. Kamille.

Hundsknoblauch, s. v. a. Ackerknoblauch.

Hundskohl, s. v. a. **Apozynum**; — **Mercurialis annua**; — **Thelygonum Cynocrambe.**

Hundskolben (Cynomorium), Gattung der Familie Kolbenschosser; einhäusig, mit dichtblüthiger Aehre; durch eine verkehrt kugelförmige, dicke, von 3—4 dünnhäutigen Hüllblättern umgebene Schuppe gebildeter, männlicher und aus einigen dünnhäutigen Hüllblättern bestehender weiblicher Blüthe; einsamiger Schließfrucht. Arten: Rother H. (**C. coccineum**), mit in der Jugend schuppigen, später fast schuppenlosem, ungefähr ½ Fuß hohem, fingerdickem Schafte; kolbenartiger, dicker, dicht mit scharlachrothen Hüllblättern besetzter Aehre. Blüht im April — Mai auf den Wurzeln mehrerer Gewächse an den Ufern des mittelländischen Meeres, ist ausdauernd. Er ist geruchlos von bitterlich-salzigem Geschmack und fand früher allgemeiner als jetzt Anwendung in der Heilkunde gegen Mundfäule, Durchfall und Geschwüre. Bekannt ist er auch unter dem Namen Maltheserschwamm.

Hundskraut, s. v. a. Bingelkraut und Hundskohl.

Hundskürbis, s. v. a. Balsamapfel und **Bryonia alba.**

Hundslattich, s. v. a. **Taraxacum dens leonis.**

Hundsmelde, s. v. a. Bingelkraut und **Chenopodium.**

Hundsmoos, s. v. a. Hundsschildflechte s. Schildflechte.

Hundsnelke, s. v. a. **Saponaria officinalis.**

Hundspetersilie, s. v. a. Gleiße.

Hundsrose, s. v. a. Hagebutten- oder Feldrose.

Hundsschierling, s. u. Schierling.

Hundswinde, s. v. a. indianische Rebe.

Hundswürger (Cynanchum), Gattung der Familie Seidenpflanzengewächse, mit 5theiligem Kelche; radartiger, 5theiliger Blumenkrone; doppelter Beikrone; walzigen Balgkapseln. Arten: Montpellierscher H. (**C. monspelliacum**), mit weißlicher, fingersdicker, einige Zoll langer Wurzel; mehreren kahlen, ästigen, 4—6 Fuß langen Stengeln; nierenherzförmigen Blättern; zwischen zwei Blättern stehenden, gestielten Trugdolden; gestielten, weißen und röthlichen Blüthen. Blüht in Süd-Europa im Juli — Aug., ist ausdauernd. Vermischt mit andern Harzen kommt der eingedickte, scharf und purgirend wirkende Saft unter dem Namen französisches Scamonium in den Apotheken vor, ist jedoch in neuerer Zeit bedeutend durch die Jalappe (s. Batatenwinde) verdrängt worden, da diese den gewünschten Erfolg vollständiger und gleichmäßiger herbeiführt und nicht so leicht zu verfälschen ist; daher nur noch selten in Anwendung.

Hundszahngras (Cynodon), Gattung der Familie Gräser, mit mehreren an der

Spitze des Halmes stehenden, straußdoldigen Aehren; einseitigen, einblättrigen, zusammengedrückten Spelzenblumen; abstehender, 2klappiger, grannenloser Blüthenhülle; zweiklappigen Blüthenhüllchen; freier Schließfrucht. Arten: Fingerähnliches H. (**C. Dactylon**), mit langen, gegliederten Wurzelausläufern, langen, strohgelben, hingestreckten Wurzelsprossen; 2 Blattscheiden an jedem Gelenke der Wurzelsprossen; schimmelgrünen, dünnbehaarten Blättern; 5—7 straußdoldigen, violetten Aehren; zweireihigen, wechselständigen Spelzenblumen an der 3kantigen Spindel. Blüht im Juli — Aug. an sandigen Stellen des südlichen Europa's, sehr häufig aber an den Seeküsten Nordamerika's und Westindiens, wo es den Namen Bermulagras führt; ist ausdauernd. Die Graswurzel wird in Südeuropa sehr häufig gesammelt und wie bei uns das Queckengras gebraucht. Weitere Benennungen sind: Fingerfennich und Himmelsschwaden. Die Wirkung des H. ist heilend, indem er Wunden zusammenzieht und dadurch heilt.

Hundszahnwurz, Benennung des Zwiebelknollens der Hundszahnlilie, s. Zahnlilie.

Hundszunge (**Cynoglossum**), Gattung der Familie Rauchblättler, mit 5spaltigem Kelche; trichteriger, 5spaltiger Blumenkrone; weichstacheligen, ovalen, nüßchenartigen Schließfrüchten. Arten: Gebräuchliche H. (**C. officinale**), mit brauner, spindeliger Wurzel; aufrechtem, zottigem Stengel; graufilzigen, unten elliptischen und in einen Blattstiel verschmälerten, oben herzförmig-halbumfassend lanzettigen Blättern; weißlichen, rothgesäumten Blumen; glatten Schließfrüchten; widerhakigen Weichstacheln an den Früchten. Blüht im Mai — Juli, wächst auf Schutthaufen und ähnlichen Orten, ist zweijährig. Den eigenthümlichen, unangenehmen, etwas betäubenden Geruch verliert die H. durch's Trocknen. Im Gebrauch sind Wurzel und Blätter, obwohl nicht mehr so häufig als früher bei schmerzhaftem Durchfall, Blutflüssen, äußerlich bei Wunden und Geschwüren. Ob sie wirklich betäubend wirkt, wie vielfach behauptet wird, ist noch nicht erwiesen, und auch kein Fall bekannt, wo ihre Anwendung von nachtheiligen Folgen begleitet gewesen wäre. In Süd-Europa wird die dort vorkommende lackblättrige H. äußerlich zur Heilung von bösartigen Geschwüren in Form des zu einem Pflaster eingedickten Saftes angewendet. Kriechende H. (**C. omphalodes**), kommt in unsern Gärten als Gartenvergißmeinnicht vor, hat eine kriechende, ausdauernde Wurzel, herzförmige, große, gelbliche Blätter und blüht bei guter Witterung schon zu Ende März.

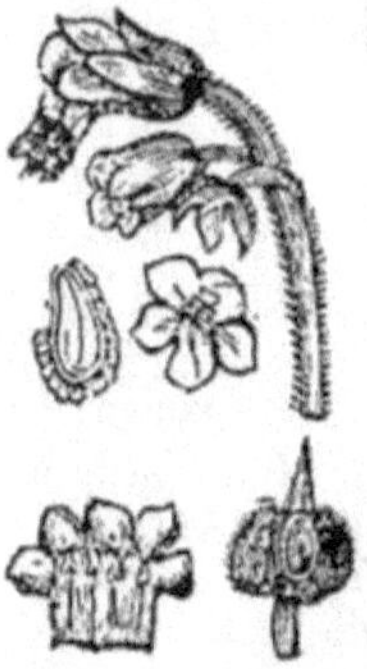

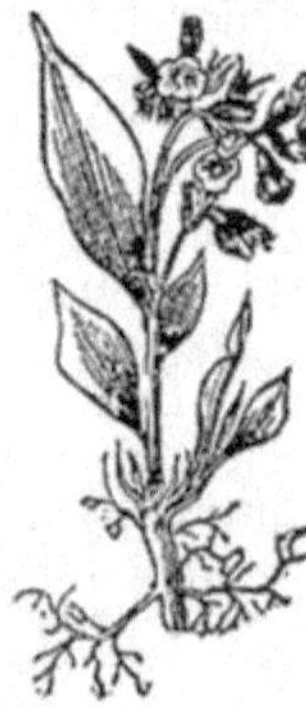

Hungerblümchen (**Draba**), Gattung der Familie Viermächtige, mit 4blättrigem Kelche; 4 Blumenblättern; oval-länglichen Schötchen. Arten: Sauters H. (**D. Sauteri**), mit vielköpfiger, sehr ästiger Wurzel; zahlreichen, 3—5 Zoll langen, hingestreckten, ausdauernden Aestchen, aufstrebenden Zweigen; rosettig-gehäuften, lanzettigen Blättern; blattlosem, kahlem, sehr kurzem Schafte, gelber Blume. Blüht im Juni — Juli auf den Kalkfelsen der europäischen Gebirge, ist ausdauernd. Arten: Frühlingshungerblümchen (**D. verna**), ein weißblühendes, 1 Zoll hohes Pflänzchen, das auf allen dürren, sandigen Plätzen, auf Aeckern und an Rainen gleich in den ersten Frühlingstagen zum Vorschein kommt, und manchmal ein sehr lästiges Unkraut wird. Auf den Roggenfeldern ist es so schädlich, wie der Hederich auf den Sommerfeldern. Man vertreibt es am sichersten, wenn man gleich im Frühlinge die Felder mit einer Egge, deren Zähne eng bei einander stehen, fleißig Morgens an schönen Tagen überzieht, damit die Sonne die ausgerissenen Pflänzchen trockne und sie dann absterben. Schafe fressen es gerne. Wenn Regen kommt oder die Nacht anbricht, hängt es seine Blumen nieder.

Hungerkraut, s. v. a. **Chrysanthemum segetum**; — die gemeine Grindwurzel.

Hutbaum, s. v. a. Catappenbaum.

Hutlinge (**Hymenini**), Familie der dritten Ordnung Hutpilze, die Keimkörner sind in einem Hute versammelt und meist in Körnerschläuchen, welche sich zu der Schlauchhaut vereinigen. Diese Familie enthält die wichtigsten Pilze, da viele Arten davon eßbar sind.

Hutmorchel (**Morchella**), Gattung der Familie Hutlinge; mit kugelartigem oder rundlichem, im Mittelpunkte von einem Fuße gestützten Hauptfruchtboden; in netzförmige, zellige Streifen abgetheilter, den Hut bedeckender Schlauchhaut, hohlem Fuße. Arten: Die gemeine H. (**M. esculenta**), ungefähr zollhoch, weich, weiß, glatt, mit eirundem, braunem, längsgestreiftem Hute ohne Querstreifen. Erscheint im Frühling an lichten Waldstellen auf Kalkbergen, am liebsten auf Stellen wo Kohlen gebrannt wurden, riecht schwach und schmeckt sehr angenehm. Sie dient sowohl frisch wie getrocknet als Nahrungsmittel und kann ohne allen Abgang benützt werden, wenn sie von Schnecken oder Insekten, die sich zuweilen darinnen aufhalten, gereinigt ist. Böhmische H. (**M. bohemica**), 4—8 Zoll hoch, mit walzigem, faserigem, glänzenden, zart-markigem Fuße, freiem, fingerhutförmigem, weißgerandetem Hute; Längen- und schwach angedeuteten Querstreifen. Ist wie die vorige Art eßbar, findet sich in Gärten und Wäldern an schattigen Orten zwischen abgefallenem Laube, und kommt gedörrt in den Handel.

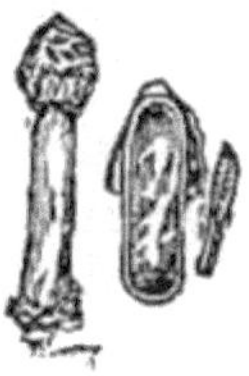

Huttelbeeren, s. v. a. Elsebeeren.

Hyacinthe (**Hyacinthus**), Gattung der Familie Kronlilien; zwitterig, mit trichteriger oder glockiger, blumenkronenartiger Geschlechtshülle; abstehendem, 6spaltigem Saume; 3fächeriger Kapsel, kugeligen Samen. Arten: Orientalisches H. (**H. orientalis**), gemeine H., mit schalhäutiger, fast kugeliger Zwiebel; mittelstockständigen, ½—1 Fuß langen, bandförmigen Blättern, stielrundem, die Blätter an Länge übertreffendem Schafte, 6—18blüthiger, endständiger Traube; wohlriechenden, blaßblauen, weißen, gelben, rothen, durch Cultur häufig gefüllten Blüthen. Blüht im April — Mai wild in Nordafrika, dem Oriente und einem Theil Süd-Europa's, cultivirt in fast zahllosen Spielarten in Gärten, Treibhäusern und als Topfpflanze durch ganz Europa, am häufigsten in Holland, wo eine Zwiebel von einigen oder sehr seltenen Spielarten, zwar jetzt nicht mehr wie früher mit tausenden von Gulden, aber doch noch ungemein theuer bezahlt werden. Im südlichen und mittleren Deutschland kommt die H. recht gut im Freien fort, insbesondere in geschützteren Lagen, oder wo ihr Winters durch übergebreitetes Stroh, Lohe oder Dünger einiger Schutz gewährt wird. Gewöhnlich geschieht die Fortpflanzung und Vermehrung durch die Zwiebeln, aber auch durch den Samen, der häufig neue schöne Spielarten erzeugt, aber erst nach 3—6 Jahren blühende Pflanzen liefert. Nach dem Verblühen, wenn die Blätter zu welken beginnen, werden die Zwiebeln aus der Erde genommen, und im Schatten unter wiederholtem Umwenden sorgfältig getrocknet. Im September werden sodann diejenigen jungen Zwiebeln, bei denen es gut angeht, von den alten getrennt und in tief umgearbeitetes, mit altem Kuhmist gedüngtes, lockeres Land in 6 Zoll tiefe Löcher und spannenweit von einander entfernt, auf eine dünne Schichte Bachsand gesetzt und ebenfalls mit etwas Sand bedeckt. Ueber den Winter ist eine Bedeckung der Beete, wie oben angedeutet, anzuempfehlen, dieselbe jedoch im Frühlinge zeitig zu entfernen. Zum Winterflor in Töpfen werden die Zwiebeln um Michaelis in diese gepflanzt, bis zum Einfrieren im Freien gelassen und bei 10—16 Grad Wärme im Zimmer behalten, oder auch einige Zeit in den Keller gestellt. Wenn die Zwiebeln zu treiben beginnen, namentlich aber zur Blüthezeit, ist das Begießen derselben mit Regen-, Schnee- oder Flußwasser, das am zuträglichsten ist, nicht zu versäumen. Die Zwiebel der H. soll mit Wein zerstoßen und als Pflaster aufgelegt, das Wachsen der Haare verhindern; außerdem wurde sie früher bei Blutflüssen und Gelbsucht, auch gegen Bisse giftiger Insekten angewendet, ist aber jetzt nicht mehr officinell. — Die deutsche oder niederländische H. (**H. non soriptus**), wird in England, Frankreich und andern südlichen Ländern auf Haiden und in Gebüschen angetroffen, und unterscheidet sich von der vorigen dadurch, daß ihre Blumen mehr glockenförmig und die Lappen zurückgerollt sind. Aus ihren Zwiebeln bereitet man ein Gummi, wenn man sie in einem Mörser stößt und den Brei mit Wasser auswascht. Die durch Leinwand filtrirte Lauge wird mit gehöriger Vorsicht zur Syrupdicke abgedampft, auf eine Form von weißem Blech gegossen und abgetrocknet. Man kann dieses Gummi wie jedes andere benutzen. Muskat-H. (**H. muscati**). Sie kam mit der folgenden Art 1554 aus Asien zu uns und verbreitete sich ihres lieblichen Geruches wegen in allen europäischen Gärten. Ihre in Trauben versammelten Blumen haben eine graulich-gelbe Farbe und einen dicken, fast sternförmigen Saum. — Die Trauben-H. (H. botryoides), hat schöne, dunkel blaue Blumen, die in einer ährenförmigen Traube ganz dicht beisammen stehen. Im südlichen Deutschland kommt sie zuweilen verwildert auf Wiesen und in Grasgärten vor, wird aber nur 4 Zoll hoch, die Traube etwa 1/2 Zoll lang, während die kultivirte über 1 Fuß hoch und die Traube 1—1 1/2 Zoll lang wird.

Hyacin thenaloë, s. v. a. **Sanseviera (Aletris) guinensis et zeilandica**; — **Veltheimia virid. folia.**

Hydrus, s. v. a. Wasserpflanze.

Hypocist (Cytinus), Gattung der Familie Hypocistgewächse; einhäusig, mit gefärbter, röhrenförmig-glockiger, vierspaltiger Geschlechtshülle; achthalbfächeriger Beere. Arten: Gemeiner H. (C. Hypocistis), mit astlosem, 2—4 Zoll hohem, gelb- und dachziegelig-geschupptem Schafte. 3—5—9, an der Spitze des Schaftes befindlichen, aufrechten, gelblichen Blüthen; lederigen, den Samen in Schleim eingehüllt enthaltenden Beeren. Blüht im April — Mai schmarotzend auf den Wurzeln der Cistrosengewächse. Die jungen Triebe sind eßbar und sollen in mehreren Gegenden Süd-Europa's nicht selten verspeist werden. Der durch Auspressen der ganzen Pflanze gewonnene Saft wird eben dort noch gegen Blutflüsse und Durchfall angewendet.

Hysop, s. v. a. Ysop.

J.

Jaborandiwurzel, Wurzel von **Pipir reticulatum**, einem Strauch in Westindien und Brasilien.

Jacarande (Jacaranda), Gattung der Familie Kugelblumengewächse; mit 5zähnigem, zuweilen fast ganzrandigem Kelche; kurzröhriger, glockig-erweiterter Blumenkrone; rundlicher oder eirunder Kapsel. Arten: Filzige J. (J. tomentosa), strauchartig, mit doppeltgefiederten, filzigen Blättern; unpaarig, eirund-rautenförmigen, von unten gegen oben an Größe zunehmenden Blättern; blattwinkelständigen, gestielten, violet-purpurfarbenen Blüthen. Ist in Mexico zu Hause, wo, wie auch in Südamerika, noch weitere Arten dieser Gattung vorkommen und theilweise in ihrem Vaterlande als heilkräftig Anwendung finden. Ist für unsere Gegenden nicht von Interesse.

Jägerbeeren, s. v. a. Rauschbeeren.

Jägerkraut, s. v. a. **Ranunculus alpestris.**

Jaen-China, eine Art Chinarinde, deren Gebrauch bei China nachgelesen werden kann.

St. Jakobsblume, blüht überall an sandigen, dürren Orten um Jakobi, und gleicht der Kreuzblume sowohl dem Aussehen als der Wirkung nach.

Jakobsholz, s. v. a. Dotterweide.

Jakobszwiebel, eine für die Küche gezogene Lauchart.

Jalapenwurzel, die Wurzel der Jalapen-Batatenrinde, s. Batatenrinde. Die Jalappe ist ein sehr nützliches Purgirmittel, und beträgt eine Gabe 10—20 Gran; selten jedoch wird sie allein angewendet, sondern meist mit Calomel verbunden, wobei man einen Theil Calomel auf zwei Theile Jalape nimmt. Die Gabe eines solchen Purgirmittels beträgt für einen Erwachsenen von guter Kraft 5 Gran Calomel auf 18 Gran Jalappe, und wird in Gallerte, Honig oder einer andern klebrigen Substanz genommen. Um ein sehr drastisches oder actives Purgirmittel darzustellen, wie es in gewissen Kopfleiden etwa nöthig sein mag, oder um eine große Menge Wasser in Wassersuchten abzuführen, nimmt man sechs Gran Aloe, zehn Gran J. und fünf Gran Scammonium oder Gummigutt. Die durch eine solche Gabe bewirkten Stuhlausleerungen sind oft von erstaunlicher Größe und verschaffen große Linderung. — J. mit Weinsteinrahm verbunden, wirkt bei den meisten Personen eben so schnell und sicher und vermehrt auch den Harnabgang. Auf 1 Theil J. kommen 2 Th. Weinsteinrahm; eine Gabe beträgt 40—60 Gran und kann in einer beliebigen Flüssigkeit gegeben werden.

Jamaikaholz, ein fernambukartiges Farbholz von **Comocladia brasiliastrum.**

Jamaikapfeffer, die Früchte der gewürzhaften Eugenie.

Jambuse (**Jambosa**), Gattung der Familie Myrtengewächse, mit kreiselförmiger Kelchröhre; 4—6spaltigem Saume; 4 Blumenblättern; fleischiger Beere. Arten: Gemeiner J. (**J. vulgaris**), immergrüner Baum mit schlankem Stamme, dichter Krone, kurzgestielten, lanzettigen, paarig-kreuzenden, kahlen, glänzenden, getüpfelten Blättern; endständigen, 4—5blüthigen Tragdolden; grünlich-weißen Blüthen; gelblichen Früchten. Blüht in seiner Heimath, die ursprünglich Ostindien ist, jetzt aber alle tropischen Länder umfaßt, im Februar — Juni. Die Rinde wird gegen Durchfall, Rinde und Blätter zu zusammenziehenden Klystieren, Waschungen u. s. w., und die angenehm schmeckenden Früchte gewöhnlich als Obst, aber auch als kühlendes Mittel bei entzündlichen galligen Fiebern gebraucht.

Jamesthee, eine Bezeichnung der zum Gebrauch als Thee bestimmten Blätter des breitblätterigen Porstes (**Ledum latifolium**).

Japanholz, s. v. a. eine Art Brasilienholz.

Japanesisches Sapanholz, eine Art Brasilienholz.

Jarobe, rankende (**Tanaecium Jaroba**), eine Abart des Kürbisbaum; hat 1 Fuß lange Früchte, und wird in Brasilien wie die Früchte des großfrüchtigen Kürbisbaums benützt.

Jasmin (**Jasminum**), Gattung der Familie Sapotillgewächse; mit 5—8zähnigem Kelche, tellerförmiger Blumenkrone; 5—8theiligem Saume; 2samiger Beere. Arten: Gebräuchlicher Jasmin (**J. officinale**), strauchartig, 6—10 Fuß hoch, mit gegenständigen, unpaarig gefiederten Blättern; eirund-ovalen Blättern; gestielter, wohlriechender Blume. Blüht ursprünglich in Ostindien, jetzt aber im südlichen Europa ebenso häufig im Juli — Aug. Die Blüthen dienten sonst als eröffnendes, erweichendes und nervenstärkendes Mittel, werden aber jetzt blos noch zur Bereitung des Jasminöls verwendet, indem sie mit Behenöl übergossen werden, das so lange daran bleibt, bis es den Geruch des J. angenommen hat. Indischer J. (**J. sambac**), 8—20 Fuß hoch, mit langen, gedrehten, kletternden, bräunlich-behaarten Aesten; kurzgestielten, gegenständigen, ovalen, etwas welligen Blättern; endständigen Trugdolden; schneeweißen, nach dem Verblühen purpurröthlichen Blüthen, glänzender, schwarzer Beere. Ist in seiner Heimath Ostindien und Afrika immer blühend und kommt sowohl wild als angebaut vor. Die äußerst wohlriechenden Blüthen werden in Privat- und öffentlichen Gebäuden aufgestellt oder umhergestreut, zu einem wohlriechenden Oele (Jasminöl), und Wasser verarbeitet, ebenso wie bei uns Rosenöl und Rosenwasser benützt und außerdem noch als zertheilendes Heilmittel verwendet. Zur Bereitung des Oels wird Baumwolle mit gewöhnlichem Oel befeuchtet, zwischen die Blüthen gelegt und wieder ausgepreßt, wenn es den Geruch völlig angenommen hat. Großblumige J. (**J. grandiflorum**), zugerundete Blätter und große, weiße, sehr stark riechende Blumen; ist bei uns ziemlich bekannt und wird sehr hoch; wächst auf der malabarischen Küste wild. Der wohlriechende J. (**J. odoratissimum**), wird auf Madera 6—8 Fuß hoch, bleibt aber bei uns klein, hat eine glatte röthliche Rinde, immergrüne, glänzende Blätter und sehr wohlriechende, gelbe Blumensträuße; wird durch Ableger und Wurzelschößlinge fortgepflanzt, lassen sich auch oculiren und zu einem Bäumchen ziehen, verlangen aber einen warmen, feuchten Boden.

Jasmin, Bastard-J., wilder oder welscher, s. v. a. Pfeifenstrauch.

Jasminbaum, s. v. a. rothe Plümerien.

Jatahy, Benennung des Martius'schen Lokustbaumes.

Jatobaharz, eine Art Copal, s. das Nähere hierüber bei Lokustbaum.

Ibarba-Pitanga, bei den Eingebornen der Brasilianaholzbaum.

Ibipitunga, Baum in Brasilien, dessen Früchte geschätzt sind; noch nicht näher bekannt.

Ibisch, s. v. a. Eibisch.

Icacopflaume (**Chrysobalanus**), Gattung der Familie Mandelgewächse, mit 5spaltigem, glockigem Kelche; 5 Blumenblättern; pflaumenartiger, 1kerniger Steinfrucht. Arten: Aechte J. (**Ch. Icaco**), baumartig, 4—10 Fuß hoch, mit zahlreichen, kahlen Aesten und Zweigen, bräunlicher, graulich-getüpfelter Rinde; kurzgestielten, rundlichen, kahlen, glänzenden Blättern; rispigen, blattwinkel- und fast endständigen, weißlichen Blüthen; kleinen Deckblättchen, rundlich-ovaler, nußgroßer, meist in verschiedenen Schattirungen rother, auch schwärzlicher oder gelblicher Beere. Ist in Westindien und Südamerika einheimisch, blüht dort fast stets. Die Blätter, Rinde und Wurzel geben ein zusammenziehendes Heilmittel bei Blutflüssen, Durchfall und Erschlaffung. Die süßen Früchte dienen roh oder eingemacht zur Nahrung und die Samen zur Bereitung eines fetten und milden Oels. Auch in Afrika, insbesondere an dessen Westküsten, sind mehrere Arten dieser Gattung einheimisch, die ebenso verwendet werden, und sich überhaupt wenig von der beschriebenen unterscheiden.

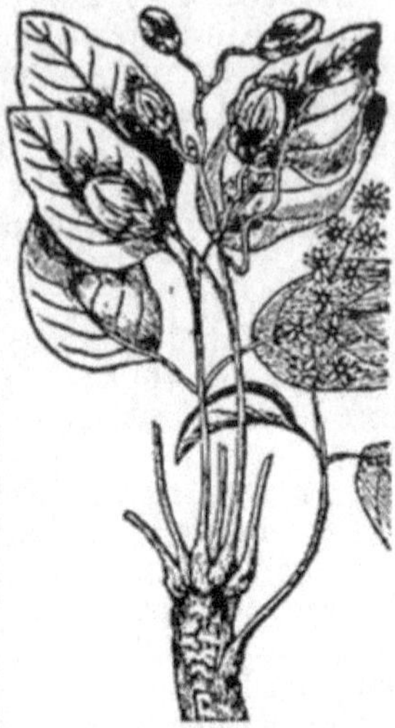

Icica (Icica), Gattung der Familie Pistaziengewächse; zwitterig, mit 4—5zähnigem Kelche, 4—5 sitzenden Blumenblättern; kugeliger, 1—3fächeriger Steinfrucht; beinharten Steinkernen. Arten: Guianasche I. (**I. guianensis**), baumartig, 15—20 Fuß hoch, mit rissiger, röthlich-brauner Rinde; unpaarig-gefiederten Blättern; fast sitzenden, kahlen, ganzrandigen Blättchen; armblüthigen Trauben; grünlichweißen Blüthen; eirunden, mit röthlichem Marke angefüllten Früchten. Ist in Cayenne einheimisch, wo die Zweige zum Räuchern verwendet und der Baum als Räucherholz (**bois d'encens**) bezeichnet wird. Der durch Einschnitte in den Stamm gewonnene Saft dient als Firniß. Alle Arten dieser Gattung zeichnen sich durch einen mehr oder minder wohlriechenden, und deshalb zu Räucherungen verwendbaren Saft, zuweilen auch durch Heilkräfte aus, z. B. die brasilianische I., deren ebenfalls durch Einschnitte gewonnenes Harz als brasilianisches oder westindisches Elemi, das in ziemlich großen, grünlich-gelben, etwas durchscheinenden Stücken auf Handelswegen zu uns kommt, angenehm aromatisch, aber nicht stark riecht, bitterlich-balsamisch schmeckt und am häufigsten als Bestandtheil von die Eiterung befördernden Pflaster verwendet wird. Das äthiopische Elemi, das jedoch selten oder gar nicht mehr im Handel vorkommt und das ostindische Elemi stammen ebenfalls von einer Icicaart, hingegen das bengalische I. (Guggul, Guaggoala) von einem Balsambaum, der übrigens derselben Familie angehört. In Guiana wird von der verschiedenblättrigen I. das Aracouchini- oder Apacouchini-Harz gewonnen, das sich durch starken und sehr angenehmen Geruch auszeichnet, und wie andere Balsame angewendet wird.

Jean radix, s. Ikanwurzel.

Jehovahblume, s. v. a. Steinbrech.

Je länger je lieber, s. v. a. Pensée.

Jerichorose, s. Geisblatt.

Jerusalemsgerste, die gemeine nackte Gerste.

Jerusalemskorn, eine Art Weizen; s. v. a. Himmelsgerste.

Jerusalemsblume, **Jerusalemskreuz**, } s. v. a. **Lychnis chalcedonica**.

Jerusalemssalbei, die in Südeuropa einheimische Art des knollentragenden Wollkrautes.

Jerusalemswein, ein geschätzter syrischer Wein.

Jesuitenrinde, die peruvianische oder Chinarinde, weil die Jesuiten sie in großen

Jesuitenthee, s. v. a. mexikanisches Taubenkraut (**Thenopodium ambrosioides.**)

Quantitäten aus Südamerika nach Europa einführten.

Jesusblümchen, s. v. a. dreifarbiges Veilchen.

Jesus Christuswurzel, s. v. a. **Beris aquilina**.

Jf, Jfen, s. v. a. Eibenbaum.

Igasur, s. v. a. Ignatiusbohne.

Igeldistel (Echinocactus), Gattung der Familie Ribselgewächse, mit aus Stachelbüscheln an der Spitze der Stammrippen hervorbrechenden, kurzröhrigen Blüthen; zahlreichen, dachziegeligen Kelchblättern; schuppiger, gekrönter Beere. Arten: Besenartige I. (**E. Scopa**), mit länglichem, fleischigem, grünem, der Länge nach geripptem, mit wolligen Stacheln büschelig-besetztem Stamme; fast glockiger, kurzröhriger, kreiselartiger Blüthe; citrongelben, an der Spitze gesägten Blumenblättern. Ist in Brasilien einheimisch.

Igelginster (**Erinacea**), Gattung der Familie Schmetterlingsblümler, mit röhrigem, 5zähnigem Kelche; schmetterlingsförmiger Blume; schmalen, langgenagelten Blumenblättern; gleichbreiter, zusammengedrückter Hülse. Arten: Spanischer I. (**E. pungens**), strauchartig, mit vielen langen Dornen, wenigen, gegen- und wechselständigen, einfachen, ovalen oder länglichen Blättern; kurzgestielten, blüthenköpfigen, lilafarbenen Blumen. Ist in Südeuropa und Nordafrika einheimisch. Die Wurzeln und auch die Blätter und Früchte wirken zusammenziehend, finden aber kaum noch Anwendung.

Igelhaube (**Echinomitrium**) Gattung der Familie Jungermanien-Moose, mit ziemlich einblättriger, ausgehöhlter, etwas gewimperter Stielhülle; röhrenförmiger, steifhaariger Staubweghülle; vierschalstückiger, auf einem Borstenstiele befindlicher, die Keimkörner und Schleuderfäden enthaltender Keimkapsel. Violettwerdende I. (**E. violaceum**), mit gleichbreitem, ziemlich aufrechtem, lappigem, gewimpertem Lager, nierenförmiger Stielhülle; bläulichweißer Staubweghülle; brauner, hornartiger Keimkapsel; endständigen, violetten, kurzgestielten Keimknospen. Findet sich in Wäldern und Gebüschen an der Rinde der Bäume, an trockenen, schattigen Steinen. Reife der Früchte September — October.

Igelklette, s. v. a. **Echinophora** & **Xanthium strumarium**.

Igelkolben (**Sparganium**), Gattung der Familie Rohrkolbengewächse; einhäusig, mit kugeligen Blüthenköpfen; bei der männlichen Blüthe häutiger, bei der weiblichen 3—6blättriger, bleibender Geschlechtshülle; einsamiger, etwas schwammiger Nußhülse. Arten: Aestiger I. (**Sp. ramosum**), mit kriechendem, walzigem Wurzelstocke; an den Seiten ausgehöhlten, am Grunde 3kantigen, 2 Fuß hohen Blättern; oben ästigem Schafte. Blüht im Juli bis Aug. in Wassergräben, Teichen, stehenden Gewässern, ist ausdauernd. Die Pferde und Schafe verschmähen das Kraut als Nahrung, während das Rindvieh es zur Noth noch annimmt. In der Heilkunde wird es nicht mehr angewendet. Astloser I. (**Sp. simplex**), wie voriger, nur die Blätter an den Seiten flach; die Schafte astlos.

Igelkraut, s. v. a. **Momordica Elaterium**.

Igelweizen, eine Unterart des gemeinen Weizens.

Ignatiusbohnen (**Fabae St. Ignatii**) sind die Früchte einer auf den philippinischen Inseln einheimischen Brechnußbaumart der bittern Ignatie, die in der Heilkunde häufig Anwendung finden. Die Pflanze heißt **Ignatiusbaum** und hat wie Jasmin riechende Blüthen, welche birnartige Früchte hinterlassen, die wie Krähenaugen wirken und auch Fiebernüsse genannt werden. Ihre Anwendung bei Fiebern erheischt große Vorsicht, indem der Genuß nicht allein Erbrechen, sondern auch Betäubung und andere üble Zufälle zur Folge hat.

Ihbern, s. v. a. Johannisbeere.

Ihnseng, die Wurzel der ächten Kraftwurz, s. Kraftwurz.

Ikanwurzel, kleine, scharf gewürzhafte, aus China kommende Wurzel, die sonst als blutreinigend und magenstärkend empfohlen wurde.

Ilge, s. v. a. **Iris pseudacorus**.

Ilipeöl, das aus dem Samen von **Bassia latifolia**, **B. longifolia** und **B. butyracea** ausgekochte Pflanzenfett, das in Ostindien als Speiseöl und zur Beleuchtung dient.

Ilme, s. v. a. gemeine Rüster.

Ilse, s. v. a. Alse.

Immenblatt (**Melittis**), Gattung der Familie Lippenblümler; mit glockigem, lappig-zweilippigem, aderigem Kelche; 2lippiger Blumenkrone; dreikantigen Schließfrüchten. Arten: Melissenblättriges I. (**M. Melissophyllum**), mit ungefähr fußhohem, rauhhaarigem Stengel; grasgrünen, eirunden, grobgesägten Blättern; blattwinkelständigen, langgestielten, weißen, röthlich-schimmernden, 1 Zoll langen Blumen; flaumhaarigen Schließfrüchten. Blüht im Mai — Juni in Gebüschen und Hecken Südeuropa's, ist ausdauernd. Es riecht ziemlich stark, doch aber nicht angenehm, und soll eröffnend, den Auswurf befördernd wirken, findet aber selten oder nie Anwendung. Findet sich auch in der Gegend von Ulm und andern gebirgigen Ländern Deutschlands häufig im Freien.

Immer, s. v. a. Emmer, eine beliebte Getreideart.

Immergrün, s. v. a. **Aizoon**; — Epheu; — Hauswurz; — Singrün; — **Daphne laureola**.

Immortelle (**Helichrysum**), Strohblumen, Gattung der Familie Vereinblüthler; mit trockenhäutiger, dachziegeliger Hülldecke; einreihigen, weiblichen Randblüthen; zwittrigen Scheibenblüthen; röhrig-fadenförmigen Blumenkronen; gekrönten, stielrundlichen Schließfrüchten. Arten: Stöchas I. (**H. Stoechas**), mit ausgebreitetem, stark verästetem halbstrauchigem Stengel; filzigen Aestchen; gleichbreiten, unten oder beiderseits filzigen Blättern; kugelartigen, doldentraubigen Blüthenköpfen; citrongelben Hüllblättern. Blüht im Juli — Aug. auf sandigen Stellen an den Ufern des mittelländischen Meeres und entwickelt beim Reiben der Blätter einen angenehmen Geruch. Schmalblättrige I. (**H. angustifolium**) der vorigen Art ähnlich, nur die Blüthen zahlreicher, kleiner und blasser gelb. Blüthezeit, Standort und Heimath wie bei der Stöchas-I. Sand-I. (**H. arenarium**), mit mehreren ungefähr fußhohen, krautigen, aufrechten Stengeln; sitzenden, filzigen, lanzettigen Blättern; zusammengesetzter Doldentraube, goldgelben Hüllblättern. Blüht im Juli bis Sept. in Europa und Mittelasien; viel weiter verbreitet als beide vorige Arten; ausdauernd. Die beim Reiben gewürzhaft riechenden und etwas bitterlich-zusammenziehend schmeckenden Blüthenköpfe, wurden früher sehr häufig bei Anschoppungen der Leber und Milz und Unterleibsstockungen in der Heilkunde angewendet, was aber jetzt kaum mehr geschieht; ferner soll die Pflanze zwischen Kleider gelegt, die Motten davon abhalten. Duftige I. (**H. odorum**), mit krautigem, aufrechtem, flaumig-ästigem Stengel; lanzettig-gleichbreiten, sitzenden Blättern; endständiger Doldentraube; sitzenden, gelben Blüthenköpfen. Ist in Australien einheimisch. Wohlriechendste I. (**H. odoratissimum**), halbstrauchig, mit zerstreuten, herablaufenden, gleichbreiten, filzigen Blättern, dichter, rispenartiger, endständiger Doldentraube; 10blüthigen Blüthenköpfen. Ist am Vorgebirge der guten Hoffnung zu Hause. Als Zierpflanzen kommen die Immortellen auch in unsern Gärten fort, wo die Samen sehr frühzeitig in Töpfe oder Mistbeete gesäet und die Pflanzen später in die Beete versetzt werden.

Incarnatklee, s. v. a. Blutklee, rother Klee

Indianische Blätter, s. v. a. Malabathrumblätter.

Indianische Bohne, s. v. a. die Cassienröhre.

Indianische Feigen, eine indianische Cactusart, die bei Plinius **Opuntia** heißt.

Indianische Giftwurzel, s. v. a. Bezoarwurzel und virginische Schlangenwurzel.

Indianische Hyacinthe, s. v. a. Tuberose.

Indianische Nuß, s. v. a. Cocosnuß; — Muskatnuß; — maldivische Nuß.

Indianischer Balsam, s. v. a. peruvianischer Balsam; — Copaivabalsam; — Jergbalsam; — Mekkabalsam; — Tolu-Balsam.

Indianischer Gottesbaum, s. v. a. **Ficus religiosa**.

Indianischer Pfeffer, s. v. a. spanischer Pfeffer.

Indianische Ruhrwurzel, s. v. a. Ipecacuanha.

Indianisches Blumenrohr, s. v. a. **Canna indica**.

Indianisches Brod, s. v. a. Cassavabrot.

Indianisches Holz, s. v. a. Campecheholz; — Guajakholz; — indisches Fenchel- oder Saffranholz.

Indianisches Honiggras, s. v. a. **Sorghum vulgare**.

Indianisch Holz, s. v. a. Franzosenholz.

Indianisch Korn, s. v. a. Mais.

Indigo (**Indigofera**), Gattung der Familie Schmetterlingsblümler, mit kurzem, 5spaltigem, zuweilen fast ganzem Kelche; schmetterlingsförmiger Blume; 2schalstückiger, stielrundlich-4kantiger, zusammengedrückter Hülse. Arten: Färber-I. (**I. tinctoria**), halbstrauchig, 2—5 Fuß hoch, mit aufrechtem, sehr ästigem Stengel; unpaarig-gefiederten Blättern; länglich-eirunden, bläulich-grünen, unten schwach flaumhaarigen Blättern; pfriemenartigen Nebenblättern. Ursprünglich in Ostindien einheimisch, wird der I. jetzt überall zwischen den Wendekreisen, d. h. in allen heißen Gegenden als eine kostbare blaue Farbe liefernd, angepflanzt; in Europa sind alle Versuche zum Anbaue des I., sogar im südlichsten Theile gescheitert. Er blüht zur Regenzeit und ist mehrjährig.

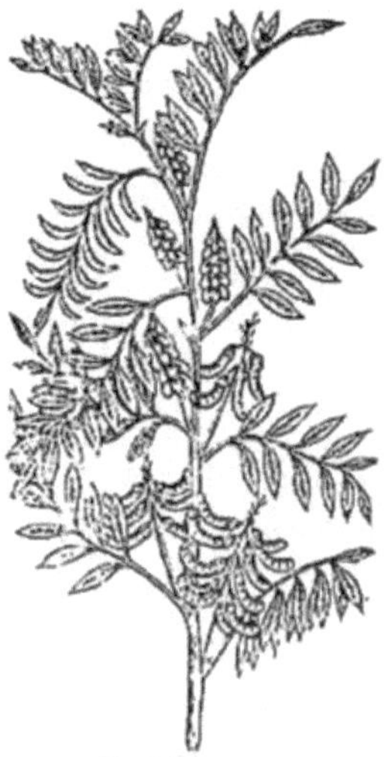

Indigo.

Bei dem Anbau ist viel Fleiß und Sorgfalt nöthig, da Unkraut, stehen bleibendes Regenwasser, insbesondere aber eine Art Fliegenlarve ungemein ungünstig auf das Gedeihen derselben einwirken. Der Farbestoff, der als beste und schönste blaue Farbe bekannt ist und häufig in Europa eingeführt wird, wird aus dem Kraute gewonnen, das vor der Blüthezeit abgeschnitten, in Kufen mit Wasser übergossen und einige Tage unter häufigem Umrühren der Gährung ausgesetzt bleibt, bis sich ein säuerlicher Geruch entwickelt. Dieses Wasser wird sodann mittelst Hahnen abgelassen, etwas Kalk zugesetzt, und nachdem sich der Farbestoff zu Boden gesetzt hat, sorgfältig und so entfernt, daß der Niederschlag nicht zerstört wird. Nach sofort stattgefundenem Trocknen wird die Verpackung in Kisten oder Säcke vorgenommen. Man hat übrigens mehrere Sorten, von denen der ostindische der vorzüglichste ist. Aechter reiner J. ist außen lebhaft dunkelblau, glänzend, inwendig etwas silberartig flimmernd, erscheint auf dem Fingernagel zerrieben röthlich und löst sich in Wasser ohne Rückstand vollkommen auf. Die Wurzel des J. soll gegen Steinbeschwerden und Lustseuche, die Blätter zu zertheilenden Umschlägen bei Verrenkungen und Entzündungen gebraucht werden können. Anil-J. (J. Anil), voriger Art ähnlich, aber kleiner, mit weißlich-grünen Blüthen, ist ebenso häufig angebaut als der Färber-J. und liefert dieselbe blaue Farbe. Einige Spielarten, die ebenfalls in Ostindien oder Südamerika einheimisch sind, werden nebst der Verarbeitung zu Farbe auf mannigfache Weise in der Heilkunde gebraucht, sowohl äußerlich gegen Geschwüre, Hautkrankheiten, krebsartige Schäden, als auch innerlich bei Engbrüstigkeit und Lustseuche. Eine Pflanze, die sehr geeignet ist, den Indigo als Farbepflanze für Europa zu ersetzen, ist Waid (deutscher Indigo), worüber bei diesem Artikel das Weitere nachgelesen werden wolle. — Derselbe liefert gleichfalls eine vortreffliche blaue Farbe, und ward in den Jahren 1650 und 1654 in Deutschland, sowie vorher schon in Frankreich, die Einführung und der Gebrauch des Indigos zu Gunsten des Waids streng verboten.

Indigo, wilder, s. v. a. färbende Podalirie.

Inga (Inga), Gattung der Familie Cassiengewächse, mit zwittrigen und männlichen Blüthen, 5zähnigem Kelche; 5spaltiger Blumenkrone; breiter, zusammengedrückter, 1fächeriger Hülse. Arten: Aechte J. (I. vera), baumartig, 12—20 Fuß hoch, mit glatter, graulicher Rinde, ausgebreitet herabhängenden Aesten; einfachen und zunehmend paarig-gefiederten Blättern; armblüthigen, achselständigen Aehren; fleischigen Hülsen. Blüht im April — Mai an Flußufern in Westindien und Südamerika. Blätter und Rinde sind ein reizend-zusammenziehendes Heilmittel, das süße Mark der Früchte wird nicht selten gegessen, soll aber etwas abführend wirken. Harris'sche J. (J. Harrisii), strauchartig, mit klimmendem, behaartem Stengel; gefiederten Blättern, großen, kreiselförmigen, rosenrothen, grün-gesäumten Blüthen. Ist in Mexico einheimisch. In Westindien und einem Theile Südamerika's wird die bittere zusammenziehende Rinde der Katzenklauen-J. gegen Geschwüre, ruhrartigen Durchfall und Vorfälle angewendet. Die purpurrothe J. (I. purpurea), mit rostbraunen Aesten, gefiederten Blättern; achselständigen, gestielten, einzelnen Blüthenköpfen; purpurfarbenen Geschlechtstheilen; krautigem Kelche — ist in Westindien zu Hause. Die Rinde der Wurzel und des Stammes der Seifen-J. wird in dem Vaterlande derselben statt der Seife gebraucht. Von einer Art dieser Gattung kommt auch die Jurema-Rinde und die brasilianische Rinde, die als zusammenziehende Mittel auch in Europa gebraucht werden.

Ingberskraut, s. v. a. Pfefferkraut.

Ingelheimer, ein rother Rheinwein, der seinen Namen von dem Marktflecken Ingelheim, großherzogl. hessischen Kreis Bingen hat; geschätzt.

Ingwer (**Zingiber**), Gattung der Familie Bananengewächse, mit röhrenförmigem, dreizähnigem Kelche; dreitheiliger, kurzröhriger Blumenkrone; einblättriger, dreilappiger Beikrone; dreifächeriger fleischiger Kapsel. Arten: Gebräuchlicher Ingwer (Z. officinale), (Fig. 1), mit knotig-gefiedertem, kriechendem, zusammengedrücktem, fingersdickem, außen grauem, innen weißem Wurzelstocke, langen Wurzelfasern; einjährigen, kahlen, 3—4 Fuß hohen Blätterstengeln; auf langen Blattscheiden-sitzenden, lanzettigen, unten weich, behaarten Blättern; fußhohen, blaßgrün-gelblich beschuppten Blüthenschaften; zapfenartiger, 3—4 Zoll langer Aehre; stachelspitzigen, eirunden, rothen Deckblättchen; wohlriechenden, gelblich-weißen Blüthen, 3lappiger, schwarz-purpurrother, lippenförmiger Beikrone; selten reifender Kapsel. Blüht in Ostindien, seiner Heimath, im September, ist ausdauernd. Die Wurzel wird entweder im Schatten getrocknet, ist sodann blaßgrau, und kommt als weißer Ingwer zu uns oder aber sie wird abgebrüht und am Ofen oder an der Sonne gedörrt, ist dann dunkelbraun oder schwärzlich und heißt schwarzer Ingwer. Guter Ingwer riecht angenehm gewürzhaft, ist ziemlich hart, jedoch nicht holzig-faserig, und von scharfem brennend-gewürzhaftem Geschmacke. Seine Wirkung ist eine reizende, anhaltend erhitzende, in geringeren Gaben magenstärkend und die Verdauung befördernd. Als Küchengewürz und mit Zucker eingemacht, findet er ausgedehnte Anwendung. Zerumbet-Ingwer (Z. Zerumbet.), (Fig. 2.), wie die vorige Art, der Wurzelstock groß und stärker; die Blätter wellig; die Aehre von der Größe eines Gänseeies. Blüht in den Wäldern Ostindiens im Sept. — Okt., ist ausdauernd. Die daumendicke, bis armsdicke, außen bräunlich-gelbe, innen gelblich-weiße Wurzel, dem Wurzelstocke des gebräuchl. J. ähnlich wirkend, war früher häufiger als jetzt unter dem Namen Zerumbetwurzel, wie der Ingwer, angewendet. Cassumunar-J. (Z. Cassumunar) (Fig. 3), mit häutig-beschupptem, knotigem Wurzelstocke; langen, weißen Wurzelfasern. Sonst nur unwesentlich von den beschriebenen Arten unterschieden, blüht in Ostindien und den umliegenden Inseln im Juli — Aug., ist ausdauernd. Der in halbbirnförmigen, oder scheibenförmig zu uns kommende, holzige, außen graue, innen gelbe Wurzelstock ist unter dem Namen Blockzittwer oder gelber Zittwer bekannt, wirkt schwächer, aber in der gleichen Weise wie Ingwer und ist weniger angenehm zu nehmen. Nach Einigen soll der J. auch in Europa sogar im Freien gezogen werden können. Wein, in welchem Ingwer und etwas Kümmel gesotten ist, kann als vorzügliches Mittel gegen Magen- und Unterleibsleiden, Blähungen 2c. betrachtet werden.

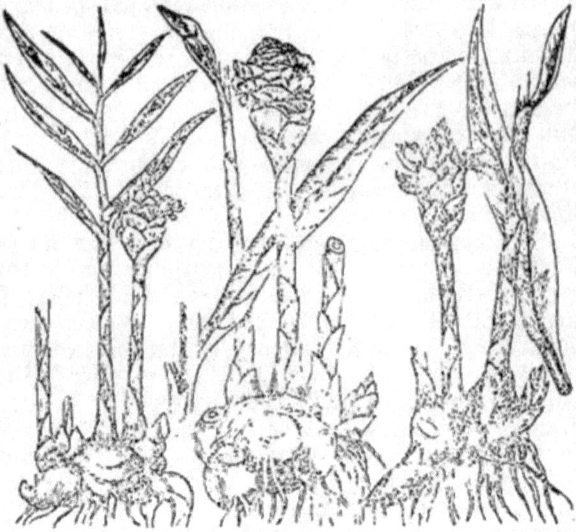

Ingwer.

Insulaner Weine, die Weine der griechischen Inseln, z. B. v. Chios, Cypern.

Jochbaum, s. v. a. Hainbuche.

Johannisbeere, die Früchte der rothen Krausbeere, s. Krausbeere.

Johannisberger, der vorzüglichste Rheinwein, vom Dorf und Schloß Johannisberg, Amts Rüdesheim, Herzogthum Nassau. Der Wein vom Schloßberge übertrifft den bei dem Dorfe wachsenden an Güte und gibt im Durchschnitt jährlich 24—30,000 fl. Reinertrag.

Johannisblume, s. v. a. Wehlverlei; — Galium verum; — Chrysanthemum leucanthemum; — Hypericum perforatum.

Johannisblut, die an den Wurzeln des mehrjährigen Knauels sich anhaltende, sogenannte deutsche Cochenille-Schildlaus, oder polnischer Kermes.

Johannisbrod, die Früchte des Johannisbrodbaums, sie sind gut zur Versesserung von Arzeneien, welche gegen Husten und Lungensucht dienen; nach dem Essen genossen, stärkt es den Magen, stopft aber etwas und befördert das Harnen.

Johannisbrodbaum (Ceratonia), Gattung der Familie Cassiengewächse; vielehig, mit 5theiligem Kelche; fehlende Blume; vielfächerige, zusammengedrückte Hülsen. Arten: Aechter J. (C. siliqua), baumartig, mittelgroß, immergrün, mit unebener, rissiger, in der Jugend glatter Rinde, zunehmend paarig-gegliederten Blättern; ovalen, etwas welligen, glänzenden, lederigen Blättchen; purpurrothen, an den Aesten oder am Stamme, selten an den Blattwinkeln entspringenden Trauben; 4—8 Zoll langer 1—1½ Zoll breiter, brauner, gestrichelter, innen röthlicher Hülse; eirunden, röthlich-braunen Samen. Blüht in den Ländern am mittelländischen Meere im März — Mai. Die Hülsen sind von angenehmem, süßem Geschmack, und dienen als Johannisbrod sowohl als gewöhnliches Nahrungsmittel als auch als häufig angewendetes Hausmittel gegen Catarrh und zu Bereitung eines starken Branntweins. Die Samen werden als Ersatzmittel für den Kaffee benützt, entsprechen diesem Zwecke jedoch unvollständiger, als viele andere Surrogate.

Johannishand, die Wurzelstöcke einiger Farrenarten, insbesondere des gemeinen Wurmfarrens, wenn von ihnen Sprenblättchen, Wurzelfasern und Laubstiele weggenommen, und nur an der Spitze einige unentwickelte Wedel stehen geblieben sind, wodurch sie eine entfernte Aehnlichkeit mit einer Hand enthalten.

Johanniskorn, s. v. a. Johannisroggen.

Johanniskraut (Hypericum), Gattung der Familie Johanniskrautgewächse, mit 5theiligem Kelche; 5 Blumenblättern; 3—5schalstückiger, aufspringender Kapsel;

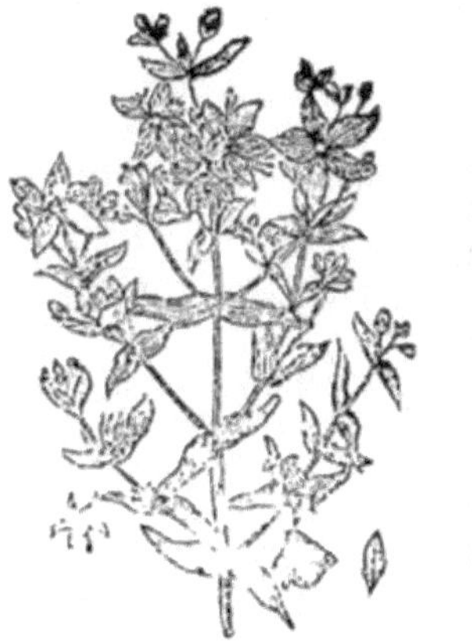

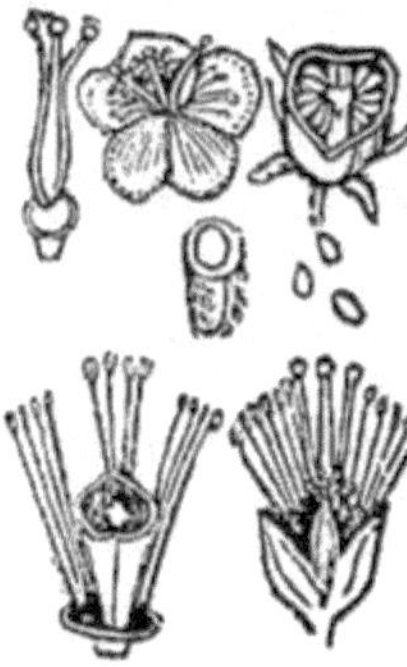

zahlreichen punktirten oder gestreiften Samen. Arten: Gemeines J. (H. perforatum), mit aufrechtem oder aufsteigendem, krautigem Stengel; gegenständigen, sehr kurz-gestielten oder sitzenden, länglichen, ganzrandigen, durchsichtig-punktirten Blättern; endständigen-boldentraubigen, dottergelben, an den Rändern der schiefen, etwas rankenförmigen Blumenblättern, schwarzgetüpfelten Blüthen; dunkelbraunen, punktirten, länglichen Samen. Blüht im Juni — Aug. an Wegen, in Wäldern, auf Bergen, ist ausdauernd. Zwischen den Fingern gerieben entwickelt das J. einen aromatischen Geruch, schmeckt bitterlich, und wird häufig als Volksheilmittel angewendet. Es wird zu dem Behufe das Kraut und die Wurzel kurz vor oder während der Blüthezeit gesammelt, getrocknet und aufbewahrt, bis sie als Thee zu einem Quentchen Wurzel und ebenso viel von dem Kraute auf einige Tassen, die täglich getrunken werden sollen, verwendet werden. Dieser Thee ist ein ebenso einfaches als wohlfeiles Mittel zur Herstellung der weiblichen Periode, bei einseitigen, spannenden oder brennenden Gesichts- und Kopfschmerzen, bei Gebärmutter- und Nervenkrämpfen, auch Bleichsucht des weiblichen Geschlechts und endlich bei den Nervenstimmungen des männlichen Geschlechts in der sogenannten Entwicklungsperiode. Gleiche Dienste leistet die Tinctur, die aus dem zerquetschen Kraute bereitet wird, indem man dem Gewichte nach doppelt soviel Weingeist daran gießt, das Ganze wohl verschlossen aufbewahrt und nach ein paar Tagen auspreßt. Das Klare wird, wenn sich die Masse gesetzt, abgegossen und benützt, indem man 5—10 Tropfen auf einmal gibt und nöthigenfalls bis zu 24 aufsteigt. Diese Gabe wiederholt das Landvolk, schreibt dem J. auch mannigfache magische Eigenschaften zu, weitere Arten dieser Gattung finden sich in allen Welttheilen und werden auch überall als heilkräftig angewendet, ihre Wirkung ist aber immer mehr oder weniger der des bei uns einheimischen Js. ähnlich.

Johannismandel eine Art Mandeln.

Johannisnuß, s. Wallnuß.

Johannisroggen, der Winterroggen, wenn er, wie dieß zuweilen geschieht, schon um Johannis gesäet und dann gegen den Herbst als Grünfutter abgemäht wird.

Johannisträublein, s. v. a. rothe Krausbeere.

Johanniswedel, s. v. a. Geißbaum.

Johanniswurzel, die Wurzel des gebräuchlichen Wurmfarrens, s. d. w. u.

Jonesie (**Jonesia**), Gattung der Familie Cassiengewächse, mit gefärbtem, 4spaltigem, trichterigem, langröhrigem Kelche; schlender Blume; säbelförmiger, zusammengedrückter Hülse. Baumartige J. (**J. Asoca**) 15—20 Fuß hoch, kahl mit paarig-gefiederten, gefärbten Blättern; gegenständigen, länglich-lanzettigen, ganzrandigen Blättchen; vielblüthigen, büscheligen Doldentrauben; herzeirunden, orangefarbenen Deckblättchen; orangerothem Kelche; 6—10 Zoll langer, breiter Hülse; grauen Samen. Ist in Südasien und den umliegenden Inseln einheimisch; blüht im December — Januar. Die Nachts wohlriechenden Blüthen sollen blutreinigend wirken.

Josephle, s. v. a. Saturei.

Josephsblume, gemeiner Bocksbart.

Josephsstab, die gefüllte weiße Narcisse.

Josephsstift, die rothrandige Narcisse.

Ipecacuanha, s. Kopfbeere.

Ipern, eine Ulmenart, s. Ulmen.

Irideen, Irisartige Pflanzenfamilie; Perigon obenständig, blumenblattig-6theilig; Staubgefässe 3; Fruchtknoten 3fächerig, vieleiig; Eichen 2reihig; Narben 3, einfach, geschlitzt und blumenblattig; Kapsel 3klappig; Keim innerhalb des Eiweißes; Kräuter mit knolligen, selten zwiebeligen Wurzeln.

Isarie (**Isaria**), Gattung der Familie Warzenpilze, mit aufrechtem, keilenförmigem oder ästigem, innen manchmal fleischigem, flockigem Polster; kleinen, kugeligen, zwischen den Flocken sitzenden Keimkörnern. Arten: Sammetstielige J. (**I. velutipes**), bis zollhoch, gesellig, weiß mit flockigem, zuweilen etwas gelblichem Stiele, kolbenförmigen, an der Spitze des Stengels sitzendem Polster. Findet sich namentlich auf todten Schmetterlingspuppen.

Isertie (**Isertia**), Gattung der Familie Krappgewächse; zwittrig, mit kugelartigem, röhrigem Kelche; bleibendem, 4—6zähnigem Kelche; langer, röhrenförmiger Blumenkrone; kugeliger, gekrönter, sechssteinkerniger Steinfrucht Arten: Scharlachrothe J. (**I. coccinea**), baumartig, 10—12 Fuß hoch, mit graulich oder rostbräunlich-filzigen Aestchen; länglichen, degenspitzigen, unten zottigen Blättern; rostfarbenen Nebenblättern; endständiger, trugdoldenartiger Rispe, zottigem Kelche; scharlachrother, 2 Zoll langer Blumenkrone, rother Beere; braunem Samen. Blüht in dem nördlichen Theile von Südamerika mehrmals im Jahre. Das Holz ist von bitterem Geschmacke, die Beeren süß und eßbar; die Blätter werden in der Form von Bädern gegen Geschwülste angewendet.

Isländisches Moos (**Lichen islandicus; Cetraria isl.**), wächst auf der Erde an trockenen, bergigen, freien Stellen und in Nadelwäldern in Europa, doch häufiger in den nördlichen Gegenden und in Gebirgsländern. Es bildet dichte, 2—4 Zoll hohe Rasen und ist von einer knorpelig-lederartigen Substanz. Diese Flechte ist fast geruchlos, schmeckt stark bitter, schleimig, und besteht aus Stärkemehl und Bitterstoff. Sie wird bei großer Schwäche und Auszehrung angewendet, und dient zur Bereitung der Moosgelee und Mooschocolade. In den Nordländern, namentlich in Island, dient sie als Nahrungsmittel, und in einigen Alpengegenden zur Schweinemast.

Isop, s. v. a. Ysop.

Italiener Körbel, s. v. a. **Myrrhis odorata.**

Italienische Pappel, s. u. Pappel.

Jubisrosinen, eine Rosinenart; s. u. Rosinen.

Juckbohne (**Mucuna**), Gattung der Familie Schmetterlingsblüthler; mit glockigem, 2lippigem Kelche; schmetterlingsförmiger Blume; steifhaariger, gleichbreitlänglicher Hülse. Arten: Brennende J. (**M. urens**), mit sehr langem, halbstrauchigem Stengel; 3zähligen Blättern; eirunden, silberfarbfilzigen, oben hellgrünen Blättchen; pfriemigen Nebenblättern; kurzem, rothbraunen Kelche, weißlicher oder gelblicher und rothgerandeter Blume; braunborstigen, schwärzlichen, etwas zusammengedrückten Hülsen. Blüht in Westindien und Südamerika im Juli — Aug. Die borstigen Haare der Früchte sollen unter Honig, Mellasse oder ähnlichen dickflüssigen Säften genommen, gegen Würmer als mechanisch wirkendes Mittel mit Erfolg gebraucht werden. Aechte

J. (**M. pruriens**), mit halbsträuchigem, windendem Stengel; 3zähligen Blättern; 4—5 Zoll langen rauhhaarigen Blättchen, vielblumigen, hängenden Trauben, röthlich-violetten Blumen, fast **S**-förmig gekrümmten, borstig-haarigen Hülsen. Blüht an Hecken und in den Gebüschen Ostindiens während der Regenzeit. Die Borstenhaare der Früchte werden, wie oben angegeben, benützt.

Judasbaum (**Cercis**), Gattung der Familie Cassiengewächse; mit 5zähnigem, krugförmigem Kelche; 5blättriger, beinahe schmetterlingsförmiger Blume; völlig getrennten, genagelten Blumenblättern; nackten Samen. Arten: Europäischer J. (**C. Siliquastrum**), strauch- oder baumartig, bis 20 Fuß hoch, mit herzförmig-nierenförmigen, rundlichen, kahlen, ganzrandigen Blättern; buscheligen, rothen, röthlichen, zuweilen weißen Blüthen, braunröthlichen, hängenden, 4—5 Zoll langen Hülsen. Blüht in Süd-Europa und dem südwestlichen Theile Asiens im April. Die etwas zusammenziehend wirkenden Blätter sind gegen Diarrhoe gerühmt worden; die Blüthen werden als Salat genossen. Die japanische Farbhülse, die ebenfalls zu dieser Gattung gehört, wird öfters in Lustgebüschen auch bei uns gezogen, und enthält in den Hülsen eine sehr schöne gelbe Farbe, die jedoch unsers Wissens nicht im Gebrauch ist.

Judasohr, s. v. a. Judasohrpilz, s. Ohrpilz.

Judenbaum, Judendorn (**Zizyphus**), Gattung der Familie Kreuzdorngewächse; mit flachem, ausgebreitetem Kelche und kleinen Blumenblättern; saftiger, kerniger Steinfrucht. Arten: Gemeiner J. (**Z. vulgaris**), strauch- oder baumartig, gewöhnlich 6—10, zuweilen bis 20 Fuß hoch, mit kahlen, glänzenden Aesten und Aestchen; eirunden, gezähnelten, gezweiten Blättern; aus den Nebenblättern entstandenen Dornen; kurzgestielten, gehäuften oder einzelnen, grünlich-gelben Blüthen; scharlachrothen, eirunden, hängenden Steinfrüchten. Blüht wild wachsend in Nordafrika und cultivirt in Süd-Europa im April. Die angenehm schmeckenden Beeren werden als Obst gegessen, auch zu beliebten Kuchen bereitet, indem sie gehörig reif an der Sonne getrocknet, zu Mehl gestoßen, mit Wasser vermischt und die aus dem Teige geformten Kuchen an der Sonne getrocknet werden. In der Heilkunde sind sie unter dem Namen Jujuben oder rothe Brustbeeren als erweichend, einhüllend und lindernd, besonders bei Brustkrankheiten und Harnbrennen gebräuchlich. Sie kommen auch in den Handel, und zwar in 2 Sorten. Die spanischen Jujuben, die länglicher und größer, und die italienischen, die kleiner und mehr kugelig und weniger süß sind. Der Lotusjudendorn, in Italien häufig kultivirt, war in ältesten Zeiten durch seine Früchte ein Hauptnahrungsartikel. In Nordafrika, dem Oriente, Ostindien und China sind übrigens noch mehrere Judendorn-Arten bekannt, die sämmtlich in ihrem Vaterlande gegen verschiedene Krankheiten gebraucht werden, jedoch keine so besonderen oder seltenen Heilkräfte besitzen, daß sie ausgeführt und zu uns gebracht werden, weshalb wir ihre Aufzählung unterlassen.

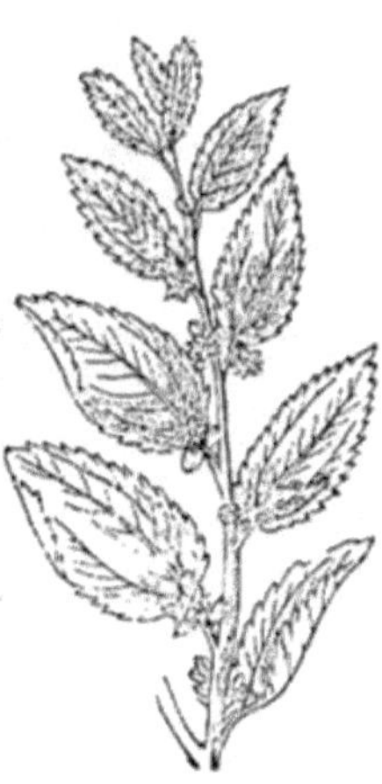

Judendöckchen, } s. v. a. Judenkirsche.
Judenhut, }

Judenkirsche, die Beeren der gemeinen Schlutte.

Judenpalme, Zweige der Zwergpalme, welche zum Laubhüttenfeste der Juden benützt werden.

Judenpechholz, ein vielleicht von **Aspalathus** stammendes Holz, das aus Syrien, Aegypten und von Rhodus kommt, schwer, hart, ölig, bitter und schön polirbar ist, asphaltartig riecht, und zu feinen Tischler- und Drechslerarbeiten geschätzt ist.

Judenruthe, s. v. a. Judenkirsche.

Judenschwamm, s. v. a. **Boletus luridus**.

Judenweihrauch, s. v. a. Thymianrinde.

Jujubenkreuzdorn, s. v. a. Brustbeerenbaum.

Julianspflaume, s. v. a. Kriche.

Jungfer im Busch, J. in den Haaren, s. v. a. **Nigella damascena**.

Jungfernbaum, s. v. a. **Bibes nigrum**.

Jungfernhaar, s. v. a. Mänsegerste.
Jungferntabak, eine bekannte Tabakssorte, Nicotiana peniculata.
Jungfernwurzel, s. v. a. Tamus communis.
Jungfrauendistel, s. v. a. weiße Gartendistel.
Jungfrauenhaar, s. v. a. Mauerrauten.
Jungie (Jungia), Gattung der Familie Vereinblüthler; mit 1—2reihiger, vielblüthiger Hülldecke; länglichen Hüllblättern; von Deckblättchen umhülltem Hauptfruchtboden; zwitterigen Blüthen; 2lippigen Blumenkronen; 3kantigen oder länglichen, gekrönten Schließfrüchten. Arten: Ansehnliche J. (J. spectabilis), halbstrauchig, mit wechselständigen, gestielten, 5—7lappigen, oben borstigen, unten flaumhaarigen Blättern, doldentraubigen, gelben Blüthenköpfen; ungeschnäbelten Schließfrüchten. Ist in Peru einheimisch.
Jupiterbart (Anthylis barba Jovis), immergrüner Strauch in Südeuropa.
Juremarinde, die Rinde einer Art der purpurrothen Jaga.
Juribalirinde, die Rinde einer Art des gemeinen Zedrachs.
Juvia, brasilianische Kastanien, Fruchtkerne von Bertholletia excelsa.
Iva, s. v. a. bisamduftige Schafgarbe.

K*).

Kaddigbaum, in einigen Gegenden Deutschlands s. v. a. gemeiner Wachholder.
Kälberkropf (Chaerophyllum), Gattung der Familie Doldengewächse; mit undeutlichem Kelchrande; verkehrt-eirunden, abgestutzten, oder ausgerandeten Blumenblättern; ungeschnäbelter Spaltfrucht; 5riefigen Theilfrüchten. Arten: Knolliger K. (Ch. bulbosum), mit knollen- oder rübenartiger Wurzel; aufrechtem, 3—7 Fuß hohem, unter den Gelenken angeschwollenem Stengel; großen, gestielten, mehrfach gefiederten, behaarten Blättern; fiederspaltigen Blättchen; fehlender oder 1blättriger Hülldecke; weißen Blüthendolden; gelblich-braunen, gestriemten, linealischen Schließfrüchten. Blüht in Hecken, in Gebüschen und Wäldern an etwas feuchten Orten im Juni — Juli, ist 2jährig. Die Wurzelknollen können als Salat verspeist werden. Durch Verwechslung mit den Blättern des gefleckten Schierlings findet man den K. zuweilen in den Apotheken, er unterscheidet sich jedoch von diesem nicht allein dadurch, daß er die Kräfte des Schierlings nicht besitzt, sondern auch äußerlich durch die an der untern Seite der Blätter befindlichen Haare und die schmäleren Blattzipfel. Der berauschende K. (Ch. temulum), voriger Art sehr ähnlich, nur gewöhnlich viel niederer und mit gezähnten Blättern, wird für betäubend-giftig gehalten, ob mit Recht oder Unrecht, wagen wir nicht zu entscheiden. Weiter kommen noch vor: der gelbfrüchtige K., der rauhhaarige und der gewürzhafte K., die alle einigermaßen verdächtig in ihrem äußern, aber wenig von dem knolligen K. unterschieden sind.
Kämly, s. v. a. gemeiner Kümmel.
Kämpferie (Eaempferia), Gattung der Familie Bananengewächse, mit röhrenförmigem, 3spaltigem Kelche; dreispaltiger Blumenkrone; dreispaltiger Beikrone; dreifächeriger, fachzerreißender Kapsel. Arten: Geigenförmige K. (K. pandurata), mit knolligem, schöngelbem Wurzelstocke; scheidig-gestielten, 2—3 Fuß hohen, breit-lanzettigen, unterseits weichbehaarten Blättern; in den Blattscheiden verborgener, von vielen Deckblättchen umhüllter Aehre; blaßbräunlichen und blaßrosa-gesäumten, gewöhnlich nur eine auf einmal, selten mehrere gleichzeitig erscheinende Blüthen. Ist in Ostindien und den nächstliegenden Inseln einheimisch; ausdauernd. Die Wurzel dient unter der Bezeichnung: runde Curcume oder Turmerik auch in Europa nicht selten zur Bereitung eines Goldlaks.
Käspappel, s. v. a. gemeine Pappel.
Kaffeebaum (Coffea), Gattung der Familie Krappgewächse; zwittrig, mit eirundröhrigem Kelche; kurzem 4—5zähnigem Saume; trichterförmige Blumenkrone; genabelter,

*) Was sich unter K nicht findet, suche unter C.

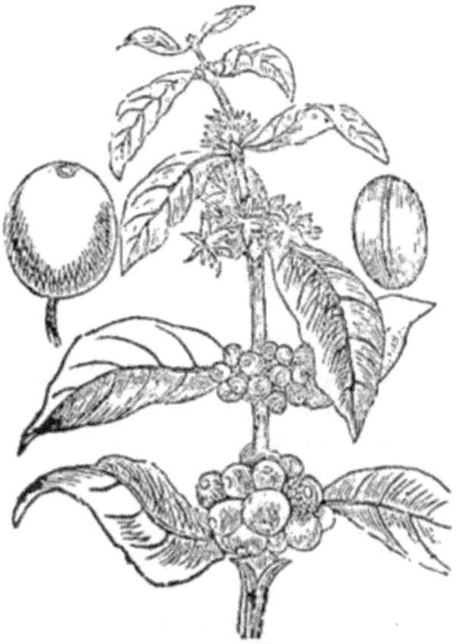

gekrönter, steinfruchtartiger, 2steinkerniger Beere mit papierartig-häutigen, einsamigen Steinkernen; an der innern Seite mit den flachen, eingerollten Samen. Arten: Aechter K. (Fig. 1 ist eine Beere, Fig. 2 der Same.) baumartig, 15—30 Fuß hoch, mit schlankem, ästigem Stamme; gegenständigen, gestielten, 4—6 Zoll langen, 1½—2 Zoll breiten, zugespitzten, etwas welligen, unterseits blassen, oberseits glänzend-dunkelgrünen Blättern; kurzgestielten, blattwinkelständigen, weißen, zu 3—7 gehäuften, oder wirteligen Blüthen; 12—15 Linien langer Blumenkrone; dunkel-purpurrother, ovaler, 6—9 Linien langer Beere; gelblich-grünlichen und bläulichen Samen von verschiedenen Abstufungen dieser Farben. Blüht in seiner Heimath Arabien und jetzt in Ost- und Westindien und Südamerika fast das ganze Jahr. Die Samen sind die bekannten Kaffeebohnen, die heutzutage der Hauptbestandtheil des wohl am weitesten verbreiteten, und am allgemeinsten genossenen Getränkes, des Kaffees, bilden. Der Gebrauch dieses Getränkes ist in dem Vaterlande des Kaffeebaums sehr alt, da nach ziemlich sicheren Nachrichten derselbe schon im Beginne des 15. Jahrhunderts dort häufig genossen wurde. Nach Europa kam der Kaffee wahrscheinlich zuerst durch die Türken, fand dann durch die Venetianer weitern Eingang und zwar, nächst Italien um's Jahr 1660, zuerst in Frankreich, wo um diese Zeit in Marseille und Paris Kaffeehäuser bestanden; in Deutschland war er zuerst in den Seestädten bekannt, scheint aber auch hier wie überall schnell Freunde gefunden zu haben, und kann jetzt wohl nicht mehr, entbehrt werden, da vielfache Versuche einen Ersatz zu finden, mehr oder weniger unbefriedigend ausgefallen sind. Der Kaffee kommt in mehrere an Farbe und Güte sehr verschiedenen Sorten im Handel vor; als der beste wird der Mokkakaffee bezeichnet, dessen Samen klein, dunkelgelb, in Europa kaum unverfälscht zu bekommen sind. Die zweite Sorte ist der Javakaffee, der dunkelfarbiger und größer ist als die vorige Sorte und der zuweilen zu deren Verfälschung dient; etwas geringer als dieser ist der längliche, weiße Kaffee von Bourbon, und sodann die an Werth einander ziemlich gleich stehenden, grünlichen oder bläulichen geringsten Sorten von der Havannah, Martinique, Jamaika und Brasilien. Als Heilmittel wird der Kaffee gegen Wechselfieber, geröstet gegen Vergiftungen durch betäubende Stoffe, z. B. Opium, auch zur Reinigung der Luft in Zimmern angewendet. Als gewöhnliches Getränk und mäßig genossen wirkt der Kaffee reizend und erhitzend und verschafft ein wohlthätiges Kraftgefühl; starker Gebrauch desselben ist aber beinahe unausbleiblich von nachtheiligen Folgen, als Blutandrang nach dem Kopfe, Stockungen im Unterleibe, Magenschwäche, Erschlaffung des Darmkanals, Hämorrhoiden und Nervenabspannung begleitet. Wer diese Symptome an sich verspürt, der entsage dem Kaffee lieber ganz, auch dessen Surrogaten, die zum Theil noch weniger taugen. Der beste Kaffee wird unter sonst gleichen Bedingungen bereitet, wenn die Bohnen nicht mit heißem Wasser begossen, sondern mit dem Wasser und in demselben erwärmt, wohl auch schon einige Stunden vor dem Sieden des Wassers mit diesem angesetzt werden. Bohnen, die durch Meerwasser gelitten haben, werden dadurch verbessert, daß eine oder zwei Zwiebeln in dem Röster mitgeröstet werden, die ihnen den üblen Geschmack entziehen, ohne irgend einen Nachtheil herbeizuführen. Aus dem Kaffeesatze läßt sich eine schöne schwarze oder braune Farbe bereiten, wenn er an der Sonne getrocknet, gesammelt und in einem unglasirten Topfe, dessen Deckel mit mehreren kleinen Löchern versehen sein muß, in einem Hafnerofen gebrannt, und sofort auf dem Reibsteine zerrieben wird. **Kaffeesurrogate** sind die geröstete Wurzel der Möhre, der Runkelrübe, der Cichorie, des Cypergrases, die Gerstenkörner, der Roggen, der Weizen, der spanische Traganth (als schwedischer oder Stragelkaffee), die Samenkörner der gemeinen Eichen, des stechenden Mäusedorns und des Wasserschwertels.

Kaffeeerbse, s. v. a. gemeine Kicher.

Kaffeegerste, zweizeilige, große, nackte Gerste.

Kaffeetraganth, s. v. a. spanischer Traganth.

Kaffeewicke, deutscher Kaffee.

Kaffeewurzel, bei Eisenach s. v. a. Erdmandel.

Kahlblume (Lissanthe), Gattung der Familie Bleiwurzgewächse, mit 5theiligem Kelche, 5spaltiger, trichterförmiger Blumenkrone; beeriger, hartschaaliger Steinfrucht. Art: Wohlschmeckende K. (L. sapida), strauchartig mit zart filzigen Aesten; länglich-gleichbreiten, stachelspitzigen, abstehenden, unterseits weißen, streifigen Blättern; blattwinkel- und endständigen, 2—3blüthigen, weißen Blüthenträubchen. Ist in Neuholland zu Hause, wo die Beeren wie die Heidelbeeren gegessen werden.

Kahm, der Ueberzug von Schimmel auf gegohrenen Flüssigkeiten; er entsteht aus einer Pflanzenbildung, die zur Gattung Hygrocrocis gehört.

Kaiserkrone (Petilium), Gattung der Familie Kronlilien; zwittrig, mit sechsblättriger, blumenkronartiger Geschlechtshülle; scharf 6eckiger, dreifächeriger, aufspringender Kapsel. Arten: Gemeine K. (P. imperiale), mit großen Zwiebelknollen; 2—4 Fuß hohem, aufrechtem, steifem Stengel; zahlreichen, schraubenförmig-wirteligen, länglich-lanzettigen Blättern; an dem oberen kahlen Theile des Stengels stehendem Blätterschopfe; unter diesem befindlichen gestielten, länglich-glockigen, bräunlichen oder gelbrothen Blüthen. Blüht in ihrer Heimath Persien und in unsern Gärten als Zierpflanze im April; ausdauernd. Der Honigsaft der Blüthen erregt Erbrechen, die Zwiebelknollen sollen giftig wirken. Die Behandlung der K. in den Gärten ist sehr einfach, indem die schuppigen und sehr groß werdenden Zwiebeln alle 3—4 Jahre aus der Erde genommen, getrocknet und gereinigt und sodann wieder in frische Erde, ungefähr 4 Zoll tief, sogleich versetzt, oder wenn dieß erst später vorgenommen werden will, einstweilen in trockenem Sand aufbewahrt werden.

Kaiserling, s. v. a. eßbarer Röhrenpilz.

Kaiserthee, s. u. Thee.

Kaiserwurzel, s. v. a. Imperatoria ostruthium.

Kalabasse, Kalbasse, ein Flaschenkürbis, aus dem wilde Völkerschaften passende Trinkgeschirre fertigen. — Die Früchte des Kalabassenbaums werden ebenso benützt.

Kalbsauge, s. v. a. Johannisblumen.

Kalkkraut, s. v. a. Gypsophila.

Kallerwurz, s. v. a. Seeblumen.

Kalmie (Kalmia), Gattung der Familie Haidegewächse, mit 5theiligem, freiem Kelche; tellerförmig-radförmiger Blumenkrone; 5fächeriger, 5schalstückiger Kapsel. Arten: Breitblättrige K. (K. latifolia), strauchartig, bis 16 Fuß hoch werdend, mit runden, kahlen Aesten; langgestielten, wirteligen oder zerstreuten Blättern; flaumhaarigen, pfirsichblüthenrothen oder weißen, endständigen Doldentrauben. Blüht in den vereinigten Staaten Nordamerika's von Mai — Juli. Die narkotischen, ziemlich scharfen Blätter, die auf Hausthiere entschieden schädlich wirken, jedoch vom Wild ohne Nachtheil gefressen werden sollen, werden in Nordamerika gegen Diarrhoen, von den Indianern auch gegen Lustseuche und Hautausschläge angewendet. Auch dem Honig der Bienen, wenn er in verhältnißmäßig beträchtlicher Menge von dieser und einigen andern Pflanzen derselben Gattung gesammelt worden ist, theilen dieselben betäubend-giftige Eigenschaften mit.

Kalmus (Acorus), Gattung der Familie Haukenlilien; zwitterig, mit fleischig-spindeliger, dichtblüthiger Aehre ohne Blüthenscheide, 6blättriger Geschlechtshülle; Nußhülse. Arten: Gemeiner K. (A. Calamus), mit kriechendem, daumendickem, geringeltem Wurzelstocke; 3—4 Fuß langen, bandschwertförmigen, am Grunde scheidenartig-umfassenden, grasgrünen Blättern; zusammengedrücktem Schafte; kegelförmiger, an der Mitte des Schaftes ständiger, aufwärts gekrümmter Aehre; bräunlich-gelben Blüthen; blüht im Juli — Aug. in Teichen, Sümpfen, an Ufern fließender und stehender Gewässer. Alle Theile des K. sind gewürzhaft, doch ist nur der Wurzelstock im Gebrauch und wird auch als Hausmittel, besonders mit Branntwein angesetzt, gegen Magenübel gebraucht. Das außerordentlich schnelle Fortwuchern des K. macht ihn fast mehr als jede andere Pflanze zur Deckung und Befestigung von Fluß- und Seeufern geeignet.

Die Wurzeln liegen so dicht an- und aufeinander, daß auch der schlammigste, nachgiebigste Boden dadurch soviel Festigkeit erlangt, um darauf stehen zu können. Zur Bildung von Torfschichten trägt der K. ungemein viel bei, ist auch zur Anpflanzung der Blutegelweihers sehr zu empfehlen, da die Blutegel sich gerne darin aufhalten und Schutz gegen rauhe Witterung und Feinde finden. Außer dem oben angeführten Gebrauche der Kalmuswurzel als Hausmittel, findet sie noch in der Heilkunde Anwendung bei Gicht, Wechselfiebern, Siechthum, und wird von den Conditoren auch in Zucker eingemacht. — Die Brühe, in welcher die Kalmuswurzel gesotten wurde, treibt den Harn ab, ist gut für Schmerzen im Unterleib und Brustkranke, für's Seitenstechen und Krämpfe, Magenleiden und gestörte Menstruation. Der aus der Wurzel gepreßte Saft stärkt die Augen ungemein. Die Wurzel trägt in allen Formen sehr zur Erwärmung des erkalteten Magens bei.

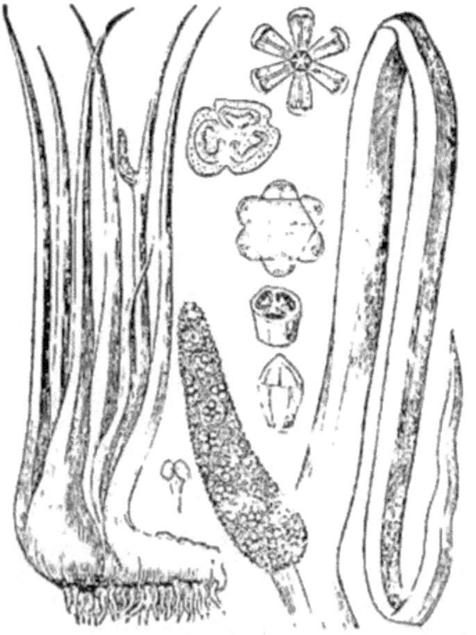

Kalmus.

Kalobar, ein persisches Arzneimittel, wahrscheinlich die gewürzhaften Samen einer Heracleum-Art.

Kameelsstroh, Kameelsheu s. v. a. Cypergras, eine Gattung Bartgras, das in der arabischen Wüste häufig wächst und den Kameelen zum Futter dient. Das schwammige, scharfe, gewürzhafte Mark liefert ein ätherisches Oel.

Kamille (**Anthemis**), Gattung der Klasse **Syngenesia**, Ordnung **Hygamia superflua**, mit halbkugelförmiger oder mehr flacher Hülldecke, dachziegelförmigen Hüllblättern, weiblichen Randblüthen, einlippiger Blumenkrone, länglicher Lippe, zwitterigen Scheibenblüthen, röhrenförmiger Blumenkrone; flach zusammengedrückter, beiderseits geflügelter Röhre und fünfzähnigem Saum. Der Hauptfruchtboden hat Deckblättchen, die sich oft aber nur in der Mitte finden, und manchmal gar nicht sichtbar sind. — Arten: Acker- oder wilde K. (**A. arvensis**). Der ein Fuß hohe, meist sehr ästige Stengel ist aufstrebend oder beinahe hingestreckt; die länglichen Blätter sind weichflaumig; die gleichen Zipfel 2—3zähnig. Die gestielten Blüthenköpfe haben weiße Ränder und eine fast ebene gelbe Scheibe. Diese einjährige Pflanze blüht vom Juni bis Herbst, und wächst in ganz Europa auf sandigen und bebauten Plätzen überall, wo sie ein lästiges Unkraut wird, das Schafe gern fressen. Die Blüthen werden häufig aus Unkenntniß oder aus betrüglichen Absichten statt der ächten Kamillenblüthen, denen sie an Kraft nachstehen, gesammelt. 2. Die schopfige K. (**A. comosa**), ist von der Vorigen fast nur dadurch verschieden, daß die Deckblättchen weit über die Blüthen hinaus reichen und ihr Vorkommen viel seltener ist. — 3. Auch die Stink- oder Hundskamille (**A. cotula**), gleicht der Ackerkamille sehr, sie kann aber dessen ungeachtet ihres widrig-gewürzhaften Geruchs und unangenehm bitterlich-scharfen Geschmacks leicht mit derselben verwechselt werden, vor was man sich sehr hüten muß, indem der widerliche Thee davon leicht Erbrechen erregt. Sie wächst auf öden Plätzen, in Küchengärten und unter Getreide, wird von Kröten gesucht, von Bienen und Flöhen aber gemieden. Früher wurde sie gegen Gichter, Krämpfe ꝛc. gebraucht, seit langer Zeit jedoch nicht mehr. Die mit Wismuth zubereitete Wolle kann mit einem Absud der Blumen und Stengel citrongelb gefärbt werden. — 4. Gekrönte K. (**A. coronata**), unterscheidet sich von der Vorigen nur durch eine Krone von Deckblättchen auf der äußersten Spitze. — 5. Die Färber-K. (**A. tinctoria**), hat in der Regel goldgelbe, manchmal auch weiße oder röthliche Blumen. Sie wächst bei uns auf trockenen Aeckern, an Reinen, Mauern u. s. w. Wolle kann man mit den Blumen leicht und schön hochgelb färben, zu welchem Zwecke man die getrockneten Blüthen in eine nur wenig Alaun enthaltende Beize legt, darin kocht und mit dieser gewonnenen Brühe färbt. Der Geruch dieser Pflanze ist widrig gewürzhaft, der Geschmack krautartig und etwas scharf. Ihr Standort sind trockene, sonnige Stellen auf Hügeln und Bergen im südlichen und mittlern Europa, wo sie im Juli und August blüht und ausdauernd ist. In der Heilkunde wurde das Kraut früher als zertheilend, wundheilend und nervenstärkend, die Blüthen als wurm- und krampfwidrig häufig gebraucht. — 6. Die edle, römische oder Gartenkamille (A. nobilis), trägt viele Blüthenköpfe, hat mehrere 6—12 Zoll hohe Stengel, liegt nieder, bildet oft dichte Rasen und nur die Enden der Stengel und Aeste stehen aufwärts. Blätter beinahe kahl, kammtheilig; Blüthen mit weißem Rand und citrongelber Scheibe. Kommt auch gefüllt vor, und ist weiß, mit meistens einlippigen Blüthen; dauert aus. Findet sich auf Triften und sandigen Aeckern des südlichen Europa's, wird auch in Gärten gezogen, ist ausdauernd und blüht im Juli und August. Die gefüllten Blüthen sind als römische Kamillen bekannt und besitzen diese, sowie die ganze Pflanze, einen angenehm gewürzhaften Geruch, einen gewürzhaft bittern Geschmack und enthalten ein grünlich-gelbes, ätherisches Oel, bittern Extractivstoff, etwas Harz, Gummi und eisengrünenden Gerbstoff. Die Wirkung ist noch stärker als die der

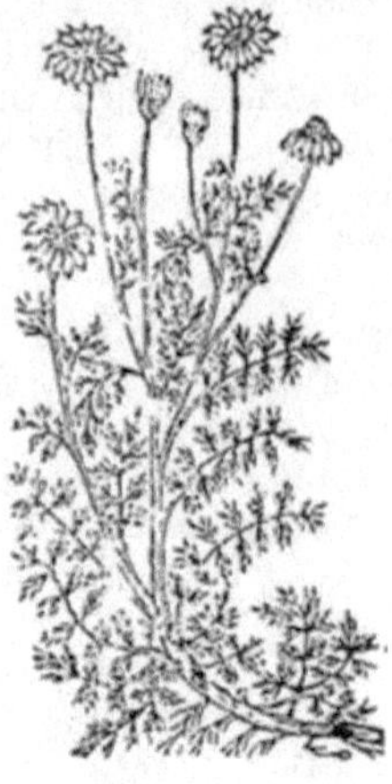

Aechten Kamillen (Matricaria chamomilla), welche nicht zu den Vorigen, sondern zu der Gattung Mutterkraut (s. d.) gehört. Der vielästige Stengel wird von einigen Zoll bis $1\frac{1}{2}$ Fuß hoch; die Blätter sitzen, sind etwas fleischig, kahl und doppelkammtheilig; die länglichen Hüllblätter der Blüthen werden von den Lippen der weißen Randblüthen um das Dreifache überragt; die Scheibenblüthen sind gelb. Es kommt jedoch auch eine Abänderung mit viel kleinern Blüthenköpfen vor. Diese unter dem Namen gemeine Kamille sehr bekannte Pflanze kommt bei uns überall auf Aeckern, bebauten Stellen und wüsten Plätzen vor, blüht vom Mai bis August und ist einjährig. Die Blüthen haben einen starken, gewürzhaften Geruch, und einen bittern, gewürzhaften Geschmack und enthalten, wie die ganze Pflanze, ein dickes, dunkelblaues, ätherisches Oel, bittern Extractivstoff, Gummi, etwas Harz und einige Salze. Ihre Wirkung ist flüchtig reizend, das Gefäß- und Nervensystem erregend und krampfstillend, daher ihre vielseitige Anwendung. Sie sind weit weniger scharf und angenehm als die römischen Kamillen, erregen nicht so leicht Erbrechen und andere Beschwerden, können auch bei den schwächsten Naturen angewendet werden, und sind daher in den meisten Fällen den stärkern römischen Kamillen weit vorzuziehen.

Die Kamillen sind in der Heilkunde hochgeachtet, zumal die Blumen, welche man bei trockener Witterung unmittelbar nach dem Aufblühen einsammeln, auf schattigen, luftigen Böden sorgfältig trocken und verschlossen aufbewahren muß, damit sie den lieblichen, apfelartigen, aromatischen Geruch und bitterlichen Geschmack nicht verlieren. Der daraus bereitete Thee muß gelbröthlich sein, den reinen Kamillengeruch und einen schwach bittern Geschmack haben.

Anwendung, Form und Gabe. Er dient innerlich besonders gegen rheumatische, ziehendreißende Gliederschmerzen, zumal, wenn solche in den Gelenken sitzen, bei Nacht am heftigsten und oft mit Hitze und Durst verbunden sind; gegen Convulsionen und Zuckungen zahnender Kinder; überhaupt gegen Nervenleiden, aufgeregte Nerven, Brust- und Halskrämpfe, Schreckhaftigkeit; gegen gestörte Verdauung, namentlich wenn Zorn die Ursache davon ist; gegen Zahnschmerzen, die mit Backengeschwulst verbunden und am heftigsten nach Essen und Trinken — namentlich warmer Getränke — sind; gegen denjenigen Magenkrampf, mit dem ein schmerzlicher Druck in der Magengegend und einem Gefühl verbunden ist, als drücke er das Herz ab, oder mit dem sich kurzer Athem, leeres und saures Aufstoßen mit Erhöhung der Schmerzen, oder auch Uebeligkeit, Reiz zum Erbrechen, Spannung des Unterleibs, bitterer oder schleimig-saurer Geschmack, sowie Appetitlosigkeit einstellt; gegen Koliken und Blähungen mit aufgetriebenem Bauch, oft auch mit dem Gefühl einer Kugel in der Seite des Unterleibs; gegen Diarrhöen, zumal nächtliche; gegen Leibweh der Kinder, bei dem der Abgang grüngefärbt, schleimigt, sauerriechend, geronnen ist, und wobei sich Blähungen, manchmal auch Gichter zeigen; gegen geronnene und wehenartig abgehende Mutterblutflüsse; gegen Mutterkrämpfe, die sich nicht selten vor Eintritt der Periode unter Drang zum Uriniren, schneidenden Leibschmerzen, aufsteigendem Gefühl von einer Kugel oder Wind, manchmal in Erbrechen übergehender Uebelkeit, kugelartiges Zusammenballen der Mutter zeigen; gegen verhaltene, krampfhafte Menstruation; gegen Ohrenzwang und Taubheit; gegen trockenen, krankhaften Husten u. s. w. — — — Aeußerlich sind sie krampf- und schmerzstillend, zertheilend, erweichend, die Eiterung befördernd, z. B. bei Geschwulsten, Entzündungen, Rothlaufen, Drüsen u. dgl., wenn man sie warm in Säckchen auflegt. — Zu Klystieren wird der Thee mit Olivenöl vermischt und bei Krämpfen, Blähungen, Kolik und Rheumatismen angewendet.

Zu Thee wird ein Quent Kamille auf eine Tasse genommen; zur Tinctur wird die ganze Pflanze frisch ausgepreßt, mit gleichen Theilen Weingeist vermischt, nach ein Paar Tagen das Helle abgegossen und davon 10—12 Tropfen auf einmal genommen.

5—10 Tropfen einfaches Kamillenöl auf Zucker ist krampf- und schmerzstillend und gut bei Blähungen und Ohrenzwang.

Gegen harte Geschwüre siede Kamillen in Wasser, lege sie darauf, dann weichen die Schmerzen und der Eiter tritt aus.

Gegen Lähmung und zur Stärkung der Gelenke ist Wein gut, in dem über Nacht Kamillenblumen lagen.

Zur Stärkung des Hirns und gegen Kopfweh, das von Erkältungen herrührt, lege Kamillenbäuschchen auf den Kopf.

Zur Heilung der Mund- und Halsgeschwüre hat man sich mit Kamillenthee zu gurgeln; schweres Harnen weicht vom Trinken desselben.

Magengeschwülste weichen und die Verdauung wird besser, wenn man Kamillen in Wein siedet und dies trinkt.

Kamillenthee ist gut gegen Keuchen, schlechte Leber, innere Geschwulsten und Steinbeschwerden, 3—4 Mal wiederholt, zur Stärkung der Lenden, Blasen und aller Glieder, womit das Einreiben von Kamillenöl verbunden werden kann. Gegen böse Wunden, sowie zur Erweichung der Haut und gegen alle Frauenkrankheiten sind Camillenbäder vorzüglich.

Das Trinken von Honig und Essig, worin Blumen gesotten wurden, lindert die fallende Sucht.

Das Kraut pflasterartig über Wunden geschlagen, heilt dieselben, indem es sie schnell zusammenzieht.

Zu Kamillenwasser sammelt man das Kraut im Mai und Juni, dörrt und brennt es, und trinkt davon gegen Bauchweh, Harnbeschwerden, Menstruations- und Geburtsfehler, Leberleiden, Geschwülste des Magens, weiße Ruhr und zur Erwärmung Morgens und Abends 2—3 Löffel voll. Die Glieder werden durch Einreibungen damit gestärkt und erwärmt, daher ist es gut gegen Flüsse jeder Art.

Kammgras, s. v. a. gemeines Wiesengras.

Kammhafer, gelber, s. u. Hafer.

Kampeschebaum, s. v. a. Campeschebaum.

Kampher, der aus dem Holze des kamphergebenden Zimmtbaums gewonnene, in der Heilkunde vielfältig angewendete Extract. Das Nähere hierüber bei Zimmtbaum. Weiter wird noch eine sehr feine Sorte Kampher von dem Kampherölbaum gewonnen.

Kampher, s. u. Zimmt.

Kampherkraut (Champhorosma), Gattung der Familie Immergrüngewächse; zwittrig; mit 4spaltiger, glockiger Geschlechtshülle; zusammengedrückter, schlauchartiger Nußhülse. Arten: Haariges K. (**O. monspeliaca**), mit halbstrauchigem, 1—2 Fuß langem, flaumigem, am Grunde ästigem Stengel; zahlreichen, büscheligen, behaarten Blättern; sehr kurzgestielten, blattwinkelständigen, ährigen Blüthen; braunen Samen. Blüht im Juli — Aug. an sandigen Orten in den Ländern am mittelländischen Meere, besitzt einen schwach-kampherartigen Geruch und wird zuweilen als harn- und schweißtreibendes Mittel gegen verdorbene Säfte, Engbrüstigkeit und Wassersucht angewendet.

Kamphermasliebe (Osmitopsis), Gattung der Familie Vereinblüthler; mit mehrröhriger, glockenförmiger Geschlechtshülle; einlippigen, geschlechtslosen Randblüthen; röhrenförmigen, zwitterigen Scheibenblüthen; Schließfrüchten. Arten: Filzige K. (O. asterisoides), strauchartig, ungefähr 2 Fuß hoch; mit lanzettigen, getüpfelten, gehäuften, weichhaarig-filzigen Blättern; weißen Rand- und gelben Scheibenblüthen. Blüht am Vorgebirge der guten Hoffnung im März und April. Sie riecht stark kampherartig, findet in ihrer Heimath als erhitzend, reizend und schweißtreibend häufige Anwendung und läßt sich auch zur Bereitung eines Spiritus verwenden. Die kahle K. ist eine von der beschriebenen Art blos durch die kahlen Stengel und Blätter unterschiedene Art und fällt mit ihr auch in Ansehung des Gebrauchs zusammen.

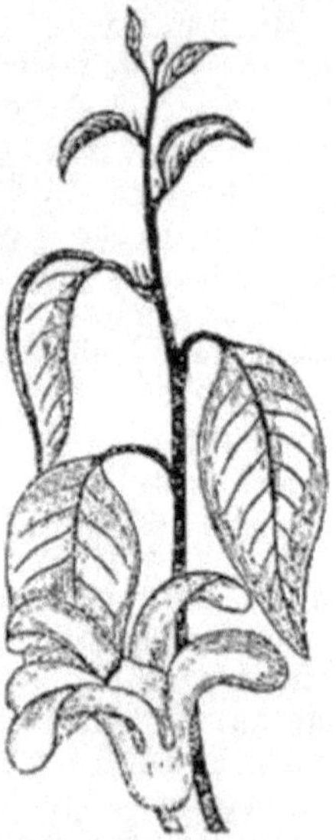

Kampherölbaum (Dryobalanops), Gattung der Familie Lindengewächse; mit röhrigem, 5theiligem Kelche; 5 am Grunde verwachsenen Blumenblättern; 3schalstückiger, holzig-faseriger Kapsel. Arten: Sumatra'scher K. (D. Camphora), baumartig, bis 100 Fuß hoch, mit wechselständigen und gegenständigen, eirund-ovalen, lederigen Blättern; pfriemigen Nebenblättern; achselständigen Blüthen; brauner, gestreifter, eiförmiger Kapsel. Ist auf Sumatra und Borneo zu Hause. In den Stämmen der Bäume ist in besonderen Behältern viel kampherartiges Oel enthalten, welches bei jungen Stämmen flüssig, bei älteren in festen Massen sich vorfindet, durch Umhauen der Stämme gewonnen und theils ohne weitere Behandlung, theils auch nach vorgängiger Destillation häufig verwendet wird. Es sollen von einem Baume 10 — 20 Pfund dieses Kamphers erhalten werden können, welcher von andern Kamphersorten durch zwar langsamere aber gleichmäßigere und anhaltendere Wirkung sich auszeichnet und namentlich auch durch viel geringere Verflüchtigung an der Luft, sowie durch den angenehmen veilchenartigen Geruch, den er verbreitet, unterscheidet. Im Preise steht er sehr hoch und kommt höchst selten nach Europa. Da weitaus der größere Theil von Chinesen und Japanesen aufgekauft und in deren Vaterlande verbraucht wird.

Reiner Kampher ist leichter als Wasser, weiß, crystallinisch, salbenartig anzufühlen, zäh und schwer zu pulverisiren. Er hat einen bittern, gewürzhaften, scharfen, dann kühlenden Geschmack; sein Geruch ist stark, eigenthümlich, aber angenehm; er ist sehr flüchtig und sehr leicht entzündlich, und in Weingeist und Aether auflöslich. Außer dem Kampferbaum findet man ihn noch in so vielen verschiedenartigen Pflanzen, wie in Cardamomen, Galgant, Haselwurzel, Küchenschellen, Pfeffermünze, Rosmarin, Thymian, Zimmt ꝛc., so daß man ihn als einen der eigenthümlichen Grundstoffe der Pflanzen betrachtet.

Der Kampher ist eine Substanz von ansehnlicher Wirksamkeit, wenn er in den Magen gelangt. Er vermehrt die Körperwärme, dient zur Beförderung der Hautausdünstung, ohne vielen Einfluß auf den Puls zu üben, ausgenommen in großen Gaben, wo er denselben besänftigt und voller macht. Ueber die Wirkungen des Kamphers sind die Ansichten lange Zeit verschieden gewesen, was sich leicht erklären läßt, wenn man in Betracht zieht, daß die Einen behaupten, er äußere seine Wirkungen bald nach seiner Anwendung in kleineren Gaben, während Andere auf seine nachfolgenden Wirkungen vertrauen, wenn er in großen Gaben gereicht wird. Im Anfange reizt er, nachher aber tritt Abspannung ein. Man hat ihn in verschiedenen Krankheiten der Mattigkeit angewendet, wie in Fiebern thyphöser Art, in rheumatischen Fiebern, wo viel Schwäche vorhanden, in Ausschlagskrankheiten, wie Pocken und Masern, wenn der Hautausschlag zu schnell verschwand. Man braucht ihn als krampfstillendes Mittel in Convulsionen, Hysterie und beim Schlucken. Der Kampher ist ferner nützlich in Bauchfellentzündung, ob sie bei Männern oder bei Frauen im Wochenbette vorkomme; natürlich muß jedoch im Anfange der Krankheit das antiphlogistische Verfahren angewendet worden sein. Leuten, die sich keinen Schlaf verschaffen können, wenn sie nicht große Gaben Opium nehmen, wird dieß zuweilen gelingen, wenn sie kleinere Gaben mit Kampher mischen. Mit Nutzen kann der Kampher mit verschiedenen andern Arzneimitteln verbunden werden; so mit China, in thyphösen Krankheiten, mit Baldrian, Moschus, Asafötida ꝛc., in Krampfleiden; und mit Spießglanz- und andern schweißtreibenden Mitteln. Was den Betrag seiner Gabe und die beste Darstellungsweise derselben betrifft, so kann man ihn, da wenige Tropfen Alkohol hinreichen, ihn in zu Pulver verwandeln, in Pillen geben; indem man von 2 bis zu 5 Gran Kampfer alle vier Stunden reicht, bis er eine Wirkung äußert, d. h. bis er die Reizung lindert, den Puls voller und sanfter macht und einen gelinden Schweiß erzeugt. In größern Gaben, wie von 20 — 30 Gran, verursacht er gerne Erbrechen, Schwindel und andere widrige Erscheinungen.

Man kann den Kampher auch in Gestalt einer Emulsion anwenden, indem er mit süßen Mandeln, Zucker und heißem Wasser gerieben wird, bis er ganz gleichmäßig in der Mischung vertheilt ist. Ein Scrupel Kampher mit 2 Drachmen süßen Mandeln, 1 Drachme Zucker und 6 Unzen Pfeffermünzwasser bilden eine Emulsion, von der alle 2—3 Stunden 1 oder 2 Eßlöffel voll genommen werden können. Ferner kann man ihn als Pulver, mit Zucker oder Magnesia vermischt, geben; oder kann man ihn als Tinctur gebrauchen; eine halbe Drachme, mit ebensoviel zusammengesetztem Lavendelgeist vermischt, und zu einer Unze Schleim gefügt, ist eine angemessene Quantität zu einem Kamphertranke. Oel löst den Kampher auf und bietet dadurch auch das Mittel, ihn äußerlich, in Rheumatismen, indolanten Geschwülsten ꝛc. anzuwenden. Zuweilen wird er auch zu Quecksilbersalben gefügt, um deren reizende und Verstopfung hebende Wirkungen zu erhöhen. Als Spiritus wird er zu Zertheilung von Entzündungen äußerlich angewendet.

Kanahie, s. u. Spitzkrone.

Kanarienbaum (**Canarium commune**), ein sehr nützlicher Baum, welcher sich auf den molukkischen Inseln und auf Amboien wild findet, doch auch häufig in einem fetten, mit etwas Sand vermischten Boden angebaut wird. Er hat eine ansehnliche Höhe, geraden Stamm mit weißlicher Rinde, und macht eine regelmäßige, dichtbelaubte Krone. Die Blätter sind gefiedert, die Blumen hinterlassen Nüsse, welche mit einem schwammigen Wesen bedeckt sind und einen Kern enthalten, der, reif, mit einem feuerrothen, schwärzlich gestreiften Häutchen überzogen ist und wie Mandel oder Kastanien schmeckt. Die Kerne von den kultivirten Bäumen werden mit Salz gegessen, oder gestoßen und mit etwas Mehl zu einer Art Mandelbrod gebacken. Auch geben sie Oel zum Brennen oder zum Speisen. Aus alten Bäumen fließt eine Art Terpentin, das gelb, zäh und wohlriechend ist, und wie Unschlitt zu Lichtern, auch zu Pflastern und zum Kalfatern der Schiffe gebraucht wird. Das Holz gibt schönes, aber nicht dauerhaftes Hausgeräthe. Die hohen Stämme liefern gute Mastbäume.

Kanarienginster (**Genista canariensis**), immergrüner Baum, der auf den canarischen Inseln, in Spanien, in der Levante, und auch auf der Insel Rhodus wächst. Die grüne und oft runzelige Rinde umschließt ein schönes, weißes, mit gelben und rothen Adern durchzogenes Holz, welches einen harzigen und beim Reiben einen Rosengeruch von sich gibt. Wir erhalten es unter dem Namen Rosenholz, Rhodisarholz und wird von Tischlern zu verschiedenen Kunstsachen angewendet. Das daraus gewonnene Oel wird häufig anstatt ächtem Rosenöl verkauft.

Kanariensamen, die Samen des Kanarienglanzgrases, die ein von Kanarienvögeln fast jedem andern vorgezogenes Futter dieser Vögel sind. s. Glanzgras.

Kanarienzucker, die feinste Sorte des weißen Zuckers. s. Zuckerrohr.

Kandelkraut, } s. v. a. Schafthalm.
Kannenkraut, }

Kanonenbaum, s. v. a. **Cecropia peltata.**

Kantalupen, eine Melonenart.

Kappernstrauch (**Capparis**), Gattung der Familie Kappergewächse; mit 4blättrigem Kelche, 4blättriger Blumenkrone; gestielter, rindiger Beere. Arten: Gemeiner K. (**C. spinosa**), strauchartig, mit geschlängelten Aesten; gestielten, ganzrandigen, blaugrünen Blättern; 2 Dornen am Grunde des Blattstieles; blattwinkelständigen, einzelnen, gestielten, weißen oder blaßrosenrothen Blüthen; weißlichen, nierenförmigen Samen. Blüht im Mai — Juni in den Ländern am mittelländischen Meere; in Deutschland wohl nur in Gewächshäusern. Im Gebrauch sind von diesem Strauche verschiedene Theile, insbesondere aber die noch nicht ganz entwickelten Blüthenknospen als Kappern, die als Salat, in Brühen, überhaupt als Zuthat an Speisen häufig verbraucht werden und insbesondere für Hypochondristen geeignet sein sollen. Sie werden von den Gegenden, wo der Strauch einheimisch ist, weithin versendet und auf folgende Weise zubereitet. Nach dem zu rechter Zeit geschehenen Pflücken, werden sie bis zum Abwelken in Schatten gelegt, hierauf 3mal in Essig eingeweicht, der das erste Mal nach ungefähr 8 Stunden abgegossen wird, das 2te Mal 8 Tage lang daran stehen bleibt, und von dem der dritte Aufguß in den Fäßchen zum Versenden gemacht und nicht mehr abgegossen wird. Aehnlich wie diese Kappern lassen sich auch die Knospen der Dotterblume und der Kapuzinerkresse verwenden. Die bittern und scharfen Blätter und die Rinde, hauptsächlich von der Wurzel des K. finden in der Heilkunde Anwendung gegen Wassersucht und Verhärtung an der Milz. Auch in andern Welttheilen werden Pflanzen dieser Gattung, die dort einheimisch sind, in der Heilkunde angewendet, und wirken ähnlich wie von der Wurzelrinde des K. gesagt ist. — In vielen Gegenden bilden die Kappern einen Handelsartikel; zu uns kommen sie aus Triest, Genua, Toulon oder Marseille. Die kleinsten K. sind die theuersten, obschon sie sich im Geschmack kaum von den größern unterscheiden. Man speist sie als Salat, oder an Brühen, Fleisch ꝛc. und haben sie magenstärkende und auflösende Kräfte, weshalb ihr Genuß besonders Hypochondristen empfohlen werden kann. Der Strauch läßt sich durch Ableger vermehren, kommt aber bei uns im Freien nicht gut fort, weshalb er sich hauptsächlich nur in Gewächshäusern findet.

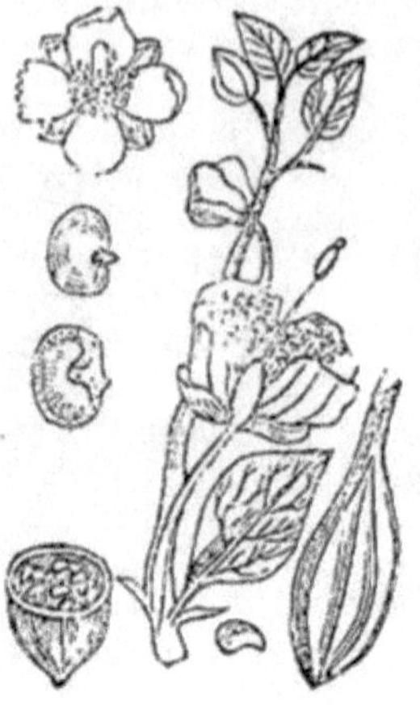

Kapuzinerkresse (**Tropaeolum**), Gattung der Familie Storchschnabelgewächse; mit 5theiligem, gespornten Kelche; 5 zuweilen theilweise fehlschlagenden Blumenblättern; 3theilfrüchtiger Spaltfrucht. Arten: Große K. (**T. majus**), mit windendem, 5—8 Fuß hohen Stengel; schildförmigen, gestielten, orangefarbenen Blumen; schmutziggelben, runzlichten Theilfrüchten. Die ganze Pflanze riecht und schmeckt kresseartig, wird auch wie diese gebraucht, außerdem noch die Blüthenknospen wie Kappern. Ihre Heimath ist Peru, jetzt aber ist sie in Europa weit verbreitet in Gärten angebaut. Die Aussaat des 3 Jahre keimfähigbleibenden Samens geschieht im Mai 1 Zoll tief und 6 Zoll entfernt von einander, in die Beete, wo die Pflanzen bei uns im Winter absterben, aber sich mehrere Jahre halten, wenn sie im Herbste in Töpfe versetzt und im Zimmer überwintert werden. Feuchtigkeit und Sonne ist ihrem Gedeihen zuträglich. Die kleine K. der vorigen ähnlich, nur kleiner, wird auch wie diese gebraucht und zuweilen mit gefüllten Blüthen getroffen. Moritz K. (**T. Moritzianum**), mit langem, windendem Stengel, saftigen, schön grünen Aesten; schildförmigen, 7—9lappigen Blättern, einzelnen, blattwinkelständigen, gelben, roth=geaderten Blüthen, runzlichten, korkig=runzlichten Früchten; ist in Südamerika einheimisch. Eben dort wächst auch die dreifarbige K. (**T. tricolor**), die sich nur durch den orangefarbenen Kelch und die gelben Blumenblätter von der vorigen Art wesentlich unterscheidet. Diese allbekannt niedliche Gartenpflanze, von der wir nun viele Spielarten haben, kam im Jahr 1584 nach Europa, und werden durch Samen fortgepflanzt; die mit gefüllten Blumen pflanzt man durch Ableger oder Nebenzweige fort. Blumen und Blätter geben zerstampft auch ein Wundmittel ab und dienen gegen den Scharbock.

Karavanenthee, gleichbedeutend mit russischer und Souchong=Thee, eine Sorte des schwarzen Chinesischen Thees; s. Theestrauch.

Karden (**Dipsacus**), Gattung der Familie Kardengewächse; zwittrig, mit hülldeckigen Blüthenköpfen; vierspaltiger Blumenkrone; hüllfruchtartiger, gekrönter Schließfrucht. Arten: Wald=K. (**D. sylvestris**), wilde K. mit möhrenförmiger Pfahlwurzel, starrem, kantengefurchtem, stacheligem, 2—5 Fuß hohem Stengel; gekerbten, gesägten, sitzenden, am Rande und auf dem Rücken stacheligen Blättern; eirund=länglichen, 1½—3 Zoll langen Blüthenköpfen; starren, pfriemenförmig=gleichbreiten, aufwärts gebogenen Hüllblättern; biegsamen, länglichen, degenspitzigen Deckblättchen; lilafarbenen, zuweilen weißen Blüthen. Blüht im Juli — Aug. an Wegen, auf Feldern und Gräben und ähnlichen Orten; zweijährig. Die Bienen suchen die Blüthen gerne auf, die Samen dienen den Vögeln als Futter, für die Gewerbe ist diese K. aber nicht anwendbar, da die Spitzen der Deckblättchen zu biegsam und gerade sind. Geschlitzte K. (**D. laciniatus**), beinahe ganz wie die vorige Art, blüht im Juli — Aug. mehr an feuchten Stellen, ist zweijährig. Die Weberkarde (**D. Fullonum**), Kardendistel, Kartetschendistel, Tuchkarde, Rauhkarde, mit ziemlich starkem, bis 6 Fuß hohem, kantigem Stengel; sitzenden, gekerbt-gesägten oder eingeschnittenen, kahlen, ganzen Blättern; lanzettig gleichbreiten, abstehenden, an der Spitze abwärts gebogenen Hüllblättern; starren, länglichen, zurückgekrümmt-degenspitzigen Deckblättchen; röthlich-lila oder weißen Blüthen. Blüht wild, im südlichen Europa angebaut, auch in Deutschland im Juli — Aug. ist zweijährig. Die Früchte reifen im September. Ueber den Anbau der Karden dürfte ungefähr mit Nachstehendem in Kürze das Wichtigste gesagt sein: Die Anpflanzung geschieht auf zweierlei Weise, entweder durch unmittelbare Aussaat auf das Feld oder durch Erziehung von Setzlingen in Beeten und Aussetzen derselben auf die Aecker. Im ersten Falle wird gut gereifter, vollkommen ausgebildeter Samen Ende August's entweder breitwürfig oder in Reihen in nicht allzufetten, nicht frisch gedüngten, gut und tief umgearbeiteten Boden (sehr zweckmäßig in Brach-Aecker) gesäet. Die zweite Art der Behandlung ist mehr zu empfehlen, weil dabei nicht selten schon im ersten Jahre eine Vorernte erzielt wird. Die Aussaat in die Beete geschieht schon im Frühlinge; um Setzlinge für ¼ Morgen Land zu erhalten, bedarf man 4—5 Pfund Samen. Die Versetzung kann im Juli — Aug. vorgenommen werden, am besten wird dasselbe mittelst Steckhölzern ausgeführt; was oben über die Beschaffenheit des Feldes gesagt ist, gilt auch hier, nur sei noch beigefügt, daß etwas feuchte und sonnige, auch vor Winden geschützte Lage die förderlichste ist; die Entfernung der Pflanzen von einander beim Aussetzen mag ungefähr 2 Fuß betragen und ist noch bei trockener Witterung Begießen der Stöcke und Ergänzen der Ausgehenden nöthig. Bei vorkommender Verunreinigung des Feldes durch Unkraut wird wiederholtes Felgen im Herbste, Anhäufeln der Erde um die Wurzeln und im 2ten Jahre wiederum mehrmaliges Felgen erforderlich. Bei dem Allem ist der Ertrag an Karden, deren Ernte im Aug. und Sept. vorgenommen wird, immer etwas unsicher und schwankend. Es kann auch durch zu frühes oder verspätetes Einheimsen derselben die Qualität bedeutend verlieren. Zweckmäßig ist das Verfahren gefunden worden, die Stiele nach dem Verblühen einige Zoll unter den Köpfen zu knicken und diese so nachreifen und insbesondere völlig austrocknen zu lassen, ehe sie gesammelt werden, die stärksten Karden werden von den Strumpfwirkern, die kleinern von den Tuchmachern gebraucht, beide lassen sich unbeschadet ihrer Brauchbarkeit trocken einige Jahre aufbewahren. Arten: Die behaarte K. (**D. pilosus**), mit sehr ästigem, 2—3 Fuß hohem Stengel; gestielten Blättern; kugelartigen Blüthenköpfen; länglich-lanzettigen, herabgebogenen Hüllblättern; verkehrt-eirunden, granig-degenspitzigen Deckblättchen; gelblich-weißer Blumenkrone. Blüht im Juli — Aug. an schattigen Bachufern, Waldrändern u. s. w., ist zweijährig. Für die Heilkunde haben die Karden insgesammt wenig Werth.

Karfiol, s. v. a. Blumenkohl.

Kartoffeln, s. v. a. knolliger Nachtschatten.

Karuben, s. v. a Johannisbrod.

Kasbeere, die wilde süße Kirsche.

Kastanie (**Castanea**), Gattung der Familie Kätzchenblüthler; mit geknäuelten, sitzenden, lange, walzige Kätzchen bildenden, männlichen — und einzelnen, knospenförmigen, von einer vierspaltigen Hülldecke umgebenen, weiblichen Blüthen; zur Hüllfrucht, die 2 — 3 oder auch nur 1 Samen enthält, sich ausbildender Hülldecke. Arten: Aechte K. (**C. vulgaris**), ein sehr hoher, und zuweilen ungewöhnlich dicker Baum (am Aetna sollen sich 3 Kastanienbäume befinden, deren jeder 70 Fuß Durchmesser hat,) mit graulicher Rinde; länglich-lanzettigen, 6—10 Zoll langen, 2—3 Zoll breiten, degenspitzigen, stachelspitzig-gezähnten Blättern; langen, lockeren, männlichen Blüthenähren; am Grunde der männlichen Blüthe oder auch auf einem eigenen Stiele befindlichen, weiblichen Blüthen, weichstacheliger Schließfrucht; 2—3 dunkelbraunen, lederigen Nußhülsen. Blüht in Süd-Europa und dem Oriente, seiner Heimath, jetzt auch in Deutschland ziemlich häufig angebaut im Juni. Die Früchte, welche durch Sieden noch mehr aber durch Rösten zu einer angenehmen Speise sich bereiten lassen, sind eine Hauptnahrung der ärmeren Classe der Bewohner Italiens, die auch Mehl und Brod daraus bereiten. Das harte und dauerhafte Holz ist zu Tischler- und Drechsler-Arbeiten, sowie zum Bauen, gleich tauglich. Die Rinde dient zum Gerben. — Die K. wird gar häufig in Lustgärten und Alleen gezogen, und verlangt einen guten, aus Dammerde, Lehm und Sand bestehenden Boden, sowie eine gegen Nordwinde geschützte Lage. Feuchter Boden sagt ihm gar nicht zu. Er wächst sehr schnell, trägt schon im 6ten Jahre und kann ein Alter von mehreren hundert Jahren erreichen. Wir haben am schnellsten große Bäume, wenn man gute Zweige auf junge Eichen pfropft. Die Früchte der zahmen K. heißen Maronen und sind in Italien und andern südlichen Ländern so wichtig, wie bei uns die Kartoffeln. Durch Auspressen gewinnt man ein gutes Oel davon, sowohl zum Brennen als zum Verspeisen geeignet. Werden die K. geschält, gerieben, in einen Sack gethan, öfters mit Wasser begossen, so lösen sich ihre Mehltheilchen auf. 1 Zentner gibt 54 Pfund Mehl oder 40 Pfund Syrup, von dem man 10 Pfund Zucker erhält. Auch Kaffee und Chocolade lassen sich aus den Früchten bereiten. Die wilden K. dienen zum Füttern des Viehes und zum Mästen der Schweine.

Katechu, ein in der Heilkunde nicht selten Anwendung findender, zusammenziehend-trocknender Extract, der von verschiedenen Bäumen, als der Orekapalme, dem Ganbirstrauche, und von der Catechu-Akazie gewonnen wird. Das Nähere möge je bei den genannten Pflanzen und unter Mimose nachgelesen werden.

Katzenaugenharz, s. v. a. Dammarharz.

Katzenbaldrian, s. v. a. gebräuchlicher Baldrian.

Katzenbalsam, s. v. a. Katzenmünze.

Katzenkraut, s. v. a. Gamander.

Katzenmünze (**Nepeta**), Gattung der Familie Lippenblümler; mit röhrigem, 5zähnigem Kelche; 2lippiger Blumenkrone, länglich-ovalen Schließfrüchten. Arten: Gemeine K., mit spindeliger Pfahlwurzel; 2—3 Fuß hohem, flaumigem Stengel, gestieltem, herzförmig-eirunden, gekerbt-gesägten, unterseits graulich-filzigen Blättern; blattwinkelständigen, gestielten, vielblüthigen, dichten Trugdolden; weißen in's fleischfarbene, spielende Blumen, ovalen, kastanienbraunen Schließfrüchten. Blüht im Juli — Aug. an Wegen, auf Schutthaufen u. s. w. durch fast ganz Europa, Mittelasien und Nordamerika, ist ausdauernd. Die gewürzhaft riechenden Blätter werden auch jetzt noch zuweilen bei hysterischen Beschwerden, Verschleimung der Brust und des Darmkanals angewendet, auch sollen sie gegen Zahnweh gute Dienste leisten, wenn sie gekaut und der sich sammelnde Speichel im Munde behalten wird. Eigenthümlich ist, daß die Katzen diese Pflanze sehr lieben, was ihr wahrscheinlich den Namen gegeben hat. In Südeuropa allein vorkommende Arten werden dort bei Contusionen äußerlich bei veraltetem Husten, und zur Beförderung der Hautthätigkeit innerlich gebraucht.

Katzenpfötchen (**Antennaria**), Gattung der Familie Vereinblüthler, meist zweihäusig oder mit weiblichen Randblüthen; röhrigen oder trichterförmigen Blumenkronen; dachziegeliger Hülldecke; Schließfrucht. Arten: Gemeines K. (**A. dioica**), mit niedergestreckten, wurzelnden Wurzelsprossen, astlosen Stengeln; verkehrt-eirund-spatelförmigen Wurzelblättern; dem Stengel angedrückten, gleichbreit-lanzettigen Stengelblättern; endständiger Doldentraube; zweihäusiger Doldentraube; zweihäusigen Blüthenköpfen; rosenrothen oder weißen Hüllblättern. Blüht im Mai — Juni auf trockenen, dürren Stellen durch fast ganz Europa, ist ausdauernd. Die Blüthen waren, insbesondere früher häufig gegen Husten, Blutspeien und Lungengeschwüre gebräuchlich. Perlenartiges K. (**A. margaritacea**), mit krautigem, aufrechtem, weißfilzigen Stengel; gleichbreit-lanzettigen, unten weißfilzigen Blättern; 2häusigen Blüthen; weißen Hüllblättern. Blüht auf den Gebirgen Nordamerika's und auch Europa's im Juli — Aug., ist ausdauernd. Soll insbesondere bei Geschwülsten äußerlich gute Dienste leisten und wird als Zierpflanze in Gärten nicht selten gezogen, wo es sich durch die Wurzeln bei etwas schattiger Lage leicht und schnell vermehren läßt.

Katzenschwanz, s. v. a. **Anthecium cauda felis**; — die Gattung **Caturus**; — **Equisetum arvense**.

Katzentraube, Benennung für mehrere **Sedum**-Arten.

Katzenwedel, s. v. a. Katzenschwanz.

Katzenwurzel, s. v. a. Baldrianwurzel.

Kautschuk, elastisches Gummi, sehr bekannte Substanz, zu welcher sich der Milchsaft verschiedener Bäume verdickt; er findet in der Technik und zu chirurgischen Zwecken die mannigfachste Anwendung.

Kegelkopf (**Cenocephalus**), Gattung der Familie Marchantien-Moose; mit gestieltem, unterseits fächerigem, eckigem Hauptkeimboden; kurzgestielter, aufreißender Keimkapsel; eingescheideten Schleuderfaden, ohne Geschlechtshülle. Arten: Gemeiner K. (**C. vulgaris**), rasenförmig ausgebreitet, schön grün, mit gelblichen Wärzchen; 1—2 Zoll hoch gestieltem, grünen, dann braunen, dutenförmigem, oben gekerbtem Hauptkeimboden; hängenden, dunkelbraunen Keimkapseln. Besonders gerne gedeiht der K. an feuchten Stellen in Wäldern, an Felsen, in der Nähe von Wassermühlen, besitzt einen angenehmen Geruch und fand früher gegen Leberkrankheiten Anwendung.

Keimblatt (**Bryophyllum**), Gattung der Familie Gehörntfrüchtler; mit walzigröhrigem, 4spaltigem Kelche; walziger, 4spaltiger Blumenkrone, 4gestielten, vielsamigen Balgkapseln. Arten: Aufgeblasenes K. (**B. calycinum**), halbstrauchartig, 2—4 Fuß hoch, aufrecht, kahl, mit gestielten, gegenständigen, unpaarig-gefiederten, einfachen Blättern; grobgekerbten, kurzgestielten, ovalen Blättchen; trugdoldenartiger, hängender, gelblich-grünlicher, roth überlaufener Blüthe. Blüht in Südasien im Mai. Die den Geschmack in der Weise wechselnden Blätter, daß sie Morgens säuerlich, Mittags geschmacklos und Abends bitter sind, besitzen noch die Eigenschaft, daß sie auf feuchter Erde oder auch zwischen feuchtem Papier am Rande Knospen und Wurzeln treiben.

Kelchblüthige Pflanzen, eine Abtheilung der zweiten Klasse, zweikeimblättrige Pflanzen; Perigon einfach, die Blumenblätter fehlen entweder, oder sind mit dem Kelch verschmolzen.

Kelchblume (**Calycanthus**), Gattung der Familie Wunderblumengewächse; zwittrig mit krugförmig-röhriger, oben zipfeliger Geschlechtshülle; geschwänzten, in der hagebuttenartigen Hüllfrucht enthaltenen Schließfrüchten. Arten: Blumenreiche K. (**C. floridas**), strauchartig, 6—10 Fuß hoch, mit 4seitigen Aestchen; gestielten, gegen die Spitze der Aeste an Größe zunehmenden, 2—3 Zoll langen, halb so breiten, unten weißgelblich-sammetartigen Blättern; endständigen, einzelnen, gestielten, braunrothen Blüthen; verkehrt-kegelförmiger Hüllfrucht. Blüht in dem gemäßigten Theile Nordamerika's im Mai — Juni, auch in europäischen Gärten als Zierpflanze, leidet aber leicht durch Frost. Blüthen und Rinde sind von stark gewürzhaftem Geruche, letztere von eben solchem Geschmacke und wird als Gewürz benützt. Ferner dient sie in Nordamerika als stimulirendes Mittel. Mit Wismuth geben die getrockneten blattlosen Zweige der Wolle eine braune Farbe. Arten: Die schimmelgrüne K. (**C. glaucus**), 4—5 Fuß hoch, der vorigen sehr ähnlich, mit unterseits schimmelgrünen Blättern; etwas heller gefärbten Blüthen. Vorkommen und Blüthezeit wie bei voriger Art. Für unser Klima hat sie den Vorzug, selten durch Frost zu leiden. Glatte K. (**C. laevigatus**), höher als die vorige Art, mit steifen Aestchen; kahlen Blättern, sonst Alles wie bei voriger Art.

Kelchflechte (**Calicium**), Gattung der Familie Kelchflechten; mit krustenartigem Lager; gestielten oder sitzenden oder gestielten becherförmigen Keimlagern; kohlenartiger Lagerhülle; in nackte Keimkörner zerfallender Lagerhülle. Arten: Balken K. (**C. tigillare**), mit gelbem, warzig-krustigem Lager; schwarzer Keimplatte; wächst namentlich an eichenen, im Freien befindlichen Brettern, Pfählen u. s. w.

Kelchhülle, die Hülldecke der Blumenkelche.

Kellerhals, s. v. a. Seidelbast.

Kelp, Varec, Barille, rohe Soda, die Asche von verbrannten Tangarten.

Kerbel (**Anthriscus**), Gattung der Familie Doldengewächse; mit undeutlichem Kelchrande; abgestutzten oder ausgerandeten Blumenblättern, geschnäbelter Spaltfrucht; Theilfrüchten. Arten: Der Gebräuchliche K. (**A. Cerefolium**), mit dünner, röhrenartiger Wurzel, schlankem, ästigem, 1—3 Fuß hohem Stengel, 3fach gefiederten, blaßgrünen, unten gestielten, am obern Theile des Stengels auf Scheiden befindlichen Blättern, blattgegen- und endständigen, sitzenden oder kurzgestielten Dolden; 2—3blättriger Hülldecke; weißer Blüthe; schwarzer, 4—6 Linien langer, geschnäbelter Schließfrucht. Blüht im Mai — Juni. Die Samen reifen im Juli. Wild gedeiht der K in Hainen, an Waldrändern, auf Schutthaufen, meistens aber angebaut in Gärten, hier unter dem Namen Gartenkerbel. Die Anpflanzung des G. kann in jedem Boden stattfinden, und man ist dabei an keine Zeit gebunden. Um immer frische Blätter zu haben, wird, da der K. sehr leicht schießt, alle 14 Tage eine neue Aussaat vorgenommen. Am besten wählt man zu der ersten Aussaat im März sonnige Beete an einer Mauer, im Sommer nördlich gelegene schattige Stellen und im Herbste, Oktober, offenes, freies Land. Der im Juli gesammelte Samen bleibt mehrere Jahre keimfähig, doch ist einjähriger der beste. Die Blätter werden als Würze zu Suppen und Salaten benützt, der ausgepreßte Saft des Krautes wird in der Heilkunde als gelinde reizend und auflösend bei Tuberkeln in den Lungen, beginnender Auszehrung und bei Hautkrankheiten benützt. Auch bei Engbrüstigkeit, schleichenden Fiebern und Drüsenverhärtungen leistet er vorzügliche Dienste. Wald-K. (A. sylvestris), mit starker Wurzel, aufrechtem, gefurchtem, unten rauhhaarigem, 2—4 Fuß hohem Stengel; gefiederten, unten lang gestielten, oben scheidenförmig-umfassenden Blättern; eiförmig-lanzettigen, fiederspaltigen Blättchen; gestielten, endständigen Dolden; mattweißen, zuweilen grünlichen Blüthen; geschnäbelter Spaltfrucht. Blüht auf Wiesen, in Obstgärten und Wäldern in Europa und Nordasien im Mai — Juni, ist ausdauernd. Früher wurden dieser Pflanze, doch wie es scheint, ganz mit Unrecht, betäubend giftige Eigenschaften zugeschrieben. Durch Verwechslung findet sie sich zuweilen in Apotheken statt dem gefleckten Schierling, von dem er sich durch die feinen am Rande der Blätter befindlichen Wimpern wesentlich unterscheidet. — Der wohlriechende, spanische oder Myrtenkerbel (A. odorata), wächst auf den Schweizer- und südeuropäischen Alpen wild, findet sich auch in Gärten, hat eine dicke, fleischige Wurzel, bildet einen ziemlich starken Busch mit dreifach gefiederten Blättern und weichen Blättchen. Vom Schierling ist er durch seinen süßlichen, anisartigen Geruch leicht zu unterscheiden. Die Wurzel ist eßbar; die Blätter nimmt man zu Suppen, und aus den Samen wird ein Oel destillirt. Die ganze Pflanze besitzt erwärmende und magenstärkende Kräfte, und ihr Saft wird vornehmlich in Brustkrankheiten angewendet, und zwar in Gaben bis zu 3/4 Schoppen täglich.

Kerbelkohl, s. v. a. krauser Kohl.

Kerferinde (Cortex Kerfe), sehr bittere, als Fiebermittel und gegen Ruhren empfohlene Rinde eines noch unbekannten Baumes am Senegal.

Kermesbeere (Phytolacca), Gattung der Familie Immergrüngewächse; zwittrig, mit gefärbter oder krautiger, 5theiliger Geschlechtshülle; mehrfächeriger Beere. Arten: Gemeine K. (Ph. decandra), mit mehrköpfiger, fleischiger, rissiger Wurzel; aufrechtem, krautigem, sehr ästigem, bis 60 Fuß hohem Stengel; eirunden, stachelspitzigen, kurzgestielten, etwas welligen, unten 10 oben 4—6 Zoll langen Blättern; steifen, reichblüthigen, langgestielten Trauben; weißen oder röthlichen Blüthen; glänzenden, schwarz-violetten Beeren. Blüht in Nordamerika, ihrer Heimath, jetzt auch in Westindien und den Ländern am mittelländischen Meere verwildert im Juli — Sept., ist ausdauernd. Die ganze Pflanze besitzt sehr viel Schärfe und wird in Nordamerika in der Heilkunde angewendet. Die Wurzel als Purgirmittel und zu Umschlägen, die Blätter gegen Krebsgeschwüre und den Grind, auch gegen Syphilis und Hämorrhoiden; die Samen wirken wie Senf. Die Beeren werden zuweilen, insbesondere in Frankreich, zum Färben der Weine und von Zuckerwaaren unvorsichtiger- und der Gesundheit nachtheiligerweise benützt; färben Wolle und Seide ziemlich dauerhaft violett und werden zur Bereitung einer Schminke verwendet.

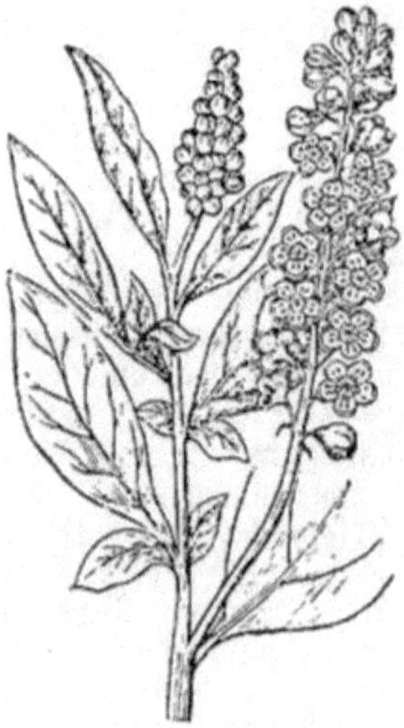

Kermeskörner, rothe Schildläuse, welche sich auf der **Kermes-Eiche** (s. u. Eiche) aufhalten, und auch deutsche Cochenille heißen.

Kerngerste, s. v. a. gemeiner Liguster.

Kernitur, ein guter Tokaverwein.

Kerzenkraut, s. v. a. Wollkraut.

Keulengriffel (Stylocoryna), Gattung der Familie Krappgewächse; zwittrig, mit überweibigem, verkehrt-eirundem Kelche; fünfspaltigen Samen, trichterförmiger, 5spaltiger Blumenkrone; kugeliger Beere. Arten: Doldentraubiger K. (St. corymbosa), strauchartig, bis 8 Fuß hoch, mit kahlen Aesten; kurzgestielten, länglich-lanzettigen, lederigen Blättern; sehr spitzigen, breiteirunden Nebenblättern; reichblüthigen, endständigen, rispenartigen Doldentrauben; weißer und gelblicher, 10 Linien langer Blumenkrone; erbsengroßen, schwärzlichen Beeren. Blüht im südlichen Asien das ganze Jahr. Die Blüthen besitzen einen angenehmen Geruch, die Beeren sind eßbar.

Keulenmorchel (Clavaria), röthliche Bärentatze, Gattung der Familie Hutlinge; aufrecht, keulenförmig, fleischig, der Hauptkeimboden mit dem Fuße zusammengeflossen; mit glatten, die ganze Oberfläche einnehmenden, an den Endspitzen mit dünnen Körnerschläuchen versehener Schlauchhaut &c., gelben oder weißen Keimkörnern. Arten: Trauben-K. (Cl. botrytis), weich, bis 30 Zoll und darüber hoch, ästig, mit starkem, niederliegendem Fuß; stumpfen, dicken, etwas runzlichen Aesten; rothen Spitzen der Aeste, die sich bei nasser Witterung in Zweige weiter vertheilen. Die T. wird von weißer, fleischrother und gelber Farbe in Waldungen im Sommer und Herbst gefunden. Gelbe K. (A. flava), Ziegenbart, Geisbart, gelber Hirschschwamm, aufrecht, zerbrechlich, rasenförmig, 3—4 Zoll hoch, mit weißem, dickem, nach unten sich verdünnendem Fuße; geraden, gelben Aesten. Wird im Aug. — Sept. in Wäldern getroffen, ist eßbar. Röthliche K. (Cl. rubella), 3—4 Zoll hoch, blaßgelb oder fleischroth, weich ästig, mit weißfilzigem, niederliegendem oder aufrechtem Fuße; aufrechten, glatten, nach oben an dickzunehmenden, biegsamen Aesten. Findet sich besonders im Norden von Europa in Nadelwäldern im Aug. — Sept., ist eßbar. Amethistfarbige K. (Cl. amethystina), rasenförmig, ästig, glatt, violett, bis 2 Zoll hoch. Erscheint im Aug. — Sept. an der Erde auf Haiden u. s. w., ist eßbar.

Keulwurz, s. v. a. Seeblume.

Keuschbaum, s. v. a. Schafmüllen.

Keuschlamm, Keuschbaum, Keuschtanne, Keuschstrauch, s. v. a. Müllen, gemeine.

Keuschkraut, die verschiedenen Mimosenarten oder Sinnpflanzen.

Kicher, Kichererbse (Cicer), Gattung der Familie Schmetterlingsblümler; mit 5spaltigem Kelche; schmetterlingsförmiger Blume; aufgeblasener, häutiger, 1samiger Hülse. Arten: Gemeiner K. (C. arietinum), Kichererbse, Kaffeeerbse, mit dichtbehaartem, 1—2 Fuß hohem Stengel; unpaarig-gefiederten Blättern; gegen- oder wechselständigen, ovalen, an der Spitze scharf gesägten Blättchen; eirunden, ziemlich großen Nebenblättern; einzelnen, blattwinkelständigen, gestielten, röthlich-violetten oder weißen Blüthen; drüsenhaarigen Hülsen; weißen oder röthlichen, höckerigen Samen. Blüht im Juni, die Früchte reifen im Aug. unter den Saaten, auch angebaut. Man hat 3 Unterarten, 1) mit kleinen rothen Samen und rother Blüthe, 2) mit kleinen weißen Samen und weißer Blüthe, 3) mit großen gelben Samen und weißer Blüthe, deren letzte die am häufigsten angebaute ist. Die Behandlung und der Gebrauch der K. ist wie die der Erbse, sie gedeiht aber bei großer Hitze und in dürrem Boden leichter als diese und eignet sich deshalb namentlich für südlich gelegene Gegenden, doch findet sie auch noch in Deutschland neben andern Hülsenfrüchten Platz auf den Feldern. Das Mehl der Samen dient zu erweichenden Umschlägen, die Samen als Ersatzmittel für den Kaffee. Auf den Harn und die Periode der Frauen wirkt sie kräftiger als die Erbse, daher ist das Trinken von Wasser, in welchem K. abgesotten worden, solchen zu empfehlen, die an Steinschmerzen, gestörter Menstruation &c. leiden. Die ganze Pflanze ist ein gutes Futter für Schafe und junges Rindvieh, und nimmt mit jedem Boden vorlieb, entzieht demselben wenig Säfte und reinigt ihn von Unkraut.

Kiebitzei, s. v. a. Schachblume.

Kiefer (Pinus), Gattung der Familie Zapfenbäume; einhäusig, die männlichen Blüthen in zusammengesetzten Kätzchen mit braunen Deckblättchen; längs verwachsenen Staubbeuteln und Deckblättchen; die weiblichen Blüthen aus Deckblättern bestehend, welche in der Achsel die Blüthen bergen. Der holzige Zapfen besteht aus den an der Spitze rautenförmig verdickten Fruchthaltern, die Schließfrüchte sind nußartig. Arten: Die gemeine K. (Pinsus sylvestris), baumartig, bis 120 Fuß hoch, auf magerem Boden, oder in ungünstigem Clima bei weitem diese Höhe nicht erreichend, mit am oberen Theil des Stengels und den stärkeren Aesten blaßbrauner Rinde; steifen, 2—3 Zoll langen, schimmelgrünlichen, gezweiten Blättern; in Aehren gestellten und diese häufig zu mehreren bei einander stehenden männlichen Kätzchen; purpurröthlichen, herabgebogenen, weiblichen Kätzchen; 1½—2 Zoll langen, eirund-kegelförmigen, aufspringenden, schwarzbraunen Zapfen; geflügelten, im 3ten Jahre ausfallenden Schließfrüchten. Blüht im Mai, die Samen reifen im Oktober des zweiten Jahres und bildet auf Sand und Kalkboden durch Nordasien und Europa, doch auch hier mehr gegen Norden als gegen Süden große Wälder, gedeiht aber im Süden fast nur auf Gebirgen bis zu einer Höhe von 5000 Fuß über der Meeresfläche. Die K. ist in Beziehung auf die Qualität des Bodens, der zu ihrem Gedeihen erforderlich ist, sehr genügsam, indem sogar in dürrem Sande, wo keine einzige Pflanze von forstlicher Wichtigkeit mehr geräth, recht ordentlich, wenn auch etwas kümmerlich, fortkommt, nur scheut sie nassen Torf- oder Moorboden. Der Anbau geschieht forstwirthschaftlich entweder durch unmittelbare Aussaat an Ort und Stelle oder durch Aussetzen der in Schulen gezogenen, 1—2 Fuß hohen Stämmchen, die jedoch sehr leicht, insbesondere in dürrem Boden, in trockenen Jahrgängen oder auch wenn sie zu lange außer der Erde sind, zu Grunde gehen, weshalb wir die erst angeführte Art der Behandlung, nämlich durch unmittelbare Aussaat, für die einzig empfehlenswerthe halten und hier in Kürze näher beschreiben. Der Boden sollte ziemlich tief umgearbeitet, überhaupt tiefgründig sein; recht wohl eignet sich die Kiefer auch für Boden, der mit Laubholz angebaut, aber nicht mehr ergiebig genug war, sei es nun aus wirklicher Magerkeit oder auch weil ihm durch Beraubung des Laubes die nöthige Düngung entzogen worden. Solchen Boden hat man schon nach 15—20jähriger Bewirthschaftung mit K. wieder für Laubhölzer geeignet werden sehen. Der Samen der Kiefer wird von den im Januar — März gesammelten, reifen Zapfen durch vorsichtiges Dörren, um dem Samen nicht zu schaden, der durch starke Hitze gern leidet, und nachheriges Ausklopfen gewonnen. Ob ein Samen gut und keimfähig sei, erfährt man dadurch, daß eine abgezählte Anzahl davon in einen Topf gesäet, bei gehöriger Feuchtigkeit an den Ofen gestellt und nach etwa 8—12 Tagen die Zahl der aufgegangenen Pflänzchen mit der Zahl der gesäeten Samen verglichen wird. Solchergestalt erprobter Samen wird im März — Mai (jedenfalls so frühe als möglich), fleck- oder rinnenweise in den Boden gebracht; wo letzterer mit dem Pfluge bearbeitet ist, auch breitwürfig wie Getreide gesäet und nicht sehr tief durch Eggen bedeckt, das Eintreten der Samen durch Uebertrieb von Schafen, ist namentlich bei lockerem Sandboden räthlich. Da die Kiefer überhaupt etwas geschlossenen Stand und in der Jugend Schutz liebt, ist auch hier wie bei mehreren forstlichen Anpflanzungen Schutz der aufgehenden Saat durch daruntergesäetes Sommergetreide vortheilhaft, dessen absichtlich hohe Stoppeln auch den Winter über durch Festhalten des Schnee's nützlich werden. Die schönsten und nutzbarsten Stämme werden in nicht allzudichtem, geschlossenem Stande erzeugt, allein oder zu dünnstehend, wächst die Kiefer allzusehr in die Aeste, zu gedrängt stehend, erreicht sie keine verhältnißmäßige Dicke. Sie verdient allerdings große Beachtung wegen ihrer unverkennbaren Vorzüge in Rücksicht auf die Leichtigkeit der Anpflanzung und des umfassenden Gebrauchs, der von allen ihren Theilen gemacht wird. Die Stämme geben die schönsten, dauerhaftesten Mastbäume, die besten Breter, Rahmschenkel, Latten, und wenn solche dem Wetter ausgesetzt werden sollen, überhaupt ganz gute Brunnenröhren und Bauholz. Das Holz ist weicher als Lärchen-, aber härter als Tannenholz, der weiße Splint taugt aber nicht viel. Durch verschiedene Behandlung wird von der K. der gemeine Terpentin, das Terpentinöl, der gekochte Terpentin, das Geigenharz, das gemeine Fichtenharz, das gelbe und schwarze Pech und der Theer gewonnen. Die feinste Sorte des, durch am untern Theile des Stammes der K. gemachte, breite und tiefe Spalten und Entfernung eines Theils der Rinde gewonnenen Harzes, ist der Terpentin, aus dem durch Destillation das Terpentinöl bereitet wird. Beide, insbesondere aber das wasserhelle, schnell verflüchtigende Terpentinöl, wirken äußerlich und innerlich reizend auf das Blutgefäßsystem, und werden zu Pflastern und Salben, zur Zertheilung von geronnenem Blute und Geschwülsten äußerlich; das Terpentinöl aber meistens innerlich, gegen Bandwurm, Fallsucht, und ähnliche Nervenleiden häufig verwendet. Der bei der Destillation des Terpentinöls bleibende Rückstand ist der gekochte Terpentin, und wenn er so lange fortgekocht wird, bis er eine bräunliche Farbe hat, das **Colophonium** oder Geigenharz; ersteres wird wie der Terpentin, letzteres in der Heilkunde als durch Verklebung blutstillendes Mittel angewendet. Der nach der Gewinnung des Terpentins aus dem gemachten Spalte noch ausfließende, oder auch zu der Rinde herausschwitzende Saft, ist das gemeine Fichtenharz, es ist trocken, gelblichweiß und härter als der Terpentin, wird ähnlich wie dieser zu Pflastern verwendet und heißt, wenn es geschmolzen ist, gelbes Pech. Der Theer wird durch trockene Destillation des Kiefernholzes gewonnen, in der Heilkunde äußerlich wie Terpentin und als Räucherungen bei Lungenschwindsucht, meistens aber bei Schiffsbauten zum Schutze des Holzes und Tauwerkes gegen das Wasser gebraucht. Wird er bis zu völliger Trockenheit abgedampft, so heißt er schwarzes Pech. Der durch langsames Verbrennen weiter bearbeitete, bei den verschiedenen Verwandlungen des Kieferharzes bleibende Rückstand, ist der Kienruß, der von Buchdruckern als schwarze Farbe benützt wird, und auch noch außerdem Anwendung findet. Die ganz jungen Sprossen werden als Fichtensprossen in der Heilkunde angewendet, worüber das Nähere bei Fichte nachgelesen werden möge. Aus den jungen Sprossen läßt sich ein Extract bereiten, der sich sehr lange hält und wovon 1 Theil mit 36 Theilen Wasser gekocht, ein bierähnliches Getränk liefert. Die Zwergkiefer (**P. Pumilio**), Krummholz, Knieholz, mit 2—5 Fuß hohem, vom Grunde an ästigem Stamme; auf der Erde ausgebreiteten, aufsteigenden Aesten; sonst wie die gemeine K., wird von Vielen gar nicht als eine besondere Art anerkannt, sondern für eine Abart der gemeinen K. gehalten, die nur durch den Standort auf Gebirgen und auf nassem, torfigen Boden so verkrippelt werde. Diese Meinung hat die Erfahrung für sich, daß sie auf gutem Boden mehr und mehr ihre Form verliert und in die der gemeinen K. übergeht. Besonders häufig ist sie auf den Alpen der Karpathen und des Riesengebirges. Die aus den jungen Zweigen im Frühlinge ausschwitzende, dem Terpentine ähnliche, durchdringend-riechende und stark feurig schmeckende Masse ist der ungarische oder karpathische Balsam, der wie Terpentin wirkt. Das sogenannte Krummholzöl wird durch Destillation aus den Zweigen dieses Baumes gewonnen und hat viele Aehnlichkeit mit dem Terpentinöl. Die Strand-K. (**P. maritima**), ziemlich hoch, doch niederer als die gemeine K., mit doppelt so langen Blättern; groß und dicht ährenförmigen, männlichen, aufrechten, zuweilen wirteligen, weiblichen Kätzchen; sitzenden, eirund-kegelförmigen, schwarzbraunen Zapfen; geflügelten Schließfrüchten. Blüht im Mai; die Früchte reifen im Oktober des zweiten Jahres. Der von dieser K. gewonnene Terpentin, sowie das daraus bereitete Terpentinöl ist unter dem Namen französischer Terpentin, französisches Terpentinöl bekannt und übertrifft das der gemeinen Kiefer in Güte und Feinheit. Sie gedeiht meist nur in Süd-Europa und erfordert zu ihrem Fortkommen guten Boden und mildes Klima. Schwärzliches K. (**P. nigricans**), Schwarzföhre, ziemlich hoch und stark, mit etwas schwärzlicher Rinde; 5—7 Zoll langen, gezweiten, dunkelgrünen Blättern; wirteligen, männlichen, aufrechten, weiblichen Kätzchen, eirund-kegelförmigen, sitzenden, 3—4 Zoll langen, schwarzbraunen Zapfen. Sie ist am häufigsten in einigen Provinzen Oesterreichs, zeichnet sich durch einen besondern Harzreichthum aus und eignet sich sehr gut zum Anpflanzen in Anlagen, wo sie sich durch die langen Blätter sehr gut ausnimmt. Ihr Harz wird wie das der übrigen K. verwendet. Die Pinien-K. (**P. Pinea**), bedeutend niederer als die gemeine K., aber ein äußerst schöner Baum, mit schlankem Stamme, schöner, schirmartiger Krone; gezweiten, 4—6 Zoll langen, bläulichen oder weißlich-grünen Blättern; kastanienbraunen Zapfen; kurzgeflügelten Schließfrüchten; weißen, fleischigen, süßschmeckenden, eßbaren Samen. Letztere werden in der Heilkunde wie die Mandeln benützt, in Südeuropa, der Heimath der P., häufig gegessen und auch in Zucker eingemacht. An Harz ist die P. nur wenig ergiebig. Weymuths K. (**P. Strobus**), 150—180, sogar zuweilen 200 Fuß hoch, mit glatter Rinde; gehäuften, schlaffen, dunkelgrünen Blättern; hängenden, gestielten, walzenförmigen, im ersten Jahre reifenden Zapfen; geflügelten Schließfrüchten. Ist in Nordamerika einheimisch und dort in großer Menge vorhanden, wird aber auch in Deutschland in Anlagen und zuweilen in Waldungen getroffen. In mannigfacher Beziehung verdient diese Kiefer als Nutz- und Werkholz den Vorzug vor allen andern Arten, sie wächst sehr schnell, auch in kälteren Gegenden, zu einer sehr bedeutenden Höhe, ihr Holz ist in der Jugend zwar etwas weich, aber sehr feinfaserig, und von ausgewachsenen Stämmen sehr dauerhaft, weshalb sie in Amerika zu Masten und allen möglichen

Bauwerken benützt wird. Auch Harz wird von ihr in den gleichen Sorten, wie von der gemeinen K. gewonnen, doch in geringerer Menge und heißt amerikanischer Terpentin. Zirber=K. (P. Cembra), ein in der Regel 70—120 Fuß hoher Baum, dessen Aestchen fast rostbraun, filzig, die Blätter gefünft, manchmal auch gedreit und gevìert, steif, an den Kanten scharf und weißlich grün sind; die eirunden, stumpfen, 3½ Zoll langen Zapfen sind fast sitzend. Wächst in Sibirien und den höheren Gebirgen des wärmeren Europa's, blüht vom Mai bis Juni. Die Samenkörner sind süß und wohlschmeckend, und waren früher in der Heilkunde unter dem Namen Zirbelnüsse (Nuclei cembrae), wie die Pinien, häufig im Gebrauch, findet aber jetzt nur noch selten bei Schwindsüchtigen Anwendung, zumal sie bald ranzig werden und dadurch ihre heilsamen Eigenschaften verlieren. Das daraus gepreßte Oel ist sehr gut.

Die Ausdünstung von Kieferwaldungen bekommt allen Brustleidenden sehr gut, und hat hin und wieder schon Schwindsüchtige wieder hergestellt.

Die gefährlichsten Feinde dieser Baumgattung sind: die Kieferraupe, der Birkenkäfer, wildes und zahmes Vieh.

Kieferweide, s. v. a. Goldweide.

Kiehnfohre, s. v. a. gemeine Kiefer.

Kielgerste, die kurze, sechszeilige Gerste.

Kielkrone (Calotropis), Gattung der Familie Seidenpflanzengewächse; 5theiliger Kelch, fast glockige Baumkrone, knotige Röhre, 5theiliger Saum; 5 in eine Röhre verwachsene Staubgefässe; der Samen hat am Nabel einen Wollschopf. Arten: Ostindische K. (C. gigantea), aufrechter, 6—10 Fuß hoher Strauch mit aschgrauer Rinde, fast aufrechten Zweigen, von denen die jüngern wollig sind; die Blüthen riechen schwach lilienartig; die Blume wird fast 1 Zoll lang, bis 2 Zoll im Durchmesser, blaßviolet bis roth und bis auf ¾ ihrer Länge getheilt. Findet sich im südlichen Asien häufig, namentlich auf altem Mauerwerk, wüsten Plätzen, wird auch häufig kultivirt und blüht immer. Die ganze Pflanze enthält einen scharfen, leicht opiumartig riechenden, bittern Milchsaft, der in Ostindien als Heilmittel sehr geschätzt ist, und wie die Wurzelrinde (Mador, Akum, Yercund), gegen Epilepsie, Hysterie und Convulsionen, sowie bei Krämpfen und paralytischen Leiden, namentlich aber gegen Elephantiasis und andere chronische Hautausschläge, Syphilis, Arthritis, Wurmkrankheiten, Wechselfieber, Schlangenbisse. In Jamaika, wohin die K. verpflanzt wurde, wendet man den Milchsaft gegen Gaumengeschwüre, chronische Ophthalmien und gegen Aphthen an. Das Mudarni der Wurzel ist so stark, daß 1 Gran, in 3 Dosen genommen, schnelles und reichliches Erbrechen erregt. Die Rindenfasern lassen sich verspinnen und geben ein feines, seidig=flachsartiges Gewebe. Heißt auch Asclepias gigantea. Die folgende Art: Persische K. (C. procera), ist der vorigen ziemlich ähnlich, mit sternförmigen, innen rothen, am Grunde weißlichen, und außen grünen Blumen; kommt in Persien, Aegypten, auf St. Jago ꝛc. häufig vor, und enthält einen scharfen, ätzenden Milchsaft, der innerlich zu stark purgirt, äußerlich aber als Salbe bei Hautkrankheiten sehr gut ist. Die gekochten Blätter werden mit Vortheil auf kalte Geschwulsten, Gicht ꝛc. aufgelegt. Die Blätter sondern in Persien den mannaartigen Ochar=Zucker ab.

Kien, s. v. a. Kiefer.

Kienapfel, die Kieferzapfen, wenn sie zwei Jahre alt sind.

Kienbaum, s. v. a. Kiefer.

Kienöl, s. v. a. Terpentinöl.

Kienpost, — poest, — rost, s. v. a. wilder Rosmarin (Ledum palustre).

Kienruß, der Ruß von verbranntem Harz oder harzreichem Holz.

Kieseckenbaum, s. v. a. Sambucus nigra.

Kiffe, s. v. a. Kiefer.

Kikbeeren, Galläpfel, welche die Cedidomya junperina auf dem Wachholder bewirkt.

Kikekunemalo, bei den alten Schriftstellern Name für Copal oder Animeharz.

Kimmweiden, s. v. a. eine Art Korbweiden.

Kino, Kinogummi (Gummi Kino), eine schwarzrothe, in der Officin häufig vorkommende Gummiart. Arten: Der afrikanische K. fliest nach Guibourt aus der Rinde von Drepanocarpus senegalensis, und erhärtet an der Sonne; ist stark ad=

stringirend und blutstillend, kommt aber selten unverfälscht zu uns. — Der ostindische K. ist dem vorigen ziemlich ähnlich, rührt von einem unbekannten ostindischen Baum her und kommt in Kisten von 1—2 Centner zu uns, auf deren Deckel inwendig der Name **John Brown** steht. — Der K. aus Kolumbien kommt in 2—3 Pfund schweren Stücken in den Handel, auf deren Oberfläche sich Abdrücke von Palmblättern zeigen. Seine Abstammung ist, wie die des dunkelbraunen K., das in viereckige, 15—18 Linien dicke Stücke geformt ist, unbekannt. — Neuholländischer oder australischer K., färbt den Speichel bräunlich und schmeckt herb und bitterlich; Abstammung unbekannt. — Amerikanischer oder occidentalischer K., K. aus Jamaika, fließt aus der Rinde von **Coccolola uvifera**, oder wird durch Auskochen aus derselben gewonnen, sieht kastanienbraun, enthält $100_{,75}$ Gerbstoff und eigenthümlichen Extractivstoff, 24 Schleim, 1 rothen Faserstoff; löst sich in Alkohol viel besser als in Wasser auf und wird bisweilen statt des ächten K. verkauft. — Der K. besteht fast ganz aus Gerbstoff und wird daher wie die Katechu angewendet. Das Kinogummi wirkt sehr streng adstringirend und wird in den bei der Ratanhia und Tormentill angeführten Fällen angewendet. Die Dosis in Pulver oder Emulsion mit arabischem Gummi oder Eigelb abgerieben ist ℈j — ʒj; — der Tinktur 30—50 Tropfen. — Aeußerlich ist eine Auflösung desselben in rothem Wein bei erschlafften oder skorbutischen Geschwüren sehr zu empfehlen. Es ist ferner als ein sicheres, blutstillendes Mittel bekannt, namentlich bei Blutungen aus vielen kleinen Gefäßen; die man nicht unterbinden kann und wo andere blutstillende Mittel nicht hinreichend oder nicht anwendbar sind. Es wird dann folgendes Pulver messerrückendick aufgetragen und mit Charpie bedeckt: **℞ Gummi Kino** ʒj. **Gummi arab.** ʒß. **Vitriol. Cupri** ʒiij. Alles fein pulverisirt.

Kintschelbeere, s. v. a. **Prunus Padus.**

Kirschbaum, eine Abtheilung der Gattung Pflaume, indem von denselben alle Arten hieher gehören, welche keinen staubartigen Ueberzug, wie die Pflaumen, oder eine wollichte Hülle haben. Es gibt hauptsächlich zwei Arten von Kirschbäumen, welche als Stammväter der vielen bis jetzt bekannten Kirschensorten zu betrachten sind, und uns die eben so bekannten als guten, saftigen Früchte liefern.

Die Vogelkirschen, der süße Kirschbaum (**Prunus avium**), erlangt unter den Steinobstbäumen die größte Höhe und Dicke, denn in einem guten mit Kies und Sand vermischten Boden wird er oft über 80 Fuß hoch und 2—3 Fuß dick; er wächst sehr schnell und hat oft das Ansehen einer Eiche. Der Stamm ist gerade, die Rinde glatt, weißlich-braun, die Aeste bilden eine schöne Krone, die Blätter sind groß, eirund lanzetförmig, doppelt gezähnt, hängend, faltig, unten wollig. Die weißen Blüthen brechen in den ersten warmen Frühlingstagen in festsitzenden Dolden hervor und hinterlassen schwarze oder rothe Früchte, als Kirschen allgemein bekannt und wegen ihres süßlichen Saftes überall beliebt. In der Regel reifen sie um Johannis. Dieser Kirschbaum findet sich wild*) in der Schweiz, im nördlichen Deutschland und in den meisten Wäldern des nördlichen Europas, und alle jetzt veredelten süßen Kirschen, mit färbendem oder nicht färbendem Safte, mit schwarzer oder bunter Haut, mit hartem oder weichem Fleische, sie mögen auf Zwergbäumen oder Hochstämmen wachsen, stammen von ihm ab. Von dieser Art haben wir viele Sorten, von denen die wichtigsten sind: Die große, frühe Maikirsche, dunkelroth, saftig, süß und mittelgroß; die frühe, schwarze Herzkirsche, schwarz klein und süß; die süße Maiherzkirsche, gewürzhaft, gut und saftig; die große schwarze Herzkirsche, hat ein sehr festes, weniger saftiges Fleisch, ist aber doch angenehm; die Blutherzkirsche wird sehr groß; die rothe Molkenkirsche ist recht süß, am Stiele breitgedrückt, vorn abgerundet; die Perlkirsche ist am meisten herzförmig; die Lothkirsche, Marmorkirsche, mehr länglich als rund; die Speckkirsche ist ausnehmend groß und saftig; die kleine Ambra, recht gut; die goldgelbe Herzkirsche, an vielen Orten sehr beliebt und saftig.

Die zweite Art ist der gemeine saure Kirschbaum, Weichselnbaum (**Prunus cerasus**). Der Baum ist unansehnlich, kaum 20—25 Fuß hoch, selten 1 Fuß dick, und hat eine weißgrauliche, etwas rauhe Rinde, sperrige Aeste, glatte, eirund-lanzetförmige, am Rande feingezähnte, stehende, glänzende Blätter und weiße Blüthen, die dol-

---

*) Wird hin und wieder Zwieselbeerenbaum, Holz- oder Waldkirschenbaum genannt.

denartig mit kleinen Stielen bei einander stehen. Sie hinterlassen runde, hell- oder dunkelroth gefärbte Früchte, welche geschwängert sind mit einem angenehm säuerlichen oder sauren Safte und etwas später als die vorigen reif werden. Das Vaterland dieses Baumes soll das mildere Asien, die Provinz Pontus, die Küstenländer vom schwarzen Meere sein, von wo er schon vor einigen tausend Jahren nach Europa kam. Gegenwärtig trifft man ihn in allen europäischen Ländern, namentlich in allen Theilen von Deutschland, hin und wieder verwildert und dann Kassebeerenbaum genannt. Von den vielen Sorten dieser Art sind folgende die wichtigsten: die schwarze spanische Frühkirsche und die rothe Muskatellerkirsche schmecken etwas süßlich, sind ziemlich groß und länglich-rund; die Velserkirsche gehört zu den vorzüglichsten Süßweichseln; die späte, königliche große Weichsel hat einen säuerlich-süßen Geschmack; die ostheimer Weichsel schmeckt säuerlich, ist rund, schwarzroth, hat einen langen Stiel und ist vorzüglich zum Dörren; die schwarze Forellenkirsche ist groß und ziemlich sauer; die große Glaskirsche hat eine hellrothe, glänzende Farbe, ein weißgelbliches, saftiges Fleisch und ist rund; die schwarze Orangekirsche hat einen sehr angenehmen, gewürzhaften Geschmack; die rothe Orangekirsche, Malvasierkirsche ist voll säuerlich-süßen Saftes, blaßröthlich, mit dunkelrothen Flecken; die frühe königliche Amarelle ist sehr groß, die späte Amarelle mittelgroß und an beiden Seiten etwas eingedrückt; die Bouquetkirsche, Traubenamarelle, hat auf einem Stiele mehrere Früchte; die Leitzkauerkirsche ist kugelrund, nach erlangter Reife kohlschwarz, das Fleisch blutroth und säuerlich; trägt gern und läßt sich leicht ziehen. — Die verschiedenen Kirschensorten sind so zahlreich, daß wir sie unmöglich alle aufzählen können.

Der süße und saure Kirschbaum wird auf ein und dieselbe Weise benützt, und die Früchte meistens roh gegessen, da sie überaus kühlend und erquickend sind. Für schwächere Magen verdienen die süßen Kirschen den Vorzug, weil sie nicht so stark kühlen, nahrhaft, der Brust und dem Magen zuträglich sind und weniger blähen, auch eine verdünnende, auflösende Kraft haben und angenehm laxiren, wenn man sie in Menge genießt. — Die sauren K. sollen bei Melancholischen ausgezeichnete Dienste leisten, wenn man so viel gibt, bis sie purgiren. Sie werden häufig gedörrt, indem ein Absud von ihnen ein kühlendes, recht nützliches Getränk in hitzigen Fiebern bildet. Sie sind durchschnittlich, vornemlich aber die Glaskirschen, zum Einmachen mit Zucker und Gewürz in Branntwein geeignet; die Amarellen sind gut zum Einmachen mit Essig, und geben außerdem einen angenehmen **Kirschwein**, wenn man sie sammt den Kernen in einem Mörser zerstoßt, den Saft mit Zucker und Gewürz vermischt, zu einem Syrup einkocht und dann Wein zusetzt. Setzt man zu den gestoßenen Kernen etwas bittere Mandeln, so geben sie durch Destillation mit Wasser das sogenannte Kirschenwasser. Auch braucht man die Kirschen in der Oekonomie zu Kuchen, Torten u. s. w. Die Stiele der sauren Kirschen geben einen Thee, der angenehm schmeckt und im Catarrh gute Dienste leistet. Die Blätter sind zum Mästen der Schweine, vorzüglich aber zum Einmachen der Gurken geeignet. Die Rinde liefert ein geschätztes Farbenmaterial, und schwitzt im Sommer an vielen Stellen ein gelbliches, durchsichtiges Harz aus, welches wie das arabische Gummi gebraucht wird, namentlich in Frankreich. Das Holz des Ks. ist sehr geschätzt, denn es ist röthlich, hat viele feine Adern, eine mittelmäßige Härte und Schwere, und gibt vorzügliche Tische, Kommode, musikalische Instrumente und andere feine Tischler- und Drechslerarbeiten. Junge Stämme geben gute Faßreife.

Die wilden K. ziehen sich durch Samen und Wurzelschößlinge von selbst fort. Zu Anpflanzungen erzieht man die Kirschwildlinge aus den Samen der wilden Kirschen, die am besten aufgehen und gleich nach der Reife mit dem Fleische gesäet, aber nur leicht bedeckt werden dürfen. Man setzt die Stämmchen, wenn sie 1—2 Fuß gewachsen sind, reihenweise in die Baumschule. Die Veredlung geschieht durch das Propfen und Oculiren auf sich selbst oder auf die Mahalebkirsche. — Kirschen auf Mahalebkirschen veredelt, gedeihen in dem Sande besser, als auf ihren eigenen Wildlingen. Junge Bäume werden sicherer in die junge Rinde oculirt, alte hingegen in die alte Rinde und in den Spalt gepfropft. Junge Stämme müssen vor der Oculation im Frühlinge abgeworfen werden, damit sie junge Ruthen treiben, weil die Augen nur in frischen Sommertrieben und nicht leicht in alter Rinde anschlagen. Die Oculation geschieht sehr früh mit der

Zeitigung der mittelfrühen Kirschen. Zum Propfen schneidet man die Zweige im Anfange des Februar, und bewahrt sie an einem schattigen Orte in der Erde auf. Das Propfen selbst darf nicht eher geschehen, als bis die Vegetation begonnen hat und die Bäume zu treiben anfangen. — Die Fortpflanzung einzelner Sauerkirschen geschieht durch Wurzelausläufer, die der andern durch Oculation, seltener durch's Propfen auf die Mahalebskirsche, welch letztere durch Samen, die mit dem Fleische in lockere Gartenbeete gesäet werden, fortzupflanzen sind. Diese Kirsche kommt selbst im steinigsten Boden und im Flugsande fort, weshalb sie in solchen Gegenden sich zum Unterstamm aller, auch der Süßkirschen, besser eignet, als die gewöhnlichen wilden Süßkirschen. Die Früchte sind ungenießbar.

Bei dem Versetzen der K. an ihren Standort vermeide man einen nassen, sumpfigen Boden, beschneide sie nur sehr wenig, und nehme ihr blos inwendig das unnütze Holz weg. Während der Jugend muß man den Boden fleißig auflockern und die jungen Bäume durch Einbinden vor zu starkem Froste schützen. Dünger, zumal frischer, wirkt sehr nachtheilig, indem er das Abschälen der Rinde u. s. w. nach sich zieht. — Gar zu schlechten Boden verbessere man durch eine Vermischung von Erde, Lehm und Sand.

Kirschen, die Früchte des Kirschbaums.

Kirschenwasser, das destillirte Wasser der schwarzen Kirschen (**Aqua Cerasorum nigrorum**), enthält etwas Blausäure und wirkt in mäßigen Gaben beruhigend, krampf- und schmerzstillend. Man wendet es zu diesem Zwecke als Vehikel zu Mixturen, Emulsionen und bei Kindern gegen Leibschmerzen, bei fieberhaften Krankheiten mit etwas Eibisch- oder Veilchenwurzelsaft löffelweise an.

Kirschgummi, Kirschharz, welches kränkliche und verwundete Weichseln und Süßkirschen ausschwitzen, erhärtet an der Luft und nimmt eine weiße, gelbe oder braune Farbe an. Es ist geruchlos, im Wasser leicht löslich und wird statt des arabischen Gummi's gebraucht.

Kirschkern, enthalten etwas Blausäure, daher soll man sie nicht von Kindern aufschlagen und die Kerne essen lassen.

Kirschlorbeerbaum (**Prunus laurocerasus**), ein nettes, immergrünes Bäumchen, das im Jahr 1575 aus den asiatischen Küstenländern des schwarzen Meeres zu uns verpflanzt wurde, und in geschützten Lagen recht gut im Freien fortkommt, jedoch häufig auch in Gewächshäusern sich findet. Die Rinde des Stammes ist braun, an den Zweigen grünlich und mit Warzen besetzt. Die ovalen Blätter sind 6 Zoll lang und 2 Zoll breit, glänzend, steif, dick wie Pomeranzenblätter, und tragen auf der untern Seite ein paar Drüsen. Die Blüthen zeigen sich in länglichen Büscheln, die weiß und wohlriechend sind und ziemlich große, schwarze, saftige Kirschen mit einem länglichen Kerne hinterlassen. Blumen und Blätter schmecken so ziemlich wie bittere Mandeln, den sie auch der Milch mittheilen, wenn man sie in derselben abkocht. Es ist aber ihr Genuß für die Gesundheit des Menschen sehr nachtheilig, und wenn sie sammt den Fruchtkernen in Wasser destillirt werden, so erhält man ein Oel, welches als starkes Gift wirkt; 10 Tropfen davon tödten einen Hund. Das wirksamste Gegengift dagegen ist: Salmiakgeist und Milch. Die Aerzte wenden das Oel mit der höchsten Vorsicht gegen Schwindsucht, hartnäckige Verstopfungen u. s. w. an. Vögel fressen das Fleisch der Kirsche ohne Nachtheil. Ein Aufguß der Blätter wird häufig dazu benützt, Eierrahm, Puddings ꝛc. einen Wohlgeschmack zu verleihen, man sollte aber diese gefährliche Würze nie anwenden, da sie schon oft sehr nachtheilige Folgen hatte und Kirschlorbeerwasser nicht selten den Tod herbeiführt. Die giftige Eigenschaft soll in seinem Blausäuregehalt beruhen. Das Wasser leistet auch gegen Krämpfe, Leber- und Drüsenverhärtungen, Mutterkrebs, Lungenentzündung, Bandwurm gute Dienste. Die Gabe beträgt 5—10 Tropfen. Drei Mal täglich, man steigt aber bei minder reizbaren Personen oft bis auf 60 Tropfen, doch ist unter allen Umständen die größte Vorsicht nöthig.

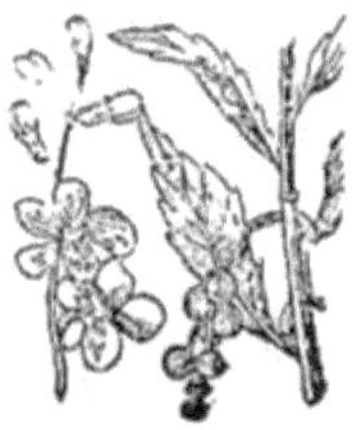

Kirschlorbeerwasser (**Aqua Laurocerasi**), es kann in allen Fällen angewendet werden, wo Blausäure gut ist, und gewährt größere Sicherheit, wenn gleich auch bei denselben große Vorsicht geboten erscheint. Man gibt es zu 5—30 Tropfen, und in gewissen Umständen selbst zu ʒj 3—4 Mal täglich. Man wendet es vorzüglich in solchen Krankheiten an, denen eine gesteigerte Sekretion zu Grunde liegt und wenn zugleich ein Entzündungsreiz oder erethischer Zustand im Gefäßsystem andere reizende narkotische Mittel verbietet, und heftigen Schmerzen, bei örtlichen Entzündungen, namentlich der Lungen und des Uterus; ferner bei Bluthusten und Mutterblutflüssen, wenn das Nerven- und Gefäßsystem aufgereizt ist; gegen Neuralgien, Gesichtsschmerz, gegen schmerzhafte Affectionen des Uterus; bei schmerzhafter Menstruation, Krämpfen und Convulsionen, die vom Rückenmark ausgehen, auch bei übermäßigen Pollutionen, bei schleichender Entzündung des Rückenmarks mit Nitrum. Man hat das Kirschlorbeerwasser bei Hysterie, Hypochondrie, ja selbst in der Manie und bei der schwarzen Krankheit angewendet; ferner wird es in Verbindung mit Baryt gegen Skrophelkrankheit, Drüsenanschwellungen, Verhärtungen und gegen krebsartige, sehr schmerzhafte Geschwüre und Geschwülste benützt; in den letzteren Fällen kann man es auch als Waschung und in Bädern anwenden. Gegen Drüsendegeneration im Bauche und in der Brusthöhle, und besonders gegen die Tuberkelbildung in den Lungen, gegen Uteruskrebs von Trippergift hat es sich nützlich bewährt. — Erregen zu starke Gaben bedenkliche Zufälle, so gebe man alle 5 Minuten 20—30 Tropfen **Ammonium causticum** in einem Glas Wasser.

Kirschpflaume, eine kleine Art runder Pflaumen.

Kirschwurzel, s. v. a. Laserkraut.

Kitke, s. v. a. Quitte.

Klässenkraut, s. v. a. weiße Fetthenne.

Klammerstrauch (**Echites**), Gattung der Familie Drehblüthler; 5theiliger Kelch, teller- oder trichterförmige Blumenkrone; 5theiliger Saum; 5 Staubgefäße; 2 Fruchtknoten, welche mit 5 Schuppen umgeben sind; 1 fadenförmiger Griffel; am Nabel wollschopfiger Samen. Arten: Sternartiger K. (**E. stellaris**), ein mit weichen Haaren bekleideter Strauch, dessen Stengel sich windet; eilänglich-zugespitzte, kurzgestielte Blätter, die oben dunkelgrün, unten gelblich sind; langgestielte, auswärts stehende Doldentraube, zwischen Kelch und Blume 5 kurze Schuppen, Blüthen fleischroth und wohlriechend; wächst in Brasilien. — Westindischer K. (**E. suberecta**), in Gebüschen wachsender, 8—10 Fuß hoher und kletternder Strauch mit flaumhaarigen Aesten; fast lederige, stachelspitzige, unten flaumhaarige, oben glänzende Blätter; große, gelbe, außen zottige, trichterige Blume; blüht fast immer und ist in Westindien zu Hause. Der Milchsaft dieses Strauches enthält ein so starkes Gift, daß schon 6 Gran von der Wurzel einen starken Hund tödten, während 2 Drachmen des Saftes dieselbe Wirkung in 3 Minuten äußern. Es soll daraus das Woarara-Gift bereitet werden. — Langblumiges K. (**E. longiflora**), enthält in allen Theilen, namentlich in der Wurzel, einen scharfen Milchsaft, der in Brasilien in Breiumschlägen und Klystieren, bei Hämorrhoidalknoten, sowie bei Rindviehseuchen, faulen Fiebern der Pferde und Maulthiere gebraucht wird. — Der ausgezeichnete K. (**E. insignis**) wird von den Indianern gegen verschiedene Unterleibskrankheiten gebraucht. — Malabarischer K. (**E. malabarica**), die Wurzel dient gegen Fieber, die Blätter gegen Carbunchel. — Nelkenriechender K. (**E. caryophyllata**), mit nelkenartig-riechenden Blüthen; dienen in Ostindien gegen arthritische Fieber.

Klanglein, in einigen Gegenden Deutschlands s. v. a. gemeiner Flachs.

Klapperbaum, s. v. a. **Prosopis spicigera** und **Cocos nucifera.**

Klapperhülse (**Crotalaria**), Gattung der Familie Schmetterlingsblümler 5spaltiger Kelch, schmetterlingsförmige Blume, 10 einbrüderige Staubgefäße; Hülse im Kelch gestielt und vielsamig. Arten: Warzige K. (**C. verrucosa**), krautiger, 2—3 Fuß hoher Stengel mit scharf 4kantigen Aesten, eirund-ovale, einfache, 2—4 Zoll lange Blätter, die oben hellgrün, unten weißlich flaumig sind; 6—8blüthige, endständige Trauben; schöne, hellpurpurblaue, am Rücken flaumige Blumen, deren Fahne gestreift und weißlich blau ist; wächst in Ostindien, Maskarenhas und Westindien, ist 1jährig und blüht im Sommer. Die Wurzel ist vorzüglich gegen Blähungen und Kolik; die bittern Blätter als Brechmittel bei gastrischen und biliösen Fiebern, sowie bei Hautausschlägen innerlich und äußerlich. — Heißt auch **Cr. coerulea** und **Cr. angulosa.** — Abgestutzte K. (**C. retusa**), wird wie die vorige Art benützt, die Blüthen geben ein gutes Gemüse; wächst in Ost- und Westindien und auf Mauritius. — Binsenartige K. (C. juncea), dient in Ostindien statt des Hanfs.

Klapperkraut, Klapperkopf, **glatter Hahnenkamm** (Alectorolophus), Gattung der Familie Larvenblümler; bauchig aufgeblasener, 4zähniger Kelch, rachenförmige Blumenkrone, 4 Staubgefäße, von denen 2 mächtig sind; Fruchtknoten mit vieleiigen Fächern; 2fächerige Kapsel; flachgedrückter, ringsum geflügelter Same. Arten: Großes K. (A. major, A. grandiflorus; Rhinanthus major, R. crista galli), in ganz Europa als beschwerliches Unkraut auf niedern, feuchten Wiesen, in Saaten und auf sandigen Aeckern bekannt. Der Stengel wird 8—12 Zoll hoch, hat lanzetförmige, sägeartig gezähnte, ansitzende Blätter, die etwas nervig, feinbehaart und glatt sind. Im Mai und Juni erscheinen in einer einseitigen Aehre gelbe Blumen, die einen nierenförmigen, geflügelten Samen in breiten, harten, zusammengedrückten Kapseln hinterlassen, der im August reif ist und dann in denselben klappert. Jung wird das Kraut von dem Vieh gefressen, das Alter macht es aber trocken und ungenießbar. Auf Aeckern und Wiesen wird es durch fleißiges Ausziehen während der Blüthezeit ausgerottet. Wird der Samen in Wasser gesotten, so dient er zum Vertreiben von Wanzen und andern Insekten. Wird er mit der Frucht zu Mehl gemahlen, so färbt er dasselbe blau und gibt ihm einen bittern Geschmack. — Das rauhhaarige K. (A. hirsutus), findet sich in großer Menge im Roggen, und gibt dessen Samen dem Roggenmehl eine dunkle Farbe und einen unangenehmen, bittern Geschmack, welcher nachtheilig auf die Gesundheit wirken dürfte.

Klappernüsse, die Cocosnuß, deren Kern eingetrocknet ist und klappert; überhaupt jede Schote oder Nuß, in welcher sich der Kern durch Eintrocknen abgelöst hat und klappert. S. v. a. Pimpernuß.

Klapperschlangenkreuzblume, s. u. Kreuzblume.

Klapperschlangenwurzel, s. v. a. Artaea racemosa et Polygala Senega.

Klapperschote, s. v. a. Klapperhülse.

Klatschrose, Klatschmohn, s. u. Mohn.

Klatschrosen, Ackerschnallen, rother Feldmohn (Flores Papaveris Rhoeados). Innerlich werden die Blätter der bekannten Klatschrose dem Brustthee beigefügt. Der Syrupus Papaveris Rhoeados wird bei Reizhusten entweder für sich kaffeelöffelweise genommen, oder den andern reizmildernden Säften oder Mixturen beigesetzt. Aeußerlich kann man sie den erweichenden Kräutern zu Gurgelwasser beimischen.

Klebeiche, s. v. a. Wintereiche.

Kleber, Kleberich (Hydrolea), Gattung der Familie Windengewächse; 5theiliger Kelch; 5 ziemlich vorragende Staubgefäße; pfeilförmige Staubbeutel; 2—3fächerige Fruchtknoten; Samen zahlreich und gestreift. Arten: Dorniger K. (H. spinosa), zottiger, in den Blattwinkeln dorniger Halbstrauch; die ovalen, kurzgestielten Blätter sind etwas wollig und kleberig; Blüthen am Ende doldentraubig, blau und glockig; Kapsel von der Größe einer Erbse. Südamerika und Westindien. Bei allen Kleberarten enthält das Kraut einen bittern Stoff. S. auch Labtrank.

Klebergewächse, die weiße Gruppe der Familie Windengewächse; 2—3 Griffel, 1-, 2- und 3fächerig, vielsamig.

Kleberklee, s. v. a. Esparsette.

Klebernelke, s. v. a. Silene viscosa.

Klebgras, die Pflanzengattung Cenchrus.

Klebkraut s. v. a. Galium Aparine.

Klebroggen, der Winterroggen mit bräunlichem Halme.

Klebsame (Pittosporum), Gattung der Familie Veilchengewächse; 5—6blätteriger Kelch; 5—6 Blumenblätter; 5—6 freie Staubgefäße; 1fächeriger Kapsel; Samen in einem harzigen Brei. Arten: Hornstrauchblätteriger K. (P. cornifolium), schlankstämmiger Strauch mit kahlen, länglichen, etwas lederigen, 2—3 Zoll langen Blättern; die flaumigen, gehäuften Blüthen endständig, außen röthlich, innen bräunlich; Fruchtknoten dicht behaart und oval. Neuseeland, wo die Blüthezeit im Sept., in unsern Gewächshäusern in den März fällt. — Moluckische K. (P. filarium), die Rindenfasern dienen auf den Molukken zur Anfertigung von Stricken.

Klebwurzel, s. v. a. Färberröthe.

Klee (Trifolium), verschiedene Pflanzenarten, bei denen die Blätter auf einem Stiele stehen, namentlich eine Pflanzengattung der Schmetterlingsblümler; 5spaltiger oder 5zähniger Kelch, schmetterlingsförmige Blumenkrone; 10 Staubgefässe; eirunde, 1—2samige Hülse. Arten, die ein durchaus gutes Viehfutter geben und von denen etwa 30 wild in Deutschland wachsen; die wichtigsten davon sind: Wiesen-K. (**T. pratense**), er heißt auch rother, türkischer, spanischer und holländischer K., ist die bekannteste und nützlichste Art, und findet sich wild in ganz Europa auf Wiesen und Grasplätzen; wird seit der Mitte des vorigen Jahrhunderts in allen Gauen Deutschlands mit der größten Sorgfalt auf Aeckern angebaut. Aus der kriechenden und faserigen Wurzel treibt er einen hohlen, ästigen, harten, 1—1½ Fuß hohen Stengel, der weißliche, rothgeaderte, zugespitzte Blattansätze hat, aus welcher sich lange Blattstiele mit drei, selten mit vier Blättern entwickeln. Die blaßpurpurrothen Blumen bilden einen runden, eiförmigen Kopf; blüht im Mai bis Sept., reift im August und September.

Der Klee wird durch Samen fortgepflanzt, die im Frühling in eine Sommerfrucht, meist in Gerste, gewöhnlich 14 Tage nach der Aussaat derselben, manchmal auch in Winterfrucht dick gesäet und leicht eingeeggt oder eingewalzt werden. Eine im Frühjahr mißrathene Kleesaat kann oft mit dem besten Erfolg nach der Ernte nachgeholt werden. Auf den badischen Morgen sind 11 — 12 Pfund Samen zur Aussaat nöthig. Jeder zu Klee bestimmte Acker muß rein, gut gepflügt, und zur Vorfrucht recht gedüngt sein. In magerem Land gedeiht der Klee nur schlecht, wird vom Grase überwachsen und lohnt Mühe und Kosten nicht. — Das breitwürfige Säen unter irgend eine Getreideart ist deshalb nöthig, daß die junge Pflanzen gegen starke Sonnenhitze und Erdflöhe Schutz haben und das Land zweckmäßig benützt wird, d. h. nie brach liegt. Das Aussäen ohne Schutzpflanze taugt nichts. Der gemeine Klee liefert bei günstiger Witterung im ersten Jahre einen und im folgenden 2—3 Schnitte. — Das Gypsen des Klees im Frühlinge bei feuchter, nicht aber bei regnerischer Witterung, wenn er zu wachsen beginnt, ist durchaus nöthig, wenn man einen gehörigen Ertrag will. Drei gute Schnitte gewährt er nur dann, wenn das Frühjahr mehr feucht als trocken ist.

Der Landwirth hat bei geregelter Stallfütterung das erste Futterkraut in dem Klee, namentlich in kräftigem, schweren Boden, und ist in wiesenarmen Gegenden gar kein ordentlicher Viehstand ohne den Klee denkbar. Er ist sowohl frisch als getrocknet ein ausgezeichnetes Viehfutter, erfordert aber, so lange er noch jung und weich ist, große Vorsicht, weil er das Rindvieh gern aufbläht. In der Regel wird er erst dann gemäht, wenn sich die Blüthenköpfe völlig ausgebildet haben. Zum Trocknen breitet man ihn auf dem Felde aus; wenn man ihn auf Stangen (Heinzen, Heudörren) legt, nachdem er etwas abgewelkt ist, so fallen die Blätter nicht so leicht ab. Aus demselben Grunde muß man das Kleeheu nach Hause bringen, wenn es noch etwas vom Thau befeuchtet ist.

Schneidet man den Klee einige Zoll lang und salzt ihn in großen Kufen wie Sauerkraut ein, so bildet er unter Häcksel einen Leckerbissen für das Rindvieh; es sind dazu 2 Prozent Salz nöthig.

Zum Erziehen von Samen läßt man den zweiten Schnitt stehen, die Blüthen welk werden, dann drischt man sie aus, und dörrt sie, da sich der Same noch nicht völlig davon getrennt hat, an der Sonne oder in einem warmen Zimmer, dann macht man ihn aus. Frisch ist er klein, rund, gelb und glänzend, gedörrt schmutziggelb, uneben und matt. Bleibt 2—3 Jahre keimfähig, und bildet einen oft sehr bedeutenden Handelsartikel.

Der Klee fordert unter allen Umständen einen guten, tiefgründigen, humusreichen Boden, dann gewährt aber der Morgen im zweiten Jahre einen Ertrag von oft 100 Centner per Morgen. Im dritten Jahr schlägt die Ertragsfähigkeit sehr bedeutend zurück. In Gärten empfiehlt er sich zu künstlichen Rasen, doch ist hiezu der niederbleibende Steinklee noch weit mehr geeignet.

Das geruchlose, etwas herbe, bitterlich und beißend schmeckende Kraut, sowie die süßliche, dabei aber doch etwas beißend herbe, honigriechende Blüthe war früher in der Offizin sammt dem Samen als **Herba, Flores et Semen Trifolii purpurei** gebräuchlich, und fand namentlich Anwendung gegen chronischen Husten, Medorrhöe, äußerlich als Breiumschläge bei Wunden, Geschwüren und Augenflecken. — Der Same dient zum Gelbfärben, manchmal auch das Kraut, während die abgekochten Blätter eine grüne Farbe geben. — Der mittlere K. (F. medium), ist eine Abart des vorigen, wird in England gleichfalls als Futterpflanze cultivirt, und verdient auf kaltem, trockenem, zähen Boden den Vorzug.

Schönrother Klee (T. incarnatum), aufrechter, zottiger Stengel, 3fingerige, verkehrt-eirunde, zottige Blätter, eirunde, und zuletzt walzenförmige Aehren; Blumen scharlachroth, selten fleischroth oder weiß; 1—2samig. Wächst im südlichen Europa, ist einjährig, blüht vom Juni — Juli, wird hin und wieder als Futterpflanze angebaut und eignet sich vorzüglich für Schafe.

Haasenklee, Ackerklee (T. arvense), ästiger, flaumiger Stengel; dreifingerige Blätter; einzelne, sehr zottige Aehren am Ende in den Blattwinkeln; Blumen sehr klein und weißröthlich; wächst auf Aeckern häufig, ist einjährig, blüht vom Juli bis Sept., und ist in der Offizin als **Herba et Flores Lagopi** bekannt. Eine Abkochung leistet gegen Diarrhöe recht gute Dienste.

Kriechender K., weißer Wiesenklee (T. repens). ein vorzügliches Schaffutter, das auf Wiesen, Triften und hohen Bergrücken häufig wächst, gegen Kälte nicht sehr empfindlich ist, und von Seiten der Landwirthe größere Aufmerksamkeit verdient, da es sich weit leichter zu Heu machen läßt, als der gemeine Wiesenklee, einige Jahre fortdauert und jährlich 2—3mal geschnitten werden kann. Kalter Lehmboden, wo anderer Klee nicht gedeiht, sagt ihm recht gut zu. Der Stengel kriecht auf dem Boden fort, die Blumen sind weiß oder rosenfarbig und geben sammt den Blättern einen recht guten Thee, welcher zur Beförderung der Gesundheit beiträgt.

Schildförmiger K. (T. clypeatum), eine Abkochung des Samens davon ist im Oriente gegen Koliken und Blähungen sehr gemein und gut.

Kastanienbrauner K. (T. spadiceum), eine Abkochung des Samens ist vorzüglich gegen Augenentzündung.

Mittlerer oder gebogener K. (T. medium, s. flexuosum), auf bergigen, etwas trockenen und waldigen Stellen wachsende Kleeart, die einen ästigen, manchmal gebogenen, 1—3 Fuß hohen Stengel, schöne rothe Blumen und eiförmige Aehren hat. Ist als Futterkraut sehr nützlich und kann, einen guten Boden und Bestreuen mit Gyps vorausgesetzt, jährlich 6—8mal geschnitten werden. Anbau wie beim gemeinen Klee, nur braucht man etwas weniger Samen.

Der Wald- oder braune Bergklee (T. alpastre), findet sich auf fast allen Bergen und Hügeln Europa's, unterscheidet sich von dem gemeinen Wiesenklee nur durch schmälere, spitzige Blätter und eine kugelrunde, zottige Blumenähre; treibt mehrere Stengel und hält viele Jahre aus. Hat man ihn einmal auf eine Stelle gesäet, so läßt er sich nicht leicht verdrängen. Läßt man die Stengel zu alt werden, so sind sie für's Vieh zu hart. Die Blumen sind sammt den andern Kleearten eine gute Bienenweide.

Weißer Bergklee (T. montanum), findet sich auf trockenen, bergigen Wiesen und buschigen Hügeln oft in großer Menge, hat schneeweiße Blüthen, die in 2—3 Blumenköpfen am Ende des Stengels sitzen. Jung ist er ein vortreffliches Futter, verhärtet aber bald und muß deshalb früh gehauen werden. Wird nicht regelmäßig kultivirt, sondern auf Weideplätzen ausgestreut, damit dieselben gutes Futter geben.

Gelber Hopfenklee (T. agrarium), aufrechter, 1—2 Fuß hoher, harter Stengel mit vielen Blättern, goldgelben, 1 Zoll langen Blumenköpfen; auf Wiesen, Brach- und Saatäckern, jungen Holzschlägen sehr verbreitet, und verdient als kräftiges und gesundes Vieh- und Schaffutter auf Wiesen und Weideplätzen ausgestreut zu werden, zumal er nicht leicht ausgerottet werden kann, wo er einmal ist. Liefert eine eben so schöne gelbe Farbe als der Wau. In England säet man ihn häufig unter das Getreide und zieht ihn seines süßen Geschmackes wegen dem Wiesenklee noch vor.

Erdbeer- oder Blasenklee (T. fragiferum), diese Art wächst hauptsächlich auf grasigen, feuchten Plätzen, an Wegen und solchen Stellen, wo den Winter über Wasser stand. Der kriechende Stengel wird etwas über ½ Fuß lang und hat kleine, fast runde, purpurrothe Blumenköpfchen; wird in ausgezeichnetem Boden oft bis 6 Fuß hoch, bekommt einen dicken Stengel, wird dann aber nicht mehr gern vom Rindvieh gefressen.

Der gemeine Steinklee, Melilotenklee (T. Melilotus officinalis), wird zuweilen auch Honigklee genannt, hat eine lockere, zuletzt verlängerte Traube, immerweiße Blüthen, und findet sich als eine vom Vieh gesuchte Futterpflanze in ganz Europa auf Aeckern, Wiesen, lettigem, sandigem Boden und unter dem Sommergetreide; blüht im Juli und Aug., reift im Sept. und treibt oft 5—6 Fuß hohe Stengel. — Gedeiht fast auf jedem Boden, wird wie der gewöhnliche Klee gesäet, ist weniger empfindlich als derselbe und trägt viel Samen. In den letzten Jahren hat man denselben zu hohem Preise unter dem Namen Riesenklee verkauft und seinen Anbau dringend empfohlen, allein wir wissen längst, daß er weniger gut zum Anbaue ist. Die Pflanze hat durch ihren hohen kräftigen Stengel ein verführerisches Ansehen, so daß man sie auf den ersten Anblick für eine wichtige Futterpflanze hält, allein bei näherer Prüfung zeigt sich nur zu bald, daß derselbe holzig und die Blätter nicht schmackhaft sind; das Vieh frißt sie selbst jung nicht gern. — Der Bast gibt Stricke und weiße Leinwand, steht aber dem Hanf und Flachs bedeutend nach, und kann deshalb auch in dieser Richtung nicht empfohlen werden. Als Gründüngerpflanze hingegen hat sie sich bei ihrem raschen Wachsthum sehr empfohlen, und soll zu diesem Zweck die Aussaat schon im Februar oder März auf Aeckern stattfinden, die zu diesem Zwecke schon im Herbst vorbereitet wurden. Alle Theile des Steinklees haben einen eigenthümlichen Geruch, welcher den Motten sehr zuwider ist, weshalb man die Stengel zwischen die Kleider legt, um dieselben nebst andern Insecten abzuhalten. — Blätter und Blumen dienen in der Medicin zu Pflastern und erweichenden Ueberschlägen, während man die gepulverten Blätter und ein destillirtes Wasser und Oel in Tabaksfabriken gebraucht. Die Schweizer, namentlich in Glarus, sammeln den Steinklee, trocknen ihn sorgfältigst und nehmen ihn gepulvert zu dem beliebten weißen Zieger, Schabzieger. — Der schwedische Klee hat gleichfalls weiße Blumen, ist eine Abart des vorigen, kommt selbst im schlechtesten Boden 3—4 Jahre fort, erreicht eine Höhe von 6—7 Fuß, kann vor der Blüthe noch zweimal gehauen werden, theilt der Milch und Butter einen unangenehmen Geschmack mit, wird von dem Vieh lieber gefressen, und wird deshalb an einzelnen Orten auf Aeckern angebaut.

Wohlriechender Klee, blauer Steinklee, Siebenzeit (**T. melilotus coerulea**), wächst in Böhmen, Oesterreich und der Schweiz wild, wird 1—3 Fuß hoch, und hat weißliche, mit blauen Adern durchzogene Blumen, die eine hübsche Aehre bilden und sammt den Blättern einen etwas scharfen Geruch und Geschmack haben. Früher war dieser Klee bei verschiedenen Brustkrankheiten sehr geschätzt, während man sich seiner in der Medicin jetzt nicht mehr bedient und in der Schweiz zur Bereitung des Schabziegers gebraucht. Er dauert nur ein Jahr im Boden, und wird in Gärten gezogen, wo er sich durch den ausfallenden Samen von selbst fortpflanzt. Für Pferde, Schafe und Rindvieh ist er ein beliebtes und kräftiges Futter. Soll er zu Heu gemacht werden, so muß man ihn in der ersten Blüthe abmähen und sorgfältig dörren, was seinen Geruch noch durchdringender macht.

Kleebaum, s. v. a. Bohnenbaum.

Kleefarrn (**Marsilea**), Gattung der Familie Wurzelfasern; die Keimfrüchte sind gestielt, eirund, zweizeilig, mehrfächerig und stehen am Grunde der Blattstiele. Arten: Vierblättriger K. (**M. quadrifolia**), dünner, fadenförmiger, kriechender Strunk, einige Zoll hohe, einzelne Blätter, an der Spitze 4 Blättchen, wodurch er das Ansehen des Thees erhält; erbsengroße, geschlossene, lederartige, ovale Keimfrüchte, welche zwei senkrechte Fächer und diese wieder senkrechte Fachtheile enthalten. Findet sich an feuchten, oft überschwemmten Stellen in Süddeutschland, Frankreich, Italien ꝛc.

Kleesalzkraut, in einigen Gegenden Deutschlands s. v. a. gemeiner Sauerklee.

Kleestaude, Kleestrauch, s. v. a. **Medicago arborea.**

Kleiderbaum, in einigen Gegenden Deutschlands s. v. a. abendländische Platane.

Kleie, die Hülse oder Schale des Getreides, die beim Mahlen sich absondert und noch einen Theil mehligen Stoffes enthält. Ein Absud daraus, namentlich von der Weizenkleie, ist ein vorzügliches Getränk in Fieberkrankheiten, und nimmt man zu 2 Schoppen Wasser 6—7 Loth Kleie, kocht dann dasselbe bis zu $^3/_4$ ein. Dieses Decoct wirkt kühlend und etwas abführend. — Gegen schmerzhaftes Wundsein der Kinder werden Bäder von abgekochter Kleie angewendet, die sehr lindernd wirken.

Kleine Rosinen, s. v. a. Korinthen.

Kleinie (**Kleinia**), Gattung der Familie Vereinblüthler; vielblüthige Blüthenköpfe; einreihige, vielblätterige Hülldecke; röhrige, 5zähnige Blumenkrone; ungeschnäbelte

Schließfrüchte; borstige, mehrreihige, etwas schiefe Fruchtkrone. — Arten: Wolfsmilchwidrige K. (K Antheuphorbium), fleischig-strauchig, Stamm kahl und aufrecht; eirunde, fleischige Blätter; einzelne kurzgestielte Blüthenköpfe; aus den Astspitzen entspringen mehrere Doldentrauben; weißliche Blüthen mit dunkelpurpurrothen Griffeln. Blüht in Südafrika und Aethiopien vom Febr. bis März, und enthält einen schleimigen, kühlenden und einhüllenden Saft, welcher vorzüglich gegen die giftartige Schärfe mehrerer Wolfsmilcharten wirkt.

Klette (**Lappa**), Gattung der Familie Vereinblüthler; vielblüthige Blüthenköpfe; dachziegelige, in einen spitzen Hacken auslaufende Hüllblätter; flache, borstige Blüthenlager; röhrige, 5 spaltige Blumenkrone; freie Staubfäden; längliche, zusammengedrückte Schließfrüchte; scharfe, vielreihige, kurze, borstige Fruchtkrone. — Arten: Große oder gemeine K. (**L. major; L. officinalis; Arctium majus; A. Lappa**), wächst in ganz Europa, in Deutschland, namentlich auf angebauten und wüsten Stellen, auf Schutthaufen, an Zäunen und in Gebüschen; wird trotz ihres Nutzens als Unkraut betrachtet. Die Wurzel dauert nur zwei Jahre aus; sie ist fingersdick, außen schwarzbraun, innen weiß, dringt sehr tief in die Erde ein und treibt im ersten Jahre eine kleine Staude mit bloßen Blättern ohne Blüthe; im zweiten Jahre aber wird sie 2—3 Fuß hoch, hat einen starken, ästigen Stengel mit vielen großen, mehr als 1 Fuß langen und breiten, herzförmigen, unbewehrten Blättern und purpurrothen Blumen, die in einem kugelrunden, mit hackenförmig gekrümmten Schuppen besetzten Kelche eingeschlossen sind, schöne Köpfe bilden, im Juni an den Spitzen der Aeste und des Stengels zum Vorschein kommen und in ihren stacheligen Samenkapseln sehr viel Samen enthalten, die länglich, von Farbe aschgrau sind, einen etwas scharfen, bittern Geschmack haben und im Oktober reif werden. Auf Wiesen ist die Klette schädlich, indem sie das Gras verdrängt, sie kann aber auf denselben ausgerottet werden, wenn man sie fleißig abschneidet, ehe sie Samen trägt. Das Vieh läßt sie unberührt stehen, und sie wird dadurch auch dem Menschen beschwerlich, daß sie sich mit ihren Häckchen gar leicht an die Kleider anhängt. Indessen ist sie in der Medicin und Oekonomie von sehr großem Nutzen. Mit den jungen Stengeln gekocht und mit Essig und Oel zubereitet, gibt sie einen gesunden Salat. Der Same, welcher fett und ölig ist, wird von den Vögeln gerne gefressen, auch gibt er, wenn man ihn sammelt, ein wohlfeiles und gutes Brennöl, worauf wir die ärmeren Klassen besonders aufmerksam machen. — Die süßlich und bitter schmeckende Wurzel hat eröffnende, harn- und schweißtreibende Kräfte, und wird gegen Podagra, Gicht, Stein, Krätze und andere ähnliche Krankheiten als vorzügliches Mittel empfohlen. Blätter und Samen wirken zertheilend und reinigend. Die fleischige, 1—2 Fuß lange, daumendicke Klettenwurzel (**Radix Bardanae**), ist außen bräunlich, innen weiß mit einem grünen Ringe, in getrocknetem Zustande braun runzelig, innen gelblichgrau, fast geruchlos, während sie frisch unangenehm riecht, von süßlich-schleimigem, dann bitterlichem und etwas scharfem Geschmack, und wirkt durch ihre auflösenden Eigenschaften gegen die vorerwähnten Uebel, sowie gegen Unterleibsstockungen. Reibt man die Blätter mit Oel, so hat man ein ausgezeichnetes Mittel gegen atonische Geschwüre; frisch zerquetscht oder der Saft davon wird auf Brandstellen oder Eitergeschwüre gelegt. — In größern Gaben purgiren die Früchte ziemlich stark. Wirkt innerlich blutreinigend, namentlich bei Flechten, unreinen Hautausschlägen, und wird in einer Abkochung für sich oder mit Wachholderfasern, Fenchel, Fichtensprossen ꝛc. gegeben. Aeußerlich als Waschmittel bei Flechten und Ausschlägen, und befördert als solches den Haarwuchs sehr. Innerlich gibt man 4—6 Loth auf einen Schoppen eingekocht, tassenweis. Dieselbe Portion kommt zu Waschungen. — Filzige K. (**L. tomentosa, Arctium tomentosum; A. Bardana**), ziemlich doldentraubige, dichte Blüthenköpfe; eirunde, wollige Hülldecke; hackige Hüllblätter, die innersten davon mit gerader Stachelspitze und purpurroth; Blume dunkelpurpurroth; wächst an denselben Orten wie die vorige und wird auch ganz so gebraucht. — Kleine K. (**L. minor; Arct. minus; A. Lappa**), kleiner als die vorigen Arten; die traubigen Blüthenköpfe stehen in den Blattwinkeln; Blumen purpurroth; wächst an öden Stellen, blüht vom Juli bis Sept., ist zweijährig, und findet die gleiche Anwendung.

Klettenkerbel (**Anthriscus**), Gattung der Familie Doldengewächse; undeutlicher Kelchrand; verkehrt-eirunde Blumenblätter, an der Seite zusammengezogene, geschnäbelte Spaltfrucht; fast stielrunde Theilfrüchte; Blüthen weiß. Arten: Gemeiner Kerbel 4

(**A. Cerefolium**; **Scandix Ceref.**; **Cerefolium sativum**; **Myrrhis odorata**), Blätter feinzottig und mit kurzen Haaren; Hüllchen lanzettig und zugespitzt; blüht im Juni, reift im Aug. Findet sich wild in den Thälern der westlichen Schweiz, in den Vogesen und der ganzen Alpenkette bis Krain und Kärnthen, in Mähren, in den Sudeten, auf dem Meißner in Hessen und in der Eifel; wird zuweilen in Gärten kultivirt, und verlangt dann die Pflanze einen schattigen Standort, weshalb sie unter Bäumen ebenso gut fortkommt, als hinter Mauern, in Winkeln ꝛc.; vermehrt sich durch eigene Besamung. Die Samen werden gleich nach der Reife gesäet, wo sie am besten aufgehen. Auch pflanzt man diese Kerbel durch Theilung der Stöcke fort. Diese als Gartenkerbel bekannte Pflanze ist als **Herba Cerefolii s. Chaerophylli** in der Offizin bekannt, und wirkt gelinde reizend, auflösend, zertheilend und harntreibend; der ausgepreßte Saft wird zu Kräutersäften, namentlich bei Tuberkeln in der Lunge, beginnender Phthisis, Hautkrankheiten ꝛc. benützt. Das Kraut dient als Würze von Suppen, Salat ꝛc. — Wald-K. (**A. sylvestris**; **Chaerophyllum sylvestre**), möhrenartige, ästige, dicke Wurzel; aufrechter, 2—4 Fuß hoher, rauhhaariger Stengel, drei und mehrfach gefiederte Blätter; Dolden endständig, überhängend, 10—15strahlig und kahl; längliche Spaltfrucht mit unbewehrten Körnchen. Findet sich in ganz Europa, dem nördlichen Asien auf Wiesen, in Obstgärten, unter Gebüschen und in Wäldern, ist ausdauernd und blüht vom Mai bis Juni. Die frisch etwas unangenehm riechende und bitterlich scharf schmeckende Wurzel war früher als narkotisch-giftig verschrieen, und kommt in der Offizin als **Herba Cicutariae** vor; auch gibt man es sehr häufig statt des gefleckten Schierlings, von dem es sich aber unter dem Vergrößerungsglase durch Wimpern an den Rändern der Blätter unterscheidet.

Klettenwurzel, die officinelle Wurzel der großen Klette (s. d.)

Kliebenkraut, in einigen Ländern Deutschlands s. v. a. Färberröthe.

Klimmen (**Cissus**), Gattung der Familie Doldengewächse; zwitterig; freier, 4 manchmal 5zähniger Kelch; 4, selten 5 freistehende Blumenblätter; 4 Staubgefässe; 2fächerige Fruchtkapsel; Beere 1—4samig; rankende Sträucher, nur sehr selten Bäume. — Arten: Stichlingsblätterige K. (**C. sicyoides**), halbstrauchiger, kletternder, gegliederter, blutroth getüpfelter Stengel mit ähnlichen Aesten; gestielte, 3 Zoll lange, 2 Zoll breite, kahle, glänzende Blätter; schwarzrothe, ovale Beeren; ist auf den Antillen zu Hause, blüht vom Juni bis Juli, gilt für ein ausgezeichnetes Wundmittel, ist aber auch zu Bädern bei rheumatisch-gichtischen Leiden und entzündlichen Geschwulsten geschätzt. — Breitblätterige K. (**C. latifolia**), die Blätter schmecken sauer und etwas scharf und werden jung in Ostindien als Gemüse gegessen. Dabei sind sie sehr geschätzt zur Zeitigung von Abscessen, Karbunkeln ꝛc. und befördern die Heilung der Knochenbrüche. — Seegrüne K. (**C. glauca**), eine Abkochung davon, sowie der Saft wird in Indien gegen hitzige Fieber, Brustentzündung, Husten, und zur Blutreinigung benützt; die Wurzel dient gegen Zahnweh, unreines Zahnfleisch, verhärtete Rinden bei Geschwüren ꝛc. — Rundblättrige K. (**C. rotundifolia**), die säuerlich schmeckende Abkochung der Blätter wird in Arabien gegen hitzige Fieber angewendet, und, wie die Blätter der dreizähligen K. (**C. ternata**), zu Gemüse gekocht. — Hechtblaue K. (**C. caesia**), hat angenehm säuerliche Früchte, ist in Sierra Leona zu Hause und dort sehr geschätzt; auch geben sie Essig. Die Blätterasche wird mit derjenigen von **Mimosa incurvata** und Palmöl zu einer Salbe verwendet, die man auf giftige Schlangenbisse legt. — Kriechende K. (**C. repens**), wird in Ostindien in Bäder gegen Lähmungen gethan, während die Blätter allein oder der Saft davon gegen Augenkrankheiten dienen. — Vierkantiges K. (**C. quadrangularis**), wächst in Guiana; der zerquetschte Stengel ist bei Verbrennungen gut; die Blätter und Stengel sind bei mehreren Unterleibskrankheiten ein gutes, umstimmendes Mittel. — **C. uvifera** liefert süße Früchte, die in Fieberkrankheiten sehr kühlend wirken und in Sierra Leona häufig gegessen werden. — Vielfruchtige K. (**C. producta**), wird in Ostindien äußerlich gegen Kopfweh angewendet. — Drüsige K. (**C. glandulosa**), wächst in Arabien, hat eine fast knollige Wurzel, die zuerst süß, dann aber brennend schmeckt. — **C. latifolia** (auch **Vitis latifolia**) hat große Früchte, welche brennend schmecken. — Zangnebarische K. (**C. Botria** oder **Botria africana**), hat eine in ihren Wirkungen auflösende und harntreibende

Wurzel. — Dreilappige K. (C. trilobata), wird auf Malabar mit Ingwer und Pfeffer gegen Asthma gebraucht. — Gekerbte K. (C. crenata), die Blätter schmecken zuerst fade, dann prickelnd, werden aber doch in Ostindien und auf den Molukken, so lange sie jung sind, als Gemüse verspeist, sowie gegen entzündliche und gallige Fieber gebraucht. — Fleischige K. C. carnosa), die Wurzel dient gegen Geschwüre; aus den Blüthen bereitet man mit Kokosöl eine Salbe gegen Koliken. — Saures K. (C. acida), die fleischige Wurzel wirkt gleichfalls zertheilend. — Heilkräftige K. (C. salutaris), wächst in Cumana; die Wurzel ist gut gegen Wassersuchten. — Gefingerte K. (C. digitata), ein Absud davon ist in Arabien gegen hitzige und gallige Fieber sehr geschätzt. — Fußzehige K. (C. pedata), auf Malabar werden die Blätter auf Hautausschläge, Wunden und Geschwüre gelegt. — Epheuartige K. (C. hederacea; Hedera quinquefolia), in Amerika einheimisch, häufig in unsern Gärten gebaut; die Blätter werden im Herbste fast scharlachroth und dienen in Amerika wie bei uns der Ephen.

Klipprose, s. v. a. Seenessel.

Klosterbeere, an einigen Orten Deutschlands s. v. a. gemeine Stachelbeere.

Klosterpfeffer, der Keuschbaum, besonders der Same desselben.

Klumpeiche, s. v. a. Klebeiche.

Klumpenbeere, die maulbeerartigen Früchte von **Batis maritima**.

Klumpenlack (**Lacca in massis**), eine Art Gummilack, welcher vom heil. Feigenbaum herrührt und aus zusammengeschmolzenem Körnerlack besteht.

Klumphirse, eine Abtheilung der Gattung Hirse; zusammengezogene, einseitige, hängende Rispe. — Arten: Gelbe K., eine Sommerfrucht mit zusammengezogener Rispe und goldgelbem Samen; wird in Oesterreich gar häufig und fast ausschließlich angebaut. — Blutrothe K., hat blutrothe Samen und kommt meist nur in Gärten und Sammlungen vor. — Weiße K., zusammengezogene Rispe, weißer Samen; wird selten angebaut, kommt nur in Gärten vor. — Die Hirse gedeiht am besten auf niedrigem, kräftigem, lockeren Boden in den Ländern, wo es Wein gibt. Sie erträgt Trockenheit und Hitze sehr gut, ist für Neubrüche gut, darf aber erst dann gesäet werden, wenn keine Fröste mehr zu befürchten sind; reift schnell. Auf 1 Joch hat man zur Aussaat $^1/_4$—$^1/_3$ Metzen nöthig, wovon man 20—30 Metzen ernten kann.

Klumperrübe, s. v. a. Kohlrübe.

Klumpskohl, s. v. a. Beißkohl.

Klupers, in einigen Gegenden Deutschlands s. v. a. gemeiner Wachholder.

Kluppererbse, bei Baden s. v. a. weiße Doldenerbse.

Klusterbeere, in einigen Gegenden Deutschlands s. v. a. Stachelbeere.

Knabenkraut (**Orchis**), 4. Gattung der Familie Stendelgewächse; sitzende Blüthen; Kelchzipfel und Kronenblätter rachenförmig; Staubbeutel verwachsen; Staubmassen lappig; Fruchtknoten gedreht. — Arten: Gemeines K. (**O. morio**), ziemlich runde, gelblich weiße Knollen; 6—9 Zoll hohen Schaft, scheidenartig mit Blättern bedeckt; 4—10-blüthige, lockere Aehre. Die Blüthen sind in der Regel purpurroth, die Honiglippe am Grunde weiß mit rothen Punkten, die obern Kronenblätter und Kelchzipfel mit starken grünen Adern durchzogen; es gibt aber auch dunkelviolette, rosenrothe und weiße Blüthen. Findet sich häufig auf trockenen Wiesen und Grasplätzen von Europa, Mittelasien 2c. ist ausdauernd, blüht im April und Mai. Die Wurzel dieser Pflanze ist anfangs Mai sehr reich an nährendem Stoff, und gibt gepulvert und mit Zucker in Wasser aufgekocht eine kräftige und leichte Speise für Kranke. Man muß sie aber, wenn sie aus der Erde kommt, sehr schnell abwaschen, damit sie nichts von ihrem Schleimgehalt verliere, sodann in kochendes Wasser tauchen, an Fäden reihen und im Backofen trocknen. Auf diese Art läßt sie sich sehr lange aufbewahren. Der größte Theil des Saleps, wie die Wurzelknollen genannt werden, kommt zwar aus dem Oriente und Persien, wird aber doch auch in größerer Masse von unserem Knabenkraut gewonnen. Von den beiden Wurzelknollen, die sich bei einer Pflanze befinden, nimmt man immer nur die jüngern und läßt die ältern

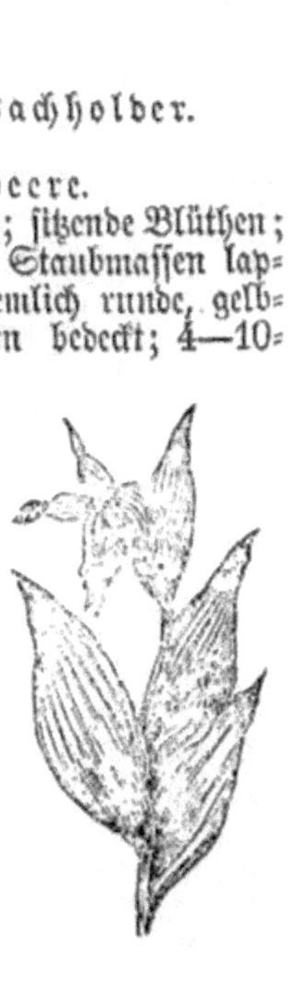

stehen. Sind sie auf die vorbeschriebene Art behandelt, so werden sie zum Gebrauche gepulvert und zu Gallerten mit Fleischbrühe, Wasser oder Milch genommen. Er wirkt nicht blos nährend, sondern auch einhüllend, reizmindernd, erweichend, und ist als antiphlogistisches Mittel bekannt, das bei entzündlichen Krankheiten, Katarrhen, Schwindsuchten, Abzehrungen ꝛc. vorzügliche Dienste leistet. Der Genuß des Saleps bringt geschwächte Personen schnell wieder zu Kräften. — Männliches K. (**O. mascula**), ovale, ungetheilte und größere Knollen; 1—1½ Fuß hoher Schaft, der nach unten schwarz getüpfelt ist; die 3—6 Zoll langen Blätter sind oft purpur-schwarz getüpfelt; die lockere Aehre wird 3—4 Zoll lang; die schönen purpurrothen Blüthen sind manchmal fleischfarben oder weißlich. Abarten davon sind: stumpfblüthiges K., mit 3 stumpfen Kelchzipfeln; spitzblüthiges K., mit spitzen Kelchzipfeln; schönes K., mit sehr lang zugespitzten Kelchzipfeln. Findet sich bei uns auf Wiesen und Grasplätzen häufig, und liefert guten Salep. — Lockerblüthiges K. (**O. laxiflora**), ungetheilte Knollen; 1—1½ Fuß hoher Schaft; bandförmig-lanzettige Blätter; verlängerte, lockere Aehre; längliche, stumpfe Kelchzipfel; purpurrothe Blüthen; wächst bei uns auf torfigen, sumpfigen Wiesen, blüht vom Mai bis Juni und gibt gleichfalls guten Salep. — Helm-K. (**O. militaris**), ungetheilte, ovale, große Knollen; 1—1½ Fuß hoher Schaft, der am Grunde 3—5 oval-längliche Blätter hat; die 3 Kelch- und 2 obern Kronenblätter sind unten verwachsen und bilden oben einen ovalen Helm von weißlichgrauer oder Lilafarbe; purpurrothe und in der Mitte weiße Honiglippe. Findet sich auf Kalkhügeln, Bergwiesen, zwischen Gesträuch ꝛc. blüht vom Mai bis Juni. Die Wurzel wird häufig gesammelt. — Braunes K. (**O. fusca**), ein dem vorigen sehr ähnliches, stattliches Stendelgewächs mit ungetheilten, großen Knollen, 2—3 Fuß hohem Schaft, großer Aehre, eirundem Blumenhelm von schwarzrother Farbe mit dunkeln Punkten oder grünlich mit schwarzrothen Punkten, weißer oder hellrosenrother Honiglippe, die hochrothe, rauhhaarige Punkte hat. Blüht vom Mai bis Juli und liefert nie Salep. — Wanzen-K., stinkendes K. (**O. coriophora**), ungetheilte Knollen; höchstens 1 Fuß hoher Schaft; gleich breite, bandförmige Blätter; ziemlich dichte Aehre; schmutzig braunpurpurfarbiger Helm; in der Mitte hellrothe Honiglippe, die dunkelpurpurfarbige Punkte und grüne, am Rande rothe Zipfel hat. Wächst auf unsern Wiesen, blüht im Mai und Juni. Die Knollen werden zu Salep gesammelt, die Pflanze hat ihren Namen von dem wanzenartigen Geruch der Blumen. — Breitblättriges K. (**O. latifolia; O. majalis**), die Knollen sind mit 2 und mehr Spitzen handförmig gespalten; ½—1 Fuß hoher, röhriger, 4—6blättriger Schaft; purpurrothe Blüthen; wächst auf feuchten Wiesen sehr gern, blüht im Mai und Juni; könnte auch als Salep benützt werden, wird aber, wie die gespaltenen Wurzeln der folgenden Arten nicht zu diesem Zwecke gesammelt, früher dagegen in der Offizin als **Radix Palmatae** bekannt. — Schmalblättriger K. (**O. angusti folia, O. incarnata, O latifolia**), handförmig gespaltene Knollen; dicker, röhriger Schaft, überhaupt der vorigen Art sehr ähnlich; die Deckblättchen länger als die Blüthe; wächst auf torfigen, sumpfigen Wiesen, blüht später. — Geflecktes K. (**O. maculata**), handförmig gespaltene Knollen; 1—1½ Fuß hoher, schlanker, 6—10 blätteriger Schaft; Blätter braungefleckt; Blüthen blaßlila mit purpurrothen Flecken und Striemen. Blüht im Juni in Wäldern und auf feuchten Wiesen in ganz Europa, Mittelasien ꝛc. — Zweiblättriges K. (**O. bifolia**), durch einen angenehmen Vanillengeruch ausgezeichnet. — Pyramidenförmiges K. (**O. pyramidalis**), wird mit einigen wenigen andern Arten der Blumen wegen zur Zierde in Gärten gebaut. — Diese Pflanzengattung ist überaus reich an Arten, so daß wir unmöglich alle aufzählen können; alle aber trifft man auf Wiesen, feuchten Triften und rauhen Waldgegenden, und haben knollige, hodenähnliche Wurzeln, schilfartige Blätter und auf einem 1—3 Fuß hohen Stengel eine karmoisinrothe, violette, auch weißliche, dunkelgefleckte Blumenähre. Die Wurzeln aller Arten können als Salep gebraucht werden. — Der Saft des K. innerlich gewonnen, ist gut gegen Gicht. — Die Wurzel in Wein gesotten und Honig darein gethan, heilt die schmerzhaftesten Wundgeschwüre. — Die Wurzel zerquetscht und auf hitzige, sowohl geschlossene als fließende Geschwulsten gelegt, wirkt sehr schmerzstillend, heilsam und blutstillend. — Die Wurzel von allen Arten soll den Samen sehr vermehren und den Geschlechtstrieb steigern.

Knabenkraut, s. v. a. Rattenschwanz, gemeines Zweiblatt (**Ophrys ovata**) und Ragwurz.

Knackbeere, s. v. a. **Paederia.**

Knackelbeere, s. v. a. **Fragaria collina.**

Knackweide, s. v. a. Bruchweide.

Knauel, Knaulgras (**Scleranthus**), Gattung der Familie Portulackgewächse; 5spaltige, unten röhrige Geschlechtshülle; 10 Staubgefässe; freier Fruchtknoten; häutige, 1samige Nußhülse. Arten: Mehrjähriges K. (**S. perennis**), 2—4 Zoll langer, meist roth überlaufener Stengel; schmale, bläulich-grüne Blätter, die am randhäutigen Grunde gewimpert sind; ändert sehr ab; wächst an warmen, dürren Stellen auf Kalk-, Sand- und Steinboden, und blüht vom Mai bis Septbr. Das Kraut war früher gegen krebsartige Geschwüre als **Herba Polygoni cocciferi** bekannt. Dem Vieh ist es ein beliebtes, kräftiges Futter, und in Wein gesotten, leistet es Hülfe bei Steinbeschwerden. — An seiner Wurzel kommt die polnische Schildlaus (**Coccus polonicus**), auch Johannisblut oder deutsche Cochenille genannt, vor; früher wurde sie wie ächte Cochenille benützt, und kommt auch jetzt noch als Farbmaterial vor. — Wollen sich die Hunde in Folge von Magenüberladungen erbrechen, so fressen sie dieses Gras.

Knautie (**Knautia**), ⊙ Gattung der Familie Kardengewächse; zwittrige Blüthen in hülldeckigen Blüthenköpfen; rauhhaariger Hauptfruchtboden; überweibiger Kelch; sehr unregelmäßige, 4—5spaltige Blumenkrone; 4 Staubgefässe; 1 Griffel. Arten: Morgenländische K. (**K. orientalis**), 2—4 Fuß hoher, steifhaariger Stengel, an den Spitzen je in drei Blüthenstiele getheilt; unten kammförmig eingeschnittene Blätter, die obern gezähnt; 12—15fleisch- oder purpurrothe Blüthen auf den ersten Blüthenköpfen: mit dem Alter der Pflanze werden die Blüthen sparsamer, bis sie am Ende nur noch 5blüthig sind. Ist im Orient zu Hause, läßt sich in unsern Gärten aber leicht durch Samen erziehen.

Kneienbusch, s. v. a. Gertweide (**Salix viminalis.**)

Knibbeeren, in einigen Gegenden Deutschlands s. v. a. Erdbeere.

Knickbeeren, die Beeren der Bärentraube.

Knickweide, s. v. a. Bruchweide.

Knieholz, s. v. a. Zwergkiefer; s. u. Kiefer.

Knieser, gemeiner Wachholder.

Knirk, Knirkbusch, in Mecklenburg s. v. a. gemeiner Wachholder.

Knister, gemeine Mistel.

Knitschelbeeren, die Beeren des Faulbaums

Knoblauch (**Porrum sativum; Allium sativum**), ♃ eine Art der Gattung Porrey (s. d.); ein bekanntes Zwiebelgewächs, das von seinem Vaterlande Sicilien schon längst in alle Theile der Welt verpflanzt wurde und sich seiner vielseitigen Brauchbarkeit wegen häufig in unsern Gärten findet; die große Zwiebel ist aus vielen kleinen, eirunden, spitzig zulaufenden Zwiebelchen zusammengesetzt, die sämmtlich mit feinen weißen Häutchen überzogen sind; sie dauert mehrere Jahre im Boden aus und treibt einen 2—3 Fuß hohen Stengel, der mit grasartigen, flachen Blättern besetzt ist, und oben einen Blumenkopf hat. Der Same wird übrigens so selten reif, daß die Fortpflanzung des Knoblauchs durch die sogenannten Zehen erfolgen muß, welche man im März in ein nicht frisch gedüngtes, dabei aber doch kräftiges Land 3 Zoll tief und 6 Zoll weit steckt, sie im Sommer bei trockenem Wetter begießt und fleißig vom Unkraut reinigt. Um Johannis werden die Stengel umwickelt, daß die Wurzeln größer werden: im Oktober, nach Umständen auch noch früher, hebt man sie aus, hängt sie büschelweise an einem luftigen Orte zum Austrocknen hin und verwahrt sie im Winter vor Frost und Mäusen. Wegen seines starken Geruchs und Geschmacks ward der K. schon von den alten Völkern als Gewürz an Speisen benützt, und noch heut zu Tage ist er als solches im Oriente und in vielen Ländern Europas besonders geschätzt. In Unteritalien bildet der K. einen wichtigen und einträglichen Handelsartikel nach der Türkei. Der Knoblauch nährt sehr, und erweckt der mäßige Genuß desselben den Appetit, stärkt den Magen, schützt vor Blähungen und Krämpfen, wirkt harntreibend, führt Würmer ab, leistet in Wechselfiebern, Wassersucht und Brustkrankheiten gute Dienste; in den Mund genommen und gekaut ist er ein vorzügliches Verwahrungsmittel gegen ansteckende Krankheiten. Aeußerlich wendet man ihn an gegen Grind, Risse und Läuse, zu welchem Zwecke man ihn ganz klein zerschneidet und mit Butter und Honig zu einer Salbe bereitet. Schnacken werden von den Feldern, Erdflöhe von den Pflanzen, Kornwürmer von den Fruchtböden und Maulwürfe aus ihren Löchern durch seinen durchdringend widerlichen Geruch vertrieben. Der Pips der Hühner vergeht, wenn man ihre Zunge mit Knoblauch reibt. Der ausgepreßte Saft wird äußerlich gegen Flechten angewendet und ist in den Apotheken als Knoblauchsaft zu haben. Träge, faule Geschwüre, werden durch den Saft lebendiger. Nimmt man denselben mit Wasser, so gehen die Spulwürmer ab, namentlich wenn man damit ein Kleienklystir verbindet, unter das ein Löffel voll Saft gemischt wird. Knoblauch mit Milch abgesotten und als Klystir angewendet, tödtet die kleinen Würmer, welche sich im Mastdarme aufhalten und am After furchtbare Schmerzen erregen.

Knoblauch, wilder } s. v. a. Hederich.
Knoblauchskraut, }

Knoblauchschwamm, eine **Agaricus**-Art; ein in Wäldern wachsender Schwamm, der stark nach Knoblauch riecht und an Speisen gethan wird, um ihnen einen pikanten Geschmack zu geben.

Knoblauchstrauch, s. v. a. **Petiveria alliacea**.

Knörich, s. v. a. Knöterig.

Knötelbaum, in einigen Gegenden Deutschlands s. v. a. Holzbirnbaum.

Knöterig (**Polygonum**), ♃ Gattung der Familie Portulackgewächse; 4—5spaltiger oder theiliger, oben gefärbter Perigon; 2 Reihen Staubgefäße; 3kantiger Fruchtknoten; von dem bleibenden Perigon umgebene Nuß. Arten: Schlangen-K., Wiesen-K., Natterwurz (**P. pistorta**), fingersdicke, wurmförmig gebogene, innen röthliche oder gelbliche Wurzel, welche zusammenziehende Kräfte besitzt und als Gerbmaterial gebraucht wird; früher bediente man sich ihrer auch in der Medizin gegen Blutflüsse und Durchfälle. Die Isländer trocknen sie an der Luft und mahlen sie zu Mehl, das zum Bereiten verschiedener Gerichte dient und ein schwärzliches, aber gesundes und nahrhaftes Brod gibt. Der astlose, 1jährige Stengel erreicht eine Höhe von 1—3 Fuß und trägt an der Spitze eine ährenförmige Traube, bei der die Blüthen zu 2—3 aus den Winkeln eines gezähnten Deckblattes entspringen; sie sind rosen- oder fleischroth. Wächst in Europa, dem nördlichen Asien und Amerika auf feuchten Wiesen, ist ausdauernd, blüht im Juni und Juli, wird vom Rindvieh gefressen, während Pferde es stehen lassen. Die Wurzel gehört zu den kräftigsten adstringirenden Heilmitteln. — Brutknolliger K. (**P. viviparum**), hat an der untern Hälfte Brutknöllchen, welche in den nördlichen Ländern gegessen werden; die Wurzel liefert ein Mehl, aus welchem man einen schmackhaften Milchbrei bereitet. — Orientalischer K. (**P. orientale**), aufrechter, 3—8 Fuß hoher, flaumiger Stengel; große, gestielte, eirunde, etwas flaumige Blätter; zahlreiche, fast rispige, überhängende, schön rothe oder weiße Aehren; fast kreisrunde, zusammengedrückte, schwarze Schließfrucht. Wächst im Orient bis Ostindien und Japan, ist einjährig, wird bei uns häufig in Gärten als Zierpflanze gezogen. Die Blätter schmecken schleimig-krautig, adstringiren gelind, und werden in Asien äußerlich und innerlich als Heilmittel angewendet. Chinesischer K. (**P. cochinchinense**; **Lagunaea coch.**), in Ostindien, China und Cochinchina äußerlich als zertheilendes und auflösendes Mittel sehr geschätzt, namentlich bei den dort häufigen Kniegeschwulsten. — Scharfer K. (**P. Hydropiper, H. acre**), aufrechter oder niedergestreckter, grüner oder röthlicher Stengel; überhängende, lineal-fädelige Aehren; drüsig-getüpfelte, grüne, am Rande rosenrothe oder weißliche, meist 4spaltige Blüthen; 6 Staubgefässe; zusammengedrückte oder dreikantige Schließfrüchte. Wächst diese Art auf feuchten Stellen, so werden die Blätter unten weiß und filzig; blüht vom Juli bis zum Herbst, und findet sich in Europa, Nordasien und Nordamerika. — Eine Abart hievon ist der sogenannte Wasserpfeffer (als **Herba Hydropiperis s. Persicariae urintis** in der Offizin bekannt). Man findet ihn 1—2 Fuß hoch mit röthlich-weißen Blumenähren in Teichen und Wassergräben, und wird wegen seines scharfen und beißenden Pfeffergeschmacks vom Vieh kaum angerührt. Die frischen Blätter legt man auf wässerige Geschwülste, um sie zu vertreiben. Bei alten Geschwüren und faulem Fleische leistet ihr Auflegen ebenfalls Hülfe. — Pferde werden damit im Sommer gerieben, um das Ungeziefer fern von ihnen zu halten. — Früher war ein Absud der Blätter in Wein oder Wasser geschätzt gegen Wassersucht, Gelbsucht, Ruhr und Verstopfungen des Unterleibs. — Bei Schafen treibt der Genuß der frischen Blätter oder das Eingeben des Saftes die Würmer ab. — Paracelsus legte auf diese Pflanze großen Werth und nannte sie **Mercurius terrestris.** — Acker-K. (**P. acre**), hat einen scharfen Geschmack, wie der Hämorrhoidenk. (**P. antihaemorrhoidale**), welcher in Brasilien unter dem Namen **Erva de bicho** zu Kräuterbädern und Breiumschlägen gegen Hämorrhoiden, Gicht und Geschwüre gebraucht und auch verspeist wird. — Gewürzhafter K. (**P. odoratum**), schmeckt gewürzhaft scharf, daher in Asien als Küchengewürz gebaut. — Floh-K., Flohkraut (**P. Persicariae**), hat besonders schöne, rothe Blumenähren, und wächst auf feuchten Wiesen und in Gräben. Das scharfe Kraut wird zerstampft oder ganz frisch aufgelegt als blasenziehendes und Geschwüre reinigendes Mittel benützt. Auch läßt sich damit gelb färben. Es soll auch lithontriptische Eigenschaften besitzen. — Wasser-K., weidenblättrige K. (**P. amphibium**), diese Art findet sich häufig auf feuchten Aeckern, von denen sie nicht leicht vertrieben werden kann; die lederigen, widerig riechenden Blätter sind schon häufig gegen Blasensteine angewendet worden; die gelind adstringirenden Kräfte machen diese Pflanze auch bei Hautkrankheiten wirksam, und zu einem Surrogat für Sassaparille geeignet. Wirft man von den Blättern in gährenden Wein, so bekommt er einen Himbeergeruch. — Köhler-K. (**P. glabrum**), die Wurzel purgirt, und ist als eröffnendes Mittel geschätzt; die Blätter werden gegen Wassersucht und das ganze Kraut als Salbe gegen Arthritis gebraucht. — Bart-K. (**P. barbatum**), ein Blätteraufguß wird in Ostindien gegen Koliken, am Kap gegen Wassergeschwulsten angewendet. — Chinesisches K. (**P. chinense, P. tinctorium**), aus der vorigen und dieser Art macht man in Japan und China eine gute indigoblaue Farbe. — Färber-K. (**P. tinctorium**), krautiger, 1½—2½ Fuß hoher, runder Stengel, schön grüne, saftige Blätter, welche beim Trocknen bläulich werden; rothe, fünftheilige Blüthen. Wird in China zu einer schönen, blauen, indigogleichen Farbe benützt, welche durch Kalkwasser und etwas Schwefelsäure ausgezogen wird. Diese höchst wichtige Farbepflanze, welche in der Neuzeit unsere volle Aufmerksamkeit erregt hat, kommt in jedem Boden und in jeder Lage fort, wird aber in fruchtbarer und etwas feuchter Erde am größten. Bis jetzt geschieht die Fortpflanzung durch Samen, welchen man im April in ein gutes Beet säet, wo er schnell keimt. Die 2—3 Zoll hohen Pflanzen werden 1 Fuß weit von einander auf's Feld gepflanzt. Sollen die Stöcke schnell vermehrt werden, so werden sie, wenn sie 1 Fuß hoch geworden sind, zertheilt und die gut gedeihenden, einzelnen Zweige ausgesteckt. Die Chinesen sollen die Stengel im Herbst abschneiden, die Blätter abzopfen und den Winter über büschelweise in Sand einschlagen, bis sie dieselben im Frühjahre zur Auspflanzung brauchen. Versuche in dieser Richtung mißglückten bei uns; ihr Gelingen würde sehr zur Beförderung des Baus vom F. beitragen. Zur Gewinnung der Farbe schneidet man die Pflanzen im Sommer und Herbst mehrmals ab, worauf sie immer sogleich wieder neue Zweige treiben. Die Blätter werden nun abgezopft, in Kufen gebracht, mit reinem Wasser übergossen und so beschwert, daß das Wasser über sie geht. Bei warmer Witterung kommen die Blätter innerhalb 5—6 Tagen in Gährung, was sich durch Aufsteigen von Blasen im Wasser kund gibt. Sowie sich dieselben mehrfach zeigen, wird das Wasser abgelassen, und eine Stunde lang gepeitscht oder mit Schöpfkübeln ausgehoben und wieder in die Kufe geschüttet, so daß es mit der Luft in Berührung kommt, da der Sauerstoff derselben dem Wasser eine dunkelblaue Farbe gibt. Hat es diese erlangt, so wird es in eine hohe Bütte geschüttet, in welcher sich die Farbe auf dem Boden ablagert. Man gießt hierauf mehrmals frisches Wasser nach und läßt es wieder ablaufen, sowie sich die Farbe gesenkt hat, welches Verfahren die Farbe rein abschlämmt, so daß sie am Ende nur herausgenommen und getrocknet werden darf. Die Farbe wird um so schöner, je kürzer der Gährungsprozeß ist und je schneller sie dem Wasser entzogen wird. Sowie das Wasser faul wird und einen übeln Geruch annimmt, verliert die Farbe sehr an Werth. Das Niederschlagen derselben wird durch einen geringen Zusatz von Kalkmilch befördert.

Nach Andern bewahren die Chinesen die leicht getrockneten Wurzelstöcke auf und bringen sie zur geeigneten Zeit in schiefer Richtung sammt dem Pflanzenstock in die Erde. Der Farbestoff soll durch kochendes Wasser, welches man über die Blätter gießt und 12 Stunden daran stehen läßt, besser ausgezogen werden. Diese Operation wird nachher zweimal wiederholt, die Flüssigkeit hierauf mit 1 Prozent Schwefelsäure vermischt, worauf sich die Farbe binnen 24 Stunden niederschlägt. — Durch dieses Verfahren erhält man 2—3 Prozent Indigo, welcher weit reiner als der im Handel vorkommende ist. — Spanischer K. (**P. hispidum**), wächst in Columbien und wird dort als Tabak gebraucht. — Schönblühender K. (**P. perfoliatum**), dient in China gegen Hautkrankheiten und zu Breiumschlägen, die erweichend und zertheilend wirken. — Alpen-K. (**P. alpinum**), gut gegen Ruhren, und wird mit einigen andern asiatischen Arten auch als Gemüse benützt. — Vogel-K. (**P. aviculare**), wächst bei uns überall, hat einen sehr schwachen Geruch, einen etwas zusammenziehenden Geschmack, und leistet gute Dienste gegen Diarrhöen, Hämorrhagien 2c. Die zerstossenen Blätter und der Saft dienen auch zur Heilung von Wunden und Geschwüren, und werden von den Vögeln ungemein gern gefressen. — Adstringirender K. (**P. stypticum**), Brasilien. — Vielblüthiger K. (**P. multiflorum**), hat eine knollige Wurzel, welche in Japan gegessen wird und herzstärkend wirkt. — In Columbien benützt man die Blätter von **P. tamnifolium** abgekocht gegen Blutflüsse. — Weidenartiger K. (**P. Convolvulus**), überall bei uns und ist im Nothfall als Grütze zu benützen.

Hieher gehört auch **Calligonum Pallasia**, ein blattloser Strauch, welcher in Sibirien bis zum kaspischen Meere wächst. Die lange Wurzel gibt ein tragantähnliches, schwer trocknendes Gummi, welches sehr nahrhaft sein soll, während die jungen Triebe und Früchte den Durst stillen; der Rauch des Holzes dient gegen entzündete Augen.

Knolldolde, s. u. Kümmel.

Knollenblume, s. v. a. **Trollius europaeus**.

Knollengewächse, Gewächse mit Knollen auf den Wurzelfasern.

Knollenkraut, s. v. a. Braunwurz.

Knollenstrauch (**Brachystelma**), Gattung der Familie Seidenpflanzen; 5theiliger Kelch; 5spaltige, glockige Blumenkrone; 5 verwachsene Staubgefässe; 2 Fruchtknoten, 2 Griffel; am Nabel wollschopfiger Samen. Der knollige Wurzelstock treibt Halbsträucher. Arten: Krauser K. (**B. crispen**), knolliger Wurzelstock, buschiger, flaumiger Strauch mit krausen, flaumigen Blättern und purpurfarbigen, innen flaumigen Blumen. Riecht sehr stinkend und kothartig. — Eßbarer K. (**B. edule, Pergularia edulis**), dient am Kap zu Gemüse.

Knollenwicke, Knollenwurz, s. v. a. Erdnuß.

Knollradies, eine dicke, runde Art der Monatrettige.

Knollwicke (**Apios**), Gattung der Familie Schmetterlingsblümler; glockiger, 4zähniger Kelch; schmetterlingsförmige Blume; 10 zweibrüderige Staubgefäße; mehrsamige Hülse. Arten: Amerikanische K. (**A. tuberosa**; **A. americana**; **Glycine Apios**), knollige Wurzel; gestielte, dreipaarige und gefiederte Blätter; blattwinkelständige Trauben mit lilarothen Blumen; blüht in Amerika vom Aug. bis Sept., und wird der starkriechenden Blumen wegen bei uns in Gärten gebaut; die knolligen Wurzeln und erbsenartigen Samen werden als Gemüse, jedes für sich gekocht. Knopereiche (**Quercus Aegylops**), eine Eichenart, auch Gall- oder Stacheleiche genannt, mit abfälligen Blättern, welche jung unten flaumhaarig sind; 40—50 Fuß hoch; blüht im Mai, reift im Oktober, wächst im südlichen Europa, vorzüglich aber in Kleinasien. Die unter dem Namen **Velanide** vorkommenden Kapern rühren von diesem Baume her. Näheren Aufschluß hierüber hat man nicht.

Knopffaser (**Racodium**), Gattung der Familie Faserpilze; Flocken, welche aus lauter verwachsenen Aesten bestehen; in oberflächlichen, obern Umschlaghüllen sitzen kleine, kugelige Keimkörner. Arten: Keller-K. (**B. cellare**), graugrüner oder graubrauner, dichter, tuchähnlicher Filz; an Weinfässern; kann als Feuerschwamm und zusammengedrückt zum Stillen des Blutes benützt werden; zum Einpacken feiner Gegenstände sehr geeignet.

Knopfflechten (**Cladoniaceae**), Familie der Ordnung Fadenflechten. — Eine Gattung dieser Familie mit horizontaler Lage und knorpelartigem, röhrigem Gestell. Arten:

Scharlach=K. (**Cladonia coccifera**), findet sich unter Gebüsch und Bäumen häufig in unsern Wäldern und andern schattigen Orten, und ward früher als Scharlachmoos oder Feuerkraut nicht selten gegen Keuchhusten gebraucht. Auch unter den Gattungsnamen **Lichen** und **Cladonia** bekannt.

Knopfrose, s. v. a. gallische Rose (**Rosa gallica**).

Knopfstrauch (**Adenandra**), Gattung der Familie Rautengewächse; zwitterig; 5theiliger und 5spaltiger Kelch; 5 Staubgefäße; 5fächeriger Fruchtknoten; 5köpfige, vorn weichstachelige Kapsel. Arten: Schöner K. (**A. amoena**), sehr ästiger, aufrechter, behaarter Strauch mit kahlen, lederigen, unten getüpfelten Blättern, außen rothen, innen röthlich=weißen Blüthen. Wächst am Kap und heißt auch **Diosma amoena** und **D. ovata.**

Knoppern, s. v. a. gemeine Galläpfel.

Knorpelalge, s. u. Alge.

Knorpelblume, Knorpelkelch, s. v. a. **Illecebrum.**

Knorpelkirsche, eine Unterart der Süßkirsche, mit guter, hartfleischiger, herzförmiger Frucht.

Knorpelsalat (**Chondrilla**), Gattung der Familie Vereinblüthler; 8blätterige Hülldecke, welche 7—12 zweifach gereihte Blüthen umschließt; stielrunde, ungeflügelte und geschnäbelte Schließfrüchte; haarige Fruchtknoten; ganz weiß. Arten: Stachelblättriger K. (**Ch. acantophylla; Ch. latifolia; Ch. juacea**), enthält in dem sehr ästigen, runden Stengel viel Milch; am Rande kleinstachelige, gleichbreit=lanzettige Blätter; gelbe Blüthen; Schooten so lang als die Frucht. Findet sich bei uns auf sandigen Aeckern, ist zweijährig, blüht im Juli und Aug Die Wurzel, welche namentlich viel bittern Milchsaft enthält, ist gut gegen Diarrhöe. — **Ch. juncea** wird in der Heilkunde auf dieselbe Weise benützt.

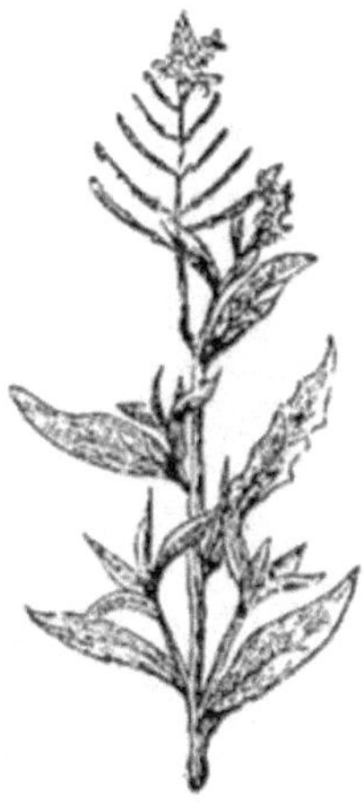

Knorpelsalat.

Knorpelschwamm (**Mazina**), Gattung der Seeschwämme; leder= oder knorpelartig. Arten: Diebshand (**M. digitata, M. lobata**), auf Felsen in europäischen Meeren.

Knosse, bei Zürich s. v. a. breitblättriger Lieschkolben.

Knotenblume (**Leucojum**), Gattung der Familie Narcissenschwertel; zwitterig; blumenkronartige, 6theilige Geschlechtshülle; 6 Staubgefäße; unterständiger Fruchtknoten; keulenförmiger Griffel; dreifächerige, vielsamige Kapsel. Arten: Frühlings=K. (**L. vernum; Levcojum vernum**), auch unter dem Namen Schneeglöckchen, Frühlingsglocke, Merzglöckchen, Sommerthürchen bekannt; ein weißes, niederhängendes Blümchen, das besonders in kiesigen Waldgegenden auf freien Plätzen und unter dem Gebüsche in den ersten Frühlingstagen in Menge hervorsproßt. Oft erhebt es sich schon im Februar aus dem Schnee, und zwar meistens in Gesellschaft des **kleinen Schneeglöckchens** (gemeiner Schneetropfen, kleines Merzenglöckchen), mit dem es sehr viel Aehnlichkeit hat, nur daß es in allen Theilen größer ist, gleich lange, an den Spitzen grüngefleckte Blumenblättchen hat, während sie beim Schneetropfen ungleich, drei davon länger und ganz weiß, die drei andern kleiner eingekerbt und grüngefleckt sind. Beide verkündigen die baldige Ankunft des wiederkehrenden angenehmen Frühlings, und hat deshalb ihre Schönheit einen größern Werth, daher pflanzt man sie häufig in Gärten. Vom Schneetropfen gibt es eine Spielart mit gefüllten Blumen. Die Zwiebel des Schneeglöckchens erweicht bei dem äußerlichen Gebrauch, bei dem innerlichen aber erregt sie Erbrechen.

Knotenkraut, in einigen Gegenden Deutschlands s. v. a. türkischer Beifuß.

Knotenpflanze, s. v. a. **Drypis.**

Knotenschimmel (**Aspergillus**), Gattung der Familie Schimmelpilze; Lager niederliegend und flockig; aus demselben erheben sich aufrechte, astlose Flocken, die sich oben kopfförmig verdicken und die Keimkörner perlschnurartig tragen. Arten: Seegrüner K. (**A. glaucus; Mucor glaucus**), grau oder grünlich, $\frac{1}{4}$—$\frac{1}{2}$ Linie hoch; wächst sehr häufig auf faulenden Körpern, z. B. Pflanzen, Früchten, Brod, Backwerk, Käse 2c.

Knotenschnurfeige, Servantine, eine gute Feigenart, länger als breit; gedeiht auch in schlechtem Boden.

Knowltonie (Knowltonia), Gattung der Familie Ranunkelgewächse; 5 gefärbte Blumenblätter; 5—15 Blumenblüthen, zahlreiche unterweibige Blumenblätter; 1samige Beerchen. Arten: Blasenziehende K. (K. vesicatoria), kurzer Wurzelstock; doppelt dreifingerige Blätter; die Stengel sind an der Spitze in mehrere Aeste doldenartig getheilt, von denen jeder eine fast einfache Dolde trägt; grünlichgelbe Blüthen. Blüht am Kap im April und Mai, ist ausdauernd. Die ganze Pflanze ist durchaus sehr scharf, daher werden Blätter und Wurzel wie Blasenpflaster, sowie gegen Gliederreißen ꝛc. gebraucht. Heißt auch Adonis vesicatoria; A. capensis; A. laserpitrifolia; Anamenia laserp. Auf gleiche Weise wird am Kap K. rigida benützt.

Knuflock, in Mecklenburg s. v. a. Knoblauch.

Kochapfel, in einigen Gegenden Deutschlands s. v. a. englische Reinette.

Kockelskörner (Semen cocculi, Cocculi indici), den Lorbeeren gleichende, scharf schmeckende Beeren von Cocculus platyphyllus et suberosus.

Koddenbaum, in einigen Gegenden Deutschlands s. v. a. die filzig-blätterige wilde Birne.

Köcherbaum, s. v. a. Erythina.

Köchern, in der Pfalz s. v. a. eßbare Platterbse.

Köhl, Köhlkraut, s. v. a. Kohl.

Köhlerkraut, s. v. a. gemeiner Ehrenpreis und gemeine Bärlappe.

Köhm, in Mecklenburg s. v. a. gemeiner Kümmel.

Königs-China, die gelbe Chinarinde, welche vom lanzettförmigen Chinabaum herrührt.

Königsfarrnwurzel, der Wurzelstock des Königstraubenfarrn (s. Traubenfarrn), welcher gegen Eitergeschwüre und Skrofeln gebraucht wird.

Königsfeige, mehr lange als breite Feigensorte, die viel Aehnlichkeit mit der weißen Feige hat und getrocknet ausgezeichnet gut ist.

Königsholz (lignum regium), braunes Ebenholz, ein schönes, hartes, einfarbig-violettes oder violettes und roth oder braunroth gestreiftes oder marmorirtes Holz aus Südamerika.

Königskerze (Verbascum), Gattung der Familie Larvenblümler; 5theiliger Kelch, ziemlich radförmige, 5theilige Blume; 5 Staubgefäße; 1fächeriger Staubbeutel; 2fächerige Kapsel. Arten: Großblumiges K. (V. Thapsus); auch gemeines Wollkraut; ist in ihrer vollen Blüthe eine sehr schöne Pflanze, die in ganz Europa auf sandigen, kiesigen Plätzen, auf Schutthaufen und an Wegen angetroffen wird; zweijährig; bildet mit ihren eirundlänglichen Blättern, die oben und unten mit einer feinen Wolle überzogen sind, einen stattlichen Busch, aus dessen Mitte sich im folgenden Jahre ein einfacher, dicker, 3—8 Fuß hoher, auf beiden Seiten mit wolligen Blättern besetzter Stengel erhebt, der im Juli oben mit einer fußlangen, goldgelben Blumenähre geziert ist. Blumen und Blätter der K. enthalten einen seifenartigen Saft, weshalb man sie bei Geschwulsten und Geschwüren als erweichende und lindernde Mittel zu Ueberschlägen gebraucht. Die Blüthen werden hauptsächlich innerlich gebraucht und zu diesem Zwecke ohne Kelche gesammelt; sie riechen angenehm, aber schwach, und schmecken schleimig-süßlich, enthalten ein ätherisches Oel, ein dickes Fettöl, einen gelben, harzigen Färbestoff, Schleimzucker, Gummi, mehrere Salze und Säuren ꝛc. Die Blüthen haben einhüllende, gelind schweißtreibende Kräfte, weshalb sie bei vielen Fiebern und Entzündungskrankheiten vorzügliche Dienste leisten, namentlich wenn die Respirationsorgane leiden, starker Husten vorhanden ist, indem sie den Hauptbestandtheil der meisten hiegegen verordneten Thee bildet; es müssen dieselben aber vor

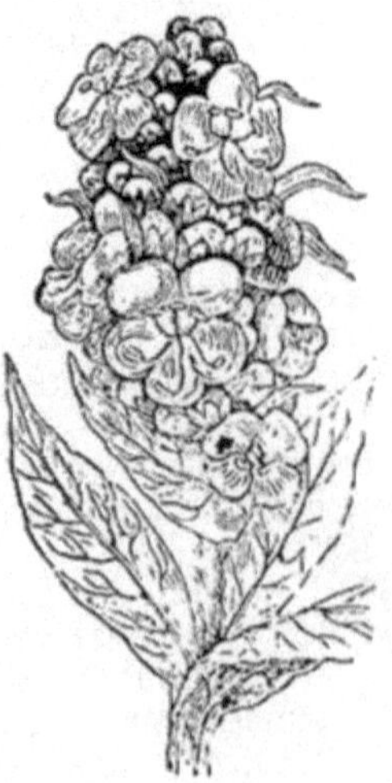

dem Gebrauch sorgfältig geseiht werden, um die Wollhaare der Staubfäden, welche im Halse kratzen und zum Husten reizen, zu entfernen. — Ein Absud der Wurzel, oder der Saft derselben, oder wenn man sie in kleine Stückchen schneidet, ist gut gegen die Phthisis des Rindviehs. Wirft man Samenkörner in's Wasser, so betäuben sie Fische, weshalb sie zum Fischfang benützt werden. — Die Blätter werden abgesotten und gegen Durchfall und Ruhr angewendet; aus den Blumen destillirtes Wasser leistet bei Krämpfen 2c. gute Dienste. Die wolligen Blätter geben einen guten Zunder; das gepulverte Kraut verzehrt das wilde Fleisch in Wunden; die Blumen sind auch zum Gelbfärben von Wolle und Baumwolle geeignet. Die K. wird von keiner Thiergattung gefressen, und wenn man sie in Häusern herumstreut, oder in die Löcher der Ratten und Mäuse steckt, so soll sie die schädlichen Thiere vertreiben. Schwarze K. (**V. nigrum**), hat einen ästigen, 2—3 Fuß hohen Stengel, aus welchem sich gelbe, innen röthliche Blumen entwickeln. Wird wie die vorige Art benützt, und leisten die frisch zerquetschten und mit Oel gekochten Blumen ausgezeichnete Dienste, wenn man sie auf Wunden, bösartige Geschwüre und andere Schäden legt. — Schaben- oder Mottenwollkraut, glattblätterige K. (**V. Blattaria**), dient zum Vertreiben der Schaben und Motten, hat kahle Blätter, meist gelbe, selten weiße Blumen, zeigt sich auf sonnigen, nassen, sandigen oder thonigen Wiesen oft als gefährliches Unkraut, das mit allem Ernst entfernt werden muß. — Kleinblumige K. (**V. Schraderii; V. Thapsus**), 2—6 Fuß hoher Stengel; gekerbte Blätter mit gelbem Filz; endständige, gold- oder blaßgelbe oder weiße Traube; blüht auf dürren, sonnigen Stellen im Juli und Aug. Weniger kräftig. — Hieher gehört auch der schamartige Achimenes (**Achimenes sesamoides; Columnea longifolia**), ostindische Pflanze, die zu erweichenden Umschlägen bei Abscessen, die Wurzel aber die Kopfwaschungen benützt wird. — Chochinchinesischer K. (**A. cochinchinensis; Diceros cochinch.**), dient in Cochinchina als Salat. — Das Wollkraut ausgepreßt, den Saft mit Essig vermischt und auf Brandstellen gebracht, heilt dieselben. — Das Wasser, täglich getrunken, ist gut gegen Flüsse aller Art, Gliederreißen 2c., namentlich wenn noch Umschläge davon auf die schmerzhaften Stellen, Geschwulsten 2c. gemacht werden. Böse, fließende Augenlider und entzündete Augen heilen am schnellsten, wenn sie hin und wieder mit dem Safte der K. ausgewaschen werden. — Ein unvergleichlich gutes Haaröl erhält man, wenn man ein Glas mit den Blumen füllt, es wohl verstopft und der Sonnenhitze aussetzt; das dadurch ausschwitzende Oel ist als vorzügliches Haaröl zu gebrauchen.

Königskirsche, die große, schwarze, kurzgestielte Süßkirsche.

Königskraut, s. v. a. **Nicotiana rustica**.

Königskümmel, s. v. a. Ammei.

Königsnelken, eine gute Gewürznelkenart.

Königsrosen, s. v. a. Päonienrosen.

Körbel, s. v. a. Kerbel.

Körner von Avignon, die unreifen, getrockneten Steinfrüchte des Wegdorns, welche zum Gelbfärben ein sehr wichtiges Material abgeben.

Körnerbrand, eine bei Getreidearten häufige Krankheit; der B. ist seiner Natur nach eigentlich ein sich auf dem reifen Getreidekorn ansetzender Staubpilz, besonders von der Gattung Uredo, von der folgende Arten besonders schädlich sind: **Schmierbrand**, **Weizen-** und **Kornbrand** (**U. sitophila**); **Spelzen-** oder **Kappenbrand** (**U. glumarum**); **Flug-** oder **Rüstbrand** (**U. segetum**); auch verschiedene Gattungen von Staubpilzen, als: **Rost** (**Puccinia**); **Kelchbrand** (**Accidium**); **Gewitterbrand** (**Roestelia**) u. m. a. Zur Verhinderung des Brandes ist gerathen worden, den auf einen Haufen geschütteten Samenweizen zu Beizen, oder mit andern Worten mit einer flüssigen Brühe von Lederkalk zu benetzen. Um dieses Mittel wirksam zu machen, muß man den Haufen während des Begießens fleißig umstechen, damit jedes Korn von der Brühe benetzt wird. Der auf diese Art angefeuchtete Haufen wird 2 Fuß hoch länglich gemacht, damit er sich erhitzt und die Keimkraft der unvollkommenen Körner getödtet wird. Ein zuverlässig wirksames Mittel gegen dieses Uebel ist bis jetzt nicht bekannt.

Körnerlack, eine Gummilacksorte, welche in Körnern zu uns kommt, und für sehr rein und gut gilt.

Körnermanna (**Manna electa s. in granis**), die tropfenartigen Stücke des Röhrenmannas; gilt für vorzüglich; s. u. Blumenesche.

Körnerstorax, eine feine Storaxsorte in Körnern.

Köste, an der Bergstraße, im Breisgau u. s. w. s. v. a. gemeine Kastanie.

Kohl (**Brassica**), ♂ Gattung der Familie Viermächtige (**Tetradynamae**); linealische oder längliche Schote; convexe, mit einem geraden Rückennerven durchzogene Klappen, an dem sich nur undeutliche Seitennerven zeigen; kugeliger Samen, von dem in jedem Fach eine Reihe; die rinnig gefalteten Keimblätter liegen auf einander. Arten: Garten- oder Gemüsekohl (B. oleracea), Stengel einfach und ästig; Blätter stets kahl; die Blüthenknospen stehen höher als die Blüthen; der Kelch ist aufrecht und so lang als die Staubfäden. Die ziemlich große, flache Blüthe ist in der Regel weißlichgelb, selten weißlich; am Rande wollige Blumenblätter; die Schoten stehen ab, sind fast vierkantig, und laufen in einen kurzen, dicken Schnabel aus. Zweijährig, wird bis 3 Fuß hoch, blüht im April und Mai, reift im Juli und Aug. — Ist unter allen Gemüsearten die bekannteste und nützlichste, und soll aus England stammen, wo man noch an den Küsten von Dower und in Cornwallis wilden Kohl antrifft, von welchem die Cultur eine Masse Spielarten erzeugte. Die wichtigsten derselben sind:

Strauchkohl (B. o. fruticosa; B. sylvestris), sehr verzweigte, ästige Stengel, gestielte, hellgrüne, im Alter etwas geröthete Blätter. Die wilde Form zeigt sich manchmal als mehrjähriger Strauch. — Ewiger Kohl oder Blattkraut (B. o. hortensis), wird vom Juli bis Sept. durch Stecklinge vermehrt, welche in's freie Land gelegt werden und in den folgenden Jahren eine Masse Blätter liefern. Die Blätter werden vom Frühjahr bis zum Herbst nach Belieben abgebrochen und wie Spinat, den sie häufig übertreffen, grün gekocht. Ist namentlich für's Frühjahr, wo andere Gemüse fehlen, zu beachten.

Winterkohl (B. o. acephala), einfacher, oft gegen 6 Fuß hoher Stengel mit vielen Sprossen, aus welchen sich im Frühjahr Blüthenstengel entwickeln; die Blätter stehen an der Spitze in einer offenen Rose bei einander. Hieher gehören folgende Spielarten: 1. **Der Blattkohl,** ganzrandige Blätter, frei von Blasen, Wellen und Einschnitten, wie a. Grüner Blatt- oder Marktkohl; b. Grüner großblätteriger Bl., großes Blattkraut; c. baumartige Bl., Riesen-, Kuh-, Baum-, Geiskohl, Kraut; 5—6 Fuß hohe Stengel, lauchgrüne, weiß-krautähnliche Blätter. Die Arten a. und b. finden sich häufig in Gemüsegärten, c. aber in den Thälern des untern Schwarzwaldes, in Flandern 2c. Die beiden erstern säet man im August und versetzt sie nach erlangter gehöriger Stärke an geschützte Stellen, z. B. unter Lauben, dichte Bäume, auf die Nordseite von Gebäuden 2c., um die Blätter im Frühjahr als Gemüse zu benützen. c. säet man im Frühling und pflanzt sie den Sommer über. Die Blätter können fortwährend abgenommen und als Viehfutter benützt werden; auch lassen sie sich zu Sauerkraut einsalzen oder dörren, und den Winter über mit Speck kochen. Zur Samenzucht läßt man die schönsten Pflanzen bis zum nächsten Jahre stehen. 2. Der **Grünkohl** hat grüne, geschlitzte oder krause Blätter. Hieher gehört: a. Geschlitztblättriger Grünkohl, Winterkohl (bei Zweibrücken), mit geschlitzten, ebenen, wellenlosen Blättern; b. Gefranztblätteriger Gr., Blätter eingeschnitten, gekraust und wellig; c. krausblättriger Gr.; bei Köln: grüner krauser Winterkohl; Köhlkraut und Winterköhl; krauser Federkohl; ist sehr verbreitet und treibt einen 2—3 Fuß hohen Stengel; d. kleiner krausblättriger Gr.; kleiner grüner Köhl; (bei Heidelberg) grüner Federköhl; (bei Tübingen) krauser Kohl; krauser niederer Federkohl (bei Hamburg); sehr niederer Stock, leidet von der Kälte nicht leicht, daher werden die Blätter gleich im Frühjahr zu Gemüse benützt. 3. **Braunkohl,** von dem Grünkohl durch dunkelrothe, in's Violette und Blaue übergehende Blätter unterschieden. a. Geschlitztblätteriger Br., Blätter geschlitzt und eben, oft aber auch anders; b. gefranztblätteriger Br.; brauner Kohl (bei Heidelberg); schwarzer krauser Kohl (am Niederrhein); blauer Winterköhl (bei Heilbronn); Braunkohl (in Norddeutschland); wechselt gern und geht manchmal in Grünkohl über; c. krausblättriger Br.; Braunkohl (in Norddeutschland); Blauköhl (bei Heidelberg); Feder- und Winterköhl (am Bodensee); treibt 2—3 Fuß hohe Stengel; d. kleiner krausblättriger Br. (bei Hamburg); Federkohl (bei Stuttgart); Winterköhl (bei Heidelberg); Bardowicker- und Dachskohl (in Samenkatalogen); sehr feine Kohlart für den Winter- und Frühjahrsgebrauch; e. buntblätteriger Br., Bunter-, Feder- und Plumagekohl, hat mehrfarbige Blätter, und wird deshalb hauptsächlich nur zur Zierde gezogen; artet gern aus.

Die Spielarten c und d vom Grün- und c und d vom Braunkohl verdienen für den Küchengebrauch angebaut zu werden; die andern sind zu rauh oder wechseln leicht ab. Von beiden Arten haben die Formen d den Vorzug, indem sie sehr gut sind und nicht leicht von der Kälte eingehen. — Der Same wird im April und Mai in gute Gartenbeete gesäet; sind die Pflänzchen gehörig erstarkt, so werden sie in guten Garten- oder Ackerboden versetzt und den Winter über stehen gelassen, nachdem man die Stöcke zuvor gegen den Boden niedergedrückt hat. Der Braunkohl hat eher Schutz gegen Kälte nöthig als der Grünkohl, doch genügt auch bei ihm in der Regel das Niederdrücken.

Rosenkohl; Spruckenkohl (bei Köln); Rosen-, Brüsseler- oder Sprossenkohl; 2—3 Fuß hoher, einfacher Stengel, aus dem sich eine Menge kopfig geschlossener Blattröschen entwickeln, aus welchen, sowie aus der halbgeschlossenen Kopfrose, im Frühling die Blüthenstengel hervorbrechen; die Blätter sind blasig und wirsingartig; bildet den Uebergang vom Winterkohl zum Wirsing. Den Samen säet man schon im März, so früh als möglich in Gartenbeete, und pflanzt die Setzlinge in gutzubereitetes, fettes Land, welches fortwährend locker und rein zu halten ist; erfordert von allen Kohlarten den besten, nahrhaftesten Boden und ist empfindlich gegen den Frost. Der Rosenkohl steht als Wintergemüse dem Blumenkohl nicht nach, und wird davon die Kopfrose wie die Seitensprossen wie Wirsing gekocht. Zur Samenzucht läßt man im Herbst die schönsten Pflanzen stehen, schützt sie durch Einschlagen, Bedecken mit Stroh und Laub gegen Kälte und behandelt sie wie das Blattkraut.

Wirsing (**B**. ol. **bullata**); Savoyer Kohl im nördlichen Deutschland; einfacher, kurzer Stengel; Blätter theilweise eingeschnitten, blasig und in einen lockern Kopf verwachsen. Es gibt davon zwei Unterarten mit verschiedenen Spielarten. 1. W. mit runden Köpfen: a. Geschlitztblätteriger W.; Carminatkohl bei Ulm; geschlitzte Blätter, ziemlich lockere Köpfe; b. kleiner runder W., feste, runde Köpfe; außen dunkelgrüne, innen gelbliche Blätter. Hieher gehört der frühe W.; Savoyer Kohl (bei Köln); früher Mailänder Kopfkohl (bei Straßburg); früher Ulmer Kopfkohl (bei Tübingen und im Breisgau); halbfrüher W.; Mittel-W. (bei Heilbronn); Mittelkohl (bei Lahr); August-Zwergkohl (bei Salem); später W., großer später Kopfkohl. c. Großer W.; großer Mailänder Kopfkohl (bei Straßburg); Herbst-Savoyerkohl (bei Köln); später W. (bei Heilbronn); großer später Savoyerkohl (bei Hohenheim); d. gelber W.; später, natürlich gelber W.; Blätter gelb-grün, Köpfe locker und etwas länglich. e. Patmkohl, längliche Köpfe, lange, schmale, sehr blasige Blätter. f. Großer grüner W., Hasenkohl, langer und Straßburger K., langer, dichtgeschlossener, großer Kopf. — Zum Küchengebrauche werden die Spielarten b, c, d, f gewählt und auf folgende Art gepflanzt: Im Februar oder März wird der Frühkohl in ein Mistbeet oder auf eine warme Rabatte gesäet, und sind die Pflanzen stark genug, so werden sie in ein gutes, fettes Land $1\frac{1}{2}$—2 Fuß weit von einander gepflanzt. Mittel- und Spätkohl wird im April und Mai gesäet und die Pflanzen nach erlangter, gehöriger Stärke versetzt. Je besser der Boden, um so größere Köpfe erhält man. Beim Ueberwintern des W. im Keller fault derselbe leicht und verliert viel von seinem angenehmen Geschmack, deshalb ist das Ueberwintern im Freien rathsam, zu welchem Zwecke die Stöcke dicht zusammen eingeschlagen und bei strenger Kälte mit Stroh oder Strohmatten bedeckt werden. Am längsten hält sich der Straßburger Kohl (Spielart f.) Um schon im Mai frischen W. zu haben, säe man den Samen im Aug. an eine schattige Stelle, versetze einen Theil, nach gehörigem Erstarken in zwei Zoll tiefe Grübchen; um die Wurzeln zu decken, legt man über Winter etwas Moos oder Laub darauf und felgt die Pflanzen im Frühjahr, sobald dieß thunlich ist. Die im Samenbeete stehenden Pflanzen werden zunächst mit Reisig bedeckt, auf welches bei strengerer Kälte Erbsen- oder Wickenstroh kommt. Im März werden diese ebenfalls versetzt, worauf man schnell Wirsingköpfe erhält. Den Winter über muß man die Pflanzen fortwährend gegen Mäuse schützen. In einem kalten Mistbeet kann man die Pflanzen später im Herbst versetzen und erreicht seine Absicht früher und vollkommener. Ulm liefert einen ächten Samen von den Spielarten b, c. und d, Straßburg von f.

Weißkraut (**B. ol. capitata**), im südlichen Deutschland Weiß- und Rothkraut, im nördlichen Kopfkohl; hin und wieder auch blos Kraut, Sauerkraut, glatte, ebene Blätter, dichtgeschlossene Köpfe. Hieher gehören: **Weißkraut mit kugeligen Köpfen,** als: a. Geschlitztblättriges W., Ochsenherzkraut, Carminatkraut, kleiner, fester, frühreifender Kopf; b. kleines, frühes W., Erfurter kl. f. W.; früh Ulmer W.; frühes, rundes Kraut; kleine, feste, frühreife Köpfe; c. mittelgroßes W.; spätes, rundes Kraut; weißer Herbst-, weißer Erfurter und weißer Braunschweigerkohl; breites Engelberger Kraut, Nördlinger Kraut, Kappis; **Weißkraut,** Kapus; ziemlich großer, spätreifender Kopf; ist am allerweitesten verbreitet. d. Großes Weißkraut, Centnerkraut, Centnercabus, Braunschweiger Spätweißkraut, weißer Capus, Straßburger Weißkohl, großer schottischer Kohl, Riesenkohl; sehr großer, platter, schwerer Kopf; wird in höchster Vollkommenheit bei Kehl und Straßburg auf Aeckern erzogen. e. Bläuliches Weißkraut, Lampertheimer-, Neckar-, Amersforter Kraut, mittelgroßer, in's Bläuliche gehender Kopf; in einigen Gegenden, z. B. bei Lampertheim, Konstanz, Radolphzell &c. gar häufig gebaut und weit verführt. — **Weißkraut mit länglichen Köpfen, Zuckerhutkraut.** f. Yorkerkraut; sehr kurzer Stengel, eirunder, oben abgestumpfter Kopf, der nicht gar fest ist. g. Kleines Zuckerhutkraut, frühes Zuckerhutkraut, englisches weißes Z., hat kleine, spitzige, festgeschlossene Köpfe. h. Großes Zuckerhutkraut, **Filderkraut,** Filderkohl, spitziger weißer Kohl, Spitzkraut, Spitzkapus; sehr großer, zugespitzter Kopf, gedeiht in Gebirgsgegenden ausgezeichnet und ist sehr fein und gut. — **Rothkraut.** i. Kleines Rothkraut, rother Kopfkohl, Holländer oder Erfurter Rothkraut, Straßburger Blutrothkraut; festgeschlossener, kleiner, dunkelrothblauer Kopf; sehr fein und vorzüglich zu Salat geeignet. k. Großes Rothkraut, großes holländisches Rothkraut, Ulmer R., rother Kapus, etwas größer; hellfarbiger und später als die vorige Sorte. — Will man das Weiß- und Rothkraut als Frühkraut, so empfehlen sich hauptsächlich die Spielarten b und f.; zum späten Kraut in's flache Land die Spielarten c, d, e und in's Gebirge h; vom Rothkraut sind die Spielarten i und k die besten. Das Yorkerkraut (f) reift am frühesten, erfordert aber einen vorzüglichen Boden und eine geschützte Lage, wenn es recht gut werden soll. Der Same ist in Straßburg sehr gut zu haben und wird im August auf gute Beete gesäet; die Pflänzlinge werden im October in geschützten Lagen in Grübchen gesetzt und da stehen gelassen. Auch kann man es im Frühling in Mistbeete oder warme Rabatten säen, dann erhält man ein gutes Sommergemüse. — Samen von späterem Kraut wird im April auf warme Rabatten gesäet, dann pflanzt man die Setzlinge nach gehörig erlangter Stärke auf den Acker oder in den Garten in frischgedüngten Boden und bearbeitet denselben den Sommer hindurch fleißig. Das mehrmalige Beschütten (mit Kühwasser oder Abtrittsbrühe) des Krauts den Sommer hindurch ist sehr gut. Im October schneidet man die Köpfe ab und schneidet sie zu Sauerkraut ein. Der beste Samen kommt von Ulm; unter allen Umständen halte man sich mit dem Bezug an solide Samenhandlungen. — Der Same des Rothkrautes wird im April ausgesäet und die Setzlinge zur gehörigen Zeit verpflanzt. Die Köpfe werden sehr fest, und sind im Keller zu Wintersalat und Gemüse für den Winter aufzubewahren.

Zur Samenzucht wähle man immer die schönsten, festesten Köpfe, bewahre bis zum Eintritte des Frostes an einem trockenen Orte uneingeschlagen auf. Mit dem Eintreten des Frostes, bis wohin sie etwas abgewelkt sind, stellt man sie bis zum Frühling im Keller auf und setzt sie zur geeigneten Zeit im Freien aus, nachdem man sie zuvor von fauligen Blättern gereinigt hat; wenn nur die Herzrose noch gesund ist, so schaden andere faule Theile dem Samenertrag nichts. Der Same von den Seitensprossen ist nicht so gut, wie der von der Rose. Keimfähig: 4—5 Jahre. — Nochmals muß bemerkt werden, daß eine starke und frische Düngung allen Kohlarten sehr zusagt; ebenso fleißiges Behacken und Beschütten mit Abtrittbrühe.

Kohlrabe (B. ol. Caulo-Rapa), kurzer Strunk, der sich merkwürdigerweise zu einem fleischigen Knopf ausbildet, bei dem sich noch Spuren der Stengelrosen zeigen. a. **Weiße Kohlraben.** Hievon gibt es eine frühe Sorte, Frühk., frühe Wiener-K., und eine späte. b. **Blaue Kohlrabe.** Die frühe Sorte ist unter dem Namen frühe Glaskohlrabe, frühe kleine K., die späte als späte blaue und Ulmer

K. bekannt. c. Geschlitzblättrige K., mit geschlitzten Blättern, jedoch nicht constant. — Der Same der Frühkohlr. wird zu Ende Februars oder Anfangs März auf ein kaltes Mistbeet, später in's Freie auf eine warme Rabatte gesäet. Nach gehörig erlangter Stärke versetzt man die Pflanzen in gutes Land 1—1½ Fuß von einander, gedeihen jedoch in Furchen zwischen zwei Beeten am besten. Durch das Abbrechen der Blätter werden sie holzig. Am besten sind sie, wenn sie die Größe eines kleinen Apfels haben, was im Juni gewöhnlich der Fall ist. Die späten K. setzt man weiter, weil sie länger stehen und ungleich größer werden. Zum Aufbewahren entfernt man alle Bläter bis auf's Herz, setzt die Knollen im Keller in Sand ein oder bringt sie im Freien in eine Erdgrube. — Zu Samen wählt man im Herbst die schönsten, rundesten Köpfe aus, überwintert sie in einem Sandbeet und setzt sie im Frühjahr in sonnige, nicht zu magere Gartenbeete. Der im Juli reifende Samen behält 4 Jahre Keimkraft.

Spargel- und Blumenkohl (**B. ol. botrytis**), Blätter lang und nur selten eingeschnitten; aus ihrer Mitte entwickelt sich ein großer, fleischiger Blüthenstengel mit unförmigen Blüthen, die in eine fleischige, käseartige Masse verwachsen sind und als Gemüse sehr geschätzt werden. Der Spargelkohl hat ausgebreitete, mehr rispenartige, fleischige Blüthenstengel; es gibt davon eine weiße, eine gelbe und eine violette Sorte. Den besten Samen erhalten wir aus Italien. — Der Blumenkohl, auch Cardiviol, Carviol, Käsekohl genannt, hat in eine dichte, fleischige, endständige Masse verwachsene Blüthenstengel, und baut man einen frühen weißen, einen späten weißen und einen rothen Blumenkohl. — Diese beiden Arten verlangen einen tiefen, fetten, feuchten Boden und ein warmes Klima, weshalb sie in Italien besser gedeihen als bei uns. Walter sagt hierüber: Die Erde, in welche dieses Gewächs gepflanzt wird, muß rigolt oder gereutet, frisch oder fettgedüngt, das Land etwas feucht, die Lage sonnenreich und gegen kalte Winde geschützt sein. In einem Neubruch und auf freiem Felde geräth er am besten. Man säet den Samen des Blumenkohls in der ersten Hälfte Februars oder des Märzes, oder im April, je nachdem man denselben früher oder später haben will, in ein Mistbeet, oder auch im März in ein vor rauhen Winden geschütztes Gartenbeet, welches lockere und gute Erde hat. Man säe den Samen ja nicht zu dicht. Ist die Pflanze stark genug, so setzt man sie an den bestimmten Ort, aber ja nicht unter Kopfkohl und Kraut in den Garten, wo er dem Mehlthau und den Raupen stark ausgesetzt ist. Beim Versetzen sehe man darauf, daß man das Herzblatt nicht beschädige, weil es sonst Narren oder Schalke gibt. Jede Pflanze muß 1½—2 Fuß von der andern gesetzt sein. Hebt man die Pflanzen aus dem Beete, wo sie aufgewachsen stehen, so lasse man in gehöriger Ordnung einzelne stehen, welche drei Wochen bälder als die verpflanzten Blumenköpfe ansetzen. Man behackt und behäufelt den Blumenkohl wie die andern Kohlgewächse, und begießt sie fleißig, doch so, daß kein Wasser in das Herz fällt. Der spät gesäete Blumenkohl liefert vom Aug. bis in den späten Herbst Köpfe. Im Herbst muß der Carviol ausgehoben und sammt den Wurzeln an einen trockenen, luftigen, kühlen und frostfreien Ort an Bindfaden verkehrt aufgehängt oder auf Bretter gelegt werden. Hat der Carviol im Herbst noch keine oder ganz kleine Käse, so setzt man denselben in den Keller in ein von Sand und Erde zubereitetes Beet mit den Wurzeln fest ein und gießt ihn etwas an. Jedoch darf keine Pflanze die andere mit den Blättern, die mit dem Messer etwas eingestutzt werden, berühren. So lange als möglich läßt man ihnen frische Luft zu, nur vor Kälte bewahre man sie gut. Sie liefern noch schöne Köpfe. Um den Carviol früh zu erhalten, säet man frühen cyprischen oder englischen C. im Anfange des Sept. in's Freie oder in ein kaltes Mistbeet, versetzt ihn, wenn er stark genug ist, in ein gleiches Mistbeet 4—5 Zoll von einander und bedeckt denselben nur bei ungünstiger Witterung, bei Kälte oder kaltem Regen, und gibt ihm so viel möglich Luft. Bei Nacht wird das Mistbeet mit Laden und Strohmatten bedeckt, daß keine Kälte eindringen kann. Von diesen Pflanzen versetzt man dann in ein warmes Mistbeet den Winter über, wenn man kann. Die Samenerziehung ist mit vielen Schwierigkeiten und großer Mühe verbunden; man kauft ihn daher besser von sichern Handelsgärtnern.

Kohlreps, Repskohl (**Brassica Napus**), eine Art der Gattung Kohl; wegen der Aehnlichkeit der Blätter mit dem lauchgrünen Kohl so genannt; ist stengellos, hat nur einen kurzen Wurzelhals; Blüthenknospen stehen höher als die Blüthen; die Blumenblätter sind goldgelb glänzend; 1- und 2jährig, blüht im April, reift im Juli. Die zwei Unterarten hievon zerfallen wieder in mehrere Spielarten. — **Eigentlicher K.** (**B. Napus oleifera**), meist dünne, spindelförmige Wurzel; wird manchmal in Gärten gebaut. — Winterkohlreps (**B. N. oleifera biennis**). **a.** Gemeiner oder grüner Winterkohlreps, Reps, Setzölsamen, Kapusreps, Krautreps, Krautlevat, Wintersaat, Winterkohl, Kohl, Saat, von dem Rübenreps durch kahle, blauangelaufene, kohlähnliche Blätter unterschieden, sonst sind beide Spielarten einander gleich; im Ertrag und in der Qualität der Oele weichen sie übrigens sehr von einander ab. — **b.** Winterkohlreps mit schmutzig gelben Blüthen, russischer Kohl. **c.** Italienischer Kohlreps; unterscheidet sich von der Spielart **a** durch größere Bestockung, liefert aber einen geringern Ertrag als dieselbe. **d.** Winterkohlreps, rother Schnittkohl, Blätter und Stengel röthlich, Blüthen hochgelb; wird in Gärten zu Schnittkohl gezogen. **e.** Krausblätteriger Winterkohlreps; Schnitt- und Frühlingskohl; hoher brauner, schlichter Schnittkohl; gewöhnlicher Schnittkohl, hat krause, rothe Blätter und ist als Frühlingsgemüse geschätzt.

Sommerkohlreps (**B. N. oleifera annua**); Stockreps; holländischer Sommerreps; Sommerkrautlevat; Schnittkohl; Senf; Sommerölsamen; diese Spielart wird durch öfteres Aussäen des gemeinen Winterkohlreps im Frühlinge erzielt, und wird hin und wieder zur Oelgewinnung in Kartoffeläcker gesäet, in welchen man beim Behacken nicht zu dicht einzelne Stöcke stehen läßt; bestockt sich unter andern Pflanzen sehr stark und gewährt dadurch einen netten Nebenertrag.

Winterkohlreps gewährt einen viel bessern Ertrag, erfordert aber einen kräftigen, schweren Boden, welcher vor der Einsaat mehrmals gepflügt und gut zubereitet werden muß. Neubrüche, überhaupt humusreicher Boden, gewährt den größten Ertrag. Die Aussaat erfolgt im südlichen Deutschland Ende Augusts oder in der ersten Hälfte des Septembers entweder breitwürfig oder in Reihen. Die Reihenkultur ist am empfehlenswerthesten, namentlich wenn man die Pflanzen vor Winter noch häufelt, indem der Reps dann nicht so leicht auswintert und durch starke Bestockung einen höhern Ertrag gewährt. — Gedrillter Reps gedeiht am besten, sichersten und gewährt den größten Ertrag.

Steckrübe, Erdkohlrabe (**B. N. Esculenta**); Kohlrabe, Bodenkohlrabe, Unterkohlrabe, Kohlrübe, Dörschen, Pfoschen, Krautrüben, Rutabaga; starke, fleischig-ausgebildete Wurzel; wird fast ausschließlich als Futterpflanze auf den Feldern gebaut. **a.** Weiße Steckrübe, weiße Erd- oder Bodenkohlrabe, treibt eine große, weiße Rübe ohne viel Würzelchen. **b** Gelbe Steckrübe, schwedische Bodenkohlrabe, Rutabaga, gelbe Erdkohlrabe, große gelbe Steckrübe, gelbe runde Kohlrübe, gelbe schwedische Kohlrübe. **c.** röthliche Steckrübe, rothhalsige Bodenkohlrabi. — Von diesen drei Spielarten verdient die zweite den Vorzug, weil sie ein feineres, kräftigeres Fleisch hat und einen höhern Ertrag liefert, zumal sie durch längere Cultur so verfeinert und vergrößert werden kann, daß man sie auf den ersten Anblick für eine andere Pflanze hält. Gedeiht auch in einem zäheren, rauheren, feuchteren Boden und in Gebirgen, wird wie die Runkelrübe gebaut, und verdient deshalb alle Beachtung. Als Futterpflanze ist die Kohlrabe vorzüglich und kommen 2 Centner davon 3 Centner Kartoffeln gleich, nur darf man sie nicht in zu großer Menge oder in großen Stücken füttern. — Zur Verwendung in die Küche zieht man die gelbe Spielart vor.

Rübe (**Brassica Rapa**), Blätter grasgrün und rauhhaarig, offener Kelch, goldgelbe Blumenblätter. Hieher gehört die Unterart **Rübenreps** (**B R. oleifera**), von der Aehnlichkeit mit der weißen Rübe so benannt; spindelförmige Wurzel; dient zur Oelgewinnung. Winterrübenreps, Rübsen, Raps, kleiner Reps, Winterlevat, Sprengel, Rübsprengel; hat oft auch die Benennungen des Kohlrepses. Kann als die Stammform betrachtet werden und hat Blätter, welche denen der weißen Rübe völlig gleichen; gibt bei sorgfältiger Pflege ziemlich starke Rüben; gedeiht fast in jeder Bodenart, wintert nicht leicht aus und ist vorzüglich zum Anbau in armen Sandgegenden geeignet. Wird wie der Kohlreps ausgesäet, reift meist acht Tage vor demselben, fällt weniger gern aus und leidet nicht leicht von Insecten, dagegen ist die Ertragsfähigkeit unter sonst gleichen Verhältnissen geringer. — Sommerrübenreps, Sommerreps, Sommerlewat, Sommerrübsen, Dotter, Sommerkohl; einjährige Pflanze, durch wiederholte Aussaat des Winterrübenreps im Frühjahr erzielt, wird hauptsächlich da gebaut, wo die Landwirthschaft zurück oder der Boden schlecht ist. Wird im Mai oder Juni breitwürfig in gutbearbeitete und wo möglich frischgedüngte Felder gesäet und kann nach drei Monaten schon geerntet werden. Die späte Saat leidet weniger von Erdflöhen als die erste. Gewährt einen geringern Ertrag, als der Winterrübenreps, verdient aber insofern alle Beachtung, als er noch gebaut werden kann, wenn der Winterreps erfriert, in welchem Falle der geringere Ertrag von den höhern Preisen ausgeglichen wird.

Rübe, Weißrübe, Wasserrübe, Brach- und Baurüben, Stopfel- und Stupfelrüben; sehr dicke, fleischige, eßbare Wurzel. **Lange Rüben,** sehr große, lange Wurzeln. a. Weiße lange Rübe, Feldherbstrübe, Stopfelrübe, Rub. b. Gelbe lange Rübe. c. Rothe lange Rübe, lange blaue Herbstrübe; sehr verbreitet und häufig angebaut. d. Rothschwarze lange Rübe, französische Rübe; selten, wird fast nur als Viehfutter benützt, weil sie wässerig ist. — **Runde Rüben,** Wurzel nur oben ausgebildet, daher tellerförmig; Blätter klein. e. Weiße runde Rübe, frühe platte Mairübe, Brüsseler weiße Rübe, Frührübe, Tellerrübe, Mairübe, bei uns selten, häufig in den Niederlanden. f Gelbe runde Rübe, runde gelbe Mairübe, Brüsseler gelbe Rübe, holländische gelbe Rübe, in Holland gemein. g Grüne runde Rübe, sehr selten. h. Rothe runde Rübe, frühe, platte rothe Rübe, rothköpfige Rübe. — **Teltower Rübe,** nach dem Dorfe Teltow bei Berlin benannt; heißt auch Berliner, Märkische, Baierische oder Nickelrübe; klein, spindelförmig, hat einen äußerst feinen Geschmack und ist vorzüglich für die Küche, verlangt einen sandig-lehmigen Boden; wird im Juni ausgesäet und im Oktober geerntet. Artet in gutem Boden aus.

Zur Samenzucht pflanzt man die schönsten Rüben im Herbst an geschützte Orte aus und bedeckt sie gegen strenge Kälte mit Stroh; blüht im April und Mai, reift im Juni und Juli. Rüben sollen nur in einen wohlgedüngten, wohlgereinigten und wohlbearbeiteten Boden gesäet werden. Die Brachrüben werden um Kiliani gesäet, und zwar ja nicht zu dicht, denn ein dichter Stand ist am allernachtheiligsten. In der frischen Furche, die man etwas abeggt, wenn das Feld rauh liegen bleiben soll, geht der Samen am schnellsten auf. Das so häufig versäumte Behacken der Brachrüben ist sehr empfehlenswerth.

Die gewöhnlichen Kohl- und Krautblätter wirken sehr kühlend, wenn man sie frisch auf hitzige Geschwüre, entzündete Wunden u. dgl. legt. — Das saure Kraut wirkt erweichend auf Eitergeschwüre, wenn man Umschläge davon auflegt. — Den Saft des Köhls auf den Kopf gerieben, befördert den Haarwuchs. — Gegen anhaltendes Bauchweh (Grimmen) siede einen alten Hahnen mit Kohl, trinke die Brühe davon und das Uebel wird weichen. — Wer 2—3 rohe Kohlblätter mit Salz und Essig genießt, ehe er Wein trinkt, nachher auch wieder das Gleiche thut, wird nicht leicht berauscht werden oder üble Folgen davon empfinden. — Taucht man Tücher in die Brühe von saurem Kraut, so heilen sie beim Auflegen den Brand. — Legt man frische Kohl- oder Krautblätter auf den Kopf, so wird dadurch die Hitze gemildert und das Ausfallen der Haare verhindert.

Kohlapfel, s. v. a. schwarzer Borsdorfer.

Kohlaron, s. v. a. **Arisarum vulgare.**

Kohlbaum (Andira), Gattung der Familie Schmetterlingsblümler; kreiselförmig-glockiger, 5zähniger Kelch; schmetterlingsförmige Blumen; 10zweibrüderige Staubgefäße; gestielte, runde, fast steinfruchtartige, 1samige Hülse. Arten: Westindischer K. (**A. inermis; Geoffroya inermis**), mittelgroßer Baum mit aschgrauer, in's Bläuliche gehender Rinde; glatte, kahle, stielrunde Aeste; unpaarig gefiederte, 1 Fuß lange Blätter, große, end- oder achselständige Rispen; kurzgestielte, purpurrothe Blüthen; blüht vom Mai bis Juli, und ist in den Wäldern und an den Küsten Westindiens gemein. Die fast geruchlose, bitterlich-scharfschmeckende Rinde ist als Jamaika'sche Wurmrinde gebräuchlich. Kommt in zwei Sorten vor, wovon die erste ächte in 1—2 Fuß langen, rinnenförmigen, 3—4 Linien dicken Stücken zu uns kommt; außen haben dieselben eine 1—2 Linien dicke, schmutzige, oder gelblich-weiße, theilweise auch braune Borke, die leichte Längs- und Querrisse zeigt. Die emetisch-kathartisch wirkende Rinde erregt in größern Gaben bedenkliche Zufälle und soll selbst narkotisch wirken; bei uns selten mehr als Wurmmittel im Gebrauch. — Stumpfblätteriger K. (**A. retusa; Geof. retusa**), mittelgroßer, glattrindiger Baum, der einen rothen, harzigen Saft ausschwitzt; lange kahle Aeste; unpaarig-gefiederte Blätter; hochrothe Blume; ovale, fast steinfruchtartige Hülse; wächst in Cayenne und Surinam. Die etwas dumpfige, unangenehm bitter-schmeckende Rinde ist als surinamische Wurmrinde bekannt, und kommt in flachen oder leicht gebogenen, grünlich-braunen, warzigen Stücken zu uns; wirkt noch heftiger als die Rinde der vorangehenden Art.

Kohle (**Carbo**), vorzüglich **Lindenkohle** (**C. ligni Tiliae**). Die Kohle hat sowohl äußerlich als innerlich antiseptische Kraft. Nach Vogt wirkt sie der Neigung zur Verflüssigung entgegen, vermehrt ist Plastizität des Bluts und die Dichtigkeit der organischen Faser. Das Lindenkohlenpulver wirkt hauptsächlich bei Fäulniß und Entmischung und verbessert schlechte und faulige Sekretionen. Man hat die Kohle bis jetzt in Faulfiebern, fauligem Typhus, in der Ruhr und bei fauliger Diarrhöe angewendet; in letzterem Fall ist die Verbindung mit Opium sehr dienlich. Die Gabe der sehr fein gepulverten Kohle ist innerlich ʒß —j einigemal täglich, in Verbindung mit Eisen, Opium, China. Aeußerlich findet die Holzkohle vielseitige Anwendung, und zwar in Salbenform gegen chronische Hautausschläge, Flechten, bösen Kopf, ferner in Salbenform oder als Streupulver bei bösartigen, fauligen, jauchigen Geschwüren, im feuchten Brand, in dem sie die flüssigen, gasförmigen Sekretionen in Geschwüren aufsaugt und auf der Basis derselben eine größere Thätigkeit erzeugt. Man verbindet sie als Streupulver mit China, Kamillen, Myrrhe, Kampher. Das feine Pulver von Lindenkohle oder geröstetem Brod ist das beste Zahnpulver. Zur Vertreibung übler Gerüche und schlechter Luft dient die gutausgeglühte Kohle in Nachtstühle und Abtritte gestreut.

Kohlholz, s. v. a. gemeiner Hartriegel.

Kohlpalme, s. v. a. **Euterpe & Areca**.

Kohlportulak, s. v. a. gemeiner Portulak.

Kohlrabe, s. u. Kohl.

Kohlreps, s. u. Kohl.

Kohlrübe, s. u. Kohl.

Kokkel (**Cocculus**), Gattung der Familie Lorbeergewächse; zweihäusig, 3—6—9 blätteriger, 2—3reihiger Kelch; sechsblätterige Blumenkrone; die männlichen und weiblichen Blüthen sind von einander unterschieden. Arten: Grubiger K. (**C. lacunosus; Monispermum Cocculus; M. lacunosum**), Kletterstrauch; meist armsdicker Stamm; dicke, sehr runzelige Rinde; wechselständige, 8—10 Zoll lange, 5—7 Zoll breite Blätter, unten gelb und etwas wollig; die einzelnen weiblichen Blüthensträuße werden 1½ Fuß lang, sind weiß und riechen unangenehm; es stehen meist 2—3 Beeren bei einander, sie haben die Größe der Weinbeeren, sind erst weiß, dann roth, dann schwarzpurpurroth; wächst an den Meeresufern der Molukken, und hat ein poröses, eckelhaft riechendes Holz. Von dieser Art, sowie vom korkartigen Fischkokkel (s. d.) hat man die **Kokkelskörner, Fischkörner**.

Kokkelsamen, Mondsamen (**Semen Cocculi**). Er ist rundlich, nierenförmig, braun, schmeckt sehr bitter und wirkt in etwas größern Gaben giftig. Die Fische, welche dem Kokkelsamen sehr gerne nachgehen, verfallen vom Genuß in eine Art Betäubung. In der Medicin in seiner Wirkung auf das Rückenmark sehr kräftig, daher gibt man ihn bei Lähmung der untern Gliedmassen und solchen Gliederlähmungen, welche sich nur an der einen Hälfte des Körpers zeigen, sowie bei heftigen Unterleibskrämpfen, zu früh oder zu reichlich eingetretener Periode, oder wenn dieselbe nicht zur Zeit eintritt oder plötzlich stockt. Leistet bei krampfhaften Blähungskoliken, sowie bei Magenkrampf, der zusammenschnürend und drückend ist, und mit dem ein bitteres oder fauliges Aufstoßen, Appetitlosigkeit, harter Stuhlgang, Athembeengung, trockener Mund und Schlund verbunden ist. Gegen die vom Fahren entspringenden Uebel hat sich dieses Mittel in den meisten

Fällen hülfreich erwiesen. — Zur Vertreibung der Läuse streut man pulverisirten Samen auf den Kopf. — Form und Gabe: Es wird eine Tinctur bereitet, zu welcher man 2 Theile des gepulverten Samens mit 30 Theilen Weingeist auszieht und nach einigen Tagen das Helle abgießt. Davon nimmt man in 24 Stunden in einem Gläschen Wasser 3 bis 6 und 8 Tropfen. — Das fette talgartige Oel der Samen dient in Ostindien zur Kerzenbereitung. — Handförmiger K. (**C. palmatos; Menisp. palmatum; M. Calamba**), senkrechte Pfahlwurzel, aus der sich mehrere fleischige, 3—4 Zoll dicke, braune, warzige Aeste entwickeln; die männliche Pflanze hat blattwinkelständige, hängende Blüthensträuße, die weibliche trägt Blüthentrauben. Die mit langen, schwarzen Drüsenhaaren besetzten Beeren erreichen die Größe einer Haselnuß; die nierenförmigen Samenkörner haben eine dünne, schwarze Samenhaut; wächst in den Wäldern des innern Afrika's und ist ausdauernd. — Die **Columbowurzel** (**R. Columbo**), rührt von den knollenartigen Wurzelästen dieser Pflanzen her, und kommt in scheibenförmigen Stücken von 1—3 Zoll Durchmesser und 1/4 — 1 Zoll Dicke in den Handel. Sie schmeckt sehr bitter, wird durch Jodtinktur schwärzlich-blau gefärbt, und ist ein vorzügliches, in vielen Krankheiten höchst eigenthümlich wirkendes Heilmittel, namentlich wenn die Verdauungswerkzeuge an Schwäche, krankhaft veränderter Absonderung oder übertriebener Reizbarkeit leiden, wie es bei Schleimflüssen, chronischer Diarrhöe, hysterischen und hypochondrischen Leiden der Fall ist. Zu große Gaben müssen vermieden werden. Die unächte Columbowurzel, welche bisweilen vorkommt, ist viel weniger bitter und etwas süßlich, und wird durch Jod nicht verändert.

Kokospalme (**Cocos**), Gattung der Familie Palmen; einhäusige Blüthen, welche in einem Blüthenstrauße sitzen und von einer holzigen Blüthenscheide umgeben sind; die männlichen stehen oben; eirunde, oder eirund-dreiseitige, einsamige Steinfrucht, bei welcher der Steinkern beinhart ist und am Grunde drei Löcher hat. Arten: Gemeine K. (**C. nucifera**). Unter den zahllosen Palmarten ist die gem. K. unstreitig die nützlichste. Dieser Baum wächst an den Küsten und Flußufern der heißen Länder von Asien, Afrika, Amerika, und wird namentlich in großer Menge auf den Südseeinseln getroffen. Der gerade 1—1 1/2 Fuß dicke Stamm wird ohne Stacheln 70—80 Fuß hoch und treibt am Gipfel durch seine 12 Fuß langen und 1 1/2 Fuß breiten Blätter eine unvergleichlich schöne Krone. Unterhalb derselben kommen bei einigen Spielarten im sechsten, bei andern im siebenten bis 12. Jahre die Blüthen und Früchte hervor, und hängen dann in der Regel beide das ganze Jahr hindurch zu gleicher Zeit am Baume. Die Früchte bestehen in Nüssen, welche die Größe eines Kindskopfs erreichen, mehr oder weniger eckig und von einer braunen, faserigen, 2—3 Finger dicken Hülle umgeben sind, unter welcher erst die den Kern umschließende Schaale kommt. Im Anfang ist dieselbe knorplig und bleich, nachher wird sie hart, holzig und braun, hat oben drei Löcher, durch welche der Keim hervorzusprossen vermag. Oeffnet man dieselbe, so lang die Früchte halbreif sind, so erhält man 1/2 Maaß des angenehmsten, süßen, milchartigen Saftes. (**Kocosmilch**); läßt man sie völlig reif werden, so verdickt sich dieser Saft zu einem festen, ölreichen Kern, welcher nur in der Mitte eine saftvolle Höhlung behält und frisch wie Mandeln schmeckt. Ist er ganz eingetrocknet, so klappert der Kern in der Nuß, weshalb dieselbe auch **Klappernuß** heißt. Alle Theile des Kocosbaums können benützt werden. Der Saft der Nüsse, welche in Büscheln von 10—20 Stücken am Baum hängen, gewährt den Bewohnern jener heißen Länder, sowie den Seefahrern, ein sehr erquickendes und stärkendes Getränk, welches nicht allein den Durst löscht, sondern auch ein vorzügliches Mittel gegen Scorbut und andere derartige Krankheiten ist. An einer einzigen Nuß können sich zwei Personen vollkommen laben. Der feste Kern kann roh gegessen werden, es läßt sich aus ihm mit Wasser aber auch eine Art Milch (**Santar** genannt) bereiten, in welcher man Gemüse, Fleisch und Fische kocht. Läßt man ihn eine Zeit lang liegen, so kann man ein Oel daraus pressen, mit dem ein sehr starker Handel in Indien getrieben wird. — Die harte Schaale der Nuß gibt Punschlöffel, Trinkgeschirre, Dosen, Stockknöpfe, Schmucksachen aller Art, Knöpfe u. s. w.; aus den Fasern der äußern Hülle kann man Stricke, Lunten und Schiffstaue verfertigen. — An den Stellen, wo die Blumenkolben abgeschnitten sind, fließt ein vorzüglicher, weinartiger Saft aus, der unter dem Namen **Palmwein** bekannt ist, frisch recht gut schmeckt, jedoch auch zur Bereitung von Arack, Essig, Branntwein und Zucker besonders geeignet ist. Der obere weiche Theil des Stammes, das sogen. **Palmhion**, ist als Nahrungsmittel gleichfalls geschätzt, doch wird dasselbe nicht gar häufig benützt, weil der Baum zu schnell hievon abstirbt. Das Holz ist zwar schwammig, deshalb aber doch dauerhaft, und wird zu Pfählen bei Flußdämmen, zu Fahrzeugen, Gebäuden und verschiedenen Tischlerarbeiten benützt. In einem lockern Boden und warmen Klima kann man diesen Baum leicht durch Nüsse fortpflanzen. — Die Wurzelfasern der K. werden gegen Diarrhöen und Dysenterie, die Blüthen gegen Pyurie und Blennorrhöen, und die ganz unreifen kleinen Früchte bei Hämorrhagien angewendet. Die Milch der Früchte ist bei allen entzündlichen Krankheiten ausgezeichnet gut, und das aus dem Samen gepreßte oder gekochte Oel kann wie Olivenöl benützt werden. — Guineische K. (**C. guineensis**), hat einen stacheligen, nur 12 Fuß hohen Stamm; das Holz wird zu Latten, Pfählen ꝛc. benützt, während der Saft eine Art Wein liefert. Eine besondere Gattung der Kokospalmen kommt auf den Seichelles-Inseln bei Afrika vor; sie trägt 20—30 Nüsse, von denen jede über 25 Pfund wiegt, aber über ein Jahr zur Reife brauchen. Das Holz gibt gute Rinnen, Pfähle, Staketen ꝛc., die Blätter dienen zum Bedecken der Häuser; der wollige Blätterüberzug eignet sich zum Polstern der Sitze, Betten ꝛc., die Schaale zu Trinkgefäßen; aus den Blattrippen kann man Körbe, Hüte u. dgl. flechten.

Kola, die Nüsse von **Sterculia acuminata**, in Sierra-Leona als Scheidemünze dienend.

Kolbenhirse, eine als Sommerfrucht gebaute Hirsenart, die klein und ungegrannt ist, und eine fast eirunde Aehre hat; die Blumenstiele fehlen oder sind sehr kurz; heißt auch Hirsen-Fennig. — Noch verschiedene andere Hirsenarten werden so genannt, namentlich führt Metzger eine ganze Gattung (**Setaria**) auf, bei der die Hülle aus grannenförmigen Borsten zusammengesetzt ist; auf dem Rücken convexe, vornen flache, einblüthige Aehrchen; 3klappiger Balg. Arten: Italienische K. (**S. italica**), faserige Wurzel, 2—5 Fuß hoher Halm, schilfartig und breitblätterig; ährenförmige, doppelte Rispe; blüht im Juli und Aug., reift im Aug. und Sept. — Große K., sehr lange, fast gleich breite Aehre; 4—6 Fuß hoher Stengel. Große gelbe K., italienischer Fennich, welsche Hirse, bei uns 3—5 Fuß hoher Halm, der von der Blattscheide fast ganz umschlossen ist; bestockt sich außerordentlich, ist sehr ertragsreich; jedoch für das deutsche Klima ziemlich empfindlich. — Große gelbe, ungegrannte K., wird als Sommergetreide gebaut, und hat dicke, samenreiche Aehren. — Kleine K., die etwas ovale Aehre ist kurz; der Stengel wird nur 2—3 Fuß hoch. Die kleine strohgelbe K. wird als Sommerfrucht gebaut, heißt im Murgthale Fennig, in Oesterreich Pfennich, sonst auch Fuchsschwanz-Fennich, hat einen niedern, 2—3 Fuß hohen Halm, eine geringe Bestockung, gedeiht aber sehr gern, reift früh und nimmt auch mit dem geringsten Boden vorlieb. — Kleine orangegelbe K., Mohar; etwas eirunde Aehrchen und orangegelbe Samenkörner; wird in Ungarn, Oesterreich ꝛc. vorzüglich als Futterpflanze gebaut, und gewährt selbst im geringsten, sandigen Boden und bei den trockensten Jahrgängen einen schönen Ertrag; nasse Jahrgänge sagen ihm weniger zu; wird zur Samengewinnung Ende Aprils, zum Füttern vom April bis Juni gesäet. Der Mohar ist sowohl frisch als gedörrt ein vorzügliches Futter und liefert einen sehr reichen Ertrag. — Kleine, violette K., etwas eirunde Aehre, violette Blumenstiele, röthlich-braune Samen; gedeiht nur in warmen Weingegenden; gewährt einen großen Ertrag. — Kleine ungegrannte K., fast eirunde Aehre, Blumenstiele fehlen oder sind sehr kurz; hat eine fast ovale Aehre. S. auch Hirse.

Kolbenschosser (**Balanophoreae**), 55. Familie des Reichenbach'schen Pflanzensystems; pilzähnliche, zapfenförmige Schmarotzer mit verkümmerten, schuppenartigen Blättern, diclinischen Blüthen, welche dicht auf Kolben stehen, zwischen Schuppen oder Borsten; die männlichen Blüthen sind gestielt und haben einen trichterförmigen, 3theiligen Kelch.

Kolbenweizen, diese Benennung führen einige Weizenarten, von denen die erste schlaffe, ungegrannte, gelbe kahle, die zweite bräunliche, kahle Aehren hat; die dritte ist von diesen beiden ersten nur durch einen sammtartigen Ueberzug unterschieden.

Kolbwurz, s. v. a. **Nymphaea alba**.

Kolderkraut, s. v. a. gemeines Gauchheil.

Kolophonium, eine aus dem Pech der Fichte bereitete, harzige Masse, auch **Geigenharz** genannt; wird in der Technik häufig benützt und hat den Namen von der Stadt Kolophon.

Es ist die von dem Terpentin nach Entfernung des Terpentinöls zurückbleibende, gelbe oder braune, glasartig spröde, halbdurchsichtige Masse, die in Alkohol löslich ist und mit Ammoniak und Kali — Saifen, mit Salpeter- oder concentrirter Schwefelsäure — künstlichen Gerbstoff bildet. Das K. besteht aus Pininsäure (Alphaharz), Sylvinsäure (Bataharz) und Colopholsäure (Gammaharz); wird zu Räucherungen, zu Pflastern, noch mehr aber von Klempnern, Zinngießern beim Löthen, von Musikern zum Bestreichen der Violinbogen, auf Theatern als Blitzpulver ꝛc. benützt.

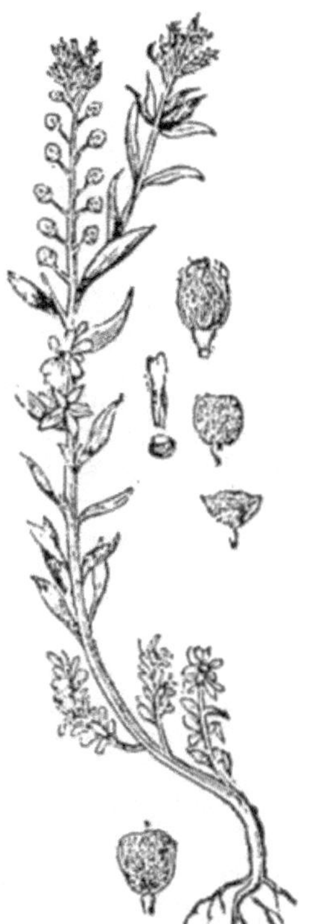

Koniga.

Kometenwein, der in einem Kometenjahr gewonnene Wein, welcher nach der Annahme der Weingärtner meist gut wird.

Komthureiwein, eine ausgezeichnete Sorte Cyperwein.

Koniga (**Koniga**), Gattung der Familie Viermächtige; 4blättriger Kelch, 4 weiße Blumenblätter, 4 mächtige Staubgefäße; der eine Fächer enthält 2—3 gerandete Samen. — Arten: Meerstrands-K. (**K. maritime**), **Alyssum maritimum; Clypeola maritima; Lobularia maritima**), mehrköpfige Wurzel mit dünnem und schlankem Stengel; lanzettige, ganzrandige Blätter; schneeweiße Blumenblätter, die plötzlich in einen purpurfarbigen Nagel zusammengezogen sind; ausdauernd; wächst an den Küsten des südlichen Europa's und blüht vom Juni bis Juli. Die Samen waren früher officinell gegen Skorbut, Blennorrhöen, Leiden der Harnorgane, und werden im Süden vom Volk jetzt noch benützt.

Konradskraut, s. v. a. Johanniskraut.

Kopalsumach, eine Art des Sumachs, mit gefiederten, lanzettigen, unten weichhaarigen Blättern; wird 6—10 Fuß hoch; blüht im Juni, reift im Herbst; wächst wild in Nordamerika, bei uns in leichtem Gartenboden und geschützter Lage gebaut. Die Fortpflanzung geschieht durch Wurzelausläufer, und wird davon der **amerikanische Kopal** (**Gummi copal**), gewonnen, den man blos zur Bereitung von Firnissen benützt. S. Sumach.

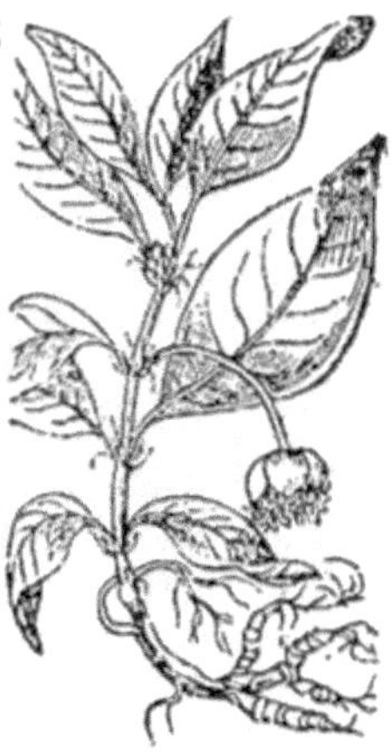

Kopfbeere (**Cephaëlis**), Gattung der Familie Krappgewächse; zwitterig; überweibiger Kelch; kurz fünfzähniger Saum; fast trichterförmige Blumenkrone; 5 Staubgefäße; verkehrt-eirunde Steinfrucht mit beinharten Kernen. — Arten: Brechenerregende K. (**C. Ipecacuanha; C emetica; Callicocca Ipec.**), halbstrauchig; die federkieldicken Wurzeläste sind durch viele Einschnürungen höckerig geringelt, außen bräunlich, innen weißlich, der fadenförmige Holzkern derselben ist von einer dicken Rinde umschlossen. Das ausdauernde, 1—3 Fuß lange Stämmchen steigt krautig auf, ist etwas vierseitig und oben weichhaarig; die 3—4 Zoll langen Blätter sind beidseitig zugespitzt, oben etwas rauh-, unten weichhaarig; die Blüthen sitzen zu 8—15 in dichten, hülldeckigen Köpfchen und sind weiß; die erbsengroße Steinfrucht ist zuerst purpurroth, dann schwärzlichviolett, während die Steinkerne eine Erdfarbe haben. Blüht vom November bis März und wächst in feuchten Wäldern Brasiliens sehr häufig. Wir erhalten von der Wurzel die ächte, geringelte, graue oder braune Ipecacuanha (**Ipecacuanha vera s. annulata s. fusca s. grisea**); kommt in gebogenen, verschiedenartig gedrehten, 3—4 Zoll langen Stückchen zu uns, die bald etwas dicker, bald etwas dünner als eine Rabenfeder sind, und außen eine grauröthliche, bräunliche oder schwarze Farbe haben. Frisch ist die Rindensubstanz weiß und mehlig, trocken grau oder braun, auf dem Bruche harzig und fast hornartig. Geruch und Geschmack sind unangenehm, bitterlich und kratzend scharf. Diese Wurzelsubstanz ist eines der besten und sichersten Brechmittel, und heilt die Ruhr auf die schnellste und sicherste Art, weshalb die Wurzel auch den Namen **Radix anti-dysenterica** führt. In der Ruhr wirkt sie dadurch günstig, daß sie eine stete Bewegung der Gedärme nach unten unterhält, und auf die Haut wirkt. Man kennt jedoch jetzt bessere Mittel dagegen, wogegen kein besseres Brechmittel bekannt ist, denn selbst eine zu große Gabe hat blos zur Folge, daß der Magen schneller entleert wird, ohne irgend einen Nachtheil herbeizuführen. Man kann die J. ganz kleinen Kindern als Brechmittel geben, und sie hat nicht jene erschöpfenden Nachtheile zur Folge, wie metallische oder andere Brechmittel. Man wendet die Wurzel nicht als Pulver an, und die Gabe davon beträgt bei erwachsenen Personen von 15—20 Gran, bei Kindern, die schon über einige Wochen alt sind, von 6—12 Gran, je nach deren Alter. Häufig wendet man sie auch in Weinaufguß an, wozu man weißen Wein nimmt, der die Eigenthümlichkeiten der Ipecacuanha gut extrahirt, und dieß ist eine sehr passende Darstellungsform, vorausgesetzt, daß kein zu großer Grad von Fieber vorhanden ist. Einem Kinde kann man davon alle 10 Minuten einen Theelöffel voll geben, bis Wirkung erfolgt. J. ist auch ein vortreffliches, auswurfbeförderndes Mittel, und kann zu diesem Zwecke in Gaben von 3—4 Gran dreimal täglich gereicht werden; oder man kann mit irgend einer süßen oder gewürzhaften Substanz Zeltchen daraus bereiten, von den J.-Zeltchen enthält jedes ½ Gran. Als eckelerregendes Mittel ist sie in geringeren Gaben nützlich bei Blutflüssen aus der Lunge und aus der Gebärmutter; ebenso als krampfstillendes Mittel, namentlich bei krampfhaften Brustbeschwerden. In Ruhren und Durchfällen kann man sie in Verbindung mit andern Mitteln anwenden. Verbunden mit Opium bildet sie das berühmte Dovers-Pulver, das sehr schweißtreibend ist, und um seiner besänftigenden Wirkungen in Schnupfen, Rheumatismen und verschiedenen Unterleibsleiden willen, eine der heilsamsten Compositionen der Pharmakopöe bildet. Siehe auch Brechstrauch.

Kopfblüthiger Bohnenbaum, s. v. a. Bohnenstrauch.

Kopfblume (**Cephalanthus**), Gattung der Familie Krappgewächse; zwitterig; überweibiger Kelch; vierzähniger, kantiger Saum; unterständiger Fruchtknoten; lederige Spaltfrucht, die am Kelchsaum gekrönt ist, und sich vom Grunde an in 2—4 Nußhülsen theilt; längliche Samen. Die gelblich-weißen Blüthen stehen auf einem borstig-behaarten Hauptfruchtboden. — Arten: Nordamerikanisch K. (**C. occidentalis**), 6—10 Fuß hoher Strauch mit gegenständigen, an den Rippen weichhaarigen Blättern; wächst an sumpfigen Stellen von Canada bis Florida, blüht im Aug. und Sept. und findet sich als Zierstrauch in unsern Anlagen. Die Rinde ist als schweißtreibendes und purgirendes Mittel, sowie gegen intermittirende Fieber im Gebrauch.

Kopffaden (**Cephalotus**), Gattung der Familie Gehörntfrüchtler; 5spaltiger Kelch; fehlende Blume; 12 Staubgefäße; 6 Fruchtknoten; häutige, 1-, selten 2samige Kapsel. — Arten: Schlauchtragende K. (**C. follicularis**), spindelige, an der Spitze in 2—3 Köpfe getheilte Wurzel; gedrängte, elliptische, ganzrandige Blätter; zwischen den Blättern sind gestielte, herabhängende, bedeckelte, innen purpurrothe Blattschläuche, die eine wässerige Flüssigkeit enthalten; 1—2 Fuß hoher Schaft; Blüthen in grünlich-weißen Trauben; blüht im Aug.; ist ausdauernd und findet sich auf der Südwestküste von Neuholland.

Kopfklee, s. v. a. Wiesenklee.

Kopfkohl, s. u. Kohl.

Kopfsalat, eine Lattichart, deren Blätter einen großen Kopf von verschiedener Größe und Form bilden.

Kopfschimmel (**Mucor**), Gattung der Familie Schimmelpilze; das niederliegende, flockige Lager treibt astlose, fruchtbare Flocken; erscheint vorzüglich auf stickstoffhaltigen, in feuchter Zersetzung begriffenen Substanzen. Arten: Ausläufertreibender K. (**M. stolonifer**), schwärzlichgrau; kommt auf Birkenästen und faulenden Weinblättern im Herbste vor. — Gemeiner K. (**M. Mucedo**), hat aufrechte, fruchtbare Flocken, die in einer schwärzlichen Umschlaghülle kugelige Keimkörner tragen; sehr häufig auf Gegenständen, die in Fäulniß übergehen, wie Brod *rc.*

Kopfweide, s. v. a. weiße Weide.

Korallenbäumchen, s. v. a. chinaartiger Nachtschatten, s. u. Nachtschatten.

Korallenbaum, bei uns in Gärten gebauter Strauch, s. v. a. weißbeerenartiger Nachtschatten.

Korallenflechte (**Isidium**), Gattung der Familie Staubflechten; unfruchtbares Fruchtlager, besteht aus vielen korallenartigen, dichtstehenden, ziemlich walzigen Körperchen. — Arten: Aechte K. (**J. corallinum; Lichen corallinas; Stereocaulon corall.**), wird in großer Menge von Schweden nach Holland ausgeführt, wo er zur Lakmusbereitung dient.

Korallenholz, Holzarten exotischer Bäume, von rother Korallenfarbe.

Korallenhyacinthe, eine prächtige rothe Hyazinthenart.

Korallenkraut, s. v. a. gemeine Spargel.

Korallensumach, s. v. a. **Rhus metopium.**

Korallenweizen, s. v. a. rother Dinkel.

Korallenwurzel, die Wurzel des gemeinen Tüpfelfarrns (s. d.); in der Heilkunde geschätzt.

Korbblume, entsteht aus vielen Blüthen, die auf einem Hauptfruchtboden stehen und von einer auf demselben befestigten Hülle umgeben sind, wie bei Sternblumen, Disteln, Chamillen 2c.

Korbfeigen, eine Feigenart, s. u. Feigen.

Korbweide, s. v. a. Dotterweide.

Koriander, s. v. a. Coriander.

Korinthen, die getrockneten Beeren von **Vitis veni fera apyrena**, von den eigentlichen Rosinen durch Kleinheit, runde Form und Kernlosigkeit unterschieden.

Korinthenstaude, s. v. a. **Ribes alpinum.**

Korinthenwein, ein zu Zante aus den Korinthentrauben gewonnener, süßer öliger Wein.

Kork, Korkeiche (**Quercus suber**), eine sehr schätzbare Eichenart, von der wir das so nützliche Pantoffelholz erhalten. Dieser Baum wächst im südlichen Europa, in Frankreich, Italien, Spanien 2c.; er wird beträchtlich hoch und dick und erreicht ein Alter von hundert Jahren. Die immergrünen Blätter sind eirund-länglich, unzertheilt und gezähnt, auf der untern Seite filzig; die süßlich schmeckenden Früchte werden wie Kastanien geröstet und gegessen, und liefern Vögeln und andern Thieren eine angenehme Aetzung. Das wichtigste am ganzen Baume aber ist die Rinde, die leicht, schwammig und rissig ist, und von mehr als 15 Jahre alten Bäumen während der Sommermonate leicht abgezogen werden kann. Wenn das zarte, über dem Splint liegende Häutchen nicht verletzt wird, so wächst die Rinde wieder nach und kann von 8 zu 8 Jahren wieder abgeschält werden; je älter der Baum ist, um so besser wird sie. Die abgenommene Rinde hängt man ein wenig über glühende Kohlen, legt sie in's Wasser, schichtet sie auf einander und beschwert sie mit Bäumen, um sie platt zu machen. Der auf diese Art erhaltene Kork wurde schon von den Alten zu Schuhsohlen, Schwimmgürteln, Fischereigeräthen u. s. w. benützt; seit dem 15. Jahrhundert aber werden aus ihm die Stöpsel auf Bouteillen geschnitten, und mit denselben aus Frankreich, wo sie weißlich, und aus Spanien, wo sie dunkel aussehen, sowie aus Italien, ein bedeutender Handel betrieben. Ihre Güte erkennt man daran, wenn sie recht weich, elastisch, wie Sammt anzufühlen, durchaus eben und ohne Löcher und Risse sind. Aus dem verbrannten Korke macht man eine schwarze Farbe, das spanische Schwarz. Das Holz dient zu festen, dauerhaften Werkzeugen und zum Verkohlen. — Auch chirurgische Instrumente werden aus dem Kork gefertigt; und war er früher als adstringirendes Heilmittel bei passiven Blutflüssen geschätzt. — Gegen Sodbrennen verbrenne man einen gewöhnlichen Stöpsel vollkommen auf einem eisernen Deckel oder dergleichen, und nehme die Asche in Wasser; dem wiederholten Gebrauch weicht das Uebel zuverlässig, wenn es auch noch so hartnäckig sein sollte.

Korn, s. v. a. gemeiner Winterroggen; s. Roggen und Weizen. Die gemeine nackte Gerste heißt auch ägyptisches Korn. — Im größten Theile von Würtemberg, Baden, Bayern Benennung für Dinkel, Spelz, Veesen, Dinkelweizen (**Triticum spelta**), liefert ein feineres, weißeres Mehl, als andere Weizenarten; hat mit dem gemeinen Weizen viel Aehnlichkeit im Aeußern; wird in gutem Boden und fruchtbaren Jahren oft noch höher als derselbe, hat aber eine etwas dünnere Aehre und längere röthliche Körner, die zu zwei, selten zu drei, an der Spitze, aber nur einzeln in starken Hülsen und so gut verwahrt sind, daß sie auch im Dreschen nicht herausfallen. Man baut das Korn, das in einem wärmeren Klima weit eher als in einem kältern fortkommt, sehr häufig in Frankreich, in der Schweiz, am Rhein, vorzüglich aber in Schwaben, wo weit weniger Weizen gebaut wird. Es ist eigentlich eine Winterfrucht, verlangt einen fetten, schweren und gut zubereiteten Boden, wird etwa 14 Tage vor Michaelis in den Hülsen ausgesäet. In schwerem Boden hat es in der Regel keine Grannen, es ist glattes Korn, in einem leichten Boden hingegen hat es Grannen, es ist sogen. rauhes Korn. Kommt letzteres wieder in einen schweren Letten- und gutbearbeiteten Boden, und wird 14 Tage vor Michaelis in den Hülsen ausgesäet, so verliert es die Grannen, sowie umgekehrt das glatte in einem leichten Boden rauh wird. Bald hat es auch röthliche, bald ganz weiße Aehren. Eine Spielart ist das Sommerkorn, auch Speltgerste genannt, das wie die Gerste mit Grannen versehen, an Halm, Aehre und Körner kleiner ist und im Frühjahr gesäet wird, sobald man in Boden kann, weil ihm die Märzenfröste nicht schaden. In Deutschland ist das Sommerkorn nicht sehr häufig. Viele Landwirthe lieben das Winterkorn ohne Grannen, weil solches weniger vom Mehlthau angegriffen wird; sie gestehen aber, daß das mit Grannen ein geschlachteres, feineres Häutchen habe, schöneres Mehl gebe und ergiebiger sei. Im Mai, ehe die Aehren einschießen, werden die Spitzen der Blätter, wo die Saat üppig steht, mit einer Sichel abgeschnitten, was man gedünkelt heißt, und dann als gesundes Futter dem Rindvieh gegeben. Zuweilen wird auch etwas Roggen unter das Korn ausgestreut, wodurch das Niederfallen bei fruchtbarer Witterung, wenigstens in etwas verhindert wird. Kann im August, oft noch früher, geerntet werden. — Weil sich das Korn im Dreschen nicht enthülst, so geschieht dieß auf gewöhnlichen Wassermühlen durch das sogen. Gerben, wozu die Steine weiter gestellt, und eigens zugerichtet werden müssen. Der enthülste Samen kommt unter dem Namen **Kernen** in den Handel, woraus ein vorzügliches weißes Mehl gemahlen wird, das zu Puder, zu Stärke und den feinsten Backwerken benützt wird; für die Küche und zu Brod mischt man etwas Roggenmehl darunter. Außerdem bedient man sich des Kernens zum Bierbrauen, zum Branntweinbrennen, und macht Grütze, Graupen ꝛc. daraus. Auf luftigen, trockenen Böden läßt es sich in den Hülsen viele Jahre lang aufbewahren, und gibt es für unsere Hausthiere, Schweine und selbst für Pferde ein vorzügliches Futter ab.

Kornblume, gemeine Kornflockenblume (**Centaurea cyanus**), eine schöne, himmelblaue Blume, die sich überall auf Getreideäckern findet und mit den Klatschrosen und Kornraden eine vorzügliche Zierde unserer Kornfelder ist. In einem guten Boden wird die Pflanze 2—3 Fuß hoch: der Stengel ist hart, nach oben vieläſtig, die Blätter sind weißlich, holzig, die untern halbgefiedert. Sie werden hin und wieder in Gärten zur Zierde gebaut, wodurch man Spielarten mit weißen, braunen, rothen, violetten, purpurfarbigen, bunten, einfachen und gefüllten Blumen erhalten hat. Den Bienen liefern sie reichliche Nahrung. Sammelt man die Blumen frisch und trocknet sie sogleich auf einem heißen Blech, so erhält man bei einem Zusatz von Alaun und etwas Gummi eine recht schöne blaue Malerfarbe. — Ein Absud der ganzen Pflanze ist ein schätzbares Mittel in der Wassersucht. Wo übrigens die Kornblume zu sehr wuchert, schadet sie dem Wachsthum des Getreides und anderer Pflanzen, und kann der Same, welcher kleine Bürstchen hat, wenn man ihn mit Linsen und Erbsen kocht, Uebelkeiten und heftige Leibschmerzen verursachen. — Auf Wunden und Blattern, die recht unrein und eiterig sind, leistet der Saft gute Dienste.

Kornelbaum, Kornelkirsche, **Herlitzen**, **Dürlitzenbaum**, diesen Namen führt auch der gelbe Hornstrauch (s. d.), welcher in Frankreich, England, Deutschland ꝛc. häufig wächst, 8—10 Fuß hoch wird, in Gärten sich aber oft in einer Höhe von 20—24 Fuß findet. Die Früchte werden sowohl roh gegessen, als zu einem kühlen, stärkenden Mittel in der Ruhr und beim Blutsturz benützt; auch macht man sie mit Zucker und Essig ein oder kocht sie zu einer Latwerge. Durch Gährung geben sie einen guten Wein oder Branntwein. Nimmt man sie noch nicht völlig reif ab und legt sie in Salzwasser mit Lorbeerblättern und Fenchel, so werden sie in Farbe und Geschmack völlig olivenartig. Aus den jungen Blättern erhält man einen angenehmen Thee, wenn man sie an der Luft trocknet. Rinde, Blätter und Samen sind als Gerbematerial geschätzt. Das

Holz gibt dauerhafte Radspeichen, Zähne in Kammräder, Messerhefte ꝛc. Durch Samen, noch schneller aber durch Wurzelschößlinge, kann man diesen Baum leicht fortpflanzen. Er liebt einen etwas feuchten Boden, darf aber nie in die unmittelbare Nähe von Bienenstöcken gebracht werden, weil die Bienen stark über die frühe Blüthe herfallen, und dadurch Durchfall bekommen. Das Beschneiden erträgt er recht gut, auch schaden ihm Raupen und Mehlthau nichts, und bringt er sein Alter auf mehr als 100 Jahre. Seine Blätter bleiben bis in Spätherbst grün, weshalb er als Zierstrauch geschätzt ist.

Korngerte, s. v. a. gemeiner Hartriegel.

Kornnelke, s. v. a. Kornrade.

Kornrade (**Agrostemma**), Gattung der Familie Nelkengewächse; 5spaltiger Kelch, 5 genagelte Blumenblätter, 10 Staubgefässe, 5 Griffel; 1fächerige, vielsamige Kapsel. — Arten: Gemeine K. (**A. Githago**), ein sehr lästiges Unkraut in Wintergetreide, das einen ellenhohen, knotigen Stengel und schöne purpurrothe Blumen treibt, die im Juni und Juli hervorbrechen und längliche Samenköpfe mit vielen schwarzen, bittern Samenkörnern hinterlassen; es wird derselbe von den Thieren nicht gefressen, und das Federvieh stirbt davon, wenn es viel bekommt, ja selbst den Schweinen ist er schädlich. Kommt er in Menge unter Roggen und Korn, so wird das Mehl davon schwärzlich, und das daraus gebackene Brod ist der Gesundheit nachtheilig, wogegen er zu Branntwein geeignet ist. Gemahlen, mit Wermuth vermischt und auf den Nabel gelegt, ist er ein linderdes Wurmmittel und im warmen Wein genommen, wirkt er urintreibend. Ist das Getreide sehr damit vermischt, so sollte es nicht mehr zur Aussaat benützt werden, um die Felder möglichst rein von diesem Unkraut zu halten. Sammt- oder Frauenröschen, Vexirnelke (**A. coronaria**), wächst in Italien wild, wird in unsern Gärten häufig gezogen; treibt im ersten Jahr eirund-lanzettige Blätter, die mit einem weißen Filz überzogen sind, im zweiten 2 Fuß hohe ästige Stengel, aus deren Spitze ungemein schöne, sammtartige, karminrothe Blumen brechen, die in ihrer Mitte scharfe Stacheln haben und stechen, wenn man an ihnen riechen will. Sie vermehren sich durch den ausfallenden Samen von selbst und trotzen auch dem strengsten Winter. Es gibt auch Spielarten mit weißen, fleischfarbigen und gefüllten Blumen. — Glattblätterige K., Himmelsröschen (**A. coeli rosa**), etwa 1 Fuß hoch, oben in mehrere Aeste getheilt, von denen jeder eine hochrothe Blume trägt. Säet man im April, Mai und Juni aus, so hat man fortwährend eine schöne Garteneinfassung.

Kornröschen, s. v. a. Kornrade.

Kornrose, s. v. a. Klatschrose und **Scabiosa arvensis**.

Kornwicke, s. v. a. **Ervum hirsutum**.

Kornwinde, s. v. a. **Convolvulus arvensis**.

Kornzapfen, s. v. a. Mutterkorn.

Kosakenberger, eine Art Rheinwein.

Kostbeeren, s. v. a. Heidelbeeren und gemeine süße Kirschen.

Kostenkraut, s. v. a. Mauer-Habichskraut; s. u. Habichskraut.

Krachmandel, eine Spielart der gemeinen Mandel, mit dünnem, fast lederartigem, leicht zerbrechlichem Steinkern.

Krachweide, s. v. a. Bruchweide. (**Salix fragilis**.)

Krähenauge, s. v. a. ächter Brechnußbaum. (s. d.)

Krähenaugenchina, s. v. a. chinaartiger Brechnußbaum.

Krähenaugenbeeren, die Beeren von der schwarzen Rauschbeere

Krähfichte, s. v. a. gemeine Fichte.

Krän, s. v. a. Meerrettig.

Krätzflechte (**Lepra**), Gattung der Familie Staubflechten; Flechtenkörper, der zu einem mit Keimknospen vermischten Pulver zerfallen ist. Arten: Gelbe K. (**L. flava; Lichen flavus**), ist im unfruchtbaren, pulverartigen Zustande die dottergelbe Schlüsselflechte, kommt an Felsen, Steinen, Holz, auf der Erde ꝛc. vor.

Kräuselbeere, s. v. a. Stachelbeere.

Kräuter (**Herbae**) nennt man vorzüglich vollkommene Pflanzen mit saftigerem, weicherem, meist grünem, nicht verholzendem und nur einen Sommer hindurch dauerndem Stengel. Auf der einen Seite stehen sie daher den Sträuchern und Bäumen, auf der andern den unvollkommenen Gewächsen gegenüber.

Kräuter-Orseille, s. u. Lakmusflechte.

Kraftwurz (**Panax**), Gattung der Familie Doldengewächse; milchig; sehr kurzer, 5zähniger Kelchsaum, 5 Blumenblätter, 5 Staubgefäße; 2—3 kurze Griffel; fleischige, 1—3fächerige Beere, die Fächer sind einsamig und lederig-papierartig. — Arten: Aechte K. (**P. Schin-seng**), möhrenartige, geringelte, gelblich-weiße Wurzel, die einen 2 Fuß hohen, ausdauernden Stengel mit eirund-gezähnten Blättern treibt; wächst in der chinesischen Tartarei und in Nordamerika auf waldigen Gebirgen wild und steht im himmlischen Reich längst schon wegen ihrer Wurzel in außerordentlichem Ansehen. Getrocknet gleicht sie der Petersilienwurzel, ist nur fingersdick, runzelig, äußerlich und innerlich gelbgrau, fest und zähe, ohne merklichen Geruch, aber von scharfem, bitterlich-gewürzhaftem Geschmack. In China wird sie bei allen Krankheiten als Universalmittel gebraucht, ja man schreibt ihr dort sogar die Kraft zu, daß sie das Leben verlängere. Daher kam es auch, daß man 1 Loth dieser Wurzel mit 30—40 Loth Silber bezahlte, ehe man sie in Amerika entdeckte. Die Chinesen wenden die Wurzel vorzüglich gegen geistige und körperliche Erschöpfung an, und war sie auch in Europa auf einige Zeit in Gebrauch, ohne daß man jedoch besondere Kräfte daran entdecken konnte. Die Blätter werden in China und Japan auch als Thee benützt. Die in Amerika entdeckte K. (**P. quinquefolius**), soll in ihren Wirkungen etwas schwächer sein, wird jedoch häufig nach China verführt. — Die löffelartige K. (**P. cochleatus**), wächst auf Java und den Molukken, dient als harn- und schweißtreibendes Mittel; die Blätter werden jung als Gemüse, später nebst den Aesten zu schweißtreibenden Bädern, sowie zu Tellern und Schüsseln benützt; äußerlich werden sie bei Entzündung und Eiterung der Brüste angewendet. — Strauchartige K. (**P. fruticosus**), riecht angenehm und stark gewürzhaft, schmeckt fast wie Sellerie, wird in China und Cochinchina gebaut, und dient dort als Heilmittel gegen Dysurie, Wassersucht, Gonorrhöe, stockende Katamenien u. s. w. — Anisduftige K. (**P. Anisum**), die nach Anis riechenden Beeren werden zu Salben und die Blätter als Würze zu den Speisen genommen. — Hieher gehört auch die malabarische Gilibertie (**Gilibertia Nalagu**), wovon die Wurzel gegen Magenbeschwerden, Koliken ꝛc., die Blätter zur Beförderung der Verdauung und äußerlich gegen Gichtschmerzen, sowie als Gemüse benützt werden. Eine Abkochung des Holzes ist sehr kühlend.

Kramerie (**Krameria**), Gattung der Familie Kreuzblumengewächse; 4—5blätteriger, unterweibiger Kelch; 4—5 Blumenblätter 3—4 Staubgefässe; kugelige, holzig-lederige, 1samige, stachelige Frucht. Arten: Dreimännige K. (**K. triandra**), dicke, rothbraune, ästige Wurzel; halbstrauchiger Stengel mit niederliegenden Aesten; sitzende, weißgraue, seidenhaarige Blätter; fast purpurrothe Blumenblätter; 3 Staubgefässe; erbsengroße, weißwollige und borstige Früchte; blüht an den peruanischen Anden fast das ganze Jahr. Wurzel und Rinde enthalten sehr viel Gerbstoff, und außerdem einen süßen, azothaltigen Stoff, der als Ratanhia in der Offizin gebraucht wird. Kommt in gebogenen, federkiel- bis fingerdicken, runzeligen, außen dunkelbraunrothen, innen blaßgelben oder schmutzig röthlich-grauen Stücken zu uns. Der trockene Wurzelextract kommt in braunrothen, glänzenden Stücken zu uns, und soll auch noch die eigenthümliche Krameriasäure enthalten. Die **Krameria Ixina** wächst auf den Antillen und in Südamerika, und hat wie die vorige Art sehr zusammenziehende Kräfte; besitzt außerdem vorzügliche tonische Heilkräfte; wirkt auch wie Senega.

Krammel, s. v. a. gemeiner Wachholder.

Krampfdistel, s. v. a. Krebsdistel.

Kranabetbeer, s. v. a. Wachholderbeere.

Kranichschnabel (**Pelargonium**), eine Unterart der Gattung Reiherschnabel; bei uns ihres Wohlgeruchs wegen häufig als Zierpflanze gezogen; riecht rosenartig, und gibt durch Destillation eine Art Rosenöl; auch Rosenwasser kann daraus bereitet werden. In der Officin noch nicht besonders im Gebrauch.

Kranwet, Kranzreizstaude, in einigen Gegenden Deutschlands s. v. a. Wachholderbeere.

Kranzbeere, s. v. a. Wachholderbeere.

Krapp (**Rubia**), Färberröthe, Gattung der Familie Krappgewächse; rundliche Frucht, zweiknotig, beerenartig, saftig; der Rand des Kelches ist unmerklich vierspaltig, die

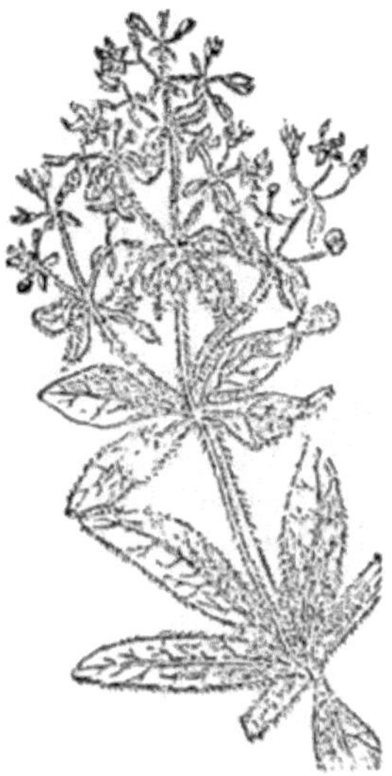

Färber-Krapp.

Blumenkrone radförmig und vierspaltig. Arten: Gemeiner oder Färber-K. (R. Tinctorum), 1jähriger Stengel, 4 oder 6ständige, kurzgestielte, lanzettige, aderige und getrocknet netzige, am Rand rauhe Blätter; dreigabelige, blattwinkelständige Blumen; die Blumenkrone ist in ein Anhängsel zugespitzt. Ist ausdauernd, blüht im Juni und Juli, reift im September und wächst wild im Orient, verwildert in mehreren Gegenden Deutschlands und Frankreichs in Hecken und Zäunen. Der K. wird auf gar mannigfache Art kultivirt, denn in einigen Gegenden nimmt man die Wurzeln schon im ersten Jahre heraus, in andern läßt man sie 2, und in noch andern sogar 3 Jahre stehen. Im südlichen Deutschland und der Pfalz wird der Krappbau im Allgemeinen auf folgende Art betrieben: Der Krapp erfordert als südliche Pflanze eine möglichst geschützte Lage; der Boden sei locker und mit einer reichen Humuserde versehen, da er in einem gebundenen Thonboden nicht gedeiht, dagegen in lehmigem Sand noch gebaut werden kann. Uebrigens muß auch auf dem besten Boden im Herbst gedüngt werden, und ist es gut, Krappfelder nach Gartenart zu bearbeiten. Der Krapp läßt sich aus Samen ziehen oder durch Wurzeln (Fechser) fortpflanzen. Die Krappsetzlinge werden im Frühjahr von den reichen Pflanzen einjähriger Krappfelder abgerissen und zum Anpflanzen verwendet, nämlich von Mitte April bis Ende Mai. Man zieht der Breite des Ackers nach je 1½ Fuß von einander Grübchen, und legt die Setzlinge 10 Zoll weit von einander ein. Zwischen den Setzlingreihen läßt man von 2—2 Ruthen nach der Breite einen Raum von 2 Fuß, worauf man oft Kraut, Gemüse, Leindotter, Saflor ꝛc. baut. Dieser Raum ist zur Ueberdeckung der Krapppflanzen nöthig, wodurch dieselben zum Ansetzen eines zweiten Knotens mit auslaufenden Wurzeln unter der Oberfläche genöthigt werden; dieß vermehrt nicht allein den Wurzelertrag, sondern liefert auch die nöthigen Setzlinge für's nächste Jahr. Das Bedecken wird im Herbst des ersten Jahres vorgenommen, und hat außerdem noch zur Folge, daß die Pflanzen gegen starken Frost geschützt sind. Das Bedecken wird im Frühjahr des nächsten Jahrs oft noch ein Mal wiederholt, wodurch der Breite des Ackerlandes nach 1½ Fuß weite Gräben entstehen. Die übrige Zeit ist das Land möglichst rein von Unkraut zu halten und soll man keine andern Gewächse zwischen denselben bauen. Die Ernte wird im October des zweiten, nach Umständen des dritten Jahres vorgenommen, zu welchem Zwecke man jede Reihe mit dem großen Karsten gleichsam unterwühlt und jeden Stock aus dem Boden herausschüttelt. Die herausgenommenen Wurzeln müssen vor größerer Kälte oder Reif durch Bedecken geschützt werden. Dieselben werden in Krappfabriken verkauft, hier gedörrt, feingemahlen, in Fässer gepackt und zum Rothfärben, sowie zum Bereiten des **Krapplacks** benützt. — Ferner braucht man sie zum Reinigen der Zähne als vorzügliches Zahnpulver. Wird er in der Medicin fortgesetzt, innerlich gebraucht, so färbt er alle abgesonderten Flüssigkeiten, wie Harn, Milch, Schweiß, ja selbst die Knochen roth, ohne übrigens dadurch zu schaden. Außer Türkisch- und Krapproth dient er auch noch dazu, Rosa, Braun, Violett und Schwarz ächt zu färben; dient in der Medizin gegen Verschleimung der Brust und des Magens, gegen Gelbsucht und die englische Krankheit und wirkt harntreibend. Die frischen Blätter geben ein gutes Viehfutter. — Der Ertrag ist sowohl nach der größern und geringern Ernte, als auch nach den Verkaufspreisen sehr schwankend. Kommt unter gar verschiedenen Namen, wie Avignoner, elsaßer, Färber-, fremder, holländischer, indischer, lavantischer, schlesischer, Smyrna-Krapp ꝛc., im Handel vor; die Sorten aus dem Orient sollen am feinsten sein.

Krappwurzel (**Radix Rubiae tinctorum**), bitterliches, gelind astringirendes Mittel, das bei längerem Gebrauche die Knochen roth färbt; es scheint aber nicht wohlthätig auf die Reproduktion zu wirken, denn Thiere, an welchen Versuche gemacht wurden, magerten ab und starben bald. Man hat sie gegen alle Knochenkrankheiten angewendet, aber selten erprobt gefunden. Wirksamer hat sie sich bei Atomie und Schlaffheit der Eingeweide, bei Störung der Menstruation, bei Bleichsucht und atonischer Gelbsucht erwiesen. Die Gabe des Pulvers ist täglich ℨß—j; in Abkochung ℨij — ℥vj zu ℥vj Colatur.

Kratzbeerenstrauch, s. v. a. Buschbrombeerstrauch. s. u. Brombeerstrauch.

Kratzdistel (**Cirsium**), Gattung der Familie Vereinblüthler; zwitterige oder zweihäusige Blüthen, federige Fruchtkrone; gleicht sonst der gewöhnlichen Distel. — Arten: Gemüse-K., Kratzkraut, Kohldistel, wilde Cardobenedicte (**C. oleraceum; Cnicus oler.; Cnicus partensis; Carduus ol.**), distelartiges Gewächs, mit einem aufrechten, eckigen, 2—5 Fuß hohen Stengel und fiederförmigen Blättern; wächst an Bächen und auf feuchten Wiesen, wird nicht einmal vom Vieh gefressen und ist mehr schädlich als nützlich. Die Russen kochen die jungen Blätter als Kohl. Ist ausdauernd und blüht im Juli und August. — Acker-K. (**C. arvense; Serratula arvensis; Breea arv.**), lange, kriechende Wurzel, sehr ästiger, 2—4 Fuß hoher Stengel; herablaufende, kleindornig-gewimperte Blätter, rispig-doldentraubige Blüthenköpfe mit schmutzig-blaßpurpurrothen, selten weißen Blüthen; ist bei uns auf Aeckern, in Weinbergen und an Wegen ein lästiges Unkraut, blüht im Juli und August und kam mit Getreide auch nach Nordamerika. — Die Blätter wirken eröffnend und auflösend, und sind namentlich die an denselben durch Insektenstiche gebildeten Auswüchse gegen Hämorrhoiden sowohl innerlich, wie äußerlich als Salbe wirksam; darin sind weiße Insectenlarven, welche gegen Zahnschmerzen Dienste leisten sollen.

Kratzdistel, s. v. a. Heildistel.

Krausbeere, Krausbeerenstrauch (**Ribes**), Gattung der Familie Rübselgewächse, zwitterige, selten zweihäusige Blüthen, 5spaltiger, etwas gefärbter Kelch; 5 den Kelch überragende Staubgefäße; die 1fächerige Beere ist vom verwelkten Kelchsaum gekrönt. — Arten: Dornige K. (**B. Grossularia**), buschiger, dorniger, 2—5 Fuß hoher Strauch; die Blätter sind 3—5stumpflappig eingeschnitten gesägt, die Blattstiele flaumig-zottig, die Blumen weiß, die Beere kugelig oder oval grünlich, gelblich bis dunkelpurpurroth. Wir haben eine Masse Abarten von dieser Art, welche unter dem Namen **Stachelbeere** häufig in unsern Gärten vorkommt. Die Frucht ist sehr gesund, sowohl in ihrem natürlichen Zustande, als eingemacht. Das einzige, was die Stachelbeeren möglicherweise dem Magen schädlich machen kann, ist, wenn sie in zu großer Menge oder mit den Hülsen genossen werden. Personen, deren Magen viel Anlage zur Säure hat, müssen sie vermeiden. Auch kann man aus ihnen einen sehr wohlschmeckenden Wein und vorzüglichen Essig bereiten; unreif dienen sie als Zuthat an Speisen und zum Einmachen mit Zucker. — Die in Amerika vorkommenden verwandten Arten sind weniger gut und haben adstringirende Kräfte. — Rothe K., **Johannisbeere** (**R. rubrum**). Dieser bekannte und beliebte Strauch kommt von der Insel Zante, von welcher er vor fast 300 Jahren nach England kam und sich seither in ganz Europa eingebürgert hat. Kann als ganz kleines oder als 6 Fuß hohes Bäumchen gezogen werden, hat eine glatte, braune und weißgefleckte Rinde, das Holz ist weißlich, die Blätter 3—5 lappig; die im April erscheinenden Blüthen sind herabhängende, kleine Trauben, die verschieden gefärbte, erbsengroße Beeren hinterlassen. Dieselben haben viele angenehme und heilsame Eigenschaften und werden sowohl in ihrem natürlichen Zustande als mit Zucker zubereitet und in Gestalt einer Gallerte eingemacht genossen. Sie besitzen eine angenehme Säure, sind kühlend und abführend und haben die Eigenschaft, die Fäulniß zu verhindern. Man kann sie mit Nutzen in Fiebern und andern Krankheiten geben, die von Durst und Trockenheit der Zunge und des Halses herrühren oder begleitet sind. Die Gallerte bietet, mit Wasser vermengt, ein vortreffliches Fiebermittel. Auch zur Vertreibung der Spulwürmer der Kinder ist ihr Genuß zu empfehlen; ebenso gegen Skorbut. — Durch Propfen und Oculiren hat man auch größere Trauben und Beeren gewonnen, und man trifft jetzt in den Gärten: gemeine rothe, gemeine weiße, fleischfarbige, perlfarbige, große holländische rothe, große holländische weiße Johannisbeere an. Der daraus gepreßte und mit Zucker vermischte Saft kann wie der Citronensaft benützt werden. Zur Essigbereitung läßt man die Beeren gähren; setzt man zu 6 Pfund Saft 6 Pfund Wasser und 2 Pfund Zucker zu, so erhält man den köstlichsten Wein. Dieser Strauch kommt in jedem Boden fort, gedeiht aber in einer etwas geschützten, schattigen Lage am besten; ist alle 3—4 Jahre von dem entkräfteten alten Holze zu befreien, wodurch seine Fruchtbarkeit sehr vermehrt wird. Zur Fortpflanzung schneidet man im Frühjahr oder Herbst 1—2 Fuß lange, junge Schoße ab und steckt sie über die Hälfte schräg in die Erde. — Schwarzer Johannisbeerstrauch, Aalbeerstrauch, Gicht- und Bocksbeerstrauch, (**R. nigrum**), von der vorigen Art durch größere Blätter, haarige Blumentrauben und einen unangenehmen, fast wanzenartigen Geruch in allen Theilen, vorzüglich aber in der Beere, unterschieden. Die dunkelvioletten, nicht sehr saftigen Beeren haben stark urintreibende Kräfte und werden als ein gutes Mittel gegen Gicht und die Bräune genossen. Die jungen Zweige und Blätter werden in heißem Wasser abgebrüht und wieder getrocknet, um als Thee bei den ähnlichen Leiden benützt zu werden. In den nördlichen Ländern, namentlich in Schweden und Norwegen, benützt man die Blätter zum Gelbfärben des Branntweins und die Knospen, wenn man sie vor dem Aufblühen pflückt, um dem Wein einen Muskatellergeschmack zu geben. Wird durch Ableger und Schnittlinge fortgepflanzt. Dieser Strauch verdiente weit mehr ein abgelegenes Plätzchen in unsern Gärten, denn außer den angegebenen guten Eigenschaften werden Beeren und Blätter als harn- und schweißtreibendes Mittel gegen Wassersucht, die Bisse giftiger Schlangen und wüthender Hunde benützt; befördert auch die Verdauung. — Blutrothe K. (**B. sanguineum**), die Beere ist kreiselförmig, zottig, braunschwarz und bitter; wächst in Nordamerika und wird hin und wieder als Zierstrauch wegen ihrer schönen rothen Blüthentrauben gezogen; riecht wie die schwarze Johannisbeere. — Goldgelbe K. (**R. aureum**; **R. fragrans**), dornenloser, 3—5 Fuß hoher, amerikanischer Strauch, treibt im Mai große, goldgelbe Blüthen, die sehr angenehm, gewürznelkenartig riechen; die kahlen Beeren sind eßbar.

Krausdistel, eine Art der Gattung Distel, s. Distel.

Krausemünze, s. u. Münze.

Krauskohl, die Kohlarten mit krausen Blättern.

Kraut, s. u. Kohl, oder gemeiner Kopfkohl.

Krauthollunder, s. v. a. Attichflieder; s. u. Flieder.

Krautpetersilie, s. u. Petersilie.

Krebsblume, s. v. a. Croton.

Krebsdistel (**Onopordon**), Gattung der Familie Vereinblüthler; vielblüthige Blüthenköpfe, 5spaltige Blumenkrone; borstige, am Grunde hornartige Fruchtkrone. — Arten: Gemeine K. (**O. Acanthium**), eine schöne, nützliche Pflanze, welche auf angebauten und wüsten Stellen in ganz Europa wächst, 5—6 Fuß hoch wird und sich recht ausbreitet. Die Wurzel ist sehr stark und fleischig, der Stengel ästig, weißlichgrün, mit stacheligen Blatthäuten besetzt, die Blätter sind oft über 1 Fuß lang und breit, eiförmig, am Rande mit dreieckigen Zähnen, daran große Stacheln; die großen Blumenköpfe haben wie die Disteln purpurrothe Blumen, die im Juli blühen und eckigen Samen hinterlassen. Die Wurzel wird häufig, vornemlich in Italien, gegessen, und hat auflösende, harntreibende Kräfte. Aus den Blättern wird ein Saft gepreßt, der vorzügliche Dienste in krebsartigen Geschwüren am Halse und im Gesichte leistet. Die jungen Stengel und Fruchtböden schmecken wie Artischocken; der Samen liefert ein Lampenöl; die Samenwolle gibt das sogen. Disteltuch; die Blumen enthalten reiche Nahrung für Bienen und Hummeln und befördern das Gerinnen der Milch. Außer dem Esel sollen die Blätter nicht von Thieren gefressen werden.

Krebskraut, s. v. a. Croton und mehrjähriger Knauel.

Krebswied, in Sachsen s. v. a. Gertweide (**Salix viminalis**).

Kreen, s. v. a. Meerrettig.

Kreisblume (**Anacyclus**), Gattung der Familie Vereinblüthler; fast glockige Hülldecke; dachziegelige Hüllblätter; einlippige, meist längliche Blumenlippe; röhrenförmige, schwielig-fünfzähnige Blumenkrone; kegelförmigen oder gewölbten Hauptfruchtboden; zusammengedrückte, beiderseits geflügelte Schließfrüchte. Arten: Gebräuchliche K. (**A. officinalis**), möhrenartige Wurzel, ½—1 Fuß hoher Stengel mit mehreren Aesten am Grunde; etwas behaarte, kammtheilige Blätter; 10—20 oben weiße, unten röthliche Randblüthen, kürzer als der Durchmesser der gewölbten Scheibe, welche citronengelb ist. Wächst im südlichen Europa, wird in Thüringen, bei Magdeburg 2c. sehr häufig angebaut, ist einjährig, blüht im Mai und Juni, und liefert die in allen Apotheken vorkommende Bertramswurzel (**Radix Pyrethri**), welche möhrenförmig, selten dicker als ein Federkiel, unten etwas wurzelig, außen braungrau, innen gelb bis bräunlichgelb ist; riecht beißend widrig, schmeckt scharf und brennend, und erregt starkes Speicheln, daher als starkes Reizmittel bei lähmungsartigen Zufällen, fauligen Fiebern, hartnäckigen Wechselfiebern und Rheumatismen im Gebrauch. Zahnweh, — durch Einschieben eines Stückchens davon in den hohlen Zahn oder in die Ohren, — und Zungenlähmung werden schnell und häufig damit geheilt. Schlechter Essig erhält einen scharfen Geschmack, wenn man die Wurzel darein legt. — Speichelerregende K. (**A. Pyrethrum; Anthemis Pyr.**), möhrenförmige, fleischige Pfahlwurzel; ½—1 Fuß langer, weichhaariger Stengel mit ziemlich kahlen, kammtheiligen Blättern; Ast mit Blüthenköpfen an der Spitze. Kommt in der Barbarei, Arabien, Syrien rc. vor, ist ausdauernd, blüht vom Juni bis Aug., schmeckt scharf; erregt, zwischen den Händen gerieben, zunächst schneidende Kälte, dann Wärme und liefert die zweite Sorte der gebräuchlichen oder römischen Bertramswurzel, die der vorigen an Wirkung gleich ist, seltener vorkommt, und dicker ist.

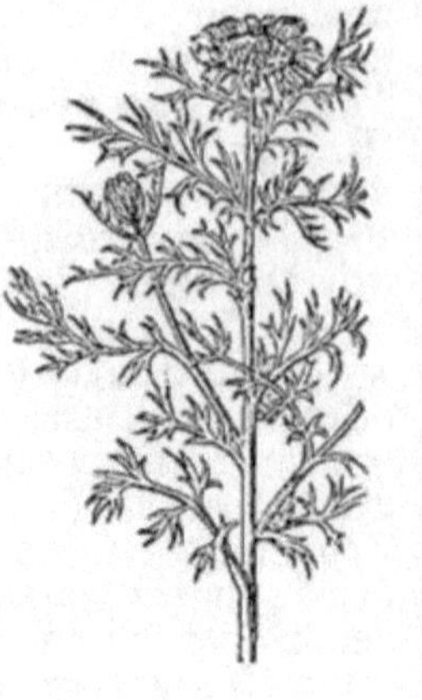

Kreisblume.

Kreisholz, s. v. a. gemeiner Hartriegel.

Kresse (**Lepidium**), Gattung der Familie Viermächtige; von der Seite zusammengedrückte, längliche, rundliche oder eiförmige Schötchen; 1samige Fächer; kahnförmige, auf dem Rücken gestielte Klappen; zahnlose Staubfäden; gleiche Blumenblätter; aufeinander liegende, flache Keimblätter; weiße Blüthen. — Arten: Gartenkresse (**L. sativum**), sehr schätzbare, allgemein in unsern Gärten kultivirte Salatpflanze, die zuweilen auch verwildert angetroffen wird; kann vom März bis Oktober in gute Erde gesäet werden und wird nicht als Einfassung der Rabatten benützt; schon nach 3 Tagen geht der bräunliche Same auf, erreicht schnell die Länge, daß er als Salat abgeschnitten werden kann, erreicht eine Höhe von 1—2 Fuß, hat einen ästigen, bläulich angelaufenen Stengel. Diese Höhe läßt man den Kresse jedoch selten und nur zur Samenzucht erreichen, er wird vielmehr zu grünen Suppen und gemischten Salaten ganz jung verwendet. Die ganze Pflanze besitzt schleimauflösende, blutreinigende und magenstärkende Kräfte und kann als eines der gesundesten Küchengewächse empfohlen werden. Der äußerlich zum Blasenziehen dienende Samen gibt ein gutes Brennöl. Ein von den Blättern abgezogenes Wasser oder der daraus gepreßte rohe Saft ist mit oder ohne Essig ein vorzügliches urintreibendes Mittel. Auch ist der K. ein gutes Mittel gegen Skorbut. Will man im Winter frischen Kresse haben, so kann man dieß leicht dadurch bewerkstelligen, daß man kleine Kästchen mit Erde füllt, diese in der Stube stehen läßt und häufig begießt, dann keimt der Samen recht bald, und nach wenigen Tagen kann man ihn benützen Gegen seine gefährlichen Feinde, die Erdflöhe, wird er am besten durch einen schattigen Standort geschützt. — Eine Abart hievon hat krause Blätter und ist als gefüllter Gartenkresse bekannt. — Steinkresse (**L petreum**), hat gefiederte Blätter, findet sich auf Bergen und in Felsenritzen von Frankreich und Deutschland und besitzt die Heilkraft der vorigen Art. — Breitblätteriger K., Pfefferkraut (**L. latifolium**), findet sich mit eirund-lanzettigen Blättern, an schattigen, feuchten Orten in ganz Deutschland und Holland, wird hin und wieder auch in Gärten gezogen, da es auf Suppen und als Gemüse gut schmeckt. Der Saft wird von den Chirurgen zur Reinigung der Geschwüre und zur Vertreibung der Wanzen benützt. Stinkkresse (**L. ruderale**), etwas dicke, fiedertheilige Blätter und weiße Blüthen; findet sich in Europa, Nordasien, Südamerika und Neuholland

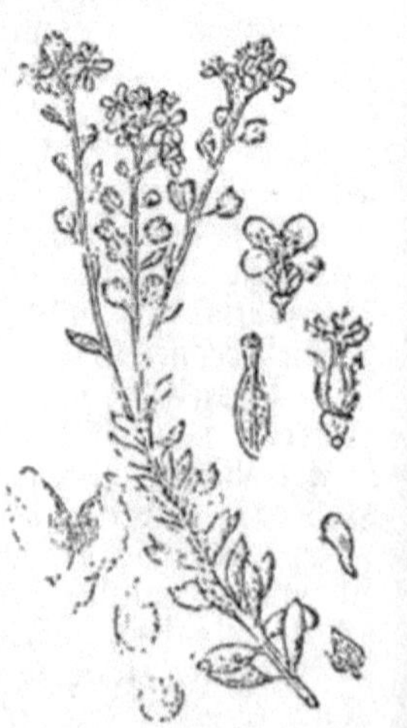

an Wegen, auf öden Plätzen, Schutthaufen ꝛc., blüht vom Juni bis Aug., ist zweijährig, riecht höchst widrig, schmeckt scharf, und leistet vorzügliche Dienste gegen Wechselfieber. Der widrige Geruch vertreibt Wanzen, Flöhe, Kornwürmer ꝛc. und theilt sich allen Theilen und Ausscheidungen von solchen Thieren mit, welche von dieser Pflanze gefressen haben. — Virginische K. (L. virginium; L. Iberis), wird in Westindien und Centralamerika wie bei uns der Gartenkresse benützt. — L. piscidium ist sehr scharf, wird auf den Südsee-Inseln zum Fangen und Betäuben der Fische, und gegen skorbutische und syphilitische Krankheiten benützt. — L oleraceum, nur wenig scharf und von den Seefahrern gegen Skorbut sehr gesucht. — L Draba, der scharfe Saft dieser Pflanze wurde früher häufig anstatt des Pfeffers benützt.

Kreuselbeere, s. v. a. Stachelbeere.

Kreuzbeeren, s. v. a. Kreuzdorn.

Kreuzblume (**Polygala**), Gattung der Familie Kreuzblumengewächse; 5blätteriger Kelch, die beiden innern Kelchblätter gefärbt und flügelförmig; 8 Staubgefässe; zusammengedrückte, 2fächerige und 2samige Kapsel; der hängende Samen ist auf der Außenseite behaart. — Arten: Bittere K. (**P. amara**), eine ausgezeichnete Arzneipflanze, die in Frankreich, Oesterreich, und in vielen Ländern Deutschlands, namentlich im Donauthale und andern Gebirgsgegenden gefunden wird. Sie hat viele auf dem Boden liegende, bald aufrecht stehende, bald liegende, 3—5 Zoll hohe Stengel, eirunde, buxartige Blätter und eine dunkelblaue Blüthenröhre. Die Wurzel schmeckt schwach-bitterlich-süß, während die Blätter eine heftige, anhaltende und durchdringende Bitterkeit besitzen. Alle Theile der Pflanze sind schleimig und officinell. Die bittere K. hat eine sehr dünne, faserige, gelblich-weiße Wurzel, während das Kraut äußerst bitter ist. Den Thee der gemeinen Kreuzblume wendet man mit dem besten Erfolge als milchbeförderndes Mittel säugender Frauen an; zu diesem Zwecke nimmt man vom getrockneten Kraut 1 Quent auf eine Tasse und setzt etwas Anis zu. Die Wurzel wird gegen Lungenschwindsucht, Lungenverschleimung, alte Catarrhe, in einer Abkochung gebraucht. In einer weinigen Tinctur dient sie bei schlechter Verdauung als magenstärkendes Mittel und schleimige Durchfälle. Bei der Abkochung kommt auf einige Tassen 1—2 Quent; man setzt gern noch isländisches Moos und Süßholzwurz bei. Zur Tinctur nimmt man einen guten alten Schoppen Wein (½ Flasche), und setzt darin 6 Loth Wurzeln an; wird löffelvollweise genommen. Im Mai hat die Wurzel am meisten Kraft, sie ist deshalb in diesem Monat zu sammeln. Leistet auch nach Entzündungen der Brust und der Lunge vorzügliche Dienste, befördert die Thätigkeit der Schleimhäute und wirkt zugleich tonisch. — Die gemeine K. (**P. vulgaris**), wächst mit ihren rothen und weißlichen Blumen auf feuchten und trockenen Wiesen in ganz Deutschland sehr häufig, ist als Viehfutter ausgezeichnet, und wird manchmal wie die vorige in der Heilkunde gebraucht. — Senega-Pflanze, Klapperschlangenkreuzwurz (**P. senega**), wächst in Nordamerika, enthält in der Rinde sehr viel bittere Schärfe, und macht sich durch ihren Gebrauch gegen Schlangenbisse, namentlich gegen die von der Klapperschlange herrührenden, berühmt. Zu diesem Ende wird die Wurzel gekaut und der Saft hinunter geschlungen, während man die Ueberbleibsel auf die Wunde legt. Bei gehöriger Vorsicht kann man sie auch gegen Brustkrankheiten und Würmer anwenden.

Kreuzdistel, s. v. a. Eberwurz.

Kreuzdorn, s. v. a. Wegdorn (s. d.)

Kreuzdornholz, das gelbliche, im Kern schön rothe Holz von **Rhamnus carthartiens.**

Kreuzholz, s. v. a. Aloeholz.

Kreuzkraut (**Senecio**), Gattung der Familie Vereinblüthler; walzige oder kegelförmige Hülldecke; einreihige Hüllblätter; röhrenförmige, 5zähnige Blumenkrone; ungeschnäbelte Schließfrüchte. Diese Gattung zählt mehr als 600 Arten. — Arten: Gemeines K., **Krötenkraut**, Vogelkraut, Goldkraut, Speikraut, Grindkraut, Baldgreise (**S. vulgaris**), ein in allen Gärten Europa's lästiges Unkraut, welches einen mehr als fußhohen, ästigen Stengel mit dicken, starkzertheilten, lappenförmigen Blättern hat; die gelben Blumen stehen in kleinen Büscheln am Ende der Stengel und Aeste. Die Blumen werden sehr fleißig von den Bienen besucht; das Kraut wird von einigen Vögeln gefressen, während das Vieh es unberührt stehen läßt. Blüht außer den Gärten an öden Stellen, an Wegen, Hecken und Mauern das ganze Jahr, und wird gegen epileptische Zufälle (Fallsucht), mit großem Vortheil angewendet. Zu diesem Zwecke kocht man die ganze Pflanze mit Wasser ab und trinkt's. Wird äußerlich als erweichendes, zertheilendes und Eiterung beförderndes Mittel, Wurmbeschwerden und gegen Menstruationsstockungen benützt. — Japanisches K. (**S japonica**), die Stengel sind als Gemüse geschätzt. — Schönes K. (**S. elegans**), hat röthlich-violette Blumenstrahlen und goldgelbe Scheiben, daher als Zierpflanze gezogen. — Jakobskraut (**S. Jacobaea**), Zehrkraut, Jakobsblume, eine sehr gemeine Pflanze mit gelben gestrahlten Blumen, die im Juli hervorbrechen und einen schönen Strauß bilden. Wächst beinahe in ganz Europa, namentlich in Deutschland an allen Wegen und Zäunen, auf feuchten Wiesen und in Wäldern und hat einen 2—3 Fuß hohen, ästigen Stengel, der mit vielen leyerförmigen, gefiederten Blättern besetzt ist. Frisch ist das Kraut zum Grünfärben geeigneter als getrocknet. Wird ihm etwas Wißmuth zugesetzt, so gibt es eine olivenbraune, etwas in's Goldgelbe spielende, dauerhafte Farbe. Die Kamtschadalen essen die Blätter,

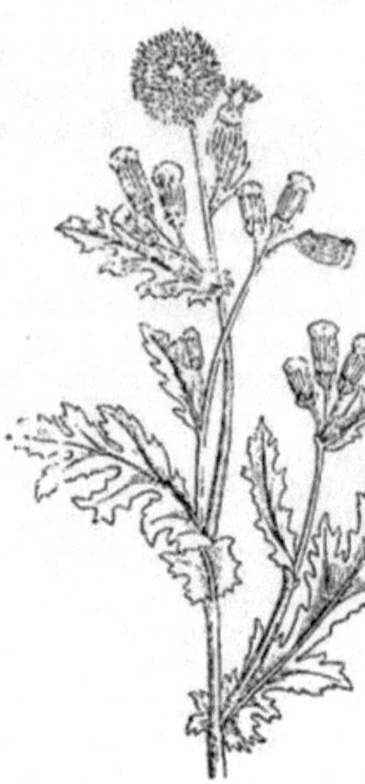

Kreuzkraut.

und finden die Bienen viel Nahrung in den Blumen. Das Kraut wird auch gegen Bräune, chronischen Husten und Ruhr, äußerlich aber als erweichend und zertheilend angewendet. — Krebsdistelblätterige K. (**S. acanthifolius**), gegen Nieren- und Blasensteine, Unterleibsverhärtungen, verhaltene Menstruation und Krankheiten des Uterus dient eine Abkochung der Blätter und Blüthen. — Goldgelbes K. (**S. aureus**), wird wie Wohlverlei gebraucht. — Sumpf-K. (**S. palustris; S. villosus: Cineraria palustris**), blaßgelbe Blüthen; die Aeste der obern Blattachseln sehr zottig und eine Doldentraube bildend; findet sich an Sümpfen und auf Torfmooren von ganz Europa, namentlich im nördlichen Theile und in Sibirien, ist einjährig, blüht im Juni und Juli, und hat in der Wurzel Heilkräfte gegen Geschwüre und den Wurm am Finger. — Sarracenisches K. (**S. sarracenicus**), kriechende Wurzel, hat oft einen 6 Fuß hohen, kahlen Stengel mit sehr spitzen, unten keilförmigen Blättern; vielblüthenköpfige Doldentraube mit goldgelben Blüthen; kahle Schließfrüchte; kommt in feuchten Hecken, Weidengebüschen, Flußufern 2c. von Europa vor, ist ausdauernd, blüht im Juli und Aug., ist geruchlos, schmeckt bitterlich und etwas scharf und galt von jeher für eines der besten Wundmittel; wird auch bei Stockungen des Unterleibs und als harntreibendes Mittel gebraucht.

Kreuzkümmel (**Cuminum**), Gattung der Familie Doldengewächse; 5zähniger Kelchsaum; 2spaltige, längliche Blumenblätter; weiße oder röthliche Blüthen, an der Seite zusammengezogene Spaltfrucht; ungeflügelte Theilfrüchte; auf dem Rücken convexe, an der Berührungsfläche concave Kernmasse, 2theiliger Fruchthalter. — Arten: Aechter K. (**C. Cyminum**), ½—1½ Fuß hoher Stengel, mit gabelspaltigen Aesten und kurzgestielten, einfach dreifingerigen Blättern und blattgegen- oder endständigen Dolden; weiße, rosenrothe oder fast purpurrothe Blüthen; blaßgelblich-graue, feinflaumige oder kahle Spaltfrucht, auf den Riefen mit Stacheln besetzt; wächst in Aegypten und Aethiopien, ist einjährig, blüht im Juni und Juli. Die stark und widrig riechende und bitterlich gewürzhaft schmeckenden Früchte wirken wie der gemeine Kümmel, doch viel stärker. Kommt in der Officin als römischer oder ägyptischer Kümmel (**Semen Cumini S. Cymini**) vor, wird bei uns jedoch selten gebraucht. Hieher gehört auch die sellerieartige **Krubera leptophylla**, welche im Orient wächst und dort gegessen wird.

reuzwurz, s. v. a. Zotenblume.

Kreuzwurz, Kreuzenzian, **Sporenstich, kleiner Enzian, Himmelsstengel, Sibillenwurzel, Lungenblume, Heil aller Schaden** (Gentiana cruciata). Diese Enzianart wächst auf trockenen Wiesen, Bergen und an Wegen, wird ½—1 Fuß hoch, blüht blau im Juli und Aug., die Stengel stehen von 1—4 einander gegenüber; die lanzettigen Blätter sind dunkelgrün und umfassen den Stengel. Die officielle Wurzel ist in der Regel mehrästig, fingersdick, ½—1 Fuß lang, außen weißgelb, innen weiß, schmeckt bitterlich aromatisch und verursacht beim Kauen eine Schleimabsonderung. Nach J. Balic' ist dieselbe das bewährteste Mittel gegen die **Hundswuth**. Ein von einem wüthenden Hunde gebissener Mensch fühlt anfangs keine Schmerzen, die Wunde wird bläulich und faulig, und ergießt eine dünne, übelriechende Jauche. Der Gebissene wird traurig, unruhig, klagt über Kopfweh und Mattigkeit, hat ängstliche Träume, bekommt Schaueranfälle, wird immer ängstlicher, sucht die Einsamkeit, seine Augen sind stier und rollen oder glänzen und er fühlt eine Art electrischer Schläge. Jetzt tritt die Wuth bald ein, wenn man die Blutadern auf der untern Zungenfläche, die ganze Knötchen bilden, nicht 3—4 Linien lang aufschlitzt und so lange bluten läßt, bis es von selbst aufhört. Nach diesem erhält der Gebissene die erste Portion unseres Mittels, welches also zubereitet wird: man nimmt von der frischen Wurzel 3 Loth, schneidet sie klein und stoßt sie in einem Mörser unter Zugießen von Brunnenwasser zu einem dünnen Brei. Diesen preßt man durch Leinwand so aus, daß man 3—4 Loth Saft davon erhält. Zur ersten Gabe, welche am wirksamsten sein muß, nehme man die stärksten und ältesten Wurzeln. Solche Gaben muß man 9 Tage hindurch nehmen, am besten Morgens bei nüchternem Magen. Die getrocknete Wurzel anzuwenden, ist nicht rathsam, dagegen muß man die Wunde äußerlich, wie folgt behandeln. Die frische Wunde wird mit Rosmaringeist ausgewaschen, dann verbindet man sie mit einem Pflaster, das aus 2 Theilen ungesiebtem Kornmehl und 1 Theil recht fein gestossenen Wachholderbeeren, mit starkem Branntwein zu einem Brei gemacht, besteht. Dieser Verband ist von 16 zu 16 Stunden zu erneuern, und muß die Wunde nach jedem Verbande ausgewaschen werden, bis endlich nach dem dritten Verbande ein Pflaster kommt, zu dem man ¾ Pfund Baumöl und 4 Loth gelbes Wachs in einem neuen glasirten Gefäß über glühenden Kohlen zergehen läßt, ¼ Pfund Minium beimischt und so lang auf dem Feuer läßt, bis das Ganze ein rostbraunes Ansehen hat. Vom Feuer genommen, wird die Masse noch so lange gerührt, bis sie lau ist, dann mischt man noch ¼ Pfund Weizenstärke hinzu, und hat man das Ganze abermals ¼ Stunde fleißig über dem Feuer gerührt, so mischt man 6 Loth venetianischen Terpentin dazu und rührt es so lang, bis es lau geworden ist, zerreibt ½ Loth Kampher in 3 Eßlöffel voll Baumöl und mischt dieß unter obige Masse.*) Kleine Bißwunden oder bloße Hautabschärfungen, die übrigens am gefährlichsten sind, oder wenn sie sich schon geschlossen haben, muß man vor Anwendung irgend eines Mittels aufschneiden und einige Zeit bluten lassen. Wird man auf dem Felde von einem wüthenden Hunde gebissen, so wasche man die Wunde alsbald mit Urin aus und schreite zu weiterer Behandlung, wenn man nach Hause kommt. Schmerzt und brennt die Wunde beim zweiten oder dritten Verbande, so ist der Mensch außer aller Gefahr, im andern Fall ist sein Zustand bedenklich, und muß man dann Brech- und Abführungsmittel geben, die Unterzungenvenen öffnen, wenn sie wieder anschwellen, die Gaben des Wurzelsafts vermehren, Schläfe und Brust mit Rosmaringeist einreiben und den Duft davon einathmen. So oft der Patient den Saft genommen hat, soll er sich in's Bett legen und 1½ Stunde nachher nichts essen. Am siebenten Abend gebe man dem Kranken während der 9tägigen Kur 2—6 Tropfen Rosmaringeist, sonst aber nie. — Bei schon ausgebrochener Wuth ist der Kranke zu binden, und der Kreuzenziansaft mit Wasser zu geben, welches in einem kupfernen Kessel gesotten wurde. 2 Stunden nachher suche man ihm eine kräftige Brodsuppe beizubringen, reibt Stirn, Schläfe, Halsadern und Brust mit Rosmaringeist, und sucht ihn möglichst zu beruhigen. Schläft der Kranke längere Zeit, so ist er gerettet, namentlich wenn er nachher Wasser trinkt. Gebissene Thiere werden ebenso behandelt, und sehe man in allen Fällen darauf, daß man sich mit dem Geifer der

*) Dieses Pflaster hat sich auch als vorzüglich bei frischen und alten Wunden, bei Quetschungen, Geschwulsten, gebrannten Theilen ꝛc. bewährt, und kann im Allgemeinen als **Wundpflaster** empfohlen werden.

Kranken nicht beschmutzt, namentlich an Stellen, die nur eine schwache oder gar verletzte Hautbedeckung haben.

Um den K. stets bei der Hand zu haben, ist dessen Anbau zu empfehlen. Der Samen kann im Herbst leicht gesammelt werden, dann baut man ihn im Frühjahr vor einem Regen auf Hügeln und trockenen Wiesen an, jedoch nicht zu dicht, sonst bleibt die Wurzel zu klein. Im Sept. und Oct. werden die Wurzeln ausgegraben, sie werden dicht aneinander in Keller aufgestellt und mit feiner Gartenerde bestreut. Auf diese Art erhält sich die Wurzel, bis man sie wieder frisch haben kann. Besser noch ist, man bezeichnet sich die Stellen, wo die Wurzel wächst, dann kann man sie zu jeder Zeit ausgraben.

Die österreichischen Sanitätsbehörden haben dieses Verfahren in allen vorkommenden Fällen anzuwenden befohlen.

Krieche, Kriechel, in Sachsen, bei Erfurt rc. s. v. a. Pflaume (**Prunus insititia**); — s. v. a. Haberschlehe.

Kroden, s. v. a. Vogelwicke; — die Grannen der Gerste.

Krötenbalsam, s. v. a. **Mentha aquatica.**

Krötendill, s. Dill.

Krötenfuß, mehrere **Juncus**-Arten.

Krötengras, Sumpfbinsengras, eine vom Vieh gesuchte salzige Grasart, s. v. a. Dreizack.

Krötenkraut, s. v. a. Kreuzkraut.

Krötenmelde, s. v. a. Stechapfel.

Krollerbsen, s. v. a. Korallenerbsen.

Kronawet, Kronwit, in einigen Gegenden Deutschlands s. v. a. gemeiner Wachholder.

Kronerbse, s. v. a. weiße Doldenerbse.

Kronnent, s. v. a. Wachholder.

Kron-Piment, die größere, mehr ovale, im Handel vorkommende Sorte des Neugewürzes, welches stark und angenehm nach Nelken, Zimmt und Macis riecht, und von den Früchten von **Eugenia acris** herrührt; s. Eugenie.

Kronsbeere, in Mecklenburg und andern Gegenden Deutschlands s. v. a. Preiselbeere.

Kronwicke (**Coronilla**), Gattung der Familie Schmetterlingsblümler; kurzer, glockiger, 5zähniger Kelch, schmetterlingsförmige Blume; an der Spitze verbreitete oder fast gleiche Staubfäden; lange, leichtgebogene, von 4—6 Längsriefen durchzogene Hülsen. Arten: Strauchige oder Skorpions-K. (**C. Emerus; Emerus major**), sehr ästiger, 2—5 Fuß hoher Strauch mit zerstreuten, unpaarig-gefiederten Blättern, gelber Blume, 1½ — 2 Zoll lange, dünne, 4—8samige Hülsen, die durch Riefen sechskantig sind. Wächst im mittlern und südlichen Europa auf Hügeln und Bergen zwischen Gebüsch, findet sich oft in Anlagen und blüht vom Mai bis Juli. Die geruchlosen, unangenehm bittern Blätter dienten früher häufig als Abführungsmittel, und enthalten indigoartigen Färbestoff. — Bunte K., Peltschen, (**C. varia**), hat durch ihre Schmetterlingsblumen und gefiederten Blätter viel Aehnlichkeit mit den Wicken, nur daß die Blumen mit 8—12 blaßrothen Blüthchen ein kleines Köpfchen bilden. Wächst im mittlern Europa und mehreren Gegenden Deutschlands auf Aeckern, hohen Waldwiesen und an Rainen wild. Früher hat man sie als Futterpflanze empfohlen, allein das Vieh frißt sie nur im Nothfall. Wird sie in Gärten als Zierpflanze gezogen, so erlangen die Blumen eine beträchtliche Höhe. Wirkt brechenerregend und hat giftige Eigenschaften. — Valentinische K. (**C. valentina**), die Blüthen riechen sehr stark und widrig. — Meergrüne K. (**C. glauca**), diese beiden Arten sind im südlichen Europa zu Hause und besitzen gleichfalls emetische und purgirende Eigenschaften. — Heckenfrüchtige K. (**C. scropioides; Arthrolobium scr.**), schmeckt scharf und wurde früher für sehr wirksam gegen den Skorpionsstich gehalten.

Kropfschwamm, Badeschwamm; das darin enthaltene Jod vertreibt alle Drüsen, daher müssen Frauenzimmer bei der Anwendung dieses Mittels vorsichtig sein, sonst schwinden ihre Brüste merklich; auch wird die weibliche Periode dadurch vermehrt und muß von Schwangern ganz gemieden werden. In der **Luftröhrenschwindsucht,** wenn im Kehlkopfe ein Brennen, Zusammenschnüren oder lästige Trockenheit sich zeigt und der Husten nicht gehen will, hat sich der K. auch als sehr dienlich erwiesen. Von dem in jeder Apotheke zu habenden Kropfpulver nimmt man Morgens und Abends je eine Messerspitze voll, und soll dasselbe zur Zeit des abnehmenden Mondes am wirksamsten sein. Auch kann man sich eine Kropf- oder Jodsalbe geben lassen und damit täglich zweimal, je eine Bohne groß, einreiben. Schon verknöcherte Kröpfe weichen diesem Mittel nicht, dagegen ist es gut in Luftröhrenschwindsucht. Das Pulver kann man als Tinctur geben, wenn man es mit dem gleichen Theil Weingeist bereitet und täglich 8—15 Tropfen davon nehmen läßt.

Kropfwurzel, die Wurzel des gemeinen Tüpfelfarrns (s. d.)

Krugalge (**Ceramium**), Gattung der Familie Gelenkfruchtalgen; gegliedertfadiges, dichtes Lager mit Keimkörnern in den Gelenken. — Arten: Durchscheinende K. (**D. diaphanum**), besteht aus gegliederten, glashellen Fäden mit rothen, undurchsichtigen Gelenken, weshalb sie in Wasser ein rosenartiges, röthliches Ansehen haben. Wächst in allen Meeren und ist ein gebräuchliches Wurmmoos.

Krugfrucht (**Edaianthus**), Gattung der Familie Glockengewächse; 5spaltiger Kelch, überweibiger Saum; halb 5spaltige, manchmal auch glocken- oder trichterförmige Blumenkrone; 5 freie Staubgefäße; 2—3fächerige, unterständige Kapsel. — Arten: Grasblättrige K. (**E.** oder **Hedraeanthus graminifolius**), mehrere dicht rasenartige Wurzelköpfe; weichflaumhaarigen Stengel und Blätter, diese ganz und bandförmig; blaue Blumen; blüht im südlichen Italien und auf Sicilien im Juni und Juli und auf Hügeln und Bergen und ist ausdauernd. Blätter und Blüthen sollen gut gegen Epilepsie sein, jedoch noch nicht erprobt. Heißt auch **Campanula gram.** und **Wahlenbergia graminifolia.**

Krugmoos (**Alicularia**), Gattung der Familie Jungermannienmoose; krugförmige Stielhülle; lederige, farbige Geschlechtshülle; kugelige, glatte Keimkörner. — Arten: Treppenartiges K. (**A. scalaris**), astloser, kriechender, fleischiger, grüner Stengel; grüne, zweireihige, dicht dachziegelige Blätter; wächst auf feuchter, fetter Erde und auf Sandsteinfelsen.

Krullfarn (**Adiantum**), Gattung der Familie Wedelfarrn; randständige, gleich breite oder rundliche Fruchthäufchen, schuppenartiger Schleier, der vom umgeschlagenen Rande des Laubes ausgeht. — Arten: Frauenhaar-K. (**A. Capillus-Veneris**), ist sehr glatt und zart, wird etwa 1 Fuß hoch; horizontaler, ästiger Wurzelstock; Wedel am Grunde doppelt, oben einfach gefiedert; kommt in Felsenritzen, feuchten Mauern, Springbrunnen im südlichen Europa, Südamerika und Teneriffa vor, blüht vom Juni bis Sept. Geruch und Geschmack schwach gewürzhaft; wird unter dem Namen Frauenhaar in einem Aufguß bei leichteren Katarrhen gebraucht; diente früher zur Bereitung des **Syrop Capillaire**, jetzt meist nur noch aus Altheesyrup und Orangenblüthenwasser bestehend. — Fußzehiger K. (**A. pedatum**), glatt und größer als der vorige; wächst in Nordamerika, ist ausdauernd, trägt vom Aug. bis Sept. Früchte, riecht schwach gewürzhaft, schmeckt etwas zusammenziehend bitterlich süßlich, und wird als kanadisches Frauenhaar der vorigen Art noch vorgezogen.

Krummhals (**Lycopsis**), Gattung der Familie Rauhblättler; 5theiliger Kelch; trichterige, 5spaltige Blumenkrone; durch 5 flaumhaarige Deckklappen geschlossener Schlund; 5 Staubgefässe; 4 nüßchenartige Schließfrüchte. — Arten: Acker-K. (**L. arvensis**), ganz steifhaarig; 1—2 Fuß hoher, aufrechter Stengel; gezähnte, lanzettige Blätter; die gekrümmte Blumenkronenröhre ist in der Mitte weiß, der Saum hellblau; wächst überall auf Aeckern, ist einjährig, blüht vom Juni bis Herbst und wird in der Medizin nicht mehr gebraucht.

Krummholz, Krummholzbaum, s. v. a. Zwerg-Kiefer s. u. Kiefer.

Krummholzöl, aus den Zweigen von **Pinus pumilio** stammender Balsam; wird ungarischer Balsam (**Balsamum hungaricum, B. carpathicum**) genannt, wenn er selbst ausgeflossen, Templineröl (**Oleum templinum**), wenn er durch Destillation gewonnen wird.

Krummkiefer, s. v. a. Aspe.

Krummröhre (**Siphocampylus**), Gattung der Familie Glockengewächse; 5spaltiger Kelch; 5spaltige Blume; ganze, meist herabgekrümmte Röhre; zusammengewachsene Staubgefäße; eingeschlossener Griffel. — Arten: Kautschuk-K. (**S. Caoutschouc**), etwa 12 Fuß hoher, kahlästiger Strauch; Aestchen, Blätter und Blumen rostbraun filzig mit ästigen Haaren; elliptische, 3—3½ Zoll lange Blätter, Blumenkrone außen behaart; blüht auf den columbischen Anden im November. Das von Quito in den Handel kommende Federharz rührt von dem Milchsaft dieses Strauchs her.

Kruppbohne, eine Abart der Reiserbohnen, s. v. a. Zwergbohnen.

Kruschelbeere, s. v. a. Stachelbeere.

Krutschenbaum, s. v. a. filzblätterige Birke.

Kubeben, s. Cubeben.

Kuckucksseife, in Sibirien s. v. a. orientalische Lichtnelke.

Küchenschelle, s. v. a. Osterblume.

Kuhschote, s. v. a. Besenginster oder Pfrieme.

Kümmel (Carum), Gattung der Familie Doldengewächse; undeutlicher Kelchrand, ausgerandete Blumenblätter; Theilfrüchte mit 5 Riefen; blüht weiß. — Arten: Gemeiner Feld- oder Wiesenk. (C. Carvi), man findet diese bekannte Pflanze in ganz Europa auf Wiesen und Bergen wild, wird aber seit etwa 50 Jahren in verschiedenen Theilen Deutschlands, vorzüglich in Sachsen, mit Sorgfalt gebaut. Der K. hat doppelt gefiederte Blätter; fiederspaltig-vielspaltig; kantiger Stengel; spindelige Wurzel. Ist ausdauernd, blüht im Mai, reift im Juli und Aug. Verlangt zum Anbau einen lehmigen Sandboden oder einen sandigen Lehmboden, der nicht zu naß und nicht zu frisch gedüngt sein darf. Compost-, Güllen-, Kalk- oder Aschendüngung ist am besten. Er wird breitwürfig oder in Reihen in einen gut zubereiteten Boden gesäet, und kann man dem Boden vorher noch einen Ertrag abgewinnen, wenn man den Samen im Frühjahr in Reihen säet und später in einer Entfernung von 6—8 Zoll auf das zubereitete Feld versetzt. Ein fleißiges Felgen erhöht den Ertrag sehr. Zur Vermeidung des Körnerausfalls werden die Kümmelpflanzen Morgens in bethautem Zustande abgeschnitten, zum Trocknen auf ein Trockengestell oder auf kleine Haufen, die man mit Stroh bedeckt, gesetzt. Nach dem Abtrocknen drischt man den Samen aus, reinigt ihn und schüttet ihn auf einem trockenen Boden auf, wo er öfters umgewendet werden muß. Der K. wirkt gewürzhaft und erwärmend; man braucht ihn als Thee oder Pulver gegen Blähungen, kolikartige Schmerzen, Magenbeschwerden, schlechte Verdauung sowie zur Beförderung der Milch säugender Frauen. In den ersten Fällen wird das Kümmelöl angewendet, von dem man einige Tropfen auf Zucker nimmt oder die schmerzenden Stellen damit einreibt. Die Wurzel läßt sich auch als Gemüse und an Suppen gebrauchen, während der Same ein vorzügliches Gewürz ist; zieht man Branntwein darüber ab, so erhält man den Kümmelbranntwein. — Zerquetscht man den Samen, feuchtet ihn mit Branntwein an, und legt ihn in dünner Leinwand auf den Kopf, so vertreibt er gewisse Arten des Kopfwehs. Bei Blähungskrampf, Verdauungsschwäche 2c. gibt man einen warmen Theeaufguß zu ʒj — iij auf zwei Tassen Wasser. Man kann diese Samen auch zu aromatischen Kräutern und Bädern nehmen, da sie wohlfeil sind, und zwar mehrere Unzen auf ein Bad. Das ätherische Oel dieser Samen darf man nur mit Vorsicht anwenden und höchstens 2—4 Tropfen auf Zucker in einer Gabe. — Auf künstlichen Wiesen sollte man ihn als vorzügliches Viehfutter überall bauen. — Der schlanke K. (C. gracile), und der schwarze Kümmel (C. nigrum), dient in Ostindien, wie bei uns der gewöhnliche K. — Knolliger K. (C. Bulbocastanum; Bunium Bulb.), knollige, bis 2 Zoll dicke Wurzel, außen dunkelbraun, innen weiß; wird roh, gekocht und in der Asche gebraten gegessen. Auf gleiche Weise wird die knollige Wurzel der nackten Knolldolde (Bunium denudatum), in England, Frankreich und Südeuropa benützt. — Steckenkrautblättrige Knolldolde (B. ferulaefolium), die Wurzel wird von den Türken unter dem Namen Topana gegessen; wächst auf Candia, Cypern 2c.

Kümmerling, s. v. a. gemeine Gurke.

Künlein, s. Thymian.

Künthen, Kürbeeren, s. v. a. Hornstrauch.

Kürbis (Cucurbita), Gattung der Familie Kürbisgewächse; 5zähniger Kelch, 5spaltige Blumenkrone, 5 Staubgefässe, 3brüderige Staubfäden, 5 verwachsene Staubkölbchen; das Weibchen hat nur drei nicht ausgebildete Staubfäden; 3spaltiger Griffel, 2spaltige Narbe, 3fächerige Fruchtknoten, rindige, geschlossene Beeren. — Arten: Gemeiner Garten-K. (C. Pepo), steifhaariger, kletternder Stengel; ästige Winkelranken;

herzförmige, 5lappige, rauhe Blätter; rundlich-längliche, zusammengedrückte oder auch lange, in mannigfachen Formen erscheinende Früchte; ist einjährig, blüht im Juli, reift im Sept. Der K. stammt gleich den Gurken und Melonen aus den wärmern Ländern; liebt, wie dieselben, anhaltende Feuchtigkeit, und ist gegen Kälte besonders empfindlich. In entsprechendem Boden treibt der K. einen 20—30 Fuß langen, rankenden Stengel mit gelben Blumen und getrennten Geschlechtern. Dieselben hinterlassen apfel- oder birnförmige, glatte oder warzige Früchte, die oft unglaublich groß werden und ein Mark mit vielen Samenkernen enthalten. Der K. kann ohne viele Mühe gebaut werden und erfordert ein starkgedüngtes Land; am besten gedeiht er in alten Mist- oder Composthaufen, welche sonnig liegen. In diese gräbt man zu Anfang Mai ein 3 Fuß breites und 1 Fuß tiefes Loch, füllt dasselbe mit besonders geeigneter Erde aus und legt 4 gute Kerne ½ Zoll tief drein. Die aufkeimenden Pflanzen begießt man fleißig, schneidet die Seitenranken ab und läßt nur ein Paar Hauptranken, welche dann Nahrung zu ihrer gehörigen Entwicklung haben. Um sie vor Fäulnißflecken zu schützen, legt man ihnen dünne Brettchen unter und kehrt die untere Seite öfters der Sonne zu, damit sie schneller und besser reifen. Die Menschen können die Frucht nicht roh essen, weil Fleisch und Mark etwas zähe und blähend ist, dagegen geben sie ein nahrhaftes Futter für Schweine, Kühe und Fische. Mit Milch und Eiern gekocht oder auf irgend eine andere Art zubereitet, geben sie guten Brei, Pfannkuchen 2c. Junge, kleine Kürbisse, die nach dem Abwelken der Blüthe gebrochen werden, kann man wie Gurken mit Essig einmachen und verspeisen. Der aus gekochten K. gepreßte Saft gibt durch allmäliges Abdampfen einen angenehmen Syrup, der noch zu Zucker abgedampft werden kann. Die Samenkörner geben ein kräftiges Mehl zu Backwerken, mit Wasser in einem Mörser zerstoßen, erhält man von ihnen eine Milch, die gegen Fieberhitze und Unterleibsbeschwerden mit Vortheil angewendet wird. Werden sie von ihrer weißlichen Haut befreit und ausgepreßt, so liefert 1 Pfund Kerne ½ Pfund feines Oel unter der Presse, das so gut wie Baumöl ist. Bestreicht man Vieh mit dem Blättersaft, so wird dasselbe nicht von Bremsen und anderem Ungeziefer geplagt. Unter Kartoffeln, Kohlkraut 2c. würde dieser K. recht gut gedeihen, ohne dem Wachsthum der andern Pflanzen zu schaden, daher ist zu bedauern, daß er nicht mehr angebaut wird. Der Brei gibt gute, kühlende Umschläge; wird in einer Masse von Ab- und Spielarten gebaut. — Flaschenkürbis (C. lagenaria), wächst in Ost- und Westindien wild an Bächen, kommt auch bei uns fort und wird wie die vorige Art kultivirt. Die Blätter sind eckig und filzig, die Früchte holzig mit einem bittern Mark, das nur zur Mastung sich eignet. Die Kerne enthalten ein gutes Oel. Die ausgehöhlten harten Fruchthülsen werden getrocknet und zum Versenden von Pflanzensamen über's Meer gebraucht. Außerdem geben sie Trichter, Löffel und andere Geräthe. — Wasser-K., Wassermelone (C. citrullus), hat die Form der Melone, wird oft 3 Fuß lang, 2 Fuß dick und gegen 30 Pfund schwer; wächst in Indien, in Unteritalien und am besten in der großen Bucharei wild. Auf Ceylon hat er einen Muskatengeschmack, und wird er dort wie Aepfel gegessen. Bei uns gedeiht er nicht gut, was zu bedauern ist, weil sein saftiges, röthliches Fleisch kühlend und erquickend ist, in großer Menge genossen aber erkältet, Kolik und andere Zufälle erregt. Mit Zucker und Rosenwasser vermischt, gibt man den Saft gegen hitzige und faule Fieber. In China kaut man den Samen als abkühlendes Mittel und preßt ein Oel daraus. — Zur Zierde pflanzt man in Gärten den Melonen-K., den Türkenbund und andere Spielarten.

Kürbisbaum (Crescentia), Gattung der Familie Larvenblümler; 2theiliger, gleicher, abfälliger Kelch; glockige Blumenkrone; 4 Staubgefäße, von denen nur 2 mächtig und fruchtbar sind; sehr große, eirund-ovale, 4rippige, breiige, 1fächerige Beere; Samen im Mark. Arten: Großfrüchtiger K. (C. Cajete), ein 20—30 Fuß hoher Baum, mit ziemlich dickem Stamm und ausgebreiteten, fast horizontalen Aesten, die 25—30 Pfund schwere Früchte in einer harten, holzigen Schaale tragen. Der säuerliche Saft kann zu einem Syrup gekocht werden und leistet in allen Brustkrankheiten vorzügliche Dienste; er ist im heißen Amerika unter dem Namen Calabash bekannt, und wird dort vorzüglich bei entzündlichen und galligen Krankheiten, Wassersucht, und äußerlich bei Quetschungen und Verbrennungen, sowie als Speise benützt. Die holzige Fruchthülle gibt allerlei Geräthe und Geschirre. —

Kleinfruchtiger K., Calabassenbaum (**C. cucurbitina**), wird kaum 15 Fuß hoch, wächst an sumpfigen Plätzen in Südamerika, und hat länglich-runde, kürbisartige Früchte mit einer zerbrechlichen Schale und einem gelblichen Mark, dessen Genuß für den Menschen sehr schädlich, ja oft tödtlich ist. Das weiße Holz wird von Tischlern gesucht.

Kürnel, s. v. a. gelber Hornstrauch.

Küttelkraut, in einigen Gegenden Deutschlands s. v. a. Stabwurzbeifuß.

Kugelakazie, die gemeine Robinie wird wegen ihrer kugeligen Krone so genannt.

Kugelblume (**Globularia**), Gattung der Familie Kugelblumengewächse; Blüthenköpfe mit 9—12blätteriger Hülldecke; 4kantiger, röhriger, 5spaltiger Kelch; unterweibige Blumenkrone; 4 Staubgefäße; aufliegender Staubbeutel; 2spaltige Narbe; vom bleibenden Kelche eingeschlossene, 1samige Nußhülse. — Arten: Gemeine K. (**G. vulgaris**), vielköpfige Wurzel, 3—6 Zoll hoher, krautiger Stengel; spatelförmige Wurzelblätter; endständiger, kugeliger Blüthenkopf; blaue, selten weiße Blume mit 5theiligem Saum. Wächst im mittlern und südlichen Europa auf sonnigen Hügeln und Bergen, blüht im Mai und Juni und ist ausdauernd. Die bittern Blätter sind ein gelindes Purgirmittel, und werden zerquetscht auf Wunden und Geschwüre gelegt. — Dreizähnige K. (**G. Alypum**), strauchig, wächst im südlichen Europa; Blätter purgirend, erregen oft Erbrechen und ersetzen die Senna. Früchte wirken in gleicher Weise.

Kugeldistel (**Echinops**), Gattung der Familie Vereinblüthler; sehr zahlreiche einblüthige Blüthenköpfchen; 5theilige, kurzröhrige Blumenkrone; walzige, feinzottige Schließfrucht. — Arten: Breitschuppige K. (**E. platylepis**), ziemlich astloser, 1—4 Fuß hoher, etwas filziger Stengel mit fiederspaltigen, leichtfilzigen Blättern, großen, blauen Blüthenköpfen, kronenförmiger, häutiger Fruchtkrone; ist ausdauernd im Bannat heimisch. — Gemeine K. (**E. sphaerocephalus**), 4—6 Fuß hoher Stengel, buchtig-fiederige Blätter, oben klebrig flaumig, unten graulich filzig; weißliche oder blaßbläuliche Blumen, blüht im Juli und Aug.; wächst an dürren, sonnigen Plätzen des südl. Europa's, kommt als Zierpflanze vor, und hat eröffnende und auflösende Kräfte, die aber in der Offizin nicht benützt werden.

Kugelflechte (**Sphaerophoron**), Gattung der Familie Staubkugelflechten; strauchartiges, außen krustiges, innen fadenzelliges Gestell; endständiges, kugeliges Keimlager. — Arten: Korallenförmige K. (**S. coralloides**), strauchiges Gestell; kastanienbraun, doch kommt sie auch weiß vor.

Kugelfruchtalge (**Sphaerococcus**), Gattung der Familie Kernalgen; fädig oder flach, ist naß wohlriechend und purpurröthlich. — Arten: Purpurröthliche K. (**S. purpurascens**), fadenförmiges, zartes Laub; purpurroth; im Meere. — Wurmtreibende K. (**S. helminthochortos**), wächst im Mittelmeer und bildet den Hauptbestandtheil des **Wurmmooses**, das in unsern Apotheken vorkommt, und aus vielen kleinen Seepflanzen von scharf widrigem Geruche und angenehmem, scharfsalzigem Geschmacke besteht. Dient gegen Würmer, vorzüglich gegen die Spulwürmer der Kinder, sowie gegen hartnäckige Drüsengeschwülste, Verhärtung und Anschwellung weiblicher Brüste und hartnäckige Skropheln. Innerlich gibt man täglich 2—3mal je 15—30 Gran auf einmal als Pulver mit Zucker oder Anis, oder als Latwerge unter etwas Honig, oder als Thee, zu dem man auf den Tag 4 Loth zu mehreren Tassen nimmt. Ein Ansatz von Wurmmoos und Sennesblätter, von jedem 2 Loth auf 1 Schoppen Rheinwein, ist sehr kräftig, und nimmt man davon Morgens und Abends je 3—4 Löffel voll. Ein Absud gibt vorzügliche Wurmklystiere. — Gewimperte K. (**S. ciliatus**), wird in Irland zu einer Gallerte gekocht und gegessen. — Krause K. (**S. crispus**), naß braun purpurfarbig, getrocknet schwarz, wird durch das Liegen in süßem Wasser grünlich und zuletzt weiß; findet sich in allen europäischen Meeren, verwandelt sich durch's Kochen und Erkalten in eine feste Gallerte, wird in der Medicin als **Lichen Caragheen** wie Salep und isländisches Moos gebraucht, enthält aber noch Jodine, was sehr zu berücksichtigen ist. S. auch Algen.

Kugelgummi, s. v. a. Senegalgummi.

Kugelkopf (**Cephalophora**), Gattung der Familie Vereinblüthler; 2reihige, zurückgeschlagene, vielblüthige Hülldecke; röhrenförmige Blumenkrone; 5zähniger Saum; kugelige Blüthenköpfe. — Arten: Gewürzhafter K. (**C. aromatica**), krautiger, ästiger, schimmelgrünlicher Stengel mit wechselständigen, unten fiederspaltigen, oben leicht gezähnten Blättern; gelbe Blüthenköpfe an den kahlen Astspitzen; einjährig; auf strauchigen Hügeln und Triften von Chile; riecht stark gewürzhaft, wie Kam..., heißt deshalb **Mancanilla del Campo.** — Schimmelgrüner K. (**C. glausa**), der vorigen Art ähnlich, nur ist der Stengel halbstrauchig und die Blätter länglich-lanzettig, auch sind die Blüthenköpfe noch einmal so groß; zweijährig; wächst in Chile. Die getrockneten Blätter dienen zum Gelbfärben.

Kuhbaum, amerikanischer, s. v. a. milchgebende Brodnuß.

Kuhblume, s. v. a. **Caltha palustris.**

Kuhhornklee, s. v. a. gemeiner Hornklee.

Kuhkohl, s. v. a. baumartiger Blattkohl.

Kukurutz, in einigen Gegenden Deutschlands s. v. a. gelber gemeiner Mais.

Kuhpilz, s. v. a. großer eßbarer Röhrenpilz.

Kuhweizen, s. v. a. Wachtelweizen.

Kummern, bei Homburg v. d. H. s. v. a. gemeine Gurke.

Kunerle, in Sachsen s. v. a. gemeiner Thymian.

Kunschroten, in einigen Gegenden Deutschlands s. v. a. gemeine Pfrieme.

Kurbeer, s. v. a. gelber Hornstrauch.

Kutira-Gummi, ein dem Traganth ähnliches Gummi, das aber kein Stärkemehl enthält, und vornehmlich von der Farnesischen Akazie gewonnen wird.

Kutte, s. v. a. gemeine Quitte.

Kuttelkraut, s. v. a. Stabwurzbeifuß.

L.

Labdanum, s. v. a. Ladangummi.

Labkraut (**Galium**), Gattung der Familie Krappgewächse; vielehig oder zwitterig; überweibiger Kelch; flache oder radförmige Blumenkrone; 4, selten 3 Staubgefäße; kugelig-zweiknotige Spaltfrucht, die sich nach erlangter Reife in 2 einsamige Schließfrüchte trennt. — Arten: Kurzblätteriges L. (**G. Cruciata**), 1—2 Fuß hoher, astloser Stengel, der rauhhaarig und 4kantig ist; kurzhaarig-zottige, während der Fruchtreife herabgeschlagene Blätter; gelbe Blumenkrone; nierenförmige, kahle, runzelige, unter den herabgeschlagenen Blättern verborgene Spaltfrucht; von den beiden Schließfrüchten kommt oft nur eine zur Reife; ändert ab, und wächst in Europa, dem nördlichen Asien auf Waldwiesen, an Hecken und Zäunen, blüht im April und Mai und ist ausdauernd. Die ziemlich stark riechende, etwas adstringirend bitterlich-schmeckende, blühende Pflanze wurde früher innerlich angewendet, jetzt aber nur noch als Wundmittel und bei Brüchen. — Wahres, gelbes L., Waldmeister, Unserer Frauen Bettstroh (**G. verum**), von allen Arten dieser reichen Gattung die verbreitetste, bekannteste und nützlichste. Sie findet sich in ganz Europa auf trockenen Wiesen, an Rainen, in Gärten und Wäldern, hat einen aufrechten, über 2 Fuß hohen Stengel, welcher mit schmalen, scharfgespitzten Blättern in Sternform besetzt ist, nach oben zu ästig wird und den ganzen Sommer hindurch mit goldgelben, wohlriechenden Blumenähren geziert ist. Gibt ein beliebtes, gutes Futter für das Rindvieh, während es Pferden schädlich ist, und die Blumen fleißig von den Bienen besucht werden. Kraut und

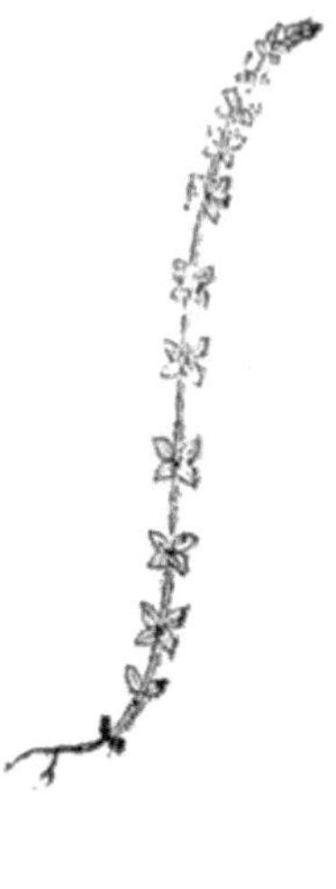

Blumen dienen zum Gelbfärben, die Wurzel, wenn sie im Frühling und Herbst gesammelt und in Bier gekocht wird, zum Rothfärben des Wollengarns; die davon fressenden Thiere bekommen rothe Knochen. Früher galt das Labkraut für das vorzüglichste Mittel gegen die Fallsucht, wird aber jetzt weniger mehr angewendet. Beim Rindvieh vertreibt es das Blutharnen. Die darin enthaltene Säure kann zum Gerinnen der

Milch benützt werden, weshalb man dasselbe in vielen Gegenden statt des Labs zum Käsemachen verwendet. Die stark süßlich riechenden Blüthen werden auch zur Bereitung des Chester-Käses benützt. — Breitblättriges oder weißes L. (**G. mollugo**), besitzt durchaus einen angenehmen Geruch, lanzettige, stachelspitzige Blätter, weitschweifige, vielblüthige Rispe, weiße, weißliche, oder gelblichweiße Blüthen, kahle, etwas runzelige Früchte, ändert ab; blüht vom Mai bis Aug., wird wie die vorige gebraucht, und hat noch krampfstillendere Eigenschaften. — Klebkraut, Kleberich, rauhe L. (**G. aparine**), findet sich als sehr lästiges Unkraut auf Feldern und in Gärten, hat weiße Blumen und an den Blättern rückwärts gebogene Stacheln, mit denen es sich an allen Gegenständen anhängt. Das Kraut wird von dem Vieh gefressen, Pferde hingegen lassen es unberührt stehen; klein gehackt gibt es ein sehr gutes Futter für junge Gänse. Die Wurzel dient zum Rothfärben, während man den Samen als Kaffeesurrogat benützen kann. Der daraus gepreßte Saft hat auflösende und harntreibende Kräfte, die namentlich in der Wassersucht gute Dienste leisten. Bei Ohrenweh stopfe man es in die Ohren. — Das Kraut mit Schmeer zerstoßen und aufgelegt zertheilt Geschwüre und Fleischgewächse.

Lablab (**Lablab**), Gattung der Familie Schmetterlingsblümler; glockig-röhriger, 4spaltiger Kelch; schmetterlingsförmige Blume; 10 zweibrüderige Staubgefäße; zusammengedrückte, fast 4samige Hülse. — Arten: Gemeiner L. (**L. vulgaris**), 5—8 Fuß hoher, windender Stengel mit etwas flaumigen Blättchen und büscheligen Blüthen auf höckerartigen Auswüchsen der Spindel; violette, purpurrothe oder weiße Blumen; 3–4 Zoll lange, länglich-bauchige, geschnäbelte Hülsen, 3—5 schwarze, schwarzrothe, rostbraune oder weiße Samen; ändert ab. Vaterland: Ostindien, jetzt aber überall gebaut; blüht vom Juni bis Aug., ist 1jährig, und werden die jungen Hülsen und reifen Samen wie unsere Bohnen benützt. Gekocht dienen sie gegen Brustkrankheiten und Amenorrhöe; die Blätter sind ein kühlendes Mittel. — Schöne L. (**L. lignosus**), hat sehr nette Blumen und wohlschmeckende junge Hülsen; im südlichen Asien häufig gebaut. — **Lableb microcarpus**, hat eßbare Früchte und Blüthen, **L. perennans**, eßbare Blätter und Früchte.

Laborde, eine bekannte Sorte der Bordeaux-Weine.

Labrador-Thee, die Blätter vom breitblätterigen Porst.

Labyza, wohlriechendes, dem Bernstein ähnliches Gummi von einem Baume in Südcarolina.

Lac, Milchsaft der Pflanzen.

Lachenalie, dreifarbige (**Lachenalia tricolor**), eine sehr schöne Blume, die von Afrika zu uns verpflanzt wurde. Ein Zwiebel treibt hyazinthenartig einen einfachen, fußhohen Blumenschaft mit lanzettigen, oben braungefleckten Blättern, an dessen Spitze eine cylindrisch-gestielte, dreifarbige Blume herabhängt. Die gelben Blumenblätter sind am Grunde scharlachroth, an den Spitzen grün; vermehrt sich durch Samen oder noch leichter durch Zwiebeln. Gedeiht gut in Glashäusern in Töpfen, die mit guter Baumlauberde und $^1/_3$ Sand gefüllt sind. Blüht im März und kann in's Freie gestellt werden, wenn keine Fröste mehr zu befürchten sind; erträgt Nässe gar nicht.

Lachenknoblauch, s. Gamander.

Lack, Lacklevkoye, Goldlack, gelbes Veilchen (**Cheiranthus**), Gattung der Familie Viermächtige; 4 aufrechte Kelchblätter, 4 Blumenblätter, 4 mächtige Staubgefäße, gleichbreite, vierkantige Schote, bei welcher in jedem Fach 1 Reihe Samen ist. — Arten: Gemeiner L. (**Ch. cheiri**), eine seit alten Zeiten beliebte Zierpflanze, welche früher als auflösendes Mittel sehr geschätzt war; wächst wild in Spanien, Italien, England, Frankreich und der Schweiz auf Mauern, Felsen und Dächern, wo sie 1—1$^1/_2$ Fuß hoch wird; hat einen ästigen Stengel mit lanzettförmigen, spitzen, dunkelgrünen Blättern und goldgelben, wohlriechenden Blumen. Durch sorgfältige Cultur hat der L. an Größe, Schönheit der Farbe und Füllung der Blumen ungemein gewonnen, weshalb es selten einen Garten gibt, in welchem er sich nicht findet. Gibt verschiedene Abarten, namentlich 1. Stangengoldlack, hat einfache, halb- oder ganzgefüllte Blumen, die sich prachtvoll und pyramidenförmig über die Blätter erheben; 2. englischer Zwerg- oder Stecklack, hat niedrige, ästige Stengel und braune oder schwarzbraune Blumen. Die echte Abart wird gewöhnlich durch Samen, die zweite durch Ableger fortgepflanzt. Zu letzteren nimmt man Zweige, die unten noch etwas jähriges Holz haben, nach der Blüthe von der Mutterpflanze abgenommen und in einen Topf oder die bloße Erde an einem schattigen Orte eingesteckt werden; ein fetter Boden, der beim Blüthentreiben feuchter zu halten ist, sagt ihm am besten zu. Verfaulter Kuhdünger, etwas alter Lehm, Schlamm und Sand, ist die beste Erdmischung; Holzasche und Schafdünger sind gut darunter, aber nur sehr mäßig. Im Spätherbst muß man den Lack in eine trockene, helle Kammer bringen, und im Winter gegen große Kälte noch besonders schützen, indem man ihn in Stroh oder Abwerg einbindet. Sehr starke Stengel und große Blumen erzielt man, wenn man den jungen Pflanzen die Seitenäste abnimmt, und nur den Hauptstengel läßt. 2—3 Jahre werden die Blumen ganz schön, dann aber wird der Stock altersschwach. Die Blüthen abgebrüht, eröffnen den Leib, sind gut in Gelbsucht; Samen, Wurzel und Blätter leisten die gleichen Dienste.

Lackharz, s. v. a. Gummiharz.

Lackholz, s. v. a. Krummholz.

Lackkraut, s. v. a. **Balsamina hortensis**.

Lackmus (**Lacca musica**), blaues Pigment aus der Roccelleflechte; in Holland auch aus der **Lecanora tartarica** dargestellt.

Lackmus, s. Croton, Erdorseille und Orseille.

Lackviole, s. v. a. Lack.

Lacrymä Christi, edler, rother, feuriger, am Fuße des Vesuvs wachsender Wein; wird aus dem Safte bereitet, der aus halbgewelkten Trauben von selbst oder bei leichtem Drucke abfließt. Meist kommen aber Weine von Poppuoli, Ischia und Nola unter diesem Namen in den Handel.

Lacustres, Pflanzen, die in stehendem süßen Wasser oder auch am Rande desselben wachsen.

Ladanum, s. u Cistrose.

Ladü, ein rother Champagnerwein.

Lämmerblume, s. v. a. **Fiaria ranunculoides**.

Lämmersalat, s. v. a. **Valerianella olitoria**.

Lärchenbaum, s. Lerchenbaum.

Lätie (**Laetia**), Gattung der Familie Orleangewächse; 5theiliger, verwelkender Kelch; Blumenblätter fehlen meist; 1fächerige, lederige, vielsamige Beere. — Arten: Balsamische L. (**L. apetala**), ein 8—13 Fuß hohes Bäumchen mit schlankem, aufrechtem Stamm, gestielten, ovalen, 1—1½ Zoll langen Blättern, oben glänzend und leichtgetüpfelt: 50 und mehr Staubgefäße; durch den Griffel zugespitzte, sechsfurchige Beere; wächst in Westindien und Südamerika, heißt dort **Pao de Piranha**, und liefert ein weißes, balsamisches, dem Weihrauch oder Sanderak ähnliches Harz.

Länchel, s. v. a. Knoblauchskraut.

Läusekörner, die Samen vom scharfen Gartenrittersporn (s. d.)

Läusekraut, s. v. a. Sceptèrkraut und Nießwurz.

Läusesamen, mexikanischer, die Balgkapseln mit den Samen des gebräuchlichen Germers.

Lagerströmie (**Lagerstroemia**), Gattung der Familie Weibrichgewächse; unterweibiger, halbkugeliger, 6spaltiger Kelch, unten mit 2 Deckblättern; 18—30 Staubgefäße; 3—6fächeriger Fruchtknoten; vom bleibenden Kelch umgebene, 3—6fächerige Kapsel; geflügelter Samen. — Arten: Indische L. (**L. indica**) Bäumchen von der Größe des Granatbaums; gegen-, manchmal auch wechselständige Blätter; endständiger, vielblüthiger, blaßrosenrother Blüthenstrauß; blüht in China, Japan ꝛc. vom August bis Oct. — Prachtvolle L. (**L Regina**), wächst in Ostindien; hat kräftige Wirkung in der Wurzel gegen Aphthen, Mundgeschwüre und ähnliche Krankheiten des Halses; auch gibt sie sehr wirksame und zertheilende oder erweichende Breiumschläge auf entzündliche Geschwülste. Bei Stockungen und Anschoppungen im Unterleibe, bei Wassersucht ꝛc. leistet eine Abkochung der Rinde, Blätter und Blüthen gute Dienste. Der Same soll etwas narkotisch sein. — Als zertheilendes Pflaster gegen Bubonen und andere syphilitische Krankheiten soll die Rinde von **L. hirsuta** vorzüglich sein.

Lagerwein, Wein, der sich lange auf dem Lager hält.

Lagholz, in Altbaiern s. v. a Kiefer.

Laichkraut (**Potamogeton**), Gattung der Familie Wasserliesche; zwitterig, 4blätterige Geschlechtshülle; 4 große Staubbeutel; 4 Fruchtknoten; in jeder Blüthe 4 steinfruchtartige Schließfrüchte; Wassergewächse mit ährigen Blüthen auf fleischiger Spindel. — Arten: Schwimmendes L. (**P. natans**), astloser Stengel mit langgestielten Blättern, von denen die schwimmenden ledrig und fast eirund sind; wächst häufig in stehenden Wassern, wie Teichen und Seen, und in langsam fließenden Bächen und Flüssen, blüht im Juli und Aug. und ist ausdauernd, wirkt kühlend und zusammenziehend; eine Abkochung der Pflanze ist gut gegen Erbrechen, namentlich von Blut, und äußerlich bei gichtischen Geschwulsten. Die frischen Blätter sind gut auf alle Geschwüre. Von Schafen wird sie gemieden, wogegen Schweine fett damit gemacht werden können. Dient Wasserschnecken und Fischen zum Anheften des Laichs und als Nahrung. Fluthendes L. (**P. fluitans**), dem vorigen ähnlich; wächst in Flüssen; blüht im Juli und Aug. und ist ausdauernd

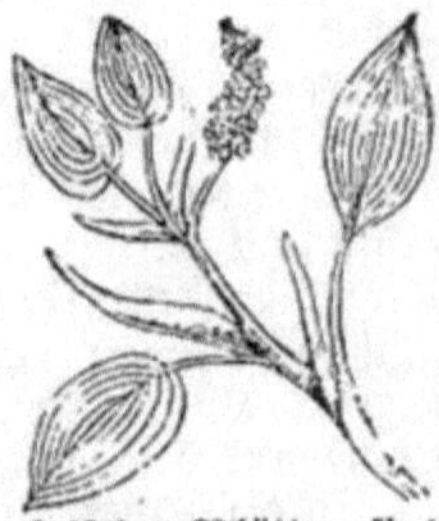

Lakmus, Lakmusflechte (**Roccella**), Gattung der Familie Tellerflechten; zuerst aufrechtes, dann hängendes, knorpelig-lederiges Gestell mit kreisrundem Keimlager; schwärzlicher Keimplatte. — Arten: Aechte L. (**R. tinctoria**; **Lichem Roccella**), schimmelgrünes, lederartiges, fadenförmiges Gestell; wächst rasenartig an Felsen der Meeresufer von Südeuropa, den kanarischen und azorischen Inseln, auf Bourbon und am Kap der guten Hoffnung. Kommt im Handel als Kräuter-Orseille vor, aus welcher man eine rothe Farbe, die Orseille- oder Kolumbinfarbe bereitet. Durch Behandlung mit alkalischen Substanzen, wie faulendem Urin, erhält man eine blaue Farbe, das Lakmus oder Tournesol, die jedoch theurer ist, als die aus der schmutzigen Schlüsselflechte bereitete.

Lakmuskraut (**Crozophora**), Gattung der Familie Rautengewächse; 1häusige, traubige Blüthen, von denen die weiblichen am untern Theile stehen. — Arten: Gemeines L. (**C. tinctoria**), krautiger, aufrechter, 9—15 Zoll hoher, weißlich-grauer Stengel mit pulverig-filzigen, aschgrauen, im Alter schmutzig-grünen Blättern, kurzen, weißlich-filzigen Trauben, bei denen die männlichen Blüthen fast sitzend sind, während die weiblichen zu 2—3 auf einem längern Stiele am Grunde der Traube stehen; hängende, 3knotige, fein beschuppte Spaltfrucht; weißer Samen; ist 1jährig, blüht an den Küsten des Mittelmeers im Juni und Juli. Hängt man mit dem Saft getränkte Leinwandlappen, über Kalk und faulendem Urin auf, so werden sie blau und kommen dann als blaue Schminkläppchen, Bezetten oder Tournesol in den Handel; man benützt sie zum Färben von Zuckerbäckerwaaren, einiger Weine 2c. Behandelt man die blauen Lappen mit Säuren, so erhält man die rothen Schminkläppchen oder Bezetten. Blauer Lackmus kann übrigens auch aus mehreren andern Flechten bereitet werden. Diente früher auch gegen Würmer, und der ausgepreßte scharfe Saft zum Vertreiben der Warzen. Der Same ist purgirend; heißt nach Linné **Croton tinct.** — **C. plicata**, wächst in Ostindien, China und wird dort gegen Aussatz gebraucht. Hieher gehört auch **Caperonia castaneaefolia**, welches bei Wunden und Geschwüren Anwendung auf den Antillen findet.

Lakrizenholz, in Sachsen s. v. a. gemeines Süßholz.

Lakrizensaft, in mehreren Gegenden Deutschlands s. v. a. Süßholzsaft.

Laktuke, bei Düsseldorf s. v. a. dunkelgrüner Bindsalat.

Lalage (**Lalage**), Gattung der Familie Schmetterlingsblümler; 2lippiger und 5spaltiger Kelch; schmetterlingsförmige Blume; flache, rundliche Fahne; 10 einbrüderige Staubgefässe. — Arten: Zierliche L. (**L. ornata**), Strauch mit seidenhaarigen Aesten, gestielten, eirunden, adernetzigen, unten seidenhaarigen Blättern; behaarter, innen gefärbter Kelch; gesättigte, gelbe Fahne, unten mit einem rothen Fleck und braunpurpurrothen Flügeln; sehr zottiger Fruchtknoten; Westküste von Neuholland.

Lamberthaselnuß, gemeine Haselnuß, bei welcher der Kern außen roth ist.

Landgummi, Gummi von einheimischen Obstbäumen.

Landirac, ein Bordeauxwein.

Landwein, der in einer Provinz gebaute, geringe Wein.

Langlade, geschätzter rother Franzwein.

Langoiran, ein Bordeauxwein.

Languedocweine, feurige und geistreiche franz. Weine, die jedoch eine geringere Blume haben; sie sind: a. rothe, der von Cornas, Tavel, Birac, Beaucaire, Nismes, Avignon, Gaillac, St. Georges, St. Christol, Castris, Narbonne 2c.; b. weiße, der von St. Peray (moussirend), St. Jean (vin de cotillon), Calvison (Clarette) Gaillac, Linnoux 2c.

Langwurz, s. v. a. Gartenmelde.

Lapiapalme (**Metroxylon**), Gattung der Familie Palmen; einhäusige Blüthen in einem ästigen Blüthenstrauße; die männlichen Blüthen haben 6 Staubgefäße, die weiblichen einen dreizähnigen Kelch, glockenförmige Blumenkrone, verkümmerte Staubbeutel, die eine unterweibige, 6zähnige Beikrone bilden; trockene, 1samige Beere mit rückwärtsliegenden Schuppen. — Arten: Rumph's-L. (**M. Rumphii; Metroxylon Sagus; S. Rumphii**), strauchartig, wird höchstens 30 Fuß hoch mit einem Durchmesser von 1½ Fuß, zuerst an den Blattüberresten mit Stacheln besetzt, die später abfallen und Narben hinterlassen; die schwach 2 Finger dicke Holzrinde besteht innen ganz aus einem weißen, mehligen, feuchten Mark; die armsdicken Blattstiele haben eine mit dünnen Stacheln bewehrte Scheide; treibt erst im höchsten Alter Blüthen, und zwar in einem aufrechten, 10—15 Fuß langen Stengel, an welchem sich, sowie an den Blüthenästen, männliche, weibliche und zwitterige Blüthen befinden. Die ziemlich kugeligen, braunlichen, stachelspitzigen Blüthen haben die Größe einer Pflaume, ihr Fleisch ist fleischrothbraun, der Same kugelig und erdfarbig braun; wächst auf den Inseln des indischen Meeres, und geht ein, wenn sie Blüthen und Früchte getragen hat. Diese Palme ist für das südlichste und südöstlichste Asien von der höchsten Wichtigkeit, denn aus dem Marke wird Sago und Brod zur täglichen Nahrung bereitet. Man fällt sie vor dem Blüthentreiben, sobald ein staubartiger, weißer Beschlag der Blätter die völlige Markbildung anzeigt. Durch Schlämmen mit Wasser wird das vom Strunke gewonnene Mark von den Fasern befreit, das gewonnene Satzmehl getrocknet und zum Gebrauch aufbewahrt, oder noch feucht durch Gefäße gedrückt, die mit kleinen Löchern versehen sind, damit sich kleine Körner daraus bilden, die unter dem Namen Sago zu uns kommen; eine einzige Palme liefert oft über 600 Pfund davon. Die weiße und die braune Farbe desselben rührt von der verschiedenen Trocknungsweise her, doch liefern auch noch andere Pflanzen Sago; wenn schon nicht in gleicher Menge und Güte. Derselbe ist eine wohlschmeckende, nahrhafte und leicht verdauliche Speise, die auch als diätetisches Heilmittel bei Magen- und Unterleibsleiden gebraucht werden kann.

Laserkraut (**Laserpitium**), Gattung der Familie Doldengewächse; 5zähniger Kelchrand, verkehrt-eirunde, ausgerandete Blumenblätter; flügelige Spaltfrucht, die Theilfrüchte mit 5 Riefen; ansehnliche Dolden, weiße oder gelbliche, selten rothe Blüthen. — Arten: Breitblätteriges L., weißer Enzian, große weiße Hirschwurzel (**L. latifolium**), eine in ganz Deutschland wachsende, 4—6 Fuß hohe Schirmpflanze, die auf trockenen Anhöhen und Bergen wächst; ihre Wurzel ist lang, oft über 2 Zoll dick, scharf und gewürzhaft, treibt einen geraden, ästigen Stengel mit herzförmigen, eingeschnittenen, am Rande sägeartig gezähnten Blättern und blüht im Juli, die Blumen bilden einen sehr großen, weißen Schirm. Die Wurzel wird als **R. Gentianae albae** als sehr kräftiges, tonisch-reizendes Heilmittel benützt, stärkt den Magen, wirkt harntreibend und sollte viel häufiger Anwendung finden. Auch die Früchte sind angenehm gewürzhaft. — Gebräuchliches L., Seselkraut, Roßkümmel (**L. Siler**), wächst in Ostindien, dem südlichen Europa, in Kärnthen, Thüringen und der Schweiz wild auf Bergen, hat eirund-lanzettige Blätter, und wird 4—6 Fuß hoch. Die Wurzel leistet bei Zahnweh gute Dienste, wenn man sie auf das Zahnfleisch legt, da sie den Speichel stark auszieht. Durch Destillation erhält man aus

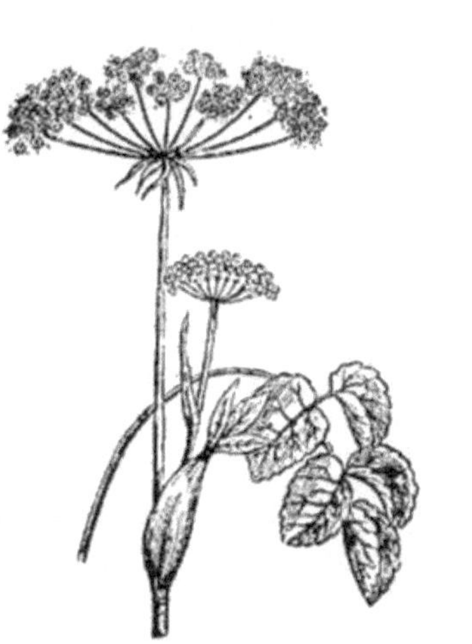

dem Samen ein blaues oder grünes wohlriechendes Oel, welches als Würze an Speisen kommt und zertheilende, Harn und Blähungen treibende Kräfte hat; auch in Mutterbeschwerden leistet es gute Dienste. Die bitterlich scharfe Wurzel findet gegen diese Uebel gleichfalls Anwendung. — Preußisches L. (L. pruthenicum), die aromatischen Früchte riechen gerieben nach Möhren, Citronen und Benzoe; die Wurzel ist gleichfalls gewürzhaft; kann wie die vorige Art benützt werden.

Latisepten oder breitwandige Pflanzen, haben aufspringende, 2klappige Schötchen und eine Scheidewand nach dem größten Querdurchmesser derselben.

Lattich (Lactuca), Gattung der Familie Vereinblüthler, dachziegelige, walzige Hülldecke; deckblättchenlosen Hauptfruchtboden; flach zusammengedrückte Schließfrüchte, die ungeflügelt sind und ein fadenförmiges Schnäbelchen haben. — Arten: Garten-L., Gartensalat (L. sativa), dieses beliebte und in allen Ländern verbreitete Küchengewächs hat ein uns unbekanntes Vaterland, und schießt zu einem 2—3 Fuß hohen, ästigen, milchreichen Stengel empor; die Blätter sind zugerundet herzförmig und oben mit einem blaßgelben Blumenstrauße besetzt. Durch die Kultur hat man eine Menge Abarten von ihr erhalten, die sich alle in die zwei Hauptabarten Kopf- und Binde- oder Blattsalat bringen lassen.

A. Der **Kopfsalat** (L. sat. capitata), die Blätter bilden sich zu einem großen Kopf von verschiedener Form. Hieher gehört: 1. Der grüne frühe und späte Kopfsalat, als: grüner Steinkopf, grüner, großer Prahlsalat, grüner Kapuziner, grüner Kaisersalat, der Schwedenkopf. 2. Der gelbe frühe und späte Kopfsalat, als: der kleine gelbe und der große gelbe Eiersalat (Montréu), der große gelbe Schweizersalat und der gelbe Prahlsalat. 3. Der rothe frühe und späte Kopfsalat, als: rother Steinkopf- und Blutsalat. 4. Der rothgefleckte Kopfsalat, als: Forellen- und Prinzensalat.

B. **Blatt- oder Bindsalat, Sommerendivie, krauser Lattich** (L. s. crispa), lange, am Rande gezähnte und gekerbte Blätter, die niemals einen Kopf bilden und daher oben zusammengebunden werden, daß sie bleichen. Hieher gehört: 1. Der grüne, 2. der gelbe, 3. der rothe und 4. der rothgefleckte Bindsalat; man kann auch noch den gelben, krausen, englischen Sommerendivie, und den großen, krausen, spanischen Montréesalat zu dieser Abtheilung zählen.

Der L. kommt in jedem Boden fort, soll er aber große Köpfe bekommen, wohlschmeckend und mild sein, so muß man ihm ein gedüngtes, gutbearbeitetes Plätzchen und einen luftigen, sonnigen Standort geben. Er kann zu jeder Zeit gesäet werden, es ist aber gut, wenn man vom Februar bis Aug. alle 14 Tage eine Aussaat macht, damit man beständig junge Pflanzen versetzen kann und über den Winter fürs künftige Frühjahr Setzlinge hat. Jeder Same gibt Sommer- oder Wintersalat, je nachdem man ihn früher oder später säet, doch ist es empfehlenswerth, zur Wintersaat nur eine gute, dauerhafte Art zu wählen, z. B. den grünen Kapuzinersalat. Soll Salat verpflanzt werden und nicht leicht schießen, so muß er schon 6 Blättchen beim Versetzen haben. Von den Salatsorten von grüner und röthlicher Farbe erhält man nur bis Johannis, von den gelben aber bis in Herbst recht schöne Köpfe. Der grüne Salat steht dem gelben an Güte und Zartheit nach, dagegen erträgt er Kälte und rauhe Witterung eher, während der gelbe auch für große Hitze und Nässe empfindlich ist. Haben die Salatpflanzen einmal feste Wurzel geschlagen, so ist das viele Begießen nicht rathsam, da sonst die Blätter hart und spröde werden. — Wie der Salat in der Küche gebraucht wird, ist allgemein bekannt; roh genossen verdaut er sich schwer, mit Essig, Oel, Salz, Pfeffer 2c. angemacht, verdaut er sich besser, am nahrhaftesten und gesundesten aber ist er, wenn man ihn wie anderes Gemüse kocht. Schält man die Samenstengel der Köpfe, schneidet sie in kleine Stücke und erweicht sie mit Salz und Essig, so kann man sie wie Spargeln essen. In Ermanglung der Maulbeerblätter können die Salatblätter auch als Futter für Seidenraupen benützt werden. Zu Samen läßt man immer die schönsten und festesten Köpfe stehen, und zopft ihn nach erlangter Reife aus; er enthält, wenn er auch noch so trocken scheint ziemlich viel Oel, und behält seine Keimkraft 5—6 Jahre. Die Mäuse sind ihm gefährlich; Kanarienvögeln gibt man davon, wenn sie purgirt werden sollen. Der L. enthält einen narkotischen Grundstoff, und wer ihn in der Absicht genießen will, sich

Schlaf zu verschaffen, sollte keinen Essig dazu genießen, da dieser den schlafbringenden Eigenschaften entgegen wirkt. Neuerlich ist der L. auch in die materia medica eingeführt worden, weil er einen Extract gewährt, der einige der Eigenschaften des Opiums besitzt und in manchen Fällen für dasselbe substituirt werden kann. Man nennt diesen Extract Lactucarium oder Lattichopium; er wird durch Uebergießen des Lattichs mit Weingeist und Eindickung gewonnen, und man gibt davon 3—5 Gran, und von der Tinctur 50—80 Tropfen. Man hält dafür, daß dieses Lactucarium die schmerzstillende Kräfte des Opiums besitze, ohne damit dessen verstopfende Eigenschaften zu verbinden.

Andere bemerkenswerthe Arten hat der L. noch: Wilder Salat (L. scariola), wächst in ganz Deutschland und mehreren südlichen Ländern auf Bergen, Schutthaufen, an Zäunen und Mauern, treibt einen 2 Fuß hohen, hin und wider mit Dörnchen besetzten Stengel, pfeilförmige Blätter, die an der Mittelrippe und am Rande Stacheln haben; blüht im Juli. Der obere Stengeltheil ist kleberig. Wird die Pflanze an irgend einem Theile verletzt, so ergießt sich ein milchweißer, bitterer, betäubender Saft, der ehemals in Leberentzündungen und in der Gelbsucht gebraucht wurde. — Der Giftige stinkender L. (L. virosa), auch diese Art findet man zuweilen in Gärten und an Hecken, gleicht der vorigen so ziemlich, hat aber am Stengel nur unten, und an den flachstehenden Blättern nur an der Mittelrippe kleine Dornen; der Geruch ist äußerst widrig und betäubend, der Milchsaft sehr scharf und bitter. Ein aus dem Kraute bereiteter Extract wird in Wassersucht als harntreibend und bei Verstopfungen des Unterleibes ꝛc. gegeben, leistet auch in krampfartigen Brustbeschwerden Hülfe.

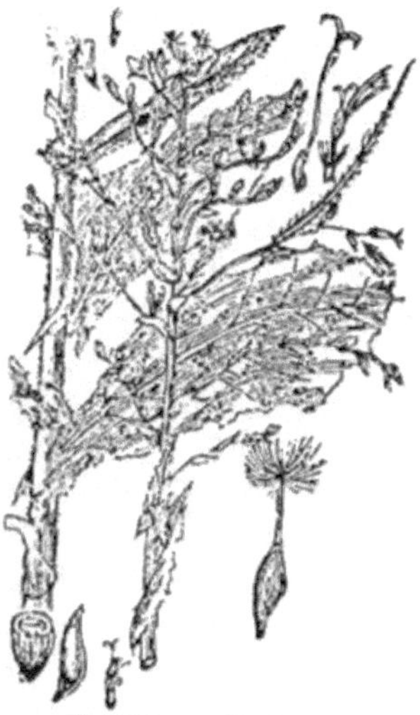

Giftiger Lattich.

Laubholz, mit Blättern besetzte Waldungen, Bäume, wie Buchen, Eichen, Eschen ꝛc.

Laubmoose, alle Moosarten, welche einen beblätterten Stengel haben.

Lauch (Allium), Gattung der Familie Kornlilien; zwitterig; 6blätterige oder 6spaltige, blumenkronartige Geschlechtshülle; 6 Staubgefäße; 3seitige oder 3kantige Fruchtknoten; Blüthen in einer Straußdolde. — Arten: Gemeiner L., spanische Porre (A. porrum), ein beliebtes, in den meisten Gärten mit Sorgfalt bebautes Zwiebelgewächs, das einen ganz eigenthümlichen Geruch hat. Der flachblätterige Stengel wird 3—4 Fuß hoch, trägt viele Blümchen kopfförmig bei einander und breitet dieselben nach allen Seiten aus. Der hautige Zwiebel wird nicht besonders groß und stammt wahrscheinlich aus Italien. In einem etwas feuchten, guten, nicht frischgedüngten Boden gedeiht er am besten. Der Same, welcher bei uns in der Regel nicht reift und aus Italien bezogen wird, ist im März in ein Mistbeet zu säen; die fingerslangen Pflanzen werden behutsam ausgezogen und in dem für sie bestimmten Platz 1 Fuß weit und 1 Zoll tief reihenweise versetzt. Gegen den Herbst ist der Lauch reif, und wird alsdann in der Küche benützt, z. B. unter Salat, unter verschiedenen Fleischspeisen ꝛc., doch darf man ihn nur mäßig anwenden, da er den Magen bald beschwert und schwächend auf die Augen wirken soll. In der Heilkunde wird ein Absud gegen Griesschmerzen angewendet, während dem Samen in allen Formen urintreibende Kräfte zugeschrieben werden. Man kann ihn den Winter über auch im Lande stehen lassen, er muß dann aber bei strenger Kälte bedeckt werden. Die Knollen in Milch gekocht oder im Butter abgedämpft erweichen Eitergeschwüre schnell. — Der Perl-L. (A. sectile) gilt für eine Abart davon; er hat perlenförmige Zwiebeln, und wird noch häufiger angebaut, weil sein Geschmack feiner und angenehmer ist. — Dreiblättriger oder wilder L. (A. ampeloprasum), ist aus dem Orient zu uns gekommen, treibt einen 3—4 Fuß hohen Stengel, erträgt die Kälte nicht leicht, und soll in Oesterreich auch wild auf sonnigen Plätzen gefunden werden. — Schlangenlauch (A. victorialis), heißt auch Allermannsharnisch, Alpenlauch, Alraun; spitzige, gefleckte Blätter mit einer runden, schirmförmigen Blume; wächst auf den südeuropäischen Alpen, sowie in einigen Gegenden Deutschlands auf

Wiesen und in Wäldern, und wird wegen ihrer schönen Blumen manchmal auch in Gärten gezogen. Die Wurzel besteht aus zwei rundlichen Knollen, deren Geschmack hintennach beißend ist. Früher trugen sie abergläubische Leute, um sich hieb- und schußfest zu machen: findet in der Heilkunde nur selten Anwendung. — Rosen- oder rosenfarbiger L. (**A. roseum**), findet sich im südl. Frankreich und in Deutschland wild auf Bergen, wird aber wegen seinen purpurroth-gestreiften Blumen, welche eine pyramidenförmige Aehre bilden, zur Zierde in Gärten gezogen. — Weinlauch (**A. vineale**) ist mit seinen walzenförmigen Blättern ein lästiges Unkraut in Weinbergen, Aeckern und Wiesen des mittlern Europas; wird von dem Rindvieh gern gefressen, gibt aber der Milch einen widrigen Geruch. Er macht das Fleisch der Leipziger Lerchen, welche manchmal davon fressen, besonders schmackhaft — Der Schnittlauch (**A. schoenoprasum**), wächst in der Schweiz, in Schweden und Sibirien wild, hat röhrenförmige pfriemige Blätter, blaßröthliche Blumen, wächst am liebsten in einem dichten Busch und treibt oft gegen 2 Fuß hohe Stengel. Er gedeiht am besten in einem lockern, warmen, etwas sandigen Boden, wird am zweckmäßigsten im Herbst durch seine Wurzelbrut fortgepflanzt. Alte Stöcke sind von 3 zu 3 Jahren auszuheben, zu zertheilen und in 3—4 Zoll weite Reihen frisch zu versetzen. Zu Einfassungen an Rabatten ist er recht gut geeignet, und dient er vorzüglich als Würze an Suppen, Gemüse, Salat, auf Butterbrod 2c., zu welchem Zwecke man ihn öfters abschneidet. Das Abschneiden soll nie bei anhaltendem Regen geschehen, indem sonst das Wasser in die hohlen Stengel eindringt und diese gelb und faulig macht. Würmer und Engerlinge werden den kleinen Pflanzen leicht gefährlich. Hat man ihn in größerer Masse, so wird er als vorzügliches Viehfutter unter Klee und Gras gemischt und Pferden und Rindvieh als ein sehr gesundes Futter gegeben. — Holländischer L., großer Hohl- oder holländischer L. (**A sch. majus**), ist eine Abart vom vorigen, hat längliche Zwiebeln, treibt oft ellenlange Blätter und reift um Johannis. Zwiebel und Blätter braucht man im Frühjahr als schmackhafte Würze an Rindfleisch. — Bär-L. (**A. ursinum**), lanzettige Blätter und weiße Blumen; findet sich an schattigen Waldplätzen, und wenn Kühe davon fressen, so bekommt Milch und Butter einen so widrigen Geruch, daß sich Ratten und Mäuse damit vertreiben lassen.

Laurentie (**Laurentia**), Gattung der Familie Glockengewächse; 5spaltiger oder 5zähniger Kelch; 5spaltige Blumenkrone, verwachsene Staubgefässe; etwas hervorragender Griffel. — Arten: Langblumige L. (**L. longiflora**; **Lobelia long.**; **Rapuntium long.**; **Hippobroma long.**; **Isotoma long.**), krautiger, ästiger, mit weichen Haaren besetzter Stengel; lanzettige, spitze, gezähnte Blätter; weiße, sehr lange Blüthen; kugelige Samen; wächst in Ostindien an feuchten Stellen, Ufern 2c. ist ausdauernd, blüht vom Juli bis Dec., und ist eine scharfe, gefährliche Giftpflanze, die äußerlich aufgelegt starke Entzündung erregt, weshalb die Blätter manchmal als Gegenreiz zum Blasenziehen äußerlich aufgelegt werden; brennendschmeckender Milchsaft; die Ausdünstung der Pflanze soll namentlich in verschlossenen Räumen sehr gefährlich sein. Die Blätter tödten Pferde. Dient in Westindien in sehr kleinen Gaben als drastisches Purgirmittel und wird gegen veraltete Syphilis angewendet. — Hieher gehört auch der surinamische Stachelbart (**Centropogon surinamensis**; **Lobelia sur.**); die Beere ist eine gewöhnliche Speise auf Surinam.

Lavatere (**Lavatera**), Gattung der Familie Malvengewächse; 5spaltiger Kelch, 5 Blumenblätter; zahlreiche, 1brüderige Staubgefässe; zahlreiche Griffel, unten verwachsen; 1samige Spaltfrucht. — Arten: Gemeine L. (**L. thuringiaca**), aufrechter, krautiger, sternhaarig-filziger Stengel; dünnfilzige, trübgrüne Blätter; die bleich-rosenrothen Blumenblätter viel länger als der Kelch; zottige Staubfäden; kahle, schwarzbraune, querrunzelige, gestielte Theilfrüchte; wächst an Wäldern, Zäunen, in Weinbergen 2c. von Thüringen bis nach Asien, ist ausdauernd, blüht im Juli und Aug. Die Russen gebrauchen die Wurzel wie wir die Eibischwurzel, während Blätter und Blüthen an vielen Orten wie diejenigen der Malven angewendet werden. — Schleimige L. (**L. arborea**), hat schleimige Blätter und Blüthen, welche im südlichen Europa, dem Orient, Nordafrika die gleiche Anwendung, wie die Vorige, findet.

Lavendel (**Lavandula**), Gattung der Familie Lippenblümler; röhriger, ungleich 5zähniger Kelch, der sich nach dem Verblühen zusammenneigt, bei der Fruchtreife aber wieder öffnet; 2lippige, nach oben erweiterte Röhre; flache Lippen, von denen die obere 2spaltig, die untere kleinere 3spaltig ist; 2 mächtige, von einander entfernte Staubgefässe, längliche Schließfrüchte. — Arten: Gemeiner L., Spicke (**L. spica**; **L. vera**; **L. officinalis**), eine in unsern Gärten ebenso bekannte als beliebte Pflanze, wo sie häufig zu Rabatten, Einfassungen benützt wird; findet sich wild im südlichen Frankreich und in Italien, hin und wieder auch in der Schweiz und im südlichen Deutschland. Der 1½—2 Fuß hohe Strauch hat lanzettförmige, am Rande etwas zurückgebogene Blätter und eine blaßblaue, selten weißliche Blumenähre. Blumen und Blätter haben einen starken, angenehmen Geruch, und es geben namentlich die ersten, wenn man sie vor dem völligen Oeffnen pflückt, durch Destillation ein Oel, welches als Spicköl oder Lavendelessenz bekannt ist, und eine gelbliche Farbe haben muß, wenn es echt sein soll. Sehr häufig wird es mit Terpentin und Weingeist verfälscht. Der Geschmack der Lavendelblumen ist angenehm bitter, der Geruch balsamisch und wird innerlich gegen Kolik, äußerlich gegen Verrenkungen, Quetschungen, Blutunterlaufungen und Verletzungen sehniger und flechsiger Theile angewendet, um den Hundskrampf zu verhüten; leistet auch bei gichtischen und rheumatischen Geschwulsten gute Dienste — Zum innerlichen Gebrauch wirft man eine Hand voll L.-Blumen in einen Schoppen alten Wein und ein Stückchen Butter von der Größe eines Hühnereis, siedet dieß einige Augenblicke, seiht es durch und trinkt solche Portionen mehrmals warm. Zur äußerlichen Anwendung in Form von Waschungen, Umschlägen, Bädern, Bähungen, Kräuterkissen, werden sie mit andern balsamischen Mitteln, wie Wermuth, Rosmarin, Wohlverleih, Kamillen, Salbei &c. angewendet. Eine sehr passende Form ist der Lavendelspiritus, d. h. ein Ansatz von 1 Theil Lavendelblumen mit 4 Theilen rectifizirtem Weingeist und hinlänglichem Wasserzusatz; wird einen Tag bei einander gelassen und dann filtrirt. Die L.-Blumen wirken mit Rosmarin und Melissen sehr zertheilend. — Zu Einreibungen ist das Lavendelöl geeignet, und leistet dasselbe namentlich Hülfe in gichtisch-rheumatischen Anschwellungen, Lähmungen, alten Verrenkungen &c. Ferner findet es Anwendung bei Lähmung der Zunge, bei Ohnmachten, Schwindel, Nervenschwäche &c.; auch wird es von Tischlern benützt, um dem Holze einen ausgezeichneten Glanz zu geben; den Porzellanmalern ist es unentbehrlich. Von Frankreich aus kommt immer eine bedeutende Quantität in Handel. Auch der Lavendelessig ist zweckmäßig anzuwenden. Trocknet man Blume und Blätter, und legt sie zwischen Wäsche, Kleidungsstücke, Pelzwerk &c., so werden Motten und andere Insecten davon abgehalten. Von Bäumen und andern Pflanzen kann man Ameisen am besten abhalten, wenn man einige Hände voll Lavendelblumen um den Stamm legt. Der L. kann leicht erzogen werden, denn er gedeiht in jedem Garten, und sollte die Pflanze in harten Wintern auch bis auf die Wurzel erfrieren, so schlägt sie doch im nächsten Frühjahr wieder aus. — Breitblättriger L. (**L. latifolia**), wird 2—4 Fuß hoch und halbstrauchig, stets grau, die Aehre etwas kürzer; sammt-pulverige, selten gefärbte Kelche; wächst in Südeuropa auf sonnigen Hügeln und Bergen, blüht im Juni und Aug. und ist gegen Winterkälte sehr empfindlich; riecht noch stärker als die vorige Art, und wird in Südfrankreich vorzüglich zur Bereitung des Lavendelöls benützt, das aber meist mit Terpentinöl verfälscht zu uns kommt. — Schopfiger L., Stöchas-L., (**L. stoechas**), hat sowohl dem Kraut als den Blumen nach einen kampherartigen Geruch, ist für Kälte empfindlich, daher mehr in wärmeren Gegenden einheimisch; wird wie die vorigen Arten benützt.

Lawele, in einigen Gegenden Deutschlands s. v. a. Silberpappel.

Lebensbaum (Thuja), Gattung der Familie Zapfenbäume; 1häusige Blüthen; männliche Kätzchen, meist sehr klein, fast kugelig und endständig an den kleinsten Zweigen stehend und Schüppchen tragend; die 2 weiblichen Kätzchen sind noch kleiner, bilden längliche, eiförmige, oder fast kugelige Zäpfchen mit dachziegeligen Schuppen; hat am Ende eine zurückgezogene Stachelspitze; beiderseits randflügelige Früchtchen. — Gemeiner, abendländischer oder amerikanischer L. (**Th. occidentalis**), fast wagrecht abstehende Aeste, eirundförmige Blätter, welche auf der Mitte des Rückens eine erhabene, höckerartige Drüse haben; umgekehrt eirunde Zäpfchen mit stachelspitzigen Schuppen. Wird bis 80 Fuß hoch, blüht im Mai, reift im October, wächst wild im nördlichen Amerika und in Sibirien, jedoch in Gärten und Anlagen, hie und da auch in Wäldern angebaut, verwildert aber bei uns vorzüglich auf alten Mauern und Ruinen, z. B. auf dem Heidelberger Schloß. Verlangt einen mehr sandigen als thonigen, nicht feuchten Boden und eine geschützte, nicht zu sonnige Lage. Wird durch Samen, der jährlich in Menge gewonnen werden kann, nachgezogen, zu welchem Zwecke man die Samenzäpfchen im Februar und März sammelt, an warmen Orten aufspringen läßt und dann ausklopft. Das Aussäen geschieht auf feingelockerte Gartenbeete von schattiger Lage; der Same darf damit nur leicht bedeckt werden und keimt schon nach 4—5 Wochen. Die Sämlinge werden im zweiten Jahr in die Baumschule 1 Fuß weit von einander gepflanzt und an ihren Bestimmungsort gebracht, wenn sie 2—4 Fuß hoch geworden sind. Kann im Frühjahr leichter als alle andern Nadelhölzer angepflanzt werden. Als Zaunpflanze ist der L. unvergleichlich, denn er bildet mit seinen wagrechten Aesten fast undurchdringliche Hecken von großer Schönheit, erträgt auch den Schnitt leicht und kann zum Ausfüllen lückenhafter Stellen benützt werden. Mit andern Nadelhölzern zusammengestellt, bildet er die schönsten Baumgruppen. Das röthliche, feinfaserige, zähe, harzige Holz ist zu Pfählen und Stangen in's Freie oder in's Wasser sehr gut, gilt aber nur als mittelmäßiges Brennholz und wächst in der Jugend sehr schnell. Die jungen Aestchen haben gerieben einen stark balsamischen Geruch und einen gewürzhaft bittern Geschmack; ein daraus destillirtes Oel riecht scharf kampherartig und treibt Würmer kräftig ab. Wird aus einer Abkochung der Aestchen und Fett eine Salbe bereitet, so hat man gegen rheumatische Schmerzen ein gutes Mittel. Die jungen Aestchen und das Holz (Lebensbaumblätter und Lebensbaumholz) wirken abgekocht auflösend, harn- und schweißtreibend, daher gut bei Wassersucht, Wechselfieber, Gicht rc. — Orientalischer oder chinesischer L. (**Th. orientalis**), von der Vorigen durch aufrechte Aeste, sowie durch unbehöckerte Blätter, die eine Mittelfurche haben, unterschieden. Die Zäpfchen sind größer, runder und härter, die jungen Aestchen haben einen schwächern Geruch; 12—25 Fuß hoher Strauch, der im März blüht und vom Oct. bis Frühling blüht; wächst wild in Japan und Chili und wird in Gartenanlagen kultivirt; ist empfindlicher als die vorige Art, wird gleichfalls durch Samen vermehrt und ist ein schönes, immergrünes Zierbäumchen; findet sich hin und wieder in Töpfen. — Kugeliger L. (**Th. sphaeroidalis; Cypressus thyoides**), der Vorigen ziemlich ähnlich, ist in Nordamerika zu Hause, blüht im April und Mai, und liefert ein vorzügliches, angenehm riechendes Holz, welches als weißes Cedernholz sehr geschätzt ist, geraspelt und ein siedender Aufguß darüber ist bei Magenschwäche ausgezeichnet.

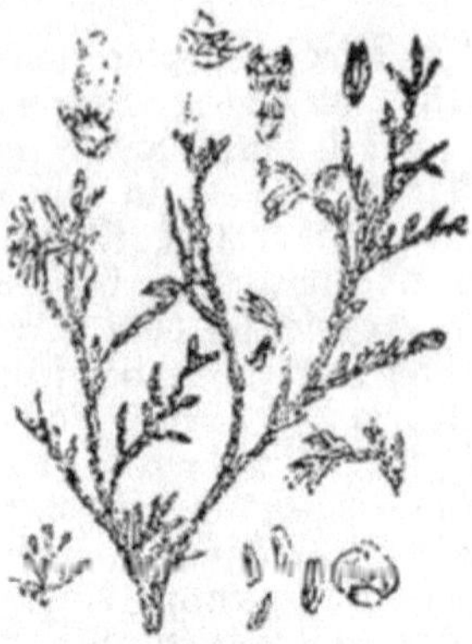

Abendl. Lebensbaum

Lebensbaumcypresse, s. Cypresse.

Leberbalsam, s. v. a. **Achillea ageratum** und **Erinus alpinus**

Leberblümchen (**Hepatica**), Gattung der Familie Ranunkelgewächse; 3 kelchblattartige Hüllblätter; 6—9 blumenkrautartige Geschlechtshüllblätter; zahlreiche, unterweibige Staubgefäße; 1samige, geschnabelte Schließfrüchte, auf einem halbkugeligen Blüthenboden. — Arten: Dreilappiges L. (**H. triloba; Anemone Hepatica; Hepat. nobilis**), kurzer, abgebissener Wurzelstock; herzförmige, dreilappige Blätter, die sich erst nach der Blüthe entwickeln, theilweise aber auch bis zur nächsten Blüthe dauern; zahlreiche, zottige, 1blüthige Schäfte; hellblaue, manchmal auch violette, purpur-, rosenrothe oder weiße Blüthen, die in Gärten oft gefüllt sind; wächst in Bergwäldern Europa's, wird häufig in Gärten gezogen, ist ausdauernd und blüht im März und April. Die geruchlosen Blätter sind schwach adstringirend, wurden früher bei mehreren Brust- und Unterleibskrankheiten gebraucht, findet aber jetzt nur noch Anwendung in einem Aufguß von Wein zur Beförderung der Katamenien.

Leberdistel, s. v. a. Endivie und Saudistel.

Leberharz, s. v. a. Federharz.

Leberklee, s. v. a. Leberblümchen.

Leberklette,
Leberkraut, } s. v. a. Agrimonia Eupatoria.

Lebermoos (Lichen aphthosus), s. v. a. Aphthen-Schildflechte; s. Schildflechte.

Lebermoosfarrn (Salvinia), Gattung der Familie Flachfarrn; Keimfrüchte geschlossen und mehr oder minder gestielt; zahlreiche, gestielte Keimkapseln auf einem säulchenartigen Hauptkeimboden. — Arten: Schwimmender L. (S. natans; Marsilea natans), einige Zoll langer, ästiger Strunk mit zwei Reihen zelligen, warzig getüpfelten, ovalen Blättern; melonenförmige, harte, doppelhäutige, in Luftkammern abgetheilte Keimkapseln und Knospenbeutel; jedes Träubchen hat mehrere Keimfrüchte und 1 Knospenbeutel; findet sich in Europa auf Teichen und stehenden Gewässern.

Leckwein, Wein, der aus den besten und reifsten Beeren von selbst getröpfelt ist; hatte man die Trauben zum Auslaufen auf Stroh gelegt, so nennt man ihn **Strohwein**

Lederblume (Ptelea), Gattung der Familie Rautengewächse; vielehige, zweihäusige Blüthen; 4—5theiliger Kelch; 4—5 Blumenblätter und Staubgefäße; in den männlichen Blüthen länger, in den weiblichen kürzer; zusammengedrückter, 2, manchmal 3fächeriger Fruchtknoten; ungeflügelte, 2fächerige Nußhülse. — Arten: Gemeine L. (P. trifoliata), kleines Bäumchen oder Strauch, dessen jüngste Triebe nebst den Blättern und Blüthenstielen flaumig sind; gestielte, 3fingerige Blätter; gestielte Trugdolden; grünliche, nelkenartig riechende Blüthen; 4 Blumenblätter und Staubgefässe; kreisrunde, ringsbeflügelte Nußhülse; braune Samen; im südlichen Theile von Nordamerika zu Hause, bei uns in Anlagen kultivirt; blüht im Juni. Die stinkenden Blätter sind als Wurmmittel und äußerlich bei Geschwüren gut; in Amerika verwendet man die gewürzhaft-bitterschmeckenden Früchte manchmal anstatt des Hopfens.

Lederflechte, s. v. a. Aphthen-Schildflechte; s. Schildflechte.

Lederharz, s. v. a. Kautschuk.

Lederzucker, der aus verschiedenen Theilen von Eibisch gewonnene Schleim, der mit einem Zusatz von arabischem Gummi, Zucker und Eiweiß ein vorzügliches Mittel gegen Husten und Heiserkeit ist.

Leerbaum, Leertanne, s. v. a. Lerche.

Legfohre, Legforche, s. Kiefer.

Leichtholz Claphrium), Gattung der Familie Pistaziengewächse; zwitterig, 4theiliger, bleibender Kelch; 4 gleiche, sitzende Blumenblätter, 8 gleich lange, freie Staubgefäße; 2fächeriger Fruchtknoten; kugelige Steinfrucht; dicke Rinde, die sich in 2—3 Schalstücke trennt; 2 nahezu bauchartige Steinkerne. — Arten: Filziges L. (C. tomentosam; C. Jaquinianum; Fagara octandra), 12—25 Fuß hohes Bäumchen mit wenigen Aesten; die Rinde ist mit einem wohlriechenden, balsamischen Safte erfüllt; das sehr leichte Holz ist weiß; die paarig-gefiederten Blätter erscheinen mit den gelblich-weißen Blüthen; wenig blüthige, 1—1½ Zoll lange Trauben; erbsengroße, grünliche, balsamische Früchte; schwärzliche, unten weiße, mit einem scharlachrothen Breie bedeckte Kernen; wächst in Südamerika, blüht vom Juli bis Aug., und liefert ein Harz, welches das westindische Tacamahac (Resina Tacamahac) bildet. Die im Handel vorkommenden Sorten des Tacamahac's rühren theils von diesem, theils von folgendem Baume, theils von den Gattungen Icica und Calophyllum her. Aecht riecht dasselbe stark und schmeckt bitter, und besteht aus röthlichen oder gelblichen, leicht zerreiblichen Körnern, mit gelben Rindenstückchen vermischt. Das ostindische T. ist gelblichbraun. Die sich viel häufiger findenden unächten Sorten haben einen viel schwächern Geruch und oft gar keinen Geschmack. Die Farbe und Form der Stücke ist unbestimmt ꝛc. Dient äußerlich zu Räucherungen und Pflastern, wird jetzt aber selten angewendet. — Hohes L. (C. excelsum), ist in Mexico zu Hause und liefert gleichfalls westindisches T. — — Hieher gehört auch C. capense oder Fagarastrum capense, welches am Cap als Gewürz dient.

Leimbaum, s. v. a. gemeine Ulme.

Leimkraut, Pechnelke, Morgenröschen (Silene), zwitterige, manchmal auch vielehige oder 2häusige Blüthen; 5zähniger, schuppenloser Kelch; 5 genagelte Blumenblätter, 10 Staubgefäße; 3 Griffel; am Grunde 3fächerige, oben einfächerige Kapsel, die aufspringt und vielsamig ist. — Arten: Aufgeblasenes L. (**S. inflata; S. oleracea; S. cucubalus; Lychnis behen**), tiefeindringende, vielköpfige, weißliche, fast holzige Wurzel; ½—2 Fuß hoher, meist kahler Stengel; lanzettige, seegrüne Blätter; endständige, 2gabelige Doldentraube; endständige, weißliche oder röthliche Blüthen; eirunde Kapsel auf einem kurzen Fruchthalter. Es gibt mit kahlen, mit am Raude gewimperten, mit kurzen Haaren und mit zottig rauhen Haaren besetzte Blätter; auch gibt es mit großen und kleinen Blüthen. Wächst vom Meer bis auf die Alpen an Waldrändern, auf Wiesen, an Wegen ꝛc., ist ausdauernd, blüht vom Juni bis Aug., und wird jung hin und wieder als Gemüse, die Wurzelsprossen als Salat gegessen. Aeußerlich dient das Kraut gegen Rothlauf, während die Wurzel oft statt der echten weißen Behenwurzel verkauft wird. — Ohrlöffelartiges L. (**S. otites; Cucubalus otites; Cuc. parviflorus**), mehrköpfige, spindelige Wurzel; 1—2 Fuß hoher, meist astloser Stengel, der wie die Blätter graugrün ist, rückwärts angedrückte Härchen und einige Gelenke hat, welche letztere in der Mitte kleberig sind; verlängerte schmale Rispe; kleine, grünlich=gelbe Blüthen; fast sitzende Kapsel; graubraunen Samen; wächst an dürren Stellen in Mitteleuropa, ist ausdauernd, blüht vom Mai bis Aug., und hat eine bitterliche, adstringirende Wurzel, welche als weiniger Aufguß mit Theriak gegen Hydrophobie dient. — **S. viscosa** findet sich im südlichen und mittlern Europa selten und wirkt brechenerregend. — **S. virginiaca** dient in Virginien und Illinois als Wurmmittel. — Hieher gehört noch **S. bacciferus (Cucub. bacc.)**, welches wie die Sternnieren gebraucht wird. — Nächtliches L (**S. noctiflora**), blüht auf Aeckern und an Hecken Morgens und Abends, und kommt in Gärten auch mit weißen gefüllten Blumen vor.

Lein, Flachs (Linum), Gattung der Familie Johanniskrautgewächse; 5blätteriger, bleibender Kelch; 5 Blumenblätter; 15 Staubgefäße; 5 selten 3 Griffel; kopfige, keulenförmige Narben; 5fächerige Kapsel, bei der jedes Fach wieder abgetheilt ist, in jedem der Fruchttheile 1 Samen. — Arten: Gemeiner L. (**L. usitassimum**), eine sehr nützliche, ja unentbehrliche Pflanze, welche in beinahe allen Ländern als Sommergewächs auf Aeckern gebaut wird, und aus einer dünnen, faserigen Wurzel, einen einfachen, runden, mit schmalen, lanzettigen Blättern besetzten Stengel treibt, der sich nach oben theilt, 2—3 Fuß hoch wird. Die blauen Blüthen hinterlassen kugelförmige Samenkapseln, Knoten und Bollen genannt, die nach erlangter Reife etwas größer als Erbsen sind und in 10 Furchen 10eiförmige, platte, röthliche oder dunkelbraun glänzende Samen enthalten. Trotz der vielen Spielarten wollen wir uns doch nur auf zwei derselben einlassen, nämlich auf den Klang= oder Springlein und auf Dreschlein, von denen beide wieder mehrere Abarten haben. Die Blüthen des erstern sind etwas größer und heller, die Stengel ästiger und niederer, die Kapseln springen mit einem Klange oder Knistern gern auf, namentlich in der Sonne; der Flachs davon wird sehr weich und weiß. Der zweite, welcher in einigen Gegenden auch Rheinlein heißt und zu dem auch der russische L. gehört, hat etwas dunklere Blüthen, stärkere, dunkelgrüne, 3—4 Fuß hohe Stengel und Kapseln, welche zuerst an die Sonne gelegt, und dann gedroschen werden müssen, wenn man sie öffnen will. Der Lein will zum Anbau einen ziemlich fetten, lockern, wohlbearbeiteten, gut und frischgedüngten Boden, der ja nicht naß sein darf. Taubenmist sagt ihm am allerbesten zu. In milden Gegenden mit schwerem Boden, welcher die Feuchtigkeit behält und starke Winde erträgt, kann man den sog. Frühlein schon im März und April in rauhen Gegenden, namentlich wenn der Boden leicht ist und Stürme nicht erträgt, wird der sogen. Spät= oder Herbstlein erst Mitte Juni's ausgesäet. Zum Erzielen einer besonders ergiebigen Ernte ist nicht gerade ein theurer, ausländischer Same nöthig, es wird vielmehr dasselbe Resultat mit inländischem Samen erlangt, wenn man ihn 3—4 und noch mehr Jahre alt werden läßt. Im ersten Monat der Aussaat verlangt der L. häufig Regen und warme Nächte, sonst geht er nicht gleich auf und wird auch nicht hoch. Während er noch ganz klein ist, kann man ihn am besten vom Unkraut reinigen, und ist dabei auf Vertilgung der sogen. Flachsseide am meisten zu reflectiren. Zum Schutz gegen Erdflöhe läßt man den Saatlein 24 Stunden unter klein geschnittenem Knoblauch liegen, oder man überstreut die aufgegangene Saat mit feingemahlenem Gyps, und zwar so lange, bis sich keine Erdflöhe mehr zeigen. Nach Ablauf eines Vierteljahrs ist der Flachs reif, was an der gelblichen Farbe der Stengel und an den braunen Samenkapseln zu erkennen ist. Er wird mit der Wurzel aus der Erde gezogen, in Bündeln nach Hause gebracht und durch Riffeln von den Bollen befreit. Die Stengel bindet man abermals in Büschel, legt sie zum Rösten in's Wasser oder breitet sie auf Wiesen und Stoppelfeldern aus, daß Thau, Luft, Regen und Sonne die holzigen Theile auflösen, die feinen Fasern erweichen und zu weiterer Bearbeitung gar machen. Im Wasser erfolgt das Rösten in 8—10 Tagen, auf Aeckern in 3—4 Wochen. Ist er zuletzt gut abgetrocknet, so dörrt man ihn an einem nicht feuergefährlichen Ort auf einer Flachsdarre oder noch besser an der Sonne so hart, daß die Stengel schnell zerbrechen und die fremdartigen Theile leicht abgehen. Nach der Breche wird er auf der Schwinge geschwungen, auf der Hechel rein gehechelt und als Spinnflachs benützt oder verkauft. Der von allen Kapseltheilen gereinigte Samen wird zur künftigen Aussaat an einem luftigen Orte aufbewahrt oder zu Oel geschlagen. Letzteres enthält zu viel schleimige Theile, um an Speisen tauglich zu sein, und entwickelt beim Brennen einen so starken Geruch und Dampf, daß man es vorzüglich nur zur Bereitung von Farben, Firnissen 2c. benützt. — Der zerstoßene Leinsamen wird zu erweichenden, lindernden Umschlägen, Klystieren, selbst zu Gurgelwasser benützt. Ein aus Leinöl und gelbem Wachs bereitetes Pflaster ist gut zur Heilung vieler Wunden; man nimmt von beiden Theilen gleichviel und läßt es über einem gelinden Kohlenfeuer zergehen. — Gegen Verbrennungen dient folgendes Pflaster: 4 Theile Leinöl und 3 Theile süße Mandelmilch werden mit einander vermischt und aufgelegt; oder: Leinöl und einige Eierdotter werden gut mit einander vermischt und dann aufgelegt. — Zu Umschlägen wird ein Brei von Leinsamen, weichem Brod und Milch gekocht, dem man oft noch Kamillen zusetzt. — Zu Klystieren nimmt man 2 — 3 Eßlöffel voll Leinöl in einem Kleien- oder Kamillenwasser, und wirft bei hartnäckiger Verstopfung noch einen Löffel voll Salz darunter. Auch innerlich dient es gegen hartnäckige Verstopfung der Eingeweide, gegen Blutspeien, Seitenstechen 2c. — Leinkuchen sind in Wasser aufgelöst ein treffliches Viehfutter, und geben sie auch einen haltbaren Kitt. Rußland, Polen und Preußen betreiben einen sehr bedeutenden Handel mit Leinsamen und versehen ganze Länder damit. Aus dem Abwerg spinnt man ein grobes Garn, welches zu Säcken, gewöhnlichen Kleidungsstücken 2c. verwoben wird. Der eigentliche Spinnflachs läßt sich durch Kunst so fein herstellen als Seide und liefert das zarteste Garn zu Leinwand, Spitzen 2c., welche für die Industrie und den Handel Deutschlands von der höchsten Wichtigkeit sind. — Sibirischer oder bleibender Flachs (**L. perenne**), wächst in Sibirien wild, liebt einen feuchten Boden, treibt vier Jahre nach einander aus der Wurzel 3—5 Fuß hohe Stengel. Er wird im April gesäet, wie der gemeine Flachs behandelt, nach erlangter Reife abgeschnitten, die Stoppel den Winter über mit etwas Mist bedeckt. Die daraus bereitete Leinwand ist nur mittelmäßig, wird aber besser und feiner, wenn man den Lein vor erlangter Reife abschneidet. — Purgir- oder Berglein (**L. carthartieum**), kaum 1 Spanne hohes, zartes Pflänzchen mit weißer Blüthe, das in ganz Deutschland auf Wiesen und Bergen wächst, und ein gelinde wirkendes, aber sicheres Brech- und Purgirmittel ist; leistet besonders bei Wurmkrankheiten vorzügliche Dienste. — Peruanischer L. (**L. segalinoides**), schmeckt bitter, befördert die Verdauung, wirkt gelinde purgirend, und wächst in Peru, Chili 2c.

Leinbaum, s. v. a. Flachsbaum und gemeine Ulme.

Leindotter (**Camelina**), Gattung der Familie Viermächtige, 4blätteriger, aufrechter Kelch; 4 gelbe Blumenblätter; 4 mächtige, zahnlose Staubgefäße; vielsamige Fächer; ungerandete Samen. — Arten: Gemeiner L.; Afterdotter (**L. sativa; Myagrum sativum; Moenchia sativa**), 1 Fuß hohe, ästige Pflanze, die sich bei uns häufig unter dem Getreide, namentlich aber unter dem Flachse als lästiges Unkraut findet. Die blaßgelben Blumen enthalten in umgekehrt eirunden Schötchen gelbe, dreieckige, ölige Körner. Das daraus gewonnene Oel ist vorzüglich geeignet zum Brennen und an Speisen, daher wird der Dotter in manchen Gegenden regelmäßig angebaut. Er gedeiht in jedem Boden, wenn er nur wie ein Flachsacker zubereitet und der Same vom März bis Anfangs Mai gesäet wird. Kälte, Erdflöhe u. s. w. schaden ihm nichts, und wird er nach etwa 1/4 Jahr, noch ehe alle Schötchen gelbreif aussehen, wie der Flachs gerauft oder abgemäht, auf dem Felde getrocknet, und dann einige Zeit liegen gelassen, bis alle

Kö[illegible]er reif sind, dann gedroschen. Das Stroh ist blos zur Düngung geeignet, während der [illegible]ame nicht allein zur Oelbereitung, sondern auch als gutes Vogelfutter dient.

Leinkraut, s. v. a. Löwenmaul.

Leistenwein, eine geschätzte Art der Frankenweine.

Leitermoos (**Climacium**), Gattung der Familie Haubenmoose; blattwinkelständige Keimbüchse; doppelter Mündungsbesatz, jeder mit 16 Zähnen. — Arten: Baumartiges L. (**Cl. dendroides; Hypnum dendroides**), unten kriechender, dann aufrechter, 3—4 Zoll hoher, baumartiger Stengel mit zerstreuten, dachziegeligen Blättern; trägt auf feuchten Wiesen und in Waldungen reichlich Früchte im Frühjahr.

Lerche, Lerchenbaum, s. u. Fichte.

Lerchenbaummanna, ein dem Manna ähnlicher Stoff, welcher aus den Zweigen und Nadeln des Lerchenbaums, besonders in den französischen Gebirgen, abgesondert wird.

Lerchenharz, das helle, balsamische Lerchenharz (der ächte venetianische Terpentin), wird durch Anbohren der Lerchenbäume bis auf den Splint vom Frühjahr bis in den Herbst gewonnen. Das feinere und bessere Harz, welches von selbst aus der Rinde schwitzt, wird in Frankreich Bijon genannt, Die Mitte des Stammes der Lerchenbäume enthält noch einen, dem arabischen Gummi ähnlichen, doch röthlichen Saft, der in Rußland Orenburg'sches Gummi heißt; man gewinnt dasselbe, wenn man Baumstämme bis auf das Mark ausbrennt.

Lerchenschwamm, s. v. a. Löcherpilz.

Lerchensporn (**Corydalis**), Gattung der Familie Mohngewächse; 2blätteriger, zuweilen fehlender Kelch; 4blätterige Blume; zusammenschließende Blumenblätter, von denen das obere nach hinten gespornt ist; 6 Staubgefäße; aufsteigender Griffel; schotenförmige, 1fächerige Kapsel; 2 Samenkörner. — Arten: Hohlwurzeliger L. (**C. cava; Fumaria cava; F. bulbosa**), knollenartiger, hohler Wurzelstock, der erstarkt 6—8 Stengel mit wechselständigen Blättern treibt; purpurrothe, selten lilafarbige oder weiße Blumen; lange Kapsel; schwarzer, glänzender Samen, der mit einer bandartigen Nabelwulst umzogen ist; ausdauernd; blüht in Büschen und Wäldern, an Wiesenrändern ꝛc. im April und Mai. Der Wurzelstock schmeckt sehr bitter, etwas zusammenziehend und scharf, und wird in der Medizin als **Radix Aristolochiae cavae** wie die Wurzel der Osterluzei angewendet, namentlich gegen Würmer und mangelnde Menstruation.

[illegible]uchterblume, s. v. a. Wachsdolde.

[illegible]evkoje (**Matthiola**), Gattung der Familie Viermächtige; 4blätteriger Kelch; 4 [illegible]umenblätter; 4 mächtige Staubgefäße; aus 2 aufrechten Blättchen bestehende Narbe; g[illegible]breite, walzige oder zusammengedrückte Schote; seitenwurzeliger Keimling. — Arten: Garten- oder Winter-L. (**M. incana. Cheiranthus incanus**), diese allbekannte, w[illegible]derschöne Gartenpflanze hat einen aufrechten, ästigen Stengel mit lanzettigen, stumpfe[illegible], weißlich-gepuderten Blättern und sehr wohlriechenden Blumen, die an den Aesten un[illegible] Zweigen hervorbrechen und lockere Aehren bilden; wächst am Strande des südlichen Frankreichs und Spaniens wild, und sind die Blumen dort meistens weiß. Hat durch Kultur ungemein gewonnen, wird oft 3—4 Fuß hoch, mit einem baumartigen Stamm, schlanken, zurückgebogenen Zweigen und sehr vielen rothen und weißen, gefüllten, dicht stehenden Blumen, heißt in diesem Fall Baum-L. Findet sich häufiger als Busch-L. Buschförmig 1—2 Fuß hoch, mit einfachen und gefüllten, weißen, aschgrauen, hoch-, ziegel- oder dunkelrothen und violetten Blumen. Das Erdreich trägt wohl am meisten zu diesen vielen Spielarten bei, und muß man, um gefüllte Blumen zu erhalten, fleißig mit dem Samen wechseln und ihn nur von den größten Schoten nehmen; auch lasse man an einem Stock nie mehr als 4—6 Blüthenzweige und an denselben nie über 4 Blumen stehen. Im Freien erfolgt die Aussaat im April, bei anhaltender Trockenheit muß man aber die Erde bedecken, daß Frost, Hitze oder Erdflöhe nicht schaden. Bei zu dichtem Stand oder übergroßer Feuchtigkeit faulen die jungen Pflänzchen gern, leiden auch leicht von Insecten, im letztern Fall überstreut man das Land mit Tabakstaub.

Lewat, im Elsaß und Breisgau s. v. a. gemeiner Winterkohlreps.

Lianen, die zum Theil riesigen Schlinggewächse, welche sich in den Wäldern des tropischen Amerika's von Baum zu Baum schlingen und die Wälder oft undurchdringlich machen. Sie gehören verschiedenen Gattungen an, bei denen sie speciell aufgeführt sind.

Liatris (**Liatris**), Gattung der Familie Vereinblüthler; dachziegelige, wenig-eihige, 5—30blüthige Hülldecke; erweiterte Blumenkronenröhre; verlängerte, selten kurze Zipfel; lang hervorragende, walzige Narbe; Hauptfruchtboden deckblättchenlos; ziem-ich walzige, etwa 10spaltige Schließfrüchte; Fruchtkrone besteht aus 1—3 Reihen fede-iger oder bärtiger Borsten Bei den cultivirten Arten verbreiten sich die Narben manch-nal in blumenblattartige Zungen. Die terpentinartig riechenden, knolligen, harzigen Wurzeln heißen in Canada **Pinella de Prairia**, und sind als diuretische und anti-yphilitische Mittel officinell. — Arten: Aehrige L. (**L. spicata**; **Serratula picata**; **Suprago sp.**; **L. picta**; **L. gracilis**; **Anonymus ciliatus**), kugelig-knollige Wurzel, astloser, kahler, 3—5 Fuß hoher Stengel, wechselständige, gleich breite, kahle, m Grund gewimperte, nervige und befleckte Blätter, langährige Blüthenköpfe, welche chtblüthig sind und in den Winkeln der Deckblätter sitzen; längliche, angedrückte Hüll-lätter; purpurrothe Blüthen. Wächst von Pennsylvanien bis Georgien auf Wiesen nd in Fichtenwäldern, ist ausdauernd, blüht vom August bis Oct. Die bitterlich und charf schmeckende Wurzel hat einen terpentinartigen Geruch, und wird, wie die der an-ern Arten, als diuretisches und reizend-zertheilendes Heilmittel gebraucht. — Wohlriechende L. (**L. odoratissima**; **Trilissa od.**; **Anonymos od.**), dicke, ziem-ich knollig-faserige Wurzel; astloser, kahler Stengel; doldentraubiger, vielköpfiger Blüthen-rauß; purpurrothe Blüthen; ausdauernd; wächst in Virginien, Carolina und Florida an umpfigen, sonnigen Stellen und in Fichtenwäldern. Zeichnet sich durch einen vorzüg-ichen Wohlgeruch aus; die geriebenen Blätter riechen wie Vanille.

Libanonwein, ein syrischer Wein, der selten zu uns kommt.

Libelle, s. v. a. Wasserjungfer.

Libidibibohnen, Libidibischoten (**Fabae s. Siliquae libidibi**), die sehr adstrin-irenden Früchte der in Westindien und Südamerika wachsenden Gerber-Cäsalpi-ie; sie werden in ihrem Vaterlande zum Gerben und als adstringirendes Heilmittel benützt.

Libournea, ein Bordeauxwein.

Lichenes, s. v. a. Flechten, daher die verschiedenen lateinischen Zusammensetzungen.

Lichtblume, s. v. a. Herbstzeitlose; s. Zeitlose.

Lichtnelke (**Lychnis**), Gattung der Familie Nelkengewächse; zwitterige, manchmal weihäusige Blüthen; 5zähnigen Kelch; 5 genagelte Blumenblätter; 10 Staubgefäße, Griffel; kahle Narben; am Grunde 5 oder 1fächerige Kapsel, welche an der Spitze n 5 oder 10 Zähnen aufspringt. — Arten: Abend-L. (**L. vespertina**; **L. dioica**; **L. pratensis**; **L. alba**; **L. arvensis**; **Melandrium pratense**), Waldlichtnelke, Bauernlevkoi, ästige, ziemlich dicke, tiefeindringende, geringelte, weißliche Wurzel; ufrechter, 1—3 Fuß hoher, unten zottiger Stengel; flaumige, graulich-grüne Blätter; einzelne eiße, selten röthliche Blüthen in den Gabelspalten des Stengels, welche sich Abends ntfalten und sehr gut riechen; die männlichen Blüthen sind 10streifig und röhrig-ke[illegible]en-förmig, die weiblichen eirund-kegelförmig und zur Fruchtzeit sehr aufgetrieben; sitz[illegible] der Fruchtknoten; 1fächerige, kegelförmig-eirunde Kapsel mit 10 Zähnen; nierenfö[illegible]ige Samen. Kommt auch mit gefüllten Blumen vor, und wächst auf Hügeln, troc[illegible]nen Wiesen, an Zäunen, Aeckern und Wegen; blüht vom Juni bis Aug., ist zweijährig und nit gefüllten Blumen ausdauernd. Die weiße, getrocknet gelblich-graue, unebene Wurzel ar früher officinell als weiße Seifenwurzel (**Radix Saponariae albae**) ihr Ge-chmack ist bitter-schleimig, ihr Gebrauch wie der der rothen Seifenwurzel; läßt sich auch um Waschen verwenden. — Rothe L. (**L. diurna**), die Blumen sind purpur-, selten laßroth oder weiß, und kommt in den Eigenschaften mit der vorigen überein. — Orientalische L. (**L. chalcedonica**), aufrechter, gerader, 1½ — 4 Fuß hoher, eist astloser Stengel; scharf- und rauhhaarig; sitzende, eilängliche, am Grunde fast erzförmige, zerstreut mit kurzen Haaren besetzte Blätter, die am Rande scharf sind; ichte, kopfähnliche, vielblüthige Doldentraube, kurzgestielte, scharlach-, selten fleischrothe der weiße Blüthen; 1fächerige, eirunde, fünfzähnig-aufspringende Kapsel; wächst im nittlern und nördlichen Asien, wird bei uns in Gärten gebaut, ist ausdauernd, blüht om Juni bis Juli. In Sibirien wird die ganze Pflanze unter dem Namen Kukuks-der Tartarenseife zum Waschen gebraucht. Die kratzend-scharfe Wurzel schmeckt ie Senega, und scheint ähnliche Heilkräfte wie derselbe und die Seifenwurzel zu haben. — Kukukslichtnelke (**L. flos cuculi**), fußhohe, feuernelkenartige Pflanze mit rosenrothen Blumen, welche auf Wiesen und in Gärten angetroffen wird. Pechl., Pechnelke (L. viscaria), wächst häufig auf Triften, hat einfache, rosenrothe, in Gärten gefüllte Blumen, welche einen schönen Strauß bilden, wie Levkoi. — Gliedweich (L. sylvestris), wächst an Straßen, gleicht dem zahmen Morgenröslein, nur sind Blätter und Stengel dünner und grüner; Blume weiß oder braun; wirkt erweichend, wenn man die Glieder damit bäht oder den Dampf daran läßt. Der Saft des Samens und der Blätter nimmt die Hitze entzündeter oder geschwollener Augen. Mit Kleie, Oel, Essig und Weinhefe gesotten und warm aufgelegt, erweicht verhärtete Gelenke und stellt verrenkte Glieder wieder her.

Lichtröschen, s. v. a. Lichtnelke.

Licienholz, Holz von Prunus Mahaleb, P. padus und P. caroliniana (Bastardenmahagony) (s. d.)

Lieber'sche Auszehrungskräuter, Lieber'scher Thee, ein Geheimmittel, welches schon viele Auszehrende rettete, und aus dem zur Blüthezeit gesammelten Kraut des gelblich-weißen Hohlzahns (s. d.) besteht.

Liebesapfel (Lycopersicum), Gattung der Familie Kugelblumengewächse; 5—6theiliger Kelch, radförmiger, 3—6spaltige Blumenkrone; stumpfnarbiger Griffel; 2—3fächerige Beere; breiig-zottiger Samen. Arten: Eßbarer L. (L. esculentum; Solanum Lyc.) Stengel wehrlos-krautig; Blätter gefiedert, eingeschnitten; Traube blätterlos und 2theilig; Frucht gefärbt, glatt, glänzend, mit einer lederigen Haut; die einjährige Pflanze riecht widerlich, wird 3—4 Fuß hoch, blüht im Aug., reift im Sept. und Oct. und kommt in folgenden Formen vor:

a. Großer, rother L., mit großer, rother, eiiger, rippiger Frucht; eigentliche Stammform.

b. Großer, gelber L., von vorstehendem nur durch die angedeutete Farbe unterschieden.

c. Kleiner, rother L., gerippte, kleine, rothe, frühreifende Frucht.

d. Runder, rother L., runde, kleine, rothe Frucht ohne Rippen.

e. Runder, gelber L., von der vorigen Spielart nur durch die gelbe Farbe unterschieden

f. Birnförmiger rother L., die Frucht ist birnförmig, roth und ohne Rippen.

g. Birnförmiger gelber L., von der vorigen Spielart nur durch die gelbe Farbe unterschieden. Findet sich in der Form a wild im südl. Amerika, und wird in derselben cultivirt im südlichen Europa; kommt bei uns in botan. Gärten häufig vor. Liebt einen sehr warmen Standort mit warmem, leichtem Boden. — Im März werden die Samen in ein kaltes Beet gesäet, nach gehörigem Erstarken setzt man die Pflanzen in's Freie 1—1½ Fuß weit von einander. Hat eine Partie Pflanzen Früchte angesetzt, so kneipt man die Endzweige ein, damit dieselben nicht verwildern und sich die Früchte schneller und vollkommener entwickeln. In Italien gibt es fast keine Mahlzeit ohne diese Frucht. — Die Früchte dienen hauptsächlich zu Saucen, zum Einmachen und bei der Zuckerbäckerei. Sie enthalten Säure, Schleim und Zucker, und heißen in Peru Tomate, bei uns Paradiesapfel, in Frankreich Pomme d'amour. — Die Arten mit kleinen Früchten werden wenig kultivirt.

Liebesapfel, in einigen Gegenden s. v. a. Tolläpfel (Mala insama.)

Liebesapfelpfeffer, s. v. a. gelber spanischer Pfeffer.

Liebfrauenmilch, gute Sorte des Rheinweins; hat ihren Namen daher, daß sie um die Liebfrauenkirche zu Worms wächst.

Liebstöckel (Levisticum), Gattung der Familie Doldengewächse; undeutlicher Kelchrand, rundliche Blumenblätter; Theilfrüchte mit fünf geflügelten Reihen; 2theilige Fruchthalter; gelbe Blüthen. — Arten: Gebräuchlicher L. (L. officinale; L. vulgare; Ligusticum lev.; Angelica lev.; Ang. paludapifolia). Diese nützliche Schirmpflanze wächst auf den Apeninnen und im südlichen Europa wild, während sie bei uns in Gärten gezogen wird. Wurzel dick, fleischig, ästig, ½ Fuß lang; Stengel 6—8 Fuß hoch, hohl, mit vielen Nebenzweigen, vielfach zertheilten Blättern, gelben Blumen, die einen länglichen, gelben Samen hinterlassen. Die ganze Pflanze riecht eigenthümlich scharf, sellerieartig und unangenehm, schmeckt gewürzhaft, und besitzt einen gelben, gummiharzigen Saft, welcher dem der Heilwurz ähnlich ist. Wurzel und Samen wirken schleimauflösend, und werden in verschiedenen weiblichen Krankheiten, bei Schwäche

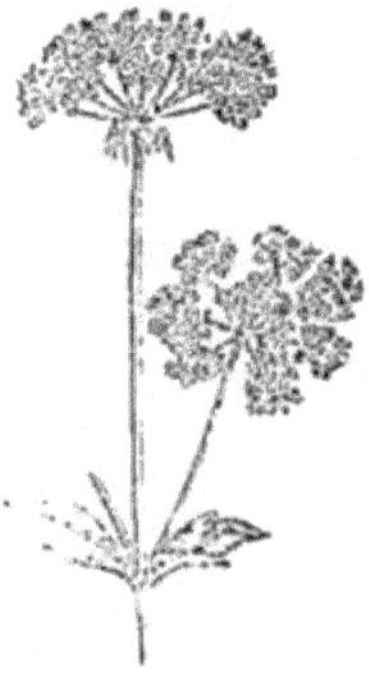

Gebr. Liebstöckel.

er Brust, in Koliken ꝛc. mit Erfolg angewandt. Auch n Viehkrankheiten leisten sie gute Dienste. Die ganze Pflanze wird von dem Vieh gerne gefressen, doch nehmen Milch und Fleisch einen widrigen Geschmack davon an. Bienenkörbe, in welche man einen Schwarm fassen will, werden mit den Blättern ausgerieben. Die Wurzel schrumpft beim Trocknen sehr ein, ist dann schwammig, runzelig, außen braun, innen weißlich; ihr gewürzhafter Geschmack ist anfangs süßlich-schleimig, dann etwas bitter und brennend-gewürzhaft, und enthält ätherisches Oel, Weichharz und bittern Extractivstoff, wodurch sie sehr kräftig auf die Unterleibsorgane, das Haut- und Nervensystem wirkt. Liebstöckel in Wein oder Wasser gesotten und kalt getrunken, eröffnet Leber und Milz; mit Kümmel vermischt und in Wein gebraucht, wird der Magen hergestellt und die Blähungen gedämpft. Die Dämpfe des Krautes befördern den Harn-, Stein- und Menstruationsabgang. Kindbetterinnen sollen Wurzel und Samen in Speise und Trank zu sich nehmen. Die gedörrte und gestoßene Wurzel wirkt als Würze wie der Pfeffer, erwärmt den Magen, befördert die Verdauung ꝛc. Macht man die Wurzel mit Salz und Essig ein, so hat man den vorzüglichsten Salat.

Lierbaum, in einigen Gegenden Name für die Lerche.

Liesch, in der Gegend von Heidelberg s. v. a. Lieschkolben (**Typha**).

Lieschgras, s. v. a. Thimotheusgras oder **Phleum pratense**.

Lieschkolbe, s. v. a. Rohr- oder Wasserkolbe.

Liguster, s. v. a. Hartriegel (s. d.)

Lilak, lila, an vielen Orten Deutschlands s. v. a. gemeiner Flieder. — Eine Gattung der Familie Sapotillgewächse; zwitterig; kurzer, 4zähniger Kelch; erhabene, tellerförmige, 4spaltige Blumenkrone; 2 Staubgefässe; kurzer Griffel; 1—2samige, 2fächerige, 2 schalstückige Kapseln. — Arten: Gemeiner L. (**Syringa vulgaris**), ein oft bis 20 Fuß hoher, baumartiger Strauch mit zugespitzten, ganzrandigen, kahlen, gestielten Blättern, endständigen großen Rispen, bläulich-violetten oder weißen Blumen. Vaterland: das nördl. Persien. Kam durch Busbecq, österr. Gesandten, nach Wien, findet sich jetzt in allen Gärten Deutschlands und ist wegen der lieblich riechenden Blüthen sehr geschätzt. Die Früchte sind als bitter abstringirendes Heilmittel geschätzt, und mit schönem Erfolg wendet man das rein bittere Extract der unreifen Kapseln gegen Wechselfieber an. Wenn man das Holz destillirt, so erhält man ein butterartiges Oel, welches dem Rosen- und Santelholzöle sehr nahe kommt. Die jungen Triebe enthalten einen an Geruch, Geschmack und Wirkung der Aloe ähnlichen Bitterstoff. — Chinesischer L., (**S. chinensis**), findet sich ebenfalls häufig in unsern Gärten; ebenso Persischer L (**S. persica**). Auch hübsche Spielarten haben unsere Gärtner von diesem Strauch erzielt.

Lilie (**Lilium**), Gattung der Familie Kronlilien; sechsblätter. Geschlechtshülle; 6 Staubgefäße; 1 Griffel mit 3seitiger Narbe; 3fächeriger Kapsel; flache, horizontale Samen. — Arten: Weiße L. (**L. candidum**). Nach L. bildet die Lilie ein eigenes Pflanzengeschlecht, das wegen seiner prächtigen, glockenförmigen Blumen die schönste Zierde unserer Gärten bildet. Wild findet sich die weiße L. im südl. Europa und in Asien, bei uns aber nur kultivirt. Sie hat eine schuppige, gelblichweiße, 1—1½ Zoll dicke Zwiebel, welche in den ersten Frühlingstagen lange, ziemlich breite, glänzende Blätter treibt, zwischen welchen sich ein 2—3 Fuß hoher Stengel erhebt, an dessen Spitze im Juni und Juli blendend weiße Blumen in großen Sträußen hervorbrechen, die besonders des Morgens und Abends weit um sich her einen überaus feinen, lieblichen und starken Geruch verbreiten, welcher in verschlossenen Zimmern Kopfweh und Betäubung verursacht. — Diese Blumen werden gesammelt, so lange sie noch frisch und saftig sind, um aus ihnen ein Oel zu ziehen, das gegen die fallende Sucht, vorzüglich aber gegen den Brand von Feuer und siedendem Wasser gebraucht wird. Noch wirksamer sind die Blätter, welche unmittelbar aus der Zwiebel hervorbrechen, auch wohl das ganze Jahr hindurch grünen, und selbst im strengsten Winter unter dem tiefsten Schnee nicht verfaulen.

Frisch aufgelegt sind diese Blätter ein außerordentlich gutes Heilmittel in frischen und alten Schäden, in Brand sowohl von Feuer und heißen Flüssigkeiten, als auch im sogenannten kalten Brand an irgend einem Theile des menschlichen Körpers, im Rothlauf, bei entzündeten Augen, Nagelgeschwüren u. dgl. Man kann sie 12—24 Stunden liegen lassen, ehe man sie wieder vertauscht. — Dr. Friedrich sagt über die weiße Gartenlilie: „Bei Knochenfraß hat sich die weiße Gartenlilie wirklich hülfreich erwiesen, indem man die frischen grünen Blätter derselben täglich wiederholt auflegte." — Gegen Verbrennungen gießt man auch Olivenöl über die Blumen, und wendet dieses an. Die sehr schleimigen Zwiebelknollen wirken äußerlich sehr erweichend und zeitigend; innerlich gebraucht, entweder roh oder als Nahrungsmittel, oder der Saft, wirken sie sehr harntreibend. Im Oriente werden sie gebraten oder als Brei gegessen. Der Staubbeutel wirkt auf den Uterus reizend ein und ist sehr heilsam bei Epilepsie. — Eine erweichende und schmerzlindernde Salbe erhält man, wenn man von Lilienknollen, Bärklauwurzel und Eibischwurzel zu gleichen Theilen nimmt und in Wein mit Oel dick einsiedet, nach diesem etwas Wachs beifügt und so auflegt. Fließende Geschwüre, Wunden und andere Schäden heilt man, wenn man die Knollen stoßt, mit Honig, nach Umständen auch mit Essig vermischt und wiederholt auflegt. — Die Knollen gestoßen, gesotten und mit Rosenöl vermischt sind gut bei Brand, sowie bei Unterleibs= und Brustentzündungen, wenn sie äußerlich aufgelegt werden. — Die gebratene Wurzel erweicht durch das Auflegen die Gebärmutter, und befördert die Menstruation oder zieht sie herbei. Hodengeschwulsten und Entzündung dieser Theile wird gehoben, wenn man die Knollen mit Essig, Balsamkraut und Gerstenmehl zu einer Salbe stoßt und auflegt. — Die Fortpflanzung der weißen L. geschieht durch ihre Zwiebeln, welche man viel Jahre und noch länger im Boden läßt, dann herausnimmt, und zwar im Aug., gehörig abtrocknen läßt, und dann im September wieder in den Garten und guten Boden versetzt. — Feuerlilie (L. balbosum), wächst in Italien, Oesterreich, hin und wieder auch in Deutschland wild, hat einen 2 Fuß hohen Stengel, der mit etwas schmälern und steifern Blättern besetzt ist, und kleine, geruchlose, brennendrothe Blumen, die Ende Mai erscheinen und oben einen hübschen Busch bilden. Die gelben Zwiebel werden gerne von den Mäusen angenagt, und in Nordasien, sowie in Rußland gegessen. — Margatonlilie, Türkenbund, Krull=L. (L. margaton), hat das gleiche Vaterland mit den vorigen, findet sich aber auch bei uns fast in allen trockenen Gebirgswaldungen wild. Die gelben, dicken Zwiebeln treiben 2—3 Fuß hohe, grüne, dunkelroth gefleckte Stengel, mit dunkelgrünen, steifen und sternförmig gestellten Blättern. An der Spitze des Stengels hängen im Juli viele kleine, blaßrothe, weiß und dunkelroth gefleckte und punktirte Blumen mit zurückgerollten Blättchen herab. Wird in unsern Gärten ausgezeichnet schön und groß. Die Zwiebel riecht frisch widerlich, schmeckt schwach und sehr schleimig, wirkt äußerlich erweichend und reinigend bei Hautkrankheiten und Geschwüren; innerlich befördert sie die Menstruation und den Harnabgang. — Bruttragende L. (L. bulbiferum), 1—$1\frac{1}{2}$ Fuß hoher, starkbeblätterter Stengel, der oben in den Winkeln oft kleine Brutknollen trägt; aufrechte Blüthen. Ist ausdauernd, blüht im Juni und Juli; kommt häufig als Zierpflanze vor, und in feuchten, schattigen Bergwäldern und ist auf den subalpinischen Wiesen zu Hause. — Mennigrothe L. (L. carniolicum), kahler Stengel; aufrecht abstehende, gleichmäßig zerstreute Blätter, die auf den 5—7 Nerven der untern Fläche weich behaart sind; überhängende, rothe Blüthen; ist ausdauernd; blüht vom Mai bis Juli; hat das Vaterland der vorigen Art, und kommt bei uns als Zierpflanze häufig vor. Ebenso die 14 Tage später blühende Chalcedonische L. (L. chalcedonicum).

Limette, s. v. a. süße Citrone.

Limettöl, das aus der Schale der süßen Citrone gewonnene Oel, welches feiner und stärker als das Bergamotöl ist und lange nachhaltend etwas kampherartig schmeckt.

Limone, s. v. a. Citrone, s. u. Agrume. — Die Blüthen sind purpurröthlich, die Früchte meist glatt, dünnrindig und enthalten einen sauren Saft.

Limonienbaum, s. v. a. Citronenbaum. — Von diesem Namen der Citrone stammt die Benennung Limonade, und erhält man ein angenehmes Limonadespulver, wenn man 1 Quent Weinsteinsäure, 7 Quent Zucker und 2 Tropfen Citronenöl zusammenmischt. Noch besser wird es aus 1 Quent Citronensäure, 6 Quent Zucker und ein paar Tropfen Citronenöl, von dem man etwas unter Wasser mischt. Ein solches Getränk ist sehr erquickend und durstlöschend, namentlich bei heißer Witterung oder in Krankheiten, zumal in gallichen und gastrischen Fiebern.

Lindbast, in einigen Gegenden Deutschlands s. v. a. gemeine Rüster.

Linde (Tilia), Gattung der Familie Lindengewächse; 5blätteriger, abfälliger Kelch, 5 Blumenblätter; zahlreiche, freie, bei ausländischen Arten vielbrüderige Staubgefäße mit 5 Bündeln; 5fächeriger Fruchtknoten; 2eiiger Fächer; 1 Griffel; Nuß durch Fehlschlagen 1fächerig und 1—2samig. Arten: Kleinblätterige L. (**T. parvifolia**; **T. europaea**; **T. ulmifolia**; **T. microphylla**; **T. cordata**), Blätter zugespitzt, schiefrundlich-herzförmig, kahl, unten meergrün und in den Achseln der Adern gebärtet, Ebensträuße 5—7blüthig; Nebenkronblätter fehlen; Kapsel undeutlich 4—5kantig. 60—100 Fuß hoher Baum, welcher im Juli blüht und im Oct. reife Früchte trägt. Es gibt verschiedene Formen, welche aber wieder ineinander übergehen, weshalb wir hier nur die am meisten abweichenden aufführen, nämlich:

1. Holländische L. (**T. pubescens**), mit fast einfarbigen, feinhaarigen Blättern, die etwas größer als bei der Grundform und unten etwas hellgrüner als oben sind. Kann in der Jugend bei kräftigem Wuchse nur durch die vielzähligen Blüthen auf einem gemeinschaftlichen Blüthenstiele erkannt werden.

2. **T. cordifolia**, fast einfarbige, ziemlich kahle Blätter, da die Haare unterseits in die Winkel zusammengezogen sind. Lokalverhältnisse haben eine Masse Zwischenformen erzeugt, welche aber durchaus zwischen diesen beiden Hauptspielarten stehen und deshalb nicht besonders aufgezählt zu werden brauchen.

In hohem Alter sind die Blätter der Linde meist kleiner, als in der Jugend, namentlich in magerem Boden; an sehr sonnigen Orten werden sie gleichfalls kleiner, und unten beinahe weiß. Findet sich wild im mittlern und nördlichen Europa, namentlich in feuchten Wäldern des flachen Landes; wird cultivirt an Promenaden, Straßen, auf öffentlichen Plätzen in Dorfschaften, wo diese Bäume oft 1000 Jahre alt werden und einen Umfang von 30—36 Fuß erlangen. — Dieser Baum wird durch Samen, Ableger und Wurzelausschläge fortgepflanzt, man verwendet aber bei uns selten Mühe auf die Erziehung, indem immer junge Stämme in unsern Waldungen vorkommen, welche man leicht an beliebige Orte verpflanzen kann. Zum Erhalten der amerikanischen Arten oculirt man Stämme von der kleinblätterigen L. — Das Lindenholz ist sehr weich, zäh und dicht, weshalb man es zu Schnitzarbeiten, Reißbrettern rc. gut bezahlt. Die Kohle dient zur Bereitung des Schießpulvers und zum Zeichnen. Zum Brennen taugt das Holz nicht viel. Die Blüthen enthalten sehr viel Wachs und Honig, und werden deshalb fleißig von Bienen besucht. Zum Gewinnen von Bast schält man die Rinde im Mai ab, bindet sie in Büschel und läßt sie so lange im Wasser, bis man den Bast abziehen kann, welchen man nach diesem gut auswascht, an der Luft trocknet und zum Anheften von Pflanzen, Reben, sowie zu Bastmatten benützt.

Die von dieser Art eingesammelten Blüthen sind gut zu einem schweißtreibenden Thee, und wird auch das Lindenblüthenwasser (**Aqua florum Tiliae**) daraus bereitet. Die Blüthen enthalten etwas Aetheröl, namentlich aber Zucker, Gummi und eisengrünenden Gerbstoff; sie wirken gelind reizend, krampfstillend und etwas diaphoretisch. Bei der Anwendung in Form von Thee u. dgl. dürfen blos die Blüthen genommen werden, nicht auch die blos adstringirenden Deckblätter. Der schleimige Bast wird mit schönem Erfolg auf Wunden und Geschwüre gelegt. Benützt man die Blätter als Viehfutter, so geben die Kühe eine talgartige Butter. Die ölreichen Samen kann man zu einer Art Chocolade benützen. — Der aus der Mittelrinde gepreßte Saft heilt Entzündungen und Brandschäden. — Eine Abart davon ist die Winterlinde, Steinlinde, Waldlinde (**T. cordata**), welche kleinere Blätter hat als die vorige, die auch erst im October abfallen, während sie die Sommerlinde schon im Sept. verliert; sie blüht auch später, treibt größere Früchte und hat ein härteres, röthliches Holz. — Großblätterige L. (**T. grandifolia**; **T. platyphyllos**; **T. cordifolia**; **T. pauciflora**), schief-rundlich-herzförmige Blätter; 2—3blüthige Ebensträuße; fehlende Nebenkornblätter. Von der vorigen Art dadurch verschieden, daß der

Baum früher grüner wird, eine mehr glatte Rinde, mehr aufsteigende Aeste, einen schnellern Wuchs und vorzüglich größere Blüthen hat. Kommt wild in Waldungen des südlichen Deutschlands auf hartem Gestein vor, wird aber auch in Anlagen und auf öffentlichen Plätzen cultivirt. — **T. alba**, **T. tomentosa**, **T. americana** und andere Arten werden in Anlagen gezogen und wie die vorigen benützt. Hieher gehören auch **Grewia orientalis**, **G. asiatica**, **G. tiliaefolia**, **G. hirsuta**, **G. sapida**, **G. megalocarpa**, von denen die Früchte größtentheils gegessen werden. **G. Microcos** hat bitterlich adstringirende Blätter, welche in Ostindien gegen Wechselfieber, Bauchflüsse, äußerlich gegen Hautkrankheiten und als Gurgelwasser benützt werden; die schwarzen Früchte sind eßbar. — In Westindien und Südamerika wendet man die Blüthen von **Muntingia Calabura** wie bei uns die gewöhnliche Lindenblüthe an; der schleimige Bast dient zu Augenwasser, und die Blätter gegen Diarrhöen. — Das leichte Holz von **Berrya Amomilla** dient zu Kähnen und ist ein wichtiger Ausfuhrartikel Ceylons. — **Corchorus olitorius** wächst wild im heißen Asien, Afrika und Amerika, wird daselbst häufig kultivirt und bildet eines der gewöhnlichsten Gemüsekräuter; wird auch als erweichendes und eröffnendes Mittel, sowie bei Brustkrankheiten gebraucht; die Samen purgiren. Die verschiedenen hieher gehörigen **Corchorus**-Arten werden in gleicher Weise benützt. — **Triumfetta lappula** wächst in Westindien, und wird dort wie bei uns der Eibisch gebraucht.

Von der Linde läßt sich Alles benützen, denn außer den schon aufgeführten Vortheilen macht man aus der Rinde einen Rosenlack für die Maler; weicht man dieselbe in Wasser ein, so erhält man einen Schleim, der bei Wunden und Geschwüren kühlend und heilend wirkt. Wenn man vermoderte Blätter schneidet, in heißem Wasser brüht, mit $\frac{1}{10}$ Lumpen stampft, so geben sie ein haltbares graues Papier. Aus den Blüthen läßt sich ein wohlriechendes Wasser destilliren, während man aus dem Samen ein butterartiges Oel pressen kann, welches dem Cacaobutter gleicht und wie dasselbe gebraucht wird. Der Lindensaft, welcher wie der Birkensaft im Frühlinge ausgezogen wird, besitzt blutreinigende Eigenschaften.

Lingelkraut, s. v. a. Corrigiola.

Linnäe (**Linnaea**), Gattung der Familie Geisblattgewächse; überweibiger Kelch; 5theiliger Saum; einblättrige, 5spaltige Blumenkrone; 4 Staubgefäße; unterständiger, 3fächeriger Fruchtknoten; kugelige Narben; durch Fehlschlagen 1samige Nußhülse. — Arten: Nordische L. (**L. borealis**), immergrüner Halbstrauch; aus der Wurzel steigen mehrere niedergestreckte, weichhaarige, 1—6 Fuß lange Stengel; an jedem Aestchen sind 3—4 Paare gegenständiger, kurzgestielter, an der Spitze etwas gekerbte, durch wenige Härchen gewimperte Blätter; überhängende Blüthen; weiße, innen behaarte, mit blutrothen und unten mit gelben Striemen durchzogene Blumenkrone. Kriecht im nördlichen Europa im Moose der Tannen- und Föhrenwälder herum, kommt auch in höheren Gegenden Deutschlands vor und blüht im Mai und Juni oft noch später. Der angenehme Geruch der Blüthen ist Nachts am stärksten. Dieses Gewächs dient in Schweden und Norwegen als verdünnendes, schweiß- und harntreibendes Mittel, namentlich wenn rheumatisch-gichtische Schmerzen vorhanden sind.

Linse (**Lens**) Gattung der Familie Schmetterlingsblümler; 5spaltigen oder 5zähniger Kelch; 2brüderige Staubgefäße; fädlicher, auf der obern Seite behaarter Griffel; 1fächerige Hülse; 1 bis vielsamige, unpaarig gefiederte Blätter; zusammengedrückte Samen. — Arten: Gemeine L. (**L. esculenta**; **Ervum Lens**; **Cicer Lens**), 1—2blüthiger Blüthenstiel, welcher ungefähr so lang als das Blatt begrannt ist; die obern Blätter enden mit einer Wickelranke und sind meist 6paarig; lanzettige, ganzrandige Nebenblätter; Kelch so lang als die Blumenkrone; fast rautenförmige, 2samige, kahle Hülsen; 1jährig; 1 Fuß hoch; blüht im Juni, reift im Aug. Es gibt folgende Formen von dieser Pflanzenart:

a. Kleine dunkelbraune L., bei welcher der Samen klein, dunkelbraun, bisweilen schwarz und fast rund ist, Stammform.

b. Kleine graue L., mit kleinem, oft fast rundem grauem Samen, welcher nicht selten in's Weißliche oder Rothbraune übergeht.

c. Mittelmäßige, hellgraue L., weiße Provencer L., mit gelblich-grauem, in's Weiße spielendem, flachem, mittelgroßen Samen.

d. Große gelbgraue L., Heller- oder Pfennig-L., der große, flache, gelblich-graue Samen spielt in's Weiße. Diese und die vorige Spielart arten leicht in die Spielart **b** aus.

e. Winterlinse. Von der Spielart **c** nur dadurch unterschieden, daß sie über den Winter angebaut wird.

Die Grundform **a** findet sich wild im südlichen Europa auf Aeckern, während die Spielarten **b**, **c** und **d** in Deutschland, Italien und Frankreich häufig gebaut werden. — In trockenem Clima will die L. einen Thon-, in feuchtem einen leichten Boden. Ihre Kultur ist namentlich da am Platz, wo die Felder für den Getreidebau nicht kräftig genug sind. Das Stroh ist grün und gedörrt ein gutes Viehfutter, während die Früchte in Suppen und als Gemüse äußerst nahrhaft, obwohl schwer verdaulich sind. — Eine aus Linsen auf folgende Art bereitete Salbe hat sich bei erfrorenen Gliedern als vorzüglich bewährt. Ganz feines Pulver von L., welche auf dem Ofen gedörrt wurden, werden mit süßem Gänsefett*) zu einer mäßig dicken Salbe angerührt, jedesmal frisch bereitet vor dem Schlafengehen auf die erfrorenen Glieder gelegt, mit einem reinen Tuche umbunden und Morgens wieder abgenommen. Gegen Gelbsucht reicht Dr. Bates einen guten Theil Wasserlinsen in Wein ein, und läßt von dem Wein neun Tage lang täglich 12 Loth trinken. — Ein aus Bier und Linsenmehl gekochter Brei gilt in den Rheinländern für ein vorzügliches Mittel bei Knochengeschwüren. — Pferden sollen die Linsen schädlich sein.

Linsenbaum, s. v. a. Bohnenbaum oder Bohnenstrauch.

Linsenbohnenbaum, s. u. Bohnenbaum.

Linsenunkraut (**Hedysarum**), eine Art des Büschelkrauts (s. d.)

Liparischer Wein, rother und weißer Malvasier von der Insel Laperi.

Liszka, s. u. Tokayer-Wein.

Litschibaum, s. v. a. wohlschmeckender Zwillingspflaumenbaum.

Loase (**Loase**) Gattung der Familie Gehörntfrüchtler; spiralig gestreifte Kelchröhre; 5theiliger, bleibender Saum, 5 kapuzenförmige Blumenblätter, 25 Staubgefäße, 3spaltiger Griffel; kreiselförmige, 1fächerige Kapsel; vielsamig. — Arten: Brennende L. (**L. hispida**), brennend-steifhaariger, ästiger Stengel; wechselständige, doppeltfiederspaltige, 5 Zoll lange, flaumhaarige Blätter; einzelne gestielte Blüthen; 1 Zoll lange, gelbe, nachenförmige, drüsig-flaumige Blumenblätter; weiße, kahle Staubfäden; gelbe Staubbeutel; steifhaarige Fruchtknoten. Chili. Blüthezeit: Juli. Die Brennhaare brennen, wie unsere Nessel. **Syn**: **L. urens**; **L. ambrosiaefolia**.

Lobelie (**Lobelia**), Gattung der Familie Glockengewächse; 5spaltiger Kelch; 5spaltig-zweilippige Blumenkrone; 5 Staubgefäße; unter- oder halboberständige Fruchtknoten: 2—3fächerige Kapsel, welche an der Spitze in 2—3 Schalstücke fachzerreißend aufspringt. Arten: Brennende L. (**L. urens**; **L. serrulata**; **Rapuntium urens**), aufrechter, astloser, 1½ Fuß hoher Stengel; kahle, sitzende, gezähnte Blätter; endständige Traube; blaue Blumenkrone. Findet sich an sumpffeuchten Stellen von England, Südeuropa, Madeira, ist ausdauernd, blüht im Juli und Aug. Hat in allen Theilen einen stechenden, brennenden Geschmack, gehört zu den scharfen Giftpflanzen und ist selbst Thieren tödtlich, welche davon fressen. — Wasser-L. (**L. Dortmanna**; **Dortmanna palustris**; **Rapuntium Dort.**), die Wurzel besteht aus einer Büschel langer, weiser Zasern, hat wurzelständige Blätter, welche 1—2 Zoll lang, rosettig und 2fächerig sind; der aufrechte, hohle, astlose, schuppige Schaft trägt an der Spitze eine wenig blüthige Traube mit milchweißen oder himmelblauen Blumen. Wächst auf Sandboden in reinem Wasser der Landseen des nördlichen Europa's und Amerika's; ist ausdauernd, blüht im Juli und August, und enthält durchaus einen weißen, scharf-giftigen Milchsaft. — Virginische L. (**L. syphilitica**; **Rapuntium syph.**), durchaus kurz behaart; astloser, aufrechter Stengel; eirunde Blätter; traubige, violettblaue, manchmal auch weiße Blüthen. Aendert auch ab, und fällt namentlich die Bastardpflanze (**L. speciosa**; **Rapuntium spec.**) mit purpur-violetter Blumenkrone auf. Wächst an feuchten Stellen Nordamerika's, ist ausdauernd und blüht vom Aug. bis Oct. Riecht unangenehm, und ent-

---

*) Ausgebratenes Gänsefett kann also nicht verwendet werden.

hält einen scharfen tabakartigen Milchsaft, welcher eingenommen die Hautausdünstung vermehrt, purgirt und oft Erbrechen erregt. In Syphilis ist die Wurzel sehr heilkräftig, wurde von englischen Aerzten lange als Geheimmittel gekauft, und wird nun auch bei uns als **R. Lobeliae** angewendet. — Aufgeblasene L. (**L. inflata**; **Rap. infl.**), astloser, aufrechter, 1—2 Fuß hoher Stengel; kurzhaarige, ovale, sitzende Blätter; traubige, blaßblaue Blüthen. Wächst auf Feldern und in Wäldern Nordamerika's; ist einjährig, blüht im Juli und August, und ist dort unter dem Namen **Eye-brighte** und **Indian Tabacco** als schweißtreibendes, brechenerregendes, auswurfbeförderndes, namentlich aber als antiastmatisches Mittel bekannt. Muß mit großer Vorsicht angewendet werden, da der Gebrauch selbst den Tod herbeiführen kann. — Feurige L. (**L. fulgens**; **L. formosa**; **Rup. ful.**), flaumhaarige Pflanz mit aufrechtem Stengel, welcher astlos und 1—1½ Fuß hoch wird; sitzende, gezähnelte Blätter; endständige Traube; flaumhaarige Blumenkrone; scharlachrothe Blume. Ist in Mexiko zu Hause; ausdauernd, blüht vom Juli bis Nov., wird häufig als Zierpflanze gezogen und kommt im Aeußern und nach den Eigenschaften mit folgender Art überein. — Scharlachrothe L, Cardinalsblume (**L. cardinalis**; **Rap. card.**), eine der schönsten Gartenblumen, welche aus Virginien nach Europa verpflanzt wurden, wo sie im südlichen Theile desselben auch im Freien ausdauert. Sie hat einen 2 Fuß hohen Stengel, breite, lanzetförmige Blätter, und brennendrothe Blumen am Ende des Stengels in einer einseitigen Aehre. Die Pflanze verlangt einen lockern, trockenen Boden. Die unangenehm stechend und eckelhaft-tabaksartig schmeckende Wurzel ist ein gutes, wurmwidriges Mittel und wird auch mit Erfolg gegen Syphilis angewandt.

Lochkernflechte (**Pertusaria**), Gattung der Familie Balgkernflechten; krustenartiges Lager, warzenförmiges, durchbohrtes Keimlager mit gefärbten, wachsartig-gallertigen Keimkernen. — Arten: Gemeine L. (**P. communis**; **Lichen pertusus**; **Porophora pertusa**; **Endocarpon verrucosum**), meergrüne, in's Graue oder Weißliche spielende Flechte, deren Mündungen in vollkommenem Zustande schwarz-warzig, innen fleischroth sind. Eine Form davon ist die bittere Pockenflechte (**Varioluria amara**), welche unfruchtige Keimhäuschen trägt und als fieberwidriges Mittel bekannt ist. Die unfruchtige Form mit korallenartig ausgewachsenem Lager bildet das **Isidium coccodes**. Diese Flechte findet sich in ganz Europa an Baumrinden, namentlich an Buchen und Erlen, jedoch auch auf Steinen.

Löcherpilz (**Polyporus**), Gattung der Familie Hutlinge; fleischig-zäher oder korkartiger Hut mit und ohne Fuß, von runden Löchern durchbohrt; die dünnen Scheidewände tragen die Körnerschläuche. Von den zahlreichen Arten sind die meisten verdächtig und werden auf Bäumen und alten Baumstämmen angetroffen. — Arten: Schafs-L. (**P. onivus**; **Boletus bonivus**), heißt auch Kuhpilz, Kuhlöcherschwamm, und ist vom Aug. an auf Wiesen und in Wäldern zu sehen. Sein Hut ist platt, flacherhaben und gerändet; die spitzigen Röhren sind buntgefärbt und aus eckigen Löchern zusammengesetzt. Hirsche, Rehe, Schafe, Kühe ꝛc. fressen ihn häufig, allein bei Kühen macht sein Genuß eine übelriechende, leicht gerinnende Milch. — Trüffelartiger L. (**P. tuberaster**; **Boletus tuberaster**), lederiger, zäher, blasser Fuß; fleischiger, schuppiger Hut, der im Mittelpunkt vertieft, etwas zottig und hirschbraun ist; eßbar und sehr geschätzt; kommt auf den Bergen Italiens vor. Wird in Neapel durch Begießen von Tuffstein, der von dem Samenweiß durchzogen ist, häufig gepflanzt, und im 2. oder 3. Tag seines Alters verspeist. — Zerstörender L. (**P. destructor**), ist weißlich, einjährig, fast fußlos und riecht stark; besteht aus einer faserigen Substanz, wächst vorzüglich an Fichtenstämmen und am Holz der Gebäude, welches er zerstört. — Gebräuchlicher L. (**P. officinalis**; **Boletus off.**; **Bol. laricis**), heißt auch Lerchenschwamm, und ist ein in Asien und Südeuropa wachsender, geruchloser Pilz von süßlichem, hernach bitterlich-scharfem Geschmack, leicht zerbrechlich, außen aschengrau, innen weiß, ungestielt,

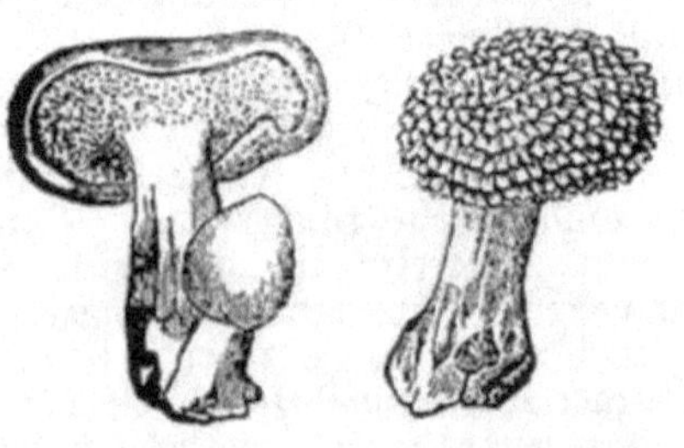

verschieden groß, oft wie eine Faust, oft wie ein Kindskopf. Kann aus Apotheken bezogen werden. Der Lerchenschwamm wird mit außerordentlichem Erfolge gegen Lungenschwindsucht verwendet, und tilgt er namentlich die übermäßigen Schweiße dieser Krankheit. Neben andern Mitteln wird er mit günstigem Erfolg gebraucht bei alten Catarrhen, Lungenverschleimungen und Leiden der andern Brustorgane. Was die Form und Gabe anbelangt, so nimmt man in Lungenschwindsuchten Morgens und Abends je ein Pulver von 1 Gran. Bei alten Catarrhen und Lungenverschleimungen wird ein Thee aus 1 Quent Lerchenschwamm, ½ Quent Rhabarber und Enzian je ¾ Quent gesotten oder angebrüht, und davon alle Stunden ein Theelöffel voll genommen. Der Geruch dieses Schwammes gleicht auffallend dem von frischem Mehl, und wirkt er sehr heftig purgirend. — Zunder-L. (**P. fomentarius**; **Bol. fom.**; **Bol. ungulatus**), dauert mehrere Jahre, hat einen sitzenden, fast dreikantigen, außen harten, innen kahlen Hut von nußbraun-grauer Farbe. Daraus macht man den bekannten Feuerschwamm (**Agaricus s. Aq. quercus praeparatus s. Aq. Chirurgorum**), der als blutstillendes Mittel gebraucht wird. Die Bereitung geschieht dadurch, daß man ihn in Stücke schneidet, diese in einer Salpeterauflösung einweicht, trocknet und dann klopft. Wächst hauptsächlich an Buchen- und Eichenstämmen. — Feuer-L. (**P. igniarius**; **Bol. ig.**, **Agaricus ig.**), ein gepolsterter, dicker Schwamm, einem Pferdehuf gleich, oben glatt und bräunlich, unten weiß oder purpurroth; wächst auf Buchen- und Birkenstämmen, auch auf Erlen, Eschen, Weiden ꝛc., und gibt ebenfalls Zunder, wenn man ihn in einer Lauge von Urin und Asche beizt, sodann abspült, mit einem Hammer tüchtig klopft, und dann wieder in einer Lauge von Salz, Asche und Salpeter einweicht. Da der so bereitete Schwamm ganz lederartig ist, macht man zuweilen Mützen daraus. — Gelber L., Schweinspilz (**Bol. luteus**), gepolsterter, etwas klebriger Hut mit runden Löchern, oben braun, unten goldgelb; sitzt auf einem Stiele und wird auf Waldboden zuweilen sehr groß gefunden. Nach dem Zerbrechen wird er blau. Manchmal trocknet und speist man ihn, wie die Morchel. Wenn Kühe ihn fressen, so geben sie eine schlechte, unschmackhafte Milch.

Löcherschwamm, s. v. a. Löcherpilz; oft auch s. v. a. die letzte Art der vorigen Gattung.

Löffelbaum, s. v. a. Kalmie.

Löffelkraut (**Cochlearia**), Gattung der Familie Viermächtige. Schötchen im Umrisse rundlich oder elliptisch, durch die sehr converen Klappen gedunsen oder kugelig; die Klappen haben einen bemerklichen, mehr oder weniger hervortretenden Längsnerven; zahnlose, oberwärts gerade Staubfäden; an einanderliegende, manchal schiefe Keimblätter; die Blüthen aller Arten sind weiß. — Arten: Gewöhnliches L. (**C. officinalis**), gestielte, breit-eiförmige Wurzelblätter, welche durch einen seichten Ausschnitt etwas herzförmig sind; die stengelständigen Blätter sind eiförmig, gezähnt; die obern mit tiefherzförmiger Basis umfassend; kugelige, etwas zusammengedrückte Schötchen. 1- und 2jährig; blüht im Mai, reift im Juli. — Man unterscheidet die Spielart: Schötchen noch ein Mal so lang als breit und elliptisch; Blüthenstielchen so lang als dasselbe und noch länger. Wächst wild am Meeresufer und an Salzquellen in Deutschland und Frankreich, und wird auch in Gemüse- und Apothekergärten gebaut. Will einen leichten Boden in geschützter, schattiger Lage, und wird durch Samen, welchen man im Juli säet, oder durch Wurzeltheilung, oder durch Selbstbesamung fortgepflanzt. Die Blätter sind zum Essen gut auf Butterbrod und in Salat. Die zerquetschten Blätter legt man mit schönem Erfolg auf scorbutische Geschwüre; den daraus gepreßten Saft benützt man zum Abreiben der Zähne, indem dadurch das Zahnfleisch befestigt und die Zähne gereinigt werden. Durch das Trocknen gehen die Kräfte verloren, und es bleibt dann nur noch etwas Bitterkeit zurück. In nördlichen Küstenländern werden die Blätter eingesammelt, eingesalzen, in Fässern aufbewahrt und als Gemüse verspeist, was namentlich auf Schiffen gut ist. Den ausgepreßten Saft mischt man oft unter Wein und Bier, und läßt dieß von Personen trinken, welche an Scorbut, Trägheit, Schwindel, Brustbeschwerden ꝛc. leiden. Schafe fressen dieß Kraut sehr gerne und werden davon gesund und fett, nur theilt es dem Fleische einen unangenehmen Geschmack mit. Der Same gibt ein gutes, weißliches Oel. Das Kraut enthält ein flüchtiges, scharfes, schwefelhaltiges Oel, Eiweißstoff, Chlorophyll und einige Salze, weshalb es auch bei

Krankheiten der Verdauungsorgane, Verschleimungen, einigen Hautausschlägen und Leiden des Zahnfleisches gute Dienste leistet. — Meerrettig-L. (C. Armoracia), s. Meerrettig. — Krähenartiges L., Schweinskresse (C. coronopus), wächst in vielen Gegenden Deutschlands an Wegen wild, wird aber auch in Gärten gezogen, und hat einen niedergedrückten, kaum 1 Fuß langen Stengel mit fiederförmigen Blättern. Die sehr scharfe Pflanze schmeckt wie Brunnenkresse, und wird wie derselbe als Salat und Zugemüse verspeist. — Englisches L. (C. anglica), wächst an den Küsten von England, Frankreich, Norwegen, Lappland &c. Diese und alle andern Arten des L. werden auf dieselbe Weise benützt.

Löwenfuß, s. v. a. Frauenmantel.

Löwenmaul (Antirrhinum), Gattung der Familie Larvenblümler; 5theiliger Kelch; maskirte Blume mit 2theiliger oder 2spaltiger Oberlippe und 3spaltiger Unterlippe; 4 Staubgefäße; Fruchtknoten, dessen Griffel am Grunde verdickt ist; 2lappige, kurze Narbe; die Kapsel springt an der Spitze in drei Oeffnungen auf. — Arten: Großes L. (A. majus), findet sich wild an Zäunen des südlichen Europa's; hat einen 2—3 Fuß hohen, ästigen, dicht mit lanzettförmigen Blättern bewachsenen Stengel. Die Blumenähre ist sehr schön und groß, und in Gärten, wo man diese Pflanze zur Zierde hat, trifft man die Blumen von verschiedener Größe, Farbe und Schattirung an. In der Regel dauert sie nur 2—3 Jahre, und wenn sie mehrere Jahre blühen soll, so darf man sie in keinen zu fetten und zu feuchten Boden setzen; auch muß der Stengel gleich nach der Blüthe abgebrochen werden, damit sich die Wurzel nicht zu sehr entkräftet. Durch den ausfallenden Samen, welcher auch gutes Oel gibt, pflanzt sie sich von selbst fort. Das etwas scharfe Kraut ist als zertheilendes, wundheilendes, harntreibendes Mittel bekannt, und wurden ihm früher von Abergläubischen geheimnißvolle Kräfte beigelegt. — Feld- oder wildes L., Todtenkopf (A. orontium), wächst bei uns auf Brachäckern und unter Getreide an sandigen und kalkigen Stellen, hat einen ästigen, kaum fußhohen Stengel mit fleischfarbenen, hie und da weißen Blümchen, die eine eiförmige, höckerige Samenkapsel hinterlassen, welche nach dem Aufspringen einen Todtenkopf darstellt; ist verdächtig; wird in der Heilkunde wie die vorige Art angewandt, und von Landleuten mit zum Beräuchern des Viehes benützt. — Man kann das Kraut dieser Arten auch erweichenden Kataplasmen beisetzen und macht man davon ein Ungt. Linariae, welches gegen schmerzhafte und entzündete Hämorrhoidalknoten angewendet wird. — Eckiges L., Zimbel- oder Nabelkraut (A. cimbalaria), nette, sich ausbreitende Pflanze mit herzförmigen, lappigen Blättern und purpurröthlichen Blumen; wächst auf altem Gemäuer und in Steinritzen, wird daher häufig zum Bekleiden der Mauern &c. in Gärten benützt. — Gemeines L., Leinkraut, Frauenflachs, Marienflachs (A. linaria), auf Schutthaufen, an Zäunen und Wegen gemeine Pflanze, deren Stengel über 1 Fuß hoch wird, und mit vielen lanzettförmigen, spitzen, abwärts hängenden Blättern besetzt ist; oben bilden goldgelbe, rachenförmige Blumen eine schöne Aehre. Die ganze Pflanze riecht widerlich, hat aber dennoch erweichende und schmerzstillende Kräfte, weßhalb sie äußerlich zu Umschlägen angewendet wird, während sie äußerlich außer Gebrauch ist. Zudem hat sie verdächtige Eigenschaften, denn wenn man sie in Milch kocht, so sterben die Fliegen davon. Bienen besuchen die Blüthen gern.

Löwenzahn (Leontodon), Gattung der Familie Vereinblüthler; dachziegelige, vielblüthige Hülldecke, kahler Hauptfruchtboden; stielrunde Schließfrüchte, welche sich oben in einen Schenkel verdünnern; federige, bleibende Fruchtkrone. — Arten: Gemeiner Löwenzahn, Dotter-, Butter-, Eier-, Kuhblume, Pfaffenröhrlein, wilde Cichorie, Mönchskopf (L. taraxacum), bekannte, nützliche Pflanze, welche in ganz Europa auf Grasplätzen, Wiesen, an Wegen und in Blumengärten getroffen wird. Die fußtief in die Erde eindringende Wurzel treibt in den ersten Frühlingstagen eine Masse langer, etwas zugespitzter, beiderseits in viele zahnförmige Lappen zertheilte Blätter, welche sich flach auf der Erde ausbreiten. Zwischen denselben erscheint ein glatter, fußhoher Stengel mit einer gelben, zusammengesetzten Blume; dieselben hinterlassen gefiederte Samenkörner in Gestalt einer runden, weißen Kugel. Enthält in allen Theilen einen seifenartigen, bittern Milchsaft, welcher in der Wurzel am bittersten ist, sich aber beim Trocknen verliert. Die Wurzel ist wie Skorzoneren eßbar oder läßt sich wie

Cichorie zu Asche brennen. Jung geben die feinen Blätter einen angenehmen Salat und ein gesundes Gemüse, weshalb man ihn oft in Gärten pflanzt und wie Endivie behandelt. Schafe und Ziegen fressen ihn gern. Die Blumen werden häufig von Bienen besucht. — Der Löwenzahn wirkt auflösend und stärkend auf die Schleimhäute, namentlich auf Lungen, Leber, Darmkanal und Harnwerkzeuge, daher leistet er gute Dienste bei Stockungen und Verschleimungen der Eingeweide, des Pfortadersystems, der Goldader (Hämorrhoiden), in Leberleiden, Leberstockungen, Gelbsucht, bei trägem, mit Zwang verbundenem Stuhl, in Lungenverschleimungen, catarrhalischen Beschwerden. Man gebraucht ihn in der Regel als Frühlingskur, und wendet ihn als blutreinigendes Mittel an; soll der Erfolg ein günstiger sein, so muß die Kur wenigstens 4 bis 5 Wochen regelmäßig fortgesetzt werden. Zu diesem Zwecke bedient man sich des aus der ganzen Pflanze gepreßten Saftes, von dem man täglich zweimal je 2 Löffel voll unter schwacher Fleischbrühe, oder unter Anis- oder Fenchelwasser trinkt. Ein Extract von ihr wird bei Verstopfungen des Unterleibes und der Harnwege, in Gelb- und Wassersucht, sowie bei verschiedenen Hautkrankheiten angewendet. — Herbst-L. (L. autumnalis), abgebissene, zaserige Wurzel; wurzelständige, fiederspaltige Blätter; 1—3 Fuß langer Schaft; ändert ab; ausdauernd; wächst auf Wiesen in ganz Europa bis auf die Alpen, in Sibirien und Nordamerika; blüht vom Juli bis Herbst. — Professor Weber sagt über die Löwenzahnwurzel und das Kraut (**Radix et Herba Taraxaci**): „Der Löwenzahn ist ein sehr auflösendes, bitteres Mittel. Er dient besonders bei atomischer Schwäche im Magen und Darmkanal, in der Leber u. dgl., welche nach akuten Krankheiten in diesen Organen zurückgeblieben ist, und wo der Gebrauch positiv stärkender Mittel noch nicht gestattet ist; ebenso nach gastrischen und galligen Fiebern, nach Hämorrhoiden und Gichtanfällen, nach akuten Katarrhen, bei atomischem Schleimfluß des Darmkanals, bei Stockungen in der Leber, in der Milz und in der Pfortader, und den damit zusammenhängenden Krankheiten, namentlich Gelbsucht; ferner bei Drüsenanschwellung und Verstopfung im Unterleib, besonders bei den Skrofeln im Mesenterium, bei Arthritis, Wassersucht, bei Hypochondrie, Hämorrhoiden und Blutbrechen, überhaupt bei venösem Zustand, wie chloratischer und arthritischer Cachexie. Seine auflösende Wirkung ist über die tonische vorherrschend.

Man gebraucht es in Abkochung oder als Trank, und werden Wurzel und Kraut, ehe es Blüthen treibt, zu 1—2 ℥ auf 2—3 Schoppen Wasser dazu verwendet; diese Dosis wird in 24 Stunden genommen. Das **Extractum Taraxaci inspissatum** wird täglich zu ʒj—℥ß in Mixtur oder Pillen verordnet. Das **Extractum Taraxaci liquidum** zu ʒij—Vj täglich, in Verbindung mit auflösenden Salzen, bittern und aromatischen Mitteln.

Der Löwenzahn ist ein Bestandtheil der **Frühlingskur.** Diese besteht in der Anwendung frisch ausgepreßter Säfte von auflösenden, bittern und kresseartigen Kräutern und Wurzeln. Die gewöhnlichsten sind die **Radix Graminis, Taraxaci, Herba et Radix Saponariae, Herba Marrubii albi, Fumariae, Centaurei, Tussilaginis, Cochlearia, Veronicae, Nasturtium aquaticum.** Man läßt im Frühlinge Morgens nüchtern den frisch ausgepreßten Saft der Pflanzen zu 2—4 ℥ trinken, entweder für sich allein, oder mit Fleischbrühe oder Milch vermischt. Dabei ist Bewegung nöthig. Bei schlechtem Magen kann man bittere oder magenstärkende Mittel zusetzen. Wenn die Kur wirksam sein soll, so müssen täglich einige Stuhlgänge erfolgen; ist dieß nicht, so gibt man Abends etwas Rheum und Bittersalz. Schwer verdauliche Kost muß man vermeiden. Diese Kur wird bei all den oben angeführten Krankheiten, sowie bei Skorbut, Leberleiden, Rheumatismen 2c. mit bestem Erfolg angewendet.

Löff-, Lohespe, in einigen Gegenden Deutschlands s. v. a. Zitterpappel.

Lokustbaum (Hymenaea), Gattung der Familie Cassiengewächse; lederiger, 4—5 theiliger Kelch mit krugförmiger Röhre, abfallenden Lappen; 5 oder 3 ungleiche Blumenblätter; 10 freie Staubgefäße; gestielter Fruchtknoten; fädiger Griffel; holzige oder lederige, ovale, 1fächerige, 1- und mehrsamige Kapsel, die mit einem Mehle oder festen Marke erfüllt ist. — Arten: Gemeiner L. (**H. Courbaril**), 60—80 Fuß hoher Baum mit 2fingerigen Blättern; gipfelständiger Doldentraube in den obersten Blattwinkeln; filziger, 4—5theiliger Kelch; 5 sitzende, weiße Blumenblätter; längliche, 4—6

Zoll lange, zusammengedrückte, holzige, dunkelbraune, glänzende Hülse, welche durch sehr kleine Harzbehälter fast chagrinartig ist, und mit einem mehlig-faserigen Marke und 4—8 länglichen, braunen Samen erfüllt ist. Wächst in Südamerika, Westindien, blüht im Mai und Juni. Die Blätter dienen gegen Würmer; die innere, gelind purgirende Rinde dient gegen Blähungen und andere Verdauungsfehler; das süße Mark ist eßbar. Hievon und von den folgenden Arten erhält man den amerikanischen Copal, westindischen und brasilianischen Copal. Zur heißen Jahreszeit schwitzt er von selbst in Tropfen aus der Rinde, oder er sammelt sich zwischen derselben und dem Holze an. Am meisten liegt unter den Wurzeln, bei alten Bäumen oft 6—8 Pfund. In der Kälte ist der Copal geruchlos, verbreitet aber beim Reiben oder Schmelzen einen sehr lieblichen Geruch, ist in kaltem Weingeiste fast unlöslich, und dem Bernstein in seinem Verhalten ähnlich. Im Handel kommt roher, ungeschälter und geschälter Copal vor. Einige behaupten, nur das an der Wurzel sich Ansammelnde sei Copal, das aus dem Stamme Schwitzende aber sei eine Art Animeharz. Jatobaharz, welches aus Brasilien kommt, soll gleichfalls eine Copalsorte sein, welche sehr weiß und etwas weicher ist. In Amerika dient Copal gegen langwierige Husten, schleimiges Asthma und Lungenblennorrhäen, äußerlich gegen Rheumatismus und Gicht, sowie gegen Geschwüre, dient auch zu Räucherwerk und Salbe. Wird in der Technik als sehr guter Lack benützt. — Das Animeharz, Animegummi oder Flußharz erhalten wir in unregelmäßigen, blaß- oder röthlichgelben, außen weiß bestäubten, leicht zerbrechlichen Stücken; es war früher officinell, findet aber jetzt selten mehr Anwendung. Das Olampiharz und Kitekunemalo älterer Schriftsteller ist entweder Copal oder Animeharz. — Martins'scher L. (**H. Martiana; H. copalifera**), ein ähnlicher Baum Brasiliens, mit 2fingerigen Blättern, weißen Blüthentrauben in Dolden; er heißt bei den Eingeborenen Jatahy und liefert einen etwas gelben Copal. — Alle andern Arten dieser Gattung liefern gleichfalls Copal.

Lolch (**Lolium**), Gattung der Familie Gräser; einzelne Aehrchen; welche auf den Ausschnitten der Spindel sitzen und mit dem Rücken gegen die Spindel gestellt sind; 1klappiger, 3—vielblüthiger Balg, welcher oft so lang als das Aehrchen ist, die untern Spelzen sind wehrlos oder unter der Spitze begrannt. — Arten: Taumel-L., Sommer-L., Taubkorn, Tollkorn, Sommertrespe, Tobrich, Schwindelhaber (**L. temulentum**), ein sehr schädliches Unkraut unserer Getreidearten, namentlich des Habers, zumal auf feuchten Aeckern oder in nassen Jahrgängen; einjährig; hat einen gegliederten, 2 Fuß hohen Halm, welcher mit schmalen, grasähnlichen Blättern besetzt ist, und eine fast spannenlange, begrannte Aehre, die oft 18, ja noch mehr Aehrchen in sich faßt, welche in einiger Entfernung wechselweise von einander stehen, und im Juli oder Aug. blühen. Der Same ist braunschwarz, oval, breitgedrückt und kleiner als bei den gewöhnlichen Getreidearten. Genießt man ihn roh, oder wird er unter Getreidemehl gemischt, oder in Bier oder Branntwein eingeweicht und davon viel genossen, so äußern sich sehr bald die traurigsten Wirkungen, indem sich Kopfweh, Schwindel, Verwirrung der Sinne, Dunkelheit der Augen, Ohrenklingen, Zittern in allen Gliedern, Erschlaffung, Uebelkeit im Magen, Reiz zum Erbrechen, starke Schweiße, Krämpfe, Schlagflüße 2c. einstellen, ja es kann plötzlich der Tod erfolgen. Kopfweh und Betäubung gibt der Samen schon, wenn man ihn im Zimmer röstet, oder den Brodteig, unter dem sich Samen befindet, im Zimmer gähren läßt. Dem Brod gibt er eine schwarzblaue Farbe. Bei Pferden verursacht er den Koller, Blindheit und andere böse Zufälle. Den Hunden, Schweinen, Gänsen und Hühnern ist er gleichfalls schädlich, während ihn einige Singvögel ohne Nachtheil fressen. Wenn man ihn zu Mehl mahlt, so kann man ihn höchstens als schmerzlindernden Ueberschlag in Seitenstechen benützen. Es hält äußerst schwer, dieses Unkraut von den Aeckern zu vertilgen, da der Samen drei Jahre und noch länger im Boden liegen kann, ohne seine Keimkraft zu verlieren; zudem vermehrt er sich bei nasser Witterung außerordentlich stark und oft so, daß er das Wachsthum der angebauten Getreidearten verhindert. Zu seiner Verminderung muß man die Aecker fleißig umpflügen und das Getreide recht sorgfältig sieben. Professor Nestler will behaupten, daß dieses Gras,

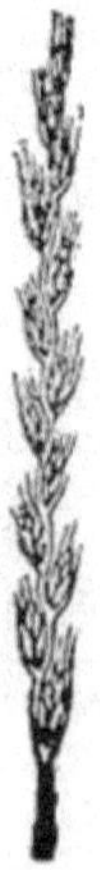

welches in einigen Gegenden auch Twalch, Tolltrespe ꝛc. heißt, völlig unschädlich sei. Ausdauernder L., Raygras, Wiesen- oder Glatthaber (L. perenne), ausdauerndes Gras, welches einen Rasen von Blätterbüschelchen und starkem, kahlem Halm bildet; die Aehrchen sind länger als die Klappen, die Blüthen lanzettig, wehrlos oder kurzstachelspitzig. Blüht vom Juni bis August und hat vom Juli bis Okt. reifen Samen. Findet sich in ganz Deutschland wild auf Wiesen, an Wegen und Aeckern ꝛc., namentlich auf derbem, festem, oder auf leichtem Boden, welcher oft betreten wird; es wird häufig zwischen Klee auf Feldern, auf Wiesen und Grasplätzen ꝛc. kultivirt, indem es sehr ergiebig ist, und sowohl in grünem, wie in gedörrtem Zustande dem Vieh sehr gut bekommt, und vor allen andern Gräsern überall kultivirt werden kann. Ein mäßig kräftiges Land gibt per Morgen 2 Centner = 11 Simri (württ.) Samen; ein Centner kostet 24—36 fl. Soll 1 Morgen Wiese rein mit engl. Raygras besamt werden, so sind dazu 30—36 Pfund Raygras und 4—5 Pfund Steinkleesamen nöthig. — Zu Zierrasen ist es wegen seinen dunkelgrünen, schönen Blättern vorzüglich geeignet, muß aber alle 14 Tage abgemäht werden, wenn er schön werden soll. Die Kühe geben ungleich mehr Milch, als von anderem Gras, und setzt alles Vieh weit mehr Fett davon an. Es kann im Frühjahr sehr bald abgemäht werden, und hilft deshalb oft aus dringenden Verlegenheiten. Einen damit eingesäeten Acker soll man nach 6 Jahren umbrechen und wieder mit Getreidearten bestellen. — Aus dem gereinigten Samen kann man Mannagrütze bereiten. — Wir haben verschiedene Abarten von diesem Gras, von welchem der italienische Lolch (L. per. italicum) am bekanntesten ist.

Lonicera, s. v. a. Heckenkirsche.

Looröl, aus den Lorbeeren gewonnenes Oel, als äußerliches, nervenstärkendes, reizendes Mittel gegen Schwäche der Glieder, Lähmungen ꝛc. im Gebrauch.

Loosbaum (Clerodendron), Gattung der Familie Lippenblümler: glockiger, 5spaltiger oder 5zähniger Kelch, der sich zur Fruchtreife sehr erweitert; walzige Blumenkronröhre mit 3—5theiligem Saum; 4 Staubgefäße; 2 spitze Narben; 4kernige, beerige Steinfrucht, bei welcher die Steinkerne gesondert und 1samig sind. — Arten: Filziger L. (Cl. tomentosum), Strauch mit länglichen, filzigen Blättern, dichten Doldentrauben; ist in Neuholland zu Hause. Duftiger L. (Cl. fragrans), hat einen herrlichen Geruch und wird deßhalb in allen Welttheilen gezogen. Bewehrter L. (Cl. inerme), ist im südlichen Asien und Australien zu Hause; Wurzel und Blätter riechen stark und sind bitterlich scharf, weshalb man sie als alterirende Mittel gegen Skropheln und syphilitische Krankheiten gebraucht. Wurzel und Früchte dienen nach dem Genuß schädlicher Früchte als Gegenmittel. Zottiger L. (Cl. villosum), in Ostindien und Java zu Hause, wird dort gegen Leibschmerzen, Lienterien, der Blättersaft gegen Würmer gebraucht. Unglücklicher L. (Cl. infortunatum), auf Ceylon und den Molukken zu Hause, die Blätter werden innerlich und äußerlich gegen Dysenterien, Koliken, Fieber, zur Zertheilung oder Zeitigung von Eitergeschwüren, gegen Verbrennungen, zu Bädern für neugeborene Kinder, zur Beförderung des Ausbruchs der Blattern angewendet. Dreigabeliger L. (Cl. trichotomum), wächst in Japan, hat einen starken, unangenehmen, alaunartigen Geruch. Im Innern der Aeste findet sich eine Insektenlarve, welche den Kindern mit einer Art Bier vermischt gegen Spulwürmer gegeben wird.

Lopezwurzel (Radix lopeziana), von einem afrikanischen Baumstamme stammende, krampfstillende Wurzel.

Lorbeerbaum (Laurus), Gattung der Familie Lorbeergewächse; 2häusige Blüthe; 4theiliger Perigon; bei den Männchen sind die endständigen Blüthen 12männig, ohne Fruchtknoten, die Staubgefäße 2reihig, die 6 äußern einfach, die 6 innern in der Mitte mit 2 Drüsen versehen; die seitenständigen Blüthen sind 9—10männig. Die Weibchen haben 4 unfruchtbare Staubgefäße und vollkommenen Fruchtknoten. Beere. Arten: Edler Lorbeer (L. nobilis), länglich-lanzettige, an beiden Enden zugespitzte, aderige, etwas wellige Blätter, blattwinkelständige, büschelige Blüthen. 10—20 Fuß hoher, strauchartiger Baum, welcher im April und Mai blüht und von dem man folgende Formen hat:

1. Filziger L. (L. tomentosa), mit filzigen, wolligen Blättern; scheint die Urform zu sein.

2. Kohlblätteriger L. (Laevis), alle Blätter kahl; kommt in Deutschland in Glashäusern und Zimmern am häufigsten vor.

3. Weidenblätteriger L. (Salicifolia), hat sehr schmale und kahle Blätter. Findet sich wild im südlichen Europa, auch in der Schweiz jenseits der Alpen, Südtyrol, im österreichischen Littorale, im südlichen Deutschland an geschützten Mauern, in Orangerien, Glashäusern und Zimmern. Der Lorbeerbaum ist als Zierbusch bei uns sehr geschätzt, er erträgt aber nicht über 6 Grad Kälte, weshalb man ihn im Freien sehr gut bedecken muß. In Kübeln und Töpfen läßt er sich an jedem frostfreien Orte sehr leicht überwintern. Bei uns geschieht die Vermehrung vorzüglich durch Wurzelausläufer, in seinem Vaterlande hingegen durch Samen. Die Alten hatten den Lorbeer Apollo geweiht, und krönten sie die Stirne der Helden und Priester damit, weshalb nach dem Lorbeerkranz jetzt noch sinnbildlich Dichter, Künstler und Krieger streben. Die ovale, blauschwarze Beere wird etwa 7 Linien lang und enthält eirunden, zugespitzten Samen. Die Lorbeerblätter enthalten ein ätherisches Oel und einen bittern Extractivstoff, riechen und schmecken gewürzhaft und adstringirend, und werden als magenstärkendes und blähungtreibendes Mittel, sowie als Gegengift gegen Kirschlorbeerwasser empfohlen, vorzüglich aber als Küchengewürz an Speisen benützt. Im Handel kommen die Beeren mit einer schwarzen, runzeligen und brüchigen Schale vor; sie riechen und schmecken stark, bitter und fett, enthalten ein fettes und ein ätherisches Oel, einen harzartigen, scharfen, bittern, flüchtigen Stoff (Laurin), Salzmehl, Gummi, Bassorin, und gehören zu den stark reizenden, erhitzenden, tonischen Mitteln. Das butterartige, gelblich-grüne Lorbeeröl (Oleum expr. laurinum s. bacc. lauri), welches ausgepreßt wird, enthält auch die ätherischen Stoffe und leistet bei Einreibungen vorzügliche Dienste, nur erhält man es leider selten unverfälscht. Es stärkt vorzüglich die Nerven, hebt die Schwäche der Glieder, die Lähmung und oft auch die Taubheit. In Polen und Rußland verwendet man die Beeren auch zu Branntwein und bezahlt sie zu diesem Zwecke gut. Ein Absud der Blätter ist gut gegen Zahnweh. Durch Destillation erhält man von den Beeren ein dünnes helles Oel, welches aber nicht so wirksam ist, als das ausgepreßte.

Lorbeerkampher, der aus dem Kampherbaum selbst gewonnene Kampher.

Lorbeeröl, aus den Lorbeeren gewonnenes Oel, als äußeres, nervenstärkendes, reizendes Mittel gegen Schwäche der Glieder, Lähmungen &c. im Gebrauch.

Lorbeerrose, eine Art des Oleanders mit rosenfarbiger Blüthe und lorbeerähnlichen Blättern; s. Oleander.

Lorbeerseidelbast (Cortex Laureolae), s. v. a. immergrüner Seidelbast.

Lorbeerweide, s. v. a. langspitzige Weide, s. u. Weide.

Lorbeerweiden-Rinde (Cor. Sal. Laureae), die Rinde der langspitzigen Weide.

Lorche, s. v. a. Trüffeln. — Schwarze, um die Kieferstöcke wachsende Pilze von der Größe eines Taubeneis.

Lorche, in einigen Gegenden Deutschlands s. v. a. Lerche (s. d.)

Lothe, in einigen Gegenden Deutschlands s. v. a. Lolch (s. d.)

Lotusbaum, s. v. a. gemeiner Judendorn (s. d.)

Lotusblume (Diospyros lotus), s. v. a. italienische Dattelpflaume.

Lotusharz, s. v. a. Animeharz.

Lotusklee, s. v. a. Schotenklee.

Lotwurz (Onosma), Gattung der Familie Rauhblättler; 5theiliger Kelch; 5zähnige, walzig-glockige Blumenkrone; 5 Staubgefäße; pfeilförmiger Staubbeutel, 4 nüßchenartige, freie Schließfrüchte. — Arten: Natterkopfartige L. (O. echioides), möhrenartige, innen schmutzig-weiße Wurzel mit dunkelrother, außen schwarzbrauner Rinde; sehr ästiger, purpurrother, 1—1½ Fuß hoher Stengel mit steifhaarigen Blättern, traubigen Blüthen, anfangs weißen, später gelblich-weißen Blumen. Wächst auf sonnigen, dürren Hügeln des südlichen Europa's und Deutschlands, ist zweijährig und blüht im Juni und Juli. Die Wurzel wird zum Färben wie die Alkannawurzel benützt; ebenso in Nepaul die von O. Emodi.

Loupiac, ein Bordeauxwein.

Loxa-China, ächte, die Rinde von Condamine's Chinabaum.

„ „ falsche, die Rinde vom rauhhaarigen Chinabaum.

Loxa-China, gemeine, die Rinde vom grubenpunktirten Chinabaum.

„ „ graue, s. v. a. braune China; s. diese Artikel unter Chinabaum.

Lucerne, s. Luzerne.

Luciarinde, eine Sorte Chinarinde.

Lucienholz, das Holz von der Weichseltraubenkirsche (**Prunus mahaleb**), welches früher gegen Hundswuth und zur Beförderung des Schweißes gebraucht wurde.

Luckberste, in einigen Gegenden Deutschlands s. v. a. glatter Wegedorn.

Luftpflanze, s. v. a. **Aerides**, namentlich **A. arachnides.**

Lungenkraut (**Pulmonaria**), Gattung der Familie Rauhblättler; 5spaltiger Kelch, 5spaltige, trichterige Blumenkrone; 5 Staubgefäße; länglichen Staubbeutel; 4 nüßchenartige, freie, glatte Schließfrüchte mit ebenem Grunde. Es gibt eine langgriffelige und eine kurzgriffelige Form; die erstere hat meist größere, die letztere meist kleinere Blumen. — Arten: Gemeines oder gebräuchliches L., blaue Schlüsselblume, Wallwurz, Hirschmangold, Hirschkohl (**P. officinalis**), eine in allen europäischen Wäldern gewöhnliche Pflanze, die gern auf trockenen Stellen wächst und nicht viel über ½ Fuß hoch wird; die eiförmigen, behaarten und meistens gefleckten Blätter sind wurzelständig; im März erscheinen die Blumen oft schon in hellrothen Büscheln, welche aber in wenigen Tagen ihre Farbe ändern und blau werden. In Gärten kennt man eine Spielart mit weißen Blumen. Bei dem Verbrennen hinterläßt diese Pflanze eine weiße Asche, welche $1/7$ ihres Gewichts ausmacht und zu einer scharfen Lauge benützt werden kann. Zum Gebrauch in der Heilkunde wird das Kraut zur beginnenden Blüthezeit eingesammelt. L., Ehrenpreis und Kerbel ist sehr gut gegen Blasenhämorrhoiden, Blasenschwäche, Blutharnen und Anlage zur Griesbildung. Von jedem der genannten Mittel nimmt man 1 Quent, macht davon einen Thee zu 3 Tassen, welchen man den Tag über trinkt. Zur Erzielung eines günstigen Erfolgs muß man die Kur einige Zeit fortsetzen, und stets nur frische Kräuter dazu verwenden. Früher dienten die schleimig-schmeckenden Blätter auch gegen Heiserkeit, leichte Hals- und Brustentzündungen und Blutspeien. — Diese Pflanze dient auch zum Blaufärben wollener Tücher und Zeuge.

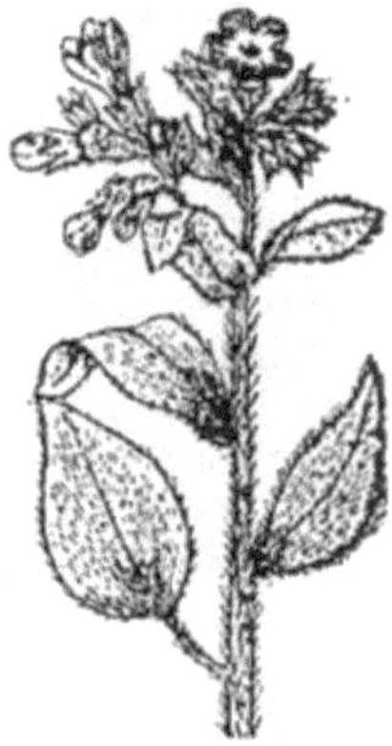

Lungenmoos, s. v. a. Lungengrubenflechte; s. u. Grubenflechte.

Lunison, Art der Bordeauxweine.

Lupine, s. v. a. Wolfsbohne (s. d.)

Lupinenerbse, eine Spielart der Erbsen mit mehreren Abarten, von der Aehnlichkeit der Samen mit mehreren Lupinenarten; hoher Stengel; lange, breite Hülse; großer, 4eckiger, häufig eingedrückter Samen; alle Spielarten sind schlecht und eignen sich nicht zur Kultur.

Lupulin (**Lupulina**), der Hopfenstaub, welcher für sich in der Heilkunde benützt wird; s. u. Hopfen.

Luzerne, s. v. a. Schneckenklee (s. d.); als Futterpflanze sehr geschätzt.

Luzienholz, s. v. a. Lucienholz.

Lysimachie, s. v. a. gelber Weiderich; s. Gilbweiderich.

M.

Maan, bei Greifswalde s. v. a. gewöhnlicher Mohn.

Maba, ebenholzartige (**Maba ebenus**), auf den Molukken wachsender Baum mit unregelmäßig eckigem Stamme, welcher einen großen Theil des im Handel vorkommenden Ebenholzes liefert. In seinem Vaterlande macht man Becher davon, welche giftwidrig sein sollen. Eine Abkochung des Holzes wird bei Rheumatismen, die Wurzel als blutreinigendes Mittel bei Hautausschlägen, Geschwüren, syphilitischen Leiden ꝛc. gebraucht. Die eßbaren Beeren sind schleimig-mehlig, süß und etwas adstringirend. Die Blätter verursachen ein starkes Geräusch, wenn man sie in's Feuer wirft. — Arten: Buchsbaumblätterige M. (**M. buxifolia**), hat noch wohlschmeckendere Beeren und wächst in Circars. — Große M. (**M. major**), die schlechtschmeckenden Früchte werden auf den Südseeinseln gegessen.

Macaire, ein Bordeauxwein.

Maccabeo, weißer französischer Wein, kommt aus Perpignan.

Macis, s. v. a. Muscatblüthe, s. u. Muskatnußbaum.

Macisbohne, s. v. a. Muscatenbohne.

Macisnüsse, s. v. a. Muscatblüthe.

Mackimmig, im Breisgau s. v. a. gemeiner Kümmel.

Madbeeren, in Sachsen s. v. a. Himbeeren.

Madeira-Mahagoni, M.-Holz, das angenehm riechende Holz des indischen oder amerikanischen königlichen Lorbeerbaums (**Laurus indica**); wächst in Virginien und wird in England häufig zu feinen Möbeln verarbeitet.

Madeirawein, starker und angenehmer Wein von der Insel Madeira; gehört zu den sogenannten trockenen Weinen, daher **Dry Madeira**, was Unkundige mit „dreimal die Linie passirten Madeira" übersetzen, während doch dry trocken heißt.

Madeirazucker, s. v. a. Canarienzucker.

Madenkraut, s. v. a. **Saponaria officinalis.**

Madhuca, Madhuaruma (**Bassia longifolia**), häufig in Ostindien angebauter Baum, dessen getrocknete, den Rosinen ähnliche Blüthen gegessen werden und einen bedeutenden Handelsartikel bilden. Die Früchte sind eßbar, die Samen ölreich, das Holz fest und sehr nutzbar.

Madikraut (**Madia**), Gattung der Familie Vereinblüthler; fast kugeliger Hüllkelch; gleiche, 1reihige, rinnig zusammengefaltene Blättchen; Blüthen des Randes weiblich, 1reihig und zungenförmig, während die des Mittelfeldes zwitterig und röhrig sind; ungeschwänzte Staubkölbchen; spreuige, nackte, zwischen dem Rand und dem Mittelfeld 1- oder 2reihige, zusammengedrückte, gleichförmige Aehren. — Arten: Oelgebendes M. (**M. sativa; M. mellosa; M. viscosa**), aufrechter, klebriger Stengel; stengelumfassende, ganzrandige, 3nervige Blätter; kurzgestielte, fast traubige Köpfchen; der Hüllkelch länger als die Randblüthen; die Samen der letztern verkehrt-eirund, 3spaltig; Blüthen gelb; einjährig; blüht vom Juni bis Aug. und reift vom Juli bis Sept. Kommt wild in Chili und Californien vor, wird dort allgemein als Oelpflanze gebaut, was in den letzten 10—15 Jahren auch bei uns geschieht, indem sie unser Klima recht gut verträgt, namentlich in trockenem Boden, und wenn er auch mager ist. Die Aussaat, wozu je nach der Bodenbeschaffenheit 4—8 Pfund Samen per württemb. Morgen erforderlich sind, kann sowohl Ende Oct. als im Frühjahr vorgenommen werden, indem die jungen Pflanzen weder von Frühlingsfrösten, noch von Thieren oder Insecten leiden. Besser ist übrigens immer die Saat vom März bis zur Hälfte Juni zu besorgen, indem sie innerhalb 3 Monaten ihre Vegetationszeit vollendet. Bei früher Getreideernte kann man sie noch nach Roggen säen. Bei der breitwürfigen Saat hat man weiter nichts mehr nöthig, als das Feld von Unkraut rein zu halten und allenfalls die Stöcke ein Mal zu behacken, weil sie dann viel stärker werden. Wenn der Same statt schwarz, ganz grau erscheint, so ist er reif, und muß man dann die Pflanzen abschneiden oder ausraufen, zum Trocknen auslegen und wie den Reps einheimsen. Das Ausdreschen ist sogleich vorzunehmen, weil die klebrige Stengel leicht in Gährung gerathen, was dem Gehalt des Samens sehr schadet. Von einem württemb. Morgen erntet man 4—6½ Scheffel Samen; 1 Scheffel wiegt 176 Pfund, woraus 56—64 Pfund kaltgeschlagenes Oel gewonnen werden. Dieses

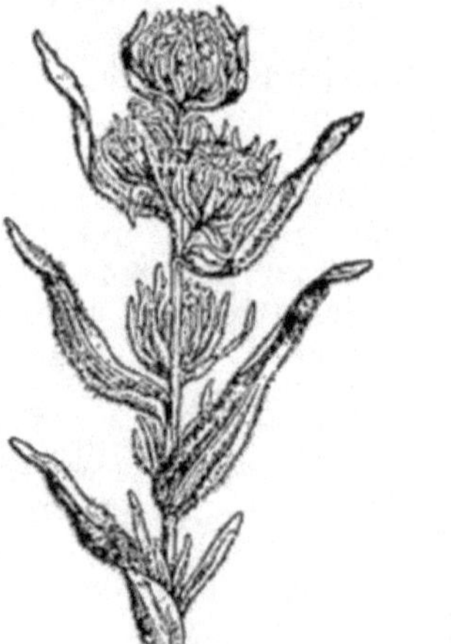

Oel ist zum Schmieren von Maschinen vorzüglich, dann gibt es eine gutschäumende Seife und enthält überdieß einen heilkräftigen Harzstoff; als Speiseöl ist es sehr gesund. Bei allen vorkommenden Schleimkrankheiten dürfte dieses Oel vorzügliche Dienste leisten. Nach all diesem ist anzunehmen, daß dieß die wichtigste Oelpflanze für Deutschland werden dürfte, indem sie bei ihrer Vegetationszeit wenigen Zufällen unterworfen ist.

Madrono, s. v. a. Erdbeerbaum (**Arbutus unedo**).

Mädelbaum, in einigen Gegenden Deutschlands s. v. a. gemeine Kiefer.

Mägy, in Steiermark s. v. a. gewöhnlicher Mohn.

Mählerkraut, der gemeine Sauerklee.

Mährische Weine, theils geringere, welche herbe und wässerig sind, theils bessere Weine; zu den letzteren gehören die von Pollaschewitz, Rosaterg, Beseng, Domanin ꝛc.

Märzblume, Märzglöckchen, s. v. a. gemeiner Huflattich und **Leucojum vernum**; **Hepatica triloba**; — **Anemone nemorosa**.

Märzgerste, s. v. a. lange, zweizeilige Gerste.

Märzhaber, in einigen Gegenden Deutschlands s. v. a. weißer gegrannter Rispenhaber.

Märzveilchen, s. Veilchen.

Märzwurz, s. v. a. Nelkenwurzel.

Mässeller, in Sachsen s. v. a. Feldahorn.

Mätapfel; ein bis Juni und Juli dauernder, mittelgroßer, kugeliger Apfel; Kelcheinsenkung platt gefältet und beulig; graulich-weiße, schmutzige Grundfarbe; rothgestreift und etwas gewaschen bezeichnet; Geruch violenartig, gewürzreich. Ausgezeichnete Wirthschaftssorte, welche vorzüglich über die Wetterau verbreitet ist, und sich von dort aus nach der Bergstraße, dem Main, Odenwald ꝛc. verbreitet hat.

Mätkraut, s. v. a. **Spiraea ulmaria**.

Mäusebrod, s. v. a. Hahnenfuß.

Mäusedarm, die als Vogelfutter bekannte gemeine Sternmiere (s. d.)

Mäusedorn (Ruscus), Gattung der Familie Zaukenlilien; zweihäusig; Kelch und Blumenkrone 3theilig; die männlichen Blüthen haben 3 Staubgefäße; die Staubfäden sind in eine Röhre verwachsen, auf welchen 3 Staubbeutel stehen; die weiblichen Blüthen haben fahlgeschlagene Staubgefäße; Fruchtknoten oberständig; Griffel fehlt fast ganz. Dreifache Beere mit 2samigen Fächern. — Arten: Stechender M. stachliger M. (**R. aculeatus**), immergrüner Strauch, welcher in den Wäldern Italiens, Frankreichs und der Schweiz angetroffen wird, und kaum eine Höhe von 1—1½ Fuß erreicht; hat lanzettförmige, spitzige Blätter und kleine weiße Blumen, welche kleine, rothe Beeren hinterlassen. Die Wurzel schmeckt zuerst süß, darauf bitter, und wurde früher in Wassersucht, Gicht ꝛc. gebraucht. In Italien ißt man die jungen Wurzelsprossen wie Spargeln. Bei uns wird dieser Strauch zur Zierde in Gärten gezogen, dauert jedoch selten über Winter im Freien aus. Mit diesem Strauch sollen die Mäuse von Fleisch und Speck abgehalten werden können. Blüht im März und April. Der grünlich-weiße, geruchlose Wurzelstock schmeckt schleimig und bitterlich scharf, und war früher als Mäusedornwurz ein Bestandtheil der größern, fünferöffnenden Wurzeln (**Rad. quinque aperientes majores**); eine Abkochung davon ist als eröffnendes und harntreibendes Mittel bei Wassersucht, Unterleibsverstopfung ꝛc. geschätzt. Der Same verbreitet beim Rösten ein Aroma wie guter Kaffee, weshalb er als Surrogat für denselben dienen kann. Traubenmäusedorn (**R. racemosus**), wird 3—4 Fuß hoch, wächst auf den Inseln des Archipels, in Italien, Portugal, dauert aber auch bei uns an geschützten Lagen aus; hat ovale, zugespitzte, pergamentähnliche, immergrüne Blätter, weiße Blumen, welche an den Zweigenden in Trauben erscheinen und runde Beeren hinterlassen. Man hält diesen M. für den Lorbeer, mit welchem die Alten ihre Helden ꝛc. krönten. Zungenförmiger M. (**R. hypoglossum**), strauchartiger, 1 Fuß hoher Stamm; degenspitzige Stielblätter; mehrblüthige, grünlich-weiße Blüthenbüschel; blüht im März und April, und wächst in den Bergwäldern des südlichen Europa's. Die adstringirenden Stielblätter wurden früher als Zäpfchen- oder Bonifaziuskraut bei Erschlaffungen des Zäpfchens und ähnlichen Halsbeschwerden angewendet. Der Wurzelstock ist heilsam bei Uterinkrankheiten.

Mäusegerste, Mäusekorn, s. v. a. **Hordeum murinum.**
Mäusehaber, s. v. a. Flughaber; s. u. Hafer.
Mäuseholz, s. v. a. **Solanum dulcamara**; — **Dicca palustris.**
Mäuseohr, s. v. a. Vergißmeinnicht.
Mäusepfeffer, s. v. a. **Stachys sylvatica.**
Magdalenenblume, Magdalenenwurzel, s. v. a. **Valeriana celtica.**
Magellanische Rinde, s. v. a. Winter'sche Rinde.
Magenklee, s. v. a. **Menyanthes trifoliata.**
Magenwurz, s. v. a. gefleckter Aron; s. u. Aron.
Magenwurzel, in mehreren Gegenden Deutschlands s. v. a. Kalmus.
Mageywurzel (**Radix Agaves**), der harntreibende und antisyphilitische Wurzelstock der amerikanischen Agave.
Magnolie (**Magnolia**), Gattung der Familie Ranunkelgewächse; 3blätteriger Kelch; 6—12 und noch mehr Blumenblätter; zahlreiche, unterweibige Staubgefäße; zahlreiche Staubwege; kurzer Griffel; zahlreiche, 2schalige, 1—2samige Kapseln, welche gehäuft und ährenartig stehen. Der Same hängt an sehr langen Nabelschnüren aus den Kapseln heraus. — Arten: Großblumige M. (**M. grandiflora**), prächtiger, oft 100 Fuß hoher Baum der südlichen Staaten von Nordamerika. Der Stamm ist vollkommen gerade und erhebt sich wie eine schöne Säule, während die Krone einem stumpfen Kegel gleicht. Die immergrünen, lanzettförmigen Blätter sind unten braun; die Blumen oft über 8 Zoll breit, völlig weiß, und ungemein wohlriechend. In trockenem Zustande sieht das Holz strohgelb aus, ist dichter und fester als das des Pappelbaums und kann sowohl zum Bauen als zu verschiedenen Geräthschaften benützt werden. Die bittere, etwas aromatische Rinde ist als tonisches Mittel und in Wechselfiebern gut. Graue M., Schmalblätteriger Biberbaum, Tulipanenbaum (**M. glauca**), ein 15—18 Fuß hoher, nordamerikanischer Baum mit länglichen, unten weißwollenen Blättern, welche denen des Kirschlorbeers gleichen und eine dichte Krone bilden, durch welche kein Sonnenstrahl dringen kann. Die Blumen gleichen einfachen Rosen, sie sind gelblich-weiß und haben einen ausnehmend starken und angenehmen Geruch. Die rothbraunen Früchte sind so groß, wie eine welsche Nuß, zuweilen wie ein Hühnerei; die darin eingeschlossenen Fäden hängen an Samen und gleichen den Bohnen. Wenn man sie in Rhum legt und an der Sonne destillirt, so erhält man davon ein magenstärkendes Mittel. Das schwammige, zähe und weiße Holz dieses Baumes ist zum Verbrennen untauglich. Biber fressen die Rinde sehr gerne, weshalb man sie damit zu fangen pflegt. Auch in Fiebern und der Schwindsucht leistet sie vorzügliche Dienste. Wegen der Blumen und des schönen Aussehens dieses Baumes pflanzt man ihn auch in Europa, wo er eine geschützte Lage und einen aus Sand und Dammerde gemischten Boden verlangt. Die sassafrasartig riechende Rinde ist noch kräftiger als von **M. grandif.**, und dient vorzüglich gegen Wechselfieber, Verdauungsschwäche, Bauchflüsse, Schleimschwindsucht und chronische Rheumatismen; Fruchtähren und Samen werden in gleicher Weise benützt. In gleicher Weise wird **M. acuminata** benützt. Mexikanische M. (**M. mexicana**), gleichfalls sehr schön und wohlriechend, wird bei Verdauungsschwäche und Diarrhöen benützt. — Ein kräftiges Mittel gegen Verdauungsschwäche, Wechselfieber und rheumatische Leiden hat man in der bitter-aromatischen Wurzel- und Stammrinde von **M. macrophylla**, welche einen krystall-harzigen, sublimirbaren Stoff enthält. In China wird seit langer Zeit **M. Yulan** kultivirt und die bittern Samen als Fiebermittel benützt. Die Rinde der in Japan einheimischen **M. gracilis** hat einen Camphergeruch. Geöhrte M. (**M. auriculata**), amerikanischer, 40 Fuß hoher Baum mit abfallenden Blättern, welche herzförmig, geährt, kahl und unten seegrün sind; 3—4 Zoll breite, weiße Blüthen, die sehr angenehm riechen; schön rosenrothe, 3—4 Zoll lange Fruchtähre; wächst an Bächen und Flüssen, blüht im April und Mai, und bietet in seiner aromatischen Rinde ein gutes Mittel gegen Wechselfieber und chronische Rheumatismen. Rothe M. (**M. obovata**), strauchartiges Bäumchen mit abfallenden Blättern, die verkehrt-eirund und unten kahl sind, ist in China und Japan zu Hause, bei uns als Zierstrauch, muß aber im Winter sehr geschützt werden; blüht im Juni und August.

Magnolienholz, aus Amerika kommendes, aus verschiedenen Arten der Gattung **Magnolia** stammendes, sehr hartes und zu verschiedenen Kunstarbeiten brauchbares Holz.

Magold, in einigen Gegenden Deutschlands s. v. a. Mangold.

Magonie (Magonia), Gattung der Familie Seifenbaumgewächse: auf einem und demselben Stamme zwitterige und männliche Blüthen; 5theiligen, ungleichen Kelch; 5 schuppenlose Blumenblätter, 8 Staubgefäße; ringförmiges Stengelpolster; 3fächerigen Fruchtknoten mit vieleiigen Fächern; 1 Griffel, 3lappige Narbe; sehr große, 3fächerige Kapsel; großer, verflachter, ringsum geflügelter Samen mit randständigem Nabel. — Arten: Flaumige M. (**M. pubescens**), sehr ästiger Baum mit korkartiger Rinde; flaumigen Aestchen; unpaarig-gefiederte Blätter; endständige, fußlange, rothbraune, flaumige Rispe; außen und an den Rändern flaumige, unten grünliche, in der Mitte violettbraune Blumenblätter; 2—3 Zoll große, kugelig-3eckige Kapsel; der Same ist mit der breiten, lederigen Flügelhaut 1½—2 Zoll breit, 1½ Zoll lang und glänzend; blüht in Brasilien vom Aug. bis Sept. Ist giftig wie **Serjania lethalis,** und dient vorzüglich zum Betäuben und Tödten der Fische. Die korkartige Rinde wird mit Nutzen auf Geschwüre der Pferde gelegt, während die Blüthen viel zur Giftigkeit des Honigs der Lecheguanawespe beitragen dürften.

Mags, Magsamen, s. v. a. Mohn.

Mahagoniholz, das Holz der Mahagoni-Swietenie; s. u. Swietenie.

Mahagonirinde, die Rinde der Mahagoni-Swietenie; s. u. Swietenie.

Mahalebskirsche, Steinkirsche, Steinweichsel (**Prunus Mahaleb**), heißt wohl auch wohlriechende, Felsen-, Ahlkirsche rc., ungarische Weichsel; gestielte, convexe, einfache Ebensträuche; abfällige, rundlich-eiförmige, etwas herzförmige, stumpfgesägte Blätter; blüht im Mai, reift im Sept. Kommt in jedem steinigen Boden und selbst im Flugsand fort; weshalb sie sich für solche Gegenden vorzüglich als Unterstamm der Süßkirsche eignet. Das wohlriechende Holz läßt sich schön poliren, weshalb man es unter dem Namen Lucienholz zu Messerheften, Etuis rc. verwendet.

Mahwabaum, s. v. a. **Madhuca.**

Maibaum, in einigen Gegenden Deutschlands s. v. a. Traubenkirsche.

Maiblume (Convallaria), Gattung der Familie Zaukenlilien; zwitterig; glockigblumenkronartige Geschlechtshülle; oberständigen, 3fächerigen Fruchtknoten; 3seitige Narbe am Ende des Griffels; 1samiger Fächer in den Beeren. — Arten: Gemeine M. (**C. majalis**), bekannte Pflanze, welche in allen Wäldern Deutschlands angetroffen wird. Sie hat eine ausdauernde Wurzel, welche eirund-lanzettförmige, glatte, 5 Zoll lange Blätter treibt, zwischen denen im Mai der nackte Blumenschaft erscheint, welcher eine einseitige Traube mit herabhängenden, glockenförmigen, weißen Blumen trägt. Ihr Geruch ist ungemein lieblich, und theilt sich bei einer Destillation auch dem Wasser, Oel oder Essig mit. Das von frischen Blumen abgezogene Wasser ist erquickend und nervenstärkend; werden sie getrocknet und pulverisirt, so erregen sie Niesen auf angenehme Art, weshalb man sie auch mit zu Schnupftabak verwendet. Diese Blumen hinterlassen saftige und rothe Beeren, welche abführende und krampfstillende Eigenschaften besitzen und daher bei Wechselfiebern Anwendung finden. Durch Beimischung von etwas Kalk geben die Blätter eine dauerhafte, grüne oder gelbe Farbe. In Gärten kommen auch gefüllte und röthliche M. vor, welche sich weit ausbreiten, jedoch einen fetten Boden und einen schattigen Standort verlangen. Blüthen, Wurzeln und Beeren schmecken widerlich-bitter und etwas scharf. Wurzel und Beeren sollen gut sein gegen Epilepsie. Zweiblättrige M., kleines Maiblümchen (**C. bifolia**), der vorigen Art ziemlich ähnlich; wächst häufig in schattigen Wäldern und Feldbüschen, hat aber herzförmige Blätter und kleine, radförmige, weiße, wohlriechende Blumen, welche von Bienen fleißig besucht werden.

Maiblumenbusch, s. v. a. **Azalea nudiflora.**

Maiblumenstrauch, s. v. a. **Apocynum androsaemifolium.**

Maiböck, in Mecklenburg und Pommern s. v. a. als gemeine Buche.

Maibuche, an einigen Orten Deutschlands s. v. a. gemeine Buche.

Maidblume (Parthenium), Gattung der Familie Vereinblüthler; halbkugelige, 2reihige Hülldecke; weibliche, 1reihige Randblüthen; 1lippige Blumenkrone; 2 halbstielrunde Narben; zwitterige, unfruchtbare Scheibenblüthen; röhrenförmige, 5zähnige Blumen krone; kegel- oder walzenförmigen Hauptfruchtboden; zusammengedrückte Schließfrüchte. — Arten: Vielspaltige M. (P. hysterophorus, Argyrochaete bipinnatifada; Villanova bip.), 2—4 Fuß hoher, krautiger, strauchartiger Stengel; doppeltfiedertheilige Blätter; gegipfelte Doldentraube, weißliche Blüthen, 2 häutige Spreublättchen, blüht in kiesigem Boden Südamerika's und Westindiens vom Juni bis Oktober, ist 1jährig, und wird wie die Bertramswurz äußerlich als erweichend, zertheilend und zu Bädern angewendet; soll auch als Wundmittel gut sein.

Maie, junge, in ihrem frischen Safte abgeschnittene Birke.

Maieich, s. v. a. Stieleiche.

Maienkraut, s. v. a. gemeiner Waldmeister.

Maienträubel, s. v. a. **Osmunda regalis**.

Maiholz, in einigen Gegenden Deutschlands s. v. a. Dotterweide.

Mailly, ein Champagnerwein.

Mairose, s. u. Rose.

Mairübe, Spielart von **Brassica crapa**.

Mairübe, bei Hamburg s. v. a. weiße, runde Rübe.

Mais (Zea), Gattung der Familie Gräser; einhäusig; endständige, männliche, traubig-rispige Blüthe; 2blüthige Aehrchen; 2klappiger Balg; die weibliche Blüthe ist in blattwinkelständige, von Scheiden eingehüllte Aehren geordnet; 2blüthige Aehrchen; Klappen und Spelzen fleischig-häutig; sehr lange Griffel; feingewimperte Narbe; Körner rundlich-nierenförmig, in 8 paarweise genäherten Reihen geordnet. — Arten: Gemeiner M. (**Zea Mais**), Welschkorn, türkischer Weizen, ein sehr nützliches Gewächs, welches erst seit der Entdeckung Amerika's bei uns bekannt wurde; dort wurde es früher als die einzige Getreidegattung mit dem größten Fleiße gebaut. Es gehört zu den Gräsern, hat einen 1—2 Zoll dicken Halm, an dessen Spitze die männlichen Blüthen in langen Rispen erscheinen, und schilfähnliche, herabhängende Blätter, zwischen denen die weiblichen Blüthen als lockere Haarbüschel hervorkommen. Nach der Befruchtung zeigt sich ein walzenförmiger, 7—9 Zoll langer und über 1 Zoll dicker Kolben, an dem gewöhnlich gegen 200, in guten Gegenden Amerika's aber über 300 Samenkörner in 8—12 gedrängten Reihen fest sitzen. Die Körner sind größer als Erbsen, sehr hart und mehlreich, sehen gelblich oder braun aus. Man unterscheidet beim Mais 2 Spielarten, und zwar: 1. Der gemeine M. (**Z. m. vulgaris**), der 4—6 Fuß hoch wird, geringelte Blätter, eine kleinere Aehre, und in 3 Monaten reifen Samen hat, welcher aber nicht so ergiebig ist, doch feineres und weißeres Mehl liefert; und 2. den großen M. (**Z. m. americana**), der in einem warmen Klima, wie man ihn auch schon in Italien bei den pontinischen Sümpfen findet, 10—16 Fuß hoch wird, breite Blätter hat, große Aehren bekommt, aber immer 5—6 Monate zu seiner Reife braucht. — Wegen seiner großen Fruchtbarkeit wurde der M. früher schon auch in Europa angebaut, und 1590 machte man damit in Italien die ersten glücklichen Versuche. Gegenwärtig ist er in Spanien, Portugal, Italien, Frankreich, Ungarn, Deutschland ꝛc. sehr gemein und ersetzt in vielen Gegenden die Kartoffeln vollständig. Er kommt in jeder Gegend, und in einem sandigen Boden oder in einer mit Sand vermischten Erde am besten fort; in einem fetten Lande schießt er mehr in Blätter und Halme, und trägt weniger Körner. Man wählt zu seinem Anbau einen Acker, der im Herbste etwas gedüngt und gepflügt, und im Frühlinge wieder bearbeitet worden. Im April werden sodann 2—3 Körner reihenweise und in 2 Fuß weit von einander entfernte Löcher gelegt. Die jungen Pflanzen werden vom

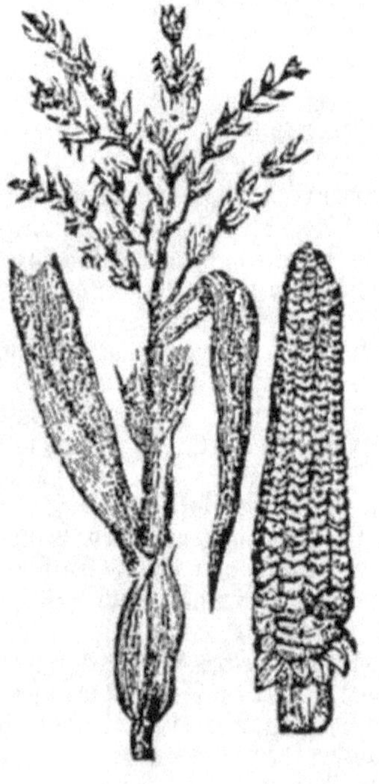

Unkraute sorgfältig gereinigt, und die schwächern herausgezogen; die stärkern bleiben stehen, werden behäufelt, nach der Blüthe die männlichen Rispen abgeschnitten und die Kolben bis zu ihrer völligen Reife stehen gelassen. Diese werden sodann abgenommen, an der Luft getrocknet, und die Körner auf irgend eine Art, oft an besondern Eisen abgeschaben. Man kann den Mais auch in Gärten, und am besten zwischen Kohlpflanzen ziehen, wo ihm die Bedüngung, das Behacken und Bearbeiten der Kohlgewächse zu gute kommen; doch müssen die Körner sechs Wochen eher gelegt werden. Vermittelst einer gezogenen Schnur bezeichnet man den Platz, wo der Kohl gesetzt werden soll, und bestimmt nun eine Reihe zu M., die andere zu Kohl u. s. f. bis der ganze Platz bebaut ist. Im Sept. sterben die Maispflanzen ab. Man gebraucht dieses Gewächs auf verschiedene Weise. Jung ist es ein gesundes Futter für Pferde und Rindvieh; aus den frischen, dicht an der Erde abgeschnittenen Stengeln, von denen aber die männlichen Blüthen, die Schaftblätter und die Blätter um den Kolben als untauglich abzusondern sind, erhält man einen reinen, süßlichen Saft, wenn sie in 4 Zoll lange Stücke zerhackt, oder besser in einem marmorenen Mörser klein gestoßen und auf einer Weinkelter ausgepreßt werden. Wird dieser Saft bei starkem Feuer mit einem Zusatz von gelöschtem und pulverisirtem Kalk*) nebst ein wenig Buchenkohle, um ihm den unangenehmen Geschmack zu benehmen, gekocht, so kocht er auch nach und nach zu einer Honigdicke ein, sieht goldgelb aus, läßt sich in Fäden ziehen und ist so süß, daß er mit dem Traubensyrup die größte Aehnlichkeit hat, und zu Suppen und Versüßungen des Obstes, aber nicht wohl zu Thee oder Kaffee zu gebrauchen ist. Dem Gewicht nach erhält man von 100 Pfund Stengel 44 Pfund Syrup. Die harten Stengel dienen zur Feuerung; die jungen, milchigen Kolben sind gebraten, oder mit Essig oder Zucker eingemacht, eine angenehme Speise. Hat man die Körner von ihnen weggenommen, so liefern sie eine Asche, von welcher 1 Pfund $\frac{1}{4}$ Pfund schöne Potasche gibt. Den größten Nutzen gewähren übrigens die Körner, die man zu Mehl, Grütze, zum Branntweinbrennen, Bierbrauen und vorzüglich zur Mastung des Viehes gebrauchen kann. In den südlichen Ländern, auch im südlichen und mittlern Deutschland, machen sie ein wichtiges, gesundes, sehr kräftiges Nahrungsmittel des Landvolks aus, und in andern Welttheilen, besonders in Amerika, sind sie die Hauptnahrung vieler Völkerschaften. Ein aus bloßem Mais gebackenes Brod ist spröde, aber mit Waizen- und Roggenmehl vermischt ist es gut, gesund, nahrhaft und schmackhaft. In der Ukraine dient das geröstete Brod mit einem Aufguß von Wasser auch zu Kaffee. Ein vorzügliches Futter sind die Körner für das Rindvieh, Pferde, Schweine, Gänse, Hühner und anderes Geflügel. Die Tauben setzen dabei Gerste und Erbsen hintan; auch braucht man davon $\frac{1}{3}$ weniger Futter, weil dieses mehr sättigt und doch fett macht. In Italien, Portugal und Spanien wird auch ein starker Handel mit Mais getrieben, und viele unserer deutschen Weingärtner, welche ihn in Weinbergen bauen, wären in den letzten Jahren ohne diese nützliche Pflanze verhungert. Die **Maiskörner** bestehen fast ganz aus Stärkemehl, etwas Zucker und Gummi, deshalb wirken sie sehr nährend, und zugleich kühlend und erweichend. Der M. bekommt Kindern und Säugenden ebenso gut wie Gesunden, und wird das Mehl in **medicinischer Beziehung** zu **Kataplasmen** verwendet. In Mexico wendet man eine Abkochung der Körner bei **entzündlichen Krankheiten** u. s. w. an, wie bei uns Gerste und Reis. Die männlichen Blüthen leisten bei **Krankheiten der Harnwerkzeuge** gute Dienste. Der bekannte **Rußbrand** unserer Getreidearten befällt zuweilen auch die Blüthen dieser Grasart. Durch die Kultur sind von obigen zwei Hauptunterarten eine Masse Spielarten entstanden, von welchen die folgenden am wichtigsten sind: 1. **Amerikanischer gemeiner M.**, **Riesenwelschkorn**, **ostindischer Riesenmais**, wird öfters 14—16 Fuß hoch; 2. **gelber gemeiner M.**, **türkischer Waizen**, **Welschkorn**, **Kukurutz** &c.; wird am häufigsten in Europa gebaut; 3. **weißer, gemeiner M.**, **gelber, gemeiner M.**, weiße Früchte; 4. **rother, gemeiner M.**, Früchte purpurroth; 5. **blauer gemeiner M.**, Halm hoch, Früchte violett; 6. **bunter gem. M.**, unbeständige Spielart des gem. M.; . **gem. M. mit ästiger**

*) Man rechnet 14 Gran Kalk auf jedes Pfund Saft; **Buchenholzkohle** wird viel weniger genommen; zu viel davon schadet der Farbe des Syrups sehr.

Aehre, die weibliche Aehre gleichfalls ästig. 8. gem. niedriger, gelber M., kleine Aehre, mit goldgelben Früchten; 9. rother, niedriger gem. M., kleine rothe Aehren; 10. bunter, niedriger gem. M., Früchte bunt, Aehren klein; 11. niedriger, gem. M. mit ästiger Aehre, unbeständige, seltene Spielart.

Maischein, s. v. a. Steinbrech.

Maiweichsel, eine mittelgroße, dunkelrothe Weichselkirsche, mit saftigen, angenehm-säuerlichen Früchten; reift im Juni. — Davon ist die **frühe Maikirsche**, eine Süßweichselart, verschieden.

Majoran (**Majorana**), Gattung der Familie Lippenblümler; von einander entfernte, oben auseinander tretende Staubgefäße; getrennte, fast dreieckige Staubkolbensäckchen; die obere Blumenkronlippe gerade und ausgerandet, die untere 3spaltig; in der Röhre fehlt die Haarleiste; 5zähniger Kelch. — Arten: Gemeiner M. (**M. hortensis; Origanum M.**), diese beliebte Gewürzpflanze wird häufig in unsern Gärten gezogen, und zur Würze an Würste und andere Speisen genommen. Er wird selten über 1 Fuß hoch, hat eirunde, stumpfe Blätter, und runde, weiße Blumenähren, welche von den Bienen fleißig besucht werden. Werden die Blätter pulverisirt, so dienen sie als Schnupftaback, welcher den Ausfluß des Schleimes sehr gut befördert. Ueberhaupt ist er wegen seiner schleimauflösenden und schweißtreibenden Kräfte geschätzt. Er enthält viel ätherisches Oel und hat einen starken, durchdringend gewürzhaften Geruch und Geschmack, und findet auch äußerlich häufige Anwendung. Wächst wild im Orient, bis nach Ostindien, blüht vom Juni bis Aug. und ist bei uns einjährig. Man säet den M. gleich im Frühling in ein Mistbeet, und versetzt die jungen Pflänzchen auf ein gutes, sonnenreiches Gartenland, wo sie den Sommer über öfters begossen werden müssen. Eine Abart davon hat einen strauchartigen Stengel, welcher auch im Winter grün bleibt, und daher Winter-M. heißt. — Oel von Majoran erweicht steife Gelenke. — M. in Wasser gesotten und den Dampf unten auf gelassen, reinigt die Mutter; davon getrunken wirkt kräftig auf die Harnorgane und den Harn- und Steinabgang, sowie gegen Leibweh. Ein M.-Pflaster über verrenkte Glieder gelegt, stellt dieselben wieder her. Griechische M. (**M. heracleotica; Orig. her.**), dem vorigen ziemlich ähnlich, jedoch mit einem krausen Flaum bedeckt; blüht in Dalmatien und dem südöstlichen Europa im Juli und Aug., ist ausdauernd, hat gleichfalls einen starken Geruch und wird auf dieselbe Art gebaut. Smyrnaischer M. (**M. smyrnaea; Orig. smyr.**), kurzflaumig, strauchartig, 1—1½ Fuß hohen Stengel; fast herzförmig-eirunde Blätter; eirunde, 4seitige Aehren; weiße Blumen. In Griechenland, dem Oriente und nördlichen Afrika zu Hause; blüht im Juni und Juli. Die zarten Blätter werden dort zur Appetit-Erregung gegessen. Die stark und angenehm gewürzhaft riechenden Blüthenähren kommen nebst dem obern Theil der Stengel als **Herba s. Lamitates Origani cretici**, oder als die ächten cretischen Dosten im Handel vor.

Majoran, wilder, Dostenkraut (**Herba Origani**), dieses ist ein kräftiges, aromatisches Mittel, das bei Blähungen und in Bädern angewendet wird. Die Dosis im Aufguß ist ℈ij—℥ß. — Das ätherische Oel davon ist brennend scharf, und wird wie das Nelkenöl auf hohle Zähne angewendet.

Mala citrea, s. v. a. Citrone.

Mala medica, s. v. a. Citrone.

Malaccanüsse, Früchte von **Semicarpus anacardium**.

Malaga, edler Wein, welcher bei Malaga und dem nahen Velez Malaga (Manaba) wächst und den Haupterwerb beider Städte ausmacht. Die geschätztesten Sorten sind: der **Lagrima de Malaga**, der **Pedro Ximenes** und der **Vino de Guindas**, dieser letztere, ein gewöhnlicher Malaga, den man auf den zarten Sprossen einer gewissen Art Kirschbäume (guinda genannt) hat liegen lassen. Im Ganzen baut man 30 verschiedene Sorten in 7000 Weinbergen. Der Malaga ist ein angenehmer, feuriger und süßer, rother und weißer Wein.

Malerapfel, im Oesterreichischen s. v. a. rother Stettiner.

Maletten, eine Abart der gemeinen Aprikosen, mit kleinen Früchten und einem härtlichen Fleische; heißt auch gelber Sommerpfirsing, und reift bald.

Malflechte (**Arthonia**), Gattung der Familie Malflechten; fleckenförmiges Keimlager. Arten: Sternförmige M. (**A. astroidea**), schwarze Schriftflechte, deren

Keimlager strahlige Flecken bilden; wächst auf der dünnsten Rinde glatter Baumäste durch ganz Europa.

Mally, ein rother Champagnerwein.

Malteserschwamm (**Fungus melitensis**), s. v. a rother Hundskolben.

Malvasier, ein lieblicher, süßer, edler, gekochter, griechischer Wein, der auf Sicilien, Sardinien, in der Provence und in Spanien nachgeahmt wird. Unter den sardinischen Sorten zeichnet sich besonders der **Malvagia di Sorso** aus; die von Cagliari, Bosa und Algheri sind stark, aber minder lieblich; Messina und Syracus liefern vorzügliche rothe und weiße Arten; die Spanier beziehen den ihrigen besonders aus Catalonien und von Teneriffa (Canarienseet.)

Malve (**Malva**), Gattung der Familie Malvengewächse; 5spaltiger Kelch, 5 Blumenblätter; zahlreiche, 1brüderige Staubgefäße; 1eiige Fruchtknotenfächer; 7 Griffel; kleinkopfige Narbe; Spaltfrucht zerfällt in 7 und mehr 1samige Theilfrüchte. — Arten: Rundblätterige M., Käse- oder Gänsepappel (**M. rotundifolia; M. vulgaris; M. neglecta**), wucherndes Unkraut, welches in ganz Europa auf unbebauten Plätzen und dürren Hügeln, an Gebäuden, Wegen und Rainen angetroffen wird. Die faserige Wurzel ist süßlich und treibt einen niederliegenden, 1—2 Fuß langen Stengel mit langgestielten, rundlichen, unmerklich 5lappigen Blättern, zwischen welchen den ganzen Sommer hindurch kleine, unansehnliche, weißliche, rothgeaderte Blumen und auf diese viele nierenförmige Samen erscheinen. In China werden die Blätter als Salat gegessen. Wenn man die Blätter abkocht, so erhält man auf Leinwand eine grüne und von den Blumen eine röthliche Farbe. Der Stengel dieser und der andern Arten kann in Wasser geröstet, getrocknet, wie Flachs oder Hanf behandelt und gesponnen werden. Kommt mehr oder minder behaart, mit größern oder viel kleinern Blättern vor. Alle Theile dieser Malve, welche vom Juni bis Herbst blüht und zweijährig ist, sind schleimig, weshalb sie in verschiedenen Krankheiten, vorzüglich in Koliken, bei Husten, Halsgeschwülsten 2c. als linderndes Mittel bekannt ist, und bei Ruhr als Trank und Klystier vorzügliche Dienste leistet. Die sehr nährende Wurzel kann im Nothfall zu Brod verbacken werden. Außerdem kann man die weiße, schleimige, süße Wurzel wie die Eibischwurzel gebrauchen. Auf entzündete, hartnäckige Geschwüre muß man das gestoßene Kraut legen, dann zeitigen sie, werden weich und schmerzlos. Die gestoßenen Blätter heilen frische Wunden. — Gegen schmerzhafte After- und andere Geschwulsten koche man die gestoßenen Blumen mit Honigwasser oder Wein, und lege sie darauf. — Der Erbgrind wird geheilt, wenn man diese Pflanzen mit Menschenhaaren siedet und auflegt. — Ein Bad davon erweicht die verhärtete Mutter. — Der Husten weicht, wenn man sie in Milch legt und täglich davon trinkt. Die Malvenblätter haben erweichende, die Spannung vermindernde Kräfte, werden aber blos äußerlich zu Formentationen, Cataplasmen, Gurgelwassern und Klystieren benützt. Man wendet eine Abkochung desselben gegen Augenentzündung, erethisches Augenleiden 2c. an. — Im südlichen Europa wird **M. nicaeensis** auf die gleiche Weise gebraucht; ebenso **M. verticillata** in China, wo sie auch als Futterpflanze gebraucht wird, oder **M. crispa** in Syrien, welche an Schleimgehalt und Heilkräften die andern Arten übertrifft und jung ein vorzügliches Gemüse abgibt; hat krause Blätter, wird 4 Fuß hoch und häufig in unsern Gärten angebaut. — Waldmalve, Hasen- oder großblumige Pappel (**M. silvestris**), mit krautartigem, ästigem, 2—3 Fuß hohem Stengel, siebenlappigen, spitzigen Blättern, und großen, hellrothen, dunkelgeaderten Blumen; wächst an Gartenmauern, Rainen und auf Feldern, wird von Bienen fleißig besucht und wie die erste Art benützt. — Schlitzblättrige M. (**M. Alcea**), Blätter mit Sternhärchen besetzt und handförmig-fünftheilig, Blumen groß (2 Zoll im Durchmesser) und rosenroth mit Strie-

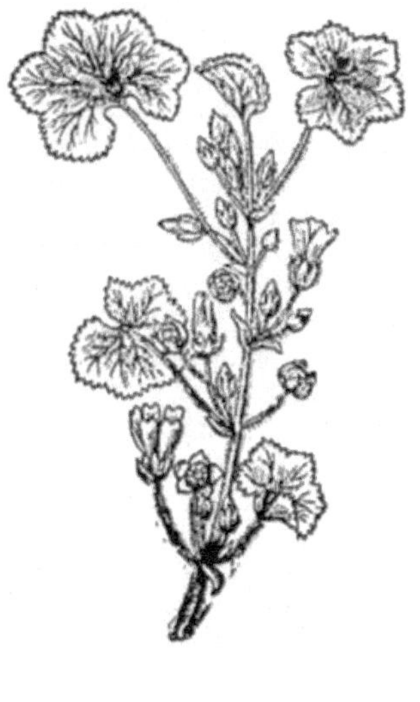

men; wächst an sonnigen Hügeln, Wegen und Zäunen von ganz Europa, und wird wie die rundblätterige Malve und Eibisch angewendet. — Durch einen Bisamgeruch zeichnet sich **M. moschata** aus.

Mamita herba, in der Offizin vorkommendes, aus Arabien stammendes Kraut, graulich-grün, etwas filzig, leicht zerreiblich, ohne bedeutenden Geruch, schmeckt schwach-bitterlich schleimig, wenig gewürzhaft. Mutterpflanze noch unbekannt.

Mammeibaum (**Mammea**), Gattung der Familie Guttagewächse; zwitterige oder männliche und weibliche Blüthen; meist 2blätteriger, gefärbter Kelch; viele freie Staubgefäße; kurze Staubfäden; kleine Staubbeutel; 4fächeriger Fruchtknoten; 4lappige Narbe; fleischige Beere mit 4 1samigen Fäden. — Arten: Amerikanischer M., Mammelbaum, amerikanischer Bürstenbaum (**M. americana**), schöner, oft über 40 Fuß hoher Baum, welcher auf den Bergen der wärmern Länder Amerika's, in Jamaika und auf den caraibischen Inseln wächst. Seine Blätter sind stumpf, am Rande glatt, steif, 5—8 Zoll lang, die Blumen weiß und wohlriechend. Die Früchte haben die Größe der Quitten, und enthalten, wie die Aprikosen, unter einer etwas bittern Haut ein schönes, gelbes Fleisch von angenehmem Pfirsichgeschmack. Man ißt sie roh oder mit Zucker eingemacht. Sie werden von dem Herkuleskäfer sehr geliebt. Auf Martinique und andern westindischen Inseln macht man aus den Blumen durch Destillation eine Art Branntwein, welcher unter dem Namen **Eau creole** sehr geschätzt ist. Wenn man Einschnitte in das sehr lockere Holz macht, gewinnt man einen weinartigen, hellen Saft, Toddy- oder Mominwein genannt, welcher sehr stark wirkt, auflösende Kräfte besitzt, und gute Dienste gegen den Blasenstein leistet. Der Saft verdickt zu einem Gummi, welchen die Neger zum Tödten der so lästigen, in die Haut sich einbohrenden Sandflöhe benützen. Das beste Getränk erhält man aus dem Saft, welcher tropfenweise aus den abgeschnittenen Aestchen fließt.

Mancinellenbaum (**Hippomane**), Gattung der Familie Rautengewächse; einhäusig; die männlichen Blüthen stehen geknäuelt in Aehren, haben einen kreiselförmigen, 2spaltigen Kelch, 1 Staubfaden; die weiblichen Blüthen sind einzeln, der Kelch 3theilig, die Blume fehlt, Fruchtknoten 7fächerig; Griffel dick; Narbe 7strahlig; die fleischige, äpfelförmige Frucht enthält eine holzige, mehrfächerige Frucht. — Arten: Wahrer M. (**H. mancinella; Mancinella venenata**) gleicht einem dichtbeasteten Apfel- oder Birnbaum, mit eirunden, 2—3 Zoll langen, spitzen, glänzenden Blättern; männlichen, aufrechten Blüthenähren; großen Fruchtknoten; die grünlich-gelbe, glatte, schwammig-fleischige Frucht gleicht einem kleinen Apfel völlig, und enthält eine 6—7fächerige Nuß, mit silberweißem, rundlich 3seitigem Samen. Enthält in allen Theilen einen weißen, ätzenden Milchsaft, welcher zum Vergiften der Pfeile dient. Bringt man ein Tröpfchen davon auf die Haut, so brennt dieß wie Feuer und erzeugt eine Blase. Beißt man die Frucht aus Versehen an, so brennen die Lippen alsbald wie Feuer, und ist das sicherste Gegengift die nahe dabei wachsende **Bignonia leucoxylon**. Schon der Schatten dieses Baumes wirkt, wenn Aestchen davon abgebrochen sind, nachtheilig auf die Haut, weshalb dessen Anpflanzung zu Alleen ꝛc. verboten ist. Den kaustischen Milchsaft wendet man äußerlich gegen schwammige, namentlich syphilitische Auswüchse an, während der Blätterextract wie der des Giftsumachs benützt wird, und auch gegen Aussatz und Hemiplegien dient. — Hieher gehört auch **Cnemidostachys chamaelia**; wird auf Malabar und Coromandel gegen veraltete Syphilis und manche Kacherien, sowie zur Beförderung der Harnabsonderung und mit Wein gegen Diarrhöen angewendet.

Mandankorn, eine in Amerika wachsende Art Mais, mit spitzigen, weißen, glasigen Körnern.

Mandelbaum (**Amygdalus**), Gattung der Familie Mandelgewächse; saftlose Steinfrucht, welche bei der Reife unregelmäßig aufspringt. — Arten: Gemeiner M. (**A. communis**), lanzettige, drüsig-gesägte Blätter mit oben drüsigen Blattstielen; Kelchröhre glockig; mit Löchelchen durchstochene Nußschale; hellrosenrothe oder weiße Blüthen; meist strauchartiger, oft über 30 Fuß hoher Baum, der im Februar und März blüht und im Sept. reift. Die Kultur erzeugte folgende Unterarten:

1. **Bittere Mandeln mit bitterem Kern** (**A. c. amara**), a. Kleine. Frucht klein, rundlich und hartschalig. b. Mittelgroße, mittelgroße, hartschalige Frucht; der weiß-

rindige Baum ist sehr fruchtbar. c. Große. Große, hartschalige Frucht; der Baum trägt gern und hat meist weiße Rinde. d. Weichschalige. Mittelgroße, leicht zusammengedrückte Frucht; trägt nicht gern.

2. **Süße Mandeln** (A. c. dulcis), die Kerne schmecken angenehm süß. A. Hartschalige. e. Kleine. Kleine, fast runde, hartschalige Frucht, welche auf einem großen Baum mit schmalen Blättern wächst. f. Kleine längliche. Sehr gut gedeihende, 14—15 Linien lange, spitzige Frucht. g. Atlasmandel. Kleine runde Frucht. Der rothblühende Baum ist wegen seiner Empfindlichkeit werthlos. h. Breitblätterige. Zusammengedrückte Frucht; mittelgroßer Baum. i. Weidenblätterige. Rundliche, kleine Frucht; zierlicher Baum mit aufrechtstehenden Aesten. k. Große, hartschalige Frucht; der große Baum trägt sehr gerne. l. Große M. von Tours. Sehr große, längliche Frucht, an einem mittelgroßen Baum mit schlaffen Aesten. B. Weichschalige Krachmandel (**A. c. fragilis**). m. Pistazien-M. Kleine Frucht auf einem zärtlichen Baume. n. Sultain-M. (**A. c. macrocarpa**), rundliche, kleine, gute Frucht; der Baum ist empfindlich. o Damen-M., frühreifende, längliche, gutgedeihende Frucht.

3. **Pfirsich-M.** (**A. c. persicoides**), Mittelform zwischen Mandel und Pfirsich; hat etwas fleischige, bittere Früchte und rothe Blüthen.

4. **Gefülltblühende M.** Wegen der großen, gefüllten Blüthen ein schöner Zierbaum. Wächst wild im nördlichen Afrika und dem Orient; wird im südlichen Europa und im südlichen und mittlern Deutschland cultivirt, und will einen leichten, tiefgründigen, warmen Boden in geschützter Lage; gedeiht namentlich in Weinbergen gut. Zur Kultur nimmt man hauptsächlich Spielarten mit süßem Kern, vorzüglich die Sultanin- und Damenmandel; kann durch Samen und durch Oculiren fortgepflanzt werden. Hochstämme muß man jährlich im Schnitt halten, weil der Baum sonst schnell altert. — Man genießt sie sowohl frisch als trocken und geröstet, und werden zu Magenmarsellen, Makronen, Backwerken, Mandelseife, Mandelmilch und zu verschiedenen Speisen benützt. — Das gelblich-weiße, sehr harte und feine Holz dient zu den schönsten Drechslerarbeiten. — Die bittern Mandeln sind länglicht, zusammengedrückt, außen braungelblich, innen weiß, von bitterem Geschmack. Alte M. haben innen gelbe Flecken und sind untauglich, denn sie enthalten Blausäure. Durch Abreiben mit kaltem Wasser geben sie die bekannte Mandelmilch. Man rechnet bis 10 bittere M., denen man gewöhnlich noch etwas süße M. beifügt, auf 1 Schoppen Milch für 1 Tag. Die bittere Mandelmilch dient als beruhigendes, krampfstillendes Mittel, z. B. bei gereiztem, krampfartigem Husten, Brust- und Mutterkrämpfen, Zuckungen, in Magenleiden. 2—3 geschälte, bittere Mandeln gegessen vertreiben das Aufstoßen. Das starke, bittere Mandelwasser (**Aqua Amygdalarum concentrata**), ist in seiner Wirkung fast dem Kirschlorbeerwasser ähnlich und wird zu ʒj — iij oft statt desselben angewendet. — Die süßen M. sind größer, schmecken sehr angenehm süßlich-ölig, gewürzhaft; alte sind innen gelbfleckig, schmecken ranzig und taugen nichts mehr. Man wendet sie als Mandelmilch oder in Oelform an. 3—4 Loth süße Mandeln geben 1 Schoppen gute Mandelmilch. Sie sind sehr nahrhaft, beruhigend; man gebraucht die Milch oder den Mandelbrei als leicht verdauliches Nahrungsmittel, sowie bei Durchfällen und Harnschmerzen. — Mandelmilch soll die Milch säugender Frauen sehr vermehren. Die süße Mandelmilch ist ein temperirendes Getränk bei leichten Reizfiebern, bei nervöser Aufreizung, bei Unruhe und Schlaflosigkeit, Leibschmerzen und Ruhr. Die stopfende Wirkung soll noch vermehrt werden, wenn man die braunen Rinden mitstoßt. Man nimmt gewöhnlich ʒj — jß zu 2 Schoppen Wasser oder Lindenblüthenthee; man zerreibt die Mandeln mit Zucker und etwas Wasser zu einem Brei und schüttet dann das übrige Wasser dazu. Wenn man einen angenehmen Geschmack machen und schmerzstillend wirken will, so kann man einige bittere Mandeln zusetzen. Das Mandelöl ist sehr mild, angenehm, wirkt innerlich, des Tags 2—3 Theelöffel mit gestoßenem Zucker genommen, beruhigend, reizmildernd bei Catarrhen, Heiserkeit, Halsschwindsucht; äußerlich dient es zu Einreibungen in die Haut, um zu mildern, eine spröde Haut wieder weich zu machen, namentlich in Form der Mandelseife; auch bei wunden Stellen, z. B. Brustwärzchen ꝛc. Die Mandelkleie wird zum Waschen benützt bei rauher, spröder Haut

um sie geschmeidiger und reiner zu machen. — Bittere Mandeln sind für die blind zur Welt kommenden Thiere ein tödtliches Gift.

Mandelbenzoe, die zweite Sorte des Benzoe's, welcher vom benzoegebenden Storaxbaum (s. d.) gewonnen wird.

Mandelinenkürbis, s. v. a. gelber, langer Kürbis; rippig, 12—15 Zoll lang; ist in Frankreich einheimisch.

Mandelkaffee, das eßbare Cypergras, dessen Knollen als Kaffeesurrogat zubereitet und in Handel gebracht werden.

Mandelkürbis, der gemeine Kürbis.

Mandelnuß, eine große, gute Haselnußart.

Mandelolive, eine große, eiförmige Olivenart, welche schwärzlich und oben zugespitzt ist.

Mandel-Storax, eine Art des gebräuchlichen Storax, s. u. Storaxbaum.

Mandelweide, eine große starke Art der Weiden (s. d.), von welcher es mehrere Spielarten gibt.

Mandiocka, das sehr nützliche Mehl, welches aus dem Maniock (s. d.) bereitet wird.

Mangafrucht, die Frucht des Mangobaums (s. d.)

Manganilbaum, gemeiner Giftbaum, s. v. a. Mancinellbaum. (s. d.)

Manghasbaum (Cerbera), Gattung der Familie Drehblüthler; tief 5theiliger Kelch; 5spaltige, trichterförmige Blumenkrone; 5 eingeschlossene Staubgefäße; stachelspitzige Staubbeutel; 2fächeriger Fruchtknoten; fadenförmiger Griffel; scheibenförmige Narbe; 2 gesonderte, 1samige Steinfrüchte. — Arten: Ostindischer M. (**C. odallam; C. manghas**), 15 bis 30 Fuß hoher Baum mit dreiseitigen, dunkelgrünen Aestchen, lanzettigen, 6—10 Zoll langen Blättern, endständigen Trugdolden, über 2 Zoll langen, weißen, am Schlunde safianrothen Blumen. Die hängenden, ovalen, gelblichen Früchte gleichen großen Aepfeln und enthalten einen herzförmigen, 2samigen Steinkern; blüht an Flüssen, Seen und Sümpfen Ostindiens das ganze Jahr, und werden die wohlriechenden Blüthen und die Rinde, deren Geschmack bitter-stechend und brennend ist, als ein gutes Purgirmittel benützen. Die Früchte dienen bei Hautkrankheiten als Umschläge, und die sehr bittern Samen wirken wie die des Stechapfels. — Molukkischer M. (**C. lactaria**), der in allen Theilen enthaltene Milchsaft wirkt stark auf den Stuhlgang, ohne so scharf zu schmecken, weshalb die Rinde in ihrem Vaterlande häufig als Purgirmittel gebraucht wird. Die Blätter geben jung ein gutes, eröffnendes Gemüse, und aus den Samen wird ein Brennöl gewonnen. — Heilkräftiger M. (**C. salutaris**), ist auf den Molukken und in Cochinchina zu Hause, und hat eine außen schmutzig-gelbliche, innen blaßgelbe, brüchige, sehr bittere Rinde, welche dort gegen gastrische Zustände, Koliken und andere Unterleibskrankheiten gebraucht wird. Die Samen schmecken haselnußartig und haben gleichfalls Heilkräfte.

Manglebaum (Rhizophora), Gattung der Familie Nachtkerzengewächse; dem Fruchtknoten angewachsener, 4lappiger Kelch; 4 längliche Blumenblätter, 8 mit den Blumenblättern abwechselnde Staubgefäße; 2fächeriger Fruchtknoten; kurzer, 2furchiger Griffel; eirunde, halbunterständige Frucht. — Arten: Gemeiner M. (**Rh. mangle**), ein eigenthümlicher, in außerordentlicher Menge im südlichen Amerika, im warmen Asien und Afrika wachsender Baum, welcher einen schwammigen Boden liebt, und oft ganz nahe am Meere wächst. Er wird bis 50 Fuß hoch, hat ein weißes Holz, eine gelbbraune Rinde, eirunde, glänzende Blätter; die Blumen haben 4 schneeweiße, innen haarige Blumenblätter, und hinterlassen eine 8—10 Zoll lange, fleischige Frucht. Sowie der Baum aus der Erde hervorsproßt, zertheilt er sich in zahlreiche, sehr knotige Aeste, welche zusammen aufwachsen. Aus jedem Knoten treten wieder mehrere Zweige hervor, welche sich nach und nach so in einander verschlingen und verflechten, daß man sie unmöglich auseinander bringen kann. Jeder dieser Zweige aber treibt an der Spitze Wurzeln, welche zuerst wagrecht fortlaufen, sich dann aber gegen das Ende biegen und darin befestigen. Durch die unglaubliche Vermehrung und Ausbreitung bilden sich aus solchen Manglebäumen die größten, undurchdringlichen Wälder. Die untersten, dicht aneinander verflochtenen Zweige dienen den Jägern zum Weiterkommen, da ohne dieselben alles weitere Fortkommen auf dem schwammigen Boden unmöglich wäre. An den mit den Aesten verschlungenen Aesten bleiben bisweilen Austern hängen, was gar komisch aussieht.

Das Holz ist gut zum Brennen und die Rinde zum Gerben. Die bittere Rinde enthält viel Tannei, und dient gegen Wechselfieber, und äußerlich als stark adstringirendes Mittel. — M.-Candel dient mit Ingwer und langem Pfeffer gegen die Harnruhr; im tropischen Asien wächst am Meeresufer und in Sümpfen **Bruguiera cylindrica**, mit einer bittern, zusammenziehenden Rinde, welche gegen Magenschwäche, Leibschmerzen, Blähungen, Aphthen dient und eine gute Wundsalbe gibt. Die Früchte dienen zum Kauen des Betels. — Hieher gehört auch der dornige Angolambaum (**Alangium decapetalum**), dessen schwammige, innen braunrothe, wohlriechende, bittere Wurzel als Purgirmittel bei Verschleimungen des Darmkanals, Wassersuchten, galligen Krankheiten, dem Bisse von Thieren und giftigen Schlangen gebraucht wird. Die Früchte haben ein saftiges, süßes, gutes Fleisch. **A. hexapetalum**, wächst in Ostindien, hat eine ähnliche Wurzel; die Blätter geben in Oel gekocht eine vorzügliche Salbe zu Wunden und Geschwüren, wozu auch die Wurzel verwendet werden kann.

Manglietia glauca, eine auf Java wachsende Magnolie, deren weißes, äußerst festes Holz sowohl dort als im Ausland sehr geschätzt ist.

Mango, Mangobaum (**Mangifera**), Gattung der Familie Pistaziengewächse; vielehige Blüthen; 4—5 Blumenblätter; 5 Staubgefäße; 1eiiger Fruchtknoten; fast endständiger Griffel mit einfacher Narbe; fleischige, etwas zusammengedrückte Steinfrucht mit holzigem, 2schalstückigem Steinkern. — Arten: Aechter M., indischer M. (**M. indica**), ein 40 Fuß hoher Baum, welcher sowohl auf den ostindischen Inseln, als auf dem ostindischen Festlande gar häufig getroffen wird. Sein Stamm ist mehrere Fuß dick, die Aeste breiten sich weit aus, die Blätter sind immergrün und wohlriechend; am Ende der Zweige erscheinen die Blumen in traubenförmigen Büscheln und hinterlassen nierenförmige Steinfrüchte, die bei den hie und da wild stehenden Bäumen nicht größer als Pfirsiche sind, bei denen aber, welche man in Gärten zieht, oft größer als ein Gänseei werden. Das Fleisch derselben ist gelb, saftig, süßsäuerlich, schmackhaft, weshalb man diese Früchte roh oder mit Zucker eingemacht häufig ißt. Die unreifen Früchte behandelt und speist man wie die Oliven und Gurken, und macht sie zu diesem Zwecke mit Essig und Pfeffer ein. Aus dem ausgepreßten Saft der reifen Früchte wird durch Gährung eine Art Wein gewonnen, der recht gut ist. Das Holz eignet sich zu den feinsten Tischlerarbeiten. In der Heilkunde braucht man die jungen Blätter gegen chronische Husten und Asthma, die ältern zum Zähnereinigen; das röthlich-braune, bitterlich-scharfe, wohlriechende Harz des Stammes leistet gegen Ruhren und als antisyphilitisches Mittel gute Dienste. Die wurmwidrigen, bittern Samen werden, wie der wohlriechende Rindensaft, gegen Diarrhöen und Dysenterien gebraucht. — **M. oppositifolia & M. sylvatica** haben geringere Früchte, werden deshalb aber doch gegessen. — Stinkender M. (**M. foetida**), ist in Cochinchina und auf den Molukken zu Hause, und hat schlechte Früchte. Aus Rindeneinschnitten fließt ein zäher, milchiger, fast ätzender Saft.

Mangold (**Beta**), Gattung der Familie Immergrüngewächse; zwitterige Blüthe; 5spaltiger Perigon; 5 Staubgefäße; 2 Narben; am Perigon angewachsene Frucht; wagrechter Samen mit lederiger Samenhaut; 1- und 2jährig. — Arten: Gemeiner M. (**B. vulgaris**), ei-, fast herzförmige, wurzelständige Blätter; beblätterte Aehre. Blüht im Juni und Juli, reift im Sept. Wird in den verschiedensten Formen auf die mannigfachste Art gebraucht und zerfällt in folgende Unterarten:

1. Wilder M. (**B. v. maritima**), Seemangold, Blätter grün und röthlich, Wurzel kaum dicker als der Stengel; blüht im Juni, reift im August und Sept. Kommt wild am adriatischen Meere vor, und wird als Stammform in botanischen Gärten kultivirt.

2. Garten-M., M.-Kraut (**B. v.**), walzige, ganz in der Erde befindliche Wurzel, dickrippige, breite Blätter. Spielarten: **a.** Gemeiner grünblätteriger M. (**B. alba**), grüne Blätter und grünlich-weiße Blattrippen; **b.** weißrippiger M.; **c.** weißer, breitrippiger M., gelblichgrüne Blätter mit weißen, sehr breiten Blattrippen; **d.** gelbrippige M. Blätter grün, Blattrippen und Nerven rothgelb; **e.** rother M., wird in den meisten Gemüsegärten gebaut, namentlich die Spielarten **a, b** und **c.** Kommt fast in jeder Bodenart und Lage fort, zu kräftigen Blattstielen aber ist Düngung und guter Boden nöthig. — Wird durch Samen fortgepflanzt, welchen man

vom März bis Mai im Gartenbeete säet, als Schnitt-M. daselbst stehen bleibt, als Rippen-M. aber 1 Fuß weit von einander gepflanzt wird. Die Blätter und Rippen geben in verschiedener Zubereitung ein vorzügliches Gemüse, während sie als Futterpflanze öfters abgeblattet werden und namentlich auch gut sind zum Mästen der Schweine. Die frischen Blätter benützt man zuweilen äußerlich bei, durch blasenziehende Mittel wundgewordenen Stellen der Haut; ferner bei Entzündungen, Kopfschmerzen &c. als kühlendes Mittel. — Aus ihrem süßen Safte kann man auch Syrup und Zucker bereiten. Dieß ist vorzüglich bei einer andern Spielart, der **Runkelrübe** der Fall, welche zur Runkelrübenzuckerbereitung im Großen gebaut wird; derselbe ist zwar nicht ganz so gut wie der Rohrzucker, allein weit billiger, da letzterer mit hohen Zöllen belegt ist, um die Bereitung des erstern zu ermöglichen. Früher diente der M. als erweichendes, auflösendes Mittel bei Leber- und Milzkrankheiten, und mit Honig gegen Schwindsuchten. Wenn man die Wurzel der Runkelrübe, oder einer Spielart davon, der Zuckerrübe, dörrt und röscht, so ist sie ein sehr billiges Kaffeesurrogat, unschädlich und zugleich nahrhaft. Eine andere Abart ist die **rothe Rübe**, welche einen eigenthümlichen, vielen widrigen Geruch hat, der süßliche Geschmack erregt vielen Personen Eckel, während andere sie gern essen, nachdem sie gekocht, gesalzen und mit Essig übergossen wurde. Wenn man den ausgepreßten Saft mit Wasser vermischt und trinkt, so mildert er die Fieberhitze; dieser Saft wirkt als starkes Nießmittel, wenn man ihn rein in die Nase zieht, als Klystier wirkt er purgirend, und verdient die rothe Rübe alle Beachtung in diesen Beziehungen. — Der bengalische M. (**B. bengalensis**), wird in Ostindien als Gemüse benützt.

Manignette, Paradieskörner, von **Unona concolor**; unter dem Namen äthiopischer Pfeffer auch als Gewürz gebraucht.

Mangostane, s. v. a. Wohlschmeckende Garcinie.

Maniok (**Manihot**) Gattung der Familie Rautengewächse; 1häusige, traubig-rispige Blüthenglocke, 5spaltiger Kelch; die männliche Blüthe hat 10 freie Staubgefäße; bei der weiblichen sitzt der Fruchtknoten auf einem fleischigen Polster und ist 3fächerig; 3viellappige Narben; 3knöpfige Spaltfrucht; 2schalstückige Theilfrüchte. — Arten: Nutzbarster M. (**M. utilissima; Jatropha Manihot; Janipha M.**), Cassabi, ein 6—8 Fuß hoher Strauch mit handförmigen, lappigen Blättern und blaßgelben Blumen. Seine Wurzel ist weiß, 1 Fuß lang und 2—4 Zoll dick, gleicht einer Rübe und enthält einen süßen, Geschwulst erregenden und tödtlichen Milchsaft. Ist dieser durch Kochen ausgezogen worden, so ist die Wurzel unschädlich, und man bereitet daraus das westindische Brod. Durch Gährung erhält man von ihr ein stark berauschendes Getränk. Er wächst in Domingo, Jamaika und andern westindischen Inseln wild, wird aber auch eigens angebaut. Das aus der Wurzel bereitete Mehl heißt Maniok oder Mandioka, und das daraus gebackene Brod Cassave. Der Ertrag eines mit dieser Pflanze bestellten Ackers ist 6mal stärker als der eines Weizenackers. Gegen die Vergiftung mit der Wurzel soll ein Absud des Krautes am besten sein. Die frischen Blätter werden auf alte Geschwüre gelegt, auch als Salat oder Gemüse gegessen, während die Samen als drastisch-purgirend und emetisch bekannt sind. — Im ganzen warmen Amerika wird **M. Aipi** in vielen Spielarten kultivirt, und heißt wegen des ganz milden Wurzelstoffs süße Cassave. — Knolliger M. (**M. Janipha; Jat. urens**), die knolligen Wurzeln werden geröstet und gebraten gegessen, während die Samen und das daraus gepreßte Oel gegen veraltete Obstructionen, Wassersucht &c. gebraucht werden. Letzteres ist auch als Brennöl geschätzt. — **M. foetida** hat stinkende Blüthen. S. auch Brechnuß.

Manna, s. u. Blumenesche.

Manna, gelbliche, zuckerartige, aus der Rinde mehrerer Eschenarten fließende, an der Luft erhärtende Substanz, die als auflösendes und abführendes Arzneimittel gebraucht wird. Wird besonders in Calabrien, Sicilien, Spanien und Amerika gewonnen. — M. von Briançon, s. Lerchenbaummanna. Persische M., kommt vom Alhagistrauche. Polnische M., s. v. a. Mannagrütze. — Als erschlaffendes, einhüllendes Purgirmittel macht die Manna leicht Blähungen und Bauchschmerzen, doch ist sie mit Neutralsalzen bei leichten entzündlichen, galligen und katarrhalischen Fiebern bei Schwangern, Wöchnerinnen und Kindern sehr dienlich. Die Dosis in Auflösung ist für Erwachsene ℥β—ij mit Rheum, Sennesblättern, Salzen. Der **Syrupus de Manna** soll kleinen Kindern nur mit der größten Vorsicht gegeben werden.

Manna, s. u. Blumenesche.

Mannaesche, s. v. a. Blumenesche.

Mannagras, s. v. a. Süßgras.

Mannagrütze, die Früchte des Süßgrases (s. d.), welche eine gesunde, wohlschmeckende, leicht verdauliche Nahrung abgeben.

Mannasaft, Mannasyrup, man gebraucht ihn als gelindes Abführungsmittel, namentlich bei Kindern, welchen er kaffeelöffelvollweise gegeben wird. Gern setzt man zur Hälfte Rhabarbersaft bei, wo man kräftiger antreiben und den Magen stärken will. Auch etwas Magnesia kann man dem M. beifügen, wenn man nämlich beabsichtigt, zugleich vorhandene Säure im Magen und in den Gedärmen zu tilgen.

Mannaschwingel, s. v. a. **Glyceria fluitans**.

Mannastrauch, ächter (**Alhagia maurorum**), eine Art Brya, welche in Syrien, Persien, Arabien und Aegypten zu Hause ist, und während der heißen Monate einen honigartigen Saft ausspritzt, welcher sich in der Nachtkühle zu gelben und braunröthlichen Körnern verdichtet und vor Sonnenaufgang gesammelt werden muß. Man gebraucht im Orient diese persische oder Alhagi-M. als Nahrungs- und Purgirmittel; soll von den Juden in der Wüste genossen worden sein.

Mannsharnisch, Mannsschild, s. v. a. **Androsace**, bes. **A. maxima**.

Mannstreu (**Eryngium**), Gattung der Familie Doldengewächse; 5zähniger Kelchrand; aufrechte, verkehrt-eirunde Blumenblätter; glatte Theilfrüchte; 2theiliger Fruchthalter; unregelmäßige Dolden; zwitterige Blüthen. — Arten: Feld-M., Feldraddistel (**E. campestre**), fußhohe Schirmpflanze, welche bei uns häufig auf dürren Plätzen wächst, eine daumensdicke, lange, faserige, außen schwarze, innen weiße Wurzel hat, welche süßlich, hintennach etwas gewürzhaft schmeckt. Sie treibt steife, sehr große, geschlitzte, blaßgrüne Blätter, welche sich auf der Erde ausbreiten, und den ästigen Stengel mit den grünlich-weißen Blumen nur selten umgeben. Die Wurzel wird häufig mit Zucker eingemacht, und gilt für ein vorzügliches Mittel gegen Skorbut und Griesschmerzen. Wenn man von dem Kraut täglich eine Hand voll absiedet und den Thee trinkt, so leistet es vorzügliche Hülfe bei eiteriger Lungenschwindsucht. Die Wurzel gehörte früher zu den 5 kleinern, eröffnenden Mitteln, und diente bei Stockungen im Unterleibe, Monostasie, zur Beförderung der Harnabsonderung und als Aphrodisiacum, während der Krautsaft gegen Blennorrhöen, Schwindsucht, Hautkrankheiten häufige Anwendung fand. — Seestrands-M. (**E. maritimum**), wird in ganz Europa an sandigen Seeküsten gefunden, hat stachelige Blätter, und kann man das junge Kraut sammt der Wurzel als Gemüse bereiten, und die jungen Sprossen wie Spargeln essen. Außerdem besitzt sie harntreibende Kräfte und wird wie die vorige Art benützt. — Stinkende M. **E. foetidum**), wächst vorzüglich in Südamerika, hat einen sehr stinkenden Geruch, und enthält ein flüchtiges Salz, weshalb sie für ein Gegengift gehalten und von den Amerikanern gegen den Biß giftiger Thiere gebraucht wird. Schon der Geruch dieser Pflanze ist den Schlangen so zuwider, daß sie vor ihr fliehen. Wird auch gegen bösartige Fieber, Hysterie und nervöse Leiden gebraucht. — Wasser-M. (**E. aquaticum**), eine offizinelle Pflanze Amerika's, welche bei Wassersucht und dem Bisse der Klapperschlangen gute Dienste leistet. Von den zwei weitern Arten **E longifolium** und **E. bromeliaefolium** gebraucht man in Mexiko die Wurzeln gegen Magenschwäche, Blähungen, stinkenden Athem, Beförderung der Menstruation und Harnabsonderung ꝛc.

Mannszeh, s. v. a. **Mazina lobata**, s. u. Knorpelschwamm.

Mantelli radix, aus China in den Handel gekommene, gewürzhafte Wurzel von unbekannter Abstämmung, vielleicht von **Curcuma** oder **Kaempheria**.

Manzenillenholz, gelbbräunliches, von Drechslern und Tischlern verarbeitetes Holz von den Antillen.

Maponholz, weißes, leichtes, schwammiges, aber zähes, zu Meubeln benütztes Holz der Liane **Sachanthus Malochodendron** auf Isle de France.

Marante (**Maranta**), Gattung der Familie Bananengewächse; überweibigen, 3theiligen Kelch; 3theilige Blumenkrone; umgekehrt 3theilige Beikrone; kronenblätteriger, 2theiliger Staubfaden; fleischiger Griffel; fast 3seitige Narbe; beerenartige, 1fächerige und 1samige Nußhülse mit kugeligen Samen. — Arten: Rohrartige M. (**M. arundinacea**), langer, wagrechter, knolliger Wurzelstock, welcher nach oben Triebe zu Stengeln und seitlich knollenartige Wurzelsprossen treibt; 2—4 Fuß hoher, krautartiger Stengel, 8—12 Zoll lange, 2—3 Zoll breite, weichhaarige Blätter; die weißen Blüthen stehen zu 2 an den Astspitzen; die braun glänzenden Samen sind 3seitig buckelig; wächst in Westindien und Südamerika und wird dort mit der folgenden Art auch angebaut, ist ausdauernd und blüht im Juli und August. Wurzel und Wurzelsprossen sind in frischem Zustande sehr scharf und röthen beim Auflegen die Haut, beim Kauen aber verursachen sie einen starken Speichelfluß. In Westindien bereitet man daraus ein feines Satzmehl, Pfeilwurzelmehl, westindischen Salep (s. Salep), welches mannigfache Benützung findet. — Indische M. (**M. indica**), wird in Westindien häufig angebaut und wie die vorige Art benützt.

Marchwein, rother und weißer guter Wein aus dem Herzogthum Krain.

Marderwurzel, s. v. a. **Ophioxylum serpentinum**.

Marentaken, s. v. a. Mistel.

Maressig, in Mecklenburg s. v. a. gewöhnlicher Meerrettig.

Margarethel, Margarethenblume, s. v. a. Karthäusernelke, s. u. Nelken.

Margranatenbaum, s. v. a. Granatenbaum.

Marienbalsam, ein grünlicher Balsam, welcher zur Regenzeit in reichlicher Menge in Peru von dem Baum **Verticillaria acuminata** gewonnen wird; man wendet ihn äußerlich wie die andern Balsame an. **Tovomita et Quapoga** enthalten einen ähnlichen balsamischen Saft.

Marienblättchen, das gemeine Balsamkraut.

Marienblume, s. v. a. Maßliebe.

Mariendistel (**Silybum**), Gattung der Familie Vereinblüthler; vielblüthige Blüthenköpfe; blattige, ganzrandige Hüllblätter; fleischiges und borstiges Blüthenlager; ungleich 5spaltige Blumenkronen; pupillige, in eine Röhre verwachsene Staubfäden; zusammengedrückte, kahle Schließfrüchte; borstige Fruchtkrone. — Arten: Gemeine M. (**S. marianum**; **Carduus mar.**; **Cissium maculatum**), mit spießförmigen, stacheligen, den 4—6 Fuß hohen Stengel umfassenden Blättern und purpurrothen Blumen; wird nicht selten in Gärten gezogen und als Gemüse gespeist. Der ölige Same (Stechkörner), hatte früher einen Ruf gegen Seitenstechen und Brustleiden. Außerdem braucht man dieses einjährige, bittere Kraut sammt der Wurzel zum Auflösen, Eröffnen und gegen Fieber, Wassersucht, Amenorrhöe. Junge Blätter werden wie Cardonen zubereitet und gegessen.

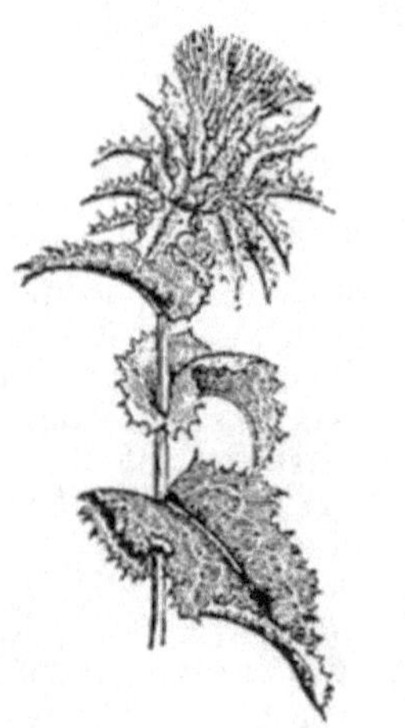

Marienflachs, s. v. a. **Linaria vulgaris et Stipa pennata**.

Mariengras, s. v. a. Bandgras.

Marienkraut, s. v. a. **Alchemilla vulgaris et Arnica montana**.

Marien-Magdalenenkraut, s. v. a. **Valeriana**.

Marienmütze, das gemeine Balsamkraut.

Mariennessel, der gemeine Andorn.

Marienröslein, mehrere **Lychnis**-Arten.

Marienschelte, s. v. a. Maiblume.

Marienschuh, s. v. a. Frauenschuh.

Marienthalblume, die gemeine Maiblume.

Marientrank, s. v. a. **Arnica montana** (Wohlverlei).

Marientröpschen, die Federnelke.

Marienveilchen, Marienglöckchen, s. v. a. **Campanula medium**.

Marienwurzel, das gemeine Balsamkraut.

Marille, in Steiermark s. v. a. gemeiner Mandelbaum.

Markweide, in Sachsen s. v. a. gemeiner Bohnenbaum.

Marlea begonifolia, eine in China und Ostindien wachsende Art des Manglebaums, von dem eine Wurzelabkochung ein vorzügliches Mittel gegen langwierige Fieber und Schwindsucht abgibt.

Marmorlilie, s. v. a. Schachblume.

Marnewein, eine gewöhnliche Sorte Champagnerwein.

Marone, eine große Art der ächten Kastanie, welche häufig gegessen wird, gut und gesund ist.

Maronienbaum, s. v. a. ächte Kastanie.

Marottenerbse, spanische, eine Abart der gemeinen Erbse, gerade, endlich walzige Hülse; gelben oder grünlichen Samen mit schwarzem Nabel.

Marschauster, in Böhmen s. v. a. edler Winter-Borsdorfer-Apfel.

Marterholz, geringe Sorte des Rothholzes von der Insel St. Martha.

Martinsholz, s. u. Nicaraguaholz.

Martynie (Martynia), Gattung der Familie Kugelblumengewächse; 5spaltiger Kelch, fast glockige Blumenkrone; 4 Staubgefäße; saftlose Steinfrucht mit lederartiger Rinde; 4 fächeriger Steinschale; mit einer dicken, schwammigen Haut umgebener Samen. — Arten: Eckigblätterige M. (**M. angulosa**), zottig, 2—3 Fuß hoch und mit klebrigen Ausschwitzungen besprengelt; herzförmige Blätter, kurze Trauben, bei denen der blaßgrüne Kelch in blaßrothe Deckblätter gehüllt ist; die zartrothen, oft rothgetüpfelten Blumen sind über 2 Zoll lang; ist einjährig, wächst auf Vera Cruz. Die geriebenen Blätter riechen unangenehm.

Marumie (Marumia), Gattung der Familie Weidrichgewächse; borstige Kelchröhre mit 4spaltigem Saum, 4 Blumenblätter; 8 ungleiche Staubgefäße; nach oben kegelige, fast zottige Fruchtknoten; eirunde, 4fächerige Beere. — Arten: Federige M. (**M. muscosa**), klimmender, oft über 30 Fuß hoher Strauch auf den Bergen Javas, der an den Knoten Wurzelfasern treibt, mit denen er sich an andern Bäumen befestigt; Aestchen, Blatt- und Blüthenstiele, die untern Seiten der herzförmigen Blätter sind mit einem dichten, rostfarbenen, kleiigen Ueberzuge bedeckt; blattwinkelständige Trugdolden; trägt Beeren, welche vom Kelchsaum gekrönt sind; blüht am Ende der Regenzeit.

Marumkraut, Marum (**Marum verum**), s. v. a. Gamander.

Maskel, s. v. a. männliche Hanfpflanze.

Masliebe (Bellis), Gattung der Familie Vereinblüthler; gleiche, 1—2fach gereihte Hüllblätter; Randblüthen weiblich; einlippige Blumenkrone; zwitterige Scheibenblüthen, röhrenförmige, 4—5zähnige Blumenkrone; kegelförmiger Hauptfruchtboden; flach zusammengedrückte Blumenkrone ohne Schließfrucht. — Arten: Ausdauernde M., gemeine Gänseblume (**p. perennis**), eine bei uns überall in Gärten, auf Wiesen, Triften, an Wegen 2c. wachsende und auch dem kleinsten Kinde bekannte Pflanze, deren Blätter etwas fleischig, vorn rundlich und sägeförmig gezähnt sind und einen niedrigen Busch bilden, in dessen Mitte sich oft unter dem Schnee, meist aber in den ersten Frühlingstagen der blätterlose Blumenschaft mit weißen, an den Spitzen und auf der untern Seite röthliche Strahlenblumen erhebt. Die geruchlosen Blätter haben einen etwas scharfen Geschmack, und können als Salat oder Gemüse gespeist werden. Man zieht die M. häufig in Gärten, wo man sie gefüllt, und von verschiedener Größe, Farbe und Schattirung, hellroth und dunkelroth, weiß und roth u. s. w. antrifft. Einige derselben haben große, röhrige, andere sprossende Scheibenblumen, wie Garten-M. (**B. hortensis fistulosa**); sprossende Tausendschön (**B. hort. prolifera**). Sie dienen zur Einfassung der Rabatten, und gedeihen in einem fetten, nicht zu trockenen Boden sehr gut. Durch die jungen Sprossen, welche sich an die alten ansetzen, können sie in Masse vermehrt werden; man darf sie aber nicht zu dick stehen lassen, weil sie sonst über den Winter gern faulen, weshalb sie am besten im August verzogen und frisch versetzt werden. — Das Kraut der großen Gänseblume wird gerühmt gegen Magenerkältung in Folge kalter Getränke während einer Erhitzung, zu welchem Ende es als Salat genossen wird. Blätter und namentlich die Wurzel führen Kinder leicht ab. Der Saft dient als Wundmittel und die Blumenknospen braucht man gegen Schwindsucht. Die ganze Pflanze leistet da gute Dienste, wo allmälige Auflösung nöthig ist, wie bei verhaltener Menstruation, Gicht 2c. — Einjährige

M. (**B. annua**), hat einen aufrechten, krautartigen Stengel mit blaßblauen oder weißlichen Blumen; pflanzt sich durch den ausfallenden Samen leicht fort.

Maßholder (**Acer campestris**), eine bekannte Ahorn-Art, s. u. Ahorn.

Massoyrinde (**Cortex Massoy**), eine in Ostindien als Heilmittel vorkommende Pflanze, welche von einem Zimmtbaume herkommen soll, was aber bei ihrem scharfen, balsamischen Geschmack nicht leicht möglich ist; sie kommt in schmutzig dunkelbraunen Stücken zu uns.

Mastbuche, die gemeine Buche.

Masteiche, die Sommereiche.

Mastix, Mastixbaum, Mastix-Pistacie (**Pistacia lentiscus**), eine Pistacienart; immergrüner Baum, welcher in Palästina und auf Cypern und Chio, in Griechenland, Portugal, Spanien, Frankreich und Italien wild wächst, 10—12 Fuß hoch wird und bei uns nur in Treibhäusern gedeiht, wo er nur eine Höhe von 6—7 Fuß erreicht. Seine Bätter sind abgebrochen gefiedert, lanzettig und wohlriechend, die Blüthen bilden kleine Aehren und hinterlassen erbsengroße, in reifem Zustande ganz schwarze Früchte, welche ein dem Olivenöl ähnliches und brauchbares Oel geben, unreif aber zur Lederbereitung verwendet werden. Das Holz heißt wegen seiner Härte und Dauerhaftigkeit ewiges Holz; es läßt sich gut poliren, eignet sich vorzüglich zu eingelegten Arbeiten und Zahnstochern, weil es die Zähne gesund erhält. Den größten Nutzen verschafft übrigens dieser Baum durch sein Harz, Mastix genannt, welches im heißen Sommer von selbst und gegen den Herbst durch gemachte Einschnitte ausfließt, und in kleinen trockenen Körnern auf unterlegten Tüchern mit aller Sorgfalt gesammelt wird. Der M. sieht blaßgelb aus, ist durchsichtig und zerreiblich, entzündet sich auf Kohlen, hat einen angenehmen Geruch und einen nicht unangenehmen, gewürzhaften Geschmack. Er wird zu Räucherpulver und Zahnpulver, um die Zähne und das Zahnfleisch damit zu stärken, genommen; die Türken und Türkinnen kauen ihn häufig, um einen wohlriechenden Athem zu erhalten. In der Technik gebraucht man ihn zum Lackiren und Vergolden, zu Firnissen und Kitten, zur Cottondruckerei und Tabaksfabrikation &c. Der M. besteht aus Harz, etwas ätherischem Oel, und einem Unterharz. In Räucherungen dient er gegen torpide Geschwüre; auch wird er wegen seinen stärkenden und zertheilenden Kräften bei Geschwüren in Pflastern, sodann innerlich bei Diarrhöen u. dgl. gebraucht. Früher brauchte man das Holz und noch früher Blätter, Früchte und Wurzeln gegen passive Blutflüsse, Blennorrhöen und Dysenterie. Gegen Verschleimung und Nachtripper wirkt Mastix innerlich gut. Die Dosis ist 3—5 gr. einigemal täglich in Pillenform. Aus Mastix und Sandarak oder Wachholderharz bekommt man einen ausgezeichneten Zahnkitt. Folgende Mischung wird zur Honigdicke eingedickt: **Gummi Mastichi ℨj, Gummi Sandaracae ℨβ, salve in Spirit. vini rectif. ℨij, Tinct. Castech. ℨiij M.**, dann taucht man Baumwolle darein und steckt sie möglichst tief in den gutgereinigten Zahn. Nach einigen Minuten verfliegt der Weingeist, und diese Mischung bildet mit der Baumwolle eine feste Masse.

Mastixdistel, s. v. a. **Carlina gummifera**.

Mastixkraut, s. v. a. **Thymus mastichina**.

Mastlinde, die gemeine Linde.

Matalistae radix, s. v. a. Mechoacannawurzel.

Matronenkraut, s. v. a. Mutterkraut.

Mauerephen, Mauereppig, der gemeine Ephen.

Mauerpfeffer, weißer, s. v. a. weiße Fetthenne. (**Sedum album**)

Mauerraute, s. v. a. Mauerstrichfarrn, s. u. Strichfarrn.

Mauertraube, s. v. a. weiße Fetthenne (**Sedum album.**)

Mauerwinde, der gemeine Ephen.

Maulbeere, Maulbeerbaum (**Morus**), Gattung der Familie Nesselgewächse; Perigon 4theilig; Männchen: 4 Staubgefäße; Weibchen: 2fächeriger Fruchtknoten, 2 Griffel. Aus dem Fruchtboden und den saftigen Hautfrüchten bildet sich eine falsche Frucht. Das Vaterland aller Arten ist das wärmere Asien, von wo einzelne längst über ganz Europa verpflanzt sind. Die Blumen erscheinen in runden Kätzchen und hinterlassen himbeerartige, 1samige Kätzchen. Manchmal trägt ein Baum blos männliche oder weibliche Blüthen, manchmal beide zugleich. — Arten: Weißer M. (**M. alba**), stammt aus China, wird in einem warmen Klima 30—40 Fuß hoch, bei uns aber kaum über 20 Fuß, obschon er in einem guten, lockern, mehr trockenen Boden gut fortkommt. Er hat eine hellaschgraue Rinde, ein weißlich-gelbes, etwas hartes Holz, sparrige Aeste mit abwechselnden, zugespitzten, herzförmigen, mehr oder weniger eingeschnittenen und gelappten Blättern, und trägt weiße Früchte, welche zur Noth eßbar sind, jedoch widrig süßschmeckend und auch einen Syrup geben. Dieser Baum wird durch Samen, Stöcklinge und Ableger fortgepflanzt; auch kann man ihn durch Pfropfen und Oculiren veredeln. Er wächst schneller, als der schwarze M., erträgt das Abnehmen der Blätter recht gut und schlägt in der Regel erst aus, wenn alle Nachtfröste vorüber sind. Man benutzt von ihm vorzüglich die Blätter, welche ein vorzügliches Futter für Seidenraupen, auch für Schafe und Ziegen sind. Aus dem gehörig in Wasser eingeweichten Baste kann man Stricke verfertigen. Aus den zarten grünen Reisern und der Rinde läßt sich ein feiner Flachs bereiten, während das Holz von Tischlern und Drechslern geschätzt wird. Sträuche sind zu Futter für Seidenraupen ergiebiger, als Bäume, Früchte wachsen aber nur auf den Bäumen. Die weißen M.-Blätter (**F. Mori albae**), waren früher als Wundmittel und ihr Saft gegen Tertien- und Quartanfieber bekannt. Die Wurzelrinde ist ein eröffnendes, reizendes, wurm- und harntreibendes Mittel, und findet Anwendung bei Wassersuchten, gegen den Bandwurm, alten Husten und Geschwüre &c. Die reifen Früchte sind bei Brust- und Halsbeschwerden, katarrhalischen Entzündungen &c. gut. Aus dem Wurzel- und untern Stammholz erhält man mit Alaun und Weinstein eine für Tuch brauchbare gelbe Farbe. Die Maulbeeren (**Baccae Mori**) enthalten einen Saft (**Syrupus Mororum**), welcher bei entzündlichen Zuständen der Wund- und Rachenhöhle gute Dienste leistet; entweder läßt man ihn kaffeelöffelweise nehmen oder man setzt ihn den Wund- und Gurgelwassern und Pinselsäften zu. — Schwarzer M. (**M. nigra**), in ganz Europa und auch bei uns sehr gemein, gleicht dem vorigen im Wuchse ziemlich, nur ist der Stamm mehr krumm, die Rinde grau, das Holz gelblich, die Blätter sind etwas rauh, herzförmig und dunkelgrün. Die Früchte, welche er gewöhnlich am jungen Holze und oft schon im zweiten Jahre trägt, sind größer und schwarz, und haben einen sehr angenehmen, weinsäuerlichen Geschmack; man zieht ihn vorzüglich wegen den Beeren, welche man roh oder mit Zucker eingemacht genießt. Die Blätter werden weniger zur Fütterung der Seidenraupen benützt, als von der vorigen Art, obschon sie sich dazu recht gut eignen, namentlich wenn man sie mit den Blättern des weißen M. vermischt. Bast und Holz wird wie bei dem vorigen benützt. Auch an Spalieren kann man diesen Baum pflanzen, ohne dadurch dem Früchteertrag wesentlich zu schaden. Blüht im Mai. Die scharfe und bittere Wurzelrinde ist zum Purgiren und gegen den Bandwurm sehr gut. Außerdem soll sie sammt dem daraus fließenden und verhärteten Saft gut gegen Zahnweh sein. Die Früchte wirken kühlend, erfrischend und reizmindernd, und der daraus bereitete Maulbeersyrup wird aus den kurz vor der Reife gesammelten Früchten gewonnen und bei entzündlichen Krankheiten des Mundes und Halses angewendet. — Rother M. (**M. rubra**), ist in Nordamerika zu Hause, hat längliche, dunkelrothe, saftige Früchte, welche sehr schmackhaft und mit einer angenehmen süßlichen Säure verbunden sind. Nach gemachten Erfahrungen ist der rothe M. für unser Klima noch besser geeignet, als der weiße, und zum Füttern der Seidenraupen ebenso gut geeignet, weshalb er zum Anbau den Vorzug verdient; treibt spät und blüht im Mai und Juni. Sein Anbau dürfte namentlich im Vereine mit den weißen M. empfehlenswerth sein. Alles wird wie bei der vorigen benützt und angewendet. — Papier-M., Papierstaude (**M. papyrifera**), wird in China, Japan und auf den Nordseeinseln 10—15 Fuß hoch, ist von da nach Amerika verpflanzt worden und kommt selbst in England in geschützten Lagen fort; hat eine weißlich-graue Rinde und ein gelblich-weißes Holz; die runden, dunkelrothen, sehr saftigen und schmackhaften Früchte sind etwas größer als Erbsen und mit vielen röthlichen Haaren besetzt. Aus der Rinde lassen sich Stricke, Dochte und alle möglichen Zeuge bereiten, zu welch' letzteren sie aber nur durch Anwendung der Früchte des wolligen Trompetenbaums geeignet wird. Das feinste Papier gewinnt man aus der Rinde junger Zweige, während das Holz zum Gelbfärben geeignet ist. Wird durch Ableger und abgeschnittene Zweige, welche man blos in die Erde steckt, vermehrt; kann auch auf den weißen Maulbeerbaum oculirt werden. — Färbender M., Gelbholz (**M. tinctoria**), schöner astiger Baum, voll gelbem Milchsaft, der herausfließt, sobald an irgend einer Stelle Risse oder Einschnitte gemacht werden. Die hellbraune Rinde umschließt ein schönes, hellgelbes und hartes Holz; die rundliche, blaße oder gelblichgrüne Frucht ist süß und wohlschmeckend und hat die Größe einer Muskatnuß. Wächst in den Wäldern von Jamaika, Brasilien und den caraibischen Inseln. Das Holz bildet einen wichtigen Handelsartikel und kommt in 50 Pfund schweren Stücken unter dem Namen Fustikholz, Stockfischholz, gelbes Brasilienholz zu uns. Geraspelt dient es zum Färben von Wolle und Baumwolle in verschiedenen Schattirungen von Gelb und Braun. Durch Propfen kann man diesen Baum sehr veredeln.

Maulbeerbaumflachs, der zum Spinnen geeignete feine Bast des Maulbeerbaums.

Maulbeerfeigenbaum, s. u. Feigenbaum.

Maulbeerstrauch, s. v. a. Multbeere.

Maulwurfskraut, s. v. a. **Euphorbia lathyris.**

Maulwurfstod, der gemeine Coriander.

Maurandie (**Maurandia**), Gattung der Familie Kugelblumengewächse; 5theiliger Kelch; 2lippige oder maskirte Blume, und hat die obere Lippe 2, die untere 3 Lappen; 4 fruchtbare und 2 mächtige Staubgefäße; Fruchtknoten mit pfriemenförmigem Griffel; zusammengedrückte, oben mit 5 kurzen Kläppchen aufspringende Kapsel. — Arten: Barclay's M. (**M. Barclayana**), klimmender Halbstrauch mit herzförmigen, langgestielten, kahlen Blättern, einzelnen blattwinkelständigen Blüthen, großen violetten Blumen; an der Spitze drüsigen Fruchtknoten; wächst in Mexiko.

Mausgerste, in verschiedenen Gegenden Deutschlands s. v. a. ausdauernder Lolch.

Mausröhrchen, bei Heidelberg s. v. a. Feld- oder Ackersalat, Sonnenwirbel.

Mautzenkraut, s. v. a. **Chenopodium vulgare.**

Mayblumenbaum, in verschiedenen Gegenden Deutschlands s. v. a. gemeine Pimpernuß.

Maye, in verschiedenen Gegenden Deutschlands s. v. a. flaumhaarige Birke.

Mays, s. v. a. Mais (s. d.)

Maytenbaum (**Maytenus**), Gattung der Familie Theegewächse; vielehige Blüthen; 5spaltiger kleiner Kelch; 5 Blumenblätter; 5 Staubgefäße; 2—3fächeriger Fruchtknoten; 2—3lappige Narbe, lederige, 1—4fächerige Kapsel; der Same ist von einem häutig-breiigen Mantel umhüllt. — Arten: Chilischer M. (**M. chilensis**; **Senacia M.**; **Celastrus M.**, immergrüner, 20—30 Fuß hoher, ganz kahler Baum mit eckigen Aestchen, wechselständigen, dunkelgrünen und glänzenden Blättern und gelblichen Blüthen; blüht in Chili vom Oct. bis November. Wenn man die Blätter und Zweige abkocht, so hat man ein gutes Mittel zum Waschen gegen die giftigen Wirkungen des dort wachsenden Llithi- oder Litribaums, dessen Ausdünstungen Geschwulsten und Hautausschläge bewirken. Die Blätter dienen wie Sennesblätter, und die Samen geben wie die von **M. verticillatus** (in Peru) ein brauchbares Oel.

Mazapanbohne, eine hellgraue Zwerggartenbohne.

Mechoacanna, graue, die officinelle Wurzel der langblumigen Wunderblume.

Mechoacanna, weiße, Wurzel von einem **Arum** oder **Caladium.**

Medisches Heu, Medischer Klee, s. v. a. Luzerne.

Meerbälle, die borstenförmigen Ueberbleibsel vom Meerwasserriemen, welche von den Meerwellen abgerissen und in leichten, braungelben Kugeln ausgeworfen werden. Werden in Apotheken gegen Kröpfe und Hautkrankheiten gegeben, und rühren oft auch von den Wurzelborsten des gemeinen Meergrases her, sind dann aber weniger wirksam, und dieß nur durch den Seesalzgehalt.

Meereiche, in der Heilkunde früher s. v. a. Blasen-Seetang.

Meerfenchel, s. v. a. Bacille.

Meerföhre, s. v. a. Strandkiefer.

Meerglöckchen, s. v. a. Meerkohl.

Meergras, s. v. a. Tang.

Meergras (**Posidonia**), Gattung der Familie Simsenlilien; zwitterig; Blüthen in 2köpfigen Blüthenhüllchen: 9 Staubgefäße: 1fächeriger Fruchtknoten; 1samiger, beerenartiger Schließfrucht. — Arten: Gemeines M. (**P. caulini**), langer, kriechender, gegliederter, weißlich borstiger Wurzelstock; bandförmige, schmale Blätter; 2—3 Zoll hoher Schaft mit 3- oder 2blüthigen Aesten; bildet im mittelländischen und den tropischen

Meeren an den Küsten immergrüne Rasen; ist ausdauernd und blüht unter dem Wasser vom Juni bis August.

Meergries, Meerhirse, s. v. a. **Lithospermum officinale et L. arvense.**

Meerkohl (**Cramba**), Gattung der Familie Viermächtige; 2gliederige Schötchen, welche sich in 2 nicht aufspringende, 1samige Glieder trennen, von denen das untere stielförmig, unfruchtbar, das obere kugelig und 1samig ist. Samen hängt an einem langen, fadenförmigen Nabelstrang; rinnig gefaltete Keimblätter; weiße Blüthen. — Arten: Gemeiner M. (**C. maritima**), die längern Staubfäden an der Spitze gabelig; griffellose Schötchen; rundliche, wellige, hechtblaue Blätter, welche nebst dem Stengel kahl sind; wächst wild am Strande der Nord- und Ostsee, bei Nizza, an der englischen Küste; kultivirt in England, Frankreich und Deutschland. Man genießt die jungen, gebleichten Triebe auf verschiedene Art zubereitet, und kann im Februar und März benützt werden, wo es an andern Gemüsearten fehlt. Sie werden im März oder August in warme Mistbeete oder guten leichten Boden gehörig weit von einander gesteckt, fleißig behackt und begossen. Durch Wurzelschößlinge und im Frühlinge durch Wurzelstöcke geht die Vermehrung rascher. In allen Fällen aber läßt man die Pflanze in den 2 ersten Jahren erstarken und fängt erst im dritten an, sie abzuschneiden, zu welchem Zwecke man die jungen Triebe mit einem Topf bedeckt, sowie sie sich zeigen; sie bestehen aus dicht mit einander vereinigten Blättchen in der Form eines langen Tannenzapfens, blühen schnell, werden nahe am Wurzelhals abgeschnitten, wenn sie 6—8 Zoll hoch geworden sind. Diese Pflanze dauert sehr lange, wenn man stets einige Triebe zum Entwickeln stehen läßt. Ein verderbender Wurzelstock wird durch die jungen Schößlinge schnell wieder ersetzt. Bei sehr kaltem Wetter bedeckt man das Ganze mit Stroh oder trockenen Blättern. Gedeiht namentlich in sumpfigen Gegenden sehr gut. — Orientalischer M. (**C. orientalis**), wächst im Orient, wird wie der gemeine Meerkohl benützt; die Wurzel ist ein antiscorbutisches Mittel. — Tartarischer M. (**C. tartaria**), die dicke, fleischige und süße Wurzel wird als Gemüse und Salat im südöstlichen Europa gern gegessen und läßt sich mit Milch zu einer Art Brod verbacken.

Meerlinsen, s. v. a. Wasserlinsen.

Meerlungenkraut, s. v. a. **Pulmonaria maritima.**

Meermelde, s. v. a. **Atriplex halinus.**

Meerrettig, (**Armoracia rusticana; Cochlearia armor.**), kugelige Schötchen, herzförmige Wurzelblätter, die untern sind eiförmig-lanzettig, gekerbt-gesägt, die obern linealisch. Blüht im Juni und Juli, reift im Sept. Findet sich wild oder verwildert an Wegen, Zäunen, Bächen ꝛc.; wird in Gemüsegärten und auf Aeckern kultivirt. Die Wurzel bildet von Nürnberg, Bamberg, Würzburg und Rastadt aus einen erheblichen Handelsartikel, und lohnt sich dessen Anbau außerordentlich gut. Der M. gedeiht namentlich in schattiger Lage und in einem feuchten, lehmartigen, fetten Boden. Die Blätter sind bisweilen 3 Fuß lang, die weiße, ästige Wurzel wird armsdick. An den 2—3 Fuß hohen Stengeln erscheinen im Juni 2 weißlich-rothe Blumen, welche in einer Schote schwarze, rundliche Samen hinterlassen. Die Fortpflanzung erfolgt in der Regel durch Nebenwurzeln oder durch die Krone der dicken Wurzeln, welche man einige Zoll lang abschneidet und sogleich in den Boden steckt. Im Herbst oder bald im Frühjahr werden die Nebenwurzeln schräg 1½ Fuß weit in tiefgegrabene gute Erde gelegt, im Sommer von Unkraut rein gehalten und 2 Jahre unberührt gelassen, dann werden die Wurzeln sehr lang und dick. Zu diesem Zwecke muß man 3 Beete haben, um jedes Jahr Wurzeln ausgraben zu können. Wo er einmal eingewurzelt ist, wuchert er bald so stark, daß er fast nicht mehr zu vertilgen ist. In der Küche wird er auf verschiedene Weise benützt. Gewöhnlich speist man ihn zum Fleisch mit Zucker, Mandeln u. dgl., oder auch blos in Fleischbrühe gekocht, oder gerieben und mit Essig und Oel angemacht. Er ist magenstärkend und gesund, man kann ihn aber frisch nur vom Herbste bis zum Frühjahr haben, weil er, wenn er ein Mal treibt, nicht mehr kräftig und schmackhaft ist. Was man für den Winter nöthig hat, gräbt man im October aus, und das für den Gebrauch im nächsten Sommer Bestimmte, nimmt man bald im Frühlinge aus dem Boden, zerschneidet die Wurzel in kleine Scheiben, trocknet sie schnell, stoßt sie zu Pulver und bewahrt dieses in wohlverstopften Flaschen auf. Bei dem Gebrauch darf man dieses Pulver blos mit frischem Wasser befeuchten. Als Wurzel nimmt man den M. vorzüglich zum Einmachen der Gurken. Ein Pulver davon macht in der Gerberei ein schönes und gutes Leder. In der Oekonomie bedient man sich eines Meerrettigwassers, um die Milch vor dem Einfluß der Gewitter zu bewahren und sie sicher 1 Woche lang süß und frisch zu erhalten. Zu diesem Ende werden 12 Pfund Wurzeln vor Ostern mit 12 Pfund Wasser über einem Feuer abgezogen, welches dadurch einen durchdringend scharfen Geschmack und stechenden Geruch annimmt, und in gläsernen Flaschen mehrere Jahre aufbewahrt werden kann. Von diesem Wasser werden im Sommer zu jeder Maß Milch 2 Eßlöffel voll genommen und diese sodann umgerührt stehen gelassen. Gewitter werden auf sie nicht wirken und auch keine Insecten an die Milch kommen. Der Saft von M. wird bei schwachem, trägem Magen mit Blähungsbeschwerden gebraucht, einen Theelöffel voll unter etwas Fleischbrühe. Gegen Schwindsucht ist auch folgende Zusammensetzung gebräuchlich: Meerrettig 2 Loth, Wermuth 1 Quent, Wallwurz (Lungenkraut, Hirschkohl) 4 Loth, angesetzt mit reinem Fruchtbranntwein, davon täglich 2 Mal je 1 Löffel voll zu nehmen ist. Der M. wird in der Medicin ferner gebraucht wegen seines scharfen, flüchtigen und salzigen Saftes als ein vorzügliches, der Fäulniß widerstehendes Mittel auch gegen Gicht, in der Wassersucht und gegen Würmer. Aeußerlich dient geriebener M. mit etwas Essig angefeuchtet zu Umschlägen, um die Haut roth zu machen und dadurch abzuleiten, z. B. Zahnweh, Rheumatismen ꝛc.; man legt solche namentlich gern um die Handgelenke, zumal bei Kindern. In Schweden nehmen ihn Frauenzimmer mit einem Aufguß kalter Milch zu einer Schminke. Auch empfiehlt man ihn mit Weinessig aufgegossen zur Vertreibung der Sommersprossen.

Meerrohr, s. v. a. spanisches Rohr.

Meersalzkraut, s. v. a. **Salicornea herbacea.**

Meersenf (Cakile), Gattung der Familie Viermächtige; 4blätteriger Kelch; 4 Blumenblätter; 4 mächtige Staubgefäße; 2 schneidige Schötchen. — Arten: Gemeiner M. (**C. maritima**), 1/2—1 Fuß langer, unten sehr ästiger Stengel, welcher wie die ganze Pflanze kahl und mit einem zelligen Marke erfüllt ist, die fleischigen, graugrünen Blätter sind bis auf den Mittelnerv fiederspaltig; lilarothe Blüthen; in der dicken Fruchthülle befindet sich ein röthlichbrauner, halbmondförmiger Samen. Wächst an den Meeresufern im nördlichen und südlichen Europa, im Orient und nördlichen Afrika, ist einjährig, blüht vom Juli bis Okt. und war früher officinell; wirkt purgirend, antiscorbutisch und diuretisch.

Meerstrands-Aschenpflanze, s. v. a. **Cineraria maritima.**

Meerstrandsbinse, s. v. a. **Scirpus maritimus.**

Meerstrandserbse, s. v. a. **Pisum maritimum.**

Meerstrandsgerste, s. v. a. **Hordeum maritimum.**

Meerstrandsschotenklee, s. v. a. **Lotus maritimus.**

Meerstrandswinde, s. v. a. **Convolvulus soldanella.**

Meerträubchen (Ephedra), Gattung der Familie Eibengewächse; zweihäusig; kleine Kätzchen; bei den männlichen Blüthen bilden 2 zusammengewachsene Hüllblätter eine querüber gespaltene Hülldecke, und haben 2—4—8 Staubgefäße; an den weiblichen bilden die 2 obersten Hüllblätter eine Art Geschlechtshülle mit 1—2 aufrechten Fruchtknoten; 1—2 krustenartige Schließfrüchte, welche von den 2 fleischig gewordenen Hüllblättern umgeben sind und dadurch eine Art Steinfrucht sind. Blattlose Sträucher mit gegliederten Aesten. — Arten: Zweijähriger M. (**E. dystachia**), 2 Fuß hoch, ästig und blaß; gezweite oder gedreite Kätzchen; 6—8 Staubgefäße; rothe Hüllfrüchte; wächst an sonnigen Felsen und sandigen Stellen im südlichen Europa, blüht im April und Mai, reift im August und September. Die Kätzchen werden als **Meerträubchenkätzchen (Amenta Uvae marinae)**, sammt den Zweigen gegen Blutflüsse, Krankheiten der Schleimhäute und Geschwüre angewendet. Die säuerlich-süßen Hüllfrüchte leisten bei fauligen Fiebern, galligen Krankheiten ꝛc. vorzügliche Dienste. — Einähriger M. (**E. monostachya**), gleicht dem Vorigen ziemlich, wächst auf dürren Bergen in Sandgegenden von Ungarn, dem südlichen Rußland, Sibirien; hat säuerliche Hüllfrüchte, welche den Reisenden in Sibirien sehr willkommen sind. Eine Gallerte davon dient bei Katarrhen, und eine Abkochung der Aeste bei Rheumatismen als schweißtreibendes Mittel. Früher gebrauchte man die Zweige gegen Diarrhöen.

Meerzwiebel (Scilla), Gattung der Familie Kronlilien; zwitterig, ohne Blüthenscheibe oder Decke; 6blätterige, blumenkronartige Geschlechtshülle; 9 Staubgefäße; eirunder Fruchtknoten; 3fächerige Kapsel; kugeliger oder zusamengedrückter Samen. — Arten: Aechte M. (S. maritima), große Sternhyacinthe, nützliche Pflanze, welche in sandigen Gegenden am Meer in Portugal, Spanien, Sicilien, dem nördlichen Afrika, Syrien 2c. wächst und sich bei uns in Treibhäusern und Zimmern findet. Ihre Wurzel ist eine starke Zwiebel, welche oft so groß wie eine Faust, manchmal 4 Pfund schwer ist, und aus dicken, fleischigen, fest über einander liegenden, nach innen zu etwas weichen, nach außen zu etwas trockenen und harten, röthlichen oder weißlichen Schuppen besteht. Im Frühling treibt er noch vor den lanzettigen Blättern einen 2—3 Fuß hohen Blumenschaft, welcher an seiner Spitze einen langen Strauß mit weißlichen oder röthlichen Blumen trägt. Wird wegen dieser schönen Blumen bei uns häufig gezogen, und gedeiht in einem sandigen, leichten Boden, sowie in Torferde sehr gut, namentlich wenn man die Erde im Frühling und Sommer mit Salzwasser begießt, was aber im Winter durchaus nicht geschehen darf. Die Vermehrung erfolgt durch Nebenzwiebeln. Die M., welche man sich aus einer Apotheke verschafft, schmeckt anfangs schleimig, dann aber scharf, eckelhaft und sehr bitter. Zu große Gaben machen Eckel, Erbrechen, Aengstlichkeit, unruhigen Schlaf, Schwindel, Fieber. Das Mittel wirkt stark auf den Urin und schleimauflösend, weshalb es gegen Wassersuchten, trockenen catarrhalischen Husten 2c. häufig angewendet wird. Das Pulver auf ein Mal 3 Gran, täglich einige Male wiederholt, oder die Tinctur, indem man Meerzwiebel und Weingeist zu gleichen Theilen ansetzt, nach 3—4 Tagen das Helle abgießt und davon bis 10 Tropfen unter Wasser gibt. Der **Meerzwiebelessig** (mit Essig bereitet) und der **Meerzwiebelsauerhonig** (Meerzwiebelessig und Honig) wirken nicht blos auf den Harn, sondern auch sehr schleimauflösend auf die Brust, besonders in trockenem Catarrhusten; man gibt theelöffelweis, mehrmals im Tag wiederholt. Letzterer ist ferner gut bei Halsbeschwerden, Geschwulsten. Der M. befördert die Thätigkeit aller absondernden Organe, namentlich der Nieren. Kommt von Sicilien, Spanien und Syrien in Handel.

Megelkraut, s. v. a. Poterium sanguisorba.

Megerkraut, s. v. a. Galium verum.

Mehlbaum, s. v. a. Hagedorn und Mehlbeerbaum.

Mehlbeerbaum, Mehlbeerhagedorn, eine Weißdornart; s. Weißdorn.

Mehlbeeren, s. v. a. Hagedorn.

Mehlblume (Eclipta), Gattung der Familie Vereinblüthler; zweireihige, 10—12blätterige Hülldecke; einlippige, weibliche Randblüthen; zwitterige Scheibenblüthen; röhrenförmige, 4zähnige Blumenkrone; weiße Blüthen; der Saft mehrerer Arten dient zum Schwarzfärben. — Arten: Niedergestreckte M. (E. prostrata), 4—5 Fuß langer, kriechender Stengel; kurzzottige Aeste; gegenständige, längliche, striegelige Blätter; blattwinkelständige, fast immer blühende Blüthenköpfe, betrönte Schließfrüchte; wächst an feuchten Stellen Ostindiens. Wurzel, Stengel und Blätter riechen und schmecken scharf und bitter, und werden gegen Magenbeschwerden, Unterleibskrankheiten, Gicht, Zahnweh und Ausschläge gebraucht. — Aufrechte M. (E. erecta), gleicht der vorigen Art; der daraus gepreßte Saft wird auf den Molukken gegen Asthma, äußerlich gegen Ausschläge, zur Kühlung bei Kopfweh und zum Schwarzfärben der Haare gebraucht. — Aehrige M. (E. spicata; Verbesina spic.) in China und Cochinchina als Salat geschätzt und kultivirt.

Mehlbom, in einigen Gegenden Deutschlands s. v. a. Mehlbeerbaum.

Mehldinkel, russischer, eine Art des Winteremmers, mit schlaffer, halbbegrannter, weißer, sammtartiger Aehre; kommt bis jetzt nur in warmen Gärten vor und wintert bei uns gern aus.

Mehldorn, in mehreren Gegenden Deutschlands s. v. a. gemeiner Weißdorn.

Mehlfäßchen, die Früchte des gemeinen Weißdorns.

Mehlhalm, in mehreren Ländern Deutschlands s. v. a. wolliges Honiggras.

Mehlpalme, s. v. a. Sagus Rumphii.

Mehlthauschlauchling (Erysibe), Gattung der Familie Schlauchlinge; alle Arten überziehen Blätter und Stengel lebender Pflanzen, hemmen dadurch den Säfteumlauf derselben, zerstören ihre Oberfläche, und bilden namentlich in veränderlichen Jahrgängen unter dem Namen **Mehlthau** eine sehr gefährliche Krankheit unserer Getreidearten.

Meierkraut, s. v. a. Waldmeister.

Meischbeere, in verschiedenen Gegenden Deutschlands s. v. a. gemeine Eberesche.

Meißner Wein, meist blanker Wein, in der Gegend von Meißen gebaut, zwar schwach und säuerlich, aber einer großen Veredlung fähig.

Meisterwurz (**Imperatoria**), Gattung der Familie Doldengewächse; fehlende Kelchzähne, flache Spaltfrucht; Hülldecke fehlt; Blüthen weiß. — Arten: Gemeine M. (**J. ostruthium**; **Peucedanum obst.**), Schirmpflanze, welche auf den südeuropäischen Alpen, auch in Oesterreich, Schlesien, in der Schweiz, hin und wieder auch in Deutschland, in gebirgigen Gegenden gefunden wird. Die fleischige, geringelte Wurzel ist außen aschgrau, innen weiß und ausdauernd, treibt einen 2—3 Fuß hohen, ästigen Stengel, und hat eirunde, spitzige, am Rande eingekerbte oder dreilappige Blätter und große, weiße, ganz platte Blumenschirme, die im Juli an den Stengel und Astspitzen zum Vorschein kommen. Die ganze Pflanze, namentlich aber die Wurzel, besitzt einen starken, gewürzhaften Geruch und einen heißen, den ganzen Mund einnehmenden, langanhaltenden Geschmack. Im Winter und Frühlinge ist sie am kräftigsten, und wird um diese Zeit auch zum medicinischen Gebrauche gesammelt. Man bedient sich ihrer bei Lähmungen der Zunge, in Mutterkrämpfen, hartnäckigen Fiebern, ist auch als schleimziehendes und zertheilendes Mittel und Engbrüstigkeiten &c. geschätzt, und wirkt harntreibend und magenstärkend. Am wirksamsten sind die wurzelsproßenartigen Wurzelköpfe. Wird wie die Engelswurz gebraucht; liefert auch ätherisches Oel, und wird zum Branntweinbrennen, sowie zum Schwarzfärben auf Seide benützt.

Mekkabalsam, (**Balsamum de Mecca**; **Opobalsamum verum**) aus dem Stamme von **Balsamodendron giliadense** ausschwitzender Balsam.

Melamborinde, die Rinde von Winter's Gewürzrindenbaum (s. d.); hat noch keinen bestimmten Gebrauch in der Offizin.

Melasse, der flüssige Theil, welcher sich beim Kochen des Zuckerrohrsaftes von dem dicklichen und körnigen absondert.

Melde (**Atriplex**), Gattung der Familie Immergrüngewächse; 1häusige Blüthen; bei den Männchen oder Zwitter 3—5theiligen Perigon; 3—5 Staubgefäße; bei den Weibchen ist der Perigon zusammengedrückt, 2lappig oder 2theilig; senkrechte, eiweißhaltige Samen; um die Kernmasse gekrümmter Keimling. — Arten: Garten-M. (**A. hortensis**), krautiger, aufrechter Stengel; herzförmige, dreieckige, gezähnte, glanzlose Blätter, davon die obern länglich, dreieckig, fast spießförmig; Fruchtperigon rundlich, eiförmig-kurz-zugespitzt, netzaderig, ganzrandig; einjährig; blüht im Juli in verschiedenen Spielarten grün, weißlich, roth, bunt und schwarz, reift im September, und wird durch Samen fortgepflanzt. Kommt fast in jedem Boden fort. Die frühzeitig abgeschnittenen Blätter werden wie Spinat zu Gemüse gekocht. Der Same erregt, in Menge genossen, Erbrechen. Stengel, Blätter und Blumen lassen sich in der Färberei benützen und geben einer mit Wismuth vorbereiteten Wolle eine schöne, dauerhafte, olivengrüne Farbe. — Spitzblätterige, weitschweifige M. (**A. patula**), 3 Fuß hoher, glatter, fast viereckiger Stengel mit lanzettigen, spitzen Blättern; wird bei uns häufig in Gärten, auf Schutthaufen, altem Gemäuer, an Wegen und Zäunen angetroffen, und zur Noth von Rindvieh, Ziegen und Schweinen gefressen; Schafe sollen krank davon werden. — Auch s. v. a. Gänsefuß (s. d.)

Melette, eine Feigenart, deren Früchte länglicher als breit sind.

Melilotenklee, s. v. a. gemeiner Steinklee.

Melisse (**Melisa**), Gattung der Familie Lippenblümler; von einander entfernte Staubgefäße, an der obern Spitze zusammengewachsene Staubkolbensäckchen; obere Blumenkronlippe concav, unten 3spaltig; 2lippiger, oben flacher Kelch. — Arten: Garten-M., Gebräuchl. M., Citronen-M. (**M. officinalis**; **M. graveolens**), krautige, aufrechte, ästige Pflanze; eiförmige, gekerbte, etwas behaarte, krause Blätter; eine wohlriechende Pflanze, die im südlichen Europa wild wächst, bei uns häufig in Gärten angetroffen wird. Sie hat eine ausdauernde, faserige Wurzel, weißlich-rothe, zuweilen auch röthliche, quirlförmige Blumen, welche fleißig von den Bienen besucht werden. Frisch haben die Blätter einen erquickenden, lieblichen Citronengeruch, der nach dem Trocknen noch schärfer wird und sich auch jedem wässerigen Aufgusse mittheilt. Zum Gebrauche sammelt man diese Blätter noch vor der Blüthe und schneidet sie jährlich von Johannis bis in August und immer in den Nachmittagsstunden, um sie trocken einzubringen, 2—3 Mal ab, trocknet sie so schnell als möglich an der Sonne oder bei der Ofenwärme, und verwahrt sie vor Feuchtigkeit, weil sie sonst viel von ihrer Kraft verlieren würden. Sie geben einen angenehmen Thee, der Blähungen vertreibt und den Magen stärkt. Durch Destillation erhält man daraus den Melissengeist, das Melissenöl und Melissenwasser, welche da angewendet werden, wo aromatisch-reizende Mittel zu gebrauchen sind. Die Blätter machen auch einen Hauptbestandtheil des Karmeliterwassers und frisch des Maitranks aus. Dieses gewürzhafte Kraut riecht vor der Blüthezeit am stärksten und angenehmsten, und gibt einen balsamisch-schmeckenden, bitterlichen Thee; wirkt gelind reizend, krampfstillend, schweißtreibend und etwas kräftigend, wird daher innerlich gegen Magenkrämpfe, Unterleibskrämpfe der Frauen, krampfhaftes Erbrechen, namentlich wenn diese Erscheinungen mit einem geschwächten und gereizten Nervensystem zusammenhängen, gebraucht, und leistet oft auch bei Hypochondrie gute Dienste; treibt bei gestörter, verhaltener Menstruation gelinde, namentlich wenn Gebärmutterkrämpfe mit im Spiele sind. Aeußerlich wirkt die M. zertheilend bei Geschwulsten, Rothlauf, Milchknoten in den Brüsten, Quetschungen, Blutunterlaufungen. Nicht selten wendet man sie auch zu stärkenden Bädern an, wobei man meist noch andere Mittel, je nachdem man eine Wirkung beabsichtigt, beisetzt, z. B. Camillen, Quendel, Lavendelblumen ꝛc. Innerlich gibt man den Thee von 2—3 Quent auf ein paar Tassen; äußerlich sind es Kräuterkissen, denen man zum Zertheilen gern noch Camillen oder Lavendelblumen beifügt. — Eine citronartig riechende Spielart der Katzenmünze wird häufig mit der M. verwechselt. — Siehe auch Drachenkopf.

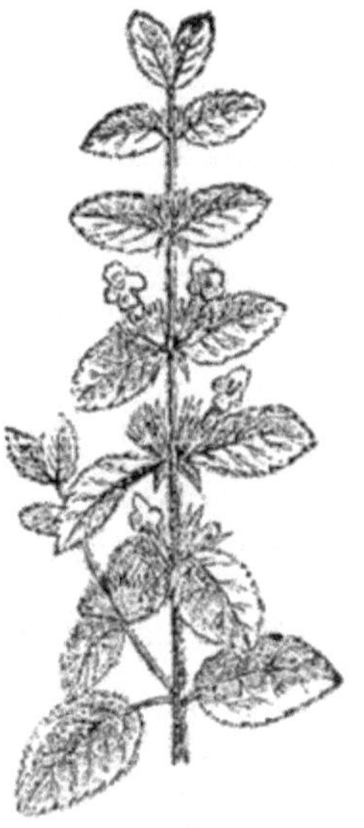

Gebräuchl. Melisse.

Melissenblatt, s. v. a. Immenblatt (s. d.)

Mell, Melle, auf dem Hundsrücken und in andern Gegenden s. v. a. Gartenmelde.

Mellen, die kleinen süßen Früchte ungepropfter, aus den Kernen erzogener Aprikosenbäume.

Melone, Gartenmelone, eine Art der Gattung Gurke (s. d.); ein zärtliches Gewächs, das im südlichen Europa gut im Freien gedeiht, bei uns aber nur auf Mistbeeten wächst. Die Wurzeln sind lang und ästig, die Blätter groß, rauh, herzförmig und winkelig eingeschnitten; die Blumen hochgelb, glockenförmig und getrennten Geschlechts; die Früchte in Größe, Farbe, Form und Geschmack sehr verschieden, und nur völlig reif (im August) eßbar. Die 5 Hauptarten sind: 1. Kantalupe, groß, mehr platt als rund, mit vielen Warzen und Beulen, dunkel- oder hellgrün, gelblich oder weißgeflammt; hat eine dicke Haut und ein festes, sehr gutes Fleisch, zart und gewürzhaft. Spielarten: schwarze italienische K., M. der Heiligen, große Frucht, Schale dick, schwammig, dunkelschwarzgrün, Fleisch dunkelgelb, süß und vorzüglich; frühe, versilberte Orangen-K., länglich, vorzüglich und leichter zu erziehen; rothe K., Fleisch dunkelroth und gut; spanische K., hat das zarteste Fleisch; Zwerg-K., Früchte kugelrund u. s. w. 2. Netz-M., Frucht ziemlich groß und lang, Schale dünn, dunkelgrasgrün, bei erlangter Reife aufspringend, wodurch sie netzartig wird; in Deutschland gemein; hat ein festes, dunkelorangegelbes, saftiges Fleisch. 3 Gereifte, gerippte M., große, 12reifige Frucht, grüne Schale, schön gelbes Fleisch. 4. Kleine, frühe Zucker-M., kleine, kugelförmige, mit einem Netz überzogene Frucht mit schmackhaftem, goldgelben Fleisch. 5. Weiße M., ovale, außen glatte und weiße Frucht, anfangs mit feinen Härchen besetzt; gelblich-weißes, sehr weiches und süßes Fleisch. Zum Auspflanzen soll der Same wenigstens 3—4 Jahre alt sein, denn von 1- oder 2jährigen Kernen führen die Samenlappen den jungen Pflanzen zu viel Nahrung zu. Der Same wird uneingeweicht Mitte März in ein erwärmtes Mistbeet zwei Zoll weit gesteckt; die 14 Tage alten Pflanzen werden in frische Beete weitläufig Abends versetzt und sogleich begossen. Haben die Pflanzen 6—8 Blätter, so nimmt man die obersten Spitzen der Ranken ab, damit sich Seitenranken treiben, welche fruchtbarer sind; jeder Pflanze läßt man drei Ranken mit weiblichen Blüthen, und an jeder Ranke 1—2 der schönsten Früchte. Unter größere Früchte legt man Steine, daß sie nicht faulen; sowie sie zu reifen beginnen, entfernt man Blätter und Rankenspitzen. Sterben die Ranken ab und geben die Früchte ihren eigenthümlichen Geruch von sich, so werden sie gepflückt, einige Tage an einen kühlen Ort gelegt, darauf mit Zucker und Pfeffer gespeist. Sie sind sehr kühlend und verursachen leicht Kolik, Krämpfe :c. Grün kann man sie scheibenweise mit Essig und Salz einmachen. Die öligen, süßlichen Kerne werden in der Medicin zu kühlenden Getränken (Orgeat), zu Emulsionen u. dgl. gebraucht. — Siehe auch Wassermelone u. dgl. Artikel.

Melonenbaum (Carica), Gattung der Familie Kürbisgewächse; zwei-, selten einhäusig oder vielehig; bei männlichen Blüthen 5zähnigen Kelch: 5spaltige, trichterförmige Blumenkrone, 10 Staubgefäße; bei den weiblichen Blüthen ist der 5zähnige Kelch sehr klein, die Blumenkrone fünfblätterig, Staubgefäße fehlen. Die fast fleischigen Beeren innen breiig. — Arten: Gemeiner M., Papayabaum (C. papaya), 20 Fuß hoher Baum in Ost- und Westindien, der den Palmen gleicht, einen geraden, einfachen, oben beblätterten Stamm treibt. Die Blätter sind 1½ Fuß lang, 1 Fuß breit, sitzen auf 3 Fuß langen Stielen, breiten sich unten wagrecht, oben aufrecht aus und bilden eine schöne Krone; die gelben, melonenartigen Früchte hängen herab, und werden wie Melonen gegessen. Gekocht sind sie gesünder, werden auch wie Gurken eingemacht und enthalten unreif einen Milchsaft. Der hohle Stamm gibt Dachrinnen u. dgl., der Bast Stricke und Gewebe, die Blätter Seife und die Stiele derselben Pfeifenröhren. Bei uns kann man diesen Baum aus Samen in Treibhäusern ziehen; er wächst schnell, verlangt ein fettes mit ⅓ Sand vermischtes Erdreich; muß im Sommer häufig, im Winter gar nicht begossen werden. Beim Versetzen darf man die Wurzel nicht verletzen — Der surinamische M. (C. posaposa), hat einen ästigen Stamm, lappige, unzertheilte Blätter, birnförmige, 8 Zoll lange, 3 Zoll breite Früchte von süßlichem Geschmack und angenehmem Geruch, die wie von der vorigen Art benützt werden. Die weitern Arten werden für giftig gehalten, namentlich der gefingerte M. (C. digitata), welcher 50—70 Fuß hoch wird, in Südamerika wächst, und wegen seinen giftigen Eigenschaften bekannt ist. Die Indianer nennen ihn Chamburu.

Melonenbaum, s. v. a. Affenbrodbaum.

Melonendistel (Melocactus), Gattung der Familie Ribselgewächse; röhrige Blüthen auf einem endständigen Kolben; 5—6 blumenblattartige Kelchzipfel; 6—18 Blumenblätter; fadenförmiger Griffel; glatte Beere. — Arten: Gemeine M. (M. communis; Cactus Melocactus), fleischiger, rundlicher, schwarzgrüner, 12—16 Zoll hoher Stamm mit 12—18 senkrechten, vorstehenden Rippen, auf deren Rücken büschelige, rothbraune Stacheln entspringen; dunkelpurpurrothe Blumen; verkehrt-eirunde Beeren; wächst im warmen Amerika auf steinigen Stellen und Felsen, blüht vom Juni bis August, und ist dort als erweichendes und zeitigendes Mittel bei Hautentzündungen bekannt; die Blüthen sollen gegen Syphilis gut sein, während man aus den eßbaren, süßen Beeren einen Syrup gegen Brustkrankheiten bereitet.

Melote (Melilotus), Gattung der Familie Schmetterlingsblümler; 5zähniger, glockig-röhriger Kelch; schmetterlingsförmige Blume; 10 zweibrüderige Staubgefäße; kurze, fast kugelige Hülse, die 1—3samig ist. — Arten: Gebräuchliche M. (M. officinalis; Trifolium Melilotus officin.; M macrorrhiza), Stein- oder Honigklee, kahler, aufrechter, 2—6 Fuß hoher Stengel; 3fingerige Blätter; zahlreiche, lockere Blüthentrauben; gelbe Blumen; eirunde, zur Reife schwarze, oben etwas zusammengedrückte, schwach flaumige Hülse mit grünlich-, gelblich- oder röthlich-braunem Samen; ändert ab; wächst in ganz Europa auf Wiesen, an Ufern und Gräben, in feuchten Gebüschen, ist zweijährig und blüht vom Juli bis September. Die obern blühenden Theile riechen stark, süßlich, schmecken bitterlich-schleimig und aromatisch-scharf, enthalten vorzüglich Schleim, ätherisches Oel und Benzoesäure; sie wirken innerlich krampfstillend, werden aber namentlich äußerlich als zertheilende Pflaster und zu solchen Umschlägen benützt. Wurde schon mehrfach als Riesen- oder Wunderklee als ergiebige Futterpflanze empfohlen, wozu sie jedoch des scharfen Geruchs wegen nicht geeignet ist. Dient in der Schweiz auch zur Bereitung der Kräuterkäse. Die Wurzel wird von den Kalmücken gegessen. Mit dieser kommt überein die schwefelgelbe M. (**M. Petitpiereana; M. off.**); weniger wirksam ist die weiße M. (**M. alba**). Blaue M. (**M. coerulea; M. Trif. coerulea; Trigonella c.**), 1—3 Fuß hoch, behaart; dreifingerige Blätter; kopfförmigen Trauben: weißlich-blaue Blumen; bauchige, eirund-ovale Hülsen; 1—2 schmutzig-gelbe Samen; ändert ab. Kommt aus dem nördlichen Afrika, wird in Europa hin und wieder angebaut, ist einjährig, blüht im Juni und Juli, riecht eigenthümlich stark, und zwar bald stärker, bald schwächer, je nach der Witterung, weshalb man glaubt, sie verliere und erhalte den Geruch täglich sieben Mal, daher der Name Siebengeruch oder Siebenzeit. Diente früher als schmerzstillendes, diaphoretisches, Auswurf beförderndes, harntreibendes, zertheilendes und wundheilendes Mittel. Wird in der Schweiz zu Kräuterkäse benützt, um ihm Farbe und Geruch zu geben.

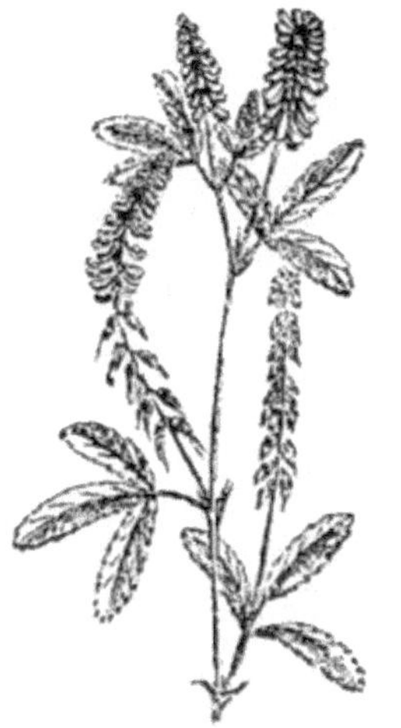

Gebräuchl. Melote.

Menderle (**Eranthemum**), Gattung der Familie Lippenblümler; 5spaltiger Kelch; teller- oder trichterförmige Blumenkrone; schlanke Röhre; 5theiliger Saum, 2 fruchtbare Staubgefäße; 2spaltige Narbe; gestielte, 2fächerige, 4samige Kapsel; scheibenförmige Samen. — Arten: Zweifarbige M. (**E. bicolor; Justicia bic.**), längliche, ziemlich kahle Blätter; blattwinkelständige, nackte, etwa 4blüthige Blüthenstiele; tellerförmiger Saum; wächst auf den Philippinen. — Langöhrige Justicie (**Just. Ecbolium**), in Ostindien, wo sie wächst, wird die Wurzel gegen Gicht und mit den Blättern gegen Steinbeschwerden gebraucht. Die Blätter dienen auch gegen chronischen Husten, und in Cochinchina gegen Panaritien. — Färbende und einseitsblühende J. (**Justc. inficiens & J. secundiflora**). in Peru färbt man damit blau, und in Cochinchina mit der Färber-J. (**J. tinctoria**) schön grün.

Mengelwurz, s. v. a. **Rumex crispus**.

Mentzelie (**Mentzelia**), Gattung der Familie Loasengewächse; walzige oder längliche, 5furchige Kelchröhre; 5theiliger Saum, 5 gleiche Blumenblätter; zahlreiche Staubgefäße; 3 Griffel; 1fache, kreiselförmig-walzige Kapsel; 3—6—9samig. — Arten: Steifhaarige M. (**M. hispida**), durchaus mit kurzen, steifen Haaren besetzt; 3—4 Fuß hohe, gabelästige Stengel; gegenständige, 2—4 Zoll lange, doppelt eingesägte Blätter; gabel- und endständige, einzelne Blüthen; goldgelbe, ovale Blumenblätter; 30—35 Staubgefäße; fadenförmige Griffel; 6samige Kapsel mit 3 Längsfurchen; ist ausdauernd, blüht in Mexiko vom Juni bis Sept., hat eine heftig purgirende Wurzel, welche gegen Syphilis häufig angewendet wird.

Merianie (**Meriania**), Gattung der Familie Weidrichgewächse; unterweibigen, glockige Blume mit 5—6spaltigem Kelch, 5—6 Blumenblätter; 10—12 Staubgefäße; kahler Fruchtknoten; fast keuliger Griffel; freie, ungeflügelte Kapsel. — Arten: Rosenrothe M. (**M. rosea**), 10—20 Fuß hoher Baum, mit kahlen, purpurvioletten Aestchen, ovalen, 3nervigen, glänzenden, am Rande knorpeligen und feingesägten Blättern; blattwinkelständigen Blüthen; große, rosenrothe Blumen; dicke Blumenblätter; 5seitige Fruchtknoten; halb vom Kelche umgebene Kapsel; blüht auf Jamaika vom Mai bis Aug. Die Blüthen geben einen angenehmen, bei Brustkrankheiten dienlichen Thee.

Merk (**Sium**), Gattung der Familie Doldengewächse; 5zähniger Kelchrand; verkehrt-eirunde Blumenblätter; an der Seite zusammengedrückte Spaltfrucht; weiße Blüthen. — Arten: Breitblätteriger M., Wassereppich, Wasserpetersilie (**S. latifolium; Drepanophyllum palustre**), verdächtige, bei uns an Bächen- und Sümpfen wachsende Schirmpflanze mit einem 3—4 Fuß hohen, hohlen, ästigen und knotige

Stengel, gefiederten, scharf sägenartig-gezähnten Blättern und gegen Ende Juli's weißen Blumen. Das Vieh frißt das Kraut, allein die Wurzel ist, nach Johannis ausgegraben, für Menschen und Thiere schädlich, indem sie Raserei verursacht und selbst den Tod herbeizieht. — Zucker=M. (S. sisarum), nützliche Schirmpflanze, welche wegen ihrer Wurzel auch in Gärten gezogen wird. Wurde aus China zu uns verpflanzt, und besteht die Wurzel aus 5 und noch mehr oben zusammengewachsenen, länglichen, fingersdicken Knollen, die ein süßes, gewürzhaftes Mark enthalten. Aus ihr erhebt sich ein 1—$1\frac{1}{2}$ Fuß hoher, ästiger Stengel mit gefiederten Blättern und einem weißen Blumenschirme. Das Kraut frißt das Vieh gern, die Wurzel aber gibt ein vorzügliches Gemüse zu Fleisch u. dgl. Auch kann man aus ihr Zucker und sehr guten Branntwein gewinnen. Die Kultur ist sehr leicht und erfolgt durch Samen, der im Herbst, weil ihm die Kälte nicht schadet, oder auch im Frühlinge in ein gutes Land gesäet wird. Schneller und besser vermehrt man sie durch Wurzelkronen. Diese werden über den Winter im Keller in Sand aufbewahrt und im Frühlinge in einen guten, lockern Boden 2 Zoll tief und 1 Fuß weit eingesetzt und bei trockener Witterung begossen, bis sie angewachsen sind. Nach der Reife schneidet man die Stengel ab, dann erst wachsen die Knollen recht. Gegen den Herbst sind sie 1 Fuß lang, dann nimmt man sie heraus und bewahrt sie im Keller auf. Man kann sie ohne Nachtheil den Winter über im Boden lassen. — Rinsi=M., Rinsing, Rinsikraut (S. ninsi), eine der Zuckerwurzel ähnliche Schirmpflanze, die in China wild wächst und in Japan kultivirt wird; hat gefiederte Blätter und eine weiße, fingersdicke Wurzel, die gewürzhaft=bitter schmeckt. Ist sie 3 Tage in Wasser eingeweicht, so wird sie über Wasserdampf gestellt, getrocknet und so in Handel gebracht. Sie hat magenstärkende, nährende Theile, und war früher als Heilmittel gegen alle Krankheiten sehr geschätzt; wird wirklich in der Medizin nur noch selten gebraucht, und darf nicht mit der Ginsenwurzel verwechselt werden.

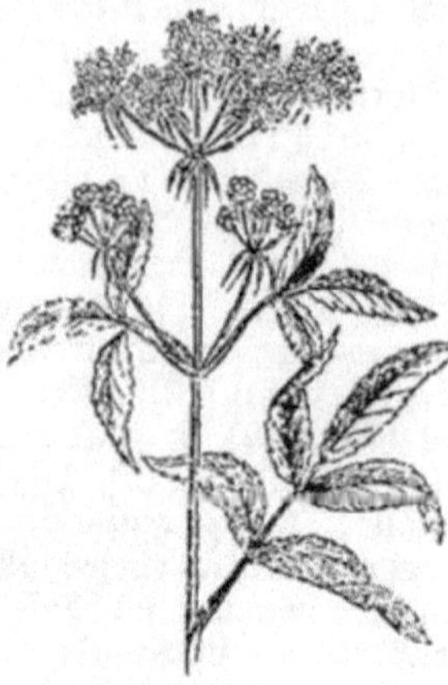

Zucker-Merk.

Merzwurz, s. Benedictenkraut.

Meschansker=Apfel, s. v. a. Borsdorfer.

Meserig, in Sachsen s. v. a. gemeiner Waldmeister.

Mesomale regnum, von Einigen angenommenes, zwischen Pflanzen und Mineralreich stehendes, die Pilze, Flechten, Conferven ꝛc. umfassendes Naturreich.

Metke, in verschiedenen Gegenden Deutschlands s. v. a. Feldahorn.

Mexikanische Bezoarwurzel, s. v. a. Psoralea pentaphylla.

Mexikanischer Thee, s. v. a. Chenopodium ambrosioides.

Mexikanisches Harz, dem Stocklack ähnliches Harz, das von den Aesten eines nicht näher bekannten Baumes gewonnen wird.

Meyerkraut, s. v. a. Amaranthus Blitum.

Meyran, s. v. a. Majoran.

Mezes=Male, ein Tokayer=Wein.

Mezzomonte, ein guter toskanischer Wein von rother Farbe.

Michauxerbse, s. v. a. schwarzaugige Brockelerbse.

Michelia Champaca, zu den Magnolien gehörige Pflanzenarten; die frischen Blüthen sind in Ostindien sehr wohlriechend, weshalb sie nach Bädern zum Haarschmücken, zum Streuen auf Lager und zu Salben benützt werden; fast alle Baumtheile sind bitter, aromatisch und scharf, weshalb sie den Darmkanal reizen und den Blutumlauf im Pfortadersystem vermehren. Die gepulverte Rinde dient mit warmem Wasser gegen Amenorrhöe und bewirkt bei Schwangern in größern Gaben Fehlgeburten. — M. montana, die Rinde wirkt wie Cascarille, nur schwächer. — M. Tsiampaca (M. sirecea), die wohlriechenden, bittern Blätter färben das Wasser roth, welches dann gut bei Augenkrankheiten ist.

Miconia holosericea, zur Gattung Marumie gehörige Pflanze; filzig behaart, und im warmen Amerika wie Feuerschwammm gebraucht. **M. alata**, eine Abkochung der Zweige und Blätter dient in Guinea zum Heilen von Wunden und Geschwüren, und die Rinde von **M. longifolia** zum Schwarzfärben. **M. tinctoria** wird in Brasilien zum Gelbfärben gebraucht.

Middel, in einigen Gegenden Deutschlands s. v. a. gemeines Zittergras.

Migé, ein geringerer Burgunderwein.

Migraine, einer der besten Burgunderweine, in der Nähe von Auxerre wachsend.

Mikanie (**Micania**), Gattung der Familie Vereinblüthler; einreihige, 4—5blätterige, 4blüthige Hülldecke: kleines, deckblättchenloses Blüthenlager; kurze, oben fast glockige Blumenkronröhre, vorragende Staubbeutel; haarige, 1reihige Fruchtkrone. — Arten: Giftwidrige M. (**M. guaco**), krautiger, bis 30 Fuß hoher, windender Stengel; kurzhaarige Aeste; 4—5 Zoll lange, eirund-elliptische Blätter, vielblüthige, blattwinkelständige Doldentrauben; schmutzig-weiße Blüthenköpfe. Blüht in Columbina im Mai, ist ausdauernd und heißt dort **Guaco** oder **Huaco**. Alle Theile riechen und schmecken durchdringend und etwas eckelhaft und haben die Heilkräfte der Wasserdosten (s. d.). Der Saft oder eine Abkochung der Pflanze ist vorzüglich gegen Schlangenbisse, über welche man zugleich einen aus der Pflanze bereiteten Breiumschlag legt; soll eben so gut gegen den Biß toller Hunde sein. — Heilbringende M. (**M. opifera**), wird in Brasilien **Erba de Cobra** genannt und gegen Schlangenbisse gebraucht. — Gebräuchliche M. (**M. officinalis**), heißt in Brasilien **Coraçao de Jesu**, und wird dort wie Cascarilla und China gebraucht.

Milchbaum, s. v. a. nützliche Tabernämontane (s. d.), auch s. v. a. spitzblättriger Ahorn.

Milchblume, s. v. a. **Polygala vulgaris**.

Milchdistel, s. v. a. **Carduus Marianus**.

Milchen, s. v. a. Hasenkohl.

Milchhorn, s. v. a. **Acer platanoides**.

Milchkraut, Meerstrandsmilchkraut (**Glaux maritima**), kleines, niedriges Pflänzchen mit saftigen Blättern und röthlich-weißen Blumen; wächst an den Meeresufer und Salzquellen rc. Ist roh oder als Gemüse eßbar, und gibt für Rindvieh ein vorzüglich gesundes, milchgebendes Futter, weshalb man es eigens anbauen sollte; vermehrt die Milch der Säugenden sehr.

Milchlattich (**Mulgedium**), Gattung der Familie Vereinblüthler; dachziegelige, vielblüthige Hülldecke; zusammengedrückte, kahle Schließfrüchte; borstenförmige Fruchtkrone. — Arten: Floridanischer M. (**M. floridanum**; **M. lyratum**; **Sonchus floridanus**, **Lactuca fl.**), kahler, 3—4 Fuß hoher Stengel, purpurröthlich oder schimmelgrünlich, an der Spitze doldentraubig; blaue Blüthen. Wächst in ganz Nordamerika an schattigen Stellen und Wegrändern, blüht im Juli und August und ist ausdauernd. Die sehr bittere Wurzel (**Gall of the earth**) dient gegen Schlangenbisse.

Milchpilze, s. v. a. Bärtling.

Milchschwamm, der weiße und der gelbe Pfifferling.

Milchstern, s. v. a. Vogelmilch.

Milchwundkraut, s. v. a. **Hieracium murorum**.

Milchwurz, s. v. a. **Polygala vulgaris**.

Milde, im Breisgau s. v. a. Gartenmelde.

Milhomes radix, Wurzel von **Aristolochia cymbifera** in Brasilien, gegen Schlangenbisse, Wechselfieber, Typhus angewandt.

Milisgras (**Milium effusum**), ein in schattigen Wäldern Europa's wachsendes, nützliches Gras mit fußhohem Halm, der getrocknet zu Strohhüten und anderem Flechtwerk dient; frisch riecht es angenehm und wird vom Vieh gern gefressen. Der Same gibt gutes Mehl zu Brod und Speisen.

Milzfarrn (**Ceterach**), Gattung der Familie Wedelfarrn; auf der Wedelrückseite bilden die Fruchthäufchen Querstreifen. — Arten: Gebräuchlicher M. (**C. officinarum**, **Asplenium Cet.**, **Grammitis Cet.**), büschelig-faseriger Wurzelstock; 2—4 Zoll hoher Wedel; wächst an Felsen und Mauern in Südeuropa, ist ausdauernd und hat im Juli und August Früchte. Geruchlos, schleimig, etwas adstringirend, und wurde früher unter dem Namen **Milzkraut** häufig gegen Milzkrankheiten, Verstopfungen der Eingeweide, Asthma, Wassersucht ꝛc. gebraucht. — **Großes Milzkraut**, früherer Name des buchtenfarrnartigen Wurmfarrn.

Milzkraut (**Chrysosplenium**), Gattung der Familie Gehörntfruchtler; 4, selten 5spaltiger Kelch; fehlende Blume; 8, selten 10 Staubgefäße; 1fächeriger Staubbeutel; 2 Griffel; 2 schnäbelige, 1fächerige Kapsel, die sich zuletzt in einen 4lappigen Becher ausbreitet und in der Mitte die glänzenden Samen trägt. — Art.: Wechselblätteriges M. (**Ch. alternifolium**), ausdauernd, wächst überall in feuchten, schattigen Gründen, hat tellerförmige, glänzende, stumpfausgezähnte Blätter und einen fingerlangen, glatten, saftigen, nach oben getheilten Stengel mit gelben Blumen, die im März und April erscheinen. Geruchlos, schmeckt schwach kressenartig, diente früher als **Herba Chr.** als auflösendes, gelind stärkendes Mittel bei Leber- und Milzanschoppungen, Harnleiden, chronischen Husten ꝛc.

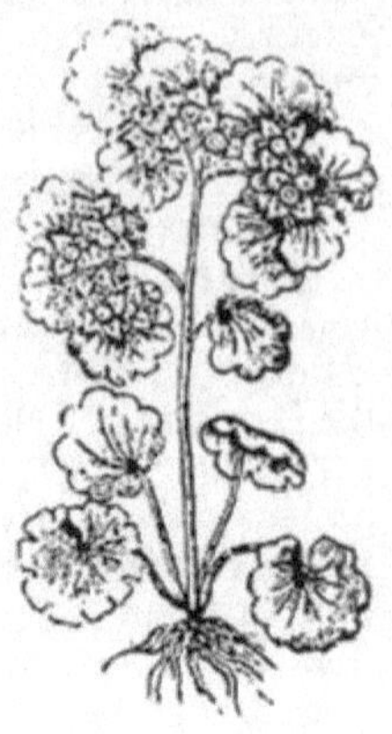

Milzkraut.

Mimose, s. v. a. Sinnpflanze (s. d.)

Minze (**Mentha**), Gattung der Familie Lippenblümler; von einander entfernte, gerade, oben auseinander tretende Staubgefäße; gleichlaufende Staubkolbensäckchen; trichterförmige, 4spaltige, fast gleiche Blumenkrone, woran der obere Zipfel ausgerandet ist; Haarleiste in der Röhre fehlt; 5zähniger Kelch. — Arten: Wilde M. (**M. sylvestris**), linealisch walzenförmige Aehre; pfriemenartige Deckblätter; schwach-geriefter Kelch; linealisch-pfriemliche Zähne, welche sich zuletzt etwas zusammenneigen; festsitzende, ei- oder lanzettförmige, gezähnt-gesägte Blätter; ausdauernd; blüht im Juli und August, reift im September. Hievon gibt es im wilden und im Kulturzustande eine Menge Spielarten mit zahllosen Zwischenformen, namentlich die gemeine M. (**M. syl. vulgaris**), filzige, flache oder etwas wollige Blätter; oft ist der Filz an den Stengeln locker und dicht, oft ist er angedrückt und weißlich, oft ist das Blatt oben dünner, unten nebst dem Stengel dichter befilzt. Wellenförmige M. (**M. s. Undalata**), Blätter meist kürzer, am Rande wellig und eingeschnitten gezähnt. — Krause M. (**M. s. Crispa**), Blätter rund und krauser. — Weichhaarige M. (**M. s. pubescens**), Blätter oben fast kahl, unten flaumig; die Stengel haben einen angedrückten Flaum. — Glatte M. (**M. s. glabra**), Blätter oben kahl, unten auf den Blättern leicht behaart; die ganze Pflanze sieht dunkelgrün aus. — Gekrauste M. (**M. s. crispata**), kahle, blasige, runzlich eingeschnittene, gezähnte Blätter. Wird oft als Krausemünze in Gärten gebaut. Wächst wild an Ufern, Gräben und Gebüschen, und kann in jeder gutgebauten und gutgedüngten Bodenart kultivirt werden. Die Fortpflanzung geschieht am leichtesten durch Wurzelsprossen, welche man im August in Reihen setzt, damit sie vor Winter anwachsen. In der Folge sind sie blos rein zu halten, und muß man die Beete alle 2—3 Jahre umlegen. Die jungen Zweige der 3. und 5. Spielart werden kurz vor der Blüthe abgeschnitten, im Schatten getrocknet und zu medicinischen Zwecken an trockenen, wohlverschlossenen Orten aufbewahrt. Durch Destillation gewinnt man daraus den Krausemünzgeist; auch dienen sie zu Liqueurs. Die kurzen Zweige der 4. Spielart werden in England als Würze an Salat, Erbsen und andere Gemüse gethan. — Pfeffer-M. (**M. piperita**), länglich-walzige Aehre; die obern Deckblätter lanzettlich, lanzettige Kelchzähne, von denen die des fruchttragenden Kelches gerade vorgestreckt sind; gestielte, längliche oder eiförmige, länglich-gesägte Blätter; ausdauernd; blüht im Juli, reift im September. Wächst wild im südlichen Europa, wird aber auch bei uns kultivirt, und verlangt einen gutgebauten, gedüngten, nahrhaften Boden und freien Standort. Fortpflanzung durch Wurzelausläufer, welche man im August oder Frühjahr

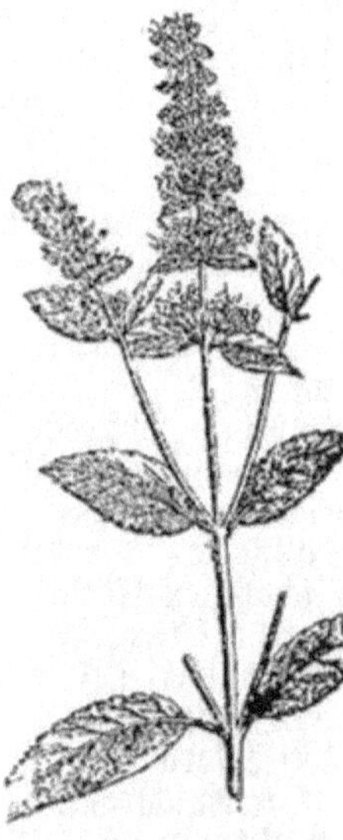

Pfeffer-Minze.

auf Beete 1 Fuß weit in Reihen pflanzt, im Herbst mit kurzem Dünger überstreut und im Frühjahr die Strohreste abrechelt. Nach etwa 3 Jahren legt man die Pflanzen auf ein anderes, frisch zubereitetes Land um. Wenn man jährlich den gleichen Ertrag erzielen will, muß man jedes Jahr ein frisches Beet anlegen, und die Pflanzung über den Winter stark düngen. Im Sommer vor der Blüthe schneidet man die jungen Zweige ab, trocknet sie im Schatten, und bewahrt sie an einem trockenen, wohlverschlossenen Orte auf. Durch Destillation gewinnt man daraus den Pfeffermünzliqueur, und sagt Dr. *Friedrich* über diese wichtige Arzneipflanze: Im Gebrauche ist das getrocknete Kraut und das Pfeffermünzöl. Die Pflanze blüht im Juli und August, findet sich an feuchten, sumpfigen Orten, wird aber hauptsächlich in Gärten kultivirt. Der Stengel ist feinhaarig, ästig, 4eckig, bräunlich-grün und wird 2–4 Fuß hoch. Die Blätter sind eiförmig, gestielt, zugespitzt, gegenüberstehend, scharf gesägt, mit feinen Haaren besetzt, oben glatt und dunkelgrün, unten blässer; die Blüthen sind gestielt, in gipfelständigen, quirlförmig vereinigten Aehren, violettroth; die Staubfäden sind kürzer als die Blume. Das Kraut, welches vor der Blüthezeit trocken einzusammeln ist, hat einen angenehmen, durchdringenden, gewürzhaften Geruch, einen aromatischen, kampherartigen, brennenden, hintennach kühlenden Geschmack. Das Oel ist etwas gelblich, bisweilen in's Grünliche überspielend. *P. belebt die Verdauungswerkzeuge, wirkt einer Nervenverstimmung oder Nervenreizbarkeit entgegen, krampfstillend, sehr blähungswidrig. Anwendung: Innerlich: bei krampf- und schmerzhaften Magen- und Darmbeschwerden, gegen Krämpfe, Blähungen, Mutterkolik, aufgetriebenen Unterleib bei Blähungen, krampfhaftes Erbrechen. Aeußerlich: zertheilend, mildernd bei Quetschungen, Rothlaufen, Rheumatismen, Anschwellungen, Milchknoten.* — *Form und Gabe: Der Thee*, 1 Loth auf 2 Tassen; das *Pfeffermünzöl*, ein Paar Tropfen auf Zucker, besonders gegen *Blähungen*. *Pfeffermünzzeltchen* — *kühlen* bei *Blähungen*, in der Hitze, um zu beleben und zu kühlen; auch in Klystieren wirkt P. sehr krampfstillend. — *Krause-M.* (**M. crispa**), von der vorigen Art durch kopfförmige, kugelige Blüthenähre und krause Blätter unterschieden, findet sich nur in botanischen Gärten, und wird wie die eben beschriebenen Arten benützt; hat einen angenehmen balsamischen Geruch, und scheint die besten medicinischen Kräfte zu haben, deshalb ist es zu verwundern, daß sie so selten vorkommt, zumal sie in ältern Zeiten häufig kultivirt wurde. — Legt man Münze in die Milch, so gerinnt dieselbe nicht; fressen Kühe solche, so vergeht ihnen die Milch.

Mirabelle, eine Pflaumenart, kugelig, goldgelb, weißduftig von ausgezeichnet angenehmem Geschmack; der kleine Baum kann als Zwergbaum gezogen werden und erträgt den Schnitt gut.

Mirbelie (**Mirbelia**), Gattung der Familie *Schmetterlingsblümler*; 5spaltigen, 2lippigen Kelch; 10 freie Staubgefäße; 2eiiger Fruchtknoten. — *Arten*: *Verbreiterte M.* (**M. dilatata**), ästiger Halbstrauch, welcher auf der Südwestküste von Neuholland im Juli blüht.

Mispel (**Mespilus**), Gattung der Familie *Rosengewächse*; blattiger Kelchzipfel, welche sich bei der Frucht zusammenneigen; die Steinfrucht hat an der Spitze eine große Fruchtnarbe; 5 Blumenblätter, 20 Staubgefäße: 2—5fächeriger Fruchtknoten; 1—5 Griffel. — *Arten*: *Gemeine M.* (**M. germanica**; **M. vulgaris**), baumartiger Strauch, welcher bis in's mittlere Deutschland wild wächst, wird 6—10 Fuß hoch, wächst krumm, hat filzige Aeste und Dornen, welche sich durch die Kultur verlieren, wodurch er auch viel größer wird. Die eirund-lanzettigen Blätter stehen auf sehr kurzen, fast unmerklichen Stielen; die weißen oder röthlichen Blüthen erscheinen im Juni, und hinterlassen kleine, röthlich-braune, trockene Früchte mit 5 steinartigen, großen Kernen. Kommt in jedem Boden, am besten in einer etwas feuchten und schattigen Lage fort, und je öfter er versetzt wird, um so größer und besser werden die Früchte. Kann durch Kerne, die aber zwei Jahre im Boden liegen, noch besser aber durch Propfen auf Aepfel- und Birnstämme, Weißdorn und Quitten vermehrt werden. Das Holz wird wie Birnbaumholz gebraucht. Eine Spielart hat apfelförmige (*Apfel-M.*), eine andere birnförmige (*Birn-M.*) Früchte, und unterscheidet man *kleine Gartenm.*, *große oder holländ. Gartenm.* und *M. ohne Kern*. Die M. sind nur genießbar, wenn sie durch Fröste und eine Art Gährung teigig geworden sind, wo sie einen angenehmen, weinsauern Geschmack haben. Mit Zucker, Wein und Butter gedämpft, sind sie eine gute Speise. Rinde, Blätter und Zweige dienen in der Gerberei; die Blätter zu Klystieren, namentlich in der rothen Ruhr. Der Genuß der Früchte verursacht Verstopfungen, weshalb man sie roh gegen Bauchflüsse und Ruhr anwendet. Die Blätter geben ein gutes Gurgelwasser. — Immergrüne M. (M. pyracantha), wird selten über 4 Fuß hoch und behält im Winter ihre dicken, glänzenden, steifen Blätter und ganze Büschel erbsengroßer, hellrother Beeren, weshalb man sie bei uns in Lustgärten zieht. Kommt in verschiedenen Spielarten vor.

Mispelbeeren, Früchte der Vogelkirsche.

Mispelle, in einigen Gegenden Deutschlands s. v. a. Mispel.

Mistel (Viscum), Gattung der Familie Geisblattgewächse; zwitterig und zweihäusig; den männlichen Blüthen fehlt der Kelch, die Blumenkrone ist 4, selten 3 oder 5theilig, und hat 4 Staubbeutel; die weiblichen haben eine mit dem Fruchtknoten verwachsene Kelchröhre, 4blätterige Blumenkrone, unterständigen Fruchtknoten. Einsamige, genabelte Beere. — Arten: Weiße M. (V. album), immergrüne, lästige Schmarotzerpflanze, die man häufig auf Obst- und Waldbäumen findet, von denen sie ihre einzige Nahrung zieht und durch die Rinde bis auf's Holz dringt, wodurch die Bäume großen Schaden leiden. Wird 2 Fuß hoch, der Stamm 1 Zoll dick, und bildet mit den sich kreuzenden, knotigen Aesten einen dichten, gelblich-grünen Busch, dessen Blätter dick, lederartig, länglich-eirund, glatt und mit starken Rippen durchzogen sind; trägt im Herbst weiße, erbsengroße, glatte, schleimige Beeren, welche von Dompfaffen und der Misteldrossel im Winter gefressen werden, wodurch die M. fortgepflanzt wird. Am schädlichsten werden sie, wenn sie sich oben in der Krone zwischen den Aesten ansetzen, indem sie sich von Zweig zu Zweig ausbreiten, ihnen die Säfte entziehen, daß sie absterben. Die Beeren geben mit Oel und Terpentin vermischt einen Vogelleim. Die auf Eichen gewachsenen geben ein kräftiges Wurmmittel für Kinder. In Krämpfen und der fallenden Sucht wendet man Blätter und Zweige nicht ohne Erfolg an. Die M. enthält einen flüchtigen Riechstoff, welcher mit Ammonium verbunden ist, Phytochlor, Pflanzenleim, Gummi, fettes Oel, Schleimzucker und etwas Gerbstoff enthält. Dient auch bei Krankheiten der Schleimhäute. — Die europäische Riemenblume ist die ächte Eichenmispel.

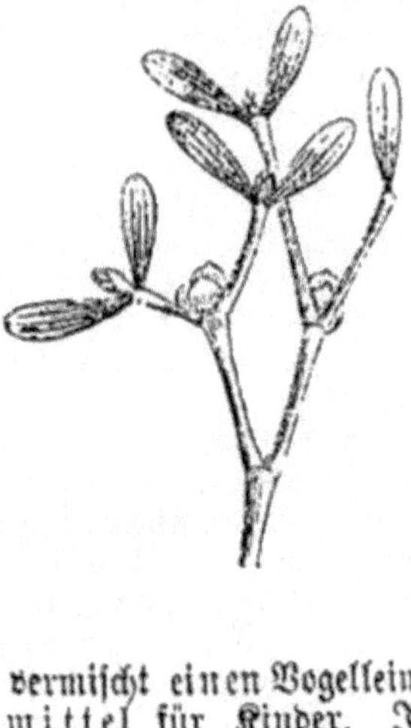

Mistpilz, s. u. Blätterschwamm.

Mittagsblume, s. v. a. Mesembryanthemum.

Modegewürz, kommt von der Gewürzmyrte; s. Myrte.

Möhre (Daucus), Gattung der Familie Doldengewächse; Früchte mit 4 gleichen, geflügelten Nebenriefen; Flügel bis zur Basis getheilt oder in eine einfache Reihe von Stacheln gespalten, flaches Eiweiß; Blüthen weiß, röthlich oder gelblich, die mittelsten manchmal schwarzroth. — Arten: Gemeine M. (D. Carota), gelbe Rübe; Karotte, wird wegen ihrer nützlichen Wurzel überall angebaut, und wächst wild auf magern Aeckern, an Wegen und auf trockenen Wiesen, es ist dann aber die Wurzel dünn, weiß, holzig, der Stengel 3—4 Fuß hoch, rauh, mit doppelt gefiederten Blättern, oben mit einem ziemlich breiten, röthlich-weißen Blumenschirme, davon das mittelste Blümchen größer und schwarzroth, gleicht zur Samenreife einem Vogelneste. Vor der Blüthe frißt jedes Vieh das Kraut, nach derselben wird es verschmäht. In der Blume suchen die Bienen Honig. Kultivirt wird die M. in Gärten und auf Aeckern, wo die Wurzel dicker, fleischiger, von citrongelber, goldgelber, weißer und röthlicher Farbe, oft 2—3 Pfund, in der Riesenmöhre, welche eine hellgelbe Farbe hat, oft 10 bis 12 Pfund schwer wird. Der Stengel wird 4—5 Fuß hoch; die Blätter sind größer und haben eine hellere Farbe, die ganze Pflanze ist glätter und in der Mitte des Blumenschirms fehlt das dunkle Blümchen. In lockerem, gutem, tiefgegrabenem Boden gedeiht sie am besten, und wird der Same im März oder April dünn gesäet; nach drei Wochen geht er auf, die Pflanzen sind vom Unkraute zu reinigen, wo sie zu dick stehen, zu verziehen, nach Umständen auch etwas zu behacken. Zum Gebrauche kann man sie den ganzen Sommer ausziehen, für den Winter aber nimmt man sie erst im Herbst aus der Erde, läßt sie eine Zeit lang in kleinen, schmalen Haufen auf dem Felde liegen, damit Sonne und Regen sie reinige, wodurch sie sich den Winter über im Keller oder in kleinen Erdgruben besser halten. Das Kraut, vorzüglich aber die Wurzeln, sind ein gesundes und nahrhaftes Futter für Mastvieh, Melkkühe, Schweine, Pferde, Hühner und Vögel, während sie in der Küche zubereitet und gespeist, wie Kartoffeln unter Brod gemischt und zu Branntwein benützt werden. Auch preßt man aus ihnen einen vortrefflichen Syrup (Möhrensaft), der in Husten und Brustkrankheiten, in der Ruhr rc. oder als Umschlag bei bösartigen Geschwüren mit dem besten Erfolge angewendet wird. Zerschnitten und geröstet sind sie ein sehr schätzbares Kaffeesurrogat, und roh gegessen ein ungemein wirksames Mittel gegen Würmer der Kinder. Aus den Samen gewinnt man ein nach Citronen riechendes Getränk, das auf Harn und Blähungen kräftig wirkt. Die wildwachsende M. wurde früher als **Semen Dauci syl.** als reizendes, blähungswidriges, harntreibendes Mittel gebraucht, jetzt aber nur noch gegen Hysterie und Wassersucht angewendet. Die Wurzel der kultivirten M. (**R. Dauci sativi**), enthält viel Schleimzucker, aromatisch-ätherisches Oel, ein fettes Oel, einen krystallharzigen, rothen Stoff, Apfelsäure, etwas Stärkmehl, und wirkt lindernd, einhüllend, zugleich auflösend und gelind reizend; sehr heilsam in Breiform auf fauligen oder callösen Geschwüren. Der Anbau der M. verbessert den Boden, indem sie ihn locker machen, ohne ihm viel Kräfte zu entziehen. Gibt man Kindern Morgens nüchtern gelbe Rüben zu essen, so wirken sie sehr wurmabtreibend.

Möhrenkümmel, s. v. a. Hirschwurz.

Mölerkraut, s. v. a. Mutterkraut.

Möllele, im Breisgau und Elsaß s. v. a. Aprikose.

Möllerbrod, der gemeine Hagedorn.

Mönchskirsche, s. v. a. Judenkirsche.

Mönchskopf, s. v. a. Löwenzahn.

Mönchsrhabarber (**Rad. Rhab. monachorum**), die officinelle Wurzel des Alpenampfers; s. u. Ampfer.

Mönchswurz, s. v. a. Wohlverlei.

Mösch, in Mecklenburg s. v. a. gemeiner Waldmeister.

Mogaleb (**Fructus Mahaleb**), der Same des Weichseltraubenkirschenbaums; gegen Steinbeschwerden gut.

Mohar, in Ungarn und Oesterreich s. v. a. kleine Kolbenhirse.

Mohn (**Papaver**), Gattung der Familie Mohngewächse; 2blätteriger, hinfälliger Kelch; 4 Blumenblätter; zahlreiche Staubgefäße; Griffel fehlen; 4—20strahlige Narbe; unvollkommen 4—20fächerige Kapsel, welche mit Oeffnungen unter der Narbe aufspringen. — Arten: Garten-, gewöhnl., betäubender M. (**P. somniferum**), oben verbreitete Staubfäden; fast kugelige, kahle Kapsel; längliche, ungleich gezähnte Blätter, oben mit herzförmiger Basis und ganz, unten buchtig und an der Basis verschmälert; einjährig, blüht im Juni und Juli, reift im Aug., und hat folgende Spiel- und Unterspielarten: 1. Grauer M., Samen grau, Blüthen rosenroth mit vier schwarzen Flecken. a. Schüttler, Samenkapseln springen von selbst auf, wodurch der Same ausfällt. b. mit geschlossenen Samenkapseln, wobei man den Samen ausdreschen muß. — 2. Blauer M., blauer Samen, fleischrothe Blüthen mit vier dunkelrothen Flecken. 3. Weißer M., Samen und Blüthen weiß, letztere mit vier rothen Flecken. 4. Gefülltblühender M., hat kleine Samenköpfe. Der M. will einen reichen, humosen Boden, eine geschützte Lage, und eine sehr frühe und dünne Aussaat, etwa 1 Pfund auf 1 Morgen. Die Stöcke sollen 1 Fuß von einander entfernt stehen. Muß mehrmals behackt werden. Werden Möhren darunter gepflanzt, so wird nie der höchste Ertrag erzielt. Der M. darf nicht über die Reife stehen, weil ihm sonst die Vögel zu sehr schaden und der Samen einen widrigen und bittern Geschmack annimmt. Um den Ertrag vollständig zu erhalten, schneidet man die Köpfe am besten auf dem Felde ab, und erhält man von dem Samen 47—50 Prozent Oel, welches sehr fett, rein und wohlschmeckend ist. Aus dem M. gewinnt man Opium auf folgende Art: Die Mohnköpfe werden, solange sie noch milchig sind, angeritzt, wodurch ein milchiger Saft aus den Ritzen quillt, der sich an der Luft zu einem Harze verdickt. Dieses ist der sogenannte Opium, welcher getrocknet und aufbewahrt wird. Einen geringern Opium erhält man, wenn man die ganze Pflanze mit den unreifen Kapseln kocht und den Saft eindickt; er wird übrigens nur in heißen Ländern gut, weßhalb er namentlich in Aegypten und dem Oriente gewonnen wird. Opium ist zähe und leicht, Geruch widrig, Geschmack bitter und scharf, Farbe rothbraun; an der Flamme muß er sich leicht entzünden, im Wasser fast gänzlich auflösen und dasselbe röthlich färben. Wird im Morgenlande wie bei uns der Branntwein gebraucht, um sich fröhlich zu machen, der häufige Genuß hat aber dieselben traurigen Wirkungen, als Erschlaffung, Auszehrung, Stumpfsinn ꝛc. Es gibt vier Arten Opium, nämlich 1. Levantischer, armenischer oder smyrnaischer O. (**O. levanticum s. smyrnaeum**), kommt in 1—2 Pfund schweren, rundlichen Stücken, in Mohnblätter gewickelt oder mit Samen von **Rumex orientalis** bestreut, zu uns; je nach der verschiedenen Güte mehr oder minder roth. 2. Persischer O. (**O. persicum**), kommt in fingersdicken, mit Papier umwickelten Stangen zu uns, und soll mit Reismehl vermischt sein. 3. Aegyptischer, thebaischer oder türkischer O. (**O. aegypt. s. thebaicum s. turcicum**), kommt in flachen, runden, in Mohnblätter gehüllten, 3—4 Zoll großen Broden zu uns: soll viel Meconsäure enthalten. 4. Ostindischer O. (**O. indicum**), kommt in länglichen, etwa 1 Unze schweren, schwarzbraunen Stücken vor, ziemlich weich, eckelhaft und oft mit Sand verunreinigt. Opium enthält: narkot. Alkaloid (Morphin); nicht narkot. Alkaloid (Narkotin oder Opian); sehr kräftiges Alkaloid (Codein), dann Narcein, Thebain, und eine stickstofffreie Substanz (Mekonin); ferner Kautschuk, Extractivstoff, braunes Weichharz und ein fettes Oel. Ein wichtiges Heilmittel, welches nach Form, Gabe und Constitution bald reizend, stärkend, erhitzend, bald beruhigend, schwächend und kühlend wirkt, und verursacht vorzüglich bei nervösen Leiden eine beruhigende Umstimmung des Nervensystems, und wird auch bei Kachexien, Ruhren und Diarrhöen mit Erfolg angewendet, ebenso bei Consumptionskrankheiten und einigen metallischen Vergiftungen, seltener bei Fiebern. — Unreife Mohnköpfe wirken wie Opium, nur schwächer, und geben ein Schlafmittel ab. Die Samen geben gute, einhüllende Emulsionen. Zum Gebrauch werden die Kapseln mit dem Samen getrocknet und verkleinert zu erweichenden, schmerzstillenden Umschlägen benützt. Sehr unvorsichtig und leichtsinnig ist es, wenn man vielschreienden Kindern einen Absud der unreifen Köpfe gibt, um sie zu beruhigen, indem daraus wirklich der Tod durch Hirnschlag, oder aber Abstumpfung der Sinnesthätigkeit, Dummheit, Blödsinn, verkümmerte Entwicklung des Körpers, namentlich des Gehirns entsteht. Das Mohnöl dient innerlich bei Entzündungen des Darmkanals, bei Brüchen, hartnäckigen Verstopfungen, sowie bei Vergiftungen, nachdem das Gift durch Brechmittel entfernt ist, äußerlich zu erweichenden Breiumschlägen, als Einreibungen zum Schmerz mildern. Innerlich zu Emulsionen werden 1—2 Löffel voll Mohnsamen gehörig zerrieben, mit 1 Schoppen Wasser allmälig zusammengerührt, durchgeseiht und zum Mildern und Beruhigen angewendet; äußerlich werden sie für sich oder mit andern Mitteln zu erweichenden, beruhigenden Breiumschlägen benützt. — Klatsch-M., Klatschrose, Feld-M., Schnalle, Kornblume (**P. rhoeas**), gemeine Pflanze, die bei uns auf allen Aeckern unter Getreide ꝛc. wächst; hat einen ästigen, behaarten, 1—2 Fuß hohen Stengel mit fiederförmig getheilten, eingeschnittenen Blättern und recht schönen, purpurrothen Blumen, welche im Juni und Juli erscheinen, und in glatten, kugeligen Kapseln ungemein viel Samen hinterlassen. Die ganze Pflanze riecht zerrieben unangenehm und schmeckt bitterlich. Rindvieh, Schafe und Ziegen fressen sie, Schweine und Pferde nicht. Der Blumensaft färbt Tuch, Seide, Baumwolle und Leinwand schön roth. In Holland gibt man damit den Käsen und bei uns den Weinen und Essig eine röthliche Farbe. In Irland werden die jungen Blätter gekocht und mit Butter und Käse vermischt, gegessen. Durch Kultur füllen sich die Blumen und werden sehr groß und schön gefärbt. Pflanzt sich durch den ausfallenden Samen von selbst fort. Soll mit den widrig riechenden, schleimigen Blättern Wein oder Obstmost roth gefärbt, und sie zu diesem Zwecke aufbewahrt werden, so muß man sie schnell trocknen und an einen trockenen Ort bringen, weil sie die Feuchtigkeit gern anziehen. Dieses Färben ist dem Getränk ganz unschädlich. Diese Blüthen enthalten gelbes Fett, Weichharz, einen rothen Farbestoff, Gummi, Amylum, Eiweiß, Äpfel- und Gallussäure, und bilden ein einhüllendes, schmerzlinderndes Mittel. Aus den Samenkapseln und Blumenblättern macht man einen Extract, der gegen Brustkrankheiten, Husten, in der Fallsucht ꝛc. gebraucht wird.

Mohnköpfe (**Capita Papaveris**), zerschnitten wirken sie als schmerzlindernde Kataplasmen bei Geschwüren jeder Art; eine Abkochung wird auch als Bähung bei krampfhafter Harnverhaltung, wie solches nach Nervenfiebern gerne vorkommt, auf die Blasengegend gelegt, und ist meist von sehr günstiger Wirkung.

Mohnrose, s. v. a. **Rosa gallica**.

Mohr, vegetabilischer, die Asche des Blasentangs, welche viel Jodine enthält.

Mohrendutte, im Breisgau s. v. a. blauer Trollinger.

Mohrenkümmel, s. u. Ammey; s. v. a. **Cuminum Cyminum**.

Mohrhirse (**Sorghum vulgare**), eine 5—8 Fuß hohe, schilfartige Hirsenart; sehr dichte Rispe; ist sehr ertragsreich, gibt aber ein dem Menschen widerlich schmeckendes Mahl, und verdient vorzüglich als Futter für Geflügel und Schweine Berücksichtigung.

Molle, Mollebaum (**Schinus**), Gattung der Familie Pistaziengewächse; 2häusig, 5theiliger Kelch, 5 Blumenblätter. Männliche Blüthen 10 freie Staubgefäße; weibliche unfruchtbare Staubgefäße. Wenig fleischige Steinfrucht, deren sehr harter Steinkern 6 Oelhöhlen enthält. — Arten: Gemeiner M. (**Sch. molle**), 8—10 Fuß hoher Strauch, der in Peru wild wächst, jedoch auch im südlichen Europa im Freien in einer mit Lehm vermischten Dammerde fortkommt. Er hat gefiederte Blätter und kleine weiße Blumen, welche lockere, traubenförmige Rispen bilden. Aus den röthlichen, erbsenähnlichen Früchten bereitet man ein gesundes Getränk, und durch Einkochen und Gährung einen Wein und Essig. Das Fleisch ist süßlich, der Kern aber bitter, weshalb man denselben zuvor in warmem Wasser absondern muß. Durch Stammeinschnitte erhält man einen wohlriechenden Balsam. Die gewürzhaften Blätter und die Rinde dienen äußerlich durch Auflegen gegen Schmerzen und Geschwülste der Füße, gegen Wunden und Geschwüre. Der balsamische Saft wird wie Mastix benützt, soll aber beim innerlichen Gebrauch Abführen erregen. — Ganzrandige M. (**Sch. areira**), wird in Peru wie die vorige Art benützt. — Pistacienblätterige M. (**Sch. therebinthifolius**), die bitterlichen, sehr aromatischen Blätter dienen zu Bädern; die gewürzhafte Rinde wirkt adstringirend; das wohlriechende Harz wird wie Mastix gebraucht, und aus den Kernen gewinnt man ein gutes Oel.

Molten, in der Gegend von Baireuth s. v. a. Melde.

Mombinpflaume (**Spondias**), Gattung der Familie Pistaziengewächse; zwitterige, zuweilen unfruchtbare Blüthen; kleiner, 5spaltiger Kelch; 5 Blumenblätter; 10 Staubgefäße; 5fächeriger Fruchtknoten; 5 kurze, dicke Griffel; fleischige Steinfrucht, deren Kern 5, durch Fehlschlagen 3—1fächerig ist. — Arten: Purpurrothe M. (**Sp. purpurea**), 15—30 Fuß hoher Baum; Rinde dick, Holz brüchig; Blätter abhaltend und unpaarig gefiedert; rothe Blüthen in kurzen Trauben; eirunde, 1 Zoll lange, purpurrothe, oft auch gelbe oder gelbrothe Früchte; blüht im März und April, wächst in Westindien und Südamerika. Das süßsäuerliche, sehr gute Fleisch wird roh gegessen, und ein Mus daraus bereitet, das sehr kühlend wirkt. Der Same soll schädlich sein. Wurzel, Rinde und Knospen wirken etwas adstringirend, während eine Blüthenabkochung besänftigend bei Hals- und Brustbeschwerden und die säuerlichen Blätter schweißtreibend sind. — Gelbe M. (**Sp. lutea**), die säuerlich-herben Früchte werden im warmen Amerika bei galligen Diarrhöen, Blutflüssen ꝛc. angewendet; Wurzel, Rinde und Knospen sind adstringirend, daher gut gegen Diarrhöen, Dysenterie, Blennorrhöen, zu Gurgel- und Augenwasser und gegen Geschwüre. — Mangoartige M. (**Sp. mangifera**), wächst auf Malabar und Coromandel, ergießt aus Rindeneinschnitten einen gelbrothen, harzigen Saft, welcher als Ambraharz zu tonischen Räucherungen dient. Die Wurzelrinde wird gegen Ruhren und das Holz gegen Gonorrhöen angewendet. Die wohlriechenden, guten Früchte werden 2 Zoll lang und auf verschiedene Art zubereitet gegessen. — Süße M. (**Sp. dulcis**), wächst auf den Societätsinseln, hat große, goldgelbe, reinettenähnliche Früchte, äußerst wohlschmeckend und durststillend, auch als gelinde eröffnendes, antibiliöses und antiseptisches Mittel bekannt. — Knollige M. (**Sp. tuberosa**), wächst in Brasilien, hat knollige Wülste an den Wurzeln, welche mit wässerigen Theilen angefüllt sind und zum Tränken der Maulthiere von Reisenden dienen. Aus den eßbaren Früchten kann man ein gewöhnliches und ein geistiges Getränk bereiten, während die Samen viel Oel enthalten.

Monarde (**Monarda**), Gattung der Familie Lippenblümler; ziemlich gleichen, 5zähnigen Kelch; verlängerte, 15nervige Röhre; 2lippige Blumenkrone; an der Spitze dreispaltig; 2 fruchtbare Staubgefäße; zahllose Staubfaden. — Arten: Scharlachrothe M., Doppelköpfige M., Hahnenkamm (**M. didyma**; **M. coccinea**; **M. purpurea**), fußhohe, nordamerikanische Pflanze, welche wegen ihrer schönen rothen und ungemein wohlriechenden Blumen zu einer Zierpflanze in Gärten und Töpfe empfohlen werden kann. Kann wie die Krausemünze als Thee und in Wechselfiebern gebraucht werden; ist 1jährig, blüht vom Juni bis August. Der Thee davon ist in England als Oswego-Thee bekannt. — Getüpfelte M. (**M. punctata**; **M. lutea**), 3—4 Fuß hoher, flaumhaariger Stengel; kurzgestielte, längliche, fast kahle Blätter; wirtelige Blüthen; 1 Zoll lange, kahle, gelbe Blume mit purpurrothen Punkten und Flecken; wächst in den wärmeren Staaten Nordamerika's, ist ausdauernd und blüht vom Juni bis October. Enthält sehr viel ätherisches Oel und wird daher als aromatisches, reizendstärkendes, zertheilendes Mittel häufig gebraucht. — Röhrige M. (**M. fistulosa**), 2—5 Fuß hoher, mit steifen Härchen besetzter Stengel, länglichen oder ovalen Blättern an zottig-wimperigen Stielen; endständige Blüthenköpfe; blaßrosenrothe, oder purpurröthliche, selten violette oder purpurrothe Blumen; ist in Amerika zu Hause, wird bei uns in Gärten gezogen und blüht vom Juni bis Sept. Blätter und Blüthen riechen angenehm gewürzhaft und schmecken bitterlich-aromatisch, und werden gegen Wechselfieber, sowie als zertheilendes, reizendes und stärkendes Mittel gebraucht. Von dieser Art gibt es viele verschiedene Formen.

Monatradieschen, Monatrettig, eine Spielart des Gartenrettigs (s. u. Rettig), mit kleiner, fast kugeliger, weißer, rother oder purpurvioletter, milder Wurzel, welche ihre Vollkommenheit schon nach 4—6 Wochen erreicht.

Monatsblümchen s. v. a. **Bellis perennis**.

Monatsblume, der Bitterklee; mehrere andere Pflanzen, welche den ganzen Sommer oder das ganze Jahr hindurch blühen.

Monatserdbeere, immerblühende Erdbeere, welche bis in den Winter gute Früchte trägt, und deshalb häufig kultivirt wird.

Monatsrose, eine in Syrien heimische Rosenart, welche bei uns in mehreren Spielarten kultivirt wird.

Mondklee, s. v. a. Schneckenklee.

Mondkraut, s. v. a. Mondviole

Mondraute, Mondkraut (**Botrychium**), Gattung der Familie Traubenfarrn; ungeschleierte, kugelige, etwas seitlich aufspringende, zweireihige, straußige Keimkapseln. — Arten: Gebräuchliche M., St. Waldpurgiskraut (**B. lunaria**; **Osmunda lun.**), wächst in ganz Europa auf trockenen, bergigen Wiesen, wird 4—5 Zoll hoch, hat einen bräunlich-grünen Stengel mit einem einzigen, etwas saftigen Blatte, welches aus 17—19 Blättchen gebildet wird, welche immer breiter werden und die Form eines Halbmondes haben. Oben bildet der Stengel mehrere Aeste, die mit den Befruchtungswerkzeugen in Form von Kügelchen versehen sind. Früher hat man diese Pflanze zu vielen abergläubischen Zwecken benützt; sie besitzt blos zusammenziehende Kräfte, weshalb sie jetzt wenig mehr beachtet wird. Man wendet sie nur noch bei Brüchen der Kinder, Wunden und Geschwüren, namentlich skirrhösen, an.

Mondsame (**Menispermum cocculus**), s. v. a. korkartige Fischkokkel; s. Fischkokkel, auch s. v. a. rothbraune Abuta (**M. abuta**).

Mondviole (**Lunaria**), Gattung der Familie Viermächtige; 4 aufrechte, unten höckerige Kelchblätter, 4 lila oder purpurviolette Blumenblätter; 4 mächtige Staubgefäße; dünner Griffel; große Schötchen; gerundete Samen. — Arten: Spitzfrüchtige M. (**L. rediviva**; **L. perennis**), mehrere Jahre ausdauernde Pflanze, welche im nördlichen Europa und in Deutschland in Wäldern und auf Bergen wild wächst, und auch in

Gärten wegen ihrer überaus wohlriechenden Blüthen gezogen wird. Die sehr ästige Wurzel ist holzig, und treibt frühe einen dicken Busch, aus welchem im Mai und Juni mehrere 1—2 Fuß hohe Stengel entspringen, an welchen wechselweise Blätter stehen, die oben mit Blumensträußchen geziert sind. Die Blumen hinterlassen 1—1½ Zoll lange, dünne Schötchen mit vielen Samen, welcher gegen den Herbst ausfällt und dadurch die Vermehrung der Pflanze bewirkt. Einmal in einem Garten, wuchert sie ungemein fort, namentlich an schattigen Stellen, wo sie oft ein Unkraut wird. Blüht im Mai und Juni. Der kressenartig riechende und schmeckende Samen war früher als **Semina violac lun.** officinell. — Stumpffrüchtige M., Silberblatt (**C. anua**), dauert 2 Jahre im Boden aus, hat große, herzförmige, zugespitzte Blätter und geruchlose, violette Blumen; wächst in Gärten ohne besondere Pflege. Der Same ist in durchsichtigen, 3häutigen Samenhülsen, welche wie Silber glänzen, und besitzt, wie bei der ersten Art, harntreibende Kräfte.

Monesiae cortex, adstringirende, aus Brasilien kommende Rinde, welche anscheinend von einem großen, nicht näher bekannten Baume herrührt.

Monocarpia, Pflanzen, die nur ein Mal Früchte tragen, also ein-, höchstens zweijährig.

Montagne, eine Pfirsichart; große, vorzügliche Früchte; für's Spalier geeignet.

Montagneweine, feine Sorten rothen und weißen Champagners, kommen von Sillery, Mailly, Ludes, Puits, Trois, Versenay, Versy 2c.

Montanbanweine, süße und starke, theils weiße, theils rothe Weine aus der Gegend von Montauban. Die besten sind die von Dusau, Beausoleil und St. Martial.

Montferat-Weine, piemontesische Weine geringerer Art.

Montinia acris, eine Art des Manglebaums; Strauch am Kap; alle Theile desselben sind bitter, namentlich die Früchte, welche scharf pfefferartig schmecken, und innerlich und äußerlich als Heilmittel dienen.

Montona, spanischer Weißwein, bei Alcudia auf Malorca gewonnen.

Montprinblanc, ein weißer Bordeauxwein.

Mont-Rachet, ein Burgunderwein.

Moorbeere, s. v. a. Sumpfheidelbeere und Bärentraube.

Moorhirse, eine sehr ertragsreiche Hirsenart, welche aber bei uns nicht immer zur Reife kommt.

Moorschmiele, s. v. a. Rasenschmiele.

Moos, Laubmoos (Muscus), bildet unter den Gewächsen mit unkenntlicher Blüthe eine eigene Pflanzenfamilie, und unterscheidet sich von den Aftermoosen, Schwämmen und Farrnkräutern vorzüglich durch ihre immergrünen und fast netzartig gebildeten Blätter, und büchsenartig verschlossene Kapseln, die wie kleine Knöpfchen auf Stielen stehen und den Samen enthalten. Man findet sie auf Steinen, Bäumen, auf der Erde und im Wasser; sie sind sehr dauerhaft, gedeihen aber doch mehr in kalten als in heißen Ländern. Sie können, wenn sie auch viele Jahre trocken gelegen, durch Feuchtigkeit wieder belebt werden. Sie bedecken öde Plätze, schützen zarte Wurzeln anderer Pflanzen gegen Kälte und Hitze und gewähren vielen Insecten, Larven und Eiern einen warmen Aufenthalt, vielen Vögeln und Säugethieren warme Nester und Lager, während selbst die Menschen sie zum Ausstopfen von Polstern benützen. Wo es sich in Gärten auf Wiesen 2c. zu sehr verbreitet, kann man es durch Vermehrung und Bestockung des Ruchgrases und durch Bestreuen mit Torfasche vermindern. Siehe die verschiedenen Gattungen der Moose unter den betreffenden Artikeln und Schlagwörtern.

Moosbeere (Oxycoccus), Gattung der Familie Heidegewächse; 4spaltiger Kelch, radförmige, 4theilige Blumenkrone; 8 zusammenneigende Staubgefäße; fadenförmige Griffel; 4fächerige Beere mit Fruchtnarbe. — Arten: Europäische M. (**O. palustris: Vaccinium O.**), ½ Fuß hoher, immergrüner Strauch mit glänzenden, unten weißlichen Blättern und röthlichen Zweigen. Er wächst in Europa in moosigen Gegenden oder in Sümpfen, die mit Torf gefüllt sind, namentlich bei Schneeberg, auf dem Brocken, Riesengebirge, Schwarzwald 2c. Die schönen rothen Blüthen erscheinen im Juni, und hinterlassen große, im Herbste reif werdende und den Sommer über hängen bleibende, in's Rothblaue spielende, auch gelbe, rothe, durchsichtige Beeren von weinsäuerlichem Geschmack. In Schweden bereitet man daraus einen Syrup, oder man macht sie zum

Verspeisen ein. In Schottland bilden sie einen einträglichen Handelsartikel der Landleute, während man in Rußland Punsch davon macht und oft statt des Citronensaftes benützt. Auch zum Weißsieden des Silbers sind sie brauchbar. Aus den Blättern bereitet man einen wohlschmeckenden Thee. Die Citronsäure enthaltenden Beere werden in der Officin wie Preißelbeere gebraucht, und sind ein kühlendes, entzündungswidriges, antiscorbutisches Mittel. — Großfrüchtige M. (**O. macrocarpus**), gleicht der vorigen Art ziemlich, hat kirschengroße, rothe Beeren, welche in Nordamerika **Cranberry** heißen und dort auf die gleiche Weise, wie die europäischen M. bei uns benützt werden.

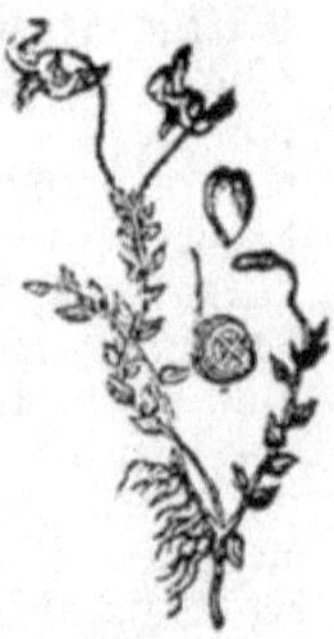

Europ. Moosbeere.

Mooserle, in einigen Gegenden Deutschlands s. v. a. klebrige Erle.

Moosheidel-, Moospreisselbeeren, s. v. a. Moosbeeren.

Moosrose, eine Spielart der 100blätterigen Rose, klein, und mit einem Anflug von Moos überzogen.

Mopamapa, ein peruanisches Baumharz, aus welchem ein schöner und dauerhafter Ueberzug für Holzarbeiten bereitet wird.

Moran, im Großherzogthum Darmstadt s. v. a. Majoran.

Morchel, gemeine, s. v. a. gemeine Faltenmorchel (s. d.)

Morellen, Weichselart mit saurer Frucht, hellroth, kurzstielig, Aeste hängend, treibt Wurzelausläufer.

Morgenhafer, s. v. a. weißer, türkischer Hafer mit Grannen.

Morgenstern, Gumbir, s. v. a. ächter Gambirstrauch (s. d.)

Morinde (**Morinda**), Gattung der Familie Krappgewächse; zwitterig; Blüthen in kugeligen Köpfchen, überweibiger Kelch; trichterförmige, 5spaltige Blumenkrone; 5—4 Staubgefäße; unterständigen, 2—3fächerigen Fruchtknoten; fadenförmigen Griffel; 2—4steinige Steinfrucht mit 1samigen Kernen. — Arten: Citronenblättrige M. (**M. citrifolia**), 6—9 Fuß hohes, kahles Bäumchen mit gestielten, 10—15 Zoll langen, 3—5 Zoll breiten, glänzenden, dicklichen Blättern; graulich-weiße, 5spaltige Blumenkrone; zottige Staubgefäße; die Steinfrüchte sind zu Kugeln wie Hühner- und Enteneier verschmolzen; wächst in Ostindien, blüht jährlich 2 Mal und hat eine rothfärbende Wurzel. Die Blätter dienen gegen Diarrhöen, Menostasien, und mit Kokosöl äußerlich gegen Nachwehen und andere Schmerzen. Die stinkenden Früchte dienen zum Verspeisen, gegen Disurie, Milz- und Gallenkrankheiten, Ruhren, Asthma &c. — Lorbeerblätterige M. (**M. royoc**), kahler, 12 Fuß hoher, schlanker Strauch mit herabhängenden, 4kantigen Aestchen, kurzgestielten Blättern, kleinen Blüthenköpfen, schneeweißen, 5spaltigen Blumen, 5 Staubgefäßen. Blaßgelbe, 2—4kernige Steinfrüchte; blüht in Westindien und Merico vom Juli bis Oct., hat übelriechende Früchte, und ist als Purgirmittel bekannt. Die außen gelbliche Wurzel ist ein harter, weißlicher Holzkern, mit einer fleischigen Schicht umgeben, die viel safrangelben Saft enthält. Durch Weingeist oder auch Wasser kann man diesen Farbstoff auszichen, und wird nachher Leinwand &c. dunkelbraun damit gefärbt.

Moringe, Moringabaum (**Moringa**), Gattung der Familie Cassiengewächse; 5theiliger Kelch; 5 Blumenblätter; 8—10 Staubgefäße; am Grunde verflachte Staubfäden; 1fächeriger Fruchtknoten; schotenförmige, 3 schalstückige, 3—vielseitige oder gerippte Kapsel. — Arten: Flügelsamige M. (**M. pterygosperma**), 30 Fuß hoher, schlanker Baum, mit sehr großen, 2—3 Mal gefiederten Blättern, ziemlich großen Rispen mit 3—5blüthigen, flaumigen Aesten und wohlriechenden, weißlichen Blumen; 3kantige, 1—1½ Fuß lange Kapsel mit dreieckigen, geflügelten, haselnußgroßen Samen. Wird in Ostindien und dem heißen Amerika kultivirt, blüht vom Juni bis Aug. Die gelbliche Wurzelrinde riecht und schmeckt meerrettig- oder senfartig, wird daher an Speisen gethan, und äußerlich als scharfes, innerlich als krampfstillendes, harntreibendes Mittel gebraucht. Die Stamm- und Astrinde ist weniger scharf, wird aber wie die Wurzelrinde gebraucht, während man die scharfen Blätter, welche wie die unreifen Hülsen auch ein Gemüse geben, auf Geschwulsten legt. Die Samenkörner sind als Behennüsse bekannt und wirken emetisch-purgirend; durch Auspressen geben sie ein geruch- und geschmackloses Oel, das **Behenöl**, welches nicht leicht ranzig wird und zu wohlriechenden Salben und Oelen sich vorzüglich eignet; dasselbe diente früher innerlich als Purgirmittel und äußerlich gegen Hautkrankheiten.

Moronobea (**Moronobea**), Gattung der Familie Guttagewächse; 5theiliger, bleibender Kelch; 5 Blumenblätter; in eine Röhre verwachsene Staubfäden; 5fächerigen Fruchtknoten; 1 in fünf hornförmige Zipfel gespaltenen Griffel; 5fächerige Beere. — Arten: Kugelblumige M. (**M. globulifera; M. coccineas Symphonia glob.**), bis 55 Fuß hoher Baum Brasiliens, bald schlank und auf andere Bäume gestützt, bald dick und steif, mit gegenständigen, länglichen, kahlen Blättern und scharlachrothen Blumen, welche in den ersten Monaten des Jahrs erscheinen. Aus Einschnitten in den Bast fließt ein gelber, gummiartiger Saft, der wie Gummigutt dient. Ein schwärzliches Harz wird durch Auskochen der Zweige gewonnen, welches wie Theer und Pech dient, aber auch ein äußerliches Heilmittel abgibt, wenn man es mit Coumir- und Anacouchini Harz vermischt.

Moschusholz, das Holz der gemeinen Zedrach, welches moschusartig riecht.

Moselweine, die an den Bergen um die Mosel wachsenden leichten, angenehmen, gesunden, rothen und weißen Weine, die in Ober- und Niedermoseler unterschieden werden. Zu ihnen zählt man auch die Weine aus dem Lüttich'schen, Luxemburg'schen und Lothring'schen.

Most, so nennt man den süßen Saft bis nach Vollendung der Gärung, welcher aus den Trauben, den verschiedenen Obstsorten 2c. gepreßt wird. Er bildet ein angenehmes und auch gesundes, abführendes und blutreinigendes Getränk, das namentlich jungen und vielsitzenden Leuten gut bekommt.

Mottenkraut, s. v. a. Gänsefuß und Kienpost.

Moxa, Brenncylinder, welche in China aus dem Moxabeifuß bereitet werden; s. u. Mora.

Mudarwurzel, a. wahre M., von **Calotropis procera**. ein Surrogat der Ipecacuanha; b. große M., von **Cal gigantea**, ebenfalls Brechen erregend.

Mückenbaum, s. v. a. Schwarzpappel.

Mückenbein, in mehreren Gegenden Deutschlands s. v. a. Sandhafer.

Müllen, s. **Vitex**.

Müllerbrod, in mehreren Gegenden Deutschlands s. v. a. gemeiner Weißdorn.

Münzbalsam, s. v. a. Krausemünze.

Münze, s. v. a. Minze (s. d.)

Muhar, in Ungarn s. v. a. kleine, orangegelbe Kolbenhirse.

Mullkrapp, der Abgang von den Wurzelfasern, Schalen 2c. des Färberkrapps, welcher gleichfalls gebraucht, natürlich aber weit geringer bezahlt wird.

Multbeere, s. v a. Maulbeere, Maulbeerstrauch.

Mundbaum, in einigen Gegenden Deutschlands s. v. a. gemeine Esche.

Mundholz, Mundweide, in einigen Gegenden Deutschlands s. v. a. gemeiner Hartriegel.

Mundrose, s. v. a. Rosenmalve.

Murucuje (**Murucuja**), Gattung der Familie Seidenpflanzengewächse; einfache äußere, häutig-röhrenförmige Beikrone, welche walzig oder kugelförmig ist; der 1. und 2. innere Reihen derselben sehr kurz; zwitterig; 5theiliger Kelch; 5theilige Blumenkrone; 5 Staubgefäße; gestielter Fruchtknoten; 3 Griffel; breiige, 1fächerige Beere; bemantelte Samen. — Arten: Mondblätterige M. (**M. ocellata**), rankender, sehr hoher Strauch mit kahlen Stengeln, querlängliche, 2lappige, etwas halbmondförmige Blätter; 1 oder 2 blattwinkelständige, scharlachrothe Blüthen; ovale, violette Beere von der Größe eines Taubeneis; blüht in Westindien fast immer, und besitzt wurmwidrige, schweißtreibende, eröffnende und antihisterische Heilkräfte. Heißt auch **Passiflora murucuja**.

Muschelblume (**Pistia**), Gattung der Familie Wasserlinsengewächse; einhäusig, 2blüthige Blüthenscheide, unten weiblich, darüber auf einem Stiel die männliche Blüthe; vielsamige, 1fächerige Frucht; horizontal liegender Samen mit schwammigem Samenmantel. — Arten: Schwimmende M. (**P. stratiotes**), schwimmt frei im Wasser, treibt nach unten büschelige Wurzelfasern; in Rosetten gehäufte, keilförmige, schwammige, zottige Blätter; blattwinkelständige, weißlich-grüne, unten zottige Blüthen; birnförmigen Keim an der Spitze der Kernmasse; ist einjährig und wächst in allen Welttheilen zwischen den Wendekreisen. Gut bei Blutharnen, erysipelatösen Geschwüren und Wunden. Die Blätter wirken kühlend und heilend bei Dysenterie, Dysurie, Blutspeien, Blutflüssen, Hautausschlägen und als Wundmittel.

Muskateller, eine Weintraubensorte; in Ungarn und Oesterreich wird fälschlicherweise der Gutedel mit diesem Namen belegt, was schon zu häufigen Verwechslungen Veranlassung gab. — Ein kräftiger Rebstock mit langem, rothbraunem, punktirtem Holz; in Spanien, dem südlichen Frankreich häufig angebaut, nun auch in Deutschland, will aber sehr warm und sonnig, daher besonders für's Spalier geeignet, zumal er so schnell wächst, daß oft ein einziger Stock einen ganzen Giebel bedeckt. Liefert in südlichen Ländern einen ausgezeichneten Wein, bei uns nur geringen.

Muskatellerbirne, deutsche, große, abgestumpfte, grüne, dann gelbe Birne, mit schmelzendem, angenehmem Fleisch; für Wirthschaft und Tafel vorzüglich, darf aber erst spät abgenommen werden. Der schnell wachsende Baum gedeiht überall. — Französische, süße M., kugelige, gefleckte, grüne Gartenbirne.

Muskatellerkirsche, eine Süßweichselart; hellbraune, weinsäuerliche, sehr gute Frucht; reift im Juli.

Muskatenbalsam, Muskatenbutter, eine aus frischen Muskatennüssen gepreßte, butterartige Masse, welche aus zwei festen und einem ätherischen Oele besteht, und in fast tafelförmigen, oft verfälschten Stücken zu uns kommt. Wird den Muskatnüssen gleich in der Heilkunde gebraucht.

Muskatenblüthe, der von den Muskatnüssen abgeschabte, an der Sonne getrocknete Samenmantel der Muskatnuß; wird mit Meerwasser besprengt, nach dem Trocknen fest in Säcke (Sokkol) eingenäht und dann verschifft.

Muskatenbohne (**Faba pechurim, s. buchari**), Macis- oder Pechurimbohne, die Frucht eines auf Java und in Brasilien wachsenden Strauchs; mandelähnlich, in der Mitte gespalten, nur dicker als die Mandeln und 1—2 Zoll lang, auf einer Seite erhaben, auf der anderen der Länge nach vertieft; außen schwärzlich, innen lichtbraun: Geruch sehr angenehm und kräftig; Geschmack gewürzhaft und muskatnußartig, weshalb man sie statt derselben häufig gegen Durchfall, Ruhren 2c. mit Erfolg anwendet. Es wird auch ein gutes Oel daraus gewonnen.

Muskatentraube, s. v. a. Muskateller.

Muskathyacinthe (**Muscari**), Gattung der Familie Kronlilien; zwitterig; kugelig-eirunde oder walzige Geschlechtshülle; 6 Staubgefäße; kugelige Fruchtknoten; kurzer Griffel mit stumpfer, 3lappiger Narbe. — Arten: Aechte M. (**M. moschatum**), schimmelgrün und spannenhoch; bandförmige Blätter und dichte Traube; eirunde, sehr wohlriechende, grünliche Blüthen mit bräunlich-röthlicher Mündung; blüht im Orient im Mai, ist ausdauernd und wird häufig in Gärten gezogen. Heißt auch **M. ambrosiacum; Hyacinthus m.** — Traubige M. (**M. racemosum**), Schaft 3—6 Zoll lang, Blätter länger und bandförmig; Blüthe sehr dunkelblau, oben kleiner und geschlechtslos. Im südlichen und mittlern Europa auf grasigen Bergebenen, in Weinbergen und auf Aeckern, ist ausdauernd, blüht im April und Mai, und wird wegen der wohlriechenden Blüthen häufig in Gärten gezogen.

Muskatnuß, amerikanische, die Früchte der muskatnußartigen Gewürzbeere; s. u. Gewürzbeere; s. v. a. Muskatenbohne.

Muskatnuß, Muskatnußbaum (**Myristica**), Gattung der Familie Osterluzeigewächse; zwei, selten einhäusig; unförmige Blüthenhülle mit 3spaltigem Saum; Staubfädensäule mit 9—12 Staubbeuteln; zweilappige Narbe; steinfruchtartige, 1samige Beere, welche in zwei Klappen endigt; von einem netzartigen Mantel umgebene Samen; harte, brüchige, leicht vom Kern sich trennende Samenhäute. — Arten: Aechter M. (**M. moschata; M. officinalis; M. aromatica; M. fragrans**), über 30 Fuß hoher Baum mit wirtelig stehenden Aesten und abwechselnden, dünnen, langen, hängenden Aestchen; röthlichbraune oder grauliche, innen rothe Rinde; elliptisch-längliche, zugespitzte, kahle, oben dunkelgrüne, unten blasse, wohlriechende Blätter; männliche Blüthen traubig und gelblich-weiß; weibliche Blüthen zu 2—3 auf einem kurzen, ziemlich dicken Blüthenstiele, gleichfalls gelblich-weiß; kleine, abgerundete Deckblättchen; einzelne hängende, birnförmige, über 2 Zoll dicke, gelbliche, innen weiße, fleischige, pfirsichartige Früchte mit großem, ovalen Samen, an der Basis der fleischigen Fruchthülle befestigt, schwarzbraun, mit einem fleischigen, lederigen, geschlitzten, orange- oder karmoisinrothen Mantel; unter der harten Samenhaut liegt der große, ovale, marmorirte Kern. Ursprünglich auf den Molukken zu Hause, jetzt aber auch in andern Welttheilen kultivirt; blüht fast das ganze Jahr. Der als Muskatenblüthe (**Macis**) bekannte Mantel und die Muskatnuß (**Nux moschata**), der Kern, werden als Gewürz gebraucht, sind offizinell, und können jährlich dreimal geerntet werden. Durch Auspressen gewinnt man daraus ein flüssiges und fettes Oel, nebst etwas ätherischem Oel, und ist als Muskatenbalsam (s. d.) bekannt. Die Muskatenblüthen geben einen sehr kostbaren, blutrothen Balsam. Man unterscheidet sogenannte männliche M. (**amscale mâle**), oder wilde Muskatnüsse, und weibliche oder zahme (**musc. femelle**); erstere sind größer und rühren von wildwachsenden Bäumen her, elliptisch, 1½—2 Zoll lang, schwach riechend, leicht, stehen niedrig im Preise und werden leicht von Würmern angefressen; letztere, die allein zu uns kommen, sind mehr kugelig, auf den hervorstehenden Runzeln röthlichgrau, in den Vertiefungen aschgrau. Sie lassen sich mit dem Messer schaben, sind ölig und von stark gewürzhaftem Geruch und Geschmack. Gute Nüsse müssen schwer, ohne Wurmstiche und gehörig voll sein. Die schönsten kommen von den Molukken. An wurmigen Nüssen werden die Löcher bisweilen verstopft, oder es werden ganze Nüsse aus Thon, Mehlteig und gestoßenen Muskatnüssen nachgemacht. Beim Aufschneiden zeigt sich aber nicht die regelmäßig geaderte Zeichnung. Die beste Muskatblüthe ist die helle von Isle de France; sie müssen stark riechen und schmecken, werden in Säcken versandt und in gut verschlossenen Gefäßen aufbewahrt. Jetzt werden sie mehr als Gewürz und seltener als Heilmittel angewendet. Eine Abkochung von Hafergrütze mit geriebener Muskatnuß versetzt, ist ein gutes Heilmittel gegen Diarrhöen. Das Oel kommt zu wohlriechenden und stärkenden Arzneien und Salben. Nüsse und Blüthen enthalten ein flüchtiges, hitziges Oel, und werden als schätzbare, magen- und nervenstärkende, auch Blähungen treibende Mittel gebraucht. Außerdem besitzen sie schmerzstillende Eigenschaften, müssen aber mit Vorsicht angewendet werden, weil größere Dosen wie Opium wirken und dann leicht schlimme Folgen haben können. Die Holländer suchen den Werth der Nüsse immer sehr hoch zu steigern, und verbrannten davon 1760 eine Menge im Werth von 8 Millionen Livres. — Röhrenblumiger M. (**M. tubiflora**), ähnlicher Baum mit mehr schwarzbrauner, meist gewürzhafter Rinde; 3—6 Zoll lange, 1—1½ Zoll breite, lederige Blätter; Blüthen in Trauben; überhängende, längliche, strohgelbe und rostbraun getüpfelte Kapseln; festfleischige Fruchthülle; gegen 2 Zoll lange, walzige, rauchgraue Samen mit dünner, brüchiger Samenhaut und graubraunem Samenkern; an den feuchten Küsten von Neuguinea. Samenmantel und Samenkern sehr gewürzhaft, aber unangenehm. — Schülferiger M. (**M. Lepidota**), bis 80 Fuß hoher Baum; lanzettige, 2½ — 4 Zoll lange, 1—1½ Zoll breite Blätter, lederig, oben kahl und glänzend, unten seidenartig-schülferig, gelblich, alt silberweiß; blatt- und seitenständige Blüthen; birnförmige, abstehende, 1½ Zoll lange ochergelb schülferige Kapseln, dickfleischige, 2schalstückige Fruchthülle, zuerst rothbrauner, dann safranfarbener Samenmantel, ovaler, nicht ganz 1 Zoll langer Samen mit dünner, brauner Samenhaut und runzeligem Samenkern. Wächst auf der Küste von Neuguinea und den benachbarten Inseln, wird wie die ächte M. gebraucht, ist aber etwas schwächer.

Mussända (**Mussaenda**), Gattung der Familie Krappgewächse; zwitterig; überweibiger Kelch; 5theiliger Saum; trichterförmige Blumenkrone; zottiger Röhrenschlund mit 5theiligem Saum; 5 Staubgefäße; unterständiger Fruchtknoten; eirunde, fleischige, mehrsamige Beere. — Arten: Zottige M. (**M. landia**; **M. latifolia**; **M. holosericea**; **Rondeletia landia**), zottig beasteter Baum mit weichhaarig-zottigen, ovalen Blättern; jeder Ast 3—5blüthig, mit sehr zottiger Blumenkrone; fast trockene Beere. Wächst in Maskarenhas. Die Rinde dieser und der verwandten Art (**M. Stadmanni**), ist unter dem Namen Belahé- oder Bela-aye-Rinde als tonisches, fiebervertreibendes Mittel wie China geschätzt. Sie gleicht der dicken, gerollten, gelblichen Chinarinde, ist dicht, blaßgelb, außen mit schmutzig-gelblich-grauer Oberhaut und kleinen, weißlichen Blättchen, innen fahlgelb. Schmeckt zusammenziehend und riecht gewürzhaft wie China.

Mutisie (**Mutisia**), Gattung der Familie Vereinblüthler; mehrreihige, dachziegelige Hülldecke; Randblüthen weiblich; fehlende Staubgefäße; strahlige, ungleich zweilippige

Blumenkrone; geschnäbelte, kahle, lange Schließfrüchte; federige Fruchtkrone. Wickelrankige Sträucher. — Arten: Dreizähnige M. (**M. tridens**), liegender Strauch mit stielrundem, kahlem Ast, sitzenden, bandförmigen, 1—1½ Zoll langen Blättern, die lederig und unten graufilzig sind. Wächst mit den rosenrothen Blüthen auf steinigen Felder im südlichen Chili.

Mutterblume, die gemeine Küchenschelle.

Mutterbohne, auf dem Hundsrücken s. v. a. Feuerbohne (**Phaseolus multiflorus**).

Mutterharz (**Gummi Galbanum**), der Galbanum wirkt vermöge seines Reichthums an ätherischem Oel unter allen Gummiharzen am stärksten auf das Gefäßsystem und erhitzend. Man schreibt ihm eine vorzugsweise erregende Wirkung auf den Uterus zu. Die auflösende Wirkung, sowie die Secretion und Resorption befördernde, steht der des Asants nach. Es wird fast in allen bei dem Asant angegebenen Fällen angewendet, nur muß hiernach mehr auf entzündliche und Reizzustände gesehen werden und ebenso auf Brustleiden. Es paßt nur für torpide und phlegmatische Konstitutionen und besonders bei hysterischen und hypochondrischen Leiden, bei Störungen der Menstruation, bei Unterleibskrankheiten, bei atonischer Verschleimung und Schleimflüssen.

Aeußerlich benützt man es wie den Asant. Die **Tinctura galbani spirituosa** wird bei chronischen Rheumatismen mit Nutzen eingerieben. Kopp rühmt sie als Umschläge mit Wasser vermischt gegen Augenschwäche nach Anstrengung des Sehorgans, gegen atonische, skrophulöse Augenentzündungen und Augenblenorrhöen.

Die Dosis in Substanz in Pillenform ist 5—15 gr. einigemal täglich. Vogel empfiehlt bei Nervenzufällen die **Tinctura galbani aetherea** zu 5—10 Tropfen alle 2—3 Stunden. Das **Gummi galbanum** ist ein Bestandtheil des **Emplastrum de Galbano-crocatum**, des **Emplastrum oxycroceum** und Anderer.

Mutterkorn, in nassen Jahrgängen erleidet der Roggen eine Veränderung, indem die Körner in Brand übergehen und schwarz werden, und heißt dann M., welches eigentlich ein Pilz ist, der sich am Korn festsetzt; oft Ursache des Mißwachses der Getreidearten. S. Hautbrand.

Mutterkraut, s. v. a. Kamillenmutterkraut; s. u. Kamillen.

Mutternelken (**Antophylli**), die Früchte der Amboina-Nelken und der Compagnienelken; haben weniger Arom, als die ächten Gewürznelken und werden bei uns nicht mehr angewendet; s. u. Gewürznelken.

Mutterwurz, s. v. a. Bärwurzel und Wohlverleiwurzel.

Mutterzimmt, der Zimmt, welcher von dem ceilonischen Zimmtbaum abstammt; s. u. Zimmt.

Myoporum (**Myoporum**), Gattung der Familie Kugelblumengewächse; 5theiliger Kelch; teller- oder glockenförmige Blumenkrone mit 5lappigem Saum; 4 zweimächtige Staubgefäße; endständiger Griffel; beerenartige, 4samige Steinfrucht; drüsige, manchmal klebrige Sträucher. — Arten: Kleinblätteriger M. (**M. parvifolium**), starkstämmiger Strauch; wechselständige Blätter; weiße Blumen; ist auf der Südküste Neuhollands zu Hause.

Myrcie (**Myrcia**), Gattung der Familie Kreuzblumengewächse; 4—5theiliger Kelchsaum; 4—5 Blumenblätter; zahlreiche Staubgefäße; einfach-narbiger Griffel; kugelige, meist 1fächerige Beere. — Arten: Lederige M. (**M. coriacea**), Strauch mit steifen Aesten, ovalen, 1—2 Zoll langen, lederigen, glänzenden, oben etwas drüsigen Blättern, weißen Blüthen und schwarzen, pfefferkorngroßen Beeren. Ist auf den Caraiben einheimisch, wo die Rinde zum Gerben dient, während mit dem Holz gelb, grün und kaffeebraun gefärbt wird. Die adstringirenden, citronartig riechenden Blätter dienen gegen Diarrhöen, Blutflüsse und als antiseptisches Mittel, ebenso die Blüthen, wogegen der Samen für lithontriptisch gilt.

Myricarie (**Myricaria**), Gattung der Familie Immergrüngewächse; 5theiliger Kelch; 5 Blumenblätter; 10 Staubgefäße, sitzende, kegelförmige Narbe; 3schalstückige Kapsel; mit einem Wollschopf versehenen Samen. — Arten: Deutsche M. (**M. germanica; Tamarix germ.**), kahler, aufrechter, oft 8 Fuß hoher Strauch mit sitzenden, lanzettigen, abstehenden Blättern, welche an jüngern Aesten dachziegelartig und ausgestochen punktirt sind; endständige, 3 Zoll lange Aehren; rosenrothe Blüthen; außen seegrüne, innen glänzend-braune Kapseln; wächst im mittlern Europa an Bächen und Flüssen, blüht zuerst im Mai und dann im Sommer wieder. Die graue Wurzel- und Stammrinde riecht gut balsamisch und etwas adstringirend bitter, und wird als **Cortex Tamarisci s. Tamariscis** gegen Haut- und Unterleibskrankheiten, Anschoppungen, Gelbsucht ꝛc. gebraucht. — Die krautigen Aeste von **M. herbacea** werden von den Mongolen als Thee, und das Holz in Tibet als Heilmittel gebraucht.

Myrobalanenbaum (Phyllanthus emblica; **Phyllanthus embl.**), hoher Baum, welcher in Ost- und Westindien wild wächst; er hat gefiederte Blätter, schöne glockenförmige Blumen und trägt viele Früchte, welche unsern kleinen Pflaumen gleichen. Sie sind grün von Farbe, enthalten eine Nuß und haben anfangs einen herben, zuletzt aber süßen Geschmack. Die Früchte werden in China und Japan getrocknet, mit Zucker- oder Salzwasser eingemacht und für sich oder zu andern Speisen gegessen. Die Früchte kommen im Handel unter dem Namen Myrobalanen vor; sie dienen gegen chronische Diarrhöen, Dysenterien, Cholera und andere Gallenkrankheiten; Blätter und Blüthen haben dieselben Heilkräfte. Die Frucht wird roh gegessen; s. **Terminalia**.

Myrrhe (**Myrrha**), das aus der Rinde des Myrrhenbalsambaums (s. Balsambaum) schwitzende Harz, welches in braunrothen, feltglänzenden, eckigen Körnern in Haselnußgröße zu uns kommt; ist zerreiblich, hat einen gewürzhaft bittern, etwas scharfen Geschmack und einen ziemlich starken, angenehm aromatischen Geruch. Diese Körner sind im Wasser löslich, und geben mit demselben eine gelbliche Milch; auch in Wein und Bier sind sie löslich. M. wirkt sehr stärkend, darf aber bei Fiebern, Entzündungen, während der Schwangerschaft oder weiblichen Periode nicht angewendet werden, ebensowenig bei Säugenden oder vollblütigen Personen, sondern nur bei wirklicher Schwäche von Personen, die phlegmatischer, gedunsener, reizloser Natur sind. Auch darf man sie nicht in zu großen Gaben geben, sonst kann sie Schmerzen im Magen und in den Gedärmen erregen; beim weiblichen Geschlecht entstehen daraus Gebärmutterblutungen. Innerlich wendet man die M. an bei Magen- und Darmverschleimungen, Beschwerden im Verdauungsprozeß, wo die genossenen Speisen nur schwer verdaut werden, zu lange unverdaut im Magen liegen bleiben, Druck, Vollheitsgefühl, Blähungen ꝛc. verursachen, sowie gegen träge Hämorrhoiden und Leberanschwellungen, wo das Blut schleimig und dickschwarz ist und in Folge hievon der Blutumlauf nur träge stattfindet. Gegen Lungensucht ist die M. gleichfalls gut, wenn dabei viele schleimige, übelriechende, eiterige Stoffe ausgeworfen werden; ausgezeichnete Dienste leistet sie bei Verschleimung der Gebärmutter und der Harnblase. Aeußerlich wirkt sie gut als Gurgelwasser bei brandigen, fauligen Halsgeschwüren, als Mundwasser bei faulen Zähnen und schwammigem, leichtblutendem Zahnfleisch, sowie als Verbandwasser bei schlechten, fauligen Geschwüren. Zu Gurgel- und Mundwasser mischt man 20—30 Tropfen Myrrhentinktur mit einem Löffel Rosenhonig unter ein Glas Wasser; zu Verbandwasser bei faulen Geschwüren mischt man 40—60 Tropfen Myrrhentinctur unter einen Absud von Wohlverleiwurzel, wozu man noch etwas Rosenwasser gießt. Eine vorzügliche Salbe zum Verbinden krebsartiger, fauliger Geschwüre erhält man, wenn man 1 Quent Myrrhenpulver mit etwas Weingeist pulverisirt, mit 3 Quent präparirtem Holzkohlenpulver und so viel Schweinefett, als zur Salbenform nöthig ist, mischt. — Innerlich wird theils die Myrrhentinctur, theils eine Auflösung der Myrrhe in Wein, Bier oder Wasser gebraucht. Die Tinctur bereitet man aus 1 Quent M., $^1/_8$ Schoppen guten Fruchtbranntwein, und gibt davon auf ein Mal 6 Tropfen unter etwas Wasser. Diese Gabe wird täglich zwei Mal wiederholt. Bei der Auflösung in Wein, Bier oder Wasser, welche beliebter ist, kommen auf $^1/_4$ Schoppen Flüssigkeit 5—8 Gran Myrrhen, welche man den Tag über nimmt. Eine Verbindung der M. mit Honig ist sehr zweckmäßig. Die Dosis innerlich in Substanz als Pulver mit Zucker abgerieben ist 3—8 **gr.** einige Mal täglich. — Das **Extractum Myrrhe aquosum** wird zu ℈ß—j gegeben. — Die Tinctur zu 10—30 Tropfen.

Myrrhenkerbel (**Myrrhis**), Gattung der Familie Doldengewächse; undeutlichen Kelchrand; verkehrt-eirunde Blumenblätter; eingerollte Samen, weiße Blüthen. — Art.:

Wohlriechender M. (**M. odorata; Scandix od.**), dicke, vielköpfige Wurzel; 2—3 Fuß hoher, gerillter, zottiger Stengel; große, 3—2fach gefiederte, unten zottige Blätter; aus 8—10flaumigen Strahlen bestehende Dolden; weiße Blumen; bis 1 Zoll lange, glänzendbraune Spaltfrucht; wächst im mittlern und südlichen Europa bis nach Asien in Gebirgsgegenden auf feuchten Stellen und Waldwiesen, ist ausdauernd und blüht im Juni und Juli. Ist auch unter dem Namen spanischer Kerbel bekannt, riecht anisartig, und wurde früher wie der Gartenkerbel gebraucht.

Myrte (**Myrtus**), Gattung der Familie Myrtengewächse; kugeliger Kelch mit 4—5theiligem Saum; 4—5 Kronenblätter; eine 2—3fächerige, vom Kelche gekrönte Beere mit wenigen nierenförmigen Samen. — Arten: Gemeine M. (**M. communis**), 3—8 Fuß hoher, schöner Strauch oder Bäumchen, mit rissiger, schwärzlichbrauner, außen grauer Rinde, welche sich theilweise ablöst, zahlreichen Aesten, davon die ältern stielrund, die jüngern viereckig, schwärzlich-rostbraun, ganz jung etwas flaumig sind. Die sehr verschieden geformten, meist aber eirunden, zugespitzten, ganzrandigen Blätter sind steif, lederartig, glänzend-dunkelgrün, kurzgestielt und mit erhabener Rippe versehen. Die gegenständigen Blüthen haben verkehrt-eirunde, concave Blumenblätter, und eiförmige, kurzgespitzte Kelchzipfel; rundlich-ovale, schwammige, schwärzlich-blaue oder weißliche Beere, hat in jedem Fach 4—5 weiße Samen; wächst in den Ländern am Mittelmeer auf felsigem Boden, blüht im Juli und August und wird in unsern Gärten häufig kultivirt, weil die immergrünen Blätter sehr schön sind und sammt den Blüthen ungemein wohl riechen. Den Alten galt sie als Symbol der Tugend und Schönheit der Venus und hatte unter dem Namen **Venus Myrta** einen eigenen Altar. Bis auf den heutigen Tag gilt ein Myrtenkranz als die schönste Zierde auf dem Haupte der jungfräulichen Braut. Die M. wird durch Samen, Ableger und Stecklinge fortgepflanzt, welche man im Juni oder Juli in ein mäßig warmes Mistbeet legt, und gegen die heiße Sonne schützt; auch in Töpfen kann man sie an mäßig warmen, sonnigen Orten ziehen, und verlangen eine fette, mit Sand vermischte Erde, und im Sommer viel Feuchtigkeit, während sie im Winter in's Glashaus oder in's geheizte Zimmer kommen. Blätter und Früchte wirken tonisch-reizend, und sind gut bei Diarrhöen, Blennorrhöen, passiven Blutflüssen, Wassersuchten ꝛc. Wenn man die Beeren mit Wein übergießt, so erhält man ein gutes, magenstärkendes Mittel. Die bekanntesten Spielarten sind: Buchsbaum-M. mit kleinen, hellgrünen, glänzenden Blättern; röm. M., mit lanzettförmigen, spitzen Blättern; italienische M., mit eirund-zugespitzten, dichtstehenden Blättern; bontische M., mit eirund-lanzettigen, sehr spitzen Blättern; portugiesische M., mit breiten, zugespitzten Blättern; belgische M., mit gleichbreiten, kleinen Blättern und kleine, spitzblätterige M. (**M. luma**), hat schmackhafte Beeren, welche in Chili gegessen werden. **M. microphylla** hat rothe, erbsengroße, sehr süße und gute, in Peru geschätzte Beeren.

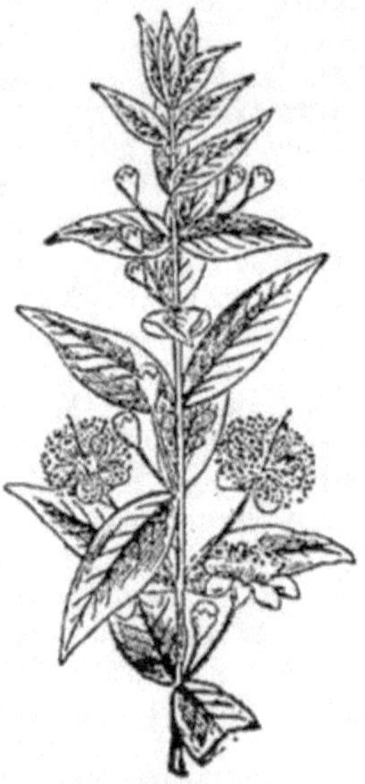

Myrtenblätter, brabanter, die officinellen Blätter des gemeinen Gagel (s. u. Gagel.)

Myrtenkerbel, s. v. a. Myrrhenkerbel.

Myrtenseide, s. v. a. Gagel, namentlich der gemeine (s. d. unter Gagel); auch s. v. a. Wachsbaum (s. d.)

Myrtenwachs, durch Auskochen der Beeren mehrerer Myrtenarten, besonders von **Myrica cerifera** erhaltenes Wachs.

Myrti brabanti herba, das früher offizinelle Kraut von **Myrica gale**.

Myrtidanum, galläpfelartige Auswüchse an den ältern Zweigen der Myrte.

N.

Nabak, säuerlich-süße, lieblich riechende Steinfrucht von der Größe einer Herzkirsche.

Nabelflechte (**Umbilicaria**), Gattung der Familie Knauelflechten; horizontale, blattartige Lager; schwarzes freies Keimlager; hornartige Keimplatte. — Arten: Nördliche N. (**U. hyerborea**; **Gyrophora hyp.**; **U. papillosa**), lederig-häutiges, oft 2 Zoll Durchmesser habendes Lager; wird in Island als Nahrungsmittel gebraucht und wächst an Steinen und Felsen in ganz Europa. — Cylindrische N. (**U. cylindrica**; **U. crinita**; **Lichen cyl.**; **Gyrophora cyl.**), lederiges, blaubraunes, graugestreiftes, 1—2 Zoll Durchmesser habendes Lager, am Rande schwarzfaserig; dient in Island zur Nahrung und wächst auf europäischen Gebirgen. — Blätter-N. (**U. pustulata**), fast spannengroß; lederartiges Lager mit Blasen; dient zur Bereitung chinesischer Tusche, und wächst in Süd- und Mitteleuropa auf Bergen und Bergebenen, auch in Nordamerika, namentlich an Quellen, Bächen ꝛc.

Nabelkraut, s. v. a. Löwenmaul und Steinbrech.

Nabelstrauch, kapischer, (**Aitonia capensis**), ein sehr schöner Zierstrauch, welchen man aus Afrika in unsere Gärten verpflanzte, in welchen er den Sommer über in geschützten Lagen recht gut fortkommt, im Winter aber in's Glashaus oder in ein entsprechendes Zimmer gebracht werden muß. Wird nur einige Fuß hoch, hat einen aufrechten Stamm mit lanzettförmigen Blättern und rothen oder weißen Blumen, welche, wenn der Strauch gehörig alt ist, fast das ganze Jahr sichtbar sind. Will man dieß schöne Gewächs im Frühjahr in einen andern Topf versetzen, so darf man die Wurzelfasern nicht beschneiden, und ist im Winter nur spärliches Begießen nöthig.

Nachtblume (**Nyctanthes**), Gattung der Familie Sapotillgewächse; röhriger, 5zähniger Kelch; tellerförmige Blumenkrone mit 5—8theiligem Saum; 2 Staubgefäße; kopfig-narbiger Griffel; papierartige, herzförmige, 2schalstückige Kapsel. — Arten: Indische N. (**N. Arbor-tristis**; **Scabrita scabra et triflora**), baumartiger, bis 28 Fuß hoher Strauch, welcher aus der Wurzel viele Nebenstämme treibt; flaumhaarige, 4seitige Aestchen; 3—5 Zoll lange, 1—3 Zoll breite Blätter; endständige Rispen aus kleinen, 5blüthigen Trugdolden; die orangegelben, weißgesäumten, sichelförmigen Blumen öffnen sich bei Sonnenuntergang und fallen Morgens ab. Blüht immer, wird in Ostindien unter dem Namen **Hursinghar** kultivirt, indem die sehr angenehm riechenden Blumen sammt dem Samen ein gutes herzstärkendes Mittel abgeben, und ein daraus bereitetes Wasser vorzüglich gegen Augenkrankheiten ist. Die orangenfarbene Blumenröhre dient zum Gelbfärben der Speisen.

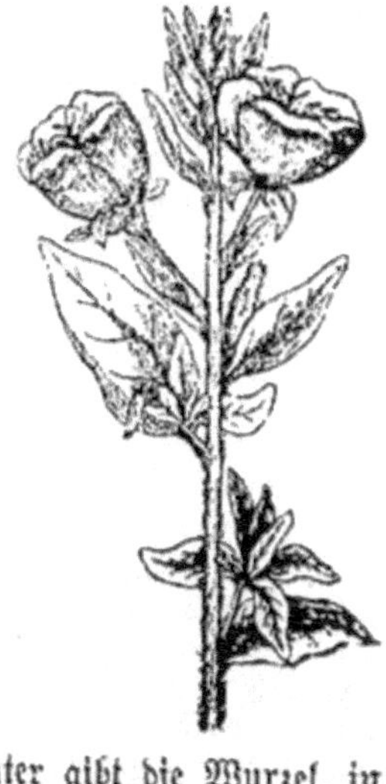

Nachtkerze (**Oenothera**), Gattung der Familie Nachtkerzengewächse; oberständiger, 4theiliger, abfallender, langröhriger Kelch; 4blätterige, ausgerandete Blumenkrone; kreuzfarbige Narbe; 4fächeriger, 4klappiger Kapsel; haarschopflose Samen; meist abwechselnde, ganze oder fiederspaltige Blätter; meist gelbe Blüthen, welche sich Abends öffnen. — Arten: Gemeine oder zweijährige N., spanische oder Rübenzunge (**O. biennis**; **Onagra bi.**), schöne Gartenpflanze, welche 1640 aus Virginien nach Europa kam. Sie wird gegenwärtig bei uns überall in Gärten und selbst verwildert auf Aeckern, Anhöhen und in Gebüschen getroffen, und hat eine zolldicke, spindelförmige Wurzel, aus welcher im zweiten Jahre ein 5—6 Fuß hoher, rauher, ästiger Stengel mit eirund-lanzettförmigen Blättern aufschießt. An dessen Spitze und an den Seitenästen erscheinen nach und nach im Juli und August goldgelbe Blumen, welche eine Art Aehre bilden, und einen schwachen, aber sehr angenehmen Geruch verbreiten; es dauert jedoch keine Blume über einen Tag. Sie öffnen sich alle erst gegen Abend, blühen die Nacht hindurch, schließen sich wieder im Sonnenschein und fangen sodann zu verwelken an. Im Winter gibt die Wurzel, in kleine Scheiben geschnitten, und mit Essig und Oel angemacht, einen gesunden Salat, oder mit Fleischbrühe gekocht, ein nahrhaftes Gemüse. Im Allgemeinen wird diese Pflanze wie Sellerie behandelt und will sie keinen frischgedüngten Boden. Die angenehm süßlich schmeckende Wurzel (Rapontica) ist sammt den Blättern als eröffnendes, blutreinigendes Mittel geschätzt. Die Wurzeln muß man im Herbst des ersten Jahrs herausnehmen, da sie sonst nicht mehr brauchbar sind. Viele andere Arten, welche meist auch aus Amerika stammen, sind als Zierpflanze geschätzt, z. B. **O. acaulis**, Blüthe weiß, zuletzt rosa; **O. amoena**, Blüthe roth-weiß, am Grunde rosa, in der Mitte roth; **O. fraseri**, schön gelb; **O. Lindleyana**; blüht purpurroth, am Grunde weiß; **O. macrocarpa**, goldgelb und langöhrig; **O. mollissima**, sehr wohlriechend, hellgelb oder weiß; **O. pumila**, gelb, klein und zärtlich; **O. purpurea**, purpurroth; **O. Romanzowii**; **O. speciosa**, herrliche weiße, im Grunde gelbe Blume; **O. rosea**, rosa und schön klein; **O. tetraptera**, weiß, später rosa und groß.

Nachtröschen, in verschiedenen Gegenden Deutschlands s. v. a. Nachtkerze.

Nachtschatten (**Solanum**), Gattung der Familie Nachtschattengewächse; 5theiliger Kelch, radförmige, 5spaltige Blumenkrone mit sehr kurzer Röhre, zusammengeneigte Staubgefäße, welche an der Spitze mit zwei Löchern aufspringen; 2fächerige Beere, die am Grunde vom Kelch umgeben ist. — Arten: Bittersüß oder steigender N. (**S. dulcamara**), 2—15 Fuß langer, in Gebüsch sich aufrichtender Stamm, holzig, gelblich-graue Rinde; die jungen Zweige grün und knotig; Blätter gestielt, eirund und herzförmig, oben am Grunde in 2 abstehende Läppchen getheilt und spießförmig; gestielte, den Blättern fast gegenständige Trugdolden; 5theilige, violette Blume; ovale, rothe Beeren. Bei einer Abart sind Stengel und Blätter filzig (**S. littorale**), wächst an Bächen, Flüssen und feuchten Stellen häufig in ganz Europa, blüht vom Juni bis Sept., hat frisch einen starken, unangenehmen Geruch, der sich durch's Trocknen verliert, und einen widrig-bittern, nachher süßlichen Geschmack. Enthält ein Alkaloid (Solanin) und einen bitter-süßen Extractivstoff, eine thierisch-vegetabilische Materie, gummösen Extractivstoff, Kleber, Weichharz, Benzoesäure und einige Salze. Jüngere Stengel und Aeste (**Stipides s. Caules Dulcamarae**), werden als umstimmendes, die Thätigkeit der Schleim- und serösen Häute, sowie auch die äußere Haut erregendes, zugleich narkotisches Mittel bei Dyskrasien und Cacherien, rheumatisch-arthritischen Leiden, veralteten Katarrhen rc. angewendet. Die Stengel können beim Einsammeln leicht mit dem Geisblatt verwechselt werden. Die Wurzelrinde soll als Heilmittel am kräftigsten sein. Die Beeren bewirken heftiges Erbrechen und Purgiren. Heißt in Apotheken auch Wald- oder Wasserranke, Hirschkraut, Mäuseholz, wilde Stinkwurz. Ein Aufguß von den Blättern und Stengeln erregt Erbrechen, Betäubung und andere bedenkliche Zufälle, während 30 Beeren einen Hund und auch ein Kind tödten können. Die Bittersüßstengel haben einen bitterlichen, nachher süßlichen und etwas scharfen Geschmack, wirken sehr erregend und auflösend und verursachen in sehr großen Gaben die Zufälle der narkotischen Gifte. Ihre Anwendung ist namentlich empfehlenswerth bei Lungenkatarrhen, Brustverschleimung, Darmkanalverschleimung, Abdominalstockungen, Hypochondrie, Leberleiden, Gelbsucht, Skropheln und andere Drüsenanschwellungen, Asthma, Schleim-, Hals- und Skrophelschwindsucht, chronischen Ausschlägen, namentlich Flechten, veralteten Rheumatismen rc. — Die Dosis in Abkochung oder als Tisane ist: ʒj—ij, allmälig bis

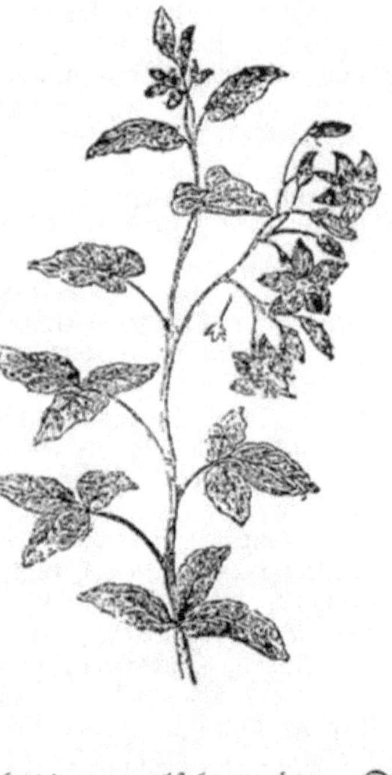

ʒß aufsteigend, in Verbindung mit auflösenden und schweißtreibenden Mitteln. — Das **Extractum Dulcamarae** wird anfänglich zu 4—6 gr. und allmälig bis zu 10—20 gr. 2—3 Mal täglich angewendet. — Schwarzer oder gemeiner N., Saukraut, Berstebeere, Alpkraut (**S. nigrum**), krautiger, kantiger Stengel; eiförmige, geschweift-gezähnte, gestielte Blätter; weiße, 5theilige Blumenkrone; kleiner als die vorige Art, hat aber ebenfalls gelbe, anliegende Staubgefäße; Griffel nach unten bauchig und zottig; die schwarzen Beeren rund, oben mit einem Punkt; Blüthen in Trugdolden. Ist sehr gemein an wüsten Plätzen, auf Schutthaufen, bebauten Boden ꝛc. Blüht vom Juli bis Oktober, ist jährig und hat einen unangenehmen Geruch. Als **Herba Solani vulgaris s. nigris** als erweichendes, schmerzstillendes, linderndes Heilmittel bekannt, wird jedoch meist nur äußerlich angewendet. Enthält essigsaures Solanin, welches zu ¼ Gran ein kräftiges Brechmittel ist. Von den zahlreichen Arten dieser Gattung führen wir noch an: Schwarzbeeriger N. (**S. pterocaulon; S. judaicum; S. melanocerasum**), starkkantiger, an den Knoten gezähnter Stengel mit ähnlichen Aesten, eiförmig-buchtigen Blättern und größern, mattschwarzen Beeren; wächst vorzüglich im nördlichen Deutschland. — Fahlrother N. (**S. miniatum**), Stengel und die gezähnt-kantigen Aeste weichhaarig; eiförmig ausgeschweifte Blätter, fast kahl; gelbrothe Beeren; riecht moschusartig; wächst im südlichen und mittlern Deutschland. — Niedrige N. (**S. humile**), kantig-stachelige, höckerige Aeste an einem gestreckten Stengel, eiförmige, fast ganzrandige Blätter und durchscheinende, gelbgrüne Beeren; wächst im südlichen Deutschland auf Schutt, Wällen ꝛc. — Zottiger N. (**S. villosum**), stielrunde, kurzhaarige Aeste; zottig-weichhaaige Blätter und safrangelbe Beeren; riecht moschusartig, und wächst auf Schutt und Anhöhen. Die ausländischen Arten können wir nicht speciell aufführen, und bemerken blos, daß die Bestandtheile und Heilkräfte aller dieser Arten so ziemlich mit einander übereinstimmen, und muß man bei der Anwendung äußerst vorsichtig sein. So erzählt **Dr.** Petermann, dem wir hier und bei der folgenden Art wörtlich folgen: Ein Jüngling von 19 Jahren, der schon öfters eine Abkochung der Bittersüßstengel als Arznei gebrauchte, nahm 1 Unze Bittersüßextract in 3 Maaß Wasser aufgelöst auf ein Mal, und erhielt bald darauf Wadenkrampf, später Krampf in den Händen, Schwindel, Dunkelheit und Flimmern vor den Augen, heftigen Druck in denselben, Zittern der Glieder, Aussetzen des Pulses, kalten Schweiß, Geschwulst und Steifheit der Zunge; doch wurden diese Zufälle durch einige Gaben kohlensaures Kali, 12—15 Tropfen alle halbe Stunden, nach wenigen Stunden gehoben. — Knolliger N. oder die Kartoffel, Erdapfel, Erdbirne, Grundbirne (**S. tuberosum**). Die Knollen tragende Wurzel treibt einen aufrechten, 1—4 Fuß hohen Stengel, der hier und da mit steifen Härchen besetzt ist, und gefiederte, runzelige Blätter mit ungleichen Blättchen trägt. Die Blumenkrone ist gewinkelt, ziemlich groß, weißlich-violet, hellblau, weißlich oder weiß. Die ziemlich großen Beeren sind grün und glänzend; stammt aus Peru, blüht vom Juli bis Oct.; ausdauernd. Die Pflanze ist so bekannt, daß sie wohl keiner ausführlichen Beschreibung bedarf, aber bei ihrem so großen Nutzen verdient sie wohl, daß wir sowohl ihrer Geschichte als ihrer mannigfaltigen Benützung einige Zeilen widmen, nachdem ich zuvor erst noch auf einige Spielarten aufmerksam gemacht habe. — Die durch die so allgemein verbreitete Kultur in fast ganz Europa u. s. w. entstandene Abarten unterscheiden sich besonders durch die Knollen. Die kleinen, weißlichen, rundlichen und länglichen Kartoffeln haben gewöhnlich den besten Geschmack: dahin gehören die holländischen, englischen oder Zuckerkartoffeln und die Nierenkartoffeln. Da bei einigen die Knollen eher als bei andern ihre Vollkommenheit erlangen, so theilt man sie in frühe und späte Kartoffeln ein, von welchen jede Gegend ihre eigenen, meist sehr guten Spielarten hat. Am leichtesten und darum am häufigsten wird die Kartoffelpflanze durch Knollen fortgepflanzt,

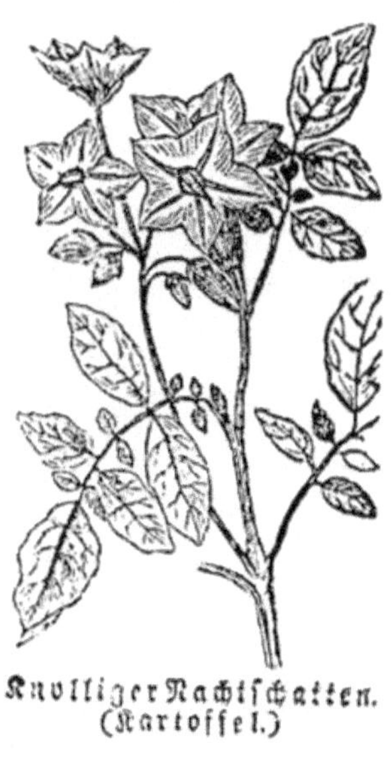

Knolliger Nachtschatten.
(Kartoffel.)

wozu man gewöhnlich die von mittlerer Größe nimmt. Sie kommt in jedem Boden fort, doch sind die Knollen, von denen am schmackhaftesten, die auf leichtem, trockenen Boden wachsen, besonders in sandigem Lehmboden. Das Land dazu wird gut gedüngt und tief gegraben. In Gärten, wo eine sorgfältigere Behandlung stattfindet, kann man die K. auch in ein solches Land bringen, das ein oder mehrere Jahre zuvor gedüngt ist, da die Kartoffeln in Gärten gewöhnlich zu üppig in's Kraut treiben und dann nur wenige Knollen liefern; dasselbe geschieht auch im Schatten unter Bäumen, daher man ihnen eine freie, sonnige Lage geben muß. In einen leichten, sandigen Boden kann man die Kartoffeln früher bringen, als in einen festen, schweren und feuchten, oft schon Anfangs April, aber 6—8 Zoll tief, damit Nachtfröste nicht schaden. In jedes Loch wirft man eine größere oder zwei kleinere K., und immer 1½—2 Fuß weit auseinander; denn sie bringen dann mehr Knollen, als wenn sie eng stehen. Das Kraut darf erst kurz vor dem Ausnehmen der K. abgeschnitten werden. Will man aus Samen K. ziehen, so schneidet man im Herbste die Beeren ab, und läßt sie auf einem luftigen Boden ganz weich werden, dann drückt man den Samen in ein Gefäß mit Wasser aus, reinigt ihn von dem anhängenden Schleime und läßt ihn auf Papier trocknen. Im folgenden Jahre säet man ihn in leichte, lockere Erde, bedeckt ihn flach mit Erde und hält die jungen Pflänzchen von Unkraut rein. Die Knollen des ersten Jahres sind klein, diese säet man wieder, und dann erhält man von den Pflanzen, die aus diesen hervorkeimen, größere, und oft sehr wohlschmeckende Knollen. Kein wohlthätigeres, werthvolleres Geschenk hätte uns wohl aus Amerika kommen können, als die K.; denn für wie viel Millionen sind ihre Knollen eine höchst wohlschmeckende, nahrhafte Speise! Wie mannigfaltig können sie zubereitet werden, und wie vielfältig ist ihr Nutzen überhaupt; denn außer den gewöhnlichen Speisen von Kartoffeln geben sie Kartoffelmehl, — Brod, — Branntwein, — Essig, — Wein, — Zucker, — Sago, — Stärke. Das Kraut enthält viel Solanin, welches an Apfelsäure gebunden ist, man soll es daher nicht zu Viehfutter verwenden, und wird daraus ein narkotischer Extract bereitet, welcher wie der des Bilsenkrautes wirkt. Man findet dieses giftige Alkaloid häufig auch in den Keimen der K., welche daher vor dem Gebrauch immer sorgfältig entfernt werden sollen. Auch in der K. selbst befindet sich etwas davon, allein es geht durch's Kochen in's Wasser über, welches weggegossen wird. In der Medicin findet der daraus bereitete Weingeist, das Stärkemehl und der schon erwähnte Extract Anwendung. Schädlich sind gefrorene und unreife K.; um die schädlichen Einflüsse dabei zu entfernen, muß man unter das Kochwasser etwas Pottasche mischen. Die gequetschten Blätter und Knollen oder zerriebene K. auf Brandwunden gelegt, geben augenblickliche Linderung und bewirken schnelle Heilung. Die Beeren kann man wie Oliven einmachen. Stengel, Blätter und Blumen werden bei Bereitung des Saffians, zum Färben, und die Blätter allein zu Tabak verwendet.

Im Jahre 1565 kamen die ersten K. nach Europa, und zwar durch den Sklavenhändler Hawkins, der sie aus Peru mitbrachte. Die ersten K. blieben aber unbeachtet, und erst die 1586 von Franz Drake an einen Freund in England geschickten, fanden mehr Beachtung. Fast wären aber auch sie verkannt, ja verachtet worden. Fr. Drake schrieb nämlich, die Frucht dieses Gewächses sei so vortrefflich und nahrhaft, daß er ihren Anbau für sein Vaterland für höchst nützlich halte. Der Freund verstand unter der Frucht die Beere, und da es nun Herbst wurde und die Beeren zu reifen anfingen, bat er eine Menge vornehme Herren zu sich, und gab ihnen ein großes Gastmahl. Zum Schlusse kam eine verdeckte Schüssel, der Hausherr stand auf, hielt eine schöne Rede an die Gäste, in der er ihnen meldete, woher die Frucht komme, und wie nützlich sie seinem Vaterlande werden könne. Die Herren fanden den Geschmack der kostbar zubereiteten Beeren abscheulich, und sogleich ließ der Gutsherr die Kartoffelpflanzen herausreißen und wollte sie wegwerfen lassen, allein als er nachher durch den Garten ging, sah er in der Asche eines Feuers schwarze runde Knollen. Er zertrat eine und der angenehme Geruch derselben fiel ihm auf. Als er nun erfuhr, daß diese Knollen von den Kartoffelpflanzen seien, da ging ihm erst ein Licht auf. Er ließ sie alle sammeln, zubereiten, lud die Gäste auf's Neue ein und nun fand man sie sehr wohlschmeckend. Trotzdem blieben sie in Europa noch lange eine Seltenheit. Gegen das Ende des 16. Jahrhunderts machte der päpstliche Nuntius in Holland zwar Versuche, mit ihrem Anbau, allein sie fingen sich erst an ordentlich zu verbreiten, nachdem der Engländer Walter Raleigh sie 1623 aus Virginien nach Irland gebracht hatte; aber selbst da noch ging ihre Verbreitung nur langsam, so daß man in Deutschland erst 1780 anfing, Kartoffeln im freien Felde zu bauen, obgleich sie schon Hans Rogler 1647 nach dem Voigtlande und der Waldenser Antoine Seignoret 1710 in's Württembergische brachte. Wohl würde ihre Verbreitung weniger langsam gewesen sein, wenn ihr nicht manche Hindernisse entgegen getreten wären; man glaubte, ihr Genuß erzeuge den Aussatz, man schrieb ihnen überhaupt giftige Eigenschaften zu, und so blieb dieß so nützliche Nahrungsmittel bis zu Ende des 18. Jahrhunderts in Europa verkannt und zuletzt sogar verachtet, während der Tabak trotz seiner Schädlichkeit sich schnell die größte Verbreitung verschaffte. So siegt oft das Böse und Glänzende über das Gute und Bescheidene! Der Name K. soll aus dem italienischen **Tartufolo-Turtafo** gebildet worden sein. — Im Anfang der vierziger Jahre, hier einige Jahre früher; dort einige später, trat die allbekannte und allgefürchtete Kartoffelkrankheit, über deren Ursachen und Wesen unsere Gelehrten noch nicht im Reinen sind, auf. In Amerika war sie schon früher bekannt, verschwand aber immer wieder, und sie scheint den Beweis vervollständigen zu wollen, daß Pflanzenkrankheiten entweder drei oder sieben Jahre anhalten, denn wo sie sieben Jahre gewüthet hat, hört sie nachgerade so ziemlich auf. Die dadurch hervorgerufene Noth in den wichtigsten Ländern Europas beweist übrigens am besten, wie wichtig diese Pflanze für uns ist. — Eßbarer N. (**S. Melongena**), zaserige Wurzel, 1—3 Fuß hoher Stengel; durchaus sternhaarig-filzig mit zerstreuten Dornen; eirunde oder ovale, ausgeschweifte Blätter; 5—9spaltiger Kelch und Blume, diese $1\frac{1}{2}$—2 Zoll breit, lilafarben, außen zottig; 5—9 Staubgefäße; hängende, kahle, meist violette, oft weiße, oder gelbe, oder röthliche Beere; ändert ab, und zeigt eine Art eiförmige Früchte, welche deshalb Eierpflanze (**S. ovigerum**) heißt; wächst im heißen Asien und Afrika wild; in Gärten des südlichen Europa's häufig kultivirt, blüht dort fast immer, bei uns aber nur vom Juni bis Sept.; 1jährig. Die eßbaren Beeren sind ihrer kühlenden Eigenschaften wegen geschätzt, während die Blätter in Breiumschlägen zertheilend und schmerzmildernd wirken; innerlich wendet man sie gegen Berauschung an. Die in Sesamöl gekochten Beeren sollen gut sein gegen Zahnweh, wenn man sie auf das Zahnfleisch und den schmerzenden Zahn legt.

Nachtviole (**Hesperis**), Gattung der Familie Viermächtige; an der Basis etwas sackartigen Kelch; 2lappige Narbe, unten 2schenkelig gestielte Läppchen; kegelspitzige Schote: 1reihige Samen; vom Abend bis Morgen oder bei Regenwetter wohlriechende Blüthen; rückenwurzelige Schoten, zweikantig oder stielrundlich. — Arten: Gemeine N. (**H. matronalis**), 1—3 Fuß hoher, stielrunder, einfacher oder ästiger, kahler oder flaumiger Stengel; wechselständige, etwas gezähnte, flaumige Blätter; entweder vielblüthige, rispige Trauben (bei **H. mat.**) oder einfach-traubig (bei **H. inodora**); verkehrteirunde, violette, lilarothe oder weiße Blumenblätter; grünliche Staubbeutel; länglicher, brauner Samen. Wächst im Orient, dem südlichen und mittlern Europa in Gebüschen, an Zäunen, auf feuchten Wiesen 2c., wird auch in Gärten gepflanzt, ist zweijährig und blüht im Mai und Juni. Die Blätter riechen und schmecken beim Zerreiben kresseartig, und sind sammt dem scharfen Samen als **Herba et Semen H. s. Violae matr. s. damascenae** gegen veralteten Schleimhusten und andere Brustkrankheiten, sowie als harn- und schweißtreibendes Mittel im Gebrauch. Die gefüllten Blumen gleichen dem Goldlack sehr, und heißen deshalb auch weiße Veilchen, Frauen-Nachtviole. Sie werden durch Wurzelzertheilung fortgepflanzt und wollen einen lehmigen, ungedüngten Boden. Der Same gibt reichlich und gutes Oel.

Nacktmund (**Gymnostomum**), Gattung der Familie Haubenmoose; endständige Keimbüchse; besatzlose Mündung; aufgeschlitzte Haube. — Arten: Büscheliger N. (**G. fasciculare**), an Gräben und Triften 2c.; trägt vom März bis Mai Früchte. — Birnförmige N. (**G. pyriforme**), hat eirund-lanzettige, zugespitzte Blätter und verkehrteirunde Keimbüchse; wächst an den gleichen Stellen.

Nacktorche (**Gymnadenia**), Gattung der Familie Stendelgewächse; sitzende Blüthen; rachenförmig geordnete Kelchzipfel und Kronenblätter; hinterwärts gespornte, abstehende Honiglippe; ganz verwachsene Staubfäden; gedrehte Fruchtknoten. — Arten: Fliegenartige N. (**G. conopsea; Orchis con.**), handförmig gespaltene Knollen;

1—2 Fuß hoher Schaft; längliche Blätter; walzenförmige Aehre; 3spaltige Honiglippe; fadenförmigen Sporn; purpurrothe, selten weiße Blüthen. Eine Abart ist größer, hat dichtere Aehren, und die Blüthen nur einen schwachen Geruch, während eine andere kleiner, zarter und später blühend ist, dagegen stärker riecht. Wächst auf europäischen Bergwiesen, ist ausdauernd und blüht im Juni und Juli. Die Knollen werden als große Christhand (Palma Christi major.), als beruhigend bei Nervenkrankheiten und in der Manie gebraucht, auch gegen Quartanfieber gegeben. Ein weiniger Aufguß des Samens soll gut gegen Epilepsie sein. Hat alle Eigenschaften des Knabenkrauts (s. d.). — Wohlriechende N. (G. odoratissima), gleicht der vorigen Art ziemlich, hat einen sehr starken, gewürznelkenartigen Geruch; wächst auf Wiesen der Voralpen und auf niedern europäischen Bergen, blüht im Juni und Juli, ist ausdauernd, hieß früher kleine Christhand (P. Ch. minor); die Blüthen wurden gegen Dysenterie gebraucht.

Nacktsäule, milchgebende (Gymnema lactiferum) zum Knollstrauch gehörige Pflanzenart, die in allen Theilen eine milde, wohlschmeckende Milch enthält, welche häufig wie die thierische Milch gebraucht wird. Die Blätter sind als Gemüse geschätzt; heißt auf Ceilon Kiriaghuna. — Weichhaarige N. (G. sylvestre), wird in Ceilon gegen Schlangenbisse angewendet. — Färbende N. (G. tingens), enthält blauen Färbestoff und wird von den Birmanen zum Grünfärben benützt.

Nadelholz (Pinus), so heißen alle Bäume, deren Blätter die Gestalt von Nadeln haben; ihre Blüthen sind getrennt, aber sie befinden sich auf einem und demselben Stamme, und sitzen die männlichen in traubenförmigen Büscheln, während die weiblichen aus Zapfen bestehen, deren Schuppen geflügelte Samen verschließen. Es gibt die 2, 3 und 5 Nadeln in Einer Scheide haben, wie die Kiefer, Weymuthskiefer, Pinie, Weihrauchkiefer, Zirbelnuß; solche, deren Nadeln büschelweise stehen, wie bei der Lerche, Ceder; und solche, bei denen die breiten, weichen Nadeln einfach und kammartig auf beiden Seiten sind, wie bei der Tanne; zuletzt solche, wo die steifen, schmalen Nadeln rund um die Zweige sitzen, wie bei der Fichte. Die Pinie und Ceder ausgenommen, gedeihen alle Nadelhölzer bei uns im Freien sehr gut, und verlangen größtentheils einen hohen, luftigen Standort; der Boden darf schon steinig sein. Man zieht sie aus Samen, den man im Frühling oder Herbst aussäet, wie bei den einzelnen Arten näher angegeben ist.

Nadelkerbel (Scandix), Gattung der Familie Doldengewächse; verwischter Kelchsaum, verkehrt-eiförmige, an den Spitzen eingeschlagene Blumenblätter; sehr langgeschnäbelte Frucht mit 5riefigen Theilfrüchtchen; auf den Riefen sind Stacheln; Hülle fehlt meist. — Arten: Langsamiger oder kammförmiger N. (S. Pecten Veneris), 2—3fach fiederspaltige, feine Blätter, 1—3stachelige Dolden mit 8—10 Blüthen in den Döldchen und Hüllchen mit ganzen oder 2—3spaltigen Blättchen; Blüthen kurzgestielt und weiß; gestreifte, an der Basis dickere Frucht; wächst auf Aeckern häufig, namentlich unter der Saat, ist einjährig, blüht im Juni und Juli, hat einen kerbelartigen Geruch und Geschmack und wird an einigen Orten wie derselbe gebraucht. Heißt auch Myrrhis Pecten, Chaerophyllum rostractum.

Nägelchen, bei Homburg v. d. H. s. v. a. gemeiner Flieder.

Nägelein und Zusammensetzungen, s. Nelken.

Nägeleinholz, s. u. Nelkenzimmt.

Nägeleinnuß, Art Muskatnuß, von Geschmack, Geruch und Kraft der Gewürznelken; kommt von Madagaskar. — Von Malabar kommende Art Cadonfrucht; dient zum Färben der Caitune.

Nägeleinpfeffer, s. v. a. Amomen.

Nägeleinwurz, s. v. a. Geum urbanum.

Nägelsbaum, auf dem Hundsrücken s. v. a. gemeiner Flieder.

Nagelflechte (Coniocybe), Gattung der Familie Nagelflechten; krustenartiges Lager; gestieltes, korkiges, ungerandetes Keimlager. — Arten: Kleiige N. (C. furfuracea), kornig-kleiiges, schwefelgelbes, leicht schwindendes Lager; gestieltes, kugeliges Keimlager; wächst in ganz Europa auf der Erde, auf Steinen, faulem Holz, Pflanzen, Baumzweigen, und heißt auch Lichen furfuraceus; C. capitata.

Nagelkraut, in mehreren Gegenden Deutschlands s. v. a. gemeine Becherblume.

Nanteser Weine, leichte, weiße, an der Loire wachsende Weine, deren beste Sorten Mosnière und Balette erzeugt; häufig nach dem Norden verführt.

Napoleone (**Napoleona**), Gattung der Familie Sapotillgewächse; zwitterig; glockiger Kelch; aufrechter, 5theiliger Saum; radförmige, ganze, nervig-gefaltete Blumenkrone; blumenblattartige Beikrone; 5 fruchtbare Staubgefäße; blumenblattartige Staubfäden; 1fächeriger Fruchtknoten; schildförmige, 5kantige Narbe; vom Kelchsaume gekrönte Beere mit zahlreichen Samen. — Arten: Prächtige N. (**N. imperialis**; **Belvisia coerulea**), bis 10 Fuß hoher Strauch mit kurzgestielten, wechselständigen, ganzrandigen, vorn 2—3 zähnigen Blättern; an den Aesten zerstreute, einzelne Blüthen; schöne blaue, 1½—2 Zoll Durchmesser habende Blumen; sternförmige Beikrone; wächst in Guinea.

Narcisse (**Narcissus**), Gattung der Familie Narcissenschwertel; zwitterig; überweibigen, tellerförmigen Kelch; walzige Röhre; 6theiliger Saum; schüssel- oder glockenförmige Blumenkrone; 6 an die Röhre geheftete Staubgefäße; unterständiger, 3seitiger Fruchtknoten; 3fächerige und 3schalstückige Kapsel. Die N. ist ein bekanntes Zwiebelgewächs, welches seiner schönen Blumen wegen häufig in Gärten gezogen wird. Die länglich-runden Zwiebeln dauern mehrere Jahre im Boden aus, können aber auch wie die Hyacinthen u. a. behandelt werden. Treibt im Frühlinge viele fußlange, glatte und schmale Blätter, zwischen denen mit Anfang Mai's der Blumenschaft hervorbricht. — Arten: Weiße N. (**N. poëticus**), im südlichen Europa wild, bei uns sehr gemein in Gärten; hat eine schneeweiße, zarte, sehr schöne Blume, bei welcher der Honigbehälter gelb und roth gefranzt ist; verbreitet in einiger Entfernung einen lieblichen Geruch, kommt in jedem Boden gut fort, und vermehrt sich sowohl durch Samen als durch Wurzelbrut; erstern muß man im August in besondere Kästchen aussäen. Es gibt einfache, doppelte und gefüllte Blumen. Wenn man die etwas scharfe Zwiebel zerquetscht, mit Honig und Oel vermischt, so leistet sie bei Brandschäden gute Dienste; bei Wunden und Geschwüren leistet sie ebenfalls gute Dienste. Die Narzissenwurzel (**N. narcissi**), wird auch häufig als Brechmittel gebraucht. — Gemeine oder gelbe N. (**N. pseudonarcissus**), die Blumen sind gelb, einfach oder gefüllt; der Honigbehälter ist glockenförmig; geruchlos; ist im südlichen Europa zu Hause, findet sich aber auch bei uns nicht selten. Die Zwiebeln erregen frisch Erbrechen, und wirken gekocht abführend. Ist ausdauernd; blüht im März und April. Die schleimigen, bitterlichen und narkotisch-scharfen Blüthen waren früher als große Narcissenblumen (**Flores N. majoris**), gegen Keuchhusten, Hysterie, Epilepsie, Ruhren und Wechselfieber gebräuchlich. Sie erregen gleichfalls Erbrechen und ein daraus bereiteter Extract soll tödtlich wirken. — Wohlriechende N. (**N. odorus**), hat die schönste Blume dieser Gattung; sie ist groß, zierlich, schön gelb, riecht sehr angenehm, unterliegt aber unsern Winterfrösten gar leicht. Jede Blumenscheide treibt zwei oder mehr Blumen. — Mai-N. (**N. majalis**), unterscheidet sich von der weißen N. nur durch rinnige Blätter und dadurch, daß sich die Kelchzipfel nur berühren. — Tazette (**N. tazetta**), blaße oder weißlich-gelbe Blumen, von denen mehrere auf einem Schaft stehen; glockenförmige Honigbehälter und schwacher Geruch. Wächst auf feuchtem Boden und an Meeresküsten der südlichen Länder wild, kann aber bei uns in leichtem Boden ohne große Mühe erzogen werden. Wird durch Wurzelbrut vermehrt und ist in mehreren Spielarten bekannt.

Narcissenlauch, s. u. Lauch.

Narde (**Nardostachys**), Gattung der Familie Kardengewächse; zwitteriger, überweibiger Kelch, 5theiliger Saum; 1blätterige, ungespornte Blumenkrone; gebarteter Schlund; 5lappiger Saum; 4 Staubgefäße; unterständiger Fruchtknoten mit 1 Griffel; mit dem Kelchsaum gekrönte, 3fächerige Nußhülse. — Arten: Aechte N. (**N. Jatamansi**; **Valeriana jatamansi**; **V. spica**, **Patrinia jat.**), bildet Rasen; der möhrenförmige Mittelstock wird jährlich größer und ist mit den faserigen Ueberresten der abgestorbenen Blätter bedeckt, so daß dieselbe einem borstigen Schweife gleicht; 4—9 Zoll langer, weichhaariger filziger Stengel; weichhaarige, 2—7 Zoll lange, unten scheidenförmige Blätter; büschelblüthenschweifige Blüthen mit pupurrother Blumenkrone; vorragende Staubgefäße; ist ausdauernd; wächst auf den höchsten ostindischen Gebirgen, und enthält in dem Mittelstock und untern Stengeltheil die **Spica Nardi**, s. **Nardus indica**; welche stark und angenehm riecht und gewürzhaft-bitter schmeckt; früher in Europa sehr geschätzt jetzt aber nicht mehr angewendet, während es im südlichen Asien immer noch in großem Ansehen steht.

Narde, bei den Griechen eine jetzt nicht mehr bekannte Pflanze und ein wohlriechendes Oel.

Narde, celtische (**Nardus celtica**), die Wurzel des celtischen Baldrians, s. u. Baldrian.

Narrenheil, s. v. a. gemeines Gauchheil.

Naspel, in einigen Gegenden Deutschlands s. v. a. gemeine Mispel.

Natterkopf, (**Echium**), Gattung der Familie Rauhblättler; 5theiliger Kelch, glockenförmige, ungleiche, 5lappige Blumenkrone, 5 ungleiche Staubgefäße, fadenförmige Staubfäden, freie, ovale Staubbeutel, 4 nüßchenartige Schließfrüchte. Arten: Gemeine N. Ochsenzunge (**E. vulgare**), 2—3 Fuß hohe Pflanze, welche in ganz Deutschland häufig an Wegen, Zäunen, öden, trockenen Plätzen 2c. wächst; rauher, ästiger Stengel mit lanzetförmigen, weichstacheligen Blättern und blauen, rothen oder weißlichen Blumen, die eine schöne große Aehre bilden, jedoch erst im zweiten Jahre zum Vorschein kommen. Der Same hat Aehnlichkeit mit einem Natter- oder Schlangenkopf. Früher galt sie für ein wirksames Gegengift, jetzt aber ist sie blos noch als Bienenweide geschätzt, da sie vom Juni bis Sept. blüht, und von allem Vieh verschmäht wird. Wurzel, Kraut und Früchte wirken schleimig-kühlend und erweichend. Wird wegen ihrer schönen Blumen auch in Gärten gezogen, und dient die Wurzel im Norden als Schminke. Großblumiger N. (**E. grandiflorum**), prächtiger Strauch mit $\frac{1}{2}$ Zoll langen, rothen Blumen, welche an den Zweigspitzen in kurzen Trauben hängen; Neuholland. — Wegerichartiger N. (**E. plantagineum**), wächst am Mittelmeer und in Südamerika, und dient dort als schleimig-kühlendes, erweichendes Mittel. — Rother N. (**E. rubrum**), die Wurzel war früher gegen Schlangenbisse geschätzt.

Natterwurz, s. v. a. Knöterich.

Natterzunge **Ophioglossum**), Gattung der Familie Traubenfarrn; die Keimkapseln stehen in gegliederten, zweizeiligen Aehren, und springen in zwei Schalstücke auf; nicht netzaderig. — Arten Gemeine N., Schlangenzunge, Speerkraut (**O. vulgarum**), 4 Zoll langer dünner Stengel, welcher sich oben in zwei Theile theilt, welche mit den daran befindlichen Blumen und Fruchtknöpfchen zungenförmige Aehren bilden; eiförmiges Blatt in der Mitte des Stengels. Dient wegen ihres süßlichen Schleims als **H. Ophioglossi** zur Reinigung der Wunden und Geschwüre bei Quetschungen 2c., wenn man sie zerstoßen auflegt; wächst in Deutschland in feuchten, schattigen Gebüschen und auf Wiesen und ist ausdauernd.

Naturgeschichte ist diejenige Wissenschaft, welche uns mit allen in der Natur vorkommenden Körpern in Hinsicht ihres Entstehens und Wachsthums, ihrer Fortpflanzung und Dauer, ihrer Kräfte und Eigenschaften, ihres Nutzens und Schadens u. s. w. genau bekannt macht. Wir haben es hier blos mit der Naturgeschichte der Pflanzen zu thun; sie verrathen Leben, haben Organe zu ihrer Ernährung, vergrößern sich und wachsen, sind aber empfindungslos und können sich nicht willkürlich bewegen.

Neapolitanische Weine, meist starke, feurige Weine. Die vorzüglichsten Sorten sind: **Lacrimœ Christi** und **Fossa veggia**.

Neckarweine, leichte, wohlschmeckende, gesunde Weine von den Bergen am Neckar. Die besten kommen von Affenthal, Baden, Durlach, Eyburg, Mündelsheim, Gretzingen, Stuttgart, Sulzberg, Stetten, Wangen, Weinsberg 2c.

Nectar, ein Pflanzensaft, s. v. a. Honig, Honigsaft.

Nectarinen, s. v. a. nackte Pfirsiche.

Nectarkraut, bei Heidelberg 2c. s. v. a. bläuliches Weißkraut.

Negerkopfsalat, bei Fürth 2c. brauner Kopfsalat.

Negerpfeffer, die Früchte von **Habzelia aromatica** (einer Art des Gewürzrindenbaums s. d.), welche sehr scharf sind und auf den Antillen wie Pfeffer und auch als Heilmittel gebraucht werden.

Nelke (**Dianthus**), Gattung der Familie Nelkengewächse, über welche **Dr.** Reichenbach sagt: walziger, 5zähniger Kelch, der am Grunde von einem kleinern, aus 2—4 Schuppen bestehenden umgeben ist, 5 langnägelige Blumenblätter, an der Spitze gezähnte oder gefranzte. Kapsel, 1fächerige, 4zähnige, aufspringende, vielsamige Wurzel, vielköpfig, schmale, bereifte Blätter. — Arten: Sprossende N. (**D. prolifer**), mit eirunden, stumpfem Kelchschuppen; jede Blüthe hat noch besonders 2 weißliche Schuppen, welche die Kelchlänge haben; Blüthen in Köpfchen, und erscheint nur eine nach der andern. Kronenblätter klein, blaß- oder fahlroth; aufrechter, steifer, ½—2 Fuß hoher Stengel mit linealischen, kahlen, entgegengesetzten Blättern. Auf sonnigen, sandigen, kalkigen Hügeln, Waldrändern und Felsen, einjährig, blüht im Juli und Aug. — Karthensernelke (**D. carthusianorum**), Blüthen in kupferschwärzlichen, verkehrten, eirunden, begrannten Kelchschuppen; hellrothe, selten weiße Blumenblätter mit 3 purpurrothen Sternen. An Rainen, Triften und Hügeln, ausdauernd, blüht im Aug. und Sept. und kommt auch mit gefüllten Blüthen vor. — Bartnelke (**D. barbatus**), 1—2 Fuß hoher, knotiger Stengel, lanzetförmige, blätterige Blumen in großen, flachen Endbüscheln; pfriemige Kelchschuppen, gekerbte und gebartete, purpurrothe, in der Mitte weißpunktirte Kelchblätter. Varietät mit weißen halbrothen, bunten und gefüllten Blüthen; wächst in Alpenwäldern, des Südens, in Ungarn, den galizischen Karpathen, in Krain, Piemont, auch in Deutschland, blüht im Juni und Juli und ist ausdauernd. Die beiden letztern Arten verlangen in unsern Gärten eine sonnige Lage und immer guten, lockern Boden. — Hain- oder Büschelnelke (**D. Armeria**), büschelig gehäufte Blüthen, zottige Kelchschuppen, gekerbte, gezähnte, etwas gebartete, dunkelrothe, in der Mitte weißpunktirte Kronenblätter, 3 nervige zottige Blätter, nicht selten an offenen Stellen der Laubwälder; blüht vom Juni bis Aug. und ist 1jährig. — Grasnelke (**D. deltoides**), fast liegende, gelenkige, oben zweitheilige, ästige Stengel, lineale, am Rande scharfe Blätter, langgestielte Blüthen, welche einzeln an den Spitzen stehen, hellroth sind und silber- und goldfarbige Punkte, sowie einen purpurfarbigen Ring in der Mitte haben, Kelchschuppen kürzer als der Kelch, Kronenblätter ungleich gekerbt. Wächst an Rainen und auf Triften, blüht vom Juni bis Sept. und ist ausdauernd. — Pechnelke (**D. superbus**), aufrechter, gegliederter, oben zweitheiliger, ästiger Stengel mit ganzrandigen, gegenüberstehenden Blättern und 2—3 weißlichen, violetten, großen, wohlriechenden Blüthen auf jeder Astspitze; Kelchschuppen gehen gleichfalls ins Violette und sind viel kürzer als der Kelch. Die feingespaltenen Blumenblätter sind an der Basis mit dunkelrothen Haaren besetzt; Nägel länger als der Kelch. Wächst auf feuchten Waldwiesen Deutschlands. Blüht im Juli und Aug. und ist ausdauernd. — Gartennelke (**D. Caryophyllus**), knotiger, gegliederter Stengel, lineale, graugrüne Blätter, einzelnstehende, große, sehr wohlriechende Blüthen, eirunde, spitze und kurze Kelchschuppen, gekerbte und ungebartete Kronenblätter, diese meist fleischfarbig. Auf Felsen und alten Mauern in Italien, hier und da auch im mittlern Europa verwildert, bei uns eine der beliebtesten Zierpflanzen. Die zahlreichen Varietäten derselben werden auf verschiedene Weise klassificirt. Eine der gewöhnlichsten Eintheilungen ist folgende: **A.** Nach dem Bau der Blume: 1. Nelkenbau oder gewöhnliche flache Lage der Blätter. 2. Ranunkelbau, wenn die Blätter sich wie bei der Ranunkel zurücklegen. 3. Rosenbau, mit auf- und einwärts gekrümmten Blättern. 4. Kugelbau, mit halbkugelig gebauter Blüthe. 5. Pyramidenbau, mit kegelig erhöhter Halbkugelform. Andere Formen werden nicht schön genannt und sind daher hier zu übergehen. **B.** Nach der Farbe und Zeichnung der Blumen: **a.** Ohne Zeichnung oder einfarbige. Sie sind weiß, hell-, citronen- oder strohgelb, dunkelgelb, orangenfarbig, feuerroth, incarnatroth, purpurroth, fleischfarben, rosenroth, hell- und dunkelviolet, hell- und dunkelbraun, kirschroth, ziegel-, scharlach-, mennig-, blut- und zinnoberroth, schwarz, braun u. s. w. **b.** Mit Zeichnung. **aa.** Salamander, mit punktirter Zeichnung. **bb.** Getuschte, wo die Farbe der Zeichnung in die Grundfarbe vertuscht ist; hieher gehören die sogenannten Feuerfaxe (wo die Zeichnung auf beiden Seiten ist) und Flamensen (wo die Zeichnung nur auf der oberen Seite ist). **cc.** Gestrichelte, wo die Zeichnung aus Strichen besteht. *α.* Picotten, mit einer Zeichnungsfarbe, und zwar nach Anordnung der Zeichnung, die immer auf weißem oder gelbem Grunde ist. 1. in Randpicotten; 2 deutsche Picotten; 3 neudeutsche P., 4 holländische P, welche für die schönsten gehalten werden; 5 römische P., 6 französische P., 7 spanische P., 8 italienische P. *β.* Picott-Bizarden oder Picott-Picotten, mit 2 Zeichnungsfarben auf weißem oder gelbem Grunde, in denselben Eintheilungen. *γ.* Bandblumen, wo die Zeichnung in bandförmigen Streifen vom Rande des Blattes bis in den Nagel fortläuft; dahin gehören die Doubletten, mit einer Zeichnungsfarbe, und Bizarden, mit mehreren Zeichnungsfarben. Beide werden wieder eingetheilt in deutsche mit gekerbtem und englische mit beschnittenem oder sogenanntem Brüsseler Blatte. δ. Concordien, wo die Zeichnungsfarbe sich wenig von der Grundfarbe unterscheidet.

Von einer guten Nelkenblume verlangt man, daß sie groß, in der Mitte erhaben, regelmäßig ausgebreitet und nicht am Kelche zerplatzt ist; daß die Blätter ferner gerundet und stumpf sind, eine geregelte Füllung ausmachen und eine regelmäßige, reine, abstechende Zeichnungsfarbe auf reiner Grundfarbe haben. — Die G. verlangt einen lockern, fetten, gehörig mit Sand gemischten Boden, in Ermanglung desselben kann man auch Kuhmist ohne Stroh, den man vor dem Winter zusammenbringt, damit er gut durchfriert und vermodert, nehmen, ihn mit guter Gartenerde und Triebsand vermischen, und Alles mehrmals durcheinander arbeiten. Die Vermehrung geschieht durch Stecklinge im Frühlinge oder durch Absenker vom Juni bis Aug. Aus dem Samen, welcher von vorzüglich schönen Blumen aufgenommen ist, erlangt man neue, oft sehr schöne Spielarten. Am besten bewahrt man den Samen bis Anfangs August in den Kapseln auf, und säet ihn in flache Kästchen oder auf ein kaltes Mistbeet. Die dunkelbraunrothen G. haben den besten und stärksten Geruch. Die Blumenblätter enthalten ein wohlriechendes Oel, das so hoch geschätzte Nelkenöl, und wird außerdem durch Destillation noch ein erquickendes Wasser — Nelkenratafir — daraus gewonnen. Dasselbe ist sammt einem daraus gewonnenen Syrup und einer Conserve als herzstärkendes und Nervenmittel bekannt, während das Oel zu den besten Parfümerien gehört

Nelkengras, s. v. a. Spurre.

Nelkenholz, die gewürzhaften früher officinellen Blumenstiele des Gewürznelkenbaums.

Nelkenkraut, s. v. a. **Geum urbanum**.

Nelkennuß, (**Nux caryophyllata**), die Frucht des gewürzhaften Ravensarabaums.

Nelkenöl (**Oleum Caryophyllorum**), das aus den Gewürznelken gewonnene Oel, s. u. Gewürznelken.

Nelkenpfeffer (**Semen Amomi s. Pincenta s. Piper jamaicense**), die unreifen Früchte der gewürzhaften Eugenie.

Nelkenrinde, Nelkenzimmt (**Cassia caryophyllata**), die nelkenartig riechende und schmeckende Rinde der gewürzhaften Haubenmyrte.

Nelkenrose (**Rosa centifolia unica**), eine nelkenförmige Spielart der 100blätterigen Rose

Nelkenviole, s. v. a. Goldlack.

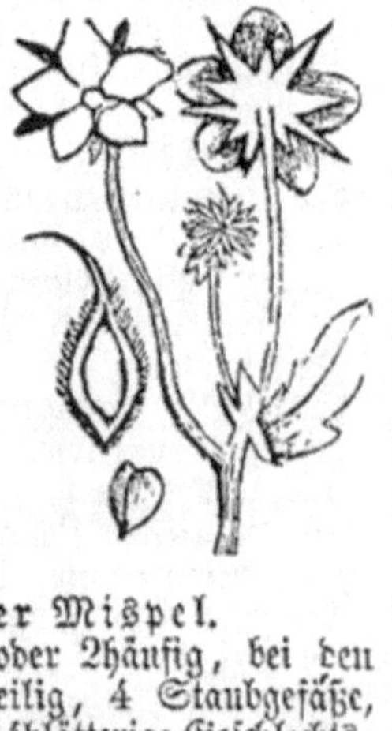

Nelkenwurz (**Geum**), Gattung der Familie Rosengewächse; 10spaltiger Kelch; 2reihige Zipfel; 5 Blumenblätter; zahlreiche Staubgefäße; viele Fruchtknoten; mehrblüthiger Stengel. — Arten: Rechte N., s. v. a. Benediktenkraut (s. d.). — Die Wurzel von **Geum rivale** war früher als **R. Caryophylatae aquaticae** officinell, hat aber weit nicht die Heilkräfte der ächten N. — In Nordamerika wendet man die Wurzel von **G. virgeuianum** wie bei uns die ächte **R.** an. In Chili braucht man eine Abkochung des Krautes von **G. Quellyon** als eröffnendes Mittel gegen Amenorrhöe.

Nelkenzimmt (**Cassia caryophylata**), der Gewürznelke an Geschmack gleichende Rinde von **Dicypellium caryophyllatum**.

Neroliöl, das ätherische Oel der Blüthen von der Orangen-Agrume.

Nespel, in mehreren Gegenden Deutschlands s. v. a. **gemeiner Mispel**.

Nessel, (**Urtica**), Gattung der Familie Nesselgewächse; 1 oder 2häusig, bei den männlichen Blüthen ist die Geschlechtshülle kelchartig 4theilig, 4 Staubgefäße, Ansatz zu einem Fruchtknoten. Weibliche Blüthen kelchartig, 4blätterige Geschlechtshülle, freier, 1fächeriger und 1eiiger Fruchtknoten, in der Geschlechtshülle eingeschlossene Schließfrucht. Aehrige oder traubige Blüthen, oder Blüthensträuße, oder Blüthenköpfe oder Knäuel. — Arten: Zweihäusige N., große Brennessel (**U. dioica**), lange hielt man diese überall wachsende Pflanze für ein bloßes Unkraut, und achtete sie gar nicht, jetzt aber schätzt man sie wegen ihres manigfachen Nutzens höher. Die Wurzel dauert viele Jahre aus, wuchert selbst im schlechtesten Boden ungeheuer um sich, und macht denselben nach und nach fruchtbar. Im Frühling treibt sie einen 3—4 Fuß hohen, ästigen Stengel mit herzförmigen Blättern, welche sehr feine, haarförmige Stacheln haben, die durch das Vergrößerungsglas als Röhrchen erscheinen, an deren unterstem Theile, mit welchem sie auf dem Blatte sitzen, Bläschen mit Feuchtigkeit sich befinden, die gleich den Stichen der Bienen und Wespen ein empfindliches Jucken und Brennen verursachen, wenn sie noch frisch bei der leichtesten Berührung in die Poren der Haut eindringen. Die Nessel wird auf verschiedene Weise benützt. Grün und gedörrt ist sie ein vorzügliches Futter für Milchkühe und Schafe, weshalb ihr Anbau auf schlechten Aeckern sehr empfehlenswerth ist, zumal sie jährlich dreimal gemäht werden kann und den Boden sehr verbessert. Jung ist sie für junge Gänse und Enten sehr nahrhaft und gesund, und selbst als Salat und Spinat sind junge Blätter und Sprossen eßbar. Ein Absud des Krautes und der Wurzel gibt eine gelblichgrüne Farbe, mit welcher man in Schweden die Eier färbt. Ist der Same reif und beginnen die Stacheln schwarz zu werden, so schneidet man sie ab, bearbeitet und röstet sie und macht daraus die dauerhaftesten Taue, Stricke, Netze, Leinwand &c. In der Picardie in Frankreich machte man ein sehr feines Gewebe daraus, brachte es unter dem Namen Nesseltuch in Handel, welche Benennung nun verschiedene feine leinene und baumwollene Tücher führen. Füttert man Pferden nur acht Tage eine mäßige Quantität Nesselsamen, so werden sie sehr fett und schön, was bis jetzt nicht allgemein bekannt ist und von pfiffigen Pferdehändlern als Geheimniß betrachtet wird; sie werden auch munter davon und ist er eine wahre Arznei für dieselben. In Schleimhusten und Engbrüstigkeit äußert sich die N. sehr blutreinigend und zertheilend. Der frischen N. bedient man sich zur sogenannten Urtication bei Lähmungen. Dr. Petermann sagt darüber: „Ehedem waren die Blätter unter dem Namen großes Brennesselkraut (Herba Urticae majoris) als blutreinigend, auflösend, vorzüglich gegen Brustkrankheiten, Blutspeien, Gelbsucht, Hämorrhoiden u. s. w. und die Früchte unter dem Namen große Brennesselsamen (Seminae Urt. maj.) als ein schleimiges, einhüllendes Mittel in der Heilkunde gebräuchlich; jetzt dient der frisch ausgepreßte Saft nur noch als Volksmittel in den eben angeführten Krankheiten; verdient alle Beachtung. Auch die Wurzel war sonst als Volksmittel gebräuchlich. — Die weiße N. Die weißen Blumen mit den Blättern (die frischen sind wirksamer als die getrockneten) werden in Theeform benützt gegen den gutartigen weißen Fluß. Auch bei sparsamem Uriniren mit Drang dazu verbunden, soll dieses Mittel gute Dienste leisten. — Die kleine N., Eiternessel (U. urens), wächst in Gärten und auf Aeckern als lästiges Unkraut, hat kleine Blätter, und wird 1 Fuß hoch. Das etwas säuerlich und kühlend schmeckende Kraut und die Früchte werden in der Heilkunde wie von der vorigen Art benutzt. Das trockene Kraut wird von Lungensüchtigen mit Vortheil als Thee getrunken. Römische N. Pillennessel (U. pillulifera), brennborstig, ist 2 Fuß hoch, sehr ästig und im südlichen Deutschland zu Hause. Ihr Samen wird bisweilen als urintreibendes Mittel angewendet. Blüht vom Juni bis Oct. und hat schleimig-ölige Schließfrüchte, welche früher als (Sem. Urt. romanae) officinell waren. — Hanfnessel (U. cannabina), wächst in Sibirien, wird 5—6 Fuß hoch, hat feingeschnittene lappige Blätter, und läßt sich in ihren Stengeln wie Hanf bearbeiten.

Nesselbaum, in einem großen Theile von Deutschland s. v. a. gemeiner Zirbelbaum.

Nestwurz (Neottia), Gattung der Familie Stendelgewächse; gestielte Blüthen, glockenförmige Kelchzipfel und Kronenblätter; ungespornte, freie Honiglippe, endständiger Staubbeutel, staubträgerlose Staubmassen, mehlartiger Blüthenstaub. — Arten: Gemeine N. (N. Nidus-avis), weißlich-bräunliche, blattlose Pflanze, aus vielen durcheinander verschlungenen Fasern gebildeter Unterstock, 8—12 Zoll hoher mit 4 Blattscheiden besetzter Schaft; starkriechende, traubige Blüthen; deutlich 6streifige Kapsel. Wächst in ganz Europa als Schmarotzer auf Baumwurzeln in schattigen Wäldern, ist ausdauernd und blüht im Mai und Juni. Der ganze Unterstock wirkt wurmwidrig; die andern Pflanzentheile sind ein zertheilendes und reinigendes Wundmittel.

Netzfaden (Hydrodictyon), Gattung der Familie Fadenalgen; ein aus netzartigen Gliedern bestehendes Lager, das innen feine Keimknospen hat — Arten: Fünfeckiger N. (H. pentagonum, H. utricalatum), bildet auf ruhigen Gewässern ein schönes grünes Netz, und verbreitet sich schnell sehr weit.

Netzflügelbaum (**Hymenodictyon**), Gattung der Familie Krappgewächse; zwitteriger überweibiger Kelch; eirunde Röhre, 5zähniger Saum; trichterförmige, 5spaltige Blumenkrone; 5 Staubgefäße; sehr kurze, kahle Staubfäden; unterständiger Fruchtknoten; lederige, holzige Kapsel, welche vom Kelchsaum gekrönt und 2fächerig ist; zahlreiche, dachziegelige Samen. — Arten: Hoher N. (**H. excelsum: Cinchona ex.**), sehr hoher Baum mit dicker, starker, rissiger Rinde, in der Mitte mehlig, braun, ganz innen weiß, weichhaarig, 1½—3 Zoll lange, lanzettige Nebenblätter; längliche, beiderseits spitze, ½—1 Fuß lange Blätter, unten weichhaarig, sammtartig, lederig; end- oder achselständig, sehr große Rispe, die aus blüthenbüscheligen, grünlichen, weichhaarigen Trauben besteht. Wächst auf Koromandel; blüht zur Regenzeit, und hat eine Rinde, welche wie die Chinarinde riecht, schmeckt und wirkt.

Netzgurke (**Luffa**), Gattung der Familie Kürbisgewächse; 1—2häusiger, 5spaltiger Kelch; 5 freie Blumenblätter; männliche Blüthen haben 5 Staubgefäße und sehr geschlängelnden Staubbeutel; die weiblichen Blüthen haben verkümmerte Staubgefäße; 3 spaltige Griffel; nierenförmige Narbe; gurkenartige Beere, welche zuletzt saftlos und innen faserig ist; am Grunde etwas 2lappige Samen; gelbe oder weiße Blumen. Arten: Scharfkantige N. (**L. acutangula, Cucumis ac.**), dünner, 5eckiger Stengel; herzförmige, 7—9 Zoll lange und 6—8 Zoll breite Blätter, welche in 3—5—7 spitze Lappen gespalten sind; Wickelranken. Männliche Blüthen in langgestielten Doldentrauben, weibliche Blüthen kurzgestielt und einzeln. Frucht gurkenartig. Wird im südlichen Asien häufig angebaut, ist einjährig und blüht jährlich 2 Mal. Die Wurzel dient als Purgirmittel und bei Wassersuchten, die unreifen Früchte als Brechmittel und das Samenöl gegen Hautausschläge. Die unreifen Früchte ißt man wie Gurken. — Petola N. (**L. Petola**), bildet in China, Cochinchina und auf den Molukken eine tägliche Speise. — Stinkende N. (**L. foetida**), schlechter als die vorige Art, werden aber in Ostindien doch häufig gegessen. — Aegyptische N. (**L. aegyptiaca; Momordica**), dienen unreif in Aegypten und Arabien als Nahrung. Mit dem Fasernetz der reifen Früchte reibt man dort den Körper gegen die häufig vorkommenden Hautausschläge. — Die Früchte von **L. moghadd-Turio M.** werden in Arabien gegessen. Hieher gehört auch die wachstragende Benincase (**Benincasa cerifera**), ein ostindisches Kraut, welches gegen hitzige Fieber, Brustbeschwerden, Husten, Schwindel rc. dient. Der ölige etwas bitterliche Same dient gegen Dysurie.

Netzmelone, eine Unterart der Melone; kugelige oder längliche Früchte mit rauher und unebener Rinde, feinem, wohlschmeckendem und gewürzhaftem Fleisch.

Neufchateler, im Fürstenthum Neuenburg gebauter Wein; die rothe Sorte ist die beste und gleicht einem mittelfeinen Burgunder.

Neugewürz, s. v. a. Nelkenpfeffer; die unreifen Früchte der gewürzhaften Eugenie.

Neunkraft, Neunkraut, Neunwurz, s. v. a. **Petasites vulgaris**.

Neuseeländischer Flachs, s. v. a. **Phormium tenax**.

Nhandirole (**Fevillea**), Gattung der Familie Kürbisgewächse; zweihäusig; bei männlichen Blüthen ist der Kelch 5spaltig, 5 Blumenblätter; 5, zuweilen 10 Staubgefäße, freie Staubfäden, 2fächerige Staubbeutel; Kelch und Blumenkrone sind bei den weiblichen Blüthen ebenso; 5 verkümmerte, zungenförmige Staubgefäße, 3 Griffel. Kugelige Beere mit fester, nicht aufspringender Rinde, dreifächerig, in jedem Fach einen zusammengedrückten Samen. — Arten: Herzblätterige N. (**F. cordifolia**), Halbstrauch, welcher hoch an Bäumen emporklettert; große herzförmige, blätterige, straußige Blüthen; große Beeren; wächst in Westindien. Die rundlichen, sehr ölreichen und bittern Samen. (**Sem. Nh.**) bewirken schnelles Erbrechen und Purgiren, weßhalb sie bei Vergiftungen mit Schierling, Gift-Sumach, Maniokwurzel, der wurmtreibenden Spigelie rc. ein wichtiges Gegenmittel abgeben. In geringern Gaben wirkt er eröffnend, die Thätigkeit des Darmkanals erregend. — Dreilappige N (**F. tribolata**), gleicht der vorigen Art ziemlich, nur sind die Blätter länger und schmäler. tief 3lappig; wächst in Südamerika. Die Samenkörner werden unter demselben Namen, und wie die vorigen gebraucht. Das talgartige Samenöl dient nicht allein zum Brennen, sondern ist auch eine gute Salbe gegen rheumatische und gichtische Schmerzen.

Nicaraguaholz, s. v. a. Campecheholz. — Zu Tischlerarbeiten taugliches, auch Martins- oder Pfirschenholz genanntes Holz. — Eine in armsdicken Stücken vorkommende Sorte Brasilienholz.

Nicotin, ein eigenthümliches, flüchtiges, ölartiges Alkaloid, welches in den Tabackspflanzen enthalten ist; ausgezogen ist es schnell tödtend, und wirkt deshalb der Taback auch sehr reizend auf den Magen, wenn er in denselben gebracht wird. Auch beim Rauchen wird N. in den Körper gezogen, welches sehr schädlich wirkt.

Nierenbaum, Nierenfrucht (Anacardium), Gattung der Familie Pistaziengewächse; 2häusigen, 5theiligen, abfallenden Kelch; 5 Blumenblätter; 10 Staubgefäße; 1 eiiger Fruchtknoten; endständiger Griffel; nierenförmige, knorpelig-lederige Nußhülse auf einem fleischigen, birnförmigen Stiele. — Arten: Westindischer N. (A. occidentale), mittelgroßer, immergrüner Baum mit grauer, innen purpurrother Rinde, zerstreuten, 4—6 Zoll langen, fast ausgerandeten, lederigen, kahlen, glänzenden, jungen, kleberigen Blättern; wohlriechende Blüthensträuße, grünlich oder gelblich-weiß. Die nierenförmigen Samen sind schneeweiß und von einer lederigen Haut umschlossen. Von Westindien und Südamerika auch nach Ostindien und Afrika verpflanzt; blüht im Sept. und Oct. Früher schätzte man die Nußhülsen als westindische Elephantenläuse oder Caschunüsse (Sem. Anac. occ.) sehr als ein die Hirnfunktionen stärkendes und belebendes Mittel; ist auch bei einigen Brust- und Unterleibskrankheiten gut. Gegen Zahnweh und rothfleckiges Gesicht trägt man die Nüsse häufig um den Hals, während sie in Amerika gegen chronische Diarrhöen dienen. Gegen Warzen braucht man den kaustisch-ölartigen, sehr entzündlichen Saft der Fruchthülle. Die süßen, wohlschmeckenden Samen werden roh zubereitet und als Chocolade genossen, in der Heilkunde aber wie Mandeln benützt. Der birnförmige Fruchtstiel hat einen weinsäuerlichen Geschmack, und wird als Obst gegessen; auch macht man daraus Most, Branntwein und einen vorzüglichen Essig. Die Blätter berauschen und die Wurzel purgirt. Das aus alten Bäumen schwitzende, viel Bassorin enthaltende Gummi (Gomme d'Acajou) wird manchmal wie arabisches Gummi benützt.

Nierenholz, Nierengriesholz, s. v. a. Griesholz.

Niesekraut, Nieskraut, s. v. a. Maiblume.

Nießwurz (Helleborus), Gattung der Familie Ranunkelgewächse; 5blätteriger, blumenkronartiger oder krautiger Kelch; 8—10 kleine, genagelte Blumenblätter, oben leicht 2lippig; zahlreiche unterweibige Staubgefäße; 3—10 Staubwege; 3—10 Balgkapseln auf dem Blüthenboden; 2reihige Samen. — Arten: Schwarze N. (H. niger) vielköpfiger, ästiger, brauner Wurzelstock, der aus jeder Knospe 1 Schaft und 1 Blatt treibt; wurzelständige, fußförmige, lederige, kahle Blätter; aufrechter, astloser Schaft mit 2—3 Deckblättern; 1—2blüthig, dunkelroth-getüpfelt; abstehende, weiße oder blaßröthliche, nach dem Verblühen grünliche Kelchblätter; 5—9 Fruchtknoten; brauner Samen. Bald ist der Schaft höher als die Blätter, bald umgekehrt; blüht in Gebirgswäldern und Voralpen des südlichen Deutschlands, Frankreichs, der Schweiz, Oberitaliens ꝛc. vom Dec. bis März. Die Wurzel ist frisch braun, riecht wie ranziges Oel, getrocknet dunkelbraun und als R. Hell. nigri s. Melampodii officinell, und enthält ein fettes und ein flüchtiges Oel, eine scharfe, harzige Masse, eine flüchtige Säure und einen bittern Stoff. Wirkt als scharfes-drastisch-purgirendes und brechenerregendes Mittel, das in geringern Gaben den Darmkanal und die übrigen Unterleibsorgane kräftig reizt und umstimmt, und auf das lymphatische System namentlich auf die sympathetischen Nerven sehr heilsam wirkt, findet somit besonders bei großer Torpidität der Verdauungsorgane, bei Stockungen im Pfortadersystem und allen davon abhängigen, vorzüglich veralteten Krankheiten, sowie gegen Würmer Anwendung; ebenso bei Geistesstörungen, welchen ähnliche Ursachen zu Grunde liegen. Dient auch gegen Hautkrankheiten. Häufig hat man in Apotheken statt der schwarzen N. andere Wurzeln, wie: Actaea spicata, Adonis vernalis, Trollius europaeus, Astrantia major, Veratrum album. Sie sind übrigens nach ihrem Gehalt sehr verschieden von der ächten schwarzen N. Wird die Wurzel pul-

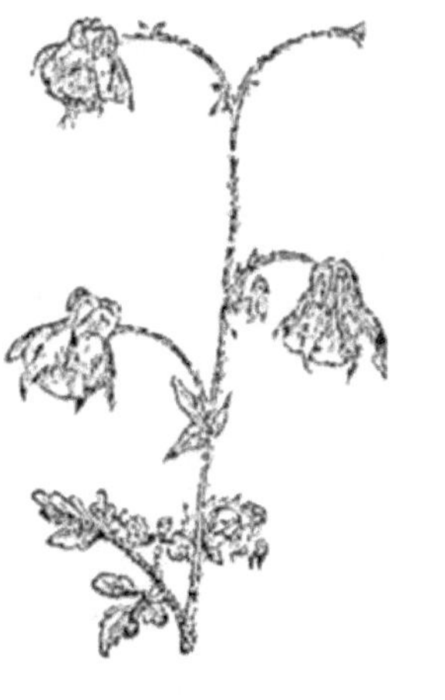

verisirt und als Taback geschnupft, so verursacht dieß gefährliches Nießen. Die Hirten nehmen sie bei verschiedenen Viehkrankheiten statt eines Haarseiles. In der Schweiz hält man den Genuß der grünen Blätter für die Ursache des Blutharnens vom Rindvieh. Die Nießwurz stimmt in ihren Wirkungen mit Gummigutt überein und wird bei allen bei demselben angegebenen Leiden angewendet. Die Dosis in Substanz ist 3—5, höchstens 10 gr. 2—3mal täglich. Als drastisches Purgirmittel gibt man sie zu 15—30 gr. im Tag, und Gemüthskranke ertragen noch größere Gaben. Man bereitet auch einen wässerigen Aufguß von ʒij—iij zu ℥ Viij Colatur, wovon man täglich 2—4 Eßlöffel voll nehmen läßt. Das **Extractum Hellebori nigri** gibt man zu 6—20 gr. im Tag in Pillenform. Die Tinctur zu 20—60 Tropfen täglich. Orientalische N. (**H. orientalis; H. officinalis**) die Hippokratiker benutzten diese Wurzel anstatt der vorigen. — **H. viridis** wächst in den Gebirgswäldern Mitteleuropa's, und hat die Heilkräfte der schwarzen N., ja soll noch kräftiger sein. — Stinkende N. (**H. foetidus**), Läusekraut, wilde Christwurz, wächst in Deutschland an Bergen und in steinigen Waldungen, z. B. an und auf der schwäbischen Alp, wo sie vom Mai bis Aug. blüht. Sie bildet einen 1—2 Fuß hohen Busch mit fußförmigen Blättern, und hat einen ästigen Stengel, dessen Blumen grünlich und etwas lederartig sind. Die Wurzel und die ganze Pflanze besitzt einen häßlichen Geruch und eine ausnehmend große Schärfe, gehört zu den betäubenden Pflanzen, und muß als Heilmittel mit großer Vorsicht angewendet werden. Getrocknet oder gepulvert, als Decoct oder Extract braucht man sie gegen Würmer und Engbrüstigkeit, und ist als scharf-drastisches Mittel (**R. et H. Hell. foet. s. Hell.**) bekannt. — Grüne N. (**H. viridis**), grüne Blüthen, welche im März und April erscheinen; wächst wo die vorige Art, hat gefingerte Wurzelblätter, welche gegen den Herbst absterben, und dünne Wurzelfasern, welche aber noch schärfer, als bei der schwarzen N. sind, und wie die schwarze N., besonders in Viehkrankheiten, gebraucht werden. — Winternießwurz (**H. hiemalis**), wächst auf deutschen Gebirgen und in der Schweiz, wird einige Zoll hoch, hat schildförmige gelappte Blätter und gelbe Blumen; wird auch in Gärten gezogen.

Nilafer, schwarzgrüne, diuretisch wirkende, aus den Sumpfgegenden Persiens kommende Samen, die von einer Art **Convolvulus oder Ipomoea** abstammen sollen.

Ninsikraut, Nensiwurzel, s. u. Merk.

Ninsing, in China und Japan die Wurzel vom Ginsing, nur anders bereitet; als Arcanum so geschätzt, daß man ein Stückchen mit 48 Thalern bezahlt.

Nixblume (**Nenufar**), Gattung der Familie Nixenkräuter; zwitteriger, meist 5blätteriger Kelch; vielblätterige Blumenkrone; sehr zahlreiche, auf dem Fruchtboden stehende Staubgefäße; oberständige Fruchtknoten; schildförmige, sitzende Narbe; verkehrt-birnförmige, vielfächerige und vielsamige Kapsel. — Arten: Gelbe N. (**N. luteum**), Seekandel **Nymphaea lutea; Nupharluteum**), mit braunen Wurzelfasern besetzter Wurzelstock; schwimmende, schildförmige, oval-herzförmige Blätter; 1½—2 Zoll Durchmesser haltende Blüthen, welche, während sie offen sind, einige Zoll über das Wasser emporragen; 5 lederige, innen dottergelbe, außen grünliche Kelchblätter; 14—16 dicke, dottergelbe Blumenblätter; gelbe Staubgefäße; flache, mit 18—20 Strahlen belegte Narbe. Eine Abart hat um die Hälfte kleinere Blüthen und behaarte Stiele. Wächst in ganz Europa in Sümpfen, stehenden und langsam fließenden Gewässern, ist ausdauernd und blüht vom Juni bis Aug. Wurzelstock und Blüthen (**R. et. Folia Nymphaeae luteae**) stimmen in ihrer Kraft und Wirkung mit der weißen Seerose (s. d.) überein und werden wie dieselbe gebraucht. Die etwas betäubend riechenden Blüthen dienen den Türken zur Vorstellung eines destillirten Wassers, das bei ihnen mit verschiedenen Zusätzen ein beliebtes Getränk ist. Wurzelstöcke werden in theuren Zeiten gegessen und eignen sich alt zum Gerben und mit Milch zerstossen tödtet er Schaben. Mit dem Blätterrauch lassen sich Grillen vertreiben. Wurzelstock und Blätter sind zum Mästen der Schweine gut, und auch die Fische halten sich gern bei dieser Pflanze auf.

Noels, rother französischer Wein, wächst in der Gegend von Blois.

Noetboom, in Pommern s. v. a. gemeine Haselnuß.

Nöthbusch, in Meklenburg s. v. a. gemeine Haselnuß.

Nonnenkraut, der gemeine Erdrauch.

Nonnetau, ein Burgunder Wein.

Norantea (Norantea), Gattung der Familie Guttagewächse; 5blätteriger Kelch; 5 Blumenblätter; 20—50 Staubgefäße in zwei Reihen und etwas mit den Blumenblättern verwachsen; meist 5fächerigen Fruchtknoten; lederige, 4—6fächerige, vielsamige Kapsel; kapuzenförmig ausgehöhlte Deckblätter am Grunde der Blüthenstielchen. — Arten: Para'sche N. (N. paraënsis), Bäumchen mit zerstreuten, verkehrt-eirunden Blättern, endständiger, 1½ Fuß langer Traube und kleinen violetten Blüthen; 25 gelbliche Staubbeutel; flache, spatelförmige Staubfäden; eirunder, 10furchiger, 5fächeriger Fruchtknoten. Ist in Brasilien zu Hause.

Nordländische Beeren, die Beeren von Rubus arcticus, welche frisch getrocknet und eingemacht genossen werden; dem Wein geben sie einen angenehmen Geschmack.

Norischkraut, in verschiedenen deutschen Gegenden s. v. a. gelbliche Resede.

Nuchtlifrucht, wohlschmeckende Frucht von Opuntia tuna oder von der Opuntien- und Cactusarten.

Nüße, brasilianische, die in Handel kommenden Früchte der gemeinen Topfpflanze (s. d.).

Nüße, maledivische, die im Handel vorkommenden Früchte der kokosartigen Havjadpalme (s. d.)

Nuß, jede Frucht, deren Kern oder Mark in einer harten Schale eingeschlossen und eßbar ist, wird mit diesem Namen belegt. Wir verstehen darunter vorzüglich die Haselnuß (s. d.), und wälsche Nuß (s. Wallnuß) die Hickory-Nuß (s. u. Wallnuß.)

Nußstrauch, in mehreren Gegenden Deutschlands s. v. a. gemeine Haselnuß.

O

Obst. Mit diesem Namen belegt man alle Baumfrüchte, deren Fleisch gegessen werden kann. Der Genuß des Obstes ist, wenn man es nicht im Uebermaß ißt, sehr gesund, indem es den Stuhlgang befördert, kühlend und auch umstimmend auf den ganzen Organismus wirkt, ohne die Verdauungskräfte besonders in Anspruch zu nehmen, und das Blut dünn und flüssig macht. Für vielsitzende Personen ist es namentlich gut, und sollten dieselben, wenn nicht andere dringende Gründe dagegen sprechen, täglich etwas Obst genießen, namentlich Aepfel, welche für viele Kranke oft die einzige Erquickung bilden, und die mit Ausnahme der Magen- und Unterleibsleiden, mit denen Erbrechen und Abweichen verbunden ist, fast in allen Fällen gegeben werden dürfen. Die Bäume, welche das Obst tragen heißen

Obstbäume, und gehören hieher vorzüglich: Aepfelbäume, Birnbäume, Zwetschgen-, Pflaumen-, Kirschenbäume ꝛc (s. alle diese). In Bezug auf ihre Größe gibt es hochstämmige Bäume, welche frei in Gärten, auf Aeckern und Wiesen und an Straßen stehen, und Zwergbäume, welche an Spalieren gezogen werden. Nach seiner Quantität zerfällt das Obst in wildes und edles (Gartenobst); nach seiner innern Beschaffenheit in Kern- und Steinobst, und nach seiner Zeitigung in Sommer-, Herbst- und Winterobst. Wildes Obst heißt man solches, das auf Bäumen gewonnen wird, welche ohne weitere Pflege und Behandlung aufgewachsen sind, das somit klein bleibt und immer einen etwas herben Geschmack behält, während das Gartenobst, das in Gärten aus Kernen gezogen und durch Versetzen, Propfen, Oculiren ꝛc. veredelt wird, den feinsten, angenehmsten Geschmack hat. Kernobst ist solches, das in der Mitte des Fleisches in einem Kernhause Samenkerne enthält, z. B. Aepfel, Birnen, Quitten; Steinobst, welches in der Mitte einen einzigen, steinharten Kern, und in demselben den Samen hat, wie Pflaumen, Kirschen ꝛc. Sommerobst reift im Sommer, und fault wegen seiner vielen, zum Theil süßlichen Säfte bald; Herbstobst kann im Herbste gegessen werden, während Winterobst erst im Winter auf dem Lager seine völlige Güte erlangt, und oft bis in den nächsten Sommer dauert.

Am sichersten zieht man die Obstbäume aus den schönsten, vollkommensten Kernen der besten Obstsorten, welche man 1 Tag in Wasser einweicht, dann an einem offenen, luftigen, sonnigen, gegen Nordwinde geschützten Platze in einen etwas lockern, sandigen, unbedüngten Boden ausstreut, Kernobst im Herbst, Steinobst im Frühjahr; in Winkeln verkümmern die Kernreiser wegen Mangels an Luft und Sonne. Reinigt man die jungen Reiser fleißig von Unkraut, so wachsen sie in zwei Jahren so schön heran, daß sie so dick wie ein Pfeifenstiel sind und im Frühlinge in die Baumschule versetzt werden können, woselbst man sie nach dem Anwachsen veredelt (propft oder oculirt.) Beim Herausnehmen der Reiser darf man sie nicht zu sehr von der Erde befreien, und zu lange der freien Luft aussetzen, weil die zarten Würzelchen von der noch rauhen, scharfen Frühlingsluft leicht ausgetrocknet werden, und sie dann jedes Mal lange Zeit brauchen, bis sie sich wieder erholen. Am besten ist es, wenn man die Kernreiser mit dem Ballen aus dem Boden nimmt und die Wurzel gegen die Einwirkung der Luft und Sonne dadurch schützt, daß man sie gleich in einen Korb thut, diesen mit einem Tuch bedeckt und sie sobald als möglich wieder in die Erde bringt. Wenn man wahrhaft veredeln will, so darf man das Edelreis, z. B. des Borsdorfers, der Reinette u. s. w. nur auf ein aus dem Kern gezogenes Stämmchen des Borsdorfers, der Reinette u. s. w. impfen. Die edelste Sorte macht sich ganz anders, wenn sie auf ein anderes Stämmchen gesetzt wird. Nach der Veredlung muß man jedes Bäumchen wenigstens 1 Jahr lang ruhig stehen lassen, und erst im folgenden Jahre oder wenn es schon eine schöne Krone bekommen hat, verpflanze man es an seinen bestimmten Platz im Garten. Das hin und wieder in Anwendung kommende Verfahren ist sehr rathsam, daß man Kernstämme an den für sie bestimmten Standort versetzt, und nach 3—4 Jahren bei heiterem Wetter Morgens oder Abends veredelt, indem die auf solche Art behandelten Bäume weit gesünder und stärker werden und reichlichere Früchte tragen. Oft ist es auch gut, wenn man die aus den Kernen des Edelobstes gewachsenen Stämme wachsen läßt, ohne sie zu veredeln, weil man dadurch oft die vortrefflichsten Obstsorten erhält. Den Bäumchen, welche versetzt werden sollen, muß man möglichst viel Wurzeln lassen, und sie nur wenig beschneiden, welches auch bei der Krone geschehen muß; ganz darf diese ohnehin nicht, bei Nußbäumen gar nicht beschnitten werden. Jedes Bäumchen sollte in ein 2 Fuß tiefes und weites, gerade und nicht tiefer eingesetzt werden, als es vorher stand. Die Wurzeln muß man schön zertheilen, und die oben abgestochenen Rasenstücke nicht ganz unten in's Loch werfen, weil sie da nicht leicht faulen, und das Wachsthum der Wurzeln eher stören als befördern. Besser legt man sie verkehrt um den Stamm herum, damit der Frost nicht zu tief eindringe, und sich im Frühling einige Feuchtigkeit unter dem Rasen erhalte, was der Wurzel bei trockenem Wetter sehr gut bekommt. Das Versetzen geschieht im Herbst, wenn die Blätter abfallen, oder im Frühling, wo die Winterfröste nicht mehr schaden, das Bäumchen schneller treibt und die Wurzel von den Verwundungen sich leichter erholen, und darf dabei das starke Einschlämmen mit einem schon eine Zeit lang gestandenen und von der Sonne erwärmten Wasser nicht unterlassen werden.

Das Wachsthum der Bäume wird durch verschiedene Krankheiten, wie Brand und Krebs und mehrere Thierarten gehindert. Gegen Raupen, Blattläuse und andere Insecten schützt man sie durch fleißiges Waschen der Rinde mit Seifenwasser und Urin, oder mit Kalkwasser. Gegen den Hasenfraß werden sie geschützt, wenn man sie im Herbst mit einer Auflösung von Stinkasand oder mit Fuchsfett von unten leicht bestreicht. Gegen anderes Wild sind sie durch einen Umband von Dornen und Wachholdergesträuch zu schützen. Das Einbinden mit Stroh taugt nichts, weil sich die Feuchtigkeit zu sehr darin ansammelt, was dem Baum bei eintretendem Frost schadet. Der Einband muß hoch genug sein und im Frühjahr zeitig weggenommen werden, damit sie kein Insectennest abgeben. Befindet sich Moos oder Flechten an den Bäumen, so werden sie im Februar oder März mit Kalk angeweißt, und wird dadurch nicht allein das Moos, sondern auch die in der Rinde sich aufhaltende Insectenbrut zerstört. Das Kalken, welches die Baumrinde gesund erhält, ist gut gegen den Baumkrebs und den Brand, welcher vorzüglich in Folge von nasser Sommerwitterung und unverständigem Beschneiden erscheinen. Vom Krebs werden namentlich alte oder solche junge Bäume befallen, welche in tiefliegenden Gärten oder in einem feuchten Boden stehen; er zeigt sich als ein schwammiger Auswuchs, der zu verschiedenen Zeiten im Jahr eine ätzende, alles auffressende Jauche ausfließen läßt. Es gibt einen offenen und einen verborgenen Baumkrebs; letzterer greift die edlern Theile des Baumes an, ehe man von außen das mindeste bemerkt, und es ist kein Mittel dagegen bekannt. Der erstere wird geheilt, wenn man die Rinde sammt allen schadhaften Theilen rein ausschneidet und die lose Stelle sogleich mit frischabgeschälter Weidenrinde von 2—3jährigen Stämmen bedeckt und fest mit Bindfaden umbindet, damit die Wunde nicht austrocknet. Auch kann man anstatt der Rinde die Wunde mit dem Forsyth'schen Kitte bestreichen, welchen man aus einer Mischung von 16 Theilen Kuhmist, 8 Theilen trockenem Kalk von altem Gemäuer, 8 Theilen Holzasche und einem Theil Flußsand bereitet. Will man Obstbäume in einen feuchten Boden pflanzen, so grabe man ihn auf, überdecke den Grund mit Bauschutt, welcher die Feuchtigkeit ableitet, und bringe auf denselben 1—2 Fuß hohe gute Erde. Um ältere Bäume soll man die Erde alle 4—5 Jahre aufgraben, wodurch sie wie verjüngt und fruchtbarer werden. Junge Bäume wachsen in Grasgärten schneller, wenn man um den Stamm herum Flachsageln legt, da sie das Gras ersticken, den Boden mürbe und locker machen, folglich zur Kräftigung des Baums wesentlich beitragen. Unser Gartenobst stammt meist aus fremden Ländern, namentlich aus dem Morgenlande, und je mehr wir gegen Norden gehen, um so spärlicher wird es. Je rauher aber auch das Klima ist, um so mehr verliert es an Güte, und im nördlichen Europa gedeiht es nicht mehr.

Ochar-Zucker, der in Persien sich aus den Blättern der persischen Kielkrone absondernde Saft, welcher zucker- oder weinartig ist.

Ochsenblume, der gemeine Löwenzahn.

Ochsenherzkraut, das geschlitzt-blätterige Weißkraut, auch Carminatkraut, mit kleinem, festen, frühreifenden Kopf.

Ochsenzunge (**Anchusa**), Gattung der Familie Rauhblättler; 5spaltiger Kelch; trichterförmige Blumenkrone; durch 5 stumpfe, flaumhaarige Decklappen geschlossenen Schlund; 5 Staubgefäße; 4 nüßchenartige, freie Schließfrüchte; ausgehöhlter Grund. — Arten: Gebräuchliche O. (**A. officinalis**), hat viel Aehnlichkeit mit dem Boretsch; fingersdicke, bräunliche Wurzel, welche gelind schleimig schmeckt, und die einen $1\frac{1}{2}$ Fuß hohen, rauhen, ästigen Stengel mit lanzettförmigen Blättern, und blaue, auch violette und purpurrothe Blumen treibt; dieselben erscheinen in einseitigen Aehren im Mai und Juni. Die O. wächst in ganz Europa auf Aeckern, an Wegen und auf unfruchtbaren Stellen. Auf Wiesen schadet sie dem Graswuchs sehr, da sie die andern Pflanzen unterdrückt. Bienen besuchen die Blumen gar häufig, und gibt auch der aus ihnen gepreßte und mit Alaun gekochte Saft eine grüne Farbe. Jung kann man sie als Gemüse kochen, und ist sie dann auch ein gutes Futter für das Vieh. Blüht vom Mai bis Herbst, ist 2jährig, bisweilen ausdauernd. Die geruchlosen Wurzeln, Blätter und Blüthen (**B., H. et Flores Buglossi s. Linguae bovis**), schmecken fad, süßlichschleimig, und wirken erweichend, kühlend, besänftigend, den Auswurf befördernd und gelind eröffnend. — Italienische O. (**A. italica**), wächst an Wegen, auf Feldern und in Weinbergen des südlichen Europa's und wird wie die vorige Art benützt. — Färbende, rothe O. (**A. tinctoria**), wächst in Spanien und dem südlichen Frankreich wild; holzige, dunkelrothe Wurzeln, liegenden, einfachen, 2 Fuß langen Stengel und hat Aehnlichkeit mit der ersten Art. Die Wurzel wird in den Apotheken unter dem Namen falsche Schminkwurzel (**Alcanna spuria**), zum Färben der Oele und Salben benützt; pulverisirt gibt sie der Butter eine schöne Farbe. — Virginische O. (**A. virginiana**), glatter, fußhoher Stengel mit großen, hellblauen, auch gelben Blumen. Die Wurzel liefert eine in Amerika häufig benützte rothe Farbe zu Schminke.

Octoberkirsche, eine Amarellen- (Sauerkirschen-) Art; kleine Blätter, saure, sehr spät reifende Früchte.

Odermennig (**Agrimonia**), Gattung der Familie Rosengewächse; kreiselförmiger Kelch mit 5spaltigem Saum, der sich nach dem Verblühen zusammenneigt; die Röhre unter dem Saum mit vielen Weichstacheln bewehrt; 5 Blumenblätter, 15 Staubgefäße; 2 Fruchtknoten, 2 Griffel; 2 oder 1 häutige Schließfrucht, welche im verhärteten Kelche eingeschlossen ist. — Arten: Gemeiner O., Stein- oder Brechwurzel, Königkraut (**A. eupatoria**), fußhohe Pflanze mit gefiederten Blättern und gelben Blumen, welche im Juni erscheinen und eine lange, weitläufige Aehre bilden. Findet sich bei uns an Hecken und Wegen, in Wäldern, auf ungebauten Stellen und Triften. Das Kraut riecht frisch angenehm, ist aber getrocknet geruchlos; sein Geschmack ist bitter und herb. Wegen seiner zusammenziehenden Eigenschaften ist es gut zum Gerben; außerdem wird es aber auch in hartnäckigen Rheumatismen und bei Hautkrankheiten gebraucht. Eine mäßige Gabe, welche in einem Absud, der wiederholt zu nehmen ist, besteht, hebt die Schlaffheit des Darmkanals und der übrigen Verdauungsorgane, Harnbeschwerden, Schwindsucht, Halsweh, und ist ein ausgezeichnetes Wundmittel. Vor dem Oeffnen der Blumen geben Blätter und Stengel eine dunkelgelbe Brühe, und die mit Wismuth vorbereitete Wolle erhält davon eine schöne goldgelbe, dauerhafte Farbe. Durch Destillation erhält man aus dem Kraut ein wohlriechendes Wasser und ätherisches Oel. Die Blätter werden nur von Schafen und Ziegen gefressen.

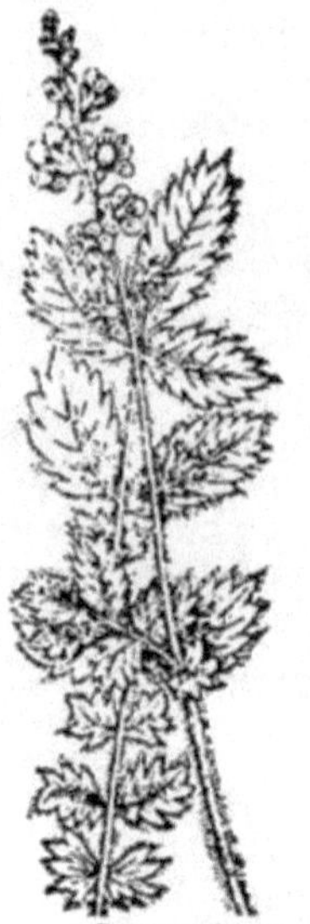
Gemeiner Odermennig.

Oelbaum (Olea), Gattung der Familie Sapotillgewächse; 4zähniger Kelch; trichterig-radförmige Krone mit 4theiligem Saum; 2 vorragende Staubgefäße; kurzer Griffel mit 2spaltiger Narbe; Steinfrucht mit beinhartem, 1—2samigem Fach. Arten: Aechter O., gemeiner Olivenbaum (O. europaea), sehr nützlicher Baum, welcher im Orient, in Syrien, Afrika, Griechenland &c. wild wächst, jedoch daselbst, gleichwie in Portugal, Spanien, Italien, dem südlichen Frankreich &c. mit großem Fleiße gezogen wird. Wild wird er ungefähr 10, kultivirt oft über 30 Fuß hoch, und hat zuweilen einen doppelten und dreifachen, 8—10 Zoll dicken Stamm, welcher fast die ganze Länge hinauf mit weißlich-grauen, unregelmäßigen Aesten und Zweigen besetzt ist. Die lanzettförmigen Blätter sind steif, lederartig, den Weidenblättern ähnlich, und zwischen denselben erscheinen weiße Blumen, welche dichte Trauben bilden und eiförmige Früchte (Oliven) hinterlassen, die so groß wie Kirschen und Zwetschgen, zuweilen noch größer sind, anfangs grün, dann röthlich und zuletzt schwarz aussehen. Der Nutzen der Oliven ist sehr groß. Ganz reif haben sie wohl einen herben Geschmack, und sind roh ohne Zucker, Salz und Pfeffer nicht genießbar; unreif hingegen werden sie mit Salz und Gewürz eingemacht und in verschiedene Länder versendet, wo sie wie Capern an Brühen und verschiedene Speisen kommen. Ihr Hauptnutzen besteht übrigens darin, daß man aus ihrem Fleische das vortrefflichste Oel — Oliven- oder Baumöl (Oleum olivarum) — gewinnt, zu dessen Bereitung sich die kleinen, aber reifen, doch nicht überreifen Früchte am besten eignen, und von dem man verschiedene Sorten hat, welche ihre größere oder geringere Güte theils der Spielart, theils dem Boden, vorzüglich aber der Fruchtreife und Behandlungsweise verdanken. Das reinste oder Jungfernöl hat eine sehr helle, weiße Farbe, einen angenehmen, süßlichen Geschmack und wird durch gelindes Pressen der vollkommen reifen Oliven gleich nach dem Einsammeln gewonnen; das weiße Baumöl erhält man durch schärferes Pressen, und durch noch schärferes das weiße Provenceröl, welches aber auch weit geringer ist und von dem man mehr erhält, wenn sie durch mehrtägiges Liegen eine Art Gährung erlitten haben. Das grünlich-gelbe, gemeine Baumöl hat einen schwachem Geruch und einen milden Geschmack, und wird durch eine Vermischung des Rückstandes von der vorigen Sorte mit kochendem Wasser oder durch ein leichtes Pressen der Früchte gewonnen. Wird der Rückstand von der vorigen Sorte mehrmals scharf gepreßt, so erhält man ein grünliches, dickliches Oel von unangenehmem Geruch und Geschmack. Reines Olivenöl, welches bei uns jedoch größtentheils mit Nuß- oder Mohnöl vermischt ist, wird wie die andern milden, fetten Oele innerlich und vorzüglich äußerlich angewendet. Man braucht es namentlich bei Insectenstichen und Schlangenbissen. Es ersetzt in südlichen Ländern das thierische Fett fast ganz. Innerlich und

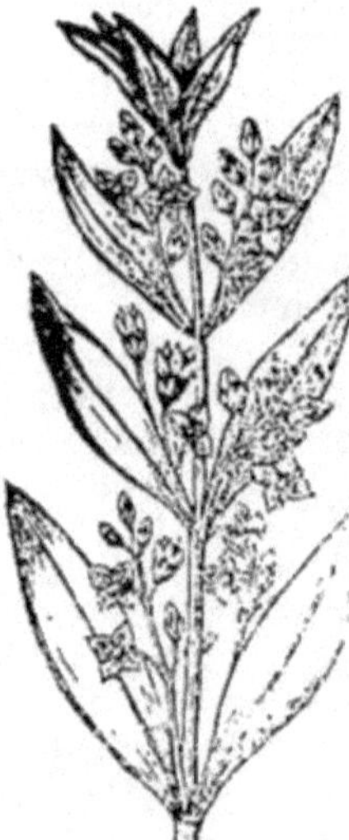
Aechter Oelbaum.

äußerlich wirkt es lindernd, erweichend und schmerzstillend; auch wird es gegen Gifte, gegen die Gicht, Steinschmerzen und andere Uebel gebraucht. Das Baumöl verwendet man häufig zur Bereitung der Seife, zur Oelmalerei, Buchdruckerfarbe, sowie zur Vertilgung der Wanzen, wenn der Saft des gemeinen Wermuths unter dasselbe gedrückt und die Fugen und Ritzen der Bretter, wo sich diese schlimmen Gäste aufhalten, damit bestrichen werden. Mischt man Baumöl unter Kalk, so wird das Mauerwerk dadurch nicht blos mehr gegen Feuchtigkeit, sondern auch gegen Ungeziefer verwahrt bleiben. Die Rinde ist bitter adstringirend, und wirkt sammt den Blättern des Oelbaums sehr fieberwidrig. In den wärmsten Ländern schwitzt aus dem Stamme ein Harz, das Olivin, eine eigenthümliche krystallische Substanz, dem Storax ähnlich, enthält, als Räuchermittel dient, und auch fieberwidrig sein soll. Oel und Oelkuchen sind ein geschätztes Brennmaterial, und das marmorartig gemaserte Wurzel- und Stammholz, welches eine schöne, grünlich-gelbe Farbe mit schwarzen Flecken und Adern hat, eine gute Politur annimmt, dient zu allerlei künstlichen Tischler- und Drechslerarbeiten. Früher suchte man den Körper durch Einreiben mit dem Oel zu stärken, und noch jetzt suchen die Morgenländer durch Einreiben des Oels auf den ganzen Körper ansteckende Krankheiten von sich abzuhalten. Schon in den ältesten Zeiten stand der Oelbaum im größten Ansehen, und ein Oelzweig galt für ein Sinnbild des Friedens und der Ruhe; ein Kranz davon war bei den Griechen die größte Auszeichnung für Verdienste um's Vaterland. Die Pflanzung und Veredlung des Olivenbaums, welcher gegen und über 2000 Jahre alt wird, geschieht gerade wie bei unsern Obstbäumen. Auch gräbt man die Wurzeln blos, schneidet die knorpeligen Auswüchse (Eier), welche sich häufig daran zeigen, ab, und legt sie in die Erde. Diese treiben gerade Stämmchen, welche nun zu Oelbäumen heranwachsen. In Deutschland kommt der O. im Freien nicht fort, trägt wenigstens keine Früchte, und selbst in Gewächshäusern erreichen dieselben selten ihre Vollkommenheit. In Louisiana, Carolina ꝛc. trifft man Oelbäume, welche noch weit größer, ertragsreicher und schöner als die italienischen sind, und ein gleich gutes Oel liefern; er heißt amerikanischer O. (**O. americana**). — Warziger O. (**O. verrucosa**), wächst am Kap, hat erbsengroße Früchte und wird dort gegen Diarrhöen gebraucht. — Ausgerandeter O. (**O. emarginata**), die Früchte werden am Kap gern gegessen. — Kleinfrüchtiger O. (**O. microcarpa**), dient in Cochinchina als zertheilendes und diuretisches Heilmittel. — Wohlriechender O. (**O. fragrans**), die wohlriechenden Blüthen werden dem chinesischen Thee beigemischt, um ihm den bekannten, angenehmen Geruch zu geben.

Oelbaum, wilder, s. v. a. Oleaster.

Oelbaum, unächter, oder böhmischer, oder schmalblätteriger, s. v. a. Oleaster.

Oelbaumgummi, Oelbaumharz (**Gummi olea**), das Elemi der alten Officinen, welches von allen Oelbäumen in Aegypten, Aethiopien und Italien abgesondert wird.

Oelgurke (**Telfairia**), Gattung der Familie Kürbisgewächse; zweihäusig; bei den männlichen Blüthen ist der Kelch glockig und tief 5spaltig; 5 gefranzte Blumenblätter, 5 Staubgefäße; bei den weiblichen Blüthen ist der Kelchsaum überweibig, 5zähnig, 5 gefranzte Blumenblätter; walziger, gefurchter Fruchtknoten; 3lappige Narbe. Länglich gefurchte, 5—6fächerige Beere mit zahlreichen Samen, jeder in einer lederigen, nußhülsenartigen Haut eingeschlossen. — Arten: Fußzehige O. (**T. pedata; Fenillaea ped.; Jolifiia africana**), hübscher, oft über 100 Fuß hoher Schlingstrauch, dessen Stamm manchmal 1½ —2 Fuß im Umfang hat; weibliche Blüthen einzeln, die männlichen in 6—8 blüthigen gestielten Trauben. Die gurkenartige, dickschaalige Beere wird 1½—3 Fuß lang, hat gegen 12 tiefe Furchen und eben soviel Rippen; über 200 Samenkörner in einer Frucht. Im südlichen Afrika an Waldrändern heimisch, wächst auch an der Küste von Zanguebar, heißt bei den Indianern **Koumé** und wird auf Maskarenhas kultivirt. Aus den eßbaren, guten Samenkernen preßt man ein Oel, welches dem feinsten Olivenöle gleichkommt. Der fleischige Fruchtbrei ist ungenießbar.

Oelmagen, Oelmägen, s. v. a. Mohn.

Oelnuß, s. v. a. Beernuß.

Oelpalme, guineische (**Elaeis guineensis**), eine Palmenart mit faseriger, lederartiger Fruchthülle, aus welcher wie bei dem gewöhnlichen Oelbaum Olivenöl gewonnen wird; es ist als Palmenöl bekannt, weiß oder gelblich, von butterartiger Consistenz lieblichem Geschmack und veilchenartigem Geruch. Dieser Baum ist auch nach Amerika verpflanzt, hat einen schönen, geraden, starken Stamm, welcher von den bleibenden Blattstielen wie mit stumpfen Stacheln besetzt erscheint, gefiederte, gegen 15 Fuß lange Blätter. Gegen Abend verbreiten die Blüthen einen lieblichen Anisgeruch, während die Früchte den Pflaumen gleichen. Das vorzügliche Oel kommt frisch an Speisen, in der Medicin dient es zum Einreiben auf Frostbeulen, zur Zertheilung gichtischer Knoten und zur Erweichung der Geschwüre. Alt nimmt es einen übeln Geruch an und dient dann blos noch zum Brennen. Häufig wird es vermischt, oder aus Baumöl und Wachs, oder Schweinefett und Hammeltalg mit einer Beimischung von Curcumewurzel nachgemacht. Die Stämme sind gut zu Bauholz.

Oelrettig, chinesischer (**Raphanus sativus, sinensis oleiferus**), eine Spielart der Gartenrettigs, ein einträgliches Schotengewächs, welches wie der Reps gebaut wird. Die kleine Wurzel wird nicht benützt, um so mehr aber der große und ästige Stengel, an welchen sich nach der Blüthe eine Menge Schoten mit zahlreichen Samen ansetzen, welche ein vorzügliches Baumöl und beim Kaltschlagen ein ausgezeichnetes Speiseöl geben; er soll zur Hälfte seines Gewichts Oel liefern. Der von dem verbrannten Oel gewonnene Ruß dient zur Bereitung chinesischer Tusche. Vermischt man das Oel mit ungelöschtem Kalke, so wird dadurch das damit bestrichene Holzwerk vor Würmern gesichert. Die Verpflanzung des chinesischen O. entspricht nicht in allen europäischen Ländern den gehegten Erwartungen, indem dessen Anbau nur für milde Gegenden empfehlenswerth ist. Er will ein lockeres, sandiges, niedrig gelegenes, kräftiges, sonniges, nicht frisch gedüngtes Erdreich, in welches man ihn im Herbst oder im April recht weitläufig säet. Die Herbstsaat verdient den Vorzug, indem sie bis zum Frühjahr schon so erstarkt ist, daß die Erdflöhe ihr wenig mehr schaden können. Man muß ihn fleißig vom Unkraut reinigen, und die sich gern umlegenden Stengel mit Stangen wie die Bohnen unterstützen. Sowie die Stengel weiß werden, ist er reif, und wird er dann abgehauen, in Bündel gebunden und gedroschen. Den Samen breitet man hierauf noch 8—14 Tage auf Tüchern aus, dann schlägt man Oel daraus. Das Stroh wird von Schafen und die Spreu vom Rindvieh gern gefressen.

Oelröschen, s. v. a. **Hellborus niger**.

Oelsamen, in mehreren Gegenden Deutschlands s. v. a. Mohn.

Oelsenich (**Thysselinum**), Gattung der Familie Doldengewächse; stimmt in den Hauptmerkmalen so ziemlich mit der Gattung Haarstrang überein, und hat 1striemige Rillen. — Arten: Sumpf-O. (**Th. palustre; Selinum pal.; S. sylvestre; S. Thysselinum; Thysselinum sylv.**), ästige, hellbräunliche Wurzel, welche voll kleberiger, scharfer Milch ist, und 1 oder mehrere gefurchte, 2—5 Fuß hohe, röhrige Stengel mit abstehenden Aesten treibt; große, meist mehrfach gefiederte Wurzelblätter auf langen, röhrigen Stielen; tieffiederspaltige Blättchen; große Dolden mit 20—30 innen flaumhaarigen Strahlen und weißen Blumen. Wächst an Gräben und Teichen, feuchten und sumpfigen Wiesen, blüht im Juli und August, und ist 2jährig. Die stark und unangehm, etwas terpentinartig riechende Wurzel schmeckt scharf gewürzhaft, bitter, zuletzt brennend, und war früher als Oelsenich- oder Oelsenitzwurzel (**R. Thyss. s. Olsnitii**) gebräulich, findet auch jetzt wieder Anwendung gegen Epilepsie, welche davon wenigstens sehr gemildert werden soll. Die Slaven benützen sie wie Ingwer. Ihre Bestandtheile sind: Weichharz, ätherisches Oel, Gummi, Schleimzucker, eine eigenthümliche Säure und einen gelbfärbenden Stoff. Häufig wird sie mit der schwächer riechenden und schmeckenden Wurzel des Wiesensilau's verwechselt: diese ist außen schwarzbraun.

Oesterreicher, eine Weinsorte, s. v. a. grüner Sylvaner.

Ohnblatt (**Monotropa**), Gattung der Familie Heidegewächse; 4—5blätteriger Kelch und Blumenkrone; 8—10 unterweibige Staubgefäße; 3winkelig, am Grunde 2lappige Staubbeutel; von 5 Drüsen umgebene Fruchtknoten; 4—5fächerige und schalstückige Kapsel; an beiden Enden geflügelte Samen. — Arten: Gemeines O. (**M. Hypopitys; Hyp. multiflora**), schmarotzt in schattigen Wäldern in Europa, Asien und Amerika, auf den Wurzeln von Kiefern, Tannen und Buchen; treibt einen 3—8 Zoll hohen Stengel, welcher wie die ganze blaß strohgelbe Pflanze wachsartig ist, endigt in eine vielblüthige Traube; kurzgestielte, wohlriechende Blüthen; wird durch das Trocknen dunkelbraun und riecht dabei vanillenartig; ändert ab, blüht im Juli und August, und leistet gepulvert vorzügliche Hülfe gegen den Husten der Schafe und Rinder; bildet in Schweren ein Universalmittel. Man gibt dem Vieh täglich je nach der Stärke des Hustens 2—6 Hände voll in verschiedenen Gaben.

Ohnmund (Phascum), Gattung der Familie Haubenmoose; endständige, geschlossen bleibende Keimbüchse, welche zuletzt unregelmäßig aufplatzt. — Arten: Pfriemenblätteriger O. (**Ph. subulatum**), 1—2 Linien hoher, meist astloser, zuerst grüner, dann brauner Stengel; kugelige Keimbüchse; feingekörnte, grubenpunktige Keimkörner; an Gräben, in Gärten, auf Aeckern, an Mauern im Frühjahr und Herbst.

Ohrblume (Otanthus), Gattung der Familie Vereinblüthler; vielblüthige Blüthenköpfe mit zwitterigen Blüthen; glockige Hülldecke; dachziegelige Hüllblätter; flache, zusammengedrückte Blumenkronröhre; über den Fruchtknoten verlängerten Sporn; kantige Schließfrüchte. — Arten: Meerstrands-O. (**O. maritimus**), nette Pflanze mit 6—12 Zoll langen, schneeweißfilzigen, ästigen Stengeln und ovalen, schneeweißfilzigen Blättern; wächst an den Küsten des Mittel- und atlantischen Meeres, ist ausdauernd, blüht vom Juli bis Sept., und wird seit den ältesten Zeiten gegen Bauchflüsse, Hamoptysis, Nieren- und Blasenkrankheiten gebraucht.

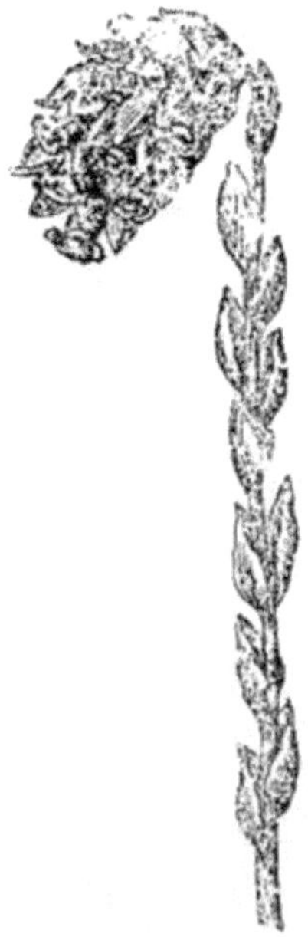

Gemeine Ohrblume.

Ohren, in mehreren Gegenden Deutschlands s. v. a. gemeiner Ahorn.

Ohrmorchel, s. v. a. gemeine Morchel.

Ohrpilz (Exidia), Gattung der Familie Hutlinge; der Hauptkeimboden ist eine weiche, gallertartige Masse, oben kahl, glatt und eben, unten zottig oder runzelig. — Arten: Judas-Ohrp. (**E. Auricula-Judae**), sitzend, trocken und mehr schwarz, beiderseits aderig-runzelig, unten etwas zottig; 2—5 Zoll breit, 1—2 Zoll im Durchmesser, gleicht oft einem Menschenohre und hat auf der glänzenden Oberfläche zerstreute Käpchen. Unter dem Namen Hollunderschwamm (**Fungus Sambuci**), wird er als kühlendes, austrocknendes, etwas zusammenziehendes Mittel bei Augenkrankheiten, Halsentzündungen ꝛc. gebraucht, indem man den getrockneten Pilz oder das Pulver davon auflegt. Riecht frisch eigenthümlich, ist geschmacklos, und heißt auch Judasohr (**Tremella Aur.-Jud.**)

Olampi-Harz, bei alten Schriftstellern s. v. a. Kopal oder Animeharz. Ein dem Kopal ähnliches, aus Amerika kommendes, von einem unbekannten Baume stammendes Harz.

Olandsbirne, eine gute edle Birne, welche bis zu Neujahr dauert, auf einem ziemlich großen, reich tragenden Baume wächst, und zum Rohgenuß, zum Mosten und Schnitzen gleich vortheilhaft ist.

Oldenlandie (Oldenlandia), Gattung der Familie Krappgewächse; zwitteriger, überweibiger, 4spaltiger oder 4zähniger Kelch; ungeflügelte Röhre; rad- oder röhrentrichterförmige, 4spaltige Blumenkrone; 4 Staubgefäße; 2schalstückige, aufspringende Kapsel. — Arten: Doldige O. (**O. umbellata**), die innen orangenrothe, 2—4 Fuß lange Wurzel treibt mehrere weitschweifige, 4seitige Aeste mit gegenständigen borstigen Blättern, kopfig gehäuften, fast doldigen Blüthen; an sandigen Stellen auf Java und in Ostindien, wird dort auch gebaut, heißt Ché, ist ausdauernd und blüht vom Juni bis Aug. Die Wurzel dient gegen Hautkrankheiten, und die Blätter als auswurfbeförderndes Mittel. Baumwolle wird mit der Wurzel sehr schön und dauerhaft roth gefärbt.

Older, in mehreren Gegenden Deutschlands s. v. a. kleberige Erle.

Oleander, (Nerium), Gattung der Familie Drehblüthler; 5theiliger, am Grunde schuppiger Kelch; 5theilige tellerförmige Blumenkrone, am Ende mit Nebenkrone von geschlitzten Schuppen; fadenförmige Anhänge am pfeilförmigen Staubbeutel; walzenförmige

Balgkapsel mit vielen haarschopfigen Samen. — Arten: Gemeiner O., Rosenlorbeer (N. Oleander), schönes Gewächs mit lanzettartigen, steifen, unten kahlen, oben dunkelgrünen, fiedernervigen und punktirten Blättern; Blüthen in Trugdolden mit kleinem, rothen Kelch und rosenrother, selten weißer Blumenkrone. Wächst im südlichen Europa, nördlichen Afrika, im Orient 2c. als 8—15 Fuß hoher Strauch oder Baum wild, und wird bei uns häufig in Gärten kultivirt. Verlangt eine gute, fette, mit etwas Sand vermischte Erde, im Sommer viel Sonne und Feuchtigkeit und blüht vom Juli bis Sept. Auf einem kalten Standort fallen die Blüthen ab. Wird durch Wurzelsprossen, Ableger und Stecklinge fortgeflanzt. Gehört zu den narkotisch-scharfen Pflanzen und ist kultivirt schädlicher als wildwachsend. Der Blättersaft soll, innerlich genommen, Menschen und Thiere tödten, und Schafe und Ziegen sollen schon von dem Wasser sterben, in welchem Oleanderblätter lagen. Der Geschmack ist bitter und scharf und erregt bei anhaltendem Kauen Entzündung. Früher brauchte man den Pflanzensaft gegen chronische Hautausschläge. — Wohlriechender O. (N. odoratum), hat größere Blumen und vielfach fädig-geschlitzte Schlundschuppen; wächst in Ostindien, wird aber auch bei uns kultivirt; wirkt wie die vorige Art. Die Wurzelrinde wird äußerlich gegen Hautausschläge gebraucht; sie wird abgesotten und der Kranke kalt damit gewaschen. — Ruhestillender O. (O. andidysentericum), findet sich im warmen Asien, im südlichen Rußland 2c. als Bäumchen oder Strauch, hat eirunde, gestielte Blätter, weiße Blumen und einen Jasmingeruch. Die herbe, angenehm bitter schmeckende Rinde ist gut gegen Ruhr und hartnäckige Durchfälle, und kommt als Conessirinde zu uns. — Hieher gehört auch die gleichwirkende Alstonia, welche in China theilweise wie Enzian benützt wird. — Die Kamatie wird in Amerika zu den narkotisch-scharfen Giften gezählt.

Oleaster, (Elaeagnus), Gattung der Familie Proteengewächse; zwitterig oder vielehig; röhriger, 1bläteriger Geschlechtshülle; 4—5—6—8spaltiger, glockenförmiger Saum; 4—5—6—8 Staubgefäße, 1 Staubweg; fadenförmige Griffel; steinfruchtartige Hüllfrucht, welche aus der beerig gewordenen Geschlechtshüllenröhre besteht und eine 1samige Nußhülse enthält. — Arten: Schmalblätteriger, wilder Oelbaum. (E. angustifolia), schöner, 18—22 Fuß hoher Baum mit langen schmalen, weidenartigen Blättern, oben dunkel unten blaßgrün, über und über wie gepulvert aussehend. Zwischen denselben erscheinen im Juli kleine, gelbe, angenehm und oft bis zur Betäubung, starkriechende Blumen, welche kleine, olivenartige Früchte hinterlassen. Der O. wächst im südlichen Europa, in Kleinasien, ja sogar in Böhmen wild, läßt sich durch Samen und Ableger leicht fortpflanzen, und kann auch bei uns in einem etwas feuchten, guten Boden kultivirt werden. Er taugt namentlich zu Hecken. Die Früchte werden gegessen sein Holz ist als Nutzholz geschätzt, und aus den Zweigen und Blättern erhält man eine schöne grüne Farbe. Die Blumen sind eine gute Weide für die Bienen. Eine aus den Blüthen bereitete geistige Flüssigkeit, welche nach denselben erd- oder himbeerartig riecht, leistet vorzügliche Dienste gegen faulige Fieber.

Olive, s. u. Oelbaum.

Olivenbaum, s. v. a. Oelbaum.

Olivenöl und ähnliche Artikel s. u. Oelbaum.

Oltwurzel, s. v. a. Alantwurzel.

Opium, s. u. Mohn.

Opium, Dr. Weber sagt über dieses wichtige Mittel: Das Opium ist der eingedickte Saft der grünen Kapseln und übrigen Theilen des Papaver somniferum. Man hat die Wirkung des Opiums verschieden beurtheilt, allein es ist nach genauen Beobachtungen ausgemacht, daß kleine Gaben des Opiums bei der Mehrzahl der Individuen erregend und belebend wirken, größere Gaben hingegen betäubend und abspannend. Die Hauptwirkung verdankt das Opium nach der neuen Chemie der im Opium enthaltenen Opiumsäure oder Meconsäure, dem Morphium nämlich, dem Opiumalkaloid, dem eigentlichen wirksamen Bestandtheil des Opiums. — In sehr kleinen Gaben angewendet, vermindert das Opium die Sensibilität, und bringt einen Zustand von Ruhe hervor, welcher zum Schlaf führt. Diese Wirkung ist vorzüglich auffallend wenn der Kranke viele Schmerzen erleidet. In etwas größeren Gaben wirkt es als kräftiges Reizmittel, es vermehrt die Kräfte, die Frequenz und Völle des Pulses, sowie die thierische

Wärme und Muskelkraft, es erhöht die Geistesthätigkeiten. Allein bei längerem Fortgebrauche und steigenden Gaben, erfolgt auf diese Erscheinungen in kurzer Zeit Mattigkeit, Schwere im Kopfe, allgemeine Abspannung und ein unruhiger aufgeweckter, nicht erquickender Schlaf. In großen Gaben ist es eines der heftigst erregenden narkotischen Gifte.

Man wendet das Opium sehr oft zu Stillung der Schmerzen, zu Beseitigung der Schlaflosigkeit, wenn nicht Kongestionen nach dem Gehirn die Ursache sind, ferner zu Verminderung der aufgereizten Sensibilität, und vorzugsweise in den meisten organischen Krankheiten an. Sehr gute Wirkung zeigt es bei den Durchfällen nicht entzündlicher Art (jedoch auch hier mit kleinen Gaben von Kalomel), bei Ruhr, Cholera. Bei diesen Krankheiten ist es ein unersetzliches Mittel, und man sollte sich nicht scheuen, es auch im Kindesalter zu geben, wenn man bemerkt, daß diese Krankheiten einen schlimmen Verlauf nehmen wollen. Ferner wird das Opium bei Wechselfiebern, in Verbindung mit **Tartarus emeticus** oder China gegeben. Bei Neuralgien, bei allen nervösen und krampfhaften Zuständen wird es angewendet. Bei dem **Delirium tremens** ist es ein vorzügliches Mittel. Im Tetanus und in der Wasserscheu gibt man es in sehr großen Gaben. — Als Gegenanzeigen sind zu betrachten, alle wahre Entzündungen und entzündliche Fieber, Kongestionen nach dem Gehirne, Stockungen in den Unterleibseingeweiden, weil es Verstopfung bewirkt; ferner das kindliche Alter und große Reizbarkeit mit plethorischem Zustande.

Dagegen ist das Opium bei allen asthenischen Entzündungen und Fiebern, in Verbindung mit Kalomel, Nitrum, Salmiak, von größtem Nutzen; in asthenischen Blutflüssen, so im Bluthusten, mit Nitrum, Digitalis, selbst mit kleinen Gaben von Ipekakuanha, und selbst bei dem Blutbrechen leistet es herrliche Dienste. Es ist ein Hauptmittel gegen alle Krämpfe, indem es allgemeine Schweiße hervorbringt; in der Hysterie älterer Personen wirkt es in kleinen Gaben fast spezifisch. Bei **Gangraena senilis** ist es sehr von Nutzen. Eine merkwürdige Wirkung des Opiums sah man bei einer bösartigen Scharlach-Epidemie, wo bei Annäherung der Krisis Krämpfe im Halse, Hinfälligkeit des Körpers, überhaupt ein so schlechter Zustand bei den Kindern eintrat, daß man den Tod zu erwarten glaubte; hier rettete eine oder zwei Dosen Laudanum, zu 4—8 Tropfen gegeben, vielen Kindern das Leben, es trat bald ein besserer Zustand ein. Hier würden gewiß viele Aerzte nicht getraut haben, das Laudanum zu geben, während es ein alter Land-Chirurg getrost reichte, obgleich derselbe im Anfange wahrscheinlich selbst nicht wußte, warum er dieses Mittel gab, allein er hatte die Freude, augenscheinlich vielen Kindern das Leben gerettet zu haben.

Aeußerlich benützt man das Opium zu Einreibungen, zu Verbandsalben, zu Pflastern, zu Augenwassern, theils wegen seiner beruhigenden Wirkung, theils aber auch, weil es zugleich tonisch, kräftig erregend, nämlich belebend und dadurch heilend wirkt. Ferner wendet man es in Substanz als Pille, oder in Tinktur auf hohle Zähne an. Zu Klystieren wird es benützt, theils als schmerzstillend, theils aber um erschöpfende Diarrhöen zu heben. Sehr wirksam zeigen sich Einreibungen von Opium mit flüchtigen und geistigen Mitteln, bei Schmerzen rheumatischer, arthritischer Art, bei Gelenksschmerzen von Säfteanhäufung und bei Unthätigkeit, bei nervösem Torpor in den äußern Organen.

Was die Präparate von Opium und ihre Dosen betrifft, so wirkt das **Opium purum** am kräftigsten, $\frac{1}{8}$ — $\frac{1}{6}$ — $\frac{1}{4}$ — $\frac{1}{3}$ gr. stündlich oder zweistündlich gegeben, kann als eine kleine Dosis angesehen werden; $\frac{1}{2}$ — 1 gr. als eine mittlere Dosis; und 2 — 3 gr. als eine große Dosis. Selbst im Tetanus und **Delirium tremens** darf die Dosis von gr. 3 selten überschritten werden, und immer ist die Wirkung einzelner Dosen abzuwarten, ehe man eine neue Dosis reicht. — Das **Extractum Opii aquosum**, wird in gleicher Dosis wie das **Opium purum** verordnet. — Die Opiumtinkturen, wie die **Tinctura thebaica s. simplex**; Die **Tinctura Opii crocata s. Laudanum liquidum Sydenhami**; und die **Tinctura Opii vinosa**, enthalten in 10—12 Tropfen gr. j Opium, und werden nach diesen Verhältnissen zu 3—5—10 höchstens 20 Tropfen verordnet. — Die **Tinctura Opii benzoica s. Elixir paregoricum**, wo ℥j Tinctur gr. 2½ Opium enthält (außerdem Benzoesäure und etwas Kampher), wird zu 4—8—15—25 Tropfen gegeben. — Der **Syrupus Opiatus s. Diacodion** enthält in ℥j, gr. ij Opium. — Das **Pulvis**

Doveri wird zu 6—10—15 gr. gegeben, und ist ein sehr beruhigendes, schmerz- und krampfstillendes Mittel. — Der Theriak, die Opiumlatwerge, **Electuarium Theriaca**, wird selten mehr angewendet; ℥j enthält gr. v. Opium. — Einige rühmen auch die **Aqua Opii destillata**. — Die Dosis in äußerlicher Anwendung ist die 2—3fache.

Opiumalkaloid. Man bedient sich des geruch- und farbelosen reinen Morphiums, das nur in Weingeist, Aether oder fetten Oelen auflöslich ist, gewöhnlich nur in Verbindung mit Säuren, entweder als schwefelsaures, **Morphium Sulphuricum**; oder essigsaures, **Morphium aceticum**; oder salzsaures, **Morphium muriaticum**. Diese Präparate wirken beruhigend, schmerzstillend, und doch nicht so betäubend und lähmend wie das reine Opium, und regen auch das Gefäßsystem nicht so auf. Man hat sie in der Schwindsucht angewendet, um den Hustenreiz zu vermindern; ebenso sollen sie den Schweiß bei Schwindsüchtigen vermindern. Sehr wirksam ist das Morphium bei Neuralgien, sowohl innerlich als äußerlich, als endermatisch angewendet (zu $^1/_4$—$^1/_2$ gr. applicirt, entweder rein oder mit Zucker aufgestreut.) Auch als Einreibung bei Nervenschmerzen, Gichtschmerzen, bei Hämorrhoidalknoten zeigt es sich nützlich.

Man gibt das essigsaure Morphium in Pulver auch in Auflösung mit Aether zu $^1/_{12}$—$^1/_8$—$^1/_4$ gr. 2—4mal täglich. Die Dosis des schwefel- und salzsauren Morphiums ist dieselbe.

Opoponax (Opoponax), Gattung der Familie Doldengewächse; undeutlicher Kelchrand; rundliche Blumenblätter; sehr kurzer Griffel; am Rücken flache Spaltfrucht; 2theiliger Fruchthalter. — Arten: Aechte O. (**O. chironium**; **Pastinaca opop.**; **Ferula op.**; **Laserpitium op.**), dicke, fleischige, 2 Fuß lange Wurzel, außen schwarzbraun, innen weiß, mit gelblichem Milchsaft; aufrechter, 5—10 Fuß hoher, markig-röhriger, gerillter Stengel; sehr große, 2—3fach gefiederte Blätter, durch Bürstchen etwas rauh, oben fast glatt; 10—20strahlige Dolden; goldgelbe Blüthenstiele und Blüthen; sehr flache gelblich-braune Spaltfrucht. Ist ausdauernd; wächst im südlichen Europa an dürren, sonnigen Stellen, auf Schutthaufen ꝛc., blüht im Juni und Juli. Aus Einschnitten am untersten Stengeltheil fließt ein Gummiharz (**Opoponax**; **Gummi resina Opop.**) welches reizend und ziemlich wie das Ammoniakharz wirkt. Es gibt O. in Körnern, (**O. in granis**) und O. in Kuchen (**O. in placentis**). Erstere erhalten wir in unregelmäßigen, hasel- oder wallnußgroßen Stücken von röthlich-gelber oder bräunlicher Farbe, außen bestäubt, am Bauch wachsartig glänzend, gelblich-weiß; sie riechen liebstöckelartig, schmecken aromatisch, verbreiten angezündet einen Knoblauchgeruch, und bestehen aus Harz, Gummi, einem milden ätherigen Oele, etwas Wachs ꝛc. Die zweite Sorte ist eine große, graubraune Masse, in Geruch und Geschmack weit weniger stark und angenehm. Leistet als Wundmittel ausgezeichnete Dienste, und ist reinigend und ungemein heilsam; wird als Pflaster aufgelegt oder als Pulver aufgestreut.

Orange, Orangebaum, s. v. a. Orangenagrume; s. u. Agrume, Pomeranze und Citrone.

Orangeletten, kleine, unreif getrocknete Pomeranzen.

Orangenblüthenöl, das ätherige Oel der Blüthen der Orangen-Agrume; ein vorzügliches Parfüm.

Orelbaum, s. v. a. Mehlbeerbaum.

Orleanbaum (Bixa), Gattung der Familie Orleangewächse; 5blätteriger, abfälliger Kelch; 5 blumenblätterige, freie, zahlreiche, unterweibige Staubgefäße; einfacher, langer Griffel; 2 schalstückige, borstig-weichstachelige Kapsel; 8—10samige Samenträger; von einem mehligen und farbigen Mark umgebener Samen. — Arten: Aechter O. (**B. orellana**), unter die vielen nützlichen Bäume der neuen Welt gehört auch der O. Er wächst in Südamerika an feuchten Orten, an Bächen und Gräben wild, wird aber dort von Europäern an Wegen, auf freien Plätzen ꝛc. gezogen, und zeigt in seinem Wuchse sehr viel Aehnlichkeit mit dem Pflaumenbaum. Sein krautartiger Stamm hat eine bräunliche Rinde, die obern Zweige sind gelblich, die jungen Triebe oft purpurfarbig punktirt; die immergrünen Blätter sind lang und herzförmig gewellt. An den Zweigenden stehen die Blumen in dichten, traubenförmigen Büscheln; sie sind blaßroth und so groß, wie wilde Rosen, und hinterlassen länglichrunde, mit Borsten besetzte Samenkapseln von der Größe unserer Pflaumen. Zuerst sind sie grün, dann aber braun oder roth. Nach erlangter Reife springen sie von selbst auf und zeigen 40 und noch mehr aneinander gereihte, erbsengroße Samenkörner, welche mit einem kleberigen, starkriechenden, rothbraunen Brei und Häutchen überzogen sind. Diese Körner werden um Johannis und Weihnachten gesammelt, und daraus ein werthvolles Farbematerial, welches unter dem Namen Orlean, Arnoko, Roucou, bekannt ist und besonders aus Cajenne und Berbice zu uns kommt. Es werden nehmlich die Samenkörner so lange mit lauwarmem Wasser angefeuchtet, bis sich die rothe Farbe dem Wasser mitgetheilt hat. Durch das Stehenlassen setzt sich der Farbestoff zu Boden, das Wasser wird abgegossen und aus dem Satzmehle bildet man kleine Kügelchen oder viereckige Täfelchen, trocknet sie an der Sonne und verpackt sie zum Versenden. Manchmal wird der von seiner Bedeckung befreite Samen auch mit den Händen gerieben, bis sich das röthliche Häutchen ablöst und zu einem klaren Teige wird. Diesen schabt man von den Händen ab, legt ihn auf ein Blatt, läßt ihn trocknen und gewinnt auf diese Art eine noch feinere Farbe. Guter Orlean muß hochroth aussehen, einen violenartigen Geruch haben, sich trocken und ohne Härte anfühlen und an Brüchen noch lebhafter roth sein als außen, auch im Wasser sich ohne Satz auflösen. Maler benützen ihn zu Wasser- und Oelfarben und zu Firnissen. Die Holländer und Holsteiner geben der Butter damit eine schöne Farbe, sie wird dadurch aber etwas bitter. Am nützlichsten ist er zum Orangegelbfärben von seidenen, leinenen, baumwollenen und wollenen Zeugen. Wird er mit Urin angemacht, so ist die Farbe außerordentlich dauerhaft. Die Indianer bestreichen damit ihren Körper, um sich gegen Insektenstiche zu schützen, und die Haut geschmeidig zu machen. Das weißliche Holz gibt Feuer, wenn man es aneinander reibt, und aus der Rinde macht man die dauerhaftesten Taue, Bänder und Stricke. Kann durch Samen und Stecklinge fortgeflanzt werden. Auf den Antillen findet man ihn zur Zierde fast vor allen Häusern, bei uns kommt er aber nur in sehr warmen Treibhäusern fort. Das bitterlich-herbe, veilchenartig riechende Fruchtmark dient zur Bereitung eines Getränkes, welches kühlend, fiebervertreibend, milchvermehrend wirkt und gut ist gegen Diarrhöen, Blutflüsse, Steinbeschwerden und Gicht. Die gewürzhaften Samenkörner sind herzstärkend, befördern die Verdauung und geben ein gutes Gewürz. Die Farbe wird häufig zum Färben von Pflastern, Salben 2c. benützt.

Orleanischer Wein, ein leichter, rother Franzwein.

Orlenbaum, in verschiedenen Gegenden Deutschlands s. v. a. kleberige Erle.

Orsan, rother, zu den Cetteweinen gehöriger Franzwein.

Orseille, die aus der ächten Lakmusflechte (s. d.) bereitete blaue Farbe.

Ortenauer, guter, weißer und rother Wein aus der Ortenau, dessen beste Sorten Ortenberger, Oberkircher und Offenthaler sind.

Ortnine, Pfeifenröhren, welche aus dem zähen, weißen Holz des wolligen Schneeballs gemacht werden.

Osbeckie, (**Osbeckia**), Gattung der Familie Weiderichgewächse; eirunder, oft mit Borsten oder handförmigen Schuppen oder Flaumhaaren besetzter Kelch; 4—5 Zipfel mit eben so vielen Anhängseln, 4—5 Blumenblätter; 6—10 Staubgefäße; geschnäbelte, mit einem Loch aufspringende Staubbeutel, an der Spitze borstiger, kegeliger Fruchtknoten; trockene, 4—5fächerige Kapsel. — Arten: Sternartige O. (**O. stellata**), aufrechter, steifhaariger Halbstrauch; 4seitige Aestchen; gegenständige, steifhaarige, 5 nervige Blätter; end- oder blattwinkelständige, meist einzelne Blüthen; krugförmiger Kelch; fast 2 Zoll Durchmesser haltende, rosenrothe Blume; **S**förmige, langgeschnäbelte Staubfäden; im Kelch eingeschlossene Kapsel; scharfer Samen. Ist in Neapel zu Hause. — Chinesische O. (**O. chinensis**), dient in China gegen Kolik, und in äußerlichen Bähungen gegen Geschwülste, Verrenkungen. — In Brasilien braucht man die Rinde von O. **Princeps** zum Schwarzfärben.

Oschakkraut (**Dorema**), Gattung der Familie Doldengewächse; kleiner, 5zähniger Kelchrand; Blumenblätter mit eingeschlagenen Zipfelchen; fleischige, becherförmige Griffel; flache Spaltfrucht; Theilfrüchte mit 3 Rückenriefen; freier, 2theiliger Fruchthalter. — Arten: Aechtes O. (**D. Ammoniacum**), gleicht dem Opoponax, seegrün, mit weichen Drüsenhaaren; 2 Fuß lange, doppelt-gefiederte Blätter; sprossende ästige Dolden; weiße, in Wollhaare gehüllte Blüthen; mit einem breiten Rande umgebene Frucht; wächst im nördlichen Persien und in Armenien; ausdauernd. Alle Theile enthalten einen Milchsaft, welcher namentlich am Anfang der Doldenstrahlen von selbst oder an Einschnitten ausfließt, vertrocknet und als Ammoniakgummi oder Ammoniakharz (**Gummi**

s. G.-resina Ammoniacum) vorkommt. Die bessere Sorte (Ammoniakgummi in Körnern) erhalten wir in gelblich weißen oder röthlichen, unregelmäßigen, erbsen- bis wallnußgroßen, trockenen, in der Wärme zähen Stücken, auf dem Bauche milchweiß, muschelig und hellglänzend; riechen und schmecken unangenehm, bitterlich-scharf, beim Verbrennen etwas knoblauchartig und hinterlassen eine große, leichte Kohle. Bei der geringern Sorte (A. in Kuchen) sind diese Stückchen dunkler, mit Holzstückchen, Pflanzenresten, Samen rc. vermischt und zu einer schmierigen Masse vereinigt. Es enthält Gummi, Harz und ein ätherisches Oel, und wirkt als Heilmittel theilweise wie Stinkasand, ist aber schärfer, anhaltend reizender, erregt die Thätigkeit der Unterleibsorgane, namentlich der Schleimhäute kräftiger. Aeußerlich wendet man es mit Vortheil an zur Zertheilung von Geschwulsten, Zeitigung von Abscessen, bei Verhärtungen, Gelenksteifigkeit, Stiorhositäten, indem man es als Pflaster auflegt.

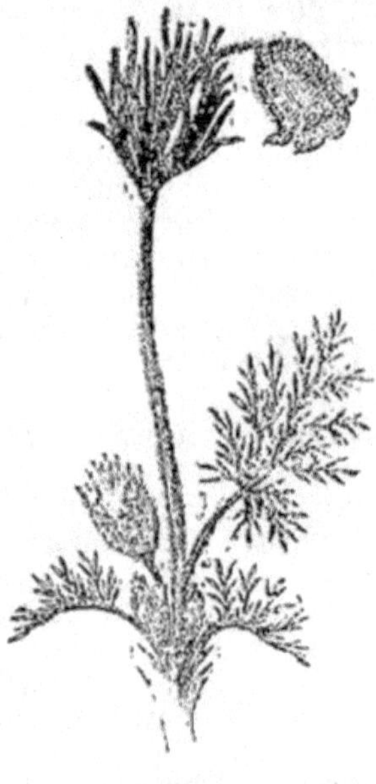

Osterblume (**Pulsatilla**), Gattung der Familie Ranunkelgewächse; stimmt mit der Gattung Weidröschen überein, die äußersten Staubgefäße sind aber unfruchtbar, und die Schließfrüchte enden in einem langen Federschwanz. — Arten: Gemeine O., Küchenschelle, Mutterblume, Beizwurzel, Weinkraut, Tageschlaf, Schlotterblume (**P. vulgaris; Anemone pulsatilla**), eine sehr gemeine aber verdächtige Pflanze, welche in ganz Deutschland überall auf trockenen, sonnigen Wald- und Bergplätzen, an Ackerrainen, auf Schutthaufen rc. wächst. Sie wird gegen 1 Fuß hoch, hat doppelt gefiederte Blätter und glockenförmige, purpurviolette Blumen, welche schon im März und April erscheinen und geschwänzte Samen hinterlassen, die einen fadenartigen Büschel bilden. Wegen der schönen, frühen Blumen pflanzt man sie auch in Gärten. Die große und schöne Blumenkrone, welche vor den Blättern kommt, ist aufrecht oder nur wenig nickend und besteht aus 6 Blumenblättern, schön violett, auf der innern Seite glatt, auf der äußern mit langen Haaren besetzt. Besitzt in der Wurzel und in den Blättern ätzende Säfte, mit denen man sogar Warzen vertreiben kann. Die Kamtschadalen bestreichen mit dem Saft ihre Pfeile, um sie zur Erlegung der Wallfische zu gebrauchen. Schafe und Ziegen fressen das Kraut ohne Nachtheil. Aus den etwas betäubend riechenden Blumen sammeln die Bienen viel Honig. Mit Blumen und Blättern kann man grün färben, was bei Ostereiern oft zum Nachtheil der Gesundheit geschieht. Der Blumensaft gibt eine grüne Dinte. Frisch ist die Pflanze so scharf, daß man beim Zerquetschen im Hals, Nase und Augen ein Brennen empfindet. Diese Schärfe verliert sich durch's Trocknen, und es bleibt nur ein bitterlicher, zuletzt etwas salzartiger Geschmack. Zu starke Gaben machen bohrende, schneidende Schmerzen in den Augennerven, Reißen im Kopf, reichlichen Harnabgang, Aufstoßen, Magendrücken, Erbrechen, Purgiren, selbst Krämpfe und Convulsionen. Dient innerlich gegen die unterdrückte Periode der Frauenzimmer, oder wo sie nur schwierig erfolgt, und gegen die Folgen verhaltener Menstruation, z. B. Schwindel, drückende oder einseitige Kopfschmerzen, Beengungen, Herzklopfen, Düsternheit im Gemüth, Brustkrämpfe, Magenleiden, Nebligkeiten, Bauch- und Rückenschmerzen, indem das Mittel die Periode wieder gelind herstellt. — Gegen Entzündungen der Augenliderdrüsen, wo die Augenlider zu klebrig, mit Lichtscheue, Brennen, Kratzen im Auge verbunden. Ferner bei derjenigen Art von Augenleiden, wo sich eine flimmernde Bewegung und ein Spanngefühl in den Augenlidern zeigt, wo sich die Gegenstände ungemein rasch zu bewegen scheinen, so daß zuletzt Schwindel entsteht. Ein paar Tropfen der Tinktur heben diese Erscheinungen rasch. Gegen rheumatische Zahnschmerzen, die sich in der Bettwärme vermehren, anfallsweise kommen mit Stechen und Wühlen in den Zähnen, besonders Abends und Nachts. — Gegen rheumatische und gichtische Beschwerden, namentlich wenn Geschwulsten, die bald da, bald dort sich zeigen und schmerzen, zugleich da sind. Endlich hat sich dieses Mittel hülfreich erwiesen gegen das Bettpissen, wo der Harn Nachts unwillkürlich abgeht, wie bei Kindern, oder selbst bei jeder geringen Anstrengung, wie durch Nießen, Husten, Gehen. — Aeußerlich dient das frisch aufgelegte Kraut gegen Geschwulst der Hoden, beim kalten Brand, faulen Geschwüren 2c. Bereitung und Gabe der Tinktur: Bei beginnender Blüthezeit wird die ganze Pflanze frisch ausgepreßt, der Saft mit gleichen Theilen Weingeist gemischt, nach einigen Tagen das Helle abgegossen und als Tinctur an einem kühlen Orte wohl aufbewahrt. Hievon gibt man täglich 1—3—5mal, je nach den Umständen auf ein Mal 3—5—8 Tropfen unter wenig Wasser. Die Dosis des frischen Krautes im Aufguß ist ʒj—ij zu 1—1½ Schoppen Wasser, tassenweise einige Mal täglich. Das getrocknete Pulver ist ziemlich unwirksam. Die **Aqua destillata** wird zu ʒij—iij einige Mal täglich gegeben. Der durch Abdampfung bereitete Extract wird täglich einige Mal zu 1—4 **gr.** gegeben. — Wiesen-O. (**P. pratensis**), schwarzbrauner, vielköpfiger Wurzelstock; 3fach fiedertheilige Wurzelblätter; bis 1 Fuß lange Schäfte, dicht weißzottig; weiße, schwefelgelbe oder rosenrothe Blüthe mit zerschlitzten Geschlechtshüllblättern. In Europa auf sonnigen Hügeln und Haiden, ist ausdauernd, blüht im April und Mai; riecht unbedeutend, beim Zerreiben etwas beißend, schmeckt brennend scharf, enthält flüchtige Säure, eine krystallinische Substanz und ätherisches Oel: ist narkotisch-scharf, und wirkt namentlich frisch sehr kräftig bei Lähmungen der Gehirnnerven, namentlich Amaurose, Dyskrasien, veraltete syphilitische Uebel, Gicht, Unterleibsstockungen, Wassersucht, Wechselfieber, mehrere Brustkrankheiten 2c. Wird auch wie die vorige Art benützt und diese wie die vorige. — **P. patens** verbreitete sich von Sibirien bis nach Böhmen, Bayern 2c.; ist sehr scharf und wirkt selbst blasenziehend auf die Haut. Dient gegen Unterleibsstockungen, Hämorrhoiden, Wassersucht, Menstruationsstörungen, Amaurose, Magenkrämpfe, Gicht, syphilitische Leiden u. s. w.

Osterlilie, s. v. a. gemeine Narcisse.

Osterluzei (**Aristolochia**), Gattung der Famlie Osterluzeigewächse; unter der sitzenden, 6spaltigen Narbe stehen 6—12 Staubbeutel, einfache, röhren- und zungenförmige, an der Basis bauchige Blüthenhülle; 6fächerige, vielsamige Kapsel. Zwitterig. — Arten: Gemeine O. (**A. Clematitis**), lange, dünne, tief in die Erde dringende Wurzel, einfacher, aufrechter, gestreifter, kahler, etwas hin- und hergebogener, lebhaft grüner, 2—3 Fuß hoher Stengel, abwechselnde, fast kreisrund-herzförmige; gestielte, kahle, ganzrandige Blätter; in den Blattwinkeln stehen deckblätterlos die gehäuften, einblüthigen Stiele; grüngelbe Blüthenhülle. Ein lästiges Unkraut in Weinbergen, an Zäunen, Ackerrändern; ist ausdauernd, blüht im Juni. Riecht stark und unangenehm, schmeckt bitter, scharf, etwas balsamisch. Blätter und Wurzelausläufer werden in der Officin gebraucht; letztere sind getrocknet außen braun, innen gelblich, bitterer und schärfer als die Blätter, und wirken erregend und umstimmend auf die Unterleibsorgane, belebend bei allgemeiner Schwäche; in Umschlägen heilend bei Schlangenbissen und unreinen Geschwüren. Thierärzte heilen damit bösartige Geschwüre, indem sie das daraus gemachte Pulver darauf streuen. Mit einer Blätterabkochung lassen sich Blattläuse von Pflanzen und die Wanzen vertreiben. Gehört zu den narkotisch-scharfen Giften. — Schlangen-O., virginische Schlangenwurz (**A. serpentaria**), wächst im nördlichen Amerika und hat eine aus lauter durcheinander geflochtenen Fasern bestehende Wurzel, welche aus einem kleinen Knopfe hervorkommen und einige Zoll lang werden. Außen ist sie bräunlich und spielt ins Grüne, innen weißgelblich; riecht campher- und baldrianähnlich, schmeckt bitter, gewürzhaft und stechend. Die Blätter sind länglich-herzförmig und flach, der Stengel schwach gebogen und rund, die Blüthen mit einer dunkelrothen, lanzettlichen Lippe; wächst in Virginien. Gehört zu den vorzüglich flüchtigen und anhaltend reizenden Mitteln. Soll vorzüglich gegen Schlangenbisse gut sein, weßhalb sie virginische Schlangenwurz (**R.**

Serp. virginianae) heißt. Zum Heilen kaut man das Kraut, verschluckt den Saft davon und legt zerquetschte Blätter auf die Wunde. Bildet einen bedeutenden Handelsartikel nach Europa, wo man sie als ungemein wirksames Mittel in Faul-, Wechsel- und Gallenfiebern hält. Sie enthält ätheriges Oel, bittern und gummigen Extractivstoff und ein Weichharz. Wirkt bei allen Leiden gut, welche einen nervösen und fauligen Character haben. — Pfeifen- oder großblätterige O. (**A. sipho**), schöner, bis 20 Fuß hoher rankender Strauch mit abwechselnden, kahlen, herzförmigen Blättern, dicker, grüner, rothbraun-geaderten oder schwarzpurpurrothen Blüthen, welche in der Form Meerschaumköpfen gleichen. Kommt aus Pensylvanien, gibt dichte Gartenlauben, daher auch zu uns verpflanzt; will einen lockern, fruchtbaren Boden, wird durch Wurzeltriebe und Stecklinge vermehrt und blüht vom Juni bis Aug. Die Blätter wirken in Theeform als gutes schweißtreibendes Mittel und bei Catarrhen. — Lange O. (**A. longa**), möhrenförmige, 1 Fuß lange, armsdicke Wurzel; 1 Fuß hohe, ästige, weichhaarige Stengel; grundlappige Blätter; einzelne blattwinkelständige Blüthen; grünlich-weiße Geschlechtshülle; birnförmige Kapsel; blüht im April und Mai, ist ausdauernd und wächst im südlichen Europa. Die Wurzel riecht frisch scharf und widrig, ist trocken geruchlos, schmeckt eckelhaft bitter und wirkt noch stärker als gemeine O. — Die blasse O. (**A. pallida**), und die runde O. (**A. rotunda**) haben dieselben Heilkräfte, wie die gemeine O. und wirken namentlich kräftig auf die Beförderung der Menstruation. Die erste bildet einen Bestandtheil des in England so berühmten Gichtmittels **Pulvis antarthritic. Portlandi.** — Syrische O. (**A. maurorum**), wächst in Syrien, und wird dort wie die vorigen Arten gebraucht. — Gebräuchliche O. (**A. officinalis**) Wurzelstock mit vielen graulichen Wurzelfasern; astloser, hin- und hergebogener Stengel; herzförmig-längliche, weichhaarige, 3—5 Zoll lange Blätter; einblüthige; verkehrt-eirunde, leichthaarige Kapsel. Blüht in Nordamerika im Mai und Juni und nochmals im Herbst und wird wie die Schlangenwurzel gebraucht. — Schlangentödtende O. (**A. anguicida**) halbstrauchig und rankend; korkartige Stengel; herzförmig-längliche, kahle, netzaderige Blätter. Blüht in Südamerika und Mexiko im Aug. und Sept., und hat einen widerlich gelben Wurzelsaft, welcher gut ist gegen Schlangenbisse. Kann man davon einer Schlange etwas beibringen, so wird sie so betäubt, daß man sie ohne alle Gefahr anfassen kann, und eine größere Quantität tödtet sie. — Dreilappige O. (**A. trilobata**), hat eine Pfahlwurzel, einen gefurchten, strauchigen Stengel, 3lappige Blätter; am Grunde herzförmige, innen purpurrothe, feingeaderte Lippe; wächst in Ostindien und dem wärmeren Amerika: blüht im Juni und Juli; wirkt wie Schlangenwurz-O., ja noch kräftiger. — Großblumige O. (**A. grandiflora**), strauchig und hoch an Bäumen emporkletternd, 4—5 Zoll lange und ebenso breite Blätter; 8—9 Zoll lange, weißliche Röhre, und 7—8 Zoll im Durchmesser haltender, fast herzförmig, weißlich, purpurroth-gefleckter, adriger an der Spitze mit einem fußlangen Saum. Riecht sehr unangenehm und betäubend und ist allen Thieren schädlich. Die Blätter dienen auf Jamaika zu Bähungen und Bädern bei rheumatischen und gichtischen Beschwerden. — Gekerbte O. (**A. pistolochia**), federkieldicker Wurzelstock mit gelblich-grauen Wurzelfasern, mehreren 6—9 Zoll langen, ästigen, weichhaarigen Stengeln und kaum 1 Zoll großen, weißlichen stachelspitzigen Blättern; schwarzrothe Blume; ist ausdauernd; blüht im südliches Europa im Juni und Juli. Der Unterstock riecht nicht unangenehm, und schmeckt bitter und scharf und war früher als **R. Pist. s. Aristol. polyrrhizae** gebräuchlich. — Rachenförmige O. (**A. cimbifera**), höckeriger Wurzelstock mit langen Wurzelfasern; 3—4 Zoll langen und breiten, kahlen, unten netzaderigen Blättern; einzelne Blüthen, innen röthlich-braun oder schmutzig-isabellgelb, fein dunkelroth gestriemt und getüpfelt, wächst in Brasilien. Die eigenthümlich durchdringend riechende Wurzel ist außen schwärzlich-grau oder dunkelbraun, innen weißlich und grau-geadert, schmeckt gewürzhaft bitter und etwas stechend, und wird in Brasilien als Tausendmannwurzel wie die Schlangenwurz-O. gebraucht, soll aber noch weit kräftiger wirken als dieselbe.

Oswegothee, der Thee von der doppelköpfigen Monarde (s. Monarde) ist in England unter diesem Namen bekannt. Er wirkt wie der Thee von Melissen und Minzen.

Otter, Otterbaum, in verschiedenen Gegenden von Deutschland s. v. a. kleberige Erle.

Otterlauch, s. v. a. **Allium victoriale.**
Ottilienkraut, s. v. a. **Delphinium Consolida.**
Oxalbaum, in verschiedenen Gegenden von Deutschland s. v. a. Mehlbeerbaum (**Sorbus Aria.**)

P.

Pabstweide, s. v. a. **Prunus Padus.**
Pachira (Pachira), Gattung der Familie Sauerkleegewächse; bleibender, röhren- oder näpfchenförmiger Kelch; 5 sehr lange Blumenblätter; sehr zahlreiche, unten 1brüderige Staubgefäße; nierenförmiger, 1fächeriger Staubbeutel; 5fächeriger Fruchtknoten; 1 Griffel; holzige Kapsel mit 1 Fach; zahlreicher Samen. — Arten: Rothe P. (**P. aquatica**), gegen 45 Fuß hoher Baum mit zerstreuten, 5—8fingerigen Blättern, einzelnen blattwinkelständigen Blüthen, welche über 1 Fuß lang und prachtvoll gelb, grünlich und roth sind. Ovale, 5—7 Zoll große, braunrothe, zottige, 5rippige Frucht mit kastaniengroßem, braunrothem Samen. Blüht an Flüssen und Bächen von Südamerika vom Januar bis März. Hat im ganzen die schleimigen Eigenschaften der Malvengewächse, weshalb ihm die Eingeborenen wichtige Heilkräfte zuschreiben. Die jüngern Blätter und Blüthen werden als Gemüse gegessen, und der Samen wie Kastanien geröstet verspeist. — **P. fastuosai; Corolinca fastuosa**), in Mexiko wird die Wurzelrinde bei Wundgeschwüren und Krankheiten der Harnorgane angewendet. — Auf den Antillen braucht man **P. grandiflora (Car. insignis)** wie die erste Art.
Pachyrrhizus angulatus oder eckigblätterige Knollenblüthen, wird in ganz Ostindien angebaut, hat eine große, knollige Wurzel, welche vor der Fruchtreife ausgegraben und roh wie eine Rübe und gekocht gegessen wird; ist auch ein kühlendes Heilmittel, namentlich in Fiebern. Dreilappige Knollenblätter (**P. trilobus**), die büschelig-knollige Wurzel wird in China, Cochinchina 2c. wie die vorige benützt. — Bataten-K. (**P. tuberosus**), die rübenartige Wurzel und der Same dienen zu erweichenden, zertheilenden Umschlägen, eine Abkochung davon gegen chronischen Husten und zu Klystiren.
Pacourine, (Pacourina)), Gattung der Familie Vereinblüthler; dachziegelige Hülldecke; breite Hüllblätter, von denen die äußersten in einen Dorn enden; kurze Blumenkronröhre; fleischiger, unbedeckter Hauptfruchtboden; walzige Schließfrüchte; kurze, mehrreihige Fruchtkrone. — Arten: Eßbare P. (**P. edulis**), stielrunder Stengel mit wechselständigen Blättern, hie und da etwas mit borstenförmigen Zähnen gesägt; blattgegenständige Blüthenköpfe; purpurrothe Blüthen. Wird in Cayenne als Gemüse benützt, namentlich der fleischige Hauptfruchtboden des großen Blüthenkopfs, wie bei der Artischocke.
Palixanderholz, St. Lucienholz, aus Brasilien kommendes zu feinen Tischlerarbeiten dienendes Holz.
Pallote, geringere Sorte des Burgunderweins.
Palme (Palma), eine eigene Familie von höchst merkwürdigen Bäumen, welche sich von den andern durch ihren Bau und ihr Wachsthum sehr unterscheiden, und den wärmeren Himmelsstrichen, unter denen sie allein wachsen, ein eigenthümliches prachtvolles Ansehen geben. Der gerade und einfache Stamm hat weder eine eigentliche holzartige Rinde, noch Aeste und Zweige, sondern es bildet sich oben an seinem Gipfel eine starke Krone von immergrünen Blättern, welche sich nach allen Seiten ausbreiten und herabhängen und gewöhnlich 10—15 Fuß lang werden. Sowie der Stamm in die Höhe steigt, fallen die untern Blätter ab, lassen aber einen Theil ihres Stiels zurück, welche sich wie Schuppen am Stamme festsetzen und ihm so statt der Rinde dienen. Die traubenartigen Büschel am Gipfel kommen aus einer länglich-runden Scheide zwischen oder unter den Blättern hervor und sind getrennten Geschlechts. Die P. erreichen von allen Bäumen die größte Höhe, und wird z. B. der Drachenblut-Rottang von 300—600 Fuß hoch, die caraibische Tannenpalme (**Elate Caribaea**) gegen 300 Fuß, die Anden-Wachspalme gegen 200 Fuß u. s. w. Es gibt aber auch sehr kleinetungen; solcheew wird z. B. die Zwergpalme kaum 3 Fuß hoch. Mit Ausnahme der letzten, welche

auch im südlichen Europa wild angetroffen wird, gedeihen sie nur in den heißesten Ländern der Erde, und lassen sich nur mit Schwierigkeiten in andere Gegenden, wie nach Italien, Spanien ꝛc. verflanzen. In Valencia ist ein ganzer Wald von Dattelbäumen. In England, Holland, Deutschland ꝛc. bleiben sie niedrig. Sie sind ein äußerst wohlthätiges Geschenk der Vorsehung, da sie den Bewohnern jener Länder die unentbehrlichsten Bedürfnisse, Speise und Trank, Materialien zur Kleidung, Wohnung, zum Hausgeräth und zum Schreiben*) liefern. Die Palmen liefern Alles, was der Mensch theils zur Nahrung, theils zur Bekleidung und Wohnung, theils zur Bequemlichkeit und Gesundheitspflege bedarf. Die von den P. herrührenden Nahrungsmitteln und Getränke werden nach Umständen auch als Heilmittel angewendet, z. B. Datteln, Kokosnüsse, Palmenöl, Palmenwein, Palmenzucker ꝛc. Durch einige andere Stoffe werden andere Palmen und ihre Theile gleichfalls zu Heilmitteln. Die wichtigsten Gattungen sind: Dattelpalme, Rottang, Lapiapalme, Sagopalme, Kokospalme, Arekapalme, Dumpalme, Hayjapalme, Fächerpalme, Saribupalme, Schirmpalme.

Palmen nennt man in der Volkssprache die Knospen oder Augen des Weinstocks, sowie die Kätzchen verschiedener Weidenarten.

Palmenfarrn (**Cycas**), Gattung der Familie Palmenfarrn; zweihäusige, männliche Pflanze mit einem sitzenden, endständigen Zapfen; die weibliche Pflanze hat Fruchtknoten, welche in den Randbuchten der Wedel sitzen; steinfruchtartige Früchte mit ziemlich kugeligen Samen. — Arten: Ostindischer P. (**C. circinalis**), schlanker, palmenartiger, bis zu 45 Fuß hoher Baum, außen aschgrau und geringt. Der gefiederte Wedel ist vor der Entwicklung in eine große Knospe zu 30—35 zusammengehäuft, und wird endlich 8—10 Fuß lang. Der dornige Laubstiel breitet sich am Grunde schaufelförmig aus. Auf einer Strunkspitze sitzt ein einzelner 2 Fuß langer, dicker, fleischiger, unangenehm riechender Zapfen, der als gelbes Pulver sehr viel Blüthenstaub enthält. Andere Bäume haben an der Spitze zahlreiche, dicht rothbraunfilzige Wedel, beiderseits mit 2—3 Buchten versehen, in deren jeder eine steinfruchtartige, pomeranzengroße, gelbrothe Frucht sitzt. In der Mitte derselben erscheinen wieder junge Wedel, zwischen denen abermals Früchte erscheinen u. s. f. Die äußere Haut der Frucht ist fleischig, gelb und süßlich; darunter liegt eine harte, holzige, nußartige, braune Steinschale, welche einen weißen, etwas bitterlichen, fleischigen Kern enthält. Wächst in Ostindien, und wird bei uns häufig in Gewächshäusern gezogen. Aus dem Strunk schwitzt Gummi, welches gut ist gegen Gicht und den Schlangenbiß; die fleischigen Fruchtkerne werden zubereitet und gegessen und sollen roh Durchfall erregen. Die jungen Blättchen und Laubstiele werden als Gemüse gegessen; äußerlich werden sie bei Geschwüren, und der daraus gepreßte Saft bei Koliken ꝛc. angewendet. Aus dem Strunkmark dieses und des umgerollten P. (**C. revoluta**) macht man Sago und Brod.

Palmenholz (**Lignum palmarum**), aus Guyana kommendes Holz, das vielleicht von einer Sagopalme herrührt, hart und schwer ist, schwarze Adern auf grauem Grunde hat und zu feinen Arbeiten benützt wird.

Palmenhirn, das junge, süße, sehr gute Gipfelmark der gemeinen Kokospalme.

Palmenkohl, s. v. a. Palmenhirn.

Palmenöl, das aus den Samenkernen mehrerer Palmenarten, namentlich der Kokospalme, gewonnene, dicke, butterartige Oel, welches gleich vorzüglich ist als Speise, wie als Arzneimittel und zum Brennen.

Palmenwein, der aus dem Strunk mehrerer Palmenarten fließende Saft, welcher sich nach einer Gährung in ein weinartiges Getränk verwandelt.

Palmenzucker, dieser von den Palmen ausfließende Saft enthält sehr viel Zucker, daher dampft man denselben häufig ab, und gewinnt dadurch einen schwärzlichen oder braunen, vorzüglichen Zucker.

Palmholz, s. v. a. Burholz.

Palmhonig, zu der Zeit von den Bienen gesammelter Honig, um welche die Baumknospen aufbrechen.

Palmischbirne, bis Anfangs October dauernde, kleine, unten zugespitzte, vortreffliche

*) Mit einem eisernen Griffel kann man ganz gut auf Palmblätter schreiben.

Mostbirne, welche auf einem sehr starken Baume wächst, der in jedem Boden und jedem Standort fortkommt.

Palmkohl, bei Hamburg eine Kohlart mit langen Köpfen, sehr langen, schmalen blasigen Blättern; Köpfe nur halbgeschlossen.

Palmöl, das aus dem Kern der Cocosnuß und den Früchten anderer Palmenarten gewonnene butterartige Oel.

Palmsect, s. v. a. Palmenwein und Canariensect.

Palmwier, in Vorpommern s. v. a. Bruchweide.

Palsternacken, in mehreren Gegenden Deutschlands s. v. a. gemeiner Pastinak.

Pameroon-Rinde, die Rinde von **Morchoxylon Swartzii** (**Trichilia morchata**), einer Zedrachart, welche bisamartig riecht, bitter schmeckt, stärkend und zugleich gelind abführend wirkt.

Panax-Gummi, der aus der Heilwurz fließende Milchsaft, welcher verhärtet und zu Wund- und Heilpflastern vorzüglich ist; s. Kraftwurz.

Pandane (**Pandanus**), Gattung der Famlie Rohrkohlgewächse; 2häusig; die männlichen Blüthen haben zusammengesetzte Blüthenkolben ohne Blüthendecken, während die weiblichen Blüthen in einem 2fächerigen Blüthenkolben ohne Blüthendecken stehen; sehr zahlreiche freie oder bündelige Fruchtknoten; faserige Steinfrüchte mit einem sehr harten, 1samigen Kern. — Arten: Nutzbare P. (**P. utilis**), bis 25 Fuß hoher Baum, innen faserig, außen mit einer aschgrauen, in's Röthliche spielenden, glänzenden Rinde; gabelspaltige gedreite Aeste; vorn schraubenförmige, sehr lange, am Grunde weißliche, auf dem Kiel und an den Rändern dornige Blätter. Die weißgelblichen männlichen Blüthen riechen angenehm stark und sind mit Staubgefäßen bedeckt; die weiblichen Blüthen bilden zwischen Blättern einen blüthenkopfförmigen Blüthenkolben, der bei der Reife kopfsdick, kugelig, schön grün glänzend und mit den kegelförmigen, 6kantigen, röthlich genabelten Früchten bedeckt ist. Wächst auf Madagaskar und den Maskarenhas. Ehe der Baum Aeste treibt, schneidet man die kräftigen Blätter ab, trocknet, zerschlitzt sie und verfertigt aus ihnen sehr große Matten, auf welchen man den Kaffee trocknet; auch macht man daraus dauerhafte Säcke, in welche man den Kaffee verpackt (Kaffeesäcke). Die mandelartigen Fruchtkerne werden gegessen. Die männlichen Blüthenkolben sind eine ausgezeichnete, unglaublich besuchte Bienenweide. — Wohlriechende P. (**P. odoratissimus**), bis 20 Fuß hoher Stamm, unten mit Stützwurzeln; 3 Fuß lange und 2 Zoll breite Blätter, seegrün und auf dem Kiel dornig gezähnt. Die schneeweißen männlichen Blüthenkolben riechen sehr gut und bilden zusamengesetzte Bündel mit schneeweißen Deckblättern; sehr großer Fruchtkolben mit gelben oder röthlichen, kantigen Früchten. Wächst in Südasien und Australien. Die Blätter leisten äußerlich auf Wunden gute Dienste, ihr Saft aber innerlich bei Diarrhöe und Dysenterie. Die unentwickelten Blüthen lassen sich als Gemüse kochen. Das Fleisch der Frucht wird nur von Armen gegessen; sein Saft ist heilsam bei Aphthen.

Pantoffelblume, s. v. a. Frauenschuh.

Pantoffelholz, s. v. a. Korkeiche.

Pantoffeln, s. v. a. Schotenklee.

Pao de Mesa, dunkelrothes, wohlriechendes, gemasertes Holz aus China.

Papagaibaum, s. v. a. Melonenbaum.

Papiergras, s. v. a. **Cyperus papyrus**.

Papier-Maulbeerbaum, s. Maulbeerbaum.

Pappel, (**Populus**) Gattung der Familie Kätzchenblüthler; Blüthen in Kätzchen, welche sich lange vor den Blättern entfalten; strahlig-geschlitzte Schuppen; 8—30 rothe Staubgefäße auf einem urnen- oder glockenförmigen Blüthenboden; Fruchtknoten mit 2—3 Narben; 2fächerige Früchtchen; 2klappige, mehrsamige Kapseln. Schnellwachsende große Bäume mit langgestielten, breiten, herzförmigen, 3eckigen, kurz-eirunden oder fast rautenförmigen Blättern, welche gesägt oder gezähnt sind. — Arten: Silber-P. (**C. alba**; **P. nivea**), Weiße P., Weißbaum, weißer Alberbaum, weiße Espe, wächst sehr schnell, wird über 100 Fuß hoch; hat eine ausgebreitete Krone und schneeweiß filzige Aestchen, rundliche, eckig gezähnte, oben dunkelgrüne, unten schneeweißfilzige Blätter. Wächst im mittlern und südlichen Europa in feuchten Wäldern, Alleen und Anlagen; blüht im März und April. — Die Pappelrinde (**Cortex populi**) dient gegen Strangurie, namentlich gegen das Hüftweh, wenn man sie frisch oder erweicht auf die schmerzende Stelle legt. Wird sonst wie die folgende Art benützt und hat als Brennholz geringen Werth; dagegen ist es zu vielen Drechsler- und Tischlerarbeiten sehr gut. Wird durch Stecklinge fortgepflanzt, welche man einschlämmt. — Schwarze P., Pappelweide, Alber-P., Salbenbaum (**C. nigra**), wächst in Asien und ganz Europa häufig, namentlich an Fluß und Bachufern und andern feuchten Plätzen, wo er die beträchtliche Höhe der Eiche und eine fast unglaubliche Dicke erreicht. Die Wurzeln gehen tief, der Stamm ist gerade, die junge Rinde weißlich oder aschgrau und glatt, alt aber rissig und rauh. Das gelbe Holz ist bei alten Bäumen ziemlich hart: Aeste und Zweige breiten sich weit aus; die Blätter sind dreieckig, scharf zugespitzt und sägeförmig. Vor dem Ausschlagen zeigen sich längliche, dunkelgelbe, fette und kleberige Knospen von der Größe eines starken Samenkorns, die angenehm riechen. Dieselben werden als Pappelknospen in der Heilkunde gebraucht, und enthalten vorzügliches Harz, ätherisches Oel und Wachs. Man macht daraus die sogenannte Pappelsalbe (**Unguentum populeum**), welche bei Verwundungen und gichtischen Gliederschmerzen sehr heilsam wirkt. Durch das Auspressen dieser Knospen erhält man ein schmutzig-gelbes Wachs, welches gut brennt und angenehm riecht. Eine Tinctur davon braucht man gegen Blasenkrankheiten, chronische passive Blutflüsse und viele Brustleiden. Für Hirsche, Schafe und Ziegen ist das Laub ein gutes Futter, und Aeste und Zweige werden zu Körben und Reifen benützt. Die Rinde gibt eine vorzügliche Lohe zur Verfertigung des Zurichtleders und, gleich dem Laube, eine dauerhafte, gelbe Farbe. Das gelbe Holz nimmt die feinste Politur an, eignet sich vorzüglich zu Dammarbeiten, Faschinen, Pallisaden, da es sehr lange im Wasser aushält, gibt dauerhafte Kähne, und wird in Salzwasser endlich so leicht wie Kork. Er gibt viel Wolle, welche wie Baumwolle benützt oder unter Schafwolle gemischt werden kann. Wird durch Samen, Wurzelsprößlinge und Stecklinge fortgepflanzt. — Graue P. (**P. canescens**, **P. alba**), schnellwachsender, oft über 100 Fuß hoher Baum, bei dem die jungen Aestchen weißgraulich filzig sind; eckig gezähnte, eirunde Blätter, unten mit weißgraulichem Filz. Wächst im mittlern Europa und Asien, namentlich in feuchtem Sandboden; blüht im März und April und hat ein weißes, zähes Holz von großer Dauer, das als Brennholz nicht, als Werkholz sehr geschätzt ist. — Zitter-P., Aspe, Espe (**P. tremula**), Strauch oder bis 100 Fuß hoher Baum mit ausgebreiteter Krone, etwas herzförmigen, grobgezähnten Blättern, die an den jungen Pflanzen und Wurzelboden etwas zottig und in fortwährender Bewegung sind. Wachsen in Europa, Sibirien 2c. auf jedem Boden, blühen im März und April und haben ein leichtes, weiches, weißes, glattes Holz, welches zu Drechslerarbeiten dient. Schält man den Stamm zur Saftzeit an seinem Standort, daß er austrocknet und dann erst gefällt wird, so wird das Holz hart und zu Bauholz so gut wie das tannene, verdient daher die größte Beachtung, obschon es als Brennholz nicht so gut ist. Die Kohlen werden zur Schießpulverbereitung benützt. Eine Abkochung der bittern Rinde ist gut gegen Skorbut und syphilitische Leiden, auch gibt sie durch verschiedene Zusätze brauchbare Farben. Die Wurzelloden sind ein adstringirendes Heilmittel. Mit frischen Aspenwellen gebrannte Ziegel werden außerordentlich gut und erhalten eine schieferartige Glasur. — Zottige P. (**P. villosa**), oft Strauch oft 30—50 Fuß hoher Baum mit weißzottigen Aestchen, rundlichen, grobgezähnten Blättern, weißzottigen Blattstielen; braune, 7—12 spaltige, dichtzottige Deckblättchen; 3—6 Zoll lange weibliche Kätzchen, über $^1/_4$ Zoll lange Kapsel. Wird wie die vorige Art benützt und blüht in europäischen Wäldern im März und April. — Italienische P. [(**P. pyramidalis**), Pyramiden P., stammt von der Lombardei und vom Kaukasus, in Deutschland an Wiesen und zur Dämmung von Bächen und Flüssen sehr gemein; hat zu Alleen an Straßen, in Anlagen 2c., das prächtigste Ansehen, und wächst in einem guten, etwas feuchten und lehmigen Boden ungemein schnell, wird oft über 100 Fuß hoch, hat gleich von unten viel Aeste, welche sich nicht stark ausbreiten und dem Baum eine Pyramidenform geben. Rinde grünlichgelb; Blätter herzförmig, fast dreieckig, mehr breit als lang. Die jungen, biegsamen Zweige sind gut zu Flechtwerk und Reifen. Die getrockneten Sproßen geben eine schöne, goldgelbe Farbe. Das Holz wird von Drechslern, Tischlern und Zimmerleuten benützt. Junge Stämme geben gute Hopfenstangen. Zur

Vermehrung legt man 1jährige Reiser 24 Stunden in's Wasser, steckt sie hernach 1 Fuß tief in die Erde und läßt nur 2—3 Augen heraussehen, begießt sie allabendlich, bis sie Wurzel schlagen, dann schießen sie schnell empor. Blühen vom Febr. bis April und haben herzreiche Knospen, welche wie die von der schwarzen P. benützt werden. — Perlschnur-P. (**P. monilifera**), sehr großer Baum mit abstehenden Aesten, eirund-dreiwinkeligen, gesägten, degenspitzigen Blättern, in der Jugend am Rand gewimpert, endlich kahl; abstehende Blattrippen; weibliche Kätzchen zur Fruchtzeit perlschnurförmig unterbrochen. Wächst in Nordamerika; jetzt aber auch bei uns häufig in Anlagen, Alleen 2c. Blüht im März und April und hat Knospen, welche wie bei der schwarzen P. benützt werden. — Balsampappel (**P. balsamifera**), wild in Nordamerika und Sibirien, von dort nach Deutschland 2c verflanzt; wächst schnell, wird hoch und hat verkehrt-eiförmige Blätter und ausgebreitete Zweige. Rinde schwärzlich und glatt; Holz weißlich und fest, weshalb es alles Pappelholz übertrifft, jedoch leicht vom Wurmfraß leidet. An warmen Frühlingsabenden schwitzt aus Knospen und Blattansätzen ein gelblicher, zäher Saft von bitterlichangenehmem Geschmack und balsamigem Geruch. In Sibirien wird er gesammelt, und zur Bereitung eines geistigen Getränks benützt. Dieser Saft verhärtet zu einem Harz und kommt als gemeines Takamahak (**Tam. com. s. vulgaris**) vor; dient zum Räuchern und zu allerhand Pflastern. Das Harz von den Gattungen Leichtholz, Icika und Schönblatt führt auch diesen Namen. — Canadische P. (**P. canadensis**), hat herzförmige, große Blätter, ausgebreitete Aeste, wird 100 Fuß hoch, gedeiht in Europa gut und wächst noch schneller als die italienische Pappel, weshalb sie sich gut für öffentliche Plätze eignet.

Pappel, s. v. a. rundblätterige Malve.

Pappelknospen, s. u. Pappel.

Pappelkraut, das Kraut von **Malva rotundifolia et M. sylvestris.**

Pappelrinde, s. u. Pappel.

Pappelrose, s. Herbstrose.

Pappelsalbe 2c. s. u. Pappel.

Pappelweide, s. v. a. Schwarzpappel und Weißpappel.

Pappenblume, Pappendistel, Pappenkraut, s. v. a. gemeiner Löwenzahn.

Papyrusgras (**Papyrus**), Gattung der Familie Cypergräser; zwitterige, 2zeilige, spirrige Aehren; dachziegelig gelegte, ährige Blüthen; 3—2 Staubgefäße und 1 Staubweg mit 1 Griffel und 3 Narben; zahlreiche Deckblättchen. — Arten: Aechtes P. (**P. antiquorum; Cyperus Papyrus**), 3kantiger, kahler, mannshoher Schaft; zusammengesetzte, über 1 Fuß Durchmesser haltende Spirre; sehr abstehende, 6—8blüthige Aehren, bei cultivirten Pflanzen 12—13blüthig. Ist ausdauernd; wächst in Sicilien, Calabrien, Syrien, Aegypten 2c. an Flüssen, und hat einen kriechenden, dicken Wurzelstock, welcher dort allgemein gegessen wird, während man aus den Schaften das berühmte ägyptische Papier verfertigt. Man kann auch ein Wasser daraus destilliren, welches gegen Flecke und Verdunklung der Augen dient.

Paradiesapfel, die Früchte des eßbaren Liebesapfels, theils für sich, theils als Zuthat zu andern Speisen gut.

Paradiesblume (**Poinciana**), Gattung der Familie Cassiengewächse; der unterste Kelchzipfel manchmal fast gleich, das obere Blumenblatt mit röhrig-eingerolltem Nagel; sehr lange Staubgefäße; mehrsamige Hülse mit schwammigen Querwänden. — Arten: Schönste P. (**P. pulcherrima**), 10—15 Fuß hohes Bäumchen mit glatter Rinde und 2 krummen Stacheln an jedem Astknoten; doppelt- und paariggefiederte, kahle, 1 Fuß lange Blätter; fast doldentraubige, endständige, über 1 Fuß lange Trauben und kahle, honigartig riechende, gelbe und orangenroth gescheckte Blüthen; scharlachrothe, sehr lang vorragende Staubgefäße; längliche, 3—4 Zoll lange, braunrothe Hülsen mit 6—8 graubraunen Samen. Wächst in Ost- und Westindien und Südamerika; blüht vom Mai bis Aug. Die bittern Blüthen sind gut gegen chronische Lungenkatarrhe, Schleimschwindsucht, Wechselfieber, und gegen Hautausschläge (wegen ihrer diophoretischen Kräfte); in größeren Gaben wirken sie purgirend; dieß ist aber noch mehr der Fall bei den Blättern und Samen; wirken in diesem Fall so reizend auf den Uterus, daß eine Fehlgeburt daraus entstehen kann. Die Blätter dienen auch als Emmenagogum. — Prächtige P. (**P. regia**) unbewehrter Baum mit dickem

Stamm, grünen und weißgetüpfelten, kahlen, jungen Aesten, 2 Fuß langen, 8fiederigen Blättern, endständigen, lockern Trauben, welche oft auch in den obern Blattwinkeln stehen; 4 Zoll Durchmesser haltende Blüthen mit orangerothen, am Grunde gelb-linirten Blättern, oben keilförmig, weiß, roth und gelbgestreift; 10 Staubgefäße; 4 Zoll lange Hülse mit $^3/_4$ Zoll langem Samen. Ist auf Madagaskar zu Hause und heißt dort Tanahou.

Paradiesbaum, s. v. a. wilder Oelbaum.

Paradiesholz, s. v. a. wohlriechendes Aloeholz; s. u. Adlerholz.

Paradieskörner, die brennend-gewürzhaften, pfefferartigen Samenkörner von der Paradies-Amome s. u. Amome. Sie werden benützt, um Branntwein und Essig eine künstliche Schärfe zu geben.

Paradiestrauben, gute Sorte Weintrauben, die besonders zu Rosinen (**Paradiesrosinen**) verwendet werden.

Paraguaythee, der aus den Blättern der glanzlosen Hülsen (s. Hülsen) bereitete Thee, welcher in Amerika häufig getrunken und **Black'-drink** genannt wird; wirkt stark schweiß- und harntreibend, in größern Gaben brechenerregend, ohne Uebelkeit und Würgen zu erregen.

Paratudorinde (Cortex Paratudo), die Rinde von **Cinnamodondron axillare**, einer Canellbaumart, welche in 4—6 Zoll langen, 1—3 Zoll breiten, graubraunen, innen schmutzigbraunen, geruchslosen, brennend-aromatisch-schmeckenden Stücken zu uns kommen. Sie werden gleich der Wurzelrinde als schweißtreibendes Mittel und gegen giftige Schlangenbisse angewendet; die Blätter dienen gegen Brustverschleimung und die jungen Früchte als Abführmittel.

Parcipawurzel, s. v. a. Grieswurzel.

Parfümirkirsche, in verschiedenen Gegenden Deutschlands s. v. a. Mahalebskirsche oder Steinweichsel.

Paribarabowurzel, von **Piper umbellatum** stammende, pfefferartig schmeckende und riechende Wurzel.

Parkie (Parkia), Gattung der Familie Sinnpflanzengewächse; vielehigen Blüthen, röhriger, 2lippiger Kelch; 5 Blumenblätter; 10 unterweibige, 1brüderige Staubgefäße; zusammengedrückte, vielsamige Hülse mit einem mehligen Mark zwischen den Samen. — Arten: Afrikanische P. (**P. africana**; **P. biglobosa**; **Mimosa bigl.**; **Inga bigl.**), kahler, mittelgroßer Baum mit fast 20 Paaren Fiedern versehenen Blättern, weichhaarigen, drüsigen Blattstielen, sitzenden Blättchen, langgestielten, keulenförmige Aehren, purpurröthlichen Blumen und langer, spiraliger Hülse. Wächst im tropischen Afrika und wurde von dort nach Westindien verflanzt; blüht vom Mai bis Aug. Der bitterliche Samen macht ein wichtiges Nahrungsmittel aus; sie heißen ihn **Gaurou**, in Europa ist er als Kaffee von Soudan oder Gourou-Nuß bekannt. Sie werden wie Kaffee geröstet, gerieben und mit Wasser einer Gährung unterworfen, nach diesem in Kuchen geformt, welche die Neger als vorzügliche Zuthat an Speisen benützen. Sie benehmen auch dem faulen Wasser den unangenehmen Geschmack und sind daher bei Wüstenreisen wichtig. Ferner wirken sie gut gegen Impotenz. Das Hülsenmark dient zum Färben und gibt ein angenehmes Getränk. — Hieher gehört auch die **Drüsenblume (Adenanthera pavonina)**, deren Holz sehr geschätzt wird; ein Blätterdecoct dient gegen chronische Rheumatismen; der scharlachrothe glänzende Samen wird gekocht und gegessen, als Gewicht und als Schmuck benützt. — Der schwimmende Büschelzopf (**Desmanthus natans**), gilt im wärmern Asien für magenstärkend, harntreibend und ein antiarthritisches Heilmittel; findet äußerlich bei entzündlichen Geschwulsten Anwendung. Die jungen Blätter geben Salat.

Parkinsonie (Parkinsonia), Gattung der Familie Cassiengewächse; kurzröhriger, 6theiliger, gefärbter Kelch mit zurückgeschlagenen Zipfeln; 5 abstehende Blumenblätter; 10 freie, unten zottige Staubgefäße; fadenförmige Griffel; wulstige, vielsamige, zwischen den Samen eingeschnürte Hülse. — Arten: Stachelige P. (**P. aculenta**), kahler, 7—12 Fuß hoher Strauch mit biegsamen, geschlängelten Aesten, einzelnen Dornen, zu 3—5 gehäuften, abnehmend und paarig gefiederten, 1 Fuß langen Blättern, zahlreichen, sehr kleinen Blättchen, achsel- und endständigen, gelben Blüthentrauben, 3—4 Zoll langer, schmaler, braungelber Hülse und 3—8 schwärzlichen Samen. Blüht im wärmeren Amerika vom Mai bis September. Rinde und Blätter sind gut zu Bädern und

Klystieren bei Atrophie der Kinder, während man zugleich einen Aufguß der sehr wohlriechenden Blüthen gibt. Der geröstete Samen dient gegen Wechselfieber.

Parmäne, englische scharlachrothe, feiner Gartenapfel, kugelige, fein rothgestreifte sehr gute Frucht, welche bis April dauert. Der Baum trägt gerne und reichlich.

Parzenkraut, s. v. a. **Cicuta virosa**.

Passionsblume (Passiflora), Gattung der Familie Seidenpflanzengewächse; 5theiliger Kelch, 5 auf dem Kelche stehende Kronenblätter; eine oder mehrere Nebenkronen aus buntfarbigen Fäden, 5 Staubfäden, an deren Spitze die Staubbeutel aufliegen; oberständiger Fruchtknoten; beerenartige, gewöhnliche, markige, vielsamige Frucht; immergrüne, rankende und kletternde Sträucher, meist in Amerika einheimisch. Die meist mit einer großen Hülle umgebenen Blüthen dauern höchstens 1 Tag. Man hat bei uns mehrere Arten im Freien, im Zimmer oder im Glashause, namentlich die blaue Passionsblume (**P. coerulea**), welche aus dem wärmern Amerika stammt und in Südeuropa fast einheimisch geworden ist. Der rundliche, kahle Stengel wird 20—40 Fuß hoch, die Blätter sind tief handförmig in 5—7 ovallängliche, stumpfe, stachelspitzige Lappen eingetheilt, die Nebenblätter fast halbmondförmig, stumpf und in eine lange Stachelspitze endigend; die Deckblätter der großen Blüthen sind so lang als der Kelch; die Kelchzipfel concav, stachelspitzig, außen grün, innen weißlich; Kronenblätter flach und stumpf, an der Basis einen purpurrothen, in der Mitte weißen und am Ende himmelblauen Strahlenkranz. 2 Zoll lange, orangegelbe, ovale Beere. Blüht vom Juli bis Oktober. Das Fruchtmark schmeckt angenehm säuerlich und aromatisch, und dient zur Bereitung eines kühlenden Getränks, welches Hülfe leistet bei Skorbut, Gallenkrankheiten ꝛc. In Europa schmeckt das Mark honigartig und nicht so angenehm. Diese Pflanze trägt bisweilen 150 Blumen, welche sehr groß, weiß und blau sind und einen prachtvollen Anblick gewähren. Man pflanzt die P. durch Ableger oder Wurzelsprößlinge fort, und sollen sie nach dem Aberglauben die Marterinstrumente bei der Kreuzigung Christi, z. B. Dornenkrone, Speer, Nägel ꝛc. geliefert haben. — Die fleischfarbige P. (**P. incarnata**), und die viereckige P. (**P. quadrangularis**), haben noch größere Früchte, und sind im warmen Amerika wegen ihres gesunden, süß-säuerlichen Saftes sehr geschätzt. Derselbe dient zur Bereitung eines sehr guten Getränks, während die eine morphinartige Substanz enthaltende Wurzel giftartig wirkt, selbst in kleinern Gaben Erbrechen, Zuckungen, Lähmungen, und in größern selbst den Tod herbeiführt. Ist in sehr kleinen Gaben das erste Wurmmittel. — Karminrothe P. (**P. Kermesina**), kahler, hochrankiger Strauch mit herzförmigen, tief 3lappigen, oben glänzend dunkelgrünen, unten lilarothen Blättern, purpurrothen, etwa 3 Zoll Durchmesser haltende Blüthen. Wächst in Brasilien. — Lyraförmige P. (**P. lyraefolia**), dienen auf den Antillen zu eröffnenden und kühlenden Tisanen bei Leberkrankheiten. Eine Abkochung derselben wirkt harntreibend und heilsam bei Hautausschlägen. — Rothe P. (**P. rubra**), kletternder Strauch mit zottigem und ästigem Stengel und sammartig-zottigen Blättern. Die scharlachrothe, fast kugelige, flaumhaarige Beere enthält schwarzen, weißbemantelten Samen; blüht im wärmern Amerika vom April bis Sept. Eine Abkochung dieser Pflanze (**the Bull hoof** oder **Dutchman's Laudanum**), namentlich der Blüthen und Früchte, hat beruhigende und narkotische Eigenschaften, und der daraus bereitete Syrup oder eine Tinctur kann den Opium ersetzen. — Die kapselartige P. (**P. capsularis**), gleicht der vorigen, und wird zur Beförderung der Menstruation gebraucht. — Durchwachsene P. (**P. perfoliata, P. normalis**), kantiger, ästiger, wickelrankiger Stengel; 3nervige, herzförmig-3lappige Blätter; $1\frac{1}{2}$ Zoll lange, violet-purpurrothe Blüthen mit 5 Blumenblättern. Wächst in Westindien. — Traubige P. (**P. racemosa**), hochklimmend; blüthentragende Aeste, fadenförmig und fast astlos; tief 3lappige, kahle und breite Blätter; rosenscharlachrothe, geruchlose Blüthen, 4—5 Zoll im Durchmesser; oval-längliche, glaßgrüne Frucht; heißt in Brasilien **Martyrio cachudo**. — Scharlachrothe P. (**P. coccinea**), wächst in Guiana und auf den Antillen; der schleimige, säuerlich-süße Brei der Früchte gibt ein sehr kühlendes und erfrischendes Getränk bei galichten und entzündlichen Fiebern. Der daraus bereitete Syrup ist gleichfalls offizinell. — Apfeltragende P. (**P. maliformis**), bis 20 Fuß hoher Kletterstrauch mit 4—6 Zoll langen, ganzrandigen Blättern, und grünlich-gelber, dickschaliger, ovaler

Beere. Blüht in Westindien und Südamerika vom Juni bis Oct. Der Pflanzensaft ist gegen das eintägige Wechselfieber. Die säuerlich-süße, schleimige, breiartige Samenhülle wird in der Regel gegessen und als kühlendes Heilmittel benützt. In gleicher Weise werden die Früchte von **P. serratistipula, P. liguralis, P. serratifolia** und **P. ornata** benützt. — Geflügelte P. (**P. alata**), ein Blätterextract ist in einer Verbindung mit Aloe sehr heilsam gegen Marasmus. — Lorbeerblätterige P. (**P. laurifolia**), die wohlriechenden Früchte sind als Obst sehr geschätzt und dienen als Heilmittel bei entzündlichen, gallichen und ähnlichen Krankheiten. Die etwas zusammenziehenden, sehr bittern Blätter sind ein gutes Wurmmittel. **P. contrayerva**, dient in Mexiko bei Milzkrankheiten, Stockungen im Unterleibe, beginnender Wassersucht und gegen giftige Schlangenbisse. — Vielfädige P. (**P. filamentosa**), hat ein safrangelbes, weinsäuerliches Mark, welches an kühlenden, erfrischenden und besänftigenden Eigenschaften alle andern Arten übertrifft, und in Brasilien sammt den in Zucker eingemachten Blüthen und Fruchtschalen häufig als diätetisches Mittel gebraucht wird. — Gesägte P. (**P. serrata**), das weiße, schleimige Fruchtmark ist ein kühlendes, entibiliöses, gelindharntreibendes Heilmittel; ein Blätteraufguß (Thee) dient gegen skorbutisches Zahnfleisch, Halsweh, ein Blüthenaufguß (Thee von den Blüthen), gegen Augenkrankheiten. — Fußzehige P. (**P. pedata**), ein auf Hayti aus den gutschmeckenden Früchten bereiteter Syrup dient gegen Fieberhitze, Gallenkrankheiten &c. — Stinkende P. (**P. foetida**) riecht stark und unangenehm, und ist gut zu antispastischen Bädern, Bähungen, erweichenden Umschlägen. Ein Blüthenaufguß leistet gegen Brustbeschwerden gute Dienste, welche von Verkältungen herrühren. — Die blasse P. (**P. pallida**) ist sehr schweiß- und harntreibend, auflösend &c. Die Blätter dienen äußerlich gegen Hämorrhoiden, innerlich gegen Wechselfieber. Die mit einem säuerlich-süßen, schleimigen Marke überzogenen Samenkörner sind ein vorzügliches kühlendes Mittel. — Gelbe P. (**P. lutea**), der säuerliche Fruchtbrei gibt einen sehr wohlschmeckenden Syrup, welcher die Fieberhitze sehr mildert. — Hat außerdem noch viele andere in Amerika heimische Arten, welche fast alle kühlend wirken.

Pastelbeere, in mehreren Gegenden Deutschlands s. v. a. gemeiner Sauerdorn.

Pastenak, Pastenei, in mehreren Gegenden Deutschlands s. v. a. Pastinake.

Pastetenschwamm, Drehling, Austerschwamm, eßbarer Blätterschwamm, der im Spätherbst in gedrängten Haufen wächst.

Pastinake (Pastinaca), Gattung der Familie Doldengewächse; flachzusammengedrückte, feingereifte Frucht; undeutlicher, 5zähniger Kelchsaum; ovale, eingerollte, an der Spitze abgestumpfte Blumenblätter; möhrenartige, oft fleischige Wurzel; fiederspaltige Blätter; Blüthen gelb; Hüllen und Hüllchen fehlen meist. — Arten: Gemeiner P. (**P. sativa**), in ganz Deutschland auf Wiesen und Grasplätzen, an Wegen und auf Aeckern wachsendes, schädliches Unkraut, welches hin und wieder auch in Gärten als Garten- oder zahmer P. gebaut wird. Er gehört zu den Schirmpflanzen, wird 3—6 Fuß hoch, hat einfach gefiederte Blätter, denen der Petersilie und des Schierlings ähnlich. Die gelblichen Blumen erscheinen im Juli des zweiten Jahrs und werden wegen ihres Saftes fleißig von Insekten besucht. Die Wurzel ist rund oder länglich, wird in fettem lehmigem Boden oft 3 Fuß lang, oben faustdick und fleischig, riecht gewürzhaft und schmeckt süßlich. Beim wilden ist sie kleiner, dünner und holzig. Der Same wird in der Regel im Herbst auf ungedüngtes Land gesäet, welches früher mit Kohl, Salat &c. bestellt war. Die jungen Pflanzen sollen 8—10 Zoll weit auseinander stehen und deswegen fleißig im Frühjahr verzogen werden. Von Johanni bis Michaeli sind die Wurzeln zum Verspeisen tauglich, später werden sie holzig und unbrauchbar, und 2jährig sind sie sogar der Gesundheit nachtheilig, verursachen Schwindel, Erbrechen. Säet man den Samen erst im März aus, so muß man das Land schon vor dem Winter umgraben, dann kann man die Wurzel schon nach Bartholomai genießen, dürfen aber nicht den Winter im Boden bleiben, sondern müssen im Keller aufbewahrt werden; nur die zur Samenzucht bestimmten Wurzeln bleiben im Boden, im Frühjahr nimmt man sie dann heraus und setzt sie an den Ort, wo sie stehen sollen. Man ißt sie gekocht als Gemüse und ungekocht als Salat. Mit Milch gekocht sind sie sehr heilsam in der Schwindsucht. Der Same wirkt harntreibend und nebst der Wurzel sehr heilsam in Wechselfiebern. Für's Vieh Schafe und Ziegen sind sie ein besseres Futter als Möhren und andere Rüben; das Kraut ist jedoch unbrauchbar, und hat die wilde P. nicht diese guten Eigenschaften. Aus der zahmen P. läßt sich auch Mehl und Branntwein bereiten. Die Deutschen am Rhein mußten von dieser Wurzel alljährlich einen Tribut an Kaiser Tiberius abliefern. — **P. sekakul** wird der wohlschmeckenden Wurzel wegen häufig im Orient gebaut.

Pastinat, s. v. a. Pastinak.

Pastnägel, s. v. a. Pastinak.

Pataten, s. v. a. Bataten.

Paternosterbaum, s. v. a. gemeine Pimpernuß.

Pattelespe, in verschiedenen Gegenden von Deutschland s. v. a. Zitterpappel.

Pech (**Pic communis**), durch Schmelzen des gemeinen Fichtenharzes erhält man das gelbe Pech, welches zu Pflastern und Salben verwendet wird, und namentlich die Zeitigung von Eitergeschwüren ungemein befördert.

Pechbaum, in mehreren Gegenden Deutschlands s.v.a. Rothtanne, gem. Kiefer.

Pechnelke, s. v. a. Leimkraut.

Pechtanne, s. v. a. Fichte, gemeine.

Pechurimbohne, s. v. a. Muskatenbohne

Pesanlinawurzel, bei den Malaien Tigermilch, gegen Lungensucht, Nierengries und schleichende Fieber empfohlene, aus China kommende Wurzel.

Pekanwallnuß, den Wallnüssen ähnlich schmeckende Früchte von **Carya olivæformis**.

Pekothee, eine Sorte des schwarzen Thees (s. u. Theestrauch); heißt auch russischer- oder Karavanenthee, Souchongthee.

Peltschen, s. v. a. Kornwicke.

Pelzsame (**Tarchonanthus**), Gattung der Familie Vereinblüthler; 2häusig-zwitterig; die männliche Blüthen haben eine einreihige Hülldecke aus 5 Blättern; rauhhaariger Fruchtboden; außen zottig-kleberig, innen klahle Blumenkrone; langgeschwänzte, in eine Röhre verwachsene Staubbeutel; fehlschlagende Fruchtknoten; fadenförmige, vorn 2lappige Griffel; weißes, schwieliges, fruchtknotenartiges Honiggefäß. Die weiblichen Blüthen haben eine 2reihige Hülldecke; Blumenkrone und Fruchtboden wie beschrieben; Honiggefäß fehlt; wollene Schließfrucht ohne Fruchtkrone. Strauchartige Bäumchen des Kaps, welche bei den Eingebornen Mohnaka heißen. — Arten: Kampherduftiger P. (**T. camphoratus**), baumartig; 10—16 Fuß hoch; Aeste bräunlichfilzig; 2—3 Zoll lange, ½—1 Zoll breite, wechselständige Blätter, lederig, oben kahl und netzaderig, unten weißlichfilzig. Blüht am Kap vom Juni bis Sept. Riechen wie Salbei, Rosmarin und Kampher, schmecken scharf gewürzhaft und werden wie Salbei und ähnliche Gewächse, vorzüglich, äußerlich, angewendet.

Penäe, (**Penaea**), Gattung der Familie Santelgewächse; zwitterige, lederige, vierspaltige und glockige Geschlechtshülle; oben an der Röhre 4 Staubgefäße; aufrechter Staubbeutel, freier, 4fächeriger Fruchtknoten; 4 flügelige und 4 spaltige Griffel; 4seitige Kapsel. — Arten: Stachelspitzige P. (**P. mucronata**), stachelspitzige, herzförmig-eirunde Blätter; rothe, endständige Blüthen; äthiopischer Strauch, welcher Fleischleimgummi liefert.

Penich, in mehreren Provinzen von Deutschland s. v. a. kleine violette Kolbenhirse.

Peperkraut, in Mecklenburg s. v. a. gemeines Bohnenkraut.

Peperoni, in Essig eingemachte unreife Früchte des spanischen Pfeffers.

Perge, in mehreren Gegenden von Deutschland s. v. a. gemeine Kiefer.

Perlbohne, eine weiße, runde Stangenbohne mit runder, gebogener Hülse; ausgezeichnete Kernbohne.

Perlengerste, die von allen Kläppchen befreite zweizeilige Gerste.

Perlenthee, eine ausgezeichnete Sorte des grünen Thees; s. u. chinesischer Theestrauch.

Perlmoos (**Lichen Caragheen**) s. v. a. krause Kugelfruchtalge.

Perlzwiebel, Abart des Porre mit kleinen weißen Zwiebelchen von feinem Geschmack.

Pernambukholz, s. v. a. Brasilienholz.

Pernettye (**Pernettya**), Gattung der Familie Haidegewächse 5theiliger, freier, bleibender Kelch; kugelige Blumenkrone mit 5zähnigem, zurückgerolltem Saum; 10 eingeschlossene Staubgefäße; vornen 2spaltige Staubbeutel; niedergedrückter Fruchtknoten mit 10 unterweibigen Drüsenschuppen; vom Kelch unterstützte 5fächerige Beere. — Arten: Spitzblätterige P. (**P. mucronata**), Halbstrauch, 2—3 Fuß hoch und ästig; eirunde, gesägte, stachelspitzige, ½—1 Zoll lange Blätter; weiße, nickende Blüthen; 5 längere und kürzere Staubgefäße. An der Magelans-Straße, auf Cap Horn und dem Feuerland. Die eßbare Beere bildet an der Magelansstraße, die letzte Gabe der Natur. Der Strauch heißt auch **Arbutus mucronata**.

Peronas, Feigenart, hellgrüne Frucht mit dicker, behaarter, weißpunktirter Haut. Trägt gern und überall.

Perrognine, Feigenart, dunkelviolet, mit bläulichem Staub bedeckt; gut; liebt trockenen Boden.

Perry, ein rother Champagnerwein der ersten Sorte.

Perschenbaum, **Persen**, in mehreren Gegenden von Deutschland s. v. a. Pfirsichbaum.

Peruanische Kirsche, s. v. a. Ususunkirsche.

Peruanische Rinde, s. v. a. Chinarinde.

Perubalsam (**Balsamum peruvianum**), vanillenartig riechender, durch freiwilliges Ausfließen (weißer P.) oder durch Destillation der Schaale, Wurzel &c. (brauner P.) von **Myrospermum peruiferum** gewonnener Balsam. Als Arznei und Gewürz dienend.

Perückenbaum, s. v. a. Perücken-Sumach.

Peselbeeren, s. v. a. Preißelbeeren.

Pestilenzwurzel, s. Huflattich.

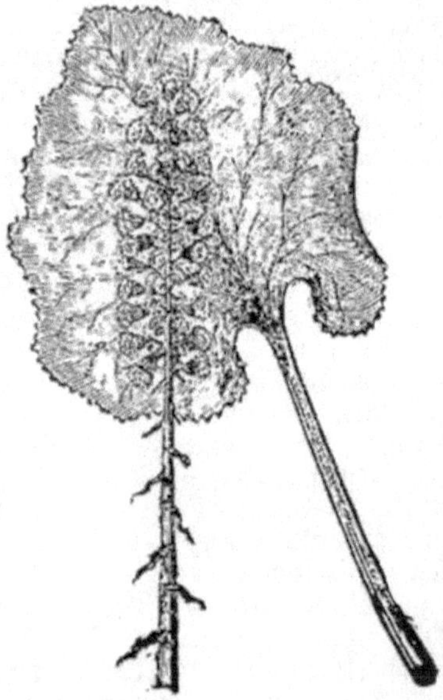

Pestwurz (**Petasites**), Gattung der Familie Vereinblüthler; fast 2hülsigreihige Hülldecke; weibliche Blüthen mit röhrenfadenförmiger, 1lappiger Blumenkrone, vielreihig, bei der männlichen Blüthe 1reihig; 5zähnige, röhrenförmige Blumenkrone; kahler Hauptfruchtboden; walzige Schließfrüchte mit haariger Fruchtkrone. — Arten: Gebräuchliche P. (**P. officinalis**), dicker Wurzelstock; große, 1½—2 Fuß breite, langgestielte, nierenförmige Blätter, unten flaumig-graulich. Der röhrige, purpurröthliche Schaft erscheint vor den Blättern und trägt einen länglichen Blüthenstrauch mit purpurröthlichen Blüthen. Wächst in ganz Europa auf sumpfigen Wiesen, an Bächen und Quellen, ist ausdauernd und blüht vom März bis April. Die Wurzel riecht stark und widrig, schmeckt durchdringend bitterlich und aromatisch: sie dient als **Radix Petasitidis** als eröffnendes, verdünnendes, schweißtreibendes Mittel gegen Gicht, unterdrückte Menstruation, Asthma, bösartige Fieber, Epilepsie. Galt früher für ein kräftiges Mittel gegen die Pest, ist gut bei Viehseuchen, wird äußerlich auf bösartige Geschwüre gelegt und verdient alle Beachtung.

Peterlein, Peterling, s. v. a. Petersilie.

Petersilge, **Petersilie**, Steinsilge (**Petroselinum**), Gattung der Familie Doldengewächse; undeutlicher Kelchrand; rundliche, eingekrümmte Blumenblätter; eirunde, etwas 2knotige Spaltfrucht; 5riefige Theilfrüchte; 1striemige Rillen; höckerartig gewölbte Kernmasse; tief 2theilige Fruchthalter; weiße oder grünliche Blüthen. — Arten: Gemeine P. (**P. sativum; Apium petroselinum hortense**), ein bekanntes und beliebtes Wurzelgewächs, das in Sardinien an Quellen wild wächst, aber schon lange in allen Gärten Europa's gepflanzt wird. Die spindelförmige, fleischige, weiße Wurzel treibt glatte, glänzendgrüne und doppelt-gefiederte Blätter, welche viele Aehnlichkeit mit denen der Gleiße oder Hundspetersilie haben, nur daß deren Blätter mehr schwarzgrün aussehen. Im zweiten Jahre treibt die Wurzel einen 2—3 Fuß hohen Stengel mit vielen Zweigen, an deren Spitzen sich grünliche Blumenschirme ansetzen, die kleine, etwas gekrümmte und gefurchte Samen hinterlassen, welche im August reifen. Wurzel und Blätter sind in der Haushaltung ein angenehmes Gewürz an Speisen und Suppen; sie sind gesund und harntreibend, nur Personen von schwachen Nerven und solche, welche die fallende Sucht haben, sollen sie auch nachtheilig sein. Der Same wird gleich im März oder April auf ein gutgedüngtes Gartenland gesäet, doch nicht allzudicht, er geht spät auf und verlangt bei anhaltend trockenem Wetter etwas Begießen. Will man im Frühling des künftigen Jahres recht bald P. für die Küche haben, so muß man schon nach Bartholomäi eine neue Aussaat machen. Der Samen vermehrt den Urin, befördert die Verdauung, wirkt den Blähungen entgegen. Innerlich werden sie angewendet bei Blähungen, geschwächtem Magen, geringer Verdauung, Wassersucht. Aeußerlich wird gegen Sommersprossen als Waschwasser die Abkochung des grünen Krautes benützt. Zu innerlichen Gaben bereitet man einen Thee, und zwar bei Wassersuchten 1 Loth auf ½ Schoppen, bei Magenleiden, 1—3 Quent auf einige Tassen. Mit den Blättern werden Drüsengeschwülste vertheilt, wenn man sie darauflegt; zerquetscht und auf die Brüste gelegt vertreiben sie die Milch der Frauen. Bei Schafen sind sie ein gutes Mittel gegen die Raude. Aus den Samen bereitet man ein ätherisches Oel, das zu Salben und Pflaster häufig verwendet wird. Zerstoßt man den Samen und vermischt ihn mit Fett, so kann man damit die Kopfläuse vertreiben. Die Wurzel bildet auch einen Bestandtheil der 5 größern eröffnenden Mittel, und werden die Früchte noch gegen chronischen Husten, Schlangenbisse und Krankheiten des Uterus angewendet. Abarten sind: Krause, gefüllte Schnittpetersilie; gleicht in Geschmack und Wirkung der vorigen Art, hat aber krausere Blätter, sieht dadurch schöner aus, unterscheidet sich leichter von schädlichem Unkraut und verdient daher den Vorzug. — Wurzel-P., treibt oft eine 1½ Fuß lange, 1—2 Zoll dicke Wurzel und viel breitere und stärkere Blätter, wird in vielen Gegenden Deutschlands sehr häufig angebaut und ein Handel damit getrieben.

Petersilie, macedonische, s. v. a. Galbankraut. — P., wilde, s. v. a. Gleiße.

Petersilienschierling, s. v. a. Hundspetersilie.

Peterskorn, in einigen Gegenden von Deutschland s. v. a. einkörniger Weizen.

Peterskraut, s. v. a. **Apargia autumnalis**; **Hypericum quadrangulare**.

Peterschlössel, s. v. a. **Primula veris**.

Peterstrauch (**Symphoricarpos**), Gattung der Familie Geisblattgewächse; zwitterig; überweibiger Kelch; kleiner, 4—5zähniger Saum; glockige, 4—5spaltige Blumenkrone; 4—5 Staubgefäße; unterständige, 4fächerige Fruchtknoten; fadenförmige Griffel; kopfige Narbe; vom Kelch gekrönte, 4fächerige Beere. — Arten: Gemeiner P. (**S. vulgaris**), kleiner Strauch mit dichtweichhaarigen Aestchen; kurzgestielten, gegenständigen Blätter mit Stachelspitzchen, oben kahl und mattdunkelgrün, unten graulich-grün und weichhaarig; kleine, röthliche und gelbe Blüthen in blattwinkelständigen Trauben; ziemlich trockene, purpurrothe Beerchen in der Größe der Hanfkörner. Wächst in Nordamerika, bei uns in Anlagen; blüht im September und Oct. Die adstringirenden Blätter dienen gegen Wechselfieber, und mit der Wurzel kann man solche sicher vertreiben. Heißt auch **S. conglomerata**; **Lonicera Symph.** — Traubige P. (**S. racemosus**), ährenständige Trauben mit außen purpurrothen, innen zottigen Traubenblumen; große, schneeweiße, glänzende Beeren. Blüht im Juli und August. Aus Nordamerika in unsere Anlagen verpflanzt.

Peterswurz, s. v. a. **Hypericum ascyron**.

Petesta, ein türkischer Wein.

Petit-Burgunder, die leichten Burgunderweine, namentlich die von Tavel, Lirac und Roquemaure.

Petit-Champagner, weißer und rother, sehr lieblicher Wein von Bergerac.

Pfälzer Weine, gute, meist weiße Weine aus der Pfalz; die besten Sorten sind: Forster, Deidesheimer, Rhodter, Königsbacher.

Pfaffenbaum, Pfaffenhütlein, Pfaffenholz, s. v. a. gemeiner Spindelbaum.

Pfaffenblatt, Pfaffendistel, der gemeine Löwenzahn.

Pfaffenröhrlein (Taraxacum), Gattung der Familie Vereinblüthler; doppelte Hülldecke; deckblättchenloser Hauptfruchtboden; vielreihige Blüthen; etwas zusammengedrückte Schließfrüchte mit fadenförmigem Schnabel; haarige,, ganz weiße Fruchtkrone. — Arten: Gebräuchliche P. (T. officinale; T. Dens Leonis; Leontodon Tar.), starkmilchige Wurzel; stielrunder, hohler, etwas flockiger, milchiger Schaft, der 1blüthenköpfig ist, die Länge der wurzelständigen, zerschlitzt-fiederspaltigen Blättern hat; gelbe Blüthen; braune Schließfrüchte. In ganz Europa auf Wiesen, Triften, Grasplätzen, an Wegen, am Meerufer ꝛc. Wurzel und Blätter (R. et H. Taraxaci) dienen als auflösend-tonisches Mittel und findet von allen ähnlich wirkenden Heilmitteln die häufigste Anwendung, es gibt daher nicht leicht eine mit Stockungen im Unterleib verbundene Krankheit, wo es nicht von Nutzen wäre. Am wirksamsten ist der frisch ausgepreßte Saft. Der Milchsaft enthält bittern Extractivstoff, Kautschuk, etwas Harz und Schleimzucker, freie Säure und einige Salze. Junge Blätter dienen hin und wieder als Salat. Junge Gänse füttert man am besten mit dem frischgehackten Kraute dieser Pflanze. Die gerösteten Wurzeln sind ein gutes Kaffeesurrogat. — Schwarzwurz-P. (T. Scorzonera; Leontodon Sc.; Sc. Taraxaci). Gleicht der vorigen ziemlich, hat aber breitere Hüllblätter, jedoch die gleichen Standorte und blüht im April und Mai. — Geglättetes P. (T. laevigatum; Leont. laev.), gleicht der ersten Art gleichfalls, ist aber kleiner, hat blässere Blüthen und ändert ab. Wächst im mittlern und südlichen Europa ꝛc., auf sonnigen Anhöhen, trockenen Triften, blüht im April und Mai, ist ausdauernd und wird ganz wie dieselbe benützt.

Pfahlweide, in mehreren Gegenden Deutschlands s. v. a. Dotterweide.

Pfauengerste, s. v. a. Bartgerste.

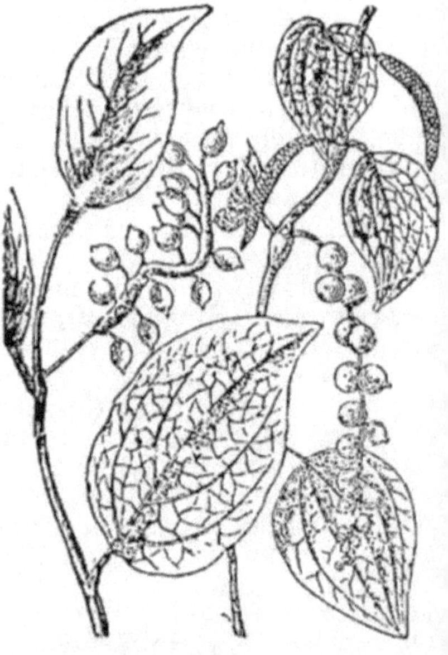

Pfeffer (Piper), Gattung der Familie Osterluzeigewächse; zwitterig; wenn die Staubgefäße fehlschlagen 2häusig; Blüthen nur von einem schildförmigen Blättchen bedeckt; 2 bis mehrere Staubgefäße; auswärts gekehrte Staubbeutel, 2 oder 1fächerigen Fruchtknoten; 1samige Beere; Blüthen in dünnen Aehren. — Arten: Schwarzer oder gemeiner Pf. (P. nigrum), 12—14 Fuß hoher Strauch, in Wuchs und Bildung dem Weinstock ähnlich; treibt wie dieser Knoten und Augen, während die schlanken Zweige auf der Erde fortkriechen, wenn sie keine Stütze finden. Die Blätter sind epheuartig und riechen stark. An den Rankenenden erscheinen jährlich zweimal weiße Blumensträuße, die 20—40 erbsengroße Beeren hinterlassen, die zuerst grün, dann scharlachroth aussehen und die eigentlichen Pfefferkörner sind. Wächst in Ostindien, namentlich auf Java, Malabar und Sumatra, wo er in Ebenen reihenweise gezogen und wie der Hopfen mit Pfählen versehen wird. Jedem Strauch läßt man 2—3 Schößlinge. Im dritten Jahr tragen sie, und ein Strauch liefert jährlich durchschnittlich 2—3 Pfund Körner. Ein und derselbe Strauch liefert den schwarzen und den weißen Pfeffer, welche sich nicht allein durch die Farbe, sondern auch dadurch unterscheiden, daß der schwarze immer runzelig ist und einen scharfen, brennenden Geschmack hat, während der weiße glatt und weniger scharf ist. Den schwarzen Pf. erhält man von den grünen, unreifen Beeren, die man bei ihrer Schärfe frühzeitig pflückt und an der Sonne trocknet, wodurch sie schwarz und runzelig werden. Den weißen Pf. erhält man von den ganz reifen Beeren, welche man ordentlich pflückt, sammelt und so lange im Seewasser erweicht, bis sie aufquellen und platzen. Nach diesem wascht man sie mit den Händen, reibt sie ab und trocknet sie, wodurch sie die äußere Haut verlieren und eine weiße Farbe bekommen. Der Pf. wird in seinem Vaterlande und bei uns gar vielseitig benützt, und bildet einen wichtigen Handelsartikel für die Engländer, Holländer, Franzosen, Dänen rc. Der beste ist derjenige, welcher schöne, große Körner hat, rein und ohne Staub, schwer, nicht von Würmern angefressen ist, und nicht nach Schimmel riecht. Der schwarze Pf. ist an Speisen ein sehr gesundes und beliebtes Gewürz. Besonders dient er gestoßen oder in ganzen Körnern zu 2—4 Stücken, des Morgens nüchtern und auf Brod genommen, zur Stärkung des Magens. In Wechselfiebern u. dgl. nimmt ihn der gemeine Mann öfters mit Branntwein, allein nicht selten zieht er sich dadurch noch größere Uebel zu, wie Wassersucht, Lungenentzündung. Pulverisirt und auf den Kopf gerieben, tödtet er die Läuse, und in Milch gekocht die Fliegen. Der schwarze Pf. enthält ein scharfes Weichharz, ein gelblich-ätherisches Oel, Piperin, ein eigenthümlich krystallenischen Stoff, Extractivstoff, Gummi und einige Salze. Diese starken Stoffe gebieten bei dem häufigen Gebrauch des Pfeffers Vorsicht. Bei dem Verschlucken von ganzen Körnern zum Heben von Magenübeln könnten zu viele Körner den Magen entzünden, und leicht einzeln in der Magenschleimhaut sich zu lange verweilen und daselbst Entzündung erregen. Beruht das Magenleiden rein auf einer gewissen Schwäche, entwickeln sich im Magen und Darmkanal Blähungen, Aufstoßen u. s. w., ist die Verdauung schlecht, die Nahrungsmittel schwer verdaulich, so ist eine mäßige Beigabe von gestoßenem Pfeffer zu den Nahrungsmitteln ganz gut. Für ähnliche Fälle nimmt man auch den Pf. unter den Kornbranntwein. Bei den schon erwähnten Leiden, auch bei Wechselfiebern und großer Torpor im Unterleibe bereitet man hie und da einen Weinaufguß von ʒß—j zu ℥vj Colatur und läßt täglich 3—4 Mal einen Löffel voll nehmen. Gepulverten Pfeffer kann man auch zu Senfteigen nehmen. — Piperin dient gegen hartnäckiges Wechselfieber, in Mixtur zu iv—vj täglich. — Einige wenden in Lähmungen und ähnlichen Leiden das Pfefferöl an, welches äußerlich und innerlich günstig wirkt. — Für Schweine ist der Pf. ein tödtliches Gift. — Langer Pf. (**P. longum**), wird wie die vorige Art in Ostindien gebaut, hat einen holzigen, fingersdicken Stengel, welcher sich in viele grünliche Ranken theilt. Die Blätter sind herzförmig, die Blüthen bilden 2 Zoll lange Aehren. Sind die kleinen Beeren noch unreif und grün, so nimmt man die ganze Fruchtähre ab, trocknet sie an der Sonne oder im Ofen und bringt die Körner als langen Pf. nach Europa. Sie dienen wie die vom gemeinen Pf., nur ist ihr Geschmack noch hitziger und brennender, werden aber leicht wurmstichig. — Amalago-Pf. (**P. Amalago**), halbstrauchig, wächst in Westindien, hat kleine ovale Beeren, welche wie der schwarze Pf. dienen. Die Wurzel hat erregende, schweiß- und harntreibende Kräfte und dient bei Unterleibsstockungen, Gicht und Wassersucht. Die Blätter und jungen Triebe werden zu zertheilenden Umschlägen und aromatischen Bädern benützt. — Dreihäusiger Pf. (**P. trioicum**), halbstrauchig, mit kugeligen, rothen, erbsengroßen Beeren, welche wie der schwarze Pf. benützt und mit ihm verwechselt werden. Wächst in Vorderindien an feuchten, schattigen Stellen in Berggegenden. — Betel-Pf., s. Betelpfeffer. — Cubebenpfeffer (**P. Cubeba**), s. Cubebenpfeffer. Hier ist noch nachzutragen, daß sie ein grünes, dickes Harz, ein dickes ätherisches Oel, etwas braunes trockenes Harz, bittern Extractivstoff, Gummi und Salze enthalten. — Hunds-Pf. (**P. caninum**), kletternder Halbstrauch mit wechselständigen, unten weichhaarigen und schimmelgrünen Blättern, zweihäusigen, lockern Aehren, kleinen Beeren, die getrocknet schwarz sind, häufig mit dem Cubebenpf. verwechselt werden, jedoch schwächer sind und fast anisartig riechen. — Schärfer und daher wirksamer ist der Siriboa-Pf. (**P. Siriboa**), welcher auf den indischen Inseln wächst und auch kultivirt wird. — Awa-Pf. (**P. methysticum**), 6 Fuß hoher, gabeliger Halbstrauch mit herzförmigen, vielnervigen Blättern. Wächst auf den Societäts- und Sandwichs-Inseln. Die zerquetschten Blätter geben mit Kokosmilch oder Wasser ein grünliches, eckelhaftes Getränk, welches dort wegen seinen berauschenden Eigenschaften sehr beliebt ist; es verursacht bei fortgesetztem Gebrauch hartnäckige Hautausschläge, Geschwüre, chronische Augenentzündung, Auszehrung, Stumpfsinn. Die Awa-Wurzel (**R. Awae**), ist als sehr schweißtreibend geschätzt.

Pfeffer, jamaikanischer, s. Myrte.

Pfeffer, spanischer, s. v. a. Beißbeere (s. d.). Andere Zusammensetzungen s. u. Pfeffer.

Pfefferbeeren, die Beeren des Kellerhalses; — die schwarzen Johannisbeeren.

Pfefferholz, s. v. a. Evonymus europaeus.

Pfefferkraut, s. v. a. Garten-Saturi, s. u. Saturei.

Pfeffermünze, Pfefferminze, s. u. Minze.

Pfefferwurzel, der scharfe Wurzelstock von Dentaria diphylla; wird in Nordamerika statt des Senfs gebraucht und kommt getrocknet als Würze an Speisen.

Pfeifenbaum, Pfeifenstrauch, s. v. a. gemeiner Flieder.

Pfeifenrohr, in mehreren Gegenden von Deutschland s. v. a. gemeines Rohrschilf.

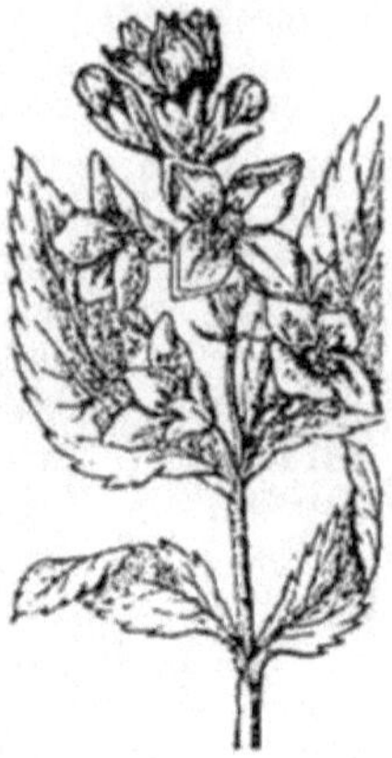

Pfeifenstrauch (Philadelphus), Gattung der Familie Gehörntfrüchtler; kreiselförmige, mit dem Fruchtknoten verwachsene Kelchröhre; 4—5theiliger Saum; 4—5 Blumenblätter; 20—40 kurze Staubgefäße; 1 oder mehrere am Grunde verwachsene Griffel; 4—5 schalstückige und fächerige, vielsamige Kapsel; Same am Nabel gefranzt. — Arten: Gemeiner Pf. (Ph. coronarius), 4—8 Fuß hoher Strauch mit flaumigen Aestchen, gegenständigen, 3—4 Zoll langen, 3fachnervigen, unten etwas kurzhaarigen Blättern; 5spaltigem Kelch, 5 Blättern; weißliche Blume; 4spaltige Griffel. Blüht im südlichen Europa in Hecken vom Mai bis Juni. Die bitterlich-scharf schmeckenden Blätter werden sammt der ungleichblättrigen Wolle in Italien unter Salat gethan. Die Wurzeln riechen stark jasminartig und sind als nervenstärkendes Mittel bekannt. Das daraus bereitete Oel dient zur Verfälschung des ächten Jasminöls.

Pfeilkraut (Sagittaria), Gattung der Familie Wasserliesche; 1häusig, untere Blüthen weiblich; 3blätteriger Kelch und Blumenkrone; die männlichen haben viele Staubgefäße und die weiblichen viel Staubwege auf dem kugeligen Fruchtboden; zusammengedrückte, 1samige Nußhülsen; hufeisenförmige Keimling. — Arten; Gemeines P. (P. sagittaefolia), schöne Wasserpflanze mit knolligem Wurzelstock; 4kantige Blattstiele; zuerst bandförmige, dann 3winkelige Blätter; astloser Schaft; fast rispige weiße Blüthen mit röthlich-violettem Nagel, was die Blume röthlich und schön macht. Wächst in stehenden und fließenden Gewässern, Sümpfen, Teichen ꝛc. in Europa, Asien und Nordamerika; ist ausdauernd und blüht vom Juni bis Juli. Der Wurzelstock enthält Arrowroot und ist deshalb eßbar. Könnte mit Vortheil in sumpfigem Thonboden gebaut werden, welcher sonst nichts trägt. Die Blätter waren früher officinell. Schweine, Ziegen und Pferde freßen diese Pflanze gern.

Pfeilwurzelmehl, s. v. v. Arrowmehl; s. auch unter Salep und Marante.

Pfennich, in Oesterreich s. v. a. kleine, strohgelbe Kolbenhirse. — In Kärnthen s. v. a. kleine violette Kolbenhirse.

Pfennigkraut, s. Taschenkraut.

Pfennigliuse, eine große gelbgraue Linsensorte; eine ertragsreiche, oft in's weiße spielende Spielart der gemeinen Linse.

Pferdebohne, in mehreren Gegenden von Deutschland s. v. a. Ackerbohne.

Pferdenuß, eine Abart der gemeinen Wallnuß; sehr große Frucht mit dicker Steinschale, aber kleinem Kern.

Pferdewurz, s. v. a. Zaunrübe.

Pfifferling, gemeiner oder gelber, s. v. a. eßbarer Faltenpilz.

Pfingstmaie, in mehreren Gegenden von Deutschland s. v. a. weiße Birke und flaumhaarige Birke.

Pfingstrose (Paeonia), Gattung der Familie Ranunkelgewächse; 5 ungleiche, bleibende Kelchblätter; 5—10 Blumenblätter; zahlreiche, unterweibige Staubgefäße; 2—5 Staubwege in einer fleischigen Scheibe; zungenförmige Narbe; 2—5 1fächerige, lederige Balgkapseln, rundlicher, glatter Samen. — Arten: Gebräuchliche Pf. (P. officinalis), Gichtrose, sehr bekannte Gartenpflanze mit großen, dunkelkarmoisinrothen, gefüllten Blumen, welche auf etwa 2 Fuß hohen saftigen Stengeln im Juni zum Vorschein kommen. Wächst auf den Alpen wild, hat eine ein paar Zoll lange, knollige Wurzel von eckelhaft bitterm Geschmack und betäubendem Geruch und länglich-breite, zugespitzte Blätter. Sie wächst ohne Mühe in jedem Boden und verbreitet sich durch die Wurzel schnell. Man hat auch Spielarten mit hell- und blaßrothen und gestreiften Blumen. Früher dienten Wurzel, Blumen und Samen gegen Epilepsie (Gichter), Menostasie, Asthma, Rheumatalgien. Getrocknet enthält die Wurzel fast blos Stärkemehl, Schleimzucker und bittern Extractivstoff. Der frische Samen bewirkt Erbrechen. Oft reiht man den Samen an Fäden, hängt ihn kleinen Kindern um den Hals, um das Zahnen zu erleichtern. Die schönste Päonie ist **P. Moutan** oder **P. arborea**, ein 3—4 Fuß hoher Halbstrauch, seit 1500 Jahren in mehreren Spielarten in China kultivirt und vor einem halben Ja'rhundert durch Banks nach Europa verpflanzt. Die Wurzel dient gegen nervöse Schwäche, Krämpfe und stockende Katamanien. — Die Wurzel von **P. anomala** ist bitter und leistet gute Dienste gegen We..selfieber. Wächst in Sibirien.

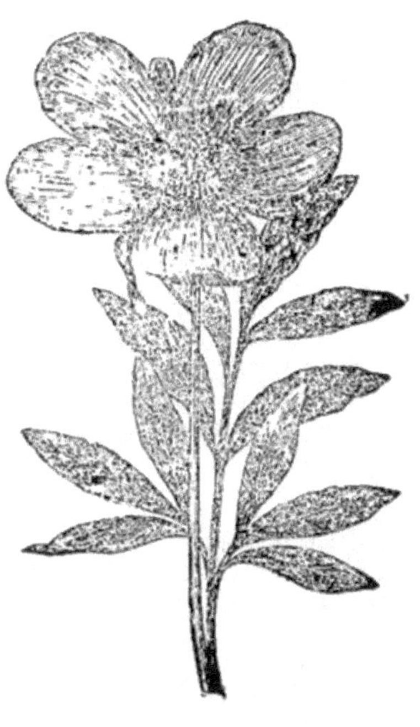

Gebräuchliche Pfingstrose.

Pfirsiche, Pfirsche, Pfirsichbaum (**Persia**), Gattung der Familie Mandelgewächse; kugelige, sammtartige, saftig-fleischige Frucht mit unregelmäßig-runzelig-gefurchtem und etwas gelöchertem Steinkern. Stimmt im Uebrigen mit dem Pflaumenbaum überein. — Arten: Gemeine'r P. (**P. vulgaris; Amygdalus persica**), stammt aus Asien, wird jetzt wegen seinen vorzüglichen Früchten in allen mildern Gegenden von Europa und auch in Amerika geflanzt. Der Baum erreicht eine Höhe von 18—20 Fuß, der Stamm ist armsdick, die Rinde grauröthlich mit weißen Wärzchen; die schlanken, dünnen Zweige bilden mit ihren langen, schmalen, lanzettförmigen Blättern, welche ausgezackt sind, eine schöne Krone. Die vor den Blättern in den ersten Frühlingstagen erscheinenden Blüthen sind schön blaßroth und von lieblichem Geruch; sie hinterlassen runde, mit einer sammtartigen Haut bedeckte Früchte, die vorzügliches, saftiges Fleisch und in demselben in einer steinharten Schale einen angenehm bitterschmeckenden Kern haben. Die mehr als 60 Spielarten lassen sich in folgende 4 Klassen bringen:

I. Wollige Pfirsiche mit sich vom Steine ablösendem Fleische. Hieher gehören die besten Sorten, wie frühe Admiral-Pf., mit feinem, weißem, am Rande blaßrothem Fleisch, voll Saft; Haut hellgelb, an der Sonnenseite schön roth; reift im Sept. Späte Admiral-Pf., gelbes Fleisch, reift im Okt. — Safran-Pf., reift im Sept., hat ein zartes gelbes, am Stein rothes, süßes Fleisch. — Rothe Magdalena, sehr groß; weißes, am Kern rothes, sehr gutes, gewürzhaftes Fleisch. — Frühe Purpur-Pf., dicker als lang; reift im Aug. — Große Blut-Pf., Fleisch roth; sehr gut zum Einmachen. — Zwoll'sche Pf., sehr groß und gut; Geschmack weinartig.

II. Wollige Pfirsiche, deren Fleisch sich nicht vom Steine löst, als: Monströser-Härling, sehr groß und dick; Fleisch hart, weiß und saftig, reift im Oktob. — Große Prinzessin-Pf., schmelzendes, saftiges Fleisch, reift im Aug. — Charlstowner Ananas-Pf., hochgoldgelb, reift im Oct.

III. Kahle Pfirsiche mit sich vom Steine ablösendem Fleische, wie: Goldnectarine, mittelgroß; weißes Fleisch, weinartiger Geschmack; reift im Sept. Kleine frühe Violette, grüngelbliches Fleisch und muskateller Geschmack; reift Ende Aug. — Große frühe Violette, größer und später.

IV. Glatte Pfirsiche mit sich nicht ablösendem Fleische, wie: violette Brugnon, sehr groß und braunröthlich. — Violette Muskateller; später Violette Pf. u. s. w.

Man zieht den Pfirsichbaum aus Kernen, welche man im Herbst 3—4 Zoll tief in lockeres Erdreich legt; im folgenden Sommer werden die Bäumchen schon einige Fuß hoch und müssen den Winter über gegen Kälte, Hasenfraß 2c. geschützt werden. Im 2

Sommer werden sie an den für sie bestimmten Platz versetzt. In guter Erde (1 Theil Lehm, 1 Theil gute Kuhmisterde oder Baumlauberde und 2 Theil reiner Wassersand) und in sonniger Lage tragen solche Bäume auch ohne Veredlung gute Früchte. Feuchter, fetter Boden hindert das Wachsthum und verursacht Brand. Durch Ableger oder durch Oculiren und Pfropfen auf Pflaumenbäume pflanzt man diesen Baum sicherer fort; auf Mandelbäumen wachsen die besten Früchte, sind aber auch am empfindlichsten gegen Kälte. In kalten Wintern muß man den Stamm mit Stroh umwinden und die Wurzel mit Pferdemist bedecken. Das Beschneiden erträgt er nach dem 4. Jahre oder wenn er hochstämmig ist, nicht leicht und muß immer schräge geschehen. Je mehr junge Zweige, desto mehr Früchte. Dieser Baum leidet leicht am Harzfluß, dem nur dadurch zu helfen ist, daß man alles Harzige weg- oder ausschneidet. Zum Vertreiben der rothen Wilben bespritzt man den Baum mit Kalkwasser. Sind die Früchte ausgewachsen, so nimmt man die Blätter nach und nach ab, damit sie schneller reifen; völlig reif ertragen sie nicht den leisesten Druck, denn sonst faulen sie schon nach wenigen Stunden. Sie sind roh oder mit Zucker eingemacht eine erquickende Speise, lassen sich aber nicht über 14 Tage aufbewahren. Zu viel davon essen, kühlen zu sehr und machen Unterleibsbeschwerden. Wenn man die nicht völlig reifen Früchte schält, vom Stein befreit, mit Wein, Zucker, Zimmt und Citronenschalen oder auch blos mit Branntwein einmacht, so kann man sie allmälig verspeisen. Die Kerne geben ein Oel, das dem Mandelöl gleicht, und einen Branntwein, den Persiko. Das aus den Blumen destillirte Wasser dient gegen Unreinigkeit und Flecken der Haut. Eine daraus bereitete Latwerge und ein Syrup sind zum Abführen von Würmern und schleimigen Feuchtigkeiten vorzüglich. Die getrockneten und pulverisirten Blätter sind ein vorzügliches Mittel gegen äußerliche Schäden, auf welche man das Pulver streut, und selbst gegen Krebs. Ein aus den frischen Blättern bereiteter Thee, Morgens und Nachmittags getrunken, ist vortrefflich bei Steinbeschwerden, es muß dieses Mittel 2—3 Monate lang gebraucht werden, ehe es sich wirksam zeigt. Das von den Kernen destillirte Wasser ist gleichfalls ausgezeichnet bei Steinschmerzen. Das röthliche Holz ist bei Tischlern und Drechslern geschätzt.

Pfirsichholz, das Holz des Pfirsichbaums, s. v. a. Nicaraguaholz.

Pfirsichweide, in mehreren Gegenden von Deutschland s. v. a. Mandelweide.

Pflanzen nennt man alle aus der Erde hervorsprossenden organischen Körper, welche durch mehrere dazu bestimmte Röhren Nahrung zu sich nehmen, sich vorzüglich durch Samen fortpflanzen, ein Leben aber keine Empfindung und keine willkürliche Bewegung haben. Sie unterscheiden sich von den Thieren dadurch, daß sie die Nahrung nicht durch einen Mund, sondern durch Wurzeln und andere Gefäßen an sich ziehen, nicht empfinden und sich auch nicht willkürlich bewegen können; von den Mineralien aber, daß sie leben, und nicht aus einem fremden Stoffe, wie diese, sondern aus Theilen eines ihm ähnlichen Körpers entstehen, auch nicht durch einen Ansatz neuer Theile von außen, sondern durch die erhaltene Nahrung von innen heraus vergrößert werden. An den Pflanzen sind mehrere Theile bemerklich, nämlich solche, welche zu ihrem Wachsthum, andere, die zur Erhaltung, noch andere, die zum Schutz und solche, die zur Fortpflanzung dienen. Die wichtigsten sind: Wurzel, Stamm, Aeste, Blätter und Blumen. — Durch die Wurzel ist die Pflanze in der Erde befestigt; sie führt ihr durch die feinen Oeffnungen der zahllosen Wurzelfäserchen Nahrung zu. Sie ist bald größer, bald kleiner, bald länger, bald kürzer, einfächerig und ästig, dünn oder knollig, zwiebelartig 2c. — Stamm heißt der sich über die Erde erhebende, auf der Pfahl- oder Herzwurzel ruhende Theil. Bald gleicht er einer starken, aufrechten Säule, wie bei den Bäumen, bald ist er dünn, schlank und beweglich, z. B. bei den Gräsern; oft schlingt er sich um feste Körper, wie bei den Winden, dem Ephen 2c., bald kriecht er auf der Erde fort, wie bei den Gurken 2c. Bei Bäumen und Gesträuchen bleibt ihm der Name Stamm, bei Grasarten heißt er Halm, bei Kräutern Stengel, bei Kohlarten Strunk, bei Blumen Schaft. Aus dem Stamme brechen die Aeste hervor, die sich wieder in mehrere kleine Zweige und Reiser vertheilen, an welchen die Blätter und Blüthen sitzen. Die Theile, aus welchen die Wurzel, der Stamm mit seinen Aesten, Zweigen und Reisern besteht, sind: Rinde, Bast, Splint, Holz und Mark. Die verschiedenen Benennungen der Pflanzentheile sind aus dem der

Einleitung beigefügten, alphabetischen Verzeichnisse hierüber zu entnehmen, worauf wir hiemit verweisen.

Die Blätter sind den Pflanzen eben so nöthig, als die Wurzeln, denn sie gereichen ihnen nicht nur zur größten Zierde, sondern saugen auch eine Menge Feuchtigkeit aus der Luft ein, oder sondern überflüssige Säfte ab, was zum Wachsthum und Gedeihen der Pflanzen durchaus nöthig ist. Dieß kann man immer sehen, wenn eine Pflanze ihrer Blätter auf irgend eine Art beraubt wird. Sie sind zu diesem Zwecke meist auf der untern Seite mit Mündungen zum Ausströmen und Einsaugen versehen, wogegen die Oberfläche glatt, glänzend und wie mit einem Firniß überzogen ist, wodurch die innern, zarten Gefäße gegen die Sonnenwärme und andere Einflüsse geschützt werden. Diese Mündungen befinden sich bei solchen Blättern auf der Oberfläche, bei denen der untere Theil die Erde berührt. Bei Kräutern und Kohlpflanzen, welche sehr schnell wachsen, befinden sie sich meist auf beiden Seiten. Die Ausdünstung geschieht mehr bei Tag, die Einsaugung mehr bei Nacht.

Der innere Bau der Pflanzen ist zwar einfacher als bei den Thieren, aber weit schwieriger zu unterscheiden. Soviel ist übrigens gewiß, daß sie alle aus flüssigen und festen Theilen bestehen und eine Menge außerordentlich kleiner Gefäße enthalten, welche zu ihrer Ernährung und zu ihrem Wachsthum dienen. Die Grundlage der festen Theile besteht aus Fasern (Holzfasern); es sind dieß lange, zarte Fäden, welche aus einem schleimigen Stoffe und etwas Erde bestehen. — Unter der alle Theile einer Pflanze bedeckenden Oberhaut, namentlich in der Rinde, ist das Zellgewebe, das aus der Länge nach liegenden Faserbündeln besteht, die netzförmig gegeneinander laufen. In demselben liegen die feinen Luft- und Saftgefäße, welche die zum Wachsthum erforderliche Flüssigkeit zu- und abführen, und mit den regelmäßig gewundenen Schraubengängen, welche sich zur Mischung der Säfte dem Marke nähern, in Verbindung stehen. So lange die Adern mit Säften angefüllt sind und diese nach allen Seiten hinströmen, wächst die Pflanze, sie hat Leben; sowie diese Organe, die in der Regel nur einen Theil des Jahres thätig sind, holzig oder verstopft werden, hört das Leben auf und die Pflanze stirbt allmälig ab. Bei jungen Bäumchen läßt sich gut beobachten, wie sich die Holzschichten nach und nach bilden. Durchschneidet man den Stamm sorgfältig, so sieht man im Mittelpunkt einen Ring von Gefäßbüscheln, die als weiße, durchsichtige Punkte erscheinen. Um diesen Ring zieht sich das feine, saftige Zellgewebe und füllt im Innern die sehr feinen, leeren Räume aus. Durch das Wachsthum sondern sich von jedem Ringe die weniger saftigen Gefäße ab, die jenen Ring von innen als Holz, von außen als Splint umgeben. Zuletzt verliert dieß Gewebe im Innern des Körpers seine Kraft, und es heißt dann zum Unterschied von dem mehr nach außen liegenden Zellgewebe das Mark. Die neuen Holzlagen pressen es immer mehr zusammen, bis es zuletzt in den Stämmen ganz verschwindet und nur noch in den Aesten und Zweigen zu sehen ist. Die Reizbarkeit der Gefäße bewirkt den Umlauf der Säfte; auch wird sie wesentlich durch die Wärme befördert und durch die Kälte gehemmt. Zum Wachsthum der Pflanzen tragen Boden, Wasser, Licht und Wärme am meisten bei. Der Boden dient zum befestigen der Wurzel, und bietet ihnen ihrer Natur angemessene Nahrungsstoffe, deshalb können auch die verschiedenartigen Pflanzen auf Einem Boden wachsen und die verschiedenartigsten Früchte hervorbringen, denn eine Pflanze will diese, die andere jene Nahrung. Durch Düngung muß dem Boden wieder ersetzt werden, was er verlor. Ebenso unentbehrlich ist ihnen das Wasser, welches sie mit den Wurzeln, der Rinde und den Blättern einziehen. Mangelt ihnen dieß, so werden sie welk und sterben ab. Viele können den Boden weit eher entbehren, als das Wasser, und es gibt welche, wie Kresse, die blos im Wasser gedeihen. Die Einwirkung der Luft befördert den Säfteumlauf; bei ihrer Entziehung stocken sie, die Pflanzen bekommen eine bleiche Farbe und sterben endlich ab, wie man an Gewächsen in Kellern und verschlossenen Zimmern, an mit Moos überzogenen Bäumen &c. sehen kann. Sie bleiben niederig und schwach, neigen sich zur Erde, während die andern emporschießen, es wird daher kein Gärtner junge Bäume an dunkle Orte, unter andere Bäume u. s. w. pflanzen, sondern ihnen an einem freien, offenen Platze eine Stelle anweisen. Die Wärme befördert das Keimen des Samens, den Säfteumlauf, macht die Früchte reif &c. Gegen Kälte ist ein belaubter oder blühender Baum weit empfindlicher, als ein kahler, deshalb hat man den Frostableiter erfunden, um die Blüthe der Bäume gegen Frühlingsfröste zu schützen, und können dieselben auch bei andern Gewächsen Anwendung finden. Sie bestehen aus Stroh- oder Hanfseilen, welche man um den Stamm des blühenden Baums schlingt und deren Enden in ein einige Schritte vom Baume freistehendes, von keinem Aste bedecktes Gefäß, welches mit Brunnenwasser gefüllt ist, herabhängen läßt. Mittelst eines auf die Enden gelegten Steins müssen sie ganz unter Wasser gehalten werden. Sie erhalten bei Frost nicht allein die Blüthen, sondern bewirken auch einen reichlicheren Ansatz von Früchten. Ohne das Sonnenlicht bleiben die Pflanzen gleichfalls bleich und schwächlich. — Alle Pflanzen bedürfen des Schlafs; dieß fällt namentlich bei Pflanzen in die Augen, welche gefiederte Blätter haben, z. B. bei Acacien, Mimosen, Lupinen &c. Sie falten gegen Abend ihre Blätter oder Blumen zusammen, und öffnen sich erst wieder mit dem Aufgehen der Sonne. — Viele Pflanzen oder Pflanzentheile sind mit Haaren bedeckt, welche theils zum Schutz, theils zur Ausdünstung dienen; andere haben Waffen, wie Stacheln, Dornen, Brennspitzen, um gegen Beschädigungen der Thiere &c. gesichert zu sein. Die Gabeln der Erbsen, Wicken &c. dienen zum Festhalten an andern Gewächsen. Auswüchse an den Blättern, namentlich an Weiden, Eichen u. s. w. entstehen durch Insekten, welche eine Oeffnung darein machen, und ihre Eier hinein legen. Hiedurch treten die Säfte an dem verwundeten Theile aus und bilden Höcker, welche zur Wohnung und Nahrung der jungen Larve dienen.

Die Pflanzen können vermehrt werden durch Wurzelsprossen, Zweige, Augen oder Samen; bei Weitem am häufigsten ist die Fortpflanzung aus Samen. — Vergleiche die Einleitung von diesem Werk.

Pflanzenseide, s. v. a. Seidenpflanze, syrische.

Pflaume, Pflaumenbaum (**Prunus**), Gattung der Familie Mandelgewächse; unterweibiger, 5spaltiger Kelch; 5 kurzgenagelte Blumenblätter; 20—25—30—40 freie, in den Kelchschlund gefügte Staubgefäße; freier, 1fächeriger Fruchtknoten; 1 endständiger Griffel mit kopfiger Narbe; saftige, 1kernige Steinfrucht mit glatten oder runzeligen Steinkernen. Früchte kahl mit einem hechtblauen oder weißlichen Reife, der sehr leicht abwischbar ist, bedeckt; seitliche Blüthen vor den Blättern. — Arten: Zwetschgenpflaumen, Zwetschgenbaum (**P. domestica**), wächst wild in Asien, bei uns wegen den vorzüglichen Früchten allgemein gepflanzt, und haben wir von dieser Steinobstart mehr als 100 verschiedene Sorten, welche alle von dem verwilderten Zwetschgenbaum, den Spelgen, Krecken und Schlehen abstammen mögen. Der gemeine Pfl. wird 18—25 Fuß hoch, mit ziemlich geraden, 6—12 Zoll dickem Stamm und grauer, weißgefleckter Rinde. Die Aeste sind etwas sperrig, die Sommersproßen glatt und glänzendroth, die Blätter länglichrund. Die einzeln oder zu 3—4 aus einer Knospe kommenden Blüthen erscheinen Ende Aprils. Die Früchte sind rund (Pflaumen) oder länglich (Zwetschgen), und haben unter einer gelben, röthlichen oder dunkelblauen, schön bereiften Haut ein saftiges, gelbes, sehr gutes Fleisch. Die bekanntesten Spielarten sind: die eigentliche Zwetschge, deutsche, blaue Zwetschge; die Königspflaume, hellroth, sehr groß und rund, mit vielen goldenen Punkten besäet und und stark bestäubt; Herrenpflaume; schön violet, sehr groß, fast rund; große Damascenerpflaume, länglichrund und schwarzblau; lange violette Damascenerpflaume; Damenpfl.; Aprikosenpfl., länglich, groß und gelb, Katherinenpfl., groß, eirund, etwas platt und schwärzlich; Ungar. oder Dattelpfl., groß und lang; gelbe Eierpfl., 3—4 Zoll lang, über 2 Zoll breit und schön wachsgelb; rothe Eierpfl., über 2 Zoll lang und eirund; gelbe Mirabelle; länglichrund, klein und sehr gut; schwarze und rothe Mirabelle; Mirobalbine, dunkelroth, platt, rund und mittelgroß; Reneklode, sehr groß, rund und grün, auf der Sonnenseite röthliche, vorzügliche Pflaumen; kleine Reneklode; Herzpflpaume, mittelgroß, blau, weiß und roth; Pflaumen ohne Stein, schwarzblau und schlehengroß, der Stein ohne Kern im Fleisch liegend u. s. w.

Der Pflaumenbaum kommt in jedem Boden, am besten wenn er mittelmäßig feucht ist, fort, bedarf außer fleißigem Umhacken des Bodens um die Wurzel und Düngung mit altem, ja nicht frischem Miste weiter keiner Pflege. Zum Entfernen des schädlichen Mooses muß man Stamm und Aeste mit Kalkwasser bestreichen oder mit Seifenwasser waschen. Sterben einzelne Aeste und viele Zweige ab, was von strenger Kälte oder andern Unfällen herrühren kann, dann darf man den Baum nicht sogleich abhauen, sondern nur die Aeste absägen, und im folgenden Jahre treibt er wieder frisch und steht wie verjüngt da. Die Vermehrung erfolgt durch Samen oder Wurzelsprossen; durch Pfropfen und Okuliren werden die Früchte größer, schöner und schmackhafter. Junge Bäume oculirt man um Jakobi und frühe Sorten auf Pflaumenstämme. Beim Versetzen im Frühling muß man die Zweige stark beschneiden. — Die Früchte dieses Baumes gewähren einen großen Nutzen, und werden sie roh, gekocht, gedörrt und eingemacht auf verschiedene Weise gegessen, und bilden eine gesunde, den Leib eröffnende Speise. Man kann aus ihnen einen Zucker, eine Marmelade, ein Mus oder Latwerge bereiten, welches auf Backwerk oder Brod vorzüglich schmeckt. Zu letzterem Zwecke werden die Früchte ausgesteint, in einem Kessel unter beständigem Umrühren gekocht, durch ein Sieb oder einen Durchtreiber gerieben, dieß bis zur beliebigen Dicke nochmals eingekocht, mit Nelken und Zimmt vermischt, in einen steinernen Topf gethan, oben mit Schmalz bedeckt und so aufbewahrt. Nicht ganz reife Pflaumen kann man mit Essig einmachen, oder durch Gährung eine Art Wein daraus bereiten, oder einen guten Branntwein brennen. Gedörrt bilden sie einen einträglichen Handelsartikel, zumal sie auf Seereisen von großem Nutzen sind. Das gehörig getrocknete, harte, rothe, geflammte Holz wirft im Freien nicht auf und wird daher von Tischlern und Drechslern gesucht. Wenn man es in einer mit Kalkwasser vermischten Lauge siedet, nimmt es einen höhern Glanz an. Das süße Samenöl ist so gut als Olivenöl. Das aus den Bäumen schwitzende Gummi kann wie ordinäres, arabisches Gummi benützt werden. — Alle Arten stimmen ziemlich miteinander überein.

Pflaumengummi, aus der Rinde der Pflaumenbäume schwitzendes Gummi.

Pflaumenschlehe, Kreckenbaum, Kriechpflaume (**P. insititia**), schöner Strauch, welcher sich zu einem Baum mittlerer Größe pflanzen läßt. Stamm und Zweige haben Stacheln; die Blätter sind eirund, gezähnt und etwas kraus; Sommersprossen glatt und erdfarben; die schwarzblauen Früchte sind noch einmal so groß als Schlehen, etwas sauer und mehlig, die Steine rund und heißen in Schwaben Fantasten; Kriechen-Zibarthen. Ueberreif oder abgelagert sind sie gut eßbar; man kann sie mit Essig einmachen oder zu Branntwein brennen. Vermehrt sich durch Wurzelausläufer ungemein stark und wird durch Pfropfen auf Pflaumenbäume sehr veredelt.

Pfluder, in mehreren Gegenden Deutschlands s. v. a. Pflaume.

Pfoschen, bei Nürnberg s. v. a. Steckrübe, Erdkohlrabe.

Pfrieme (Spartium) Gattung der Familie Schmetterlingsblümler; oben gespaltener, 1lippiger Kelch; schmetterlingsförmige Blume; 10 einbrüderige Staubgefäße; aufstrebender, pfriemiger Griffel, schwammige Narbe; flachgedrückte, vielsamige Hülse. — **Arten: Binsenartige Pfrieme (Sp. junceum; Genista juncea; G. odorata),** wohlriechendes Pfriemenkraut, Ginster, wächst auf Bergen des südlichen Europas, ist ein lieblicher Strauch, der zuweilen 10 Fuß hoch wird und lange, runde, binsenartige Zweige treibt, die mit kleinen, lanzettartigen Blättchen besetzt sind, und im Juni an den Spitzen ziemlich große, gelbe Schmetterlingsblumen tragen. Wächst im südlichen, hin und wieder auch im mittlern Europa auf sandigem Boden an Wegen, in Gebüschen und Wäldern, dauert in Italien, Südfrankreich 2c. im Freien aus, muß aber den Winter über in Keller oder Gewächshäuser gebracht werden. Die jungen im Aug. abgeschnittenen Zweige lassen sich wie Hanf behandeln und Stricke, Segeltuch und Leinwand daraus bereiten. Die Zweige dienen zum Färben, zum Füttern der Schafe und Ziegen. Bienen besuchen die Blumen gern; blüht im Mai und Juni. Alle Theile schmecken bitterlich, wirken stark harntreibend, emetisch purgirend; findet jetzt nur noch seltene Anwendung. Siehe auch Besenginster.

Pfriemenkraut, s. v. a. **Genista** und **Spartium.**

Pfriemenkresse (Subularia), Gattung der Familie Viermächtige; 4 Kelch- und 4 weiße Blumenblätter; 6 zahnlose Staubgefäße; sitzende Narbe; ovale Schötchen; mehrsamige Fächer. — **Arten: Wasserpfrieme (S. aquatica),** einer kleinen, zarten Simse ährlich; mit weißen Zasern besetzte Wurzel mit Wurzelköpfen, auf denen grasgrüne, pfriemige, 1—1½ Zoll lange Blätter sitzen; 2—10 blüthige Trauben in den Blattwinkeln; sehr kleine weißliche Blüthen. Wächst in Teichen, blüht im Juni und Juli, hat hellbraunen Samen und ist einjährig.

Pfundnuß, s. v. a. Zellernuß.

Philibertie, (**Philibertia**), Gattung der Familie Seidenpflanzgewächse; 5theiliger Kelch; 5lappige, krugige, radförmige Blumenkrone; doppelte Beikrone; 5 in einen Cylinder verwachsene Staubgefäße; 2fächeriger Staubbeutel; 10 paarige, hängende, Staubmassen; 2 Fruchtknoten; 2 Griffel, am Nabel wollschopfiger Samen. — Arten: Großblumige Ph. (**P. grandiflora**), windender, flaumig-zottiger Strauch mit gegenständigen, herzförmigen Blättern, weißgelber Blume, innen mit purpurfarbigen Strichen und Punkten. In Tucuman zu Hause. — Hieher gehört auch die windende Fleischkrone (**Sarcostemma viminale**), ostindischer Schlingstrauch, voll von einem angenehm säuerlichen Milchsaft, weshalb die Zweige als durstlöschendes Mittel auf Reisen sehr geschätzt sind. — Auch die fleischigen und blattlosen Stengel der **S. stipitaceum** werden in Arabien gegessen. — Seegrüne Ph. (**Tar. glaucum**), die Wurzel in Caraccas als Ipecacuanha bekannt, und dient wie diese.

Pickelbeere, in verschiedenen Gegenden von Deutschland s. v. a. Preißelbeere.

Picotten, eine Abtheilung der Gartennelken, welche schmale und scharfe Striche und nur eine Zeichnungsfarbe haben.

Pillenfarrn, (**Pilularia**), Gattung der Familie Wurzelfarrn; 4fächerige, fast kugelige Keimfrüchte, welche sich 4theilig öffnen; Keimkapseln und Knospenschläuche an Wandleisten. — Arten: Kugel-P. (**P. globulifera**), dünner, fadenförmiger Strunk; büschelige, pfriemenfadenförmige Blätter an dem fußlangen Stengel; zwischen den Blättern die behaarten Keimfrüchte; in seichtem Wasser, Gräben und Sümpfen im mittlern Europa.

Pilze (**Fungi**), die erste Klasse der Faserpflanzen; lichtscheue, weiche, fleischige, feinfaserige Gewächse; unterscheiden sich von den Moosen und Lebermoosen durch den Mangel aller Blätter; sie haben nur eine dünne Oberhaut, einige Wurzelfäserchen. Hauptbestandtheile sind: Strunk (Stiel sammt der Wurzel) und Hut, eine auf dem Strunke sitzende Scheibe, welche bald flach, bald gewölbt, bald kegelförmig, auf der untern Seite ausgehöhlt und aus Blättchen, Röhren oder Zellen zusammengesetzt ist, bei einigen Gattungen fehlt der Hut, und dann sind sie wie Gitter, Becher, Kräusel oder Keule geformt. Der Wulst, die allgemeine Hülle der Schwämme, befindet sich am Grunde des Strunks, der in der Mitte von einem Kragen, Ring, umgeben ist, bei vielen aber bald wieder verschwindet. Die P. wachsen niemals unter dem Wasser, sondern auf der Erde, an Bäumen, auf faulem Holz, Mistbeeten, an Wänden, in Kellern und an thierischen Körpern. Sie pflanzen sich durch Samen fort und sind theilweise eßbar, theilweise giftig. Solche, welche eine bläuliche, violette oder rothe Farbe haben, oder beim Zerschneiden überhaupt ihre Farbe schnell verändern, sind wenigstens sehr verdächtig, indem sich diese Erscheinungen seither an mehreren giftigen und an eßbaren Schwämmen gezeigt haben. Einige Löcherschwämme enthalten sogar Zuckerstoff, welcher sich abscheiden und krystalliren läßt. Die Gattungen und Arten dieser Ordnung sind sehr zahlreich und unter betreffenden Artikeln nachzuschlagen. — Im allgemeinen enthalten die Pilze: Fungin oder Pilzstoff, Osmazom, ein wallrathartiges Fett, Schwammzucker, Pilzsäure, Oel und Eiweiß, und kommen somit den thierischen Substanzen am nächsten, da in ihren chemischen Bestandtheilen der Stickstoff vorherrscht.

Piment, s. v. a. Jamaika-, Nelkenpfeffer, Neu- oder Modengewürz; s. u. Eugenie, gewürzhafte.

Pimpernüsse, s. v. a. ächte Pistacien.

Pimpernuß (**Staphylea**), Gattung der Familie Seifenbaumgewächse; zwitterige Blüthen; 5theiliger, gefärbter Kelch; 5 Blumenblätter; 5 freie Staubgefäße; 2—3lappige Fruchtknoten; 2—3 Griffel; 2—3fächerige, häutige Kapsel. — Arten: Gemeine P., gefiederte P., Klapper-, Blasen-, wilde Zwiebelnuß, Todtenkopfbaum (**St. pinnata**), bis 15 Fuß hohes, strauchiges Bäumchen, welches in der Schweiz, in Tyrol, Böhmen und dem südlichen Europa wild wächst und bei uns in Baum- und Lustgärten bisweilen vorkommt. Der Stamm wird manchmal gegen 1 Fuß dick, das Holz ist fest, die Rinde braun und weißgetüpfelt. Die langgestielten Blätter haben einige Aehnlichkeit mit den Hollunderblättern, nur ist ihre Farbe heller. An den Zweigenden erscheinen im Mai und Juni große, herabhängende, weißlich-rothe Blumentrauben, welche mehrere aufgeblasene Samenkapseln hinterlassen, die vom Winde bewegt, klappern und in 2—3 Fächern 4—6 steinharte, kugelrunde Nüsse enthalten, noch kleiner als Haselnüsse, mit kleinem Kern. Durch Auspressen gewinnt man aus den Kernen ein gutes Oel, während die Nüsse selbst zu Rosenkränzen dienen, und die Blumen eine gute Bienenweide abgeben. Die markigen Zweige sind gut zu Pfeifenröhren. Das Holz eignet sich vorzüglich zu eingelegten und andern Tischler- und Drechslerarbeiten. Wird durch Ableger fortgeflanzt. Verdient zur Bekleidung von Lauben alle Empfehlung, und wird sein Wachsthum durch einen geschützten Stand an einer Mauer vorzüglich begünstigt. Die Nußkerne wirkend gelind purgirend, und in Georgien werden die Blüthenknospen wie Kappern benützt.

Pimpinelle, s. Becherblume.

Pimpinellkraut, s. v. a. **Poterium sanguisorba.**

Pimpinellwurzel, die Wurzel der gebräuchlichen Becherblume.

Pinang, s. v. a. Arekapalme.

Pinaster, langnadelige, in mehreren Gegenden von Deutschland s. v. a. Strandkiefer; s. u. Kiefer.

Pinei nuclei Moluccani, s. v. a. Purgirkörner.

Pinhoënöl, das aus den Purgirnüssen (Früchte von **Jatropha multifida**) gewonnene Oel, welches sehr stark purgirend wirkt. Kocht man in Fleischbrühe 10—12 Blätter dieser Pflanze, so hat man gleichfalls ein sehr stark wirkendes Purgirmittel.

Pinholz, s. v. a. Faulbaum.

Pinie, Piniole, s. v. a. Kiefer (s. d.)

Pinny, aus den Früchten von **Valeria indica** gewonnener, zur Lichterfabrikation geeigneter Pflanzentalg.

Pippau (Crepis), Gattung der Familie Vereinblüthler; doppelte Hülldecke, deckblättchenloser Hauptfruchtboden; gleichförmige, ungeflügelte Schließfrüchte mit 10—30 Streifen und geschnäbelt; haarige, weiße und weiche Fruchtkrone. — Arten: Zerschlitzter P. (**C. lacera**), schimmelgrünlicher, 1 Fuß hoher, kantiger oder doldentraubiger Stengel; kurzhaarige, fiedertheilige Blätter. Wächst in Italien auf Kalkbergen, ist 2 jährig und ausdauernd, heißt dort **Angina** oder **Cichoria di montagna,** und soll sehr giftig sein. — Fleischfarbiger P. (**C. incarnata; Hieracium inc.**), blattloser, 1½ Fuß hoher Schaft mit wurzelständigen, weichhaarigen Blättern, kleinen, fleischrothen Blüthenknöpfen und weißer, weicher Fruchtkrone; kommt auch mit gelben Blüthen vor. Blüht auf niedrigen Bergen und Voralpen im Mai und Juni und ist ausdauernd.

Piquerie, (Piqueria), Gattung der Familie Vereinblüthler; 1reihiger, 4—5blätterige Hülldecke, 4 und 5blüthig; kurze Blumenkronröhre; stumpfe Narben; in der Jugend zusammengedrückte, im Alter 5kantige, kahle Schließfrüchte. — Arten: Dreinervige P. (**P. trinervia; Ageratum febrifugum; Stevia feb.**), kahler, krautiger Stengel mit gegenständigen, 3nervigen, länglichen Blättern, blüthenstraußförmiger, weißer Doldentraube. Ist auf felsigen Stellen in Mexiko ausdauernd. Die angenehm aromatisch riechenden Blätter heißen dort **Xoxonitztal** oder **Yoloxiltic,** und sind sehr wirksam in Wechselfiebern.

Pisang (Musa), Gattung der Familie Bananengewächse; vielehiger, überweibiger, fast einseitiger, röhrenförmiger, an der Spitze 5spaltiger Kelch; einseitige, durchscheinende, dünnhäutiger Blumenkrone; 5 Staubgefäße; 3fächeriger Fruchtknoten; dicker Griffel; 6lappige, trichterig-keulenförmige Narbe; längliche, kantige Beere. Stammförmiger Schaft, der aus übereinandergerollten Blätterscheiden besteht. — Arten: Paradies-P., Adamsfeigenbaum (**M. paradisiaca**), sehr nützliches und schönes, palmartiges Gewächs, das von Ostindien in alle Welttheile verpflanzt wurde und bei uns in keinem bessern Gewächshause fehlt. In fettem, thonigem Boden wächst es schnell, am üppigsten in den Ebenen von Java, wird 20 Fuß hoch, hat einen aufrechten, krautigen, in Blätterscheiden gehüllten Stamm, der nahe über der Erde 10—12 Zoll dick und nicht holzig ist, nach oben immer dünner wird, und am Gipfel eine schöne Krone aus grünen, glatten, länglich-runden Blättern trägt, welche auf kurzen, starken Stielen sitzen und in heißen Länder bis 12 Fuß lang werden. An dem Stammgipfel erhebt sich in der Mitte der Blätterkrone ein langer, dicker, herabhängender Blumenkolben, an welchem sich mehrere Blumenbüschel befinden, von denen jeder eine grüne, dann dunkelrothe Scheide hat, welche aber abfällt, sowie sich die purpurröthlichen Blumen öffnen. Dieselben hinterlassen 6—10 Zoll lange, gurkenähnliche, samenlose Früchte, die reif gelb aussehen und unter einer lederartigen Schale ein süßes, weiches, wohlschmeckendes Fleisch haben. Ein einziger Blumenkolben kann über 100 Früchte tragen. Sowie der P. ein Mal Früchte getragen hat, wozu er in der Regel 1½ Jahre braucht, so hat er sein höchstes Alter erreicht, er stirbt bis auf die Wurzel ab, welche aber im folgenden Jahre einen neuen Stamm von der gleichen Größe treibt. In Ost- und Westindien werden die Früchte reif und unreif, roh und gekocht, getrocknet und mit Wein, Zucker und Zimmt eingemacht, häufig gespeist. Wegen ihres kühlenden Saftes sind sie für heiße Länder eine wahre Wohlthat, sollen aber ganz reif und in Menge genossen weniger gesund sein. In einigen Ländern bereitet man ein Brod daraus, und in Amerika legt man sie in's Wasser, wodurch ein süßes Getränk für die Neger gewonnen wird. Die Blätter benützt man anstatt des Papiers und der Leinwand zum Einpacken, zu Tischtüchern ꝛc. Die flachsähnlichen Fäden, welche man von dem Stamm gewinnt, geben ein gutes Garn zu Tauen, Segeltüchern ꝛc. Einige sagen, dieser P. habe die verbotene Frucht getragen, welche Adam und Eva im Paradies aßen, daher der Name Adams- oder Paradiesfeige. Andere glauben, unsere Stammeltern haben sich damit die Blöße bedeckt. Eine einfache Abkochung der Früchte ist ein gewöhnliches Getränk; durch Gährung erhält man eine Art Wein. Die süßen milden Früchte, welche etwas zusammenziehend schmecken, leisten gute Hilfe bei Brustkrankheiten und andern Entzündungen, bei Diarrhöen. Die Spitze des Blüthenkolbens gibt ein gutes Gemüse. — Der aus dem Schaft gepreßte Saft wird angewendet bei schmerzhaftem Harnen, Nervenentzündungen Merkurialkrankheit. Wenn man in Folge genossener schädlicher Speisen leidet, soll der Wurzelstock vorzügliche Dienste leisten. — Feigenartiger P., Bananen-P. (**M. sapientum**), gleicht der vorigen Art ziemlich, nur ist der Schaft roth gestriemt und getupft, die Blätter am Grunde herzförmig, die scheidenartigen Deckblätter unten violet, die Früchte kürzer, geräderter, weicher, süßer und wohlriechender. Ist in Ostindien zu Hause und wird auf gleiche Weise benützt. Setzt man die Früchte in die Sonne, so erhalten sie sich wie Feigen.

Pisonie (Pisonia), Gattung der Familie Wunderblumengewächse; meist zwitterig; kleine Blüthen in Dolden; 5zähnige oder 5spaltiger, gefältelter, bleibender Saum; 6—10 Staubgefäße; ovaler Fruchtknoten; von der kantigen Geschlechtshüllenröhre eingeschlossene Schließfrucht. Sträuche oder Bäume. — Arten: Dornige P. (**P. aculeata**), dorniger, nicht über 25 Fuß hoher Strauch mit langen, zurückgebogenen Aesten, gegenständigen, an beiden Seiten zugespitzten, 2—3 Zoll langen, 1 Zoll breiten Blättern; gelbgrüne, weichhaarige Blüthen in Trugdolden; kantiger, kleberiger Hüllfrucht. Blüht in Westindien im März und April. Die Blüthen riechen hollunderartig. Die Früchte hängen sich bisweilen in solcher Menge an die Federn der Vögel, daß sie nicht mehr fliegen können. Eine Wurzelabkochung ist ein gutes Heilmittel bei Gonorrhöen.

Pistacie (Pistacia), Gattung der Familie Pistaziengewächse; 2häusig; die männlichen Blüthen haben eine 5spaltige Blüthenhülle, 5 Staubgefäße, 4seitiger Staubbeutel; die weiblichen Blüthen 3—4spaltige Blüthenhülle, 1—3fächeriger Fruchtknoten, 3dickliche Narben, 1 steinkernige Steinfrucht mit beinhartem, 1fächerigem Steinkern. — Arten: Aechte P., Pimpernuß-P. (**P. vera**), in Persien, Arabien und Syrien einheimischer, 25—30 Fuß hoher Strauch oder Baum, welcher nach den südlichen Ländern Europas verpflanzt ist, und selbst bei uns hin und wieder vorkommt; hat einen dicken Stamm mit aschgrauer Rinde, braune, weit ausgebreitete Zweige, ungleich gefiederte, ziemlich große Blätter. Die im April erscheinenden männlichen und weiblichen Blüthen sind getrennt; jene sind Kätzchen, diese weißliche Traubenbüschel, weßhalb man Bäume beider Geschlechter immer nebeneinander pflanzt, damit sich Früchte ansetzen können, welche im Herbst ihre völlige Reife erlangen. Diese bestehen in länglichen, eckigen Nüssen von der Größe der Haselnüsse und haben eine doppelte Schale, von denen die äußere häutig, grün und zerbrechlich, getrocknet gelblich, die innere aber holzig und weißlichgelb ist, und einen blaßgrünen, fetten, öligen, süßlich-bittern, wohlschmeckenden Kern umschließt, welcher mit einem blaßrothen Häutchen überzogen ist. Die Kerne werden als Leckerbissen wie die Mandeln roh gegessen und zu allerlei Backwerken, Konfituren, Magenmorsellen ꝛc. gebraucht. Sie geben auch ein gutes Oel, werden in Asien wie

Gurken eingemacht, und bilden aus dem Orient, von Sicilien ꝛc. einen wichtigen Handelsartikel nach Europa. Wegen ihres reichen Oelgehalts lassen sie sich nicht lange aufbewahren, sondern werden wurmstichig und bekommen einen ranzigen Geschmack. Das Holz ist geschätzt und gut. — Terpentin-P. (**P. Terebinthus**), die Rinde dieses Baumes ist graubräunlich, die abfallenden Blätter sind jung schön roth, später dunkelgrün; wächst in den Ländern des Mittelmeers und blüht vom April bis Mai. Aus Einschnitten in den Stamm fließt ein klares, dickflüßiges, grünlich-gelbes oder etwas bläuliches, wohlriechendes und balsamisch schmeckendes Harz, welches die feinste Sorte des Terpentins (cyrischer Terp., Terp. von Chios) bildet, jedoch nur selten unverfälscht vorkommt Durch Insektenstiche entstehen an den Aestenden johannisbrodartige Auswüchse, welche bei asthmatischen Zuständen wie Taback geraucht werden. Same, Rinde und Blätter dienen gegen Menostasien, passive Blutflüsse und Dysenterien. — Mastix-P., s. Mastix. — Atlantische P. (**P. atlantica**) im Orient und der Barbarei; schwitzt ein blaßgelbes, wohlriechendes Harz aus, welches dem ächten M. gleich kommt. Die säuerlichen Früchte werden mit Datteln gegessen. — Oelreiche P. (**P. oleosa**), hat weinbeerartige Früchte. Der Samen enthält ein blaßgelbes, wohlriechendes, etwas bitterliches Oel, welches nicht leicht ranzig wird, sondern sich zu einer talgartigen Masse bildet; dient zu innerlichen Salben und innerlich und äußerlich als Heilmittel.

Pite, Art amerikanischen Hanfs, lang, weiß und fest, fault nicht leicht im Wasser.

Placentinischer Wein, geringere Sorte italienischen Weins aus der Gegend von Piacenza.

Plättchenpilz (**Agaricus**); Gattung der Hutlinge; ein netzaderiger Fuß; fleischiger oder häutiger Hut mit freiem Rande. Diese Gattung enthält über 800 Arten, von denen die wichtigsten sind: Feld-P. (**A. campestris**), s. v. a. Champignon (s. d.) Mouceron-P. (**A. Mouceron**), riecht wie frisches Mehl, ist eßbar und sehr gesund, findet sich vom Juni bis Oct. auf Grasplätzen in Wäldern, hat einen festfleischigen, am Rande zottigen Fuß, einen 2—4 Zoll breiten, weißen Hut mit kantigem oder welligem Rande. Die Plättchen stehen sehr dicht. Rüster-P. (**A. ulmarius**), wurzelfaseriger, etwas knolliger, hier und da ein wenig zottiger, 2—3 Zoll hoher Fuß, 4—8 Zoll breiter, festfleischiger, kahler, schmutzig weißer oder graulicher, oft marmorirter Hut. Hat ein eßbares, derbes Fleisch, das angenehm riecht und schmeckt. Vom Oct. bis Dec. an Rüster-, Schwarzpappel- und Rothbuchenstämmen. Pfefferartiger P. (**A. piperatus**), festfleischig, kahl, weiß und mit viel weißem und sehr scharfem Milchsaft. 1—2 Zoll hoher, weißer, glatter Fuß; 4—6 Zoll breiter, trichterförmiger Hut. Ist mit Salz und Pfeffer gebraten eßbar, jedoch schwer verdaulich, wogegen der Milchsaft ein ausgezeichnetes Harn- und Blasensteine treibendes Mittel abgibt, wenn man ihn zur Hälfte mit Altheesyrup vermischt, und täglich 4—6 Eßlöffel voll gibt. Vom Sept. bis Oct. häufig in Wäldern. Brechenerregender P. (**A. emeticus**), kommt mit rosenrothem, blutrothem, lebhaft rothem, bläulichem, blaugrauem, röthlichblauem, braunem, braungrünem, grünem, gelbem und weißem Hute vor; er ist scharf, hat einen eckelhaften Geruch, und erregt genossen Erbrechen, Durchfälle, oft selbst den Tod. Die damit Vergifteten können nur durch den Genuß von viel kaltem Wasser gerettet werden. Wächst im Sommer und Herbst häufig in Wäldern, und heißt auch Speiteufel, Speitäubling. Eine Spielart davon ist der Fliegenpilz (s. d.) — Gichtmorchelartiger P. (**A. phalloides**), riecht unangenehm, schmeckt scharf und zusammenziehend, ist verschiedenartig, weiß, gelb, grün in verschiedenen Nuançen, braun gefärbt; der 3—6 Zoll hohe Fuß hat Wurzelfasern, ist nach oben hohl und unten knollig, der Hut 2—3 Zoll breit, und mit weißen Plättchen versehen.

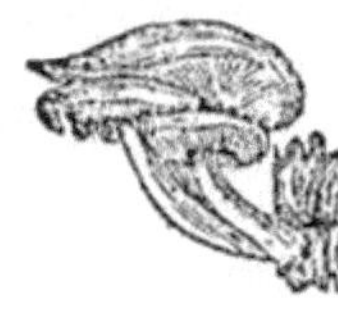

Rüster-Plättchenpilz.

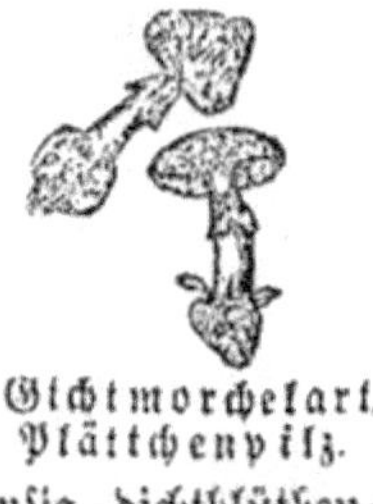

Gichtmorchelart. Plättchenpilz.

Plättchenpilz, s. Blätterschwamm.

Platane (**Platanus**), Gattung der Familie Nesselgewächse; einhäusig, dichtblüthenköpfige Blüthen auf kugeligem Fruchtboden; männliche Blüthen in sehr dichtstehenden Staubgefäßen, 2fächerigem Staubbeutel, die weiblichen Köpfchen bestehen aus zahlreichen, 1fächerigen, 1—2reihigen Fruchtknoten; am Grunde rauhhaarige, 1samige Schließfrucht. Hohe Bäume mit umhüllten Knospen und wechselständigen Blättern. —

Arten: Morgenländische Pl. (**P. orientalis**), sehr schöner Baum, welcher seit den ältesten Zeiten aus dem Orient nach allen mildern Ländern Europas verpflanzt wurde, und sich in Deutschland häufig in Alleen, Anlagen ꝛc. findet. Nächst der Ceder und der Eiche ist die Pl. der berühmteste Baum, und gewährt durch seine Höhe und Dicke und durch seine prächtige Krone einen herrlichen Anblick. Der Stamm ist gerade, die Rinde grau und glatt, sich jährlich verjüngend. Die Blätter sind handförmig, wie beim Ahorn, zugespitzt, gegen 1 Fuß lang und ebenso breit, es gibt eine Spielart, wo sie gerade abgeschnitten sind. Die im Juni erscheinenden Blüthen bilden große, rundliche, weiße oder röthliche Ballen. Der Same, welchen sie hinterlassen, sitzt in Kugeln beisammen, reift im Herbst und wird leicht vom Winde fortgeführt. Gedeiht in einem fetten, etwas feuchten Boden am besten, und kann durch Schößlinge oder Samen leicht fortgepflanzt werden. Zur Zucht aus Samen läßt man denselben bis vor der Saatzeit im April am Baum hängen, und säet ihn dann in sandigen Boden aus. Diese Bäume wachsen ungemein schnell, und haben ein schönes, feines und leichtes Holz, welches eine schöne Politur annimmt und sehr hart ist. Blätter und Rinde leisten gute Dienste auf entzündlichen Geschwulsten, die Blätter auch bei Augenkrankheiten und die Rinde bei Zahnschmerzen. Blüthen oder Früchte mit Essig getrunken sind gut gegen Blutflüsse und äußerlich bei Geschwüren. — Abendländische Pl. (**P. occidentalis**), hoher, dickstämmiger Baum mit graulich-weißer, abschäliger Rinde, großen, nierenförmigen, 5spaltigen Blättern. Blüht im April und Mai. Wegen seines schönen Aussehens von Nordamerika auch zu uns verpflanzt, wo er sehr gut gedeiht. Die sehr wohlriechenden Blüthen erscheinen in gelblichen Ballen. — Ahornblätterige P. (**P. acerifiora**), gleicht dem Vorigen ziemlich, blüht im April und Mai, wird bei uns gleichfalls häufig gepflanzt und ist im Oriente zu Haus.

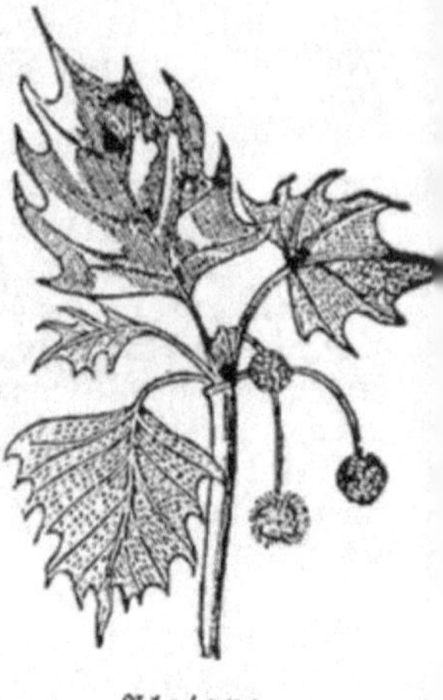

Platane.

Platonie (**Platonia**), Gattung der Familie Guttagewächse; bleibender, 5blätteriger Kelch; 5 Blumenblätter; zahlreiche Staubgefäße, welche einfächerig oder 2spaltig und in 5 Bündel verwachsen sind; einwärtsgekehrte, aufspringende Staubbeutel, 1 fadenförmiger Griffel mit 5spaltiger Narbe, fleischiger, 5fächeriger Beere; große Samenkörner mit Kernmasse. — Arten: Große Pl. (**P. insignis**; **Pacoury**; **Moronobea esculenta**; **Symphonia esc.**), riesiger Baum mit sehr starkem Stamm, 20—30 Fuß hoch, astlos; dicke, graue rissige Rinde; eiförmige Krone; gegenständige, 3—5 Zoll lange, oben glänzend grüne, unten blässere, fiedernervige Blätter; endständige, 1½ Zoll breite, außen rosenrothe, innen weiße Blüthen; gegen 300 Staubgefäße; über 1½ Zoll langer Griffel; ovale, gelbbraune Beere von der Größe einer Apfelsine; langkantiger, brauner, gestreifter, fast 1 Zoll langer Samen. Blüht in den Urwäldern Brasiliens im August. Das weißgelbe Fleisch schmeckt angenehm säuerlich-süß und wird häufig mit Zucker eingemacht. Die süßöligen Samen dienen wie Mandeln

Plattbirne, eine bis October dauernde Birnenart; ziemlich groß, länglich, zum Schnitzen und Mosten gleich gut, eignet sich vorzüglich zu Straßenpflanzungen in niedern Gebirgsgegenden.

Platterbse (**Lathyrus**), Gattung der Familie Schmetterlingsblümler; 5spaltiger oder 5zähniger Kelch; schmetterlingsförmige Blume, 10 zweibrüderige Staubgefäße; zusammengedrückter Griffel; 2 schalstückige, 1fächerige, vielsamige Hülse; paarig gefiederte Blätter mit Winkelranken. — Arten: Eßbare P., deutsche Kiefer (**Pl. sativus**), auf Aeckern des südlichen Europas, in Spanien ꝛc. sehr gemein, findet sich bei uns aber nur in Gärten. Der Stengel wird 2 Fuß hoch, die einzeln auf langen Stielen sitzenden Blumen sind schön blau, oder roth oder röthlich blau und werden gerne von Bienen besucht, während das Kraut ein gutes Viehfutter ist. — Rothe Pl. (**L. cicera**), der vorigen Art ziemlich ähnlich, nur sind die Blüthen um die Hälfte kleiner, trübziegelroth, die Hülse schmäler, gedunsener, auf dem Rücken doppelrandig, der Same röthlichbraun; blüht im südlichen Europa vom April bis Juni, ist einjährig. Das daraus bereitete Mehl soll schädlich sein und nervöse Zustände hervorbringen. — Knollige P. (L. tuberosus), faserförmige Wurzelausläufer, haselnußgroße, schwarzbraune Wurzelknollen; 4kantiger Stengel; paarig gefiederte, 1paarige Blätter; schöne rosenrothe Blüthen. Blüht auf Lehm- und Kalkboden in ganz Europa im Juli und August, ausdauernd und als Futterkraut geschätzt. Die Knollen dienen gegen Diarrhöen, Ruhren ꝛc. Das daraus destillirte Wasser riecht angenehm rosenartig; gekocht schmecken sie angenehm süßlich. — Bleichgelbe P. (L. ochrus), im südlichen Europa eßbar; bitterlich und schwerverdaulich. — Wohlriechende Pl. (L. odoratus), schöne, roth und weiße, wohlriechende Blumen; bei uns häufig als spanische Wicken in Gärten.

Plattgerste, s. v. a. lange zweizeilige Gerste.

Plattschote (**Platylobium**), Gattung der Familie Schmetterlingsblümler; 2lippiger Kelch mit größerer Oberlippe und Deckblättchen; schmetterlingsförmige Blume; 10 einbrüderige Staubgefäße; im Kelch gestielte Hülse. — Arten: Stumpfeckige Pl. (**P. obtusangulum**), fadenförmiger, ästiger Stengel; lederige, deltaförmige, stachelspitzige Blätter; blattwinkelständige Blüthe. Blüht auf Vandiemensland im Mai.

Plicaria, sonst Zuname der gemeinen Bärlappe, weil man sie als ein Mittel gegen den Weichselzopf betrachtete.

Plümiere (**Plumiera**), Gattung der Familie Drehblüthler; 5spaltiger Kelch; 5spaltige trichterförmige Blumenkrone; 5 Staubgefäße; freie Staubbeutel; 2 Fruchtknoten; 2bauchige Balgkapseln; am Grunde geflügelter Samen. — Arten: Rothe P. (**P. rubra**), 10—20 Fuß hoher, sehr ästiger Baum, 8—10 Zoll lange, 3—4 Zoll breite, fiedernervige Blätter, büschelige Blüthen mit schönen, roth und gelben großen Blumen; blüht stets, ist in Südamerika und Westindien zu Hause und wird bei uns in Gärten gezogen. Der scharfe, ätzende Milchsaft dient zum Wegbeitzen der Warzen und als sehr heftiges Purgirmittel bei Wassersuchten, chronischen Krankheiten, einigen Kachexien, Syphilis ꝛc. Aus der Wurzel bereitet man eröffnende Ptisanen und aus den angenehm riechenden Blüthen einen Syrup, welcher bei vielen Brustkrankheiten sehr dienlich wirkt. — Weiße P. (**P. alba**), der Milchsaft wird in Westindien gegen Warzen, Flechten und böse Geschwüre gebraucht. In einer Abkochung der frischen Wurzel hat man ein unfehlbares Mittel gegen die Pians. Alle weitern Arten haben einen ähnlichen scharfen Milchsaft, welcher so ziemlich in der gleichen Weise Anwendung findet.

Pockenflechte (**Variolaria**), Flechtenkörper in Pulver zerfallen und mit Keimknospen vermischt. — Arten: Bittere P. (**V. amara; V. communis**), die gemeine Lochkernflechte erscheint als kleine Häufchen tragende, unfruchtbare Kruste; wächst auf Baumrinden (von Erlen, Buchen ꝛc.) und Steinen, und ist als fieberwidriges Mittel geschätzt. — Orseillen-P. (**V. orcina**), hat die kleinhäufchentragende, unfruchtbare Form der schmutzigen Schlüsselflechte, wächst an Steinen und Felsen und ist wegen ihres rothen Farbestoffs als Erdorseille (**Parelle d'Auvergne**) bekannt.

Pockenholz (**Guajacum**), Gattung der Familie Seifenbaumgewächse; zwitterig; 5theiliger Kelch; 5 Blumenblätter; 10 Staubgefäße; 2—5eckige und 2—5fächerige (jedes Fach 8eiig) Fruchtknoten; 2—5fächerige Kapsel. — Arten: Gebräuchliches P. (**P. officinale**), ein überaus nützlicher Baum, welcher in Größe und Wuchs unserer Eiche gleicht; wächst in Westindien wild. Die Rinde ist jung runzelig, alt glatt, dick und blätterig, das Holz schwarz, ins Grünliche spielend, hart, fest und so schwer, daß es im Wasser untersinkt; Blätter gefiedert und immergrün; Blüthen bläulich. Bei alten Bäumen fließt aus der Rinde von selbst oder aus Einschnitten ein gelblich-braunes Harz (Guajakgummi), das an sich geruchlos ist, auf Kohlen geworfen angenehm riecht und ein vorzügliches Mittel gegen die Lustseuche bildet. Aus dem Holz verfertigt man die feinsten Tischler- und Drechslerarbeiten, auch Flöten, Tabaksdosen, Messerschaalen. In Amerika wird es hauptsächlich zu Rädern und Zähnen in Zuckermühlen verwendet. Das Holz kommt häufig nach Europa, und wird bei uns häufig geraspelt verkauft, es schmeckt scharf gewürzhaft und bitter und enthält Guajakharz und einen kratzenden Extractivstoff. Die Rinde ist noch schärfer. Verfälschungen des Harzes mit Colophonium erkennt man an dem verschiedenen Geruch, wenn man es auf Kohlen wirft. Eine Weingeist-Lösung des Harzes färbt viele Pflanzenstoffe und Milch blau. Das künstliche Guajakharz bereitet man aus der Weingeist-Tinktur des geraspelten Holzes durch Abdestillirung des Alkohols. Holz und Harz sind als sehr kräftig reizendes, alle Ab- und Aussonderungen sehr vermehrendes, vorzügliches harn- und schweißtreibendes Mittel besonders geschätzt. Das Holz leistet ausgezeichnete Dienste gegen inveterirte, mit Mercurialleiden vermischte Formen der Syphilis; ferner bei Gicht, Unterleibsstockungen, Hautkrankheiten, die Tinctur gegen Zahnweh. Aus dem Holz wird ein empyreumatisches Oel destillirt, das mit Salpetersäure äußerlich angewendet wird, um eine oberflächliche Hautentzündung zu bewirken. — Das heilige Holz (**G. sanctum**), wird in Brasilien und Westindien auf die gleiche Art angewendet, nur ist es noch bedeutend schärfer und etwas bitterer.

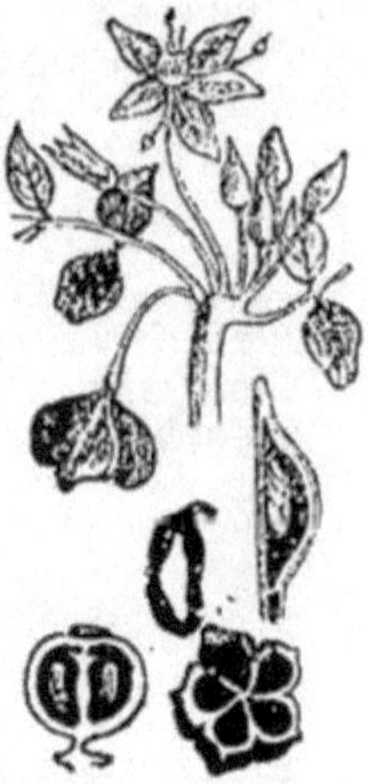

Pockenholz.

Pockenwurzel, unächte, s. v. a. westindischer Smilax; s. v. Smilax. — s. v. a. Chinawurzel.

Podalirie, s. v. a. wilder Indigo.

Pomadendistel, s. v. a. **Sphaerocephalus**.

Polei, s. v. a. **Mentha pulegium**; s. u. Minze.

Pohon-Upas (Giftbaum) bei den Malaien s. v. a. giftiger Antschar; s. u. Antschar.

Pomeranze, Pomeranzenbaum (**Citrus aurantium**), eine Art der **Agrumen**, (s. d.); ein schöner, nützlicher Baum, 30—40 Fuß hoch, mit schwärzlich-grauer, glatter Rinde und vielästiger Krone; blattwinkelständigen Dornen; scharf zugespitze Blätter und geflügelte Blattstiele. Der Baum gewährt durch seine schönen Früchte und wohlriechenden weißen Blüthen, die er stets trägt, ein prächtiges Ansehen. Die Früchte (Orangen) sind kugelrund, an beiden Enden platt eingedrückt und verschieden groß; sie sind unreif grün, reif goldgelb und haben einen säuerlichen oder süßlichen Geschmack. Die säuerlichen P. haben eine höckerige Schale und einen durchdringenden Geruch, die süßlichen sind saftreicher, dünner und glatt. Ein großer Baum trägt jährlich gegen 5000 Pomeranzen. Die reifen Früchte werden roh oder eingemacht gegessen. Ihr Saft ist ein vortreffliches Mittel gegen Skorbut, in Gallenfiebern u. dgl. Geröstet und in Wein gethan geben sie das angenehme Getränk: Bischoff. Die Schalen (die von Malta, aus Spanien und Portugal sind die besten) werden häufig überzuckert, und dann gegen Kolik, Leibschmerzen, Magenweh rc. gegessen. Die unreifen, bittern Früchte dienen zu Branntwein, Liquers rc.; sie werden auch, noch kaum so groß als Kirschen, eingemacht und gespeist, zuweilen getrocknet, und dann werden sie so hart, daß man aus ihnen Rosenkränze schnitzelt oder sie polirt. Aus den Pomeranzenschalen erhält man das Bergamott- oder Oranienöl, Pomeranzenöl, und aus den Blüthen durch Destillation das röthliche, ungemein wohlriechende Neroliöl; ebenso auch das herzstärkende und angenehme Oranienwasser. Aus den frischen Blättern wird gleichfalls ein Oel gewonnen, welches als heilsames Mittel gegen die fallende Sucht dient. Als Thee getrunken sind die Blätter magenstärkend und krampflindernd. Die Hauptbestandtheile sind: bitterer Extractivstoff und ätherisches Oel. Am meisten tonisch reizend sind die unreifen Früchte. Durch Kultur hat man verschiedene Spielarten von dieser Art erzielt. Das sehr feste Holz ist zu feinen Arbeiten gesucht und in den südlichen Ländern bilden die Pomeranzen einen wichtigen Handelsartikel in die nördlichen Staaten. Am besten sind die aus Malta und Asien. Die merkwürdigste Abart ist die Apfelsine. Die Bäume werden durch Kerne oder abgeschnittene Zweige fortgepflanzt auf Citronenstämme gepfropft und wie diese behandelt.

Ueber die Pomeranzen-Citronen sagt **Dr.** Friedrich in Beziehung auf den Gebrauch:

1. Die Blätter von angenehmem Pomeranzengeruch und gewürzhaft bitterem Geschmack. Angewendet wird meistens die Tinctur, d. h. ein Ansatz der Blätter mit Weingeist oder Rheinwein, sodann die Pulverform. Von dem Pulver gebraucht man in der Fallsucht täglich dreimal je eine Messerspitze voll längere Zeit hindurch, und gegen Convulsionen, 5—10 Gran auf einmal. Den Thee oder die Tinktur gibt man als angenehmes magenstärkendes Mittel; zum Thee nimmt man 1 Quent auf

1 Tasse, von der weingeistigen Tinktur je 10 Tropfen unter Wasser nach dem Mittag- und Abendessen, von der weinigen je 1 Theelöffel voll.

2. Die unreifen Pomeranzen geben mit Weingeist oder Wein angesetzt eine ausgezeichnet magenstärkende Tinctur; von der weingeistigen Tinktur nimmt man auf ein Mal 10—20 Tropfen unter Wasser, von der weinigen je 1 Theelöffel voll.

3. Die Pomeranzenschalen haben (in der äußern Rinde) einen angenehm gewürzhaften Geruch und einen aromatisch erwärmenden, kräftig bittern Geschmack. Man bereitet aus ihnen eine magenstärkende Tinctur mittelst Weingeist oder Wein. Auch die mit Zucker eingemachten Pomeranzenschalen geben ein angenehmes Magenmittel ab. — Ein gutes, magenstärkendes Elixir wird folgendermaßen bereitet: man nimmt zerschnittene Pomeranzenschalen, 6 Loth unreife Pomeranzen und Zimmtcassie zerstossen von jedem 3 Loth, Enzian 2 Quent, hiezu gießt man 1½ Schoppen Malagawein; nach mehreren Tagen wird das Ganze ausgepreßt und theelöffelweis davon genommen. — Ein ebenso angenehmes Magenmittel ist der Pomeranzenschalensyrup. Man nimmt von der äußern, klein zerschnittenen Rinde der Pomeranzenschalen 5 Loth, gießt darauf 1½ Schoppen Rheinwein, preßt das Ganze nach 2 Tagen aus; setzt hiezu 1½ Pfund weißen Zucker und läßt es ein Mal aufkochen. — Das Stilling'sche Magenmitel, das sich oftmals bewährt hat, ist: mit Zucker eingemachte Pomeranzenschalen 6 Loth, Zimmtcassie 2 Loth, roher Kalmus 1½ Loth, klein zerschnitten, in eine Leinwand gebunden und mit 2 Schoppen Rheinwein wenig aufgekocht, hievon jeden Vormittag einen Kelch zu trinken. — Gegen Kolik wird folgende Zusammensetzung gebraucht: 4 zerstossene Pomeranzenschalen, 1 Loth zerstoßene Krebsaugen, und ein starker Löffel voll Baumöl.

Pombeere, s. v. a. Brombeere.

Pompelnußbaum, s. v. a. Pompelnuß-Agrume; s. u. Agrume.

Pompona, eine Sorte Vanille, in dicken, krummen Schoten.

Pontak, in Böhmen eine Traubensorte mit dunkelrothem Safte; s. v. a. blauer, rothsaftiger Färber.

Porre, Porrey (**Porrum**), Gattung der Familie Kronlilien; zwitterige, 6blätterige oder 6theilige, blumenkronartige Geschlechtshülle; 6 Staubgefäße; 3seitige oder 3kantige Fruchtknoten; 3fächerige Kapsel mit kantigen Samen. — Arten: Schalotten-P., s. Schalotte. — Knoblauch-P. — s. Knoblauch. — Rockenbolle (**P. ophioscorodon**), gleicht dem Knoblauch ziemlich in allen Theilen und wird wie derselbe benützt. — Zwiebel-P., s. Zwiebel. — Gemeiner P. (**P. commune**; **Allium porrum**), Aschlauch, einfacher, weißschalhäutiger Zwiebel, der im Orient und südlichen Europa wild wächst, bei uns überall angebaut wird, im Juni und Juli blüht und 2jährig ist; dauert in wärmeren Gegenden aus; wird wie Zwiebel und Knoblauch benützt.

Porrey, eine vorzügliche Sorte Burgunderwein.

Porreywurzel, die Wurzelzwiebel der zuletzt aufgeführten Porreyart.

Porst (**Ledum**), Gattung der Familie Haidegewächse; kleiner, 5zähniger, freier Kelch; 5blätterige Blumenkrone; 5 oder 10 Staubgefäße; 5fächerige Kapsel; 5 Samenträger; zahlreiche Samen. — Arten: Sumpf-P. (**L. palustre**), wilder Rosmarin. Diese in ganz Deutschland an sumpfigen, torfmoorigen Plätzen wachsende Pflanze hat 2—4 Fuß hohe, ästige, strauchartige Stengel mit weißen, bisweilen röthlichen Blumen, traubenartig an den Enden der Zweige. Die Blätter sind oben grün, unten filzigbraun, den Rosmarinblättern ähnlich. Die Pflanze blüht vom Mai bis Juli, wo das Kraut einzusammeln ist. Die frische Pflanze riecht sehr stark, betäubend, widrig, terpentinartig. Innerlich angewendet, wirkt der P gegen den Keuchhusten, gegen unreine Hautausschläge, nässende Flechten, besonders in letzteren Fällen dann, wenn sich der Urin bedeutend vermehrt, die Haut heftig juckt und selbst blasenartige Ausschläge zum Vorschein kommen, welche als günstige Wirkung des Mittels angesehen werden. Aeußerlich damit gewaschen, vertreiben sie das Ungeziefer. Man nimmt das Kraut in Theeform, 2—4 Quent auf 2—3 Tassen, die den Tag über allmälig genommen werden. Andere nehmen noch 6 Gran Brechwurzel dazu und finden diese Beigabe bei Keuchhusten sehr erprobt. Da nach Angabe mehrerer

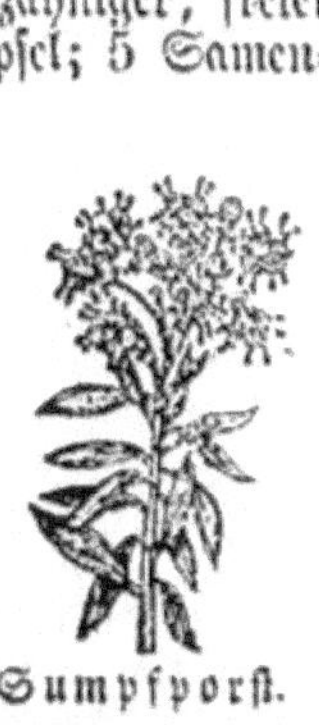

Sumpfporst.

Beobachter das getrocknete Kraut nur etwa 1/2 Jahr seine volle Wirksamkeit haben soll, so bedienen sich diese in der Zeit, wo sie in die gehörige Wirksamkeit des Krauts Zweifel setzen, einer aus dem Kraut bereiteten Tinctur, von der sie unter wenig Wasser oder auf Zucker täglich 3—4mal je 5 Tropfen geben. Die Tinctur selbst bereiten sie, indem sie den aus dem frischen Kraute ausgepreßten Saft mit Weingeist zu gleichen Theilen mischen, schütteln und nach einigen Tagen das Helle abgießen. — Breitblätteriger P. (L. latifolium), gleicht dem Vorigen ziemlich und wächst an nassen sumpfigen Stellen in ganz Nordamerika, wo man die Blätter häufig wie den chinesischen Thee benützt, der auch bei Brustkrankheiten, namentlich Keuchhusten, gut ist; wird James- oder Labrador-Thee genannt.

Porro, s. v. a. Porrey.

Portlandie (**Portlandia**), Gattung der Familie Krappgewächse; zwitterig; überweibiger Kelch; 5theiliger, bleibender Saum; sehr große, 5spaltige und 5seitige Blumenkrone; 5 Staubgefäße; 5seitige, verkehrt-eirunde Kapsel; zahlreiche Samen mit fleischigem Keimfleck. — Arten: Großblumige P. (**P. grandiflora**), schönes, bis 15 Fuß hohes Bäumchen mit rissiger, korkiger Rinde, 6—9 Zoll langen, halb so breiten, dicklichen, glänzenden Blättern. Die Blüthen duften Nachts stark und angenehm. Wächst auf den Antillen an felsigen Stellen, blüht vom Juni bis Sept. und hat eine bittere, zusammen ziehende Rinde, welche ein vorzügliches, magenstärkendes und fieberwidriges Mittel ist.

Portugalöl, das aus den Schalen frischer Pomeranzen gewonnene Oel (Pomeranzenöl).

Portugiesische Weine, meist über Porto ausgeführte, geistige Weine, z. B. der Carcavellos, Setubal, Bucellos 2c.

Portulak (**Portulaca**), Gattung der Familie Portulakgewächse; 2spaltiger, freier Kelch; 4—6 in den Kelch gefügte, freie Blumenblätter, 8—20 Staubgefäße; Griffel vorn 3—8spaltig, 1fächerige, ringsumschnittene, vielsamige Kapsel. — Arten: Gemeiner P. (**P. oleracea**), Gartenportulak, Kohlportulak, Bürzelkraut, ein für die Küche sehr brauchbares Sommergewächs, welches in Ostindien, Amerika, dem südlichen Europa auf Aeckern, an Mauern und in Weinbergen wild wächst, bei uns aber häufig in Gärten kultivirt wird. Der niederliegende, sehr ästige Stengel wird 1/2 Fuß hoch, und hat Zweige mit keilförmigen, glänzend hellgrünen oder gelben, saftigen Blättern, in deren Winkeln gelbe, kleine Blumen einzeln oder in Büscheln sitzen. In Gärten werden die Stengel oft 1 Fuß hoch, die Blätter größer und saftreicher. Sie werden jung als Salat gegessen oder mit Gemüse gekocht. Die zarten Stengel sind mit Salz, Essig und Oel angemacht sehr gut. Der säuerliche Saft dient in der Medizin als kühlendes und linderndes Mittel in verschiedenen von Schärfe herrührenden Brustkrankheiten und gegen Skorbut, äußerlich gegen Brandschäden und auch gegen Hühneraugen (Leichdorn). Leistet auch bei innern und äußern Entzündungskrankheiten und solchen Krankheiten, die von einer Schärfe herrühren, namentlich Nieren- und Blasenbeschwerden, Blutspucken, Augenentzündungen, Verbrennungen und Skorbut gute Dienste. Der Samen (**Semina Portulacae**) bildet einen Bestandtheil der sogenannten 4 kleineren, kühlenden Samen. Den Samen säet man im Febr. oder März auf ein Mistbeet, oder im April ganz flach auf ein feines, fettes Land. Nach 4 Tagen geht er auf und nun werden die Pflanzen fleißig begossen, nachher 6 Zoll weit auf ein gutes, etwas feuchtes Land versetzt. Einerlei Samen liefert gelben und grünblätterigen P., doch soll der gelbe besser sein. — Haariger P. (**P. pilosa**), wird in Westindien und Südamerika gegen Verdauungsschwäche, Menostasie und als harntreibendes Mittel benützt. — Großblumige P. (**P. grandiflora**), knollige Wurzel; weitschweifige, ästige, saftige Stengel; sitzende, kahle, seegrünliche Blätter; lange, orangefarbene oder purpurrothe Blume. Wächst in Südamerika. — Thellusson's P. (**P. Thellusonii**), sehr große, orangerothe, am Grunde gelbe Blume, heißt deshalb auch **P. grandiflora rutila**.

Portwein, weißer und rother schwerer Wein aus den portugiesischen Provinzen Minho und Beira; hat seinen Namen daher, weil er meist über Porto versendet wird.

Porzellanblume, eine aus China stammende Asclepiasart; beliebte Stubenpflanze.

Porzellanbohne, eine bekannte Bohnenart; s. u. Bohne.

Potacken, bei Nürnberg und in andern deutschen Gegenden s. v. a. **Kartoffel**.

Prahlbohne, in verschiedenen Gegenden von Deutschland s. v. a. Feuerbohne.

Preißelbeere, eine Art der Heidelbeere, s. v. a. rothe Heidelbeere. Die Beeren sind sauer und herb, die bittern Blätter adstringirend; sie enthalten eisengrünen Gerbstoff, bittern Extractivstoff, wurden früher gegen den Stein gebraucht und dienen jetzt noch gegen Husten. Aus den Beeren, welche man auch mit Zucker einmacht, bereitet man eine säuerlich kühlende Sulz oder einen Syrup, welcher bei entzündlichen Krankheiten gute Dienste leistet. Man kann auch eine Art Wein daraus machen. Siehe unter Heidelbeere.

Preißellauch, s. v. a. Schnittlauch.

Prestling, im Erzgebirge s. v. a. wilde Erdbeere.

Primel (Primula), Gattung der Familie Primelgewächse; 5zähniger oder 5spaltiger, glockiger, röhriger oder kegelförmiger Kelch, 5spaltige, teller- oder trichterförmige Blumenkrone; 5 Staubgefäße; vieleiiger Fruchtknoten; fadenförmiger Griffel mit kopfiger Narbe; 1fächerige Kapsel; getüpfelt-wurzelige Samen. — Arten: Gebräuchliche P. (**P. officinalis; P. veris**). Schlüsselblume; Himmelsschlüssel. Diese Frühlingspflanze, welche schon Kindern bekannt ist, hat überhängende, wohlriechende, safrangelbe Blumen, und findet sich in den meisten Ländern von Europa häufig auf trockenen Wiesen, in lichten Waldungen und auf sonnigen Hügeln. Die ausdauernde gewürzhafte Wurzel dient zur Verbesserung des Biers. Für Schafe, Ziegen und Schweine sind sie ein gutes Futter, nicht so für's Rindvieh. Die Blume ist entweder citron- oder fast goldgelb mit 5 safranfarbenen Flecken am Schlunde, oder sie ist noch einmal so groß, flach, der Kelch an den Kanten grünlich, oder die Krone ist nur halb so lang als der Kelch oder sie haben in den Gärten eine kirsch- oder braunrothe Farbe oder andere Mischungen von Braun, Roth und Gelb. Blüht im April und Mai. Wurzel, Blätter und Blüthen, namentlich letztere, werden in der Heilkunde gebraucht. Die Wurzel riecht frisch leicht anisartig, schmeckt bitterlich, wird zerrieben als Niesemittel, Blätter und Blüthen gegen nervige Schwäche, Zittern der Glieder, Schwindel, Lähmungen, bei Nieren- und Harnblasenkrankheiten, äußerlich bei Migräne, Gelenkschmerzen und Wunden angewendet, indem man sie in Wasser siedet und die betreffenden Theile darin badet oder wascht, und daneben folgenden Thee trinkt. Die gelben Blumen dienen als angenehmes, mild schweißtreibendes Mittel in der Form von Thee, wozu 1—2 Loth auf ein paar Tassen genommen werden. — Große P. (**P. elatior; P. veris**), Blätter welliger, unten flaumig; Blüthen fast geruchlos, Kelch enger, Blumen größer, schwefelgelb; manchmal ist der Kelch in eine Blumenkrone verwandelt, so daß zwei Blumen in einander zu stecken scheinen; gibt auch purpurrothe, braune oder verschiedene gelbe Mischungen. Blüht in ganz Europa auf feuchten Wiesen, in Gebüschen ꝛc. vom März bis Mai, ist ausdauernd und hat geringere Heilkräfte. — Bährenohr-P. (**P. auricula**), wurzelständige, verkehrt-eirunde, 1—3 Zoll lange Blätter, Schaft kahl, oben sammt der Dolde weiß-mehlstaubig; sehr wohlriechende, citrongelbe Blumen mit flachem, braunem Saume. Wächst auf Alpen und Voralpen des mittlern Europas, namentlich auf Kalkboden, und wird als Aurikel in zahllosen Spielarten in Gärten gezogen. Blüht vom April bis Juli, oft nochmals im Herbst. Wird wie die gebräuchliche Pr. angewendet, und gilt auf der Alp für ein vorzügliches Hustenmittel, gegen Schwindsucht, Schwindel und zur Stärkung des Kopfes. — Prächtige Pr. (**P. praenitens; P. chinensis**), zottig behaart, kegelförmig, am Grunde abgestutzter Kelch, rosenrothe, außen flaumhaarige Blume; bekannte Zierpflanze. — Kleinste P. (**P. minima**), kleines Pflänzchen mit wurzelständigen Blättern, kahlem 1—2blüthigem Schafte, rosenrothen, sehr selten weißen Blumen; wächst auf den felsigen Alpen, blüht bis an die Schneegränze im Juli und August und ist ausdauernd.

Prinzenholz, aus Jamaika von einem starken Baume kommendes Holz, das zu feinen Arbeiten dient.

Prophetenkraut, s. v. a. Bilsenkraut.

Prostanthere (Prostanthera), Gattung der Familie Lippenblümler; glockiger, 2lippiger Kelch; kurze, 13streifige Röhre; 2lippige Blume, die obere Lippe ausgerandet 2spaltig, die untere 3lappig; 4 Staubgefäße; 2spaltiger kurzer Griffel; nußhülsenartige Schließfrüchte; starkriechende Sträucher mit sitzenden Drüsen, die auch getrocknet noch sehr gewürzhaft riechen. — Arten: Zottenblumige P. (**P. lasianthus**), ziemlich kahler, mannshoher Strauch mit lanzettigen, kahlen, ausdauernden Blättern, gegenständigen, gespornten und zottigen Blumen. Wächst in Neuholland und auf Vandiemensland.

Proteusstrauch (Protea), Gattung der Familie Proteengewächse; zwitterig; vielblüthige Blüthenköpfe; 2lippiggetheilte Geschlechtshülle; 4 Staubgefäße; von 4 kleinen Schurzblättern umgebener Fruchtknoten; pfriemenförmiger, bleibender Griffel; zottige Nußhülse. — Arten: Ansehnlicher P. (**P. speciosa**), 5—10 Fuß hohes Bäumchen, Stamm gerade, Aeste aschgrau und kahl, Blätter 6 Zoll lang und 6—8 Linien breit, am Grund zottig, oft schwärzlich gefleckt und am Rande roth; ovale, fast faustgroße Blüthenköpfe mit seidenartigen Hüllblättern; blüht auf Bergen am Kap vom April bis Juni. In den Blüthenköpfen dieser und mehrerer andern Arten findet sich sehr viel Honigsaft, welcher eingesammelt, gereinigt, zu Syrupdicke eingekocht und gegen Husten, sowie andere Brustkrankheiten gebraucht wird.

Provencer-Rose, eine sehr kleinblumige Art der hundertblätterigen Rose.

Provencer-Weine, meist liebliche und kräftige französische Weine, von denen folgende die besten sind: von la Malgue, Gemones, Clairet von Chateau-Renard und Airagues, der Muskateller von Ceotat und Cuers, der Carnouleswein.

Prunelle (Prunella), Gattung der Familie Lippenblümler; 2lippigen, nach dem Verblühen geschlossenen Kelch; 3zähnige Oberlippe; rachenförmige Blumenkrone; 2mächtige Staubgefäße; 2spaltigen Griffel; ovale Schließfrüchte. — Arten: Großblumige P. (**P. grandiflora**), gestielte, ganzrandige, gezähnte oder fiederspaltige Blätter; gestielte Aehre; fast 3 Mal so große Blumen als bei der folgenden Art; es gibt eine Spielart mit fiederspaltigen Blättern. Wächst auf steinigen, trockenen Hügeln, namentlich auf Kalkboden und feuchten Wiesen, ist ausdauernd, blüht im Juli und Aug. — Gemeine P. (**P. vulgaris**), Wiesenbrunelle; auf Wiesen, in Gärten, Wäldern und auf magern Plätzen häufig wachsende Pflanze mit dunkelblauen oder violetten Quirlblumen. Blätter und Blumen wirken kühlend und gelinde zusammenziehend, und werden bei Wunden, in der Bräune und gegen die Mundfäule, theils durch Bestreichen mit dem Saft, theils durch Auflegen der zerquetschten Blätter gebraucht. Wirkt als Wundmittel innerlich (als Thee 1 Hand voll auf 2 Tassen) gegeben und zugleich äußerlich angewendet sehr gut. Das Vieh frißt das Kraut gerne, und aus Blumen sammeln die Bienen viel Honig. Die jungen Blätter geben einen guten Salat. In Gärten dient die Pflanze auch zum Einfassen der Rabatten.

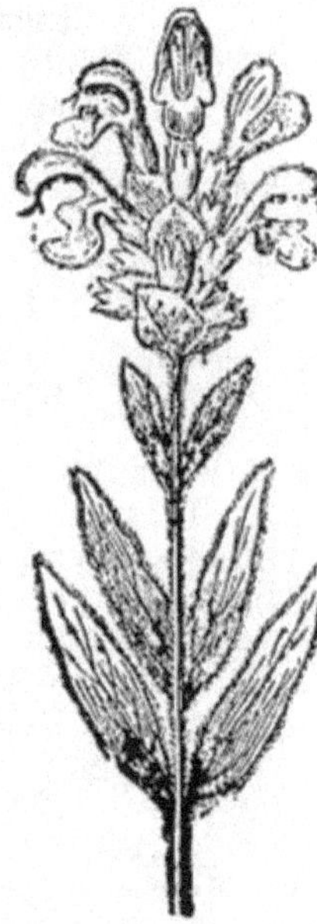

Grosssbl. Prunelle.

Puckelbeeren, die gemeine Heidelbeere.

Pulverholz, s. v. a. Faulbaum.

Pulverschwamm, s. v. a. Zunderschwamm.

Punala, eine kuchenartige Masse, welche die Indier durch Auspressen der Früchte von der gemeinen Fächerpalme bereiten.

Purgirbaum, s. v. a. glatter Wegedorn.

Purgirbeere, in Sachsen s. v. a. gemeiner Wegedorn.

Purgirgurke, s. v. a. Coloquinte.

Purgirholz, s. v. a. Croton.

Purgirkörner, große, die Samenkörner vom gemeinen Wunderbaum, s. Wunderbaum.

Purgirkörner, kleine, der Same von der kreuzblätterigen Wolfsmilch (s. d.)

Purgirkraut, s. v. a. **Gratiola officinalis,** s. Gnadenkraut.

Purgirmoos, s. v. a. Tannenbärlapp; s. u. Bärlapp; s. v. a. isländisches Moos.

Purgirnuß (Curcas), Gattung der Familie Rautengewächse; 1häusige, doldentraubige Blüthen; kurzer, 5theiliger Kelch; bei den weiblichen Blüthen 5spaltige Blume, bei den männlichen Blüthen 5 gesonderte Blumenblätter; 10 einbrüderige

Staubgefäße; einwärts gekehrte Staubbeutel, 3fächerige Fruchtknoten; 3fadenförmige Griffel; 3fächerige Frucht. — Arten: Schwarze P. (**C. purgans; Jatropha Curcas; Castiglionia lobata**), bis 12 Fuß hoher, milchiger Strauch mit kahlen, höckerignarbigen, nur am Ende beblätterten Aesten; langgestielte, herzförmige, 5eckige oder fast 5lappige, 5—7 Zoll lange und 4—6 Zoll breite Blätter; kürzere Doldentrauben; 5theiliger Kelch; blasse, grünlichgelbe, innen zottige Blume; ovale Frucht, einer kleinen welschen Nuß gleich und schwärzlich; bohnengroße, ovale, schwärzliche Samen. Blüht in Westindien, Südamerika, nun auch in Ostindien fast das ganze Jahr. Der Milchsaft riecht sehr unangenehm, fast betäubend, und ist scharf; die Blätter dienen zu zertleilenden und erweichenden Umschlägen. Die süßen, mandelartigen Samenkörner schmecken etwas brennend scharf und wirken in dem Grad drastisch-purgirend und emetisch, daß schon ein einziger Kern oft zehnmaliges Erbrechen und doppelt so viel Stuhlgänge macht. Jetzt in Europa selten im Gebrauch.

Purgirnüsse, die Samenkörner der in Amerika wachsenden **Jatropha multifida.**

Purgirparadiesapfel, s. v. a. Coloquinte.

Purgirwinde, eine Wiedenart, s. v. a. **Convolvulus scammonia.**

Purgirwurzel, die Jalappenwurzel.

Purpurstrahl (Echinacea), Gattung der Familie Vereinblüthler; 3reihige Hülldecke; geschlechtslose Randblüthen; lang-einlippige Blumenkrone; zwitterige Scheibenblüthen; walzige, 5zähnige Blumenkrone; eirunder, oben knorpiger Hauptfruchtboden; 4seitige, dicke Schließfrüchte; kronenförmige, abfällige Fruchtkrone. — Arten: Großblumiger P. (**E. purpurea; Rudbeckia purp.**), glatter, 3—4 Fuß hoher Stengel mit kahlen, 3 oder fast 5fachnervigen Blättern, großen, blaßpurpurrothen, herabhängenden Blüthenköpfen; Blumenkrone der Zwitterblüthler ist dunkelgrün. Blüht auf nordamerikanischen Bergen vom Juli bis Sept. und ist ausdauernd. Bei uns in Gärten. — Spätblühender P. (**E. serotina**), wagrechter Wurzelstock, niederer, kurzhaariger Stengel, scharfe, eirund-lanzettige Blätter; Blüthenkopf wie bei der vorigen Art, ausdauernd; in der Ebene von Louisiana.

Purpurweide, s. u. Weide.

Purrhafer, s. v. a. Getreide- oder Sandhafer.

Pyramidenholz, geflammtes Mahagoniholz.

Q.

Quackelbeeren, s. v. a. Wachholderbeeren.

Quackelbusch, s. v. a. Wachholderbusch.

Quajackholz, s. v. a. Guajackholz.

Qualster, in verschiedenen Gegenden von Deutschland s. v. a. Ebersche, gemeine.

Quassie (Quassia), Gattung der Familie Rautengewächse; zwitteriger, 5theiliger, gefärbter Kelch; 5 Blumenblätter; 10 Staubgefäße; 5 Fruchtknoten; 1 sehr langer Griffel; 5furchige Narbe; 5 steinfruchtartige Früchtchen. — Arten: Bittere Q. (**Q. amara**), Bitterholzbaum, werthvoller Baum, welchen man in Surinam, auf St. Croix, seit 1772 auch in Cayenne 2c. antrifft, wächst an den Ufern der Flüsse und in aufgeschwemmtem Land, sowie an schattigen Stellen, und gleicht im Wuchse, sowie in der Höhe unserer Esche, hat eine sehr dicke, holzige, weißliche Wurzel, einen ziemlich dicken Stamm mit dünner, runzeliger, aschgrauer und gefleckter Rinde und weißem Holz, gefiederte Blätter und prächtige, purpurrothe, in lange, einseitige Trauben geordnete Zwitterblumen. Die Früchte sind olivenartig. Alle Theile dieses Baumes, namentlich Wurzel und Holz sind bitter, geruchlos und besitzen vorzüglich medicinische Kräfte, welche ein Neger, Namens Quassi, entdeckte. Wir erhalten das Holz in Stücken von verschiedener Größe und Dicke, meistens walzenförmig, 2—6 Fuß lang, 1/4—4 Zoll dick, schmutzig-weiß, leicht, außen fast stets mit einer losen, sehr dünnen, glatten, weißen und grünlich-grau gefleckten Rinde bedeckt; fehlt diese, so ist die Farbe außen gelb, oder etwas bläulich oder selbst schwärzlich. Es wird als Quassiaholz, Bitterholz (**Lignum Quassiae**), in der Officin gebraucht, und enthält Gummi, krystallinisch-ätherisches Oel, einige Salze und Schillerstoff, welcher die Tinktur bald gelb, bald violet färbt, nebst einem alkaloidischen Bitterstoff, welcher es unter den rein bittern Heilmitteln zu den kräftigsten macht. Anwendung: als stärkendes Mittel bei Verschleimungen, geschwächtem Darmkanal, bei Schwäche überhaupt, wie nach Krankheiten, Säfteverlust; bei schwachem, schwerverdauendem Magen, Sodbrennen, Aufstoßen, bei Neigung zu Durchfällen und wirklichen Durchfällen, bei Erbrechen, Magendrücken, sowie gegen zu häufige nächtliche Samenergießungen. Zum Nehmen bereitet man eine Tinctur aus einem Ansatz von 2—3 Loth Quassia, welche man in der Apotheke haben kann, mit einem starken halben Schoppen Rheinwein, theelöffelweise mit Zucker oder unter Zimmtwasser zu nehmen. Wird ferner angewendet in Fiebern, gegen Würmer, Aufwallungen des Geblüts und der Galle, gegen erschöpfende Schweiße von Atonie und mit bestem Erfolg bei Reconvaleszenz nach schweren Fieberkrankheiten, indem es nicht allein stärkt, sondern auch der Fäulniß entgegenwirkt. Die Bitterkeit zieht man blos durch einen Aufguß von kaltem Wasser aus dem Holze, das auch anstatt des Hopfens zu Bier verwendet werden kann. Der kalte Aufguß des **Lignum Quassiae** wird aus ʒij bis ℥β bereitet; man läßt es mit ℥v—vj kaltem Wasser maceriren und setzt gerne Essigäther zu. — Das **Extractum Quassiae** wird zu ʒj—ʒβ gegeben, entweder in einem aromatischen Wasser aufgelöst oder in Pillen. — Simarube-Q. (**Q. simarube**), wächst auf sandigen Stellen des wärmern Amerikas, wird gegen 40 Fuß hoch, hat weißliche Blumen in schönen Rispen. Man benützt von diesem Baume vorzüglich die Wurzelrinde, die weißlichgelb, dick faserig, sehr zähe, schwer zu pulverisiren und ohne allen Geruch aber ungemein bitter ist. Ein Absud davon wird gegen innerliche Schwächen gegeben; vorzüglich ist sie gegen die Ruhr, auch gegen Würmer und Wechselfieber. Das Holz enthält gleichfalls viele kräftige Bitterkeit. — Unächte Q. (**Q. excelsa**), strauchiger Baum auf Jamaika, der in Holz und Wurzel viel Bitterkeit enthält, und häufig mit dem ächten vermischt wird.

Quecke, Queckengras (**Agropyrum**), Gattung der Familie Gräser; einzelne Spelzenblumen in den Spindenausschnitten; 2klappige, 3—vielblüthige Blüthenhülle; 3 Staubgefäße; an der Spitze zottigen Fruchtknoten; vorn zottig weichhaarige, von Kläppchen umschlossene Schließfrucht. — Arten: Kriechende Q. (**A. repens; Triticum rep.**), Hunds- oder Spitzgras, kriechender Weizen, sehr lästiges Unkraut, das überall auf sandigen, lockern Aeckern, namentlich aber in Gärten wächst. Es wird 2 bis 3 Fuß hoch, hat eine 2—3 Zoll lange Aehre mit schmalen, zusammengedrückten, in den Spelzen frei liegenden Samen und vermehrt sich durch die gelblich-weiße, gegliederte Wurzel, welche einem unter der Erde fortlaufenden Halme gleicht, der durch Knoten getheilt ist, die mit feinen Wurzelfasern versehen sind. Sie läßt da, wo sie stets wuchert, wenig Getreide aufkommen, und verhindert auch in Gärten das Gedeihen anderer Pflanzen. Dabei hat sie aber den Nutzen, daß sie jedem lockern Boden Halt gibt, namentlich den Flugsand befestigt, Dämmen und Erdwällen eine große Dauer verschafft und sie mit einem grünen Rasen überzieht. An den Meeresufern schätzt man sie, weil sie zum Gewinnen von neuem Boden dient. Die Wurzeln und Halme enthalten einen seifenartigen Saft und mehlige Bestandtheile, weshalb man Branntwein daraus gewinnen oder sie zu Mehl mahlen und diese mit anderem Mehl zu gutem Brod verbacken kann. Gewaschen, getrocknet, klein geschnitten und mit Häkerling oder Kleie vermischt, sind sie ein gutes Futter für Rindvieh, und machen Kühe fett und milchreicher. Pferde fressen sie gleichfalls gerne. Wegen ihrer blutreinigenden Kraft werden sie unter dem Namen **Rad. Graminis minoris** als das mildeste unter den diaphoretisch-diuretischen Mitteln gebraucht, namentlich bei Drüsenstockungen im Unterleib, bei chronisch veränderter Harnabsonderung, bei Steinkrankheiten u. dgl. Man gibt sie in einer Abkochung zu ℥β—ij auf 2—3 Schoppen Wasser als Getränke für den Tag. Sie finden ferner Anwendung bei Störungen in den Verdauungswerkzeugen, bei Hautkrankheiten, Gelbsucht, Verhärtung der Leber und Milz u. s. w. Man gibt die Wurzel in Abkochung zu 1 Loth

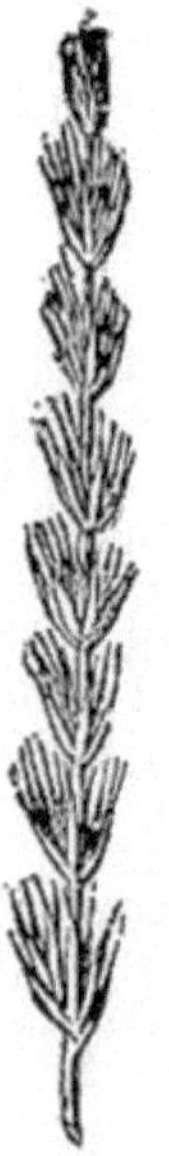

Kriechendes Queckengras.

auf 2—3 Schoppen Wasser als Getränke für den Tag. Zum Zerstören der Wurzel muß man dieselbe sorgfältig sammeln und verbrennen, oder in Schafställe werfen, damit der Urin die Wurzelkeime zerstört.

Quellmoos (Fontinalis), Gattung der Familie Haubenmoose; blattwinkelständige Keimbüchse; doppelter Mündungsbesatz, von denen der äußere 16 freie Zähne hat, während der innere aus einer gitterartigen, kegelförmigen Haut besteht. — Arten: Gemeines Q. (**F. antipyretica**), bis 2 Fuß langer, schlaffer, etwas ästiger Stengel, welcher auf und unter dem Wasser schwimmt; 3reihige, dachziegelige Blätter von dunkelbrauner Farbe; kleiner Borstenstiel; ovale, dunkelbraune Keimbüchse von stumpfen Hüllblättern umgeben; kegelförmige Deckel: kegelförmige, schwarze Haube; scharlachrother Mündungsbesatz; in Quellen, Bächen, Flüssen und Seen; hat im Juni und Juli reife Früchte, und wird bei Fiebern gebraucht, namentlich eine Abkochung davon als Fußbad bei Brustfiebern.

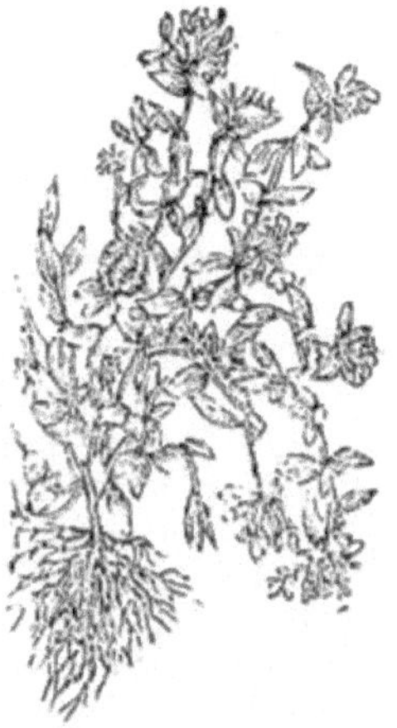

Quendel (Thymus), Gattung der Familie Lippenblümler; 2lippiger Kelch, Oberlippe 3zähnig, die untere 2theilig, Schlund gebartet; 2lippige Blumenkrone; 2mächtige Staubgefäße; fast zwitterige Schließfrüchte. — Arten: Feld-Q. (**Th. Serpyllum; Th. chamaedrys**), Feldthymian, findet sich den ganzen Sommer hindurch auf allen Hügeln, an Ackerrainen, auf Triften und in Wäldern, wird nur wenige Zoll hoch, bildet mit seinen röthlichen Blumen einen niedlichen runden Busch, aus welchem die kleinen, runden Blätter hervorschimmern; verbreitet weit umher einen sehr angenehmen, gewürzhaften Geruch. Liefert ein ätherisches Oel, welches als nervenstärkendes Mittel dient und mit Recht zu künstlichen Bädern empfehlen wird. 2 Hände voll Bilsenkraut und ebenso viel Quendel in 2 Schoppen Wasser ½ Stunde gekocht und die erfrorenen Glieder in diesen noch sehr warmen Absud ¼ Stunde lang gehalten, sodann herausgezogen, ohne sie abzutrocknen, und dieß einige Abende hindurch wiederholt, bringt dieselben wieder zu ihrer vorigen Gesundheit. Ein Thee davon vertreibt das Kopfweh, welches man sich durch Berauschung zuzog. Streut man das Kraut in Hühnerställe, so werden daraus die Hühnerläuse vertrieben. Der Quendel, welcher ätherisches Oel, bittern Extractivstoff und Gerbstoff enthält, ist auch gut in Kräuterkissen. In Spiritusform ist er gut zu stärkenden Waschungen, in Dampfform gegen rheumatisches Zahnweh. Form und Gabe: Auf 1 Bad nimmt man 2—3 Hände voll Q., wickelt sie in feine Leinwand, brüht sie mit heißem Wasser ab, gießt den gewürzhaften Auszug in's Bad und hängt das Bündelchen selbst auch darein. Auffallend sind die Erfolge, zumal auch bei schwächlichen Kindern, welche ihre Beine noch gar nicht zu gebrauchen wissen. — Den Spiritus bereitet man mittelst Weingeist oder Wein. — Die Dampfform, indem man Q. in einem Gefäß mit heißem Wasser anbrüht, und den gewürzhaften Dampf in den Mund aufsteigen läßt. — Schmalblätteriger Q. (**Th. angustifolius**), der vorigen Art ähnlich, nur ist der Stengel behaart, eirunde Blätter; ändert ab; kommt in mehrfarbigen Blumen vor, wächst auf Sandfeldern und in Föhrenwäldern vom Juli bis Herbst und wird wie die vorige Art gebraucht. — Garten-Q. (**Th. vulgaris**), römischer Q., wird 6–8 Zoll hoch, riecht nicht besonders angenehm, hat eirunde, am Rande zurückgerollte Blätter und blaßröthliche, quirlförmige Blumenähren; wächst in Spanien, Frankreich, in Sibirien auf Bergen und Anhöhen wild, kommt bei uns nur in Gärten vor, dient zu Rabatteneinfassungen, und ist zur Blüthezeit eine gute Weide für die Bienen. Wird in der Heilkunde wie der Feld-Q. gebraucht und in der Küche als Würze benützt. — Kopfiger (Q. **Th. creticus; Satureja capitata**), am Mittelmeer; riecht stark und angenehm, schmeckt brennend und gewürzhaft und wird wie der Feld-Q. gebraucht — Mastix-Q. (**Th. Mastichina**), riecht mastixartig und wird wie Feldquendel gebraucht. Ebenso der julianische Bartsaturei (**Micromeria juliana = Satureja jul.**

Quercitroneiche, s. v. a. Färbereiche. Das Holz derselben heißt

Quercitronholz; es dient zum Gelbfärben, bildet einen wichtigen Handelsartikel; s. u. Eiche.

Quina, s. v. a. Chinarinde.

Quitschenbeerbaum, s. v. a. Eberesche.

Quitte, wilde, s. v. a. Mispel.

Quitte, Quittenbaum (**Cydonia**), Gattung der Familie Rosengewächse; blattiger, feingesägter oder kurzer und ganzrandiger Kelchzipfel; 8—14samige Aepfelfächer; sonst wie beim Birnbaum. — Arten: Aechter Q. (**C. vulgaris; Pyrus Cyd.**), strauchiges, 12—20 Fuß hohes Bäumchen, bei dem die Aestchen weißfilzig sind; kurzgestielte, ganzrandige, unten filzige, jung auch oben flockig-flaumige Blätter; einzelne, kurzgestielte Blüthen an den Astendchen; die weißlich-rosenrothe Blume hat 2 Zoll im Durchmesser; große, citrongelbe Früchte mit braunrothem Samen. Es gibt verschiedene Früchte, nämlich:

1. Apfelquitte, (**C. maliformis**), kugelig und apfelförmig;
2. Birnquitte (**C. oblonga**), birnförmig;
3. Portugiesische Q. (**C. lusitanica**), Blätter breiter, fast verkehrt-eirund.

Wächst an felsigen, sonnigen Stellen, in Weinbergen, Hecken und Gebüschen des südlichen Europas, soll sich von Creta aus verbreitet haben, findet sich auch bei uns verwildert, blüht im Mai und Juni, und galt bei den Alten für ein Geschenk der Liebe. Die Früchte riechen sehr angenehm und eigenthümlich, schmecken zusammenziehend und herbe, werden auf verschiedene Weise gekocht, namentlich in Zucker gesetzt und gegessen. Sie werden in der Officin als Syrup, Conserve, Gelée, oder Quittenbrod zum Kühlen, Einhüllen und Adstringiren angewendet. Zum Stillen der Diarrhöe dient eine Abkochung der getrockneten Q. Häufiger noch wird der Samen angewendet. 1 Theil Samen macht 40 Theile Wasser bei häufigem Schütteln sehr schleimig; man zerstoßt die Samen nicht. Der Schleim ist kühlend, mildernd, heilend, besonders in Augenentzündungen, wunden Brustwärzchen. Noch heilender und etwas mehr zusammenziehend wirkt dieser Schleim, wenn er aus 1 Quent Quittensamen mit ½ Pfund Rosenwasser bereitet wird. — Dieser Schleim eignet sich auch zum Kitten von Porzellan. — Auf die Quittenstämme kann man auch Birnsorten pfropfen, wenn man sie als Spalierbäume pflanzen will. Der Quittenbaum wird in der Regel durch Wurzelsproßen, welche man am sichersten im Herbst wegnimmt, fortgeflanzt; ebenso durch Pfropfen und Oculiren auf Birnstämme. Bei großer Sommerhitze müssen junge und alte Bäume fleißig begossen werden. Wenn man die Erde jährlich umhackt und mit frischem Mist bedeckt, so tragen sie reichlicher. — Feine Backwerke erhalten durch Quitten einen lieblichen Geschmack. — Der ausgepreßte und mit Zucker gekochte Saft liefert die beliebte Quittenlatwerge; durch Gährung erhält man von ihm den beliebten Quittenwein, und mit abgezogenem Branntwein und Zucker den Quittenliqueur. Werden die gekochten Früchte durch ein grobhaariges Sieb gerieben, und über dem Feuer unter beständigem Umrühren bis zur Härte eines Teiges abgedampft, so hat man das Quittenbrod. Man streift den wolligen Ueberzug der Q. leicht ab, und legt ihn wie Schwamm zur Stillung des Blutes auf Wunden. — Landleute heilen mit den in heißen Wein oder Branntwein getauchten Blättern böse Geschwüre. Man bereitet den Quittenkörnerschleim am besten durch Einweichen der Körner in kaltes destillirtes Wasser indem man auf 1 Theil Quittenkerne 8 Theile destillirtes Wasser nimmt.

R.

Rabendistel, s. v. a. **Eryngium campestre**.

Rabunzel, Rabünzchen, in verschiedenen Gegenden von Deutschland s. v. a. Acker- oder Feldsalat.

Races, eine Art der provencer Mandeln, durch harte Schaalen ausgezeichnet.

Rackersberger, ein steyerischer Wein von mittlerer Güte.

Rade, s. v. a. Kornrade.

Radieschen, s. v. a. Monatrettig.

Radix, s. v. a. Wurzel.

Räncheröl, s. v. a. Rosenholzöl.

Rafflesie (Rafflesia), Gattung der Familie Hypocistgewächse; zwitterig oder Geschlechter getrennt; röhrige Geschlechtshülle; 5theiliger Saum; fleischige, tellerförmige Geschlechtssäule in der Mitte der Blüthe, welche unten unter dem Umgerollten zahlreiche Staubbeutel trägt; 1fächericher Fruchtknoten mit der Geschlechtssäule und Geschlechtshülle verwachsen; ebenso die Griffel; Beere mit vielen kleinen Samen. — Arten: Arnold-R. (**R. Arnoldi**), zwischen mehreren dunkelbraunen Schuppenblättern sitzt die holzige, schmarotzige Wurzel; Geschlechtshülle mit weißen Warzen besetzt und 3 englische Fuß im Durchmesser, somit die größte bekannte Blume, welche bis 10 Pfund wiegt und 4 Maß Flüssigkeit aufnehmen kann; die etwas gebogenen Narben gleichen Kuhhörnern; einjährig; 1818 von Arnold auf Sumatra entdeckt; wird wahrscheinlich wie die folgende Art benützt. — Javanische R. (**R. patma**), schmarotzt auf der Wurzel von **Cissus scariosa**; vor dem Oeffnen mit schwarzpurpurrothen, dachziegeligen Schuppenblättern bedeckt, gleicht dann in Gestalt und Größe einem Kohlkopf; fleischrothe, später schwarzbraune, immer nackt, 1½—2 Fuß Durchmesser haltende Blume; verkürzte Röhre; oben mit weißlichen Warzen besetzte Lappen; karminrothe Befruchtungssäule; weiße, erbsengroße Staubbeutel; kegelförmige; vorn behaarte Narben; fast keilförmige Samen; einjährig. Blüht auf Java zu verschiedenen Zeiten, ist in allen Theilen sehr styptisch, daher dort mit Muskatnuß und andern Gewürzen versetzt, und bei Schwäche nach schweren Geburten, gegen Metrorrhagien mit Erfolg angewendet.

Nagfaden (**Exostema**), Gattung der Familie Krappgewächse; zwitteriger, überweibiger Kelch; eirunde Röhre, 5zähniger Saum; trichterförmige, 5spaltige Blumenkrone, 5 Staubgefäße; unterständiger Fruchtknoten; fadenförmiger, verlängerter Griffel; lederige, vom Kelchsaum gekrönte, 2fächerige Kapsel; zahlreiche, dachziegelige Samen. — Arten: Caraïbischer R. (**E. caribaeum; Cinchona car.**), kahler, bis 50 Fuß hoher Baum mit aschgrauen Aesten, dichten, 1½—2 Zoll langen und 9—10 Linien breiten, zugespitzten Blättern; 2 Zoll lange, schmale Blumenkrone; ovale, schwärzliche Kapsel; geflügelter, verkehrt-eirunder Same. Blüht in Westindien vom Juni bis Sept. Die Rinde dieser und der 3 folgenden Arten wird wie die Chinarinde gebraucht; sie ist sehr fieberwidrig, erregt aber leicht Erbrechen und Purgiren. Die Rinde, welche weder Cinchonin, noch Chinin enthält, kommt als **Cortex Chinae caribaeus** in gebogenen oder gerollten, 6 Linien bis 1½ Zoll breiten und bis 2 Linien dicken Stücken vor; sie sind weißlich- oder gelblich-grau, rissig, schwammig und zerreiblich, und schmecken süßlich-schleimig, nachher sehr bitter und widerlich, leicht adstringirend. — Reichblüthiger R. (**E. floribundum; Cinch. flor.**), oft gegen 80 Fuß hoher Baum mit einem Stamm von 1—2 Fuß Durchmesser; etwas zusammengedrückte, röthliche Aestchen; 4—6 Linien lange Nebenblätter, längliche, 4—7 Zoll lange, 1½—3 Zoll breite, zugespitzte Blätter; endständige, doldentraubige Rispe; fleischfarbige, 2 Zoll lange Blumenkrone; blüht in Westindien vom Juni bis Aug. Die Rinde kommt als **China St. Luciae s. China Piton s. Ch. martinicensis s. Ch. montana** in röhrenförmigen, 10—12 Zoll langen, dunkelgrünlich-braunen, oder flachen Stücken vor. Sie enthält ein sehr bitteres, leicht Erbrechen erregendes Alkaloid (Montanin). — Schmalblätteriger R. (**E. angustifolium**), strauchiges Bäumchen mit aschgrauer, unten braun gestreifter Rinde, 2—3 Zoll langen, ½ Zoll breiten Blättern, oben kahl, unten weichhaarig; endständigen, 3theiligen Trugdolden, rostbraun-weichhaariger Kelch; weiße, gegen 2 Zoll lange Blumenkrone; ovale Kapsel mit kleinem, ganzrandigem Samen. Blüht auf St. Domingo vom Dec. bis Juni und ist sehr wohlriechend. Die Rinde vom untern Theil des Stammes (**Cort. Chinae august.**) ist dick, rauh, rissig, bräunlichgrau, schmeckt unerträglich herbe, und gleicht der unächten Chinarinde (neue oder surinamische China), die weder Chinin noch Chinchonin enthält und von keinem Chinabaum herrührt. — Kurzfrüchtiger R. (**E. brachycarpum**), gegen 23 Fuß hoher Baum mit rissiger, braungrauer Rinde, aus der nach Einschnitten ein weißlicher Saft fließt; kahle Aestchen; ovale, kahle, 5 — 6 Zoll lange Blätter; entständige, trugdoldenartige Rispe; blaßrothe oder fleischfarbige, 3 Zoll lange Blumenkrone; ovale, 10streifige Kapsel; blüht in Bergwäldern Jamaikas vom Mai bis Aug., und hat eine sehr bittere, widerliche Rinde, welche früher als **Cort. China brachycarpae** in England sehr berühmt war. — Feinspitziger R. (**E. cuspidatum**), strauchiges Bäumchen mit zottigen Blattstielen, länglichen, 9—15 Zoll langen, oben pulverigen, unten zottigen Blättern, endständiger Rispe, weißer, außen zottiger Blumenkrone. Die Rinde wird in ihrer Heimath als Heilmittel benützt und ist als **Quina do Mato** bekannt.

Ragwurz (Ophrys), Gattung der Familie Stendelgewächse; sitzende Blüthen; abstehende Kelchzipfel und Kronenblätter; bis zum Staubbeutel mit der Geschlechtssäule verwachsene Honiglippe; lappige Staubmassen; ungedrehter Fruchtknoten. Die Honiglippe gleicht oft Insekten, wie Fliegen, Wespen, Spinnen, Käfern ꝛc. — Arten: Fliegenartige R. (**O. muscifera**), oben 2 Kronenblätter gleichbreit, zottig, gekreiselt und fadenförmig; sammtartige, längliche Honiglippe, in der Mitte mit einem fast 4eckigen, kahlen Fleck; grüne Blüthen; die purpurbraune Honiglippe gleicht einer Fliege, und hat einen graubläulichen Fleck, am Grunde zwei glänzende, schwarzbraune Höckerchen; ausdauernd. Wächst im mittlern und südlichen Europa auf Bergwiesen und in Bergwäldern, namentlich auf Kalkboden, und blüht im Juni. — Man sammelt die Knollen dieser und der andern Arten dieser Gattung als **Salep**, welcher gepulvert und mit heißem Wasser übergossen eine sehr schleimige Masse gibt. Ist die auch bei uns häufig vorkommende Pflanze im Verblühen begriffen, so sammelt man die jungen, festen Knollen, reinigt sie, legt sie dann einige Minuten in heißes Wasser, trocknet sie hierauf schnell ab, wodurch sie ihren unangenehmen Geruch verlieren. Durch kochendes Wasser wird das Saleppulver zu einem sehr dicken Schleime aufgelöst. 1 Theil Pulver macht 48 Theile Wasser, 5 Gran Pulver machen 3—4 Loth Wasser schon sehr schleimig. Salepschleime sind sehr mild, leichtverdaulich und passen für Kranke und Reconvalescenten; bei Durchfällen sind sie sehr zweckdienlich; in Ruhren wird der geröstete Salep in Pulverform mit günstigem Erfolge gegeben..

Rahmbaum, s. v. a. Fleischbaum.

Rahmbeere, die gemeine Brombeere.

Raigras, englisches, s. v. a. ausdauernder Lolch; s. u. Lolch.

Raigras, französisches s. v. a. hoher Glatthafer; s. u. Hafer.

Rainfarrn (Tanacetum), Gattung der Familie Vereinblüthler; dachziegelige, halbkugelige Hülldecke; weibliche Randblüthen mit röhrenfadenförmiger, 3zähniger Blumenkrone; kantig-gestreifte, kahle Schließfrüchte; sehr kleine oder fehlende Fruchtkrone. — Arten: Gemeiner R., Wurmsamen (**T. vulgare**), eine widrig riechende, scharf bittere Pflanze, welche in ganz Europa auf Dämmen, Ackerrainen und ungebauten Plätzen wächst; der aufrechte, ästige Stengel wird 2—4 Fuß hoch, und ist mit doppelt gefiederten, scharf eingeschnittenen Blättern besetzt. Eine Spielart hat krause Blätter. Die gelben Blumen sehen wie platte Köpfe aus, stehen gehäuft in den Astspitzen und bilden einen flachen Strauß. Die Blätter kann man anstatt des Hopfens in Bier nehmen. Das Kraut färbt grün und kann auch in der Gerberei benützt werden. Enthält ein ätherisches Oel, Weichharz, bittern Extractivstoff, eisengrünenden Gerbstoff, Gummi, Wachs, Apfelsäure und einige Salze, und ist ein sehr kräftiges, tonisch-aromatisches Mittel, welches bei gesunkener Digestion und allen davon herrührenden Leiden, in Wechselfiebern, allen krampfartigen und gichtischen Leiden, verhaltener Menstruation, Wurmkrankheiten ꝛc. angewendet wird. Die Pflanze blüht vom Juli bis Sept.; der kleine, längliche, etwas gekrümmte, gefurchte, am obern Ende mit einem kleinen Rande eingefaßte und breitere Samen, reift vom August bis Oct. Kraut, Blumen und Samen riechen stark balsamisch, kampherartig und schmecken bitter gewürzhaft. Zeigt sich am wirksamsten gegen Spul- und Madenwürmer, rheumatische Schmerzen, Gliederweh. Gegen Würmer dient der Thee oder der Samen in Pulverform; vom Kraut 1—2 Quent auf 1—2 Tassen; vom Pulver auf ein Mal 4—8 Gran unter etwas Honig. Der schwache Absud gegen Madenwürmer in Klystirform. Gegen rheuma-

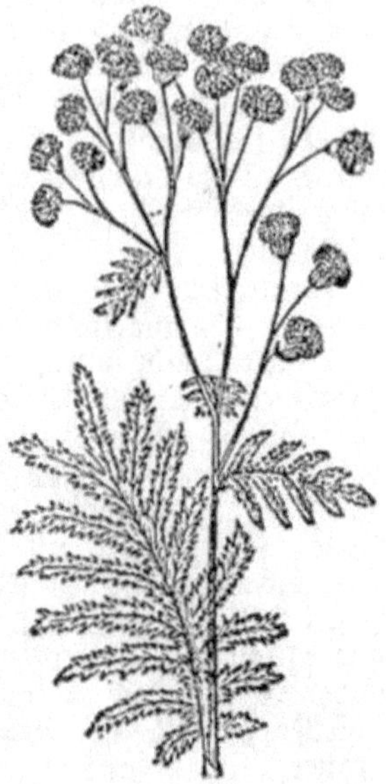

tische Gliederschmerzen: Bäder oder Waschungen mit der geistigen Tinctur, der man zur Hälfte noch Ameisenspiritus beisetzt. Zu Bädern nimmt man von Kraut, Blumen und Samen einige Hände voll; die geistige Tinctur bereitet man aus denselben Pflanzentheilen mittelst Weingeist; den **Ameisenspiritus** bereitet man aus 2 Pfund Ameisen, rectificirtem Weingeist, Brunnenwasser, von jedem 4 Pfund, durch Destillation bei gelindem Feuer auf 4 Pfund. — Gegen Gliederweh Bäder aus Kraut, Blumen und Samen, mit denen man noch 1—2 Pfund Ameisen abbrüht; äußerlich die Waschungen wie bei Gliederschmerzen.

Rainkohl (**Lamsana**), Gattung der Familie Vereinblüthler; 1reihige, 8—10 blätterige und 8—12blüthige Hülldecke; deckblüthenloser Hauptfruchtboden; längliche, zusammengedrückte, feingestreifte Schließfrüchte. — Arten: Gemeiner R. (**L. communis**), kahl oder haarig und ästig; ½—4 Fuß hoher Stengel; gestielte, leierförmige Blätter, gelbe, rispig-doldentraubige Blüthenköpfe. Aendert ab und kommt auf Aeckern, wüsten Plätzen, in Gebüschen und Wäldern von ganz Europa vor, ist einjährig und blüht vom Juli bis Sept. Wirkt als **Herba Lampsanae** innerlich und äußerlich erweichend, auflösend und kühlend. Wird im Orient gleich dem großblüthigen R. (**L. grandiflora**) als Salat und Gemüse gegessen, obschon der Geschmack bitterlich ist.

Rainweide, in Mecklenburg s. v. a. gemeiner Hartriegel.

Rambour, mehrere große, mehr breite als hohe Apfelsorten, mit lockerem, grobkörnigem Fleisch.

Ramsbohnen, Ramseln, im Breisgau s. v. a. weiße Wolfsbohne.

Ramselwurz, s. v. a. **Allium ursinum**.

Ramsen, s. v. a. Esparsette.

Ramtille (**Guizotia**), Gattung der Familie Vereinblüthler; 2reihige Hülldecke mit freien Hüllblättern, weiblichen Randblüthen; 1lippige Blumenkrone; zwitterige Scheibenblüthen; röhrenförmige, 5zähnige Blumenkrone, welche über dem Fruchtboden gegliedert ist; kantige, kahle Schließfrucht ohne Fruchtkrone. — Arten: Oelgebende R. (**G. abyssinica**, **Polymnia abyss.**; **Pol. frondosa**; **Helianthus oleifer.**), oben weichhaariger Stengel; halbumfassende, eiförmige, spitze, weitgesägte Blätter, gelbe Blüthen. Aendert ab, wird in Ostindien häufig angebaut, da die Früchte sehr ölreich sind und ist 1jährig. Das Oel ist gut zum Verspeisen und zum Brennen.

Randblume (**Mouriria**), Gattung der Familie Weidrichgewächse; Kelch mit 2 Deckblättchen; kurze, glockige Röhre; 5zähniger, krugförmiger, bleibender Saum; 5sitzende Blumenblätter; 10 Staubgefäße; länglicher Staubbeutel, welcher an der Spitze mit 2 Löchern aufspringt; kugeliger, 5fächeriger Fruchtknoten; kugelige, vom zusammengezogenen Kelchsaume gekrönte, 1fächerige Beere. — Arten: Guiana'sche R. (**M. guianensis**; **Petaloma mouriri**), Baum mit kurzgestielten, eirunden, fiedernervigen Blättern, gelben Blüthen; fadenförmiger Griffel, und gelber, rothgetüpfelter, 4samiger Beere; Guiana, heißt dort **Mouririchira**.

Randfarrn (**Lomaria**), Gattung der Familie Wedelfarrn; linealisches, fortlaufendes Fruchthäufchen, welche den Rücken des zusammengezogenen Laubes bedecken; randständiger Schleier, der sich am innern Rande löst und zurückschlägt. — Arten: Nördliche R. (**L. spicant**; **Osmunda sp.**; **Blechnum boreale**), 1—2 Fuß hoch; wächst im ganzen nördlichen Europa, auch in Deutschland an feuchten Stellen, Felsen, in Wäldern ꝛc. Blüht vom Juni bis Aug. Diente früher unter dem Namen kleines Milzkraut (**Herba Lonchitis minoris**) als auflösendes Mittel bei Milzverhärtungen und dergl.

Range, s. v. a. Runkelrübe.

Rankenwurz, s. v. a. Braunwurz.

Ranunkulus, Ranunkel, s. v. a. Hahnenfuß (s. d.)

Ranusch, s. v. a. Runkelrübe.

Rappelthäu, in verschiedenen Gegenden von Deutschland s. v. a. Feldahorn.

Rappwurz (**Phyteuma**), Gattung der Familie Glockengewächse; 5spaltiger, überweibiger Kelch; 5theilige Blumenkrone; 5 Staubgefäße; am Grunde verbreitete Staubfäden; Griffel mit Samenhaaren und vorn 2—3spaltig; 2—3fächerige Kapsel, welche an den Seiten in Löchern aufspringt; eirunde Samen. — Arten: Oehrige R. (**Ph. spicatum**; **Rapunculus sp.**), möhrenartige, dicke, fleischige Wurzel; ganz kahl; 1—3

Fuß hoher Stengel; einfach gekerbte Blätter; pfriemenförmige Blätter; eingekrümmte Blüthenknöpfe; weißgelbliche Blumen; 2—3 Narben. Bei einer Spielart sind Stengel und Blätter kurz behaart. Findet sich im gemäßigten Europa in Wäldern und auf Bergwiesen; ausdauernd; blüht im Mai und Juni und hat eine eßbare, fleischige Wurzel

Raps, s. v. a. Reps; s. Kohlreps.

Rapünzchen (**Valerianella**), Gattung der Familie Kardengewächse; zwitteriger, überweibiger Kelch; undeutlich gezähnter oder in 3—5 schmale Zähne oder 5—12 Lappen gespaltener Saum; trichterförmige, 5lappige Blumenkrone; 3 Staubgefäße; 3 Narben; gekrönte, 3fächerige Nußhülse; 2gabelige Kräuter; Blüthen weiß, bläulich oder röthlich. — Arten: Gemüse-R., Ackerbaldrian, Sonnenwirbel (**V. locusta**; **V. olitoria**; **Fedia locusta**), nützliche, auf Aeckern fast überall wildwachsende Pflanze, welche jung einen sehr gesunden und wohlschmeckenden Salat gibt und daher häufig angebaut wird. Völlig ausgewachsen wird sie kaum 1 Fuß hoch, hat einen weichen, 2theiligen Stengel mit vielen eckigen, sich starkausbreitenden Zweigen, lanzettigen Blättern und kleine bläuliche oder röthlichweiße Blumen. Will man den Salat kultiviren, so säet man den Samen im Herbst in ein etwas lockeres Erdreich, wo er ohne alle weitere Pflege und im Winter auch unter dem Schnee hervorkommt. Ist der Ackersalat ein Mal in einem Garten, so pflanzt er sich durch den ausfallenden Samen von selbst fort und wird zuletzt ein lästiges Unkraut. Schafe und Kanarienvögel fressen ihn gerne. Früher brauchte man ihn als kühlendes, erfrischendes und antiscorbutisches Heilmittel. — Gekieltes R. (**V. carinata**; **Fedia car.**), gleicht der vorigen Art ziemlich, hat aber gleich im Frühjahr größere und fettere Blätterbüschel, meist ganzrandige Blätter und größere Trugdolden; einjährig; wächst im südlichen und mittlern Europa; wird häufig gegessen und ist namentlich unter dem Namen Wingerts- oder Weinbergssalat bekannt. Lohnt den Anbau reichlich. — Geöhrtes R. (**V. Auricula**, **Fedia Aur.**), fast flügelkantiger, gezähnter, 10—12 Zoll hoher Stengel; eirund-ovale, 5fache Nußhülse, innen dreifach, wobei aber nur 1 Fach fruchtbar ist. Kommt mit kahlen, mit weichhaarigen und mit zwergigen Früchten vor; wächst unter der Saat in ganz Europa, ist einjährig und blüht im Juli und Aug. — Das gezähnte R. (**V. dentata**) gleicht dieser Art so ziemlich. — Morisons-R. (**V. Morisonii**), gleicht den vorigen Arten gleichfalls. — Blasiges R. (**V. vesicaria**), verkehrt kegelförmige, 3fächerige Nußhülse, von dem kugeligen, aufgeblasenen Kelchsaume gekrönt; blüht an bebauten Stellen Südeuropas im April und Mai.

Rapunzel, s. v. a. Nachtkerze.

Rapunzel, s. v. a. Rappwurz.

Rasenschmiele, das gewöhnliche und allgemein bekannte Wiesengras.

Raspen, in einigen Gegenden von Deutschland s. v. a. Flughaber.

Rasselblume (**Catananche**), Gattung der Familie Vereinblüthler; vielreihiger dachziegelige, vielblüthige Hülldecke; mit faserförmigen Deckblättchen besetzter Hauptfruchtboden; 5seitige, verkehrt kegelförmige Schließfrüchte; aus 5—7 langen, degenspitzigen Sprenblättern bestehende Fruchtkrone. — Arten: Blaue R. (**C. coerulea**), 1 Fuß hoher Stengel; lanzettig-bandförmige, grasartige, zottige Blätter; blaue Blüthen; ausdauernd im südlichen Frankreich, Spanien und Ligurien &c.

Ratanhiawurzel, sie ist ein feines und kräftiges adstringirendes Mittel, welches leicht in die Säftemasse eingeht, und daher in Blutflüssen, auch in Lungenblutflüssen und Blutbrechen, gute Dienste leistet. Wird auch bei Mutterblutflüssen aller Art, bei der Blutfleckkrankheit, chronischer Diarrhöe, atonischen Schleimflüssen, Neigung zu Abortus mit Erfolg angewendet. Die Dosis als Substanz in Pulver ist täglich ʒj—ij, die des Extractes aus den frischen Wurzeln bereitet, ℈ij—ʒij. Die Tinktur wird zu 20—30—60 Tropfen gegeben. In Abkochung wird sie von ʒij—Vj zu ℥Vj Colatur angewendet. — Aeußerlich wird der verdünnte Extract als Gurgel- und Mundwasser, zu Einspritzungen &c. bei Blutungen, Schleimflüssen &c. angewendet.

Rattenschwanz, eine kleine, gelbe Birnsorte; zum Anbau überall und zum Mosten und Schnitzen gut geeignet.

Rauchfaden (**Lasiandra**), Gattung der Familie Weidrichgewächse; 5spaltiger, außen borstenloser Kelch; eirunde Röhre am Fruchtknoten; 5 Blumenblätter; 10 Staubgefäße; verlängerte, kurzgeschnäbelte Staubbeutel; 5fächerige fast freie Kapsel. — Arten:

Gestielter R. (L. petiolata), aufrechter Strauch mit zusammengedrückten, behaarten Aesten, gegenständigen, eirundlänglichen, 2½—3 Zoll langen Blättern, großen Blüthen in Rispen am Ende der Aeste; wächst in Brasilien. — Desfontaines R. (L. Fontainesiana), hübscher, steifhaariger Strauch; geflügelt 4kantige Aeste; lederige, 5nervige, ganzrandige Blätter; endständige Rispen; 4kantige Blüthenspindel; vor dem Aufblühen in zwei große, hinfällige Deckblätter eingeschlossene Blüthen; über 2 Zoll große, purpurrothe Blumen, die im Aug. in Brasilien erscheinen; beerenartige Kapsel. — Hieher gehört auch Lasiandra argentea; dient in Brasilien zum Schwarzfärben; und Chaetogastra canescens, ist lithontriptisch, dient auch gegen Dysurie und Harnbeschwerden. Die angenehm gewürzhafte Tibouchina virusanum hat eßbare Beeren, welche heilsam sind bei syphilitischen Krankheiten.

Rauchkarde, s. v. a. Weberkarden.

Rauhfaser (Amphiconium), Gattung der Familie Faserpilze; etwas starre, rauhkörnige Flocken, welche an der Spitze anschwellen, die platzen und Keimknospen auswerfen. — Arten: Veilchen-R. (A. Jolitus; A. Linnaei), jung rothbraun, alt gelbgrünlich, körnig-perlschnurartige, undurchsichtige, braune Flocken an Sandsteinen auf der Höhe der Urgebirge. Riecht frisch veilchenartig und heißt deßhalb Veilchenmoos, und die Steine, auf denen es wächst, Veilchensteine. Früher bei fieberhaften Hautausschlägen officinell. — Felsen-R. (A. rupestre), riecht gleichfalls veilchenartig.

Rauhhafer, s. v. a. Sandhafer.

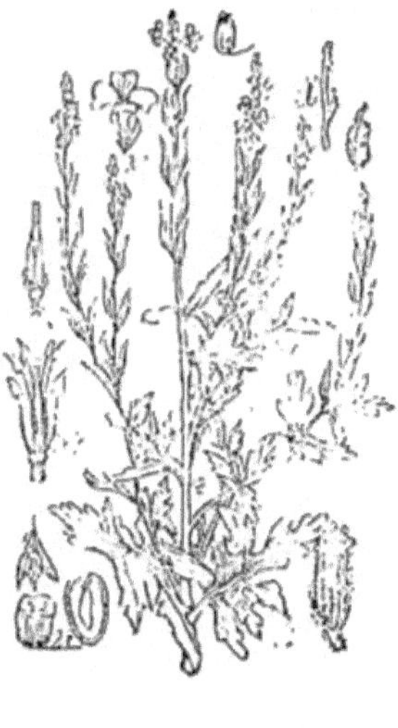

Rauke (Sisymbrium), Gattung der Familie Viermächtige; 4blätteriger, aufrechter Kelch; 4 gelbe oder weiße Blumenblätter; 4mächtige Staubgefäße; gleichbreite, oder oben verdünnerte Schote; flache auf einander liegende Samenlappen. — Arten: Gebräuchliche R. (S. officinale; Erysimum off.; Chamaeplium off.), aufrechter, 1—2 Fuß hoher, starrer Stengel mit abwärts gerichteten Haaren, schrotsägeförmige, fiedertheilige, flaumige Blätter, kleinen, citrongelben Blüthen, flaumhaarigen Schoten und schwachpunktirten Samen. In ganz Europa, Nordafrika ꝛc. überall auf Schutthaufen, an Zäunen, Feldern, Mauern, wüsten Plätzen, ist 1jährig und blüht vom Juni bis Aug. Das Kraut ist herb und etwas scharf, der Samen senfartig (H. et Semen Erysimi), und wird als auflösendes, Auswurf beförderndes, diuretisches Mittel gebraucht, und ist namentlich gegen Heiserkeit gut. Zu diesem Zwecke bereitet man aus dem frischen Kraut Honig und einen Syrup. — — Feinblätterige R., Besen- oder Sophienkraut (S. Sophia; S. parviflorum), wie alle Arten rundliche Schoten haben und vorzüglich an feuchten Orten wachsen, so auch diese, welche sich übrigens überall findet, einen 1—2 Fuß hohen Stengel, vielfach sehr fein gefiederte Blätter und gelbe Blumen hat, welche sehr lange, schmale, runde, fast den ganzen Winter hindurch geschlossene Schoten hinterlassen. Der Samen, dem die Vögel gern nachgehen, ist stark tonisch reizend, wirkt zusammenziehend, und wird beim Vieh in der Ruhr und bei Durchfällen gebraucht. Bei Wunden und Geschwüren leistet das Kraut vorzügliche Dienste. Der Samen enthält auch Salpetertheile, und wenn er mit 9 Theilen Schießpulver vermischt wird, so erhöht er die Kraft desselben. Auch läßt sich ein Brennöl daraus pressen, während die Stengel zu Besen dienen. — Knoblauchs-R. (S. Alliaria; Erysimum All.; All. off.), aufrechter, kahler, 1—3 Fuß hoher Stengel, astlos oder in blühende Aeste getheilt, ganze Blätter, oben mattgrün, unten graulichgrün; dicke abstehende Schoten. Wächst in Europa an Wegen, in Hecken und Gebüschen, ist zweijährig und blüht im April und Mai, riecht gerieben knoblauchartig, schmeckt bitterlich-scharf und besitzt eröffnende, zertheilende, antiseptische, schweiß- und harntreibende Kräfte, und wird deshalb häufig angewendet. Die Blätter geben einen guten Salat. Fressen Kühe davon, so schmeckt und riecht ihre Milch lauchartig.

Rauschbeere (Empetrum), Gattung der Familie Rautengewächse; 2häusig oder vielehig; 3theiliger Kelch; 3 Deck- und 3 Blumenblätter; 3 Staubgefäße; Fruchtknoten auf fleischigem Stempelpolster; strahlige, 6—9theilige Narbe; 6—9steinkernige Beeren. — Arten: Schwarze R., Affenkrähen-, Mootrinkel-Beere (**E. nigrum**), kleiner, 1½ Fuß hoher Strauch, der auf hohen, kalten Gebirgen Deutschlands, Schwedens, Rußlands ꝛc. wächst, wie gemeine Heide. Die Rinde ist rothbraun, die Blätter stehen zu 3—5 quirlförmig und gedrängt an den Zweigen beisammen; sie sind klein, länglichrund, stumpf, dick und kurzgestielt, der Länge nach mit einem weißen Streif bezeichnet. Im April erscheint die Blüthe in den Blattwinkeln; sie ist weißlich und purpurroth und hinterläßt kleine Beeren, die reif schwarz sind und wie Wachholderbeeren aussehen. Sie sind für Vögel, namentlich für Haselhühner, eine angenehme Speise, und geben in Alaunwasser gekocht eine braune, dunkelrothe und violette Farbe, mit welcher man Leder, wollenes und leinenes Garn färben kann. Kinder essen sie in Schweden und Kamtschatka, bekommen aber etwas Schwindel davon. Besser sind sie, wenn sie den Winter über unter dem Schnee lagen. In Grönland bereitet man daraus eine Art Limonade, und durch Gährung einen geringen Wein. Die Schafe fressen die Blätter nicht. Wird am besten fortgepflanzt, wenn man junge Stöcke im August aushebt, die Wurzel mit Moos umgibt und in nassen Boden versetzt. — **Corema alba** hat weiße Beeren und dient in Portugal zur Bereitung eines säuerlichen Getränks, welches gegen Fieber dient. **Cneorum tricoccon** hat bitterlich scharfe Blätter, welche ein kräftiges Purgirmittel abgeben. — **C. pulverulentum** wächst auf den canarischen Inseln und wird anstatt der Chinarinde gegen Wechselfieber gebraucht.

Rauschbeere, s. v. a. Moorheidelbeere.

Raute (Ruta), Gattung der Familie Rautengewächse; zwitteriger Kelch, bleibender, 4theiliger Kelchrand; 4 genagelte Blumenblätter, 8 Staubgefäße, sitzender Fruchtknoten auf einem Stempelpolster mit 6—10 Honiggruben; oben 3—5lappige Kapsel. — Arten: Gemeine R., Weinraute (**R. graveolens**), 2—3 Fuß hohe Staude, welche im südlichen Europa, in Oesterreich, der Schweiz, auch in Afrika wild wächst, und bei uns in Gärten, wo sie ohne besondere Pflege in jedem Boden fortkommt, gezogen wird. Die meergrünen, getüpfelten, markigen, vielfach zusammengesetzten Blätter bleiben den ganzen Winter hindurch und so lange frisch, bis im Frühjahr neue hervorbrechen. Die grünlich-gelben Blumen erscheinen an den Enden der Zweige im Juli in Rispen und hinterlassen eine 4theilige Samenkapsel. Das ganze Gewächs riecht balsamisch und nicht für Alle angenehm, und schmeckt frisch scharf und bitter, allein Geruch und Geschmack geht durch das Trocknen verloren. Früher gebrauchte man die Blätter häufig als magenstärkendes, krampfstillendes und fäulnißwidriges Mittel und Landleute streuen sie oft noch gegen ansteckende Krankheiten auf Butterbrod. Sie leisten gute Hülfe bei Nervenschwind- und Schleimlungensucht. Der Same besitzt ähnliche Kräfte und leistet außerdem noch gute Hülfe gegen Würmer. Diese Pflanze enthält vornehmlich ein ätherisches Oel und bittern Extractivstoff, und ist jetzt mit Unrecht weniger im Gebrauch. Durch Auflegen der Blätter kann man die Haut röthen. Kraut und Samen geben durch Destillation ein hellgelbes, brennend scharfes ätherisches Oel, das frisch bei größerer Kälte gerinnt. — Alle diese Eigenschaften haben gemein: **R. divaricata**, **R. bracteosa**, **R. macrophylla**, **R. angustifolia**. — Weit schärfer ist die am Mittelmeer wachsende **R. montana**, welche äußerlich aufgelegt heftige Entzündung und Pusteln erregt. — Im nördlichen Afrika, Arabien, wird **Haplophyllum tuberculatum** in gleicher Weise geschätzt; der Saft des zerstoßenen Krautes soll den Haarwuchs sehr befördern. — Die Gartenraute wird auf trockenem, sandigen Boden am kräftigsten, und ist das Kraut zum Trocknen im Mai und Juni zu sammeln, ehe die Blumen hervorbrechen. Die mittelst Weingeist oder Wein aus dem frischen Kraut gezogene Tinctur wirkt übrigens viel kräftiger, und durch Ausziehen mittelst Essig wird der Rautenessig gewonnen. Den wässerigen Aufguß wendet man als Waschmittel gegen mehrfache Schmerzen in den Gliedern, z. B. bei

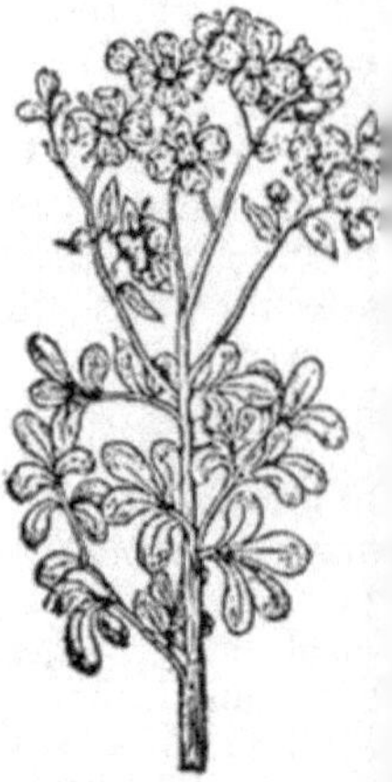

Reißen, Ziehen in den Armen, bei Schmerzen in den Schultergelenken, wie von Verrenkung, bei Schwäche der Füße, bei Krampf in den Augenlidern, wo letztere bald aufwärts bald nach den innern Augenwinkeln gezogen werden. Waschungen mit der Raute, zumal mit dem Rautenessig, sollen Müdigkeit der Glieder, wie nach großen Anstrengungen oder Krankheiten, sehr schnell beseitigen, auch vor ansteckenden Krankheiten, namentlich nervösen, schützen.

Rauwolfie (**Rauwolfia**), Gattung der Familie Drehblüthler; 5spaltiger Kelch; trichterige, 5spaltige Blumenkrone; 5 Staubgefäße; 2lappiger Fruchtknoten mit 2eiigen Fächern; fast kugelige, doppelte, 2kernige Steinfrucht; fleischige Kernmasse. — Arten: Dreiblätterige R. (**R. ternifolia**), weiße, kleine, fast doldentraubige Blüthen; wächst in Südamerika. — Glänzende R. (**R. nitida**), der Milchsaft wirkt ematisch-purgirend. — Brechenerregende R. (**R. vomitoria**), wirkt in gleicher Weise und ist in Guiana zu Hause. — Graue R. (**R. canescens**), hat einen scharfen und ätzenden Milchsaft. Von einer R. soll auch die gewürzhafte Rinde **Casca de Anta** abstammen. — Die gewürzhafte Alyxie (**Alyxia stellata**) gehört auch hieher; sie ist wohlriechend, auf den indischen Inseln und Java von jeher als Heilmittel geschätzt, namentlich gegen bösartige Wechselfieber, Schwäche der Verdauungsorgane im Allgemeinen &c. bildet einen bedeutenden Handelsartikel, kommt in zimmtartigen, starkgerollten Stücken zu uns, und enthält ein scharf-gewürzhaftes, weichharziges, ätheriges Oel, bittern Extractivstoff, etwas Gummi und Stärkemehl. — In gleicher Weise wird die Rinde der lorbeerartigen A. (**A. laurina**) benützt, deren Rinde des Wohlgeruchs wegen auch zu vielen Salben und Räucherungen kommt.

Ravensarabaum (**Agathophyllum**), Gattung der Familie Lorbeergewächse; zwitterige, trichterförmige Geschlechtshülle; 6spaltiger Saum; 12 zweireihige Staubgefäße; 1fächeriger Fruchtknoten; einsamige Nußhülse in der lederigen, verdickten Geschlechtshüllenröhre. — Arten: Gewürzhafter R. (**R. aromaticum**), großer, dicksamiger Baum mit pyramidenförmiger Krone, braunrother, gewürzhafter Rinde, gestielten, 2klappigen Knospen, 2—2½ Zoll langen Blättern, welche gerippt, lederig, kahl, oben grün, unten weißlichgrün sind. Blüthen klein; wächst in Madagaskar; blüht im Jan. und Febr. Die Frucht (Nelkennuß) ist noch so groß als ein Gallapfel, runzelig, bräunlichschwarz, und besteht aus einer sehr gewürzhaften Rinde, welche wie Nelkenzimmt riecht und eine holzige, graue Nußhülse umschließt. Das Innere der Nuß enthält einen gelblichen, 6lappigen Samen, der gewürzhaft brennend ist. Die Blätter geben ein Gewürz, das den Gewürznelken, den Muskatnüssen und dem Zimmt ähnelt. Verdient in medicinischer Beziehung alle Beachtung.

Raygras, s. u. Lolch.

Rebe, in vielen Gegenden Deutschlands s. v. a. Weinstock.

Rebendolde (**Oenanthe**), Gattung der Familie Doldengewächse; 5zähniger Kelchrand; ausgerandete, etwas eingeschlagene Blätter; walzliche Spaltfrucht; 5riefige Theilfrüchte, mit denen der Fruchthalter verwachsen ist; meist büschelig-knolliger Wurzel, weißen oder rosenrothen Blüthen. — Arten: Fenchelsamige R. (**O. phellandrium**), kahl; unterer Stengeltheil zuerst büschelig-zaserig, dann möhrenförmig, dick und schwammig; sehr ästige Wurzel mit kriechenden Ausläufern; 2—3fachgefiederte, schöne, grüne, Blätter; gegen- und endständige Dolden und Blätter; weiße Blüthen; blüht an Bächen, Sümpfen, Teichen &c. im Juli und Aug., ist 2jährig. Die unangenehm riechenden und scharf gewürzhaft schmeckenden Früchte (Wasser- oder Roßfenchel) werden als balsamisch-reizend gebraucht, und sollen auch narkotisch sein. Sie enthalten ätherisches und fettes Oel, Harz, Gummi und Extractivstoff, und wirken heilend bei Blennorrhöen der Lungen, beim schleimigen Asthma, überhaupt bei allen Leiden, wo balsamisch-reizende Mittel von guten Folgen sind. Zum officinellen Gebrauch sammelt man unreife Früchte, wobei darauf zu sehen ist, daß man nicht die Früchte anderer Doldengewächse nimmt, wie vom breitblätterigen Merk, oder vom schmalblätterigen Sumpfeppich, oder vom giftigen Wasserschierling. — Giftige R. (**O. crocata**), wächst häufig in England, Frankreich, Südeuropa in Sümpfen, Bächen, Teichen &c.; die Wurzel theilt sich in 4 — 5 kleinere, länglichrunde, dicke Wurzeln, welche den Pastinakwurzeln gleichen, und wird 3 Fuß hoch. Die Blätter gleichen denen des Schierlings; die Blumenschirme sind weiß. Der Genuß der Wurzel und Blätter verursacht

Gicht, Raserei und wohl auch den Tod, man hat sich daher sehr vor dieser Pflanze zu hüten. Uebrigens sollen alte, hartnäckige Geschwüre damit geheilt werden können. — Bibernellartige R. (O. pimpinelloides) und Röhrige R. (O. fistulosa), beide früher als diuretische Heilmittel geschätzt. Letztere Schirmpflanze hat eine hohle, faserige, kriechende Wurzel mit kleinen Knollen, einen 2 Fuß hohen, hohlen Stengel, doppelt gefiederte Wurzelblätter und röthlich-weisse Blumen. Die Wurzel ist Gift für Menschen und Thiere, und der daraus gepreßte Saft erregt epileptische Zufälle, Verdrehen der Augen, Ohnmachten, unter Umständen selbst den Tod. Als Gegenmittel dient vorzüglich laues Wasser und Oel. — O. inebrians; Lichtensteinia pyrethrifolia heißt bei den Hottentotten Gli, und dient ihnen durch Gährung mit Honig und Wasser zur Bereitung eines berauschenden Getränks.

Rehgeis, Rehling, in mehreren Gegenden von Deutschland s. v. a. eßbarer Faltenpilz.

Rehheide, Rehkraut, in mehreren Gegenden von Deutschland s. v. a. gemeine Pfrieme.

Reiherschnabel (Herodium), Gattung der Familie Storchschnabelgewächse; 5blätteriger Kelch; 5 Blumenblätter; 10 unfruchtbare Staubgefäße, 5 Drüsen am Grunde derselben; 5fächeriger Fruchtknoten; 5fächerige Spaltfrucht mit 1samigen Fächern. — Arten: Bisamduftender R. (H. moschatum), dünnspindelige Wurzel; ½—2 Fuß langer, sammt den andern Theilen zottiger Stengel; unpaarig gefiederte Blätter; 7—11 sitzende Blättchen; fleischfarbige oder rosenrothe Blüthen; kahle Staubgefäße; langhaarige, zottige, braune Spaltfrucht; wächst am Mittelmeer, selten im mittlern Europa an bebauten Stellen, ist 1jährig und blüht vom Mai bis Aug. Riecht durchaus bisamartig, namentlich bei trockener, heißer Witterung, und wird als schweißtreibendes und sogen. herzstärkendes Mittel unter dem Namen Herba Moschatae s. Acus muscatae gebraucht. — H. cicutarium wächst im Orient, dem nördlichen Afrika, in ganz Europa, riecht sehr nach Möhren, und wird häufig äußerlich gegen Geschwüre gebraucht. Gilt in Schweden bei dem gemeinen Mann als Amulet gegen das Wechselfieber. — Von H. gruinum und H. ciconium werden die Schnäbel der Theilfrüchte zu Hygrometern benützt; sie wachsen im südlichsten Europa.

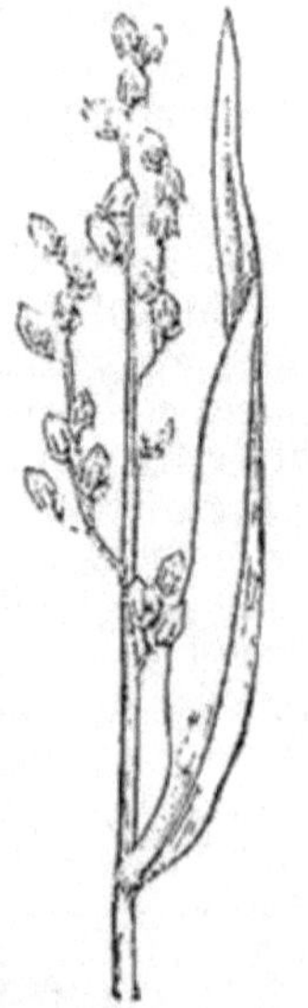

Reis (Oryza), Gattung der Familie Gräser; Blüthenstrauß mit traubenförmigen Aesten; 1blüthige Spelzenblumen; zwischen zwei großen Klappen sitzt die kleinere Blüthe auf einem Knoten; fleischige Geschlechtshüllblätter; 6 Staubgefäße; kahle Fruchtknoten; freie, von dem Kläppchen umschlossene Schließfrucht. — Arten: Gemeiner R. (O. sativa), für die wärmeren Länder ist der R. das, was für uns der Dinkel, Weizen oder Roggen, denn er bildet eine vorzügliche Fruchtart, und gleicht am meisten dem Weizen oder der Gerste, nur sind die Halme stärker und länger, etwa 4 Fuß lang, die Blätter sind rauh, schilfartig und stark gerippt, die Aehre ist eine dichte Rispe, welche in mehrere Aeste getheilt ist und, wenn sie reifen Samen trägt, einen lockern Büschel bildet. Es gibt verschiedene Spielarten: weißen, rothen oder bunten, begrannten oder unbegrannten, feinen oder groben, mit rundlich gekerbten oder vertieften Samen, Berg- oder Sumpfreis. Er wächst wild in Aethiopien und in Paraguay, und wird in allen wärmern Ländern, namentlich in Ostindien, China und Japan, in Amerika, in Aegypten, in der Türkei, in Italien, Spanien, Portugal, ja sogar in Böhmen angebaut, und würde auch in ganz Süddeutschland gedeihen, da die Hitze vom Juni bis Sept. zu seiner Zeitigung hinreichend wäre. Er verlangt weder einen so guten Boden, noch so viel Dünger, als anderes Getreide, steht auch nicht so lang auf dem Halme, leidet somit weniger von ungünstiger Witterung und kann viele Jahre auf einem und demselben Boden gepflanzt werden. Er kann sowohl in einem niedrigen, feuchten Boden, welcher sich unter Wasser setzt (Sumpfreis), als in hohem und trocken gelegenem (Bergreis) gebaut werden, nur reift letzterer später und ist weniger ergiebig. Tiefliegenden Boden theilt man in kleine Stücke ein, etwa 120 Fuß lang und 50 Fuß breit, dann setzt man das Land wo möglich einige Tage unter Wasser, und säet den zuerst in Salzwasser eingeweichten Samen mit seiner natürlichen Hülle anfangs April aus. Haben die jungen Pflanzen nach 14—20 Tagen eine Höhe von 6—7 Zoll erreicht, so werden sie versetzt, d. h. 2—3 Halme auf leere Stellen gesteckt, und von jetzt an hält man die Pflanzen beständig 1 Fuß hoch unter Wasser. Kommt dazu noch ein Regen, so wächst die Pflanze oft in einer Nacht um 6—7 Zoll. Im Wasser kann man nach 3—4 Monaten ernten, in trockenem Land aber erst nach 6 Monaten. Sowie der Samen zu reifen beginnt, läßt man das Wasser ablaufen, und an reifem Reis schneidet man die Halme dicht unter der Rispe ab, und läßt das übrige noch 14 Tage stehen, wodurch die Feuchtigkeit nach und nach aus der Erde gezogen und das Feld weniger ungesund gemacht wird. Darauf schneidet man den Rest der Halme ab und läßt 6 Zoll hohe Stappeln zum Verbrennen stehen. Den gewonnenen Reis läßt man auf einer Lage alten Strohs abtrocknen. In vielen warmen Ländern bildet er fast das einzige Nahrungsmittel; er wird gekocht oder als Kuchen u. dgl. gebacken gegessen; Brod daraus gebacken würde zu trocken werden, obschon er sich auch mahlen und gut verbacken läßt; besser geht es durch Vermischung mit anderem Mehl. Bei uns genießt man den Reis gewöhnlich als Suppe, Zugemüse, bisweilen als Backwerk oder auch in Milch gekocht und mit Zucker und Zimmt bestreut als Brei. Er bildet eine gesunde, leichte Speise, macht wenig Blähungen, und ist daher auch für Kranke geeignet. Reiswasser und Reisschleim wandte man schon öfters bei Lungenbeschwerden, bei Schärfe der Säfte u. dgl. mit gutem Erfolg an. In Indien macht man aus Reis mittelst des Weins der Kokospalme den Arak. Die Türken brauen aus ihm einen Trank, Boza, der dem Biere gleicht. R. bildet einen wichtigen Handelsartikel, und erhalten wir den schönsten aus Carolina und Georgien; darauf kommt der ostindische; weniger geschätzt ist der ägyptische, türkische und levantische, weil er unrein ist. Der italienische findet in Deutschland bedeutenden Absatz. Guter Reis muß frisch, schön weiß, rein und groß aussehen, nicht dumpfig sein und keinen Beigeschmack haben. Aus Reisstroh macht man eine Art Bürsten. — Gerösteter R., löffelweis genommen, ist ein bewährtes Mittel gegen hartnäckigen Durchfall, Ruhr 2c.

Reis, deutscher, in einigen Gegenden von Deutschland s. v. a. Bartgerste.

Reisdinkel, s. v. a. weißer, zweikörniger Weizen.

Reisgerste, in einigen Gegenden von Deutschland s. v. a. Bartgerste.

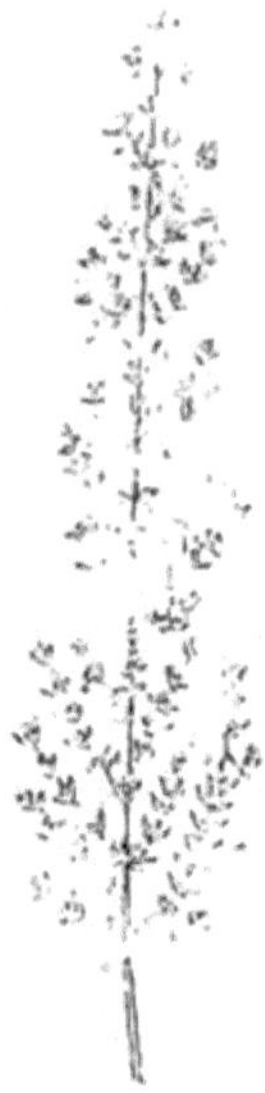

Reithgras (**Calamagrostis**), Gattung der Familie Gräser; rispige, lanzettige, 1blüthige Spelzenblumen; 2klappige, lange Blüthenhülle; sitzende, häutige oder lederige Blüthe, am Grunde behaart; 3 Staubgefäße; kahler Fruchtknoten; 2 kurze Griffel; federige Narbe; freie Schließfrucht. — Arten: Lanzettiges R. (**C. lanceolata; Arundo Cal.**), treibt Ausläufer; $2\frac{1}{2}$—4 Fuß hoher Stengel; bandförmige, zugespitzte Blätter; ausgebreitete, schlaffe Rispe; weißliche Blüthe, welche kürzer als die Blüthenhülle ist; ein auf feuchten, sumpfigen Wiesen, an Bächen, wachsendes Gras, welches ausdauert und im Juli und August blüht. Die ganze Pflanze ist sammt den Ausläufern ein kräftiges, harntreibendes Mittel, und leistet bei vielen chronischen Krankheiten, in deren Folge sich Wassersuchten einstellen, gute Dienste; ebenso bei beginnenden Lungenkrankheiten. — Aehnlich wirkt das Land-R. (**C. Epigeios; Arundo Ep.**), dessen Halm größer, stärker und nach oben scharf ist; Spelzenblumen violet und grün oder ganz grün. Wächst auf Sandfeldern, trockenen Hügeln und in Wäldern, dauert aus, und blüht im Juli und August.

Remijie (**Remijia**) Gattung der Familie Krappgewächse; zwitteriger, überweibiger Kelch; 5 spaltiger Saum; 5spaltige Blumenkrone; 5 an die Röhrenmitte geheftete Staubgefäße; unterständiger Fruchtknoten, fadenförmige Griffel; leicht zusammengedrückte, 2fächerige Kapsel; schild förmige Samen mit häutigen Flügeln. — Arten: Rostfarbige R. (**R. ferruginea**), 4—5 Fuß hoher, etwas ästiger Strauch; außer dem Stammgrund und der Blattoberfläche überall rostbraun-zottig; 5—8 Zoll lange, 1½—2 Zoll breite, beiderseits spitze Blätter; unterbrochene Trauben mit 4—6 Paaren gegenständiger Blüthen-Büschel; fleischfarbige Blumenkrone; wächst an dürren Stellen der Gebirge von Minas-Gerans. Die Rinde wird wie die Chinarinde angewendet, ist jedoch weniger wirksam. Wo dieser Strauch vorkommt, findet sich meist Eisen in der Erde.

Reneclode, Pflaumenart; grün, plattkugelig, groß, schmeckt süß und sehr angenehm; bleibt auch beim Kochen und Backen süß und reift im Aug.; verlangt eine geschützte Lage und bebauten Boden.

Renette, eine sehr gute Aepfelsorte, die in vielen Spielarten vorhanden ist, meist eine grüne, auf dem Lager gelbe Schale hat, mit sternförmigen Punkten übersäet ist, und zu dem besten Tafelobst gehört.

Reps, s. u. Kohlreps.

Resede, Reseda (**Reseda odorata**), eine Art der Gattung Wau; wegen ihres überaus lieblichen Geruchs in Gärten und Zimmern allgemein geschätzte Pflanze, die aus Aegypten stammt. Sie hat lanzetförmige, oft 3lappige Blätter, und treibt einen ½—1 Fuß langen, etwas auf der Erde liegenden Stengel, welcher sich hebt, sowie sich die lockere Blumenähre entwickelt. Der Same wird im Frühling und Sommer in's Freie gesäet, wodurch man sich den ganzen Sommer bis in den spätesten Herbst, namentlich in den Morgen- und Abendstunden, an ihrem Wohlgeruch laben kann. Pflanzt sich auch durch ausfallenden Samen fort, und liebt eine mit Lehm und Flußsand vermischte Dammerde. Den Winter über darf man sie im Zimmer nur mäßig feucht erhalten, denn vieles Begießen schadet ihr da eben so sehr, als übermäßige Wärme. Gefährlich sind ihr der Rübenschmetterling und der Aurorafalter, weil sie ihre Eier auf die Blätter und in die Blattwinkel legen, und die daraus hervorkommenden grünen Raupen die Pflanze in wenigen Tagen abfressen. Die Blumen bilden eine gute Bienenweide.

Resken, in einigen Gegenden von Deutschland s. v. a. gemeiner Hollunder.

Rettema, d. h. rette den Mann, s. v. a. gemeine Wintergerste, welche zuerst geerntet werden kann und daher in Hungerjahren die erste Hülfe gewährt, — „den Mann rettet."

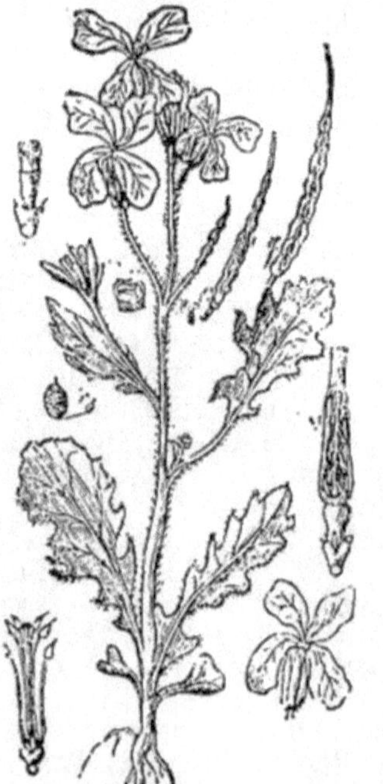

Rettig (Raphanus), Gattung der Familie Viermächtige; 4blätteriger, aufrechter Kelch; 4blätterige Blume; 4mächtige Staubgefäße; in dem Griffel zugespitzter Fruchtknoten; mehrsamige Schote; zusammengefaltete Samenlappen. — Arten: Kriebel-R. (**R. Raphanistrum; Raphanistrum lampsana; Raph. innocuum; Raph. segetum; Rapistrum arvense**), 1—2 Fuß hoher, ästiger Stengel, etwas borstig; einfach leierförmige Blätter, lockere Trauben, ziemlich große Blüthen; weiße oder violet geaderte, oder schwefelgelbe und dunkler gelb geaderte Blumenblätter; perlschnurförmige Schoten; 1jährig, blüht auf Aeckern von ganz Europa im Juni und Juli, und bildet ein unter dem Namen Hederich bekanntes, lästiges Unkraut, dessen Samen scharf ist, und als **S. Rapistri** wie Senf gebraucht wird. Früher glaubte man mit Unrecht, der unter das Getreide gekommene Samen verursache die Kriebelkrankheit, welche man deshalb **Raphania** benannte. — Garten-R. (**R. sativus**), rübenartig, in Größe, Form und Farbe sehr verschieden. Wurzel weißlich, rosenroth, purpurviolet, grau und schwarz; aufrechter, 2—4 Fuß hoher Stengel; leierförmige Blätter, zahlreiche Trauben; purpurviolette und dunkler geaderte, oder rosenrothe, oder weiße Blumenblätter; stielrunde Schoten; chagrinirter Same. Wurde in den ältesten Zeiten von China und Japan nach Europa verpflanzt, und wird jetzt in mehreren Spielarten cultivirt; 2jährig; blüht im Mai und Juni. Spielarten: Radieschen oder Monatrettig, klein, fast kugelig, weiß, oder roth oder violet; weniger scharf. — Schwarzer R., hat eine große, oft 8 Pfund schwere, mehr oder minder schwärzliche oder grauliche, hartfleischige, scharfe Wurzel. — Oel-R., dünnspindelige, kaum fleischige, weißliche Wurzel und vielsamige Schoten. Der schwarze R. wird als Sommer- und Winterrettig gebaut, ist im ersten Fall weniger scharf, und kann dann auch weiß oder roth sein, wo er noch milder ist. Aus dem Samen des Oelrettigs wird ein Oel gepreßt, weshalb man ihn schon häufig zum Anbau empfohlen hat, obschon er dem Reps weit nachsteht. Am leichtesten verdaulich ist der Monatrettig, am schwersten der schwarze R. Er wird in der Heilkunde, manchmal auch der Same (**Rad. et S. Raphani nigri s. hortensis**) wegen seiner auflösenden, reizenden, harntreibenden Eigenschaften, namentlich bei übermäßiger Schleimabsonderung der Respirations- und Verdauungsorgane und ähnlichen Krankheiten an den Harnorganen benützt. Man schneidet die R. in der Regel in Scheiben, bestreut sie mit Salz, dann bilden sie eine gesunde, angenehme, kühlende Speise. Ganz schlechte Mägen werden durch ihren Genuß beschwert. Der daraus gepreßte Saft gibt mit Zucker vermischt einen Syrup, der fäulnißwidrig und urintreibend wirkt. Ein zerriebener Rettig mit Essig angefeuchtet und auf die Haut gelegt, dient als blasenziehendes Mittel. Mittelst Honig kann man aus den Rettigen eine Art Wein bereiten; auch bilden sie für Pferde und Kühe ein gesundes und nahrhaftes Futter. Der Genuß der R., namentlich Vormittags, erhöht die Thätigkeit der Verdauungsorgane, macht die Brust von Schleim frei, erregt den Appetit 2c. Der Same erregt Erbrechen, wenn er ohne alle Beimischung gebraucht wird. Der R. wirkt namentlich kräftig auf den Urin, daher wird er in verschiedenen Formen häufig gegen Wassersucht gebraucht. 3 schwarze R. werden in einem neuen, wohlverschlossenen Topf in einen Backofen gebracht und das Produkt von dem Kranken gegessen; oder man pulverisirt die schwarze Oberhaut, mischt davon unter Fenchelwasser und gibt täglich ein paar Mal einige Theelöffel voll; oder man preßt schwarze R. aus, und nimmt den Saft theelöffelweise unter Petersilienwasser. — Gegen Sommersprossen sind sie ein erprobtes Mittel. Zu diesem Zwecke schneidet man scharfe, schwarze R. in Scheiben, streut in einer zinnernen Schüssel Salz darauf, schüttelt dieß wohl und reibt mit der Brühe die Sommerflecken ein.

Reuster, in einigen Gegenden von Deutschland s. v. a. gemeine Rüster.

Rhabarber (**Rheum**), Gattung der Familie Portulakgewächse; bis zum Grunde 6, selten 9theilige, gefärbte Geschlechtshülle; 9 Staubgefäße, 3 Griffel, welche kopfige Narben haben; 3 kantige Schließfrucht, die Kanten sind geflügelt; in der Kernmasse achsenständiger Keimling. — Arten: Handblätteriger oder wahrer Rh. (**R. palmatum**), eine vorzügliche indische Pflanze, welche namentlich an der Grenze von China, in der chinesischen Tartarei, Mongolei 2c. wächst. Sie hat große, handförmige, 2 Fuß breite Blätter mit rothgesprengten Stielen, einen 6—8 Fuß hohen, einige Zoll dicken, etwas knotigen Stengel und eine blaßröthliche Blumentraube. Die Wurzel, welche je nach der Bodenbeschaffenheit verschieden ist und den wichtigsten Theil der Pflanze bildet, steigt senkrecht nieder, ist 5—7 Fuß lang, oft 20 Pfund schwer, und bildet oben einen faustdicken Kopf, aus welchem kleine Nebenäste hervorgehen. Außen sieht sie gelblich, innen safrangelb und rothgeadert, fast wie eine Muskatnuß aus. Man nimmt sie, wenn sie 8—10 Jahre und noch länger im Boden gestanden ist, heraus, wenn im Herbste die Blätter verwelkt sind, oder sie im Frühlinge treibt. Sind nach sorgfältigem Reinigen die Nebenwurzeln weggeschnitten, so zerlegt man sie zum Trocknen in Stücke, wodurch sie viel von ihrem Gewicht verlieren, indem 100 Pfund frischer Wurzeln kaum 7 Pfund getrockneter geben. Sie wird dadurch aber auch kräftiger, läßt sich leicht zerreiben, hat einen eckelhaften, bitterlichen, zusammenziehenden Geschmack und starken, widerlichen Geruch, knirscht beim Kauen unter den Zähnen, färbt das Wasser, auch den Speichel gelb, ohne etwas Schleimiges spüren zu lassen und leistet in der Medizin vortreffliche Dienste. Für China, Ostindien 2c. bildet sie einen bedeutenden Handelsartikel. Die Chinesen sprechen sich über den Bau des R. nicht aus, und geben um keinen Preis Schößlinge oder Samen ab. In Europa und namentlich in England kultivirt man den handförmigen R., und bringt ihn als englischen R. (**R. anglicum**) in Handel; dessen Wurzelstücke sind weicher, blässer, in Geruch und Geschmack schwächer und knirschen nicht unter den Zähnen. Man unterscheidet vorzüglich 3 Sorten, nämlich: 1 russischer oder moskowitescher R. (**R. russicum s. moscoviticum**), kommt in flachen oder rundlichen, mehr oder wenig eckigen Stücken mit ziemlich weitem Bohrloche, außen röthlichgelb, meist hochgelb bestäubt, innen roth und weiß, netzaderig gestreift und marmorirt zu uns; färbt Speichel hochgelb. Nach dieser besten Sorte kommt 2. der chinesische, indische oder holländische R. (**R. chinense s. indicum s. hollandicum**), meist walzige, selten halbrunde, dichte und schwerere Stücke von blässerer Farbe, undurchbohrt und bitterer. Er heißt auch dänischer R., weil ihn die Dänen in Ostindien holen. 3. Persischer oder levantischer R. (**R. persicum s. levanticum**), dem vorigen ähnlich, nur sind die Stücke flach, außen dunkler und weniger bestäubt. 4. Weißer R. (**R. album s. imperiale**), milchweiße, 3köpfige faserige, geruchlose, fade Wurzel, welche am russischen Hofe als köstliches Arzneimittel geschätzt ist, und nicht im Handel vorkommt. Der ächte R. enthält einen starkpurgirenden harzigen Stoff (Rhein oder Rhabarberin), gelben Farbstoff, eisengrünenden Gerbstoff, Gallussäure, Zucker, Gummi, Satzmehl, ein fettes und ein flüchtiges Oel, sauerklee- und apfelsauren Kalk. — Man baut hin und wieder auch in Deutschland R. an, allein die Wurzel ist weit weniger gut, woran neben dem Boden auch dieß schuld sein mag, daß man sie schon nach 3—4 Jahren aushebt. Man pflanzt ihn durch Samen oder Wurzelzertheilung fort, und gibt ihm einen mittelmäßigen, sandigen, 7—8 Fuß tiefen, gut umgegrabenen Boden. Schweres, gebundenes Erdreich muß durch Mischung mit Seifensiederasche, Sand ꝛc. verbessert werden. Feuchter, nasser Boden ist untauglich. Auch will er eine sonnige, offene, geschützte Lage, wo die jungen Pflanzen 3 Fuß weit voneinander gesetzt und die Stöcke im Herbst mit kurzem Mist bedeckt werden. Im 2. Jahre blühen sie schon, während aber erst im dritten die Hauptblüthe eintritt. Die jungen Sproßen lassen sich im Frühjahr als Gemüse oder Salat verspeisen. Der R. wirkt kräftigend und erregend auf das Gefäßsystem, erhöht die Thätigkeit des Magens und Darmkanals, vermehrt und verbessert die Absonderungen der Verdauungssäfte und erhöht die thierische Wärme. Macht in größern Gaben Purgiren, worauf, wegen der stärkenden Eigenschaften oft Verstopfung folgt. Er ist da ein ausgezeichnetes Magenmittel, wo bei bitterem und saurem Geschmack Hunger aber kein Appetit vorhanden ist, oder wo man etwas genießen möchte und nicht weiß was, auch das Essen gleich widersteht, der Magen voll ist, drückt und sich die Uebelkeit bis zum Brechreiz steigert. Dabei ist in der Regel träger Stuhlgang, stinkende Blähungen, Drängen zum Stuhl und Unterleibsschmerzen. In diesem Falle gibt man von der Tinctur täglich 2—3 Mal je 20 Tropfen unter etwas Wasser, Aniswasser oder mit Zucker. Diese Tinctur wirkt in denselben geringen Gaben vorzüglich gegen Durchfälle. Gegen Verstopfung und gegen Würmer müssen die Gaben in dieser oder einer andern Form stärker sein. — Die Tinktur bereitet man aus 2 Quent Rhabarber mit ½ Schoppen Wein. Das Pulver ist frisch hellgelb, wird an der Luft dunkler und nach einiger Zeit unwirksamer; zu 2—4 Gran auf ein Mal wiederholt sehr magenstärkend, die Gedärme gelind antreibend; in größern Gaben wirkt es abführend, wurmwidrig; man gibt 10—15 Gran auf ein Mal. Als Wurmmittel setzt man meist noch die Hälfte geriebenen Wurmsamen bei, oder man gibt zuerst den Wurmsamen und nach einigen Stunden den R. Ein wässeriger Aufguß von R. wirkt ebenfalls stark abführend. — Zum gelinden Abführen für Kinder ist der R.-Saft für sich oder mit Mannasaft vorzüglich. Besonders magenstärkend ist die weinige Rhabarbertinctur, wozu 6 Loth zerschnittene Rhabarberwurzel, 1½ Loth zerschnittene Pomeranzenschalen, 2 Loth zerstoßene Cardemomen kommen, woran man 2 Schoppen (½ Maß) Malagawein gießt, dieß mehrere Tage stehen läßt, dann auspreßt, 8 Loth gepulverten weißen Zucker beisetzt, und nach dem Absetzen das Klare abgießt; davon nimmt man je 1 Theelöffel voll. — Der wellenförmige und sibirische R. (**undulatum s. rhabarbarum**) wächst in China und Sibirien, und hat grüngelbliche Blumen. — Dichter Rh. (**R. compactum**), stumpfe, sehr glatte, glänzende und am Rande feingezähnte Blätter. — Pontischer Rh., Rhapontik (**R. rhaponticum**), hat eine weniger wirksame Wurzel und ändert je nach der Bodenbeschaffenheit sehr ab. Dieser wird schon von dem alten arabischen Arzte **Roob Ribes** aufgeführt, und dient auch zur Bereitung einer Salbe, welche bei Entzündungskrankheiten vorzügliche Dienste leistet.

Rhabarber, wilder, Mönchs-R., s. Ampfer.

Rhapontikwurzel, die Wurzel des pontischen Rhabarbers.

Rheinbeerbaum, Rheinbesig, in mehreren Gegenden von Deutschland s. v. a. gemeiner Hartriegel.

Rheinweide, s. v. a. Ligustrer.

Rhus (Folia Rhois Toxicodentri), Blätter des Giftbaums; sie wirken in kleinen Gaben stark auf die Hautausdünstung, befördern den Stuhlgang, machen aber in größern Gaben Uebligkeiten, ja selbst Betäubung ꝛc. Rhus gehört zu den stark reizenden Mitteln, und wird deshalb in chronischen Rheumatismen, alten Unterleibsstockungen und Drüsenanschwellungen, ferner bei Lähmungen der Blase und des Mastdarms und blödsinniger Geistesschwäche angewendet. Die Dosis ist schwer zu bestimmen. Einige geben das Pulver der getrockneten Blätter zu $1/4$—$1/2$ gr., und nehmen zu einem Aufguß von ℥vii j nur 8—10 gr., und lassen diesen Eßlöffelweise nehmen. Von der Tinctur, welche am sichersten wirkt, gibt man 5—8 Tropfen einige Mal täglich.

Rhynchanthera grandiflora, gehört zu der Gattung Marianie, wächst in Guiana, schwitzt durch Drüsenhaare eine klebrige, balsamische Flüssigkeit aus. Die Blätter dienen zum Heilen von Wunden, die Blüthen als beruhigendes, Auswurf beförderndes Mittel, namentlich bei alten, schleimigen Husten. Die Rinde eignet sich zum Schwarzfärben.

Rhynchosie (Rhynchosia), Gattung der Familie Schmetterlingsblümler; 4lippiger Kelch, die obere Lippe zwei=, die untere 3spaltig; abfällige Blume, länger als der Kelch; 10 zweibrüderige Staubgefäße; kahler Griffel, etwas zusammengedrückte Hülse. — Arten: Kleinste R. (R. minima), windender, kantiger, etwas flaumiger Stengel; 3zählige Blätter, spitzig und unten getüpfelt; blattwinkelständige Trauben; gelbe Blumen; sammtflaumige Hülse. Wächst auf den Caraiben. Riecht unangenehm, enthält viel Canthartin. Der Same selbst kann tödten.

Ribisil, in Steiermark s. v. a. Johannisbeere.

Ribitzel, hin und wieder s. v. a. Johannisbeere.

Richardsonie (Richardsonia), Gattung der Familie Krappgewächse; zwitterig; überweibiger Kelch; trichterförmige Blumenkrone mit 3—5lappigem Saume; 3—5 Staubgefäße; 3—4fächerige Fruchtknoten mit eineiigen Fächern; 3—4spaltigen Griffel; häutige Spaltfrucht. Kräuter, welche in Mittel= und Südamerika wachsen; Blüthen in Köpfen mit 4blätteriger Hülldecke; Wurzel brechenerregend. — Arten: Scharfblätterige R. (R. scabra, Richardia scab.) 4—8 Zoll lange Wurzel; mehrere $1/2$—$1\,1/2$ Fuß hohe Stengel; gegenständige, $3/4$—$1\,1/2$ Zoll lange, kurzhaarige Blätter; gestielte, weiße Blüthenköpfe; bräunliche Samen. Wächst auf sandigen Feldern und an Wegen von Südamerika, dauert aus, blüht vom Juli bis Oct. Die Wurzel wird in der Heilkunde als weiße, oder mehlige, oder wellenförmige Brechwurzel (Ipecacuanha alba s. amylacea s. undulata) gebraucht und ist getrocknet außen weißlich grau oder bräunlich, gefiedert, innen weiß, mehlig, zerreiblich, der holzige Kern gelblich, riecht schwach dumpfig, schmeckt fad, etwas kratzend und eckelhaft, kann bei uns auch im Freien gezogen werden und wirkt schwächer als brauner Ipecacuanha.

Ricinusöl, Kastoröl (Oleum Ricini; Oleum Palmae Christi), es bildet ein erschlaffendes und einhüllendes Abführungsmittel, das jedoch auch im frischen Zustande eine gewisse flüchtige Schärfe besitzt. Man wendet es in allen Fällen an, wo fette Oele gut wirken und man bei entzündlichem und krampfhaftem Zustande des Darmkanals eröffnende und abführende Mittel gebrauchen will, wie bei Magen= und Darmentzündung, namentlich wenn letztere durch Brucheinklemmung verursacht ist, bei der Peritonitis, bei Entzündung der Leber, bei Nierenentzündung, so lange Salzmittel vermieden werden müssen, bei Blasen= und Gebärmutterentzündung, in gastrischen, galligen und Wurmfiebern, bei starkem Reiz der Leber und des Darmkanals, im Kindbettfieber, Bluthusten und Blutbrechen, bei entzündlichen Hämorrhoiden, Bleikolik, hartnäckiger Verstopfung und gegen Bandwürmer. Die Dosis für Erwachsene ist ℥ß — ij, für Kinder 1—2 Theelöffel voll. Man gibt es am besten in warmer, ziemlich stark gesalzener Fleischbrühe, oder mit Eigelb oder arabischem Gummi abgerieben, auch mit Salzen, Rheum, oder auch allein für sich, neben dem Gebrauch anderer Arzneimittel, bis Stuhlgang erfolgt,

Riechbirke, in mehreren Gegenden von Deutschland s. v. a. flaumhaarige Birke.

Riedgras (Carex), Gattung der Familie Cypergräser; 1 und 2 häusig; 2—vielblüthige Aehrchen; bei den männlichen Blumen befinden sich unter Einem Deckblättchen 3 Staubgefäße, während die weibliche Blüthe aus einem Deckblättchen und einer flaschenförmigen, 1blätterigen Staubweghülle besteht; aus letzterer bildet sich eine Hüllfrucht mit 3seitiger Schließfrucht. — Arten: behaartes R. (C. hirta), treibt Wurzelausläufer; 4 Zoll bis $1\frac{1}{2}$ Fuß hoher Schaft; meist behaarte Blätter und Blattscheiden; ährige Blüthen. Wächst auf sandigen Stellen, an Wegen, Bächen ꝛc., dauert aus und blüht im Mai und Juni. Die Wurzelausläufer werden ganz wie die der Sand-Segge gebraucht. Die zahlreichen Arten des Riedgrases werden von dem Vieh verschmäht, da die Blätter zu scharf, spitzig und schneidend sind. Nach und nach geben sie sumpfigen, nassen Stellen einige Festigkeit.

Riemenblume (Loranthus), Gattung der Familie Geisblattgewächse; 2häusig oder zwitterig; mit dem Fruchtknoten verwachsene Kelchröhre; überweibiger Saum; 4—8 oder 5—6 Kronenblätter; vor denselben stehen eben so viel Staubgefäße; unterständiger Fruchtknoten; fadenförmiger Griffel; 1samige Beere; meist schmarotzende Kräuter. — Arten: Europäische R. (L. europaeus), kahl und ästig; 2—4 Fuß hoch; stielrunde, sparrige Aeste mit ringförmigen Gelenken am Grund; gegenständige, nervenartig gerippte Blätter; einfache endständige Aehren; kleine, gelblich-grüne Blüthen; hellgelbe, kugelige Beeren; wächst auf Eichen, blühlt im April und Mai und bildet die ächte Eichenmistel (Viscum quernum), und von den Zweigen erhält man das ächte Eichenmistelholz (Lignum Visciquerni.)

Riementang (Laminaria), eine Gattung der Tangalgen. — Arten: Zucker-R. (L. sacharina) eßbar und zur Jodinbereitung brauchbar. — Eßbare R. (L. esculenta), wird roh und gekocht gegessen und wirkt antiskorbutisch. — Fingerförmiger R. (L digitata), olivengrün, trocken gelblich; wird wie der Zucker-R. benützt. Siehe unter Algen.

Riesenananas, eine saftige, süße, 9—11 Zoll hohe Ananasart; nicht emfindlich und leicht zu erziehen.

Riesencypresse, s. v. a. virginische Cypresse.

Rieseneiche, die amerikanische rothe Eiche; längliche, tiefbuchtige Blätter; wird über 100 Fuß hoch.

Riesenklee, s. v. a. gebräuchliche Melote, ergiebige aber nicht gute Futterpflanze.

Riesenkohl, in Samenkatalogen s. v. a. großes Weißkraut.

Riesenmais, Riesenwelschkorn, s. v. a. amerikanischer gemeiner Mais.

Riesentrespe, Riesenschwingel, eine Art des Schwingel- oder Wiesengrases; faserige Wurzel; aufrechter, 3—4 Fuß hoher, beblätterter Halm, schlaffe Rispe; blüht im Juni und Juli, reift im Aug., und wächst häufig in Niederungen.

Rießling, eine gute weiße Weinsorte; kleiner Rebstock; Blatt mehr rund, 5, selten 3 lappig; Beere rund, oft etwas plattgedrückt, weißgrün, großnarbig, feinpunktirt, grauduftig, sehr markig und fleischig, aromatisch, angenehm und süßschmeckend, 2kernig, bei völliger Reife roth angelaufen.

Reth, in mehreren Gegenden von Deutschland s. a. a. gemeines Rohrschilf.

Rinde (Cortex), die Oberhaut, welche das Holz der Stämme bekleidet.

Rinde, zusammenziehende brasilianische (Cortex adstringens brasiliensis), stammt von einem brasilianischen Baum, kommt in $\frac{1}{3}$—1Fuß langen, meist rinnenförmigen, schmutzig-rothbraunen, höckerigen, eichenrindenartigen Stücken zu uns, enthält vorzüglich eisengrünenden Gerbstoff, und dient gegen chronische Diarrhöen, Blennorrhöen, namentlich bei Schleimflüßen der Harn- und Sexualorgane, wird leicht verdaut und macht keine Verstopfung. Die unächten Rinden, welche der ächten im Uebrigen gleichen, sind bitterer.

Rindsauge (Baphthalmum), Gattung der Familie Vereinblüthler; dachziegelige Hülldecke; weibliche, einfach gereihte Randblüthen; zwitterige Scheibenblüthen; röhrenförmige Blumenkrone; die Randblüthen haben 3kantige Schließfrüchte, kronenförmige Fruchtkrone. — Arten: Weidenblätteriges R. (B. salicifolium), frantiger, etwas behaarter Stengel; weichhaarige Blätter, kahle Schließfrüchte; im südlichen Deutschland auf Kalkboden, unter Gesträuch, dauert aus und blüht im Juli und Aug. Riecht gerieben terpentinartig, und wird in Oberitalien, Tyrol ꝛc. für ein kräftiges Mittel gegen den Biß giftiger Schlangen und wüthender Hunde gehalten; wirkt schwach narkotisch. — Großblumiger R. (**B. grandiflorum**), Zierpflanze in unsern Gärten, wächst in Italien, Oesterreich und in der Schweiz wild, wird 2 Fuß hoch und hat große, glänzendgelbe Strahlenblumen, welche vom Juni bis Oct. ununterbrochen blühen.

Ringelblume (**Calendula**), Gattung der Familie Vereinblüthler; halbkugelige, Hülldecke; weibliche fruchtbare Randblüthen; 1lippige Blumenkrone; zwitterige, unfruchtbare Scheibenblüthen; röhrenförmige Blumenkrone, 2—3fach gereihte Schließfrüchte. — Arten: Gebräuchliche R. (**C. officinalis**) 1—2 Fuß hoher, etwas kantiger und kurzhaariger Stengel; etwas fleischige, weichhaarige Blätter; pomeranzen- oder citrongelbe, 1½—2 Zoll im Durchmesser haltende Blüthenköpfe; nachenförmige Schließfrüchte. In Südeuropa auf Aeckern; wird häufig in Gärten gezogen, ist 1jährig und blüht vom Juni bis Oct. Kraut und Blüthen riechen stark, schmecken scharf, etwas salzig und bitterlich, und enthalten einen bitterlichen Extractivstoff (Calendulin), ätherige Oele, Gummi und apfel- und phosphorsaure Salze. Mit den Randblüthen wird der Safran häufig verfälscht; auch mischt man die Blüthen häufig unter die gebräuchlichen Wohlverleiblüthen. Wird innerlich gegen Magenkrampf und hartnäckiges, auf Krebsbildung hinweisendes Erbrechen, gegen Skropheln und Drüsenanschwellungen, äußerlich gegen krebsartige Geschwüre in Salbenform gebraucht. Zu innerlichen Gaben wird von den Blumen und dem Kraut frisch ausgepreßter Saft 1—2 Löffel voll unter einem Glas warmer Milch oder Fleischbrühe, auch Aniswasser oder lauterem Wasser mit Zucker versüßt genommen. — Zur Salbe nimmt man so viel Saft zu frischer Butter, als nöthig ist, daß damit noch Geschwüre verbunden werden können, was täglich 2—3mal geschehen muß. — Ist auch als eröffnendes, auflösendes, schweißtreibendes Mittel, besonders bei Unterleibsstockungen, bekannt. Aeußerlich wird sie im Aufguß oder Abkochung zu Umschlägen gegen verhärtete Drüsen, zum Verband krebsartiger Geschwüre, zu Einspritzungen gegen Mutterkrebs benützt. Der Extract wird in Auflösung oder mit Fett zu Salben zu den nämlichen Zwecken verwendet. Der **Liquor Calendulae** dient auch als Wundbalsam und als blutstillendes Mittel. Die Dosis des Extractes ist innerlich im Tage **gr. xij**—ʒj. — Aeußerlich nimmt man zu einer Abkochung ʒij—℥β der Blumen und des Krautes zu ℔j Wasser. Der Extract wird zu Salben von ʒj—iß Fett, Wachs oder Oel genommen. — Acker-R. **C. arvensis**), ungleichlanzettige Blätter; weichstachelige Schließfrüchte, davon die äußersten geschnäbelt; im mittlern Europa in Weinbergen, auf Aeckern ꝛc.; 1jährig. Blüht vom Juli bis Oct. und soll dieselben Heilkräfte haben wie die vorige Art. Die frischen, gleichfalls gelben Strahlenblumen dienen auch zur Erweichung harter Geschwüre. Kocht man dieselben mit Alaun, so erhält man eine gute Malerfarbe. Durch Destillation gewinnt man daraus ein Wasser, welches vorzüglich gegen entzündete Augen ist. — Afrikanische R. (**C. pluvialis**; **C. africana**), alle R., namentlich diese, zeigen die Veränderung des Wetters an; öffnen sie ihre Blätter Morgens zwischen 6 und 7 Uhr, so bleibt das Wetter den Tag über klar und trocken; Nachmittags 4 Uhr beginnen sie sich wieder zu schließen. Schlafen sie Morgens nach 7 Uhr noch, so tritt bestimmt noch vor Eintritt der Nacht Regen ein.

Rinnenblume (**Hydrophyllum**), Gattung der Familie Rauchblättler; 5theiliger Kelch, jede Buchte mit einem herabhängenden Anhängsel; 5spaltige, röhrig-glockige Blumenkrone; 5 hervorragende Staubgefäße; vorn 2spaltige Griffel; 1fächerige, 2schalstückige Kapsel; 2 große Samenhalter, welche eine innere zweite Kapsel vorstellen. — Arten: Virginische R. (**H. virginicum**), ästiges, etwas flaumiges, 8 Zoll hohes Kraut mit fiedertheiligen, 3—7zipfeligen Blättern; trugdolden-büscheligen, weißlichen Blüthen; ausdauernd. Wächst in Nordamerika. — Canadische R. (**H. canadense**), eine Abkochung von Kraut und Wurzel ist gut gegen Schlangenbisse, sowie gegen den Hautausschlag, welchen der Giftsumach erregt.

Rispengras (**Poa pratensis**), Wollengras, eines der gewöhnlichen Gräser auf trockenen Wiesen, an Rainen; hat einen schwachen, 2—3 Fuß hohen, knotigen Halm mit einer beinahe ¼ Elle langen hängenden Rispe; ist grün ein Leckerbissen für das

Rindvieh, und wird auch von Schafen und Ziegen gerne gefressen. Es säet sich von selbst aus, und verdient an solchen Stellen, wo es noch sparsam steht, geschont zu werden, damit es sich mehr bestocke. S. Gras.

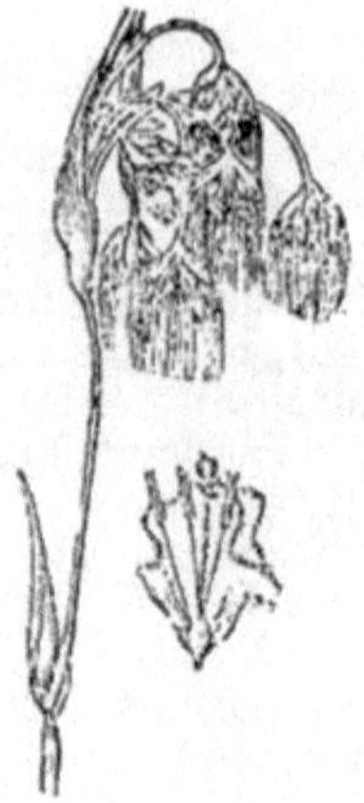

Rispengras.

Rispenhirse, s. v. a. grauer, spreizender Hirsenfennich.

Rittersporn (Delphinium), Gattung der Familie Ranunkelgewächse; 5 blumenkronartige Kelchblätter; von denen das obere gespornt ist; 4 Blumenblätter, davon die 2 obern gespornt; oft sind diese 4 Blumenblätter in ein einziges gesporntes verschmolzen; zahlreiche unterweibige Staubgefäße; 1—3—5 Staubwege mit fädlichem Griffel; 1—3—5 vielsamige Balgkapseln. — Arten: Feld-R. (**D. consolida**), auf unsern Kornäckern bekannte, oft als Unkraut lästige, über 1 Fuß hohe Pflanze mit ästigem Stengel und vielfach getheilten Blättern; an demselben erscheinen im Juli bis spät im Herbst schöne dunkelblaue Blumen mit einem Sporn, welche einen netten Strauß bilden. Bienen besuchen die Blüthen gerne. Früher brauchte man sie gegen Augenentzündungen, während der ausgepreßte Saft eine gute grüne Farbe für Zuckerbäcker gibt; mit Alaun zersetzt erhält man eine blaue Farbe, welche auch als Dinte gebraucht werden kann. Hin und wieder mischt man die getrockneten Blumen unter Rauchtaback, um demselben einen angenehmen Geruch zu geben. Blätter und Blüthen (**Herba et Flores consolidae regalis s. Calcatrippae**) wirken eröffnend, harntreibend und wurmwidrig. Der schwarze Same wirkt noch kräftiger, macht in größern Gaben Eckel, Durchfall und starken Schweiß, und ist eine Tinctur davon gut gegen Krampfhusten. — Dieselben Eigenschaften besitzt der Garten-R. (**D. ajacis**); einfacher, 2—3 Fuß hoher Stengel, größere, zum Theil gefüllte und verschieden gefärbte Blumen, welche zuweilen in schönen, 1/4 Elle langen Aehren prangen; wuchert durch den ausfallenden Samen manchmal als Unkraut. — Scharfer R. (**D. Staphisagria**), 2—3 1/2 Fuß hoher, drüsenhaariger Stengel; dickliche, flaumige, handförmig 7—5theilige Blätter; verlängerte, vielblüthige Trauben; blaßblauer oder violetter Kelch mit einem grünen Fleck an den Blattspitzen, außen flaumig, mit sackförmigem, kurzem Sporn; 4 bläulich-weiße Blumenblätter; 3seitiger, großer, brauner Samen, welcher beim Zerreiben unangenehm riecht, sehr scharf und bitter schmeckt, als Stephans- oder Läusekörner (**Semen Staph. s. Staphidisagriae**) bekannt ist, und ein scharfes, an Apfelsäure gebundenes Alkaloid (Delphinin), fettes Oel, Gummi, Eiweiß, Amylum, mehrere Salze ꝛc. enthält. Wirkt stark purgirend, emetisch und wurmwidrig, und wird gegen Ungeziefer auf dem Kopfe gebraucht, wobei jedoch keine wunden Stellen sein dürfen; ebenso gegen Flechten, und die auf dem Haarkopfe sich bildenden Schuppen, ist auch gut für den Haarwuchs. Ferner gut bei Gichtknoten, Entzündung der Augenlider, wenn diese in Folge von Drüsenausschwitzungen zukleben. Gegen das Ungeziefer streut man das Pulver auf, in andern Fällen aber wendet man Waschungen und Umschläge eines Absudes an. Wächst im südl. Europa.

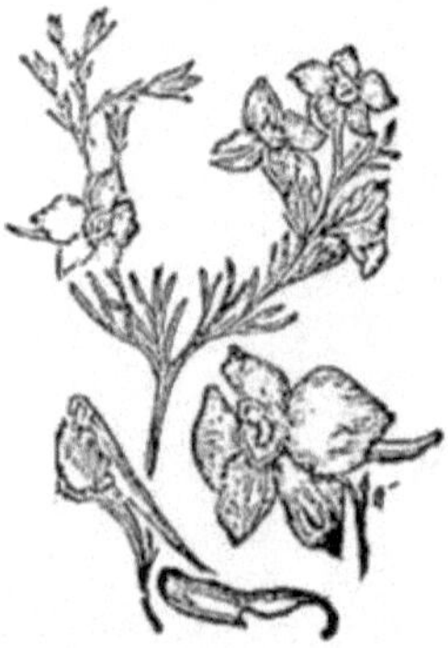

Robinie, (Robinia), Gattung der Familie Schmetterlingsblümler; 2lippig-5zähniger Kelch; schmetterlingsförmige Blume mit großer Fahne; 10 2brüderige, abfällige Staubgefäße; vorn bärtige Griffel; sitzende, 1fächerige, vielsamige Hülse. — Arten: Stachelige R. (**R. hispida**), Baum mit borstig-weichstacheligen Aestchen, unpaarig gefiederten, stachelspitzigen und kahlen Blättern, borstenförmigen Nebenblättchen, blattwinkelständigen Trauben, großen, rosenrothen Blumen. Blüht in Nordamerika im Juni und Juli und findet sich bei uns in Gartenanlagen. — Gemeine R. (**R. pseudacacia**), Baum mit kahlen Aestchen, unpaarig gefiederten Blättern, welche jung seidenhaarig, später kahl sind; blattwinkelständige, vielblüthige Trauben; weiße Blumen mit grünlicher Fahne in der Mitte; kommt mit und ohne Nebenblattdornen, sowie mit äußerst dichter Krone als **Kugelacacie** vor. Ist in Nordamerika zu Hause, wird aber bei uns häufig gepflanzt, und blüht im Mai und Juni wohlriechend. Wächst rasch und hat ziemlich gutes Holz. Die Blüthen sind eine gute Bienenweide, dienen zum Gelbfärben, zur Bereitung eines Syrups, der gelinde abführt. Wurzel und Bast riechen und schmecken fast wie Süßholz und werden wie dasselbe gebraucht. Die Blätter sind als Viehfutter geschätzt, und aus dem Samen kann man ein Oel pressen. Heißt auch weiße Acacie.

Robsonie (**Robsonia**), Gattung der Familie Ribselgewächse; tiefer, meist 4, selten 5theiliger Kelch; meist 4, selten 5 sehr hervorragende Staubgefäße; gleicht sonst der Gattung Kraußbeere. — Arten: Große R. (**R. speciosa; Ribes spec.; Rib. stamineum**), dorniger, kraußbeerenartiger, 3—5 Fuß hoher, ästiger Strauch; am Blättergrunde meist 3theilige, rothe Dornen; kahle, 3lappig gespaltene Blätter; 2—5blüthige, überhängend Trauben; dunkelrother, drüsig behaarter, 4—5theiliger Kelch; rothe Blumenblätter; 4 Staubgefäße; dunkelrothe Staubfäden; blüht in Californien im April und Mai.

Rockamboll, Knoblauchart, welche sich von dem gemeinen Knoblauch durch größere und dickere, mehr ausgebreitete Wurzel- und Doldenzwiebeln unterscheidet; dickzwiebeliger Knoblauch.

Rockenbolle (**Rocambole**) s. v. a. Rockenbollen-Porrey; s. u. Porrey.

Röhrencassie (**Fructus Cassiae Fistulae**), die Früchte der röhrenfrüchigen Cassie; s. u. Cassie.

Röhrenflechte (**Siphula**), Gattung der Familie Röhrenflechten; vertikales Gestell; strauchig, bewurzeltfasert. — Arten: Madreporenförmige R. (**S. madreporiformis**) $\frac{1}{2}$—1 Zoll hoch; bildet polsterförmige Rasen auf den Alpen.

Röhrenhüllmoos (**Jungermannia**), Gattung der Familie Jungermannienmoose; geschlechtshüllartige, röhrige, 1blätterige Stielhülle: Geschlechtshülle fehlt; häutige Staubweghülle; hornartige, 4schalstückige Keimkapsel auf einem Borstenstiele; kugelige Keimkörner. — Arten: Strichfarrnartiges R. (**I. asplenioides**), aufsteigender, ästiger, $\frac{1}{2}$—3 Zoll langer, rothbrauner Stengel; gelbliche, glänzende Blätter; Staubweghülle mit langem Griffel und 6—10 Nebengriffeln; schwarze, ovale, glänzende Kapsel; doppelte, braune Schlenderfäden. Unter Laubmoosen in Laubwäldern, Hohlwegen, Gebüsch. Trägt im April und Mai Früchte. — Schattenliebendes R. (**I. ambrosa**), schwach-schimmernd und gelbgrün; braunrother, niederer Stengel; gegenständige, 2reihige, tief 2theilige, blaßgrüne Blätter. Ist oft purpurroth (**I. purpurea**), rasenartig, mit brauner Keimkapsel. Reift im Frühjahr.

Röhrenlauch, in mehreren Gegenden von Deutschland s. v. a. Schnittzwiebel.

Röhrenmanna, der getrocknete, rinnenförmige Saft der europäischen Blumenesche; s. u. Blumenesche.

Röhrenpilz (**Boletus**), Gattung der Familie Hullinge; fleischiger Hut auf mittelständigem Fuße; vom Hut gesonderte Schlauchschicht; von einander trennbare, offene Röhren; Körnerschläuche mit kleinen Keimkörnern. — Arten: Hexen-R. (**B. luridus**), Hexenpilz, netzaderiger, dicker, rother oder gelblicher Fuß; kissenförmiger, etwas filziger Hut, jung olivengrün, dann gelblichbraun, etwas kleberig; oft spannengroß. Das gelbe Fleisch wird an der Luft blau, soll aber doch nach dem Abbrühen genießbar sein. Im Sommer und Herbst in Bergwäldern, unter Eichen 2c. — Satans-R. (**B. Satanas**), mittelständiger Fuß, 2—3 Zoll hoch, 2—4 Zoll dick, dunkelroth, innen festfleischig, weißgelb, gewölbter, 3—7 Zoll breiter, weißgelber, etwas kleberiger Hut. Der in's Bräunliche oder Grünliche spielt; mattweißes, etwas röthliches, am Bruch bläuliches Fleisch. Ist sehr giftig, und wer davon genossen hat, kann sich nur durch Trinken von Oel und Milch und ähnlichen Klystieren retten. — Eßbarer R. (**B. edulis**), Steinpilz,

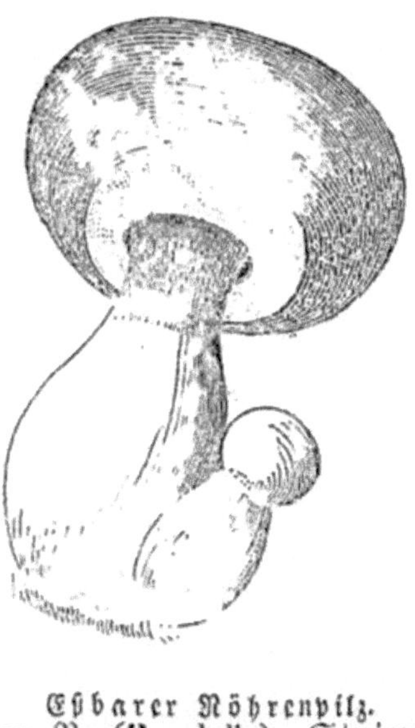

Eßbarer Röhrenpilz.

großer Kuhpilz, Herrenschwamm, fest fleischiger, netzaderiger Fuß, weißlich oder blaßbräunlich; großer, kissenförmiger, kahler, weicher, brauner Hut mit rothem Rand, dessen Oberhaut bei trockenem Wetter zerreißt; stets weiß bleibendes Fleisch. Das Fleisch schmeckt angenehm nußartig, und wird roh und gekocht gegessen. Im Sommer und Herbst in Nadelwäldern und auf Haiden. — Erzfarbiger R., Löcherschwamm, schwarzer Steinpilz (**B. aereus**), ziemlich dünner, netzaderiger Fuß, gelb oder bräunlich; festfleischiger, kahler, nuß- oder schwarzbrauner Hut; sehr dickes, weißes oder hellschwefelgelbes Fleisch; noch besser als der vorige. Wächst in Süddeutschland und Frankreich. — Rauher R. (**B. scaber**), langer, oben dünner, schuppig-scharfer Fuß; flockiger Vorhang; kissenförmige, 2—5 Zoll breiter Hut, welcher kleberig, schuppig und trocken rissig ist; das weiße Fleisch wird an der Luft blau oder schwärzlich; weiße, freie Röhren mit mennigrother Mündung; rostfarbene Keimkörner. Die Hutfarbe ändert sehr ab und ist eßbar, namentlich jung.

Röhricht, in einigen Gegenden Deutschlands s. v. a. Schilf.

Roggen (**Secale**), Gattung der Familie Gräßer; einzeln auf den Spindelzähnen sitzende Spelzenblumen, 2blüthig, nebst Ansatz und einer dritten langgestielten Blüthe; pfriemenförmige, schmale Klappen; 2kläppige Blüthenhüllchen; 3 Staubgefäße; vorn zottige Fruchtknoten; von dem Kläppchen umgebene Schließfrucht. — Arten: Gemeiner R. (**S. cereale**), Winterroggen (**S. c. hybernum**), Grundform. Wird in ganz Europa angebaut, und bildet den Hauptnahrungsgegenstand des ganzen nördlichen Deutschlands, Belgiens ꝛc. Hat weniger weißes und gutes Mehl als der Weizen, gibt aber doch ein gesundes, schmackhaftes Brod. Die Hülse enthält eine aromatische Substanz, welche erfrischend auf den thierischen Körper wirkt, wie dieß schon der nervenstärkende Wohlgeruch des frischgebackenen Brodes verräth, und ist es namentlich dann für sitzende Leute gut, wenn das Mehl sammt der Hülse verbacken wird. Der R. trägt eben so viel Körner, wie der Weizen, und noch mehr Stroh, welches zu Strohflechtereien sehr gut geeignet ist. Der Ertrag ist ziemlich sicher, auch begnügt er sich mit weniger gutem Boden, und wenn er bei trockenem Wetter in die Erde kommt, so ist ein Mißrathen selten, verdient daher alle Beachtung, namentlich für schlechtere Gegenden, zumal er, wie schon gesagt, fast in jedem Boden gedeiht, die stärkste Kälte verträgt, und selbst da noch einen Ertrag gewährt, wo alle andern Fruchtarten verkümmern. Am besten gedeiht er auf Sandfeldern, wo er viele Jahre nacheinander auf sich selbst folgen kann, ohne zurückzuschlagen. Um bald im Frühling gutes Futter zu haben, säet man ihn im Herbst so bald als möglich auf ein Feld, das im künftigen Jahr mit Kartoffeln, Dickrüben, Taback ꝛc. bestellt werden soll, und mäht ihn dann im Frühlinge ab. Er gewährt so einen schönen Ertrag, und ist namentlich in futterarmen Jahren zu berücksichtigen. Der Roggenkaffee ist eins der beliebtesten Kaffeesurrogate, und wird auf folgende Art bereitet: Man weicht den Roggen über Nacht in kaltes Wasser ein, gießt dasselbe Morgens wieder ab, und bringt denselben wieder in frisches Wasser, welches sodann über das Feuer gesetzt und bis zum Sieden gebracht wird. Wenn nun die Körner aufgesprungen sind, werden sie in einen Seiher gebracht, dreimal ganz siedendes Wasser darüber gegossen, und nachdem das Wasser abgelaufen ist, werden die Körner in der Sonne oder auf einer heißen Platte schnell getrocknet, sodann wie Kaffee, (nur recht hell) geröstet, gemahlen, in einen Steintopf eingedrückt und verschlossen aufbewahrt. Verschiedene Kaufleute mengen darunter etwas Kaffee, und verkaufen ihn unter dem Namen **Patent- Mode-** oder **neuer Kaffee**. Das Getränk hievon ist sehr nährend, hat keinen unangenehmen Geschmack, und kann als das beste Kaffeesurrogat empfohlen werden. Kleie von Roggen gebraucht man zu zertheilenden und erweichenden Umschlägen, und den Sauerteig, mit Senf vermischt, als Reizmittel für die Haut. Wenn man geröstete Brodkrusten mit siedendem Wasser übergießt, so ist dieß für sich oder mit andern Zusätzen ein gutes Getränk für Fieberkranke. — Der Thee aus den jungen, saftigen Pflanzen ist gut bei Schwäche der Brustorgane, erfordert aber Vorsicht, sonst kann er Blutspeien und andere Zufälle erregen. — Nässe ist dem R. nachtheilig und verursacht den Brand und den Hahnensporn. Dieser ist ein widernatürlicher, starker Auswuchs des Kerns, der zuweilen 1 Zoll lang wird, innen violett, außen schwarz aussieht, einen eckelhaft-süßen Geschmack hat und wahrscheinlich von einem Insektenstich herrührt. Ist er in Menge im R. vorhanden und wird er mit den guten Körnern gemahlen, so macht der Genuß des daraus gebackenen Brodes Uebelkeit und Schwindel. Anders ist das Mutterkorn, gleichfalls ein Auswuchs des Roggenkerns, der von Kälte oder Nässe und von der zurückgehaltenen Ausdünstung, während der Kern in der Milch ist, herrühren mag, doch nicht so sehr schädlich ist, indem das daraus gebackene Brod keine besonders nachtheilige Folgen zeigt. Ob das Mutterkorn wehenbefördernde Eigenschaften besitzt, steht dahin. Mit geröstetem Roggen kann man dem Vieh dicke Hälse vertreiben, wobei man jedoch behutsam verfahren muß, weil diese sich sonst leicht entzünden. Der Roggenbranntwein hat einen Fuselgeruch und Geschmack, welchen man dadurch entfernt, daß man Kohlen von Linden, Pappeln, Weiden oder Birken klein zerschlägt, in einem irdenen oder eisernen wohlverschlossenen Topf ½ Stunde lang glüht, nach dem Erkalten zu Pulver stoßt und sofort davon 33 Pfund in ein Faß von 3 Eimern kölnisch wirft. Der fuselige Branntwein wird darein gegossen, das Faß zugespundet, ½ Stunde lang herumgerollt, und das Herumrollen von 4 zu 4 Stunden wiederholt, bis sich der Geruch verloren hat. — Außer diesem Winter-R., Johannis-R., Winterkorn, hat man noch folgende Abarten: Sechszeiliger Winterroggen; gelblich-weißer Halm; astlose, bei der Reife 6zeilige Aehre; 3blüthige Spelzenblumen; liefert einen großen Körnerertrag und heißt auch ägyptisches Korn ägyptischer R., Jerusalemskorn. — Winter-R. mit bräunlichem Halme, wird über Winter ausgesäet; bestaudet sich mehr als der gemeine Winter-R., gewährt im Stroh und Körnern einen großen Ertrag und heißt auch Kleb-R., Staudenkorn. — Winter-R. mit ästiger Aehre, die Aehre hat einige Aestchen und ist eine unbestimmte, durch recht fetten Boden erzeugte Spielart. — Sommer-R. wird am Frühjahr ausgesäet, und ist durch mehrjährige Kultur die Grundform zur Sommerfrucht geworden. — Der Staudenroggen entstand durch wiederholt frühere Einsaat der Grundform, wodurch er sich kräftiger bestockt; hieher gehört das archangelische, das wallachische und das norwegische Staudenkorn.

Rohr, s. v. a. Schilf.

Rohr, spanisches, s. u. Rottang.

Rohrkolben (Typha), Gattung der Familie Rohrkolbengewächse; 1häusig; getrennte Blüthen in Aehren, die männlichen Blüthen haben einen Staubfaden mit 2—4fächerigem Staubbeutel an der Spitze; am Grunde fast haarförmige Geschlechtshüllblätter; die weiblichen Blüthen bestehen aus mehreren borstenförmigen Geschlechtshüllblättern, welche einen Staubweg umgeben, der sich später zu einem langen Fruchthalter erhebt. Die Frucht ist eine häutige, 1samige, gekrönte Nußhülse. — Arten: Breitblätteriger R. (T. latifolia), Liesch- oder Wasserkolbe, bei uns gemeines, schilfartiges Gewächs, welches man in Sümpfen und stehenden Wassern in Menge antrifft; wird 5—6 Fuß hoch, hat breite, schwertförmige, 3 Fuß lange Blätter, und auf der Halmspitze eine äußerlich dunkelkastanienbraune, walzenförmige Kolbe, die 6—10 Zoll lang und 1 Zoll dick ist, und aus einer weißlichen, feinen, weichen, dicht zusammengedrängten Samenwolle besteht. Mit einem Zusatz von Haaren oder Schafwolle kann man daraus einen guten Filz bereiten, auch ist sie zum Wattiren von Converten sehr geeignet, doch ballt sie sich mit der Zeit in Klumpen zusammen, wenn sie nicht mit Schafwolle vermischt ist. Die Blätter werden von den Küfern (Bindern) zum Einlegen und Verstopfen der Dauben und Böden an den Fässern benützt. Für's Vieh taugt dieß Gewächs um so weniger, als ihm die Wolle leicht tödtlich werden kann. Der stärkmehlhaltige, zusammenziehende Wurzelstock ist gut gegen Dysenterien, Gonorrhöen, bei Wundgeschwüren, und wirkt blutreinigend und harntreibend; er ist samt den jungen Trieben eßbar. Den reichlichen Blüthenstaub findet man bisweilen anstatt des Bärlappsamens. Die Wollhaare wirken gut bei excoriirten Frostbeulen. — Schmalblätteriger R. (T. angustifolia), bandförmige, etwas steife Blätter, welche länger sind als der Blüthenschaft; männliche Blüthen von den weiblichen entfernt; in stehenden Gewässern und Flüssen; dauert aus, blüht im Juni und Juli wird wie die vorige Art benützt.

Rohrschilf, s. v. a. Schilf (s. d.).

Rohrwurzel (Radix Arundinis vulgaris), die Wurzel des gemeinen Schilfs; s. u. Schilf.

Rollgerste, s. v. a. kurze, sechszeilige Gerste.

Rosamala-Wälder, Wälder auf den Gebirgen von Java, welche von dem indischen Amberbaum gebildet werden; s. u. Amberbaum.

Rose, (Rosa), Gattung der Familie Rosengewächse; krugförmiger, meist 5spaltiger Kelch; fleischige, vorn verengte Röhre; verwelkender Saum; 5, selten 4 Blumenblätter; 20 oder mehrere Staubgefäße, welche wie die Blumenblätter dem Kelche vor der drüsigen Scheibe eingefügt sind; zahlreiche Fruchtknoten in der Kelchröhre; aus der fleischigen Kelchröhre bildet sich eine beerenartige Hüllfrucht mit vielen harten Schließfrüchten. — Arten: Gemeine R., Gartenrose, hundertblätterige R. (**R. centifolia**). Wir haben von dieser Rose, welche man wegen ihrer schönen Form, ihres erquickenden Geruchs und ihrer angenehmen Farben schon die Königin der Rosen nannte, eine Masse Spielarten, von denen viele in unsern Gärten gemein sind. Die berühmteste ist die Gartenrose, welche aus dem nördlichen Persien abstammen soll, unser Klima sehr gut erträgt und sich jetzt überall findet. In gutem Boden bildet sie einen 4—8 Fuß hohen, dornigen Strauch, und läßt sich auf einen Hagebuttenstamm oculirt leicht zu einem 10—14 Fuß hohen Bäumchen ziehen. Die wichtigsten Abarten davon sind: Königscentifolie, mit vielen, schönen, großen Blumen; holländise R.; zweifarbige R.; portugiesische R.; weiße Centifolie; kleine oder Jungfernrose, welche nach allen Seiten kleiner ist, und bei einem wundernetten Bau das gefälligste Ansehen hat. — Bei der gemeinen R. geben die frischen Blumen durch Destillation mit Brunnenwasser das bekannte Rosenwasser, welches man an verschiedene Speisen thut und zu Backwerk benützt; auch in der Medicin leistet es Dienste. Wenn 3/4 ungesalzenes Rosenwasser mit 1/4 Franzbranntwein vermischt und damit Morgens, Mittags und Abends schwache Augen gewaschen werden, so erhalten sich diese so gut, daß auch allerlei Augenbeschwerden weniger empfindlich fallen und man doch ohne Brille lesen kan.*) Auch geben sie einen Rosenhonig, Rosensyrup und Rosenessig. Sammelt man die völlig aufgeblühten Rosen Vormittags, und sondert man die Blätter vom Kelch und den Befruchtungswerkzeugen sorgfältig ab, so geben sie ein gutes Mehl, wenn man die Blätter von 100 Stücken klein wiegt, mit zwei Dottern von Hühnereiern vermischt, Wasser daran thut, Weizenmehl dazu knetet, daraus Kuchen macht, solche in einem Ofen backt, darauf zu Pulver stoßt und durch ein Haarsieb ständt. Werden wenige Löffel voll von diesem Mehl mit süßer Milch angerührt, an gelindem Feuer gekocht, mit Zucker und Zimmt gewürzt, so erhält man ein Mus, welches besonders für schwächliche und alte Personen ungemein nahrhaft ist. Diese Rose wird durch ihre Ausläufer vermehrt. Ein Aufguß der frischen Blätter gibt ein gelindes Purgirmittel. Sie wird gelind adstringirend, und durch ihr ätherisches Oel etwas reizend. Man benützt namentlich die Blumenblätter der rothen Rose, um geschwächten, aufgelockerten Theilen mehr Kraft zu geben, z. B. als Gurgelwasser bei aufgelockerten Schleimdrüsen, Mandeln, Zäpfchen; auch als heilendes Waschwasser. In gleicher Absicht wendet man den Rosenessig theils für sich, theils etwas mit Wasser verdünnt oder wie beim Gurgeln, oder bei aufgelockertem Zahnfleisch noch mit einem Zusatz von Honig an. Der Rosenessig wird also bereitet: auf 8 Loth rothe Rosenblätter gießt man so viel heißen Essig, daß die Flüssigkeit, welche man nach einer Stunde abfiltrirt, 1 1/2 Pfund beträgt. — Französische, Zucker-, Essig-, Knopfrose (**R. gallica**), der bedornte Strauch etwas kleiner, die Blumen selten so stark gefüllt, auch ist ihr Geruch schwächer, dagegen haben sie eine schöne, dunkle, Carmoisinfarbe. Bei einer Spielart, der Sammtrose, sind die Blumen dunkelpurpurroth, in's Schwarze übergehend, von schwachem, doch angenehmem Geruch und lieblichem Ansehen. Die mehr adstringirenden Blätter (**Fl. Rosarum rubrarum**) muß man zum officinellen Gebrauch bei trockener Witterung einsammeln, dann sind sie aber vorzüglich unter Räucherpulver, zu Essig und zu einem reinigenden Honig. — Die weiße R. (**R. alba**), wächst im südlichen Europa wild, ist bei uns sehr gemein und wächst zu einem 10—12 Fuß hohen Strauch, bei dem Stamm und Blattstiele bedornt sind. Die etwas süßlich riechenden Blumen geben durch Destillation ein wohlriechendes Wasser. Es gibt davon mehrere Spielarten, von denen folgende die wichtigsten sind: große, vollblätterige weiße

---

*) Vergleiche Schlehdorn.

R., wobei die innern Blätter blaßroth sind; grünlich-weiße R., mit schmutzig-weißen, innern Blättern; halbgefüllte weiße R., die Kronenblätter bilden oft nur 2 Reihen; einfache, weiße Zwergrose. — Alle diese Abarten werden durch Sprößlinge fortgepflanzt und die einfachen Blumen stark von Bienen besucht. — Gelbe-R. (**Rosa lutea s. eglanteria**), wächst in Italien wild, gibt einen 8—10 Fuß hohen Strauch mit geraden Dornen, vielen Schößlingen; alle Theile verbreiten einen weinartigen Geruch. Die Blätter sind gut zum Gerben. Wirken tonisch-adstringirend, werden zu Augenwassern und innerlich bei Krankheiten des Darmkanals und der Lungen gebraucht. — Schwefelgelbe R. (**R. sulphurea**), gefüllt, die Knospen leiden jedoch leicht vom Regen oder werden von Insekten zernagt. Am besten gedeihen sie in mittelmäßigem Boden an einer Mauer, wo ein überhängendes Dach sie gegen Regen schützt. — Damascener R. (**R. damascena**), im südlichen Frankreich wild, treibt einen 6—8 Fuß hohen bedornten Strauch, und trägt volle, sehr angenehm riechende Blüthen, welche wie von der hundertblätterigen R. gebraucht werden. Eine Spielart davon ist die Monatsrose, welche bei einiger Pflege mehrere Monate nach einander blüht. — Damenröschen, kleinblumige R. (**R. parviflora**), kommt aus Nordamerika, gedeiht bei uns sehr gut, wird 2—3 Fuß hoch, und hat niedliche Blumen, von denen oft 2 bei einander stehen. — Burgunder-Röschen (**R. parvifolia**), 1—1½ Fuß hohe, zarte Stacheln, niedliche, purpurrothe, gefüllte Blumen, welche Aehnlichkeit mit den Gartenranunkeln haben. Vermehrt sich durch Ausläufer sehr und kommt in verschiedenen Spielarten vor. — Türkische oder Bisam-R. (**R. moschata**), baumartiger Strauch, wird auch bei uns 12 Fuß hoch, ist im südlichen Asien und nördlichen Afrika zu Hause, blüht vom Juni bis Sept. und hat gar große, blaßrothe oder weiße, doldentraubige Blumen. Liefert das ächte Rosenöl, welches unverfälscht sehr theuer ist, indem 600 Pfund Rosenblätter nur 1 Unze Oel geben, weshalb es häufig mit Rosenholzöl verfälscht wird. — Weichhaarige R., große Hagenbutten-R. (**R. villosa**), wächst in Wäldern und Hecken von ganz Europa, wird 7—10 Fuß hoch; Stamm, Zweige und die weißfilzigen Blätter sind mit einzelnen geraden Dornen besetzt; hellrothe Blumen, große, dunkelrothe, etwas feinhaarige Früchte (Rosenäpfel), welche getrocknet und eingemacht angenehm schmecken und in der Küche und Conditorei geschätzt werden. In Gärten ist dieser Strauch gut zum Bekleiden der Wände und Mauern und zu Hecken. Die daran befindlichen Rosenschwämme werden wie die von der Hundsrose gebraucht. — Alpenrose (**R. alpina**) röthlich; Stamm und Zweige dornenlos; 2—3 Fuß hoch; wächst in der Schweiz, bei uns in Gärten, wo sich auch die Zimmtrose (**R. cinamomea**) findet. — Theerose (**R. Thea**), gewürzhafter Geruch; kommt unter den chinesischen Thee. — Weinrose (**R. rubiginosa**), riechen angenehm weinsäuerlich und werden als Theesurrogat benützt. — Außerdem sind noch bekannt: Balsamrose, wohlriechende R. (**R. rubiginosa**), Buschrose (**R. corymbosa**), Provencerrose (**R. provincialis**). Diese ist dunkelroth, fühlt sich wie Sammt an und riecht auch getrocknet sehr angenehm. In Frankreich treibt man mit diesen fest zusammengepreßten und vor Luftzutritt geschützten Rosen einen bedeutenden Handel nach dem Orient, und wird auch ein gutes Rosenwasser daraus gewonnen. — Hundsrose, Hagenbuttenrose, Feldrose (**R canina**), wächst in ganz Europa in Wäldern und Gebüschen, an Rainen und Hecken, bildet einen 6—10 Fuß hohen Strauch, hat im Juni einfache, hellrothe oder weißliche Blumen, welche einen lieblichen Geruch verbreiten und länglich-runde, glatte, oben zugespitzte, hochrothe Früchte, (Hagebutten, Hahnebutten, Hambutten) hinterlassen. Von ihren haarigen Samenkörnern gereinigt, getrocknet, mit Zucker eingemacht und als Brühe oder sonst auf verschiedene Art zubereitet, sind sie eine gesunde Speise. Aus den Blumen macht man Rosenöl. Die Blätter sind ein gutes Futter für Ziegen und spanische Fliegen. — Eine Abkochung derselben leistet treffliche Hülfe bei dem Magenkrampf, zumal einem solchen, der mehr auf einer gewissen Schwäche des Magens beruht. An den Zweigen sieht man häufig haarige, braunröthliche Auswüchse (Rosenschwämme, Schlafäpfel), welche von dem Stiche der Rosengallwespe herrühren und von abergläubischen Leuten hie und da noch aufgesucht werden, um, unter das Kopfkissen gelegt, den Schlaf zu befördern. Indessen kann man die in den Rosenschwämmen befindlichen Maden gegen das Zahnweh brauchen, wenn man sie zwischen den Fingern zerdrückt und den schmerzhaften Zahn bringt oder das Zahnfleisch damit reibt. Die Wurzelrinde soll gut gegen den Biß toller Hunde sein. Die Schlafäpfel gebrauchte man früher gegen Fieber, Diarrhöe, Dysenterie, Krankheiten der Harnorgane und zu Kohle gebrannt gegen Kröpfe. Blumenblätter und Nüßchen wirken getrocknet adstringirend, frisch, abführend. Die Blätter sind ein gutes Theesurrogat, und die Hagebutten sammt dem Samen treiben Würmer ab; sie enthalten Schleimzucker, Gummi, Aepfel- und Citronensäure, etwas Gerbstoff, Harz und mehrere Salze.

Rosenbaum, s. v. a. Alpbalsam.

Rosendistel (**Pereskia**), Gattung der Familie Nibselgewächse; radförmige, fast rispige Blüthen; 1reihige, fast blattartige Kelchblätter; 2reihige Blumenblätter; zahlreiche Staubgefäße; fadenförmige Griffel; kugelige oder eirunde Beere; Sträucher oder Bäume mit abfälligen Blättern; am Blattwinkel einzelne oder am Stengel büschelige Stacheln. — Arten: Großblätterige R. (**P. Bleo; Cactus Bleoa**), strauchiger, braungrüner Stamm; wechselständige, elliptische, 4—6 Zoll lange, fleischige Blätter; büschelige Stacheln; grüner, fleischiger Kelch; 10 Blumenblätter in 2 Reihen, außen grün, innen blaß- bis rosenroth. Blüht in Columbien vom Mai bis Juni, und dient zum Klären schlechten Wassers. — Elliptische R. (**P. aculeata, Cactus pereskia**), hat süßlich-säuerliche, wohlschmeckende Beeren, welche den Auswurf befördern und lindernde antisyphilitische Dekokte geben. Wächst auf den Antillen.

Rosenholder, s. v. a. gemeiner Schneeball, namentlich die Abart mit schneeweißen Blumenkronen.

Rosenholz, das Holz der besenartigen Winde (s. u. Winde) und das von der balsamreichen Amyris (s. d.)

Rosenholzöl, das aus den beiden voranstehenden Holzarten gewonnene Oel.

Rosenhonig (**Mel rosatum**), wird als reinigendes Mittel bei Geschwüren im Munde und Rachen, bei Aphten und Skorbut in Pinselsäften als Grundstoff angewendet.

Rosenkohl, eine Abart des Gartenkohls, mit vielen Köpfen und ganzen Blättern, welche in der Mitte eine Rosette bilden.

Rosenöl, das aus den Blumenblättern der Rosen bereitete Oel; s. u. Rose.

Rosenschwamm, s. u Rose.

Rosenwurz (**Rhodiola**), Gattung der Familie Gehörntfrüchtler; 2häusig. Die männlichen Blüthen haben einen 4theiligen Kelch, 4 Blumenblätter, 8 Staubgefäße; 4 Polsterschuppen um die Staubweganfätze; weibliche Blüthen, 4theiliger Kelch, 4 kleine oder ohne Blumenblätter, 4 Polsterschuppen, 4 Fruchtknoten, 4 vielsamige Balgkapseln. — Arten: Gemeine R. (**R. rosea**), eine saftige Pflanze der Alpen und Voralpen, blüht im Juni und Juli, hat zahlreiche, kahle, seegrüne, ½—1 Zoll lange, keilförmige Blätter, einen aufrechten, einfachen Stengel und einen grünlichgelben Blumenschirm. Die Wurzel (**Rad. Rhodiae**), ist weiß, saftig, knotig, daumensdick, und hat einen Rosengeruch. Sie ist gut gegen Skorbut und Kopfweh, auch eignet sie sich zum Gerben. Durch Destillation liefert sie ein Wasser und ein gelbliches Oel, fast wie Rosenholzöl. Außerdem wirkt sie schmerzstillend, zertheilend und kühlend. Im hohen Norden werden die Blätter als Gemüse gegessen.

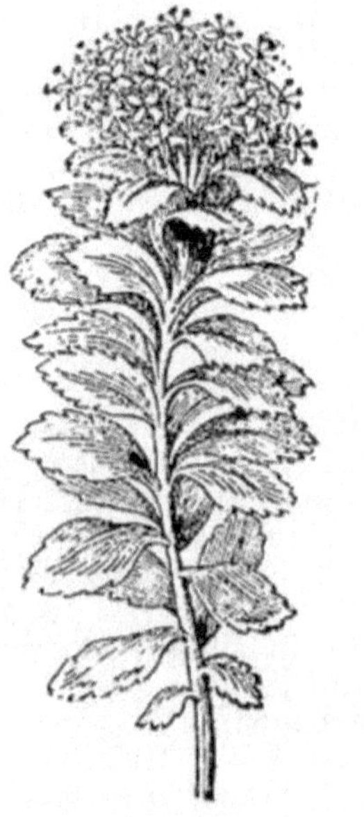
Gemeine Rosenwurz.

Rosinen, große, die getrockneten Beeren einer großbeerigen Traubenart, die wir in mehreren Sorten aus Spanien, Griechenland, Italien und dem Orient erhalten; sie heißen auch Cibeben und werden in catarrhalischen Leiden als Heilmittel benützt. Ebenso die kleinen R. oder Korinthen, welche von einer kleinfrüchtigen, kernlosen Spielart herrühren. Ein Absud davon ist ein treffliches, kühlendes, erquickendes, auflösendes und zugleich nahrhaftes Mittel in Catarrhen, Fiebern. In katarrhalischem Husten ist ein Trank aus einem Absud roher Gerste mit Candiszucker und R. ein ausgezeichnetes Mittel.

Rosmarin (Rosmarinus), Gattung der Familie Lippenblümler; 2lippiger, im Schlunde kahler Kelch; rachenförmige Blumenkrone, bei welcher die Oberlippe tief 2spaltig ist; 2 fruchtbare Staubgefäße und 2 Ansätze zu solchen; mit den Rändern verwachsene Staubbeutel; Schließfrüchte mit großem, seitenständigen Fruchtschnabel. — Arten: Gemeiner R. (**R. officinalis**), riecht stark campherartig, wächst im Orient, im ganzen südlichen Europa bis in die Schweiz auf Anhöhen, am Meeresufer 2c. in Menge wild, wird bei uns sehr häufig in Gärten gezogen und kommt im Freien nicht leicht durch den Winter. In seinem Vaterlande wird der holzige Stamm 10—12 Fuß, bei uns aber selten 5 Fuß hoch. Er treibt viele lange, steife, graue, nicht sehr dicke Zweige, und hat stiellose, immergrüne, schmale, lanzetförmige, steife, am Rande umgebogene, oben dunkelgrüne, glatte, unten silberweiße Blätter, zwischen welchen im Juli bläulich-weiße Blumen erscheinen. Es gibt auch eine breitblätterige Spielart. Die Blätter schmecken scharf, gewürzhaft und bitter, und werden deßhalb zur Bereitung des Rosmarinöls benützt; es hat eine weißlich-gelbe oder grünliche Farbe, einen durchdringenden Geruch, und stärkt in wenigen Tropfen genommen die Nerven, treibt Blähungen ab, befördert den Schweiß. Dieselben Eigenschaften haben auch die frischen und getrockneten Blätter, daher werden sie angewendet in Nervenzufällen, Schwindel, Lähmungen 2c. Mit Wein gekocht und Honig vermischt leisten sie vorzügliche Dienste bei Engbrüstigkeit. Aeußerlich zertheilen sie wässerige Geschwülste, und in Umschlägen mit Wein thun sie dem kalten Brand Einhalt. In Ungarn bereitet man aus den Blättern und Blüthen, über welchen man starken Weingeist mehrmals abgießt, das ungarische Wasser (**Eau de la Reine d'Hongrie**). Oft läßt man die Blüthen nicht herauskommen, weil sie dem Wachsthum der Pflanze schaden, und werden die jungen Triebe häufig zu Kränzen benützt. Er wird leicht durch Ableger oder abgeschnittene Zweige fortgepflanzt, welche man im August an einem schattigen Ort in einen Topf setzt, wo sie bald Wurzel schlagen; den Winter über müssen sie in Keller aufbewahrt werden. Die getrockneten Blätter bilden in Spanien einen Handelsartikel. Das ätherische Oel, welches zu den vorzüglich reizenden und auflösenden Mitteln gehört, löst auch Copal und Kautschuk auf und wird häufig mit Terpentinöl verfälscht. Innerlich wirkt R. vorzüglich bei wirklich geschwächtem Magen, der schwer und unter Erzeugung vieler Blähungen verdaut; äußerlich wirkt er reizend, zertheilend, belebend, nervenstärkend, gegen rheumatische Gliederschmerzen, stinkenden Athem, bösartige Geschwüre, Krebs, unreine Hautausschläge, Lähmungen der Glieder; Waschungen damit befördern den Haarwuchs. Innerlich gibt man einen Thee von 20 Gran getrocknetem Kraut auf 2 Tassen, theelöffelweis zu nehmen; oder der Rosmarinwein, d. h. ein Ansatz von 2 Quent R. mit 1 Schoppen Rheinwein, theelöffelweis zu gebrauchen, oder das Rosmarinöl, 1—2 Tropfen unter 1 Löffel Aniswasser oder auf Zucker. Aeußerlich dient das Kraut zu Umschlägen für sich oder mit andern aromatischen Kräutern. Der Rosmaringeist, Rosmarinspiritus, d. i. ein Ansatz von 3—4 Loth Rosmarinblätter mit 1 Schoppen Weingeist; die nach 2 Tagen durchzuseihende Flüssigkeit dient zu Einreibungen bei Lähmungen, hartnäckige Rheumatismen, Quetschungen 2c., doch sind auch Einreibungen von Oel sehr zweckdienlich. Zu Mundwasser und als Beförderungsmittel des Haarwuchses dient der Rosmarinwein. Mit Schweinefett, Butter oder Ochsenmark gibt das Oel eine gute Salbe zu Einreibungen. Zur Bereitung des wirksamsten Rosmaringeistes nimmt man die kleineren Gipfel sammt der Blüthe, füllt damit 2 Theile einer Flasche und überschüttet sie vollends mit 32—35gradigem Branntwein, verstopft die Flasche und läßt das Ganze an einem warmen Orte 50 Stunden digeriren. Nachdem die Flüssigkeit filtrirt worden ist, setzt man auf etwa 1½ Schoppen württ. ½ Quent Kampher hinzu. Das **Unguentum nervinum s. Rosmarini compositum** ist ein sehr wirksames, überall anwendbares Mittel, wo man belebend, gelind erregend und stärkend wirken will. Zu dessen Bereitung werden benützt: Krausemünze, Salbeiblätter, Majoran, Schweinsfett, Wachs, Lorbeeröl, Terpentin, Hammelstalg, Rosmarinöl, Wachholderöl und Perubalsam.

Roßfenchel, s. v. v. Wasserfenchel, s. u. Rebendolde, fenchelsamige.

Roßgras, s. v. a. Honiggras.

Roßkastanie (Aesculus), Gattung der Familie Seifenbaumgewächse; vielehig; 5spaltiger, röhriger Kelch; unregelmäßige Blume mit 5 oder 4 Blumenblättern; 6—8 freie Staubgefäße; 3fächeriger Fruchtknoten mit 2eiigen Fächern; 1—4samige Kapsel; großer Samen mit grundständigem Nabel. — Arten: Gemeine R., wilder Kastanienbaum (A. hippocastanum), schöner und nützlicher Baum, welcher schon im 16ten Jahrhundert nach Europa verpflanzt wurde und sich jetzt fast überall findet. Heißt deshalb R., weil die gemahlenen Früchte ein bewährtes Mittel für Pferde in Husten und schwerem Athem sind, wenn man davon unter das Futter mischt. Gleicht in der Stärke und Höhe der Linde, und hat durch die emporsteigenden Aeste mit den großen, aderigen, gefingerten und langgestielten Blättern eine prächtige Krone, und gewährt namentlich im Frühling einen herrlichen Anblick, wenn die Blumen in großen, weißen oder rothgefleckten Sträußen erscheinen. Die in einer 3schalstückigen, stacheligen, grünlichbraunen Samenkapsel eingeschlossenen Früchte gleichen in Größe, Gestalt und Farbe der ächten Kastanie, nur ist der Kern etwas runder, herb und bitter. Zum Fortpflanzen bewahrt man die Frucht den Winter über in Sand auf, und legt sie im Frühjahr möglichst bald in 1 Fuß weiten Furchen 2—3 Zoll auseinander in der Art in den Boden, daß die Keime gleich unter sich in die Erde gehen, dann bedeckt man sie 2—3 Zoll hoch mit leichter, fetter Erde. Im andern Frühjahre pflanzt man die Bäumchen 2½ Fuß weit auseinander, und nach 5—6 Jahren können sie an ihren Standort versetzt werden. Sie dienen vorzüglich zu Alleen, zur Zierde vor Häusern und an öffentlichen Plätzen. Die Stammrinde ist gut zum Gerben; die der jungen oder 2jährigen Zweige soll in einer um ⅓ vermehrten Dosis ebenso wirksam sein als Chinarinde; auch färbt sie mit Zusätzen wollene Zeuge dauerhaft bräunlichgelb, und mit Wasser gekocht und etwas Potasche dazu gethan, Wolle und Leinwand schwarzbraun. Das zarte, weiche Holz fault in der Nässe leicht, für Tischler, Drechsler, Holzschneider ist es aber gut. Blätter sind für Wild, Schafe und Ziegen ein gutes Futter, und die Blumen eine gute Bienenweide. Den größten Nutzen gewähren die bittern Früchte, indem man sie statt des Hopfens zu Bier nehmen kann, und für Hirsche, Pferde, Rindvieh und Schafe, und mit Gerstenschrot vermengt, auch für Schweine ein gesundes, kräftiges Futter abgeben. Beim Rindvieh kann man mit 1 Centner R. und ⅓ Heu 8 Kühe füttern, wobei sie vorzügliche Milch geben, fetter und gesund bleiben. Schafe und Lämmer schützen sie gegen das Faulwerden, daher sollte man ihnen namentlich bei Regen und Nebel Morgens und Abends davon geben. Mit Knoblauch vermischt, schützen sie dieselben auch gegen Pocken, Raude und Husten. Man kann aus dem Kern eine Stärke ziehen, welche zu Kleister für Buchbinder und Tapezier vorzüglich ist, indem sie gut leimt, und wegen ihrer Bitterkeit von Maden und Insekten verschont bleibt. Man kann ihr das Bittere durch Beizen mit einer Lauge von Kalk und Asche nehmen, worauf sie in frischem Wasser abgewaschen und gekocht wird. Die zu Kohlen gebrannten Samenkapseln geben eine schöne schwarze Farbe. Die Rinde jüngerer Aeste (Cort. Hippocastani) enthält namentlich eisengrünenden Gerbstoff, bittern Extractivstoff und wirkt auch wie die Weidenrinde. Durch Gährung geben die Früchte einen Branntwein und geröstet ein Kaffeesurrogat. — Rothe R. (A. pavia), wächst im nördlichen Amerika wild, wird nur 10 bis 20 Fuß hoch, und hat kleinere und glattere Früchte. Die Wurzel (Poison-root) wird dort für giftig gehalten, und zerstoßen und gekocht statt Seife zum Waschen wollener Zeuge benützt. — Gelbe R. (A. lutea), gleichfalls in Nordamerika, größer als die vorige Art, kann leicht in unser Klima verpflanzt werden, ist aber für Kälte empfindlicher, namentlich jung. — Hieher gehören noch: **Dodonaea viscosa**; die Blätter dienen im heißen Amerika zu Bädern gegen Rheumatismen und zu Bähungen gegen Halsentzündung, Hämorrhoiden, Verbrennungen ꝛc. Der Same schmeckt kastanienartig. — In Ostindien, auf den Molukken dient das Holz von **Dod. dioica** gegen Windkolik. — Sand-Olive (**D. Thunbergiana**), wächst am Kap, wirkt fieberwidrig und purgirend. — **Capania tomentosa**, hat süßen, kastanienartig schmeckenden Samen, welcher gegen Blutspucken und Diarrhöen dient. Die zusammenziehenden Blätter und Früchte sind gut gegen Blenorrhöen, Blasenkatarrhe, die Rinde zum Gerben. — **C. sapida**, hat eine kalbsröschenartige Umhüllung und wird im heißen Amerika auf verschiedene Art zubereitet gegessen, während die gekochten Früchte zu erweichenden Breiumschlägen, und mit Zucker und Zimmt gegen Diarrhöen dienen. Das destillirte Blüthenwasser gilt für ein Schönheitsmittel.

Roßkastanienrinde (**Cortex Hippocastani**), diente früher als Surrogat der Chinarinde, hat aber sehr wenig mit derselben gemein; sie ist leicht tonisch und adstringirend. Große Aehnlichkeit hat sie mit der Weidenrinde und wird wie diese als gelind adstringirendes Mittel gegen Blutflüsse aus Schwäche, gegen Schleimflüsse und Skrophel-Cachexie angewendet. — Die Dosis in Abkochung ist ʒj—jß zu ℥Viij Colatur auf 24 Stunden. Das Pulver wird im Tag zu ʒij—℥ß gegeben; der Extract zu ℈j—ij im Tag.

Roßnessel, s. v. a. Ziest (s. d.)

Roßweide, an mehreren Orten s. v. a. Bruchweide.

Rostfaser, (**Phyllerium**), Gattung der Familie Moderpilze; verlängerte, gekrümmte, gleichdicke Flocken ohne Keimkörner. — Arten: Linden-R. (**Ph. tiliaceum**), bräunlich; findet sich auf Lindenblättern.

Rothbaum, in mehreren Gegenden von Deutschland s. v. a. Lerche.

Rothbesingstrauch, in mehreren Gegenden von Deutschland s. v. a. Preiselbeere.

Rothbeuk, in Pommern s. v. a. gemeine Buche.

Rothbuche, in einem großen Theile von Deutschland s. v. a. gemeine Buche.

Rotheiche, s. v. a. Stiel- und Klebeiche.

Rothfichte, in mehreren Gegenden von Deutschland s. v. a. Rothtanne.

Rothgerste s. v. a. kurze, sechszeilige Gerste.

Rothholz (**Erythroxylon**), Gattung der Familie Nelkengewächse; 5theiliger oder 5spaltiger Kelch; 5 innen mit 2 Schuppen besetzte Blumenblätter; 10 unterweibige Staubgefäße; 2—3fächeriger Fruchtknoten; 3 Griffel; 3köpfige Narben; eckige, 1fächerige und 1samige Steinfrucht. — Arten: Lorbeerblätteriges R. (**E. laurifolium**), lanzettige, fiedernervige, kahle Blätter; blattlose, ährentragende Aestchen; wird auf Mauritius **Bois de Rougle** genannt. — **E. coca**, Peru; hat leicht bitterliche Blätter, welche einen flüchtigen, narkotischen Stoff enthalten, und dienen gegen schleimiges Asthma, verschleimten Unterleib, Verdauungsschwäche, Hypochondrie &c. und wird in Peru als Berauschungsmittel gekaut, wie im Orient der Opium. — In Columbien werden die Blätter von **E. hortense** ebenso angewendet. — **E. areolatum**, im heißen Amerika werden Blätter und zarte Sprossen als kühlendes und die Rinde als tonisches Heilmittel gebraucht. Die Citronen- und Apfelsäure, Schleim und Zucker enthaltenden Früchte dienen zur Bereitung eines purgirenden und harntreibenden Honigs, der auch als Salbe gegen Hautausschläge, zu welcher noch der Blättersaft kommt, gut ist. — Mit der Rinde von **E. suberosum** färbt man roth, mit der von andern Arten röthlich und bräunlich. Das Holz aller Arten ist fest und hart.

Rothkraut, eine Kopfkohlart mit rundem und rothem Kopf.

Rothrübe, rothe Rübe, eine Runkelrübenart, deren Fleisch blutroth und in der Küche sehr geschätzt ist.

Rothtanne (**Picea excelsa**), in mehreren Gegenden von Deutschland s. v. a. gemeine Fichte.

Rottang, (**Calamus**), Gattung der Familie Palmen; 2häusige Blätter in einem Blüthenstrauß, woran jeder Ast eine abfallende Blüthenscheide hat. Die männlichen Blüthen haben einen 3zähnigen oder 3spaltigen Kelch, 3theilige Blumenkrone; 6 Staubgefäße um den verkümmerten Fruchtknoten; am Grunde verwachsene Staubfäden; pfeilförmige Staubbeutel. Bei den weiblichen Blüthen sind Kelch und Krone ebenso; 6 verkümmerte Staubgefäße in einen Kranz verwachsen; 3fächerige Fruchtknoten mit 3sitzenden Narben; 1samige Beere mit rückwärtsgehenden Schuppen. — Arten: Drachenblut-R. (**C. Draco**), 1 Zoll dicker, über 300 Fuß hoher Strunk, lehnt und klammert sich an Bäume und Sträucher, hat stachelige Blattscheiden, Blattstiele und Blättchen, letztere 1 Fuß lang, fingersbreit und dreinervig; achselständiger, doppelter, 2—2½ Fuß langer Blüthenstrauß; haselnußgroße Beere; wächst in Ostindien. Ein rothes Harz dringt zwischen den Früchtschuppen hervor, welches als Drachenblut (**Sanguis Draconis**) bekannt ist. Zum Abspringen desselben werden die Früchte in einen Sack geschüttelt oder gestampft, die Stückchen dann erwärmt und in Kugeln oder Stangen geformt, die man in Palmblätter wickelt. Das Drachenblut in Stücken (diese größer und kleiner) ist eine geringere Sorte; noch geringer ist das Harz, welches man durch Auskochen der Früchte gewinnt; es kommt in viereckigen, zolldicken Kuchen vor, wie das vom gemeinen Drachenbaum (s. d.) Eine vierte Sorte besteht aus 6—8 Zoll langen und 3—4 Zoll breiten Tafeln und wird aus Colophonium, gepulvertem Santelholze und etwas Drachenblut bereitet. Gut muß es trocken, spröde, hochroth, in Weingeist löslich, in Wasser unlöslich sein, beim Verbrennen einen angenehmen Geruch verbreiten, und Draconin (ein eigenthümliches Alkaloid) enthalten. Es wirkt adstringirend und tonisch bei Blutflüssen, Diarrhöen &c. äußerlich bei Augenkrankheiten und Geschwüren und kommt zu Zahnpulver und ähnlichen Zusammensetzungen. Dient zum Poliren des Stahls. Von dieser und andern Arten macht man eine Menge Hausgeräthe, Flechtwerk, Stricke, Taue &c. Strünke und Aeste kommen als spanisches Rohr häufig nach Europa; sie müssen in Stücken einen feinen Glanz haben, schön rund und biegsam sein und aus einem Schuße bestehen. — In gleicher Weise wird der Korb=R. (**C. viminalis**) benützt; wächst auf Java, Borneo, Macassar, Celebes.

Ruäschen, im Breisgau s. v. a. gemeine Rüster.

Rub, in einigen Gegenden von Deutschland s. v. a. Rübe.

Ruchgras (**Anthoxanthum**), Gattung der Familie Gräser; beiderseits zusammengedrückte 3blüthige Spelzenblumen; beide Klappen ungleich; die 2 untern Blüthen geschlechtslos, die obern zwitterig; 2 Staubgefäße; freie, von Kläppchen umgebene Schließfrucht. — Arten: Gelbes R. (**A. odoratum**), sehr saftiges, nahrhaftes, blätterreiches Futtergras, welches an der Wurzel einen starken, oft bisam= und baldrianartigen, an den obern Theilen aber einen dem Steinklee ähnlichen Geruch hat, der sich auch getrocknet erhält und das Heu wohlriechend macht. Es wächst bei uns häufig auf Wiesen und verdient alle Beachtung, da es von Pferden, Rindvieh und Schafen außerordentlich gern gefressen wird. Am besten gedeiht es in einem mäßig trockenen guten Mittelboden, und bekommt einen ½—1½ Fuß hohen Halm und eine 2 Zoll lange Aehre. Durch den häufigen Genuß sollen Schafe gegen Pocken geschützt werden. Außerdem wird es fleißig von Bienen besucht und thut dem Moos Einhalt. Getrocknet gleicht der Geruch der Weichselkirsche und dem Waldmeister. Zum Samensammeln läßt man die Spelzenblumen gelb werden, hält dann ein Papier darunter und klopft daran.

Rübe, s. u. Kohlreps, Mangold, Runkelrübe. — Gelbe Rüben, nüchtern roh genossen treibt Spul= und Madenwürmer ab; der eingedickte Saft löst den Brustschleim auf. — Auf krebsartigen Geschwüren wirkt der Saft sehr heilsam. — Harte Brüste, Geschwülste weichen einer Mischung des frischen Saftes mit Honig, oder des Safts mit Seife und Wachs zerlassen. — Weiße R., Kohlreps ein Dampf davon im Nachtstuhl hebt den Zwang in der Ruhr.— Gegen erfrorene Glieder schneidet man von einer gefrorenen weißen Rübe ein Stück weg, drückt diese Rübenseite an einen heißen Ofen, bis sie zu braten anfängt; damit reibt man nun das erfrorene Glied so lang, bis es gleiches Gefühl mit den übrigen Theilen erhält.

Rüböl und Rübsen, s. u. Kohlreps.

Ruellia antipoda, großblumige Bonnaya, das Kraut dient auf den Molukken bei flechtenartigen Hautausschlägen, Geschwüren &c.

Ruellie (**Ruellia**), Gattung der Familie Lippenblümler; 5theiliger Kelch; trichterige, 5spaltige Blumenkrone; 4 2mächtige Staubgefäße; 2fächeriger Fruchtknoten; längliche, 4seitige, 2fächerige, 6—8samige Kapsel. — Arten: Schöne R. (**R. formosa**), aufrechter, behaarter, krautiger Stengel; ganzrandige, behaarte Blätter; rauhhaarige, armblüthige Blüthenstiele; rachenförmige Blumenkrone; wächst in Brasilien. — Knollige R. (**R. tuberosa**) schmeckt bitter und scharf und erregt Erbrechen; leistet bei chronischen Diarrhöen, äußerlich bei Hautkrankheiten, Wunden und Geschwüren gute Dienste. — Ebenso wirkt die rauschende R. (**R. strepens**). — Heimliche R. (**R. clandestina**), die frische Wurzel schmeckt etwas scharf und dient auf Jamaika gegen Fieber.

Rüster (**Ulmus**), Gattung der Familie Nesselgewächse; zwitterige, glockige, 4, 5, 6 oder 8zähnige, verwelkende Geschlechtshülle; 2fächeriger Fruchtknoten; 2 Griffel mit fast zottiger Narbe; 1fächerige, ringsum geflügelte Narbe; büschelige Blüthen. — Arten:

Feld-R., Ulme, Elme, Elsenbaum, Fliegenbaum, Leimbaum (**U. campestris**), oft über 80 Fuß hoher Baum mit brauner, rissiger Rinde, zottigen Blattstielen; wechselständigen, ovalen, doppelt oder fast 3fach gesägten, unten weißlich gebarteten Blättern; frühzeitigen Blüthen in dichten Büscheln; braunrothe Geschlechtshülle; 5, auch 4 und 6 Staubgefäße; kahle Nußhülsen. Folgende Abarten sind sehr bekannt: Nackte Feld-R., Rinde glatt, eben, nicht korkig; ovale Nußhülsen. Hohe Feld-R., Rinde glatt und eben, kreisrunde Nußhülsen. — Große Feld-R., korkig geflügelte Rinde, große Blätter, verkehrt-eirunde Nußhülsen. — Korkige Feld-R., korkig geflügelte Rinde, kleine Blätter, kreisrunde, jedoch auch veränderliche Nußhülsen. In ganz Europa in Wäldern, Hainen und Dörfer, blüht im März und April, hat weißes oder gelbröthliches, hartes, schweres, im Wasser dauerhaftes Holz, wird daher zu Wasserwerken benützt. Rindvieh, Schafe und Ziegen fressen die jungen Blätter gern. An denselben bewirkt die Rüsterblattlaus oft zahllose Auswüchse, welche einen schleimig-aromatischen Saft enthalten, der früher als äußerliches Heilmittel diente. Die Blätter sind ein Theesurrogat und die Wurzel ein Wundmittel. Die Wurzel gibt auf wollene Zeuge eine blasse Ocherfarbe, durch Zusätze andere Farben. Die innere Rüsterrinde (der Bast; **C. Ulmi interior**), ist gelblichweiß, nach dem Trocknen bräunlich oder röthlichgelb, stark schleimig, bitter, zusammenziehend, stärkend bei Schwäche der Verdauungswerkzeuge, Wechselfiebern, Gicht, Wassersucht, Blut- und Schleimflüssen ꝛc., findet vorzüglich bei Hautausschlägen Anwendung. Die Norweger machen den Bast zu Pulver, mengen dasselbe unter Mehl und verbacken es zu Brod. Mit den Nußhülsen kann man das Federvieh fett machen. — Kahle R. (**U. glabra**), gleicht dem vorigen ziemlich, nur ist er auch in der Jugend kahl und wird wie derselbe benützt. — Langstielige oder gewimperte R. (**U. effusa; U. ciliota; U. octandra; U. racemosa**), hoher Baum oder Strauch; zottige Aestchen; weichhaarige Blattstiele; stachelspitzige, 2 oder 3fach gesägte Blätter, unten weichhaarig, oben glatt oder scharf. Von dieser Art gibt es eine glatte langstielige und eine scharfe, langstielige R.; auch die Früchte ändern ab. Blüht in Wäldern und Zäunen im März und April. Wird wie die Feld-R. benützt.

Ruhrbeer, in mehreren Gegenden Deutschlands s. v. a. gelber Hornstrauch.

Ruhrkraut (**Gnaphalium**), Gattung der Familie Vereinblüthler; dachziegelige, trockenhäutige Hülldecke; weibliche Randblüthen; röhrig-fadenförmige Blumenkrone; zwitterige Scheibenblüthen; borstig geschwänzte Staubbeutel; 2spaltiger Griffel; borstenförmige Fruchtkrone. — Arten: Vira-Vira-R. (**G. vira-vira; G. chilense**), die durchaus weißwollene Pflanze hat lanzettige Blätter, an den Astspitzen zusammengehäufte Blüthenköpfe, 30—35 weibliche Randblüthen, 4—5 Zwitterblüthen; wächst in Chili; 1jährig. Gibt einen schweißtreibenden Thee und ist gut gegen Wechselfieber. — Bisamduftiges R. (**G. moschatum**), durchaus schmutzig weißlichwollig; an den Astspitzen wenigblüthig; wächst in Neu-Wales; 1jährig. Riecht frisch stark moschusartig. — Wald-R. (**G. sylvaticum; G. rectum**), ruthenförmiger, astloser Stengel, der in eine Aehre endet, selten ästig und mehrährig. Auf Haiden und Triften, an trockenen und waldigen Stellen in Europa, Sibirien und Nordamerika; ausdauernd; blüht im Juli und August.

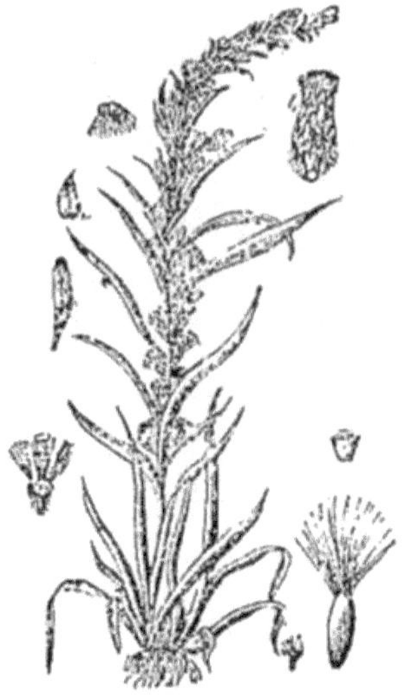

Ruhrnuß, s. v. a. Haselnuß; s. u. Haselstaude.

Ruhrrinde, die Stammrinde der bittern Simarube; s. u. Simarube.

Ruhrwurzel, s. v. a. Brechwurzel oder Ipecacuanha.

Ruke (**Eruca**), Gattung der Familie Viermächtige; 4blätteriger Kelch; 4 weiße oder gelbe, netzaderige Blumenblätter; 4mächtige Staubgefäße; gleichbreite Schote mit 2kantigem Schnabel; in jedem Fach 2 Reihen Samen. — Arten: Gebaute R. (**E. sativa**), 1½—4 Fuß hoher Stengel, fein berieft und behaart; leierförmig-fiedertheilige, dickliche Blätter; zuletzt sehr verlängerte Trauben. Auf öden und bebauten Plätzen am Mittelmeer, wird in Italien unter dem Namen **Ruca, Rucola et Ruchetta** als Oelpflanze kultivirt; blüht im Mai und Juni und ist einjährig. Nicht unangenehm, schmeckt scharf und bitter und wird im südlichen Europa als Gemüse oder Salat gegessen. Der Same kommt mit dem Senf überein, und gibt ein gutes Oel.

Rummel, auf dem Hundsrücken s. v. a. Runkelrübe oder rothe Rübe.

Runkelrübe, s. u. Mangold.

Ruschen, in mehreren Gegenden von Deutschland s. v. a. gemeine Rüster.

Rußbrand (Ustilago), Gattung der Familie Brandpilze; leere, kugelige Keimkörner, dunkel, meist schwarz, oft übelriechend. — Arten: Saat-R. (**U. segetum**), auf den Spelzenblumen mancher Gräser, namentlich auf der Gerste, dem Hafer, Roggen, Weizen, Mais ꝛc. als beinschwarzes Pulver; zerstört den Fruchtknoten, ist sehr schädlich, namentlich auf steinigen, sehr trockenen Aeckern.

Rußholz, in mehreren Gegenden von Deutschland s. v. a. gemeine Rüster.

Rute, in der Schweiz und einigen Gegenden von Deutschland s. v. a. Gartenraute.

Ruthendistel (Rhipsalis), Gattung der Familie Ribselgewächse; radförmige, seitenständige Blüthen; 3—6theiliger Saum mit häutigen, zugespitzten Zipfeln, 6—8 abstehende, in den Kelche gesägte Blumenblätter; 12—30 Staubgefäße; fadenförmige Griffel mit 3—6 abstehenden Narben; gekrönte weiße Beere; säulenförmige Samenträger. — Arten: Zaserblumartige R. (**R. mesenbrianthemoides**), geknäueltästiger Strauch; aufrechte, borstenbüscheltragende Aeste, welche an den Seiten dicht mit fleischigen Gliedern besetzt sind; die Haare der Büschel sind fein, blaß weiß, immer dunkler werdend und vor dem Absterben schwarz; weiße Beere. Blüht in Südamerika im März und April und heißt auch **Rh. salicornoides**.

S.

Saarbaum, s. v. a. Graupappel.

Saat, bei Aachen s. v. a. gemeiner Winterkohlreps.

Saatrußbrand, s. v. a. Rußbrand.

Sabadillsamen (Semen Sabadillae), die Balgkapseln nebst dem Samen vom Sabadill und gebräuchlichen Germer (s. d.), der vorzüglich äußerlich gegen Läuse als Streupulver angewendet wird, wobei jedoch nicht zu lange fortgefahren werden darf und keine offene Stellen vorhanden sein dürfen, da sonst tödtliche Zufälle daraus entstehen, wie Gliederkrämpfe, Geistesverwirrung, Raserei.

Sabenbom, in Mecklenburg und Pommern s. v. a. Sadebaum, Sadewachholder.

Sackhaube (Saccogyne), Gattung der Familie Jungermanniermoose; ohne Stielhülle; häutige, sackförmige, zuerst geschlossene, dann offene Geschlechtshülle; aufrechter Borstenstiel mit 4schalstückiger, hornartiger Keimkapsel; doppelte, eingescheidete Schleuderfäden. — Art: Langrankige S. (**S. viticulosa**), bildet rothbraune Stellen und Rasen.

Sadebaum, Sadebaumzweige, Sadebaumwachholder, Sevenbaum, s. v. a. Sodawachholder; s. u. Wachholder.

Säuerling (Oxyria), Gattung der Familie Portulakgewächse; am Grund 4theilige Geschlechtshülle, wobei die beiden innern Zipfel größer sind; 6 Staubgefäße, davon 2 vor den zwei äußern Kelchzipfeln und je 1 vor den innern; 2 kurze Griffel mit pinseligen Narben; linsenförmige, ringsum geflügelte, 1samige Schließfrucht. — Arten: Nierenblätteriger S. (**O. digyna**), mehrköpfige, oben schuppige Wurzel; nierenförmige, ausgerandete, hellgrüne, kahle Blätter; 3—10 Zoll hoher Schaft, der in eine Traube endigt; blutroth geflügelte Frucht. Auf den europäischen Alpen und Voralpen und in allen Polargegenden. Das sauerschmeckende Kraut kommt in seinen Wirkungen mit dem Ampfer überein, ist aber noch besser und in den Polargegenden sehr geschätzt, namentlich auch gegen den Skorbut.

Säulenblume (Stylidium), Gattung der Familie Glockengewächse; überweibiger, 2lippiger Kelchsaum; unregelmäßige, 5spaltige Blumenkrone; 2 Staubgefäße; 2fächerige vielsamige Kapsel. — Arten: Lerchenblätterige S. (**St. laricifolium**), halbstrauchiger, flaumhaarige Stengel; schmale, gleichbreite, fast kahle Blätter; endständige Blüthen in einem drüsig-flaumhaarigen Blüthenstrauß; blaß rosen-purpurfarbene Blumen; ovallängliche Kapsel; wächst in Neuholland. — Eine andere Art (auch **Scaevola Taccada**), heißt in Ostindien **Moral** oder **Mokal**, und enthält in Blättern und Beeren einen bittern Saft; sie werden als Gemüse gegessen. Rinde und Holz sollen stärkend sein, während das Mark gegen Diarrhöen und männliche Impotenz, die Wurzel als Gegenmittel nach dem Genuß giftiger Fische dient. Das weiße, schwammige Mark läßt sich wie Wachs zu Blumen, Vögeln rc. formen.

Säure von Holz, Holzessig (**Acidum s. Acetum pyrolignosum**). Der Holzessig zeigt bedeutende antiseptische Kräfte auf todte thierische Stoffe, und man hat hieraus mit Recht auf ähnliche Wirkungen am lebenden Körper geschlossen. Man benützt den Holzessig sowohl äußerlich als innerlich, und zwar vorzugsweise bei trockenem und feuchtem Brande, bei fauligen, jauchigen und schlaffen Geschwüren, besonders aber gegen den Wasserkrebs der Kinder. Man legt Charpie mit Holzessig getränkt auf die zerstörten und kranken Stellen, und gibt gegen den Wasserkrebs innerlich täglich einige Male je 10—15 Tropfen. Ferner wird die Holzsäure auf Krebsgeschwüre, chronische Fußgeschwüre gebracht, indem man sie entweder mit einem Pinsel bestreicht oder mit einer Salbe zu ℥j zu ℥j. Gegen die Magenerweichung und die **Putrescens** des Uterus wurde die Holzsäure auch angewendet. Einem Erwachsenen gibt man im Tag ℈j—ʒß in ℥vj Vehikel.

Saflor (**Carthamus**), Gattung der Familie Vereinblüthler; vielblüthige Blüthenköpfe, dachziegelige Hüllblätter; borstig-deckblätteriges Blüthenlager; röhrige, 5spaltige Blumenkrone; verkehrt-eirunde, kahle Schließfrüchte. — Arten: Färber-S. (**C. tinctorius**), kahler, ästiger, 2—3 Fuß hoher Stengel; kahle Blätter mit kleinen, dornigen Sägezähnen; schön safrangelbe, später dunkelsafranrothe Blumenkrone; 4seitige und 4rippige Schließfrüchte; in Ostindien, Aegypten, dem Orient, hin und wieder in Europa kultivirt; einjährig; blüht im Juli und August. Die bittern öligen Früchte (**Sem. Carthami**) dienen als Purgirmittel, bei Gelbsucht, Wassersucht, Verschleimung der Respirationsorgane. In Ostindien wird der S. wegen des Oels der Früchte angebaut, und wird dasselbe vorzüglich gegen Rheumatismen und Lähmungen gebraucht. Die getrockneten Blumen bilden das bekannte Farbematerial Saflor (**Flores Carth.**), und enthalten in großer Menge einen extrativstoffartigen Farbestoff. Das Saflorgelb, welches durch Wasser ausziehbar ist, und in geringerer Menge einen rothen, harzartigen, in Alkalien, wie kohlensaurem Natron, löslichen Färbestoff, das Saflorroth enthält, welches sehr gesucht ist. Dasselbe gibt das sogenannte spanische Roth und die feinste rothe Schminke. Der persische S. ist der beste, dann kommt der spanische und alexandrinische; von geringerem Werthe ist der philippinische, amerikanische, französische, ungarische und deutsche S. — Safran wird häufig mit den Blumen des Saflors verfälscht, weicht man aber eine so verfälschte Waare in Wasser ein, so lassen sich die dünnen, langährigen, 5spaltigen Blumen des Saflors leicht erkennen (s. folgenden Artikel.)

Safran (**Crocus**), Gattung der Familie Rohrkolbengewächse; zwitterig; blumenkronartige, trichterförmige Geschlechtshülle; sehr lange Röhre; 6theiligen, glockenförmigen Saum; 3 Staubgefäße; pfeilförmigen Staubbeutel; unterständigen Fruchtknoten an der Spitze des Zwiebelknollens; fadenförmiger Griffel; 3schalstückige, 3fächerige, mehrsamige Kapsel. — Arten: Aechter S. (**C. sativus**), orientalisches Zwiebelgewächs, welches auch auf den südeuropäischen Alpen verwildert angetroffen wird. Rundliche Zwiebel wie bei der Herbstzeitlose; im Oct. erscheint auf einem kurzen, hohlen Schaft eine lilienförmige Blume von der Größe einer Tulpe, welche roth und innen mit dunkelvioletten Streifen gezeichnet ist. Nach denselben erscheinen die grasartigen Blätter, welche erst im Frühjahr absterben. Wird im Orient, Spanien, Frankreich, Italien, Deutschland rc. als zahmer S. in eigenen Gärten angebaut, indem er überall da wächst, wo der Wein gedeiht. Ein kräftiger sandiger Boden mit alter Düngung sagt ihm am besten zu. Anfangs August legt man die Zwiebeln in 3—4 Zoll weiten Reihen 1½ Zoll tief ein. Der köstlichste Theil ist der weibliche Geschlechtstheil, der Staubweg, Griffel, der oben in drei faserige, rothgelbe, starkriechende Narben endigt, weßhalb man die Blumen bald nach dem Aufblühen in den Morgenstunden pflückt, in Säckchen nach Hause trägt,

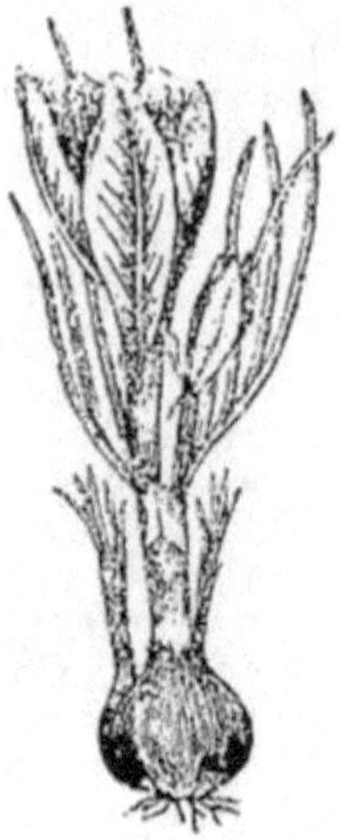

Safran.

auf einer großen Tafel ausbreitet, die Narben sachte abnimmt, in eigenen Oefen 24 Stunden lang trocknet und dann als Safran verkauft. 5 Pfund frischer Samen geben 3 Pfund getrockneten. Die Zwiebeln vermehren sich, daher wird die Ernte im nächsten Jahr reichlicher; ebenso im 3ten Jahre. Im 4ten Jahre werden die Zwiebeln um Johannis ausgehoben, von der jungen Brut befreit, auf einem luftigen Boden getrocknet und dann wieder ausgepflanzt. Die beste Sorte ist dunkelroth, fast glänzend, biegsam, fühlt sich etwas fettig an, läßt sich schwer pulverisiren, hat einen starken, gewürzhaften Geruch, bitterlichen Geschmack und ist sehr leicht, färbt beim Reiben zwischen den Fingern dunkelroth und macht in geringer Dosis viel Wasser goldgelb. Sowie er feucht und klebrig ist, zwischen den Fingern nicht abfärbt, schwachen Geruch und Geschmack hat, hellgelbe Fasern zeigt, so ist er schlecht oder verfälscht, z. B. mit Saflor, Ringelblumen, sehr zarten Fasern von geräuchertem Rindfleisch ꝛc. Der Geruch wird mit dem Alter schwächer, daher bewahrt man ihn in Blasen, welche in gläserne oder zinnerne, wohlverschlossene Gefäße kommen. Er gibt Speisen und Backwerken eine schöne gelbe Farbe, dient zum Färben der Seide und zum Malen. Das durch Destillation gewonnene, goldgelbe, ätherische Oel riecht sehr stark, sinkt im Wasser unter, und wird in verschiedenen Krankheiten als auflösendes, schmerz- und krampfstillendes Mittel gebraucht. Jedoch muß man mit der Anwendung vorsichtig sein, da er betäubende Eigenschaften besitzt, in größern Gaben leicht gefährlich wird, heftiges Kopfweh, Schwindel, Schlafsucht ꝛc. erregt. Er findet innerlich Anwendung gegen Nasenbluten, Bluthusten, Mutterblutflüsse, zur Herstellung der weiblichen Periode. Schwangere müssen ihn sehr vorsichtig gebrauchen, sonst kann eine Fehlgeburt entstehen. In Krampf- und Keuchhusten ist er gleichfalls wirksam. Man gibt zweckmäßig die Tinctur, d. h. einen Ansatz von 1 Quent S. mit 1 Loth Weingeist, 2—4—6 Tropfen auf ein Mal, nöthigenfalls 1—2 Mal wiederholt. Das Pulver zu 1 Gran wird mit Anispulver gegeben; man gibt davon binnen 24 Stunden 3—4—5; oder man mischt 5—6 Gran unter Aniswasser und nimmt davon theelöffelweis. Aeußerlich wirkt er erweichend, schmerzstillend, die Eiterung befördernd, ferner ist er gut bei Verhärtungen, Entzündung der Brüste, Hoden, bei Nagelgeschwüren, Fingerwurm, Gelenkanschwellungen; Augenliderkrampf. Er wird angewendet mit Wasser, Milch oder Wein zu Umschlägen und in Bähungen; als Salbe mit Schweineschmalz; als Pflaster mit Wachs, Galbanum und etwas Unschlitt. Bei bösen Fingern macht man eine Salbe aus S., Baumöl und Eiweiß. — Der Safran besitzt erregende, die Gefäßthätigkeit erhöhende und krampfstillende Wirkung. Er wirkt in kleinen Gaben als angenehmes Gewürz auf den Magen und Darmkanal, treibt Schweiß und befördert die Menstruation. In größern Gaben wirkt er erschlaffend und betäubend. Er wird hauptsächlich in der Hysterie und Hypochondrie, bei Blähkrämpfen und krampfhaften Catarrhen, bei Verstopfung und Verhaltung der Menstruation und Lochien und als Wehen beförderndes Mittel angewendet. Die Dosis in Pulverform ist 6—20 gr. einigemal des Tags; ein Aufguß ℈j—ij. Die **Tinctura Croci** wird zu 10—30 Tropfen, das **Extractum** zu 10—30 gr. einige Mal des Tags gegeben. Der Safran findet sich in mehreren Pflastern vor, und wird bisweilen auch den Cataplasmen beigefügt. — Frühlings-S. (**C. vernus**), kommt groß- und kleinblüthig vor und wird häufig in Gärten als Zierpflanze gezogen; ebenso der gelbe S. (**C. luteus**), beide blühen im März und April und sind ausdauernd; wild im Orient.

Safranpfirsich, eine mittelgroße Pfirsichart mit gelbem Fleisch; reift im Aug. und ist für Spaliere geeignet.

Sagapenum, das Gummiharz des persischen Steckenkrautes; s. u. Steckenkraut.

Sago, Sagopalme (**Sagus**), Gattung der Familie Palmen; einhäusige Blüthen in denselben ästiger Blüthenstrauß, bildet mit den Aestchen Aehren; napfförmige Deckblättchen; bei den männlichen Blüthen ist der Kelch dreizähnig, Blumenkrone 3theilig, 6—12 Staubgefäße; Ansatz zu einem Fruchtknoten fehlt; die weiblichen Blüthen haben ebenfalls einen 3zähnigen Kelch, glockenförmige, 3spaltige Blumenkrone; aus den verkümmerten Staubbeuteln entsteht eine krugförmige, 6zähnige Beikrone; 3fächeriger Fruchtknoten mit 3 pfriemenförmigen Narben; trockene, 1samige Beere mit rückwärtsgehenden Schuppen. — Arten: Mehlreiche S. (**S. farinifera**), Strunk glatt; Blattstiele mit einzelnen langen Dornen; gefiederte 15—20 Fuß lange Blätter; sehr verästelter Blüthenstrauß; verkehrt-eirunde, stachelspitzige Frucht mit glänzenden, hellgelben, dachziegeligen Schuppen. Wächst auf den Inseln des indischen Meeres, namentlich auf den Molukken. Gibt Sago in reichlicher Menge; außerdem erhält man solchen von der Lapiapalme, der Zuckerpalme und dem ostindischen Palmenfarrn. — Sago ist sehr nährend, leicht verdaulich, paßt daher besonders in Krankheiten, wo andere Mittel nicht ertragen werden, zumal in Durchfällen. Schwach geröstet ist er sehr wirksam gegen hartnäckige Durchfälle, Ruhren etc. Er ist so nahrhaft, daß 2—300 Pfund Mehl einen Menschen das ganze Jahr nähren. Nach erschöpfenden Krankheiten erhält man das beste Gericht, wenn man 3ij mit 2 Pfund Wasser, Milch oder Fleischbrühe stark einkocht. Siehe auch Lapiapalme.

Salap, s. v. a. Ragwurz (s. d.)

Salat, s. v. a. Lattich.

Salbey (**Salvia**), Gattung der Familie Lippenblümler; 2lippiger Kelch; ganze oder 3zähnige Oberlippe, 2spaltige Unterlippe; rachenförmige Blumenkrone mit ganzer oder ausgerandeter Oberlippe, 2spaltiger Unterlippe; 2 Staubgefäße, oft noch weitere verkümmerte; die Schließfrüchte haben einen kleinen, grundständigen Fruchtnabel. — Arten: Gebräuchliche S. (**S. officinalis**), immergrünes Gewächs, welches einen 1—2 Fuß hohen, breiten Busch bildet und in sehr vielen Gärten Deutschlands angetroffen wird. Stammt aus dem südlichen Europa und hat lanzetförmige, eirunde, weiche, etwas wollige Blätter, die gerade nicht angenehm riechen und eine weiß-grünliche Farbe haben. Im Juli erscheinen die blauen oder weißen Blumen in Wirteln, deren jeder wenigstens aus 6 Blumen besteht. Die frischen Blätter sind noch stärker fäulnißwidrig, als Chinarinde, und werden sie gegen ansteckende, gichtische und rheumatische Krankheiten, bei Lähmungen, Wundgeschwüren rc. gebraucht. Namentlich ist ein Absud davon sehr gut bei Erschlaffung des Zahnfleisches, wenn man sich öfters damit gurgelt. Zum Gebrauche sammelt man das Kraut im Mai mit den nicht entwickelten Blumen ein. In fettem, schattigem Boden wird die Pflanze nach allen Theilen viel größer, aber auch viel gehaltloser. In recht sonniger Lage und mageren, steinigem Boden wird sie am kräftigsten. Innerlich gibt man sie gegen Schweiße der Schwindsüchtigen oder auch, wenn sie von andern erschöpfenden Krankheiten herrühren, sowie gegen schleimige, auf Schwäche beruhende Durchfälle und leichte Ruhren. In den ersten Fällen ist der Thee von 1—2 Quent auf mehrere Tassen passend; bei Schweißen der Schwindsüchtigen setzt man auf den Tag gern 15—20 Tropfen Haller's Sauer bei. Bei Durchfällen und Ruhren kann man das Pulver, 3—4 Gran auf ein Mal, unter Anis und Saleppulver geben. — Aeußerlich dient S. gegen aufgelockertes, leicht blutendes Zahnfleisch. Ein Wasch- und Badwasser von S. ist gut gegen schwammige, reizlose, faulige Geschwüre; als Gurgelwasser bei angeschwollenen Mandeln, Zäpfchen, aufgelockerten Schleimhäuten im Munde und Rachen. Zum Gurgelwasser setzt man gewöhnlich etwas Essig und Honig bei. Bei blutendem, stinkendem Zahnfleisch wirken die frischen Blätter, mit denen man dasselbe reibt, kräftigend und zusammenziehend. — In der Gerberei kann man die S. ganz gut gebrauchen, sowie eine andere Art, die Wiesen-S. (**S. pratensis**), die herzförmige, längliche, runzliche Blätter und blaue oder bläulich-röthliche Blumen hat, und auf vielen Wiesen bei uns wild wächst. Die ganze Pflanze ist kleberig und riecht stark unangenehm, wird nur von Schafen, Ziegen und Kaninchen gefressen, und dürfte ausgerottet werden, da sie andere, bessere Pflanzen verdrängt. Thut man sie unter das Bier, so theilt sie demselben berauschende Kraft mit; dem Weine aber gibt sie einen Muskatellergeschmack. Man kann mit ihr dauerhaft schwarzbraun färben. — Die letztern Eigenschaften hat auch die Muskateller-S. (**S. sclarea**), sowie jene die Heilkräfte dieser. 2—3 Fuß hoher, krautiger, zottiger Stengel; eirunde, doppelt gekerbte, etwas filzige Blätter; 6blüthiger Wirtel; bläuliche Blume. Wächst auf grasigen Hügeln, an Wegen, in Hecken und Gebüschen des südlichen Europa's und im Orient; 2jährig; blüht im Juni und Juli. Riecht gerieben sehr stark und betäubend, schmeckt balsamisch-bitter. Die Blätter (**Herba Sclareae**) sind gut gegen Krämpfe und andere Nervenleiden, bei Blennorrhöen, Menostasien 2c. — Ungarische S. (**S. Aethiopis**), wächst im südlichen Europa, Ungarn, Oesterreich, und dient gegen Brustkrankheiten, Hüftweh 2c. — Schopfige S. (**S. horminum**), der mit Wasser aus den Früchten gewonnene Schleim ist gut gegen Augenentzündungen, und wenn etwas in das Auge gekommen ist. — Leierförmige S. (**S. lyrata**), in Amerika gebraucht man den Saft zum Vertreiben der Warzen — Kleberiger S. (**S. glutinosa**), krantiger, drüsig-zottiger, kleberiger Stengel; herzspießförmige, flaumhaarige, grobgesägte Blätter; 6blüthiger Wirtel; schwefelgelbe und braungetüpfelte Blumen. Wächst an schattigen Stellen der Gebirge des südlichen Europas und Deutschlands; dauert aus und blüht im Juni und Juli. — Wird wie die Muskateller-S. gebraucht, und ist auch gut gegen Brustkrankheiten und den Stein. — Apfeltragender S. (**S. pomifera**), dient in der Türkei und auf Candia wie bei uns der gebräuchliche Salbei. Trägt an den Zweigen und Blättern von Insektenstichen runde, zollgroße, graue, flaumhaarige, fleischige Auswüchse, welche angenehm gewürzhaft schmecken. — Goldfarbiger S. (**S. aurea**), riecht und schmeckt wie Rosmarin, und wird am Kap vorzüglich als Wundmittel gebraucht. — Westindischer S. (**S. occidentalis**), dient in Westindien wie bei uns der gebräuchliche S. — Ganzrandiger S. (**S. integrifolia**), ein Decoct ist vorzüglich gegen Planresien. — Schönblühender S. (**S. leonuroides**), in Peru werden die Blätter gegen Zahnschmerzen gekaut, und eine Abkochung davon ist vorzüglich gegen Erschlaffung der Nerven. — Benghalische Meriandra (**S. bengalensis; Meriandra beng.**), riecht noch stärker als der gebräuchliche S., schmeckt durchdringend kampherartig, und wird in Ostindien als gewürzhaftes, belebendes und erhitzendes Mittel gebraucht.

Salep, s. v. a. Ragwurz.

Salomonssiegelwurz (**Radix Sigilli Salomonis**), der Wurzelstock von der gebräuchlichen Siegelblume.

Salpiglossis (**Salpiglossis**), Gattung der Familie Nachtschattengewächse; 5spaltiger, fast gleichzipfeliger Kelch; trichterförmige Blumenkrone mit 5spaltigem Saum und abstehenden ausgerandeten oder 2spaltigen Zipfeln; 4 2mächtige Staubgefäße; 2fächerige Staubbeutel; trompetenförmige Griffel mit kopfiger Narbe; eirunde, lederige, oben 2spaltige Kapsel. — Arten: Strohfarbige S. (**S. straminea**), kleberigdrüsenhaarig; wechselständige, vorn fiederspaltige Blätter; große, gelbe, oder gelbe und purpurvioletgeaderte Blume, an der Spitze mit weißlich-röthlichen Lappen. Wächst in Chili. — Dort wird auch die ziegeldachartige Fabiana (**Fabiana imbricata**), welche bitter schmeckt, harzig riecht, gegen Krankheiten der Schafe und Ziegen gebraucht.

Salsendorn, in mehreren Gegenden von Deutschland s. v. a. gemeiner Sauerdorn.

Salve, in Sachsen s. v. a. Salbei.

Salvi, in Mecklenburg s. v. a. Salbei.

Salwei, im ganzen südlichen Deutschland und der Schweiz s. v. a. Salbei.

Salzkraut, s. v. a. Glasschmalz.

Sammtblume (**Tagetes**), Gattung der Familie Vereinblüthler; 1blätterige, glocken- oder walzenförmige Hülldecke; weibliche Randblüthen; 1lippige Blumenkrone; zwitterige Scheibenblüthen; kleinwabiger Hauptfruchtboden; vierseitige Schließfrüchte; 1fache Fruchtkrone; in der Fruchthülle gestielter Samen; 1jährige, meist widrigriechende Kräuter. — Arten: Ausgebreitete S., Studentennelke (**T. patula**), bei uns gewöhnliche Gartenpflanze, welche aus Mexiko stammt, einen 2—3 Fuß hohen, ausgebreiteten, vielästigen Busch mit leichtzerbrechlichen Zweigen bildet und gefiederte Blätter hat. Die schönen, nicht angenehm riechenden Blumen bilden eine niedliche Scheibe deren goldgelbe Strahlen ein wenig zurückgeschlagen und mit einer braunrothen Sammtfarbe überzogen sind. Es gibt eine Spielart mit gefüllten Blumen. Sie wird durch Samen fortgepflanzt, welchen man im April aussäet. Die S. ist nicht allein eine wahre Zierde unserer Gärten, sondern ein Absud der vom Kelch gezopften Blumenblättchen liefert auch mit einem Zusatz von Küchensalz eine schöne citrongelbe Farbe. Durch Beimischung des Alauns werden in Rußland Seide und Wolle gelb gefärbt. Blüht vom Juli bis Okt., und wirkt stimulirend, harn- und schweißtreibend, die Menstruation befördernd, in größern Gaben brechenerregend; wird auch gegen Wechselfieber, Stockungen im Unterleibe rc. gebraucht. — Aufrechte S., große Studentenblume (T. erecta), ist größer, hat aber nur einfärbige Blumen. Wird das Kraut äußerlich aufgelegt, so wirkt es zertheilend und auflösend.

Sammtnelke, s. v. a. Sammtblume.

Sammtröschen, s. v. a. Rade.

Sammtweizen, rother, eine Abart des gemeinen rothen Weizens, ohne Granne, lockere, bräunliche, sammtartige Aehre; röthlicher Halm. Gehört zu den geringsten Getreidearten, wintert leicht aus, und bestockt sich nicht. — Der weiße Sammt- oder böhmische Weizen hat eine lockere, grannenlose, weiße, sammtartige Aehre, weißen Halm, liefert zum Flechtwerk geeignetes Stroh, einen reichen Körnerertrag und verdient alle Empfehlung.

Samyda (Samyda), Gattung der Familie Orleangewächse; 10streifiger, innen gefärbter, 5spaltiger Kelch mit ungleichem Saum; blumenlos; 10—18 fruchtbare Staubgefäße; die Staubfäden bilden einen 10—18zähnigen Krug, auf dessen Zähnen sich die Staubbeutel befinden; 1facher Griffel; lederige, 4—5 schalstückige Kapsel. — Arten: Gesägte S. (**S. serrulata**), Strauch oder Baum mit eiförmigen, länglichen, oben etwas flaumigen, unten filzigen, netzig-nervigen Blättern, weiße, blattwinkelständige Blüthen; 12 Staubgefäße. Wächst in Westindien. — Hieher gehören auch: **Casearia anavinga**, in Ostindien dienen die Blätter zu Bädern gegen arthritische Leiden; das Fruchtmark wirkt als stark schweißtreibend und den Darmkanal eröffnend in vielen Krankheiten sehr heilsam. — **C. esculenta** die bittere Wurzel ist in Circars ein gutes Purgirmittel, die Blätter eine Speise, und das scharlachrothe Fruchtmark ein geschätzter Färbestoff. — **C. ulmifolia**, in Brasilien sind die Blätter als Wundmittel und der Saft daraus gegen Schlangenbisse geschätzt. — **C. lingua**, eine Blätterabkochung dient in Brasilien gegen entzündete Krankheiten und bösartige Fieber.

Sandarach, Sandarak (**Gummi sandarac**), harziges Gummi, welches vorzüglich von dem Sandarakbaum gewonnen wird. — Das Wachholderharz (s. u. Wachholder) ist auch unter dem Namen deutscher S. bekannt.

Sandarakbaum (Callitris), Gattung der Familie Zapfenbäume; 1häusig: die männlichen Blüthen bilden ganz kleine Kätzchen, welche am untern Rande des Deckblättchens 3—5 1fächerige Staubbeutel haben; die weiblichen Blüthen bilden kleine Kätzchen mit 4—6 2fach gereihten, schuppenförmigen Fruchthaltern. Unten an jedem Fruchthalter stehen 3 und mehr Blüthen, jede aus einem Fruchtknoten bestehend. Die Zapfen springen wie mit 4—6 Schalstücken auf. — Arten: Vierklappiger S., Gegliederter Lebensbaum (**C. quadrivalvis; Thuja articulata**), 15—20 Fuß hoher, strauchartiger Baum mit sparrig abstehenden Aesten, sehr kleinen Blättern, welche am obern Ende eines jeden Gliederstücks 4zählig sind; jedes Deckblättchen der männlichen Kätzchen hat 4 Staubbeutel. Blüht auf Hügeln und Bergen des nördlichen Afrikas im April und Mai. Das gelblichweiße, zerreibliche, geschmacklose Harz, welches der Stamm ausschwitzt, ist als Sandarak bekannt, und kommt meist in länglichen, trockenen, fast durchsichtigen, außen etwas bestäubten Stücken vor, ist in Weingeist unvollständig, in Terpentinöl vollständig löslich, und verbreitet erwärmt oder auf Kohlen gestreut einen angenehmen Geruch. Er wird häufig zu Lacken, Firnissen rc. benützt, und kommt in seinen Wirkungen mit dem Mastix überein.

Sandbeere, s. v. a. Steinbeere.

Sandbelle, s. v. a. Pyramidenpappel.

Sandbüchsenbaum (Hura), Gattung der Familie Rautengewächse; 1häusig; männliche Blüthen in kätzchenartigen Aehren; krugförmiger Kelch; Blume fehlt. Die weiblichen Blüthen sind einzeln; krugförmiger Kelch; zuletzt 3theiligen, zerreißenden Fruchtknoten mit 12—18 Fächern; Blume fehlt; langer, nach oben trichterförmiger Griffel; schildförmige, große Narbe mit 12—18strahligen Lappen; holzige Spaltfrucht. — Arten: Gemeiner S., Hurnbaum (**H. crepitans**), hoher Baum mit herzförmigen, geaderten Blättern; wächst in Meriko und Westindien. Die bis zur völligen Reife des Samens hängende Frucht zerplatzt mit einem starken, pistolenschußartigen Knall, wobei der Same weit fortgeschleudert wird. Die Frucht gleicht einer Streusandbüchse, und kann zu diesem Zwecke gebraucht werden, wenn man sie vor dem Aufspringen aufschneidet und den Samen herausnimmt. Der unreife Samen purgirt stark, wie Krähenaugen. Der scharfe Milchsaft macht im Auge starke Entzündung, kann sogar Erblindung erregen, und gibt auch Kautschuk. Die mit Oel infundirten Blätter sind gut gegen rheumatische Schmerzen, wenn man sie auf die leidenden Stellen legt.

Sanddorn (Hippophaë), Gattung der Familie Proteengewächse; 2häusig; männliche Blüthen mit tief-2theiliger Geschlechtshülle; 4 Staubgefäße mit sehr kurzen Staubfäden und aufrechten Staubbeuteln; weibliche Blüthen mit röhrenförmiger, oben 2spalliger Geschlechtshülle; 1 Staubweg; 1eiiger Fruchtknoten; steinfruchtartige Hüllfrucht, welche aus der Geschlechtshülle entsteht, und eine harte, nußartige, 1samige Schließfrucht enthält. Die Blüthen bilden kleine, schopfige Aehren. — Arten: Gemeiner S., Haftdorn (H. rhamnoides), 4—16 Fuß hoher, baumartiger, ästiger Strauch mit dornspitzigen Aesten; genäherte, 1½—2½ Zoll langen, oben graugrünen, unten weißschälferigen Blättern; ovale, erbsengroße, goldgelbe oder orangenfarbige Hüllfrucht. Wächst an Flüssen und Meeren in ganz Europa und im nördlichen Asien; blüht im April und Mai. Die sehr sauren Früchte sind eßbar. Statt des gewöhnlichen Holztranks dient eine Abkochung der jungen Aeste, Blätter und Blüthen gegen rheumatische und gichtische Leiden, Hautkrankheiten ꝛc.

Sandelholz, s. v. a. Santelholz.

Sandhaargras (Elymus arenarius), eine Getreideart, welche in Island Mehl und Brod liefert und in Küstenländern zum Befestigen des losen Sandes dient.

Sandolive, (Dodonaea Thunbergiana) eine Roßkastanienart; wird am Kap als gelindes Purgirmittel und auch gegen Fieber benützt.

Sandriedgras, s. v. a. Sandsegge, s. u. Segge.

Sanikel (Sanicula), Gattung der Familie Doldengewächse; 5zähniger Kelchrand; aufrechte Blumenblätter; fast kugelige Spaltfrucht mit hackigen Stacheln besetzt; wenig strahlende Dolden; gemischte, weiße oder röthliche Blüthen. — Arten: Gemeiner S., (S. europaea; S. officinalis), Schirmpflanze in fast allen gebirgigen, schattigen Wäldern von Europa, welche zu den Sommergewächsen gehört, eine holzige, schwarze Wurzel hat, auf welcher sich auf langen Stielen 2 Zoll lange, 3 Zoll breite, rundliche, glatte, glänzendgrüne Blätter erheben, zwischen denen sich ein 2 Fuß hoher, oben 3fach getheilter Stengel mit weißen Doldenblumen befindet. Die Blätter schmecken zusammenziehend, etwas salzig, und dienen bei Wunden, innerlich und äußerlichen Geschwüren. Unter Gurgelwasser leisten sie gute Dienste, und kommen auch unter den sogen. Schweizerthee. Sie sind ferner geeignet zur Zertheilung und Aufsaugung von innern Blutextravasaten. — Maryland'sche M. (S. marylandica), wächst im Süden der vereinigten Staaten, hat eine petersilienartige Wurzel, welche dort schwarze Schlangenwurzel heißt und gegen verschiedene Krankheiten gerühmt wird. Die Zasern geben ein Haarseil bei Geschwulsten der Pferde.

Santelbaum (Santalum), Gattung der Familie Santelgewächse; zwitterig: urnenförmige, 4spaltige Geschlechtshülle; bis über die Mitte mit dem Fruchtknoten verwachsene Röhre; abfallender Saum; 4 Staubgefäße; Griffel mit 3 oder 4lappiger Narbe; beerenartige, 1samige Steinfrucht. — Arten: Weißer S. (S. album), ziemlich hoher und dicker Baum, der hauptsächlich in Ostindien und auf Malabar wächst, unserem Wallnußbaum gleicht, dünne Aeste, kleine schmale Blätter und dunkelblaue, lorbeerartige Früchte hat. Die Rinde ist aschgrau, das Holz schwer, wohlriechend; das äußere oder jüngere Holz sieht weiß, das innere gelb, ebenso das Holz der Wurzel und Aeste. Das gelbe Holz schmeckt bitterlich und riecht rosenartig, und hat frisch giftige, wenigstens betäubende Eigenschaften, weshalb man den Baum vorsichtig fällen muß. Die Holländer und Engländer bringen das Santelholz in großen Klötzen und Scheitern nach Europa, wo es zu Tischen und andern feinen Arbeiten verwendet wird. Das gelbe, theure Holz dient zu Knöpfen, Dosen, Rosenkränzen ꝛc. Das Pulver davon kommt zu wohlriechenden Seifen, Pomaden. Durch Destillation im Wasser erhält man daraus ein gelbliches, nach Ambra riechendes Oel. In China werden die Särge der Vornehmen daraus gefertigt. Man erhält eine Farbe für Hausgeräthe u. dgl., wenn man das Holz zu Pulver stoßt und mit Wasser vermischt. Es wirkt als ätherisch-öliges

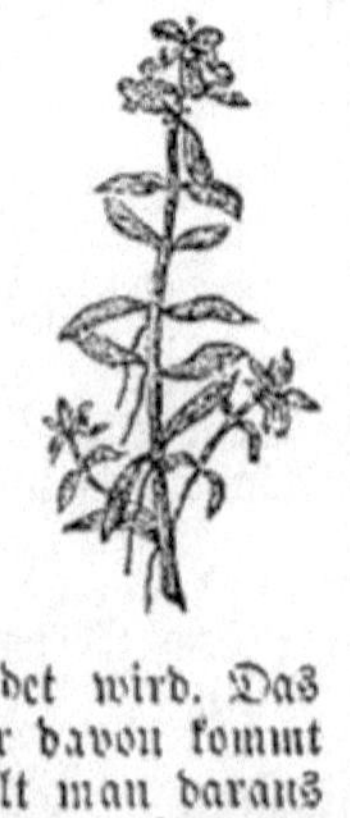

Heilmittel belebend auf das Gefäßsystem, auf die Verdauungswerkzeuge und Schleimhäute; wird bei uns vorzüglich nur als Räuchermittel benützt. — Myrtenblätteriger S. (**S. myrtifolium**), meist strauchartig, lanzettig, unten schwach seegrüne Blätter; end- und blattwinkelständige Trauben mit purpurrothen Blüthen. Auf Java, in Coromandel; fast geruchlos; kommt als weißes Santelholz im Handel vor. — Das rothe Santelholz rührt von dem Brasilienholz- und Flügelfruchtbaum her.

Sapanholz, s. v. a. Brasilienholz.

Sapindusthränen, das aus den Zweigspitzen der orientalischen Fichte tropfende, feine, klare Harz.

Sapium, s. v. a. **Stillingia** (s. d.)

Sappanholz, s. v. a. Brasilienholz.

Saracenenkorn, s. v. a. Buchweizen.

Sargossa, s. v. a. Tang. — Gemeiner S. (**Sargassum vulgare**), im südlichen Meer; die obern Sprossen sind eßbar. Dient gegen Harnbeschwerden, Stein und Gries; auch wird Jodine daraus gewonnen. — Beerentragende S. (**S. baciferum**), frei schwimmend im Ocean, wo er meilenweite, schwimmende Wiesen bildet und oft den Lauf der Schiffe hemmt. Die jungen Sprossen sind eßbar und dienen gegen den Kropf. In Wasser eingeweicht und gekocht leisten sie gute Hülfe bei Dysurie und Strangurie.

Saribupalme (**Livistona**), Gattung der Familie Palmen; zwitterige Blüthen: 3spaltiger Kelch; 3theilige Blumenkrone; 6 Staubgefäße; herzförmig-länglicher Staubbeutel; 3 Fruchtknoten; pfriemenförmigen Griffel mit einfacher Narbe; 1samige Beere; hornige Kernmasse. — Arten: Rundblätterige S. (**L. rotundifolia**), 50—80 Fuß hoher Strunk, schwarzbraun und glatt; dicke, 6 Fuß lange Blattstiele; schildförmige 3—5 Fuß Durchmesser haltende, fächerförmige Blätter; über 3 Fuß lange Blüthensträuße; flintenkugelgroße Beeren, zuerst gelb, dann schwarzbläulich, mehlig-fleischig; bildet auf den Molukken und in Cochinchina ganze Wälder, blüht jährlich, hat sehr hartes, polirbares Holz. Die Blätter dienen zu Sonnenschirmen, Fächern, zum Einwickeln rc. Die jungen Triebe werden als Palmkohl gegessen, und das Mark des Stammes gibt Sago.

Sarsaparille, s. u. Smilax.

Sassafrasbaum (**Sassafras**), Gattung der Familie Lorbeergewächse; 2 oder 3häusige, 6 oder 5theilige, häutige Geschlechtshülle; die männlichen Blüthen haben 9 fruchtbare Staubgefässe, 3 Staubfäden, 4fächerigen Staubbeutel; die weiblichen Blüthen haben 9—6 unfruchtbare Staubgefäße, 1 Fruchtknoten; pfriemenförmigen Griffel; fast scheibenförmige Narbe; 1samige Beere. Amerikanische und ostindische Bäume mit frühen gelben Blüthen. — Arten: Gebräuchlicher S. (**S. officinalis**; **Laurus Sassafras**), nützlicher, nordamerikanischer Baum, welcher 8—30 Fuß hoch wird. Der gerade Stamm ist 1 Fuß dick, die Rinde dunkelbraun und schwammig, das Holz braunröthlich, leicht und weich; die gestielten Blätter meist 3lappig, 4 Zoll lang und 3 Zoll breit; an den Zweigenden erscheinen im April die kleinen, gelblichen Blüthen und hinterlassen dunkelbraune, anfangs saftige, dann vertrocknende, von den Vögeln gesuchte Beeren. Wurzel, Holz, Rinde, Blätter und Blüthen haben einen sehr starken, angenehmen, fenchelartigen Geruch und gewürzhaften Geschmack. Ein Aufguß auf die gewürzhaften Blüthen ist magenstärkend, blutreinigend, krampfstillend und schweißtreibend. Die etwas gewürzhaften, sehr schleimigen Blüthen werden zu Suppen für Schwindsüchtige benützt. Rinde und Holz werden als Sassafrasrinde und Sassafras- oder Fenchelholz gebraucht; erstere ist dick, runzelig und schwammig, grünlich-braunroth, innen rostbraun. Beim Holz ist das von der Wurzel dunkler und kräftiger, und kommt in großen, dicken, ästigen, grobfaserigen, knolligen, Stücken zu uns. Es riecht stark und angenehm fenchelartig, schmeckt scharf und süßlich, enthält viel ätherisches Oel, wirkt daher stark reizend und stärkend, erhöht die Thätigkeit des ganzen Gefäßsystems, der Nieren und der Haut, findet deshalb Anwendung bei vielen Kacherien, Gicht, chronischen Rheumatismen und veralteten syphilitischen Leiden und chronischen Metallvergiftungen. Man gibt sie in einer Abkochung zu ℥β—jβ zu 2 — 3 Schoppen Wasser im Tag. In einem metallenen (nur nicht eisernen) Gefäß in Urin gekocht, kann man damit Wolle dauerhaft orangegelb und röthlich färben. Zum Brennen taugt das Holz nicht, wohl aber zum Bauen.

Sassaparille, s. u. Smilax.

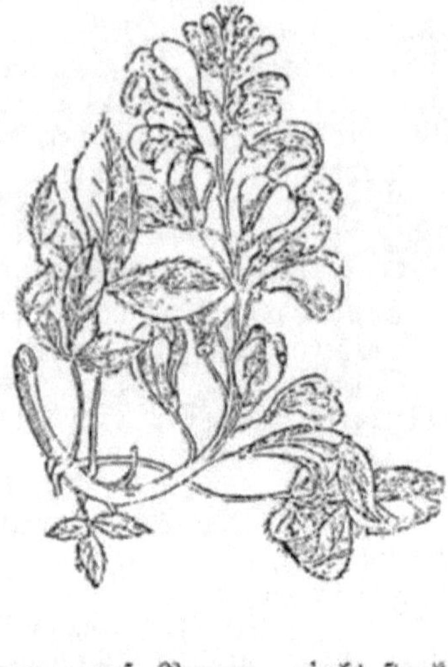

Saturei (**Satureja**), Gattung der Familie Lippenblümler; röhrig-glockiger, 5zähniger oder 5spaltiger, 10streifiger Kelch; 2lippige Blumenkrone; davon die obere ausgerandet oder ganz, die untere 3spaltig; 4 Staubgefäße; getrennte Staubbeutelfächer. — Arten: Garten-S., Bohnen- oder Pfefferkraut (**S. hortensis**), bekanntes, starkriechendes Kraut, welches aus dem südlichen Europa in unsere Gärten verpflanzt wurde, in denen es sich von selbst sehr stark vermehrt. Wird kaum 1 Fuß hoch, hat einen vielästigen, holzigen Stengel, kleine, spitzige, lanzettförmige Blätter und kleine, bläuliche Blumen. Besitzt durchaus einen gewürzhaften Geruch und scharfen Geschmack, welch beide sich durch das Trocknen vermehren, weßhalb man es als Gewürz an verschiedene Speisen, namentlich zum Kochen und Einmachen der Bohnen verwendet. In der Medizin dient es wie der Thymian (s. d.) und gibt durch Destillation ein scharfes, starkriechendes, ätherisches Oel, gleichwie es auch zum Gelbfärben geeignet ist. — Berg-S. (**S. montana**), im südlichen Europa auf Bergen, riecht stark und angenehm gewürzhaft, schmeckt stechend aromatisch, hat die Heilkräfte des Ysops (s. d.) und wird in der Küche wie die vorige Art benützt. — Bunte S. (**S. variegata**) in Kroatien, Istrien und Dalmatien, als krampfstillendes Mittel geschätzt.

Sauapfel, in mehreren Gegenden von Deutschland s. v. a. gemeiner wilder Apfel.

Sauauge, s. v. a. vierblätterige Einbeere.

Saubohne, in vielen Gegenden von Deutschland s. v. a. gemeine Ackerbohne.

Saudistel, s. v. a. Distelsalat.

Sauerampfer, s. v. a. Ampfer.

Sauerampfer, rother (**Oseille de Guinee rouge**), in Amerika s. v. a. rother Hibisch, s. u. Hibisch.

Sauerampfer, weißer (**Oseille de Guinee blanche**), auf den Antillen s. v. a. gefingerter Hibisch.

Sauerbaum (**Oxydendron**), Gattung der Familien Heidegewächse; 5theiliger, freier Kelch; eirunde, 5zähnige Blumenkrone; 10 Staubgefäße; 5seitigen, dicklichen Griffel; 5seitige, 5fächerige und 5schalstückige, pyramidale Kapsel; keilstaubartige Samen. — Arten: Nordamerikanischer S. (**O. arboreum**), 25—60 Fuß hoher, kahler Baum mit stielrunden Aesten, 5—6 Zoll langen Blättern, jung sehr behaart, dann kahl; endständige Rispen aus einseitigen Trauben, urnenförmige, außen flaumhaarige Blumenkrone; wächst in Nordamerika. Die sauren, etwas herben Blätter, wegen denen er auch Ampferbaum (**Sorrel-tree et Sourtree**) heißt, werden als antiphlogistisches, den Durst in Fiebern stillendes Mittel benützt.

Sauerdattelbaum, s. v. a. Tamarinde.

Sauerdorn, s. v. a. Berberis.

Sauerhonig (**Oxymel simplex**), eine Auflösung des Honigs in Essig, ist ein herrliches temperirendes Mittel und wird als Zusatz in hitzigen Krankheiten angewendet.

Sauerklee (**Oxalis**), Gattung der Familie Sauerkleegewächse; 5blätteriger oder tief 5theiliger Kelch; 5 Blumenblätter; 10 Staubgefäße; Fruchtknoten mit 5 abgesonderten Griffeln; pinselförmigen oder kopfigen Narben; ovale, 5kantige, 5fächerige Kapsel; fleischigen Samenmantel, welcher sich an der Spitze elastisch aufrollt und den Samen ausstoßt. — Arten: Gemeiner S. (**O. acetosella**), kleines, niedliches Pflänzchen, das in ganz Europa und auch in Deutschland in Wäldern an schattigen, feuchten Orten wächst und zuweilen große Strecken bedeckt. Treibt aus der Wurzel mehrere einzelne schwache und feine Stiele mit 3 gleichgroßen hellgrünen, etwas haarigen, verkehrt-herzförmigen Blättchen, welche vor ihrer völligen Entwicklung am Stiele unterwärts zusammengefaltet sind. Die im April zwischen den Blättchen auf einem etwas längern Stiele hervorkommenden Blumen sehen milchweiß aus, sind mit feinen rothen Aederchen durchflochten, und unten gelb gefleckt. Die angenehm säuerlich schmeckenden Blätter lassen sich frisch wie Sauerampfer essen; durchs Trocknen verlieren sie die Säure. Aus den Blättern wird Sauerkleesalz gewonnen, mit welchem man Leinwand und andere Stoffe von den darin befindlichen Flecken und Papier von Geschriebenem und Dintenklexen reinigen kann. In der Heilkunde benützt man es hauptsächlich als hitzedämpfendes Mittel in Gallenfiebern. Mit Zucker und Citronenöl gibt es ein gutes Limonadepulver. Das Sauerkleesalz wird durch Klären und Einkochen des Saftes gewonnen. — **O. compressa** wächst am Kap und enthält noch mehr Sauerkleesalz. **O. cernua** wird am Kap als Gemüse benützt. — Rosenartiger S. (**O. rosacea**), am Grunde zwiebeliger, einfacher Stengel, welcher nebst den andern Theilen und Kelchen flaumig ist; 3fingerige, zottigflaumige Blätter; große, rosenrothe, am Grunde und unten gelbe Blumen; wächst am Kap; ausdauernd. — **O. repens**, wächst am Kap, in Brasilien, Ceylon, auf Madagaskar, und wird nebst andern Arten als kühlendes Mittel bei bösartigen Fiebern gebraucht. — **O. stricta**, wird in Westindien wie der gemeine S. benützt; ebenso **O. corniculata**, welcher überdieß noch harntreibend wirkt. — **O. crassicaulis** kommt im warmen Amerika vor, hat wallnußgroße Knollen, welche besser als die besten Kartoffeln sind; das Kraut gibt ein gutes Gemüse. — In Chili werden die Wurzelknollen von **O. tuberosa** gegessen. — Alle weitern Arten sind als Gemüse eßbar, und liefern kühlende Heilmittel in bösartigen Fiebern.

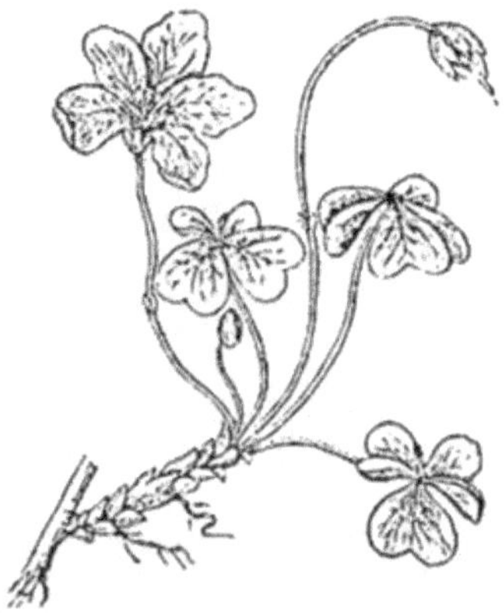

Saugschwamm, s. v. a. Badeschwamm.

Saukastanie, s. v. a. Erdnuß.

Saumfarrn (**Pteris**), Gattung der Familie Wedelfarrn; randständige, gleichbreite Fruchthäufchen; vom Rande des Laubs ausgehender, einwärtsgebogener Schleier. — Arten: Adler-S. (**P. aquilina**), tiefgehender, schwarzer Wurzelstock, welcher im Querdurchschnitte 2 halbe Bogen ()() zeigt, welche man mit einem doppelten Adler verglichen hat; 2—5 Fuß hoch; doppelt gefiederte, gelbliche Aeste; unter dem umgebogenen Rande bilden die Früchte einen Saum; in Waldungen und Berggegenden von ganz Europa; trägt im Aug. und Sept. Früchte. Der Wurzelstock (Adlerfarrnwurz) ist schleimig, bitter und zusammenziehend, und wird in dieser Hinsicht, sowie gegen Würmer gebraucht. Die Asche des Krauts gibt gutes Glas; wird dieselbe mit Laugenwasser vermengt, in Kugeln geformt und getrocknet, so hat man eine gute Seife zum Waschen. Befreit man das junge Laub und den Wurzelstock durch Aufgießen und nachheriges Ausdrücken vom Wasser von der Bitterkeit, so sind diese eßbar. Sammelt man die Blätter im Juli, so dienen sie zum Gerben feinerer Häute. Zum Bearbeiten der Felle zu Corduan wird der Wurzelstock benützt.

Saurach, bei Homburg v. d. Höhe und auf dem Hundsrücken s. v. a. gemeiner Sauerdorn.

Saussuree (**Saussurea**), Gattung der Familie Vereinblüthler; vielblüthige Blüthenköpfe; dachziegelige Hülldecke; borstiges oder spreuig-deckblätteriges Blüthenlager; zwitterige Blüthen; 5spaltige, röhrige Blumenkronen; kahler Fruchtknoten; häufig doppelte Fruchtkrone. — Arten: Bittere S. (**S. amara**), steifer, 3—4 Fuß hoher, ästiger Stengel; ziemlich kahle, lanzettige Blätter; ästige, vielblüthige Doldentraube; flaumhaarige Hülldecke; purpurröthliche Blumen; in schattigen Wäldern von Sibirien, Dahurien 2c. Dauert aus. Eine Abkochung der bittern, etwas salzigen Wurzel dient gegen Syphilis, namentlich gegen syphilitische Knochenschmerzen.

Savenbaum, s. v. a. Sadewachholder.

Savoyerkohl, s. v. a. früher Wirsing und großer Wirsing.

Scabiose (**Scabiosa**), Gattung der Familie Kardengewächse; zwitterige, vielblätterige, sternförmige Hülldecke; rauhhaariger Hauptfruchtboden; überweibiger Kelch mit

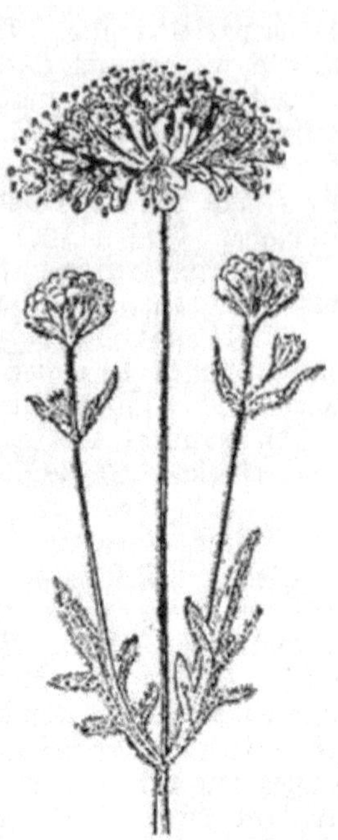

schüsselförmigem Saum; 4 — 5spaltiger Blumenkrone; 4 Staubgefäße; 1 Griffel; vom Kelchsaum gekrönte und in dem Hülldeckchen eingeschlossene Schließfrucht. — Arten: Acker-Sc. (**Sc. arvensis; Knautia arv.**), eine gemeine Pflanze auf Wiesen, an Ackerrainen und andern freien Plätzen; hat fiederförmige, eingeschnittene Blätter und blaue, auch röthliche Blumen, welche auf einem 1—2 Fuß hohen, oben 3theiligen, borstigen Stengel sitzen und vom Mai bis August blühen. Die ganze Pflanze schmeckt bitterlich herbe, und hat vortreffliche Kräfte zur Heilung von Wunden und Geschwüren; wird mit Honig vermischt innerlich in Brustkrankheiten mit gutem Erfolge gebraucht. Ist mit einem Zusatz von Ulmenrinde vorzüglich gegen den Kopfgrind. Wird von dem Vieh gern gefressen, und ist auch zum Grünfärben der Wolle geeignet. Kommt auch ganz blätterig und mit strahlenlosen Blüthen vor. Wirkt ferner blutreinigend und auflösend, und heißt auch Grind- oder Apostenkraut. — Wald-Sc. (**Sc. sylvatica**), gleicht der vorigen Art, wächst in gebirgigen Wäldern, am Saume derselben und auf Waldwiesen des mittlern und südlichen Europas, dauert aus, blüht im Juli und August. Kommt auch mit am Grunde kammförmigen Blättern vor. — Langblätterige Sc. (**S. longifolia**), sammtartigbehaarter Stengel; langlanzettlige, ganze Blätter; lila Blüthen; mit 8 borstenförmigen Kelchzähnen gekrönte Schließfrucht; dauert aus, blüht auf Alptrifften im Juni und Juli. — **S. succisa**, s. v. a. Abbichkraut.

Scammonium, antiochisches, wird aus dem Safte von Alpini's Scamone gewonnen.

Scammonium, französisches, der Milchsaft des Montpellier'schen Hundswürgers wird eingedickt und wird dann andern purgirenden Stoffen und Harzen des französischen Sc. beigefügt; es kommt in kleinen, dicken, harten und dichten, ganz schwarzen Kuchen vor; s. Winde.

Scepterkraut, Läusekraut (**Pedicularis**), Gattung der Familie Larvenblümler; 5zähniger oder 2lippiger Kelch, rachenförmige Blumenkrone, wobei die Oberlippe helmförmig, die Unterlippe 3spaltig ist; 4 2mächtige Staubgefäße; Fruchtknoten mit vieleiigen Fächern; endständige Griffel mit kopfiger Narbe; 2fächerige Kapsel; kantiger Samen. — Arten: Sumpf-S. (**P. palustris**), 1 Fuß hohe Pflanze, welche man bisweilen sehr häufig auf sumpfigen Wiesen antrifft, namentlich im nördlichen Europa; sie hat einen ästigen Stengel, doppelt gefiederte, gekerbte, oben röthlichgrüne, unten getüpfelte Blätter und purpurröthliche, auch weiße Blumen, welche im Mai erscheinen und einen dichten Blumenstrauß bilden. Der scharfe, ätzende Saft dieser Pflanze schadet dem Rindvieh und den Schafen, während sie von den Ziegen ohne Nachtheil gefressen wird. Ein Absud davon dient äußerlich zur Reinigung der Fisteln und alten Geschwüre und zur Tödtung des Kopfungeziefers, und wird auch bei zu starker Menstruation gebraucht. Früher glaubte man, das Rindvieh bekomme von dessen Genuß Läuse. 2jährig. — Wald-S. (**P. sylvatica**), wächst auf feuchten Waldwiesen und wird wie die vorige Art gebraucht. — Achtes-S. (**P. sceptrum carolinum**), 1—3 Fuß hoher, astloser Stengel, oben mit einer Blumenähre; fiederspaltige Blätter; 5zähniger, kahler Kelch; 1½ Zoll lange, kahle, gelbe Blume mit einem blutrothen Anstrich am Rande der Unterlippe; kugelige Kapsel; ausdauernd; blüht auf Torfmooren und sumpfigen Wiesen vom Juni bis Aug.

Schachblume (**Fritillaria**), Gattung der Familie Kronlilien; zwitterig; 6blätterige, blumenkronartige Geschlechtshülle; Honiggrube am Grunde der Geschlechtshüllblätter; 6 Staubgefäße, 3seitiger Fruchtknoten; 3narbiger Griffel; stumpf 3eckig, 3fächerige Kapsel; flache Samen. — Arten: Gemeine Sch. (**F. meleagris**), weißer, haselnußgroßer Zwiebel; 4—8 Zoll langer Stengel mit 1—2 überhängenden Blüthen; fleischrothe oder gelbliche, sehr schön blutroth gewürfelte, nur selten ganz weiße Geschlechtshülle. Blüht im April und Mai auf feuchten Wiesen in Südeuropa, ist ausdauernd, und wird wegen der schönen Blüthen unter dem Namen Kiebitzei häufig in Gärten gezogen. — Oft auch s. v. a. Kaiserkrone.

Schachtelhalm, s. u. Schafthalm.

Schachtelhen, s. v. a. Kannenkraut.

Schafgarbe (Achillea), Gattung der Familie Vereinblüthler; ovale Hülldecke; dachziegelige Hüllblätter; weibliche Randblüthen; 1lippige Blumenkrone; zwitterige Blüthenscheiben; 5zähnige Blumenkrone; zusammengedrückte, auf jeder Kante mit nervenförmigem Rande versehene Schließfrucht. Die 3 ersten der folgenden Arten haben 4—6 Randblüthen, die andern 5—20. — Arten: Gemeine Sch. (A. millefolium), in Deutschland überall an Wegen, in Hecken, auf Wiesen und Triften wachsende Pflanze, blüht manchmal bis in Winter fort, wird 1—1½ Fuß hoch, hat einen eckigen, haarigen Stengel, lange, doppeltgefiederte, dunkle Blätter, und kleine, weiße, zum Theil auch röthliche Blumen, welche einen einfachen Strauß bilden. Die ganze Pflanze, namentlich Blätter und Blumen, besitzen einen zusammenziehenden, bittern, kampherartigen Geschmack, und gehört von jeher zu den kräftigsten Heilmitteln; ist besonders wirksam in Krämpfen und Blutflüssen, bei innerlichen Geschwüren, Blutungen &c., sowie äußerlich als Wundmittel. Als Thee getrunken ist sie gegen die zu stark fließende goldene Ader gut. Ein Thee von Schafgarbe und Kamille stärkt Kinder, welche Nachts das Wasser nicht halten können. Reibt man das Kraut am Halse und den Seiten eines Pferdes stark, so hält der Geruch die Fliegen ab. Der aus dem Kraut gepreßte Saft wird zu Frühlingskuren benützt, 2—3 Löffel voll unter warmer Fleischbrühe; dieß Mittel wirkt kräftigend, etwas auf den Urin treibend, paßt besonders bei herabgekommenen Kräften nach Krankheiten, bedeutenden Säfteverlusten; bei Verschleimungen auf der Brust und schlechten Verdauungskräften, namentlich auch gegen die Folgen der Selbstbefleckung; sodann wirkt das Mittel auch belebend auf die Nerven. Auch der Thee, 1—2 Loth auf mehrere Tassen, ist gut. Die weinige Tinctur ist besonders für einen schlechten Magen; man setzt 5 Loth mit 1½ Schoppen Rheinwein an und nimmt davon den Tag über 3—4 Löffel voll. Eine schwache Abkochung dient zu größerer Stärkung. Sehr kräftige Bäder erhält man durch 2—3 Hände Sch., Kraut und Blumen, welche man in einem Säckchen abbrüht; sie dienen bei geschwächtem Körper, rheumatischen und gichtischen Gliederschmerzen. Auch bei offenen Frostbeulen und erfrorenen Gliedern ist sie gut; sie wird mit ausgelassenem Speck, etwas Wachs und Butter zusammengebraten, bis die Masse braun wird, preßt es dann durch ein Tuch und schlägt es jeden Abend frisch über. Die Sch. enthält ein blaues, ätherisches Oel, ein Hartharz, bittern Extractivstoff, Gummi, mehrere Salze und Spuren von Schwefel. In Gärten gibt es eine Spielart mit rosenrothen Blumen. Die Sch. kommt in ihren Wirkungen am meisten mit den Kamillen überein, doch ist sie tonischer und balsamischer und weniger krampfstillend. Aufguß und Extract werden in denselben Fällen angewendet, wie Kamillen, namentlich aber bei atonischen Schleim- und Blutflüssen, gestörter Menstruation, Hämorrhoiden aus Schwäche, bei Nieren- und Blasenschleimflüssen, Krämpfen im Magen und Darmkanal. Das Oleum aethereum millefolii besitzt dieselbe Wirkung, nur in höherem Grade. Die Dosis des Oels, des Extracts und des Krauts ist wie bei den Kamillen. — Edle Sch. (A. nobilis; A. schkuhrii), wächst in der Schweiz und Tatarei wild, kommt als Zierpflanze in unsern Gärten vor, hat nicht so tief eingeschnittene, aber wohlriechende Blätter, und große, schöne unregelmäßige Blumen-

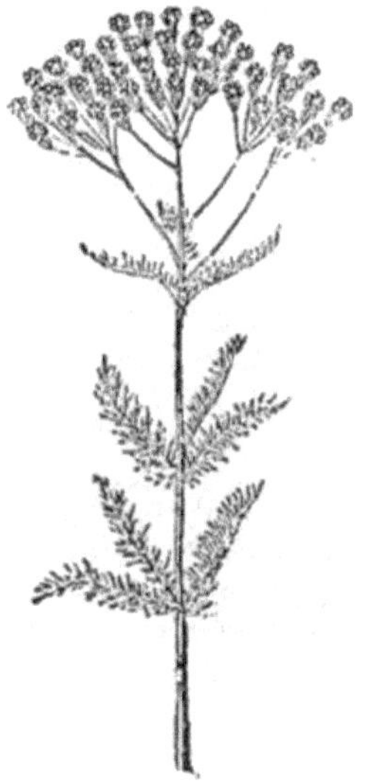

dolden. Ist bei Wunden und Blutflüssen kräftiger als die vorige. — Kleberige Sch., Balsam-Sch., Leberbalsam (A. ageratum), schöne Pflanze mit einem starken balsamischen Geruch und gelben, ungleichförmigen Blumendolden. Läßt sich an einem sonnigen Standort und auf einem trockenen, lehmigen Boden leicht aus Samen erziehen. — Bisamduftige Sch. (A. moschata), braune Wurzel, die Sproßen treibt; 5—10 Zoll hoher Stengel, kahl oder weichhaarig; sitzende, kammtheilige Blätter; weiße Blüthen in Doldentrauben; an bewässerten Stellen auf den höchsten Alpen Europas; ausdauernd; blüht im Juli und Aug. Heißt bei den Alpenbewohnern Genippi oder Iwa, riecht durchdringend und angenehm gewürzhaft, schmeckt bitter und brennend, und ist ein kräftig stimulirendes und tonisches Heilmittel, kommt auch zu dem sogenannten Schweizerthee. — Bertram-Sch. (A. ptarmica), deutsche Sch., weißer Dorant, wächst an den Häusern, auch auf Aeckern und Wiesen, und hat lanzettige, spitze Blätter und einen brennend scharfen Geschmack und starken Geruch. Das aus den Blättern und Wurzeln bereitete Pulver erregt Nießen und leistet gegen Zahnschmerzen Hülfe. Die jungen Sproßen geben im Frühling einen Salat. In Gärten kommt eine Spielart mit gefüllten weißen Blumen vor. Die Wurzel kommt bisweilen statt der ächten Bertramswurzel vor.

Schafgras, ein auf trockenen, sandigen Wiesen, an Rainen vorkommendes, schmächtiges Berggras.

Schafthalm (Equisetum), Gattung der Familie Schafthalme; endständige Aehre aus wirteligen, gestielten, schildförmigen, 5—7eckigen Deckblättern; jedes derselben hat unten 4—7 dutenförmige Säckchen, gefüllt mit staubartigen, grünen Fruchtknoten, die ohne Narben sind; sehr kleine, keimkornartige Schließfrucht. Es gibt Arten mit 2erlei Stengeln, von denen der eine die Fruchtähre trägt, während der andere mit wirteligen, unfruchtbaren Aesten versehen ist. — Arten: Acker-Sch. (E. arvense), Kannen-, Scheuer-, Zinnkraut, Katzenwedel, ein beschwerliches Unkraut auf lehmigen Aeckern und feuchten Wiesen; hat 2 ungleich zergliederte, runde Stengel, von denen der fruchttragende glatt und nackt, der unfruchtbare aber mit vielen steifen Blättern versehen ist, welche quirlförmig um ihn herum sitzen und einen dichten Wedel bilden. Wird von Pferden und Ziegen gefressen, ist aber Rindvieh und Schafen schädlich, indem es Durchfälle und andere Uebel erzeugt. In Weißrußland wird die saftige Wurzel gegessen. Bei uns dient der getrocknete Wedel zum Putzen zinnernen Geschirrs. Den unfruchtbaren Stengel gebrauchte man früher als gelind adstringirendes Mittel (kleiner Sch.) — Fluß-Sch., großer Sch., Schachtelheu (E. fluviatile), wird in ganz Europa an den Ufern der Bäche, Flüsse und Teiche 3—4 Fuß hoch, kann durch Ueberschwemmungen auch auf 1 Jahr auf Aecker kommen, und wird jung vom Vieh gefressen. Der getrocknete Stengel (Schachtelhalm) wird von Tischlern und andern Künstlern zum Abschleifen und Poliren feiner Arbeiten benützt. Diente früher als harntreibendes Mittel. — Wald-Sch. (E. silvaticum), 3 Fuß hoch, schön grün; beide Stengelarten sind doppelästig, blüht in Waldungen an feuchten Stellen, Quellen und Bächen im April und Mai, dauert aus und wird wie die vorige Art benützt. — Schlamm-Sch. (E. limosum), lauter fruchtbare, 2—4 Fuß lange, einfach-ästige, vieleckige Stengel, weißlich-grüne, gezähnte Gelenkscheiden mit schwarzen Zähnen; kurze, dicke Aehre; kommt mit 1 und 2 Aehren vor. Wächst in Schlammteichen, Sümpfen, Morästen; dauert aus; blüht im Juni; harntreibend und sehr heilsam bei Blasengeschwüren. — Polir-Sch. (E. hiemale), 2—4 fruchttragende, nur unten etwas ästige Stengel; kurze Gelenkscheiden; kurze, eirunde, schwarze Aehren. In feuchten Wäldern, an Quellen, Bächen &c.; ausdauernd; im März und April blühend. Von Tischlern als Polir-Schachtelhalm zum Abschleifen benützt; wirkt harntreibend.

Schakarillrinde, die Rinde vom wohlriechenden Croton; s. u. Croton.

Schalotte, Schalottenzwiebel, Eschlauch (Porrum ascalonicum; Allium asc.), eine Porreyart; kleines Zwiebelgewächs mit pfriemenförmigen Blättern, trägt bei uns keinen Samen und wird durch die junge Brut vermehrt; stammt aus Syrien, wo sie durch Samen fortgepflanzt wird. Hat einen sehr angenehmen Geschmack, mehr längliche als dicke Zwiebel, und wird deshalb häufig bei uns gebaut. Gedeiht in geschützter Lage, trockenem, lockerem, sehr kräftigem, nur nicht frisch gedüngtem Boden am besten.

Werden die Blätter nach Johannis gelb, so muß man die Zwiebeln ausgraben und an einen luftigen Platz zum völligen Abtrocknen hinlegen, nachher von den Blättern und der jungen Brut reinigen und in der Haushaltung gebrauchen. Die jungen Triebe sind gleichfalls gut an Speisen.

Schamkraut, s. v. a. Gänsefuß.

Scharlachbaum, eine ausländische Eichenart; s. v. a. Kermeseiche (**Quercus coccifera.**)

Scharlacherdbeere, eine in Virginien vorkommende Erdbeerart, reift schon im Juni.

Scharlachmoos, s. v. a. Scharlachknopfflechte; s. u. Knopfflechte.

Scharte (**Serratula**), Gattung der Familie Vereinblüthler; vielblüthige, zwitterige oder 2häusige Blüthenköpfe; dachziegelige Hüllblätter; röhrige, 5spaltige Blüthen; sehr scharfe Staubfäden; längliche, glatte Schließfrüchte; haarige, mehrreihige Fruchtkrone. — Arten: Färber-Sch. (**S. tinctoria**), wächst in Europa, namentlich im nördlichen, auf Wiesen und in Wäldern, wird in manchen Gegenden auf fettem, feuchtem, gut gedüngtem und tief umgegrabenem Lande gebaut, kann 2—3 Fuß hoch werden, hat unten meist eirunde, ungetheilte, oben mehr gelappte und federartige, eingeschnittene, zuweilen eiförmige Blätter und bläulichrothe Blumen. Den Samen säet man im Frühjahr auf ein Gartenbeet, setzt die Pflänzchen 10—12 Zoll weit auseinander. Im Herbst wird das Kraut bis auf die Wurzel abgeschnitten, getrocknet und verkauft. Die Stoppeln düngt man dann mit ausgelaugter Asche, und sie treiben im nächsten Frühjahr desto besser. Diese Pflanze gibt eine dauerhafte gelbe, und mit Zusatz von Indigo eine grüne Farbe. Die jungen Blätter sind ein angenehmes Futter für Schafe, während die Samenkronen sich zum Ausstopfen von Polstern eignen. Wurzel und Kraut werden vorzüglich äußerlich bei Geschwüren, Brüchen und Hämorrhoiden angewendet. — Acker-Sch., Haber-, kleine Mariendistel (**S. arvensis**), beschwerliches Unkraut auf Aeckern und Wiesen, in Wäldern und an Wegen mit 2—3 Fuß hohem, oben ästigem Stengel, stacheligen und gezähnten, distelartigen Blättern, purpurröthlichen Blumen, welche im Juli und August erscheinen und von den Bienen fleißig besucht werden. Der behaarte Samen kann mit Wolle oder andern Haaren vermischt zu Decken verwoben und zum Auspolstern benützt werden. Mit etwas Grünspan geben die jungen Blätter eine schöne grüne Farbe. Ist zerstampft und mit Kleie vermischt ein gutes Schaffutter. Auf Aeckern sehr schädlich und schwer auszurotten.

Schaumkraut (**Cardamine**), Gattung der Familie Viermächtige; 4blätteriger Kelch; 4 weiße oder lilaröthliche Blumenblätter; 4 mächtige Staubgefäße; meist gleichbreite Schoten; in jedem Fach 1 Reihen Samen. — Arten: Bitteres Sch. (**C. amara**), ½—1½ Fuß hoher, kantig gefurchter Stengel; unpaarig gefiederte Blätter; lockere Trauben. Kommt kahl und kurzhaarig vor, und wächst an feuchten, schattigen Stellen, an Quellen und Bächen im mittlern und nördlichen Europa, im nördlichen Asien, blüht im April und Mai, ist ausdauernd. Dient ganz wie der Brunnenkresse, und heißt auch bitterer Brunnenkresse. — Wiesen-Sch. (**C. pratensis**), nützliches Pflänzchen auf feuchten Wiesen, in Gärten und Wäldern; wird 8—10 Zoll hoch, hat gefiederte Blätter, von denen die Wurzelständer rundlich, die am Stengel lanzettförmig sind; hat im Juni weiße oder weißlich-rothe Blumen, welche von den Bienen gerne besucht werden. Wird von Schafen und Rindvieh gerne gefressen, von Pferden und Schweinen aber nicht angerührt. Ist wie der Brunnenkresse und gegen Krämpfe und Sarlachfieber im Gebrauch. — Sumpf-Sch. (**C. palustris**), wächst an sumpfigen Stellen, blüht im April und Mai, ist ausdauernd, schmeckt scharf kressеartig, und kann wie der Brunnenkresse gebraucht werden.

Scheibenflechte (**Lecidea**), Gattung der Familie Scheibenflechten; horizontales, krustiges Lager; immer offene Keimplatte, zuerst punktförmig, eingedrückt, oft hornartig und auf einer kohligen Schicht. — Arten: Wahlenberg's S. (**L. Wahlenbergii; Lichen pulchellus**), das krustige Lager bedeckt manchmal handgroße Stellen an Felsen, darmartig gewunden und grünlichgelb, das Unterlager schwarz; auf feuchten Felsstellen der Alpen.

Scheißbeere, s. v. a. Hartriegel.

Schellack (**Lacca in tabulis**), der ausgekochte, gereinigte Milchsaft des heiligen Feigenbaums (s. d.), welcher zur Bereitung von Lacken, Siegellack u. dgl. vorzügliche Dienste leistet.

Schellenbaum (**Thovetia**), Gattung der Familie Drehblüthler; 5theiliger Kelch; trichterige-tellerförmige, 5spaltig, am Schlunde 5zähnige Blumenkrone; 5 Staubgefäße; mit einem unterweibigen Ringe umgebenen, 2fächerigen Fruchtknoten; fadenförmiger Griffel mit 2lappiger Narbe; niedergedrückte, etwas 2lappige Steinfrucht; holzige Steinschale. — Arten: Oleanderblüthiger Sch. (**Th. neriifolia; Cerbera Thev.**), 12—18 Fuß hoher Baum mit 3—5 Zoll langen, spitzen, am Rande umgebogenen, etwas lederigen Blättern; wohlriechende Blüthen; 2 Zoll lange, gelbe Blume mit sicheligen Zipfeln; rundliche, ½ Zoll dicke, grünliche, glänzende Früchte, oben mit 2 Grübchen. Blüht in Westindien und Südamerika vom April bis Juni; enthält in allen Theilen viel ätzenden, höchst giftigen Milchsaft. Die Steinkerne dienen als Schellen, und die Samen äußerlich gegen den Biß giftiger Schlangen. — Brasilianischer Sch. (**Th. ahovai; Cerb. ah.**), kahler Baum mit weißlichgrauer Rinde, 2—3 Zoll langen, 1—1½ Zoll breiten, fast lederigen, hellgrünen Blättern; 6—7blüthigen, endständigen Trugdolden; rundlicher Steinfrucht mit einer Warze in der Mitte; 3eckiger, gefurchter, kastaniengroßer, glänzender Steinkern; blüht in Brasilien fast immer, und enthält einen widrig knoblauchartig riechenden Milchsaft. Der Same ist ein sehr starkes, narkotisch-scharfes Gift. Das Holz stinkt unausstehlich, und betäubt Fische völlig, wenn man es in's Wasser wirft. Die Steinkerne dienen als Schellen, Klappern und verschiedenen Zierathen und Geräthschaften.

Scheuerkraut, s. v. a. Schafthalm.

Schiebchen, s. v. a. gemeiner Hollunder.

Schiefblatt (**Begonia**), Gattung der Familie Portulakgewächse; 1häusige Blüthen; die männlichen Blüthen haben eine gefärbte, blumenkronartige, 4blätterige Geschlechtshülle, zahlreiche Staubgefäße, sehr kurze Staubfäden, längs aufspringende Staubbeutelfächer; bei den weiblichen Blüthen ist die Röhre der Geschlechtshülle krautig, 3seitigen, 1—3flügeligen, 4—9theiligen, blumenkronartigen Saum; 3 kurze, 2spaltige Griffel; häutige, 3seitige und 3fächerige Kapsel mit viel Samen. — Arten: Ungleichfarbiges Schiefblatt (**B. discolor**), knotiger, gegliederter, krautiger Stengel; herzförmige, unten blutrothe Blätter; grüne, purpurroth überlaufene Brutknöllchen in den Blattwinkeln; rosenrothe Blüthen; Kapsel mit stumpfeckigen Flügeln; wächst in China und Martinique; bei uns Zierpflanze. — Glänzendes Sch. (**B. nitida**), schmeckt angenehm säuerlich, wirkt kühlend, antibiliös, antiskorbutisch, sowie gegen Verschleimung und äußerlich bei Wunden und Geschwüren. — **B. cucullata** wächst in Brasilien, enthält viel Sauerkleesäure; der Saft dient gegen entzündliche und gallige Krankheiten, namentlich bei Blasenkatarrhen. — **B. malabarica**, die Blätter geben eine wundheilende Salbe, und werden in Ostindien als Gemüse gegessen; ebenso **B. tuberosa** auf den Molukken. — **B. acutifolia** ist noch saurer als Ampfer, und dient in Westindien als antiphlogistisches, antibiöses und antiskorbutisches Mittel; die Blätter werden als Gemüse gegessen. — **B. grandiflora, et B. tomentosa** haben bitteradstringirende Wurzeln, und werden in Peru gegen Blutflüsse, Brustkrankheiten, Scorbut und hitzige Fieber gebraucht.

Schierling (**Conium**), Gattung der Familie Doldengewächse; undeutlicher Kelchrand; seitliche, zusammengedrückte, eirunde Spaltfrucht; 5riefige Theilfrüchte; auf der Berührungsfläche mit einer Furche durchzogene Kernmasse; 2spaltiger Fruchthalter; weiße Blüthen. — Arten: Gefleckter Sch., Tollkörbel (**C. maculatum**), sehr gefährliche Giftpflanze, die an alten Mauern, Hecken, schattigen Orten, auf bebauten und unbebauten Plätzen und auf Wiesen wächst; hat eine fußlange, weiße, faserige, 2jährige Wurzel, die in Form und Größe der Möhre gleicht, den Geruch der Pastinake hat, jung einen milchigen Saft, im zweiten Jahr aber nur noch eine wässerige, braune Feuchtigkeit enthält. Der aufrechte Stengel wird 4—7 Fuß hoch, 1 Zoll dick, ist knotig, hohl, glatt, von unten ästig, grau, glänzend, gestreift, dicht mit blutrothen und braunen Flecken besprengt; die Blätter brechen aus einer rothgefleckten Scheide, sie sind groß, glänzend, den Petersilien- und Kerbelblättern ähnlich, doch sind sie dunkelgrün und 3mal gefiedert. Im Juni erscheinen an den äußersten Astspitzen große, weiße Blumendolden, deren Kelch (Hülle) aus 7—8 zurückgebogenen Blättchen besteht, welche bei der Samenreife abfallen. Die Blumen hinterlassen fast kugelrunde, gekerbte, 5streifige Früchte, welche 2 gestreifte

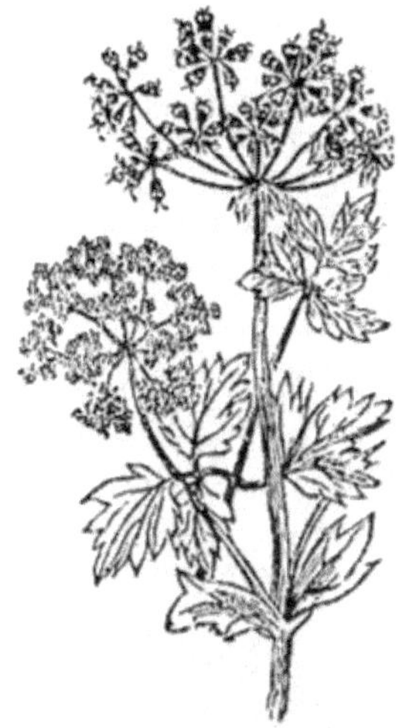

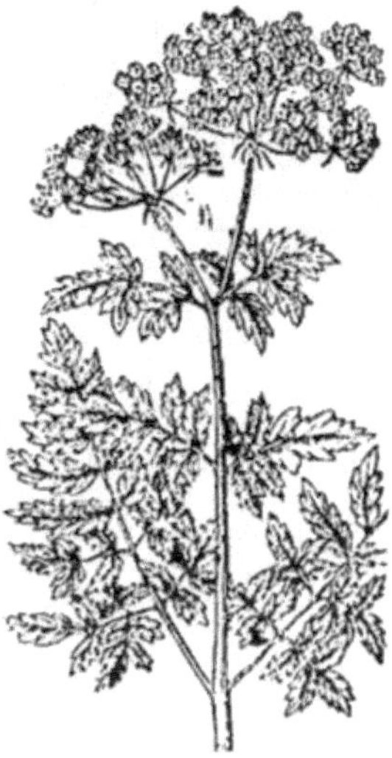

und getüpfelte, halbgewölbte Samen enthalten, deren Unterfläche glatt und in die Quere gerippt ist, dem Reis gleicht, jedoch beim Reiben zwischen den Fingern einen übeln Geruch verbreitet. — Alle Theile, namentlich Blätter und Samen, riechen widerlich, wie Mäuse oder spanische Fliegen, oder Katzenurin, namentlich zur Zeit, wenn die Blumen sich öffnen. Um diese Zeit muß man ihn für den medicinischen Gebrauch auch einsammeln, später taugt er nichts mehr. Der Genuß des Schs. verursacht Schwindel, Zittern, Wahnsinn, Blindheit, Convulsionen u. dgl., wohl auch den Tod, wenn man nicht schleunige Rettungsmittel anwendet, welche in Brechmitteln, Pflanzensäure, Honig bestehen. Der Sch. enthält ein sehr giftiges Alkaloid (**Coniin**) ein scharfes ätherisches Oel, Harz, Eiweiß, Farbestoff und mehrere Salze, wird als Heilmittel bei Krankheiten des lymphatischen Systems, bei Anschwellungen und Verhärtungen der Drüsen, bei Skrophelkrankheit u. dgl., sowie bei bösartigen skirrhösen, selbst krebsartigen Geschwüren &c. gebraucht, wird aber in den Apotheken häufig mit andern Doldenpflanzen, namentlich mit dem Waldklettenkerbel und dem knolligen Kälberkropf verwechselt, und hat dann nicht die gewünschte Wirkung. Kommt durch eine Wunde Coniin in das Blut, so bewirkt dieß Zuckungen aller Muskeln und fast augenblicklichen Tod. Innerlich wird ein Extract, äußerlich Umschläge angewendet, und selbst beim Kindbettfieber leistet ein Absud gute Dienste. Das **Emplastrum de Cicuta s. Conii** dient als erweichendes und zertheilendes Mittel auf Drüsengeschwülste, Verhärtungen der Brüste, Milchknoten, Hodengeschwulst und Hodenverhärtung und bei Bubonen. Man läßt in diesen Fällen noch andere Pflaster damit verbinden, z. B. das **Empl. mercuriale, E. frigidum, E. de Ammoniaco, E. Diachylon compositum**; oder wenn man etwas mehr reizen will, das **E. Coniicum Gummi Ammoniacum**, es besteht aus Schierlingspflaster, Ammoniakgummi und Meerzwiebelessig. — Das **Extractum Cicutae** wird bei syphilitischen Geschwüren den Pinselsäften beigefügt; ebenso den Verbandwassern und Salben. Bei herpetischen und psorischen Hautausschlägen dienen auch Bäder von Schierling aus einigen Pfunden bereitet. — Innerlich gibt man das **Pulvis herbae Cicutae** zu 3—15 **gr.** 3 Mal täglich. — Das **Extractum Cicutae** von 2—10 **gr.** einige Mal im Tag, oder in 24 Stunden β—Зβ. Man kann das Pulver **herbae Cicutae** mit dem **Extractum Cicutae** zu Pillen verbinden. Der Sch. wird gerne mit Calomel, Goldschwefel, salzsaurem Baryt, Brechweinstein und **Aqua Laurocerasi** angewendet.

Schierling, kleiner, s. Gleiße.

Schierling, großer Wüterich, s. Wasserschierling.

Schierlingstanne, s. v. a. Balsamtanne; s. u. Tanne.

Schießbeere, s. v. a. Faulbeere.

Schiffspech, (**Pix navalis**), bis zur Trockene abgedampfter Theer; eine schwarze, spröde, glänzende, kieberige Masse, welche zu vielen technischen Zwecken und in der Heilkunde bei einigen impetiginösen Krankheiten oder äußerlich aufgelegt als anhaltend örtlich-reizendes Mittel gebraucht wird.

Schildflechte (**Peltigera**), Gattung der Familie Schlüsselflechten; centrifugal ausgebreitetes, lederartiges, unten freies, zottiges Lager ohne Bechergrübchen; schildförmiges Keimlager; anfangs geschlossene oder unterständige Keimplatte. — Arten: Aphten-Sch. (**P. aphthosa**; **Lichen aph.**), lederartiges, weiches, oben warziges, schön grünes, etwas gelbliches, unten schwarznetzaderiges, faseriges Lager; rothes Keimlager; an der Erde auf Moos, in Wäldern u. s. w. Früher als grünes Lebermoos oder Lederflechte gegen Aphten gebräuchlich. — Hunds-Sch. (**P. canina**), oben grubenpunktirtes, feinfilziges, braungrünes, unten weißes Lager mit blaßfleischrothen Adern. Wächst auf der Erde und an Steinen zwischen Moos. Riecht schimmelig, schmeckt bitter; wurde früher als Hundsmoos gegen den Biß toller Hunde gerühmt und bildete mit Pfeffer vermischt das **Pulvis antilyssus**. — Safranfarbige Sch. (**P. crocea**), lederartiges, dunkelgrünes oder zimmtbraunes, unten safranfarbiges Lager mit ästigen Adern; kastanienbraunes Keimlager; wächst auf Gebirgen von ganz Europa; gibt mit Wasser oder Spiritus eine schöne, gelbe Farbe.

Schildklee, s. v. a. Esparsette.

Schildsäule (**Gonolobus**), Gattung der Familie Seidenpflanzengewächse; 5theilige, radförmige Blumenkrone; schildförmige, 5lappige Beikrone; 5 Staubgefäße, in einen Cylinder verwachsen; 2fächeriger Staubbeutel; 2 Fruchtknoten; 2 Griffel; bauchige, gerippte Balgkapseln; am Nabel wollschopfige Samen. — Arten: Großblätterige Sch. (**G. mucrophyllus**), Halbstrauch; windender, kurzhaariger Stengel; gegenständige, herzförmig-längliche Blätter an behaarten Blattstielen; achselständige Straußdolden; wächst im Süden Nordamerikas; die Indianer gebrauchen den Milchsaft zum Vergiften der Pfeile. — Schwarze Sch. (**G. niger**), windender Halbstrauch; dicke, herzförmig-längliche, unten flaumige, oben kahle Blätter; schwarzrothe Blume mit kahlen Zipfeln. Blüht in Mexiko im Okt. — Ungleichfarbige Sch. (**G. discolor**), der Milchsaft ist scharf, emetisch und purgirend.

Schilf (**Phragmites**), Gattung der Familie Gräser; weitschweifige Rispen mit 3—7 blüthigen Spelzenblumen; 2klappige Blüthenhülle; die unterständige Blüthe ist männlich, die andern sind zwitterig und in Haare gehüllt; 2klappige Blüthenhüllchen; große dünnhäutige Geschlechtshüllblätter; 3 Staubgefäße; kahler Fruchtknoten; freie Schließfrucht. — Arten: Gemeines Sch., Teichrohr, Röhricht, Reith, Rohrschilf, Deckrohr (**P. communis; Arundo Phragmites**), das größte unsrer Wassergräser, wird 6—8 Fuß hoch, hat eine ausdauernde Wurzel, einen hohlen, gelenkigen Stengel, lange, an beiden Seiten scharfe Blätter, lockere, fußlange Blumenähre, welche im Juli hervorbricht. Wächst in ganz Europa an den Ufern stillstehender und fließender Gewässer; wird in Fischteichen schädlich, weßhalb man es dadurch zu vertilgen sucht, daß man den Teich um Johannis abläßt, das Rohr 1 Spanne hoch vom Boden abschneidet und das Wasser wieder darüber leitet, damit es oben in die Pflanze eindringe und den Kern der Wurzel ersäufe. Sicherer wird es vertilgt, wenn man den Teich trocken werden läßt, das Rohr mit dem Schlamm aussticht und als Dung auf Aecker führt. Es dient zum Bedecken der Häuser, zur Streue für das Vieh, zum Rohren der Zimmer, um Kalk und Gyps darauf auftragen zu können, zu Hurden, Weberspulen, Flechtwerk rc. Die Blumenrispen geben eine gelbe Farbe, und mit Indigo vermischt eine grüne Farbe für Wolle. Die Wurzelausläufer schmecken süß seifenartig, und werden als gemeine Rohrwurzel (**R. Arundis vulgaris**), als blutreinigendes, harn- und gelind schweißtreibendes Mittel, sowie gegen syphilitische Krankheiten gebraucht. Die gedörrten, gepulverten Wurzelausläufer geben mit etwas Mehl Brod.

Schilfrohr, s. v. a. Schilf.

Schilf-Storax (**Styrax calamites**), in Schilf verpackter Storax; bräunlich, außen weißlich bestäubt; riecht sehr angenehm; s. u. Storax.

Schimmel, s. Kopfschimmel.

Schinseng, die Wurzel der ächten Kraftwurz (s. d.); gilt in China und Japan für das kräftigste und stärkendste Heilmittel.

Schirmmoos (**Catharinea**), Gattung der Familie Haubenmoose; endständige Keimbüchse; einfacher Mündungsbesatz mit 32 Zähnen; kahle Haube. — Arten: Welliges Sch. (**C. undulata**), 1 Zoll hoher Stengel mit zarten, aufrechten Blättern; 1 Zoll langer, röthlicher Borstenstiel; walzenförmige alt röthliche Keimbüchse; bildet große Rasen an schattigen Orten. Blüht vom Frühling bis Aug. Heißt auch **Bryum und**.

Schirmpalme (**Corypha**), Gattung der Familie Palmen; zwitterige Blüthe in mehrblätteriger Hülldecke; näpfchenartiger, 3zähniger Kelch; 3blätterige Blumenkrone; 6 Staubgefäße; eirunde Staubbeutel; 3 Fruchtknoten; pfriemenförmiger Griffel mit einfacher

Narbe; 1samige Beere. — Arten: Aechte Sch. (**C. umbraculifera**), 60—80 Fuß hoher, glatter Strunk; 8—10 sehr große Blätter an der Spitze, welche eine Krone von 40 Fuß Durchmesser bilden, im 35—40 Jahre schießt aus der Mitte der Blätterkrone eine sehr große, 30 Fuß hohe Aehre mit dachziegelartigen Scheiden; darauf verliert sie ihre Blätter und gleicht einem mächtigen Mastbaume. Auf einen neuen Trieb folgen neue Blätter, und die Aehre treibt durch die Scheiden Seitenäste, wodurch der ungeheuerste grünlichweiße Blüthenstrauß der Welt entsteht. Die kugeligen Beeren sind 1½ Zoll im Durchmesser, glatt, gelb, fleischig und bitterlich. Nach der Fruchtreife stirbt die Pflanze ab. Wächst in Ostindien. Die Wurzelfasern sind gelind adstringirend und werden gegen Weichleibigkeit, leichte Diarrhöen ꝛc. gebraucht. Der Saft der Fruchtäste erregt Erbrechen, und wird angewendet, wenn nach dem Biß giftiger Schlangen Schwindel und Irrereden erfolgt. Aus Einschnitten in die dachziegeligen Scheiden fließt ein Saft, der eingetrocknet als Abortivmittel mißbraucht wird. Auf die Blätter kann man, wie auf Papier, mit eisernen Griffeln schreiben. Die jungen Triebe geben einen Palmenkohl, und das Mark eine geringe Sagosorte.

Schkuhrie (**Schkuhria**), Gattung der Familie Vereinblüthler; wenigblüthige Blüthenköpfe; 5blätterige Hülldecke; 1—2 weibliche Randblüthen; 1lippige Blumenkrone; zwitterige Scheibenblüthen; röhrenförmige 4—5zähnige Blumenkrone; 4seitige Schließfrüchte; aus 8 gewimperten Spreublättchen bestehende Blumenkrone. — Arten: Eberreisblätterige Sch. (**S. abrotanoides**; **Pectis pinnata**; **P. multifida**), 2—4 Fuß hoher, ästiger Stengel; wechselständige, 3fach kammtheilige, kahle Blätter mit ganzrandigen Blättern; gelbe Blüthen; wächst in Peru; heißt dort **Asha-pichana** (bitterer Besen).

Schlafapfel, s. u. Rose.

Schlagkraut, s. v. a. Gamander.

Schlangengurke, spätreifende, große Gurkenart; stammt aus Ostindien und ist sehr lang.

Schlangenholz (**Ophioxylon**), Gattung der Familie Drehbluthler; 5spaltiger Kelch; 5spaltige, trichterige Blumenkrone; lange, in der Mitte dicke Röhre; 5 Staubbeutel; doppelter Fruchtknoten; eingeschlossener Griffel; beerige Steinfrüchte mit 1samigem, runzeligem Steinkern. — Arten: Aechtes Sch. (**O. serpentinum**), 6—10 Fuß hoher, kletternder, kahler Strauch mit grauer Rinde; 3—4 wirtelige, 4—6 Zoll lange, oben dunkelgrüne Blätter; vielblüthige oder blattwinkelständige, dichte Trauben; 1 Zoll lange, weiße Blume mit blaßrother Röhre; erbsengroße, glänzendschwärzliche Steinfrüchte. Blüht in Ostindien immer. Die bittere Wurzel ist ein gutes Purgirmittel, und wird auch gegen Schlangenbisse, Wechselfieber, Wurmbeschwerden und langwierige Geburten angewendet. Wird auf Java **Pule pandak** genannt.

Schlangenlauch, s. v. a. Allermannsharnisch.

Schlangenwurz (**Ophiorrhiza**), Gattung der Familie Krappgewächse; zwitteriger; überweibiger Kelch; 5spaltiger, bleibender Saum; trichterförmige Blumenkrone; 5 Staubgefäße; kurzer Griffel mit 2lappiger Narbe; 2lappige, breite Kapsel, welche gekrönt und 2fächerig ist; zahlreiche, 6fächerige Samen. — Arten: Aechte Sch. (**O. mungos**), spannelange, über 1 Zoll dicke, gedrehte Wurzel; 2 Fuß hoher Stengel; zottige Blattstiele, 4—6 Zoll lange, papierartige Blätter; endständige Trugdolden aus einseitigen Aehren; 5streifige Kapsel. Wächst auf Java, Sumatra, und Ceylon; blüht zur Regenzeit. Die aus einer rothen, schwammigen Rinde und einem harten, weißen, holzigen Kern bestehende Wurzel ist sehr bitter und heißt deßhalb auch **Rex amaroris**; war früher als indische Schlangenwurzel (**R. mungos**) gebräuchlich, und wurde angewendet gegen giftige Schlangenbisse, Hydrophobie, bösartige Faul- und Nervenfieber und Würmer. — Auch s. v. a. Osterluzei.

Schlangenwurzel, große, der knollenartige Wurzelstock des punktirten Arons.

Schlangenwurzel, indische, die Wurzel der ächten Schlangenwurz.

Schlangenwurzel, schwarze, die petersilienartig schmeckende Wurzel, des marylandischen Sanikels.

Schlangenwurzel, virginische **Rad x Serpentariae virginianae**), kräftig erregendes, erhitzendes, kampherartiges Mittel mit tonischen und antiseptischen Kräften; hebt am besten die Sensibilität und befördert die Hautausdünstung; wirkt subtiler als Kampher und zugleich tonisch; ausgezeichnetes Mittel in asthenischen Fiebern, Faulfiebern, bösartigen Entzündungen des Darmkanals und der Lungen, wenn die Kräfte sinken. Die Verbindung mit China ist sehr nützlich bei dem Brand alter Leute, und oft fügt man mit Nutzen noch Opium bei. Die Anwendung geschieht gewöhnlich im heißen Aufguß zu ʒij—ʒß auf ℥vj Colatur; auch der Aufguß mit Wein ist sehr gut. Man setzt nach Umständen Aether, Kampher, Arnika ꝛc. zu. Extract gibt man im Tag zu ℈j—ʒj.

Schlankfrucht, guineaische (**Ichnocarpus Alzelii**), gehört zum Klammerstrauch; eine Abkochung der Blätter und Zweige ist sehr magenstärkend, wächst in Guiana.

Schlehdorn, Schlehen, s. v. a. Schlehenpflaumen; eine zu den Pflaumen gehörige Art; niederer Strauch, der sich überall an Rainen und trockenen Plätzen findet; die Wurzel breitet sich oft 30 Fuß in der Erde aus, und kann durch Kultur zu einem Bäumchen gezogen werden, das seine Dornen verliert. Das Holz ist hart und zähe, die Rinde glatt und schwärzlich, die Blätter lanzetförmig und fein gezähnt. Vor den Blättern erscheinen im April eine große Menge Blüthen, die angenehm riechen und etwas herbe schmecken. Darauf folgen viele reif schwarzblaue Früchte in der Größe der Weinbeeren, mit einem festen zusammenziehenden Fleisch, das durch einige Fröste besser und durch Einmachen mit Zucker oder Essig angenehm und gesund wird. Trocknet man einige Metzen Schlehen halb in einem Backofen, zerstoßt sie so, daß die Kerne blos aufspringen, thut dazu 2 Pfund große, zerschnittene Rosinen, etwas Zucker und Gewürznelken und thut dieß Alles in ein kleines mit Franzbranntwein gefülltes Fäßchen, so erhält man den vorzüglichsten feuerrothen Schlehenwein. Der Schlehensaft gibt mit Apfelmost und Branntwein ein angenehmes Getränk (Oporto, Rumpunk), welcher auf Schiffen sehr gerne getrunken wird. Sie sind ein bewährtes Mittel zum Verbessern zäher Weine. — Befreit man die Schlehen durch Stampfen von den Kernen, schüttet daran Wasser, preßt dieß aus, kocht den Saft zu einem Schlehenmus ein, so hat man ein gutes Mittel gegen Durchfälle, zum Gurgeln bei Halsgeschwulsten. Die Kerne kann man wie Kirschkerne benützen. — Die Blüthe wird als Reinigungsthee im Frühling, auch mit Wasser und Milch gekocht als abführendes Mittel benützt. Schlehen- und Kamillenblüthe, von jedem 1 Hand voll in Kuhmilch zu Brei gekocht, dient gegen böse Augen, wenn dieser Brei in ein Tüchlein geschlagen und so warm als der Kranke es leiden kann über beide Augen einige Tage gelegt wird. Das Wild frißt die Rinde gern; auch taugt sie zum Gerben, bewahrt Käse vor Fäulniß, gibt mit etwas Lauge eine rothe, die unreifen Früchte aber mit einem Zusatz von Vitriol eine schwarze Farbe. Das Holz eignet sich zu den feinsten Arbeiten. In einer Abkochung von ½—2 Loth auf 1 Schoppen ist ein gewöhnliches Laxirmittel, es macht aber in großen Gaben gern Leibschneiden, Eckel und selbst Erbrechen. Dieß Mittel ist auch gut in hartnäckigen Bauchwassersuchten, langwierigen Unterleibs-, namentlich Leberleiden und manchen Urin- und Brustbeschwerden, indem der Gebrauch den Stuhl und Urin vermehrt; wird mit etwas Anis und Fenchelsamen besser ertragen, und die Wirkung auf den Urin durch etwas Wachholdermus vermehrt.

Schleifenblume (**Iberis**), Gattung der Familie Viermächtige; 4blätteriger Kelch; 4 sehr ungleiche Blumenblätter; 4mächtige, zahnlose Staubgefäße; seitlich zusammengedrückte Schötchen mit 1samigen Fächern; kahnförmige, auf dem Rücken gekielte, Schalenstücke; die Samenlappen liegen nebeneinander. — Arten: Doldige Sch. (**I. umbellata**), kahler, kantiger, krautiger Stengel; lanzettige Blätter; kurze Doldentrauben; Blumen rosa, oder weiß oder dunkelpfirsichroth; 2spaltige Schötchen; im südlichen Europa auf unbebauten, dürren Plätzen; 1jährig; blüht im Juni. Bei uns Zierpflanze. Der bittere und scharfe Samen ist als harntreibendes, den Auswurf beförderndes Mittel bekannt.

Schleißholz, s. v. a. gemeine Kiefer.

Schleißzwiebel, in mehreren Gegenden von Deutschland s. v. a. Schnittzwiebel.

Schließlein, eine Flachsart, meist 2 Fuß hoch, Blüthen und Kapsel klein, Samen dunkel.

Schlinge (**Periploca**), Gattung der Familie Seidenpflanzengewächse; 5theiliger Kelch; radförmige, 5spaltige Blumenkrone; 5 Staubgefäße; freie, vorragende Staubfäden; 5körnige Staubmassen; 2 Fruchtknoten; am Nabel wollschopfige Samen. — Arten: Griechische Schl. (**P. graeca**; **P. maculata**), kletternder, 10—30 Fuß hoher Strauch mit gegenständigen, ovalen, 2—4 Zoll langen Blättern, 10—20blüthigen; zottigflaumiger Kelch; 1 Zoll breite, außen gelbgrüne, innen purpurbraune und weißzottige Blume; 4 Zoll lange, bräunliche Balgkapsel; blüht im Orient und Griechenland im Juni und Aug.; bei uns Zierpflanze. Enthält einen scharfen, giftigen Milchsaft, mit dem man hin und wieder Wölfe tödtet. Die aufgelegten Blätter wirken zertheilend. — Mauritianische Sch. (**P. mauritiana**), wächst in Ostindien und auf den Maskarenhas; die Wurzel gibt ein Surrogat für die Ipecacuanha ab. — Brechenerregende Sch. (**P. vomitoria**) und Gewimperte Sch. (**P. ciliata**), wirken sehr brechenerregend; wächst in Ostindien.

Schlitzzahn (**Dryptodon**), Gattung der Familie Haubenmoose; endständige Keimbüchse; 1facher, 16zähniger Mündungsbesatz; mützenförmige Haube. — Arten: Polsterförmiger Sch. (**E. pulvinatus**), bildet dichte, graugrüne Rasen; ½ Zoll hohe, ästige Stengel; im Frühling auf Dächern, Mauern, Steinen, Felsen sehr gemein. Gibt in Essig gekocht gute Umschläge bei Blutungen.

Schloßwurz, s. v. a. Stabwurzbeifuß.

Schlupfer, s. v. a. Pflaume.

Schlüsselblume, kommt in ihren Wirkungen mit der Lindenblüthe überein und wird wie dieselbe zu Thee benützt; s. u. Prümel.

Schmack, die gepulverten Blätter des Perückensumachs; s. u. Sumach.

Schmalstrahl (**Stenactis**), Gattung der Familie Vereinblüthler; 2—3fach gereihte Hüllblätter; weibliche Randblüthen mit 1lippiger Blumenkrone; zwitterige Scheibenblüthen mit röhrenförmiger, 5zähniger Blumenkrone; deckblättchenloser Hauptfruchtboden; ungeschnäbelte Schließfrüchte; die Randfrüchte haben eine borstige, 1fache Fruchtkrone. — Arten: Jährige Sch. (**St. annua**; **Aster annuus**; **Erineron annuum**; **Pulicaria bellidiflora**), 2—4 Fuß hoher, rauhhaariger Stengel; vielköpfige Doldentraube am Ende; flaumig-kurzhaarige, eirunde Blätter; Blüthenköpfe fast wie bei der ausdauernden Maßliebe, Randblüthen weiß, Scheibenblüthen gelb; wächst in Nordamerika an Wegen, auf Schutthaufen, Rainen ꝛc., findet sich jetzt auch in Europa; 1jährig; blüht im Juli und Aug.; schweiß- und harntreibend.

Schmeerwurz (**Tamus**) Gattung der Familie Zaukenlilien; 2häusig; glockige Geschlechtshülle; 6theiliger Saum; die männlichen Blüthen haben 6 freie Staubgefäße, bei den weiblichen Blüthen ist die Geschlechtshüllenröhre mit dem Fruchtknoten verwachsen; 6theiliger Saum, an dessen Grund 6 kleine Staubgefäße; 3fächeriger Fruchtknoten, 3spaltiger Griffel. — Beere. Arten: Gemeine Sch. (**T. communis**), knolliger, faustgroßer, schwärzlicher, innen weißer Wurzelstock; windender Stengel; langgestielte, herzförmig-eirunde Blätter; grünlich-gelbe Blüthen in blattwinkelständigen Trauben; kleine, gekrönte, scharlachrothe Beeren, blüht im März und April im südlichen Europa, in England, im Orient, in Nordafrika in Hecken und Gebüschen, Wäldern, an Bächen. Der viel Satzmehl mit einem bittern, scharfen Stoff enthaltende Wurzelstock schmeckt scharf und bitter, wirkt eröffnend, purgirend, in größern Gaben brechenerregend: wurde früher als Schmeerwurz oder schwarze Zuckerrübe (**R. Tamis Bryoniae nigrae**) gebraucht. Dient äußerlich bei Contusionen, gichtischen Schmerzen und dem Kropf. Die jungen Zweige kann man wie Hopfenkeime essen.

Schmelle, s. v. a. Schmiele.

Schmetterlingsblume, schmetterlingsförmige, 4blätterige Blume, welche aus dem obern Blumenblatt (Fahne oder Wimpel) einem nachenförmigen Blumenblatt (Schiffchen) und 2seitlichen Blumenblättern (Flügeln) besteht.

Schmiele, süßes Wassergras (**Aira aquatica**), vorzügliches Gras, das an feuchten Stellen wächst; unter anderm Gras 1, allein stehend 2—3 Fuß hoch; bestaudet sich sehr, treibt saftreiche, knotige Halme mit zarten, langen, schmalen Blättern und überhängender, langer Blumenrispe; frisch und getrocknet ein vortreffliches Viehfutter, von dem die Kühe viel Milch geben; auf schlechten Wiesen verhindert es das Wachsthum des Mooses.

— Rasen- oder Ackersch. (A. cespitosa), auf schattigen Waldplätzen, feuchten Aeckern und Wiesen, in Gräben; hat auf einem 2—3 Fuß hohen, ästigen Halm eine bräunliche und silberfarben glänzende Rispe; wird jung vom Vieh gern gefressen, ist aber rauh und strohartig. — Gebogene Sch. (A. flexuosa), 2 Fuß hoch, durch 3—4 rothbraune Knoten getheilter Halm und ausgesperrter Rispe; in bergigen Waldungen auf trockenen Anhöhen, steinigem Boden; gutes Futter. — Graue Sch. (A. canescens), fußhoher Halm, 1—2 Zoll lange Rispe; bildet auf sandigem Boden einen dichten Rasen, und ist ein gutes Futter für Ziegen und Schafe.

Schminkbohne, s. v. a. gemeine Bohne.

Schminkläppchen, mit dem Saft des gemeinen Lakmuskrautes getränkte Leinwandlappen; s. u. Lakmuskraut.

Schminkwurzel (Lawsonia inermis), immergrüner Strauch in Ostindien und Aegypten, dort mit besonderem Fleiße angebaut, wird 4—5 Fuß hoch, treibt viele 4eckige, mit Gelenken versehene Zweige ohne Dornen und einer zarten, weißlich-gelben Rinde; Blätter länglich und glatt; kleine blaßgelbe und wohlriechende Blumen, die Blätter werden im Frühling, Sommer und Herbst gesammelt, getrocknet, pulverisirt, mit Wasser zu einem Teig gemacht und mit Essig angefeuchtet, dann erhält man eine schöne gelbe Farbe zum Bemalen der Haut, welche durch Bestreichen mit Oel roth wird. Die Wurzel gibt mit einem Zusatz von Kalk eine brennendrothe Farbe. Kocht man die Blätter in Milch, so vertreiben sie den Schlaf.

Schminkwurzel, falsche, s. v. a. Ochsenzunge.

Schneckenklee, s. v. a. Luzerne.

Schneeball (Viburnum), Gattung der Familie Kardengewächse; zwitteriger, überweibiger Kelch mit 5zähnigem Saum; 1blätterige, radförmige, 5lappige Blumenkrone; 5 Staubgefäße; 3fächeriger, unterständiger Fruchtknoten; säulchenförmige Griffel; 3 Narben; 1samige Beere. — Arten: Gemeiner Sch. Wasserholder, (V. opulus), 12—18 Fuß hoher Strauch, der in Europa und Asien an Zäunen, in Wäldern und unter schattigem Gebüsch auf feuchten Plätzen wächst. Die Rinde ist braun, das Holz weiß; die langgestielten Blätter gleichen den Ahornblättern. An den Spitzen mehrjähriger Zweige erscheinen im Mai weiße, aber ungleiche Blumen in einer großen Doldentraube, welche länglichrunde, flache, weiße und scharlachrothe Beeren hinterlassen. Das Fleisch derselben ist säuerlich-wässerig, und werden von den Tataren, Kurländern, Russen und Schlesiern zur Bereitung eines Tranks benützt. Das Vieh frißt die Blätter gerne, während das Holz zu Schusternägeln benützt wird. Die langen Zweige dienen zu Pfeifenröhren. In Gärten gibt es eine Spielart mit großen weißen Blüthen, die eine Kugelform haben und einem Schneeballen gleichen aber keine Früchte ansetzen. Sie werden durch Wurzelausläufer vermehrt. Die Beeren können in der Färberei benützt werden, Rinde, Blüthen und Beeren aber haben ähnliche scharfe Eigenschaften, wie der Flieder, und können in der Heilkunde demselben gleich benützt werden. — Wolliger Sch. Schlingenstrauch, Schwilkenbeere (O. lantana), wächst in Deutschland und im südlichen Europa auf steinigen Hügeln und Bergen, sowie in Wäldern mit Lettenboden; wird 10—12 Fuß hoch, hat eine glatte, aschgraue Rinde, weißes Holz und breitet sich mit gesperrten, biegsamen, mit weißlicher Wolle überzogenen Zweigen und Aesten weit aus; lederartige, herzförmige Blätter; weiße Blumen, welche im Mai in schönen flachen Afterdolden erscheinen, und eirunde, flachgedrückte, saftige, erst grüne, dann rothe und im Herbst glänzend schwarze Beeren hinterlassen, die schleimig sind und widrig süß schmecken, deßhalb aber doch gegessen werden; Vögel ziehen denselben sehr nach. Mit den in einer Lauge gekochten Blättern kann man die Haare schön schwarz färben. Die abgesottene Rinde gibt einen guten Vogelleim; die jungen Zweige färben Tuch braun, während die langen, sehr biegsamen Zweige Schlingen, Haarseilen und Pfeifenröhren geben und unter dem Namen türkische Pfeifenröhren vorkommen. Die Beeren (Baccae viburni) wurden früher bei katarrhalischen Halsentzündungen und Diarrhöen gebraucht. — Immergrüner Sch. Bastardlorbeerbaum (V. tinus), hat immergrüne, glänzende Blätter, wohlriechende, röthlichweiße Blumen, und wird bei uns häufig als Zierpflanze gezogen. Die schönen, schwarzblauen Beeren haben purgirende Eigenschaften, und leisten in Wassersuchten gute Dienste.

Schneebeere (Chiococca), Gattung der Familie Krappgewächse; zwitteriger, überweibiger Kelch; trichterige, 5spaltige Blumenkrone; 5 eingeschlossene Staubgefäße; behaarte Staubfäden; 2fächeriger Fruchtknoten mit fleischiger Scheibe; 1facher Griffel; steinfruchtartige Beere; papierartige, 1samige Steinkerne. — Arten: Traubige Sch. (Ch. racemosa), 6—8 Fuß hoher Strauch mit sparrigen Aesten, 2 Zoll lange, 11 Linien breite, glatte, glänzende Blätter; blattwinkelständige, 5—12blüthige Trauben; 4 Linien lange, weißlich-gelbliche Blumenkrone; kleine, schneeweiße Beere mit grünen, krönenden Kelchzähnen. Blüht auf waldigen Hügeln des warmen Amerikas vom Decbr. bis Febr. Die Wurzel dieser und der beiden folgenden Arten sind als Caincawurzel (R. Caincae) ein ausgezeichnetes Mittel gegen Schlangenbisse; wird in Europa zur Vermehrung der Harnabsonderung, als starkes Emmenagogum und als drastisches Purgirmittel, welches keine große Schmerzen erregt und wenig schwächt, gebraucht. Sie kommt in 3—4 Zoll langen, gekrümmten, höchstens fingersdicken Stücken zu uns; dieselben riechen gerieben unangenehm, und enthalten Emitin mit Apfelsäure verbunden; einen bittern, kratzenden Stoff, Harz, Weichharz, eisengrünenden Gerbstoff, Benzoesäure, Schleimzucker, Bassorin und Satzmehl, vielleicht auch noch einen krystallinischen, bitter-aromatischen Stoff (Cainanin). — Dichtblätterige Sch. (Ch. densifolia), daumensdicke, braunästige Wurzel; baumartiger, 10 Fuß hoher Stamm; fast herzförmige Blätter, vielblüthige Traube auf weichhaarigem Stiel; wächst in den Urwäldern Brasiliens. Die Wurzel (Cainana et Caninana) ist vorzüglich gegen Schlangenbisse. — Schlangenwidrige Sch. (Ch. anguifuga) halbstrauchig, ruthenförmig, 6—10 Fuß hoch; eirunde, 3—4 Zoll lange, $1\frac{1}{2}$—2 Zoll breite Blätter, blattwinkelständige Trauben; weiße Beeren. Blüht in den Urwäldern Brasiliens im Febr. und März. Die Wurzel stinkt frisch sehr, schmeckt anfangs wie Kaffeebohnen, dann scharf, speichelziehend und eckelhaft. Gegen Schlangenbisse.

Schneebirne, eine Birnenart in Oesterreich, wächst in bergigen Gegenden; wird erst süß und eßbar, wenn Alles mit Schnee bedeckt ist.

Schneeglöckchen, s. Knotenblume.

Schneerose, sibirische (Rhododendron chrysanth.), eine Art des Alpbalsams; gegen Rheumatismen, Gliederweh und Gichtbeschwerden gut; darf nur in kleinen Gaben gegeben werden, da größere Gaben Uebelkeit und Unterleibsleiden verursachen. Von dem Thee gibt man 1—2 Loth auf 2 Tassen für den Tag. Zu der Tinctur dient ein Ansatz von 6 Loth Schneerosen, 6 Loth Sandriethgras mit 1 Schoppen heißen Wassers angegossen, gut verschlossen, das Helle nach 2 Stunden durchgeseiht und davon täglich 3 Mal 1 Tasse gegeben. — Die eigentliche Schneerose s. u. Rose.

Schneidebohne, s. v. a. gemeine Bohne.

Schnellblume, s. v. a. Klatschrose.

Schnittkohl, eine Winterrepsart, welche man im März aussäet, zu Gemüse immer wieder abschneidet, sowie die Blätter erwachsen sind.

Schnittlauch, s. u. Lauch.

Schnittling, s. v. a. Schnittlauch.

Schnittsalat, eine frühe Sorte des Kopfsalats (s. u. Lattich), welche man früh säet und die jungen Pflänzchen bald ein- oder mehrmals abschneidet.

Schnittzwiebel (Allium fistulosum), eine allgemein verbreitete Zwiebelart mit röhrigen, grünen Blättern, welche sehr früh erscheinen, die deshalb, sowie wegen ihres guten Geschmacks, sehr geschätzt sind.

Schöllkraut (Chelidonium), Gattung der Familie Mohngewächse; hinfälliger, 2blätteriger Kelch; 4blätterige Blume; 16—24 freie Staubgefäße; schotenförmige, 1fächerige, vielsamige Kapsel; Samen mit Nabelwulst. — Arten: Gemeines Sch., Großes Sch., Goldwurz, Augenkraut, Schwalbenwurz (Ch. majus), übelriechende Pflanze, welche überall an Mauern, Hecken, auf bebauten und unbebauten Plätzen häufig wächst; ästige, faserige Wurzel, frisch außen braunroth, innen orangegelb, getrocknet schwärzlich. Die großen, fiederförmigen, gelappten Blätter sind weißgrün und weichhaarig, und schießt aus denselben im Mai ein $1\frac{1}{2}$—2 Fuß hoher Stengel, an welchen sich vom April bis Aug. goldgelbe, 4blätterige Blumen schirmförmig ansetzen. Aus der geringsten Verletzung fließt aus allen Theilen ein goldgelber Saft, woran die Pflanze sehr leicht zu erkennen ist, welcher frisch ätzend ist, namentlich in der Wurzel, durch die Zeit

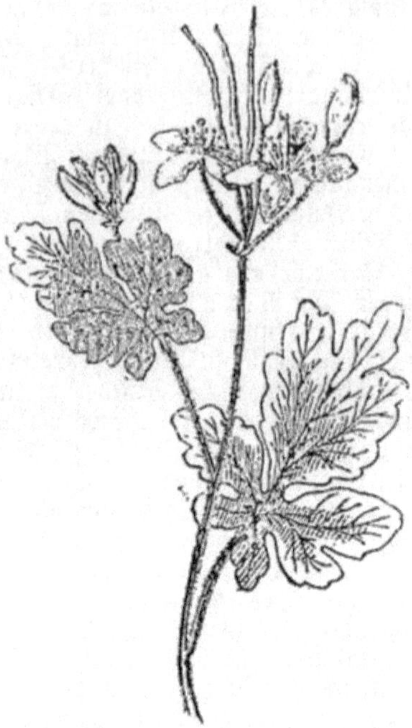

aber und durch's Kochen von der Schärfe und dem übeln Geruch verliert. Die Wurzel wird im April, das Kraut im Mai eingesammelt. Das Sch. gehört zu den starkwirkenden Mitteln, weshalb die folgenden Gaben nicht überschritten werden dürfen. Innerlich gegen Verstopfung mit Drang; Harnleiden, namentlich Brennen; Stechen und Schneiden beim Uriniren; Ohrenweh, wenn ein Klingen, Sausen, ein Gefühl von ausströmendem Wind damit verbunden ist; gegen unterdrückte Menstruation; gegen Schwindsucht, selbst wenn bereits nächtliche Schweiße, Brennen in den Fußsohlen und der Handfläche mit Fieberfrost vorhanden sind; leistet auch Hülfe bei verstopften Eingeweiden, Wassersucht, Gelbsucht, Wechselfiebern, veralteter Syphilis. Auch der frische Saft verdient in geringen Gaben Anwendung. Aeußerlich vertreibt der frische Saft Warzen, wenn man diese damit betupft. Zu innerlichen Gaben wird der Saft aus den frischen Wurzeln und Kräutern gepreßt, zu gleichen Theilen mit Weingeist vermischt, gut verkorkt, und nach einigen Tagen das Helle der Tinctur abgegossen und sorgfältig aufbewahrt. Unter wenig Wasser nimmt man hievon 5—8—10 Tropfen, welche Gabe je nach Umständen täglich mehrmals wiederholt wird. — Um 1700 hielt man das destillirte Schöllkrautwasser*) für eine Universalmedicin gegen alle Zufälle der Augen. Mit einem Wurzelabsud werden faule Geschwüre, namentlich auch bei Pferden, mit gutem Erfolg ausgewaschen, und auch Flechten geheilt. Der Saft gibt eine dauerhafte gelbe Farbe, dient in der Gerberei und statt des Waids. Das Sch. enthält eine gelbe Farbe, einen flüchtig scharfen Stoff, ein Alkaloid und ein Subalkaloid, grünes Weichharz, Gummi, Bassorin, einige Säuren und mehrere Salze. — Eisengraues Sch., gehörnter Mohn (**Ch. glaucium**), hat blaßgrüne, rauhe Blätter und dunkelgelbe, oben in's Scharlachrothe fallende Blumen; im südlichen Europa an sandigen Plätzen und Teichen, bei uns mit gefüllten Blumen in Gärten; riecht widerlich, und verursacht beim innerlichen Gebrauch Schwindel, Wahnsinn und andere böse Zufälle.

Schönauge (**Calliopsis**), Gattung der Familie Vereinblüthler; 2reihige Hülldecke; sparrige Hüllblätter; geschlechtslose, 1reihige Randblüthen; 1lippige, 2—3zähnige Blumenkrone; zwitterige Scheibenblüthen und röhrige, 5zähnige Blumenkrone; zusammengedrückte Schließfrüchte. — Arten: Färbendes Sch. (**C. tinctoria**), kahler, dünner, ästiger Stengel; fiedertheilige oder doppeltfiedertheilige, 3theilige, vielgespaltene Blätter; goldgelbe, unten purpurbraune Randblüthenlippen; blüht auf überschwemmten Wiesen im Arkansas vom Aug. bis Oct., ist einjährig und kommt bei uns in Gärten vor; heißt auch **C. bicolor.**, **Coreopsis tinctoria.** — Ausdauerndes Sch. (**C. atkinsoniana**; **Careopsis atk.**) gleicht der vorigen Art, ist aber ausdauernd und wächst an Bächen, Quellen und Flüssen in Nordamerika.

Schönblatt (**Calophyllum**), Gattung der Familie Guttagewächse; zwitterige Blüthen; 2—4 gefärbte, abfallende Kelchblätter; 4 oder 2 Blumenblätter; zahlreiche, freie oder am Grunde in 4 Bündel vereinigte Staubgefäße; 1fächeriger und 1eiiger Fruchtknoten; 1 Griffel; 1samige Steinfrucht. — Arten: Großes Sch. (**C. inophyllum**; **Balsamaria inoph.**), 80—100 Fuß hoher, großer Baum mit schöner Krone, gegenständigen, stumpfen, 4—6 Zoll langen Blättern, die dicklich und kahl, oben glänzend,

*) Durch einen Italiener Namens Borri verbreitet.

unten blaßgrün sind; blattwinkelständige, 6—9blüthige Trauben; weiße Blüthen; gegen 200 lange Staubgefäße; runde, 1½ Zoll große, glänzende, gelbliche oder etwas bräunliche Steinfrucht mit dünnem gelblichem Fleisch; schwammigkalkartiger Steinkern und gelbliche Samen. Blüht im südlichen Theil Ostindiens fast das ganze Jahr und wird kultivirt. Aus Rindeneinschnitten fließt ein gelber, balsamischer Saft, der zu einem gelbbraunen Harze (ostindischer Tacamahak, (**Tacamahaca orientalis s. sublimis s. intestis**). Dieser Saft ist auch im Samen enthalten, und erregt leicht Erbrechen oder Durchfall. Die Rinde ist ein diuretisches und treibendes Mittel und wird sammt den Blättern gegen Augenkrankheiten, das Samenöl aber gegen Hautausschläge und Rheumatalgien, sowie zum Brennen gebraucht. — Dieselben Eigenschaften hat **C. bintagor**; wächst am indischen Meer. — **C. tacamahaca** gibt aus Einschnitten einen dunkelgrünen Saft, welcher, sammt dem Samen von **Trigonella Foenum graecum**, den grünen oder Marienbalsam oder das bourbonische Tacamahac liefert; dient äußerlich gegen Wunden und Geschwüre; wächst in Madagaskar 2c. — **C. calaba**, aus Einschnitten fließt ein gelbgrünlicher, nach dem Verdicken dunkelgrüner Saft, welcher angenehm gewürzhaft riecht und bitterlich aromatisch schmeckt, und in Westindien dem Copaiv- und Perubalsam vorgezogen wird. Er ist reizend, Auswurf befördernd, schweißtreibend, daher namentlich gut bei veraltetem Lungenkatarrhe, Gonorrhöen und Leukorrhöen; das Holz ist dauerhaft und gut; das Oel vom Samen dient zum Malen und Brennen.

Schönfaden (**Callistemon**), Gattung der Familie Myrtengewächse; eirunde Kelchröhre am Fruchtknoten; 5theiliger Saum; 5 Blumenblätter; 20—30 sehr lange, freie Staubgefäße; einfach genarbter Griffel; 2—3fächerige, vielsamige Kapsel. — Arten: Prächtiger Sch. (**C. speciosum**), lanzettige, stachelspitzige, 3nervige Blätter, in der Jugend röthlich und seidenartig; 4fächerige, oben filzige Kapsel. Kommt auch mit seegrünen Blättern vor.

Schönhaube (**Eucalyptus**), Gattung der Familie Myrtengewächse; schalenförmige Kelchröhre, mützenartig abfallender Saum; blumenlos; freie, zahlreiche Staubgefäße; einfachgenarbter Griffel; 4 oder 3fächerige Kapsel mit viel feinem Samen. — Arten: Harzige Sch. (**E. resinifera**), großer, vieläſtiger Baum; graulich-braune rissige Rinde, 4—6 Zoll lange, nervig gesäumte, geripptaderige, seegrünliche Blätter, die sehr fein und dicht punktirt sind; 7—10blüthige Straußdolden; vor dem Aufblühen kegelförmiger Kelch; rundliche, 3seitige Kapsel; feilstaubartiger Samen, von dem nur wenig vollkommen ist. Blüht in Neuholland vom April bis Juli. Aus Rindeneinschnitten fließt ein röthlicher, sehr zusammenziehender gummiartiger Saft, der getrocknet das neuholländische oder Botanibay-Kino (**Kino novae Hollandiae**) bildet. Dasselbe kommt in eckigen Stücken zu uns, gibt gerieben ein chocoladebraunes Pulver, schmeckt herb und bitterlich, färbt Speichel schwach bräunlich. Die schmutzigbraune, wässerige Lösung gibt mit Eisenoxydsalzen einen braunen Niederschlag. Die Blätter dieser und anderer Arten schwitzen Manna aus, und enthalten vielätheriges Oel, sowie einen cajeputähnlichen Geruch. Rinde zum Gerben. — **Metrosideros vera** gehört wahrscheinlich auch hieher, hat ein hartes, dichtes, graubraunes, unverwüstliches Holz, und eine grauliche, zusammenziehend bittere Rinde, welche auf den Molukken 2c. gegen Diarrhöen und Leukorrhöen gebraucht wird.

Schönholz, in mehreren Theilen von Deutschland s. v. a. gemeine Lerche.

Schopfmoos (**Orthotrichum**), Gattung der Familie Haubenmoose; endständige Keimbüchse; doppelter Mündungsbesatz, wovon der äußere 8—16 freie, der innere 8—16 freie und gegliederte Zähne hat. Die Haube hat oft auswärts stehende Haare. — Arten: Gestreiftes Sch. (**O. striatum**), 1 Zoll hoher Stengel; zottige Haube; der äußere Mündungsbesatz hat 16 goldfarbige, der innere 16 schneeweiße Zähne. Trägt im April an Baumstämmen und Zäunen reife Früchte.

Schoßwurz, s. v. a. Stabwurzbeifuß.

Schotendorn, s. v. a. ägyptische Minose oder wahrer Acacienbaum.

Schotenklee (**Lotus**), Gattung der Familie Schmetterlingsblümler; 5spaltiger oder 5zähniger Kelch; schmetterlingsförmige Blume; 10 2brüderige Staubgefäße; kahler Griffel; vieleiige, ungeflügelte Hülse. — Arten: Gemeiner Sch. (**L. corniculatus**), diese Pflanze ist den Kindern schon unter dem Namen Pantöffelchen bekannt, und wächst in ganz Europa an Rainen und auf Triften, namentlich auf feuchten Wiesen und an schattigen Stellen. Sie ist bald niederliegend, bald aufrecht, bald größer, bald kleiner, hat von 4 Zoll bis 2 Fuß Höhe; eirund-lanzetförmige, zuweilen auch zugespitzte, glatte, zottige Blätter, aus deren Winkeln sich der Blumenstiel mit mehreren plattgedrückten, schirmartigen, goldgelben Blumenköpfen, die vor dem Aufblühen im Mai schön purpurroth aussehen, und walzenförmige Schoten hinterlassen. Für Schafe ein angenehmes und gesundes Futter. Die Blumen geben den Bienen reichliche Nahrung, und liefern getrocknet eine grüne, die Blätter eine blaue Farbe. Der Geschmack des Krautes ist etwas herbe und salzig; die Blumen riechen honigartig, schmecken süßlich, darauf bitterlich herbe; wirken gelind zusammenziehend und wundheilend und können wie die gebräuchlichen Melote angewendet werden. — Im südlichen Europa werden die Früchte von **L. edulis** und im Orient von **L. gebelia** gegessen. — Viereckiger Sch., Spargelerbse (**L. tetragonolobus**), wild in Sicilien, bei uns wegen den Schmetterlingsblumen hin und wieder in Gärten; Sommergewächs mit liegenden Stengeln, treibt an jedem Gelenk 3fache, eirunde Blätter. Die einige Zoll langen Blumenstiele tragen große, rothe Blumen, welche aufgeblasene, 4eckige, an den Ecken geflügelte Hülsen hinterlassen, die jung so gut sind als Zuckererbsen.

Schotie (**Schotia**), Gattung der Familie Cassiengewächse; kreiselförmiger, 4—5spaltiger Kelch; 5 Blumenblätter; 10 freie, am Grunde 1brüderige Staubgefäße; gestielter, 5—8eiiger Fruchtknoten; fadenförmiger Griffel mit schildförmiger Narbe; lederige, 1—8samige Hülse; Samen quer. — Arten: Prächtige Sch. (**Sch. speciosa**), sparrästiger Baum; wechselständige, paariggefiederte, 8—10paarige Blätter; rothe Blume; wächst am Senegal und Kap. Der mehlreiche Samen gibt schmackhafte Grütze und gutes Brod.

Schottsken, in mehreren Gegenden von Deutschland s. v. a. gemeiner Hollunder.

Schraubenbaum (**Helicteres**), Gattung der Familie Sauerkleegewächse; 5spaltiger, röhriger Kelch; unregelmäßige Blume; 5 zungenförmige, langgenagelte Blumenblätter; 10—15 Staubgefäße, von denen 5 unfruchtbar sind; einzeln stehende Staubbeutel; 5 Fruchtknoten auf langem Stiel; 5 Griffel; 5 mehrsamige Balgkapseln, meist schraubenförmig gedreht. — Arten: Haselnußblätteriger Sch. (**H. isoria**), 10—16 Fuß hoher Baum; 2reihige Blätter, meist eirund, 3—5nervig, oben scharf, unten filzig; pfriemige, zottige Nebenblätter; sternhaariger Kelch, fast hellrothe, 15—18 Linien lange Blumenblätter; aus 5 Balgkapseln bestehende Haufenfrucht; grünlich-brauner Samen; immerblühend in Ostindien. Die gelbliche, gutriechende, bitterliche Wurzel dient gegen Magenschwäche, Lungengeschwüre und Hautausschläge; die Früchte gegen Koliken und andern Krankheiten. — **H. jamaicensis**, in Westindien werden Wurzel, Blätter und Blüthen wie Malven angewendet. — **H. sacarolha**, die Wurzelabkochung dient in Brasilien gegen syphilitische Krankheiten.

Schraubenmoos (**Fortula**), Gattung der Familie Haubenmoose; endständige Keimbüchse; einfacher Mündungsbesatz mit 32 haarförmigen, nach einer Seite gewundenen Wimpern. — Arten: Pfriemenförmiges Sch. (**T. subulata**; **Bryum sub.**), 3—4 Linien hoher, durch mehrere Jahrestriebe etwas ästiger Stengel; aufrechte, 9—12 Linien lange, aufrechte, rothe, gedrehte, Borstenstiele; goldgelbe Hauben; 3—4 Linien lange Keimbüchse, zuerst grün, dann braun. Männliche Blüthen sehr klein und in den Blattwinkeln besonderer Stengel.

Schriftflechte (**Opegrapha**), Gattung der Familie Rinnenflechten; krustenartiges Lager; stäbchenförmiges Keimlager, gerandet durch die kohlenartige, freie Lagerhülle; rinnige, hornartige Keimplatte. — Arten: Gemeine Sch. (**O. scripta**; **Lichen scriptus**), findet sich mit dem krustigen Lager in ganz Europa auf Baumrinden.

Schüsselflechte (**Parmelia**; **Lichen**), Gattung der Famile Schüsselflechten; vom Mittelpunkt horizontal ausgebreitetes oder aufsteigendes Lager; schüsselförmiges Keimlager; fast wachsartige Keimplatte. — Arten: Stein-Sch. (**P. saxatilis**), dachziegeliges, knorpelartiges, schimmelgrün-graulisches, unten schwarzes Lager, das sich zuweilen in eine Korallenflechte verwandelt; der Rand der Keimlager ist oft weißlich. Eine Abart davon ist die nabelartige St.-Sch. (**P. s. omphalodes**), glänzendes, erzfarbigbraunes Lager; Keimlager mit runzeligem, weißlichem Rand. Wächst in Menge auf Steinen, an Holz und Bäumen. Die Steinflechte und eine auf Menschenschädeln vorkommende Abart war früher als Hirnschädelmoos officinell. — Wand-Sch. (**P. parietina**), häutiges, blattartiges oder dachziegeliges Lager, etwas gelappt, gelb oder grünlich-gelb, unten blässer. Aendert sehr ab, kommt nackt und staubig vor; wächst überall an Steinen und Säumen, altem Holz und auf der Erde; schmeckt zusammenziehend bitter, und wird als Surrogat für China empfohlen. — Gewimperte Sch. (**P. ciliaris**), schlaffes, fast strauchartiges, knorpeliges, zipfeliges, feucht-hirschbraun-schimmelgrünes, trocken-weißliches Lager; schwarzbraune Keimplatte; auf Bäumen, namentlich Obstbäumen, an Steinen ꝛc. — Weinsteinartige Sch. (**P. tartarea**), weinsteinartiges, körnig-geballtes, schimmelgrünliches oder weißgraulichés Lager mit blaßem Unterlager; angewachsenes Keimlager. Bildet die mehlige Krätzflechte (**Lepraria farinosa**), wenn das Lager unfruchtbar und in Pulver zerfallen ist; oder die zusammengeballte Pockenflechte (**Variolaria conglobata**), wenn das unfruchtbare Lager in Pulver zerfallen und in Keimhäufchen gesondert ist, oder knieförmige Korallenflechte (**Isidium gonatodes**), wenn das unfruchtbare Lager korallenartig ausgewachsen ist. Wächst in Menge an Steinen, auf Holz ꝛc., namentlich in kältern Gegenden. Gibt eine rothe und durch Zusätze eine blaue Farbe; kommt zur Lakmusbereitung häufig aus Schweden nach Holland. — Dottergelbe Sch. (**P. vitellina**), krustiges, weinsteinartiges, dottergelbes Lager mit gehäuften Körnern; weißes, flockiges Unterlager; in ganz Europa auf Holz, Steinen ꝛc.; ist auf dem Wind ausgesetzten Steinen am besten und enthält sehr viel Farbestoff. — Schmutzige Sch. (**P. sordida**), krustiges, weinsteinartiges, schmutzigweißes oder schimmelgrün-weißliches Lager, dicht und durch Ritze getheilt; weißes Unterlager. — Die Orseillen-Pockenflechte (**Variolaria orcina**) entsteht, wenn das Lager unfruchtbar und in Keimhäufchen getheilt ist; bildet sich aber das unfruchtbare Lager korallenförmig aus, so entsteht die ächte Korallenflechte (**Isidium corallinum**); an Steinen und Felsen. Dient zur Lakmusbereitung. — Warzige Sch. (**P. verrucosa**), knorpelige, warzige, krustenartige Lager, schimmelgrünlich-weißlich oder gelblich, oft pulverartig; weißes Unterlager; es gibt mit offenen Warzen, krugförmige (**P. v. urceolaria**), wobei die ausgehöhlte Keimplatte offen liegt; mit geschlossenen Warzen, lochkernige (**P. v. pertusaria**), wobei die Keimplatte wie eine schwarze Mündung hervorragt. Auf Holz, Bäumen, an der Erde, auf Moos. Bildet den Uebergang zur Lochkernflechte.

Schüttgelb, wird aus einer Abkochung des Birkenlaubs mit Zusetzung von Alaun und Kreide gewonnen. — Das

Schüttgrün erhält man, wenn man die Kreide wegläßt. Siehe unter Birke.

Schuhhülle (**Pedilanthus**), Gattung der Familien Rautengewächse; schuhförmige Kelchhülle; hat sonst die Gattungskennzeichen der Wolfsmilch. — Arten: Myrtenblätterige Sch. (**P. tithymaloides**), 3—10 Fuß hoher, kletternder Strauch; an jüngern Aesten 2reihige Blätter, 2—3 Zoll lang, dunkelgrün und fleischig-lederig, jung auf beiden Seiten filzig-flaumig, später kahl; scharlachrothe, an jungen Trieben gehäufte Kelchhüllen; rundliche, 3seitige Spaltfrucht. Blüht in Südamerika und Westindien vom April bis Juni; enthält viel scharfen Milchsaft. Die Wurzel ist ein gutes Brechmittel; ein Decoct der trockenen Pflanze wird gegen Syphilis, Amenorrhöe ꝛc. angewendet. — **P. padifolius**, hat einen ätzend scharfen Milchsaft; dient in Südamerika gegen Warzen und Schwielen, die Wurzel als Brechmittel, die ganze Pflanze gegen Syphilis. — **Maprounea brasiliensis** wächst gleichfalls in Südamerika; eine Wurzelabkochung ist als Trank und als Klystier bei Verdauungsstörungen gut.

Schuppenkopf (**Cephalaria**), Gattung der Familie Kardengewächse; zwitterige Blüthen; vielblätterige, halbkugelige Hülldecke mit dicht dachziegeligen Hüllblättern; überweibiger Kelch mit beckenförmigem, gezähntem Saum; 4spaltiger Blumenkrone; 4 Staubgefäße; 1 Griffel; vom Kelchsaum gekrönte, in's Hülldeckchen geschlossene Schließfrucht. — Arten: Alpen-Sch. (**C. alpina**), 3—4 Fuß hoher, zottiger Stengel; oft 3 Fuß lange Mittelstockblätter, die stengelständigen sind gleichfalls großgefiedert, weichhaarig; fast kugelige Blüthenköpfe auf langen, grauzottigen Stielen; weißlich-gelbe Blumenkrone; große Hüllfrucht; der Kelchsaum zottig; ausdauernd. Auf warmen Alpabhängen.

Schuppenwurz (**Lathraea**), Gattung der Familie Larvenblümler; glockiger, 4spaltiger Kelch; rachenförmige Blume; helmförmige Oberlippe, 3zähnige Unterlippe; 4 2mächtige Staubgefäße; 1samige, 2schalstückige Kapsel mit zusammenfließenden Samenträgern. — Arten: Gemeine Sch. (L. squamaria), ästiger, weißschuppiger, durch Zasern an Baumwurzeln befestigter Wurzelstock; ½—1 Fuß hoher, weiß-röthlicher Schaft; weiße Blumen mit 2 röthlichen Striemen auf der Unterlippe. Durch's Trocknen wird die ganze Pflanze schwarz. Oft ist die Blume auch im Kelch eingeschlossen, oft ist sie noch so lang als derselbe. Blüht in Europa in Laubwäldern vom März bis Mai, und ist ausdauernd. Der violenartig riechende Wurzelstock schmeckt bitterlich herbe und ist als Schuppenwurz (R. squamariae) gegen Koliken, Convulsionen und Epilepsie der Kinder im Gebrauch.

Schusterholz, s. v. a. rother Hornstrauch.

Schwaden, s. v. a. Fluttsüßgras; s. u. Süßgraß; auch die Früchte des Fluttsüßgrases.

Schwägrichenie (Schwaegrichenia), Gattung der Familie Pistaziengewächse; vielehig oder zwitterig; 4zähniger Kelch; 4hälftig verwachsene Blumenblätter; 8furchige, 4fächerige Fruchtknoten; beerenartige, 4lappige Steinfrucht mit 3—2 harten Steinkernen. — Arten: Balsamische Sch. (Sch. balsamifera; Hedwigia bals.), hoher Baum mit weißgrauer Rinde, unpaarig gefiederten, 1 Fuß langen Blättern, aufrechten Rispen an den Enden der Aestchen, kleinen, weißlichen Blüthen; 4furchiger Frucht, wie eine große Haselnuß. Blüht in Bergwäldern Westindiens im Mai. Es wird daraus ein dunkelrother, aromatischer Balsam (Baume à cochon), gewonnen, der wie Copaivabalsam dient, namentlich bei chronischen Leiden der Schleimhäute, Nierenkrankheiten, Gallensteinen; wird äußerlich noch häufiger angewendet. Die Rinde ist ein fieberwidriges Mittel, und das Oel dient wie Mandelöl.

Schwalbenkraut, s. v. a. Schöllkraut.

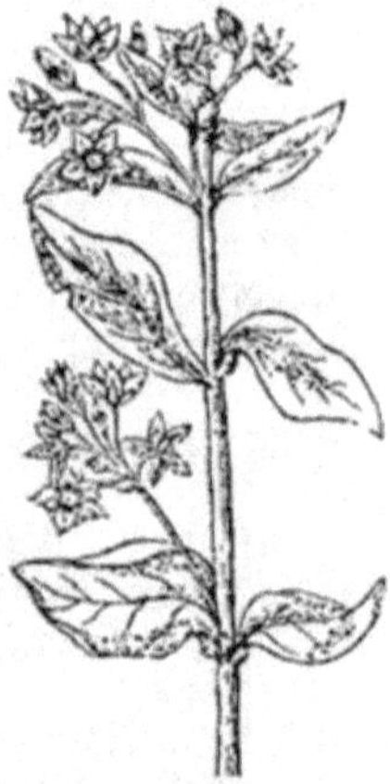

Schwalbenwurz (Vincentoxicum), Gattung der Familie Seidenpflanzengewächse; 5theiliger Kelch, radförmige, 5theilige Blumenkrone; schildförmige, 5—10lappige Beikrone; 5 in eine Röhre verwachsene Staubgefäße; 2fächeriger Staubbeutel; 10bauchige, hängende Staubmassen; 2 Fruchtknoten, 2 Griffel; bauchige Balgkapseln; am Nabel wollschopfige Samen. — Arten: Gemeine Sch., Giftwurzel (V. officinale; Asclepias Vinc.), verdächtige, in ganz Europa auf trockenen Hügeln und Bergen, an steinigen und sandigen Orten wachsende Pflanze, aus deren mehrjähriger Wurzel sich ein gerader, 1—2 Fuß hoher Stengel erhebt, welcher herzförmige, zugespitzte, dunkelgrüne, glänzende Blätter, und viele weiße, oder etwas grünliche, wohlriechende Blumen hat, die im Juli immer auf einer Seite der Pflanze und nach oben zu zwischen den Blättern auf langen, dünnen Stielen zum Vorschein kommen, eiförmig zugespitzte Schoten mit wollschopfigen Samen hinterlassen. Die Wurzel riecht frisch stark und eckelhaft, was sich aber durch's Trocknen verliert. Der Geschmack ist scharf und etwas bitter. Das Vieh frißt die Pflanze nur ausnahmsweise. Der Stengel gibt einen guten Flachs, wenn er wie derselbe behandelt wird, darf aber nicht bis zur Reife geröstet werden. Die Samenwolle kann man zum Polstern benützen, daher wäre der Anbau dieser Pflanze an sehr steinigen, rauhen Plätzen empfehlenswerth. Die Wurzel enthält ein emetinartiges Alkaloid, ätherisches und fettes Oel, Harz, Gummi, Stärkmehl und einige Salze. Sie ist brechenerregend und schweißtreibend, dient in Wassersuchten und pestartigen Fiebern, befördert den Ausbruch der Blattern, und leistet äußerlich bei alten Geschwüren gute Dienste. — Hieher gehört auch die schönblumige Ringkrone (Holostemma Ada-Kodien), der milchige Saft ist mild, das Wurzelpulver heilt in den Augen die Flecken der Hornhaut; auch macht man in Ostindien allerlei Salben und Arzneien gegen Augenkrankheiten daraus.

Schwalbenwurz, s. v. a. Schöllkraut.

Schwamm, s. v. a. Pilz.

Schwarzdorn, s. v. a. Schlehdorn.

Schwarzföhre, s. v. a. schwärzliche Kiefer.

Schwarzkraut, s. v. a. Christophskraut.

Schwarzkorn, Mutterkorn (Secale cornutum), diese Ausartung des Roggens besitzt nahezu narkotisch-giftige Wirkungen; erregt in großen Gaben Vergiftungszufälle und die Grübelkrankheit, Convulsionen, Lähmung und Brand. Wird als wehentreibendes Mittel angewendet, sollte aber nie ohne Noth und nur dann gegeben werden, wenn die Wehen nachlassen oder ganz ausbleiben, dabei aber der Muttermund weit geöffnet ist. Auch dient es zur Austreibung der Nachgeburt oder einer abgestorbenen Frucht. Auch bei Gebärmutterblutfluß nach der Geburt aus Schwäche ist es sehr wirksam. Man gibt es in Pulver zu 5—6 gr. alle 1—2 Stunden, oder in gewissen Fällen alle ¼—½ Stunde, bis Wirkung eintritt. In Abkochung verordnet man es zu ʒj auf ʒvj Colatur, und läßt alle ¼—1 Stunde 1—2 Eßlöffel voll nehmen. Manche verbinden es mit Opium und Gewürzen.

Schwarzkümmel (Nigella), Gattung der Familie Ranunkelgewächse; 5 blumenkronartige Kelchblätter, 5—10 2lippige Blumenblätter, wobei die kleinere Lippe die Honiggrube bedeckt; 5—10 Griffel; 5—10 Balgkapseln; vielsamig und vom hornförmigen Griffel gekrönt. — Arten: Aechter Sch., römischer Sch. (**N. sativa**), aus Candia und Aegypten stammendes Sommergewächs, das jetzt in unsern Gärten und selbst auf Aeckern verwildert vorkommt: es wird über 1 Fuß hoch, hat haarige Blätter, weiße oder blaßblaue Blumen (im Juni und Juli) und rundliche, zackige Samenkapsel. Es gibt 2 Sorten: mit schwarzem Samen (schwarzer oder römischer Kümmel, Coriander) und mit gelbem (Gewürzkümmel, deutsche Würze). Der schwarze Samen riecht angenehm und schmeckt gewürzhaft; es läßt sich aus ihm ein wohlriechendes Wasser abziehen, sowie ein Oel, ein Harz und ein gummiartigen Extract bereiten, welcher in Viehkrankheiten häufig gebraucht wird. Dieser Same wird sehr oft mit dem des Stechapfels verwechselt. Der Gewürzkümmel riecht noch stärker und angenehmer, kommt im Geschmack dem englischen Gewürz und den Cardamomen sehr nahe und verdient mit Recht dessen Stelle zu vertreten. Im Orient wird damit das Brod gewürzt, wie es bei uns mit dem Kümmel und Fenchel zu geschehen pflegt. In einigen Gegenden wird derselbe anstatt anderer Gewürze gebraucht, namentlich zu sauren Speisen, Würsten 2c. Der Same wirkt gelind reizend, blähungtreibend, eröffnend, auflösend und harntreibend, namentlich gegen Verschleimungen der Lungen und des Darmkanals, Würmer, verhaltene Katamenien, Gelbsucht 2c. — Ebenso wird der türkische Sch., Garten-Sch., Gretchen im Busch, Braut in Haaren (**N. damascena**) benützt. Wächst im Orient und dem südlichen Europa, sowie bei uns in Gärten und auf leichten Aeckern wild; wird 1 Fuß hoch, hat schöne blaßblaue Blumen, die mit einer Hülle umgeben und in Gärten gefüllt sind. Wird oft ein lästiges Unkraut.

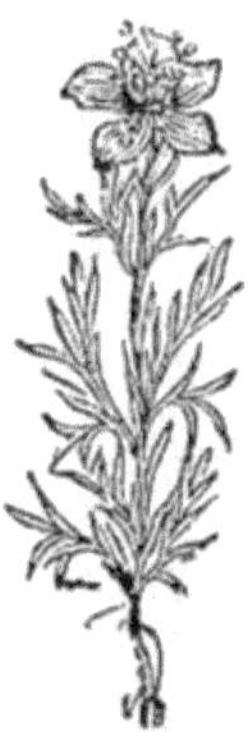

Schwarzmund (Melastoma), Gattung der Familie Weidrichgewächse; eirunder, halb an den Fruchtknoten gewachsener Kelch; 4—6spaltiger Saum; 4—6 Blumenblätter; 8—12 Staubgefäße; bogenförmiger Staubbeutel; an der Spitze borstige Fruchtknoten; punktförmige Narbe am Griffel und 4—6fächerige Beere. — Arten: Malabarischer Sch. (**M. malabathricum**) schöner Strauch oder Bäumchen; 4kantige junge Aeste; ganzrandige, 3—4½ Zoll lange Blätter, beiderseits mit 3 Hauptnerven, durch röthlichbräunliche Haare striegelig; an den Astendchen 1—3—5—9blüthige Büsche; purpurrothe, 1 Zoll lange Blumenblätter; ungleiche Staubgefäße mit 5 fruchtbaren Staubbeuteln; kugelige, fleischige Frucht, welche bei völliger Reife platzt. Wächst auf den ostindischen Inseln Malabar. Die eßbaren Beeren dieser und der andern Arten färben Lippen und Mund schwärzlich. Wolle kann man damit purpurroth färben. Die Blätter wirken zusammenziehend, und werden in einer Abkochung und in einem Extract gegen Diarrhöen, Dysenterien, Koliken, Aphten u. dgl. gebraucht.

Schwarztanne, s. v. a. gemeine Fichte.

Schwarzwurz (Scorzonera), Gattung der Familie Vereinblüthler; dachziegelige Hülldecke; deckblättchenloser Hauptfruchtboden; ungestielte und ungeschnabelte Schließfrüchte; federige Fruchtkrone mit 5 Strahlen. — Spanische Sch. (**Sc. hispanica**), außen schwärzlich, walzig, fleischige Wurzel, oben schuppig-schopfig, beblätterter, 1 und mehrblüthenköpfiger, 2—3 Fuß hoher, etwas wolliger Stengel; lanzettige Blätter; gelbe Blüthen; sitzende Fruchtkrone; ändert ab, und kommt mit eirunden, mit langlanzettigen, mit gleichbreiten Blättern vor. In Spanien, Frankreich und Deutschland auf fruchtbaren Wiesen, zwischen Gesträuch; 2jährig, wird häufig angebaut. Die schleimig-süßliche Wurzel (**R. Scorzonerae**) wirkt gelind eröffnend, auflösend und einhüllend, ist mild nährend und wird häufig zu Gemüse kultivirt. — Niederige Sch. (**Sc. humilis**), bräunlich, oben schuppig-schopfige Wurzel, ½—1½ Fuß hoher, wolliger, 1—3blüthenköpfiger Stengel; wurzelständige, lanzettige Blätter; 2—3 gleichbreite, stengelständige Blätter; gelbe Blüthen; glatte, gestreifte Schließfrüchte; blüht auf feuchten Wiesen und in Bergwäldern, im ganzen mittlern Europa, Schweden 2c. im Mai und Juni und dauert aus. Wurzel, Kraut und Früchte (**R. H. et S. Scorz.**), wirken kräftiger als bei der vorigen Art. — Wohlschmeckende Sch. (**Sc. deliciosa**), knollige, längliche Wurzel; fast astloser Stengel; gleichbreite, leicht mehlig-filzige Blätter; purpurrothe Blüthen; dauert in Sicilien auf Bergtriften aus. Die angenehme und erfrischende Wurzel wird häufig in Zucker eingemacht. — Knollige Sch. (**Sc. tuberosa**), kugelig-knollige Wurzel, welche von den Kalmücken gerne gegessen wird.

Schwefelregen, ein gelber Blumen- oder Samenstaub von Nadelhölzern, welcher von einem heftigen Winde fortgeweht und auf die Erde oder einen Teich fällt, somit ängstigen sich Abergläubische unnöthigerweise über diese Erscheinung.

Schweinsgummi, der balsamische Saft der ansehnlichen Clusie.

Schweinskresse, s. v. v. Löffelkraut.

Schweitzerthee, s. v. a. Sanikel.

Schwertbohne, s. v. a. gemeine Bohne; s. u. Bohne.

Schwertel (**Iris**), Gattung der Familie Schwertelgewächse; zwitterig; blumenkronartige Geschlechtshülle; Röhre am Fruchtknoten; 6theiliger Saum; 3 Staubgefäße; unten mit der Geschlechtshüllröhre verwachsene Staubfäden; unterständige Fruchtknoten; Griffel mit 3 kronenblattartigen Narben; lederige, 3schalstückige, 3fächerige Kapsel. — Arten: Deutscher oder blauer Sch., Schwertlilie (**I. germanica**), häufig in Gärten, da die Blumen schön indigoblau sind, in der Schweiz und Deutschland manchmal auf freien Plätzen, Mauern und Felsen wild. Knollige, in Gelenke getheilte, unten sehr faserige Wurzel, die glatten, schwertförmigen Blätter und zwischen denselben gerade, ästige Blumenstengel treibt. Gedeiht in jedem Boden und wird durch Wurzelzertheilung fortgepflanzt. Es gibt Spielarten mit weißen und gelben Blumen. Durch Gährung und Kalk wird aus den blauen Blumen das Liliengrün der Maler bereitet. Die getrocknete Wurzel (**R. Iridis nostratis**) ist ein kräftiges Auflösungsmittel. — Frisch riecht sie sehr widrig, schmeckt scharf, erregt Erbrechen und Abführen, wirkt stark auf die Urinabsonderung und wird daher bei Wassersuchten gebraucht. — Prächtige Schwertlilie — (**J. susiana**), große, weiße, feingestrichelte oder punktirte Blumen; wächst im Orient wild, bei uns in Gärten. Beim Versetzen muß man vorzüglich darauf sehen, daß die fleischige Wurzel nicht verletzt wird oder durch Nässe leide. Verwundete Wurzeln muß man sogleich trocknen, d. h. mit Holzkohlenpulver oder Kreide bestreuen oder mit Baumwachs verstreichen. Im August wird die Wurzel aus dem Boden genommen, auf einem luftigen Boden aufbewahrt und im Sept. 3 Zoll tief in Gartenbeete gelegt. — Niederiger Sch. (**J. pumila**), sehr kurzer Schaft, längere, schwertförmige Blätter; violette, oder blaßblaue oder weiße Blumen; auf sonnigen Hügeln und Mauern, ist ausdauernd, blüht im April und Mai. — Florentiner Sch. (**I. florentina**), in Italien und Krain wild, bei uns in Gärten; weiße Blumen; gleicht sonst der gemeinen Sch. ziemlich. Die weiße, braungetüpfelte Wurzel besitzt getrocknet einen starken Violengeruch, gepulvert einen bitterlichen Geschmack, und hat als Veilchenwurzel (**Rad. Ireos s. Iridis florentinae**), schleimauflösende, gelind abführende, reinigende, harntreibende, den Husten stillende Kräfte, und wird demgemäß angewendet, namentlich bei Leibschmerzen der Kinder. Gepulvert kommt sie zu wohlriechendem Zahnpulver, in Seifenkugeln 2c. — Bei Brustcatarrhe, Brust- und Magenverschleimungen 2c. gibt man auf ein Mal 5—8 Gran Pulver unter Honig mehrmals täglich. Man kann auch noch Huflattigkraut, Wollkrautblumen u. s. w. beifügen. — Kindern wird sie umgehängt, daß sie daran kauen und leichter zahnen. Die Livorneser Veilchenwurzel ist am bekanntesten. — Blasser Sch. (**I. pallida**), schwert-sichelhat Früchte, die kleiner als ein Pfefferkorn sind. Die Wurzel dient zum Rothfärben und wirkt purgirend; eine Abkochung derselben sowie des Stengels, dient gegen syphilitische Krankheiten. Die Blätter geben einen guten Thee (Thee von Neu-Yersey). — **Colubriana Fermentum, C. ferruginosa et C. reclinata,** (im heißen Amerika heimisch), besitzen einen angenehm bittern Geschmack, und setzen jede gährungsfähige Flüssigkeit schnell in Gährung. — In Südamerika wird ein gutes Purgirmittel von einer Abkochung der dornigen Colletie (**Colletia spinosa**) gewonnen.

Sedum, Wundkraut, Zungenkraut, Wolfskraut, s. v. a. Fetthenne.

Seegenbaum, in mehreren Gegenden von Deutschland s. v. a. Sevenbaum.

Seegras, s. v. a. Wasserriemen.

Seekohl, s. Meerkohl.

Seelenholz, das Holz von der Heckenkirsche.

Seerose (Nymphaea), Gattung der Familie Nixenkräuter; zwitterig; unterweibiger, 4—5blätteriger Kelch; mehrreihige, vielblätterige Blumenkrone; vielreihige, sehr zahlreiche Staubgefäße; narbige, vielfächerige und vielsamige Beeren; die Fächer zuerst schleimig, dann markig; Samen in mantelförmiger Haut. — Arten: Weiße S. (**N. alba**), prächtige Wasserpflanze; über 2 Zoll dicker Wurzelstock mit vielen Wurzelfasern; dem Blattstiel gegenüber ein großes, häutiges Nebenblatt; schwimmende, ovale, herzförmig eingeschnittene, lederige, oben schön grüne, unten purpurbraun angelaufene Blätter; schöne, große, 6 Zoll Durchmesser haltende, weiße Blumen, die sich Nachts schließen; blüht vom Juni bis August und wächst in ganz Europa in Teichen und langsam fließenden Gewässern; ausdauernd. Wurzel, Blüthen und Samen (**Rad. Fl. et Sem. Nymphaeae albae**) sind als kühlende, schleimige und auflösende Mittel bei Schleimflüssen, Ruhren bekannt. Durch Auflegen dicker Scheiben vom Wurzelstock auf Brust und Rücken soll sich das Wechselfieber vertreiben lassen. Der Wurzelstock enthält namentlich jung viel Stärkemehl, ist alt auch zum Gerben geeignet, und enthält Harz, fette Materie, Gerbstoff und Galläpfelsäure, unkrystallisirbaren Zucker, Schleim, Stärkemehl Ulmin, essigsaures Kali, äpfelsauren und phosphorsauren Kalk und Ammoniaksalz. Die Blätter, welche ein Vieh- und Schweinefutter abgeben, sind gut bei allen Geschwüren, wenn sie aufgelegt werden. Die wohlriechenden Blüthen wirken reizmindernd, daher bereitet man den **Syrupus de Nymphaea** daraus.

Seetang (Fucus), Gattung der Familie Tangalgen; walziges oder plattes Lager, meist mit Schwimmblasen; Keimbälge in einer schleimigen, netzaderig-fädigen Masse. Arten: Blasen-S. (**F. vesiculosus**), lederig und olivengrün, trocken schwärzlich, gabeltheilig und gerippt; 1—3 Fuß lang, ½—1 Zoll breit; ovale Schwimmblasen; wird von der Nordsee haufenweise ausgeworfen. Früher als Meereiche (**Quercus marina**), die Asche davon als vegetabilischer Mohr (**Aethiops vegetabilis**) officinell. Gibt durch Verbrennen Tang-Soda (Kalp), und wird zur Bereitung von Jodine benützt.)

Seetraube (Coccoloba), Gattung der Familie Portulakgewächse; 5theilige, gefärbte Geschlechtshülle: 8 Staubgefäße; 3griffelige Fruchtknoten; nußartige, 3lappige Schließfrucht in der fleischig gewordenen Geschlechtshülle, wodurch eine steinfruchtartige Hüllfrucht entsteht. — Art: Aechte S. (**C. uvifera**), mittelgroßer Baum mit rothem, hartem, faserigen Holz, kurzgestielten, 4—6 Zoll großen, kahlen, dicken, dunkelgrünen, rothnervigen Blättern; ährenförmige, fußlange Trauben; weißliche Blüthen, wie Kirschenblüthen riechend; purpurrothe Hüllfrüchte; nußartige, braune, nach unten 3lappige, runzelige Schließfrucht; am Meeresufer in Westindien und Südamerika; blüht im Jan. und Febr. Durch Ausbrechen des Holzes erhält man das westindische Kino (**Kino occidentale s. americanum**), welches in dunkelrothbraunen, glänzenden Stücken zu uns kommt, ein hell kermesrothes Pulver gibt, bitterzusammenziehend ist, Speichel stark braunroth färbt, und wie der afrikanische Kino wirkt. Von dem Holz gewinnt man eine schöne rothe Farbe. Die Trauben und die sehr adstringirenden Nüsse geben gute Tisanen bei hartnäckigen Diarrhöen, Blutflüssen und Blennorrhöen; Wurzel und Rinde wirken auf gleiche Art. Das saftige Fleisch der Hüllfrucht ist angenehm süß-säuerlich. Der ölige, scharfe Same purgirt. — **C. nivea** wird in Westindien gegessen, sowie gegen chronische Diarrhöen, Entzündungskrankhat Früchte, die kleiner als ein Pfefferkorn sind. Die Wurzel dient zum Rothfärben und wirkt purgirend; eine Abkochung derselben sowie des Stengels, dient gegen syphilitische Krankheiten. Die Blätter geben einen guten Thee (Thee von Neu-Yersey). — **Colubriana Fermentum, C. ferruginosa et C. reclinata,** (im heißen Amerika heimisch), besitzen einen angenehm bittern Geschmack, und setzen jede gährungsfähige Flüssigkeit schnell in Gährung. — In Südamerika wird ein gutes Purgirmittel von einer Abkochung der dornigen Colletie (**Colletia spinosa**) gewonnen.

Sedum, Wundkraut, Zungenkraut, Wolfskraut, s. v. a. Fetthenne.

Seegenbaum, in mehreren Gegenden von Deutschland s. v. a. Sevenbaum.

Seegras, s. v. a. Wasserriemen.

Seekohl, s. Meerkohl.

Seelenholz, das Holz von der Heckenkirsche.

Seerose (Nymphaea), Gattung der Familie Nixenkräuter; zwitterig; unterweibiger, 4—5blätteriger Kelch; mehrreihige, vielblätterige Blumenkrone; vielreihige, sehr zahlreiche Staubgefäße; narbige, vielfächerige und vielsamige Beeren; die Fächer zuerst schleimig, dann markig; Samen in mantelförmiger Haut. — Arten: Weiße S. (**N. alba**), prächtige Wasserpflanze; über 2 Zoll dicker Wurzelstock mit vielen Wurzelfasern; dem Blattstiel gegenüber ein großes, häutiges Nebenblatt; schwimmende, ovale, herzförmig eingeschnittene, lederige, oben schön grüne, unten purpurbraun angelaufene Blätter; schöne, große, 6 Zoll Durchmesser haltende, weiße Blumen, die sich Nachts schließen; blüht vom Juni bis August und wächst in ganz Europa in Teichen und langsam fließenden Gewässern; ausdauernd. Wurzel, Blüthen und Samen (**Rad. Fl. et Sem. Nymphaeae albae**) sind als kühlende, schleimige und auflösende Mittel bei Schleimflüssen, Ruhren bekannt. Durch Auflegen dicker Scheiben vom Wurzelstock auf Brust und Rücken soll sich das Wechselfieber vertreiben lassen. Der Wurzelstock enthält namentlich jung viel Stärkemehl, ist alt auch zum Gerben geeignet, und enthält Harz, fette Materie, Gerbstoff und Galläpfelsäure, unkrystallisirbaren Zucker, Schleim, Stärkemehl Ulmin, essigsaures Kali, äpfelsauren und phosphorsauren Kalk und Ammoniaksalz. Die Blätter, welche ein Vieh- und Schweinefutter abgeben, sind gut bei allen Geschwüren, wenn sie aufgelegt werden. Die wohlriechenden Blüthen wirken reizmindernd, daher bereitet man den **Syrupus de Nymphaea** daraus.

Seetang (Fucus), Gattung der Familie Tangalgen; walziges oder plattes Lager, meist mit Schwimmblasen; Keimbälge in einer schleimigen, netzaderig-fädigen Masse. Arten: Blasen-S. (**F. vesiculosus**), lederig und olivengrün, trocken schwärzlich, gabeltheilig und gerippt; 1—3 Fuß lang, ½—1 Zoll breit; ovale Schwimmblasen; wird von der Nordsee haufenweise ausgeworfen. Früher als Meereiche (**Quercus marina**), die Asche davon als vegetabilischer Mohr (**Aethiops vegetabilis**) officinell. Gibt durch Verbrennen Tang-Soda (Kalp), und wird zur Bereitung von Jodine benützt.)

Seetraube (Coccoloba), Gattung der Familie Portulakgewächse; 5theilige, gefärbte Geschlechtshülle: 8 Staubgefäße; 3griffelige Fruchtknoten; nußartige, 3lappige Schließfrucht in der fleischig gewordenen Geschlechtshülle, wodurch eine steinfruchtartige Hüllfrucht entsteht. — Art: Aechte S. (**C. uvifera**), mittelgroßer Baum mit rothem, hartem, faserigen Holz, kurzgestielten, 4—6 Zoll großen, kahlen, dicken, dunkelgrünen, rothnervigen Blättern; ährenförmige, fußlange Trauben; weißliche Blüthen, wie Kirschenblüthen riechend; purpurrothe Hüllfrüchte; nußartige, braune, nach unten 3lappige, runzelige Schließfrucht; am Meeresufer in Westindien und Südamerika; blüht im Jan. und Febr. Durch Ausbrechen des Holzes erhält man das westindische Kino (**Kino occidentale s. americanum**), welches in dunkelrothbraunen, glänzenden Stücken zu uns kommt, ein hell kermesrothes Pulver gibt, bitterzusammenziehend ist, Speichel stark braunroth färbt, und wie der afrikanische Kino wirkt. Von dem Holz gewinnt man eine schöne rothe Farbe. Die Trauben und die sehr adstringirenden Nüsse geben gute Tisanen bei hartnäckigen Diarrhöen, Blutflüssen und Blennorrhöen; Wurzel und Rinde wirken auf gleiche Art. Das saftige Fleisch der Hüllfrucht ist angenehm süß-säuerlich. Der ölige, scharfe Same purgirt. — **C. nivea** wird in Westindien gegessen, sowie gegen chronische Diarrhöen, Entzündungskrankheiten und den Schluß der Blennorrhöen gebraucht. Daselbst ißt man auch die Früchte von **C. pubescens, C. excoriata et C. diversifolia.**

Segge (Vignea), Gattung der Familie Cypergräser; 1 und 2häusig; 2 vielblüthige Aehrchen; 1 Deckblättchen und 3 darunter befindliche Staubgefäße bilden die männlichen, 1 Deckblättchen, 1 Staubweghülle mit Fruchtknoten, Griffel und 2 Narben die weiblichen Blüthen. Aus der Staubweghülle bildet sich eine Hüllfrucht. — Arten: Sand-S. (**V. arenaria; Carex ar.**), häufig in Deutschland an sandigen Orten; die lange, kriechende, knotige oder gegliederte Wurzel mit braunen Schuppen, innen weiß und mit kleinen Wurzelfasern zwischen den Knoten, ist officinell; sie riecht schwach aromatisch, terpentinartig, schmeckt süßlich, und ist im ersten Frühlinge am wirksamsten. Frisch leistet sie herrliche Dienste, getrocknet aber ist sie weit weniger wirksam. Sie ist blutreinigend, vermehrt den Urin und spielt bei den sogenannten Frühlingskuren eine Hauptrolle. Wird in allen Krankheitsfällen angewendet, wo man das Blut von unreinen Stoffen befreien will, wie in Ausschlägen, Flechten, Geschwüren, Anlage zu Rothlaufen, in Verschleimung der Brust, der Gedärme, der Harnwege, bei gichtischen Zufällen, Podagra &c. Verkleinere 6 Loth frischer Wurzeln, gieße sie mit 1 Schoppen heißen Wassers an, laß das Ganze 2 Stunden zugedeckt stehen, gieße dann das Helle ab und bewahre es verschlossen auf. Nun werden die Wurzeln erst noch mit einem Schoppen Wasser gekocht, die Flüssigkeit durchgeseiht und diese zu dem ersterhaltenen Thee gegossen. Diesen Trank trinkt man binnen 24 Stunden und setzt diese Kur 14 Tage lang fort. Zu einer andern, gleichfalls guten Art von Frühlingskur nimmt man im ersten Frühjahr 4 Loth rein gewaschenes Sandriedgras, man kann dazu auch zur Hälfte Flecht- oder Schnurgras, oder Graswurzel oder Queckenwurzel nehmen, und kocht es wenige Minuten in ½ Maß Wasser. Sodann nimmt man ½ Maß süße Milch, setzt sie über das Feuer, und wirft in sie, sowie sie zu Steigen beginnt, 1—2 Messerspitzen voll präparirten Weinstein, wodurch man Weinsteinmolken erhält. Die klaren Molken gießt man nun in ein Geschirr, thut eben soviel von obigem Wurzeltrank hinzu, trinkt diese Masse den Tag über nach Belieben, am besten Morgens nüchtern, Nachmittags 2 Stunden nach dem Essen und Nachts vor Schlafengehen, kalt oder lau, mit oder ohne Zucker. Der Appetit wird sich vermehren, die Verdauung kräftiger, unreine Ausschläge werden verschwinden, und überhaupt ein erhöhtes Kraftgefühl sich einstellen. Die Kur ist 4—6 Wochen fortzusetzen. — Die Wurzelausausläufer heißen auch deutsche Sassaparille oder rothe Queckenwurzel (**R. Caricis arenariae s. Graminis rubri**).

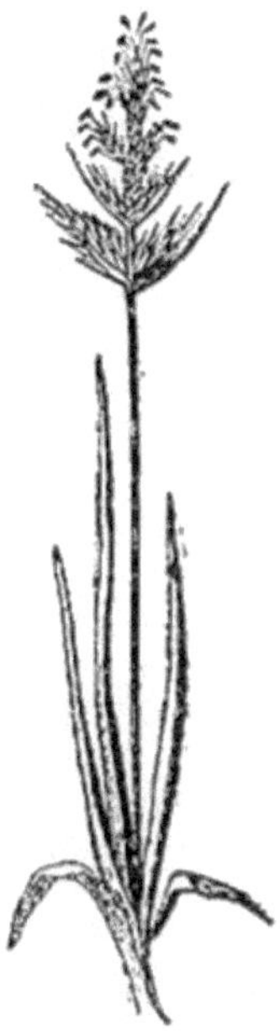

Seidelbast (Daphne), Gattung der Familie Seidelgewächse; zwitterig; 1blätterige, 4spaltige Geschlechtshülle; schuppenloser Schlund; walzige Röhre; 8 in dieselbe gesägte Staubgefäße; kurze Staubfäden; aufrechter Staubbeutel; 1 oberständiger Staubweg; Griffel fehlt oder ist sehr kurz; plattkopfige Narbe; saftige oder lederige 1samige Beere. Arten: Gemeiner S., Kellerhals, Zeiland, falscher Pfefferstrauch (**D. mezereum**), bei uns sehr bekannter, 2—4 Fuß hoher Strauch, der in schattigen Laubhölzern und Gebüschen häufig wächst, wegen der frühen, vom Februar bis April erscheinenden Blumen auch in Gärten gezogen wird. Stamm unten 4 Zoll dick, Holz weißlich, Rinde gelblich, grau und glänzend, Blätter zart, glatt, länglich, zugespitzt, und wechselständig auf kurzen Stielen an den Zweigenden; sie erscheinen erst, wenn die blaßrothen (in Gärten auch weißen), schönen Blumenähren verwelken; kugelrunde, glatte, saftige, anfangs grüne, sodann scharlachrothe Beeren, die so groß wie Erbsen sind und im Juli reifen. Wurzel, Rinde und Blätter, namentlich die Beeren, verbreiten frisch gerieben einen widrigen Geruch, haben eine empfindliche Schärfe und erregen auf der

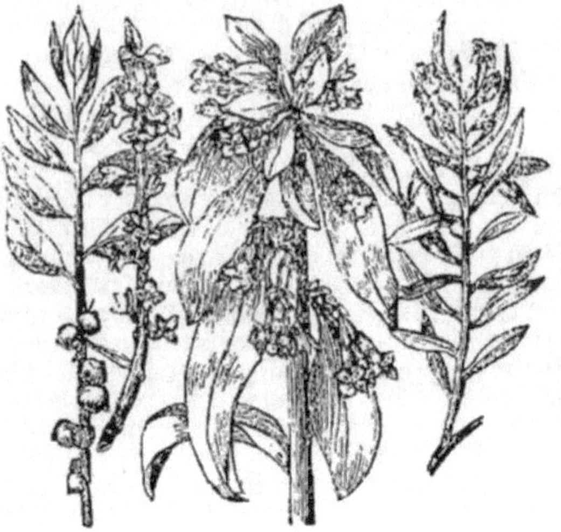

Haut Entzündung oder Blasen, gekaut ein unausstehliches, anhaltendes Brennen im Munde. Verschluckt der Mensch nur wenige Beeren, so erregen sie jämmerlichen Durst, Erbrechen, Zuckungen und andere schreckliche Zufälle, nicht selten den Tod. 6 solcher Beeren sollen einen Wolf tödten. Schweinen und Vögeln ist ihr Genuß unschädlich, auch die Blätter werden von Ziegen und Schafen gefressen; sie geben eine schöne Malerfarbe. Die frische oder in Essig erweichte Rinde wird äußerlich in Augen- und andern Krankheiten zum Blasenziehen, selbst gegen den Gesichtsschmerz und die Wurzel zu Haarseilen gebraucht. Die Wurzelrinde gibt ein graues Papier, und die Stammrinde sammt der Beere eine Salbe, welche in bösartigen, fressenden Geschwüren Anwendung findet. Will man früher wunde Stellen zum Ableiten wieder flüssig machen, so streut man das Pulver der Rinde auf. Innerlich wird diese Pflanze angewendet gegen trockenen Husten Abends und Morgens, verbunden mit Heiserkeit, Brennen und Trockenheit in der Luftröhre, schmerzhafter Spannung in den Brustmuskeln, sowie gegen Knochenfraß. Man gibt die Tinktur, d. h. man sammelt die Rinde zur beginnenden Blüthezeit, zerkleinert und zermalmt sie, preßt sie aus, und mischt gleiche Theile Saft mit Weingeist; von dieser Tinktur läßt man täglich 2—3 Mal je 2 Tropfen unter etwas Wasser nehmen. Der S. enthält ein Alkaloid, ein dunkelgrünes, sehr scharfes Holz, Schleimzucker, Farbstoff. Die Zweige mit den Blättern dienen zum Gelb- und Braunfärben der Wolle. — Immergrüner oder lorbeerblätteriger S. (**D. laureola**), immergrüner, 1—3 Fuß hoher, wenigästiger Strauch mit wechselständigen, 2—3 Zoll langen, kahlen, lederigen, oben dunkelgrünen Blättern; traubige, kahle, gelblichgrüne Blüthen; zuerst grüne, dann schwarze Beeren; blüht in Bergwäldern im mittlern und südlichen Europa im März und April. Die außen schwarzgraue, etwas gestrichelte Rinde (an jüngern Aesten gelbgrau), wird als Lorbeerseidelbast (**Cort. laureolae**), wie von der vorigen Art angewendet. — Rispenblüthiger S. (**D. gnidium**), wächst an trockenen Stellen des südlichen Europa's; hat eine braune, dichtnarbige Rinde, welche wie vom gemeinen S. benützt wird. — Knafter- oder wohlriechender S. (**D. cneorum**), niedriger Strauch mit weißen, büscheligen, weichhaarigen Blüthen, die oft auch schön rosenroth (außen trüber) sind; ziemlich trockene, gelblichrothe, endlich braune Beere. Im mittlern und südlichen Europa auf trockenen Bergtriften und Haiden; blüht im Juni und Juli. Ist etwas weniger scharf als die andern Arten.

Seidenpflanze (**Asclepias**), Gattung der Familie Seidenpflanzengewächse; 5theiliger, zurückgeschlagener Kelch; ähnliche Blumenkrone; Beikrone mit 5 kappenförmigen Blättern; 5 in eine Walze verwachsene Staubgefäße; 2fächeriger Staubbeutel; 10 hängende Staubmassen; 2 Fruchtknoten; 2 Griffel; meist rauhe Balgkapseln; am Nabel wollschopfigen Samen. — Arten: Gemeine S., syrische S. (**A. syriaca**), nützliche, sich zum Anbau dringend empfehlende Pflanze, die in Syrien, Arabien, Virginien und Astrachan zu Hause ist, bei uns in jedem, namentlich in lehmigen, mit etwas Sand vermischtem Boden und sonniger Lage fortkommt. Die daumensdicke, fleischige und ausdauernde Wurzel wuchert so stark, daß man sie kaum mehr ausrotten kann; sie treibt im Mai einfache Sprossen, die in kurzer Zeit ohne alle Nebenäste 6—7 Fuß hohe, fingersdicke Stengel werden und mit vielen 5—7 Zoll langen, 2 Zoll breiten, kurzgestielten Blättern, die oben glatt und dunkelgrün, unten zartwollig und weißlichgrau sind, besetzt erscheinen. Im Juni erscheinen blaß purpurrothe, wohlriechende Blumen in großen, überhängenden Dolden, welche 3—4 Zoll lange, große, dicke, schotenähnliche Kapseln hinterlassen, die sich der Länge nach auf einer Seite öffnen, und sehr viele plattrunde, gelbbraune, dünne Samen mit einer langen, silberglänzenden Seide enthalten. Zur Reifezeit im Herbst werden diese Samenkapseln abgeschnitten, an einem luftigen Ort getrocknet, die Seide sodann herausgenommen. Diese eignet sich zum Polstern von Kissen, Betten 2c. Mit Wolle, Baumwolle 2c. lassen sich daraus schöne Zeuge zu Kleidern, Handschuhe, Strümpfe, Hüte 2c. verfertigen. Wenn man die Stengel im Herbst abschneidet und röstet, so geben sie eine Art Hanf oder Flachs. Die Blumen werden von den Bienen fleißig besucht. Das ganze Gewächs enthält viel scharfen Milchsaft, daher dürfte der Genuß der jungen Triebe, die wie Spargeln zubereitet werden, schädlich sein. Wird durch Samen, noch leichter durch Wurzelsprossen, die 2—4 Fuß im Quadrat von einander zu liegen kommen, fortgepflanzt. Der Seidenertrag wird um so geringer, je länger sie in ein und demselben Boden liegen, weshalb man sie nach 6—8 Jahren immer wieder in ein anderes Land pflanzt. Die Wurzel ist gut gegen Asthma, die Blätter geben einen wirksamen Breiumschlag bei kalten Geschwulsten, einigen Hautausschlägen 2c. — Curassavische S. (**A. curassavica**), ganz kurzer Wurzelstock; aufrechter, flaumiger Stengel; sich paarig-kreuzende, $2\frac{1}{2}$—4 Zoll lange, glänzende, kahle Blätter; bräunlich-scharlachrothe, oder orangegelbe, zuweilen schneeweiße Blumen; gelbe Beikrone; spindelförmige, bis 3 Zoll lange Balgkapseln; blüht in Westindien und Südamerika fast immer. Wurzel und Blätter wirken als Brechmittel; erstere wirkt namentlich stark, und wird in geringern Gaben auch als schweißtreibendes Mittel benützt. Stengel, Blätter und Blüthen dienen gegen Gonorrhöe und Medorrhöe; die zerstoßene Pflanze wirkt blutstillend bei frischen Wunden. — Fleischfarbige S. (**A. incarnata**), fleischige Wurzel; oben flaumhaariger, 2—3 Fuß hoher Stengel; 3—6 Zoll lange, lanzettige, kahle Blätter; kamillenartig, riechende, purpurrothe Blüthen; ausdauernd; blüht in Nordamerika im Juli und August. Die Wurzel erleichtert den Auswurf bei Lungenkrankheiten, und befördert die Hautausdünstung. — Knollige S. (**A. tuberosa**), knollige Wurzel; rauhhaariger, braunrother Stengel; zottige Blätter; oranggelbe, glänzende Blüthen; ausdauernd; in Nordamerika auf dürrem, steinigem Boden. Die Wurzel dient bei katarrhalischen Leiden schweiß- und auswurfbefördernd. — Asthmatische S. (**A. asthmatica**), in Ostindien als Ersatzmittel für Ipecacuanha sehr geschätzt. — Sprossende S. (**A. prolifera**), die Wurzel als Brechmittel gut; wächst in Ostindien. — Heilkräftige S. (**A. Alexicata**), dient ganz als brechenerregendes und giftwidriges Heilmittel; wächst in Ceylon und Malabar.

Seifenbaum, gemeiner (**Sapindus saponaria**), eine Roßkastanienart; ziemlich hoher Baum in Ost- und Westindien, der in Wuchs und Blätterbildung viel Aehnlichkeit mit dem Mahagonibaum hat. Die Früchte sind so groß als Kirschen und haben in einer fleischigen, bittern Haut eine glatte, rundliche, schwarzglänzende Nuß. Die Haut schäumt im Wasser wie Seife und wird in Amerika zum Waschen benützt, jedoch zum Nachtheil der Leinwand und Zeuge. Die zusammenziehenden Früchte dienen gegen Blutflüsse, Blenorrhöen, Bleichsucht, Wechselfieber 2c. Die Rinde wird gegen Krankheiten der Nieren und Harnblase gebraucht. Der harte Samen gibt Knöpfe. — **Sap. marginatus**, das Fruchtmark ist noch schärfer und fast terpentinartig; wird wie die vorige Art als Heilmittel benützt; wächst in Georgien und Carolina. — **S. laurifolius**, schäumt gleichfalls wie Seife und dient gegen Koliken und Blähungen. Die wohlriechenden Blüthen geben antiarthritische Bäder; die Wurzel dient gegen Rheumatismen, Gicht und Lähmungen. Die andern Arten werden auf gleiche Weise benützt, und gehören alle der warmen Zone an.

Seifenkraut (**Saponaria**), Gattung der Familie Nelkengewächse; 5zähniger, röhriger oder kegelförmiger Kelch, der unten schuppig ist; 5 Blumenblätter; 2 Griffel; 1fächerige, 4zähnige, aufspringende Kapsel; nierenförmige Samen. — Arten: Gemeines S. (**S. officinalis**), Speichelwurz, Wasch-, Schlüsselkraut, Hundsnelken, Wurzel und Kraut sind officinell; blüht vom Juni bis Aug.; wächst in Deutschland nicht selten auf Wiesen, an Hecken, Gräben, Bächen u. s. w. Die Wurzel ist kriechend, runzlich, mehrere Fuß lang; die gegenständigen Blätter sind glatt, grün, am Grunde schmäler, und haben 5 Längsnerven; die weißen oder blaßröthlichen Blumen stehen in kleinen Büscheln in den Winkeln der obern Blätter sowohl des Stengels als

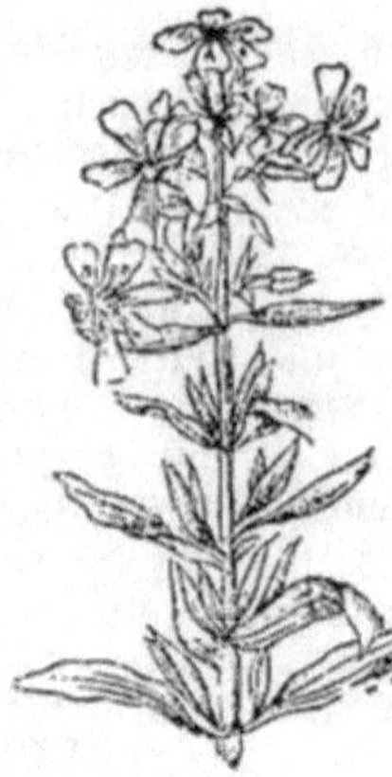

der Zweige, und haben einen angenehmen Geruch. Die Wurzel wird im Frühjahr vor der Blüthezeit gesammelt; sie schmeckt zuerst etwas süßlich und schleimig, dann aber bitterlich herb, etwas scharf und kratzend, und erzeugt abgekocht viel Schaum. Findet vorzüglich bei Catarrhen, welche sich nicht lösen wollen, und Brustverschleimungen Anwendung. Von der frischen Wurzel und dem Kraut kocht man gelind 1—2 Loth auf mehrere Tassen ab und trinkt es mit Süßholzsaft versüßt den Tag über. Der seifenähnliche, mit etwas Schärfe verbundene Saft wird zur Reinigung der Wäsche gebraucht. Mit einer Wurzelabkochung, auch mit dem Saft der zerquetschten frischen Blätter lassen sich Fettflecke aus den Kleidern und der Leinwand vertilgen. Die Wurzel (rothe Seifenwurzel) hebt auch Unterleibsverstopfungen und gichtische Zufälle. Sie enthält viel kratzend-bittern Seifenstoff, Weichharz, Gummi und Satzmehl. Wird sie als Waschmittel benützt, so leiden die Farben nicht leicht, namentlich bei Seidenzeugen. Wurzel und Blätter befördern den Stoffwechsel, daher sind sie auch gut bei Lebergeschwulsten, Verhärtungen der Gekrösdrüsen, Schleimschwindsucht, Syphilis. — Acker- oder Kuh-S. (**S. vaccaria**), 1jährig; 1—2 Fuß hoch; hat einen bläulich angelaufenen Stengel, rosenrothe Blumen, wächst auf Aeckern in Deutschland, Frankreich, dem Orient, wird vom Vieh gerne gefressen, leidet sehr von den Raupen und liefert durch den Samen ein wohlschmeckendes Oel.

Seifenkraut, wildes, s. v. a. Taubenkropf.

Seifenwurzel, ägyptische, oder levantische oder spanische, die Wurzel einer Gypskrautart (**Gypsophila struthium**); wird in Spanien sammt den Blättern jetzt noch zum Waschen gebraucht; ½—1 Fuß lang, daumensdick, hellgrau- oder gelbbräunlich; steht in ihren Wirkungen zwischen der ächten Seifenwurzel und der Senegawurzel.

Seifenwurzel, rothe, die Wurzel von dem gemeinen oder gebräuchlichen Seifenkraut.

Seifenwurzel, weiße, die bitterschleimige Wurzel von der Abendlichtnelke; wirkt wie die rothe Seifenwurzel, und kann anstatt der Seife zum Waschen benützt werden.

Seilweide, in mehreren Gegenden von Deutschland s. v. a. Gertweide.

Sellerie (**Apium**), Gattung der Familie Doldengewächse; undeutlicher Kelchrand; rundlich, oben eingebogene Blumenblätter; rundliche, fast 2knotige Spaltfrucht; 5riefige Theilfrüchte; 1—2—3striemige Rillen; höckerige, gewölbte, 2—4striemige Kernmasse. — Arten: Gewöhnlicher S. (**A. graveolens**), an Gräben und Sümpfen wildwachsendes, in Gärten angebautes Wurzelgewächs. Der wilde S. (S.-Eppig) hat eine lange, faserige, starke Wurzel, außen gelb, innen weiß; der scharfe und widrige Geruch und Geschmack verliert sich durch's Trocknen, ist ungesund. Die gefiederten Blätter stehen paarweis an dem 1—2 Fuß hohen Stengel. Im 2ten Jahr erscheinen die weißen Schirmblumen an der Spitze und den Seitenästen. Wird nicht gern vom Vieh gefressen. — Der Garten- oder zahme S. (**A. gr. dulce**) hat eine mehr rundliche Wurzel, erhielt durch die im 17ten Jahrhundert begonnene Kultur einen gewürzhaften Geruch und süßen Geschmack, bekommt aber doch zu Schwindel und Schlagfluß geneigten Personen nicht gut. Davon hat man 2 Abarten, nämlich: Krautsellerie, gemeiner S., mit langgestielten, aufrechten Blättern, rothgestreifter, ästiger Wurzel, und Knollen-S., Selleriewurzel, Kohlrabi-S., mit kurzgestielten Blättern und knolliger Wurzel. Man erzieht beide Abarten in gut gedüngtem, tiefgegrabenem Land, säet ihn, da er erst in 5—6 Wochen aufgeht, schon im Februar aus, und erhält das möglichst warme Samenbeet immer feucht. Die Pflänzchen werden 4 Zoll tief und 1 Fuß weit versetzt, wobei das Würzelchen nicht verletzt, noch abgeschnitten werden darf. Sie sind immer vom Unkraut rein zu halten, fleißig zu begießen und die Erde daran zu häufeln. In trockener Witterung im Herbst wird die Wurzel ausgegraben, nach dem Abtrocknen schneidet man das Kraut bis auf die Herzblätter ab, und bewahrt sie im Keller in Sand auf. Die Mäuse stellen ihr sehr nach. Sie enthält hauptsächlich Zucker, Schleim, Stärkemehl ꝛc., wirkt als eröffnendes und reizendes Mittel, namentlich auf die Harnorgane. Sie wird gekocht und warm, oder mit Essig und Oel angemacht als Salat gegessen. Das junge Kraut gibt gute Kräutersuppen. Die Wurzel bildet einen Bestandtheil der sogenannten 5 großen eröffnenden Wurzeln, während man den Samen zu den 4 kleinern erhitzenden Samen zählte. Syn.: **Seseli grav; Sium Apium; Sium grav.**

Senebiere (Senebiera), Gattung der Familie Viermächtige; 4blätteriger Kelch; 4 weiße Blumenblätter; 4mächtige Staubgefäße; kurzer oder fehlender Griffel; nußhülsenartige, 2fächerige Schötchen; 1samige Fächer; auf einanderliegende Samenlappen; rückenwurzeliger Keimling. — Arten: Krähenfußblätterige S. (**S. coronopus; Goronopus vulgaris; C. Buellii; C. depressus**), 3—10 Zoll lange, sehr ästige Stengel; gras- oder bläulichgrüne, etwas fleischige Blätter; Trauben an den Stengel- und Astseiten; fast holzige, nierenförmige Schötchen; in ganz Europa auf kurzgrasigen Triften, an Wegen, Zäunen, wüsten Plätzen am Meeresstrande; 1jährig; blüht im Juli und August. Riecht und schmeckt scharf kresseartig. Das Kraut (**H. coronopi s. Nasturtii verrucosi**) machte zu Asche gebrannt einen Hauptbestandtheil eines berühmten Geheimmittels gegen Blasensteine aus. Die Blätter werden wie Gartenkresse gegessen.

Senegal-Gummi (Gummi Senegal), eine Sorte des arabischen Gummi's kommt in größern, weißlichen, gelben oder röthlichen, härtern, durchsichtigen und glänzenden Stücken vor; s. u. Acacie.

Senegapflanze, s. u. Kreuzblume.

Senegawurzel, die Wurzel der Samenkreuzblume; man bereitet daraus den Senegasyrup, der auch aus Apotheken bezogen werden kann, indem man 2 Loth zerschneidet, mit $^3/_4$ Schoppen heißen Wassers abkocht, bis man noch einen schwachen $^1/_2$ Schoppen hat, dazu $^1/_2$ Pfund weißen Zucker, und läßt das Ganze noch ein wenig anziehen. Man nimmt ihn theelöffelweise bei hartnäckigen Katarrhen, um aufzulösen und zu beruhigen. Auch wirkt sie sehr kräftig, auflösend und beruhigend auf die resorbirenden Gefäße; die Schleimhäute und Nieren, und hat viel mit der **Arnica** gemein. Bei Unthätigkeit der Haut und Nieren, bösartigen Katarrh- und Schleimfieber und bei asthenischer Lungenentzündung, Brustwassersucht, Croup, Stickfluß und Lähmung leistet sie herrliche Dienste, namentlich in Verbindung mit **Nitrum, Salmiac, Cremor tartari etc.** Die Dosis in Abkochung ist von ℥ij—iij zu ℥vj Colatur. Das Pulver wird zu 10—15 gr. mehrmals des Tags angewendet

Senf (Sinapis), Gattung der Familie Viermächtige; 4blätteriger Kelch; 4 gelbe Blumenblätter; 4mächtige Staubgefäße; geschnäbelte Schote; gewölbte Schalstücke mit 3—5 geraden, starken Nerven; in jedem Fach 1 Reihe Samen; auf einander liegende Samenlappen; faltenwurzeliger Keimling. — Arten: Weißer S., englischer Gartenhanf (**S. alba, Napus leucosinapis**), 2—3 Fuß hohe öl- und gewürzreiche Pflanze mit fiederförmig eingeschnittenen Blättern, schwefelgelben Blumen und Schoten, die einen langen, schwertförmigen Schnabel haben; weißgelbe, runde Samenkörner. Wächst fast in ganz Europa wild, wird aber auch häufig angebaut und zu diesem Zwecke im Frühjahr in fetten, mürben, tiefgegrabenen Boden gesäet und vom Unkraut rein gehalten. Der Same reift um Bartholomäi. Er gibt viel süßes und mildes Oel, das vorzüglich zum Brennen ist. Wird er gemahlen, so gibt das Mehl mit Weinessig und Zucker den als Gewürz so beliebten Senf*) Er reizt den Magen und befördert die Verdauung, weshalb er nur mäßig genossen werden soll, sonst überreizt er. Ein wenig Senfmehl an Kaffee läutert denselben wie Hausenblase. Die jungen Pflanzen sind ein gutes Gemüse und Salat, und ein treffliches Schaf- und Viehfutter. Weniger scharf als der schwarze Senf (s. u. Kohl), wirkt daher milder. **Dr.** Friedrich sagt über den Senf: „Der S. wird gewöhnlich als Senfteig (mit Wasser, Essig oder Höfel) zu rothmachenden Umschlägen benützt, in der Absicht, von innen nach außen abzuleiten, oder durch stärkeren äußeren Reiz eine Anhäufung von krankhaften Reizen in gewissen Theilen zu verzehren. Bei rheumatischen Leiden, Brustbeschwerden, rheumatischem Kopfweh, rheumatischem Seitenstich

*) Der Wiener Senf hat einen Ruf in ganz Europa, obschon er anderwärts gleich gut fabricirt wird.

und Zahnweh u. dgl. wirkt oft ein Senfteig allein hinreichend zur Beseitigung des Uebels. Wenn gewisse Ausschlagskrankheiten zurückgegangen sind, wie Masern (rothe Flecken), Scharlach, Friesel, wodurch Bangigkeiten, Entzündungen, selbst lebensgefährliche Erscheinungen entstehen, so sind oft mehrfach aufgelegte Senfteige schon hinreichend, dieselben wieder auf die Oberfläche zurückzuführen. Ist bei einer Säugenden die Milch verschwunden, so legt man auf beide Brüste Senfteige, und nicht selten gelingt es, mit diesem einfachen Mittel die Milch wieder einschießen zu sehen. Den Senfteig legt man gern auf Stellen, die dem Leiden entgegengesetzt sind, aber auch an Orte, die besonders viele Nerven haben, z. B. in die Herzgrube, in Gelenke, in den Nacken. Man legt ihn nie auf die bloße Haut, sondern schlägt ihn in ein feines Tuch, benetzt dieses etwas mit Wasser oder lauem Essig; man läßt ihn so lange liegen, bis die Haut gehörig roth ist, aber nicht länger, weil sonst Blasen und zuletzt bösartige Geschwüre entstehen. — Das Senföl ist eigentlich das Wirksame im Senfe; wo es daher darauf ankommt, recht schnell die Haut roth zu machen, löst man dieses Oel in Wasser auf, und wascht damit diejenigen Theile, auf welche man wirken will." — Hieher gehört auch der Hederich (s. d.) und der schwarze Senf, sowie **S. brassicata**; dient in China und Cochinchina wie bei uns der schwarze Senf. — Das Oel von **S. ramosa** wird von den Hindus in der Medicin und Haushaltung häufig benützt.

Senföl, s. u. Senf.

Senna, die Blätter der verkehrt-eiförmigen Cassie; s. u. Cassie.

Senna, alexandrinische, die kleinern, unter die Sennesblätter gemischten Blätter des purgirenden Arghels; s. u. Arghel.

Sennesbälge und Sennesblätter (**Folia et Folliculi Sennae**), s. u. Cassie. — Die Sennesblätter schmecken bitter, schärflich, widerlich, und führen stark und ohne Beschwerden ab. Wenn man sie kochen läßt, anstatt blos abbrüht, erregen sie Leibschmerzen, weil sich dadurch der wirksame Sennestoff in ein Grimmen verursachendes Harz verwandelt. Es kommt 1 Quent auf 1 Tasse Thee. Zu dem Pulver in Latwergenform kommen 15—20—30 Gran unter Honig. Wenn man dem Sennesthee natronhaltigen Weinstein, Manna und etwas Citronenzucker beifügt, so hat man das berühmte **Wienertränkchen**, das sehr mild abführt, wenn man alle 3 - 4 Stunden 1 Löffel voll nimmt.

Sersch, in mehreren Gegenden Deutschlands s. v. a. Elsebeerbaum.

Sesam (**Sesamum**), Gattung der Familie Larvenblümler; 5theiliger Kelch; kurze Blumenröhre mit glockigem Schlund; 5lappiger, 2lippiger Saum; 4 2mächtige Staubgefäße, nebst 1 weitern Ansatz zu einem solchen; längliche, 4seitige, 4fächerige Kapsel; jedes Fach mehrsamig. — Arten: Orientalischer S. (**S. orientale**), 2—5 Fuß hoher, behaarter, 4seitiger Stengel; eilängliche Blätter; über 1 Zoll lange, weiße Blume; 1¼ Zoll lange, pfriemige Kapsel; eirunder, glänzender, gelblicher oder röthlichbrauner Samen; einjährig; wächst in allen heißen Ländern. Ist innerlich und äußerlich ein schleimiges, erweichendes und zertheilendes Mittel. Die öligen, süßen Samen geben das gute **Sesamöl**, sowohl in Krankheiten, wo milde fette Oele dienen, als zu Speisen gut; es ist auch ein vorzüglich kosmetisches Mittel. War früher auch in unsern Apotheken zu haben. — Indischer S. (**S. indicum**), gleicht der vorigen Art fast ganz, hat aber tiefe, 3lappige Blätter, und wird auch in gleicher Weise benützt.

Sesbanie (**Sesbania**), Gattung der Familie Schmetterlingsblümler; 5spaltiger oder 5zähniger Kelch; schmetterlingsförmige Blume; 10 2brüderige Staubgefäße; verlängerte, wulstige, zwischen den Samen eingeschnürte Hülse. — Arten: Bunte S. (**S. picta**), 6—7 Fuß hoher, kahler, krautiger Stengel; paarig gefiederte Blätter; blattwinkelständige Trauben; gelbe, große Blumen mit auf dem Rücken schwarzgetüpfelter und gestrichelter Fahne; perlschnurförmige Hülsen; 2jährig; wächst in Westindien und Mexico. Wegen der schönen Blumen geschätzt; gibt erweichende Umschläge. — Syn.: **Coronilla picta**; **Aeschynomene picta**. — Aegyptische S. (**S. aegyptiaca Aesch. Sesb.**), dient in Aegypten zur Hemmung von Hämorrhagien, Blennorrhöen u. s. w. — Hanfartige S. (**S. cannabina**), die Stengelfasern werden in Ostindien und Bengalen wie Hanf benützt. — Hieher gehört auch die großblumige Agati (**Agatia grandiflora**), ein zierliches, in Ostindien allgemeines Bäumchen enthält viel schleimig-gummösen Saft, und wird gegen Halsweh, Catarrhe, Blattern, Aphthen ꝛc. gebraucht. Mit den Blättern kann man wie mit Seife waschen; äußerlich werden sie bei Contusionen, Verstauchungen, Verrenkungen, Blutunterlaufungen, und innerlich zum Abführen galliger und schleimiger Unreinigkeiten angewendet; eine Abkochung derselben dient bei Catarrhen und ihr Saft gegen Augenflecke. Die jüngern Früchte und die Blüthen geben ein Gemüse.

Sevenbaum, in der Oberpfalz s. v. a. Sadewachholder; s. u. Wachholder.

Sevenbaumblätter (**Folia Sabinae**), kräftiges Heilmittel in allen Krankheiten, welchen Unthätigkeit und Schwäche des Gefäßsystems zu Grunde liegt, und am besten für schlaffe Personen geeignet, sowie bei Stockungen im Uterus und andern Organen, bei Lähmung und lähmungsartigen Nervenleiden, ausbleibender Menstruation, Bleichsucht. Darf beim Eintritt der Menstruation niemals als treibendes Mittel gegeben werden. Die Dosis in Pulver ist 5—20 gr. einigemal täglich; im Aufguß oder Abkochung zu ℈ij—ʒj. Das Oel zu 2—8 Tropfen. — Eine Abkochung davon wird äußerlich bei leichtem Beinfraß angewendet, um eine gutartige Eiterung zu bezwecken; man läßt ℥ß **Sabina** mit Wasser bis zu ℥x Colatur einkochen, und setzt ʒij Myrrhentinktur zu. Die Abkochungen wendet man auch bei chronischen Hautausschlägen, Krätze, Flechten ꝛc. an. — Um eine künstliche, schmerzlose Eiterung zu unterhalten, wird folgende Salbe dünn auf ein gestrichenes schwarzes Pflaster aufgetragen. **Ungt. digestiv.** ℥j. **Pulv. herb. Sabin.** ʒj—jß **M.** und an die bestimmte Stelle gelegt, nachdem man sie zuvor durch ein Blasenpflaster wund gemacht hat. Der Verband wird jeden Tag wiederholt.

Sichelbaum, in der Oberpfalz s. v. a. Sadewachholder.

Sichelerbse, eine Erbsenart mit sichelförmig gekrümmter Hülse.

Sichelfrucht (**Drepanocarpus**), Gattung der Familie Schmetterlingsblümler; 5zähniger, glockiger Kelch mit 2 Deckblättchen; schmetterlingsförmige Blume mit zurückgeschlagenen Blättern und Fahne; 10 1-, 2- oder 3brüderige Staubgefäße; sichelschnecken- oder nierenförmige, 1fächerige, 1samige, schwammig-lederige Hülse. — Arten: Senegalische S. (**D. senegalensis**), mittelgroßer Baum mit jährlich abfallenden, unpaarig gefiederten, 3—4paarigen Blättern; aus Trauben gebildete Rispen; flaumiger Kelch; kleine gelbe Blume; wellenaderige Fahne; kleine, schneckenförmige Hülse; blüht am Senegal im Dezember. Aus Rindeneinschnitten fließt ein blaßrother, später dunkler und zarter Saft, welcher das ächte oder afrikanische Kino (**Kino verum s. gambiense s. africanum**) darstellt, und in leichten, eckigen, glänzendschwarzen Stückchen zu uns kommt. Das Pulver davon ist schön braunroth, schmeckt rein adstringirend, färbt den Speichel leicht violetroth, bildet mit kochendem Wasser angegossen, eine durchsichtige, rothe Flüssigkeit, in welcher durch etwas Eisenoxyd ein stark olivenfarbiger Niederschlag entsteht. Besteht fast ganz aus Gerbstoff und wird deshalb wie Katechu angewendet. Hieher gehört auch die fischbetäubende Pongamie (**Pongamia piscidia**), welche zum Fangen der Fische dient; wächst in Silhet. — Kahle P. (**P. glabra**), die schwärzliche, starkriechende Wurzel, dient zum Heilen von Geschwüren; die Blätter kommen in Bäder gegen rheumatisch-gichtische Schmerzen, während das Oel auf gewöhnliche Art in der Haushaltung und Officin benützt wird; wächst in Ostindien. — Kletternde Dalbergie (**Dalbergia scandens**), der Bast gibt Seile und Stricke; die scharfen Blätter werden zu Breiumschlägen und der Same als Purgirmittel benützt. — Korallenbaumartiger Fischfänger (**Piscidia Erithrina**), wird in Westindien als fischbetäubend zum Fischfang benützt; die Rinde gibt eine harntreibende Tinctur. — Wurmtreibende Geoffroya (**Geoffroya vermifuga**), der Same ist ein ausgezeichnetes Wurmmittel, namentlich auch gegen den Bandwurm. Er kommt aus Brasilien als Angelin (**Semen Angelin**) meist zerschnitten zu uns, ist ganz so groß wie eine Muskatnuß, außen gelblich, etwas hornartig, innen gelblichweiß, und enthalten einen die Augen angreifenden, scharfen Stoff ohne besondern Geschmack. — Die gleiche Kraft hat der Same von der feindornigen G. (**G. spinulosa**), welcher unter dem gleichen Namen in den Handel kommt.

Sichelklee, eine Kleeart mit reichblüthiger Traube, sichelförmiger Hülse; wird 1½ Fuß hoch, blüht im Juni und Juli; reift im September.

Sichelsalat (Rhagadiolus), Gattung der Familie Vereinblüthler; 1reihige, 5—8blätterige, 8—12blüthige Hülldecke; deckblättchenloser Hauptfruchtboden; gekrümmte fruchtkronenlose Schließfrüchte; Same kürzer als die Schließfrucht. — Arten: Sternfruchtiger S. (R. stellatus), aufrechter, ästiger Stengel; kahle Blätter, nur die untern etwas behaart und leierförmig oder gezähnt; seitenständige Blüthenköpfe; kahl Schließfrüchte. Auf Aeckern und in Gärten in Südeuropa; 1jährig, blüht vom Apri bis Juni und wird im Orient als Salat benützt.

Siebebaum, auf dem Hundsrücken und bei Homburg v. d. Höhe s. v. a. Sadewachholder.

Siebengeruch, s. v. a. blaue Melote.

Siebenschläfer, in mehreren Gegenden von Deutschland s. v. a. Nachtkerze, zweijährige.

Siebenstrahl (Trientalis), Gattung der Familie Primelgewächse; 7, manchmal 5—9theiliger Kelch, ähnliche flache Blumenkrone, Blumenblätter durch einen vorstehenden Ring verbunden und Zähne zwischen denselben; 7, in den Ring gesägte Staubgefäße; fadenförmiger Griffel; 1fache, etwas fleischige Kapsel; flache Samen. — Arten: Europäischer S. (T. europaea), 3—6 Zoll hoher, dünner Stengel; elliptische Blätter; schneeweiße, außen etwas röthliche Blume mit gelblichweißem, leichtbehaarten Ring und purpurrothen Staubbeuteln; blüht im mittlern und nördlichen Europa vom Mai bis Juli in Laubwäldern; ausdauernd. Der Wurzelstock ist fadenförmig, kriechend und weißlich, und wird von Landleuten als Brechmittel benützt.

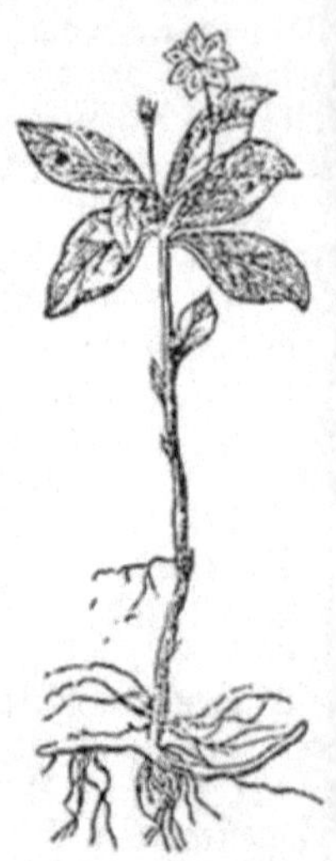

Siebenstrahl.

Siebenstundenkraut, s. v. a. blaue Melote. Die zu Pulver geriebenen Blätter geben dem Schafzieber einen guten aromatischen Geruch. Der im Zimmer aufbewahrte Samen riecht noch viele Jahre nachher darin.

Siebenzeit, s. v. a. blaue Melote; s. u. Melote.

Siegebaum, s. v. a. Sadewachholder.

Siegelblume (Polygonatum), Gattung der Familie Zaukenlilien; zwitterig; 6zähnige, weiße, blumenkronartige Geschlechtshülle; 6 freie Staubgefäße; oberständiger, 3fächeriger Fruchtknoten; Griffel mit 3seitiger Narbe; 1samige Beerenfächer. — Arten: Gebräuchliche S. (P. officinale; Convallaria Polyg.), fingersdicker, weißer, fleischige Wurzelstock, 1—1½ Fuß hoher, scharfkantiger Stengel; wechselständige, 2reihige, kah Blätter; weiße, wachsartige Geschlechtshülle; schwarz violette Beere; die Blumen sin in Gärten gefüllt. In trockenen, lichten Wäldern, auf Hügeln und Bergen in Europ und dem nördlichen Asien; ausdauernd; blüht im Mai und Juni. Der geruchlos süßschleimige Wurzelstock war als Salomonssiegelwurz (R. Sigilii Salomonis officinell, und diente äußerlich als linderndes, schleimiges, zertheilende Mittel bei Wunden, Quetschungen und Entzündungen; früher geschätzte Schminkmittel. In nördlichen Ländern kommt das daraus bereitete Mehl unter Brod. Die jungen Sprossen werden wie Spargeln gegessen. Die Beeren erregen Purgiren und Erbrechen. Das aus dem Wurzelstock gezogene Wasser soll die Flecke im Gesicht vertreiben. — Vielblüthige S. (P. multiflorum; Conv. mult. gleicht der vorigen Art, hat aber zottige Staubfäden, und wächst in Europa, Asien un Amerika in etwas feuchten, schattigen Laubwäldern; ausdauernd; blüht im Mai und Jun

Siegwurz (Gladiolus), Gattung der Familie Schwertelgewächse; blumenkro artige, 6theilige Geschlechtshülle, am Grunde krummröhrig, erweitert sich in den trichter förmigen Saum; 3 Staubgefäße; unterständiger Fruchtknoten; etwas geflügelter Same — Arten; Gemeine S. (Gl. communis), zwiebelknolliger Wurzelstock mit faserig Gitterhaut; 1—2 Fuß hoher Schaft; bis zu ⅔ von Blättern umscheidet und 5—8bli thig; schwertförmige, nervige Blätter; purpurrothe Blüthen; Geschlechtshülle 1½mal lang als der Fruchtknoten; im südlichen Europa auf Wiesen, bei uns häufig in Gärten ausdauernd; blüht im Mai und Juni. Der Zwiebelknollen riecht schwach veilchenarti schmeckt süßlich, ist als runde S. (**Rad. victorialis rotundae**), wundheilend, und diente früher zu vielen abergläubischen Zwecken; in noch größerem Ansehen stand der Allermannsharnisch. — Dachziegelige S. (**G. imbricatus**), gleicht der vorigen Art, ist aber in allen Theilen kleiner; wächst in Mitteleuropa auf Wiesen, ist ausdauernd, blüht im Mai und Juni und hat die gleichen Eigenschaften.

Sieversie (Sieversia), Gattung der Familie Rosengewächse; gerader Stengel ohne Glieder; 1, selten 2blüthige Stengel; gleicht sonst der Nelkenwurz. — Arten: Berg-S. (**S. montana**), dicker, brauner, schiefer Wurzelstock; wurzelrankenlos; 1/4—1 Fuß hoher Stengel; durchaus zottig behaart; leierförmig, 2—6 Zoll lange Wurzelblätter; 2—3 keilförmige, 3 oder fast fiederspaltige Stengelblätter; 1—12 Zoll große flache Blüthe am Ende des Stengels; dottergelbe Blumenblätter. Schließfrüchte und Griffel, welcher bleibt, zottig; ausdauernd. Blüht auf Alpen und Voralpen vom Juni bis Aug. Die Wurzel (**Rad. Caryophyllatae montanae**) hat die Heilkräfte wie **Geum urbanum**, und heißt deshalb auch **Geum montanum** oder **Caryophyllata montana**.

Silau (Silaus), Gattung der Familie Doldengewächse; undeutlicher Kelchrand; verkehrt-eirunde Blumenblätter in einem eingeschlagenen Zipfelchen; fast stielrunde Spaltfrucht; 5riefige (die Riefen fast geflügelt) Theilfrüchte; 4—8striemige Berührungsfläche; 2theilige Fruchthalter. Blaßgelbe oder grünliche Blüthen. — Arten: Wiesen-S. (**S. pratensis; Peucedanum Silaus; P. pratense; Sium Silaus; Cnidium Silaus**), möhrenartige, schopfige, meist mehrköpfige Wurzel, außen schwarzbraun, innen gelblichweiß; 2—4 Fuß hohe, 3—4fach gefiederte Wurzelblätter auf langen Stielen; flachen, 6—12strahligen Dolden; schmutziggelbe Blumenblätter; ausdauernd; blüht im Juni und August. Wurzel, Kraut und Früchte (**R. H. et Semen Silai s. Seseleos pratensis s. Saxifragae anglicae**) dienen gegen Krankheiten der Harnblase. Häufig wird der Sumpfölsenich und der Berghaarstrang damit verwechselt.

Silberbaum, s. v. a. Silberpappel; s. u. Pappeln; s. v. a. Mehlbeerbaum.

Silberblatt, s. v. a. Nachtviole.

Silberlaub, s. v. a. Mehlbeerhagedorn.

Silberschnabel, s. v. a. Merle.

Silbertanne, s. v. a. Weiß- oder Edeltanne; s. u. Tanne.

Silge, s. v. a. Oelsenich.

Silphie (Silphium), Gattung der Familie Vereinblüthler; glockige Hülldecke; dachziegelige Hüllblätter; weibliche, 1reihige Randblüthen; 1lippige Blumenkrone; zwitterige Scheibenblüthen; röhrenförmige Blumenkrone; Röhre oben mit weichhaarigen Zipfeln; oben kurzhaariger Griffel; mehrreihige Schließfrüchte. — Arten: Gummigebende S (**S. gummiferum**), steifhaariger, 2—3 Fuß hoher Stengel; wechselständige, buchtig-fiederspaltige, unten steifhaarige, lappige Blätter; mit 2pfriemenförmigen Grannen gekrönte Randfrüchte; ausdauernd; auf Wiesen in Nordamerika. Aus dem Stengel gewinnt man viel terpentinartigen Gummi. — Zusammengesetzte S. (**S. compositum; S. laciniatum**), glatter, runder Stengel; buchtig-fiederspaltige, wechselständige Blätter mit stumpfen Lappen; kleine, rispigige Blüthenköpfe, kahle, ovale Hüllblätter; dauert in nordamerikanischen Wäldern aus, und hat eine dicke, nach Fraser giftige Wurzel.

Simarube (Simaruba), Gattung der Familie Rautengewächse; meist 1häusige oder vielehige Blüthen; 5theiliger Kelch; 5 abstehende Blumenblätter; die männlichen Blüthen haben 10, selten 5 oder 12 Staubgefäße und 5 Staubweganſätze; die weiblichen Blüthen haben 5—3, unten mit 10haarigen Schuppen umgebene Fruchtknoten; kopfiger Griffel. — Arten: Bittere S. (**S. amara; S. officinalis; Quassia Sim.**), schöner Baum mit wagrechten, dicken Wurzelästen; Rinde rauh, faserig, innen dunkelgelb; Stammrinde glatt, grau, gelbgefleckt, im Alter grauschwarz; 1/2—1 Fuß lange, gefiederte Blätter; aus Trauben gebildete Rispen, an den Astenden 2häusig, kleine, weißlich blaßgelbe Blüthen; 10 Staubgefäße mit einer zottigen Schuppe am Grunde; oben 5spaltige Griffel; schwarze, glatte, ovale Früchtchen; blüht in den westindischen Wäldern im April. Die Rinde ist als Simaruba- oder Ruhrrinde (**Cort. Simarubae**) bekannt, und kommt in 1—4 Fuß langen, der Länge nach zusammengerollten, gewundenen, querrunzeligen, außen rostbräunlichen, innen gelblich-bräunlichen oder weißlichen, faserigen, sehr zähen Stücken zu uns. Sie sind geruchlos, schmecken sehr bitter und etwas schleimig, und enthalten etwas Harz, ätherisches, nach Benzoe riechendes Oel, Salze und einen alkaloidischen Bitterstoff (Quassin). Dient wie die Quassie, bei Diarrhöen, Dysenterien, Schleimflüssen, Schleimhämorrhoiden, Blasenkatarrh 2c. noch besser. Man gibt sie in Pulver zu 10—20 gr. einige Mal täglich. Besser wirkt ein Decoct, ℥β Rinde mit ℥xij Wasser zu ℥viij eingekocht. — In gleicher Weise wird benützt die Rinde von **S. guianensis** (**S. amara**), wächst in Guiana; sie ist etwas dunkler, weniger bitter und meist warzig. — In Brasilien wird die Rinde (**Cort. Paraibae**) von **Sim. versicolor** ebenso angewendet, während die bittern Blätter gegen Schlangenbisse dienen und ein Waschmittel gegen syphilitische Ausschläge abgeben. — Mehrere **Simaruba**-Arten, wie **S. ferruginea**, **S. quianensis etc.**, welche im heißen Amerika wachsen, werden auf gleiche Weise benützt. — Auf Ceylon und Java wächst **Samadera indico**; die Rinde (**Cort. Niepa**; gibt auch eine rothe Farbe) und Blätter werden bei Verdauungsschwäche, Diarrhöen und Dysenterien gebraucht.

Simse (**Juncus**), Gattung der Familie Simsenlilien; zwitterig; 6blätterige Geschlechtshülle; spelzenartige Geschlechtshüllblätter; 6 freie Staubgefäße; 1 Fruchtknoten mit 3narbigem Griffel; 3fächerige, vielsamige Kapsel; kleiner Samen. — Arten: Flatter-S. (**J. effusus**), kriechender Wurzelstock; grasgrüner, blattloser, 1—3 Fuß hoher, ganz ebener, trocken feingestreifter Schaft; seitenständige, dichte Spirre; lanzettlige, grünliche oder braune Geschlechtshüllblätter; 3 Staubgefäße; sehr kurzer Griffel; 3 fadenförmige Narben; verkehrt-eirunde Kapsel. An sumpfigen, nassen Stellen, in Gräben, Teichen 2c., dauert aus; blüht im Juni und Juli. Aus den Schaften flicht man Matten, Körbe u. s. w.; das Mark derselben gibt Lampendochte. Der Wurzelstock dieser und der andern Arten ist bei Harn-, Stein- und Nierenbeschwerden ein vorzügliches Mittel. — Geknäuelte S. (**J. conglomeratus**), gleicht der vorigen Art ziemlich und wird auf dieselbe Art benützt. — Schimmelgrüne S. (**J. glaucus**), wächst an den gleichen Orten und findet dieselbe Anwendung.

Sinngrün (**Vinca**), Gattung der Familie Drehblüthler; 5theiliger Kelch; tellerförmige, 5seitige Blumenkrone und 5theiliger Saum; 5 Staubgefäße; unten knieige Staubfäden; 2 Fruchtknoten zwischen 2 unterweibigen Schuppen; 1 Griffel; 2 stielrunde Balgkapseln; platter Samen. — Arten: Kleines S. (**V. minor**; **Pervinca minor**), dünner, kriechender Wurzelstock; zahlreiche Stengel, davon die unfruchtbaren sehr lang und peitschenförmig; die blühenden Stengel entwickeln sich aus dem Grunde der unfruchtbaren, blaue, immergrüne lederige, beiderseits spitzige Blätter; blaue, selten weiße oder röthliche, 1 Zoll lange Blüthen, wobei die Zipfel am Grunde durch ein weißes Häutchen verbunden sind; selten ausgebildete Balgkapseln. In Gärten mit gefüllten, weißen und rothgefleckten Blumen; in Europa in trockenen schattigen Wäldern; dauert aus; blüht im April und Mai. Die adstringirenden, eisengrünen Gerbstoff enthaltenden Blätter (**H. Vincae s. Pervincae**), wirkt blutreinigend, leicht purgirend und stärkend bei Durchfällen, Verschleimungen, Lungenschwindsuchten, finden auch bei Wunden Anwendung. — Große S. (**V. major**), wird wie die vorige Art benützt; wächst im südlichen Europa. — Kleinblumiges S. (**V. parviflora**), in Ostindien wird das Kraut gegen Hüftweh in Oel gekocht und angewendet.

Sinnpflanze (**Mimosa**), Gattung der Familie Sinnpflanzengewächse; vielehige, zwitterige und männliche Blüthen; 4—5spaltiger oder zähniger Kelch; 4—5spaltige Blumenkrone; 4—15 Staubgefäße, welche wie die Blumenblätter unterweibig sind; flache, oft weichstachelige Hülse, die ein- oder mehrgliederig ist. — Arten: Empfindliche S. (**M. sensitiva**), 7—10 Fuß hoher Strauch mit vielen dünnen, flaumigen, mit gelben Stacheln besetzten Aesten; flaumige Blattstiele, mit 2 Fiedern an der Spitze; einzelne Blüthenköpfe und lockere Traube am Ende der Triebe; 4 Staubgefäße; strahlenförmige, perlschnurartige, 1 Zoll lange, flaumige Hülsen mit 3—5ovalen Samen. Enthält einen harzigen Extractivstoff, Tammin und Schleim; dient als Purgirmittel und gegen Amenorrhöe; die Wurzel erregt in größern Gaben Erbrechen, während die Blätter reizend wirken. — Schamhafte S. (**M. pudica**), Halbstrauch; grüne oder leicht purpurrothe Stengel und Aeste, gekrümmt stachelig und borstig; 4fiederige Blätter; 3—6 Blüthenköpfe in den Blattwinkeln, glänzendschwarzer Samen. Blüht in Südamerika und Westindien vom März bis Juli. Die Fieder der Blätter legen sich bei der geringsten Berührung zusammen. Die Cathartin enthaltenden Blätter und Zweige wirken giftartig, und dienen als Bähung bei Hüftweh und Nierenschmerzen, als Pflaster gegen Drüsengeschwülste, namentlich Kröpfe. Die faserige, braune, innen weißliche Wurzel erregt heftiges Erbrechen, und ist gegen die Wirkung der Blätter das beste Mittel. — Urugay'sche S. (**M. urugayensis**), kahler Strauch mit zerstreuten Stacheln, doppelt gefiederten Blättern (mit 1—2 oder 3 Fiederpaaren), gestielten, rothen Blüthenköpfen; 4spaltige Blumen, 8 Staubgefäße; flache, sichelförmige, kahle Hülse. Wächst in Chili. —. Gleich reizbar sind die Blätter von **M. casta, M. viva, M. pudibunda, M. hispidala, M. palpitans, M. somnians etc.** Die Heilkräfte der schamhaften S. finden sich auch bei **M. asperata**; wächst in Südamerika und Westindien. Die Rinde von **M. abstergens** dient in Ostindien als Seife zum Waschen, der Same als auflösendes und auswurfbeförderndes Mittel, namentlich bei Leberkrankheiten, wie Gelbsucht u. s. w. Hieher gehört auch die ostindische Riesenhülse (**Entada pursaeta**), deren junge Triebe gleichfalls zum Waschen dienen; die Rinde ist adstringirend; der aus zerschnittenen Aesten fließende Saft wird mit Palmensaft vermischt und gegen Leibschmerzen gebraucht. Der emetische und purgirende Samen wird gegen Brechdurchfall gebraucht; halbreif dient er zu Waschungen bei schuppigen Ausschlägen. — **E. gigalobium**, die grüne Fruchtschale ist gut bei Wunden und Geschwüren, der emetische Samen ist in Westindien als ein Alexiterium bekannt.

Sintok-Rinde, die Rinde von dem Javanischen Zimmtbaum; s. u. Zimmtbaum.

Siphonia elastica, eine Maniokart; ein 50—60 Fuß hoher Baum in Südamerika; enthält einen sehr scharfen Milchsaft, welcher getrocknet Cautschuk oder Federharz (**Resina elastica s. Gummi elasticum s. G. Caoutchouc**) bildet; sehr elastisch, in Weingeist nicht; in rectificirtem Terpentinöl löslich. Der Saft wird über thönerne, meist flaschenförmige Gefäße mehrmals aufgetragen, im Rauche getrocknet, was ihm das dunkelbraune Ansehen gibt, worauf man die thönernen Formen zerschlägt und durch Ausklopfen entfernt.

Sison (Sison), Gattung der Familie Doldengewächse; undeutlicher Kelchrand; rundliche Blumenblätter mit eingeschlagenen Zipfeln; eirunde Spaltfrucht; 5 riefige Theilfrüchte; 1striemige Rillen; höckerig gewölbte Kernmasse; 2theiliger Fruchthalter. — Arten: Gewürzhaftes S. (**S. amomum**; **Sium am.**; **Sium aromaticum**; **Seseli amomum**), möhrenförmige ästige Wurzel; 1—3 Fuß hoher, kahler, ästiger, gerillter Stengel; 7—9 gefiederte Wurzelblätter; zahlreiche Dolden; weißliche Blüthen; braunrothgestriemte, schwarzbraune Spaltfrucht; auf feuchtem, lehmigen Boden des südlichen Europa's, in Kleinasien; 2jährig, blüht im Juli und August. Die harzig-aromatisch riechenden, sehr gewürzhaften Früchte schmecken scharf, und gehören als **Semen Amomi s. Amomi vulgaris** zu den sogenannten 4 kleinen erhitzenden Samen. Die Wurzel schmeckt sellerieartig

Skamonium, Gummiharz, das scharf reizend und drastisch purgirt, wie Gratiola und Jalappe zusammenwirkt. Wird als reizend auflösendes Mittel in kleinen Gaben in Substanz zu 1—3 gr. einige Mal täglich verordnet; als Purganz 3—6 gr. in Pulver oder Pillen. Die Skamoniumseife wird zu 3—8 gr. gegeben, 10—20 gr. davon purgiren ziemlich stark.

Skorpionskraut, s. v. a. Sonnenwende.

Skorzonere, s. v. a. Schwarzwurz.

Sliwowitz, ein in Slavonien durch Gährung und Destillation aus den Pflaumen bereiteter, sehr starker Branntwein.

Smilax (Smilax), Gattung der Familie Zaukenlilien; 2häusig; gefärbte, 6theilige Geschlechtshülle; die männlichen Blüthen haben 6 freie Staubgefäße und am Grunde befestigte Staubbeutel; die weiblichen Blüthen haben sehr kleine, verkümmerte Staubgefäße; 3fächerigen Fruchtknoten; 3 kurze Griffel; stumpfe Narben; 1 und 2samige Beere. — Arten: Sassaparill-S. (**S. Sassaparilla**), rankender Strauch, welcher im heißen Amerika an den Ufern der Flüsse wächst. Die fingersdicken Stengel sind eckig, bedornt, tragen eirunde, abgestutzte Blätter, weiße Blumen und schöne rothe, aber nicht eßbare Beeren. Ein dicker Knoten, welcher sich in viele lange, dünne Fasern theilt, welche unter der Erdoberfläche fortlaufen, bildet die Wurzel; sie ist mehlig, seifenartig, etwas bitter und balsamisch, außen braun und runzelig, innen weiß, und kommt von den Fasern gereinigt entweder in größern oder kleinern, rundlichen Bündeln (runde Sassaparille) oder der Länge nach zusammengebunden (lange Sassaparille) im Handel vor. Die Wurzeln anderer Arten dieser Gattung kommen unter dem gleichen Namen im Handel vor und sind in den Apotheken als **R. Sassaparilae, s. Sarsaparilae, s. salsaparilae** bekannt. Von andern Gattungen, wie von der Agave, der Aralie ꝛc. hat man unächte Sassaparille. Die besten, reinsten Sorten erhalten wir über Spanien. Sie ist ein sehr schweißtreibendes und blutreinigendes Mittel, wirkt gelinde reizend und tonisch, befördert alle Absonderungsthätigkeit im Körper. Man bedient sich ihrer vorzüglich bei eingewurzelter, veralteter Syphilis mit bedeutender Abnahme der Kräfte, bei chronischer Gicht und Rheumatismen, bei chronischen Hautkrankheiten und Hautausschlägen; ferner bei allen Störungen der Vegetation und Reproduktion, welche aus langwierigen Nervenkrankheiten, Hypochondrie, Hysterie hervorgehen, und bald als nervöse Gicht, bald als Neuralgie, oder unter der Form von Ausschlägen, Geschwülsten und Geschwüren erscheinen. Ist auch bei chronischen Metallvergiftungen und Merkurialdyskrasien wirksam. Man gibt sie in einer Abkochung zu ℥β - jβ auf 2—3 Schoppen Wasser im Tag. Man setzt die Sassaparille gern den **Species Lignorum** zu, welche aus Guajakholz, Sassafrasholz, Süßholzwurzeln, Wachholderwurzeln, Sandriedgraswurzeln, Klettenwurzeln und Bittersüßstengeln zusammengesetzt sind. 2—3 Unzen läßt man mit 3—4 Schoppen Wasser auf die Hälfte einsieden und trinken. Die Sassaparille bildet einen Hauptbestandtheil des Zittmannischen und Pollinischen Decoctes, sowie des **Syrop de cuisinier** und des **Roob de Laffectear**. — Gebräuchlicher S. (**S. officinalis**), schlingender, dorniger, vierkantiger Stamm; herzförmige Blätter, 1 Fuß lang, 4—5 Zoll breit, lederig, 5—7nervig; wächst in Columbien. Der Unterstock kommt als jamaikanische Sassaparille im Handel vor. — Chinesischer S., China-S., Chinawurzel (**S. china**), wächst in Persien, China, Japan und auf Jamaika, ist rankend, hat rundliche, stachelige Stengel mit herzförmigen Blättern. Die knotige, holzige, harzige Wurzel enthält unter einer braunröthlichen Haut ein röthlichweißes Mark. Dient in Amerika zur Schweinemast, gibt in Ostindien ein Mehl für arme Leute, und kommt als China- oder Pockenwurzel (**Rad. Chinae orientalis s. ponderosae**) vor. Kommt in unregelmäßigen, knotigen, harten, meist etwas plattgedrückten Stücken von röthlichbrauner Farbe vor; hat schwächere Heilkräfte als die vorigen Arten, und findet nur noch selten Anwendung. — Unächte S., Westindischer S., unächte Chinawurzel (**S. pseudochina**), wächst in den südlichen Staaten Nordamerika's und in Westindien, gleicht den vorigen Arten ziemlich, liefert in dem großen, knollenartigen Wurzelstock die westindische Chinawurzel oder unächte Pockenwurzel (**R. Pseudo-Chinae s. Chinae occidentalis**), ist blässer als die ächte Chinawurzel, kommt aber häufig statt derselben vor, und hat von den vorangehenden Arten die geringsten Heilkräfte.

Sockenblume (Epimedium), Gattung der Familie Mohngewächse; 4blätteriger, hinfälliger Kelch, 4 Blumen- und 4 Beikronenblätter; 4 Staubgefäße; in Klappen aufspringender Staubbeutel; kurzer Griffel; balgkapselartige, vielsamige, 1fächerige Kapsel. — Arten: Alpen-S. (E. alpinum), etwas knolliger Wurzelstock; 1 Fuß hoher, kahler Stengel ohne Wurzelblätter, nur oben mit doppelt 3fingerigem Blatt und einem traubenförmigen Blüthenstrauß; blutrothe Blüthen und gelbe Beikronenblätter; ½ Zoll lange Kapsel. Im südlichen und westlichen Europa an feuchten, schattigen Stellen, namentlich in Alpthälern; dauert aus, und blüht im April und Mai. Die bittern Blätter wirken schweißtreibend und giftwidrig.

Sodbrodbaum, s. v. a. Johannisbrodbaum.

Soddistel, s. v. a. Eberwurz.

Sojabohne (**Soja**), Gattung der Familie Schmetterlingsblümler; 5spaltig-2lippiger Kelch; schmetterlingsförige Blume; 10 (9 und 1) 2brüderige Staubgefäße; kurzer Griffel; zusammengedrückte, 2—5samige Hülse. — Arten: Rauhhaarige S. (**S. hispida; Dolichos soja; S. japanica**), aufrechter, 1—3 Fuß hoher Stengel mit bräunlichgelben Haaren; 3zählige Blätter; kurze Trauben in den Blattwinkeln; weißliche, gelbe, röthliche oder etwas violette Blume; rauhhaarige, 2—3 Zoll lange Hülse; auf Jamaika und im südlichen Asien angebaut; blüht vom Juni bis August. Den wohlschmeckenden Samen ißt man wie Bohnen, und geben sie eine sehr gute Sauce, Soja, welche in Japan, China und Ostindien, ja selbst auch bei uns an reichen Tafeln eine Zuthat zu Speisen bildet. — Auf Jamaika wächst auch die verwandte hackenfrüchtige Glycine (**Glycina uncinata**), deren Blätter gelinde abführen; das Samenmehl gibt zertheilende Umschläge.

Solandra (**Solandra**), Gattung der Familie Nachtschattengewächse; 3—5spaltiger Kelch, 5spaltiger, trichterige Blumenkrone; 5 aufsteigende Staubgefäße; Griffel mit kopfiger Narbe; breiige, 4fächerige Beere; nierenförmige Samen. — Arten: Großblumige S. (**S. grandiflora**; **Datura sarmentosa**), rankender Strauch mit länglich-lanzettigen Blättern; an den Triebenden große, 7 Zoll lange, gelblichweiße Blume; wächst in Jamaika.

Sommerblume, Sommerrose, in mehreren Gegenden von Deutschland s. v. a. Erdapfel.

Sommerbuche, in mehreren Gegenden von Deutschland s. v. a. gemeine Buche.

Sommercypresse (**Kochia scoparia**), eine zur Gattung Mangold gehörige Pflanze, welche im südlichen Europa und im mittlern Asien bis nach Japan wächst, in unsern Gärten sich hin und wieder findet, auflösend, schweiß- und harntreibend wird; in Japan sehr geschätzt.

Sommerthürchen, s. v. a. Knotenblume oder Schneeglöckchen.

Sommerdinkel, **Sommergerste**, **Sommerreps**, **Sommerroggen**, **Sommerweizen**, so heißt man diese und andere Fruchtarten, welche man erst im Frühjahr aussäet und im Herbst erntet, während sie auch im Herbst ausgesäet und im darauffolgenden Sommer geerntet werden können. Die Gesammtbezeichnung dafür ist Sommerfrüchte. Andere Pflanzenarten, namentlich auch Gartengewächse, werden in gleicher Weise als Sommerpflanzen bezeichnet, ohne daß sie sich deshalb wesentlich von der Hauptart unterscheiden.

Sommerwurz (**Orobanche**), Gattung der Familie Larvenblümler; 2blätteriger Kelch mit 2spaltigen Blättern, oft auch ganzblätterig, und 5 oder 4spaltig, rachenförmige Blumenkrone; 4 2mächtige Staubgefäße; 2lappige Narbe; 1fächerige Kapsel, welche in 2 Rissen aufspringt. — Arten: Labkraut-S. (**O. galii**; **O. vulgaris**; **O. major**; (**O. caryophyllacea**), 8—12 Zoll hoher Stengel, gelblich oder röthlich angestrichen, und mit purpurrothen Schuppen; Aehre an der Spitze; 2blätteriger Kelch mit mehrnervigen Blättern; schwach lila, oder rosenrothe oder gelblichweiße Blume mit rosenrothem Anflug. Wächst als Schmarotzer auf den Wurzeln von **Galium verum**, **G. mollugo** im mittlern Europa; ausdauernd; blüht im Juni und Juli. Die Wurzel sammt dem untern Stengeltheil und den nelkenartig riechenden Blüthen werden gleich den übrigen Arten dieser Gattung als **R. et Fl. Orobanches** gebraucht. Erstere schmeckt bitter und zusammenziehend, und wird gegen Blähungen, Koliken und als Wundmittel benützt; die Blüthen gegen nervöse Zustände, bei Convulsionen der Kinder. — Hieher gehören noch: Amerikanische Krebswurz (**Epiphegus americanus**), dient bei Krebs- und andern bösartigen Geschwüren, wird meist in Pulver (**Martins Cancer-Powder**) mit Arsenik angewendet, und allgemein **Cancer-root** genannt; ist auch gut gegen die Ruhr. — **Aegineta indica** mit Muskatnuß und Zucker vorzüglich gegen skorbutisches Zahnfleisch; wächst in Ostindien. — Heilkräftiges Gallenkraut (**Picria Fel terrae**), in China in Gärten; die sehr bittern Blätter wirken eröffnend, stärkend, schweiß- und harntreibend, und werden bei beginnender Wassersucht in Wechselfiebern, Koliken, Leibschmerzen, unterdrückten Catamenien und Lochien angewendet. — Die fleischhaarige Bellonie (**Bellonia aspera**), hat eine bittere und adstringirende Rinde, welche bei Fieber-, Blutflüssen, Blennorrhöen und Dysenterien Anwendung findet; wächst in Westindien.

Sommerzwiebel, s. v. a. Zwiebel-Porrey; s. u. Porrey.

Sonderling (**Quisqualis**), Gattung der Familie Nachtkerzengewächse; mit dem Fruchtknoten verwachsene, schlanke, abfallende Kelchröhre; 5spaltiger Saum; 5 Blumenblätter; 10 Staubgefäße; 4eiige Fruchtknoten; fadenförmigen Griffel; 1samige, spitz 5kantige, trockene Steinfrucht. — Arten: Indischer S. (**Q. indica**; **Q. pubescens**), kletternder Strauch, die jüngern Aeste flaumig; gegenständige, spitzige, 4—6 Zoll lange, flaumige Blätter; end- oder achselständige, zottige Aehren; flaumige, am Morgen weißliche, Nachmittags röthliche, Abends rosenrothe, am andern Morgen blutrothe Blume; rauhgraue Frucht von der Größe einer Eichel; weißer Samen. Blüht auf den Inseln des indischen Meers und auf den Molukken vom Mai bis Juli. Die Blätter riechen und schmecken unangenehm, und werden gegen Würmer, Unterleibskrankheiten der Kinder angewendet, auch roh verspeist. Der Same ist gleichfalls gut gegen Würmer, schmeckt halbreif rettigartig, ganz reif wie Haselnüsse; ihr Genuß soll nicht gesund sein.

Sonnenblume (**Helianthus**), Gattung der Familie Vereinblüthler; mehrreihige Hülldecke; geschlechts- und meist griffellose, 1reihige Randblüthen; 1lippige Blumenkrone; zwitterige Scheibenblüthen; röhrenförmige Blumenkrone mit 5zähnigem Saum; mit Deckblättchen besetzter Hauptfruchtboden; 4seitige Schließfrüchte, welche mit 1—2—4 Spreublättchen gekrönt ist. — Arten: Einjährige S. (**H. annus**), nützliche Pflanze mit großen, gelben Strahlenblumen, welche sich nach dem Stand der Sonne wenden; aus Amerika, wo sie gegen 20 Fuß hoch wird, längst in unsere Gärten verpflanzt und 5—8 Fuß hoch werdend. Hat viele, oft fußlange und breite, herzförmige, gezähnte, rauhe Blätter, oft gegen 20 Blumen, die im Juli und August erscheinen und sich immer nach der Sonne wenden. Sie hinterlassen eine Menge längliche Samenkörner, welche in einer schwarzen und weißgestreiften Hülle liegen, von Vögeln sehr gern gefressen werden und ein mildes, gutes Oel geben; die Oelkuchen davon machen Rindvieh schnell fett. Die Indianer stampfen den Samen zu Mehl und backen ein Brod daraus. Die Blumen geben nach einem heitern Tage elektrische Strahlen von sich, und werden von Bienen gar fleißig besucht. Den Blumenboden kann man vor dem Oeffnen wie Artischoken essen. Die Blätter sind ein gutes Schweinefutter, während die Fasern der holzigen Stengel sich wie Hanf benützen lassen. Zum Anbau im Großen wähle man einen schweren, lehmigen Boden in etwas geschützter Lage. Andere 1jährige Arten werden in gleicher Weise benützt. — Knollentragende S. (**H. tuberosus**), die Wurzel hat an Ausläufern rundliche Knollen, und treibt 8—12 Fuß hohe, ästige, scharfe Stengel, wechselständige, spitze, 3fachnervige, scharfe Blätter; einzelne 2—3 Zoll breite Blüthenköpfe; 1—4 Schließfrüchte. Ist in Amerika zu Hause, wird nun aber auch in Europa und Asien angebaut; dauert aus und blüht im Oct. und Nov. Die außen röthlichen, innen weißen Knollen (**Topinambouri**), schmecken artischockenartig und werden wie Kartoffeln gegessen. Sie gedeihen auch in dem schlechtesten Boden und vermehren sich ungemein schnell.

Sonnenröschen (**Helianthemum**), Gattung der Familie Cistrosengewächse; 5 oder blos 3blätteriger Kelch; 5 hinfällige Blumenblätter; viele unterweibige Staubgefäße; 1 Griffel; 3schalstückige Kapseln; Samen an einem hervorragenden Nerven. — Arten: Gemeines S. (**H. vulgare**; **Cistus Hel. Hel. chamaecistus**), halbstrauchig und behaart; gegenständige, kurzhaarige oder unten filzige, gewimperte Blätter; 4—15blüthige Trauben; goldgelbe Blumenblätter, am Grunde oft röthlichgelb, selten weiß. Aendert sehr ab und kommt auf Haiden, trockenen Wiesen, an Waldrändern der höchsten europäischen Alpen vor, blüht vom Juni bis Aug.; wirkt als **Herba Helianthemi s. Chamaecisti vulgaris** gelind adstringirend und wundheilend; wird vom Vieh und den Schafen gerne gefressen. — **H. foetidum** riecht widrig und zaunrübenartig.

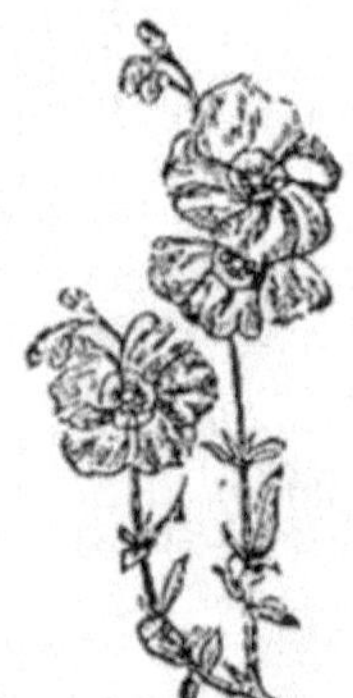

Sonnenthau (**Drosera**), Gattung der Familie Cistrosengewächse; 5theiliger Kelch; 5 Blumenblätter; 5 Staubgefäße; längs aufspringender Staubbeutel; 3—5 2theilige oder vielspaltige Griffel, 1fächerige: mehrsamige Kapsel, endständige Samenträger und feilstaubartige Samen. — Arten, Rundblätteriger S. (**D. rotundifolia**), niedrige Pflanze, welche in der alten und neuen Welt auf sumpfigen Plätzen und Torfboden wächst, aus einer feinen, faserigen Wurzel mehrere rothe, haarige Stiele mit einem runden, hohlen Blatte treibt; sie liegen dicht an der Erde und bilden eine Rose. Dazwischen erhebt sich ein einfacher, nackter Stengel, der im Juli eine einseitige, weiße Blumenähre trägt, welche Vormittags offen, Nachmittags aber geschlossen ist. Die mit Härchen besetzten Blätter sind wie mit Thau überzogen; sie sind reizbar und ziehen sich beim Berühren zusammen. Die säuerlichen Kräfte dieser Pflanze machen die Milch gerinnen. Der Stengelsaft ist scharf, zieht Blasen, dient zum Vertreiben der Warzen und Leichdorne, und wird innerlich als **H. Rorellae** und **Roris Solis** gegen Wassersucht, Brustkrankheiten, Wechselfieber, Augenleiden rc. gebraucht. An den Spitzen der Drüsenhaare scheidet sich ein wasserheller Saft aus, den die Alchymisten früher sehr schätzten. — **D. communis** und andere Arten dieser Gattung haben dieselbe Schärfe; ihre Heilkräfte sind aber noch nicht näher bekannt.

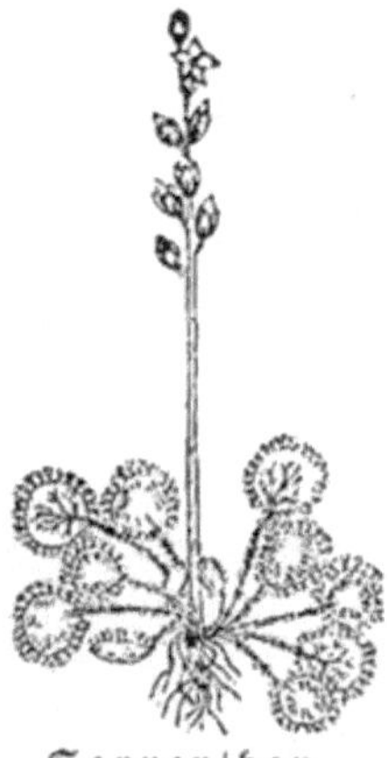

Sonnenthau.

Sonnenwende (**Heliotropium**), Gattung der Familie Rauhblättler; 5theiliger Kelch; teller- oder trichterförmige, 5spaltige Blumenkrone; 5 Staubgefäße; ganzer 4furchiger Fruchtknoten mit endständigem Griffel; aus 4 Theilen bestehende Frucht. — Arten: Europäische S. (**H. europaeum**), europäisches Skorpionskraut, eirunde, filzige, rundliche Blätter und weiße oder bleichviolette Blumen. Der Saft davon ist bitter, dient hauptsächlich gegen Warzen, fressende Geschwüre, Skorpionstiche, Nasenpolypen u. dgl. Eine scharfe, fast kaustische, innerlich purgirende Wirkungen besitzt diese Pflanze nicht; ihr Geschmack ist bitterlich und salzig. — Wohlriechende S., peruanisches Skorpionskraut (**H. peruvianum**), 3—4 Fuß hoher Strauch mit lanzettig-eirunden Blättern und vielen weißvioletten Blumenähren. Ist aus Peru nach Europa verpflanzt, und wird wegen des lieblichen mandelähnlichen Geruchs, welcher das ganze Zimmer erfüllt, sehr geschätzt. Will im Winter gehörige Wärme, frische Luft und Sonnenschein; kann durch abgenommene Zweige oder Samen fortgepflanzt werden, und heißt bei uns gewöhnlich Vanillenstrauch. — Indische Mützennuß (**H. indicum**; **Tiaridium ind.**), wächst im heißen Asien und Amerika; gibt zertheilende und heilsame Umschläge bei entzündlichen Geschwülsten, Eitergeschwüren, Abscessen, Wunden, Verbrennungen u. dgl.; ebenso die verlängerte Mützennuß (**H. elongatum**; **T. elong.**). — In gleicher Weise, sowie gegen Hautkrankheiten und Fieber dient die doldige Tournefortie (**Tournefortia umbellata**); wächst in Mexiko.

Sonnenwirbel, s. v. a. Ackersalat.

Sonninie, brechenerregende (**Sonninia vomitoria**), dicke, geringelte, blaßgelbe, eckelhaftbitterschmeckende Wurzel, welche in China und Ostindien als brechenerregendes, harntreibendes und auswurfbeförderndes Mittel gebraucht wird.

Sophienbohne, eine weiße, am Ende grüngefleckte Bohnenart; sehr fruchtbar und des Anbaus werth.

Sophore (**Sophora**), Gattung der Familie Cassiengewächse; schieferiger, undeutlicher, 5zähniger Kelch; 5blätterige, schmetterlingsförmige Blume; Flügel am obern Randgrunde mit Anhängseln; 10 freie Staubgefäße; perlschnurförmige Hülse. — Arten: Filzige S. (**S. tomentosa**), 9—15 Fuß hoher Strauch mit schenkelsdickem Stamm; die Rinde bei ältern Aesten rauh, bei jüngern glatt, seidig-graufilzig; unpaarig-gefiederte, 6—10 Zoll lange, ausdauernde Blätter; endständige 4blüthige Trauben, hellgelbe, große Blumen; 5—8 Zoll lange, eingeschnürte Hülsen, lederig, grau- oder schwarzzottig; fast kugeliger, lederbrauner Samen. Aendert ab; wächst im heißen Amerika und Asien und gilt bei den Malaien für eines der besten Arzneimittel. Alle Theile sind bitter; die Wurzelrinde und der Samen sind ein spezifisches Mittel gegen die Brechruhr und alle Krankheiten, welche von gestörter Gallenabsonderung herrühren.

Sorbet, eine Art Zucker, welchen man in Aegypten aus den Märzveilchen gewinnt, und zur Bereitung eines angenehmen Trankes benützt.

Sorg, Sorgsame, s. v. a. Moorhirse.

Soymide (**Soymida**), Gattung der Familie Orangengewächse; 5 dachziegelige Kelchblätter; 5 Blumenblätter; becherförmige, 10lappige Staubfadenröhre; jeder Lappen ist 2zähnig und hat zwischen den Zähnen einen Staubbeutel; 5fächeriger Fruchtknoten; 1 5seitiger Griffel; 5eckige, schildförmige Narbe; vielgerandeter, an beiden Enden geflügelter Samen. — Arten: Fieberwidriger S. (**S. febrifuga**; **Swietenia febr.**;

Sw. **Soymida**), 60 Fuß hoher, dicker Baum; wechselständige, paarige, gefiederte, kahle Blätter, endständige, große Rispen; kleinere, weiße Blüthen; länglicher Samen. Blüht in Ostindien in der heißen Jahreszeit. Die Rinde ist als fieberwidriges Mittel das beste Surrogat für die Chinarinde, und kommt als **Cort. Soymidae** in 1—2 Fuß langen, 1—8 Zoll breiten, harten, brüchigen, außen grauen oder gefleckten, innen dunkelrothen Stücken zu uns; sie riechen schwach aromatisch und schmecken bitter zusammenziehend. — Die dunkelrostbraune, rissige Rinde von **Chikrassia tabularis** wirkt kräftig adstringirend; das sehr schöne Holz findet vielfache Benützung. — Wächst in Ostindien. — **Khaya senegalensis** hat eine sehr bittere, herbe Rinde, welche die Chinarinde trefflich ersetzt. Eine Abkochung der adstringirenden Aeste und Blätter dient bei Wunden, Blutungen, Blennorrhöen; das aus Rindenverletzungen fließende Harz ist ein Niesemittel; das Holz kommt als Mahagoniholz zu uns; wächst am grünen Vorgebirge, am Gambia, am Senegal und auf den Antillen. — **Cedrela Toona**, die adstringirende Rinde wird in Pulverform mit dem Samen von **Guilandia Bonducella** als Surrogat der China benützt. Das Holz ist etwas heller als Mahagoniholz. — **Adrela febrifuga**, die bitterliche, herbe Rinde wird auf den Inseln des indischen Meeres sammt den Blättern wie Chinarinde gebraucht, während auch die Blume gegen miasmatische Fieber, Diarrhöe ꝛc. dient. Erstere wird als **Cort. Adrelae** in gerollten, röthlich-braunen Stücken zu uns gebracht. — **Adrela odorata**, das Holz riecht alt gut, schmeckt aber immer sehr widrig und ist zu Möbeln ꝛc. geschätzt. Rinde und Blätter dienen gegen Wechselfieber; die Blüthen sind krampfstillend.

Spaltblume (**Schizanthus**), 5theiliger Kelch, 2lippige Blumenkrone, die obere Lippe ist 3, die untere 5theilig; die seitlichen Zipfel 2lappig; 4 vorragende Staubgefäße, davon die 2 fruchtbaren länger; stumpfe Narbe; häutige, 2schalstückige Kapsel. — Arten: Eingedrückte Sp. (**Sch. retusus**), drüsigweichhaarig; fiedertheilige Blätter.

Spaltdeckel (**Schistostega**), Gattung der Familie Haubenmoose; endständige Keimbüchse; zahnloser Mündungsbesatz; gewölbter, schnabelloser Deckel. — Arten: Traubenfarrnartiger Sp. (**Sch. osmundacea**), 6 Linien hoher Stengel, nervenlose Blätter; aufrechte, rostbräunliche Keimbüchse; wächst auf Dämmen, alten Mauern, Steinen, an Zäunen ꝛc., reift im Mai und Juni und heißt auch **Maium osmundaceum**; **Gymnostomum pennatum**.

Spaltzahn (**Fissidens**), Gattung der Familie Haubenmoose; vom Blatt umscheideter Borstenstiel; einfacher Mündungsbesatz mit 16 bis zur Hälfte gespaltenen Zähnen; halbseitige Haube — Arten: Krullfarrnartiger Sp. (**F. adiantoides**; **Dicranum ad.**), ästiger, 2 Zoll hoher Stengel; 2reihige, am Grunde gefalltete Blätter; längliche Keimbüchse; gelblich-graue Haube; mit 16 purpurrothen, 2theiligen Zähnen besetzter Mündungsbesatz; männliche Blüthen knospenförmig, in den Blattwinkeln besonderer Stengel; wächst an feuchten, sumpfigen Stellen, auf Wiesen und Waldungen; hat vom Herbst bis zum Frühling Früchte.

Spanische Ceder, s. Wachholder.

Spanisches Rohr, s. Rotang.

Spanische Wicke, s. u. Platterbse.

Spargel (**Asparagus**), Gattung der Familie Kronlilien; meist 2häusig; glockige, 6theilige Geschlechtshülle, die unten ein stielartiges Röhrchen bildet; 6 Staubgefäße; 3fächeriger Fruchtknoten, 2eiige Fächer; 1 Griffel mit 3 zurückgeschlagenen Narben; 2fächerige Beere. — Arten: Gemeine Sp. (**A. officinalis**), aus einem Bündel dicker, fleischiger Wurzelfasern gebildeter Unterstock; zuerst blattlose, schuppige Stengel, die erst später Aeste und 6—9 halbwirtelig-büschelige, ½ Zoll lange, borstenförmige Blätter treiben; jeder Blattbüschel ruht auf einem kleinen, haarspitzigen Nebenblatt; die Blüthen sind grünlich gelb und glockenförmig, und hinterlassen erbsengroße Beeren, die im Herbst scharlachroth aussehen und 3—4 schwarze Samenkörner enthalten, die als Kaffeesurrogat dienen, wenn sie gehörig geröstet werden. Die Keime (Pfeifen), welche im April oder Mai ausgestochen werden, sind eine angenehme Frühlingsspeise, und werden verschieden zubereitet als Gemüse oder Salat gegessen. Sie wirken eröffnend, blutreinigend und harntreibend, bekommen aber Podagristen nicht gut, weil sie leicht neue Anfälle erregen; bei schwächlichen Personen hat ihr Genuß Blutharnen zur Folge. Bei Wassersuchten zerstößt man den frischen Stengel, preßt den Saft aus und gibt davon täglich mit Zucker 3—4 Mal je 1 Eßlöffel voll. Man hat von ihm 3 Sorten: 1. die grüne Sp., mit dünnen, aber weichen, sehr schmackhaften Pfeifen; 2. die weiße oder rothköpfige Sp., mit weißen, dicken, oben rothköpfigen Pfeifen; 3. die holländische Sp. mit vorzüglichen, dicken Pfeifen. Die Sp. wächst zwar in jedem nicht ganz unfruchtbaren Boden, wo wenigstens 2 Fuß tief keine Felsenlage anzutreffen ist; indessen liebt sie eine mit Flugsand gemischte Garten- oder Dammerde. Im Sandboden wächst sie am geschwindesten, wird alsdann aber schwach und schmeckt nicht kräftig. Außerdem will sie eine geschützte, warme, offene Lage gegen Mittag, welche nicht zu feucht sein darf. — Früher waren Wurzel, Beeren und Same (**R., Baccae et Sem. Asparagi**) officinell, und zählte die schleimige, etwas bittere Wurzel zu den 5 großen eröffnenden Wurzeln, wird aber jetzt wenig mehr angewendet. — Scharfe Sp. (**A. scaber; A. amarus; A. marinus**), gleicht der vorigen Art ziemlich, hat aber dickere Blätter, noch einmal so große Früchte und wächst auf Grasplätzen am Ufer des atlantischen- und Mittelmeeres; blüht im Mai und Juni und dauert aus. Die Wurzelschößlinge sind bitter und uneßbar.

Spargelbohne, s. v. a. gemeine Bohne.

'**Spargelerbse** (**Tetragonolobus**), Gattung der Familie Schmetterlingsblümler; kahler Griffel mit fast 2lippiger, hohler Narbe; mit 4blätterigen Flügelrändern versehene Hülse; gleicht fast ganz dem Schotenklee. — Arten: Purpurrothe Sp. (**T. purpureus; Lotus Tet.**), zottiger, ästiger Stengel; 3fingerige Blätter; 5spaltiger zottiger Kelch; purpurrothe Blumen mit schwarzrothen Schiffchen und Flügeln; 1—2 Zoll lange, geflügelte Hülse; bläulich-purpurrother Samen; wächst in Südeuropa wild, bei uns in Gärten; 1jährig, blüht im Juli und Aug. Die jungen Hülsen werden gekocht. — Zweiblüthige Sp. (**T. biflorus**), im südlichen Europa und nördlichen Afrika in Breiumschlägen als erweichendes, zertheilendes Mittel bei Entzündungen, Koliken und Augenkrankheiten. Ein daraus bereitetes Pflaster wird dort wie unser Melotenpflaster angewendet.

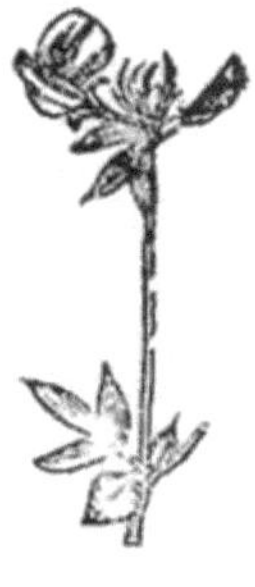

Spargelkohl, blumenkohlartig; 2jährig, kommt mit weißen, gelben und violetten Köpfen vor, und heißt nach denselben weißer, gelber, violetter oder blauer Spargelkohl.

Spark, Acker-, Spergel, Frühlingsspergel, Spurre, Knöterig (**Spergula pentandra; Sp. arvensis**), wächst in ganz Europa auf Sandboden, Aeckern; als Futter gut; kommt im schlechtesten Boden fort, hat quirlige Blätter. Das ausgepreßte Oel, zu 3 Eßlöffeln täglich, wirkt äußerst günstig und sehr gegen Lungenblutflüsse, und hilft noch da, wo bluthustende Kranke bereits für hoffnungslos gehalten werden.

Sparmannie (**Sparmannia**), Gattung der Familie Lindengewächse; 4blätteriger Kelch; 4 Blumenblätter; viel freie Staubgefäße, davon die äußern unfruchtbar; 1 Griffel mit 1facher Narbe; igelstachelige, 5eckige und 5fächerige Kapsel mit 2samigen Fächern. — Arten: Afrikanische Sp. (**Sp. africana**), bis 20 Fuß hoher Strauch mit 4—6 Zoll langen, 9—7 nervigen, beiderseits kurzhaarigen Blättern, gelblichweißen, überhängenden Blüthen, brauner, igeliger Kapsel und schwarzem, länglichem Samen; wächst am Kap, nun auch kultivirt auf den Antillen. Die schleimigen Blätter und Blüthen mindern den Reiz sehr, und werden deshalb bei Brustkrankheiten, Augenentzündungen ꝛc. angewendet.

Speerkraut, s. v. a. Natterzunge.

Speerkraut (**Polemonium**), Gattung der Familie Windengewächse; 5spaltiger, krugförmiger Kelch; glockigradförmige, 5lappige Blumenkrone; 5 Staubgefäße, 3fächeriger Fruchtknoten; oben 3spaltiger Griffel; mehrsamige Kapsel; kantiger Samen. — Arten: Blaues Sp. (**P. coeruleum**), wächst im nördlichen Asien, der Schweiz, hin und wieder auch in Deutschland auf Waldwiesen und Gebirgen; häufige Zierpflanze unserer Gärten; die faserige Wurzel dauert mehrere Jahre aus, treibt im ersten Jahr blos Blätter, welche wie die des Baldrians gefiedert, aber weit kleiner sind; im 2. Jahr erscheint ein 1½ Fuß hoher ästiger Stengel, und im Juni eine blaue, oder auch weiße oder bunte Blumenähre. Kann durch Samen oder Wurzelzertheilung fortgepflanzt werden und gedeiht in frischem, leichtem Boden am Besten. Die eckelhaft schleimigen Blätter gebrauchte man früher zum Heilen der Wunden. Umschläge davon sind gut gegen syphilitische Drüsengeschwüre.

Speierling, s. v. a. zahme Eberesche.

Speitäubling, Speiteufel, s. v. a. brechenerregender Plättchenpilz; s. u. Blätterschwamm.

Spelz, s. v. a Dinkelweizen; s. Korn und unter Weizen.

Spelzreis, s. v. a. einkörniger Weizen.

Sperberbaum, s. v. a. Eberesche.

Spergel, s. v. a. Spark.

Sperk, s. v. a. Spark.

Sperlingsschnabel, bei Spaa s. v. a. kurzer Hafer.

Sperrkraut, s. v. a. Speerkraut.

Spicke, s. v. a. Lavendel.

Spickenarde, s. v. a. wahrer Lavendel.

Spiegelblume (Specularia), Gattung der Familie Glockengewächse; 5, 4 oder 3spaltiger Kelch; verlängerte Röhre; überweibiger Saum; radförmige, 5lappige Blumenkrone; 5 freie Staubgefäße, behaarte, häutige Staubfäden; 3 Narben; prismatische, 3fächerige Kapsel, welche nach oben in 3 Löcher aufspringt. — Arten: Gemeine Sp. (**Sp. Speculum; Prismatocarpus Speculum; Campanula Spec.**), kahler oder flaumhaariger, ästiger Stengel; 3blüthige Aestchen; Blumenkrone mit purpurviolettem Saum; sehr glänzende Kapsel; wächst im mittlern Europa und am Mittelmeer in der Saat; 1jährig, im Juni und Juli blühend. Die jungen Blätter sind als Salat eßbar.

Spiere (Spiraea), Gattung der Familie Rosengewächse; zwitterig oder 2häusig; 5spaltiger, bleibender Kelch; 5 Blumenblätter; 10 oder 20—50 Staubgefäße; fädiger Griffel; 5—1 oder 6—15 Balgkapseln, die 2—6samig sind. — Arten: Ulmen-Sp. (**Sp. Ulmaria**), mehrköpfige, dicke Wurzel; krautiger, 3—5 Fuß hoher, kahler Stengel; unterbrochen-unpaarig-gefiederte Blätter; spirrenförmige Doldentrauben; weiße, zwitterige Blüthen; 5—8 kahle Balgkapseln, welche ein schraubenförmiges Köpfchen bilden; kommt mit ganz kahlen oder unten filzigen, und in Gärten mit gefüllten Blumen vor. Wächst in Europa und Nordasien auf sumpfigen Wiesen, in Gräben und Teichen; blüht im Juni und Juli und dauert aus. Wurzel, Blätter und Blüthen (**R. H. et Fl. Ulmariae**) sind adringirend, stärkend und fieberwidrig. Die wie bittere Mandeln riechende Blüthen dienen gegen Würmer. Die jungen Triebe und Wurzeln sind eßbar, und eignen sich auch zum Gerben. — Waldspiere (**Sp. Aruncus**), wächst in europäischen Bergwäldern, und wird wie die vorige Art angewendet. — Knollige Sp. (**Sp. Filipendula**), Wurzel mit vielen Fasern und an deren Enden ovale Knollen; krautige, kahle, astlose, 1—$2\frac{1}{2}$ Fuß hohe Stengel; unterbrochen unpaarig-gefiederte Blätter; zuerst röthliche, dann weiße Blüthen; 10—15 flaumige Balgkapseln in einem Kreise; kommt in Gärten mit gefüllten Blumen vor. Wächst auf Wiesen und Triften in Europa und Nordasien; blüht im Juni und Juli und dauert aus. Man braucht die stärkenden und eröffnenden Wurzeln, Blätter und Blüthen (**R. H. et Fl. Filipendulae s. Saxifragae rubrae**), gegen Krankheiten der Harnorgane, Blennorrhöen u. s. w.; sie sollen sogar gegen Hydrophobie gut sein. Die Knollen sind schwarzbraun, innen röthlich und fleischig; ihr Satzmehl gibt zur Noth ein nahrhaftes Brod. Ein Blätteraufguß soll den Bandwurm abtreiben. — Filzige Sp. (**Sp. tomentosa**), alle Theile sind bitterlich herbe und gelten für ein vorzügliches, tonisch-adstringirendes Heilmittel. — Dreiblätterige Sp. (**Sp. trifoliata**), ästige, stellenweis eingeschnürte Wurzel; 1—2 Fuß hoher, krautiger, rothbräunlicher Stengel; 3fingerige Blätter; 2—3 Blüthen an jedem Ast; in 5fächerigen Kapseln verwachsene Balgkapseln; ausdauernd; blüht in Amerika im Juni und Juli; wird wie Ipecacuanha benützt, und heißt auch **Gillenia trifoliata** oder dreiblätterige Gillenie. — Noch kräftiger ist die Wurzel von **Sp. stipulata**.

Spierlingsbaum, s. v. a. Eberesche.

Spigelie (Spigelia), Gattung der Familie Drehblüthler; 5theiliger, glockiger Kelch; trichterige, abfällige Blumenkrone; 4spaltiger Schlund; 5 mit Blumenzipfeln abwechselnde Staubgefäße; 2fächeriger Fruchtknoten; gerader Griffel; 2fächerige und 2knöpfige Kapsel; fast keilförmigkantiger Same. — Arten: Marylandische Sp. (**Sp. ma-**

rylandica), mehrjährige Wurzel; ½—1 Fuß hohe, kahle Stengel mit 4 Kanten; sich paarig kreuzende, 2—3 Zoll lange Blätter; endständige Aehren; purpurscharlachrothe Blumen, innen gelb oder bräunlichroth; verkehrt-herzförmige, glatte Kapsel; blüht im Süden von Nordamerika vom Juli bis Sept. Riecht unangenehm, schmeckt widerlich, wirkt narkotisch-scharf und wird als **R. et H. Spig. maryl.** gegen Würmer gebraucht. — Glänzende Sp. (**Sp. glabrata**), riecht und schmeckt wie Baldrian; reizend-schweißtreibend und wurmwidrig; wächst in Bahia und dem südlichen Brasilien. — Wurmtreibende Sp. (**Sp Anthelmia**), eine in Südamerika und Westindien einheimische Pflanze, von der das Kraut gebraucht wird; wird getrocknet aus Apotheken oder Gewächshäusern bezogen; letzteres ist am besten. Wird mit günstigem Erfolg gegen rheumatische Ohrschmerzen und vorübergehende Taubhörigkeit, thränende und geschwürige Augenlieder mit Drücken und Brennen im Auge, heftige Brustbeklemmungen und bedeutendes Herzklopfen angewendet. Man gibt die Tinktur täglich 2—3 Mal je 2—3 Tropfen unter 1 Löffel Wasser. Dieselbe wird aus dem Kraut, das man pulverisirt, bereitet, indem man 1 Theil Kraut mit 2 Theilen Weingeist ansetzt, öfters umschüttelt und das Helle nach 3 Tagen abgießt. Ist auch zum Wurmabtreiben vorzüglich, wirkt aber in größern Gaben giftig.

Spillbaum, s. v. a. Spindelbaum.

Spillbeere, s. v. a. Wegedorn.

Spilling, s. v. a. Pflaume.

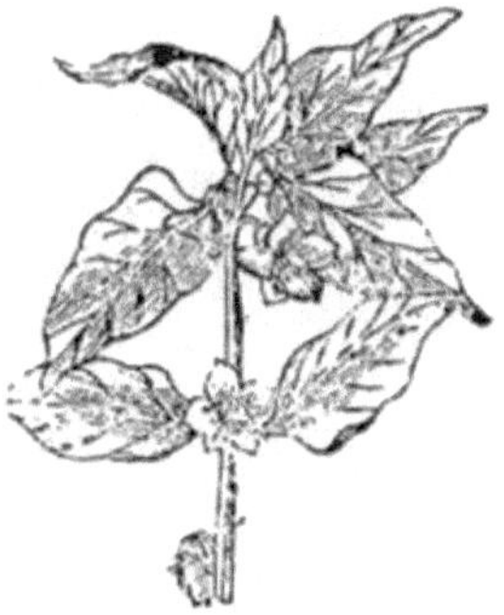

Spinat (**Spinacia**), Gattung der Familie Immergrüngewächse; 2häusig; die männlichen Blüthen haben eine krautige, 4theilige Geschlechtshülle; 4 Staubgefäße; die weiblichen Blüthen eine 2—3spaltige Geschlechtshülle, 4 Griffel; 1samig mit der Geschlechtshülle verwachsene Fruchthülle; scheitelrechter Samen — Arten: Gemeiner Sp. (**Sp. oleracea**), aufrechter, kahler, 1½—3 Fuß hoher Stengel; gestielte, durch einen Zahn beiderseits spießförmige, nach oben kleinere Blätter; kommt auch mit länglichen, eirunden Blättern und ungehörnter Geschlechtshülle vor; geknäuelte Blüthen in den Blattwinkeln, welche beblätterte Aehren bilden. Kam durch die Araber aus dem Orient nach Spanien, wird nun in ganz Europa gebaut, blüht im Mai und Juni und ist 1 und 2jährig. Der wenignährende Spinat ist ein gutes, leicht verdauliches Gemüse, daher für Kranke geeignet. Früher war er als **H Spinaciae**, wie die Gartenmelde, offizinell, in dem er gleichfalls erweichend wirkt und den Stuhlgang befördert. Gedeiht auf gutgedüngtem Boden am besten, verdient als Viehfutter auf Feldern angebaut zu werden, und heißt auch **Isfanach** oder **Binetsch**.

Spinat, englischer, s. v. a. Gemüseampfer; s. u. Ampfer.

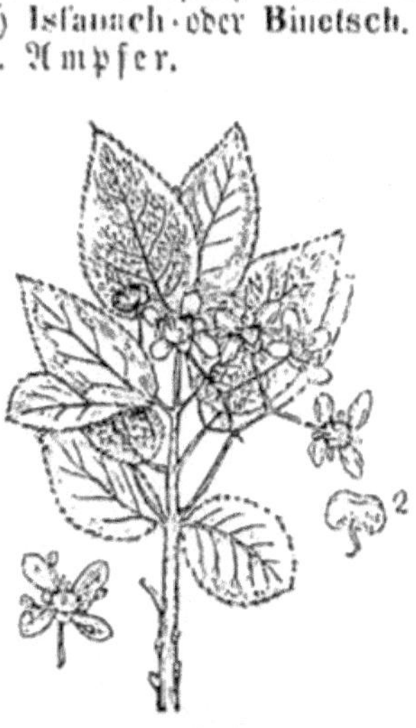

Spindelbaum (**Evonymus**), Gattung der Familie Theegewächse; 4—5spaltiger, flacher Kelch, unten mit fleischigem, schildförmigem Stempelpolster; 4 — 5 Blumenblätter im Stempelpolsterrand; 4 — 5 Staubgefäße auf dem Stempelpolster; Fruchtknoten in demselben; 1 kurzer Griffel mit gelappter Narbe; 3—5fächeriger, 3—5eckiger, lappiger Kapsel; in jedem Fach 1—2 Samen in saftigem Mantel. — Arten: Gemeiner Sp., Pfaffenhütchen, Pfaffen- oder Zweckholz (**E. europaea**; **E. vulgaris**; **E. angustifolus**), 3—6 Fuß hoher Strauch, in ganz Europa an Hecken und in Wäldern; wächst in gutem Boden zu einem 15—20 Fuß hohen Bäumchen. Die rauhe Rinde ist eckig, an jungen Zweigen glatt, grün und hat 4 röthliche Linien. Die länglich zugespitzter Blätter sind 3—4 Zoll lang, glatt, hellgrün, im Herbst roth; die gelblichweißen Blumen riechen unangenehm und hinterlassen meist 4fächerige, saftige Früchte, die zur Reifezeit im October und November schön roth aussehen, einer Jesuitenmütze gleichen und in jedem Fache einen eirunden, glatten, hochrothen Samenkern in einer schleimigen dunkelgelben Hülle enthalten; diese werden von Meisen, Rothkehlchen ꝛc. gerne gefressen, sind aber für Schafe und andere Thiere tödtlich. Pulverisirt, unter Fett gemischt und mit Roggenmehl aufgetragen, vertreiben sie das Ungeziefer von Menschen und Vieh; ebenso den Grind, Unreinigkeiten auf den Köpfen der Kinder. Eine dauerhafte schwefelgelbe Farbe erhält man, wenn man die Kapseln in einer Lauge kocht. Drechsler, Tischler schätzen das zuerst weiße, später gelbliche, harte und zähe Holz sehr. Außer vielen feinen Arbeiten gibt es eine gute Zeichenkohle, dauerhafte Zwecke für Schuster u. s. w. Die Wurzel gibt Tabaksköpfe. — **E. tingens** dient zum Gelbfärben; wächst in Ostindien. — Hieher gehört auch **Catha edulis**, wird in Arabien mit dem Kaffee gebaut, und hält man dort die Blätter für ein starkes Reiz- und schlafwidriges Mittel, die ganze Pflanze aber für einen Talisman gegen Pest. — Auch s. v. a. Ahorn.

Spinnenkraut (**Büttneria cordata**), peruanische Pflanze, deren zerstampfte Blätter gut gegen die Bisse der dortigen großen Spinnen sein sollen. — **Guazuma ulmifolia** wächst in Westindien und Südamerika, hat schleimig-adstringirende Früchte, die in einer Abkochung innerlich und äußerlich gegen flechtenartige und syphilitische Hautausschläge gebraucht werden. Eine Rindenabkochung dient gegen Aussatz. Der schleimige, süße Fruchtsaft wird ausgesogen und zur Bereitung eines bierartigen Getränks benützt.

Spinnerin, s. v. a. Herbstzeitlose.

Spinnerling, s. v. a. Pflaume.

Spitzblätteriger Ahorn, s. u. Ahorn.

Spitzblume (**Oxyanthus**), Gattung der Familie Krappgewächse; zwitteriger, überweibiger Kelch; 5zähniger, krugförmiger Saum; tellerförmige Blumenkrone; sehr lange Röhre; 5theiliger Saum; 5 Staubgefäße; unterständiger Fruchtknoten mit fleischiger Scheibe; fadenförmiger Griffel; keulenförmige, 2lappige Narbe; 2fächerige Beere. — Arten: Langröhrige Sp. (**O. tubiflorus O.**; **speciosus**; **Gordenia tub.**), Strauch mit gegenständigen, welligen, degenspitzigen Blättern, gedreiten, kurzgestielten Blüthen in den Blattwinkeln; weiße Blumenkrone; fadenförmige, 6 Zoll lange Röhre; wächst in Sierra Leone. Hat bei uns im Juli sehr wohlriechende Blüthen.

Spitzdorn (**Randia**), Gattung der Familie Krappgewächse; zwitteriger, überweibiger Kelch; 5spaltiger, oder 5zähniger, bleibender Saum; tellerförmige Blumenkrone; 5theiliger Saum; 5 Staubgefäße; unterständiger, mit fleischiger Scheibe gekrönter Fruchtknoten; kurzer Griffel; dicke, 2lappige Narbe; vielsamige Fächer; kantige Samen. — Arten: Hecken-Sp. (**R. dumetorum**; **Gardenia dumetarum**; **G. spinoca**), dorniger kahlästiger Strauch; 1 Zoll lange, gegenständige Dornen; ovale, kahle Blätter, noch ein wenig kleiner als Buchsbaumblätter; einzelne, fast endständige, kleine, weiße, wohlriechende Blüthen, beiderseits zottig; gelbe runde Beere; blüht in Ostindien zur Regenzeit. Die Früchte sind ein Brech- und die Wurzeln ein eckelerregendes Heilmittel.

Spitzenblume (**Mimusops**), Gattung der Familie Sapotillgewächse; 5—8theiliger Kelch mit 2reihigen Zipfeln; 12 oder vieltheilige Blumenkrone; 6—8 fruchtbare Staubgefäße; 6—8fächeriger Fruchtknoten mit pfriemlichem Griffel und spitzer Narbe wenig oder 1samige Beere; nußartige Samen. — Arten: Gehäuftblätterige Sp. (**M. dissecta M. Balota**; **Achras dis.**; **Imbricaria malabarica**), schlanker Baum mit wagrechten Aesten, gehäuften, 3—4 Zoll langen, lederigen, dunkelgrünen, unten graulichweißen Blättern; straußdoldigen Blüthen in den obersten Blattwinkeln; weiße, 18theilige Blumen; olivenartige, braunrothe, 2samige Beeren; wächst in Australien, Manilla und Ostindien; blüht im Juli und August. Die Blätter leisten bei Geschwulsten, Lähmungen und die Früchte als Verdauung beförderndes Mittel gute Dienste. — Wohlriechende Sp. (**M. elengi**), wächst in Ostindien; hat sehr wohlriechende Blüthen, welche nur Nachts offen sind, auch getrocknet ihren Geruch behalten und eine Art Rosenwasser, das als aromatisches Wasser gebraucht wird, geben. Wurzel und Rinde wendet man bei Geschwulsten und als Gurgelwasser bei Halsweh, Zahnweh und gegen Aphthen an. Die eßbaren, mehlig-fleischigen Früchte enthalten Kerne mit vorzüglichem Oel, und sollen bei schweren Geburten wirksam sein. Die Blätter dienen gegen Kopfschmerzen, und sollen in's Feuer geworfen, stark krachen. — Hieher gehört auch der noch nicht näher bekannte mexikanische Baum **Chicle**, dessen Milchsaft sich wie Caoutchouk verdickt, jedoch nicht elastisch ist; er wird dort mit Leidenschaft gekaut und zu plastischen Arbeiten benützt.

Spitzklette (**Xanthium**), Gattung der Familie Vereinblüthler; 1häusig; die männlichen Blüthenköpfe haben eine fast kugelige, vielblätterige Hülldecke, 5zähnige, etwas behaarte Blüthenhülle, 5 Staubgefäße; sehr kleiner, fehlschlagender Fruchtknoten; fadenförmiger Griffel mit stumpfer Narbe; die weiblichen Blüthenköpfe haben eine ganzblätterige, 2fächerige und 2blüthige, 1—2schnäbelige Hülldecke; fadenförmiger Griffel; 2 Narben. Zusammengedrückte Schließfrüchte. — Arten: Gemeine S. (**X. strumarium**), 1—2 Fuß hoher, flaumiger Stengel; 3—5lappige, 3—5nervige, gezähnte Blätter; die männlichen Köpfe an der Spitze der Aehre, die andern am Grunde. Wächst in ganz Europa, Nordafrika, Nordasien und Nordamerika auf wüsten Plätzen, Schutthaufen, an Wegen; blüht vom Juli bis Oct.; 1jährig. Das Kraut und die Frucht (**H. et S. Lappaeminoris**), wirken auflösend, harntreibend und antiskorbutisch, die Wurzel schweißtreibend. — Großfrüchtige S. (**X. macrocarpum; X. americanum; X. canadense**), gleicht der vorigen Art ziemlich und wächst in Weinbergen und an Abhängen heißerer Länder. — Purgirende Sp. (**X. catharticum**), heißt in Quito **Cazamaroncha**, und wird dort als Purgirmittel gebraucht.

Spitzkraut, Kopfkohlkraut mit eiförmigem, zugespitztem Kopf; sehr ertragsreich und gut.

Spitzkrone, eßbare (**Oxystelma esculentum**), eine Seidenpflanzenart, welche mild schmeckt und in Ostindien als Gemüse gegessen wird. Die wollblumige Kanahie (**Kanahia laniflora**) wächst in Arabien und Abyssinien, und enthält einen Milchsaft, der mit Butter vermengt gegen Psora dient.

Spornblume (**Centranthus**), Gattung der Familie Kardengewächse; zwitteriger, überweibiger Kelch; erst gekräuselter Saum, später zu einer federigen Fruchtkrone ausgebreitet; trichterige, 5spaltige, unten gespornte Blumenkrone; 1 Staubgefäß; fadenförmiger Griffel; 1fächerige und 1samige Schließfrucht. — Arten: Rothe S. (**C. ruber; Valeriana rubra**), 1—2 Fuß hoher Stengel; eirunde, schimmelgrüne Blätter; endständige Rispen; purpur-, pfirsichrothe oder weiße Blüthen; wächst im südlichen Europa, bei uns in Gärten; ausdauernd; blüht im Juli und Aug. — Schmalblätterige S. (**C. angustifolius**), 2—3 Fuß hoher Stengel; schimmelgrüne Blätter: purpurrothe Blüthen; wächst im südlichen Europa; dauert aus und blüht im Juli und Aug.

Spornfahne (**Centrosema**), Gattung der Familie Schmetterlingsblümler: glockiger Kelch; gespornte Blumenfahne; sonst wie Clitorie. — Arten: Plumiers Sp. (**C. Plumieri; Clitoria Pl.; Cl. calcarata**), windender, unten korkiger Stengel; 3zählige Blätter; außen seidenhaarige Blume mit weißer, großer Fahne und großem, purpurrothem, weißgestreiftem Flecke in der Mitte und weiße, an der Spitze purpurviolette Flügel; 6 Zoll lange, 4seilige, braune Hülse; braungelber Same; wächst in Westindien und Mexiko. Der Saft erregt Erbrechen; Blüthen und Wurzel wirken abführend, und enthalten ein flüchtiges Oel, gelbes Harz und gummösen Extractivstoff, wird daher als tonisch-reizendes, auf den Uterus wirkendes Mittel benützt. — Virginische Sp. (**C. virginianum; Cl. virg.**), ein Blüthenaufguß dient gegen krampf- und lähmungsartige Leiden, ein Breiumschlag der Blätter bei skrophulösen Geschwülsten; wird auch gegen Bleichsucht, Menostasien &c. gebraucht. — Die elliptischblätterige Nervenhülse (**Neurocarpum ellipticum; Cl. rubiginosa**) wird wie Plumier's Spornfahne benützt, soll aber den Thieren tödtend Gift sein; wächst in Westindien.

Spornkrone (**Centrostemma**), Gattung der Familie Seidenpflanzengewächse; theiliger Kelch; radförmige, 5spaltige Blumenkrone; einfache, 5blätterige Beikrone; unten Horn oder sehr verlängerten Sporn; 5 Staubgefäße; 10 2fächerige Staubbeutel; 2 Staubwege. — Arten: Lederartige Sp. (**C. coriaceum**), windender Halbstrauch mit ovallänglichen, lederigen Blättern, oben dunkelgrün unten blaß; achselständige vielblüthige Straußdolden; weißliche, innen flaumhaarige Blumen. Wächst in Manilla. — Hieher gehört auch die Marsdenie (**Marsdenia erecta**); hat einen sehr scharfen Milchsaft, welcher auf die Haut gelegt Blasen zieht, innerlich als Brech- und

Purgirmittel dient; wächst im Orient. — Färbende M. (**M. tinctoria**), wird wie der Indigo benützt, und in Ostindien weit mehr als derselbe angebaut. — Zähe M. (**M. tenacissima**), gibt Stricke, Seile und Gewebe wie Hanf; wächst in Bengalen.

Sprallhirse, Hirsenart mit ausgebreiteter Rispe und schwarzen Früchten.

Springgurke, s. v. a. Balsamapfel und Spritzgurke.

Springkörner, in unsern Apotheken die Samenkörner von der kreuzblätterigen Wolfsmilch; s. u. Wolfsmilch.

Springkraut, s. v. a. Balsamine.

Springkraut (**Impatiens**), Gattung der Familie Sauerkleegewächse; unregelmäßiger Kelch mit 3 oder 5 Blättern; 3 Blumenblätter, davon die zwei seitlichen 2spaltig; 5 Staubgefäße, 5fächeriger Fruchtknoten; 5 Narben; reif 1fächerige, ovale oder lange Kapseln. — Arten: Gemeines Sp. (**I. Noli tangere**), krautiger, 1—4 Fuß hoher Stengel mit Gelenken; eirunde, grobgekerbte, kahle Blätter; hängende, citrongelbe Blüthen; 1 Zoll lange, kahle Kapsel; ovaler, brauner Samen; in feuchten Wäldern und Gebüschen, an Bächen, Gräben in Europa und Nordasien; 1jährig; blüht im Juli und Aug. Innerlich harntreibend, äußerlich bei Wunden, Geschwüren und Hämorrhoiden. — In Ostindien wächst **J. Balsamina** (**Balsamina hortensis**), welche bei uns mit gefüllten Blüthen kultivirt wird; dient zur Bereitung eines Wundbalsams.

Spritzgurke (**Ecballion**), Gattung der Familie Kürbisgewächse; 1häusig; 5spaltiger Kelch; 5theilige Blumenkrone; die männlichen Blüthen haben 3brüderige Staubgefäße; auf- und niedergebogene Staubbeutel; die weiblichen Blüthen haben einen 3fächerigen Fruchtknoten, vieleiige Fächer; 3spaltige Griffel; 2theilige Narbe; dickschalige Beere, welche sich reif vom Stiel trennt und den Samen nebst Saft elastisch ausspritzt; wickelrankenlos. — Arten: Gemeine Sp. (**E. Elaterium; Ecb. agreste; Elaterium cordifolium; Momordica Laterium**), schimmelgrün; 1—5 Fuß langer stechendsteifhaariger, ästiger Stengel mit herzförmigen, sehr runzeligen, fleischigen, oben stechend haarigen, unten filzigen, graulichen Blättern; langgestielte, doldentraubige, männliche Blüthen, aus denselben Blattwinkeln kommen die einzeln stehenden weiblichen Blüthen; elliptische, rauhe, weichstachelige, fleischige Beere; 1jährig: im südlichen Europa an dürren, steinigen Orten; blüht vom Juli bis Sept. Heißt auf arabisch **Kitsa albemar**, schmeckt bitter und scharf, wirkt purgirend und enthält sehr bittern Extractivstoff, sehr bitteres drastiges Harz 2c. Aus der Frucht (Eselsgurke; **Fructus Cucumeris asinini**) macht man einen Extract, schwarzes Elaterium (**El. nigrum**) der bei vielen Krankheiten, namentlich in Wassersuchten, Anwendung findet. Das Satzmehl der Frucht mit etwas Elaterin heißt, wenn es vom Safte geschieden und an der Sonne vertrocknet ist, weißes Elaterium (**El. alba.**)

Spukker, in Mecklenburg s. v. a. glatter Wegdorn.

Spulbaum, in mehreren Gegenden von Deutschland s. v. a. gemeiner Spindelbaum.

Spurre (**Holosteum**), Gattung der Familie Nelkengewächse; 5blätteriger Kelch; 5 gezähnte Blumenblätter; 5, oft auch 6 oder 4 und 3 Staubgefäße; 3—5 keulenfadenförmige Griffel; 1fächerige, vielsamige Kapsel. — Arten: Doldige Sp. (**H. umbellatum; Alsine umb.**), 2—10 Zoll lange, oben klebrigdrüsenhaarige, astlose Stengel; seegrüne, dickliche, kahle oder drüsig-wimperige Blätter, die wurzelständig rosettig sind; 3—1? blüthige, endständige Straußdolde; weiße oder rosenrothe Blumen; kommt auch mit halbgefüllten Blüthen vor und blüht vom März bis Mai. In ganz Europa an Rainen, auf Aeckern, Mauern, in Sandgruben 2c. Das bitterliche Kraut (**H. Holostei s. Caryophylli**), wird hin und wieder noch als äußerliches Heilmittel angewendet.

Stabbohnen, s. v. a. Stangenbohnen; s. u. Bohnen.

Stabwurz, s. Wermuth.

Stabwurzkraut, der zur Blüthezeit gesammelte Eberreis-Beifuß; s. u. Beifuß.

Stachelbeeren, Stachelbeerstrauch, s. u. Krausbeere, dornige.

Stachelmohn, s. v. a. Agromenröslein.

Stachelnuß, s. v. a. gemeine Wassernuß.

Stachelpilz (**Hydnum**), Gattung der Familie Hutlinge; dünne Körnerschläuche; Hautring fehlt. — Arten: Geschweifter St. (**H. repandum; H. flavidum**), Stop pelpilz, Süßling, weißer Ziegenfuß, kahler, blaßer, dicker, kurzer Fuß; kahler, ausgeschweifter, 2—5 Zoll breiter, weißlicher, fahlgelber, oder bräunlicher Hut; blasses Fleisch; blasse, ungleiche Stachelfortsätze; schmeckt etwas pfefferartig und ist eßbar; wächst im Sommer und Herbst in Wäldern.

Stachelsame (Acanthos permum), Gattung der Familie Vereinblüthler; 5blätterige Hülldecke; weibliche Randblüthen; 1lippige, kappenförmige Blumenkrone; 2 Narben; unfruchtbare, zwitterige Scheibenblüthen; 5zähnige, röhrige Blumenkrone; flacher, mit Deckblättchen und Häckchen besetzter Hauptfruchtboden. — Arten: Spitzklettenartiger St. (A. xanthioides), weitschweifiger, 1 Fuß hoher Stengel mit weichhaarigen Aesten, gegenständigen, unten keilförmigen Blättern, gelben Blüthen; auf den äußern Deckblättchen höckerige Stacheln; die Blätter ändern sehr ab; einjährig; blüht in Südamerika im Aug. Wurzel- und Krautabkochung bildet eine bittere, tonische Arznei. — Niederige St. (A. humille), lästiges Unkraut in Westindien; der Same (S. contra Marro), soll jungen Hühnern und Perlhühnern schädlich sein.

Stäheline (Stachelina), Gattung der Familie Vereinblüthler; walzige Hülldecke; dachziegelige Hüllblätter; 5spaltige Blumenkrone; kahle Staubfäden; mit 2 langen Borsten geschwänzte Staubbeutel; längliche Schließfrucht; handförmige Fruchtkrone. — Arten: Rosmarinblätterige St. (St.dubia), 6—12 Fuß hoher, weißfilziger, ästiger Strauch; gleichbreite, oben grauliche, unten weißfilzige Blätter; purpurrothe Blumen; weißseidige Fruchtkrone. Wächst in Südeuropa auf steinigen, dürren Stellen; blüht im Juni und Juli. Durchaus sehr bitter: wird bei Unterleibsstockungen, Gelbsucht, Menostasien und gegen Eingeweidewürmer gebraucht.

Stärkmehl, Weizenstärkmehl ist mit Wasser zu einem Brei gekocht schwer verdanlich, und wird nur zu anhaltenden, abspannenden Klystieren bei Brechruhr der Kinder und kolliquativen Diarrhöen angewendet. Gewöhnlich kocht man es nicht ab, sondern man rührt 1—2 Kaffeelöffel voll Stärkmehl mit 3—6 Löffeln Kamillenaufguß zusammen und setzt gerne 2 bis 3 Tropfen Laudanum bei.

Stangenbohne, s. v. a. gemeine Bohne; s. u. Bohne.

Stangenlack, die erste Sorte des Gummilacks, welche vom heiligen Feigenbaum herrührt; s. u. Feigenbaum.

Staubalge (Protococcus), Gattung der Familie Galleralgen; häutiges, durchsichtiges Lager; lose, ungetheilte Keimknospen. — Arten: Rothe St. (P. nivalis; Uredo nivalis; Palmella niv.), bildet ein hochrothes, gallertartiges Pulver, hat ein kugeliges, durchsichtiges Lager auf einem gallertartigen Unterlager; purpurrothe Keimknospen Wächst auf den Schneefeldern der höchsten Alpen und in den nördlichen Eisregionen; auch auf getünchten Mauern, Kalksteinen rc. Sie verursachen wahrscheinlich manchen Blutregen und rothen Hagel.

Staubfruchtflechte (Coniocarpon), Gattung der Familie Staubfruchtflechten; krustenartiges Lager; angedrücktes, offenes Keimlager; trägt nach dem Zerreißen oder Schwinden der Keimplatte Häufchen von lebhaft gefärbten Keimkörnern. — Arten: Zinnoberrothe St. (C. cinnabarinum; Spiloma tumidulum; Sp. gregarium), findet sich auf Baumrinden häufig in ganz Europa.

Staudelbeere, s. v. a. gemeine Heidelbeere.

Staudengerste, s. v. a. kurze, zweizeilige Gerste.

Staudenkorn, **Staudenroggen**, } s. v. a. Winterrogggen mit bräunlichem Halme; sehr ertragsreich. der Halm ist bräunlich, die Aehre astlos, die Bestaudung sehr stark, daher der Ertrag groß.

Stechapfel (Datura), Gattung der Familie Nachtschattengewächse; 5spaltiger, röhriger, kantiger Kelch; trichterförmige Blumenkrone mit gefaltetem, 5lappigem oder spitz 5—10zähnigem Saum; 5 Staubgefäße; 2blätterige Narbe; eirunde, weichstachelige, 4fächerige und 4schalstückige Kapsel; nierenförmige Samen. — Arten: Gemeiner St. (D. Stramonium), 2—5 Fuß hoher, gabelspaltiger Stengel; eirunde, an den untern Nerven flaumige Blätter; astwinkelständige Blüthen; 2 Zoll langer, 5kantiger, und 5zähniger Kelch; über 3 Zoll lange, weiße Blume mit 5 langen Zipfeln; weichstachelige Kapsel; brauner Samen. Kommt mit einfach buchtig gezähnten und doppelt buchtig gezähnten Blättern, und mit purpurvioletten Blattstielen und Nerven vor. Kam im Mittelalter

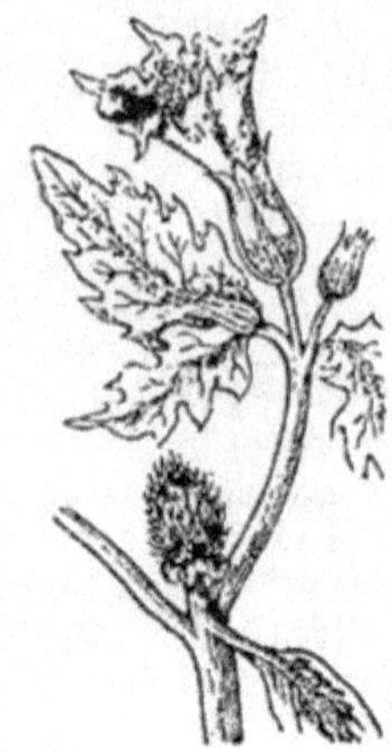

durch Zigeuner aus Ostindien nach Europa, und wächst jetzt überall an Wegen, auf Feldern, in und um Dörfer u. s. w.; blüht vom Juli bis Sept. und ist 1jährig. Blätter und Samen (**H. et S. Stramonii s. Daturae**), sind officinell. Die widrig riechenden und schmeckenden Blätter und Samen enthalten ein narkotisches Prinzip — Daturin; — sie gehören beide zu den stärksten narkotischen Giften, und erregen heftige Berauschung, Ekstase, erweiterte Pupille, Gesichts- und Gehörtäuschungen, Wahnwitz, Wollust, Wuth, Raserei, Zuckungen, Kälte der Extremitäten, kalte Schweiße, Schlafsucht, Schlagfluß, Tod. Ist das Gift noch zu erreichen, so wende man Pflanzensäure in großen Gaben und Brechmittel dagegen an; sind die Nervenverrichtungen schon gestört, so leite man durch Fußbäder, Essigwaschungen, Senfpflaster, reizende und erweckende Klystiere und innerliche analeptische Mixturen an. — Zum arzneilichen Gebrauch sammelt man die großen, tiefgrünen widrig und betäubend riechenden Blätter im Juni und Juli; wird angewendet: gegen Verrüktheit der Trunkenbolde, Wasserschen, Lähmung der Sprachwerkzeuge, Brustkrämpfe, zumal wenn die Muskeln leiden, krampfhafte Muskelbewegungen, Zittern und Convulsionen der Glieder, Wahnsinn, wenn damit eine gewisse Furchtsamkeit verbunden ist; Stechapfeltinctur ist ein so bewährtes Schutzmittel gegen Scharlach, wie die Belladonna. Aus dem Samen und frischen Kraute wird eine Tinctur bereitet, indem man zu 1 Theil des gepulverten Samens 10 Theile Weingeist und zu 1 Theil des aus dem Kraut gepreßten Saftes 10 Theile Weingeist gießt, nach einigen Tagen das Helle ablaufen läßt und bei Tincturen mit einander vermischt. Hievon darf man auf 1 Mal nie mehr als 2 Tropfen unter 1 Löffel Wasser geben, und ist diese Dosis nach Umständen nochmals binnen 24 Stunden zu wiederholen. Als Schutzmittel gegen Scharlach mischt man 5 Tropfen Tinctur unter 3—4 Loth Wasser und nimmt davon Morgens und Abends 1 Theelöffel voll mit Zucker. — In unsern Gärten findet man vorzüglich wegen der schönen großen Blumen den blaßblauen Stechapfel (**D. tatula**), und den weißen Stechapfel (**D. metel**). Zierpflanzen dieser Art haben so viel Gefährliches, daß sie möglichst fern gehalten werden sollten. — Der baumartige Stechapfel (**D. arborea**), wird in Südamerika 12—15 Fuß hoch, der Stamm 4—6 Zoll dick; in unsern Glashäusern aber erreicht er nicht diese Größe. Die Blätter dienen dazu, die Eiterung auf Geschwüren zu unterhalten. — Der schöne St. (**D. fastuosa**), welcher nur in den heißen Ländern wächst, ist noch giftiger, dient aber auch in der Medizin gegen nervöse Brustkrämpfe und äußerlich wie das Bilsenkraut und der Wasserschierling. Kommt als Berauschungsmittel unter verschiedene Getränke. Den aus den Blättern dieser und der andern Arten gepreßte Saft läßt man zur Dicke eines Extracts eintrocknen, dann hat er auflösende, verdünnende, gelind betäubende, schmerzstillende Kräfte, und wird sehr vorsichtig bei Schwermuth, fallender Sucht, in Krämpfen, Verstopfung der Eingeweide, Hundswuth, überhaupt wie die Tinctur angewendet.

Stechdorn, gemeines (**Paliurus aculeatus**), gehört zur Seckelblume, wächst im südlichen Europa und dem Orient; die Früchte werden wie die Bärentraube bei Harnbeschwerden &c. angewendet; Wurzel und Blätter sind adstringirend und dienen bei Diarrhöen, Blutflüssen u. s. w. Der ölhaltige Samen ist im Verein mit den Blättern gut bei Brustkrankheiten.

Stechkörner, die Samenkerne von der ächten Heildistel; s. u. Heildistel.

Stechpalme, s. v. a. gemeine Hülse; s. u. Hülsen.

Steckbaum, s. v. a. gemeiner Wachholder und glatter Wegdorn.

Steckenkraut (Ferula), Gattung der Familie Doldengewächse; 5zähniger, kurzer Kelchrand; eirunde Blumenblätter; convexes Griffelpolster; am Rücken zusammengedrückte Spaltfrucht mit geflügeltem Rand; Theilfrüchte mit 3 haarfeinen Rückenriefen; 2theiliger Fruchthalter. — Arten: Stinkendes St. (**F. Asa foetida**), 2—3 Fuß hohe Schirmpflanze, die in Persien, namentlich auf den Gebirgen von Chorasan und

Laar wild wächst. Aus dem Stengel, und nach mehr aus der möhrenförmigen Wurzel quillt nach Anschnitten ein bitterer, scharfer, nach Knoblauch riechender Milchsaft, der zu einem klebrigen Gummiharz eintrocknet, das unter dem Namen Teufelsdreck bekannt ist. Zum Gewinnen dieses Saftes wählt man im April 4—5jährige Wurzeln aus, die oft gegen 2 Fuß lang und armsdick sind, schneidet oben eine Scheibe ab, worauf der Saft in die Höhe steigt und sich an der Oberfläche sammelt. Nach einigen Tagen wird derselbe weggenommen, eine neue Scheibe abgeschnitten, und damit so lange fortgefahren, bis kein Saft mehr vordringt. Man erhält den Asand in Stücken von verschiedener Größe und Farbe; ächt muß er die Festigkeit des Wachses haben, etwas durchsichtig sein und sehr stark riechen. Sieht er trübe und schwärzlich aus, so ist er mit Mehl vermischt und hat einen schwächern Geruch. In Persien wird er nicht blos als Arznei, sondern auch als Gewürz benützt. Er enthält ein eigenthümlich ätherisches Oel, Harz, Gummi, Tragantstoff, Schwefel und Phosphor, und kommt in folgenden 3 Sorten vor: Mandelartiger Stinkasand (**Asa foetida amygdeloides**), meist große, in Thierhäute gepackte Stücke, daher häufig durch Thierhaare verunreinigt. — Körniger Stinkasand (**Asa foetida in granis**), seltene Sorte in losen, gelben oder bräunlichen Körnern. — Steiniger Stinkasand (**Asa foetida petraea**), unförmige, weißgelbe Stücke mit glänzenden Punkten.. **Dr.** Friedrich sagt darüber: Der Asand ist von einem scharf bitterlichen Geschmacke und knoblauchartigen, eckelhaften Geruch, er löst sich zum größten Theil in Weingeist auf und stellt eine gelbröthliche, klare Flüssigkeit dar. Die Perser, in deren Land die Pflanze vorkommt, gebrauchen den Saft zur Würzung ihrer Speisen und Getränke. Bei uns ist der Asand in den Apotheken zu haben. Anwendung: ausgezeichnet wirkt der A. in Nervenverstimmungen, wo das Gemüth mißstimmt, gereizt, arbeitsscheu ist, wo sich zugleich bei der geringsten Bewegung große Mattigkeit zeigt mit Drang zum Schlafe. Diese Zufälle zeigen sich namentlich bei Hypochondrie, Hysterie, zumal bei Frauenzimmer zur Zeit ihrer Entwicklung, aber auch dann, wenn die Menstruation wieder aufhört; ferner bei solchen, welche sich geschlechtlich herabgestimmt haben, wie durch Onanie (Selbstbefleckung) und in Folge anderweitiger Krankheiten. — Sodann gegen Schmerzen, die bald in den Nerven, bald in den Knochentheilen ihren Sitz und Verlauf haben, und sich durch Druck und Berührung vermindern. — Ferner in Anschoppungen und Stockungen des Pfortadersystems (Goldader) mit Druck und Schwere des Unterleibs, sichtbarem Pulsiren (Klopfen, Schlagen) in der Herzgrube, Vollheits- und Druckgefühl im Magen. — In Leberkrankheiten, die lange dauern; der Asand reizt die Galle zu mehrerer Absonderung, und macht damit breiartige, stinkende Stuhlgänge. — Schlechte, träge Geschwüre werden durch den innerlichen Gebrauch von Asand lebhafter und sondern einen guten Eiter ab. Endlich hat sich dieses Mittel vorzüglich wirksam erwiesen in Knochenauftreibungen, Knochenerweichungen, Knochenfraß; ebenso als zertheilendes Mittel in skrophulösen, drüsenartigen Geschwulsten in Form eines Pflasters aufgelegt. Form und Gabe: Asandpillen, wo jede Pille ½ Gran Asand enthält, die man sich in der Apotheke bereiten läßt, gibt man des Tags 1—3 Mal je 4—6 Stücke. Eine schickliche Form ist die Tinktur. Man rechnet 1 Theil (1 Quent) auf 6 Theile Weingeist (2—3 Loth) gießt nach ein Paar Tagen das Helle ab, und nimmt davon auf ein Mal 4—6 Tropfen auf Zucker, mehrmals täglich wiederholt. Zu dem Pflaster nimmt man 2 Theile Asand und Ammoniakgummi zu gleichen Theilen und einen Theil Seife. Er trägt sehr zur Vermehrung des Appetits bei. — Persisches St. (**F. persica**), der knoblauchartig riechende Milchsaft der Wurzel kommt als Sagapenum (**Gummi resina Sagapenum s. Serapinum**) in größern Stücken vor, findet aber selten Anwendung und hat die Wirkung vom Stinkasand und dem Galbanharze. — Gemeines St. (**F. communis**), enthält einen stinkenden Saft, welcher sammt dem Mark des grünen Stengels gegen Blähungen und Schlangenbisse dient. Die aromatischen Früchte werden bei Leibschmerzen gebraucht. Die zähen Stengel geben Stöckchen zum Schlagen und Schienen zu Beinbrüchen. Das trockene Mark gibt Zunder. Nach Einigen soll das in vielen Krankheiten dienliche **Sylphium** von **F. tingitana** herstammen; wahrscheinlicher rührt es von **Thapsia Sylphium** her.

Steckrübe, eine weißliche oder gelbliche Rübenart, süß und gut; eine Abart des Repskohls; kann als Rüben- und als Oelpflanze gebaut werden.

Steinbeere (**Arbutus uva-ursi**), s. v. a. gebräuchliche Bärentraube; s. u. Bärentraube.

Steinbeerstrauch, s. v. a. Brombeerstrauch.

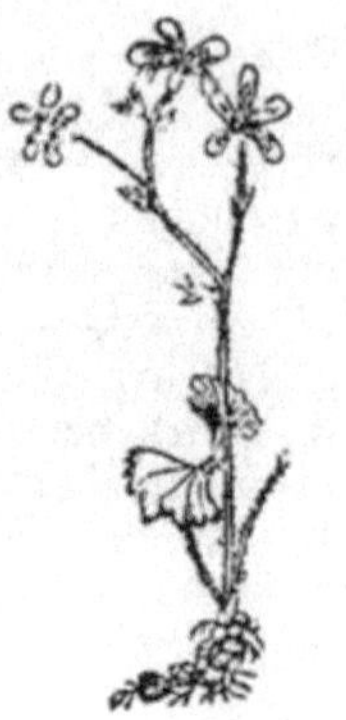

Steinbrech (**Saxifraga**), Gattung der Familie Gehörntfrüchtler; 5spaltiger oder 5theiliger Kelch; 5 Blumenblätter; 10 Staubgefäße; 2fächeriger Fruchtknoten; 2 bleibende Griffel; 2fächerige, 2 schnabelige oder 2lappige, vielsamige Kapsel. — Arten: Weißer oder körnertragender St. (**S. granulata**), von den vielen Arten ist diese auf Aeckern als Unkraut die gewöhnlichste, und kommt am häufigsten an und auf Bergen vor. Er wird 1 Fuß hoch, hat ausdauernde Wurzeln, die aus lauter kleinen, runden Knöllchen oder Körnern bestehen, welche mit einem rothen Häutchen überzogen, durch Fasern mit einander verbunden sind und ein weißes, auch schmackhaftes Fleisch enthalten. Im Mai blüht es weißlichgrün; in Gärten kommt er mit gefüllten Blumen vor. Die ganze Pflanze ist säuerlich-scharf, nicht kräftig, wird von dem Vieh selten gefressen und wurde früher häufig zum Abführen der Blasensteine benützt. — Zwiebelknospiger St. (**S. bulbifera**), diente im südlichen Europa, wie bei uns die vorangehende Art. — Dreifingeriger St. (**S. tridactylides**; **Bergenia bifolia**; **Geryonia crass.**; **Megasea crass.**), holziger, dicker Wurzelstock, große, ovale Blätter, dicker, kahler, oft rother, 1 Fuß hoher Blüthenschaft, rothe Blumenblätter, bei uns häufig in Gärten. Die Kalmücken benützen die Blätter als Theesurrogat, und die Wurzel als antiseptisches Mittel. — Bisamduftiger St. (**S. moschata**), klebriger, traubenartiger, getheilter Stengel, rosettenförmige, ungetheilte oder 2—3spaltige Blätter, blaßgelbe Blumen; riecht durchaus bisamartig, und wächst auf den Gebirgen von Kärnthen, Salzburg 2c. — Zungenförmiger St. (**S. cotyledon**), Nabelkraut, fußhoher Stengel mit weißen Blumen; dient mit den vielen fleischigen, am Rande gezähnten Blättern zum Einfassen von Rabatten, und wächst in der Schweiz und Oesterreich wild. S. v. a. Spiere.

Steinbuche, s. v. a. Hagebuche.

Steineppich, s. v. a. Galbankraut.

Steinklee (**Medicago falcata**), wächst auf Wiesen, wüsten Plätzen, an Rainen, Wegen, Hecken, hat eine mundförmige Hülse, niederliegenden Stamm; ein in Milch gesottener Umschlag desselben leistet treffliche Dienste gegen Brechruhr.

Steinkraut, s. v. a. Koniga.

Steinlinde, breitblätterige (**Phyllyrea latifolia**), die bittern und gelind adstringirenden Blätter werden wie die des wilden Oelbaums gebraucht, namentlich bei Geschwüren im Munde, gegen Hautkrankleiten, innerlich gegen zu starke Menstruation, übermäßigen Harnabgang; wächst im südlichen Europa.

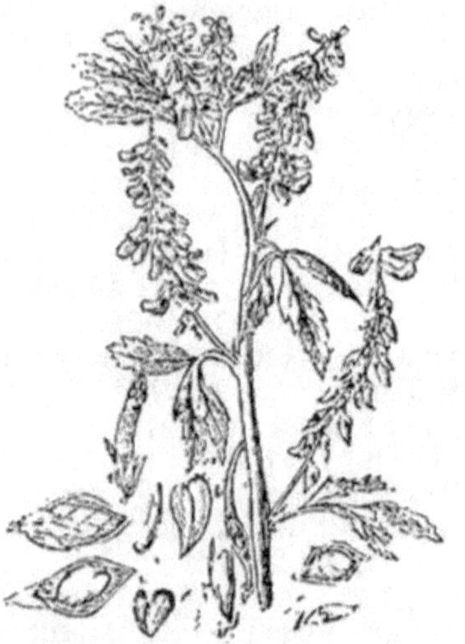

Steinklee.

Steinmoos, s. v. a. Sternmoos.

Steinnuß, eine Abart der gemeinen Wallnuß, mit sehr harter Kernschale und vollem Kern.

Steinpfeffer, s. v. a. Sedum.

Steinpilz, s. v. a. eßbarer Röhrenpilz.

Steinsame (**Lithospermum**), Gattung der Familie Rauhblättler; 5theiliger Kelch; 5spaltige, trichterige Blumenkrone; Schlund mit 5 behaarten Klappen oder Falten; 5 Staubgefäße; ovaler Staubbeutel; 4 Schließfrüchte. — Arten: Gemeiner St. (**L. officinale**), $1^1/_2$—3 Fuß hoher, krautiger, ästiger Stengel; sitzende, spitze, aderige Blätter, grünlich-weißgelbliche, kleine Blumen; milchweiße, porzellanartige, glänzende Schließfrüchte. In Europa unter Gebüsch, auf Schutt ꝛc. Ausdauernd; blüht im Mai und Juli. Früher dienten die Früchte als Meer- oder Sonnenhirse (**Semen Milii solis s. Lithospermii**) bei Steinbeschwerden, Ruhren, Genorrhöen; sie sollen auch harntreibend wirken und die Wehen befördern. In Emulsionen wirken sie reiz- und schmerzmildernd. — Acker-St. (**L. arvense**), krautiger Stengel; striegelhaarige, lanzettige Blätter; braune, runzelig-scharfe Schließfrüchte; überall auf Aeckern; blüht vom April bis Juni. Die Wurzelrinde ist roth und färbt leicht ab. Früher gebrauchte man den Samen wie von der vorigen Art.

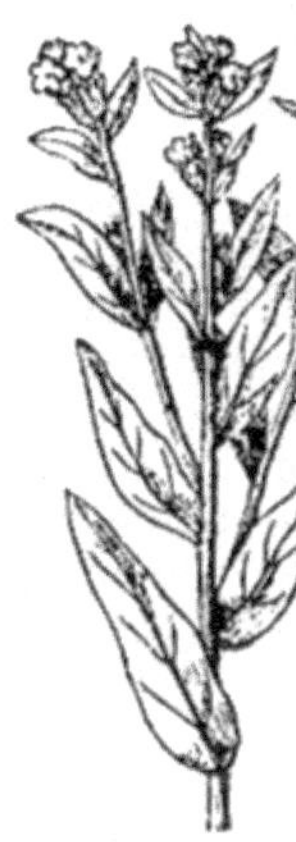

Steinsame.

Steinschmückel (**Petrocallis**), Gattung der Familie Viermächtige; 4blätteriger Kelch; 4 rosenrothe oder hellviolette Blumenblätter; 4mächtige Staubgefäße; kurzer Griffel; elliptische Schötchen; 2samige Fächer; aus der Fachspitze entspringende Nabelstränge; hängender Samen. — Arten: Pyrenäisches St. (**P. pyrenaica; Draba pyrenaica; D. rubra; Zizia pyr.**), sehr viele Stämmchen aus einer Wurzel, die sich strahlenförmig aus derselben, ausbreiten; sie sind 2—3 Zoll lang, haben oben vertrocknete Blätter, grüne, fleischrothgesäumte Kelchblätter, rosenrothe oder hellröthlichviolette Blumenblätter; ovale, aderige Schötchen; blüht auf den europäischen Hochalpen im Juni und Juli. Ausdauernd.

Steinwicke, s. v. a. süßholzartiger Tragant.

Steinwurzel, s. Odermennig.

Stellholz, in mehreren Gegenden von Deutschland s. v. a. gemeine Hainbuche.

Stephanskörner, s. u. Rittersporn.

Sternanis (**Illicium**), Gattung der Familie Ranunkelgewächse; 3—6blätteriger Kelch; 9—30 Blumenblätter; 9—45 unterweibige Staubgefäße; 6—18 holzig-lederige, sternförmiggestellte, 1samige Balgkapseln; glänzender, mantelloser Samen. — Arten: Aechter St. (**I. anisatum**), Badian, wir erhalten den bekannten St. von einem ziemlich hohen Baum, welcher oft die Größe des Kirschbaums erreicht und namentlich in Ostindien, China und Japan wächst. Der gerade Stamm mit sehr vielen Aesten bildet eine nette Krone. Die dunkelbraune Rinde hat einen grünen, saftigen, etwas schleimigen Bast und einen gewürzhaften Geschmack. Das röthliche, harte Holz ist spröde, das grünliche Mark schwammig. Die weichen Blätter sind den Lorbeerblättern ähnlich und 3 Zoll lang. An den Zweigenden sitzen gelbe, 1½ Zoll breite Blumen, die in der Ferne Narcissen gleichen und sternförmige Samenkapseln hinterlassen, die zuerst grasgrün, zur Reifezeit graubräunlich aussehen und braune, glatte, eirunde, mehlige Samenkörner enthalten. Kapseln und Körner schmecken und riechen süß und angenehm-gewürzhaft, wie Anis, und werden bei uns zu Thee bei Katarrhen und Brustkrankheiten benützt. Wenn man einige Körner stoßt, in ein Läppchen bindet, mit Wasser kocht, dieß unter Honig mischt, so hat man ein köstliches Bienenfutter. Dient in China und Japan als beliebtes Räuchermittel und zum Wohlriechendmachen des Athems. Wird über Holland, England und Rußland in Handel gebracht. Er hat die gleiche Wirkung wie der gemeine Anis, nur wirkt er mehr krampfstillend auf den Unterleib, besonders der Schwangern, in Verbindung mit Kamillen. Man gibt ihn im Theeaufguß und in Pulver, wie den gemeinen Anis. — Unächter St. (**I. floridanum**), nordamerikanischer Baum, dessen Samenkapseln und Früchte nur wenig von der vorigen Art abweichen, doch ist der Geruch mehr corianderartig; die Rinde kann anstatt der Cascarille verwendet werden. — **I. parviflorum**, riecht wie Sassafras; wächst in Florida.

Sternapfel (**Carysophyllum**), Gattung der Familie Sapotillgewächse; 5theiliger Kelch; radförmig-glockige Blumenkrone; 5theiliger Saum; 5 Staubgefäße den Blumenzipfeln gegenüber; sehr kurzer Griffel; 5—10lappige undeutliche Narbe; 5—10fächerige Beere; nußartiger Samen. — Arten: Goldfarbiger St. (**Ch. Cainito**), 20—40 Fuß hoher, schlanker Baum; röthliche, rissige Rinde; elliptische, 3—5 Zoll lange Blätter, die papierartig, oben kahl, dunkelgrün und glänzend, unten glänzend goldfarbig-seidenhaarig sind; kleine weißliche Blüthen in den Blattwinkeln; kugelige, apfelgroße, glatte, rosenrothe, mit Gelb und Grün vermischte, oder purpurrothe, oder violette Beeren mit braunem Samen. Wächst in Westindien und Südamerika wild und kultivirt; heißt dort **Cainito, Chaimitier, Cahimitier**; wird als Obst gegessen und soll sehr gut für Kranke sein. — Einkerniger St. (**Ch. monopyrenum**), blüht in Ostindien vom Aug. bis März, hat purpurschwarze, 1samige, steinfruchtartige Beeren, welche dort Damascenerpflaumen heißen. — Silberfarbiger St. (**Ch. argenteum**) und kahler St. (**Ch. glabrum**), pflaumen- und olivengroße Früchte mit wenigem Geschmack. — Apfelartiger St. (**Ch. pomiforme**), apfelartige Früchte. — Kleinfrüchtiger St. (**Ch. murocarpum**), sehr süße, stachelbeergroße Früchte. — **Ch. rugosum** (**Bullaple-tree**) und **Ch. jamaicense** haben gleichfalls gute Früchte. — Birnförmiger St. (**Ch. pyriforme**), außer dem Fruchtfleisch ißt man auch den mandelartigen Samen. — In Indien und am Cap findet sich die Gattung **Eisenholz** (**Sideroxylon**), welche durch ihr vorzügliches, eisenhartes, schwarzes Holz sehr nützlich ist. — Hieher gehört auch die Gattung **Bumelie** (**Bumelia**) und wächst in den Bergwäldern Jamaika's. — Die schwarze B. (**B. nigra**), deren Holz sehr hart und brauchbar ist, während die bittere, adstringirende Rinde gegen Wechselfieber dient. — Blasse B. (**B. pallida**), weiches, unbrauchbares Holz; wächst in Jamaika. — Weidenblätterige B. (**B. salicifolia**), hat frisch ein blutrothes Holz (**Galimeta Wood**), und gegen Wechselfieber eine bitteradstringirende Rinde. — Eingedrückte B. (**B. retusa**), der gummiartige Milchsaft der unreifen Früchte ist sehr adstringirend. — Stinkende B. (**B. foetidissima**), die Blüthen riechen sehr unangenehm. — Bockdornartige B. (**B. lycioides**), schwärzliche, süße Beeren, welche in Nordamerika gegen Diarrhöen dienen.

Sternbaum, übelriechender, (**Astronium graveolens**), ein sumachartiger Baum, mit einem etwas kleberigen, terpentinartigen, eckelhaftriechenden Saft.

Sternblume (**Aster**), Gattung der Familie Vereinblüthler; mehrreihige Hülldecke; schlaffe oder dachziegelige Hüllblätter; fruchtbare weibliche Randblüthen; 1lippige Blumenkrone; zwitterige Scheibenblüthen mit röhrenförmiger, 5zähniger Blumenkrone; flacher Hauptfruchtboden; haarige, bleibende Fruchtkrone; weiße, blaue oder purpurrothe Lippen an den Randblüthen. Von den vielen Arten dieser Gattung, die sich auch als Futterpflanzen eignen dürften, führen wir blos auf: Virgils-St., bergliebende Aster (**A. amellus**), wächst in verschiedenen Theilen Deutschlands wild, und ist als schöne Zierpflanze mit blauem Rande und gelben Scheibenblüthen häufig in Gärten. Die ganze Pflanze riecht etwas gewürzhaft, schmeckt beißend und bitterlich, und wurde früher bei Vorfällen, Brüchen, Entzündungen der Leistendrüsen und Augenkrankheiten gebraucht. — Neu-Englische St. (**A. novae angliae**), hat violette Strahlen. — Chinesische Aster (**A. chinensis**), die schönste Art, kam im vorigen Jahrhundert einfach und weiß, wie Maßliebe (Gänseblümchen) nach Frankreich, bald darauf erhielt man eine violette Spielart, nachher fand man Blumen mit zusammengesetztem Strahle, sowie gefüllte violette, rothe und weiße Astern; gegenwärtig haben wir sie gefüllt in allen möglichen Farben und Schattirungen. Pflanzt sich durch den ausfallenden Samen leicht fort.

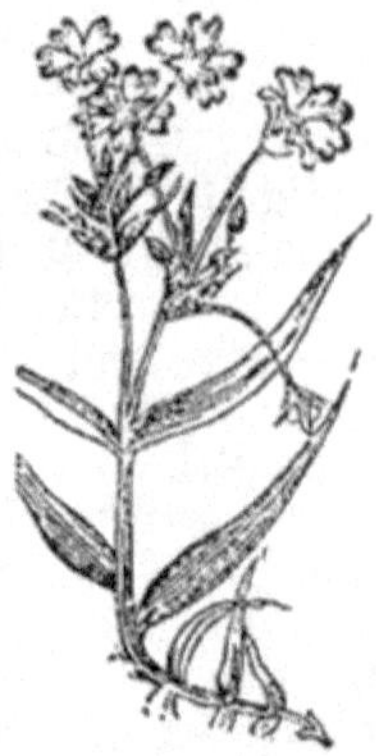

Sterndistel, (**Caloitrapa**), Gattung der Familie Vereinblüthler; gleicht der Flockenblume ganz, nur fehlt die Fruchtkrone bei allen Blüthen. — Arten: Flocken-St. (**C. Jacea**), aufrechter, ½—3 Fuß hoher, flaumhaariger Stengel; oben lanzettige, unten buchtige oder fiederspaltige Blätter; grün oder graulichflockig; purpurröthliche, pfirsich-blüthenrothe oder weiße Blüthen; weichhaarige Schließfrüchte; ändert sehr ab, und findet sich in Europa und Asien überall an Wegen, auf Wiesen, Triften und Bergen; blüht vom Juni bis Herbst und dauert aus. Wurzel und Kraut (**R. et H. Jaceae nigrae**) sind bitter und adstringirend, und werden zu Gurgelwasser und da angewendet, wo bittere extractivstoffige Mittel am Platze sind. Das Kraut gibt eine schöne hochgelbe Farbe mit Alaun oder Potasche. Aus den Blumen ziehen Bienen Honig und Wachs; heißt auch **Centaurea Jacea.** — Aechte St. (**C. Hippophaestum; Cent. calcit.**), weichhaariger, ästiger, 1—3 Fuß hoher Stengel; weichhaarige, graulichgrüne, fiedertheilige Blätter; seitenständige Blüthenköpfe; handförmig-dornige Hüllblätter, röthliche oder weiße Blüthen; kahle, glatte Schließfrüchte; an Wegen, öden Stellen, vorzüglich auf Salzboden im südlichen und mittlern Europa; 2jährig; blüht vom Juli bis September. Der Same in Wein gekocht und täglich alle 4 Stunden 3 starke Eßlöffel davon getrunken, ist ein gutes und linderndes Mittel gegen den Stein. Das sehr bittere Kraut gleicht der Heildistel und wird wie dieselbe angewendet. Früchte und Wurzel wirken harntreibend, während ein Thee von den Blüthen gegen Wechselfieber dient.

Sternhyacinthe, s. v. a Meerzwiebel.

Sternkopf, (**Asterocephalus**), Gattung der Familie Kardengewächse; zwitterige Blüthen in hülldeckigen Blüthenköpfen; sternförmige Hülldecke; rad- oder glockenförmiger, durchsichtiger Saum; überweibiger Saum mit 5 borstenförmigen Zähnen; 4—5spaltige Blumenkrone; 4 Staubgefäße; 1 Griffel; vom Kelchsaum gekrönte Schließfrucht im Hüllbeckchen. — Arten: Tauben-St. (**A. Columbaria; Scabiosa Col.**), 1—3 Fuß hoher, weichhaariger Stengel mit purpurbraunen Gelenken, die untern Blätter leierförmig, die obern bis zum Rückgrath kammspaltig; blaue, fleischrothe oder weiße Blüthen; 5spaltige Blumenkrone; mit den borstigen braunschwarzen Kelchzähnen gekrönte Schließfrucht. Die Blätter ändern sehr ab. Wächst in Europa und Nordasien auf trockenen, sonnigen Hügeln, an Rainen; 2jährig und ausdauernd; blüht vom Juni bis Herbst. Diente früher wie die Ackerscabiose. — Weißgelber S. (**A. ochroleucus; Scab. ochr.**), gleicht der vorigen Art; wächst auf Hügeln, Grasplätzen und an Wegen. — Wohlriechender St. (**A. suaveolens; Scab. suav.**), hat keine blühenden Wurzelköpfe und blaue, weiße oder gelblichweiße, angenehm riechende Blüthen; ändert in Bezug auf die Blätter gleichfalls sehr ab, blüht vom Juli bis Sept. und dauert aus. — Schwarzrother St. (**A. atropurpureus; Sc. atro.**), 2—4 Fuß hoher Stengel; leierförmige, kammspaltige Blätter; pfriemenförmiger Hauptfruchtboden; 5spaltige, schwarz oder blässer rothe Blumenkrone; mit dem schüsselförmigen Kelchsaum gekrönte Schließfrucht; 1jährig; blüht vom Sommer bis Herbst; wächst im Orient, bei uns Zierpflanze; riecht bisamartig.

Sternleberkraut, s. v. a. Meierkraut.

Sternlebermoos, wird frisch zu einem Breiumschlag gekocht, gegen Wassersucht aufgelegt, wo es die Harnabsonderung und Ausdünstung befördert.

Sternmiere (**Stellaria**) Gattung der Familie Nelkengewächse; 5blätteriger, unten sehr verengter Kelch; 5 2spaltige oder 2theilige Blumenblätter; in der Regel 10 Staubgefäße; viereiiger Fruchtknoten; 3 Griffel; 6 schalstückige Kapseln. — Arten: Gemeine St (**St. media, Alsine media**), niedere saftige Pflanze mit eirundherzförmigen Blättern, kleinen, weißen Blumen; wächst in Gärten, auf Aeckern, in Wäldern, an Wegen 2c. als Unkraut. Der Samen ist ein vorzügliches Futter für Singvögel, und wird frisch von Schafen, Rindvieh und Pferden gern gefressen; Krebse gehen ihm auch nach. Auf Wunden gelegt soll es sehr kühlen. Der Hühnerdarm oder die Vogelzunge, Vogelmaier, wie diese Pflanze auch heißt, ist ein guter Wetterprophet; denn bei heiterem Wetter richtet er Morgens um 9 Uhr seine Blumen in die Höhe, breitet seine Blätter aus und wacht bis Mittag; ist aber die Luft trübe und bald Regen zu erwarten, so hängt er sich niederwärts und die Blumen bleiben geschlossen. 1jährig; blüht das ganze Jahr. Das Kraut (Vogelmiere, Mäusedarm; (**H. Alsines s. Morsus gallinae**) wirkt kühlend, gelind eröffnend, und findet bei Schwindsucht Blutspeien, Hämorrhoiden, Hautausschlägen, Augenentzündungen, Wunden und Geschwüren Anwendung. — Eine Abart davon ist die verwechselte St. (**St. neglecta; St. umbrosa; St. latifolia**), welche die gleichen Eigenschaften hat. — Gegen den Durchfall der Kinder wird im nördlichen Asien **St. Pullusiana** angewendet.

Sternmoos (**Mnium**), Gattung der Familie Haubenmoose; endständige Keimbüchse; doppelter Mündungsbesatz, jeder mit 16 Zähnen und der innere noch mit 16 haarförmigen Wimpern versehen; die männlichen Blüthen sternförmig. — Arten: Rosenförmiges Sternmoos (**M. roseum; Bryum ros.**), 1 Zollhoher, wenigblätteriger Stengel; die Blätter bilden oben eine dichte Rosette; Borstenstiel glänzend purpurroth; Keimbüchse zuletzt safranfarben; Haube blaßgelb; wächst auf sandigen, schattigen Stellen; trägt selten und vom Herbst bis Frühjahr Früchte.

Sternschnuppe, s. v. a. gemeine Zitteralge.

Stichling (**Sicyos**), Gattung der Familie Kürbisgewächse; 1häusig; 5zähniger Kelch; 5theilige Blumenkrone; die männlichen Blüthen haben 5 3brüderige Staubgefäße und geschlängelte Staubbeutel; die weiblichen Blüthen haben einen 1fächerigen, 1eiigen Fruchtknoten; 3spaltiger Griffel; dickliche Narben; meist weichstachelige, 1samige Beere. — Arten: Eckiger St. (**S. sangulata**), klimmender, weichhaariger Stengel; 5—3spaltige, scharfe Blätter; männliche Blüthen in blattwinkelständigen Trauben, die weiblichen in einer kopfförmigen Straußdolde; weichstachelig; wächst in Nordamerika. — Die eßbare Stachelgurke (**Sechium edule**), wird in Westindien allgemein angebaut, indem man sie für sich und mit andern Speisen ißt. — In Nordamerika wird der Blättersaft vom hängenden Kümmerling (**Melathria pendula**) als Abführmittel und gegen Augenflecke gebraucht.

Stiefmütterchen, s. v. a. Tag- und Nachtblümchen.

Stillingia sebifera, in China, jetzt auch im wärmern Amerika häufig kultivirt; hat um den Samen einen talgartigen Stoff, der Kerzen gibt; das Samenöl dient äußerlich als Heilmittel, sowie zum Brennen ꝛc. — **St. sylvatica**, sehr wirksames antisyphilitisches Mittel; wächst in Nordamerika. — **S. Hippnomane**; (**Sapium Hipp.**), enthält einen scharfen, giftigen Milchsaft, welcher wieder von **Hippomane Mancinella** angewendet wird. — **St. aucuparium**; **Sapium auc.**, der scharfe Milchsaft gibt Cautschuk; wird in Surinam und Westindien zum Brennen und zu Vogelleim benützt. — **St. indicum**; **Sapium ind.**, der Milchsaft ist ebenfalls scharf; die Blätter dienen gegen böse Geschwüre, zum Wegbeizen von Auswüchsen, und bei Hitze zum Ableiten und Krampfstillen. Mit dem Samen kann man Fische betäuben und fangen.

Stinkasand, s. u. Steckenkraut.

Stinkbaum, s. v. a. Faulbaum.

Stinkbaum (**Sterculia**), Gattung der Familie Storchschnabelgewächse; getrenntgeschlechtliche Blüthen; 5—7lappiger, lederartiger Kelch; blumenlos; 10—20 in einen Becher verwachsene Staubgefäße; einzelne oder zu 3 gehäufte Staubbeutel; untereinander verwachsene Fruchtknoten; 5—2häusige Balgkapseln; mehrsamig. — Arten: Länglichblätteriger St. (**St. Balanghas**), hoher Baum mit schöner Krone, elliptischen, länglichen, 3—12 Zoll langen, fast kahlen Blättern, hängenden Rispen, welche nach dem Blätterabfall erscheinen; flaumige Blüthenspindel; glockiger, außen behaarter, grünbrauner und etwas röthlicher, innen grünlichgelber, am Rande bräunlichrother Kelch.; orangegelbe, 2—3 Zoll lange, kleberige Balgkapseln; 8—10 ovale, schwarzbraune, unter der brüchigen Haut schwarze Samen; wächst in Ostindien; blüht vom Febr. bis Apr. Der Same bildet geröstet, wie Kastanien, eine angenehme Speise. Eine aus dem Fruchtsaft bereitete Gallerte ist gut gegen Diarrhöen; der Stamm gibt eine Art arabisches Gummi. Die Blätter finden bei Entzündungen innerlich und äußerlich Anwendung. — **St. nobilis**, der Same wird wie von der vorigen Art benützt. — **St. Tragacantha** gibt ein tragantartiges Gummi; Sierra Leone. — **St. acuminata**, der als Cola oder Gouru bekannte Samen schmeckt herb-säuerlich und etwas scharf und wird von den Negern vor jeder Mahlzeit verkauft. — **St. tomentosa**, der Same wird ähnlich und unter demselben Namen wie von der vorigen Art benützt; Wollstoffe lassen sich damit schön rostbraun färben; wächst in Senegal. — **St. urceolata**, der Same ist roh oder geröstet eßbar; die Rinde wird bei Menostasie und die Wurzel äußerlich bei Kopfschmerzen angewendet. — **St. cordifolia**, hat eine gelbe, fleischige, sehr süße und gute Samenhaut; wächst auf Senegal. — **St. urens**, der Same wird geröstet und gegessen; die adstringirende Stammrinde färbt den Speichel röthlich und schwitzt intragantartiges Gummi aus; wächst auf der indischen Halbinsel. — **St. guttata**, aromatische, wohlriechende Rinde; in Malabar macht man aus dem Bast Gewebe. — **St. foetida**, öliger, nicht besonders guter Samen: eine Abkochung davon dient gegen Gonorrhöen, die jungen Blätter gleich den Malvengewächsen; die harn- und schweißtreibende Rinde wird bei Wassersuchten, Rheumatismen, Gicht und

Hautkrankheiten angewendet. — Ein Surrogat des Opiums liefert **Perygota Boxburghii**, wächst in Silhet. In Bengalen wird der Same gegessen.

Stinkholz (**Saprosma**), Gattung der Familie Krappgewächse; zwitteriger; überweibiger Kelch; 4zähniger, bleibender Saum: 4spaltige Blumenkrone; 4 Staubgefäße, 2spaltige Narbe; ovale, genabelte, 1samige, vom Kelchsaum gekrönte Beere. — Arten: Baumartiges St. (**S. arboreum**), baumartig; ovallängliche, gestielte, gegenständige Blätter; gehäufte, endständige Blüthen; strohgelbes, hartes, wie menschliche Excremente stinkendes Holz, das auf Java als **Lignum foetidum** bei Windkoliken, Hysterie und Hypochondrie, sowie krampfhaften Krankheiten angewendet wird.

Stinkholz (**Olax**), Gattung der Familie Sapotillgewächse; öfters vielehig; kleiner, ganzer, freier Kelch; 5—6 Blumenblätter; 3 oder 4—5 Staubgefäße, an die Blumenblätter gewachsen; unfruchtbare, fadenförmige Staubwege; 3eiige Fruchtknoten; Griffel mit 3lappiger Narbe; 1samige, vom Kelch umgebene Steinfrucht. — Arten: Ceilonisches St. (**O. zeylanica**), mäßig großer Baum in Ostindien; glatte Blätter, welche mit Essig und Oel als Salat gegessen werden. Die Früchte gleichen Eicheln; das Holz stinkt wie menschliche Excremente, ein Absud davon ist aber sehr gut gegen hitzige Fieber. — Steifes St. (**O. stricta; Spermaxyrum strictum**), kahler Strauch mit wechselständigen, stachelspitzlichen Blättern, kleinen, weißlichen, blattwinkelständigen Blüthen; vom Kelch umgebene, saftlose Steinfrucht. Wächst in Neuholland.

Stockbohne, s. v. a. gemeine Bohne.

Stockerbse, eine Abart der gemeinen Erbse; gerade fast walzliche Hülse.

Stockgerste, kurze, 6zeilige Gerste; pyramidenförmige, sehr dichte, gelbliche Aehre; umschalte Früchte; Winter- und Sommerfrucht.

Stocklack, s. v. a. Stangenlack; die beste Art des Gummilacks; s. u. Feigenbaum, heiliger.

Stockmorchel, s. v. a. gemeine Faltenmorchel.

Stoppelrübe, weiße Rübe, eine zum Reps gehörige Rübenart, welche man in den Stoppeln baut.

, **Storax**, Storaxbaum (**Styrax**), Gattung der Familie Sapotillgewächse; krug- oder glockenförmiger, 5—7zähniger, freier Kelch; 3—7theilige, trichterige Blumenkrone; 6—16 Staubgefäße; ringförmig an die Blume gewachsene Staubfäden; 3fächeriger Fruchtknoten; 1 Griffel; 3lappige Narbe; lederige oder holzige, 1fächerige, 1—2samige Steinfrucht. — Arten: Gebräuchlicher St. (**St. officinalis**), 10—12 Fuß hohes Bäumchen, das im südlichen Europa, in der Levante, in Arabien, Syrien, Palästina, Aethiopien, Südamerika ꝛc. oft ganze Wälder bildet. In Bezug auf den Stamm, die Rinde und Blätter gleicht es unserem Quittenbaum; die sehr stark riechenden, weißlichen, pomeranzenblüthenartigen Blüthen hinterlassen Früchte in der Größe und Gestalt der Haselnüsse, in welchen sich 2 harte, glatte, starkriechende Körner befinden. Von diesem längst bekannten Baum erhält man unter dem Namen Storax oder Styrax (**Styrax s. Storax**) ein officinelles Harz, das von selbst oder aus Einschnitten aus dem Stamme fließt und braunroth, etwas fett ist. Die verschiedenen Sorten desselben sind: Weißer oder Körner-St. (**St. albus s. in granis**), weißlich oder gelblichröthliche, undurchsichtige, große, weiche, in Klumpen vereinigte Körner; riecht sehr angenehm vanillenartig, schmeckt süßlich-balsamisch, endlich bitter, ist die beste Sorte, kommt aber bei uns nicht vor. Unser jetziger **St. in granis** ist ein dickflüßiger St. von dunkler Farbe, blassen Oeffnungen und sehr zähe. Mandel-St., St. in Stücken (**St. amygdaloides s. in massis**), riecht noch besser als die vorige Art; kommt in ungeformten, schweren, trockenen, brüchigen, braunen Massen mit gelblichweißen, mandelartigen Körnern vor; sehr selten. Schilf- oder Kalamit-St. (**St. calamites**), bräunlich oder schwarzbräunlich, weißbestäubt, gleich der vorigen Sorte in Schilf gepackt und angenehm, perubalsamartig riechend; selten. — Gemeiner St. (**St. vulgaris s. Scobs styracina**), große, unreine Klumpen die wie Torf oder Lohkuchen aussehen, aus Sägespänen, St. und andern wohlriechenden Harzen bestehen, und in Rohr und Schilf eingepackt sind. Er enthält Harz, Benzoësäure, ätherische Oele und ist ein kräftiges reizendes Heilmittel, das bei trägen kalten Geschwülsten dient, um die Eiterung zu befördern, sodann gegen krebsartige brandige Geschwüre, indem man davon zum Verbande nimmt. Die alte Salbe taugt nichts mehr und wird auf folgende Art bereitet: flüssiger St., Elemiharz, gelbes

Wachs, von jedem 2 Loth, Colophonium ½ Loth und Olivenöl 3 Loth werden bei gelinder Wärme geschmolzen und durch Werg geseiht. Er dient auch zu Räucherungen 2c. und wird gegen schleimige Brustkrankheiten 2c. nur noch höchst selten angewendet. Die früher als **Cortex Thuris** offizinelle Rinde ist außer Gebrauch. — Netzartiger St. (**St. reticulatus**), goldgelber St. (**St. aureus**), gibt aus Einschnitten bis auf den Splint eine Art St., welche jedoch bei uns unbekannt ist. — Benzoëgebender St. (**St. Benzoin; Benzoin officinale**), Baum mit mannsdickem Stamm; rostbraune, filzige Aestchen; ei= oder elliptisch=längliche, 4—6 Zoll lange Blätter, oben dunkelgrün, unten mit kurzem, weißem, auf den Nerven rostbraunem Filze bedeckt; weiße, 8 Linien lange, außen filzige Blume; holzige, runzelige, weißbraune Steinfrucht; röthlich=kastanienbrauner, 6streifiger Steinkern; ockergelber Samen mit silberweißem Fleck; wächst in Sumatra, Borneo und Java. Blüht vom Decbr. bis Mai. Aus Einschnitten bis auf den Splint fließt das Benzoë — Wohlriechender Asand — (**Resina Benzoes s. Asa dulcis**), das in folgenden drei Sorten vorkommt: Körner=B., hell= oder röthlich=gelbe, am Bauche milchweiße, schwachglänzende Körner. — Mandelbenzoë (**Benzoë amygdalina**), gelblichweiße, oft mandelartige Körner, welche oft mit einer röthlichgelben oder bräunlichen Masse zusammengeklebt sind. — Gemeine B. (**B. vulgaris**), bräunliche Masse mit Körner vermischt; heißt mit Höhlungen und Luftblasen **B. in sortie**. Enthält 20 % Benzoësäure, ein gelbes, in Aether lösliches, und ein braunes, in Aether unlösliches Harz. Benzoë ist ein stark erhitzendes, reizendes Mittel, das besonders auf die Schleimhäute wirkt. Man gibt wegen Belästigung des Magens das Harz innerlich; äußerlich benützt man es als reizende Räucherungen bei arthritischem, rheumatischem Leiden, wassersüchtigen Anschwellungen. — Die **Flores Benzoës** werden oft angewendet; sie sind ein feines, scharfes, senegaähnliches Mittel und dienen bei Amenorrhöe, gegen chronische, rheumatische Leiden und ähnliche Lähmungen, namentlich bei Lungenleiden von Torpor oder lähmungsartiger Schwäche der Lungennerven, asthenischer und nervöser Lungenentzündung, bei dem starken lähmungsartigen Geräusch in der Brust ohne Auswurf und bei Lungenkatarrhe. Die Dosis der Benzoëblumen ist 4—10 gr. alle 2—3 Stunden im Tag bis zu ij, in Mixtur oder Pulver.

Storchschnabel (**Geranium**), Gattung der Familie Storchschnabelgewächse; 5 gleiche Blumenblätter; lauter fruchtbare Staubgefäße; die Theilfrüchteschnäbel sind in einem Bogen nach außen gekrümmt und innen meist kahl; stimmt sonst mit den Gattungskennzeichen des Reiherschnabels überein. Alle Arten haben einen 5blätterigen Kelch, 5honigtragende Drüschen. — Arten: Blutrother St. (**G. sanguineum**), wagrechter, mehrköpfiger, brauner Wurzelstock; 1—2 Fuß hoher, ästiger Stengel, Blätter eins ums andere gegen= und wechselständig, 7—5theilig und nierenförmig; karminrothe Blumen; glatte Theilfrüchte mit einer behaarten Linie auf dem Rücken, brauner Samen. Die ganze Pflanze wird gegen den Herbst meist purpurroth; kommt auch mit geaderten, fleischrothen Blüthen vor. In Europa auf Hügeln, trockenen Wiesen und in lichten Wäldern; blüht vom Juni bis Herbst und dauert aus. Diente früher als **R. et H. Sanguinariae** gegen Blutflüsse, Blennorrhöen und Wunden; zum Gerben brauchbar. — Wiesen=St. (**G. pratense**), himmelblaue Blumen und schildförmige, 4theilige, runzelige, am Ende spitzige Blätter; wird 1 Fuß hoch und kommt auf Wiesen und in Gärten häufig vor; wird auch von Bienen gern besucht; balsamisch=adstringirend, und wird als **H. geranii batrachioidis** bei Wunden, Geschwüren und Abscessen innerlich und äußerlich angewendet.

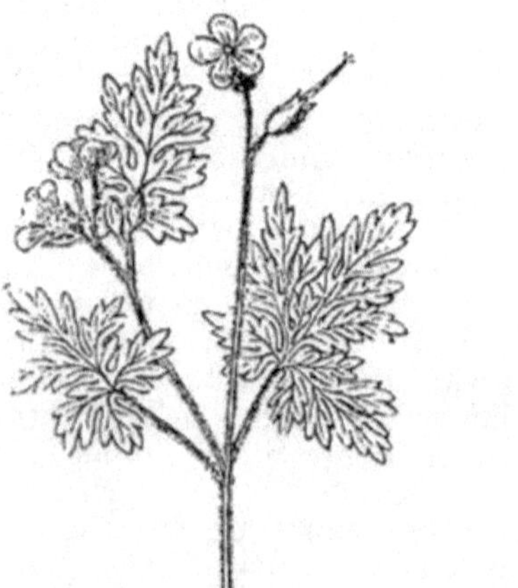

Die Blumen werden 1½ Zoll groß, hellblau, selten weiß, und erscheinen vom Juni bis August. Ausdauernd. — Stinkender St., Robertskraut (**G. Robertianum**), kleinpurpurrothe Blumen, federartige, eingeschaltene, 3—5fache Blätter; oft ist die ganze Pflanze roth gefärbt; 2jährig; blüht vom Juli bis Herbst. Auf altem Gemäuer und Schutthaufen, an Hecken, Zäunen und in Gärten; riecht widrig-bocksartig, wird wegen seinen zusammenziehenden Eigenschaften in Fiebern, bei Krebsschäden, Entzündung der Brüste, in der Gelbsucht, bei Rothlauf u. s. w., angewendet; der frische Saft aber als Reinigungsmittel bei Geschwüren und andern offenen Schäden gebraucht. Wird als **H. Ruperti s. Geranii Robertianii** noch angewendet bei Blutflüssen, Harnbeschwerden, Diarrhöen. — **G. tuberosum** hat runde, süßlich schmeckende Knollen, welche im südlichen Europa als tonische Mittel dienen. — Die adstringirenden Wurzeln von **G. striatum et G. nodosum** finden sich in den Apotheken manchmal als **R. Tormentillae**. **G. maculatum** hat eine sehr adstringirende Wurzel, welche in Amerika als **Alum-root**, das heißt Alaunwurzel, bekannt ist, gegen Diarrhöen, Dysenterien &c. häufig gebraucht wird und Tannin, Gallussäure, Schleim, Stärkmehl, eine rothfärbende Materie, etwas Harz und einen krystallinischen Stoff enthält. — Die weitern Arten, wie **G. mexicanum, G. Hermandezii, G. columbinum etc.** werden in ähnlicher Weise angewendet.

Storzonere, s. v. a. Schwarzwurzel oder Scorconere.

Stragelkaffee, schwedischer Kaffee, der Same vom spanischen Tragant (**Astragelus baeticus**), wächst am Mittelmeer, wird in Mitteleuropa hin und wieder angebaut, und ist ein gutes Kaffeesurrogat.

Strahlenkopf (Marchantia), Gattung der Familie Marchantienmoose; gestielter Hauptkeimboden der strahlig getheilt ist und unter jedem Strahle ein 2klappiges Fach mit 2—6 Früchten hat; 4blätterige Geschlechtshülle; 1blätterige, 2—4zähnige Staubweghülle; kugelig 3eckige Keimkörner; schraubenförmige Schleuderfäden; flaschenförmige häutige Staubbeutel; gallertartiger Blüthenstaub. — Arten: Vielgestaltiger St. (**M. polymorpha**), Lager aus großen flachen, grünen, buchtig-gelappten, oben weißlich-getüpfelten, unten oft dunkelbraunrothen Rasen, der auf der Oberfläche viele Becherchen trägt. Die Nerven sind rothbraun, oft erhaben und mit Härchen besetzt; Kapsel in weiter Geschlechtshülle, sie öffnet sich in 8 Zähne; wächst auf sumpfigen Wiesen, an Quellen, auf feuchten Felsen, Mauern &c. Trägt im Sommer reife Früchte. Findet als Brunnen- oder Sternleberkraut (**Hepatica fontana s. Lichen stellatas**) gegen Leberkrankheiten Anwendung.

Strahlenpalme, Wald- (**Taliera sylvestris**), die Blätter geben Säcke, Matten, grobe Kleidungsstücke, Segel.

Strahlenschimmel (Byssocladium), Gattung der Familie Faserpilze; von einer Stelle aus regelmäßig strahlig verzweigte Flocken; ordnungslos aufgestreute, kugelige Keimkörner. — Arten: Fenster-St. (**B. fenestrale; Sporotrichum fenst.**), bildet das flockige Lager eines Schimmel, und bildet zuerst runde, weiße oder bräunliche, strahlende Flecken auf dem innern Theil der Fensterscheiben, die sie nach und nach in einem dünnen, graugrünen oder braunlichen Filz überziehen; erscheint namentlich an feuchten, dumpfen Orten, und ist durch Benässung zu entfernen.

Strandnelke (Statice) Gattung der Familie Bleiwurzgewächse; 1seitige, rispige oder doldentraubige Blüthenähren; 5blätterige oder 5theilige Blumen mit 2—3 Deckblättchen; gleicht sonst der Gattung Grasnelke. — Arten: Gemeine St. (**St. Limonium St. pseudolimonium**), holzige, braunrothe Wurzel; rosettige ausgebreitete Blätter; ½—2 Fuß hoher Schaft; bläulich-lilafarbige, selten weiße Blumen; wächst an der Küste der Ost- und Nordsee, sonst auf Salzboden; dauert aus und blüht im Juli und Aug. Riecht getrocknet wie der stinkende Gänsefuß. Die stark adstringirende und tonische Wurzel ist als **R. Behen rubri** officinell, und wird vorzüglich bei Blutflüssen angewendet. — Carolina'sche St. (**St. caroliniana**), die Wurzel ist als sehr stark adstringirendes Heilmittel in Amerika bekannt. — Ansehnliche St. (**St. speciosa**), bei Blutflüssen, Vorfällen des Uterus u. s. w. im südlichen Sibirien gar häufig angewendet. — Breitblätterige St. (**St. latifolia**), dient im Kaukasus zum Gerben.

Strauchflechte (Evernia), unten und am Rande nacktes Gestell; kreisrundes, randständiges Keimlager; gefärbte Keimplatte. — Arten: Mähnenartige St. (**E. jubata**), stielrundes, schwarzbraunes oder blaßes Gestell; schwarzbraune Keimblatte; früher als schwarzes Baummoos officinell. Wächst an Bäumen, Steinen, zwischen Moos ꝛc. — Kleiige St. (**E. furfuracea; Lichen furf.; Laboria furf.**), blattartiges, schimmelgrünes, oft graukleiiges und wie mit Mehl bestreutes Gestell; wächst an Bäumen, namentlich Birken, an Holz und Steinen; gibt eine olivbraune Farbe. — Pflaumen-St. (**E. Prunastri; Lichen Pr.; Laboria Pr.**), fast bettarliges, weißgelbes, dichtes Lager; seitenständige, becherförmige Lager mit rothbrauner Keimplatte; trägt im Alter Frucht; wächst sehr häufig an Obstbäumen, Sträuchern, Zäunen, Steinen; als Baummoos (**Muscus arboreus**) offizinell; wirkt schwach zusammenziehend und als bitteres Mittel.

Strauchmoos (**Leskea**), Gattung der Familie Haubenmoose; blattwinkelständige Keimbüchse; doppelter Mündungsbesatz, von denen der äußere 16 freie, rückwärtsgekrümmte, der innere 16 häutige Zähne hat. — Arten: Seidenglänzendes St. (**L. sericea**), bildet gelblichgrüne, seidenartig glänzende Rasen, und ist an Felsen, Bäumen, Mauern ꝛc. gemein; diente früher als blutstillendes Mittel.

Streifalge (**Rhytiphloea**), Gattung der Familie Kernalgen; zusammengedrücktes, flaches, purpurrothes, trocken schwarzes Lager mit scheibenförmigem, falschem Unterstock; warzenförmige Keimbälge; kugelige Keimkörner. — Arten: Färbende St. (**R. tinctoria; Fucus purp.**), 2—6 Zoll hoch; 3fach kammförmig gefiedert; wächst im atlandischen und Mittelmeer. Wird als Wurmmoos gesammelt und diente im alten Rom als Schminke.

Streifenfarrn, s. v. a. Hirschzunge.

Streitkolbenbaum (**Casuarina**), Gattung der Familie Gagelgewächse; 1 und 2 häusig; männliche Blüthen in einer gegliederten Aehre mit glockenförmigen Gelenkscheiden, jede mit mehreren wirteligen, 1männlichen, spitzigen Blüthen; die weiblichen Blüthen stehen in sehr dichten, fast kopfförmigen Aehren mit Deckblättchen; Früchte in Zapfen. Die größer und dicker werdenden zweiseitlichen Geschlechtshüllblätter umschließen kapselförmig eine geflügelte, zusammengedrückte Schließfrucht; häutige Fruchthülle; fast hornartige Samenhaut, darauf ein dichtes Fasergewebe. — Arten: Stachelfrüchtiger St. (**C. muricata**), 2häusiger, hoher Baum mit geringeltem Stamm, ausgebreiteter, schlaffer Krone; sehr gedrängte, fadenförmige, 1—1½ Fuß lange, gegliederte Blätter an den Astenden, von denen sie schimmelgrün und roßschweifartig herabhängen; die Aestchen bestehen aus 40—50 Gliedern. Wächst an sandigen Meerufern in Ostindien und auf den Molukken. Das grau und braunroth gescheckte Holz ist federartig durchzogen und ungemein hart. Die Rinde dient äußerlich bei einigen Nervenübeln, Gliederzittern, Lähmungen, eine Abkochung der Aestchen wird gegen Bauchweh und Koliken gebraucht. — Vierschalstückiger St. (**C. quadrivalvis**), 2häusiger Baum mit 4schalstückiger Hüllfrucht, sehr hartem und brauchbarem Holz; wächst in Van Diemensland.

Strichfarrn (**Asplenium**), Gattung der Familie Wedelfarrn; gleichbreite Fruchthäufchen auf den Rippen; häutiger, flacher Schleier, der sich am innern Rande löst. — Arten: Frauenhaar-St. (**A. Trichomanes**), kurzer, faseriger Wurzelstock, 4—6 Zoll hoher, bandförmiger, gefiederter Wedel; 3—5 schiefe Reihen Fruchthäufchen auf der Blattrückseite, welche endlich als Keimkapseln die ganze Unterfläche derselben bedecken. In Europa an Felsen und Mauern sehr häufig; Juni bis Oct. Früher wandte man die eröffnenden und auswurfbefördernden Wedel als rothes Frauenhaar oder rother Widerthon, auch Abthon (**H. Trichomanes s. Adianti rubri**) häufig an. — Grüner St. (**A. viride**), gleicht der vorigen Art fast ganz, ist aber seltener. — Mauer-St. (**A. Ruta muraria**), bildet 2—4 Zoll hohe, dichte Rasen, und bedeckt häufig Mauern und Felsen; trägt vom Juni bis Oct. Früchte. Früher als eine Art Panacee unter dem Namen Mauerraute oder weißes Frauenhaar (**H. Rutae murariae s. Adianti albi**) offizinell. — Schwarzer St. (**A. Adiantum nigrum**), 4—10 Zoll lange, fast 3eckige Wedel; auf Felsen; Juni bis Oct.; wurde

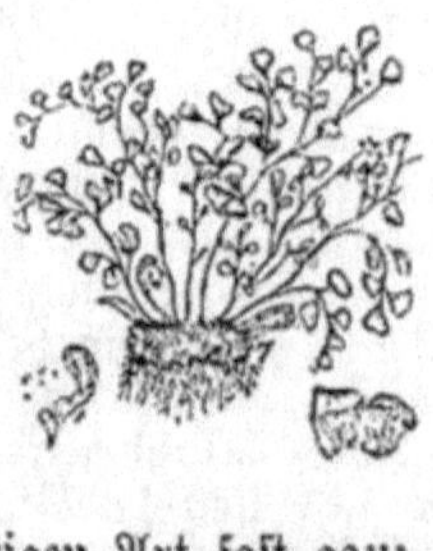

früher gegen dieselben Krankheiten als schwarzes Frauenhaar (**H. Adianti nigri**) gebraucht.

Strickgras (**Bestia**), Gattung der Familie Liliengräser; 2häusig; mit 1 Deckblättchen versehene Blüthen in Aehren; 6blätterige Geschlechtshülle; die männlichen Blüthen haben 2—3 Staubgefäße, die weiblichen Blüthen verkümmerte Staubgefäße; 2—3narbiger Griffel, 2—3fächerige Kapsel; wächst am Kap und in Neuholland. Arten: Dach-St. (**R. tectorum**), 1 Fuß hoher, kahler, ast- und blattloser Stengel; 3kantige Aehren; außen schwarze, innen braune Geschlechtshüllblätter; ausdauernd; wächst auf dürren Sandfeldern am Kap; dient dort zum Bedecken der Dächer.

Strohblume (**Xeranthemum**), Gattung der Familie Vereinblüthler; dachziegelige Hülldecke; trockenhäutige, strahlende Hüllblätter; die weiblichen Randblüthen haben eine 2lippige Blumenkrone, davon die äußere länger und 2—3zähnig; die Scheibenblüthen sind zwitterig und fruchtbar, die röhrenförmige Blumenkrone 5zähnig, unten lederartig; mit Deckblättchen besetzter Hauptfruchtboden, seidenhaarige, gekrönte Schließfrüchte. — Arten: Einjährige St. (**X. annuum, X. radiatum, X. ornatum, X. indorum**), endständige Blüthenköpfe; halbkugelige Hülldecke; kahle, stachelspitzige Hüllblätter, die strahlend noch ein Mal so lang sind als die Scheibenblüthen — blaß rosenroth; — jeder Blüthenkopf hat 100 und mehr Blüthen. Wächst im östlichen und südlichen Europa an trockenen, sonnigen Plätzen, ist 1jährig und blüht im Juni und Juli. Bei uns Zierpflanze.

Studentennelke, s. v. a. Sammtblume.

Stumpfmorchel, s. v. a. gemeine Faltenmorchel.

Sturmhut, s. v. a. Eisenhut.

Suäda (**Suaeda**), Gattung der Familie Immergrüngewächse; krautige, 5theilige Geschlechtshülle; dickliche, fleischige Zipfel; 5 Staubgefäße; 2—5narbige Griffel; 1samige, schlauchartige Schließfrucht in aufgeblasener Geschlechtshülle; wagrechter Samen mit krustiger Samenschale ohne Kernmasse. — Arten: Meerstrands-S. (**S. maritima; Chenopodium mar.; Schoberia mar.**), kahler und krautiger, ästiger Stengel; spitze, halbwalzenförmige Blätter; 3 weiße Blüthen in den Blattwinkeln; getüpfelte Samen; wächst an Meeresufern und auf Salzboden; 1jährig; blüht im Juli und Aug. In Italien kultivirt und gegessen; gibt Soda. Aus folgenden Arten wird gleichsfalls Soda gewonnen: **S. salsa, S. fruticosa, S. altissima, S. setigera** oder **Chenopodium setigerum**, namentlich von der letzten, welche am besten dazu ist.

Succate, s. v. a. Citronate; überhaupt eingekochter Fruchtsaft.

Sührk, in Mecklenburg s. v. a. Sauerampfer.

Süßblatt, färbendes (**Symplocos tinctoria**), die Blätter sind sehr süß, daher heißt dieser Baum in Nordamerika **Sweet-leaf**, man färbt Wolle und Seide schön gelb damit; die bittere gewürzhafte Wurzel befördert die Verdauung und wirkt blutreinigend. — Traubiges S. (**S. racemosa**), in Bengalen färbt man damit schön und dauerhaft roth. — Theeartiges S. (**S Alstonia**), dient in Columbien zur Bereitung eines beliebten Thees, der die Verdauung befördert, den Darmkanal stärkt und sehr auf die Hautausdünstung wirkt. — Aehriges S. (**S. spicata**), hat erbsengroße, etwas urnenförmige, 12rippige Nüsse, welche Kinder in Silhet an Fäden um den Hals tragen, um sie vor Zufällen zu bewahren.

Süßdolde, s. v. a. Myrhenkerbel.

Süßgras (**Glyceria**), Gattung der Familie Gräser; Rispe; 4 vielblüthige Spelzenblumen; grannenlose Blüthen; fleischige Geschlechtshüllblätter; 3 Staubgefäße; kahler Fruchtknoten; kürzer Griffel; federige Narben; freie, in die Kläppchen geschlossene Schließfrucht. — Arten: Flutt-S., Mannaschwingel, Himmelsthau, Entengras (**G. fluitans, Festuca fluitans, Poa. fl.**), nützliches Gras, das in ganz Europa in stillstehenden und fließenden Wassern, in ausgetrockneten Gräben, auf sumpfigen Wiesen wild wächst, hin und wieder im Großen auf Wiesen angebaut wird, die jährlichen Ueberschwemmungen ausgesetzt sind. Die im Schlamme fortkriechende Wurzel dauert viele Jahre aus. Der Halm wird 4—6 Fuß hoch, und hat von unten viele Aeste. Die Blätter unter dem Wasser sind breit und lang, die außerhalb desselben sind kürzer, zugespitzt, biegsam und am Rande etwas ausgezackt. Die Rispe ist nicht selten über 2 Fuß lang, aufrecht und ästig. An derselben setzen sich vom Juni bis Sept. mehlreiche, länglichrunde, bräunliche Samenkörner an, die vom Rindvieh, Pferden und Schweinen sehr gerne gefressen werden. Sie werden in Polen Litthauen und andern Ländern gesammelt, so lang der Thau noch auf dem Grase liegt, getrocknet und zu einer Grütze (Mannagrütze, Polnischer Schwaden; S. Graminis Mannae) gemacht, welche mit Milch und Wein gekocht eine eben so gute, nahrhafte und gesunde Speise als der Sago ist; zu Mehl gemahlen geben sie vortrefflichen Brei und gutes Backwerk. Auch alle Wasservögel und Fische lieben diesen Samen sehr. Außerdem gibt das Gras ein gutes Heu, welches namentlich von Pferden gerne gefressen wird.

Süßholz (**Glycyrrhiza**), Gattung der Familie Schmetterlingsblümler; 2lippiger, 5zähniger Kelch; schmetterlingsförmige Blume; 2blätterige oder 2theilige Schiffchen; 10 2brüderige Staubgefäße; kahler, fadenförmiger Griffel; 2 schalstückige, eirunde, oder länglich zusammengedrückte, 1fächerige, 1—4samige Kapsel. — Arten: Gemeines S. (**G glabra**), tiefdringende Wurzel mit fingersdicken Ausläufern, welche wieder Stengel treiben, außen braun, innen gelb ist, und im südlichen und mittlern Europa häufig auf Aeckern angebaut wird. Er treibt jeden Frühling einen fast 3 Ellen hohen Stengel mit gefiederten, dunkelgrünen, klebrigen, glänzenden, vorn stumpfen und am Rande glatten Blättern, zwischen denen im Juli braune oder purpurrothe Blumentrauben zum Vorschein kommen, welche kurze rauhe Schoten mit linsenförmigen Samen hinterlassen. Gegen den Winter stirbt der Stengel ab. Alle 3 bis 4 Jahre wird die Wurzel im Herbste ausgegraben; die größern Stücke davon werden behalten, die kleinern hingegen bleiben als neue Pflanzung in der Erde. Um reichlichen Gewinn zu erzielen, muß der Boden immer tief gegraben und fleißig gedüngt werden. Die süße, hinterher etwas kratzende Wurzel enthält einen süßen, nicht gährungsfähigen Extractivstoff (Glycyrrhizin), ein kratzend-scharfes Weichharz und Amylum; sie ist als Süßholzwurzel (**R. Liquiritiae s. Glycyrrhizae**) offizinell, und wird in eigenen Anstalten, wo im Nov. die Wurzeln gereinigt, in kleine Stücke zerschnitten, zerquetscht, in großen Kesseln 4 — 5 Stunden gekocht, und ausgepreßt; diesen Saft kocht man so lange ein, bis er schwarzgrün, trocken, zerbrechlich, auf dem Bruch glänzend ist. Das Eindicken geschieht in Kupfergeschirren; leicht brennt die Masse an, und man kratzt dieselbe ab, wodurch Kupfertheilchen mit eingeschoben werden. Diese gefährliche Verunreinigung wird am besten entdeckt, wenn man die Stangen in Wasser auflöst, ein polirtes Messer in die Masse steckt, an welches sich das Kupfer metallisch niederschlägt. Ein solcher Süßholzsaft, Lakrizensaft, Bärendreck, Bärenzucker ist zum Gebrauche untauglich, man verlangt daher in der Apotheke gereinigten Süßholzsaft, welcher sehr passend ist. Man braucht ihn in Heiserkeit, in Husten und in verschiedenen Brustkrankheiten, auch als Einhüllmittel einer großen Masse von Arzneistoffen. In England nimmt man ihn zur Verbesserung des Porterbiers. Mit Zucker und arabischem Gummi vermischt, macht man aus dem Safte auch die braune Reglise (**Pastae Liquiritiae**), die in Catarrhen, Husten und Brustkrankheiten dient. Die Süßholzwurzel gibt man auch als Thee, 2—3 Quent auf mehrere Tassen. Er wirkt sehr schleimauflösend, den Auswurf befördernd, und ist außerdem blutreinigend. Ein berühmtes Brustpulver bei catarrhalischem Husten und Heiserkeit ist: Süßholzwurzel, Sennesblätter von jedem 1½ Loth, Schwefelblumen und Anis, von jedem 1 Loth, Zucker 8 Loth. Die Wurzel gibt auch Stöpsel, welche so gut wie Korkstöpsel sind. — Igelstacheliges S. (**G. echinata**), in Rußland, in der Tatarei, im südöstlichen Europa wird diese etwas weniger süße Art gleichfalls als Süßholzwurzel gebraucht; 3—5 Fuß hoher Stengel mit gefiederten Blättern, zusammengedrückten, am Grunde glatten, nach oben zu mit vielen langen, borstenähnlichen Stachelhaaren besetzten Schoten. Der Wurzelsaft leistet dieselben Dienste. — Drüsiges S. (**Gl. glandulifera**), die Wurzel ist ebenso süß wie beim gemeinen S., und wird auf die gleiche Weise benützt; wächst im südöstlichen Europa, Sibirien ꝛc. Die Kalmuken bereiten aus den Blättern einen Thee. — Scharfblätteriges S. (**Gl. asperrima**), hat eine sehr süße Wurzel, welche in Sibirien wie die gemeine Süßholzwurzel benützt wird.

Süßholzsaft, s. u. Süßholz.

Süßholzwicke, s. v. a. Erdnuß.

Süßholzwurzel, s. u. Süßholz.

Süßhülsenbaum (Prosopis), Gattung der Familie Sinnpflanzengewächse; vielehige, zwittertige und männliche Blüthen; 5zähniger Kelch; 5 freie Blumenblätter; 10 am Grunde 1brüderige Staubgefäße; lineale, innen mit Brei gefüllte Hülse. — Arten: Kätzchenblühender S. (**P. juliflora, Mimosa jul., Acacia jul., Algarobia jul.**), Strauch oder bis 30 Fuß hoher Baum mit sehr langen, ruthenförmigen Aesten, geschlängelten, kahlen Aestchen; hat statt der Nebenblätter 4—5 Zoll lange Dornen; doppeltgefiederte Blätter aus 1—2 Fiederpaaren, dazwischen je 1 rundliche Drüse; 2—3 walzige, 2—3 Zoll lange, gelbe, wohlriechende Aehren aus der Blätterknospe; innen fast zottige Blume; zusammengedrückte, kahle, 3—5 Zoll lange Hülse. Blüht in Westindien im Juni und Juli. Die Dornen können sehr gefährliche, selbst tödtliche Verletzungen verursachen. Blätter und Hülsen geben ein Viehfutter, letztere sind aber zur nassen Jahreszeit sehr schädlich. Aus der Rinde schwitzt ein Gummi, wie arabisches Gummi. — **P. horrida, P. dulcis et P. Siliquastrum** haben süße, wohlschmeckende Hülsen, welche in Südamerika gegessen werden — Ostindischer S. (**P. spicigera**), hat ein braunes, süßes, wohlschmeckendes Fruchtmark, welches in Ostindien gegessen und als Heilmittel wie Johannisbrod benützt wird.

Süßklee, in mehreren Gegenden von Deutschland s. v. a. gewöhnliche Esparsette.

Süßstrauch (Abrus), Gattung der Familie Schmetterlingsblümler; glockiger, 4lappiger oder 4zähniger Kelch, davon der obere Zahn breiter oder 2spaltig; schmetterlingsförmige Blume; eirunde Fahne; 9 1brüderige Staubgefäße; kurzer Griffel mit kopfiger Narbe; längliche, zusammengedrückte 4—6samige Hülse mit zelligen Querwänden zwischen den Samenkörnern. — Arten: Schönsamiger S. (**A. precatorius**), strauchiger, 10—15 Fuß hoch kletternder Stengel; die jungen Triebe behaart; paarig gefiederte, 10—15 paarige Blätter; blattwinkelständige, 12—25 blüthige Trauben; blaßrothe, in's Bläuliche oder Purpurrothe gehende, selten weiße Blumen; ei-kugeliger, scharlachrother oder weißer und schwarzgefleckter Samen, um den Nabel schwarz mit weißen Flecken. Wächst im heißen Asien, Afrika und Amerika; blüht am Schluß der Regenzeit, und ist die ganze Pflanze süß, daher verwendet man die Wurzel wie die Süßholzwurzel. Die Samenkörner dienen zu Rosenkränzen und werden gegessen.

Süßweichsel, eine Kirschenart, wahrscheinlich Bastarde von dem Sauerkirschen- und dem Süßkirschenbaum; große Blätter; süßsäuerliche, dunkel- oder schwarzrothe Früchte mit färbendem Saft.

Sumach (Rhus), Gattung der Familie Pistaziengewächse; zwitterig, vielehig oder 2häusig; kleiner, 5theiliger Kelch; 5 Blumenblätter; 5 Staubgefäße vor dem kreisrunden Polster; 1fächeriger Fruchtknoten; 3 kurze, meist freie Griffel; 3 meist kopfige oder stumpfe Narben; fast trockene Steinfrucht mit 1samigem Steinkern; kernmassenloser, umgekehrter Samen. — Arten: Perücken-S. (**R. Cotinus; Cotinus Coggygria**), 6—8 Fuß hohes Bäumchen, welches in der Schweiz, in Ungarn, Oesterreich, Italien und dem Orient wild wächst, und im Juli an den Spitzen der Zweige grüngelbe Blumen in kleinen Büscheln treibt; nach dem Verblühen werden die seither glatten Stiele mit feinen, röthlichen Haaren besetzt, die einen verworrenen Ballen von ziemlicher Größe bilden und einer Perücke gleichen. Die Wurzel liefert eine feuerrothe Farbe. Rinde Blätter und Zweige dienen zum Gerben. Das Holz (Fustelholz, Fisetholz, Gelbholz, unächtes gelbes Brasilienholz) dient zum Gelbfärben und wurde in neuerer Zeit als schätzbares Surrogat der Chinarinde empfohlen. Die gepulverten Blätter kommen als Schmak in der Türkischrothfärberei zum Schmeken des baumwollenen Garns vor. — Corallen-Sumach (**R. Metopium**), aus dem Stamm schwitzt auf Jamaika ein gelbes, festwerdendes Harz, welches dort **Doktor-gum** heißt, purgirend, ematisch und sehr diuretisch wirkt, bei Stockungen im Unterleibe, Gelbsucht, syphilitischen und Krankheiten der Harnorgane gebraucht wird, und zur Heilung von Wunden und Geschwüren dient. Das Holz kommt oft mit dem Quassienholze vermischt vor. — Gerber-S. (**R. Coriaria**), wächst am Mittelmeer, und ist in allen Theilen sehr adstringirend; mit den Blättern und Zweigen gerbt man in Spanien das Saffian- und Corduanleder; auch läßt sich damit schwarz färben; mit der Wurzel und den Früchten färbt man röthlich und mit der Rinde gelb. Die sehr sauren Früchte und Blätter (**Folia et Baccae s. Semen Sumachi**), gebrauchte man früher gegen Gallenfieber, Hämmorrhoiden, Blennorrhöen; äußerlich wirken sie sehr zusammenziehend. Die Früchte dienen als Würze an Speisen und kommen in Essig, um denselben schärfer zu machen. — Rohrkolben-S. (**R. typhina**), kahler S. (**R. glabra**), beide Arten kommen mit dem Gerbersumach überein und werden in Europa häufig kultivirt. Die Früchte der letztern Art und von **Rhus elegans** sind fast salzartig und kommen an Speisen; die Blätter sollen den Taback angenehmer machen. — Copal-S. (**R. copallina**), wächst im mittlern und nördlichen Amerika; die Blätter werden von den Indianern als Taback benützt — Wallnußblätteriger-S. (**R. juglandifolia**), wirkt fast so giftig, wie der Giftbaumsumach. — Firniß-S. (**R. vernicifera, R. Vernix**), der weiße Saft wird an der Luft schnell schwarz, erregt Hitze auf der Zunge und dient zur Bereitung des berühmten japanesischen Firnisses; das talgartige Samenöl gibt gute Kerzen; die Ausdünstung erregt Hautausschläge. — Giftiger S. (**R. venenata, R. vernix**), eben so giftig wie der Giftsumach; der milchige, bald schwarz werdende Rindensaft riecht sehr stark und unangenehm, und der Saft des gelben Holzes riecht aashaft. — Giftbaum-S. (**S. Toxicodendron, Toxic. pubescens et serratum, Toxic. vulgare et volubile**), 3—6 Fuß hoher Strauch, sehr ästig und im Alter baumartig; die sehr langgestielten, unpaarig gefiederten Blätter haben 3 Blättchen, sind gleichsam 3fingerig; traubenförmige, 1—3 Zoll lange Rispen; 2häusige, grünlichgelbe Blüthen; pfefferkorngroße, schmutziggelbe, 5—8furchige Frucht. Kommt auch mit mehr kletternd-wurzelndem Stamm und ganzen, kahlen Blättern vor (**R. radicans**). Wächst in Nordamerika an Bächen und auf trockenen Wiesen; blüht im Juni und Juli. Die Pflanze ist giftig, und enthält einen flüchtig-scharfen Milchsaft. Schon die Ausdünstung dieser Pflanze erregt bösartige Entzündungen, Geschwülste, Ausschläge, oft mit heftigen Fiebern verbunden. Die Blätter (**Folia Rhois Toxicodendri**) leisten bei Lähmungen der Extremitäten, einigen Unterleibskrankheiten, Flechten und skrophulösen Augenentzündungen gute Dienste, sind aber nur frisch wirksam. — Duftender S. (**R. fragrans**), die Blüthen riechen ganz wie Lilak. — Gewürzhafter S. (**R. aromatica**), das Holz riecht kampherartig. — Wohlriechender S. (**R. suaveolens**), die Blätter riechen orangenartig, auch werden die Früchte gegessen. — Fünfblätteriger S. (**R. pentophylla**), in Nordafrika und auf Sicilien werden die Früchte gegessen; die vom weißen S. (**R. albida**) in Marokko, und die vom nepaulischen S. (**R. buki-amelam**) in Nepaul.

Sumpfbeere, s. Trunkelbeere.

Sumpfbinsengras, s. v. a. Krötengras.

Sumpfcomarum, s. v. a. Blutauge.

Sumpfborst, s. u. Porst.

Sumpfkresse, s. v. a. Rauke.

Sumpfwurz (**Epipactis**), Gattung der Familie Stendelgewächse; gestielte Blüthen; spornlose Honiglippe; kurzer Geschlechtssäulengriffeltheil; endständiger, freier Staubbeutel; körnige Staubmassen; nicht gedrehter Fruchtknoten. — Arten: Breitblätterige S. (**E. latifolia, Serapias latifolia**), fast kriechender Wurzelstock; 1½—2½ Fuß hoher Schaft; eirunde Blätter; grünliche Blüthen. Wächst in Europa in schattigen Wäldern, auf buschigen Hügeln ꝛc.; dauert aus; blüht im Juli und Aug. Der Wurzelstock dieser und der folgenden Art diente früher als **R. Helleborines latifoliae** äußerlich bei der Fußgicht. — Schwarzrothe S. (**E. atrorubens**), kommt mit schmutzigvioletten, mit ziemlich schwarzrothen, und mit grünlichen Blüthen vor, und wächst an denselben Stellen, wie die vorige Art.

Suppenlauch, s. v. a. Schnittlauch.

Surinamische Wurmrinde (**Cortex Geoffroyae Surinamensis**), unsicheres, weil oft verfälscht vorkommendes, Brechen und Purgiren erregendes und nicht selten narkotisch wirkendes Mittel. Die ächte Rinde ist wirksam gegen Würmer, muß aber mit Vorsicht angewendet werden. Die Dosis in Pulver ist ℈ß—ʒß. Den Extract gibt man zu 6—20 gr. Die Abkochung zu ℥ij—℔j Wasser.

Swertie (**Swertia**), Gattung der Familie Drehblüthler; 5theiliger Kelch; radförmige Blumenkrone mit 5theiligem Saum; Zipfel unten mit 2 gefranzten Honiggruben;

5 Staubgefäße; Griffel fehlt; nierenförmige Narbe; 1fächerige, 2 schalstückige Kapsel; geflügelter Samen. — Arten: Ausdauernde S. (**S. perennis**), aufrechter, $\frac{1}{2}$—2 Fuß hoher, astloser Stengel; nervige dicke Blätter; traubige oder rispige Blüthen am Stengelende; 5theilige, grau oder grünlich-violette und schwärzlichblau getüpfelte Blume. Wächst im mittlern Europa auf Moorwiesen der Alpen und Voralpen, manchmal auch in der Ebene. Die sehr bittere Wurzel und das Kraut werden wie Enzian benützt. Syn. **Gentiana palustris, G. paniculata**

Swietenie (**Swietenia**), Gattung der Familie Orangengewächse; 5spaltig, 5 Blumenblätter; glockige, cylinderige Staubfadenröhre mit 10 Zähnen und 10 Staubbeuteln; 5fächeriger Fruchtknoten; scheibenförmige, 5strahlige Narbe; eiförmige, 5fächerige Kapsel; viel an der Spitze geflügelte Samen. — Arten: Mahagoni-S. (**S. Mahagoni**) dieser wegen seines ausgezeichneten Holzes sehr geschätzte Baum wächst im heißen Amerika unter andern Holzarten, unter welchen er im Aug., wo die Blätter eine röthliche Farbe bekommen, ausgesucht und gefällt werden. Er gleicht dem Cedrobaum, wird 80—100 Fuß hoch, 4 Fuß dick, sehr ästig, und hat eine ausgezeichnet schöne Krone. Die Stammrinde ist braun, an den Aesten und Zweigen grau und glatt, das Holz sehr hart und fest, frisch gelblichroth und gefleckt mit braunen und schwarzen Adern; Blätter abwechselnd gefiedert; blattwinkelständige, weißlichgelbe Blumen in Büscheln. Dieser Baum ist eine Goldgrube für die Amerikaner, denn es gibt einzelne Bäume, welche einige tausend Gulden Ertrag abwerfen. Gewöhnlich haut man sie 12 Fuß über der Erde ab, weil der obere Theil des Stammes, sowie die Aeste am besten sind, beschlägt sie auf dem Platze und führt sie an die Küsten, wo sie, in Flöße verbunden, nach Europa abgehen. Hier wird das Holz, Mahagoni- oder Amarantholz, zu den kostbarsten Möbeln verarbeitet. Es läßt sich ausnehmend schön poliren; doch wird seine Farbe allmälig dunkler, zuletzt schwarz. Mit Wachs und Oel darf es aber nie stark gerieben werden, wenn man nicht das Schwarzwerden beschleunigen will. Zum Schiffbau ist es weit besser als Eichenholz. Die Rinde ist braunroth und graulich, schwach aromatisch, sehr zusammenziehend, und wird als Mahagoni- oder Amarantrinde (**Cort ligni. Mahagoni**) gegen Wechselfieber, Durchfälle, Erschlaffung des Darmkanals, Blennorrhöen angewendet und häufig mit der Chinarinde vermischt. Sie enthält einen bittern Stoff, Schleim, Harz und ätheriges Oel. Der Same gibt das Carapatöl, welches sehr purgirt. Aus Rindeneinschnitten fließt ein dem arabischen Gummi ähnliches Harz. Um das Mahagoniholz täuschend nachzumachen, bedienen sich die Tischler des Ahorns, weil dessen Holz schön weiß ist und am reinsten eine Beize annimmt. Hiezu nimmt man 2 Theile Färberröthe und 1 Theil Gelbholz, kocht beides in einer hinlänglichen Menge Wassers 1 Stunde lang. Mit dieser kochenden Brühe wird nun das Holz angestrichen und dieß nach dem jedesmaligen Abtrocknen so oft wiederholt, bis man die wahre Farbe des Mahagoniholzes erhalten hat. Auf gleiche Weise läßt sich das Holz des schwarzen Wallnußbaumes zubereiten.

Syringe, s. v. a. Lilak.

T.

Taagesch, in Mecklenburg und Pommern s. v. a. gemeine Esche.

Tabak (**Nicotiana**), Gattung der Familie Nachtschattengewächse; röhrig-glockiger, bleibender, 5spaltiger Kelch; trichterförmige Blumenkrone mit gefaltet 5lappigem Saum. 5 Staubgefäße; kopfige Narbe; vom Kelch bedeckte, 2—4fächerige, vielsamige Kapseln; — Arten: Gemeiner T. (**N. Tabacum**), 3—6 Fuß hoher, ästiger Stengel, welcher wie die ganze Pflanze drüsig weichhaarig ist; sitzende, zugespitzte, 6—15 Zoll lange, 2—6 Zoll breite Blätter; endständige, große Rispe; drüsenhaarige, 2—$2\frac{1}{2}$ Zoll lange, rosenrothe Blüthen. Stammt aus Westindien, wird jetzt in allen Ländern kultivirt, blüht vom Juli bis Oct. und ist einjährig. Die ganze Pflanze riecht eckelhaft und betäubend, schmeckt bitterlich scharf und beißend, enthält Eiweißstoff, Ammonium, Aepfel- und Essigsäure, mehrere Salze, namentlich aber ein ölartiges, flüchtiges, sehr narkotisches Alkaloid — Nicotin — und ein krystallinisches, ätherisches, scharfes Oel (Nicktianin oder Tabakskampher) und gehört zu den heftigsten narkotisch-scharfen Giften.

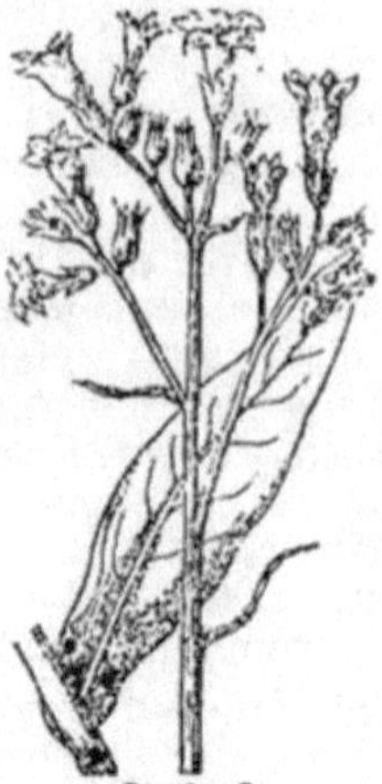
Tabak.

Innerlich angewendet, reizt er sehr den Magen und Darmkanal, macht gerne Erbrechen, und wirkt als narkotisches Gift auf das Nervensystem, macht Zittern, Schwindel, Kopfschmerz, Uebligkeit, verengerte Pupille, Schlafsucht, Beschleunigung und Unregelmäßigkeit des Pulses, vermehrt die Harnabsonderung und wirkt lähmend, besonders auf das Rückenmark und auf die irritablen Fasern. Besonders wichtig ist seine Wirkung auf das resorbirende System und auf die Schleimhäute; deshalb wendet man ihn gegen torpide Wassersucht, Keuchhusten, Asthma, Nervenkrankheiten, Wahnsinn, Epilepsie, Krampf- und Blähkoliken, hartnäckige Verstopfung, krampfhafte Harnverhaltung an. Aeußerlich wird der Tabak im Aufguß oder in einer Abkochung bei tatanischen Krämpfen als Klystier angewendet. Solche Klystiere sind ferner gut bei eingeklemmten Brüchen, besonders bei Koth und Krampfeinklemmung, gegen Askariden ꝛc. Tabaksabkochungen und daraus bereitete Salben sind gegen veraltete Krätze, Flechten, bösartige Geschwüre und Läuse gut. Bei chronischen Kopfschmerzen, fehlendem Geruch und chronischen Augenentzündungen, ist der Tabak als Nießmittel empfehlenswerth. Der Tabaksrauch hat incitirende und krampfstillende Eigenschaften, und ist gut gegen Verstopfung, rheumatische Zahnschmerzen und Ansteckungen. Tabakrauchklystiere sind sehr wirksam bei Darmkrämpfen, hartnäckiger Verstopfung aus Torpor und Scheintodt. — Die Dosis der Blätter in Abkochung oder Aufguß ist ℨß—ℨij auf ℥viij Colatur, wovon man täglich 2—3mal 1 Eßlöffel voll nehmen läßt. — Das Pulver wird zu ½—4 gr. einige Mal täglich gegeben. Den Extract gibt man im Tag zu 2—8 gr. in einem aromatischen Wasser aufgelöst oder in Pillen. Zu 1 Klystier nimmt man ℨß—j auf ℥viij Wasser; zu Waschungen ℥ß auf ℥iv—vj Wasser. — Der Tabak ist als Rauch-, Schnupf- und Kaumittel sehr bekannt, und hat sich seit seiner Einführung aus Amerika in Europa um 1560 mit rasender Schnelligkeit verbreitet. Columbus Gefährten lernten seinen Gebrauch 1492 auf Cuba kennen; sie brachten ihn nach Portugal. Joh. Nicot, französischer Gesandter in Lissabon, brachte den Tabak 1560 nach Frankreich. Walter Raleigh brachte den Tabak aus Virginien nach England, und von diesen Ländern aus verbreitete er sich schnell, selbst über die Türkei u. s. w. — Großblätteriger T. (**N. latissima; N. macrophylla**), gleicht der vorigen Art, nur ist der Stengel dicker, die Blätter viel breiter und laufen aus einem geöhrten Grunde herab. Dient wie dieselbe. — Chinesischer T. (**N. chinensis**), wird in China und den Sundeinseln angebaut, und hat halbstrauchige Stengel. — Bauern-T. (**S. rustica**), 2—4 Fuß hoher, klebrig-zottiger Stengel, gestielte, ganzrandige, 4—8 Zoll lange, 2—5 Zoll breite, trüb gelblich-grüne Blätter; endständige, sehr klebrige Rispe; 10 Linien lange, grünlichgelbe Blumen; fast kugelige Kapsel. Stammt aus Amerika, ist überall bekannt; 1jährig; blüht vom Juni bis September. Hat dieselben Eigenschaften, wie der gemeine Tabak, gibt aber keinen so guten Rauch- und Schnupftabak. — Klebriger T. (**N. glutinosa**) und lungenkrautartiger T. (**N. pulmonarioides**), beide Arten sind viel schärfer als die vorige, sind zum Rauchen nicht gut, dagegen als Arzneipflanze sehr wichtig.

Der Tabakbau verdient die größte Beachtung unserer Landwirthe, indem er einen schönen und sichern Ertrag abwirft, dem Lande viel Geld erhält, welches bis jetzt für Tabak ins Ausland wanderte, und in vielen Gegenden den Weinstock da ersetzen dürfte, wo sich dessen Anbau nicht mehr lohnt, und die Weingärtner in Folge hievon völlig verarmen. Außer den angeführten Stammformen haben wir durch die Kultur noch eine Masse Abarten erhalten, welche theils noch besser sind, und bei deren Anbau sich der Landwirth darnach richten muß, was die Fabriken und Kaufleute, an welche er zu verkaufen beabsichtigt, für Sorten wünschen. Sie können am besten aus der Pfalz, wo der Tabaksbau eine hohe Stufe erreicht hat, bezogen werden. Wer sich über die Kultur des Tabaks und seine zweckmäßigste Verwerthung näher unterrichten will, schaffe sich folgendes, praktische, in jeder Buchhandlung bestellbare Werkchen an:

Der wohlerfahrene Cigarren- und Streichzündhölzerfabrikant. Praktische, auf langjährige Erfahrungen gestützte Anleitung zur vortheilhaftesten Fabrikation der Cigarren und Streichzündhölzer. Von einem alten Cigarrenfabrikanten. Mit vielen Abbildungen. Ulm, Fr. Ebner. Preis 36 kr. oder 10 Sgr.

Tabascheer, Tabaxir, in den Knoten des Bambusrohrs vorkommende Concremente, welche fast ganz aus Kieselerde mit etwas Kalk, Kalk und vegetabilischer Materie bestehen; sie wirkt krampfstillend, adstringirend und stärkend, und wird namentlich bei Verschleimungen, Blutspeien, Pthisis und Dysurie angewendet.

Tabernaemontane (Tabernaemontana), Gattung der Familie Drehblüthler; 5theiliger **Kelch**; 1 Drüse am Grunde der Zipfel; tellerförmige Blumenkrone mit 5theiligem Saum; 5 eingeschlossene Staubgefäße; pfeilförmiger Staubbeutel; 2 Fruchtknoten; 1 fadenförmiger Griffel; 2spaltige Narbe; 2 oder 1 Balgkapsel; nistender, kantiger Samen ohne Wollschopf. — Arten: Schönblühende T. (**T. coronaria, Nerium cor.**), 4—8 Fuß hoher, kahler Strauch mit aschgrauen, 2spaltigen Aesten; 3—6 Zoll lange, spitzige, glänzende Blätter; meist 3—9blüthige Trugdolden; rein weiße Blüthen, schlank, 1½ Zoll lang; zurückgekrümmte, vielsamige, 1—3 Zoll lange Balgkapseln; brauner Samen in dunkelrothem Fleisch. Wächst im ganzen südlichen Asien, wo sich eine Spielart mit prächtigen Blumen häufig in Gärten findet. Die Blüthen riechen bei Nacht ausgezeichnet gut. Der milde Milchsaft der Blätter dient bei Augenentzündungen und Hautkrankheiten, die Wurzelrinde bei Zahnschmerzen und Würmern. — Citronenblätterige T. (**E. citrifolia**), die bittere Wurzel wirkt tonisch, fieber- und wurmwidrig; wächst in Westindien; ebenso die weiße T. (**T. alba**), welche dort wegen ihres reichlichen Milchsaftes **Bois laiteux** heißt. — Krause T. (**T. crispa, T. orientalis**), die gelbliche, bittere und stechende Wurzelrinde dient gegen Bauchflüsse aller Art, und äußerlich bei Abscessen. — Nützliche T., Milchbaum (**U. utilis**), heißt im brittischen Guiana **Hya-Hya**, und gibt aus tiefen Quereinschnitten in die Rinde viel weiße Milch, welche dicker und schmackhafter als Kuhmilch ist, 7—10 Tage frisch bleibt und sehr nährt. — Knöterigblätterige T. (**T. persiariaefolia**), der Milchsaft ist sehr scharf und ätzend. — Auf Sumatra ꝛc. wächst ein Strauch, malaische Krugblume (**Urceola elastica**), dessen Milchsaft einen großen Theil des ostindischen Kautschuck liefert.

Tachelken, in mehreren Gegenden von Deutschland s. v. a. Graupappel.

Tacsonie (**Tacsonia**), Gattung der Familie Seidenpflanzengewächse; walzenförmige Kelchröhre, unten mit 3blätteriger oder 3spaltiger Hülldecke; 5theiliger Saum; 5theilige Blume; gleicht sonst der Passionsblume. — Arten; Fiederartige T. (**T. pinnatistipula; Passiflora pinnat, P. pennipes**), emporklimmender, wickelrankiger Strauch; behaarter Stengel; etwas herzförmige, 3theilige, unten sammthaarig-weißliche Blätter; fiedertheilige Nebenblätter; 3—4 Zoll Durchmesser haltende Blüthen, sternförmig ausgebreitet und dunkelrosenroth; die äußere Beikrone ist in den Kelchschlund gefügt und besteht aus violettblauen Fäden; rundliche, gelbe Beere; wächst in Chile. — Die Beeren anderer Arten sind eßbaar, wie von: **T. mollissima, S. speciosa, T. tripartita.**

Täschelkraut (**Thlaspi**), Gattung der Familie Viermächtige; 4blätteriger Kelch; 4 meist weiße Blumen; blätterige 4mächtige, zahnlose Staubgefäße; ovale, seitliche, zusammengedrückte Schötchen mit 2—mehrsamigen Fächern; kahnförmigen Schalenstücke; neben einander liegende Samenlappen. — Arten: Acker-T. (**Th. arvense**), ½—1 Fuß hoher, kantiggeriefter, kahler Stengel; dickliche, kahle, stengelständige, ausgeschweifte oder buchtig gezähnte Blätter; weiße Blumen; brauner, bogig runzelige Samen. In ganz Europa auf Aeckern, Schutthaufen und an wüsten Stellen; blüht vom Mai bis Sept., riecht gerieben etwas knoblauchartig; dieß ist noch mehr bei den Samen (**S. Thlaspeos**) der Fall, welcher blutreinigend, reizend und diuretisch wirkt und namentlich bei Hüftweh und ähnlichen rheumatischen Uebeln gebraucht wird. — Noch stärker nach Knoblauch riecht **Th. alliaceum**, welches im mittlern Europa wächst und früher als **Herba Scorodothlaspeos** gebräuchlich war. Wie von der ersten Art, so wird der Samen von **Th. perfoliatum** gebraucht. — **Th. Bursa postoris**, s. v. a. gemeines Hirtentäschel. (s. d.)

Täubling, bitterer oder häutiger, s. v. a. pfefferartiger Plättchenpilz; s. u. Blätterschwamm.

Täverich, s. v. a. Roggentrespe.

Tagblume, Taglilie (**Hemerocallis**), Gattung der Familie Kronlilien; zwitterig; blumenkronartige, 6theilige Geschlechtshülle; kurze Röhre; zurückgeschlagener Saum; 6 Staubgefäße am Röhrengrund, pfriemenförmiger Staubfaden, 1 Fruchtknoten; Griffel mit 3eckiger Narbe; 3seitiger Kapsel; kugeliger Samen. — Arten: Gelbe T. (**H. flava**), prächtige Zierpflanze unserer Gärten, welche auf Feldern in Ungarn und Siebenbürgen, in Sibirien und der Schweiz wild wächst, bei uns in Gärten gezogen wird, wo sie einen ansehnlichen Busch bildet. Die schilfähnlichen Blätter sind 1—2 Fuß lang, und erhebt sich zwischen denselben ein 2—3 Fuß hoher Stengel, an dem um Johannis 2—4 citrongelbe, glockenförmige Blumen erscheinen, die keinen Kelch, eine zurückgebogene Krone haben und gegen Abend einen lieblichen Pomeranzengeruch verbreiten. Sie wird durch Wurzelzertheilung oder Samen fortgepflanzt, gedeiht in jedem Boden; Blätter und Stengel sterben im Herbst ab und werden im Frühjahr durch neue ersetzt. Die Blätter geben in der Tartarei eine Art Leinwand. Die Blüthen werden wegen ihres Wohlgeruchs als **Flores Lilio-Asphodeli** zu den herzstärkenden Mitteln gezählt — Feuerfarbige T. (**H. fulva**), wird noch größer, die Blätter sind 2 Fuß lang, der Stengel gegen 4 Fuß hoch, die Blumen röthlich und geruchlos; wächst in China, bei uns wegen des schönen Aussehens in Gärten.

Tag- und Nachtblume, s. v. a. Nachtviole.

Takamahak (**Tacamahaca vera**), resinöse Substanz, welche sich in verschiedenen Pflanzen findet, die als Pflaster aufgestrichen oder auch als Räucherung sehr erwärmend, reizend und zertheilend wirkt, bei krampfhaftem Erbrechen, Erkältungskolik, Diarrhöe, Blähungen und chronischen Bauchleiden gute Dienste leistet, wenn man den Bauch damit belegt. Wird künstlich dargestellt aus Wachs, Hammelstalg, Terpentin, Weihrauch, Benzoëharz, Muskatbutter, Pfeffermünz- und Gewürznelkenöl.

Talauma Plumieri, eine Magnolienart; die Aestchen, Blätter und Knospen sind fast wie Kabous, und werden auf den Antillen bei träger Verdauung, Wassersucht, Gicht, Skorbut rc. angewendet, die wohlriechenden Blüthen zu Liqueuren gesetzt. Aus den Früchten schwitzt ein schwärzlichbraunes, balsamisches Harz, das erhitzend scharf und bitter schmeckt, und gegen Blenorrhöen dient. Der Same wirkt wie die Blätter und Knospen.

Talaveraweizen, s. v. a. gelbsamiger, weißer, gemeiner Weizen ohne Grannen.

Talg, vegetabilischer (**Piney tallow**), durch Auskochen des Samens von der indischen Vaterie erhält man eine talgartige Substanz; s. u. Vaterie.

Talgbaum, s. v. a. Vaterie.

Tamarinde (**Tamarindus**), Gattung der Familie Cassiengewächse; 2lippiger Kelch, davon die obere Lippe 3theilig, die untere 2nervig und 2zähnig; 3 Blumenblätter, davon das mittlere kappenförmig; 9—10 Staubgefäße, davon 7 ganz kurz und staubbeutellos; pfriemiger Griffel; gestielte, krumme, 3—12samige Hülse; zusammengedrückter, 4seitiger Samen. — Arten: Indische T. (**T. indica**), ziemlich hoher Baum mit dickem Stamm und vielen knotigen Aesten und brauner Rinde; abwechselnd gefiederte Blätter; große, gelbe, wohlriechende Blumen, welche in länglichen Trauben an den zwei Spitzen sitzen und 5—6 Zoll lange, anfangs grüne, dann dunkelrothe oder schwarze Hülsen, die mit einem faserigen, säuerlichen Marke angefüllt sind und 3 - 4 harte, braune Samenkörner wie Bohnen enthalten; wächst in Indien, Arabien, Aegypten, Südamerika rc. und hat ein gutes, hartes und schweres Holz. Die Früchte schätzt man wegen ihres säuerlichen Markes sehr. Man ißt sie roh, trocknet sie an der Sonne, oder macht sie unreif ein. Man genießt das ausgepreßte Mark als eine kühlende, skorbutwidrige Latwerge, oder mit Zucker und Wasser als liebliches, kühlendes Getränk. Zugleich dient es als ein gelindes, abführendes Mittel. Die besten Tamarinden, welche im Handel zu uns kommen, müssen rein, fast durchsichtig, dabei fleischig aber nicht feucht noch schimmelig, weder faul noch vertrocknet aussehen; die ostindischen werden den amerikanischen vorgezogen. Zuweilen erhält man auch das bloße Mark eingeschlagen, jedoch muß man dieß mit großer Vorsicht aufnehmen, da es öfters in kupfernen Gefäßen bereitet und dadurch schädlich wird. Das Tamarindenmus (**Pulpa Tamarindorum**) enthält vorzügliche Wein-, Citronen- und etwas Apfelsäure, Zucker, Weinstein, Gummi und Gallerte. Es findet besonders Anwendung bei Hämorrhoiden, welche nicht gehörig durch den Darmkanal ziehen, sondern Blutwallungen, selbst Blutbrechen erregen; sodann da, wo nur schleimige, galligte Stoffe im Magen und den Gedärmen sich angehäuft haben, oft mit Fieber verbunden, um sie zu entfernen. Die Tamarinden siedet man im Wasser weich, schlägt sie durch ein Haarsieb, verdampft die Masse bei gelinder Wärme in einem porzellanenen Gefäße bis zur Honigdicke, und setzt jedem Pfund Mus 5—6 Loth weißen Zucker bei. Die säuerlichen Blätter werden gegen Würmer und nebst den wohlriechenden Blüthen bei fieberhaften und galligten Krankheiten gebraucht.

Tamarindenmus, ein von der Tamarinde gewonnenes Mus, von welchem man levantisches oder ostindisches und westindisches unterscheidet; ersteres verdient den Vorzug.

Tamariske (**Tamarix**), eine Unterart der Gattung Myricarie. Französisches T. (**T. gallica**), braune, innen hellgelbe, balsamisch-bittere, zusammenziehende Rinde wird als **C. Tam. gallici** wie die von der deutschen Myricarie gebraucht, namentlich gegen Milzverstopfungen. Die galläpfelartigen Blätterauswüchse dienen gegen Augenkrankheiten, Blutspeien, Blutflüsse. — Mannagebende T. (**P. mannifera**), wächst am Sinai und im steinigen Arabien, schwitzt durch die Nähe eines Insekt Manna (**Manna tamariscina**) aus, und das Manna der Juden in der Wüste gewesen sein soll. — **T. hispida**, die Tataren gebrauchen eine Abkochung der Aeste gegen Rheumatalgien und Arthralgien, sowie bei innerlichen Verletzungen. — **T. orientalis**, wächst im heißen Asien und Afrika; die Blätter dienen gegen Milzkrankheiten, eine Rindenabkochung gegen Blutflüsse verschiedener Art; eine Abkochung der Galläpfel und des Holzes gegen syphilitische Krankheiten und Hautausschläge. Die übrigen Arten werden zum Gerben benützt.

Tang, s. v. a. Algen.

Tanghinie (**Tanghinia**), Gattung der Familie Drehblüthler; 5theiliger Kelch; tellerförmige, 5spaltige Blumenkrone; durch 5 Schuppen geschlossener Mund; 5 Staubgefäße, darunter 5 Drüsen; herzförmiger Staubbeutel; doppelter Fruchtknoten; fadenförmiger Griffel; kopfige Narbe; 2 gesonderte, 1samige Steinfrüchte. — Arten: Madagascarische T. (**T. madagascariensis**; **T. venenifera**; **Cerbera Tanghin**; **Cerb. venenifera**), Baum mit aufrechten Aesten; dichte, lanzettige, 4—10 Zoll lange, lederige Blätter; vielblüthige, endständige Rispen; weiße Blume mit rothem Saum und Schlund; 2 birnförmige Steinfrüchte; Madagascar. Der Same (**Tanguen** oder **Voa Tanghin**) ist sehr giftig, indem ein einziger Samen 20 Personen tödten kann; wird dort als Gottesurtheil benützt, indem der Genuß Unschuldige nicht tödten soll.

Tanne (**Abies**), Gattung der Familie Zapfenbäume; 1häusig; einfache männliche Kätzchen; mit 1 Querrisse aufspringende Staubbeutel; stimmt fast mit der Gattung Kiefer überein. — Arten: Edel-T. (**A. pectinata**; **Pinac Abiesi**; **P. Picea**); 100—150 Fuß hoher Baum mit graulichweißer Rinde, geradabstehenden Aesten und Blättern, die an jeder Aestchenseite in etwa 2 Zeilen flach ausgebreitet, oben dunkelgrün sind und unten 2 weiße Striemen haben. Der aufrechte, walzliche Zapfen wird 5—6 Zoll lang, 1½ Zoll dick, umbrabraun, reift erst im 2ten Jahre und hat geflügelte Schließfrüchte. Wächst in europäischen und asiatischen Wäldern bis zu einer Höhe von 450 Fuß und blüht im Mai. Er liefert ein harziges und öliges Produkt, wie die Kiefer, das Harz ist aber hier weiß, der gewonnene Terpentin blaßgelber, feiner und stärker, und wird als Straßburger Terpentin (**Terebinthina argentoratensis**) verkauft. Das weiße, sehr feine Holz gibt Resonanzböden u. dgl. — Balsam-T. (**A. balsamea**; **Pinus bals.**), wächst in Kanada, Virginien rc. wild, bei uns als Zierde in Gärten, hat viel Aehnlichkeit mit der vorigen Art, und wird in einem mittlern Boden 45—50 Fuß hoch. Die Nadeln sind schwächer, kürzer und hellgrüner, als bei der Weißtaune, und verbreiten gerieben einen balsamischen Geruch. Der Stamm hat eine aschgraue, glatte Rinde, ist voll Beulen, aus welchen ein heller, wohlriechender Terpentin fließt, der in England unter dem Namen „Balsam von Gilead“ oder kanadischer

Balsam (Balsamum canadense) verkauft wird. Er bildet die beste und feinste aller Terpentinsorten. Nach 12 Jahren verliert der Baum seine Schönheit; die Aeste werden krumm, der Terpentin fließt häufig aus dem Stamme und bald stirbt er ab. Eine Abkochung der Wurzelrinde ist gut gegen Syphilis. — Kanadische T., Schierlingstanne, (A. canadensis; Pinus americana), flache, glatte, stumpfe, unten weißgestreifte, wohlriechende, wachholderbeerartige Nadeln; wird in Nordamerika 40—50 Fuß hoch, bleibt aber bei uns nieder. Rinde weißgrau und glatt, an jungen Zweigen hellbraun; wagrechte Aeste; die jungen Triebe hängen zur Erde und richten sich erst im nächsten Jahr auf. Die 1 Zoll dicken Zapfen sind kleiner als beim Lärchenbaum das Holz mittelmäßig hart, zähe, weißlich und zu vielen Zwecken geeignet. Die jungen Zweige dienen zur Bereitung des Tannenbiers.

Tannenfichte, s. v. a. Weymouthskiefer.

Tannenhafer, s. v. a. weißer Hafer mit Grannen.

Tannenwedel (Hippuris), Gattung der Familie Meerbeerengewächse; mit dem Fruchtknoten verwachsene Geschlechtshüllenröhre; 2lappiger, sehr kleiner Saum; 1 Staubgefäß; 1fächeriger und 1eiiger Fruchtknoten; fadenförmiger Griffel in der Furche des Staubbeutels; schließfruchtartige Steinfrucht mit dünnem Fleisch, dicker, knorpeliger 1samiger Steinschale. — Arten: Gemeiner T., Schachtelhelm (H. vulgaris) in ganz Europa in Teichen, Wassergräben, Bächen 2c.; wird 1—2 Fuß hoch und sieht wie eine kleine Tanne aus. Im Schleim dauert die Wurzel mehrere Jahre. Der hohle gegliederte Stengel trägt oberhalb des Wassers schmale, sternförmige, zuweilen niederhängende, zahlreiche Blätter, zwischen denen im Sommer schmutzigweiße Blümchen erscheinen. Der Stengel wird getrocknet, zum Poliren des Holzes und zum Scheuern von Zinngeschirr benützt. Ziegen und Gänse fressen die Pflanze.

Tapioca, ein sehr reines Satzmehl, welches von der geriebenen Wurzel des nutzbarsten Maniok gewonnen wird; s. u. Maniok.

Tartarenseife, die Wurzel der orientalischen Lichtnelke, welche statt der Seife zum Waschen benützt wird.

Tartschenflechte (Cetraria), Gattung der Familie Tellerflechten; fruchttragendes knorpeliges oder häutiges Gestell mit rundlichen oder blattartigen Lappen, an letzte ist das fast flache Keimlager geheftet; dünne offene Keimplatte auf der Markschicht. — Arten: Isländische T. (C. Islandica; Lichen Isl.; Physcia Isl.), 1½—4 Zoll hoch, bildet Rosen, graugrünlich oder olivenbraun, unten röthlich. Wächst bei uns auf Gebirgen und in nördlichen Gegenden auf der Erde, bildet ganze Rasen, und dient unter dem Namen isländisches Moos als bitteres und tonisches Mittel welches vorzüglich auf die Schleimhäute, Lungen, den Magen und Darmkanal wirkt, die Plastizität des Bluts vermehrt und den Stuhlgang befördert; dient bei Blenorrhöen mit eiterigen Absonderungen, namentlich bei atonischer Schleimschwindsucht der Lungen, wirklicher Lungensucht ohne entzündliche Reizung, bei Schleimflüssen des Darmkanals, der Nieren, der Blase, des Mastdarms, chronischen Ruhren und Durchfällen, äußerer Eiterung 2c. Ist auch gut nach allen Erschöpfungskrankheiten und bildet den Uebergang zu den stark tonischen Mitteln. Man gibt es in Abkochungen zu ℥β—℥vj mit Wasser, Milch, Süßholzwurzel, Senega, China 2c. Als ernährendes Mittel entzieht man ihm den Bitterstoff durch 8—12stündiges Einweichen in kaltem Wasser mit etwas Kali, und macht nachher eine Gallerte daraus; man kann auch Kalbsfüße damit kochen oder die Moosschocolade geben.

Taschenkraut, s. v. a. Täschelkraut und Hirtentasche.

Taubenkropf, s. v. a. aufgeblasenes Leimkraut.

Taubhafer, s. v. a. Flughafer; s. u. Hafer.

Taubnessel (Lamium), Gattung der Familie Lippenblümler; röhrig-glockiger 5zähniger Kelch; rachenförmige Blumenkrone; 1 Haarring innen in der Röhre; 4 2mächtige Staubgefäße. Die Staubbeutelfächer springen in einem gemeinschaftlichen Längenrisse auf. — Arten: Purpurrothe Bienensang (L. purpureum), bei uns überall auf Wiesen, in Gärten, auf Aeckern wachsende Pflanze, welche viel Aehnlichkeit mit den Nesseln hat, doch nicht wie diese brennt und kein schmerzhaftes Gefühl beim Berühren verursacht. Sie wird 1 Fuß hoch, hat herzförmige, stumpfe Blätter und pur purrothe Blumen, welche in schönen Quirlen oben am Stengel herum sitzen, und von Bienen fleißig besucht werden. Wird von Schafen und Ziegen gefressen und ist jung als Gemüse brauchbar; später riecht es unangenehm und dient zum Vertreiben der Wanzen. Blätter und Blüthen (**H. et F. Lamii rubri s. purpurei**), sind sehr wirksam bei Leukorrhöe. — Weiße T. (**L. album**), sie wächst überall auf unbebauten Plätzen ꝛc.; liefert den Bienen in den weißen Quirlblumen viel Honig, und ein Thee davon ist gut in katarrhalistischen Leiden. Jung ist die ganze Pflanze als Gemüse eßbar. Früher wandte man die herzförmigen, scharf zugespitzten Blätter innerlich gegen Blutflüsse und Skropheln, äußerlich gegen harte Geschwülste an. — Gefleckte T. (**L. maculatum**), hat große, purpurrothe Blumen, und wird deshalb zur Einfassung der Gartenwege benützt. Wird in Italien häufig gegen Milzkrankheiten gebraucht.

Tausendblatt (**Myriophyllum**), Gattung der Familie Meerbeerengewächse; 1häusig oder zwitterig; die männlichen Blüthen haben einen 4theiligen Kelchsaum, 4 hinfällige Blumenblätter, 8 Staubgefäße; die weiblichen Blüthen 4seitige Kelchröhre am Fruchtknoten, 4theiligen Saum, 4 sehr kleine Blumenblätter, 4fächerigen Fruchtknoten mit 1eiigen Fächern; 4zottigen Narben; saftlose Steinfrüchte, die bei der Reife in 4 Theilfrüchte zerfällt, hängende Samen. — Arten: Wirteliges T. (**M. verticillatum**), krautiger Stengel; 4wirtelige, fiedertheilige Blätter mit borstenförmigen Zipfeln; wirtelige oder ährige Blüthen mit kammförmig fiederspaltigen Deckblättern. Blüht in stehenden Gewässern von Europa und Amerika im Juli und August. — Hieher gehört das hanfartige Streichkraut (**Datisca cannabina**), welches unangenehm bitter schmeckt, bei gastrischen und skrophulösen Krankheiten, sowie bei Wechselfiebern als Brech- und Abführungsmittel dient; wächst im Orient und wird namentlich in Italien angewendet.

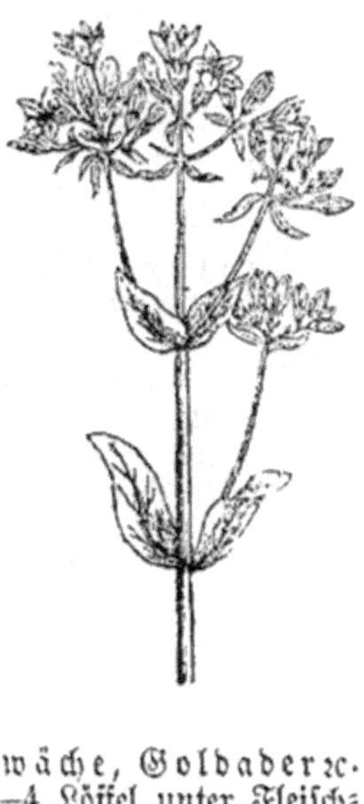

Tausendgüldenkraut (**Erythraea**), Gattung der Familie Drehblüthler; 5—4spaltiger oder theiliger Kelch; regelmäßige, trichterförmige Blumenkrone mit 5 4theiligem Saum; 5—4 Staubgefäße; 2fächerige, 2schalstückige, fast gleichbreite Kapsel mit viel Samen an den Rändern der Schalstücke. — Arten: Gemeines T. (**E. Centaurium; Gentiana Cent.; Chironia Cent.**), Fieberkraut, Erdgalle, Aurenkraut (**Herba Centaurii minoris**), diese Pflanze wächst auf Wiesen, Triften, in Wäldern, blüht im Juli, hat aufrechte, fußlange, 4eckige Stengel; gegenüberstehende, 3rippige, glatte, ovale Blätter, die am Stengel herunterlaufen und dadurch demselben ein beinahe 4eckiges Ansehen geben. Die Blumen, welche sich nur bei Sonnenschein öffnen, sind blaß- oder pfirsichblüthenroth. Stengel und Blätter sind scharf bitter, und enthalten einen bittern Extractivstoff und einen eigenthümlichen krystallinischen Stoff (Centaurin). Das getrocknete Pulver ist gelbgrünlich, Weingeist zieht eine braungelbe Tinctur aus. Man gebraucht das T. theils für sich, theils mit andern Pflanzen als Frühlingskur, namentlich bei Verschleimungen, Stockungen, Verstopfungen im Darmkanal, Leberverhärtung, Lungenverschleimung, Verdauungsschwäche, Goldader ꝛc. Man preßt aus dem frischen Kraut den Saft, und nimmt 2—4 Löffel unter Fleischbrühe, setzt die Kur 4—6 Wochen und noch länger fort. Gern setzt man Löwenzahnsaft bei, auch noch Fieberkleesaft. Außerdem wirkt diese Kur ausgezeichnet bei Flechten, Grindausschlägen, sowie bei hartnäckigen, schlechten Eiter absondernden Geschwüren, Kopfgrind. Auch gibt man es in Abkochung zu ℥ij—iij; die Tinctur zu ʒj—ij. In Weißrußland macht man daraus eine Art Porterbier und bei uns bittern Branntwein. — Niedliches T. (**E. pulchella; E. inaperta; E. ramosissima; Chironia Gerardi; Ch. inaperta; Gentiana pulchella**), der vorigen Art ähnlich, nur kleiner; wächst auf feuchten Wiesen und Aeckern, namentlich auf salzigem Boden und findet dieselbe Anwendung.

Tausendkorn (**Herba Herniariae**), s. v. a. kahles Bruchkraut.

Tausendschönchen, s. v. a. Maßliebe.[1]

Taxus, Taxusbaum, s. v. a. Eiben.

Taxustanne, s. v. a. Weißtanne.

Tecome (**Tecoma**), Gattung der Familie Larvenblümler; 5zähniger Kelch; blumenkronartige Röhre; 4—5lappig-2lippiger Saum; 3 Staubgefäße; verlängert-schotenförmige, 2fächerige, holzige Kapsel mit 2 Reihen Samen. — Arten: Capische T. (**T capensis, Bignonia cap.**), kahle, klimmende Aeste; unpaarig-gefiederte, meist 4paarige Blätter; gestielte Trauben; orangerothe, 2 Zoll lange Blumen; wächst am Kap. — Eschenblätterige T. (**T. stans**), die Wurzel dient in Westindien als diuretisches Mittel, und heißt dieser Strauch dort **Bois Pissenlit.** — Wurzelnde T. (**T. radicans; Bignonia rad.**), ästiger, kahler, 40—50 Fuß hoher Strauch, der sich wie Epheu an Mauern, Felsen 2c. emporwindet, aus Knoten anklammernde Wurzelfasern treibt, unpaarig-gefiederte, unten flaumig-nervige Blätter und eine 3½ Zoll lange, orange, rothe Blume hat; 7—8 Zoll lange, spitze Kapsel; wächst in Nordamerika, bei uns Zierstrauch. Blüht vom Juli bis Sept. und gilt in der neuen Welt für giftig.

Teichrohr, s. v. a. gemeiner Schilf.

Tekbaum, riesiger (**Tectona grandis**), gehört zur Gattung Müllen, und hat ein sehr hartes, unangenehm und bitter schmeckendes Holz, das viel Kieselerde enthält und die bösen Folgen von schädlichen Speisen und Getränken hebt, weshalb es den Chinesen, Malaien 2c. zu Gefässen dient, worin Speisen und Getränke aufbewahrt werden. Als Bau- und Werkholz ist es ausgezeichnet. Mit dem schnell hart werdenden Blättersaft kann man Seide und Wolle purpurroth färben. Eine Blätterabkochung dient gegen Cholera, ein Syrup daraus gegen Aphthen, und die Blüthen gegen Harnverhaltung. — Hieher gehört ferner: zottige Gmeline (**G villosa**), hat eine bittere, gewürzhafte Wurzel, die in Ostindien als Heilmittel sehr geschätzt ist, namentlich bei Vergiftungen, Schlangenbissen, bösartigen Fiebern, Dysenterien, Diarrhöen, Hautkrankheiten 2c. — Baumartige G. (**G. arborea**), eine Blätterabkochung dient gegen acute Arthritis und Blähungen, die Rinde gegen Wechselfieber und auch Koliken. — Dreizähnige G. (**G. asiatica**), die Wurzel ist in Ostindien als schleimiges, demulirendes, blutreinigendes Mittel bekannt. — Kleinblätterige G. (**G. parvifolia**), die schleimigen Blätter sind in einer Abkochung gut gegen Gonorrhöen. Wächst in Ostindien.

Tenn-China, eine blasse Chinasorte, welche in einfachen oder überrollten, dünnen und kurzen Röhren zu uns kommt, hellgrau oder gelblich ist, und auf 1 Pfund Rinde nur 12 Gran Chinin enthält.

Tephrosie (**Tephrosia**), Gattung der Familie Schmetterlingsblümler; freie Blüthen; 5zähniger Kelch; schmetterlingsförmige, große, außen behaarte Blumen, Flügel am stumpfen Schiffchen; 10 1- und 2brüderige Staubgefäße; fadiger Griffel; meist flache, vielsamige Hülse; mit dem Bauch angeheftete Samen. — Arten: Giftige T. (**T. toxicaria; Galega tox.**), knollig-verdickte Wurzel, 2—3 Fuß hoher, granzottiger, etwas eckiger Stengel; unpaarig-gefiederte, 1 Fuß lange, 18—20 paarige, graufilzige Blätter; genäherte, blutrothe und etwas weißliche Blüthen mit dichthaariger Sehne; 2 Zoll lange, sammtartige, stachelspitzige Hülse. Wächst in Surinam, Westindien, nun auch in Afrika; dient zum Fischfang, indem die zerstampften und mit Kalk vermischten Blätter die Fische betäuben. Die stinkende, eckelhafte Wurzel wird äußerlich als antipsorisches Mittel benützt. — Betäubende T. (**T. piscatoria**), dient gleichfalls zum Fischfang; wächst auf den Südseeinseln; ebenso die ausgerandete T. (**T. emarginata**); wächst am Orinoko. — Virginische T. (**T. virginiana**); — das purpurrothe T. (**T. purpurea**), schmeckt angenehm bitter, dient in Ostindien bei Verdauungsstörungen, Cordialgie, Lienterie u. s. w. — Schmaltraubige T. (**T. leptostachya**), und purgirende T. (**T. Senna**), die Blätter werden von den Negern als Purgirmittel benützt. — Färber-T. (**T. tinctoria**), gibt eine indigoartige Farbe, der Pflanzensaft ist gut bei Wundgeschwüren. — Bisamduftige T. (**T. moschata**), hat stark moschusartig riechendes Holz. — Hieher gehört auch die Lanzenfrucht, lanzetartiger (**Lonchocarpus Nicou**), dient in Guinea zum Fischfang, indem die Fische betäubt werden, wenn man das Wasser mit den gespaltenen Aesten peitscht. — Veilchenblüthige L. (**L. violaceus**), die Blüthen riechen veilchenartig und werden sammt den Blättern als erweichendes Mittel benützt; wächst in Westindien und Südamerika.

Terminalia, eine Untergattung des Catappenbaums; **T. angustifolia et T. mauritiana**, liefern ein benzoëartiges Harz; wachsen in Ostindien und Madagaskar. — **T. glabrata**, der Same dient wie Mandeln; wächst auf den Freund- und Gesellschaftsinseln. — **T. latifolia**, Rinde und Samen dienen wie vom Catappenbaum; wächst in Westindien und Südamerika. — **T. mucroptera**, Insektenstiche verursachen oft statt der Früchte taubennußgroße Auswüchse mit saurem Saft, werden in Senegambien als adstringirende Mittel benützt; purgirende Wurzel. — **T. alata**, die adstringirende Rinde dient gegen Wechselfieber, Aphthen, skorbutisches Zahnfleisch; wächst in Ostindien. — **T. Bellerica**, die Hülsenfrüchte enthalten Gerbstoff und Schärfe; sie wirken purgirend und adstringirend und waren als **Myrobalani bellerici** officinell. Der haselnußartige Samen ist eßbar. Aus Rindeneinschnitten fließt ein Gummi, das sich an der Flamme entzündet. — Von **T. Chebula** wirken die reifen Früchte (**Myrobalani Cheb**) und die unreifen (**Myr. nigris indici**) stark purgirend. Die Galläpfel auf den Blättern wirken adstringirend und dienen in der Färberei. — **T. citrina**, die dunkelorangegelbe Früchte (**Myr. citrini**), haben die Wirkungen der übrigen Myrobalanen, während das Holz so gut ist als Mahagoniholz. — **Conocarpus erecta**, ist in allen Theilen sehr bitter und zusammenziehend, und hat in der Rinde ein Surrogat der Chinarinde; wächst in Westindien.

Terpentin, Terpentinöl (**Terebinthina**), gemeiner oder venetianischer, weiß oder blaßgelb, sehr klar, zähe, etwas dicklich, schmeckt erwärmend, bitterlich, etwas scharf, riecht citronartig; in rectificirtem Weingeist löslich, und gibt durch Destillation das Terpentinöl, welches wasserhell und dünnflüssig ist, an der Luft gelb und dicker wird, scharf schmeckt und widrig riecht. Ist schwer verdaulich, nur bei gutem Magen anwendbar, da es sonst Ueblichkeit, Erbrechen, Bauchweh 2c., macht, in welchem Fall etwas damit ausgesetzt werden muß. Macht der fernere Gebrauch Brennen und Druck im Magen, schwere Gefühle im Unterleib, Appetitlosigkeit, so ist damit gänzlich aufzuhören. Es läßt sich am besten bei reizlosen, phlegmatischen Personen anwenden, und dient innerlich gegen nervöses Hüft- und Lendenweh, Gicht, Leberleiden, Stockungen und Anschoppungen im Pfortaderblut, Gallensteine, Blasenschwäche, Blasenlähmung, wobei der Harn unwillkürlich abgeht, unwillkürlichen Samenabgang, Hundskrampf, Bandwurm; äußerlich gegen Verbrennungen, ehe sich Brandblasen bilden, schlechte, brandige Geschwüre, welche dadurch belebt werden, Verwundungen und Verletzungen der Sehnen, Flechsen, um den Hundskrampf zu verhüten, alte Frostbeulen, gichtischen und rheumatischen Anschwellungen, Knoten, Lähmungen, Blutungen, z. B. Nasenbluten, wenn man damit getränkte Charpie auflegt u. s. w. Den gereinigten T. gibt man innerlich zu 3—6—9 Gran mit Zucker, namentlich bei Steinbeschwerden. Das Terpentinöl gibt man zu 5—10 Tropfen unter Honig oder auf Zucker, 2—3 Mal täglich, namentlich bei nervösem und rheumatischem Hüft- und Lendenweh, Gicht, Gallensteinen, Leberverstopfung, Gelbsucht, Anschoppungen im Pfortaderblute, hartnäckigem Stuhlgang, Hundskrampf, Samenfluß, Blasenlähmung und Bandwurm. Verbindet man das Terpentinöl mit dem frischen Pulver der Farrnkrautwurzel, so geht der Bandwurm um so sicherer ab. Aeußerlich dient der T. zu Klystieren, 1½ Loth mit 2 Eidottern abgerieben auf 1 Klystier bei hartnäckigen Verstopfungen, dann zu Salben und Pflastern, z. B. die Terpentin- oder Digestivsalbe zum Verband bei brandigen, faulen, schlechten Eiter absondernden Geschwüren; ähnlich wirkt die Basilikumsalbe. Sehr schmerz- und krampfstillend bei Krämpfen und Nervenschmerzen des Unterleibs wirkt folgendes Pflaster: 7 Loth Terpentin, 16 Loth Hammelfett, 20 Loth Wachs zusammengeschmolzen; hierauf setzt man zu der erkalteten Masse: Pfeffermünz- und Nelkenöl, je 2 Quint, Muskatöl 3 Loth, gepulverte Benzoë 6 Loth, gepulverten Weihrauch 10 Loth. — Das Terpentinöl dient äußerlich zu Einreibungen, z. B. 3½ Loth Terpentinöl mit 1½ Loth Leinöl innig vermengt bei Verbrennungen, zu Umschlägen, z. B. bei Brand. — Die **Terpentinseife** ist vorzüglich zur Zertheilung langwieriger Geschwülste, Verhärtungen, gichtisch-rheumatischer Steifigkeiten, Lähmungen rc. als Einreibung, sie wird aus Terpentinöl, gepulverter spanischer Seife, je ½ Pfund und kohlensaurem Kali aus der Potasche, 3½ Loth bereitet.

Terpentinbaum, in mehreren Theilen von Deutschland s. v. a. Lerche, Tanne und Kiefer (s. d.)

Terpentinöl, s. u. Terpentin.

Terpentinseife, s. u. Terpentin.

Teufelsabbiß, s. v. a. Abbiskraut.

Teufelsbeere, in mehreren Gegenden von Deutschland s. v. a. rother Hornstrauch.

Teufelsdreck, s. v. a. Asant, s. u. Stinkasant.

Teufelsmartern, Teufelsmatten, in mehreren Gegenden Deutschlands s. v. a. rother Hornstrauch.

Thalbuche, s. v. a. gemeine Buche.

Thalstern (**Astrantia**), Gattung der Familie Doldengewächse; 5zähniger Kelchrand; aufrechte Blumenblätter mit fast eben so langen Zipfelchen in der Mitte; striemenlose, 5riefige Theilfrüchte; vielstrahlige, unregelmäßige Dolden; Doldchen mit schönen, sternförmigen Hülldecken; männliche und zwitterige Blüthen. — Arten: Großer Th. (**A. major**), köpfiger, schwarzbrauner Wurzelstock; gerillter, 1—3 Fuß hoher Stengel; handförmig 5theilige Wurzelblätter, 1—2 kleinere Stengelblätter, 4—5 oder 8 strahlige Dolde; männliche Blüthen auf langen, weibliche auf kürzern Stielen; ändert in den Hüllblättchen sehr ab. Blüht in Bergwäldern Mitteleuropas im Juni und Aug.; ausdauernd. Der geruchlose, scharfe und bittere Wurzelstock (**R. Astrantiae s. Imperatoriae nygrae**), wird häufig statt der schwarzen Nießwurz gegraben, sieht aber getrocknet ganz schwarz und ist sehr zaserig; gut bei Stockungen und Verhärtungen der Unterleibsorgane, wird aber fast nur noch in der Thierheilkunde benützt.

Thee, chinesischer, grüner u. s. w. s. u. Theestrauch.

Thee, kurilischer, die Blätter vom schmalblätterigen Weidenröschen, die im nördlichen Europa als Thee dienen.

Thee von Neu-Yersen, die als Thee dienenden Blätter der amerikanischen Seckelblume.

Theebaum, weißer (**Melaleuca genistifolia**) wächst in Neuholland und gibt ein Theesurrogat.

Theer (**Pixe liquida s. Cedria**), ein dickflüssiges Harz, welches durch eine Art trockener Destillation des Kieferholzes, das sog. Theerschwelen, gewonnen wird, ein schwarzes Oel und Holzsäure enthält, äußerlich bei Hautkrankheiten und Geschwülsten wie der Terpentin angewendet wird, als Theerräucherungen gegen einige Formen der Lungenschwindsucht dient, und zum Schutze des Tauwerks der Schiffe gebraucht wird.

Theerose (**Rosa fragrans; R. Thea**), Abart der **Rosa indica**; riecht gewürzhaft; die Blumenblätter dienen im Thee wahrscheinlich dazu, um dem chinesischen Thee den bekannten lieblichen Geruch mitzutheilen.

Theestrauch (**Thea**), Gattung der Familie Theegewächse; zwitterig; 5—6theiliger, deckblättchenloser, abfallender Kelch; 5—9 Blumenblätter in 2—3 Reihen; zahlreiche, freie Staubgefäße; 3fächerige Fruchtknoten; 3spaltiger Griffel; 3fächerige Kapsel; dicker, kernmassenloser Samen. — Arten: Chinesischer Th (**Th. chinensis; Th. communis; Cammellia Thea**), wild 20—30, kultivirt 4—9 Fuß hoher Strauch; zahlreiche Aeste; lanzettige, elliptische, 2—6 Zoll lange, kurzgestielte, glänzende Blätter; 1—2 oder 3 weiße Blüthen in den Blattwinkeln; überhängende, bräunlich-grüne, etwas chagrinirte Kapsel; rundlicher, stumpfkantiger, brauner Samen, am Nabel gelb, glänzend und hart. Die Kultur erzeugte stehende Abarten, z. B. **Thea viridis**, verschiedene gebogene Aeste und Blätter 3 Mal so lang als breit; größte Blüthen; **Th. Bohea; Th. cantoniensis**, unebene Blätter, 2 Mal so lang als breit, aufwärts gebogene Blattstiele. **Th. stricta**, gerade Aeste, Blätter noch kürzer und flach; gerade Blattstiele. Ist in China und Japan einheimisch, wird dort seit undenklichen Zeiten kultivirt, nun auch in andere heiße Länder verpflanzt; blüht vom Sept. bis Nov. Die Blätter werden als Thee benützt, und als chinesischer Thee (**Herba Thea**) seit der Mitte des 17ten Jahrhunderts in Europa bekannt; wird bei uns in Masse aus China eingeführt, jedoch häufig durch Schlehen- und Eschen-, auch Erdbeerblätter verfälscht und mit Berlinerblau gefärbt. Die Blätter werden in China 4 Mal gesammelt, und zwar zuerst am Ende Februars (beste Sorte), dann Ende Aprils, im Juni und im Aug. oder Sept. (schlechteste Sorte); hin und wieder werden sie auch blos im Frühjahr und Herbst gesammelt. Die Blätter werden ohne weiteres, oder nachdem sie zuvor etwas in kochendes Wasser gehalten wurden, auf heißen eisernen Blechen getrocknet, noch warm oder heiß mit den Händen gerollt, worauf man ihnen, da sie geruchlos sind, ihren Wohlgeruch durch die Blätter der Theerose, oder durch die von **Camellia Sasangua**, oder **Olea fragrans** etc., verleiht. Die verschiedenen durch Kultur, Bauart, Sammelzeit 2c., entstandenen Theesorten lassen sich in 2 Hauptsorten bringen, nämlich: 1. **grüner Thee,** graulichgrün, schärfer und gewürzhafter; hieher gehören: Kaiser- oder Blumenthee, Haysan- oder Hysonthee, Schulangthee, Perlenthee, Schießpulverthee und der weit geringere Singlo- oder Tonkaythee; 2. **schwarzer Thee**, der durch das Eintauchen in kochendes Wasser bräunlich sieht, der Länge nach gerollt ist, milder schmeckt und folgende Sorten umfaßt: Souchongthee, oder Karavanenthee oder russischer Thee, Pekothee, Thee-Bou oder Bohnathee und Congothee. Die Blätter enthalten hauptsächlich eisenbläuenden Gerbstoff, Gummi, Kleber, flüchtige Theile, krystallisirendes Alkaloid, (Thein, dem Coffein ähnlich), und wirken erregend und belebend. Ein zu starker Blätteraufguß macht Beklemmungen, Angst, Herzklopfen, Betäubung, ja selbst Ohnmachten. Der fortgesetzte Gebrauch des Thees steigert die Empfindlichkeit der Nerven sehr, erschlafft die Verdauungsorgane und erzeugt Madorrhöen, Kacherien 2c. Bei Erkältungen, Krämpfen 2c. wirkt er als reizendes und diaphoretisches Mittel. Mäßig genossen bekommt er vielsitzenden oder phlegmatischen Personen recht gut, indem er das ganze System zweckmäßig reizt, noch stärker, aber auf ähnliche Weise wirkt, wie der Kaffee. Die bekanntesten Surrogate sind: junge Erdbeerblätter, wilde Rosenblätter, Weißdorn- und Brombeerstrauchblätter 2c. Am besten hiezu geeignet wären die Camelienarten, da die Wirkungen derselben so ziemlich übereinstimmend mit dem Thee sind.

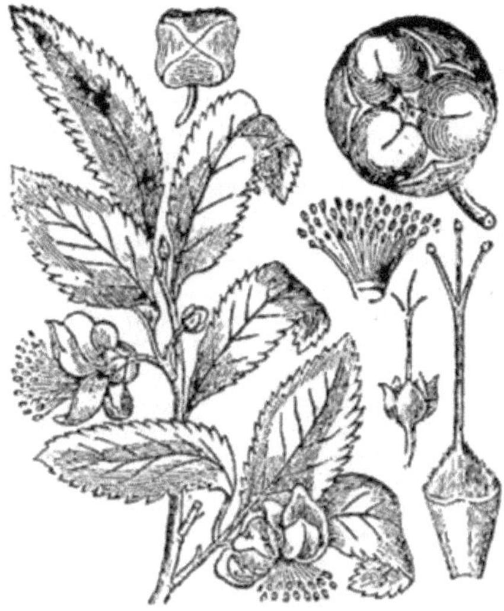

Theestrauch.

Thimotheusgras, s. v. a. Lieschgras.

Thymian, s. v. a. Quendel.

Tikhur, } **Arrow-root**; ein sehr feines Stärkemehl, welches aus den fleischigen Knol-
Tikor, } len der Weißwurzel und der schmalblätterigen Curcume bereitet wird; dient wie Pfeilwurzmehl.

Toberich, s. v. a. Lolch.

Tococa guianensis, eine Osbeckienart, deren Früchte einen schwarzen Saft enthalten, welchen man wie Dinte benützt.

Toddalia aculenta, eine Art der Lederblume; Wurzel, Rinde, Blätter und Früchte riechen und schmecken frisch stechend gewürzhaft und bitter; Wurzel und Rinde werden bei Magenschwäche und Wechselfieber, die Blätter bei Koliken, zu Bädern und Bähungen, und die pfefferartigen Früchte als Würze an Speisen benützt. Wächst in Ostindien und auf den Inseln des indischen Meeres.

Todtenblume, s. v. a. Ringelblume.

Tollapfel, s. v. a. Eiernachtschatten.

Tollgerste, s. v. a. Taumel-Lolch; s. u. Lolch.

Tollkirsche (Atropa), Gattung der Familie Nachtschattengewächse; 5theiliger Kelch; 5—10spaltige, kurzröhrige, glockige Blumenkrone mit gefaltetem Saum; 5 Staub-

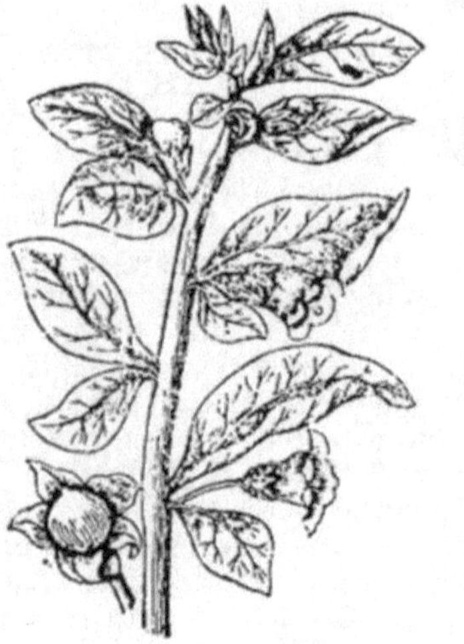

gefäße; fadenförmige Staubfäden; Griffel mit kopfig-schildförmiger Narbe; 2fächerige, vielsamige Beere. — Arten: Gemeine T. (**A. Belladonna**), gefährliche Giftpflanze, welche bei uns in Wäldern und niedern gebirgigen Gegenden wächst, faserige, am stärksten Theile daumensdicke, ausdauernde, innen weiße, mehlige, außen bräunliche Wurzel hat; 4—6 Fuß hoher, hohler, saftiger, unten röthlichbrauner, oben hellgrüner Stengel, der im Herbst abstirbt, im Frühjahr aber wieder ausschlägt. In der Stengelmitte erscheinen kleine Nebenzweige mit länglich-eirunden, spitzigen, oben dunkel-, unten blaßgrünen, weichen, starkgeaderten, nach der Seite etwas gebogenen, nahezu stiellosen Blättern, 2—6 Zoll lang, 2 Zoll breit; sie haben sammt der ganzen Pflanze ein trauriges Ansehen. Im Juli und August erscheinen winkelständig auf langen Stielen glockenförmige Blumen von der Größe der Tabacksblüthen, schmutzigroth, in's Violette spielend, innen gelblich; sie hinterlassen grüne, reif glänzend-schwarze Beeren in der Größe der Kirschen; sie sind voll purpurrothen Safts, herabhängend, und am Stiel von 5spitzigen, grünen Kelchblättern umgeben, wodurch sie sich äußerlich von den Kirschen unterscheiden; innen enthalten sie statt des Steins viel bräunliche Samenkörner. Sie schmecken eckelhaft süß, erregen in kürzester Zeit die schrecklichsten Wirkungen der gefährlichen Gifte, als: Entzündung im Schlund und Magen, Krämpfe, Zuckungen, Gichter, Erbrechen, Anschwellen des Unterleibs, schweren Athem, Wahnsinn und zuletzt den Tod. Nur die schleunigsten Gegenmittel können noch retten, und bis der Arzt herbeikommt, mag ein Brechmittel, etwa alle halbe Stunden ½ bis 1 Glas lauen Kamillenthees oder laues Wasser mit 1 oder 2 Löffel Baumöl oder laue Milch genommen, auch kalte Ueberschläge auf den Kopf mit Tüchern, die in Essig und Wasser eingetaucht werden, Anwendung finden. Wurzel und Blätter (**R. et H. Belladonnae s. Solani furiosi s. lethalis**), müssen zum officinellen Gebrauch in verschlossenen Gefässen aufbewahrt werden, und enthalten erstere (man muß sie im Herbst sammeln und trocknen) ein narkotisches Alkaloid (Atropin), Aepfelsäure, apothaltischen Extractivstoff (Pseudotoxia), Kleber, Eiweiß, Gummi und viele Salze. — Genau nach Vorschrift angewandt ist die Tollkirsche ein schätzbares Heilmittel, namentlich innerlich ein Schutzmittel gegen Scharlachfieber, welches bei dem Gebrauch nie zum Ausbruch kommt. Sie wirkt heilsam bei Krampf- und Keuchhusten, Nervenzahnweh, oder wenn Zahnweh mit Nervenverstimmung, Mutterkrämpfen zusammenhängt, bei Gebärmutterkrämpfen vor und während der weiblichen Periode, wo sich ein heftiges Drängen zeigt mit Kreuzschmerzen, Eckel, Erbrechen, Angst, Brustbeklemmungen. Bringt radicale Hülfe im Magenkrampf, der von Schwäche und Verstimmung der Nerven herrührt; ist gut bei gichtischen Beschwerden, namentlich wenn sich schon Gichtknoten gebildet haben; bei der Gesichtsrose, skrophulösen Augenentzündungen mit Lichtscheue, Brennen und Zuschwüren der Augen; ausgezeichnet ist sie in der Hundswuth, ehe die Wuth ausbricht, bei Epilepsie, Veitstanz ꝛc. — Aeußerlich leistet sie die herrlichsten Dienste bei erfrorenen Gliedern, die man damit wascht oder mit Umschlägen bedeckt; in Gebärmutter- und Magenkrämpfen, langwierigen und hartnäkigen Drüsenanschwellungen, Leberverhärtungen, Gelenkwassersucht helfen Einreibungen damit nicht selten radical. Man reibt die leidenden Theile mit der Tinktur 2—3 Mal täglich ein, oder macht Bähungen vom Kraut, oder Umschläge, oder mischt 15—30 Tropfen der Tinctur mit 3—4 Loth Schweinefett, und reibt damit täglich mehrmals ein. Innerlich wendet man die Tinktur an, zu deren Bereitung man die Pflanze vor der Blüthezeit sammelt, den Saft auspreßt, mit gleichen Theilen rectificirten Weingeists mischt, nach einigen Tagen das Helle abgießt und diese Tinktur gut aufbewahrt. Hievon gibt man täglich 2—4—6 Tropfen unter Wasser. Als Schutzmittel gegen Scharlachfieber mischt man 10 Tropfen der Tinktur mit 4 Quent Wasser, und gibt davon Morgens und Abends je 2—6 Tropfen. Bei der Gesichtsrose mische 12 Tropfen Tinktur mit 3 Loth Wasser, und nehmen alle Stunden 5—10 Tropfen, bis Besserung erfolgt. In Krampf- und Keuchhusten gibt man in der freien Zeit alle 2 Stunden einen Theelöffel von einer Mischung von 6 Tropfen Tinktur mit wenig Wasser; in der Hundswuth gibt man täglich 4 Mal 4—8 Tropfen unter etwas Wasser. Bei den andern Leiden reichen täglich 3 Gaben von je 2 Tropfen unter etwas Wasser aus.

Tollkorn, Tolltrespe, s. v. a. Taumellolch; s. u. Lolch.

Tolubalsam (Balsamum de Tolu s. tolutonum), s. u. Balsamholz, tolutanisches.

Tongobohnen, s. v. a. Tonkabohnen.

Tonkabaum (Dipterix), Gattung der Familie Schmetterlingsblümler; 3—5 spaltiger Kelch, die zwei obern Zipfel größer und flügelförmig; bleibende Röhre; 5blätterige schmetterlingsförmige Blume; 8—10 1brüderige Staubgefäße; eirunde, dicke, 1samige, 2schalstückige Hülse mit hängendem Samen. — Arten: Wohlriechender T. (D. odorata, Commarouna od.), 50—90 Fuß hoher Baum mit glatter, weißgrauer Rinde, wechselständigen, paariggefiederten, großen Blättern; 3spaltiger, röthlicher Kelch, purpurviolette Blumen; ovale, fleischfaserige gelbliche Hülse, 1½ Zoll langer, röthlich- oder schwärzlichbrauner Samen. Blüht in Guiana im Jan. und Febr. Die angenehm gewürzhaft riechenden Samen enthalten einen eigenthümlichen Stoff (Tonkakampher), der nadelförmige Krystalle bildet, viel fettes Oel, und sind als Tonkabohnen (S. s. Faba Tonca s de Tongo), von denen man die englischen und die holländischen Tonkabohnen von einander unterscheidet; sie dienen vorzüglich nur als reizendes und schweißtreibendes Mittel, und um dem Schnupftaback einen guten Geruch zu geben. — Zum Betelkauen dient in Cochinchina die etwas fleischige und abstringirende Wurzel von Derris pinnata.

Tonkabohnen, s. u. Tonkabaum.

Topfbaum, gemeiner (Lecythis Ollaria), eine Abtheilung der Gattung Kramerie; in Südamerika dient die Fruchtschale der kindskopfgroßen, bedeckelten Kapseln zu Trink- und andern Geschirren; das Stammholz ist sehr hart und dauerhaft; der Bast gibt Kleiderzeuge und Taue; die pflaumengroßen, öligen Samen werden roh und zubereitet gegessen, und zu erweichenden und einhüllenden Arzneien benützt. — L. minor hat gleichfalls schmackhaften Samen, dessen roher Genuß aber narkotische Zufälle, Schwindel, Bängigkeit, Eckel 2c. erregt. — L. grandiflora, die schleimigen Blüthen dienen in Guiana gegen Augenentzündungen; wird sonst wie der gemeine T. benützt. — L. Zabucajo, der Same soll besser als Mandeln sein, wogegen der von L. Idatimon, L. amara und L. parviflora bitter ist, aber von Affen gern gefressen wird. — Bertholletia excelsa ist ein sehr großer Baum in Südamerika, heißt dort Iuvia, hat bedeckte Kapseln mit 16—20 großen, beinharten, 3eckigen, öligen, sehr guten Samenkörnern, die als brasilianische Nüsse, — Haselnüsse bekannt sind und häufig nach Europa kommen.

Torenie, asiatische (Torenia asiatica), kriechende Pflanze, deren Blättersaft in Ostindien und China gegen Gonorrhöe und Hautkrankheiten dient. — Kleinste T. (T. minuta), der Saft erregt Erbrechen und Abweichen. Wächst in Ostindien und auf den indischen Inseln

Torfmoos (Sphagnum palustre), eine Moosart mit herabgebogenen Zweigen, bleich und wollig; wächst in Waldsümpfen; gut zu Zunder, zum Polstern 2c.

Tormentill, Blutwurz, Ruhr-, Meer-, Nabelwurz, Heil-, Rothwurz, rother Gängel, s. v. a. Tormentillfingerkraut; s. u. Tormentill. Die frische Wurzel enthält einen rothen Saft; eine Abkochung ist hellbraun, etwas bitterlich, sehr zusammenziehend, darauf süßlich, der Geruch aromatisch. T. dient innerlich bei langwierigen, auf Schwäche beruhenden Diarrhöen und Ruhren, wenn sich dabei keine Entzündung mehr zeigt, bei Blutungen, die von Schwäche herrühren. Man gibt entweder einen Absud, 1 Quent auf 1 Tasse Thee, den Tag über löffelweis zu nehmen, oder man macht einen Ansatz von 4 Quent Pulver mit ¾ Schoppen rothen Weins, wovon man nach einigen Tagen alle 2—3 Stunden 1 Löffel voll nimmt. Man soll die Wurzel stets frisch anwenden. — Ist gut als Mund- und Gurgelwasser bei schwammigem, leicht blutendem, skorbutischem

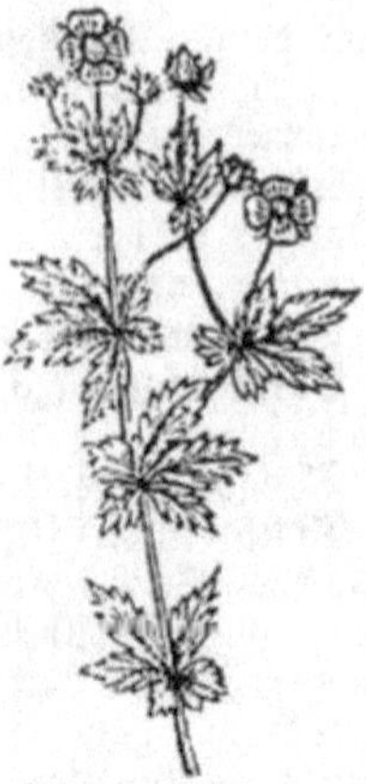

Tormentill.

Zahnfleisch, Speichelfluß, schleimige Halsgeschwüre verlängertem Zäpfchen, geschwollenen Mandeln 2c. Bei Mastdarmvorfällen sind theils Einspritzungen, theils Umschläge gut. — Träge, schwerheilende Geschwüre werden reiner und thätiger, wenn man Pulver aufstreut oder vom Absud Umschläge macht. — Bei bösartigen Fingergeschwüren, namentlich dem Wurm, sind die Umschläge vorzüglich. — Langwierige Tripper werden durch Einspritzungen ohne Nachtheil gehoben. Man rechnet 2—3 Quent Wurzel abgekocht auf mehrere Tassen zu Einspritzungen, Umschlägen, Mund- und Gurgelwasser; letzterem setzt man noch etwas Honig und Essig bei.

Tournesol, s. v. a. Lakmus; s. u. Lakmusflechte und Lakmuskraut.

Traganth (**Astragalus**), Gattung der Familie Schmetterlingsblümler; 5zähniger Kelch; schmetterlingsförmige Blume; 10 2brüderige Staubgefäße; fadenförmige Staubfäden; 2fächerige, aufgetriebene Hülse. — Arten: Aechter T. (**A. verus, A. gummifer, A. hispidulus**), 2—3 Fuß ho'er, ästiger Strauch; gefiederte, 8—10paarige Blätter; 2—3 gelbe, blattwinkelständige Schmetterlingsblumen. Wächst in Kleinasien, Armenien, Persien. Schwitzt eine schleimige, hart werdende Substanz aus, welche als Traganthgummi (**Gummi Tragacanthae**) seit alter Zeit officinell ist. Er enthält Bassorin, Acacin, Stärkmehl, löst sich in Wasser nicht ganz auf, und ist oft mit Kutica-Gummi verfälscht. Im Handel unterscheidet man 2 Sorten: 1. Morea-T., wurm und bandförmig, weiße, gelbliche, gelblichbraune, zähe, glanz-, geruch- und geschmacklose Stücke; die ausgesuchten weißen Stücke heißen **Vermicelle**. 2. Smyrna-T., große, flache, dünne, weiße Stücke. Er hat die Heilkräfte des arabischen Gummi's, ist aber noch nährender, einhüllender, und wird deßhalb vorzüglich bei abzehrender Ruhr und Darmschwindsucht angewendet; man rechnet ℥j zu ℔j Wasser als Schleim. In Pulver gibt man ℈j—ʒβ. Aeußerlich wird es in Klystiren bei kolliquativen Durchfällen und in der Ruhr angewendet — Gummigebender T. (**A. gummifer**), gleicht der vorigen Art ziemlich, liefert Traganthgummi von weißer oder gelber Farbe; ebenso der libanotische T. (**A. libanotica**), welcher am Libanon 2c. **Mesanna, Gomme Sarquis** heißt. — Cretischer T. (**A. creticus**), wächst auf dem Ida in Creta. — Granniger T. (**A. aristatus**), wächst im südlichen Europa und liefert den griechischen T. — Stengelloser T. (**A. exscapus**), vielköpfige, fingersdicke Wurzel; wurzelständige, unpaarig gefiederte Blätter; 2—3 Zoll lange, schlaffe Trauben; blaßgelbe, kahle Blumen; fast 3seitige, zottige Hülsen. Wächst im mittlern und südlichen Deutschland und Europa auf sonnigen Triften und Anhöhen; blüht im Mai und Juni und dauert aus. Die reizend, diuretisch, diaphoretisch auf die Absonderungsorgane wirkende Wurzel (**R. Astragali exscapi**) ist besonders gut bei Syphilis. — Schlauchartiger T. (**A. utriger**), die Kosacken benützen ihn mit Erfolg gegen die Druse der Pferde. — Süßholzblätteriger S. (**A glycyphyllos**), lange Wurzel, liegender, röhriger, 2—4 Fuß langer Stengel; paarig gefiederte Blätter; ährenförmige Trauben; weißgelbe Blumen; schwach 3seitige, kahle Hülsen. Wächst in Europa und Nordasien in Wäldern und auf Bergwiesen; ausdauernd; blüht im Juni und Juli. Blätter und Samen (**H. et S. Glycyrrhizae sylvestris**) dienen gegen Harnverhaltungen. — Spanischer T. (**A. baeticus**), s. v. a. Stragelkaffee.

Traube, s. v. a. Rebe oder Weinbeere.

Traubenfarrn (**Osmunda**), Gattung der Familie Traubenfarrn; gestielte, kugelige, ungeschleierte Keimkapsel, die am Rande eines verkümmerten Fruchtwedels 2schalstückig aufspringt, welcher dadurch rispenartig wird. — Arten: Königs-T. (**O. regalis**), schuppige, etwas knollige Wurzel, stockig mit vielen Fasern; 2—4 Fuß hoher, doppelt gefiederter Wedel mit 6—8 Zoll langer Fruchtrispe und rothgelben, sehr gehäuften Keimkapseln. Wächst in Europa auf Sumpf und Torfboden. Blüht vom Juni bis Aug. Die Fruchtwedel (**Juli Osmundae**) und das Wurzelstockmark (**Medulla radicis Osmundae**) dienen bei Skropheln und Rhachitis, Leberkrankheiten, Koliken ꝛc. Jetzt wendet man nur noch den Wurzelstock als Königsfarrnwurzel (**R. Osmundae regalis**) an.

Traubenhafer, s. v. a. weißer türkischer Hafer mit Grannen.

Traubenkirschbaum (**Padus**), eigene Kirschenart mit kahlen Früchten ohne Reif, traubige Blüthen, welche erst nach den Blättern erscheinen. — Weichsel-T. (**Prunus Padus, Cerasus Padus**), Vogelkirsche, Stinkhundsbeerbaum, Elsenbeer-, Herenbaum, baumartiger Strauch, wird in günstigen Lagen und an Bächen 40—50 Fuß hoch, hat eine graue, rissige Rinde, grauwarzige, braune Zweige, länglichrunde, gezähnte Blätter, die zerrieben stinken und von allem Vieh verschmäht werden. Die weißen Blüthen erscheinen im Mai in traubenförmigen Büscheln, und hinterlassen kleine, erbsengroße Früchte (Hundsbeeren), die zuerst grün, dann roth und reif schwarz sind, eckelhaft schmecken und zuweilen gegessen werden. In Schottland macht man daraus ein weinartiges Getränk. Die getrockneten und zerstoßenen Kerne lassen sich zu Mandelmilch, gebrannt zu Kaffee gebrauchen, und gleichen geschält bittern Mandeln. Sie geben ein Oel. Mit dem Safte kann man grün, und nach Zusätzen braunroth färben. Das Holz ist weiß, glatt biegsam, und kommt als Lucienholz zu feinen Arbeiten, Peitschenstöcken ꝛc. in Handel. Sie findet sich in ganz Europa in feuchtem, sowie in magerem Boden, empfiehlt sich durch ihre Blüthen zu Hecken in Lustgärten und Sümpfen, kann durch Beeren leicht fortgepflanzt werden, und kann man Kirschen und andere edle Obstsorten darauf pfropfen. Die Blätter geben einen beruhigenden Thee bei Lungenschwindsuchten und andern Brustkrankheiten. — Die Traubenkirschenrinde, Vogelkirschbaumrinde (**Certex Pruni Padi**), enthält ein blausäurehaltendes, ätherisches Oel, und der Aufguß, sowie das destillirte Wasser dieser Rinde können das Kirschlorbeer- und das bittere Mandelwasser in den meisten Fällen ersetzen. Man gibt das Wasser zu ʒß—jß täglich einige Mal. Den Aufguß zu ℥vj bereitet man aus ℥ß—j der Rinde, oder bei Gicht, wo er sehr günstig wirken soll, nimmt man ℥j zu ℔ 1½ Wasser, und läßt solches warm trinken, worauf gerne starker Schweiß erfolgt, welchem im Bett abgewartet werden muß; ist auch als harntreibendes Mittel und gegen intermittirende Fieber, verschiedene Hautausschläge ꝛc. empfehlenswerth. Die alte Rinde ist unwirksam. Weichsel-T. (**P. Mahaleb, Cerasus Mah.**), 3—6 Fuß hoher Strauch, welcher durch Kultur baumartig wird; graubraune, glatte, wie bittere Mandeln riechende Rinde; rundliche, gesägte, unten etwas flaumige Blätter, 5—10blüthige Trauben; weiße, ovale Blumenblätter; erbsengroße, schwarze Früchte, die sehr bitter sind, im Samen viel Blausäure enthalten, früher als Morgalpsamen oder Mogaleb (**Fructus Mahaleb**) gegen Steinbeschwerden gebraucht worden. Das röthliche, wohlriechende Holz wird vorzüglich zu Tabacksröhren (Weichselröhren) benützt, und fand früher als Lucien- oder Gregoriusholz (**Lig. sanctae Luciae s. scti. Gregorii**) gegen Hundswuth ꝛc. Anwendung. **P. virginiana**, die Rinde wird wie beim Weichseltraubenkirschbaum oder die Kirschlorbeerblätter gebraucht. — Kirschlorbeer-T., s. Kirschlorbeerbaum.

Traubenkraut, s. v. a. wohlriechendes Heinrichskraut (s. d.); es ist gut bei rheumatischen und catarrhalischen Leiden, Brustkrämpfen, namentlich Lähmungen, wie auch Schlaganfällen u. dgl. Man gibt den Thee, 1 Quent auf 1 Tasse, stündlich 1 Löffel voll.

Traubensimse (**Scheuchzeria**), Gattung der Familie Simsenlilien; 6theilige Geschlechtshülle; 6 Staubgefäße; schlanke Staubfäden; 3—6 2eiige Fruchtknoten; aufgeblasene, 2schalstückige Kapsel. — Arten: Sumpf-T. (**Sch. palustris**), 3—8 Zoll hoher Schaft mit 4—10blüthigen Trauben; steife, 1 Linie breite Blätter; gelblichgrüne und bräunliche Blüthen; blüht auf Torfmooren im Juni und Juli; wächst im nördlichen Deutschland.

Trauereſche, eine Eschenart mit hängenden, oft senkrecht abgeneigten Aesten.

Trauerweide, s. u. Weide.

Trespe (**Bromus**), Gattung der Familie Gräser. — Arten: Roggen-T. (**B. secalinus**), 1½—3½ Fuß hoher Halm, an den Knoten weichhaarig; anliegende, kahle Blattscheiden; bandförmige, oben am Rande scharfe Blätter; 3—6 Zoll lange, nach dem Verblühen überhängende Rispe; große, 5—15blüthige, grasgrüne Spelzenblumen. Es gibt folgende Abarten: Begrannte T. (**B. elongatus**), etwa 10blüthige, kahle Spelzenblumen, fast so lange Grannen als die Blüthen; grannenlose T., 1 bis 10blüthige Spelzenblumen, wobei die Grannen fast fehlen; gerstenartige T. (**B. hordaceus**), etwa 10blüthige, kurzweichhaarige Spelzenblumen; weichhaarige T. (**B. badensis**), 10blüthige, sammtartige Spelzenblumen; vielblüthige T. (**B. multiflorus; B. velutinus**), viel größere, etwa 15blüthige Spelzenblumen, weich- oder kurzhaarig. Ist unter der Saat überall ein lästiges Unkraut, wird jung vom Vieh gern gefressen, blüht im Juni und Juli, und ist einjährig. Läßt sich namentlich in Lehmboden schwer ausrotten, treibt oft die Saat ab, und erscheint dann in solcher Menge, daß der Aberglaube behauptet, der Roggen verwandle sich in die Trespe. Ist ein Acker davon sehr eingenommen, so muß man ihn mehrere Jahre nacheinander mit Futterkräutern bepflanzen, damit die Trespe vor der Körnerreife abgehauen wird. Trespe unter Mehl macht das Brod schwarz, schwer und schiffig, namentlich wenn man den Brodteig nicht länger als sonst säuern läßt. Siehe auch Lolch, Quecke 2c.

Trevoa trinervia; **Colletia Trebu**, eine Seckelblumenart; wächst in Chili; wird dort zur Heilung von Wunden und ein Rindenaufguß bei innern Abscessen angewendet.

Trichterwinde (**Ipomoea**), Gattung der Familie Weidengewächse; gleicht in allen Theilen der Gattung Winde, nur ist die Narbe kugelig kopfig und etwas 2lappig. Arten: Turpith-W. (**I. turpethum; Convolvulus turp.**), holzige, ästige, röthliche, 5—6 Fuß lange Wurzel; flaumiger, ;äutiger, 4kantiger Stengel; herzförmige, stachelspitzige, flaumhaarige Blätter; seidenhaariger Kelch mit 2 großen Zipfeln; weißer Kelch. Blüht in Ostindien und Australien im Mai und Juni. Die Wurzelrinde ersetzt Jalape vollständig, und kam früher die Turpith-Wurzel (**R. Turpethi**) in fingerslangen, oft Zoll dicken, schmutzig-bräunlichen Stücken auch zu uns; sie enthält ein purgirendes Hartharz, ein Weichharz, ätheriges Oel, gelben Extractivstoff, Stärkmehl, Eiweiß und einige Salze. — Geigenförmige T. (**I. pandurata; Conv. pand.**), hat dieselben Wirkungen, ist in etwas größern Gaben als Jalape zu nehmen, und kommt in Amerika in Gärten auch mit gefüllten Blumen vor. — Meerstrands-T. (**I. maritima; Conv. mart., Conv. brasiliensis; C. Pes-caprae**), umherkriechende, kahle Pflanze mit rundlichen, ausgerandeten oder 2lappigen, dicklichen Blättern, großer, violettröthlicher, am Grunde purpurrother Blume. Blüht an den Meeresufern der heißen Länder stets, dauert aus, und enthält in allen Theilen einen starkpurgirenden Milchsaft, der namentlich in Wassersuchten als Purgirmittel gut ist. Die Blätter legt man ganz oder zerstampft auf Geschwüre, entzündliche Geschwülste, Hämorrhoiden 2c.

Trientale, s. v. a. Siebenstrahl.

Trillgras, in mehreren Gegenden von Deutschland s. v. a. gemeines Zittergras.

Trinkelbeere, s. v. a. Rauschbeere.

Tripmadam, große oder gelbe (**Sedum reflexum**), wächst an Felsen, auf Hügeln und Mauern, wird in Gärten kultivirt, und ist mit **S. palustre** als **Herbae Sedi majoris lutei** ein kühlendes, antiskorbutisches Mittel; kommt in einigen Gegenden an Suppe, Salat. — Weiße T. (**S album**), wächst an denselben Stellen, wird als **H. Sedi majoris albi** als kühlendes, antiskorbutisches Mittel, sowie bei fauligen, krebsartigen Geschwüren gebraucht. — Siehe Fetthenne.

Trollblume (**Trollius**), Gattung der Familie Ranunkelgewächse; 5—15 oder 20 abfällige Kelchblätter, 5—20 kleine, fast staubfadenförmige Blumenblätter mit unbedeckter Honiggrube am Grunde; zahlreiche, unterweibige Staubgefäße; vielsamige Balgkapseln. — Arten: Europäische T., Engelblume, Alphahnenfuß (**T. europaeus**), verdächtige Pflanze, die in Europa, hin und wieder auch in Deutschland auf feuchten, niederigen Wiesen wächst; braune, faserige Wurzel; 1—1½ Fuß hoher, schlanker Stengel mit vielblätteriger, rosenartiggeschlossener, goldgelber Blume an der Spitze. Die Blätter gleichen denen des Hahnenfußes, sind aber breiter und lappig. Das Vieh berührt die Pflanze nicht. Ein Absud wird gegen Skorbut empfohlen. Wegen der schönen Blumen, welche die Bienen fleißig besuchen, wird die Pflanze auch in Gärten gezogen. Die Wurzel kommt manchmal statt der Nießwurz vor.

Trompetenbaum (**Cecropia**), Gattung der Familie Nesselgewächse; 2häusig; die männlichen Blüthen haben eine verkehrt-kegelige, kantige Geschlechtshülle mit 2

Löchern an der Spitze, woraus die Staubgefäße sehen; die weiblichen Blüthen haben eine glockige, 2zähnige Geschlechtshülle; 2 unfruchtbare Staubfäden; eirunder, 1fächeriger Fruchtknoten; endständige, kopfförmige Narbe; Schließfrucht in fleischiger Geschlechtshülle; milchende Bäume im tropischen Amerika. — Arten: Schildförmiger T. (**C. peltata**), 30—40 Fuß hoher, knotig geringelter Baum, an den Knoten durch häutige, hohle Querwände abgetheilt; wenig Aeste; 1—1½ Fuß lange, scharfe Blattstiele, deren schildförmige, 9lappige Blätter, über 1 Fuß Durchmesser haben, oben borstig, unten weißfilzig sind; etwa 20 männliche und 4—5 weibliche Aehren; blüht im heißen Amerika vom Mai bis Sept. und hat rothe Früchte. Die Rinde dient zum Gerben, der Bast gibt Seile und Stricke, das poröse, leichte Holz, ertzündet sich, wenn man ein hartes Stück Holz daran reibt; die säuerlichen süßen Früchte sind schmackhaft. Der Milchsaft wird an der Luft schnell schwarz, ist als schleimiges, kühlendes, adstringirendes Mittel gut bei Diarrhöen, Metrorrhagien, Wunden und Geschwüren; auch gibt er mit dem des seerosenblätterigen und pappelartigen Feigenbaums Federharz. — Handförmiger T. (**C. palmata**), der Baum gleicht dem vorigen; die großen, schildförmigen Blätter sind in 7 oder 9 handförmigen Lappen getheilt, oben kahl, unten weißfilzig; braunrothe Früchte. Wächst in Südamerika. Wird ganz wie die vorige Art benützt.

Trompetenblume (**Bignonia**), Gattung der Familie Larvenblümler; glockiger, 5zähniger oder 5theiliger, 2—3lappiger Kelch; 5spaltig-2lippiger Saum, 5 Staubgefäße; 2blätterige Narben; lederige oder holzige schotenförmige, 2fächerige Kapsel; häutig-geflügelter Samen. — Arten: Weißholzige T. (**B. Leucoxylon**), glattrindiger, 30—40 Fuß hoher, hartholziger Baum mit 5, manchmal 7—8fingerigen Blättern, großen, blaßrosenrothen Blumen, welche vor den Blättern erscheinen; 5—6 Zoll lange Kapsel; blüht in Westindien im Juli und Aug. Rinde und junge Triebe sollen ein sicheres Gegenmittel gegen die giftige, äpfelähnliche Frucht des Mancinellbaums sein, es ist aber dieser Baum selbst nicht frei von giftigen Eigenschaften, weshalb das Holz von den verderblichen Seewürmern nicht angefressen wird. — Kreuztragende T. (**B. crucigera**), scharfes Giftgewächs in Nordamerika und Westindien. — Langfrüchtige T. (**B. aequinoctialis**), die Rinde dient in Westindien gegen Diarrhöen, Dysenterien und andere Unterleibskrankheiten. — Schildblumenartige T. (**B. chelonoides**), in Ostindien dient die Wurzel gegen Schlangenbisse und Fieber, ein Blüthenaufguß gegen Fieber. Man legt die Blüthen in Wasser, welches dadurch wohlriechend wird, und besprengt damit alle Morgen die indischen Tempel. — Großfrüchtige T. (**B indica**), die braunrothe, innen gelbliche, bittere Wurzel dient in Ostindien gegen Wassersuchten, äußerlich zu einer Salbe bei verschiedenen Krankheiten, die Rinde bei Beinbrüchen und die Blätter bei Geschwüren. — Langblätterige T. (**B. longifolia**), die stinkenden Blätter dienen zum Schwarzfärben und gegen Geschwüre; die Wurzelrinde ist gleichfalls gut gegen Geschwülste und Geschwüre. — Färbende T. (**B. Chica**), durch Maceriren in Wasser erhält man von den Blättern einen ziegelrothen Färbestoff, der im südlichen Amerika **Chica** heißt, dort sehr geschätzt ist, und auch als diuretisches Mittel dient — Augenheilende T. (**ophthalmica**), dient in Westindien gegen die dortigen bösartigen Augenentzündungen. — Antisyphilitische T. (**B. antisyphilitica**), eine Rindenabkochung innerlich und das Pulver davon äußerlich ist gegen Syphilis. In gleicher Weise dienen andere Arten dieses Baumes, welche im heißen Amerika **Caroba** oder **Caraiba** heißen. — Sumpf-T. (**B. uliginosa**), gibt Kork. Wächst in Brasilien.

Tropfenmanna (**Manna in lacrymis**), s. u. Blumenesche, europäische.

Trüffel (**Tuber**), Gattung der Familie Schlauchlinge; mehr oder minder kugeliger Umschlaghülle flockiges, außen warziges, innen fleischiges Lager mit kugeligen Körnerschläuchen, die meist 4 warzige Keimkörner enthalten, welche durch Ausdehnung neue Trüffeln werden. — Arten: Eßbare T. (**T. cibarium; Lycoperdon Tuber**), wächst in lockerem, sandig-thonigem Waldboden unter der Erde, wird bis faustgroß, außen und innen schwärzlich, riecht sehr angenehm,

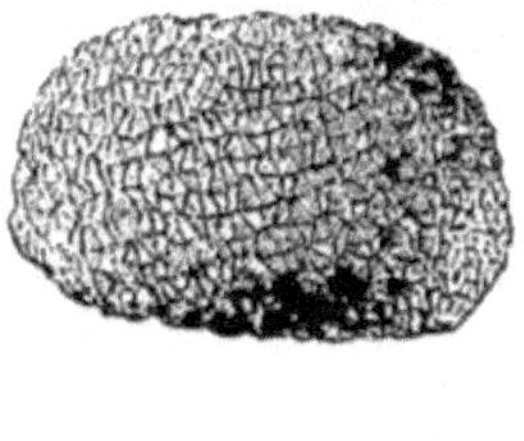

sind seit Jahrtausenden als Leckerbissen bekannt, werden von Schweinen und Hunden gewittert und im Winter ausgegraben. Die weißen, nach Knoblauch riechenden sind die besten. In Amerika macht man ein Brod daraus. Zum Versenden wickelt man sie in mit Wachs getränktes Papier oder legt sie in Baumöl, wo sie mehrere Monate gut bleiben. Sie werden in vielen Gegenden künstlich gezogen, ihr zu häufiger Genuß ist aber ungesund.

Trunkelbeere, s. v. a. Moorheidelbeere; weniger gut als die gemeine Heidelbeere; soll in Menge genossen berauschen, weshalb sie auch Rauschbeere heißt.

Tschirimajabaum (Anona Cherimolia), trägt in Columbien und auf Java die besten Früchte; kommt sonst mit den andern Arten des Flaschenbaums überein.

Tuberose (Polyanthes tuberosa), wächst in Ostindien und Südamerika wild, hat in einem 4—6 Fuß hohen Schaft eine 10—20blüthige Aehre mit schönen weißen, oft auch sanft gerötheten, sehr angenehm riechenden Blüthen. Die zwiebelartige Wurzel treibt außer dem Schaft noch 2 Fuß lange, dicke, lineale, schlaff herabhängende Blätter. Sie ist eine der schönsten Treibhauspflanzen, welche auch gefüllt vorkommt, und vom Juli bis Sept. blüht.

Tuchkarde, s. v. a. Weberkarde oder Kardendistel.

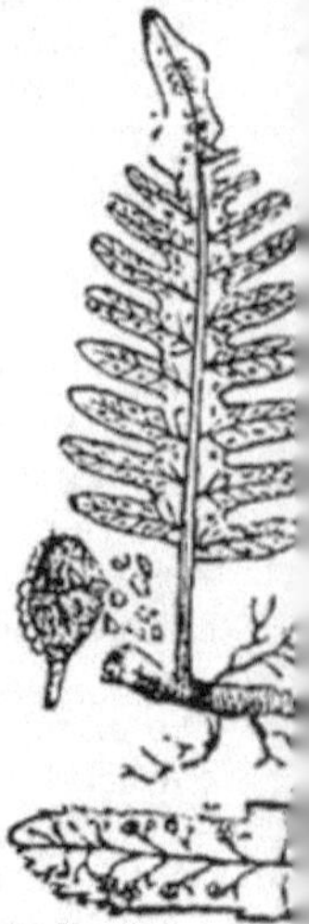

Tüpfelfarrn (Polypodium), Gattung der Familie Wedelfarrn; runzliche, ungeschleierte Fruchthäufchen auf der Rückseite der Wedel. — Arten: Gemeiner T., Roß-, Engelsüß-, Baumfarrn, Süßwurz, Torfwurz (P. vulgare), findet sich häufig in Wäldern, Felsritzen, alten Mauern, Bäumen, besonders an Eichen; halbgefiederte Wedel; die Befruchtungstheile bestehen in einem runden, über die Mitte des Wedels zerstreuten Blüthenpunkte. Im Gebrauch ist die Wurzel; sie ist kriechend lang, gegliedert, gebogen, walzenförmig, mit vielen bräunlichen, häutigen Schuppen bedeckt und hat sehr feine, schwärzliche Fasern; sie wird vor der Blüthe im April und Mai gesammelt, schmeckt eckelhaft süß, scharf-bitterlich, etwas zusammenziehend, riecht sehr stark. Alte Wurzeln haben keine Wirkung. Sie dient als auflösendes Mittel, in katarrhalischem Husten, und da, wo ein starker Auswurf und Abmagerung mit dem Husten verbunden ist, bei beginnender Lungensucht gibt man den schwachen Absud als auflösend und stärkend. Der Thee — 2—4 Quent auf mehrere Tassen — ist citronenfarbig und sehr süß; weniger süß ist der Absud, der einen bitterlichen, herben Nachgeschmack hat. Wirkt eröffnend auf den Unterleib, und heißt auch Kropf- oder Korallenwurzel (R. Polypodii s. R. Filiculae dulcis.)

Türkenbund, s. v. a. Krulllilie, s. u. Lilie.

Türkenbundkürbis, s. v. a. Turbankürbis.

Türkenklee, s. v. a. Esparsette.

Türkenkorn, Türkischkorn, s. v. a. gemeiner Mais.

Tütteberee, in Mecklenburg und andern Gegenden von Deutschland s. v. a. Preiselbeere.

Tuffeln, s. v. a. Kartoffeln.

Tulpe, (Tulipa), Gattung der Familie Kronlilien; zwitterige; 6blätterige, blumenkronartige, honigbehälterlose Geschlechtshülle; 6 Staubgefäße auf dem Fruchtboden; 3seitige Fruchtknoten; 3lappige Narbe; 3fächerige Kapsel; wagrechter, flacher Samen. — Arten: Garten-T. (T. Gesneriana), eirunde Zwiebel, außen mit kastanienbraune Schalhaut; 1—1½ Fuß hoher, 1blüthiger Schaft mit breitlanzettigen, seegrünen Blättern geruchlose, hochrothe, am Grunde schwarzgefleckte Blüthe, jetzt durch Kultur in alle möglichen Farben und Schattirungen sichtbar. Kam 1559 durch K. Gesner aus dem Orient nach Augsburg, wurde bald in ganz Europa, namentlich in Holland, mit Leidenschaft gezogen und findet sich nun in fast allen Gärten. Die schleimige, eßbare Zwiebel nährt stark und wirkt auf die Sexualorgane; frisch macht sie Uebelkeiten; äußerlich aufgelegt wirkt sie erweichend. Die Blumenliebhaber theilen sie ein: 1. in Bouquetten, violett und weißgestreift; sie gelten für sehr schön; 2. in Byblumen Beiblumen, hochroth und weißgestreift; 3. in Bisarden, gelb und mit andern

Farben gestreift; 4. in Monströse, von allerei Farben und gefranzt. Sie blühen 14 Tage bis 3 Wochen, und wenn man das Wachsthum der Zwiebel nicht hemmen will, darf man keine Blume im besten Flor abbrechen. Wenn im Juli und August Blätter und Stiele gelblich sind, hebt man die Zwiebeln aus, reinigt sie von der jungen Brut, und bewahrt sie an einem luftigen Ort, bis die Zeit des Wiedereinlegens (um Michaelis) da ist. Läßt man sie zu lange im Boden, so wird die Blume immer schlechter. Gedeiht in einem guten, sehr leichten Boden am besten. Die junge Brut, durch welche die Fortpflanzung geschieht, treibt im 2. und 3. Jahre Blumen. — Wilde T, Kleine T. (**T. silvestris**), wächst im südlichen Europa, der Schweiz, hin und wieder auch in Deutschland und Sibirien in Feldhölzern und Grasgärten, hat eine kleine, überhängende, wohlriechende gelbe Blume, lanzettförmige, schmale Blätter; pflanzt sich von selbst fort. Die frische Zwiebel erregt Erbrechen, ist aber ganz unschädlich, wenn man sie kocht und mit Pfeffer und Oel genießt.

Tulpenbaum (**Liriodendron**), Gattung der Familie Ranunkelgewächse; 3 gefärbte Kelchblätter; 6 Blumenblätter; zahlreiche, unterweibige Staubgefäße; lange, auswärtsstehende Staubbeutel; dachziegelige Staubwege; viele 1—2samige Nußhülsen. — Arten: Gemeiner T. (**L. Tulipifera**), 80—150 Fuß hoher Baum mit 1½—5 Fuß dickem Stamm; langgestielte, an beiden Seiten 2zipfelige Blätter, glänzend und kahl, an den untern Nerven schwachflaumig; gelblichgrüne, am Grunde rothe oder ganz gelbe Blüthen; zapfenartige, 2—3 Zoll lange Nußhülsen; blüht in Nordamerika vom Juni bis Aug. Die sehr bittere, stechend gewürzhafte Rinde enthält bittern Extractivstoff, einen krystallinisch-harzigen, sublimirbaren, bittern Stoff (Liriodendrin), stimmt als Heilmittel ziemlich mit der Cascarille überein, und vertritt in vielen Fällen Chinarinde vollständig. Das Holz ist sehr geschätzt. Ist auch in Europa und Deutschland in Anlagen und Alleen zu sehen. — Mit den frischen Zweigen und Blättern kann man Wolle gelb, mit einem Zusatz von Potasche dunkelbraunroth, und von Eisenvitriol schwarzgrün färben.

Tupa (**Tupa**), Gattung der Familie Glockengewächse; 5spaltiger Kelch; hellkugelige oder kugelige Röhre, bleibende, 1lippige Blumenkrone; 5 verwachsene Staubgefäße; unterständige, fachzerreißende Kapsel. — Arten: Kantige T. (**T. Feuillei; Lobelia Tupa; Rapuntium Tupa**), filziger, astloser, kantiger Stengel; herablaufende, spitze, sternhaarige, kleingezähnte Blätter; vielblüthige Traube; flaumige, orangerothe, Blumenkrone; ausdauernd; wächst in Chile. Der scharfe Milchsaft soll so giftig sein, daß schon die Ausdünstung schade, der Geruch der Blumen Brechen errege und der in die Augen gekommene Saft blind mache. — **Tupa stricta** und **T. cirsiifolia**, auf den Antillen, sollen sie gleich giftige Eigenschaften haben.

Turmerik (**Radix Curcumae rotundae**), der Wurzelstock von der geigenförmigen Kämpferie; sowie die rothfärbende Wurzel des kanadischen Blutkrautes.

Turnesol, s. v. a. Croton.

Turnips, s. v. a. Reps.

Turbankürbis, eine Kürbisart, welche ganz die Form eines Turbans hat.

Turpith, falscher, die Wurzel der in Südeuropa und Afrika einheimischen, garganischen Purgirdolde, welche sehr scharf ist, heftig purgirt, fast ätzend giftig wirkt, äußerlich bei Hautkrankheiten und zur Zertheilung von Geschwülsten dient und mit der ächten Turpithwurzel Aehnlichkeit hat.

Turpithwurzel, die milchende Wurzel der zottigen Purgirdolde (**Thapsia villosa**), schmeckt bitter und eckelhaft, wird wie die ächte Turpithwurzel und gegen Flechten 2c. gebraucht. — Stinkende Purgirdolde (**Th. foetida**), wächst im südlichen Deutschland, und wirkt heftig purgirend; ebenso die schmalblätterige P. (**Th. asclepium**, welche auch gegen Ausschläge und in Einreibungen gegen Rheumatismen dient.

Turpithwurzel, ächte (**Radix Turpethi**), s. u. Trichterwinde.

Tutenmalve (**Malvaviscus**), Gattung der Familie Malvengewächse; 5spaltiger, walziger Kelch; 5 ineinandergerollte, aufrechte Blumenblätter, am Grunde geöhrt; viele 1brüderige Staubgefäße; 1spaltiger Griffel; 5beerenartige, 1samige Theilfrüchte. — Arten: Sammtartige T. (**M. mollis; Achania mollis**), Strauch oder Bäumchen mit filziggottigen Aestchen; herzförmige, 3lappige, sammtartig-filzige Blätter; scharlachrother, 1—$1\frac{1}{2}$ Zoll lange Blumen, die immer blühen; gelbrothe Theilfrüchte; wächst in Westindien. Dient dort ganz wie bei uns der Eibisch. — Ebenso braucht man dort **M. arboreus.** — In China braucht man eine Abkochung von **Christaria botanicae** folia gegen entzündliche Fieber. — In Westindien benützt man **Sida pyramidalis**, wie bei uns die Malven, und **S. althaeifolia**, wie Eibisch; ebenso **S. rhomboidea** in Ostindien und Bengalen. — Eine Art chinesischen Thee erhält man von den Blättern der **S. canariensis**; canarische Inseln. **S. alnifolia, S. carpinifolia, S. jamaicensis, S. crispa** (= **Bastardia crispa**), werden in gleicher Weise angewendet.

Twalch, s. v. a. Taumellolch; s. u. Lolch.

Twiesel, in mehreren Gegenden Deutschlands s. v. a. Traubenkirsche.

Tylophora punctata, getüpfelte Tylophore, hat bitterliche, stark, nicht angenehm riechende Blätter, welche auf veralteten Geschwüren gute Dienste leisten. Die bittere Wurzelrinde ist ein ausgezeichnetes Mittel gegen Brennfieber; wächst auf Malabar.

U.

Ulmbaum, Ulme, s. v. a. Rüster (s. d.)

Ulmenbaum, s. v. a. Ulme oder Ahorn (in Sachsen).

Ulmenrinde (Cortex Ulmi interior), sie wirkt wie die Eichenrinde, nur dabei noch schweißtreibend, und enthält außer Gerbstoff viel Schleim und bittern Extractivstoff. Eine Abkochung dient als Wasch- und Verbandmittel bei schlaffen Geschwüren, chronischen Hautausschlägen, Flechten &c. Ist mit Borax und Sublimat noch wirksamer.

Ulve (Ulva), Gattung der Familie Schlauchalgen; zuerst schlauchartig röhriges, dann flaches, häutiges Lager mit meist zu 4 eingesenkten Keimknospen. — Arten: Salat-U. (**U. Lactuca**), dichte, oft einige Fuß lange Haut, durchscheinend und grün; grüne Keimknospen; wächst an Steinen im adriatischen, Nord- und baltischen Meere; eßbar.

Urle, in mehreren Gegenden von Deutschland s. v. a. klebrige Erle.

Urle, in mehreren Gegenden von Deutschland s. v. a. spitzblätteriger Ahorn.

V.

Vallisnerie (Vallisneria), Gattung der Familie Nixenkräuter; 2häusig, die männliche Pflanze hat eine dichte Aehre in 3spaltiger Blüthenscheide; 3theilige Geschlechtshülle; 3 Staubgefäße; bei der weiblichen Pflanze sind die Blüthen einzeln, die Blattscheide ist cylindrisch und umhüllt den Fruchtknoten; 3theiliger Saum; 3 sehr kleine Nebenfäden; unterständiger Fruchtknoten; 3kronenblattartige, große, sitzende Narben; vielsamige, gekrönte Balgkapseln. — Arten: Schraubenstielige V. (**V. spiralis**), sehr kleines Wasserpflänzchen mit schmalen, grasartigen Blättern; die männliche Aehre steht unter Wasser, die weiblichen Blüthen auf schraubenförmigen, sich aufrollenden Stielen an der Wasseroberfläche; die männlichen Blüthen trennen sich von ihrem Schafte, schwimmen auf die Oberfläche empor, und wenn sie die weiblichen Blüthen bestäubt haben, so ziehen sie sich durch Zusammenrollen ihrer Stiele wieder unter das Wasser zurück. Wächst in Italien und Südfrankreich.

Vandellie, ausgebreitete, (**Vandellia diffusa**), geruchlos und bitter, kräftig eröffnend, purgirend, brechenerregend, befördert die Menstruation; wächst in Westindien und Brasilien.

Vanguerie (Vangueria), Gattung der Familie Krappgewächse; zwitteriger, überweibiger Kelch mit 5zähnigem Saum; 5spaltige Blumenkrone; 5 Staubgefäße, sehr kurze Staubfäden; unterständiger, 5fächeriger Fruchtknoten; fadenförmiger Griffel; mützchenförmige oder 5seitige Narbe; saftige, 5steinkernige Steinfrucht; beinharte, 1samige Steinkerne. — Arten: Eßbare V. (**V. edulis; Vavanga chinensis**), kleiner Baum, mit eirunden, gegenständigen, gestielten Blättern, blattwinkelständigen, grünlichweißen Blüthen; kugelige, $1\frac{1}{2}$ Zoll dicke Früchte; rothbrauner Samen mit weißer Kernmasse; wächst in Madagaskar; die Früchte sind ein wohlschmeckendes Obst, weshalb der Baum in heißen Ländern kultivirt wird.

Vanille (Vanilla), Gattung der Familie Stendelgewächse; sitzende Blüthen; Honiglippe an der Geschlechtssäule; endständige, deckelartigabspringende Staubbeutel, körnige Staubmassen; fleischige, schotenförmige Kapsel; kugeliger Samen in einem Mark. — Arten: Gewürzhafte V. (**V. aromatica; Epidendrum Vanilla**), 18—20 Fuß hohes, rankendes Gewächs, das in beiden Indien, Mexiko, Südamerika ꝛc. wild wächst und häufig kultivirt wird; kriecht in Ermanglung eines Baumes oder Felsens auf der Erde, klammert sich wie der Ephen fest und zieht überall Nahrung an sich; die langgestielten Blätter gleichen den Lorbeerblättern; die Blüthen sind gelblichgrün und weißlich; in Mexiko gibt es eine Abart mit schwärzlichen Blüthen; sie hinterlassen 6—7 Zoll lange, runde, fingersdicke, schwarzbraune Schoten, die in einem öligen, aromatischen Marke viel glänzendschwarze, wohlriechende Samenkörner enthalten. Das Mark tröpfelt aus den überreifen Schoten von selbst aus und wird dann als köstlicher Balsam gesammelt. Die Schoten sammelt man vom April bis Juni, wo sie zu reifen beginnen; man hängt sie zum Trocknen im Schatten an ihrem äußersten Ende auf, bestreicht sie sodann mit Cacaoöl, um den Zutritt der Luft abzuhalten, und daß sie nichts von ihren Kräften verlieren. Durch das Trocknen werden die Schoten, Vanille genannt, schmäler, etwa 1 Spanne lang, runzlich, zerbrechlich, braun. Man bindet sie zu 50—100 in Rohrblätter, umgibt sie mit einem Blei- oder Zinkblättchen und versendet sie so in Kisten nach Europa. Der Geruch muß stark, der Geschmack fettig, etwas säuerlich und leicht gewürzhaft sein. Zum Bestreichen der Schoten nimmt man auch das Oel der westindischen Acaschunuß (**Anacardium occident**) Die besten Sorten der Vanille (**Siliquae Vanillae**) sind: **Vanille du leg**, dunkelröthlichbraun, runzelig und furchig, 6—8 Zoll lang, und etwas weich und kleberig, schmeckt süßlich gewürzhaft und hat den angenehmsten Vanillengeruch. Ueberziehen sich bei längerer Aufbewahrung mit nadelförmigen, glänzendweißen Krystallen. — Simarona-V. (**V. Simarona**), weniger dunkelbraun, kleiner, trockener; schwächer im Geruch. — Vanillon (**V. pompona**), weich, klebrig, offen, von starkem Geruch. — Brasilianische V., kurzer, eckiger, dicker, schwächer riechend und schmeckend. V. enthält: Oel (fettes), Harz, Zucker mit Benzoësäure, Gummi, etwas Stärkmehl und einige Extractivstoffe. Sie wirkt belebend, reizend, erregt Nerven und Blut, paßt daher nicht bei Entzündungen und Blutwallungen, wohl aber, wenn Blut und Nerven einer Belebung bedürfen. Ausgezeichnet in Bleichsucht, Hypochondrie, Melancholie, zur Herstellung der weiblichen Periode, wenn sie aus Schwäche ausbleibt, zur Anspornung des männlichen Vermögens. Zur Tinctur macht man einen Ansatz von 1 Quent Vanille mit 3 Loth Weingeist, und nimmt davon 15—20 Tropfen unter Anis- oder Zimmtwasser. Bei Hypochondrie und Melancholie das Pulver zu 2—4—6 Gran auf ein Mal, oder ein Thee von 1/2 Quent Vanille und 1 Quent Johanniskraut auf 1 Tag; bei Bleichsucht macht man eine Mischung von Vanillentinctur und essigsaurer ätherischer Eisentinctur, und nimmt davon täglich 4 Mal je 15—22—30 Tropfen. — zum Beleben dient der Thee. — V. ist eines der feinsten Gewürze, kommt namentlich auch zu Chocolade, wird dabei jedoch häufig durch peruanischen Balsam ersetzt. Der Tabak erhält davon einen feinen Geruch.

Vanillenstrauch, s. v. a. peruanische Sonnenwende; s. Sonnenwende.

Vanillon, eine Vanillensorte; s. u. Vanille.

Varek, s. v. a. Kalp; eine Art Potasche, welche aus den Algen gewonnen wird, und woraus man die Jodine darstellt,

Vatairee, guiana'sche (**Vatairea guianensis**), die Früchte enthalten viel Tannin, während der Same zu einer Salbe gegen Flechten dient, weshalb er auch **Graines à dartres** heißt.

Vaterie (**Vateria**), Gattung der Familie Lindengewächse; 5theiliger, bleibender Kelch; 5 Blumenblätter; 15—50 Staubgefäße; kurze Staubfäden; 1—2pfriemige Staubbeutel; 1 Griffel mit 3lappiger oder einfacher Narbe; 3schalstückige, 1—2samige Kapsel. — Arten: Indische V. (**V. indica**), sehr starker Baum mit 4—10 Zoll langen, fiedernervigen, glänzenden, unten gelblich grünen Blättern, endständigen, großen Rispen, weißen, 3/4 Zoll breiten Blüthen von lilienartigem Geruch; Zweige, Blüthenstiele und

Kelche sternförmig flaumig; ovale, $2\frac{1}{2}$ Fuß lange, $1\frac{1}{2}$ Zoll breite, 3furchige, lederige, röthlichbraune oder schwärzlich-purpurrothe Kapsel mit ovalem, braunrothem Samen. Wächst in Indien. Aus der Rinde fließt ein heller, wohlriechender Balsam, der zu einem blaßgrünlich gelben oder bernsteinfarbigen Harze verhärtet, eine Sorte des indischen Copals bildet, zum Räuchern der indischen Tempel, in der Medizin und zu Firnissen dient. Der Same wirkt gegen Erbrechen, Leibschmerzen und Brechruhr und stärkt den Magen; durch Auskochen gibt er einen talgartigen, gelblichweißen, festen, gewürzhaft riechenden vegetabilischen Talg (Piney tallow), der zu Kerzen und Seife dient. — V. acuminata, liefert den ostindischen Copal; wächst auf Ceylon. — V. lanceaefolia, liefert einen blaßgelben, bernsteinartigen Copal; wächst auf Silhet und Chittagong.

Vatica robusta (Shorea rob.), liefert ein Damarharz, wie Agathis Damara, welches zu Räucherwerk, Firnissen 2c. dient. — V. Tumbuyäia, liefert gleichfalls Damarharz; beide sind in Ostindien zu Hause.

Veesen, s. v. a. Dinkel.

Veilchen (Viola), Gattung der Familie Veilchengewächse; 5 Kelchblätter, unten mit Anhängsel; 5 Blumenblätter, davon das untere nach hinten in einem Sporn verlängert; 5 Staubgefäße, davon die zwei untern mit spornförmigem Anhängsel; 1fächeriger Griffel; 1fächerige, 3schalstückige Kapsel. — Arten: Wohlriechendes V., März-V. (V. odorata), diese allbekannte Pflanze hat herzförmige Blätter, kriechende Sprossen, 5blätterigen Kelch, 5 blätterige, dunkelblaue Krone; riecht sehr angenehm, und enthält einen eigenen bittern, scharfen, giftigen Stoff in Blumen, Blättern und Wurzeln; der Erbrechen, Schwindel mit Phantasiebildern, Gliederzittern, Unruhe, Fieberschauer, Nachtschweiße, Traurigkeit, Angst 2c. verursacht. Dient gegen Hysterie und Hypochondrie, Nervenverstimmungen der Frauen, Mutterleiden; folgender Ansatz ist namentlich gut gegen Lähmungen nervenschwacher Theile, Verrenkungen, Quetschungen, rheumatische und gichtische Beschwerden, zur Zertheilung träger Geschwulsten, Verhärtungen, gegen Unterleibskrämpfe, Blähungskolik, Verletzung der Sehnen und Flechten 2c. Die Pflanze wird bei beginnender Blüthe gesammelt, schnell im Schatten getrocknet, und wohlverschlossen aufbewahrt. Davon macht man einen Thee, 1 Quent auf 2 Tassen, den man in $\frac{1}{2}$ Tag trinkt. Zu einer Tinctur zermalmt und preßt man die ganze Pflanze aus, mischt den Saft mit gleichen Theilen Weingeist, gießt das Helle nach einigen Tagen ab und bewahrt es zum Gebrauche auf. Hievon nimmt man 10—12 Tropfen unter etwas Wasser täglich 1 oder 2 Mal. — Zum äußerlichen Gebrauch macht man einen Ansatz von einer starken Hand voll Blumen, ebenso viel Rosenblättern und Rosmarinblättern und 1 Schoppen gutem Kornbranntwein, setzt dies wohlverschlossen in einer Flasche der Sonne aus, seiht nachher das Ganze durch, setzt ihm 1 Quent Lavendelöl bei und gebraucht diesen Spiritus als Waschung, Bähung, Umschlag und Verband. — Dreifarbiges V., Dreifaltigkeitsblume, Stiefmütterchen, Tag und Nachtblume, Je länger je lieber, Freisamkraut, Freisamveilchen, Siebenfarbenblümchen (V. tricolor), an sandigen, sonnigen Plätzen und in Gärten vorkommende Pflanze, blüht vom März bis in den späten Herbst, ist in Gärten wunderschön, hat oft sehr große violette, rothe, gelbe, weißliche Blumen. Am kräftigsten ist das zartere, zweifarbige, entweder blau und weiß, gelb und weiß, oder gelb und blau blühende Veilchen, da es weit schärfer und bitterer schmeckt. Die 3farbigen, purpurblauen und violetten, welche oft weit größer sind und in Gärten vorkommen, sind weit weniger wirksam. Die frische Pflanze riecht zerrieben pfirsichartig, schmeckt bitter, schleimig und etwas scharf. Ist gut gegen Frieselausschläge, welche den ganzen Körper bedecken, abmatten, schläfrig machen, ohne daß man schlafen kann. Bei längerem Gebrauche wirkt das Mittel gut gegen Gesichtsausschläge, Milchborke, böse Köpfe, geschwollene Halsdrüsen der Kinder, namentlich wenn durch den Gebrauch der Urin den Geruch des Katzenurins annimmt; ferner bei solchen Harnbeschwerden, wo oft und viel urinirt wird, bei Harnzwang 2c. Es wird eine Abkochung mit Wasser angewendet, etwa 2—4 Quent auf $\frac{1}{2}$ Schoppen, mit Zucker versüßt oder unter Milch, auf 1 Tag. Noch wirksamer ist der aus der Pflanze gepreßte frische Saft, von dem man täglich 1—2 Quent unter Wasser gibt. — In gleichen

Weise wirken **V. hirta**, **V. canina**, **V. sylvestris**, **V. mirabilis**, **V. odorata**, **V. capillaris** (Chili), **V. pedata**, **V. palmata**, **V. ovata** (letztere 3 in Nordamerika.) Die letzte Art wirkt äußerlich ausgezeichnet bei dem Biß giftiger Schlangen.

Veilchen, gelbes, s. v. a. Goldlack.

Veilchen, weißes, s. v. a. Nachtviole.

Veilchenholz, ein aus Ostindien und Guiana kommendes, sehr feines Holz, veilchenblau oder röthlich, riecht lieblich und dient zu den feinsten Tischlerarbeiten.

Veilchenmoos, s. v. a. Veilchen-Rauhhafer, s. u. Rauhhafer.

Veilchenstein, solche Steine, an denen der Veilchen-Rauhhafer wächst.

Veilchenwurzel, s. u. Schwertel.

Ventilago maderaspatana, eine auf den Molucken wachsende Pflanze, welche zu dauerhaften Fischnetzen und Flechtarbeiten dient.

Venushaar, s. v. a. Frauenhaar.

Venusschuh, s. v. a. Frauenschuh.

Vergißmeinnicht (**Myosotis**), Gattung der Familie Rauhblättler: 5zähniger oder 5spaltiger Kelch; 5spaltige Blumenkrone; Schlund mit 5 kahlen Deckklappen; 5 Staubgefäße; 4 nüßchenartige Schließfrüchte, kleiner, punktförmiger Fruchtschnabel. — Arten: Sumpf-V. (**M. palustris**), schieferiger, kriechender Würzelstock; kantiger, 1—1½ Fuß hoher Stengel; längliche, lanzettige Blätter; vor dem Aufblühen rosenrothe, dann himmelblaue, selten auch rothe oder weiße Blumen. Aendert ab, indem die Stengelhaare abstehen (**M. pal.**), oder angedrückt sind (**M. strigulosa**), oder es sind die Trauben und Blüthenstiele lang und schlaff (**M. laxiflora**), oder es sind die Kelche ungewöhnlich tief gespalten (**M. repens**). Blüht vom Mai bis Juli in Gräben, Sümpfen, auf feuchten Wiesen, an Bächen ꝛc. Wird von dem Vieh nicht gefressen.

Vergißmeinnicht, großes oder Garten-V. s. v. a. Hundszunge.

Vernonie (**Vernonia**), Gattung der Familie Vereinblüthler; dachziegelige Hülldecke; 5spaltige Blumenkrone; glatte Staubfäden; deckblüthchenloser Hauptfruchtboden; Schließfrüchte mit großer Fruchtnarbe; borstige Fruchtkrone. — Arten: Papagei-V. (**V. psittacorum**), baumartiger Strauch mit 3—4 Zoll langen, 6—8 Linien breiten, oben schärflichen, unten rauhhaarigen Blättern; rispenförmiger Trugdolde; weichhaarige Schließfrüchte. Blüht auf den Bergen Brasiliens im Juli und Aug., heißt dort **Capucira**. Das ganze Kraut, namentlich die Blüthen, riechen sehr angenehm. Von den Colibri's und gestriemten Papageien häufig besucht. — Baumartige V. (**V. arborescens**; **Conyza arb.**; **Lepidaploa phyllostachya**), Strauch mit zottigen Aesten, oben leicht behaarten, unten graulich behaarten Blättern; endständige Trugdolden; purpurblaue Blumenkrone; kleinwabiger Fruchtknoten; seidenhaarige Schließfrüchte; wächst in Westindien, wo die wohlriechenden Blätter zu einem schweißtreibenden, krampfstillenden Thee, und die gewürzhaften Blüthen und Früchte zu Bähungen dienen. — Wurmwiderige V. (**V. anth. elminthica**; **Conyza anth.**; **Serratula anth.**; **Bacharoides anth.**; **Ascaricida indica**), krautiger, flaumiger Stengel; flaumhaarige, grobgesägte Blätter; doldige, 40—45blüthige Blüthenköpfe; purpurröthliche Blüthen; kurzhaarige Schließfrüchte. Ist oft im Ganzen auch weniger behaart. Blüht in Ostindien zur Regenzeit, bei uns in botanischen Gärten vom Juli bis Sept.; einjährig. Durchaus bitter. Eine Bähung ist gut bei Rheumatalgien und Gicht; die Früchte dienen innerlich gegen Kolik, chronischen Husten, Eingeweidewürmer und sind harntreibend.

Vesen, in mehreren Gegenden Deutschlands s. v. a. Dinkel.

Vexirnelke, s. v. a. Rade.

Viereckfrucht, (**Tetragonia**) Gattung der Familie Immergrüngewächse; 4spaltige, kreiselförmige Geschlechtshülle; 4—8höckerige oder hörnige Röhre; viel Staubgefäße; 3—8 Griffel; beinharte, geflügelte oder gehörnte, 3—8fächerige Nußhülse. — Arten: Ausgebreitete V. (**T. expansa**), krautiger, fast eckiger Stengel; 1½—4 Zoll lange, 1—1½ Zoll breite, mit kleinen Bläschen und Härchen besetzte Blätter, blattwinkelständige Blüthen; kreiselförmige, gehörnte, oben 4eckige Nußhülse mit 6—8 Samen; 1jährig; blüht vom Juli bis Oct. Wächst in Neuseeland und Japan. Dient gegen Skorbut, Unterleibs- und Brustkrankheiten, wird als Gemüse gegessen,

38*

und bei uns als neuseeländischer Spinat kultivirt, da er besser ist als der gewöhnliche Spinat.

Vierzahn (Tetraphis), Gattung der Familie Haubenmoose; endständige Keimbüchse; einfacher Mündungsbesatz mit 4 freien Zähnen. — Arten: Durchscheinender V. (**T. pellucida; Bryum diaphanum**), wächst in dichten Rasen; durchscheinende Blätter; astloser ½—¾ Zoll hoher Stengel; unten weißliche, oben dunkelrothe Haube; walzenförmige Keimbüchse; an schattigen Stellen auf Holz, Steinen, Erde ꝛc., wächst im Frühling und Herbst.

Villarsie (Villarsia), Gattung der Familie Drehblüthler; 5theiliger Kelch; radförmige, im Schlund bärtige Blumenkrone mit 5theiligem Saum; 5 Staubgefäße, dazwischen 5 Drüsen auf dem Fruchtknoten; Griffel mit 2spaltiger Narbe; 1fächerige, vielsamige Kapsel. — Arten: Seerosenartige V. (**Nymphoides; Menyanthes Nym.; Lymnanthemum peltatum; Schweykerta N.**), unter dem Wasser kriechender, ästiger, am Ende aufsteigender Stengel; schwimmende, herzförmig-kreisrunde Blätter; citronengelbe, 1 Zoll breite, straußdoldigstehende Blüthen. Wächst in größern Teichen, langsamfließenden und stehenden Gewässern, ausdauernd; blüht im Juli und Aug. — Indische V. (**V. indica**), dient wie Fieberklee; Ost- und Westindien. — Ovale V. (V. ovata), die sehr bittern Blätter dienen am Kap wie Fieberklee. — Kammförmige V. (**V. cristata**), gibt mit Santelholz eine kühlende Arznei gegen Fieberhitze und eine Salbe gegen Hämorrhoiden. — Schildförmige V. (**V. peltata**), heißt in Japan und China **Sjun** oder **Nouawa**; Blätter, Blatt- und Blüthenstiele werden mit Zucker und Gewürzen eingemacht und gegessen oder zu Speisen gesetzt

Viole, s. v. a. Veilchen.

Voandzeia subterranea, kriechender Erdbohrer; wächs in Angola, Madagaskar, Surinam, Brasilien ꝛc. Die unter der Erde reifenden Früchte werden unreif und reif gegessen.

Vogelbeerbaum, s. v. a. Eberesche.

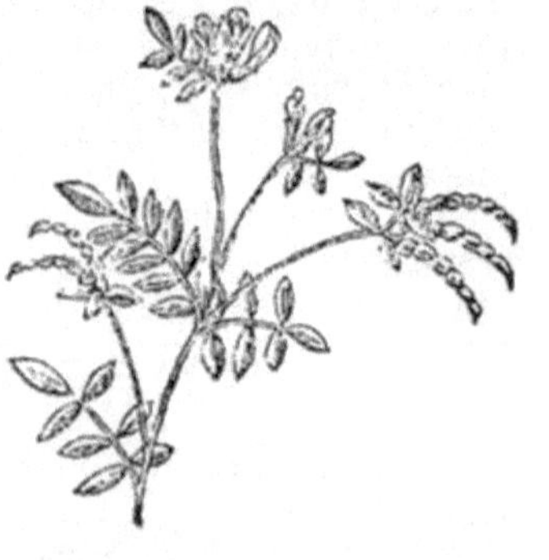

Vogelfuß (Ornithopus), Gattung der Familie Schmetterlingsblümler; 5zähniger Kelch, die zwei obern Zähne bis zur Hälfte verwachsen; schmetterlingsförmige Blumen; 10 2brüderige Staubgefäße, gegliederte Hülse. — Arten: Kleinster V. (**O. perpusillus**), einfache Wurzel, die sehr viel niedere Stengel treibt; flaumige, wechselständige, unpaarig-gefiederte, 7—12paarige Blätter; kleine Blüthen mit weißlichen, röthlichgeaderten Flügeln, gelblichen Schiffchen; etwas gekrümmte, flaumige, geschnäbelte Hülsen. Wächst auf Sandfeldern und kurzgrasigen Stellen im mittlern Europa; 1jährig; blüht im Mai und Juni. Früher als **H. Ornithopodii s. Pedis avis** offizinell.

Vogelkirschen, kleine, schwarze oder weiße und rothe Kirschensorte. — Auch s. v. a. Traubenkirsche (s. d.)

Vogelkirschenbaumrinde (**Cortex prunipadi**), ein Aufguß und das destillirte Wasser dieser Rinde können bisweilen das Kirschlorbeerwasser und das bittere Mandelwasser ersetzen. Man gibt das Wasser zu ℥ß—jß täglich einigemal, den Aufguß zu ℥vj bereitet man aus ℥ß—j der Rinde. Bei Gicht, wo es sehr günstig wirken soll, nimmt man ℥j zu 1½ Pfund Wasser, und läßt solches warm trinken, worauf gerne starker Schweiß erfolgt, welchem im Bette abgewartet werden muß.

Vogelkopf (**Passerina**), Gattung der Familie Seidelgewächse; zwitterig oder vielehig; 1blätterige, trichterige, bleibende, 4spaltige Geschlechtshülle; 8 in die walzige Röhre gefügte Staubgefäße; 1 oberständiger Staubweg; kurzer Griffel mit kopfiger Narbe; hautige, 1samige Nußhülse. — Arten: Schimmelgrüner V. (**P. Thymelaea**), kahler, 3—4 Fuß hoher Strauch; zerstreute, 6—8 Linien lange, spitze, schimmelgrüne Blätter; gelbe Nußhülse. Wächst im südlichen Frankreich und Spanien auf Hügeln und Bergen; blüht vom Febr. bis April. Früchte und Wurzel purgiren heftig und werden außerdem bei Wassersuchten ꝛc. angewendet. Die gelbliche Rinde dient wie der Seidelbast.

Vogelleuchte, in mehreren Gegenden von Deutschland s. v. a. Cichorie.

Vogelmiee, s. v. a. Sternmiere oder Mäusedarm.

Vogelmilch, s. v. a. Gilbstern.

Vogelpfeffer, s. v. a Cayennepfeffer, rührt von der beerenartigen Beißbeere (s. d.) her.

Vogeltraubenkirsche, s. v. a. Traubenkirsche.

Vogelwicke, s. v. a. Wiesenplatterbse; s. Wicke.

Vogelzunge, in mehreren Gegenden von Deutschland s. v. a. Hühnerdarm.

W.

Wachenbeerdorn, in mehreren Gegenden von Deutschland s. v. a. gemeiner Wegedorn.

Wachholder (**Juniperus**), Gattung der Familie Zapfenbäume; meist 2häusig; männliche Blüthen in sehr kleinen Kätzchen, 4—7 Staubbeutel am untern Rand eines schildförmigen Deckblättchens; die weiblichen Blüthen auf dachziegelig-schuppigem Blüthenstiel meist gedreit, jede Blüthe bildet einen schuppenförmigen Fruchthalter, von denen 3 in eine beerenartige Sammelfrucht zerschmelzen, die 3 harte Schließfrüchte enthält; 2 Samenlappen. — Arten: Gemeiner W. (**I. communis**), nützlicher allbekannter Strauch, dessen Höhe und Dicke von seinem Standort abhängt; wächst bei uns und im ganzen nördlichen Europa auf trockenen Hügeln, dürren Waldplätzen, an Rainen u. dgl., wo er nur 2—4 Fuß hoch wird, während er in gutem, lettigem Boden, wo man ihn unter der Scheere hält, 20—30 Fuß erreicht. Die Wurzel breitet sich stark aus, die Rinde ist röthlich, das Holz weiß, grau, gelblich, braun ꝛc., dauerhaft und wohlriechend, die spitzigen Nadeln stehen zu 3 um den Stengel. Zwischen den Blättern vom vorjährigen Triebe erscheinen die gelblichgrünen Blüthen im Mai, und hinterlassen erbsengroße Beeren, welche erst im 2. Jahre reif und schwarzblau werden. Die Wachholderbeeren (**Baccae Juniperi**), sind der nutzbarste Theil des Strauchs: sie geben mit Branntwein den Wachholderliqueur; das aus denselben gewonnene Wachholderöl ist wasserhell, von durchdringendem Wachholdergeruch; der zu einem Mus eingekochte Wachholdersaft, Wachholderg'selz (**Roob Juniperi**), ist besonders wirksam, stärkt den Magen und die Brust, wenn man zuweilen Morgens einige Theelöffel voll nimmt. Das Wachholderholz (**Lignum Juniperi**), namentlich von der Wurzel, und die Wachholderspitzen (**Summitates J.**) werden wie die Beeren angewendet. Diese enthalten: ätherisches Oel, Harz, Wachs, Zucker und Gummi. Sie wirken kräftig auf alle Ab- und Ausscheidungen, auf die Brust, Harnwege, Goldader und Leber, Drüsen, stärken den Magen und die Verdauung, treiben Blähungen und Urin und sind am wichtigsten bei Frühlingskuren. Leistet bei Wassersuchten, namentlich Haut- und Bauchwassersucht die besten Dienste, man gibt den W. mit Wermuth in einem Bierabsude. Gleich gut ist er in der Steinkrankheit, bei Stockungen und Verschleimungen im Blut, Unterleib, der Goldader, Leber, Bauchdrüsen, indem das Blut flüssiger wird und die unreinen Stoffe entfernt werden. Bei Krätze, Flechten und andern Hautausschlägen ist eine fortgesetzte Wachholderkur vorzüglich. Das Wachholderg'selz hebt Harnverhaltung, unterdrückte Schweiße, wirkt schleimauflösend auf die Lungen, und wirkt noch kräftiger, wenn man $^1/_3$ Meerzwiebelsauerhonig beifügt; eignet sich auch bei Catarrhen, Brustwassersucht. Aeußerlich dient es zum Zertheilen und Zeitigen von Geschwülsten, trägen Drüsenanschwellungen. Der Wachholdergeist, d. h. ein Auszug von 1 Theil zerdrückten Wachholderbeeren mit 4 Th. rectificirten Weingeists, dient äußerlich als belebendes, zertheilendes Mittel. Eine Einreibung von 1 Theil Wachholdergeist und 3 Theilen Seifengeist auf den Unterleib ist ausgezeichnet bei träger Bauchwassersucht; ebenso Wachholdergeist und Kamphergeist von jedem 3 Loth bei trägen Geschwulsten, Quetschungen, Kopfgeschwulsten neugeborener Kinder. Innerlich gibt man als harntreibend

$1\frac{1}{2}$ Quent Wachholdergeist, 4 Loth Wachholdermus, $\frac{1}{2}$ Schoppen Petersilienwasser, alle 3 Stunden 2 Löffel voll. Das Wachholderöl ist erhitzend und reizend, und ist gut bei Schwäche und Trägheit der leidenden Theile, wirkt stark auf den Urin und die Gebärmutter und stellt die Menstruation wieder her; man gibt 2–6 Tropfen auf Zucker. — Aeußerlich wirkt es belebend, zertheilt Stockungen bei Gichtgeschwulsten, hartnäckigen Rheumatismen, Lähmung einzelner Theile. Man reibt es für sich oder mit Rosmarinöl oder Schweineschmalz ein. Gegen **Krämpfe, Blähungskolik** rc. nimmt man Morgens und Abends einen Löffel Wachholderbranntwein mit 7 Tropfen Wachholderöl. — Die Wachholderbeeren gebraucht man innerlich als Thee, indem man 2 Loth zerschnittene Wachholderbeeren, $1\frac{1}{2}$ Loth Fenchel auf 1 starken Schoppen Thee bereitet und den Tag über nehmen läßt; oder Wachholderbeeren, Wermuthkraut von jedem $1\frac{1}{2}$ Loth mit $\frac{1}{2}$ Schoppen siedendem Bier angegossen, zugedeckt und nach etwa 6 Stunden durchgeseiht, tassenweis zu trinken; dieß ist auch gut bei Wassersuchten, indem es sehr stark auf den Urin wirkt. — Ein blutreinigender Trank ist folgender: Wachholderbeeren, Fenchel und Petersilie, von jedem 2 Quent, Wachholderwürzelchen, Sandriedgraswurzel, Löwenzahnwurzel von jedem 6 Loth; zu verkleinern; 2 große Löffelvoll mit 1 Schoppen Wasser zur Hälfte abzukochen und den Tag über zu trinken; oder: Wachholderbeeren und Wachholderwürzelchen, Rebholz (Weinreben) und junge Lindenzweige zu gleichen Theilen werden verbrannt, die Asche mit heißem Wein übergossen, was 3 Mal wiederholt wird und davon den Tag über getrunken. — Aeußerlich dienen Beeren und Holz zu Räucherungen bei Geschwülsten, rheumatischen Beschwerden, indem man den Rauch mit einem Flanelllappen auffängt und die betreffenden Theile damit reibt. — Umschläge von zerriebenen Wachholderbeeren mit Brod und Essig dienen gegen Kopfschmerzen. — Eine ausgezeichnet stärkende Salbe für geschwächte Glieder besteht aus $\frac{1}{2}$ Schoppen grüner (also nicht reifer) Wachholderbeeren, $\frac{1}{4}$ ℔ Ochsenmark oder frischer Butter, auf gelinder Kohle so lange, als man Eier hart siedet, gekocht, dann 1 Löffel guten Branntwein oder Ameisenspiritus zugegossen und ausgepreßt; das Glied wird vor dem jedesmaligen Einreiben erwärmt. — Wachholderbeeren gekaut und den Speichel verschluckt, macht auf den ganzen Tag einen guten Magen, benimmt den üblen Mundgeruch und soll vor Ansteckung bewahren. Das aus dem Stamme schwitzende Harz heißt Wachholderharz oder deutscher Sandarak (**Resina Juniperi s. Sandaraca germanica**). — Zwerg-W. (**I. nana; I. sibirica**), niedriger, dichtwachsender Strauch auf hohen Gebirgen; blüht im Juli und Aug. und wird wie die vorige Art benutzt. — Großfrüchtiger W. (**I. macrocarpa**), baumartiger Strauch mit Beeren von der Größe einer Haselnuß; blüht auf dürren, steinigen Stellen am Mittelmeer im Mai. Das Holz gibt gleich dem des phönizischen, des weihrauchgebenden und des Cedernwachholders durch Destillation ein stinkendes Oel (**Huile de Cade**), das gegen die Raude der Schafe u. s. w. ein vorzügliches Mittel bildet. Die Beeren werden wie die vom gemeinen W. benützt. — Cedern-W. (**I. oxycedrus**), die scharlachrothen Beeren sind nur halb so groß als bei der vorigen Art, wird sonst aber auf die gleiche Weise benützt. — Phönizischer W. (**I. phoenicea**), 4–8 Fuß hoch, 6fach gezeilte Nadeln; erbsengroße, rothe Beeren; wächst in heißen Ländern auf felsigen Stellen; blüht im Mai. Aus der Rinde schwitzt ein wohlriechendes Harz, überhaupt riechen alle Theile gut; dient wie der gemeine W. — Virginischer W. (**I. virginiana**), 40–50 Fuß hoher, pyramidenförmiger Baum, schmutziggrün; braunrothes, angenehmriechendes, sehr gutes Holz. Der Stamm hat schwammige Auswüchse, welche Cedernäpfel heißen und als Wurmmittel dienen. Beeren blauschwarz; blüht im März und April; wächst in Nordamerika, bei uns in Anlagen. Die jungen Aestchen dienen wie Sadewachholder. — Sadewachholder (**I. Sabina**), immergrüner Strauch, der im Orient, im südlichen Europa wild wächst, unsere strenge Winterkälte nicht ohne Nachtheil erträgt, daher in Gärten gezogen wird; 5–7 Fuß hoch; röthlichgraue, rissige Rinde; hartes, röthliches Holz; kurze, spitzige Blätter wie Schuppen an den Zweigen. Die blauen zusammenziehenden Beeren sind kleiner als beim Wachholder. Die Blätter riechen widrig, schmecken scharf, sind als Sadebaumzweige (**H. s. Frondes Sabina**) officinell, und enthalten viel ätheriges Oel, das durch Destillation gewonnen wird. Dasselbe wirkt, wie ein Blätterabsud, sehr schädlich, treibend, abführend, und sehr heftig auf das Blut. Liederliche Personen bedienen sich manchmal eines Absudes zum Fruchtabtreiben, allein dieß kann nicht ohne Gefahr des eigenen Lebens geschehen. Der Saft der Blätter dient zum Vertreiben der Würmer, ist gut bei Skorbut, Krätze, fressenden Geschwüren, Zahnschmerzen, Gelbsucht u. s. w. Manchmal siedet man Blätter in Bier, um demselben eine treibende Kraft zu geben. Den Pferden wird ein Pulver von den gedörrten Blättern im Futter gegen Würmer oder in der Druse gegeben. Am häufigsten benützt man die jungen Zweige, um durch ihren heftigen Geruch die Motten und anderes Ungeziefer von Kleidern abzuhalten. Man pflanzt diesen Strauch durch Samen oder Ableger fort. Soll in der Nähe von Obstbäumen nicht gepflanzt werden, weil ein rother Schwamm aus dem Stamm wächst, der auf Birnen oder Blätter geweht dort einen auszehrenden Fleck verursacht; siehe Sevenbaum.

Wachholderbeeren, Wachholderharz, Wachholderöl, Wachholdersaft ꝛc. s. u. Wachholder.

Wachs (**Cera**), einhüllendes und abspannendes Mittel bei Durchfällen und Ruhren. Die Dosis ist ℈j—ij in Mixtur oder Latwerge. Aeußerlich dient es als Zusatz zu Pflastern und Salben, z. B. einfache Wachssalbe, welche zu einem deckenden Verband dient, z. B. bei Exkoriationen, einfachen Geschwüren, oder bei fistulösen Geschwüren, wo man vorher andere Arzneimittel einspritzte. Als Schutzmittel von sich neubildenden Nägeln ist es sehr empfehlenswerth.

Wachsbaum, s. v. a. wachsgebender Gegel, s. u. Gegel.

Wachsbaum, europäischer, s. v. a. schwarze Pappel.

Wachsblume (**Cerinthe**), Gattung der Familie Rauhblättler; 5blätteriger Kelch; 5zähnige oder 5spaltige Blumenkrone; 5 Staubgefäße; pfeilförmige Staubbeutel; 2 nußchenartige Schließfrüchte, 2fächerig und 2samig. — Arten: Größere W. (**C. major**), mit einem blauen Hauche überlaufene Pflanze; 1—1½ Fuß hoch; am Rande borstig gewimperte Blätter; Blüthen in Trauben; Blume weißlichgelb, oder weißlichgelb mit violetter Röhre, oder ganz purpurviolett. Blüht auf Voralpen und Gebirgen im Juli und Aug.; 1jährig.

Wachsdolde, Leuchterblume (**Ceropegia**), Gattung der Familie Seidenpflanzengewächse; 5theiliger Kelch; bauchige Blumenkrone mit 5spaltigem Saum; 5lappige oder doppelte Beikrone; 5 Staubgefäße in einen Cylinder verwachsen; 10 aufrechte, paarige Staubmassen; 2 Fruchtknoten; 2 Griffel; glatte Balgkapseln; wollschopfiger Samen. — Arten: Schöne W. (**C. elegans**), faserige Wurzel; längliche, gegenständige Blätter; 2theilige, 10lappige Beikrone. Wächst in Ostindien. — Kronleuchterartige W. (**C. candelabrum**), schöner, schlingender Halbstrauch mit herabhängenden Dolden, bräunlichpurpurrothen Blumen; dient äußerlich gegen Blähungen und arthritische Schmerzen. Wächst in Ostindien, Malabar.

Wachspalme, Anden-, der Strunk spritzt eine Art Wachs aus, wachsgelb, sehr brüchig, leicht pulverisirbar, da es Harz enthält; es wird auch durch Sieden und Auspressen des äußern Theils des Strunks gewonnen und wie Bienenwachs benützt. Wächst in Mittel- und Südamerika.

Wachspflanze, fleischige Hoya (**Hoya carnosa**), eine Abtheilung der Gattung Knollstrauch; wird häufig bei uns kultivirt. — Grünblumige H. (**H. viridiflora**), gelbliche, innen weiße, scharfe, sehr bittere Wurzel, welche sammt den jungen Trieben bei Wassersuchten, zur Beförderung des Auswurfs und gegen den Biß der Brillenschlangen gebraucht werden; wächst in Ostindien und Ceilon. — Großblumige W. (**H. coronaria**), enthält eine dicke, klebrige Milch, welche als kühlendes Mittel und bei solchen Wunden dient, die von den Stacheln einiger giftigen Fische herrühren; wächst in Java und auf den Molucken. — Rumph's H. (**H. Rumphii**), dient auf den Molucken wie die vorige Art und gegen Genorrhöen.

Wachtelwaizen (**Melampyrum**), Gattung der Familie Larvenblümler; 4zähniger, röhriger Kelch; Blumenkrone mit 3eckigem Schlund und helmartiger Oberlippe; 4 2mächtige Staubgefäße; eirunde, 2fächerige Kapsel; längliche Samen mit fleischigem Hagelfleck. — Arten: Acker-W. (**M. arvense**), wächst in ganz Europa auf fetten Getreidefeldern; 1 Fuß hoher ästiger Stengel; lanzettförmige Blüthen; purpurrothe, gelbgestreifte Blumen in lockern, überhängenden Aehren. Oft ein lästiges Unkraut, dessen Same mit dem Getreide gemahlen dem Mehl und Brod eine bläuliche Farbe gibt, unter Bier aber Kopfschmerzen macht. Das Samenmehl (**Farina Melampyri**), diente früher als erweichendes und zertheilendes Mittel. Die Blumenähren geben eine dauerhafte blaue und mit Laugensalz eine purpurrothe Farbe. Das Kraut wird von dem Vieh gerne gefressen. — Wiesen-W. (**M. pratense**), der Same war früher offizinell.

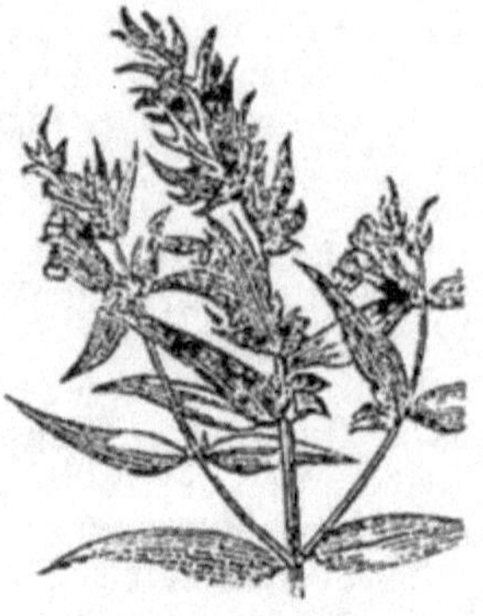

Wachtelwaizen.

Wälschkorn, s. v. a. Mais.

Waid (**Isatis**), Gattung der Familie Viermächtige; 4blätteriger, abstehender Kelch; 4blätterige Blume; 4 mächtige Staubgefäße; sitzende Narbe; nußhülsenartige, 1fächerige und 1samige Schötchen. — Arten: Färber-W. (**I. tinctoria**), schätzbare Färberpflanze, die in der Schweiz, in verschiedenen Theilen Deutschlands wild wächst, aber auch häufig angebaut wird. Ist 2jährig, hat eine rübenartige Wurzel, treibt im ersten Jahr viele große, lange, am Rande gekerbte Blätter, die sich auf der Erde ausbreiten, im andern Jahr einen dicken, 3—4 Fuß hohen, ästigen Stengel mit zugespitzten Blättern. An den Zweigen setzen sich oben im Mai und Juni viele Blumen mit 4 gelben, kreuzweise gewachsenen Blättchen an, welche kleine, glatte, längliche, schwarze Schoten mit 2 länglichen, meist blauen Samenkörner zurücklassen. Er gedeiht am besten in einem leichten, schwarzen, etwas fetten Boden, in Neubruch, gutgedüngtem Sandboden, wo die im März ausgesäeten Pflanzen so verzogen werden, daß sie ½ Fuß weit von einander stehen. Sind die Blätter spannenlang und die untersten gelb, so werden sie bei gutem Wetter mit einem scharfen Messer vorsichtig abgestochen, gesammelt, gewaschen, getrocknet, auf Waidmühlen gemahlen, in einem Gefäß zur Gährung gebracht, wodurch sich die Farbetheilchen abscheiden. Diese bilden einen blauen Satz, von welchem man das Wasser ablaufen läßt. Der Satz bildet eine schöne blaue Farbe, Waidindigo, und einen beträchtlichen Handelsartikel. Riecht zerrieben scharf rettigartig, und hat einen scharfen, kresseartigen Geschmack. Die Blätter (**H. s. Folia Glasti**), dienen innerlich gegen Milzkrankheiten, äußerlich gegen Geschwülste, Geschwüre, Wunden und Blutungen. Der Same gibt ein Oel wie Leinöl. — Die Farbe hat durch den Indigo sehr an Werth verloren.

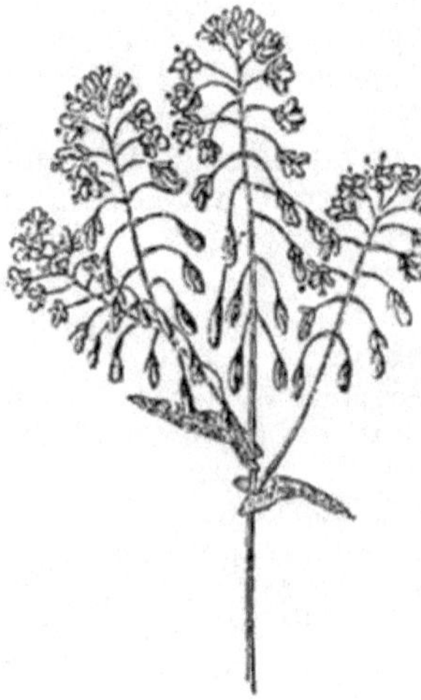

Waizen (**Triticum**), Gattung der Familie Gräser; Spelzenblumen einzeln an der Spindel; 2klappige Blüthenhülle; stachelspitzige, grannenlose oder begrannte Klappen; 2kläppige Blüthenhüllchen; 3 Staubgefäße, oben zottige Fruchtknoten; von Kläppchen umgebene Schließfrucht; freie Körner, die beim Dreschen ausfallen. — Arten: Gemeiner W. (**T. vulgare**), die vorzüglichste unserer Getreidearten, deren große, goldgelbe Körner das feinste Mehl liefern. Wächst im mittlern Asien wild, wird nun aber überall häufig angebaut. Der Halm wird 4—5 Fuß hoch, die Aehre 3—5 Zoll lang. Nach der Zeit der Aussaat (nicht nach den Grannen, welche nach dem Boden und der Aussaat fehlen oder vorhanden sein können), unterscheidet man Sommerwaizen (**T. aestivum**) und Winterwaizen (**T. hibernum**). Jener wird im April, dieser im Sept. ausgesät, und verlangen beide einen guten, starken Boden. Um ihn vor dem Körnerbrand zu bewahren, werden die Körner vor der Aussaat in Kalkwasser gelegt, oder es wird lebendiger Kalkstaub damit vermischt und Wasser darüber gegossen. Unter heißen Himmelsstrichen trägt er oft hundertfältig. Man muß ihn schneiden, so lange er noch gelb ist, weil sonst zu viel Körner ausfallen. Außer dem Brand leidet er noch vom Honigthau und vom Mehlthau. An Halmen und Blättern schwitzt an heißen Tagen eine kleberige Feuchtigkeit aus, die aber nach einem starken Regen oder bei schnell eintretender kalter Luft verdickt, sich tropfenweise ansetzt und zu einer mehligen Substanz wird, auf der sich bald eine Menge kleiner Insekten einstellt, welche sie einsaugen und dafür ihren Unrath zurücklassen. Die Halme verkümmern nun und setzen keine Früchte an; der Schaden ist weniger groß, wenn ein sanfter Regen die Unreinigkeit zeitig abflößt. Außer dem feinsten Mehl liefert er die beste Stärke, vortrefflichen Syrup und Zucker, schmackhaftes Bier, Meth, Branntwein ꝛc. Das Stroh dient zu verschiedenen Flechtarbeiten, Hüten, Körben. — Waizenmehl ist ein Gegenmittel bei Vergiftungen durch Quecksilbersublimat. Von den vielen Abarten führen wir auf:

1. Weißer, gemeiner W. mit Grannen; lockere, 3—4 Zoll lange, weiße, kahle Aehre; weniger ertragsreich als der rothe Waizen; Winterfrucht.

2. Sammtartiger, weißer, gemeiner W. mit Grannen; lockere, weiße, sammtartige Aehre; Sommer und Winterfrucht.

3. Rother, gemeiner W. mit Grannen; lockere, bräunliche, kahle, 3½ Zoll lange Aehre; gewährt als Winterfrucht einen ziemlich guten Ertrag.

4. Sammtartiger, rother, gemeiner W. mit Grannen; 3—4 Zoll lange, bräunliche, lockere Aehre; hält nur gelinde Winter aus; Sommerfrucht.

5. Brauner, gemeiner W. mit Grannen; lockere, braune, kahle, etwas gebogene Aehre, 3—3½ Zoll lang, 18—24 Spelzenblumen. Gibt ein feines, goldgelbes Mehl.

6. Blauer, gemeiner W. mit Grannen; lockere, bläuliche, kahle, 3—4 Zoll lange Aehre; weißer Halm; hält nur gelinde Winter aus; daher Sommerfrucht.

7. Schwarzer, gemeiner W. mit Grannen; lockere, schwarze, weichhaarige Aehre; eignet sich nur für ein warmes Klima.

8. Weißlichsamiger, weißer, gemeiner W. ohne Grannen; glasige Früchte, weißer Halm; ausgezeichnetes Stroh zum Strohflechten.

9. Weißlichsamiger, weißer, gemeiner W. ohne Grannen, mit bräunlichem Halme; Abart von vorangehendem Waizen, hält aber den Winter besser aus als dieselbe.

10. Gelbsamiger, weißer, gemeiner W. ohne Grannen; lockere Aehre; goldgelbe, sehr schöne Früchte; gewährt den höchsten Ertrag; wird am besten im Febr. ausgesäet, da Saaten vor dem Winter gern lagern.

11. Sammtartiger, weißer, gemeiner W. ohne Grannen; lockere Aehren, weißer Halm; wintert nicht leicht aus, ist weniger Krankheiten ausgesetzt, hat ausgezeichnetes Stroh und ist als böhmischer Waizen bekannt.

12. Gelber, gemeiner W. ohne Grannen; ist sehr unbeständig und geht meist in den rothen Waizen über.

13. Rother, gemeiner W. ohne Grannen; lockere, bräunliche, kahle Aehre; bei uns sehr gemein, ist sehr ertragsreich und erträgt den Winter gut.

14. Sammtartiger, rother, gemeiner W. ohne Grannen; lockere, braune, sammtartige Aehre, röthlicher Halm; geringe Art, die den Winter nicht gut aushält

15. Gelbsamiger, dichter, gemeiner W., sehr dichte, weiße Aehren; lagert sich nicht leicht, gewährt aber nur einen mittelmäßigen Ertrag. Binkel-, Igelwaizen.

16. Weißlichsamiger, dichter, gemeiner W., sehr dichte, weiße Aehre; das Korn ist nicht besonders mehlreich; begrannte Aehre.

17. Sammtartiger, dichter, gemeiner W., sehr dichte, begrannte, weiße Aehre mit behaarten Klappen; nicht empfehlenswerth.

18. Grannenloser, dichter, gemeiner W., sehr dichte, bräunliche Aehre, röthlicher Halm; wird am besten im Febr. und März ausgesäet und lagert sich nicht leicht. Die Körner sind klein, aber um so mehlreicher.

Der sogenannte Bartwaizen hat lange und kurze Grannen.

Vieljähriger W. (**T. compositum**), wird in Kleinasien (Smyrna), Ungarn, Italien, England und einigen Theilen von Deutschland als Winterfrucht gebaut, hat einen 4—6 Fuß hohen Halm und eine 4—5 Zoll lange Aehre, welche 6—8 kleine

Nebenähren enthält, die so nahe mit der Hauptähre verbunden sind, daß sie eine einzige zu bilden scheinen. Jedes Korn treibt 6 Halme und jede Aehre enthält 120—130 Körner. Er verdient auch deshalb häufiger angebaut zu werden, weil er nicht so leicht dem Brande unterworfen ist, doch artet er in sofern wieder bald aus, daß er seine Seitenähren verliert. Das Mehl ist so gut als anderes Waizenmehl. — Polnischer W. (T. polonicum), 6 Fuß hohe Halme, sehr lange, stark begrannte Aehren, und längere Körner als beim gemeinen W., die ein ausgezeichnetes Mehl geben. In Polen und Frankreich kann er als Sommerfrucht, bei uns aber als Winterfrucht gebaut werden. Man hat davon auch zahlreiche Abarten. — Englischer W., rauher W. (T. turgidum), dicke, aschgraue, begrannte, reichhaltige Aehren, die vortreffliches Mehl liefern; wird häufig in England angebaut, und eignet sich besser als Winterfrucht, denn als Sommerfrucht. Vögel, namentlich Sperlinge, sind ihm sehr gefährlich. Auch von dieser Waizenart haben wir sehr zahlreiche Abarten.

Dinkelwaizen, Spelzen (Speltae). Die Körner fallen bei der Reife nicht aus den Spelzen, Spindel zerbrechlich.

Gemeiner Spelz, Korn oder Dinkel (T. Spelta), Aehre 4seitig, zusammengedrückte, schlaffe Aehrchen, 2samig, locker übereinanderliegend; Balg sehr hart, abgestumpft, zusammengedrückt, kurzzähnig; Samen länglich, bauchig, mehr glasig als mehlig.

a. Aehre gegrannt, weiß, kahl.
b. Aehre gegrannt, bräunlich kahl.
c. Aehre gegrannt, bläulich oder dunkelblau, sammtartig.
d. Aehre ungegrannt, weiß, kahl.
e. Aehre ungegrannt, bräunlich, kahl.

Diese Waizenart, von der vorstehend die wichtigsten aufgezählt sind, gibt ein ausgezeichnet weißes Mehl. Aeußerlich hat das Korn viel Aehnlichkeit mit dem W., wird eben so hoch, oft noch höher, hat aber eine etwas dünnere Aehre, und längere, röthliche Körner, die zu 2, selten zu 3, an der Spitze aber nur einzeln in starken Hülsen sind und nicht leicht ausfallen. Das Korn wird im südwestlichen Deutschland gar häufig angebaut, und gedeiht in warmem Klima am besten; es ist eigentlich eine Winterfrucht, und verlangt, wie der Waizen, einen fetten, schweren, gutbearbeiteten Boden, wird in den Hülsen 14 Tage vor Michaelis ausgesäet. In schwerem Boden ist es gewöhnlich grannenlos (glattes Korn); in einem leichten Boden trifft man es mit Grannen an (rauhes Korn); kommt dieß in einen schweren Boden, so artet es schnell aus und verliert die Grannen und umgekehrt. Bald hat es röthliche, bald weiße Aehren (rothes und weißes Korn). Eine Spielart ist das Sommerkorn, Speltgerste, das wie die Gerste mit Grannen versehen, an Halm, Aehre und Körnern kleiner ist und im Frühjahr gesäet wird; bei uns selten. Das Winterkorn ohne Grannen leidet weniger vom Mehlthau, wogegen das gegrante ein schöneres Mehl gibt. Im April und Mai werden die Blätter gegipfelt, wo die Saat zu üppig ist, um das Lagern zu verhindern; man erhält dadurch das erste grüne Futter. Die Körner werden benützt wie vom Waizen. Die Hülsen füttert man Pferden, Schweinen ꝛc.

Zweikörniger W., Emmer (T. dicoccum), 3—5 Fuß hoher Halm, markig; sehr dichte oder lockere Aehre; brüchige Spindel; dachziegelige, gedrängte, meist 4blüthige und 2früchtige Spelzen; zehnartigstachelspitzige, am Rücken getielte Klappen; schwächer oder stärker begrannte Blüthen; helle, meist hornartige Schließfrüchte in dem Kläppchen; wird namentlich im südlichen Deutschland und Europa häufig als weißer und rother Emmer in verschiedenen Spielarten angebaut, blüht im Juni und Juli, ist 2jährig, und gewährt einen schönen Ertrag. Mehrere Abarten ertragen unsern Winter nicht gut, lassen sich dagegen als Sommerfrucht bauen. — Einkörniger W., Einkorn (T. monococcum), St. Peterskorn, 2zeilige, begrannte Aehre, der Gerstenähre ähnlich und röthlichgelb. Jedes Bälglein enthält nur 1, in vorzüglich gutem Boden 2—3 immer etwas kleinere Körner. Man baut das Einkorn auf mittelmäßig gedüngten, doch gut gepflügten Feldern, und säet es als Winterfrucht noch vor dem Korn, als Sommerfrucht gleich nach dem Hafer aus. Das röthliche Mehl gibt mit Roggen- oder Kornmehl ein gutes Brod, das besonders von Landleuten gerne gegessen wird, liefert aber doch von allen Waizenarten die geringste Mehlsorte, gedeiht dagegen aber auch in Boden, der dem gewöhnlichen W. nicht genügt. Gewöhnlich baut man den rothen, einkörnigen W. an; doch ist auch der schwarze Emmer mit schwärzlicher Aehre nicht selten.

Waizengerste, s. v. a. nackte, zweizeilige Gerste.

Waizenkleie, die Kleie von dem gewöhnlichen Waizen, welche in Säckchen zu Bähungen bei Geschwulsten, rheumatischen und andern Schmerzen, Zahnweh ꝛc. recht gut Dienste leistet, stärkt in Bäder geworfen sehr.

Waizenmehl wird auf die gleiche Weise benützt, dient auch zu erweichenden, kühlenden Kataplasmen.

Waizenspelz, s. v. a. Dinkelwaizen oder Korn, Spelz.

Waldandorn, s. v. a. Roßnessel.

Waldbeere, in Sachsen s. v. a. Himbeere.

Waldburgiskraut, s. v. a. Mundraute.

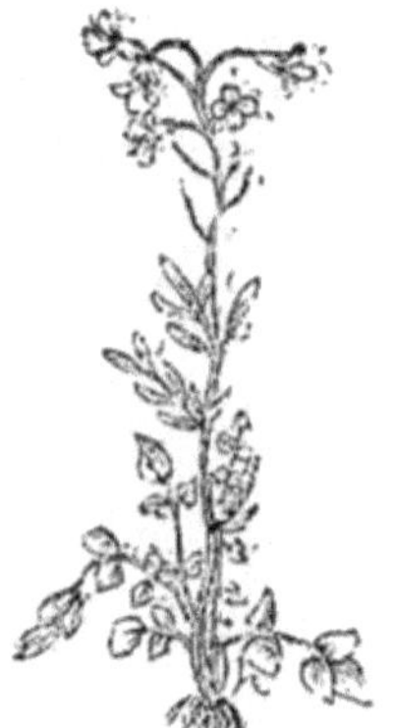

Walderbse (Orobus), Gattung der Familie Schmetterlingsblümler; gleicht der Gattung Platterbse ganz, nur endet die Blattspindel der paarig-gefiederten Blätter in eine Stachelspitze. — Arten: Knollige W. (**O. tuberosus**), schwärzliche Wurzelknollen, nach oben mit dünnen Wurzelköpfen mit kriechenden Ausläufern; ½—1 Fuß langer, 4kantiger, 2flügeliger Stengel, unpaarig gefiederte, 2—3—4paarige Blätter; blattwinkelständige, 3—5blüthige Trauben; Fahne und Flügel karminroth, oft in's Blaue übergehend, mit weißlichen Nägeln, weißliche Schiffchen, oben hellröthliche, schwärzliche, weißpunktirte Hülse; blüht in niedergelegenen Wäldern im April und Mai; dauert aus. Die knolligen Ausläufer sind adstringirend, dienen gegen Diarrhöen, Blutungen, Geschwüre und sind harntreibend. — Frühlings-Platterbse (**O. vernus**), wächst häufig in Wäldern; der Samen (**Semina Galegae nemorensis**) soll eröffnend, zertheilend, harntreibend sein. — Fischbetäubende W. (**O. Pissidia**), dient in Neu-Caladonien zum Fischfang.

Walderdbeeren sind mit Wasser zerdrückt ein angenehmes Getränk; mit Zucker sind sie gut bei venöser Plethora im Unterleib, bei Hypochondrie, Gicht, Nierenschmerzen und Lungenschwindsucht.

Waldglocke, s. v. a. rother Fingerhut.

Waldhafer, s. v. a. schwarzer, gemeiner Hafer mit Grannen.

Waldkicher, Waldwicke, s. v. a. Walderbse, Platterbse und Fasanenkraut.

Waldknoblauch, s. v. a. Hederich.

Waldmeister, s. v. a. Labkraut und Maierkraut. — Es wird daraus der Maitrank, Kräuterwein bereitet, indem man die jungen Triebe in eine Porzellanschüssel legt, diese mit Wein oder Obstmost übergießt und beliebig Zucker zusetzt; den Wein läßt man ¼—½ Stunde daran stehen, dann wird er getrunken. Man kann in ganz geringer Menge noch die Blätter der Melisse, der schwarzen Johannisbeere, Gundelreben, Erdbeeren ꝛc. beisetzen. Ein solcher Kräuteransatz kann 2 Tage lang stehen bleiben und mehrere Aufgüsse erleiden, ohne daß der Wein weniger würzig wird.

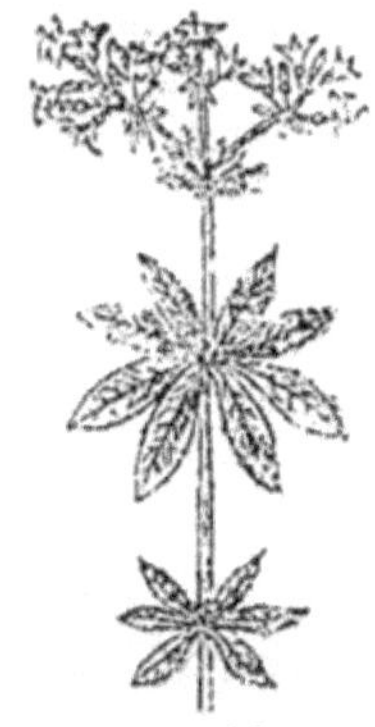

Waldmeister.

Waldmelisse, s. v. a. Immenblatt.

Waldnachtschatten, s. v. a. Wolfskirsche.

Waldrebe (Clematis), Gattung der Familie Ranunkelgewächse; zwitterig oder 2häusig; 4—8 Geschlechtshüllblätter, zahlreiche, unterweibige Staubgefäße; 1samige Schließfrüchte. — Arten: Aufrechte W. (**C. recta**), 2—5 Fuß hoher Stengel; unpaarig-gefiederte, oben kahle, unten seegrüne, behaarte Blätter, ganz oder 2lappig. Doldentraubige Rispe; 4—5 weiße Geschlechtshüllblätter; kahle, ovale Schließfrüchte; auf trockenen Wiesen, sonnigen, steinigen Plätzen, in Gebüschen ꝛc.; dauert aus und blüht im Juni und Juli.

Alle Theile (Herba Clematidis), sind brennendscharf und blasenziehend, und dienen gegen einige Kacherien, veraltete Syphilis, namentlich wenn sie schon die Knochen ergriffen hat, gegen Gicht, Hautkrankheiten, Geschwüre u. s. w. — Die gleichen Eigenschaften hat C. vitalba. — C. chinensis, die Wurzel und der untere Stengeltheil wirkt treibend, diuretisch, diaphoretisch, die Milch vermehrend; wächst in China. — C. dioica, eine Wurzelabkochung, mit Wein- und Sauerwasser verdünnt, ist gut als Purgirmittel und bei Wassersuchten; wächst in Jamaika. — C. mauritiana, brennend scharf, dient als Blasenpflaster; wächst in Madagaskar. — C. crispa dient in Nordamerika, wie bei uns C. recta.

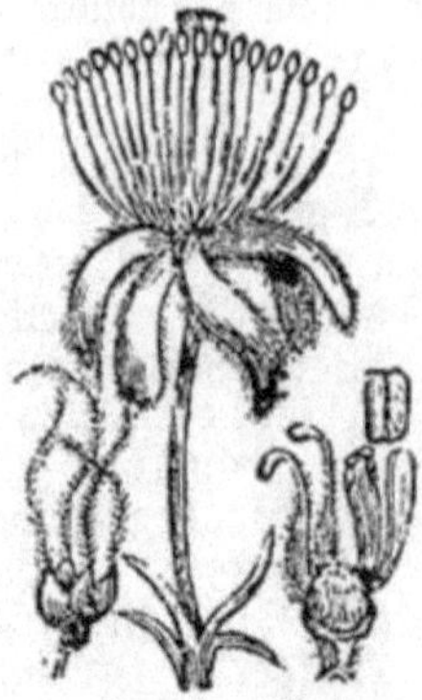

Waldrebe.

Waldspinat, s. v. a. Rapunzel.

Waldstern, s. v. a. Gilbstern.

Wallnuß (Inglans), Gattung der Familie Pistaziengewächse; 1häusig; männliche Blüthen in Kätzchen, 5—6theiliger Kelch, 14—36 Staubgefäße; weibliche Blüthen zu 2—4 an den Astendchen; 4spaltiger Kelch; 4theilige, krautige Blumenkrone; 2 oder 1 Griffel, kurz; 2 Narben; 1kernige Steinfrucht. — Arten: Gemeine W., wälsche Nuß (I. regia), starker, schöner, aus Persien stammender Baum, der seiner Nützlichkeit wegen aus Italien (Wälschland) längst zu uns verpflanzt wurde; er gedeiht nicht in nassem Boden, um so besser, wenn er fest, trocken und lettig ist, hat ein schönes, flammiges Holz, das eine schöne Politur annimmt und sehr geschätzt ist. Die weißliche Rinde ist an jungen Stämmen glänzend dunkelbraun und weiß punktirt; die Aeste bilden eine schöne Krone mit starkriechenden, großen und gefiederten Blättern. Er wächst schnell, treibt im Mai Blüthen und Blätter, hat eine Art reife Nüsse in doppelter Schale, wovon die äußere grün ist, bräunlich abfärbt, zuletzt aufspringt und sich von der andern holzigen, harten, gefurchten Schale trennt. Unter dieser befindet sich der Kern, welcher mit einem gelben Häutchen umgeben und durch den Steg oder Sattel in 4 Theile getheilt ist Die verschiedenen Abarten sind: Steinnuß, Grübelnuß, kleine und dickschalige Polternuß, Pferdenuß, groß, aber kleinkernig; gemeine längliche Nuß, voller Kern, keine so harte Schale; dünnschalige Nuß, Meisennuß, länglich, etwas spitzig; an der Spitze ganz dünne Schale; gemeine, runde Nuß, voller schmackhafter Kern; große Steinnuß; zum Oelschlagen ausgezeichnet; Riesennuß, oft 4 Zoll lang, 3 Zoll dick; Blutwallnuß, rothes Häutchen um den weißen Kern.

Die Kerne sind nahrhaft, gesund und süß; sie geben ein gelbliches Oel von lieblichem Geruch, das zum Speisen, Malen, gegen Flecken in den Augen und trockenen Flechten dient, wenn man dieselben täglich 2—3 Mal damit bestreicht. Bei alten Nüssen ist das Oberhäutchen scharf und macht leicht Heiserkeit und Sodbrennen; sie werden aber wieder ganz frisch, wenn man sie 18 Stunden lang in fetter Milch mit Mandelöl einweicht. Die unreifen, um Johannis abgenommenen Früchte werden sammt der grünen Schale mit Zucker und Gewürz eingemacht, und sind ein vortreffliches Mittel gegen Magenschwäche und Mangel an Appetit. Auch geben sie einen guten Liqueur (Nußliqueur.) Die Nußkuchen sind ein gutes Viehfutter. Die grünen Schalen wirken stärkend, zusammenziehend, und werden benützt bei Darmverschleimungen, insbesondere Magenverschleimung, gegen Spulwürmer, Drüsenanschwellungen, Knochenfraß. Als Magenmittel dient ein Ansatz von 6 Loth verkleinerten Wallnußschalen und 5 bittern Mandeln mit 1 Schoppen Branntwein, wovon täglich 1—2 Löffel voll zu nehmen sind. In den übrigen Fällen gebraucht man eine Abkochung von 2—4 Quent grüner Wallnußschalen mit 1 Schoppen Wasser zur Hälfte, den Tag über mit Zucker oder Aniswasser zu nehmen. Die Nußbaumblätter gebraucht man namentlich in Skropheln aller Art, Geschwülsten, Knochenauftreibungen, Knochenfraß. Man macht einen Thee von zerkleinerten Blättern, soviel als man zwischen 3 Fingern fassen kann, auf ½ Schoppen, den Tag über zu nehmen. Ein Absud der grünen Schale tödtet die Regenwürmer; auch geben sie eine dauerhafte braune Beize und Farbe. Pferde werden gegen Ungeziefer geschützt, wenn man sie des Morgens fleißig damit abreibt. Die zarten Knospen kann man als Gewürz an Speisen thun. Die Rinde soll gut gegen Zahnweh sein. Wenn man das Holz einige Monate in eine Pfütze legt, aus welcher das Vieh trinkt, so erhält es eine braune, marmorirte Farbe. Das Beschneiden beim Versetzen erträgt der Nußbaum öfters nicht.

Weißer Wallnußbaum, Hickery-Nuß (**I. alba**), wächst in Nordamerika in steinigem Erdreich, wird 40—50 Fuß hoch; weißes Holz; die Früchte sind so groß wie Muskatnüsse; sie geben viel Oel, dienen aber vorzüglich als Schweinefutter. Mit der Rinde färbt man Wolle und Baumwolle gelb. Man hat davon folgende Abarten: Olivenartige Hickerynuß (**Carya olivaeformis**), haben einen ausgezeichnet guten Geschmack, und geben ein vorzügliches Oel. — Weiße H. (**C. alba**), schon weniger gut, Stammform, heißt in Amerika **Kisky Thomas Nuts**. — Filzige H. (**C. tomentosa**), **Mocker-Nuts**, kleiner, süßer Kern; die jungen, süßen Wurzeltriebe sind eßbar; aus den Stämmen fließt ein zuckerhaltiger Saft; die Rinde dient zum Grünfärben. — Bittere H. (**C. amara**), der Kern ist sehr bitter und nicht eßbar; dient mit Kamillenöl gegen Bleikolik. — **C. aquatica** hat gleichfalls bittere nicht eßbare Früchte.

Schwarze W. (**J. nigra**), wächst gleichfalls in Nordamerika, erträgt jede Kälte, hat eine dunkle, schwarzgefleckte Wurzel, schwärzliches Holz mit vielen hellen und dunkeln Stellen, weshalb es noch mehr geschätzt ist als Mahagoniholz, zumal es im Alter immer schöner wird. Wird es in einer Brühe von Fernambuk und Alaun gebeizt, so nimmt es ganz die Farbe des Mahagoniholzes an. Die rundlichen, schwärzlichen, großen Nüsse sind schmackhaft, und die Schalen so hart, daß man sie mit einem Hammer zerschlagen muß. — Schwarze W. mit länglicher Nuß, lange Butternuß (**I. oblunga nigra**), ist gleichfalls in Amerika zu Hause und gedeiht bei uns recht gut.

Wallwurz, s. v. a. Lungenkraut.

Walpurgiskraut, s. v. a. Mondraute.

Walzenkraut, im Erzgebirge s. v. a. gemeiner Schotenklee.

Wandkraut (**Parietaria**), Gattung der Familie Nesselgewächse; zwitterige und weibliche Blüthen gemischt; bei den zwitterigen ist die Geschlechtshülle glockig, 4spaltig; 4 zuerst gekreiselte Staubgefäße; 1fächeriger und 1eiiger Fruchtknoten; kopfig-pinselige Narbe; die weiblichen Blüthen gleichen diesen, nur fehlen die Staubgefäße; die Schließfrucht ist in die Geschlechtshülle geschlossen. — Arten: Aufrechtes W. (**P. erecta**; **P. officinalis**), 1—3 Fuß hoher, fast astloser, oben weichhaariger Stengel; wechselständige, 3fach nervige, durchscheinend getüpfelte, kurzhaarige Blätter; 2 gabelige Trugdolden in stengelumfassenden Knäueln; glänzendschwarze Schließfrucht. An Wegen, Mauern, auf Schutthaufen 2c. im mittlern und südlichen Europa; dauert aus; blüht vom Juli bis Herbst. Das Kraut (**H. Parietariae**), ist salzig-schleimig, und dient innerlich als schleimiges, kühlendes, auflösendes, harntreibendes Mittel, äußerlich wird der ausgepreßte Saft oder eine Abkochung bei Wunden und Geschwüren angewendet. Enthält salpetersaures Kali und Schwefel. Auf gleiche Weise dient das ausgebreitete W. (**P. diffusa**; **P. officinalis**; **P. judaica**), welche derselben in allen Theilen ziemlich gleich nur kleiner ist.

Wanzenbeere, in Sachsen s. v. a. schwarze Johannisbeere.

Wanzendill, Wanzenkraut, in mehreren Gegenden von Deutschland s. v. a. Coriander.

Wanzenkraut (**Cimicifuga foetida**), wächst an Zäunen, in Wäldern im östlichen Europa, nördlichen Asien und westlichen Amerika; bewirkt als **H. Cimif.** heftiges Erbrechen und Abführen, ist ferner gut bei Wassersuchten 2c.

Warzenkürbis, eine Kürbisart, deren äußere Schale ganz mit Warzen bedeckt ist.

Warzenpilz (**Tubercularia**), Gattung der Familie Warzenpilze; warzenförmiges, gewölbtes Polster; fleischige Textur; meist lichte Farbe; kugelige, durchsichtige Keimkörner in dichter Lage. — Arten: Wollfüßiger W. (**T. floccipes**), schönes, rothes Polster; wächst im Sommer auf trockenen Aesten. — Gemeiner W. (**T. vulgaris**), fast kugelig, so groß wie ein Senfkorn und größer; rosenroth, mit kurzem, dickem Stiel. Im Frühjahr auf abgestorbenen Zweigen, Zäunen 2c. Fast alle hieher gehörigen Formen sind schön roth.

Wasserandorn, s. v. a. Roßnessel und Zigeunerkraut.

Wasserbuche, s. v. a. Platane.

Wasserbungen, s. v. a. Bachbungen.

Wasserdosten (**Eupatorium**), Gattung der Familie Vereinblüthler; mehrreihige, dachziegelige, 5—100blüthige Hülldecke; eingeschlossene Staubbeutel; vorragende, unten weichhaarige Narben; kantige oder gestreifte Schließfrüchte; scharfe, haarige Fruchtkrone. — Arten: Hanfartiger W., Wasserhanf, Alpkraut (**T. canabinum**), in ganz Europa an Flüssen und Bächen, feuchten, schattigen Stellen wachsende Pflanze mit 4—5 Fuß hohem, ästigem Stengel von röthlicher oder braunrother Farbe, gefiederten, wollenen Blättern, rosenrothen oder fleischfarbenen, wohlriechenden Blumen, welche an den Stengel- und Zweigenden schöne Sträuße bilden. Dient mit verschiedenen Zusätzen zum Schwarz- und Gelbfärben, und in feuchten Gärten als Zierpflanze. Angeschossene Hirsche sollen das Kraut fressen, um sich damit zu heilen. Die Blüthen riechen honigartig; Kraut und Wurzel schmecken scharf und enthalten ätherisches Oel, scharfen und bittern Extractivstoff (Eupatorin) Harz u. s. w. Wirkt auflösend, in größern Gaben purgirend, harntreibend, dient bei Anschoppungen der Unterleibsorgane, Bauchwassersucht, Wechselfieber, Hautausschlägen, Leberflecken ꝛc. — Wohlriechender W. (**E. odoratum**), strauchig; weichhaarig-zottige Aeste; grobgezähnte, 3fachnervige, unten weichhaarige Blätter; weiße Blüthen in Doldentrauben; wächst in Westindien; blüht im Dezember. Die wohlriechenden Blüthen heißen **longue dechat**. — Gewürzgebender W. (**E. aromatisans**), kahl; gegenständige, 6—7 Zoll lange, 5 Zoll breite, ungetüpfelte Blätter; weite Rispe mit 10—12blüthigen Blüthenköpfen; wächst auf Cuba und Havanna; dient dort dazu, Cigarren einen gewürzhaften Geruch zu geben. — Durchwachsener W. (**E. perfoliatum: E. connatum**), zottig-weichhaarig; weiße Blüthen; ausdauernd; wächst in Nordamerika; blüht vom August bis Oct. Heißt dort **Boneset**; riecht gerieben stark, ist sehr bitter, und dient als schweißtreibendes, fieberwidriges Mittel, in größern Gaben als Brechmittel; enthält viel bittern Extractivstoff. Der Saft soll gut gegen den Grind sein. — Heilkräftiger W. (**E. Ayapana**), halbstrauchig; 3fach nervige Blätter; lockere Doldentrauben; halbpurpurrothe Blüthenköpfe. Blüht in Südamerika und Westindien vom Juli bis Okt. Wurzel und Blätter riechen wie Tongobohnen, enthalten viel ätherisches Oel, und leisten da gute Dienste, wo aromatisch bittere Mittel Anwendung finden. Ein Blätteraufguß ist in beiden Indien unter dem Namen **Ayapana** eine berühmte Arznei, die gegen Schlangenbisse, Cholera ꝛc. vorzüglich sein soll und stark schweißtreibend wirkt.

Wassereppich, Wasserpetersilie, s. v. a. Merk.

Wasserfaden (**Conferva**), Gattung der Fadenalgen; Lager aus grünen, gegliederten Fäden; in den Gliedern zerstreute Keimknospen. — Arten: Bach-W. (**C. rivularis**), bildet dunkelgrüne, schwimmende Rasen; in stehenden Gewässern, Teichen, Gräben, wo das Wasser rein ist. Umschläge davon sind bei leichten Verbrennungen und Entzündungen gut.

Wasserfenchel, Roßfenchel, die offizinellen Früchte der fenchelsamigen Rebendolde (s. u. Rebendolde); er dient am häufigsten bei Schleimflüssen der Lungen, der Nieren, der Blase, der Geschlechtstheile und in der Skrophelschwindsucht. Innerlich angewendet, soll er stinkende, jauchige Geschwüre verbessern, und bei Eiterung der Nieren, Leber und bei Mutterkrebs gute Dienste leisten. Aeußerlich ist der zerquetschte Samen gut zu Kataplasmen bei Drüsenverhärtung und kalten Geschwülsten. Die Dosis als Pulver ist von 5—30 gr. und man kann selbst bis ℥j täglich einige Mal geben, in Verbindung mit Milchzucker, Magnesia, Goldschwefel, Opium. Im wässerigen Aufguß verordnet man ℥ij—iij täglich.

Wasserfenchel (**Marathrum**), Gattung der Familie Fadenstielgewächse; röhrenförmige Blüthenscheide; gestielte Blüthe; Geschlechtshülle aus 4—8 schuppenförmigen Hüllblättern, damit abwechselnd 4—8 Staubgefäße; freie Staubfäden; 2fächerige Fruchtknoten mit 2 pfriemenförmigen Narben; gestreifte, 2fächerige Kapsel mit zahlreichem Samen an beiden Seiten. — Arten: Knolliger W. (**M. foeniculaceum**), knolliger Wurzelstock mit viel Wurzelfasern; 6—9 Zoll lange, fenchelartige, mehrfach zusammengesetzte Blätter; kahler Fruchtknoten; ovale, gestreifte, 2fächerige Kapsel. Auf überschwemmten Stellen in Südamerika; blüht im Sept.

Wasserholder, s. v. a. gemeiner Schneeball.

Wasserkolbe, s. v. a. Rohrkolbe.

Wasserkraut (**Hydrastis**), Gattung der Familie Ranunkelgewächse; 3 Kelchblätter; blumenlos; zahlreiche Staubgefäße und Staubwege; 1—2samige, beerige Früchtchen auf halbkugeligem Blüthenboden. — Arten: Canadisches W. (**H. canadensis**), gedrehter oder höckeriger Wurzelstock; 6 Zoll hoher, zottig-flaumiger Stengel; handförmige, 3—5theilige Blätter; blüht an nassen Stellen im Juni und Juli; wächst in Nordamerika. Die Wurzel färbt schön gelb und ist ein tonisches Mittel.

Wasserkresse, s. v. a. Pfriemenkresse s. d.

Wasserlinse (**Lemna**), Gattung der Familie Wasserlinsengewächse; zwitterig und Geschlechter getrennt; dünnhäutige Blüthenscheide; 2 Staubgefäße, 1 Staubweg; freier Fruchtknoten; durchscheinende, schlauchartige Frucht; 1jährig; frei auf dem Wasser schwimmende, selten blühende Gewächse. Gegen den Winter fallen die grünkörnigen Keimknospen auf den Boden, um im März oder April als neue Pflanze zu erstehen. — Arten: Höckerige W. (**L. gibba**), verkehrt eirunde Stielblätter, jedes mit einer Wurzelfaser; Nußhülse mit 3—4 aufrechten Samen; schwimmt auf stehendem Wasser und blüht im Mai. — Kleine W. (**L. minor**), gleicht der vorigen Art völlig; wächst sehr häufig auf stehendem Gewässer. — Vielwurzelige W. (**L. polyrrhiza**), größer als die vorigen Arten, die Stielblätter unten meist purpurroth, jedes mit einem Büschel von Wurzelfasern; häufig auf stehendem Wasser.

Alle 3 Arten (**H. Lentis palustris**) sind ein kühlendes Mittel bei gichtischen Entzündungen und in der Gelbsucht. Sie bilden ein gutes Futter für Gänse und Enten, und mit Kleie auch für Hühner.

Wassermelone (**Citrullus**), Gattung der Familie Kürbisgewächse; 1häusig; 5spaltiger Kelch; 5theilige Blumenkrone; die männliche Blüthe hat 5 Staubgefäße im Grund der Beikrone, geschlängeltgebogene Staubbeutel; die weiblichen Blüthen haben einen 3fächerigen Fruchtknoten, 3spaltige Griffel, etwas herzförmige Narbe; dickschalige, vielsamige Beere; gelbe Blumen. — Arten: Gemeine W. (**C. vulgaris**; **Cucurbita Citrullus**; **Cucumis Citr.**), wickelrankiger, haariger Stengel; herzförmige, doppelt-buchtig-fiederspaltige Blätter; dickschalige, große, durch Kultur 30 Pfund schwere Beeren, grün, sternförmig gefleckt, saftiges meist rosenrothes, süßes Fleisch; großer, brauner Samen, 1jährig; wird nun in allen wärmern Ländern gebaut; blüht vom Juli bis Sept. — Coloquinten-W. (**C. Colocynthis**; **Cucumis Colocynthis**), gleicht der vorigen Art ziemlich; hat pomeranzengroße, gelbe, dünnrindige Beere mit trockenem, schwammigem Fleisch und zahlreichem, weißlichgelbem Samen; 1jährig. Wächst im Orient, heißt dort **Handal**, hat sehr bittere Früchte, die wir ohne Schale (**Pulpa Colocynthidis**) im Handel bekommen. Sie enthalten harzige Extractivstoffe (Colocynthin), fettes Harz, bitteres, fettes Oel, Gummi, Bassorin, und dienen als drastisches Purgirmittel, wenn große Unthätigkeit und Reizlosigkeit im Unterleibe herrscht, erregt aber leicht gefährliche Zufälle.

Wassernabel, (**Hydrocotyle**), Gattung der Familie Doldengewächse; undeutlicher Kelchrand; eirunde, spitzige Blumenblätter; plattgedrückte Spaltfrucht; 5riefige Theilfrüchte. — Arten: Gemeiner W. (**H. vulgaris**), knotiger, zaseriger Wurzelstock; schlanker, fast fädiger Stengel; schildförmige, 9nervige, doppeltgekerbte Blätter, weiße oder röthliche Blüthen in Blüthenköpfen; wächst an Gräben, Teichen, in Sümpfen, auf torfigen Wiesen, dauert aus und blüht im Juli und Aug. Schmeckt etwas brennend, wirkt eröffnend, harntreibend, wird bei Stockungen im Unterleibe und äußerlich als Wundmittel angewendet. — Doldiger W. (**H. umbellata**), der Saft macht in größern Gaben Erbrechen; die petersilienartig riechende Wurzel wird bei Verstopfungen in der Leber und Milz und bei Harnverhaltung mit Erfolg angewendet; wächst im wärmern Amerika. — Asiatischer W. (**H. asiatica**), bitterlich und scharf, wirkt kühlend, eröffnend und harntreibend bei Fiebern, Unterleibsstockungen, Wassersucht, äußerlich bei Wunden und Geschwüren; wird auch wie der Brunnenkresse gegessen: wächst an nassen Stellen im heißen Asien, Afrika und Amerika.

Wassernuß (**Trapa**), Gattung der Familie Nachtkerzengewächse; Kelchröhre am Fruchtknoten; 4theiliger, bleibender Saum; 4blätterige Blume; 4 Staubgefäße; 2fäche-

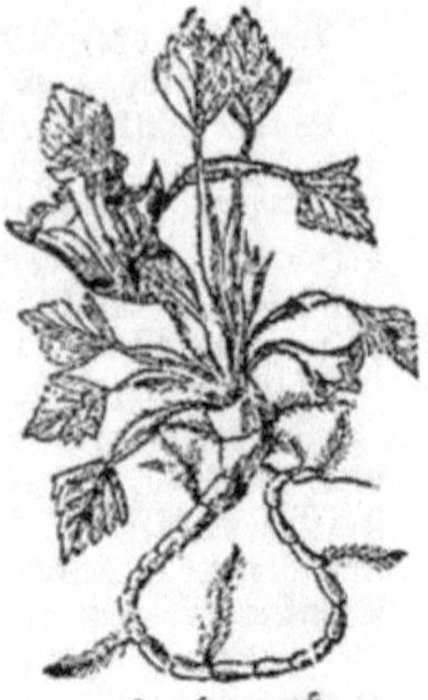
Wassernuß.

riger Fruchtknoten; harte, 1samige Schließfrucht. — Arten: Gemeine W. (T. natans), gegenständige, haarförmig fiedertheilige Blätter unter Wasser, nur die obern schwimmend; sie sind oben kahl und glänzend; die Stiele der schwimmenden Blätter dick aufgeblasen und markig; weiße Blumen; nußartige, grauschwarze oder braune, 4stachelige Nußhülse; in Sümpfen und Teichen; blüht im Juni und Juli, 1jährig. Der süßliche Samen schmeckt fast macronenartig, und wird roh und gekocht gegessen. Die Pflanze gibt kühlende und zertheilende Umschläge bei Geschwüren; der Saft dient gegen Augenkrankheiten. — Zweidornige W. (T. hispinosa,) im See von Caschmir kultivirt; die wohlschmeckenden Nüsse heißen dort Singhara, und bilden ein wichtiges Nahrungsmittel. — B. bicornis; in China der Früchte wegen kultivirt.

Wasserpfeffer, s. v. a. scharfer Knöterig; s. u. Knöterig.

Wasserriemen (Zostera), Gattung der Familie Wiergewächse; 1 oder 2häusig; aufspringende Blüthenscheide; 3nervige Spindel mit Staubwegen oder Staubgefäßen auf der Vorderseite; die männlichen Blüthen bestehen aus durchscheinenden Fädchen und Staubkörnchen dazwischen, die weiblichen aus einem Staubwege unter der Spitze. — Arten: Meer-W. (Z. marina), fluthet schlaff im Wasser; 2—3 Fuß langer Stengel; grasartige, 1—2 Fuß lange, bandförmige Blätter. Bildet auf dem Sande aller europäischen Meere Wiesen. Blüht im Aug. und Sept., dient als Dünger, zum Dachdecken, Polstern 2c. Heißt auch Seegras, Wier. Siehe auch Meerbälle.

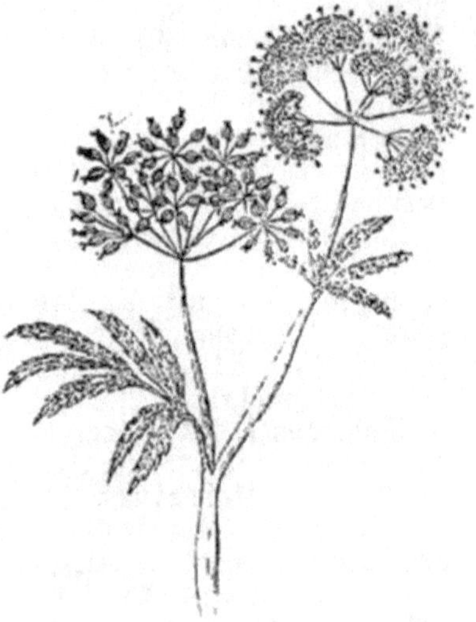

Wasserschierling (Cicuta), Gattung der Familie Doldengewächse; 5zähniger Kelch; verkehrt herzförmige Blumenblätter; kugelige Spaltfrucht; 5riefige Theilfrüchte; Hülldecke fehlt meist; Blüthen weiß. — Arten: Giftiger W. (C. virosa), giftigstes Gewächs, das in Europa in Sümpfen und Wassergräben, namentlich in stehenden Gebirgswässern wächst, eine mehrere Jahre dauernde, rübenartige, zaserige Wurzel hat, die innen weiß und voll hohler Zellen ist; sie riecht wie Pastinakwurzel, doch etwas eckelhaft und widrig, und gibt beim Zerschneiden einen gelben Saft von sich, welcher röthlich wird, wenn man ihn die Nacht über stehen läßt; im Frühjahr ist er am giftigsten. Er scheidet sich oft selbst von der Wurzel aus und schwimmt wie Oel auf dem Wasser. Die Wurzel treibt im Frühjahr mehrere 2—4 Fuß hohe, kahle Stengel, unten weiß und roth gestreift, oben meergrün, mit einem wässerigen, kleberigen Stoff gefüllt und mit fußlangen Gelenken versehen, aus welchen die Stengel mit 3fach gefiederten Blättern entspringen. Trägt vom Mai an den Stengel- und Zweigspitzen große, weiße Blumendolden, welche aus 10—14 Strahlen bestehen, wobei die kleinen Dolden meistens 10pfriemenförmige Blättchen haben. Der Same gleicht dem der Petersilie. Gegen den Winter sterben die Stengel ab. Für Menschen und Thiere sind Wurzel und Kraut ein tödliches Gift; nur Schafen, Ziegen, Kaninchen und Schweinen sind sie unschädlich. Der Genuß der Wurzel, welche leicht mit der Pastinakwurzel verwechselt werden kann, erregt Berauschung, Schwindel, Neigung zum Schlaf, Sinnlosigkeit, Wahnsinn u. dgl. Wer davon stirbt, sieht am ganzen Körper blau aus, und Magen und Gedärme sind angefressen. Aeußerlich aufgelegt und eingerieben dient die Wurzel gegen Gicht und ähnliche Krankheiten; der Saft derselben dient zu Pflastern bei verhärteten Drüsen. Gegenmittel sind zuerst Brechmittel, dann Essig, Mittel gegen die Entzündung der Eingeweide; bei nervösem Zustande vom Gehirn ableitende und erregende Mittel. Kann leicht mit der Petersilie, dem Gartenkörbel, welcher aber feiner ist, Pastinak, der gemeinen gelben Rübe, der wilden Engelwurz, der Hundspetersilie, Gleiße, verwechselt werden, weshalb Vorsicht dringend geboten ist. — Gefleckter W. (C. maculata), wächst in Nordamerika und hat dieselben Eigenschaften, wie der gewöhnliche Schierling.

Wasserschlauch (Utricularia), Gattung der Familie Kugelblumengewächse; 2blätteriger Kelch; gespornte, markirte Blumenkrone; 2spaltige Oberlippe; 2 Staubgefäße; kurzer, dicker Griffel; 2lappige Narbe; 1fächerige Kapsel mit kugeligem Samen. — Arten: Gemeiner W. (U. vulgaris), gefiedert-vieltheilige Blätter mit Luftblasen; mehrschuppiger Schaft mit 8—10blüthiger Traube am Ende; dottergelbe Blume; wächst in Sümpfen, Gräben und Teichen; dauert aus, blüht vom Juli bis August. Diente früher als H. Lentibulariae gegen Dysurie und äußerlich bei Wunden und Geschwüren. — Netziger W. (U. reticulata), gegen Blähungen; wächst in Malabar.

Wassersteinbrech, s. v. a. Rebendolde.

Wasserviole (Butomus), Gattung der Familie Wasserliesche; zwitteriger, 3theiliger Kelch; 3blätterige Blumenkrone; 9 Staubgefäße; 6 Staubwege; 6 geschnäbelte Balgkapseln mit vielem Samen. — Arten: Doldige W. (B. umbellatus), schöne Wasserpflanze mit dickem Wurzelstock, 2—3 langen, 3kantigen Blättern, noch längerem Schaft mit vielblüthiger Straußdolde, hellrosenroth und außen dunkler roth gestreift; wächst in stehenden und fließenden Gewässern, Sümpfen, Teichen, Seen in Europa und Nordasien; dauert aus; blüht vom Juni bis Aug. Der Wurzelstock ist bitter, und wird in Asien geröstet gegessen. Wurzelstock und Samen wirken als Blumenbinsenwurzel und Samen kühlend, erweichend und auflösend. Aus den Blättern und Schaften werden Körbe, Matten u. dgl. geflochten.

Wasserwegerich, die Wurzel des gemeinen Froschlöffels (s. d.).

Wau (Reseda), 4—9theiliger, bleibender Kelch; 4—9 ganze oder zerschlitzte Blumenblätter; 10—27 Staubgefäße auf kurzem, schuppenförmigem Fruchthalter; Fruchtknoten mit 3—6 Griffeln; 1fächerig und vielsamig. — Arten: Färber-W., Streichkraut, deutsche Winde (R. luteola), Farbepflanze, in ganz Europa an Wegen, unbebauten trockenen Stellen, in Weinbergen ꝛc. Spindelförmige Wurzel; 2 Fuß langer, rauher, eckiger Stengel; lanzettförmige, am Grunde gezähnte Blätter; blaßgelbe Blumenähre. Alle Theile enthalten eine dauerhafte gelbe Farbe, die sehr schön ist und durch Mischung zur Darstellung anderer Farben dient. Das ganze Kraut wird getrocknet und zum Gebrauche versendet. In leichtem, lockerem Boden wird er gebaut, indem man den Samen im Aug. aussäet, und die Pflanzen im folgenden Herbst, wenn der Same reif ist, sammelt. Wurzel und Kraut dienten früher als auflösend, harn- und schweißtreibend. — Gelber W. (R. lutea), lange, gelbe Blumenähren, gefiederte Blätter, welche sich im Frühjahr als Salat speisen lassen; überall an Wegen, auf Schutthaufen ꝛc. Wird von dem Vieh verschmäht. — Wohlriechender W., s. Resede.

Weberkarde, s. v. a. Karde.

Wegebreit, s. v. a. Wegerich.

Wegedorn (Rhamnus), Gattung der Familie Kreuzdorngewächse; meist 2häusig-vielehig; 4spaltiger Kelch; 4—5 kleine Blumenblätter, welche mit den Kelchzipfeln abwechseln; 4—5 Staubgefäße; 2—4spaltiger Griffel; 2—4kernige Steinfrucht; knorpelige Steinkerne; tiefgefurchter Same. — Arten: Gemeiner W. (R. cathartica), baumartiger Strauch, der überall in Hecken, Gebüschen und Zäunen, in Laubhölzern, an feuchten Stellen ꝛc. angetroffen wird; glatte, braune, faserige Rinde; röthlicher Splint; hartes, gelbliches Holz; die kreuzweise stehenden Zweige haben an den Enden einen geraden, spitzigen Dorn; die Blätter sind eirund und glänzend; Blumen grünlichgelb; erscheinen im Mai in kleinen Büscheln und hinterlassen erbsengroße, schwarze Beeren, die unangenehm riechen, bitter schmecken, leicht purgiren, von Krametsvögeln gesucht werden; sie dienen zum Grünfärben, geben mit einem Zusatz von Alaun eine safrangelbe Farbe für Leder, Spielkarten ꝛc. Aus dem schwärzlichgrünen, ausgepreßten Beersaft macht man den

Kreuzbeersyrup und für Maler das Saft- oder Blasengrün. Die frische Rinde gibt eine gelbe und getrocknet eine braunrothe Farbe. Das harte Holz taugt zu feinen Arbeiten, Stöcken, Pfeifenköpfen. Wird durch Beeren oder Wurzelsprößlinge fortgepflanzt. Wurde früher gegen Wassersucht, Podagra, Lähmungen u. dgl. gebraucht. — Färbender W., Zwergkreuzdorn (**R. infectoria**), wächst im südlichen Europa, hin und wieder auch in Deutschland, bleibt niederig und gibt schöne Hecken. Die Beeren (Gelbbeeren oder Körner von Avignon, **Grana Lycii**) geben ein wichtiges Material zum Gelbfärben. Mit der Rinde kann man gelb und braun färben. — Immergrüner W. (**R. alaternus**), dornenloser hoher Strauch, der wie die vorigen Arten zum Gelbfärben dient. Die Blätter dienen gegen Halsentzündungen. Wächst im südlichen Europa und dem Orient. — **R. amygdalina** gibt gelbfärbende Beere (**Graines jaunes**); wächst im nördlichen Afrika. — **R. lycioides**, eine Beerenabkochung dient äußerlich gegen Gicht; wächst in Spanien.

Wegerich (**Plantago**), Gattung der Familie Bleiwurzgewächse; zwitterig; tief 4theiliger Kelch; trockenhäutige Blume mit zurückgeschlagenem, 4theiligem Saum; 2fächerigem Fruchtknoten; Griffel mit 2lappiger Narbe; häutige, 2fächerige Kapsel. — Arten: Breiter W., Großer W., (**P. major**), allgemein bekannte Pflanze mit eiförmigen, glatten, auf dem Boden ausgebreiteten Blättern, zwischen denen sich ein fußhoher, kahler, runder Blumenschaft mit einer zolllangen, walzenförmigen Blüthenähre erhebt. Wächst in Grasgärten, an Wegen, auf trockenen Weiden, wird von dem Vieh gerne gefressen, und liefert den Vögeln in dem Samen ein gutes Futter. Die Blätter, sowie die des mittlern W. (**P. media**), mit eirund-lanzettförmigen, behaarten Blättern, und des spitzigen W. (**P. lanceolata**), spitzige Blätter, die mehr in die Höhe gehen, an den gleichen Stellen wachsen, haben einen bittern, salzigen, zusammenziehenden Geschmack, eignen sich zum Gerben, wirken kräftig auf die Schleimhäute in den Lungen, Urinwegen, Magen und Gedärmen, sind daher sehr gut bei Lungenverschleimung, alten

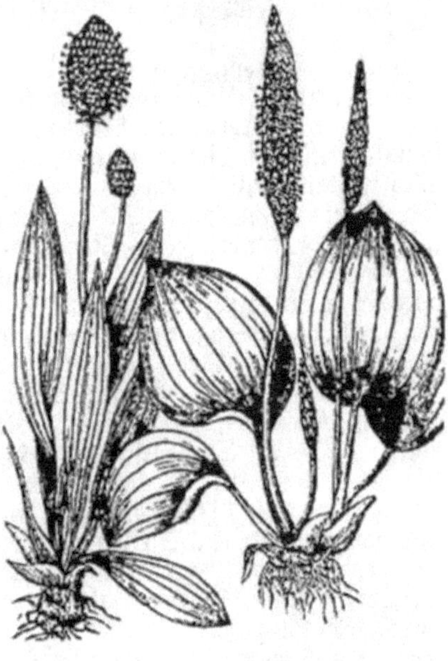

Catarrhen mit viel Auswurf, Magenverschleimung, und daher rührender Appetitlosigkeit, in schleimigten, langwierigen Durchfällen, bei Blasenschwäche, Blasenhämorrhoiden. Man mischt 2—3 Löffel voll des aus dem Kraut gepreßten Saftes unter Milch oder Fleischbrühe und läßt dieß den Tag über trinken. — Alte, träge Wunden mit schlechter Eiterung heilen in kurzer Zeit, wenn man Charpie mit dem Saft getränkt und aufgeträufelt auflegt. In Fällen, wo man nicht so schnell heilen darf, ist das vom frischen Kraut bereitete destillirte Wasser zu Umschlägen ganz geeignet. Ein Absud des Krauts macht auch das Kopfhaar wachsen, wenn die Haare von Schwäche der Kopfhaut ausgehen. Der Landmann nimmt abergläubischer Weise den dürren Samen auf Brod ein, um kleine Splitter aus der Haut zu schaffen und die Eiterung zu verhindern. — Die geschälte Wurzel soll man bei Zahnschmerzen so lang in's Ohr legen, bis sie schwarz wird, dann läßt der Schmerz nach. — Meerstrandswegerich (**P. maritima**), auf salzigem Boden und an Meeresufern; wird im nördlichen Deutschland wie Salat und Kohl gegessen, und ist gut gegen Steinbeschwerden, Gries und Sand. — Flohsamen-W. (**P. Psyllium**), drüsenhaariger Stengel mit gegenständigen Blättern; eirunde Aehre; 2fächerige, 2samige Kapsel; glänzendbrauner, länglicher Samen. Im südlichen Europa und nördlichen Afrika auf sandigen Stellen; 1jährig, blüht vom Juli bis August. — Gibt wie der Sand-W. (**P. arenaria**), und der strauchartige W. (**P. Cynops**), den sogenannten Flohsamen (**Semen Psyllii; s. Pulicariae**); dieser ist ungemein schleimig, und überall anwendbar, wo schleimige Mittel am Platz sind. Der Samenschleim dient auch zur Appretur von Seidenstoffen, Mousselinen, zum Steifen feiner Spitzen u. dgl. Alkaleisamen dient zur Verfälschung, dieser ist aber fast schwarz, dreieckig und nicht schleimig.

Wegsenf, s. v. a. Rauke.

Wegwarte, s. v. a. Cichorie.

Weichseln, s. u. Kirschen.

Weichselröhre, Tabacksröhren, welche von dem wohlriechenden Holz des Weichseltraubenkirschbaums gefertigt werden.

Weide (Salix), Gattung der Familie Kätzchenblüthler; meist 2häusig; männliche Blüthen in Kätzchen, jedes aus 1 Deckblättchen mit 2 Staubgefäßen und mit 1—2 Honigdrüsen, bestehend; die weiblichen Kätzchen haben 1 Deckblättchen, 1 hüllenloser Staubweg mit 1—2 Honigdrüsen am Grunde; fadenförmiger Griffel; 2 Narben; 1fächerige, 2schalstückige, vielsamige Kapsel; wollschopfiger Samenmantel. Die zahlreichen Weidenarten gehören zu den nützlichsten Bäumen, indem sie an den Ufern der Flüsse und Bäche, an Seen und Teichen und an feuchten Plätzen so häufig wachsen, und so leicht nachgezogen werden können, daß sie denselben Festigkeit geben und einen schönen Holzertrag gewähren. Einige sind strauchartig, andere sind starke Bäume, alle aber wachsen sehr schnell und haben ein leichtes, zähes Holz, biegsame Zweige, längliche, schmale, pergamentartige Blätter. Zur Befestigung der Ufer sind sie unvergleichlich. Die Aeste werden alle 3—4 Jahre im Febr. und März abgehauen. Die Stämme springen im Alter gern, werden ganz hohl, und dienen dann zu Backtrögen, Kähnen ꝛc. Die schönsten 3jährigen Aeste dienen als Satzweiden; sie werden im April abgehauen, einige Tage in's Wasser gelegt, dann an dem bestimmten Platze in die Erde gesteckt. Die jungen Zweige dienen zu Flechtwerk, Körben u. s. w.; ältere auch zu Reifen und lebendigen Zäunen. Schafe, Ziegen und Pferde fressen die Blätter gern; in Wasser gekocht und mit aufgelöstem Tischlerleim vermischt geben sie eine dauerhafte Nanquinfarbe für Baumwolle. Die Blüthen geben durch Destillation ein angenehmes Wasser, und die Samenwolle eignet sich zum Polstern von Kissen u. dgl. Die Rinde dient zum Gerben, und ist ein schätzenswerthes Arzneimittel. Meist ist die Bruchweide, Glasweide (L. fragilis), Lorbeer- oder glatte Saal-W. (T. pentandra), die Silber- oder Kamp-, Koch-, Baumzähe W., Felbe, Wilge (S. alba), die gelbe W., Küfer-, Band-, Gold-, Dotterweide (S. vitellina), im Gebrauch. Sie schmeckt bitter und zusammenziehend, riecht aromatisch, und wird die dünne biegsame Rinde der 2—3jährigen Aeste angewendet. Sie dient innerlich gegen leichte kalte Fieber (Wechselfieber), nicht blutige Ruhren mit heftigem Drängen, langwierige schleimige Durchfälle, Magen- und Darmverschleimungen ꝛc.; äußerlich zu stärkenden Bädern, zu Gurgelwasser bei langwieriger Anschwellung der Mandeln, Verlängerung des Zäpfchens; bei aufgelockertem, schwammigem, blutendem Zahnfleisch als Mundwasser; bei unreinen Geschwüren. — In der fieberfreien Zeit gibt man gegen kalte Fieber das Pulver der Rinde, alle Stunden 3—5 Gran; sehr wirksam ist der Zusatz von Chinarinde zu gleichen Theilen, oder der Absud, 3 Loth Rinde mit 1 Schoppen zur Hälfte abgekocht, stündlich 1 Löffel. Gegen die hartnäckigsten kalten Fieber hat sich erprobt: ein Ansatz von 12 Loth Weidenrinde mit ½ Schoppen Fruchtbranntwein* und 1¼ Schoppen Wasser; man seiht es nach 12 Stunden durch, kocht dieselbe Rinde mit 1½ Schoppen Wasser auf 1 Schoppen ein, vermischt dieß mit dem ersten und verbraucht das Ganze zwischen zwei Fieberanfällen. Oder man nimmt 2 Quent Weidenrinde, das Gelbe der Pomeranzenschalen, 1½ Loth, pulverisirt beides und gibt davon theelöffelweise in der fieberfreien Zeit. — Bei bösartigen, brandigen Geschwüren leistet eine Mischung von Weidenrindenpulver und Kohlenpulver eingestreut, sehr viel. — Eine Abkochung gibt Bäder, Mund-, Gurgel-, Verbandwasser und Umschläge bei den andern Leiden. Die wichtigsten Arten sind: Bruch-, Knack-, Glas- und Roßweide (S. fragilis), 20 Fuß hoch, sparrige Aeste, lanzettförmige, beiderseits zugespitzte, feingezähnte Blätter; die braunen Zweige brechen sehr gerne. Die abgekochte Wurzel gibt eine purpurrothe Farbe; die Blüthen erscheinen früh. — Buschweide (S. triandria), 14—16 Fuß hoch; 4 Zoll lange, schmale Blätter; gelblichbraune, sehr zähe Zweige, zu Flechtarbeiten geeignet. — Goldweide, Dotterweide (**S. vitellina**), schöner Baum mit goldgelben, biegsamen Zweigen, schmalen, lanzettförmigen, 3 Zoll langen Blättern; gut zu Flechtwerk. Die Rinde liefert eine gute Brühe zum Färben. — Korbweide, Land-, Ufer-, Fischerweide (**S. viminalis**), 10—12 Fuß hoher Strauch oder Baum; 3—6 Zoll lange, schmale, gleichbreite, lanzettförmige langzugespitzte, unten silberartigglänzende Blätter. Die langen, grünlichgrauen Zweige geben ein gutes Flechtwerk, und ist sie zum befestigen der Ufer und Hecken gut geeignet. — Lorbeer-, Wollweide (**S. pentandria**), 8—12 Fuß hoher, 1 Fuß dicker Stamm; rauhe, aufgerissene Rinde, glänzende, brüchige, gelbröthliche, auch blutrothe oder dunkelgrüne Zweige; 3 Zoll lange, 1½ Zoll breite Blätter, welche zwischen den Fingern gerieben lorbeerartig riechen; wächst sehr schnell; hartes, dauerhaftes Holz. Je älter sie wird, und je häufiger man sie köpft, um so mehr gibt sie Samenwolle, die sich gut mit Baumwolle vermischen und verarbeiten läßt. Die Rinde ist sehr wirksam in Fiebern, ein Absud derselben gegen Spulwürmer und äußerlich gegen den kalten Brand. — Rosmarinblätterige W. (**S. rosmarinifolia**), 2—6 Fuß hoher Strauch mit sehr feinen, zähen und grauen Zweigen; gleichbreite, lanzettförmige, unten seidenartig filzige, nach dem Rande zu umgebogene Blätter; gibt Flechtwerke. — Saal-, Palm-, Werftweide (**S. caprea**), bei uns sehr gemein; 20—30 Fuß hoch, liebt trockenen Boden; viel biegsame, graue und dunkelgrüne und ziemlich große, hängende, unten feinbehaarte Blätter. Das zähe, leichte Holz wird von Sieb- und Korbmachern gebraucht, gibt gute Stiele und Handhaben in Werkzeuge, Kohlen zum Zeichnen und zu Schießpulver; der Rindenabsud liefert eine schwarze Farbe. Ist sehr empfehlenswerth, da sie viel Nutz- und Brennholz liefert. — Gemeine, weiße oder Silber-W. (**S. alba**), wird in 30 Jahren 50 Fuß hoch, 2 Fuß dick; bei uns sehr gemein; lanzettförmige, zugespitzte, gezähnte Blätter, die unten von vielen Seidenhaaren silberfarbig glänzen. Die Blüthe wird von Bienen fleißig besucht. Mit der auch officinellen Rinde kann man, wenn sie in einem kupfernen Gefäß in Lauge gekocht wird, zimmt- und blutroth färben. Diese ausgezogene Farbe gibt mit Alaun bis zur Trockenheit ausgekocht einen zimmtrothen Lack. Die Wolle dient zu Hüten und dergl.; liefert in warmen Ländern eine Art Manna. — Thränen-, Trauer-, babylonische W. (**S. babylonica**), stammt aus der Levante, gedeiht bei uns an Orten, die den rauhesten Winden nicht zu sehr ausgesetzt sind; gerader, schnellwachsender Stamm mit langen, schlanken, herabhängenden Zweigen, 5 Zoll langen, schmalen, länglich zugespitzten, herabhängenden Blättern, wodurch eine wunderschöne, wahrhaft würdevoll aussehende Krone entsteht. Erfrieren junge Bäume, so schlägt die Wurzel im folgenden Frühjahr wieder aus. Die gelblichbraunen Zweige dienen zu Flechtwerk. — Werft-W., spitzblätterige Saal-W. (**S. acuminata**), häufig an Flußufern; 8 Fuß hoch; hellbraune Zweige; länglich-eirunde, vorn scharfzugespitzte Blätter. An den Zweigspitzen sieht man oft viele Blätter zusammengedrängt, die **Weiderosen** heißen, sie entstehen durch den Stich der Weidengallwespe; dient zu Faschinen, Zäunen und Flechtwerken.

Weidenrinde, s. u. Weide.

Weidenröschen (**Epilobium**), Gattung der Familie Nachtkerzengewächse; niedere Kelchröhre; 4 kreuzständige Narben; gleichbreite Kapsel; wollschopfige Samen; gleicht sonst der Nachtkerze. — Arten: Schmalblätteriges W. (**E. angustifolium; E. spicatum; E. Gesneri; Chamaenerion ang.**), kriechende Wurzelausläufer; 2—4 Fuß hoher Stengel; zerstreute, lanzettige, unten weißlichgrüne, aderige Blätter; lockere Trauben; purpurrothe, selten weiße, flache Blumen; 2 Zoll lange Kapsel. Wächst in Wäldern von Europa, Nordasien und Nordamerika; dauert aus und blüht im Juli und August. Wurzel und Blätter (**R. et H. Lysimachiae Chamaenerion**) wirken erweichend, zertheilend, schleimig, gelind adstringirend. Das Kraut dient auch als Gemüse, während die Blätter als kurilischer Thee benützt werden. Die Alten glauben, ein Wurzelaufguß mache wilde Thiere zahm. Die Asiaten setzen das Stengelmark als beruhigend einem geistigen Getränk bei, welches sie von **Heracleum Sphondylium** bereiten.

Weidenrose, s. u. Rosen.

Weiderich (**Lytrum**), Gattung der Familie Weiderichgewächse; unterweibiger, walzenförmiger, 8—12zähniger Kelch; 4—6 Zähne, welche mit den 4—6 gegenständigen

Blumenblättern abwechselnd stehen; 4—6 oder 8—12 Staubgefäße (stets gleichviel oder doppelt so viel als Blumenblätter); freier Fruchtknoten; fadenförmiger Griffel mit kopfiger Narbe; 2fächerige, vielsamige Kapsel. — Arten: Gemeiner W. (**L. Salicaria**), 4—5 Fuß hohe Pflanze, bei uns häufig an Fluß- und Bachufern, Quellen, feuchten Stellen; ästig; herz- und lanzettförmige Blätter; im Juli und August schöne purpurrothe Blumen in einer prächtigen, 6—8 Zoll langen Aehre. Wurzel und Kraut (**R. et H. Salicariae**), wirken sehr zusammenziehend, enthalten viel Schleim, dienen als Gerbmittel bei Ziegenfellen, in der Offizin bei Blutflüssen und Durchfällen. Wird jung von Schafen gefressen. Wenn man diese Pflanze auf Kornhäusern umherstreut, sollen die Kornwürmer abgehalten werden. — **L. Hyssopifolia**, wundheilend, eröffnend und antiskorbutisch. — **L. alatam**, dient in Nordamerika zum Heilen von Wunden und Geschwüren.

Weiderichsröslein, s. v. a. Weidenröschen.

Weihpfeffer, s. v. a. gemeine Müllen.

Weihrauch, s. u. Boswallie. — Er dient innerlich mit andern Mitteln bei Magenverschleimung und Magenschwäche, altem Husten mit viel Schleimauswurf, äußerlich zum Räuchern und als Bestandtheil von Pflastern und Präparaten. Man löst 2 Quent W. in 4 Quent rectificirtem Weingeist auf und nimmt hievon täglich 3 Mal je 10 Tropfen auf Zucker. Guter Ansatz: 1 Quent W., 1/2 Loth Aloë, 1/2 Loth Myrrhe, 10 Gran Safran, 2 Gran Kampher, 4 Loth Kandiszucker werden in 1 Schoppen Kornbranntwein gethan, öfters umgeschüttelt, und davon je Morgens und Abends 20 Tropfen Wasser genommen. — W., Lavendelblumen und Mastix zu Räucherungen der leidenden Theile bei rheumatischen und gichtischen Beschwerden. — Bei Krämpfen und Nervenschmerzen dient folgendes Pflaster: 4 Quent Wachs und 1 Quent Terpentin werden geschmolzen und zu der erkalteten Masse gefügt: W. 2 Quent, Mastix 1 Quent, Pfeffermünzöl 30 Tropfen. — Die Eiterung bei Abscessen, Furunkeln, kalten Geschwulsten befördert: Weihrauch, Safran und Ammoniakgummi je 1 Loth mit Wachs und Terpentin aufgelöst. — Bei Verbrennungen leistet die Weihrauchtinktur, d. h. 2 Q. W. und 80 Tropfen Kornbranntwein aufgelöst, 4 Loth Kalkwasser, 3 Loth Süßmandelöl, vermischt und aufgetragen, vorzügliche Dienste. — Ein ausgezeichnetes Mittel bei bösen Fingern, Panaritien, Geschwülsten, Geschwüren und Verhärtungen erhält man, wenn man 4 Loth Schweinefett in einigen Löffeln süßen Rahms etwas kocht, 1/2 Borsdorferäpfel kleingeschnitten beifügt, 2 Q. Terpentin und einige Löffel Leinöl zusetzt und dieß unter beständigem Umrühren kocht, bis die Masse gleichförmig ist, nach dem Erkalten fügt man 2 Q. Weihrauchpulver bei. Ueberdieß bildet er einen Bestandtheil der meisten zertheilenden Pflaster.

Wein (**Vinum**) wirkt sehr kräftigend, belebend und erregend. Sein mäßiger Genuß erhöht die geistigen und physischen Kräfte, befördert die Verdauung, hebt Verschleimung, Würmererzeugung und Krankheiten aus Schlaffheit; zu starker Genuß ist für das ganze System sehr schädlich. Er ist gut in allen Krankheiten mit wahrer Schwäche, in hitzigen Krankheiten, wenn das Entzündliche beseitigt ist, bei schwerer Verdauung, in der Reconvalescenz nach erschöpfenden Krankheiten, auch Blutflüssen, auf welche namentlich der rothe Wein sich empfiehlt. In vielen Krankheiten fordert der Instinkt Wein, und man darf ihn stets unbedenklich geben, nur beim Schleimfieber nicht. Als belebend und flüchtig aufregend verdient der weiße Wein den Vorzug, die rothen Weine dagegen sind besser bei großem Säfteverlust, starker Eiterung u. dgl. Die moussirenden Weine sind ausgezeichnet bei schlechter Verdauung, krampfhaftem Erbrechen, Reizbarkeit der Magennerven. Rothe Weine taugen am besten bei Faulfieber, atonischen Blutflüssen, chronischen Diarrhöen und Ruhr, Schleimhämorrhoiden, chronischem Tripper, chronischer Gicht rc. Er soll vermieden werden im kindlichen Alter, bei Vollblütigkeit, Hysterie, akuten Krankheiten im fieberhaften Stadium. — Bei großer Schwäche der Haut und mangelnder Ausdünstung sind laue Weinwaschungen vorzüglich. — Sehr wirksam ist er bei starken und stinkenden Fußschweißen mit Salbei, Lavendel, Rosmarin verbunden, um die Thätigkeit der Hautgefäße zu steigern und den krankhaften Sekretionsprozeß zu heben.

Weinblätter, s. u. Weinstock.

Weingeist (Spiritus Vini) wirkt viel heftiger und betäubender als der Wein, ist bei fortgesetztem Gebrauch gefährlich und kann nur bei den kräftigsten Leuten angewendet werden. Er dient als Verbindung der meisten spirituösen Medicamente und hat darin auch seinen Hauptwerth in der Offizin.

Weinpalme, s. v. a. Fächerpalme.

Weinrose (Rosa rubiginosa), eine Rosenart mit weinsäuerlichem Geruch; dient häufig als Theesurrogat.

Weinstock (Vitis), Gattung der Familie Doldengewächse; zwitterig, 2häusig oder vielehig; 5zähniger Kelch; 5 Blumenblätter; 3 Staubgefäße; von drüsigem Stempelpolster umgebener, 2fächeriger, 4eiiger Fruchtknoten; 1 ganz kurzer Griffel; kopfige Narbe; 2—4samige Beeren. — Arten: Edler W. (V. vinifera), wickelrankiger, kletternder Strauch mit tief eindringender Wurzel; knotiger, ästiger Stamm; faserig-rissiger Rinde; die jüngern Triebe flaumhaarig oder wollig-zottig, herzförmig-rundlich, 3—5lappige, grobgezähnte, flaumige oder filzige Blätter, die in Größe, Farbe, Form und Ueberzug sehr abändern; 2spaltige Wickelranken; blättergegenständiger Blüthenstrauß, der bei der Reife hängend ist; grünliche, wohlriechende Blüthen; bereifte Beeren, die in Größe, Farbe und Geschmack sehr abweichen, grün, gelb, roth, blau, bei einer Abart samenlos, und von der Größe einer Erbse bis 1 Zoll lang sind. — Eine beachtenswerthe Abart ist der Petersilgenwein (V. laciniosa), 5fingerige, oft fast 5spaltige Blätter. — Der Weinstock ist aus dem Orient in alle Länder eines gemäßigten Klimas verpflanzt, kann aber nicht über 51° Nr. Breite gebaut werden, blüht im Mai und Juni und ist bereits in 1500 Abarten vorhanden, von denen die wichtigsten Grundformen sind:

1. Oben etwas fein behaarte, unten etwas wollige Blätter. Diese und die zweite Abtheilung enthalten die besten Sorten.

a. Klevner. Kurzer, dünner, nach oben verdickter Traubenstiel, kleine, dichte Traube mit kleinen, meist ovalen, dünnhäutigen Beeren. Die hieher gehörigen Sorten reifen früh, und haben einen feinen, gewürzhaften Geschmack, namentlich schwarzblauer edler Kl.; ordinärer schwarzblauer Kl. (Burgunder); weißer Kl., schwarzblauer August Kl.; kleiner und großer Ruhländer.

b. Müllerreben; etwas verlängerter Traubenstiel; mittelgroße, dichte, astlose Trauben; mittelgroße, großnarbige, rothfleischige, dickhäutige Beeren; ziemlich früh reifend, süß, wenig Bouquet; schwarzblaue Müllerrebe (Meunier).

c. Traminer; kleine, dichte, ästige, runde Traube, ovale, kleine, dickhäutige Beeren; feiner, gewürzhafter Geschmack; rother Tr. (rother Klevner); weißer Traminer; rother Sand-Tr. (grauer Tokayer).

d. Ortlieber; kleine, dichte, ovale Traube; kleine, runde, großnarbige, dünnhäutige Beere; sehr früh; süß, ohne starkes Bouquet; grüner Ortlieber, gelber Ortl. (oder weißer Burgunder), weißer Ruhländer, weißer Tokayer, breisgauer Rißling, kleiner Räuschling.

2. Blätter oben kahl, unten etwas wollig, beim Veltliner manchmal filzig.

a. Rißlinge. Sehr dichte, kleine, klumpige Trauben; kleine, kugelige, dünnhäutige, zartfleischige Beeren; lieblich süß und gewürzhaft, reifen ziemlich spät und geben die vorzüglichen Rheinweine. Kleiner weißer oder gelber R., großer weißer R., rother R., schwarzblauer R., weißer Welsch-R. (dieser mit langstieliger, lockerer Traube).

b. Veltliner. Langer Stiel; mittelgroße, pyramidenförmige Traube; mittelgroße, dickhäutige, fleischige Beeren; angenehm süß; reifen spät. Rother V. (oder großer Traminer, Fleischtraminer); kleiner V. (rothe Hansen, Fleischtraube), grüner Veltliner.

c. Urban; langer Stiel; zottlichte, mittelgroße, walzenförmige Traube; mittelgroße, kugelige, dünnhäutige Beeren; süße Beere mit wenig Bouquet; reifen zur gewöhnlichen Zeit. Rother und schwarzblauer Urban.

d. Elblinge. Mittelgroße, dichte, ovale Traube; kugelige, dünnhäutige Beeren; wässerig. Weißer E. (Weißelben), Grob-E. (weißer Grob-, Grünelben; Rohrelbling); gelber oder kleiner E., rother Elbling.

e. Fürterer. Mittelgroße, dichte, längliche Traube; kleine, rundliche, dünnhäutige Beeren; wohlschmeckend. Rheinfürterer oder Füterling; Wiesetheiter.

f. Malvasier; mittelgroße, meist ästige Traube; kugelige, dünnhäutige Beeren; süß und frühreifend. Kleiner weißer M.; kleiner rother M.; Grobschwarzer.

3. Oben und unten kahle Blätter; gute Wein- und Tafeltrauben.

a. Burgunder. Mittelgroße, dichte, astlose, meist walzenförmige Traube; saftige, dünnhäutige Beeren. Schwarzer B.; weißer B.; rundblätteriger, schwarzer und weißer Gommé.

b. Oesterreicher oder Sylvaner, Sylviner. Mittelgroße, sehr dichte, meist astlose Traube; meist kugelige, dünnhäutige Beeren; süß; ziemlich früh reifend. Grüner Sylvaner (oder weißer Sylvaner, grüner Zierfahnler); gelber Sylv., rother Sylv.; schwarzer Sylv. (oder Affenthaler, blauer Zierfähnler.)

c. Franken. Mittelgroße, meist dichte, klumpige Trauben; kugelige, dünnhäutige Beeren; sehr süß und frühreifend. Schwarzblauer Süßroth; grüngelblicher; Methling; weißgelblicher Hängling; schwarzblauer Hängling.

d. Gutedel. Etwas gedrehter Stiel; lockere, große, ästige Traube; kugelige, fleischige, dünnhäutige Beeren; angenehm saftig und süß. Grüner oder weißer G.; gelber oder kleiner weißer G., Krach-G. oder Krachmost; Pariser G.; früher G. oder Perltraube; rother G.; Königl. G.; Muskateller-G.; weiße und rothe Petersilgenrebe.

e. Muskateller. Dicker, mittellanger Stiel; große, dichte, walzenförmige Traube kugelige, dünnhäutige, hartfleischige Beeren; feiner, süßer, bisamartiger Geschmack; spätreifend. Weißer, rother, schwarzblauer, blauer und grüner M.; schwarzblauer Weihrauch.

f. Orleans. Ziemlich langer und dicker Stiel; sehr große, dichte, ästige Traube; ovale, hartfleischige, dickhäutige Beeren; sehr wohlschmeckend. Weißer und grüner O. (Hartheinisch und grüner Hartheinisch.)

g. Welsche oder Italienische. Große, lockere, zottliche Traube, kugelige, dickhäutige Beeren; spätreifend. Großer, welscher Zottelwelscher; großer, schwarzblauer Zottelwelscher.

h. Trollinger. Große, dichte, ästige, pyramidenförmige Traube; große, fleischige, saftige, dickhäutige Beeren; süß und wohlschmeckend, jedoch spät reifend. Blauer Trollinger oder Schwarzwelscher, davon hat man eine rothholzige und eine gelbholzige Spielart; rother Tr.; weißer Tr.; blauer Gänsfüßler; rothe Calebstraube.

4. Unten filzige Blätter. Reifen spät, haben meist kleine Beeren daher für Deutschland nicht geeignet.

a. Bluttrauben; mittelgroße, dichte, astlose Traube; mittelgroße, kugelige, dickhäutige Beeren mit rothem Saft; schmecken säuerlich und reifen ziemlich spät. Schwarzblauer Färber (Dinteuwein.)

b. Cibeben. Langer Stiel; lockere, große, eiwalzenförmige Traube; große ovale, dickhäutige Beeren; säuerlich; reifen sehr spät. Weiße, blaue und rothe Geisbutte; weißgelber Cibeben-Muskateller; weißer und blauer Spitzwelscher; weißer Lagler.

c. Corinthen. Mittelgroße, lockere, walzenförmige Traube; sehr kleine, dünnhäutige, oft kernlose Beeren; sehr süß; reifen zur gewöhnlichen Zeit. Große, kleine, rothe und blaue Corinthen.

d. Dichte gemeine Spättrauben. Große, dichte, ästige Trauben; kugelige, dünnhäutige, große Beeren; säuerlich und spät reifend. Blauer Schencher, schwarzblauer Wellenwelscher; schwarzblauer Grübler oder unächter Alicante; weißer Heinisch (Heinschen); gelber Heinisch (Quadler); rother Heinisch.

e. Lockere gemeine Spättraube. Große, lockere, ästige Traube; große, kugelige, dünnhäutige Beeren; wässerig und säuerlich. Weißer oder großer Räuschling, Weißwelscher, weißgelber und schwarzblauer Hudler; weißgelbliche Fischtraube, oder weißer, langer Tokayer; schwarzer Heinisch oder

Rothheinischen oder schwarzer Tokayer; rother Zopfner; weiße Lambertstraube oder Hammelschwanz; saure Lambertstraube.

Die frischen Weintrauben sind leicht verdaulich, sehr nährend, kühlend, gelind auf Urinwege und Darmkanal wirkend, sodann nicht wenig auflösend; man gebraucht sie daher mit vollem Recht kurweise bei Lungen-, Magen- und Darmverschleimungen. Außer dem beliebten Getränke Wein (s. d.) macht man daraus Weingeist oder Alkohol (Spiritus vini s. Alcohol), den besten Essig, Weinessig (Acetum vini). An den innern Seiten der Weinfässer setzt sich Weinstein (Tartarus crudus), welcher als gereinigter Weinstein (Tartarus depuratus) officinell ist; ebenso die Weinsteinsäure (Acidum tartricum). Siehe Rosinen. — Knochenfraß wurde geheilt durch fleißiges, halbständiges Baden in einer Lauge von Weinrebenasche, welche durch Nachgießen von heißer Lauge so heiß unterhalten wurde, als es ertragen werden konnte. — Weinrebensaft, Weinthränen, d. h. der im Frühjahr aus Verletzungen der Schoße ausfließende Saft dient gegen Sommersprossen, trockene, kleine Gesichtsflechten, und andere unreine Ausschläge; mit Rosenblättern an der Sonne destillirt wirkt er noch kräftiger. Der Saft ist auch augenstärkend, wenn man die Augenlider öfters damit wascht. Die Trester von den Trauben geben das Rebenschwarz.

Westindischer W. (V. caribaea), der reichlich aus dem Stamm und den untersten Aesten fließende Saft gibt ein wohlschmeckendes, kühlendes Getränk; die großen, festen Beeren werden gegessen. Blätter und Aeste wirken kühlend und heilsam bei chronischen Augenentzündungen, Hautausschlägen, Geschwülsten und Geschwüren. — Indischer W. (V. indica), die Beeren geben Weingeist. — V. riparia, die Blüthen riechen resedaartig. — Die Beeren von V. vulpina riechen unangenehm, fast fuchsartig.

Weinthränen, Weintrauben ꝛc. s. u. Wein und Weinstock.

Weißbuche, s. v. a. Hagebuche.

Weißdorn (Crataegus), Gattung der Familie Rosengewächse; 5spaltiger Kelch; mit dem Fruchtknoten verwachsene Röhre; 5 rundliche Blumenblätter; 20 und mehr Staubgefäße; 2—5fächerige Fruchtknoten; 1—5 Griffel; Steinfrucht mit Fruchtnarbe; 1—5 beinharte Steinkerne. — Arten: Gemeiner W. (C. Oxyacantha; Mespilus Ox.), überall gemeiner, stacheliger Strauch; meist auf hartem, sonnigem Boden, in Laubwäldern, Hecken ꝛc.; 10—20 Fuß hoch; aschgraue Rinde, an den Zweigen röthliches Holz weiß geadert und zäh. Im Juni erscheinen die Blüthen in weißen, wohlriechenden Dolden, und hinterlassen länglich-runde, rothe, eßbare Früchte (Mehlbeeren, Mehlnudeln), welche von Vögeln und Mäusen gesucht und auch von Schweinen gern gefressen werden. In der Schweiz macht man daraus eine Art Bier. Die getrockneten Blätter und Blumen geben einen Thee. Die Rinde ist gut zum Färben, das harte Holz zu Stöcken, Werkzeugen, Heften ꝛc. Gibt undurchdringliche Gartenhecken, wenn man bei der Anlage die Stämmchen gerade einsetzt, im Anfang fleißig begießt, und nach einigen Jahren mit einander verflicht. — Spitzblätteriger W. (C. monogyna), findet sich hin und wieder, hat spitzigere Blätter und Stacheln, wird dichter und höher. — Mehlbeer-W., Mehlbaum, Silberlaub, wilder Atlasbaum, Thellsbirne (C. aria), bildet in gebirgigen Gegenden und im nördlichen Europa schöne Bäume; hat eine braune, rissige, an den jungen Zweigen wollige Rinde, weißes, hartes, zähes Holz, längliche, sägeartig gezähnte Blätter mit schöner, glänzender Oberfläche, unten weißfilzig. Im Mai erscheinen die wohlriechenden Blüthen in Büscheln und hinterlassen die eirunden, rothen, mehligen Mehlbeeren in der Größe kleiner Kirschen; sie reifen erst gegen den Winter, und werden gegessen und zu Branntwein gebrannt. Das dauerhafte Holz ist sehr geschätzt. — Azarol-W. (C. Azarolus), im südlichen Europa und dem Orient. Die eingemachten Früchte sind magenstärkend, stillen Erbrechen und Abführen. — C. pyracantha, erbsengroße, scharlachrothe Früchte; sie stillen Diarrhöen und übermäßige Blutflüße; wächst in Südeuropa und dem Orient.

Weißkraut, s. u. Kohl.

Weißtanne, s. v. a. Edeltanne; s. u. **Tanne**.

Welschkohl, s. v. a. Wirsing.

Welschkorn, s. v. a. Mais.

Wermuth, s. v. a. Beifuß.

Wermuthkraut, Wermuthspitzen (**Herba et Summitates Absynthii**), bitteres und erregendes Mittel, das eigenthümlich auf die Bauchnerven und Eingeweidewürmer wirkt. Es wird bei Verstopfung, Verschleimung und Wurmkrankheiten angewendet, besonders bei hysterischer oder hypochondrischer Verstimmung des Unterleibs, oder Congestionen nach demselben; ferner bei Gelbsucht, Bauchwassersucht rc. Ist sehr blähungtreibend. Die Gabe in wässerigem oder weinigem Aufguß ist von ʒij—Vj auf ℥Viij Colatur, beim bittern, reinen Extract ʒß—j. Das daraus gewonnene ätherische Oel ist ausgezeichnet gegen Krämpfe und Würmer zu 2—5 Tropfen alle 2—3 Stunden in Zucker oder Aether aufgelöst. Das Oel in die Nabelgegend eingerieben, vertreibt die Würmer. Gegen die Askariden koche man das Kraut mit etwas Kochsalz und wende es als Klystier an.

Wersig, s. v. a. Wirsing; s. u. Kohl.

Wettermoos (**Funaria**), Gattung der Familie Haubenmoose; endständige Keimbüchse; doppelter Mündungsbesatz mit 16 Sförmigen Zähnen. — Arten: Gemeines W. (**F. hygrometrica; Mnium hygr.**), 2—4 Linien hoher Stengel; dichtstehende, eirunde Blätter; 1—2 Zoll langer Borstenstiel; birnförmige, orangerothe Keimbüchse; steht gedrängt an schattigen, feuchten Plätzen; wächst im Mai — Juni. Die gedrehten Borstenstiele drehen sich bei feuchtem Wetter auf, und ziehen sich bei trockenem zurück. Schweiß- und harntreibend, und den Auswurf befördernd; wurde früher als Goldhaar (**Herba Adianti aurei**) gebraucht.

Wicke (**Vicia**), Gattung der Familie Schmetterlingsblümler; 5spaltiger oder 5zähniger Kelch; schmetterlingsförmige Blume; 10 2brüderige Staubgefäße; pfriemige Staubfäden; fadenförmiger Griffel; 2 schalstückige, 1fächerige, mehrsamige Hülse; meist kugeliger, oft zusammengedrückter oder fast viereckiger Samen. — Arten: Futter-W., (**V. sativa**), Roßwicke, fast in ganz Europa in Wäldern und unter Getreide wild, jedoch häufig kultivirt; wird im April ausgesäet. Der gestreifte Stengel wird 1—3 Fuß hoch, behaart, etwas kletternd; gefiederte, zurückgebogene, eiförmige, am Ende gezähnte Blätter; treibt im Juni rothe und blaue Schmetterlingsblumen zu 2 und 2 in den Blattwinkeln, welche 2 Zoll lange Hülsen mit schwarzbraunem, glattem, etwas eingedrücktem Samen hinterlassen. Sie werden entweder grün gefüttert, oder reif im Sept. eingeerntet und gedroschen. Der Same ist ein gutes Futter für Vieh und Geflügel; armen Leuten dient er zu Mehl und Brod. Ist als Dünger in der Blüthe gemäht und untergepflügt, sehr schätzenswerth. Er ist gut bei Diarrhöen, fieberhaften Hautausschlägen, sowie zu Breiumschlägen. — Bohnen-W., Saubohne, Pferde-, Bufbohne (**V. faba; Faba vulgaris**), mannshohe Stengel; gefiederte, grünlichweiße Blätter; weiße, mit sammtartigem schwarzem Fleck gezeichnete, wohlriechende Blüthe; lange, runde, geschnäbelte Hülsen; wächst im Orient und Aegypten wild, bei uns häufig in mittlerem und feuchtem Boden kultivirt, indem man den Samen bald im Frühling 1 Zoll tief reihenweise legt. Je später er hinauskommt, um so mehr schaden ihm die Blattläuse. Trägt mehr, wenn man die Gipfel abbricht. Abarten sind: große Gartenbohne, Saubohne, Marzipanbohne, Bufbohne, Windsorbohne, Futter-, Pferd-, Saubohne. Die 3 ersten ißt man jung mit den Hülsen; werden diese zähe, so muß man sie auskörnen. Die reifen harten Körner lassen sich mahlen, und geben gutes Brod. Die andere Arten dienen als Viehfutter. — Stengel, Blüthen und Samen (**Stipides, Flores et Semina Faberam**) sind offizinell. Den Stengel brennt man zu Asche und benützt das ausgelaugte Salz gegen Drüsenverhärtungen; das destillirte Wasser der Blüthen gilt für ein Schönheitsmittel. Früchte und Samen haben dieselben Eigenschaften, wie Kichern. — Weitere Arten sind: Erbsenwicke (**V. pisiformis**), gestreifter Stengel, kleine, hängende, gelbliche Blüthen in Trauben; kurze, breite, zugespitzte Hülsen; schwarzer, erbsengroßer Samen. Auf rauhen gebirgigen Plätzen. Braucht nicht alle Jahre nachgesäet zu werden und ist eine gute Futterpflanze. — Zaunwicke (**V. sepium**), purpurfarbige und blau-weißliche Blüthen; 1 Zoll lange Hülsen. An Zäunen, Wegen, in Wäldern rc. Verdient auf schlechtem Boden angebaut zu werden. — Vogelwicke (**V. cracca**), 4 Fuß hoher, weichhaariger Stengel; blaue Blumen in Traubenbüscheln;

braunen hängende Hülsen, schwarzer Samen; wild; als Viehfutter zu schätzen. — Zweijährige W. (V. biennis), stammt aus Sibirien, ist eine der höchsten, ertragsreichsten Futterpflanzen; 12—16 Fuß hoch, mit vielen Seitenästen, gefiederten Blättern, weißlichen und blauen Blumen; wird im Herbst oder Frühjahr in 4 Fuß weite Reihen gesäet.

Wicke, spanische, s. Platterbse.

Widerthon (Polytrichum), Gattung der Familie Haubenmoose; endständige Keimbüchse; einfacher Mündungsbesatz mit 32 oder 48 einwärts gekrümmten Zähnen; abwärts zottiger Haube. — Arten: Gemeiner W. (P. commune; P. yuccaefolium), Gülden W., fadenförmiger, langer Unterstock; 6—18 Zoll hoher Stengel; 2—4 Zoll lange, purpurfarbene Borststiele; kurzgeschnäbelter, gewölbter Deckel; 64zähniger Mündungsbesatz; große, goldgelbe Haube; in feuchten, sandigen, moosigen Wäldern. Früher als Goldhaar, golden Frauenhaar als Brustmittel und gegen Zauberei benützt; wirkt etwas zusammenziehend, schweiß- und harntreibend. Der schöne W. (P. formosum) wirkt in gleicher Weise; wächst in Wäldern der Voralpen &c.

Widerthon, rother, s. v. a. Frauenhaar-Strichfarrn; s. u. Frauenhaar.

Wiederstoß, s. v. a. Taubenkropf.

Wiepen, s. v. a. Hundsrose.

Wier, s. v. a. Meer-Wasserriemen.

Wierboom, bei Greifswalde s. v. a. rother Hornstrauch.

Wiesenflittergras, s. v. a. gemeines Zittergras.

Wiesengauchblume, s. v. a. Schaumkraut.

Wiesenhafer, s. v. a. hoher Glatthafer oder französisches Raygras.

Wiesenknopf (Sanguisorba), Gattung der Familie Rosengewächse; vielehig; unten mit 2—3 Deckblättchen umgebene Geschlechtshülle; 4seitige Röhren; 4theiliger Saum; 4 Staubgefäße; 1 Fruchtknoten; endständiger, fadenförmiger Griffel; kopfige Narbe; 1samige Schließfrucht. — Arten: Gemeiner W. (S. officinalis), schätzbares Futterkraut, welches überall auf Wiesen wächst; aufrechter, 2—3 Fuß hoher Stengel; gefiederte Blätter; dunkelrothe Blumen, welche im Juli eiförmige Aehren hinterlassen. Das gewürzhafte Kraut wird von Schafen sehr gern gefressen, für Kühe aber ist es nicht gut, indem es die Milch vermindert; krankem Rindvieh aber soll man täglich 1 Hand voll unter Futter geben. Wurzel und Kraut dienen beim Gerben, und die Blumen in der Färberei, da sie mit Alaun eine grüngraue, mit einer Zinnauflösung eine schwarze Lilafarbe und mit Kupferwasser eine schöne schwarze Farbe geben. Der Saft des Krautes dient gegen Lungenschwindsucht. Die jüngern Blätter geben ein Gemüse. — S. canadensis, die Wurzel schmeckt bitterlich herbe, etwas scharf und erregt in Gaben von 10—20 Gran Erbrechen.

Wiesenraute (Thalictrum), Gattung der Familie Ranunkelgewächse; zwitterig; 4—5 fast blumenblattartige Geschlechtshüllblätter; zahlreiche Staubgefäße; 4—15 Staubwege; 1samige Schließfrüchte. — Arten: Gelbe W. (Th. flavum) 3—4 Fuß hoher, ästiger, gefurchter Stengel; keilförmige, 3lappige Blätter; oben eine aufrecht stehende, vielfach gelbe Blumendolde; in feuchten Gegenden von Deutschland und dem nördlichen Europa. Wurzel und Kraut geben eine gelbe Farbe, die mit einem Zusatz von Salmiak blässer wird und mit Weinstein in's Orange fällt. Die abführende Wurzel wird oft wie Rhabarber gebraucht, färbt den Stuhl und Harn gelb, und soll gut sein gegen Wechselfieber und Gelbsucht; dient äußerlich gegen Rückenschmerzen und Hüftweh. — Die gleichen Eigenschaften besitzen Th. angustifolium et Th. aquilegifolium. — Th. cornuti ist gut gegen Schlangenbisse; wächst in Nordamerika. — Chinlenwurzel (R. Chinlen), erregt in größern Gaben leicht Erbrechen und ist magenstärkend; wächst in China.

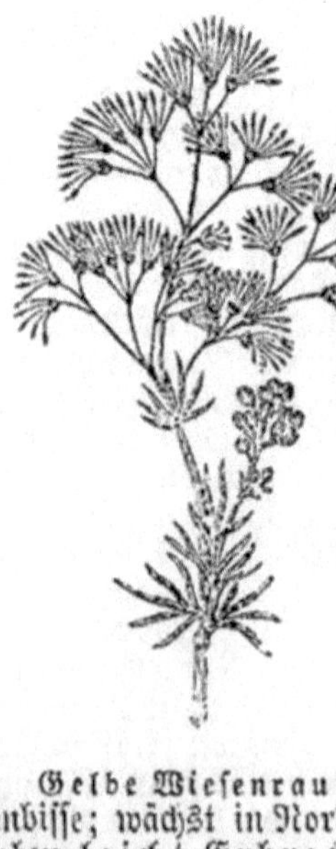

Gelbe Wiesenraute.

Wiesenrispengras, Wiesenwolle, s. v. a. Rispengras.

Wildhafer, s. v. a. Flughafer; s. u. Haber.

Wildkorn, s. v. a Buchweizen.

Wilmorinrose, eine Art der 100blätterigen Rose; fleischfarbig, schön.

Winde (Convolvulus), Gattung der Familie Windengewächse; 5blätteriger oder 5theiliger Kelch; 5faltige, trichter=glockige Blumenkrone; 5 Staubgefäße, 2fächerige Fruchtknoten; Griffel mit 2 stumpfen Narben; 2fächerige Kapsel. — Arten: Acker=W. (C. arvensis), weiße, außen blaßröthlich gestreifte Blumen; schlingt sich um die Halme des Getreides und anderer Gewächse, zieht sie oft zu Boden und wird dadurch schädlich. Kultivirt bekommen sie himmelblaue, innen gelbe und weiße Blumen und werden an Lauben gezogen; wird von dem Vieh gerne gefressen. — Die dreifarbige W. (C. tricolor) hat die so eben beschriebenen Blumen, wächst am Mittelmeer; bei uns in Gärten kultivirt. — Purpurrothe W. (C. purpureus), kam aus Amerika zu uns. — Purgirwinde (C. Scammonia), in der Levante heimisch, in England, auch bei uns in Gärten; hat gelbe Blumen. Der milchige Saft wird gesammelt, an der Sonne getrocknet und von Aleppo aus nach Europa gebracht, wo man ihn als starkabführendes Mittel anwendet; blüht vom Juli bis Aug. und ist ausdauernd. — Von der bestäubten W. (C. farinosus) und der pfeilblätterigen Winde (C. sagittifolius) wird der gleiche Milchsaft gewonnen; er wird als Scammonium s. Gummi resina Scammonii gebraucht. Es gibt davon folgende Sorten: aleppisches Scammonium, die beste und seltenste Sorte; grünlich aschgrau; smyrnaisches Sc., runde, breitgedrückte Stücke; schmilzt nur unvollständig; ist überhaupt schwerer löslich; antiochisches Sc., bröcklich, bräunlich oder schwarz, noch schlechter, und mit andern purgirenden Säften vermischt; französisches Sc., wird von dem Safte des Hundswürger (Cynanchum monspeliacum) und anderer Pflanzen bereitet. War früher sehr berühmt, ist aber durch die Jalappe verdrängt. — Schildförmige W. (C. peltatus), dient gegen Entzündung und Eiterung der Brüste; der kleberige Saft der Pflanze ist gut gegen Harnhautflecke und andere Augenkrankheiten. Wächst auf den Molukken. — Besenartige W. (C. scoparius; Rhodorhiza), seidenhaariger Strauch, ginsterartig; kleine, weiße, außen behaarte Blume; gelblich zottiger, 2fächeriger Fruchtknoten; 1—2samige Kapsel. Liefert einen Theil des Rosenholzes (Lignum rhodium), woraus ein starkriechendes, ätheriges Oel (Rosenholzöl, Oleumrhodium) gewonnen ist: es dient zur Verfälschung des ächten Rosenöls. — Blüthenreiche W. (C. floridus), strauchig; liefert gutes Rosenholz; wächst auf Tenariffa. — Das cyrische Rosenholz rührt von der balsamreichen Amyris (Amyris balsamifera) und dem orientalischen Amberbaum (Liquidambar orientale) her.

Windhafer, s. v. a. Flughafer.

Windröschen, s. v. a. Anemone.

Wintergerste, s. u. Gerste.

Wintergrün, Singrün (Chimophila), Gattung der Haidegewächse; am Grunde verbreitete Staubfäden; sehr kurzer Griffel; gleicht sonst dem Birnkraut. — Arten: Doldiges W. (Ch. umbellata; Ch. corymbosa; Pyrola umb.), holziges, 3—6 Zoll hohes Stämmchen; wechselständige, fast wirtelige Blätter, oben dunkelgrün, unten bleichgrün, 2 Zoll lang, lederig, sägeartig gezähnt; blüht im Juni und Juli; es gibt auch 1½ Fuß hohe Stämmchen. Wächst in Nadelwäldern des mittlern und nördlichen Europa's, im nördlichen Asien und Amerika; heißt dort Pipsissewa, wirkt als tonisch diuretisches Mittel, und ist gut in Skropheln, bei träger Säftebewegung im Körper und davon herrührenden Stockungen, Anschoppungen im Unterleibe, Verschleimung des Magens und der dünnen Gedärme, schleimigter Goldader, Lungenverschleimung, alten Catarrhen, Schleimschwindsucht, Gicht, langwierigen Hautausschlägen, trägen Wassersuchten und Krebs. Muß nach Brech- und Larirmitteln längere Zeit gebraucht werden, wodurch auch Brüche verschwinden sollen. Man gibt dem Absud, 2—4 Loth mit 1 Schoppen Wasser zur Hälfte eingekocht den Tag über zu nehmen. Bei Brüchen soll man die Pflanze Ende Augusts sammeln, mit Wein auf ⅓ einkochen und hievon täglich zweimal einige Löffel voll nehmen. — Geflecktes W. (Ch. maculata), hat noch stärkere Heilkräfte als die vorige Art, und gefleckte Blätter. Wächst in Nordamerika.

Winterkorn, s. v. a. Winterdinkel; s. u. Waizen.

Winterroggen, s. u. Roggen.

Wintersrinde (**Cortex Winteranus**), die Rinde von Winter's Gewürzrindenbaum. s. u. Gewürzrindenbaum. Sie wirkt sehr erregend, tonisch und ziemlich scharf. Man wendet sie an bei großer Verdauungsschwäche, bei Wechselfiebern, nervösen und fauligen Fiebern, bei Verschleimung und gegen Skorbut. Die Dosis in Pulver ist 12—30 gr., im Aufguß ℨi—ij.

Wintersrinde, falsche, die Rinde vom weißen Canellbaum; s. u. Canellbaum.

Winterwaizen, s. u. Waizen.

Winterzwiebel und alle Zusammensetzungen mit Winter- siehe unter dem betreffenden Hauptartikel, hier also unter Zwiebel.

Wirbeldosten (**Clinopodium**), Gattung der Familie Lippenblümler; kugelige Wirtel in borstenförmigen Deckblättchen; kahler oder behaarter Kelchschlund; gleicht sonst der Bergminze. — Arten: Gemeiner W. (**C. vulgaris; c. aegyptiacum; Melissa Clinop.**), gewürzhafte Pflanze an felsigen, trockenen Waldstellen, Zäunen 2c. wächst im südlichen Europa, in Aegypten, Canada; 4eckiger, fußhoher, haariger Stengel; eiförmig gekerbte Blätter und purpurrothe oder weiße, rachenförmige Quirlblumen; sie taugt zum Gerben, während die Blätter einen Thee liefern, fast so gut als der chinesische. Dazu muß man die jungen, zarten Blätter im Juni vor der Blüthe einsammeln und wie den chinesischen Thee behandeln.

Wirsing, s. u. Kohl.

Wispel, s. v. a. Mispel.

Witschen (**Aspalathus**) Gattung der Familie Schmetterlingsblümler; kurze Kelchröhre mit 5spaltigem oder 5theiligem Saum, schmetterlingsförmige Blume; 10 1brüderige Staubgefäße; kurze aufgetriebene Hülse. — Arten: Rauhköpfige W. (**A. chenopoda**), ästiger Strauch; behaarte Aeste; büschelige, nadelartige, 3seitig-pfriemige, stachelspitzige, behaarte Blätter; 5streifiger und 5spaltiger Kelch; gelbe, außen behaarte Blume; kurze, etwas haarige Hülse; wächst am Kap.

Witt, s. v. a. Waid.

Wörmt, Wormt, in mehreren Gegenden von Deutschland s. v. a. Wermuthbeifuß.

Wohlverlei (**Arnica**), Gattung der Familie Vereinblüthler; walzige Hülldecke; 1lippige Blumenkrone; zwitterige Scheibenblüthen; 5zähnige, röhrenförmige Blumenkrone; spitze, oben weichhaarige Narbe; ungeflügelte und ungeschnäbelte Schließfrüchte; haarige Fruchtkrone. — Arten: Berg-W. (**A. montana**), Fallkraut, Johannisblume, Mutterwurz, Engelskraut, Lungenkraut, römische Gemswurz, Bluttrieb, Stickkraut; häufig in Berggegenden, namentlich an und auf der schwäbischen Alp, dem Erz- und Fichtelgebirge 2c.; blüht vom Mai bis Juli; große, goldgelbe, strahlige Blumen an den Stengel- und Zweigspitzen; Blumenhülle aus 2reihigen, gestreiften, schmalen, hellen, an der Spitze dunkelgrünen Blättchen; die frischen Blumen riechen widrig, schmecken etwas scharf und häßlich bitter; riechen getrocknet schwach balsamisch und erregen Nießen. Man hat sich zu hüten, daß man sie nicht mit dem Alant oder Hundsauge verwechselt.

Wittlinger sagt über diese erst in der neuern Zeit gehörig anerkannte Pflanze: Die Arnica enthält den kratzenden Extractivstoff und zugleich ein ätherisch-flüchtiges Oel, und ist ein sehr wirksames, kräftig erregendes, reizendes Mittel. Sie wirkt besonders erregend und reizend auf die Nerven und Schleimhaut des Magens und Darmkanals; ihre Wirkung vertheilt sich aber auch über alle Schleimhäute, die äußere Haut, auf das ganze Lymph- und Drüsensystem und die Nieren aus; sie besitzt noch die Eigenschaft übermäßige Stuhlgänge zu hemmen. In größern Gaben angewendet stört sie die Verdauung, macht Uebligkeit und Schwindel. Die Blumen sind weit wirksamer und erregender als die Wurzeln, dagegen wirken die Wurzeln mehr tonisch auf den Stuhlgang. Die Arnica findet ihre Anwendung bei torpider Schwäche und Unthätigkeit im nervösen Stadium des Typhus, und bisweilen selbst, wenn noch gastrische Complikationen vorhanden sind. Man gibt die Blüthen im Aufguß mit **Valeriana, Senega, Camphor et China.** Die Wurzel wendet man ferner bei Faulfieber, überhaupt bei Annäherung von Zersetzung der Säfte an; man verbindet hier die Ab-

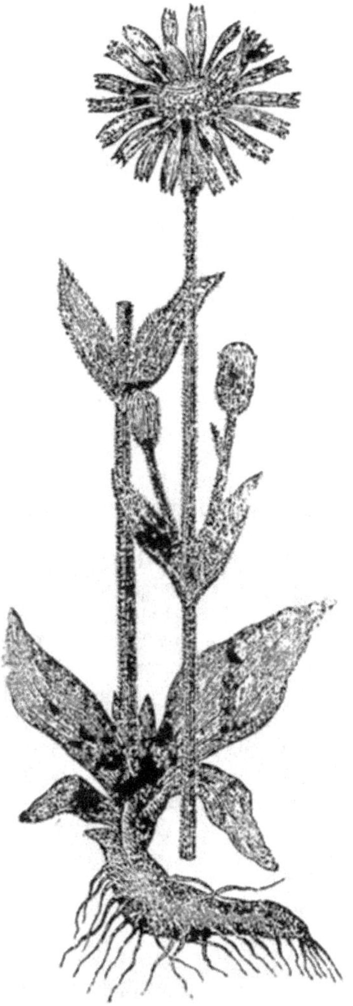

kochung der Wurzeln mit Mineralsäuren, Kampher, China. — Ferner wirkt die Arnica in allen den Fiebern gut, welche mit asthenischen Leiden der Schleimhäute verbunden sind, z. B. bei Schleimfieber, Katarrhfieber, in Verbindung mit Salmiak; ferner in allen Fiebern und Entzündungen, bei denen sich Schwäche und Lähmung im Magen und Darmkanal einstellen will. Mit großem Nutzen wird die Arnica gebraucht bei örtlicher Entzündung organischer Theile, namentlich bei solchen, die von Erschütterung herkommen, wenn das Entzündliche beseitigt ist, also im zweiten Stadium der Hirnerschütterung, bei Kennzeichen von Extravasaten, bei soporösem Zustande; ferner bei Blutextravasaten in innern Höhlen, wenn Blutentziehung und andere antiphlogistische Mittel vorausgegangen sind. Man verbindet die Blume im Aufguß mit Natron, Salmiak, Glaubersalz, oder gibt nebenbei Kalomel. Ferner braucht man die Arnica bei Bluthusten, nach Entfernung des Blutreizes, zur Beförderung des Auswurfs, bei arthritischen Leiden und Rheumatismen, in Störung der Ab- und Aussonderung, bei Lähmung nach Schlagfluß, weil hier fast immer seröse oder blutige Extravasate im Gehirn oder Rückenmark vorhanden sind; ferner bei Steckfluß; bei der Amauros durch die Stockung im Darmkanal, und selbst bei dem grauen Staar ist sie empfohlen. — Die Dosis der Blume ist im Aufguß ʒjß—iij zu ℥Vj—Viij Colatur. Zum äußerlichen Zweck, d. h. zum Einreiben und zu Umschlägen, nimmt man die doppelte Portion. Die Wurzel wird zu ʒij—ʒß in Abkochung angewendet. Beide werden selten als Pulver verordnet; der Arnica-Extract zu 10 gr. — ℈j; die Tinctur zu 15—13 Tropfen; letztere ist sehr nützlich bei hohem Grad von Torpor oder bei Lähmung.

Aeußerlich gebraucht man die Arnica-Blüthe mit Wasser, Wein, Essig infundirt zu Umschlägen nach Erschütterungen, Quetschungen und Suggilation, bei der Blutgeschwulst Neugeborner und bei **Hydro- et Haematocele**, gewöhnlich mit Salmiak verbunden.

Die höchste Wichtigkeit für den Arzt und Nichtarzt hat die **Arnica-Tinktur**, welche in bessern Apotheken vorräthig gehalten wird, aber auch von Jedermann leicht gemacht werden kann. Zu diesem Zwecke wirft man in recht starken Branntwein (am besten ist der Franzbranntwein) dem Gewicht nach die Hälfte Arnikablüthen, und läßt sie gut verkorkt an der Sonne acht bis vierzehn Tage stehen. Nach dieser Zeit gießt man das Helle durch 5—6faches Filtrirpapier oder durch einen Filzfilter ab und bewahrt die Tinctur in gut verschlossenen Flaschen auf. Sie sollte in keinem Hause fehlen, denn bei allen, auch bei den schmerzhhaftesten äußern und innern Verletzungen, die nicht bluten, und die in der Regel am gefährlichsten sind, leistet diese Tinctur augenblickliche Hülfe. Bei einer Quetschung z. B., die so stark ist, daß die größten Stellen mit geronnenem Blut unterlaufen sind, und die furchtbarste Schmerzen verursacht, kann man nicht allein die Schmerzen in ganz kurzer Zeit heben, sondern auch das geronnene Blut zertheilen. Leichtere Quetschungen sind in wenigen Minuten geheilt, schwerere erfordern längere Zeit, doch weichen Schmerzen und der Schaden in unglaublich kurzer Zeit. Haben sich in den innern Theilen des Körpers geronnene Blutstellen gebildet, so gebe man innerlich wiederholt die oben angegebenen Dosen der Tinctur und reibe die äußern Theile oft ein, dann wird es sich vertheilen. Wir wiederholen, daß sie bei Quetschungen, Verrenkungen jeder Art die ausgezeichnetsten Dienste leistet und um so schneller und kräftiger wirkt, je früher sie nach der erlittenen Beschädigung angewendet wird.

Wolfsbeere, s. v. a. vielblätterige Einbeere; s. u. Einbeere.

Wolfsbohne, (Lupinus), Gattung der Familie Schmetterlingsblümler; 2lippiger Kelch mit 2—3spaltigen Lippen; schmetterlingsförmige Blumen; 10 1brüderige Staubgefäße; fadenförmige Griffel mit kopfiger Narbe; lederige, zusammengedrückte, wulstige Hülse mit schwammigen Querwänden zwischen dem Samen. — Arten: Schmalblätterige W., Feigbohne, türkische Wicke (L. mutabilis; L. angustifolius), Sommerpflanze, vom südlichen Europa als Futterkraut zu uns verpflanzt, liefert in den Körnern ein vortreffliches Kaffeesurrogat, azurblaue, schmetterlingsförmige Blumen, die eine Zierde in Gärten sind. Sie liebt einen leichten, fetten, etwas sandigen Boden, treibt da fingersdicke, über 2 Fuß hohe Büsche, die nach der Blüthe 30—40 Schoten ansetzen, so daß eine einzige Pflanze ½—1 Pfund gelblichweiße, schwarzpunktirte Bohnenkörner gibt, welche nach etlichen Jahren zum Anbau taugen. Der daraus gewonnene Kaffee kommt dem ächten Kaffee am nächsten, sowohl im Geschmack, als in den Wirkungen. — Eine Zierde in Gärten bilden wegen der schönen und wohlriechenden Blumen die gelbe W. (L. luteus) und weiße W. (L. albus); die Körner dienen wie bei der vorigen Art.

Wolfsfuß (Lysopus), Gattung der Familie Lippenblümler; 5zähniger Kelch; trichterige, 4spaltige Blumenkrone; 2 oder 4 Staubgefäße; rundliche Schließfrüchte. — Arten: Gemeiner W. (L. europaeus), 1½—2 Fuß hohe, ästige Pflanze, die in ganz Europa an Teichen und Bächen häufig wächst; ausgeschweifte, sägeförmig gezähnte Blätter; weißlichrothe Blumen, die im Juni erscheinen, sehr viele Quirle bilden und von Bienen fleißig besucht werden. Die Blätter schmecken bitter. Die Pflanze verdiente kultivirt zu werden, da ihr Saft schön schwarz färbt, und er die Grundfarbe der schönen, schwarzen, franzigen Tücher geben soll. Die Zigeuner sollen damit ihre Haare schwarz färben. Enthält: blaßgelbes, bitteres Harz, Gallussäure, geschmackloses Halbharz, Extractivstoff, Gummi und mehrere Salze, und dient gegen Wechselfieber, hartnäckige Metrorrhagien. — Virginischer W. (L. virginicus), dient in Amerika als vorzügliches Mittel gegen Blutflüsse.

Wolfskirsche, s. v. a. Tollkirsche.

Wolfsklee, s. v. a. Wolfsbohne.

Wolfskraut, s. v. a. Sedum.

Wolfsmilch (Euphorbia), Gattung der Familie Rautengewächse; 1häusige Blüthen, bei denen die männlichen und weiblichen in einer kelchartigen Hülldecke stehen und scheinbar Zwitterblüthen bilden; glockige, 9—10zähnige Kelchhülle; 1 3fächeriger Fruchtknoten; 3spaltiger oder 3theiliger Griffel mit 2spaltigen Schenkeln; 3köpfige Spaltfrucht; 1samige Theilfrüchte. Die Arten dieser verdächtigen Pflanze sind sehr zahlreich, und wachsen davon mehrere bei uns, andere in andern europäischen und außereuropäischen Ländern. Sie enthalten scharfen, ätzenden, milchweißen Saft, der die Milch der Kühe roth färbt, und wenn man Stengel und andere Theile noch frisch auf die Haut legt, verursachen sie eine schmerzhafte Entzündung, Blasen und Geschwüre, beim Genuß in Kehle und Magen ein unerträgliches Brennen, heftiges Erbrechen, Blutspeien und zuweilen den Tod. Die Blumen gleichen einem Schilde, sehen gelblich aus und bilden eine Dolde. Außer der Raupe des Wolfsmilchsvogels (ein Dämmerungsfalter), ist sie allen Thieren zuwider. Essig ist eines der kräftigsten Gegenmittel; auch können laue Milch, Butter, Oel und ähnliche Flüssigkeiten gegen sie gebraucht werden. — Arten: Cypressen-W. (E. cyparissias), häufig auf Weiden, Aeckern und in

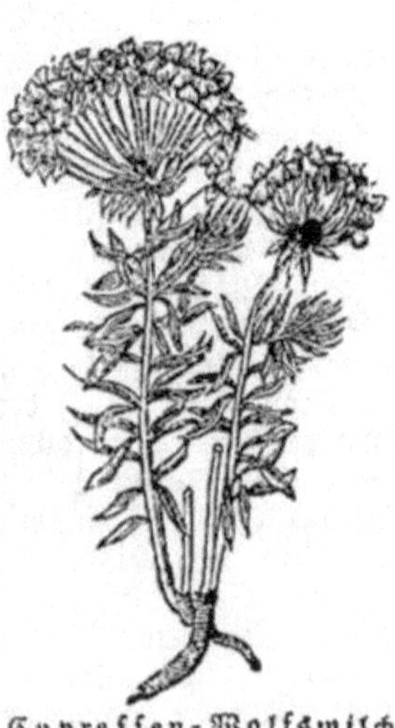

Cypressen-Wolfsmilch.

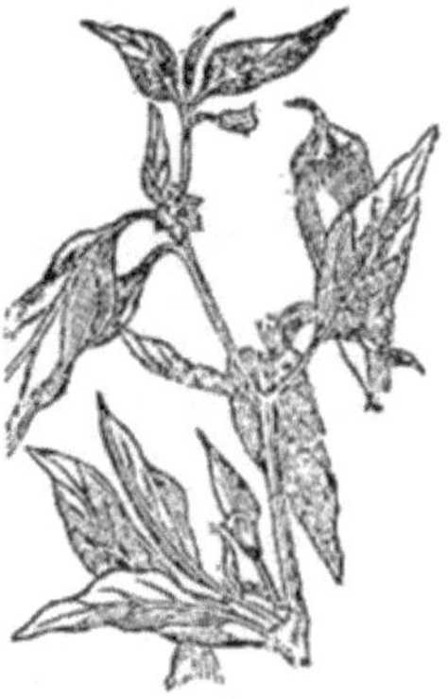
Eselswolfsmilch.

Wäldern, Grasgärten und auf trockenen Hügeln; 6—8 Zoll hoher Stengel mit schmalen, stumpfen Blättern, die dem Leimkraut so sehr gleichen, daß man sie leicht damit verwechseln kann. Mit dem Milchsaft kann man Warzen vertreiben. — Gemeine W., Eselsmilch (E. esula), Unkraut auf Wiesen, wüsten Stellen und an Rainen; einige ästige, 1 Fuß hohe Stengel; dient zum Vertreiben der Warzen. Die Tauben bekommen von dem Samen starke Pocken. — Garten-W., sonnenwendige W. (E. helioscopia), Unkraut in Gärten, Hecken und auf Wiesen; die Wurzelrinde dient zum Blasenziehen; der Milchsaft färbt blaues Papier roth. — Purgir-W, Springkraut (E. lathyris), mehr im südlichen Europa, bei uns in Gärten; gerader, saftiger, 4 Fuß hoher Stengel mit lanzettförmigen, glatten Blättern; der Samen gleicht dem Hanfsamen, sitzt in glatten Kapseln und springt zur Reifezeit weit umher. Die starke, schädliche Schärfe diente früher häufig als Purgirmittel. Die blasenziehende Milch dient zur Reinigung der Geschwüre. Manche Landleute mischen das getrocknete Kraut unter das Futter, um das Vieh vor Krankheiten zu bewahren. — Gebräuchliche W. (E. officinarium), wächst wild in Afrika; die Wurzel treibt mehrere dicke, saftige, 3—4 Fuß hohe Stengel, die statt der Blätter mit krummen Stacheln besetzt sind. Der aus dem Stamme fließende Milchsaft, welcher aus Ritzen quillt, verursacht nicht allein Blasen und Geschwüre, sondern zerfrißt Leinwand wie Scheidewasser. Verdickt und getrocknet liefert er das gebräuchliche Euphorbienharz, das im Munde ein heftiges und lange anhaltendes Beißen und Brennen erzeugt. Die Afrikaner gebrauchen es zum Vergiften der Pfeile. Einige Tropfen unter Milch wirken als starkes Purgirmittel, sowie zum Reinigen alter Geschwüre bei Pferden und Rindvieh. Die harzigen, erbsen- und bohnengroßen, innen weißlichen, außen braunröthlichen oder tiefgelben Körner sind in Weingeist löslich und dienen innerlich gegen Augenliderentzündung und skrophulöse Augenentzündung, gegen schlechte Zähne, die gern abbröckeln, Catarrhe mit viel Reizhusten, Kurzathmigkeit, krampfhaftem Pressen auf der Brust. Man löst 10 Gran Wolfsmilchharz in 4 Loth Weingeist bei mäßiger Wärme auf, und gibt davon Morgens und Abends unter etwas Wasser 2 bis 4 Tropfen. Aeußerlich kommt dasselbe zu Pechpflastern, Gummiammoniakpflastern rc., um die reizende Wirkung derselben zu vermehren. — Heißt auch Hexen- oder Teufelsmilch. Die Anwendung solch scharfer Mittel erfordert immer die größte Vorsicht.

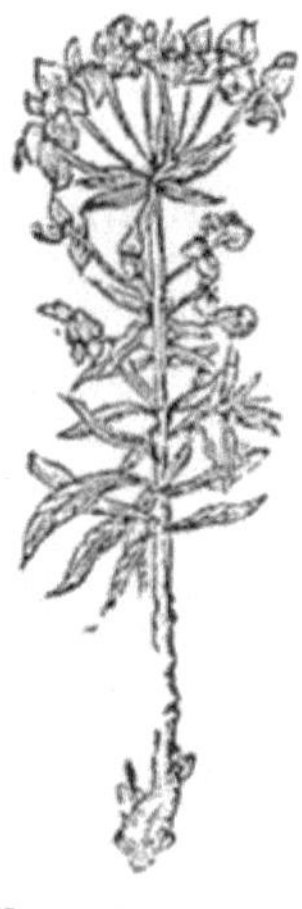
Purgirwolfsmilch.

Wolfsrauch, s. v. a. Bovist.

Wolfstrapp (Leonurus), Gattung der Familie Lippenblümler; 5zähniger Kelch; rachenförmige Blumenkrone, dabei die Unterlippe 3spaltig; 4 2mächtige Staubgefäße; spitzig 3kantige Schließfrüchte. — Arten: Gemeiner W. (L. cardiaca), 2—4 Fuß hoher, aufrechter Stengel; flaumhaarige oder filzige, handförmig 5theilige Blätter; rosenrothe, 5 Linien lange Blumenkrone mit zottiger Oberlippe; flaumhaarige Schließfrüchte; wächst auf öden Plätzen, an Wegen rc.; dauert aus und blüht vom Juni bis Sept. Ist bitter, riecht wie Taubnessel, und wird bei Magenbeschwerden und andern Unterleibskrankheiten, Herzklopfen, Verschleimung der Lungen rc. gebraucht. Dient in Nordamerika wie Baldrian. — Wolliger W. (L. lanatus; Panzeria lanata; Panz. tomentosa; Ballota lanata), kommt als **Herba Ballotae lanatae** aus Sibirien zu uns, und ist ein kräftiges, auf die Harnabsonderung wirkendes Mittel.

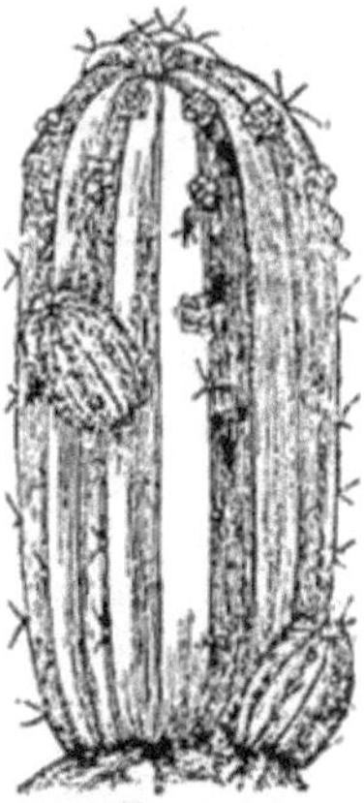
Gebräuchliche Wolfsmilch.

Wollbaum (**Eriodendron**), Gattung der Familie Sauerkleegewächse; unregelmäßiger, 5spaltiger Kelch; 5 unten verwachsene Blumenblätter; 10—15 Staubgefäße; Röhre oben in Zipfeln, von denen an jedem 2—3 Staubbeutel sind; 1 Griffel; kopfige Narbe; holzige, 5fächerige Kapsel; Samen in Fruchthüllenwolle. — Arten: Westindischer W. (**E. occidentale**; **E. anfractuosum**; **Bombax occ.**, **B. pentandrum**), oft über 100 Fuß hoher Baum mit stacheligen Aesten, 5—7fingerigen Blättern, weißgelbliche, am Grunde purpurrothe, büschelige Blüthen; ovale, mit brauner Wolle gefüllte Kapsel; wächst in Westindien. Die Wurzelrinde ist ein ematisches, krampfstillendes mit Tamarinde purgirendes und harntreibendes Mittel, die Stammrinde dient äußerlich bei Entzündungen und Hautausschlägen; Blätter, Blüthen und Zweige als schleimiges Mittel wie Malven. Die Fruchtwolle gibt Brenncylinder (Moxa); die Wollenasche ist gut gegen Blutungen. — Orientalischer W. (**E. orientale**, **Bombax or.**), die Fruchtwolle ist gut zu Polstern; das Gummi, welches aus dem Stamm schwitzt, bei einigen Unterleibskrankheiten, die Wurzelrinde wirkt emetisch und krampfstillend.

Wollblume, die Blüthen des Ebenholzes.

Wollfaden (**Eriostemon**), Gattung der Familie Rautengewächse; 5theiliger Kelch; 5 Blumenblätter; 10 fruchtbare Staubgefäße; 5 Fruchtknoten auf scheibenförmigen Stempelpolstern, 5 1—2samige Kapseln. — Arten: Weidenblätteriger W. (**E. salicifolius**), Strauch mit 3kantigen Aestchen; gleichbreite, lanzettige Blätter; einzelne rosenrothe, außen grauliche Blüthen in den Blattwinkeln, die im April erscheinen; wächst in Neuholland.

Wollgras, s. v. a. Rispengras.

Wollkorn (**Corymbium**), Gattung der Familie Vereinblüthler; 1blüthige Blüthenköpfe; 2blätterige Hülldeckchen; etwas fleischige Blumenkrone mit 5theiligem Saum; stielrunde, längliche Schließfrucht; 1reihige, scharfe Fruchtkrone. — Arten: Scharfes W. (**C. scabrum**), wolliger Wurzelhals; weichstachelig-scharfer Stengel: kahle, bandförmige, wurzelständige Blätter; ausdauernd; wächst am Kap.

Wollkraut (**Phlomis**), Gattung der Familie Lippenblümler; röhriger, 5zähniger Kelch; rachenförmige Blumenkrone mit 3spaltiger Unterlippe; 2mächtige Staubgefäße unter der Oberlippe; abgestutzte oder zackige Schließfrüchte. — Arten: Knollentragendes W. (**P. tuberosa**; **Phlomoides tub.**), zaserige Wurzel mit kartoffelartigen Knollen; 3—5 Fuß hoher Stengel; purpurröthliche oder braune Aeste; ½ Fuß lange, tiefherzförmige Blätter; dichte Wirtel; blaßpurpurrothe Blume; dauert aus; blüht im Juni und Juli. Wächst an warmen Stellen im südöstlichen Europa und in Asien. In Gärten gibt es kleinere Abarten. Ein Krautaufguß ist gut gegen die Ruhr. Die Knollen kann man wie Kartoffeln essen. — Strauchiges W. (**Ph. fruticosa**), Jerusalemssalbei; die Blätter dienen gegen Wunden, Geschwüre, und Umschläge gegen Verbrennungen; wächst im südlichen Europa.

Wollkraut, s. v. a. Königskerze.

Wollkrautblumen (**Flores Verbasci**), eine Abkochung der Wollkrautblumen leistet bei katarrhalischen Zuständen, Ruhr, Stuhlzwang, schmerzhaften Hämorrhoiden gute Dienste. Aeußerlich werden sie zu Klystieren, Fomentationen und Cataplasmen benützt. Ein daraus bereitetes Oel ist ausgezeichnet bei Verbrennungen und auf schmerzhafte Hämorrhoidalknoten. Zum Einreiben der Brust und des Unterleibs wirkt es in Verbindung mit **Oleum Jaccae** bei Brust- und Unterleibsentzündung ausgezeichnet gut.

Wollriet (**Eriophorum**), Gattung der Familie Cypergewächse; zwitterig; eiförmige Blüthenähren; jede Blüthe hat ein bleibendes Deckblättchen; 4—6 haarförmige Geschlechtshüllblätter, 3 Staubgefäße, 1 Griffel, 3 Narben; von seidigen Wollhaaren umgebene Schließfrucht. — Arten: Schmalblätteriges W. (**E. angustifolium**), lange Wurzelausläufer; 1—2 Fuß hoher Schaft; ändert sehr ab; wächst auf schlechten, nassen, sumpfigen Wiesen; blüht im April und Mai und dauert aus. Früher als Flachsgras (**H. Linagrostis**), gegen Diarrhöen und Koliken, das Mark als sehr wirksam bei Brandwunden im Gebrauch; verdient Empfehlung. Die Wollhaare dienen zum Polstern. Zum Füttern taugt dieses Binsengras nicht. — Breitblätteriges W. (**E. latifolium**), gleicht der vorigen Art in Form und Wirkung.

Wolverlei, s. v. a. Wohlverlei.

Woorara-Gift, ein sehr schnell tödtendes Gift, welches aus dem westindischen Klammerstrauch und aus dem Saft der Paullinia Curuu bereitet wird.

Wrightie (Wrightia), Gattung der Familie Drehblüthler; 5theiliger Kelch mit 5—10 Schuppen am Grund; tellerförmige Blumenkrone; 5theiliger Saum; 5 vorragende Staubgefäße; 2 verbundene Fruchtknoten; 1 Griffel mit stumpfer Narbe; 2 Balgkapseln; wollschopfiger Samen. — Arten: Scharlachrothe W. (W. coccinea; Nerium coccineum), kahler Strauch mit kahlen, lederigen Blättern, fleischig-lederartigen Blüthen, die stark und angenehm riechen; wächst in Silhet. — Fischtödtende W. (W. Pissida; Nerium Ps.), die sehr faserige Rinde dient wie Hanf; tödtet in's Wasser gelegt die Fische; wächst in Silhet. — Ruhrwidrige W. (W. antidysenterica), dient in Ostindien gegen Ruhren. — Färber-W. (W. tinctoria), gibt viel indigoartige Farbe; der Same dient gegen Bauchflüsse; wächst in Ostindien. — Filzige W. (W. tomentosa; N. tomentosum), enthält einen gelben Milchsaft, und dient in Ostindien zu Bädern gegen arthritische Fieber, die Rinde gegen Schlangenbisse und der Same gegen Wechselfieber; wächst in Ostindien.

Wucherblume (Leucanthemum), Gattung der Familie Vereinblüthler; flache Hülldecke; 1reihige, weibliche Randblüthen; 1lippig Blumenkrone; zwitterige Scheibenblüthe; röhrenförmige, 5zähnige Blumenkrone; gleichförmige Schließfrüchte. — Arten: Gemeine W. (L. vulgare, Chrysanthemum Leuc.), 1—2½ Fuß hoher Stengel, oben einige Blumenäste; gekerbte, spatelförmige Blätter; Hüllblätter mit bräunlichem und schwärzlichem Rand; weiße Randblüthen; gelbe Scheibenblüthen. Aendert ab, kommt auch in einer ganz kleinen Spielart (Chrys. atratum) vor. Wächst in ganz Europa auf Aeckern und Wiesen; dauert aus; blüht im Juni und Juli. Die zarten Sprossen und Blätter geben einen gesunden Salat und gutes Gemüse. Nicht mehr officinell. — Ackersaat-W., Hungerblume (Chr. segetum), 1—1½ Fuß hoch; dicke, saftige, lanzettförmige, zerschlitzte Blätter; welche den Stengel umfassen; im Juli hochgelbe Strahlenblumen. Das schädlichste Unkraut, welches die Früchte abtreibt, den Boden aussaugt und nicht leicht zu vertilgen ist.

Wuchergerste, s. v. a. Bartgerste.

Wütherich, s. v. a. Wasserschierling.

Wunderbaum (Ricinus), Gattung der Familie Rautengewächse; 1häusige Blüthen in Aehren oder Trauben, die untern männlich; 3—5theiliger Kelch ohne Blume; die männlichen Blüthen haben sehr zahlreiche Staubgefäße in Bündeln, die weiblichen Blüthen 1 Fruchtknoten; 1 kurzer Griffel; 3 Narben mit Zipfeln; 3köpfige und 3fächerige Spaltfrucht, meist weichstachelig. — Arten: Gemeiner W. (R. communis), 6—8 Fuß hoher Baum in Ost- und Westindien, dauert dort 2—3 Jahre, in Europa aber nur 1 Sommer aus; wächst sehr schnell; hohler, etwas markiger, grünlichweißer Stamm; oben mit bläulichem Staube bedeckt; schildförmige, lappige, 1½—3 Fuß breite Blätter; Blüthen in 6 Zoll langer, büscheliger Aehre; rothe oder blaßgrüne, rundliche Samenkapseln mit 3 braun und grünmarmorirten Samen, der unter dem Namen Purgirkörner vorkommt, stark purgirt und in größern Gaben giftig wirkt. Der Same gibt das Castor- oder Ricinusöl (Oleum Ricini s. Castoris s. Palmae Christi). Frisch ist es weißlich, süß, ein wenig dick, und ohne Geruch; wirkt als erschlaffendes und einhüllendes Abführungsmittel, und wird überall angewendet, wo Entzündung irgend eines Organs des Unterleibs herrscht; auch bei Wurm- und Kindbettfiebern, Kolik, Würmern, hartnäckigen Verstopfungen. Die Dosis für Erwachsene ist: ℥ß ij; für Kinder 1—2 Kaffeelöffel voll. Ist in starkgesalzener Fleischbrühe oder mit Eigelb am besten zu nehmen. Eine Wurzelabkochung braucht man gegen Windkolik, Nierenschmerzen und Asthma, die Blätter gegen Hautausschläge, Abscessen und Augenkrankheiten.

Wunderbaumöl, s. Ricinusöl und Wunderbaum.

Wunderblume (Mirabilis), Gattung der Familie Wunderblumengewächse; zwitterig; 1blüthige, kelchartige, 5spaltige Hülldecke; 1blätterige, blumenkronartige Geschlechtshülle mit 5spaltigem Saum; 5 Staubgefäße; 1 Fruchtknoten; fadenförmiger Griffel; nußartige, etwas 5theilige Hüllfrucht. — Arten: Falsche Jalappe (M.

jalappa; Nyctagohortensis), überaus schönes Gewächs, welches aus Westindien in unsere Gärten verpflanzt, im Elsaß ꝛc. zu medicinischen Zwecken gebaut wird; niedlicher Busch mit sehr großen, eirunden, spitzigen Blättern; 4 Fuß hoher Stengel mit trichterförmiger Blume von der angenehmsten und mannigfaltigsten Farbenmischung — weiß, purpurroth, gelb u. s. w. — bei einander sitzen; sie verbreiten namentlich Abends einen ausgezeichneten Wohlgeruch. Um recht viel Blumen zu bekommen, hebt man die Wurzel dieses 2jährigen Gewächses im Herbst nach dem Verblühen aus, legt sie den Winter über an einen trockenen, warmen Ort, und setzt sie im Frühling in's freie Land. Die möhrenartige Wurzel besitzt eine purgirende Kraft, ohne dabei Uebelkeiten und Leibschneiden zu verursachen, und dient gegen Würmer, Verschleimungen u. dgl. Wurde früher für die wahre Jalappe gehalten, ist jedoch weit nicht so wirksam. Die Wurzel ist als graue Mechoacanna bekannt. In unsern Gärten kommen ferner vor: Gabelförmige W. (M. dichotoma), purpurrothe, wohlriechende Blumen, die sich etwa 4 Uhr Abends öffnen und die Nacht über Wohlgeruch verbreiten. Die Blätter sind kleiner und glänzend, die Blüthen nur halb so groß. Die Wurzel ist ein gutes drastisches Purgirmittel. — Langblumige W. (M. longiflora), weiße, innen rothe oder röthliche Blumen, die Nacht über wohlriechend; blüht vom Juni bis Sept. Die Wurzel hat die gleichen purgirenden Kräfte, und wird auch in Branntweinbrennereien und Bierbrauereien gebraucht, um die Gährung zu befördern. Die Wurzel kommt als graue Mechoacanna (R. Mechoacannae griseae) zu uns, und zwar in großen graulichweißen, weichen, leichten Scheiben; sie enthält ein Doppelsalz aus Phosphor, Kalk und Talgerde, ein scharfes Weichharz. — Wohlriechende W. (M. suaveolens), gleicht der vorigen Art, nur ist der Stengel kleberiger, die Pflanze durchaus kleiner, die Blüthen stehen einzeln und erscheinen im Aug. und Sept. Ausdauernd. Riecht und schmeckt schwach maisartig, und als magenstärkendes Mittel gegen Diarrhöen, Rheumatismen ꝛc.

Wunderholz, s. v. a. Wunderholz.

Wunderklee, s. v. a. gebräuliche Melote (s. d.), welche früher sehr als Futterpflanze empfohlen wurde.

Wunderschöne, eine ausgezeichnete Pfirsichsorte, welche im Aeußern und Innern alle guten Eigenschaften in sich vereinigt.

Wunderwaizen, rother, s. v. a. ästiger, rother, englischer Waizen.

Wunderwaizen, schwarzer, s. v. a. ästiger, weißer, englischer Waizen mit schwarzen Grannen

Wunderwaizen, weißer, s. v. a. ästiger, weißer englischer Waizen.

Wundklee (Anthyllis), Gattung der Familie Schmetterlingsblümler; 5zähniger, bleibender Kelch; schmetterlingsförmige Blume mit langgenagelten Blättern; 10 1brüderige Staubgefäße; zusammengedrückte, in den Kelch geschlossene 1, selten 2—5samige Hülse. — Arten: Gemeiner W. (A. vulneraria), mehrköpfige, schuppige Wurzel; 4 Zoll bis 1 Fuß hoher, krautiger Stengel; astlos; oben kahle, unten etwas behaarte Blätter; gezweite Blüthenköpfe mit fingerig eingeschnittenen Deckblättern; kurzgestielte Blüthen; weißlich-grünlich, häutig, behaart, oft auch gelblich-weiß, oder mit rothrandigen Schiffchen; 1samige Hülse. Wächst auf grasigen, trockenen Plätzen der europäischen Gebirge, und ist als Wundmittel geschätzt. — Die stinkende Anagyris (Anagyris foetida) wächst am Mittelmeer, riecht unangenehm, und dient zu zertheilenden Umschlägen, zur Beförderung der Geburt und zum Purgiren; der Samen ist ein gutes Brechmittel.

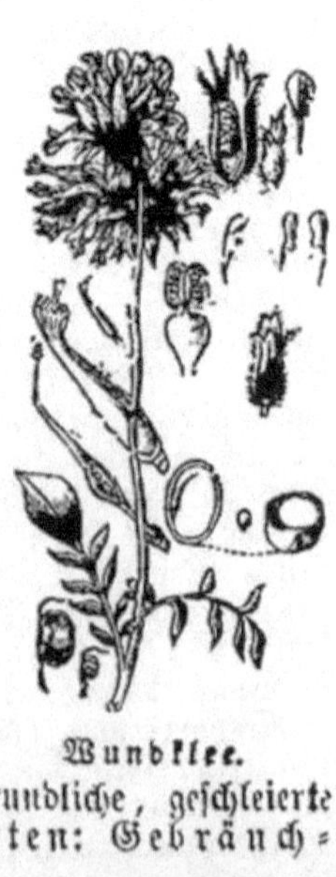
Wundklee.

Wundkraut, s. v. a. Sedum.

Wundkraut, heidnisch, s. v. a. Goldruthe.

Wundschwamm, s. v. a. Feuerschwamm, Zunder; s. u. Löcherpilz.

Wurmfarrn (Aspidium), Gattung der Familie Wedelfarrn; rundliche, geschleierte Fruchthäufchen; kreisrunder oder nierenförmiger Schleier. — Arten: Gebräuch-

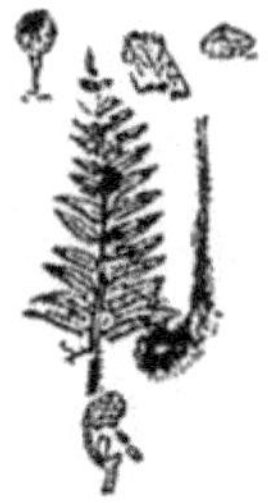

licher W. (**A. Filix-mas; Polypodium F. m.; Nephrodium F. m.**), knotiger, daumensdicker, außen brauner, innen gelblicher Wurzelstock; rostbraun spreublätteriger Laubstiel; ein 3 Fuß hoher, doppelt gefiederter Wedel; rostbraune Fruchthäufchen in 2 Reihen am Rückgrath; in Laubwäldern und Gebüschen häufig, trägt vom Mai bis Aug. Früchte, und ist als Johanniswurzel oder Farrnwurzel (**R. Filicis maris**) zur Tödtung der Würmer im Darmkanal und gegen den Bandwurm im Gebrauch. Die gestutzten Wurzelstöcke mit noch einigen unentwickelten Wedeln heißen Johannishand. Die Dosis im wässerigen oder weinigen Aufguß ist ʒij—**Vj**; in Pulverform oder Latwerge ʒii—ʒß.

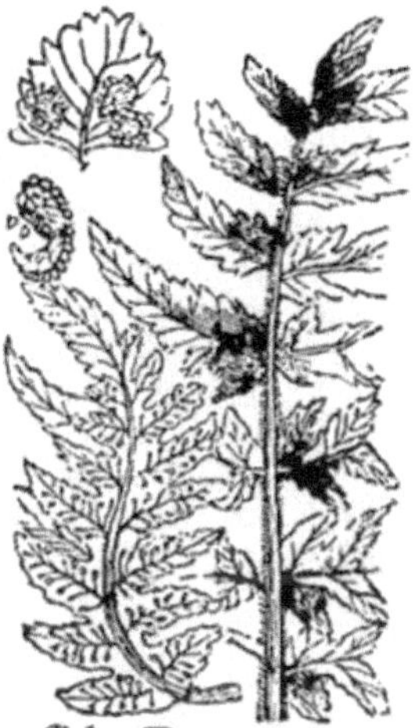

Gebr. Wurmfarrn.

Wurmmoos, s. v. a. wurmtreibende Kugelfruchtalge; s. u. Kugelfruchtalge.

Wurmmoos, corsikanisches Moos, Wurmtang, ausgezeichnetes Wurmmittel, das man in Pulver oder Latwerge gibt, und zwar bei zarten Kindern zu 5—10 gr., z. B. **R. Helminthochort. ʒj. Elaeosacch. Anis. ʒß MF. Pulv. Divid in vj part. aeq. D. S.** alle 2 Stunden 1 Pulver. Erwachsenen gibt ʒj, 2—3 Mal täglich. Als Aufguß oder besser als Abkochung verordnet man es zu ʒjß—ij im Tag.

Wurmrinde, jamaika'sche, die Rinde vom westindischen Kohlbaum; s. u. Kohlbaum.

Wurmrinde, surinamische, die Rinde vom stumpfblätterigen Kohlbaum; s. u. Kohlbaum.

Wurmsamen, aleppischer, barbarischer, levantischer und spanischer (**Semen Cinae s Santonici**), der beste ist der levantische; er ist klein, länglicht, grüngelb, riecht kampherartig, widrigbalsamisch und schmeckt scharf und bitter. Er dient gegen Würmer, und wirkt zugleich kräftigend und stärkend auf den Unterleib; gegen unwillkürlichen Harnabgang (Bettpissen), trockenen Krampfhusten bei Zuckungen der Glieder, ängstliche Athembeklemmung, Keuchhusten. Man gibt das Pulver zu 15—30 Gran mehrmals des Tags, oder dieselbe Dosis als Latwerge mit Honig, oder den Thee, 2—3 Loth auf einige Tassen, oder die Tinktur, namentlich bei Krampf- und Keuchhusten, alle Stunden 4—6 Tropfen auf Zucker; zu derselben werden 2 Loth gestoßener Samen mit 3 Loth Weingeist angesetzt, nach einigen Tagen ausgepreßt. Will man sehr stark auf die Würmer wirken, so setze man Baldrianpulver bei. Vor der Kur wendet man ein Sennesblätterlaxir an, und läßt 3—4 Stunden nach dem Nehmen des Samens wieder ein Laxier folgen, dann gehen die betäubten Würmer ab; oder man gebe gleich einen Thee von 2 Loth Pulver, 1 Loth Sennesblättern und setze 12—20 Gran Baldrianpulver zu, und versüße das Ganze mit Süßholz. Aeußerlich zu Klystiren gegen Würmer.

Wurstkraut, s. v. a. gemeines Bohnenkraut.

Wutscherling, in mehreren Gegenden von Deutschland s. v. a. gemeiner Sauerdorn.

Y.

Yamswurzel (**Dioscorea**), Gattung der Familie Zaukenlilien; 2häusig; männliche Blüthen mit 6theiliger Geschlechtshülle, 6 Staubgefäße; weibliche Blüthen mit 6spaltiger Geschlechtshülle; 3 Griffel; 3fächerige, 3kantige oder 3flügelige Fruchtkapsel; zusammengedrückter, geflügelter Samen. Gleicht der Schmeerwurz. — Arten: Geflügelte Y. (**D. alata**), Pflanze, die in Ostindien, Afrika und auf den Südseeinseln in hochliegenden Orten gebaut wird, indem die dicke, knollige Wurzel eßbar ist; sie enthält eine Schärfe und Bittere, welche sich theilweise verliert, wenn man sie einige Zeit in's Wasser legt, und dann kocht, allein immer bleibt ihr Genuß verdächtig. Sie vertritt dort die Stelle des Brodes, und dient äußerlich bei bösartigen Geschwüren, der Blättersaft bei Skorpionsbissen. — Zahme Y. (D. sativa), schleimige Wurzel, welche als Gemüse dient, jedoch eine eckelhafte Süße hat. Wächst in Ostindien. — Dreiblätterige Y. (D. triphylla), die zahlreichen, großen Knollen enthalten einen Saft, welcher auf der bloßen Haut ein starkes Zucken verursacht. Diese Schärfe verliert sich, wenn man die Knollen zerschneidet, 24 Stunden lang in Asche legt, dann Meerwasser darauf gießt, einige Tage beschwert, mit süßem Wasser abwascht, an der Sonne trocknet und als Gemüse zubereitet; wächst auf Malabar.

Yffenbaum, s. v. a. Rüster

Ypern, s. v. a. Rüster.

Ysop (Hyssopus), Gattung der Familie Lippenblümler; 5zähniger, röhriger Kelch; 2lippige Blumenkrone, die Oberlippe 2, die untere 3spaltig; 2mächtige Staubgefäße; fein getüpfelte Schließfrüchte. — Arten: Gebräuchliche Y. (**H. officinalis**), 1—1½ Fuß hoher, halbstrauchiger Stengel; lanzettige, ganzrandige Blätter; 1seitiger Halbwirtel in lockern Trauben, Blumen sanft blau, violet, rosenroth oder weiß; wächst im südlichen Europa auf sonnigen Hügeln und Felsen, bei uns in Gärten; blüht im Juli und Aug. Riecht auch getrocknet sehr stark gewürzhaft, schmeckt bitterlich aromatisch, enthält viel ätheriges Oel, fettes Oel, Gerbstoff, ein bitteres Subalkaloid. Wirkt zusammenziehend, reizend und belebend, namentlich auf den Unterleib und die Brust, und ist auch wurmwidrig; wird daher angewendet bei Lungen- und Darmverschleimung, Wurmbildung, allgemeiner Schwäche und Erschlaffung der Organe, heftigen Schweißen der Schwindsüchtigen, Verlängerung des Zäpfchens, bei angeschwollenem Zahnfleisch und Mandeln in Folge reiner Schwäche. Als Thee gibt man 2—3 Quent auf 2—3 Tassen mit Honig versetzt auf 1 Tag. Gegen starke, schwindsüchtige Nachtschweiße dient das Ysopöl 20 Gran, aufgelöst in 2 Quent Haller's Sauer, 3 Mal täglich 10 Tropfen unter etwas Aniswasser. Heißt bei den heutigen Griechen **Micromeria juliana** und bei Linné Satureja.

Yucke, prächtige (**Yucca gloriosa**), wundervolle amerikanische Pflanze, eine Zierde unserer Gärten, die aber den Winter im Freien nicht aushält. Die knollige Wurzel treibt viel Fuß lange, tiefgrüne, starke, stachelige Schwertblätter, die allmälig absterben und dann einen 1—1½ Fuß hohen Schaft bilden, der oben mit einer schönen Blätterkrone geziert ist, aus welcher sich in unserm Klima im Juni alle 4—6 Jahre ein Stengel mit 100—150 weißen und gelblichen, auch purpurfarben gestreiften, herabhängenden Glocken erhebt, der eine Pyramide bildet und 14 Tage lang den prächtigsten Anblick gewährt; wird 30 Jahre alt und vermehrt sich durch Wurzelsprossen ziemlich stark. — Fadige Y. (**Y. filamentosa**), lanzettige Blätter, der Rand mit langen, weichen Fäden besetzt ist, die zu Leinwand, Tauen u. dgl. dienen. Gleicht im Wuchse der vorigen, hat einen 5—6 Fuß hohen Blüthenstengel mit 3—400 weißen Glocken. Wächst vorzüglich in Virginien.

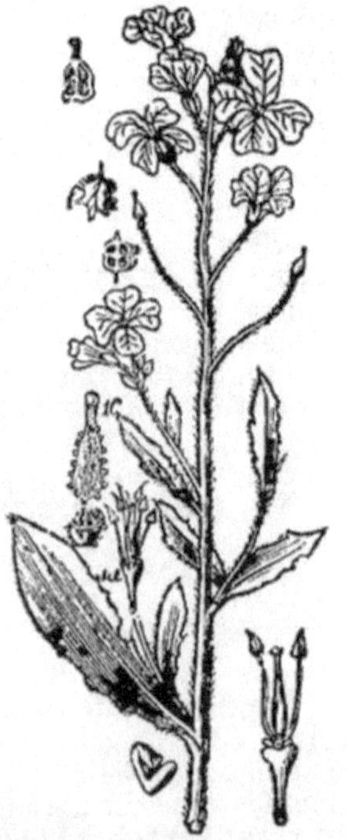

Zackenschote.

Z.

Zachumbaum (**Balanites aegyptiaca**), eine Stockholzart im mittlern Afrika, Aegypten, Ostindien rc.; säuerliche, wurmwidrige Blätter; das unreife, bittere Fruchtfleisch ist sehr purgirend, schmeckt aber reif angenehm. — Aus dem Samen wird das

Zachumöl gepreßt, welches in Aegypten häufig als Heilmittel angewendet wird.

Zackenschote (**Bunias**), Gattung der Familie Viermächtige; 4blätteriger Kelch; 4blätterige Blume; 4 freie, mächtige Staubgefäße; nußhülsenartige, aufgedunsene Schötchen, 2fächerig, stielrund oder geflügelt 4kantig; zirkelförmig eingerollte Samenlappen. — Arten: Senfblätterige Z. (B. erucago; Erucago racinata; Er. glandulosa), 1 — 1½ Fuß hoher, schlanker Stengel mit purpurbraunen Drüsen, unten rauhhaarig; kreisförmig ausgebreitete, fiederspaltige Wurzelblätter; unten buchtig ausgeschnittene Stengelblätter; citrongelbe Blüthen in Trauben; 4samige, 4 fächerige Schötchen; hellbrauner Same. Auf Aeckern und in Weinbergen des südlichen Europas; blüht im Juni und Juli und ist einjährig. Ist scharf und wird in Italien gegessen.

Zäpfchenkraut (Uvularia), Gattung der Familie Kronlilien; zwitterig; 6theilige Geschlechtshülle, Honiggruben am Grunde der Zipfel; 6 Staubgefäße; sehr kurze Staubfäden; 1 Fruchtknoten; 3fächerige Kapsel; fast kugeliger Samen in einer Haut. — Arten: Großblüthiges Z. (U. grandiflora), kriechender Wurzelstock; 1—1½ Fuß hoher Stengel, am Grunde viel gelbgrüne, rothgestriemte Scheiden; oben kahle, feingestreifte, unten sammtartige Blätter; 3seitige Kapsel mit gefurchten Kanten. Wächst in Nordamerika auf schattigen Hügeln, blüht im Juni und Juli und ist ausdauernd; wird von den Indianern innerlich und äußerlich benützt.

Zahnkraut (Odontites), Gattung der Familie Larvenblümler; gleicht der Gattung Augentrost. — Arten: Frühlings-Z. (O. verna), 3 — 12 Zoll hoher, steifhaariger Stengel; Blüthen in 1seitigen Aehren; rosen- oder weißlich-fleischrothe Blume; auf feuchten Aeckern, an Gräben und Bächen; 1jährig; blüht vom Juni bis Herbst. Diente früher als rother Augentrost (H. Euphrasiae rubrae) bei Zahnschmerzen und übermäßiger Menstruation.

Zahnlilie (Erythronium), Gattung der Familie Kronlilien; 6blätterige, blumenkronartige Geschlechtshülle; 2 Schwielen am Grunde der 3 innern Geschlechtshüllblätter; 6 Staubgefäße; 3seitige Fruchtknoten; 3fächerige Kapsel; ovaler, geschweifter Samen. — Arten: Hunds-Z. (E. Dens-Canis), fleischiger Zwiebelknollen; 2 gegenständige, spitze Blätter mit braunen Flecken; 4—10 Fuß hoher, röthlicher, 1blüthiger Schaft; hellpurpurrothe Geschlechtshüllblätter; durch Kultur erhält man oft weiße und anders gefärbte Blumen; blüht auf Bergwiesen in Europa, Sibirien ꝛc. im März und April; ausdauernd. Die schleimigen Zwiebelknollen werden wie Salep benützt. Früher als Hundszahnwurz officinell; mit Recht ganz außer Gebrauch.

Zahnwehbaum, s. v. a. Gelbholz.

Zahnwurz (Dentaria), Gattung der Familie Viermächtige; 4blätteriger Kelch; 4 Blumenblätter; 4 mächtige Staubgefäße; 1reihige Samen in jedem Fach; seitenwurzeliger Keimling. — Arten: Zwiebeltragende Z. (D. bulbifera), weißlicher, gezähnter Wurzelstock; schlanker, kahler, 1—2 Fuß hoher Stengel, oben 4—12 wechselständige Blätter, unten unpaarig-gefiederte senfkorn- bis erbsengroße Zwiebelknospen in den Blattwinkeln; hellrosenrothe oder weißliche Blumen; geschnabelte Schoten; in europäischen und morgenländischen Bergwäldern; dauert aus, blüht im April und Mai. Der Wurzelstock dient gegen Koliken und Ruhr, ebenso der von D. enneaphylla und andern Arten. — D. dyphylla dient in Nordamerika wie die Pfefferwurzel, und wird als Würze wie bei uns der Senf benützt.

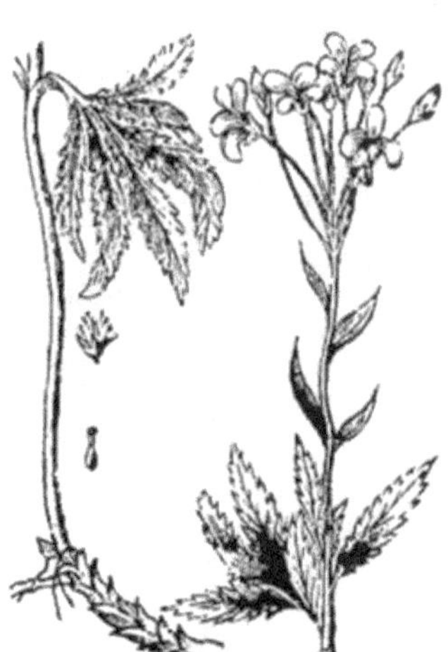

Zahnwurz.

Zamie (Zamia), s. v. a. Zapfenfarrn.

Zanonie, indische (Zanonia indica), eine Art Rhandirobe; die Früchte riechen und schmecken wie Gurken; die Blätter werden in Ostindien zu Bädern und mit Butter gemischt zu einer krampfstillenden Salbe gebraucht.

Zapfenfarrn (Zamia), Gattung der Familie Zapfenfarrn; 2häusig; die männlichen Pflanzen haben endständige, gestielte Zapfen, welche auf einer dichten, mit eiförmigen Staubgefäßträgern besetzten Spindel bestehen; die weibliche Pflanze hat einen endständigen, gestielten Zapfen mit Fruchthaltern auf der Spindel; steinfruchtartige Früchte; Samen in harter von einer Fleischhaut umgebenen Steinschale.—

Arten: Ganzblätteriger Z. (**Z. integrifolia**), brauner, ästiger Wurzelstock; kahler, fußlanger, gefiederter Wedel; 4kantiger, mit 18—24 Blättern besetzter Zwischenstiel; wächst in Westindien und Florida.

Zapfenholz, s. v. a. Faulbaum.

Zartsamen (**Leptospermum**), Gattung der Familie Myrtengewächse; 5theiliger Saum mit 3eckigen, klappenförmigen Zapfen, kreiselförmiger Röhre, 5 Blumenblättern; 20—30 Staubgefäße; Griffel mit kopfiger Narbe; 4—5fächerige Kapsel; sehr feiner, kantiger Samen. — Arten: Gelblicher Z. (**L. flavescens**; **L. Thea**; **L. polygalaefolium**), kahler Strauch; 4kantige Aestchen; lanzettige, 1½ Zoll lange Blätter, 3nervig und getüpfelt; gelblichweiße, getüpfelte Blumen; blüht im Juli. Wächst in Neuholland. — **L. scoparium**, angenehm gewürzhafte, etwas bittere Blätter; von Cook auf seinen Reisen als Thee und gegen Skorbut gebraucht.

Zaserblume (**Mesembrianthemum**), Gattung der Familie Immergrüngewächse; meist 5spaltiger Kelch; zahlreiche Staubgefäße; meist 5, oft auch 4—20 Narben; mehrfächerige Kapsel, die sich an der Spitze sternförmig öffnet. — Arten: Eisartige Z. (**M. crystallinum**), ½—1½ Fuß langer Stengel; Blätter und Kelche haben Blasen, die gefrorenen Wassertropfen gleichen; endständigen, unten grünlichen, oben schmutzigpurpurrothe, 1½—2½ Zoll lange Blüthen; 5fächerige Kapsel; wächst an sandigen Meeresufern der heißen Länder; blüht am Kap vom Oct. bis Jan. Schmeckt frisch etwas salzig und dient gegen Verschleimungen und Unterleibsstockungen, Harnbeschwerden, Wassersucht; convulsivischen Husten; äußerlich bei entzündeten Stellen, Verbrennungen. Gibt Soda. — Rothrandige Z. (**M. rubrocinctum**), nach allen Theilen kleiner; purpurrothe Blume; wächst am Kap. — Tigerrachenartige Z. (**M. tigrinum**), fast stengellos, wurzelständige, sich paarigkreutzende Blätter; gelbe, große, sitzende Blüthen; wächst am Kap; ausdauernd. — Kleine Z. (**M. minutum**), stengellos; glatte, stumpfe Blätter; welche eine seegrüne, gefleckte, fleischige Kugel bilden, aus der trichterförmige, rothe Kugeln kommen; wächst am Kap; blüht vom Nov. bis Dec. — Nutzbare Z. (**M. edule**), gute, eßbare Früchte, welche am Kap Hottentottenfeigen heißen. Die Blätter mehrerer Arten dienen als Gemüse. — **M. geniculiflorum**, aus dem Samen bereiten die Beduinen ein Brod. — **M. copticum** und **M. nodiflorum** geben viel Soda. — **M. emarcidum**, wird von den Hottentotten wie Taback gekaut. — Die Kapseln von **M. Tripolium** kommen als **Flores Candiae** im Handel vor.

Zauberstrauch (**Hamamelis**), Gattung der Familie Lorbeergewächse: zwitterig oder vielehig; kugelige Kelchröhre; 4lappiger Saum; 4 lange Blumenblätter; 4 dickliche Nebenblätter; 4 Staubgefäße; halbunterständiger Fruchtknoten; halbverwachsene, lederige, 2fächerige Kapsel; länglicher Samen. — Art.: Virginischer Z., Zaubernuß (**H. virginica**), amerikanischer Strauch; gleicht in Stamm, Zweigen und Blättern unserer Haselnußstaude; grauliche, weißpunktirte Rinde; gelbe Blumen, welche Mitte Oct. erscheinen, wenn die Blätter abfallen. Die eßbaren Nüsse werden erst im folgenden Jahr reif, und bleiben so lange sitzen, bis wieder neue Blüthen erscheinen. In feuchtem frischem Erdreich kommt dieser Strauch auch bei uns fort, trägt aber keine Früchte. — Großblätteriger Z. (**H. macrophylla**), herzförmige Blätter, sonst ganz wie die vorige Art. — Kleinblätteriger Z. (**H. parvifolia**), ist in allen Theilen kleiner, sonst wie die erste Art. Wächst in Nordamerika.

Zauken, s. v. a. Maiblume.

Zaunglocke, s. v. a. Winde.

Zaunrübe (**Bryonia**), Gattung der Familie Kürbisgewächse; 1 und 2häusig; 5zähniger Kelch; 5theilige Blumenkrone; die männlichen Blüthen haben 5 3brüderige Staubgefäße; die weiblichen Blüthen haben 3fächerige Fruchtknoten; 3spaltigen Griffel; kugelige, saftige, 1fächerige Beere; gelbliche oder weiße Blumen. — Arten: Weiße Z., Gichtrübe, Teufelskirsche, wilder Enzian; Heckenkürbis (**B. alba**), verdächtige Pflanze, die in Europa in Gärten, an Hecken und Zäunen wächst; große, weißliche, rübenartige, ausdauernde Wurzel, treibt im Frühjahr 3—4 weiche, eckige, behaarte, 6—12 Fuß lange Stengel mit handförmigen, rauhen, schwieligen Blättern; kriecht auf der Erde fort, oder schlingt sich an andern Gewächsen in die Höhe; blattwinkelständige, traubenförmige Blumen, weißlich oder blaß, gelb und grüngeadert

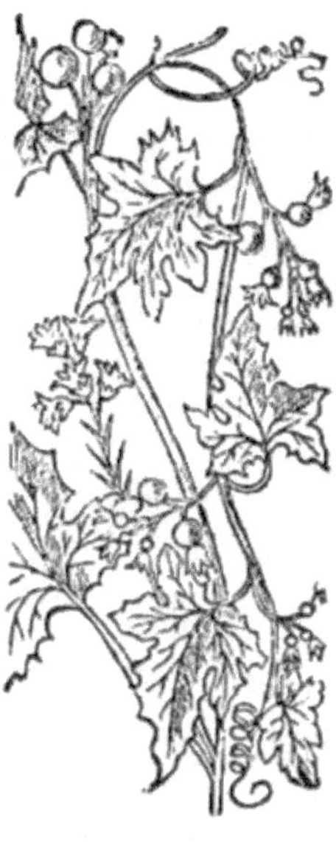

(im Juni); sie hinterlassen erbsengroße, reif glänzend rothe oder schwarze Beeren, welche widerlich riechen und sehr stark abführen, gleich den jungen Sprossen. Weit heftiger wirkt noch die Wurzel, die einen stinkenden, scharfen, bittern Milchsaft bei sich führt; und frisch genossen starkes Erbrechen, Betäubung, Wahnwitz, ja selbst den Tod verursacht. Aeußerlich bringt sie eine starke Röthung und Entzündung der Haut hervor; getrocknet ist ihre Wirkung unsicher. Man gebraucht sie bei Stockung torpider Wassersucht, Epilepsie und Manie. Man wendet den frischausgepreßten Saft der Wurzel zu ℨj—ij 2—3mal täglich mit Milch an. Aeußerlich wendet man die frischgequetschte oder geriebene Wurzel oder die Abkochung bei Drüsengeschwülsten, kalten Geschwülsten, chronischen Gelenksgeschwülsten und bei Kröpfen an. Wird in Gärten ein sehr lästiges Unkraut. — Die gleichen Wirkungen hat die zweihäusige Z. (**B. dioica**), sowie die amerikanische Z. (**B. americana**), afrikanische Z. (**B. africana**), und die zerschlitzte Zaunrübe (**B. dissecta.**) — Herzblätterige Z. (**B. cordifolia**), die Blätter sind ein kühlendes, den Auswurf beförderndes Mittel; wächst in Java. — Schwielige Z. (**B. callosa**), die bittern Früchte und der Same sind gut gegen Würmer; wächst in Ostindien. Die weitern ausländischen Arten werden in ziemlich gleicher Weise angewendet.

Zazynthe (**Zazyntha**), Gattung der Familie Vereinblüthler; von kleinen Hüllblättchen umgebene Hülldecke; deckblättchenloser Hauptfruchtboden; höckerige Schließfrüchte; haarige Fruchtkrone. — Arten: Wulstige Z. (**Z. verrucosa**; **Z. pendula**; **Lapsana Zapyntha**), ½—1½ Fuß hoher Stengel; astständige, pfeilförmig umfassende Blätter; end- oder seitenständige Blüthenköpfe; wächst am Mittelmeer; blüht im Mai und Juni und ist 1jährig. Diente früher gegen Hautausschläge und Warzen.

Zedrach (**Melia**), Gattung der Familie Orangengewächse; 5theiliger Kelch; 5 freie Blumenblätter; 10zähnige, je 2—3zipfelige, cylindrige Staubfadenröhre; 10 Staubbeutel vor den Zähnen; 1 säulenförmiger Griffel; 5eckige Narbe; Steinfrucht mit hartem, 5fächerigem und 5samigem Steinkern. — Arten: Gemeiner Z. (**M. azedarach**), herrlicher Zierbaum im wärmern Asien und südlichen Europa, in Westindien, bei uns in Gewächshäusern. Nach oben sehr ästig; schöne hellgrüne, doppelt gefiederte Blätter; zwischen denselben große, weiße oder bläulich-purpurrothe Blumen, die einen Strauß bilden, gelbe Beeren hinterlassen, in denen eine 5fach gerippte Nuß mit einem Kerne sich befindet. Die Beeren werden für giftig gehalten. Aus den Kernen der Beeren gewinnt man ein Brennöl. Aus den Nüssen drechselt man Rosenkränze, und das Holz ist zu feinen Arbeiten sehr geschätzt. Mit Vorsicht kann man die Früchte als Wurmittel, Blätter und Blüthen als krampf- und schmerzstillend anwenden. — **M. sempervirens**, wächst in Westindien und hat die gleichen Eigenschaften wie die vorige Art.

Zedroöl, s. v. a. Citronenöl.

Zehrkraut, s. v. a. Betonie.

Zehrwurz, s. v. a. gefleckter Aron; s. u. Aron.

Zeitbeere, s. v. a. Johannisbeere.

Zeitlose (**Colchicum**), Gattung der Familie Simsenlilien; zwitterig; blumenkronartige Geschlechtshülle; trichterige Röhre mit 6theiligem Saum; 6 freie Staubgefäße; 1 Fruchtknoten; 3 Griffel; 3fächerige Spaltfrucht; vielsamige Balgkapseln. — Arten: Herbst-Z., Hahnenklösse, Herbstblume, Spinn-, Michelisblume, Wiesensafran (**C. autumnale**), wächst auf feuchten Wiesen häufig; die zwiebelige Wurzel wird, im Sept. oder Oct. gesammelt; sie ist eirund, außen bräunlichgelb, innen weiß und fleischig; riecht widerlich, schmeckt bitter scharf. Die blaßrothen Blumen erscheinen im Herbst, im Frühling darauf erscheint die Frucht zwischen den Blättern, dann stirbt die Zwiebel ab, und wird durch eine andere ersetzt. Der zuerst weiße Samen ist getrocknet schwarzbraun, sehr hart, wulstig, geruchlos, scharf und bitter; die lanzettförmigen Blätter sind glänzendgrün, zu 3—4 vereinigt. Zwiebel und Samen wirken in größern Gaben tödtlich. Zuerst erfolgt heftiges, kratzendes Brennen im Schlund, dann Durst, Uebelkeit Erbrechen, heftige Schmerzen im Magen und den Gedärmen, Purgiren mit Zwang, Schwindel, Zittern, Angst, Ohnmacht, Schwäche, Kälte der Haut, und bei Magen- und Darmentzündung zuletzt der Tod. Man wendet dagegen einhüllende, kühlende Mittel an. Wirkt in kleinen Gaben kräftig auf Haut, Gedärme und Harn; zertheilt und reinigt zähe Säfte, darf aber in Fiebern und bei Spuren oder Neigung zu Entzündungen nie angewendet werden. Dient vorzüglich gegen Gicht, Rheumatismen, Wassersuchten, namentlich Brust- und Gelenkwassersucht, Harnleiden, wenn der Harn nicht oder nur mit Schmerzen abgeht, Brustübel, veraltete rheumatische Catarrhe, welche sehr beengend und stechend sind. Man gibt von der Tinctur (4 Quent zerstoßener Samen wird mit 8 Loth rectificirtem Weingeist gemischt, bringt dieß an gelinde Wärme und gießt nach einigen Tagen das Helle ab) täglich mehrmals 6—10 Tropfen auf Zucker. Zu der Wurzeltinctur preßt man den Saft aus, vermischt ihn mit gleichen Theilen Weingeist, gießt nach einigen Tagen das Helle ab und gibt Morgens und Abends je 10—20 Tropfen. Der Zeitlosenwein ist vorzüglich bei Gicht und nimmt man dazu von der zerkleinerten Wurzel 1 Theil auf 2 Theile Malaga, oder 1 Theil Samen auf 6 Theile Malaga, seiht das Ganze nach 8 Tagen und gibt täglich mehrmals je 10 Tropfen. Wird bei Gicht durch Zusatz von etwas Opiumtinctur noch wirksamer. Bei Wassersuchten ist der Zeitlosensauerhonig vorzüglich; wird wie der Zeitlosenessig am besten aus Apotheken bezogen. Bei Gicht und Rheumatismus ist es sehr gut, wenn sich an dem leidenden Theile mehr Wärme und ein Gefühl wie Ameisenkriechen zeigt. Im südlichen Europa wächst die gescheckte Z. (**C. variegatum**), welche als Hermodatteln häufig in gleicher Weise benützt werden.

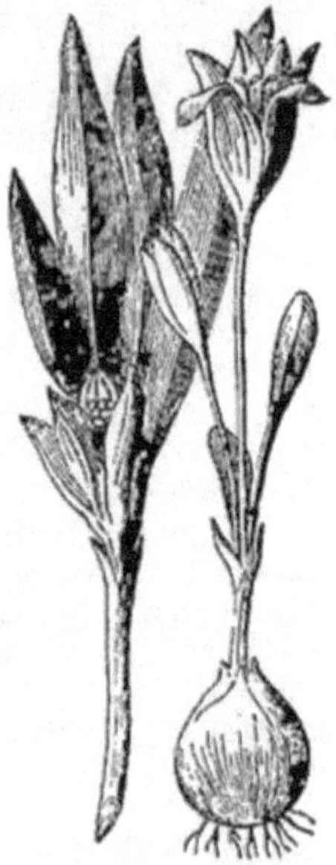

Herbstzeitlose.

Zibatte, Hundspflaume, eine kleine, unansehnliche Pflaumenart.

Zibeben, s. u. Rosinen.

Zichorie, s. Cichorie.

Ziegenbart, s. v. a. gelbe Keulenmorchel.

Ziegenbart, rother, s. v. a. röthliche Keulenmorchel.

Ziest (**Stachys**), Gattung der Familie Lippenblümler; 5zähniger, röhriger Kelch; rachenförmige, 3spaltige Blumenkrone; 4 2mächtige Staubgefäße; kahle Schließfrüchte. — Arten: Gerader Z. (**St. recta**, **St. betonica**, **St. sideritis**; **St. procumbens**, **St. bufonia**), aufrechter, rauhhaariger Stengel; gekerbte, rauhhaarige Blätter; gelblichweiße Blumen mit violettem Strich. Auf sonnigen Hügeln und Bergen in ganz Europa; ausdauernd; blüht vom Juli bis Aug. Die aromatischen Blätter dienen gegen Schlagfluß; Hysterie, Amenorrhöe, und abergläubischer Weise gegen das Verhexen der Kinder und des Viehs. — Sumpf-Z. (**St. palustris**), 1—4 Fuß hoher Stengel; flaumhaarige Blätter; 6—12blüthige Wirtel; purpurrothe Blume, die Unterlippe punktirt. Kommt auch seidenhaarig-zottig (**St. segetum**), vor; dauert aus; blüht vom Juni bis Aug. Früher gegen Wechselfieber und Unterleibskrankheiten, äußerlich als schmerzstillendes und Wundmittel. Die knolligen Wurzelausläufer sind als Kartoffel-Surrogat empfohlen worden. — Wald Z. (**St. sylvatica**), $1\frac{1}{2}$—3 Fuß hoher, rauhhaariger Stengel; gestielte, herzeirunde, rauhhaarige Blätter, 6blüthige Wirtel; purpurrothe Blume mit weißlich geschlängelter Unterlippe; kommt auch mit 7 Zoll langen und 4 Zoll breiten Blättern vor. Blüht in Wäldern, Gebüschen, an Hecken 2c. vom Juni bis Aug.; ist ausdauernd; riecht stark und unangenehm, schmeckt bitterlich herb und diente früher gegen Koliken, Drüsengeschwülsten, als harntreibend, die Menustration befördernd. — Deutscher Z. (St. germanica; St. lanata), $1\frac{1}{2}$—2 Fuß hoher, dichthaariger oder weißwollig-zottiger Stengel; wollig gefilzte oder eirunde Blätter; reichblüthige Wirtel in Aehren; weißwolliger Kelch; hellpurpurrothe Blume; kommt auch mit gekerbt-gesägten Blättern (St. biennis) vor; wächst an steinigen Orten, Wegen, Aeckern rc.; 2jährig. Blüht im Juli und Aug. Schmeckt widerig bitter, riecht unangenehm und ist nicht mehr officinell.

Zigeunerkraut, s. v. a. Bilsenkraut, und Löwenmaul, und Wolfsfuß.

Zimmt, Zimmtbaum (Cinnamomum), Gattung der Familie Lorbeergewächse; zwitterig; durch Fehlschlagen 2häusig; 6spaltige, lederige Geschlechtshülle; 12 Staubgefäße; 4fächerige und 4klappige Staubbeutel; 1 Fruchtknoten; dicker Griffel; 1samige Beere. — Arten: Ceylonischer Z. (C. zeylanicum, Laurus Cin.; Cinn. nitidum, Persea Cinn.), schöner, 18 — 25 Fuß hoher Baum in Indien, bildet dort große Wälder; hat zahlreiche Aeste und Zweige, und 2 5 Zoll lange, länglichrunde, glatte, glänzende, gewürzhaft riechende Blätter, aus deren Winkeln im Jan. an 3 Zoll langen Stielen weißliche, geruchlose Blumen erscheinen, die zuerst grüne, dann dunkelblaue Früchte wie Oliven hinterlassen. Alle Theile gewähren Nutzen. Die unentwickelten braunen Blumenknospen (Zimmtnelken) gleichen den Gewürznelken, werden wie diese gebraucht und geben ein vortreffliches Oel. Aus den ungenießbaren Früchten wird Wachs gepreßt, das überaus wohlriechende Lichter gibt. — Die Blätter geben Oel und kommen an Speisen wie Lobeerblätter. Die Zweige, Aeste und der Stamm liefern die kostbare Zimmtrinde. Die äußere, graue Rinde ist ohne Werth, desto größern hat der unter ihr liegende Splint, der gewissermassen 2 genau verbundene Rinden bildet, blaßroth, in's Gelbliche spielend aussieht, und die wahre Zimmtrinde gibt. Von manchen Bäumen kann man diese Rinde schon im 5., von andern im 6. Jahre und noch später erhalten; wächst in weißem, leichtem Sande am schnellsten. Man schält sie, doch nicht alle Rinde auf einmal vom Baume ab, damit er nicht absterbe, sondern wählt hiezu die jungen, 3jährigen Zweige. Diese werden jährlich ganz abgehauen, weil sie wieder frisch ausschlagen, dann schabt man das graue Oberhäutchen mit einem Messer ab, reißt die Zweige der Länge nach auf, löst den Splint ab, steckt mehrere kleine Röhren in größere, und legt sie an die Sonne zum Trocknen. Hier rollen sie sich vollends zusammen, worauf sie dann in Gebäuden, je 2 Ellen lang und 85 Pfund schwer in Säcke verpackt, und diese mit schwarzem Pfeffer, welcher die noch übrige Feuchtigkeit aus der Rinde einsaugt und sie dadurch verbessert, bestreut werden und so im Handel, der früher Monopol der Holländer war, nach Europa kommen. Sie wird häufig mit Cassienrinde verfälscht. Auf diese Art kann man 14—16 Jahre Rinde von einem Baume erhalten, dann wird er abgehauen, und die Wurzel schlägt wieder aus. Außerdem vermehrt sich der Baum sehr schnell durch Samen. Die Wurzel enthält eine kampherähnliche, körnige Materie, die sehr wohlriechend ist, und als herzstärkendes, harntreibendes Mittel, sowie gegen Gicht gebraucht wird. Die Rinde ist eins der köstlichsten Gewürze zu Speisen, Backwerken u. dgl. Durch Destillation gibt sie das köstliche Zimmtöl, das schön goldgelb aussieht, und so brennend und hitzig ist, daß ein einziger Tropfen auf der Haut eine Entzündung verursachen kann. Sie heißt mit Zucker überzogen Zimmtkonfect, Canelet, und ist sehr magenstärkend. Auch Zimmtwasser und Zimmttinctur wird aus ihr bereitet. Am besten ist der ceylonische Z. (Cinn. acutum). Der wilde Baum liefert den sogen. Mutterzimmt. Er enthält ätherisches Oel, das im Wasser zu Boden sinkt, Gerbstoff, Harz, Gummi. Dr. Friedrich sagt vortrefflich darüber:

Der beste Zimmt ist der Ceyloner-Zimmt. Eine gute Zimmtrinde muß dünn, biegsam, etwas zäh, beim Brechen splitterig sein, eine aus hochgelb und blaßroth zusammengesetzte Farbe haben, angenehm, durchdringend, gewürzhaft riechen und erst süßlich, gewürzhaft, erwärmend, hintennach aber etwas stechend auf der Zunge und etwas zusammenziehend schmecken. Ist der Geschmack mehr scharf, nelkenartig, etwas bitterlich, so ist es entweder ein schlechter Zimmt oder sogar eine ganz andere Rinde. Er wirkt trefflich auf den Magen ein, belebend auf Nerven und Blut, und ganz besonders auf die Gebärmutter. Reizbare vollblüthige Personen ertragen den Zimmt weit weniger, als in Nerven und Blut geschwächte Menschen. Anwendung: als magenstärkendes Mittel bei geschwächter Verdauung, Bildung von Säure und Schleim im Magen, Blähungsbeschwerden, Aufstoßen, Magendrücken, krampfartigem Erbrechen, und in Folge hievon auch gegen schleimigte Durchfälle. Sodann gegen Blutflüsse aus der Gebärmutter, und zwar bei zu starker oder zu lange andauernder Menstruation, beides in Folge von reiner Schwäche; aber auch bei solchen Mutterblutflüssen, die nach der Geburt erfolgen, wo der Grund wiederum blos auf Schwäche beruht. Der Zimmt wirkt auch wehenstärkend, wenn die Wehen aus wirklicher Schwäche ausbleiben oder doch nicht kräftig genug zur Vollführung des Geburtsgeschäftes sind. Endlich ist er ein allgemein stärkendes, belebendes Mittel bei heruntergekommenen Kräften überhaupt, wie nach Krankheien, Säfteverlusten, in welchem Fall man gern noch andere stärkende Mittel beisetzt. Form und Gaben: das Zimmtwasser — durch Destillation der Zimmtrinde mit der hinreichenden Menge von Wasser bereitet — nimmt man löffelweis; es reicht in leichteren Fällen für sich schon hin, namentlich als magenstärkendes Mittel. Schicklich kann man aber in demselben noch andere Stoffe beibringen; so kann man, um allgemein zu stärken und zu beleben, unter Zimmtwasser, China- und Kalmustinctur thun, und theelöffelweis nehmen lassen, oder Zimmttinctur, wie gegen Mutterblutflüsse. — Eine andere Form ist das weingeistige Zimmtwasser durch Destillation von 1 Theil Zimmt mit rectificirtem Weingeist und Wasser, von jedem 2 Theile; es wirkt kräftig belebend, wie bei heftigen, lähmungsartigen Durchfällen, starken Mutterblutflüssen. — Eine häufig gebrauchte Form ist die Zimmttinctur aus 1 Theil Zimmtrinde, 5 Theilen rectificirtem Weingeist, von rothbrauner Farbe, gewürzhaft brennend, süßem und etwas herbem Geschmacke, bei großer Nerven- und Blutschwäche, starken Mutterblutflüssen anwendbar, theelöffelweis zu geben. Folgende Mischung ist bei heftiger und krampfhafter Mutterblutung sehr zu empfehlen: Zimmttinctur 2 Quent, safranhaltige Opiumtinctur 25 Tropfen, Haller's Sauer 1 Quent; alle Stunden 15—20 Tropfen, oder alle $^1/_4$—$^1/_2$ Stunde 6—10 Tropfen mit wenig Wasser oder unter einen Schleim, z. B. von Eibisch, oder Zimmttinctur 2 Quent, verdünnte Phosphorsäure 30 Tropfen, Pfeffermünzwasser eine starke Theetasse, alle $^1/_2$—1 Stunde einen Theelöffel voll. — Zimmtansätze für den Magen, bei Durchfällen und um zu stärken sind: Ceyloner Zimmtrinde 3 Loth, Chinarinde 1 Quent, Kalmuswurzel 1 Loth, Rhabarber 2 Quent, Rheinwein $1^1/_2$ Schoppen; diese Ingredienzien läßt man bei gelinder Wärme unter öfterem Umschütteln 4 Tage lang stehen, seiht dann das Ganze durch, und nimmt davon je einen Löffel voll auf einmal. Oder Ceyloner Zimmtrinde 1 Loth, das Gelbe der Pomeranzenschalen $1^1/_2$ Loth mit Malaga, 1 Schoppen, nach 8 Tagen durchzuseihen, darunter 6 Loth der weinigen Rhabarbertinctur zu mengen und theelöffelweise zu nehmen.

Cassien-Z. (**C. Cassia, C. aromaticum, Laurus Cassia, Laurus Cinn.**), 20—30 Fuß hoher Baum, immergrüne, 6—9 Zoll lange, 2—3 Zoll breite, graulich filzige, lederartige Blätter; blüht im Mai und Sept. Wächst in China und Japan. Liefert die Zimmt-Cassie, oder den indischen oder chinesischen Zimmt, sowie in den Zipfeln der Geschlechtshülle die Zimmtblüthchen. — Culilawan-Z. (**C. Culilawan, Laurus Cul.**), hoher, dicker Baum auf den Molukken; liefert die ächte Culilawanrinde oder den bittern Zimmt, die gewürznelkenartig riecht, höchst selten nach Europa kommt, und bei uns nicht angewendet wird. — Sintok-Z. (**C. Sintoc**), 80 Fuß hoher Baum, der in Ostindien, auf Java rc. in hohen Bergwäldern wächst. Die Blätter riechen wie Gewürznelken, die Rinde wie Muskatnüsse, kommt aber höchst selten zu uns. — Gelbnerviger-Z. (**C. xonthoneurum**), Baum auf Neuguiana, den Molukken rc.; hat eine scharfe Rinde, die zum Verfälschen der Culilawanrinde dient. — Kampherduftiger Z. (**C. camphoratum, Laurus calophylla**), Bäumchen auf Bergen von Java; Rinde und Blätter sind scharf-gewürzhaft und riechen wie Muskatnüsse und Kampher. — Glänzender Z. (**C. nitidum, C. eucalyptoides, Laurus malabathrica**); strauchartiges Bäumchen in Ostindien und den ostindischen Inseln; die Blätter dienen dort als Thee, der angenehm gewürzhaft reizt, und auch bei uns, wiewohl selten, als **Folia Malabathri s. Tamalapatra s. Indi** angewendet wird. — Tamala-Z. (**C. Tamala, Laurus T., Persea T.**), Rinde und Blätter finden nur höchst selten in weitern Kreisen Benützung. — Javanischer Z. (**C. javanicum,**

Laurus malabratum), liefert die Sintok-Rinde, welche ein vorzügliches Mittel gegen krampfhafte Kolik und Nachwehen ist. — Kamphergebender Z. (**C. camphora, Laurus camph., Camphora officinarum**), schöner Baum in Japan, China und Cochinchina, dessen Holz durch Sublimation Kampher (**Camphora**) liefert; gereinigt ist er weiß und durchscheinend, in 6seitigen Prismen krystallisirt, schmeckt scharf und erwärmend, dann bitterlich und kühlend; verflüchtigt sich an der Luft ohne Rückstand; in Alkohol, Aether, fetten und flüchtigen Oelen, Essig und Schwefelsäure löslich. Nur mit einigen Tropfen Alkohol pulverisirbar. Wirkt reizend auf das Nervensystem, namentlich das Gehirn, und wird daher angewendet bei geschwächtem Nervensystem, und wo die Lebensthätigkeit erhöht werden soll. Innerlich gibt man ihn in Krämpfen, Convulsionen, krampfhaftem Erbrechen, in rheumatischstechenden Schmerzen in allen Muskeln, und zwar in Tropfenform, wozu man ½ Quent Kampher auf ½ Loth Weingeist auflöst und davon 2—6 Tropfen unter Wasser nehmen läßt. Aeußerlich als Waschung bei rheumatischen, krampfhaften Gliederschmerzen, zum Zertheilen und Reinigen von Geschwulsten, Quetschungen, Blutunterlaufungen, unreinen Geschwüren; auch stumpfen Waschungen damit eine empfindliche Haut gegen äußere Einflüsse, Kälte ꝛc. ab. Zu Waschungen löst man 1 Loth Kampher in ½ Schoppen rectificirtem Weingeist oder 1 Theil Kampher in 8 Theilen Magsamenöl auf. Bei Wunden löst man Kampher und Safran zusammen in Weingeist auf. Bei bösen Brüsten, bösen Fingern, unreinen Geschwüren wird folgende Mischung alle 12 Stunden frisch aufgelegt: ½ Pfund Provenceröl, ¼ Pfund rothe Mennige, 1½ Loth Kampher, ½ Loth peruvianischer Balsam und 1½ Löffel Magsamenöl. — Zu Einreibungen bei Gliederweh: 1 Loth Kampher, 2 Quent Salmiak zerstossen und in ½ Schoppen reinen Branntweins aufgelöst. — Die berühmte Dr. Wezler'sche Kampherseife besteht aus: 1 Pfund gereinigter Hausseife, zerschnitten und in ½ Schoppen Wasser zu Brei gekocht, dazu 13 Loth Provenceröl; ist die Masse lau geworden, so setzt man 2½ Loth Kampher in 2½ Loth Oel aufgelöst bei, und gießt die Masse nachher in eine Form; sie ist vorzüglich bei empfindlicher Haut, wandernden Rheumatismen gut.

Zimmtöl, Zimmtrinde und andere Zusammensetzungen dieser Art s. u. Zimmt.

Zinnie (**Zinnia**), Gattung der Familie Vereinblüthler; vielreihige Hülldecke; schwarzgerandete Hüllblätter; weibliche Randblüthen; viellippige Blumenkrone, zwitterige Scheibenblüthen; röhrenförmige Blumenkrone, 5spaltig gegliedert; oben sammthaarige Zipfel; dickschalige Schließfrüchte, etwas geflügelt. Arten: Wirtelblätterige Z. (**Z. verticillata**), aufrechter, rauhhaariger Stengel; wirtel- oder schraubenförmig gestellte, längliche Blätter; einzelne, außen rothe Blüthenkrone; wächst in Mexiko, bei uns in Gärten. — Schöne Z. (**Z. elegans, Z. violazea**), aufrechter, kurzhaariger Stengel; herzförmige, stengelumfassende Blätter; Randblüthen und Deckblättchenspitzen sind bald weiß, bald gelb, bald roth, bald violett. Wächst in Mexiko; bei uns Zierpflanze: blüht im Aug. und Sept.

Zinnoberblume, s. v. a. Feuernelke.

Zirbelnüsse, die Nüsse von der

Zirbelkiefer; s. u. Kiefer.

Zirgelbaum, s. v. a. Zürgelbaum.

Zirmet (**Tordylium**), Gattung der Familie Doldengewächse; 5zähniger Kelchrand; verkehrt eirunde, zipfelige Blumenblätter, davon die äußern 2spaltig; flachgedrückte Spaltfrüchte mit knotigem Rand; gereifte Theilfrüchte; weiße Blumen. — Arten: Gebräuchliche Z. (**T. officinale, T. apulum, T. grandiflorum, T. humile, Condylocarpus apulus**), ästiger, bis 1½ Fuß hoher, zottiger Stengel; gefiederte Blätter; lockere Dolde mit 4—8 borstig-scharfen Strahlen; wächst im südlichen Europa und Orient; 2jährig; blüht vom April bis Mai. Gibt jung Salat. 2jährig. Die gewürzhaften Früchte sind gut bei Nieren- und Blasenleiden, unterdrückter Menstruation. — Apulischer Z. (**T. apulum**), gleicht der vorigen Art ziemlich, ist 2jährig und wird wie dieselbe gebraucht.

Zitteralge (**Nostoc**), Gattung der Familie Gallertalgen; kugelig oder häutig-gallertartiger, innen perlschnurartig geordnete Keimknospen. — Arten; Gemeine Z.

(N. commune), meist Thalergroße, durchsichtige, olivengrüne Gallerthaut, trocken runzelig, schwarz und undurchsichtig. Wächst nach warmen Regen häufig auf Sandwegen, Triften, Feldern und in Gärten; diente früher bei hartnäckigen Geschwüren und in der Gicht, ist jedoch unwirksam und heißt auch Sternschnuppe; Tremella nostoc.

Zitterpilz (Tremella) Gattung der Familie Hutlinge; weich und gallertartig. — Arten: Gekrösförmiger Z. (T. mesenterica), gleicht bald einem Ohr, bald einem Blatt, bald einem gefurchten Kegel u. s. w. Wächst im Winter und Frühling häufig auf abgefallenen Baumästen. Das daraus destillirte Wasser hielt man früher für wirksam bei Augenkrankheiten und gichtischen Lähmungen.

Zittwer, Block- oder gelber, der Wurzelstock vom Cassumunar-Ingwer s. u. Ingwer.

Zittwersamen, s. v. a. Wurmsamen, aleppischer oder levantischer.

Zittwerwurzel (Zedoariae rotunda), der Wurzelstock von der gewürzhaften Curcume; außen bläulichgrau, innen weiß, schmeckt gewürzhaft rosmarinartig, scharf bitterlich, riecht kampherartig; wird bei wirklicher Schwäche des Magens, Verdauungsschwäche, Magenverschleimung, Blähungen ꝛc. gebraucht, und zwar die Tinktur, d. i. ein Ansatz von 4 Loth Z. mit 1 Schoppen Rheinwein, wovon man täglich 2 mal je einen Löffel voll nimmt. Man kann auch Kalmus, Galgant und Anis beifügen. Statt des Weins kann man auch Weingeist nehmen und zwar täglich mehrmals 15—20 Tropfen auf Zucker.

Zitzendistel (Mammillaria), Gattung der Familie Ribselgewächse; röhrige Blüthen zwischen zitzenförmigen Höckern in den Blattwinkeln; 5—6 gefärbte Kelchzipfel; 5—25 Blumenblätter; fadenförmiger Griffel mit 3—7theiliger Narbe; glatte, keulenförmige Beere. — Arten: Schöne Z. (M. pulchra, M. tentaculata), fleischiger, saftiger, ausdauernder; 4—5 Zoll hoher, 2 Zoll dicker Stamm, oben wollig und stachelig; Höcker in 10 Spiralreihen, oben filzig, mit einem etwa 20stacheligen Stachelbüschel; rosenrothe Blumen in den Höckerwinkeln. Wächst in Mexiko. — Gemeine Z. (M. simplex, Cactus mammillaris), gibt zertheilende und erweichende Umschläge und wird bei Hautentzündungen aufgelegt. Die süßlichen Früchte aller Arten dieser Gattung sind eßbar.

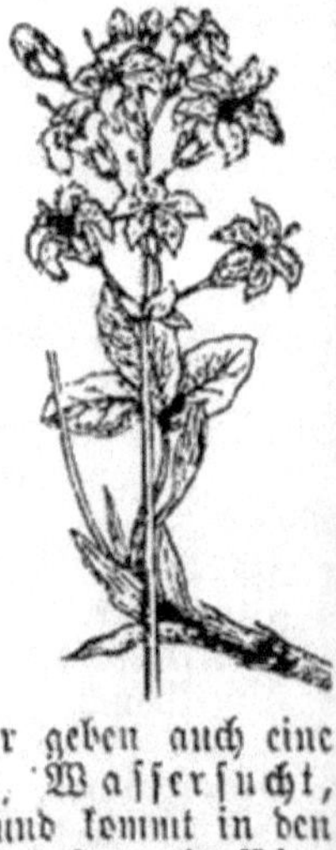

Zottenblume (Menyanthes) Gattung der Familie Drehblüthler; 5theiliger Kelch; klappige, trichterförmige Blumenkrone in der Knospenlage; 5 Staubgefäße; fadenförmiger Griffel; 1fächerige, 2schalstückige Kapsel. — Arten: Dreiblätterige Z. (M. trifoliata), Fieberklee, gemeiner Bitterklee, Kreuzwurz, schätzbare, 2—6 Zoll hohe Pflanze in sumpfigen, feuchten Gegenden Europa's. Die lange, ästige, kriechende Wurzel treibt mehrere mit Blattscheiden bedeckte Stengel, und eirunde, 6—8 Zoll lange Blätter, je 3 auf 1 Stiel. Im Mai erscheinen oben weiße und purpurröthliche Blumen, die eine lockere Aehre bilden. Diese Pflanze ist ohne allen Geruch, hat aber einen bittern Geschmack und wird von Pferden, Ziegen und Hasen gerne gefressen. Die im Sommer gesammelten und im Schatten getrockneten Blätter sind ein vortreffliches Surrogat des Hopfens, und kommen zu dem berühmten Porterbier, indem man die Blätter aussiedet und die Brühe löffelweise in der Zeit zu dem Biere gießt, wo man sonst den Hopfen einlegt. Soll das Bier recht gut werden, so setzt man noch etwas Hopfen bei. Die Blätter geben auch eine gelbe und grüne Farbe; auch ist sie gut gegen Scharbock, Wassersucht, Bleichsucht, Wechselfieber; ist außerdem magenstärkend und kommt in den Kräuterwein. Dient zur Verbesserung nasser Wiesen. Die Blätter sind als Bitterklee oder Fieberklee (H. Trifolii fibrini), bekannt — Seeblumenartige Z. (M. nymphoides), herzförmige Blätter, große, gelbe, am Rande gefranzte Blumen; in großen Wassergräben Europas. In Japan werden die Blätter mit Salz eingemacht und zu Suppen benützt.

Zucker, weißer und Candis, angenehmes und temperirendes, leicht auflösendes und gelindes Digestivmittel; wirkt gut bei Brustkatarrhen, reizbaren Hämorrhoidalzuständen junger Leute, leichten Gallenaffectionen, schlechter

Verdauung nach schweren Speisen, und Blutwallungen. — Auch ist er ein gutes Gegenmittel bei Vergiftung durch Kupfersalze, Grünspan, Sublimat und Höllenstein. Man gibt ihn meist in Wasser oder Thee in beliebiger Menge. Aeußerlich ist er als gelindes Aetzmittel geschätzt; in Klystieren in einigen Unzen beigebracht, bewirkt er gelinden Stuhlgang.

Zuckerahorn, s. u. Ahorn.

Zuckerbohne, s. v. a. gemeine Bohne.

Zuckererbse (**Pisum saccharatum**); Abart der gemeinen Erbse; mit gerader, jung saftiger, süßer Hülse und süßen, zuckerhaltigen Samenkernen. — Die holländische Z. (**P. leptolodum**) hat sichelförmig-wulstig zusammengedrückte Hülsen.

Zuckerpalme (**Arenga**), Gattung der Familie Palmen; 1häusige Blüthen in verschiedenen Blüthensträußen; die männlichen Blüthen haben einen 3theiligen Kelch; 3blätterige Blumenkrone; zahlreiche Staubgefäße; fadenförmige, freie Staubfäden; stachelspitzige Staubbeutel; je 2 männliche Blüthen haben zwischen sich einen Ansatz zu einer weiblichen Blüthe; weibliche Blüthen: 3theiliger Kelch; 3blätterige Blumenkrone; 3fächeriger Fruchtknoten; 3 Narben; 2—3 steinkernige Steinfrucht mit 3seitigen Steinkernen. — Arten: Aechte Z. (**A. saccharifera, Gomutus saccharifer**), 50—70 Fuß hoher, sehr dicker Strunk, unten in ringförmigen, tiefen Narben; gefiederte, 15—20 Fuß lange Blätter, 4 Fuß lange Blüthensträuße, die männlichen Blüthen grün, zuletzt etwas violettig, die weiblichen weiß, in der Mitte grün; kahle, $1\frac{1}{2}$ Zoll lange, gelbbraune Steinfrucht mit 2—3 fast eckigen, schwarzen Steinkernen. Wächst auf den Inseln im indischen Archipel. Aus dem Strunk gewinnt man einen mostartigen Saft, dem man verschiedene gewürzhafte Wurzeln und Samen beifügt, gähren läßt, und dadurch ein gutes, weinartiges, berauschendes Getränk erhält, das stark auf die Hautausdünstung und Harnabsonderung wirkt. Durch Eindicken des Saftes gewinnt man Syrup, und durch Abdampfen desselben Zucker. Das Mark des Strunks gibt Sago, wird aber selten gewonnen.

Zuckerrohr (**Sacharum**), Gattung der Familie Gräser; rispige, seidenhaarige Spelzenblumen mit einer Zwitterblüthe und einer 1spelzigen, geschlechtslosen Blüthe; 2klappige, sehr lange Blüthenhülle; 3 Staubgefäße; 2 lange Griffel mit sprengwedeligen Narben; freie Schließfrucht in Kläppchen. — Arten: Gemeines Z. (**S. officinarum**), schönes, nützliches Gras, das unserm Schilf gleicht, 3—12 Fuß hoher Halm mit lockerem, saftigen Mark, breite, lanzettige, bandförmige Blätter, 3—5 Fuß lang, 2 Zoll breit, mit scharfem Rand; 1—2 Fuß lange Rispe mit wirteligen, vieläftigen Aesten; Spelzenblumen; sehr klein, 2reihig, von weißen, glänzenden Haaren umgeben; außen purpurrothe Klappen; 3männige Blüthen; wild in Ostindien; überall unter den Wendekreisen kultivirt; ausdauernd; blüht im September. Wurde durch die Kreuzzüge in Europa bekannt, und liefert in dem Marksaft den sogenannten Rohrzucker. Man schneidet die Halme vor der Blüthe ab, zerquetscht sie in eigenen Mühlen, kocht den ausgepreßten Saft wiederholt mit Kalk- und Holzasche, und heißt nach dem Abkühlen der flüssige Theil Melasse, der gefärbte körnige dagegen kommt als Rohzucker, Farinzucker, Thomaszucker, Muscovade oder Casonade nach Europa, wo er raffinirt wird, und in verschiedene Sorten in Handel kommt, die beste davon ist der Kanarienzucker, welcher zu medicinischen Zwecken und als Zusatz zu Arzneien am geeignetsten ist. Der Hutzucker hat nach seiner Beschaffenheit, Größe und Feinheit verschiedene Benennungen, als: großer und kleiner Melis, fein und ordinärer Lumpen, Kanarienlumpen, Raffinade ꝛc. Der Candiszucker, weißer oder brauner Zuckercandis wird über aus-

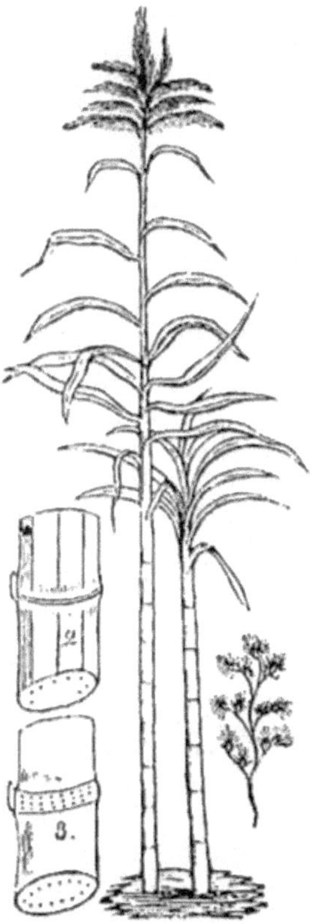

gespannte Fäden gegossen, wo er erhärtet und sich in großen Krystallen ansetzt. Ein Zuckerfeld kann gegen 20 Jahre dauern, erfordert, ein Mal angelegt, wenig Mühe, und gewährt einen sehr hohen Ertrag. Er wird in der Haushaltung und Medizin als das angenehmste und süßeste Gewürz benützt, kommt an verschiedene Speisen und Getränke, dient zum Einmachen der Früchte, zu Backwerken; Lederzucker (gegen Husten und Heiserkeit) u. s. w. Der Zucker wirkt schleimauflösend, gelind, abführend, die Säfte, namentlich das schwarze Blut im Unterleib verflüssigend, reizmildernd, kühlend. Zu häufiger Genuß erschlafft, erzeugt Säure im Magen. Zuckerwasser ist kühlend, durstlöschend, etwas abführend, urintreibend. In Catarrhen ist er sehr gut, und wirkt Candiszucker mehr schleimauflösend auf Brust und Darmkanal als weißer. Gereizte Hämorrhoiden mit Blutwallungen mildern sich durch fleißiges Trinken von Zuckerwasser; Stein- und Griesbeschwerden, sowie Blutwallungen werden dadurch ebenfalls besser. Bei Erhitzungen ist das Zuckerwasser weit zuträglicher als gewöhnliches Quellwasser. Bei Vergiftungen ist er ein chemisch zersetzendes Mittel; und äußerlich wird er bei Geschwüren, Schwämmchen, Hornhautflecken &c. angewendet — Durch Kultur hat man verschiedene Abarten vom Zuckerrohr erhalten. — Violettes Z. (**S. violaceum**), hat violett gefärbte Halme, wächst namentlich in Westindien und dient zur Bereitung des Rhums.

Zuckerrübe, eine zuckerreiche Runkelrübenart; s. u. Runkelrübe.

Zuckerwurzel (**Lium sisarum**), s. u. Merk.

Zuckfaden (**Oscillatoria**), Gattung der Familie Fadenalgen; fadenförmige, ungegliederte Keimknospen in Schleim. — Arten: Bräunlicher Z. (**O. subfusca**, **Conferva velutina**), sehr feine, durchsichtige, kurzstrahlenförmige Fäden in gallertähnlicher Lage; an Mühlrädern, Steinen im Wasser in Menge.

Zügelorche (**Himantoglossum**), Gattung der Familie Stendelgewächse; sitzende Blüthen; rachenförmig stehende Kelchzipfel und Blumenblätter; verwachsener Staubbeutel; lappige Staubmassen; gedrehte Fruchtkrone. — Arten: Bocks-Z. (**H. hircinum**; **Satyrium hircinum**; **Orchis hircina**), ovale, hühnereigroße, stinkende Knollen; 1—2 Fuß hoher Schaft, röhrig; lanzettige Blätter; 5—6 Zoll lange; weißlich, grün- und rothgestreifter Halm; weißlichgrüne, rothpunctirte Honiglippe; auf Hügeln, Bergwiesen und in Wäldern mit Kalkboden; Mittel- und Südeuropa; ausdauernd. Die Knollen dienten früher als Bockswurzel (**R. Tragorchidis**), als Aphrodisiakum und können wie Salep benützt werden

Zürgelbaum (**Celtis**), Gattung der Familie Nesselgewächse; zwitterig, oder durch Staubwegverkümmerung männlich. Die Zwitterblüthen haben eine 5—6theilige Geschlechtshülle, 5—6 Staubgefäße; 1fächerigen Fruchtknoten; 1samige, wenigfleischige Steinfrucht, beinharten Steinkern und sichelförmigen Keimling; die männliche Blüthen sind ohne Staubweg. — Arten: Europäischer Z. (**C. australis**), schöner Baum im südlichen Europa, der Schweiz, in Oesterreich &c., sonst auch in Afrika gleicht dem Birnbaum, hat eine zarte, weißliche oder bläulichgrüne Rinde, glatte, grau gefleckte Aeste, eirund-lanzettige Blätter und grünliche, blattwinkelständige Blumen, die eine Art geschmackloser, von Vögeln gesuchte Kirschen hinterlassen. Die Rinde eignet sich zum Gerben, das Holz zu Werkzeugen, Peitschen, Stöcken, die Blätter zur Würze an Speisen. Die Früchte geben ein Brustmittel, während eine Abkochung der jungen Aeste früher gegen Dysenterie und Blenorrhöen gebraucht wurde. — Amerikanischer Z. (**C. occidentalis**), schöner Baum mit eirunden, nervig behaarten Blättern und braunrother, endlich schwarzer Steinfrucht; blüht im Mai; wächst in Nordamerika wild, bei uns in Anlagen. Die adstringirenden Früchte dienen gegen Dysenterie — Ostindischer Z. (**C. orientalis**), kleiner Baum, dessen Holz sehr zäh und biegsam ist, und deshalb geschätzt wird.

Zunder, s. Löcherschwamm.

Zweckholz, das Holz vom Spindelbaum.

Zweiblattorche (**Listera**), Gattung der Familie Stendelgewächse; gestielte Blüthen; Kelchzipfel und Blumenblätter stehen rachenförmig; spornlose Honiglippe; mehlartiger Blüthenstaub; nicht gedrehter Fruchtknoten. — Arten: Eiblätterige Z. (**L. ovata**; **Ophrys ovata**; **Epipactis ovata**), 1—1½ Fuß hoher Schaft, drüsig weichhaa rig und 2blätterig; grünlichgelbe oder blaßgrünliche Blüthen; auf Bergwiesen, Grasplätzen und in Wäldern von Europa; dauert aus; blüht im Mai und Juni. Diente früher als Wundmittel.

Zweizahn (Dicranum), Gattung der Familie Haubenmoose; endständige Keimbüchse; einfacher Mündungsbesatz mit 16 Zähnen; halbseitige Haube. — Arten: Besenartiger Z. (D. scoparium), gelbgrüner, 2—3 Zoll hoher Stengel; 2 Zoll lange, unten purpurrothe, oben gelbe Borstenstiele; walzenförmige Keimbüchse; in Waldungen; trägt im Juni reife Früchte.

Zweizahn (Bidens), Gattung der Familie Vereinblüthler; 2reihige Hülldecke; geschlechtslose Randblüthen mit 1lippiger Blumenkrone, oder sie fehlt, dann sind alle Blumen zwitterig; zwitterige Scheibenblüthen mit röhrenförmiger Blumenkrone. — Arten: Dreitheiliger Wasserhanf (B. tripartita; B. radiata; B. frondosa); 1—3 Fuß hohe Pflanze, die in ganz Europa an wässerigen Stellen wächst. Die 3theiligen Blätter und die Scheibenblumen sind einzeln an den Spitzen der Zweige und gelb. Sie dienen frisch und getrocknet für sich oder mit Alaun zum Gelbfärben; 1jährig. Das widrig riechende Kraut wirkt eröffnend, harntreibend, die Menstruation befördernd und äußerlich wundheilend. — Ueberhängender Z. (B. cernua), gegenständige, lanzettige Blätter; überhängende Blüthenköpfe; auf überschwemmten Stellen, in Wassergräben 2c. in Europa und Amerika; 1jährig, blüht vom August bis Herbst und wird wie die vorige Art angewendet.

Zwergpalme (Chamaerops humilis), die stark ausgebreiteten Wurzelfasern dieser Palme treibt nur 4 Fuß hohe Strunke, wächst allein in Europa, und kann nach abgeschälter Rinde gegessen werden; auch die jungen Triebe werden im südlichen Europa verspeist.

Zwergwaizen, s. v. a. gelbsamiger, dichter, gemeiner Waizen.

Zwergweichsel, sich vorzüglich zu Spalieren eignende Weichselart.

Zwetschgen, s. u. Pflaumen.

Zwiebel (Porrum cepa), eine Art der Gattung Porrey. — Gemeine Z. (Allium cepa), bekanntes Gartengewächs, dessen Wurzel einen Knollen von verschiedener Größe und Gestalt bildet, und aus vielen weißlichen, röthlichen oder gelblichen, auf einander liegenden, dünnen und gestreiften Schalen zusammengesetzt ist. Derselbe treibt einen nackten, 1—2 Fuß hohen Schaft; die 3—6 Blätter sind rund, hohl und kürzer; stammt wahrscheinlich aus dem Orient, wächst namentlich in Aegypten in vorzüglicher Güte, wird bei uns im März und April ausgesäet, mit Brettern festgetreten, und gehen dann nach 5—6 Wochen auf. Sie finden sich im Orient, namentlich in Aegypten, in vorzüglicher Güte, kommen als Würze an Speisen und enthalten viel Schleim, scharfes ätherisches Oel, Schwefel 2c., woher die reizenden Eigenschaften kommen. Mäßig genossen, machen sie einen guten Magen, befördern die Verdauung, treiben Blähungen ab und wirken auf den Urin. Aeußerlich dienen sie gegen Verbrennungen, erfrorene Glieder und fauligte Geschwüre. Innerlich gibt man sie in etwas gedämpftem Zustande. Aeußerlich wende man rohe oder etwas in heißer Asche geröstete Zwiebeln an. Bei fauligen Geschwüren, steifen Gelenken, erfrorenen Gliedern werden sie in Form eines Breiumschlags aufgelegt; dieß half schon in vielen gefährlichen Fällen. Rheumatische Ohrschmerzen weichen schnell, wenn man Zwiebeln in heißer Asche bratet und noch warm an's Ohr legt. — Bei Verbrennungen dient ein Säckchen aus Eidottern, Kalkwasser und Zwiebelsaft; ist die Oberhaut dabei noch nicht verletzt, so lege man zermalmte Zwiebeln auf. Auf faulige Geschwüre oder steife Gelenke lege man zerstampfte oder etwas geröstete Zwiebeln für sich allein oder mit Olivenöl, in welchem ein wenig Kampher aufgelöst wurde. Zwiebeln in einer gehörigen Menge Schweins- oder Gänsefett gekocht und dann durchgepreßt, gibt eine sehr günstig wirkende Salbe bei Croup, welche der Merkurialsalbe vorzuziehen ist. Man legt nach dem Einreiben dieser Salbe Cataplasmen oder ein Pflaster auf, wozu man das kalte Pflaster oder das Melilotenpflaster benützt. Sie wirkt auch günstig bei Heiserkeit, Brustkatarrhen, wenn man Hals oder Brust damit einreibt.

Zwiebelmoos (Buxbaumia), Gattung der Familie Haubenmoose; endständige Keimbüchse; doppelter Mündungsbesatz, wovon der äußere 16 Zähne hat. — Arten:

Blattloses Z. (**B. aphylla, B. caulescens; Hippopodium ophyllum**), bildet vor dem Fruchterscheinen ein zwiebelartiges, filziges Körperchen in der Größe des Mohnsamens, aus welchem sich ein Borstenstiel mit der Frucht erhebt, ist dann 1 Zoll hoch. Auf schwarzem, feuchtem Boden in Nadelwäldern, trägt im März und April reife Früchte. — Blattreiches Z. (**B. foliosa; Diphyscium foliosum**), stengellos, grundständige Blätter, durchsichtiggrün. Hat reife Früchte zur Sommerszeit, wächst in Hohlwegen.

Zwieseldorn, s. v. a. Stechpalme.

Zwillingspflaume (**Nephelium**), Gattung der Familie Seifenbaumgewächse; 5—6zähniger oder theiliger Kelch; 5—6 Blumenblätter; 6—10 Staubgefäße; 2lappige und 2fächerige oder 3lappige und 3fächerige Fruchtknoten, 1 Griffel mit 2—3lappiger Narbe; beerige, fleischige Frucht, höckerig oder weichstachelig; dicker Samen in fleischigem Samenmantel. — Arten: Wohlschmeckende Z. (**N. Litchi**), Litschibaum (**Dimocarpus Litchi**), mittelgroßer, ästiger Baum; paarig-gefiederte Blätter; endständige, große, schlaffe Rispe; kleine, grünlichweiße Blüthen, die nicht angenehm riechen, eirunde, meist einfache, selten doppelte Früchte, wie ein Taubenei oder noch größer, höckerig, reif hell- oder hochroth; ovaler, brauner Samen in bläulich durchscheinendem saftigem Mantel. In China, Cochinchina, Bengalen, Westindien; wird kultivirt, blüht vom Februar bis April. Das Mark der Früchte ist wohlschmeckender, als die beste Weintraube, und daher sowohl frisch als getrocknet sehr geschätzt. Sie sind sehr kühlend und erfrischend, und werden deshalb auch bei fieberhaften und galligten Krankheiten gebraucht. Der Same ist bitter. — **N. longanum**, das Fruchtmark ist gleichfalls gut, doch steht es dem von der vorigen Art weit nach. In gleicher Weise dient auf Malacca und den Sundainseln die Frucht von **N. lappaceum**; die Samen sind widrig bitter. **N. rimosum** (in Silhet) und **N. informe** (in Cochinchina) haben ähnliche Früchte. — **Melicocca bijuga**, wächst in Westindien und Caracas; die saftige, breiige Samenumhüllung schmeckt angenehm schleimig, süß säuerlich, gelind zusammenziehend und wird gerne gegessen. Der Same schmeckt wie Kastanien. Die Rinde wirkt adstringirend.

Zypresse, s. v. a. Cypresse.

Vollständiges alphabetisches Verzeichniß

aller

Krankheiten und Heilmittel,

welche sich in diesem Buche befinden,

nebst

denjenigen Artikeln der Oekonomie, Technologie und des Handels,
welche in dem gleichfalls alphabetisch geordneten Werke nicht leicht zu finden sind.

Notizen zum zweckmäßigen Gebrauch dieses Registers.

Kein Volksarzneibuch bietet eine solche Fülle bewährter Heilmittel gegen alle nur denkbaren Leiden und Krankheiten, wie dieses Buch. Um alle Mittel für ein und dasselbe Leiden oder für verwandte Krankheiten zu finden, um dann das geeignetste und nächste auswählen zu können, lese man sämmtliche Recepte, sowie die verschiedenen Benennungen für eine Krankheit nach, z. B. „Menstruation, Monatsfluß, Periode., monatliche Reinigung, Blume ꝛc.;" oder „Würmer, Spulwürmer, Eingeweidewürmer, Askariden ꝛc.;" oder „Grimmen, Bauchgrimmen, Kolik, Leibschmerzen, Unterleibsschmerzen ꝛc." oder „Goldader, Pfortadersystem, Hämorrhoiden ꝛc.;" oder „Blattern, Pocken ꝛc." u. s. w. u. s. w.

Was sich unter C nicht findet, suche unter K und umgekehrt.

Bemerkung: M. bedeutet Mittel; g. bedeutet gegen; M. g. bedeutet Mittel gegen.

A.

C.

D.

G.

H.

J.

K.

M.

Q.

R.

S.

U.

W.

Y.

Z.

Nützliche und billige Bücher.

Große illustrirte Heiligen-Legende auf alle Tage des Jahres, von Albert Werfer, Pfarrer u. Schulinspektor und Fr. X. Steck, Pfarrer. Mit 1000 feinen Holzschnitten u. 12 Heiligen-Brustbildern. Sehr deutlicher Druck. Größtes Quartformat. Empfohlen durch 12 Erzbischöfl. und Bischöfl. Approbationen. (H. Erzbischof v. Freiburg, H. Cardinal Fürst-Erzbischof v. Gran, Primas von Ungarn, H. Cardinal Fürst-Erzbischof v. Wien, H. Bischof v. Rottenburg, H. Bisch. v. Augsburg, H. Bischof v. St. Gallen, H. Bisch. v. Trier, H. Bisch. v. Straßburg, H. Bisch. v. Linz, H. Bisch. v. Würzburg.) Das ganze Werk besteht aus 24 Heften à 27 kr. oder 7½ Ngr.

A. Werfer, kleines illustrirtes Legendenbüchlein für die Jugend. Mit schönem Stahlstich und vielen Holzschnitten 36 kr. oder 12 Ngr.

Es giebt nicht wohl ein passenderes Geschenk für die Kinder als dieses Büchlein.

Carl Julius Cramer's großer Universalbriefsteller für Geschäft und Familie, für den Privat- und Amtsverkehr, für Personen jeden Standes in allen Fällen des Lebens. Ein vollständiges Muster- und Formularbuch von Briefen, Aufsätzen und Dokumenten jeder Art. Nebst einer deutschen Sprachlehre und einem Fremdwörterbuche. Fünfte Auflage. Groß Oktav-Format 488 Seiten stark. Preis nur 1 fl. 12 kr. oder 20 Ngr.

Wohl der vollständigste und billigste aller Briefsteller.

Scharfenberg, A. die Wunder der chemischen Felddüngung, oder neue, sehr wohlfeile und einfache Düngmethode, um auf ungedüngtem Felde mit ganz geringen Kosten, durch zweckmäßige Saamenbereitung ꝛc. eine vortreffliche Halmfrucht zu bauen, ingleichen Kartoffeln und viele andere Wurzelgewächse in Ermangelung zureichenden Düngers zu einem üppigen Wachsthum zu bringen, Bäume fruchtbar zu machen ꝛc., nach den neuesten Erfindungen und öfters gemachten eigenen Versuchen für Landleute und Freunde der Oekonomie bearbeitet. 2. Aufl. 12 Ngr. oder 36 kr.

Neuer hundertjähriger Haus- und Witterungskalender für die Jahre 1856 bis 1956. Mit allen Witterungs- und Bauernregeln, Landwirthschafts- und Gartenkalender, Beschreibung des Sternenhimmels, Heilmittel gegen Krankheiten ꝛc., mit vielen Bildern. Neu herausgegeben von W. Kaible. Preis 18 kr. oder 6 Ngr.

Niemanden, der sich auch nur ein wenig für die Natur interessirt, sollte dieses praktische, nützliche Büchlein fehlen.

Rau, J. H. neues nothwendiges Hülfs- und Taschenbuch für Auswanderer und Auswanderungslustige. Als ein belehrender Wegweiser und Rathgeber für alle die nach Amerika auswandern wollen. 45 kr. oder 15 Ngr.

Dieterich, Dr. J. G. Neues vollständiges Gartenbuch, oder die Gärtnerei in ihrem ganzen Umfange. Dieses Gartenbuch ist alphabetisch geordnet, und enthält Alles, was nur immer in der Gärtnerei vorkommen kann. 3 Bände. Preis zusammen 6 fl. 24 kr. Jeder Band wird apart gegeben und enthält der Dritte Band ausschließlich die Blumenzucht.

Feuerbach, Dr. Friederich, allgemeiner deutscher Haus-Advokat. Ein vollständiger Sekretär und Formularbuch für Private und Beamte um Rechts- und andere Geschäfte in allen deutschen Ländern selbst und rechtsgültig zu besorgen, sei es mit Privatpersonen oder im Verkehre mit Staats-, Amts-, Gerichts-, Militär-, Kirchen- oder Gemeindebehörden, mit einer großen Anzahl von Musteraufsätzen, nach den gesetzlichen Vorschriften und Gerichtsverhältnissen der verschiedenen Länder. Vierte Auflage. Größtes Oktav-Format 644 Seiten stark. Preis 1 fl. 45 kr.

Dieses umfangreiche und billige Werk ist ein Universum von Musteraufsätzen, wie bis jetzt die Literatur noch nicht aufzuweisen hatte.

Cramer, C. J., großes Gratulationsbuch. Eine vollständige Sammlung von Gelegenheits-Gedichten. Enthaltend: Wünsche am Neujahrs-, Geburts-, Namens-, Confirmations-, Weihnachtstage, Polterabend-, Hochzeit-, Tauf-, Sylvester-, Empfangs-, Liebes-, Abschieds-, Trostgedichte, Wünsche und Gedichte bei Uebersendung von Geschenken an Gräbern, am Jahrestage von Gesellschaften, zur Genesungsfeier, bei Beförderungen, Stammbuchaufsätze, Grabschriften ꝛc. Mit einem Anhange: Die Sprache der Blumen und Farben. Dritte Auflage. 212 Doppelseiten stark. Preis nur 36 kr. oder 10 Ngr.

Kempis, Th., das Herz des Menschen wie es ist und wie es sein soll, seine Verirrungen und Tugenden. Sinnbildliche Darstellungen zur Erhebung und Beförderung des christlichen Glaubens. Neue sehr verbesserte und vermehrte Ausgabe mit 9 Bildern. 24 kr. oder 8 Ngr.

Deutsch-englischer Dollmetscher für Jeden der möglichst bald englisch zu lernen wünscht, oder kleine englische Sprachlehre mit einer Sammlung der gebräuchlichsten englischen Wörter ꝛc. Das nützlichste Hülfsbuch für Reisende in England und Amerika und für jeden Auswanderer wie auch für Jeden, der ohne Lehrer Englisch lernen will, indem die Aussprache der englischen Wörter genau angegeben ist. Nebst beachtungswerthen Notizen für Auswanderer. Herausgegeben von einem Deutschen (J. Wiseman) der schon über zwanzig Jahre in England und Amerika wohnhaft ist. Vierte verbesserte Auflage. Mit einer Ansicht von New-York. 15 Ngr. oder 48 kr.

Für Auswanderer bemerken wir noch, daß in vorstehendem Werke sich außer mehreren besonders für sie berechneten Gesprächen, noch ein Anhang über das Wissenswertheste für ihr Verhalten, ihre Ueberfahrt, ihre Ländereinkäufe ꝛc. befindet, der sie über sehr vieles Nöthige belehrt. Besonders bitten wir die Herrn Agenten, das Ihrige zur Empfehlung des Dollmetscher von Wiseman an die Auswanderer gefälligst beizutragen.

Wie ernährt man Ein Pferd für wenige Groschen täglich und Zwei Pferde mit den Kosten eines Einzigen? von L. P. N. Fenwick de Porquet. Pr. 30 kr. od. 10 Ngr. In England in 50,000 Exemplaren verbreitet.

Für die Ausgabe von ein Paar Groschen lernt man hier eine neue Fütterungsart kennen, durch welche Hunderte erspart werden.

Die neunte Auflage von Baur's vollst. evang. Gebetbuch für die häusliche Andacht zum täglichen Gebrauche. Bestehend in Gebeten auf den Morgen und Abend, auf alle Fest- und Feiertage in gesunden und kranken Tagen. Mit sehr deutlichen Lettern gedruckt. 2 Bände mit 2 feinen Stahlstichen. Preis nur 1 fl. 30 kr. oder 1 Thaler.

Fünfzigtausend Exemplare wurden in 8 Auflagen in kurzer Zeit von diesem Gebetbuche abgesetzt, und dieser unerhörte Absatz beweist schon hinlänglich die Gediegenheit und Beliebtheit dieses christlichen Buches.

Der aufrichtige Geheimnißkrämer. Eine Wohlstandsquelle für Alle, die einen bessern Erwerb suchen, bestehend aus mehreren hundert Artikeln über die Fabrikation aller Arten von: Essig, Hefe, Wein, Branntwein, Liqueur, Punsch- u. andern Essenzen, Senf, Chocolade, Obst- und Beerwein, Bouillon-Tafeln, Alizarin-Tinte und andern Tinten, Oblatten, Siegellack, über künstliche Fischzucht, Photographie, Sonnenuhren, Hühner-Brütöfen, Cochinchina- und Bramaputra-Hühnerzucht ꝛc. ꝛc. Nach eigenen Erfahrungen, sowie nach theuer erkauften Quellen und Geheimnissen herausgegeben von W. Raible. Preis 54 kr. oder 18 Ngr.

Die Hohe-Jagd in allen ihren Verzweigungen. Ein Handbuch für Jäger und Jagdfreunde von J. K. v. Train. Mit Zeichnungen, prachtvoll gebunden. 2 Bde. Preis 5 fl. oder 3 Thlr. 10 Ngr. Ferner:

Die Nieder-Jagd in allen ihren Verzweigungen zu Holz, Feld und Wasser. Ein Handbuch für Jäger und Jagdfreunde von J. K. v. Train. Mit Zeichnungen, prachtvoll gebunden. 2 Bde. Preis 8 fl. oder 5 Thlr. 10 Ngr.

Diese bewährten Hand- und Nachschlagebücher für jeden Jagenden, nehmen eine der hervorragendsten Stellen in der Jagd-Literatur ein, und können allen, die sich in der Jagdkunde gründlich belehren und unterrichten wollen, als vortreffliche, in jeder Beziehung vorzügliche Hilfsbücher empfohlen werden.

Meine Geheimsammlung der besten Wildköder, Beitzen, Witterungen, Fischköder ꝛc. Nebst Angabe der bewährtesten Fangweisen mit denselben, sowie der besten Vertilgungsmittel aller schädlichen Nagethiere und des lästigen Ungeziefers in Haus, Feld und Wald. Mit einem Anhange: Sichere Erkennungszeichen der Fährten alles jagdbaren Wildes, der Haar-, Raub- und Rauchthiere und des Geflügels Zum erstenmale der Oeffentlichkeit übergeben von Baron von Ehrenkreutz. Preis 1 fl. 45 kr. oder 1 Thlr.

Für die geringe Ausgabe von 1 Thaler lernt hier der Jäger, Fischer ꝛc. Mittel kennen, die einen Werth für ihn von Hunderten haben; der Verfasser hat als alter Praktiker in der Jägerwelt weit und breit einen guten Namen, und bürgt für die Gediegenheit dieser Sammlung.

Schinz, C., Anleitung zur Erbauung und Benützung der Gemeindebacköfen, Obstdarren, Waschanstalten und anderer Feuerungsanstalten für Land- und hauswirthschaftliche Zwecke und Erreichung der höchst möglichen Ersparniß an Brennmaterial. Mit fünf Tafeln Zeichnungen 1 fl. 12 kr. oder 24 Ngr.

FSC
www.fsc.org
MIX
Papier | Fördert gute Waldnutzung
FSC® C083411

Kolibri 360 GmbH
Ferdinand-Jühlke-Straße 7
99095 Erfurt, Deutschland
produktsicherheit@kolibri360.de